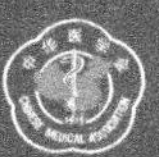

中华医学会医师培训工程（高级系列）

CME TEXTBOOKS NATIONAL PROJECT 国家级继续医学教育项目教材 | 国家级继续医学教育项目教材

骨科学高级教程

主编 / 邱贵兴

中华医学会组织编著

中華醫學電子音像出版社
CHINESE MEDICAL MULTIMEDIA PRESS
北 京

图书在版编目（CIP）数据

骨科学高级教程 / 邱贵兴主编. —北京：中华医学电子音像出版社，2021.5
ISBN 978-7-83005-227-0

Ⅰ. ①骨…　Ⅱ. ①邱…　Ⅲ. ①骨科学－资格考试－教材　Ⅳ. ① R68
中国版本图书馆 CIP 数据核字（2019）第 273324 号

骨科学高级教程
GUKEXUE GAOJI JIAOCHENG

主　　编： 邱贵兴
策划编辑： 裴　燕　史仲静
责任编辑： 赵文羽
文字编辑： 周寇扣
校　　对： 朱士军
责任印刷： 李振坤
出版发行： 中华医学电子音像出版社
通信地址： 北京市西城区东河沿街 69 号中华医学会 610 室
邮　　编： 100052
E - mail： cma-cmc@cma.org.cn
购书热线： 010-51322677
经　　销： 新华书店
印　　刷： 北京虎彩文化传播有限公司
开　　本： 889 mm×1194 mm　1/16
印　　张： 57.75
字　　数： 1670 千字
版　　次： 2021 年 5 月第 1 版　2024 年 2 月第 4 次印刷
定价（含习题卡）： 398.00 元

内容提要

本书根据对高级卫生专业技术资格人员的要求，结合目前的学科发展状况，系统地介绍了骨科学基本理论和临床理论技术，重点阐述了骨科学专业的国内外发展现状和发展趋势等前沿信息。本书具有权威性、实用性和指导性，可作为骨科医师专业知识的培训教程，也可作为相关专业医师提高临床诊疗水平的工具书和参考书。

《骨科学高级教程》

编委会

主　　编　邱贵兴

常务编委（以姓氏笔画为序）

王正义　王满宜　田光磊　郭　卫　曾炳芳　裴福兴

编　　委（以姓氏笔画为序）

卫小春　山西医科大学第二医院
马庆军　北京大学第三医院
王　岩　中国人民解放军总医院
王　蕾　上海交通大学医学院附属瑞金医院
王以朋　中国医学科学院北京协和医院
王正义　北京中医药大学第三附属医院
王坤正　西安交通大学医学院第二附属医院
王金辉　北京积水潭医院
王满宜　北京积水潭医院
牛晓辉　北京积水潭医院
毛宾尧　浙江省宁波市第一医院
邓廉夫　上海交通大学医学院附属瑞金医院
田　文　北京积水潭医院
田　伟　北京积水潭医院
田光磊　北京积水潭医院
危　杰　北京积水潭医院
刘　潘　南通大学附属医院
刘忠军　北京大学第三医院
孙天胜　陆军总医院
劳　杰　复旦大学附属华山医院
李建民　山东大学齐鲁医院
杨建平　天津医院
杨惠林　苏州大学附属第一医院
邱　勇　江苏省南京市鼓楼医院
邱贵兴　中国医学科学院北京协和医院
张　清　北京积水潭医院
张长青　上海交通大学附属第六人民医院
张伟滨　上海交通大学医学院附属瑞金医院
张建中　首都医科大学附属北京同仁医院

张保中　中国医学科学院北京协和医院
陈山林　北京积水潭医院
陈仲强　北京大学第三医院
林建华　福建医科大学附属第一医院
罗从风　上海交通大学附属第六人民医院
金大地　南方医科大学第三医院
周　方　北京大学第三医院
周乙雄　北京积水潭医院
侯书健　中国人民解放军海军第 401 医院
侯树勋　中国人民解放军总医院第一附属医院
俞光荣　同济大学附属同济医院
姜保国　北京大学人民医院
敖英芳　北京大学第三医院运动医学研究所
袁　文　上海第二军医大学附属长征医院
顾立强　中山大学第一附属医院
顾湘杰　复旦大学附属华山医院
徐　林　北京中医药大学东直门医院
翁习生　中国医学科学院北京协和医院
郭　卫　北京大学人民医院
唐佩福　中国人民解放军总医院
蒋协远　北京积水潭医院
鲁　英　首都医科大学附属北京友谊医院
曾炳芳　上海交通大学附属第六人民医院
裴福兴　四川大学华西医院
学术秘书　赵　宇　中国医学科学院北京协和医院

序

我国现有的医师培养过程分为医学院校教育、毕业后医学教育和继续医学教育三个阶段。专科医师规范化培训是毕业后医学教育的重要组成部分，是在住院医师规范化培训的基础上，继续培养能够独立、规范地从事疾病专科诊疗工作临床医师的必经途径。2017 年 7 月，国务院办公厅印发《关于深化医教协同进一步推进医学教育改革与发展的意见》（国办发〔2017〕63 号），文件中提出把医学教育和人才培养摆在卫生与健康事业优先发展的战略地位，为建设健康中国提供坚实的人才保障……支持行业学（协）会参与学科专业设置、人才培养规划、标准制（修）订和考核评估等工作，相关公共服务逐步交由社会组织承担。2015 年发布的《关于开展专科医师规范化培训制度试点的指导意见》（国卫科教发〔2015〕97 号）中明确提出：探索建立有关行业协（学）会协助政府部门做好专科医师规范化培训制度试点的业务指导、组织实施与日常管理监督的工作机制。根据需要，可组建由有关专家和医疗卫生机构、高等医学院校、相关事业单位、行业组织和政府相关部门等多方面代表组成的专科医师规范化培训专家委员会，协助开展有关工作。

中华医学会成立于 1915 年，经过百年的励精图治，已经成为党和政府联系医学科技工作者的桥梁和纽带、中国科协学会的翘楚、全国医学科技工作者的家园，其宗旨是团结医务工作者，传播医学科学知识，弘扬医学道德，崇尚社会正义。由中华医学会第二十五届理事会第四次会议审议通过的《中华医学会章程》中明确将“参与开展毕业后医学教育及专科医师培训、考核等工作”作为学会的业务范围之一。鉴于我国适用于专科医师规范化培训的教材存在系统性较差、内容质量参差不齐、学科覆盖不全面等诸多不足，中华医学会所属中华医学电子音像出版社依托学会 91 个专科分会的千余名专家力量，配合出版社三十余年传统出版和数字出版相结合的出版经验，策划了《中华医学会医师培训工程（高级系列）丛书》，旨在通过本丛书引导医学教育健康发展和卫生行业人才的规范化培养。本套丛书的内容不仅包括专科医师应该掌握的知识，更力求与时俱进，反映目前本学科发展的国际规范指南和前沿动态，巩固和提高专科医师的临床诊治、临床会诊、综合分析疑难病例及开展医疗先进技术的能力，同时还增加了测试题，作为考查专科医师对专业知识掌握情况的依据。除此之外，本丛书还充分利用新兴媒体技术，就部分内容配备了相应的多媒体视频，以加强医务人员对理论知识和实际操作技术的理解。

在2016年举办的“全国卫生与健康大会”上，习近平总书记发表重要讲话，强调“没有全民健康，就没有全面小康”；在第十八届中共中央政治局常委会同中外记者首次见面会上，习近平总书记表达出对人民健康福祉的密切关注：我们的人民热爱生活，期盼有更可靠的社会保障、更高水平的医疗卫生服务、更优美的环境……实现全民健康离不开高水平医疗卫生服务的保障，开展高水平的医疗卫生服务离不开一支高素质、高水平的医疗队伍，这也是中华医学会组织国内各学科学术带头人、知名专家编写本丛书的目的所在。

本丛书在编写过程中多次召开组稿会和定稿会，各位参编的专家、教授群策群力，在繁忙的临床和教学工作之余高效率、高质量地完成了编写工作，在此，我表示衷心的感谢和敬佩！

中华医学会副会长兼秘书长

出版说明

为引导我国医学教育的健康发展，加强卫生人才培养工作，助力健康中国战略的实施，在中华医学会及所属91个专科分会的支持下，我们精心策划出版了《中华医学会医师培训工程（高级系列）丛书》暨《国家级继续医学教育项目教材》。

本套丛书的内容不仅包括医学各专业高年资从业者应该掌握的基本知识，更力求与时俱进，反映本学科发展的前沿动态，侧重医务人员临床诊治技能、疑难病例处理以及开展医疗先进技术能力的培养，具有专业性、权威性和实用性，因此既可作为正在试点推动的专科医师规范化培训的工具用书，又可作为医务人员或医疗行政管理部门开展继续医学教育的必备教材。同时，本套丛书在系统梳理专业知识的基础上均配备练习题库和模拟考试情境，有助于检验专业知识的掌握情况，亦可作为拟晋升高级职称应试者的考前复习参考用书。

限于编写时间紧迫、经验不足，本套教材会有很多不足之处，真诚希望广大读者谅解并提出宝贵意见，我们将于再版时加以改正。

目 录

第一篇 骨科基础

第二篇　创 伤 骨 科

第三篇　脊柱外科

第四篇 关节外科

第五篇 骨与软组织肿瘤

第六篇 手足外科

第一篇 骨科基础

第1章

骨科临床解剖概要

第一节 上 肢

一、肩 部

(一)构成肩部的骨骼

1. 锁骨

(1)锁骨的解剖特点:锁骨为S形弯曲的长骨,但无髓腔,粗细及外形在不同的部位均不相同。肩峰端粗糙而扁宽,锁骨体呈圆柱形而窄,胸骨端最为宽大。整个锁骨及其两端的胸锁关节和肩锁关节均位于皮下,可以触及。锁骨上有五条肌肉附着,在外侧,前上面有斜方肌,前下面有三角肌;在内侧,前上缘有胸锁乳突肌锁骨部,前下缘有胸大肌锁骨部;在锁骨中1/3下面有锁骨下肌附着。锁骨骨折常发生于外中1/3交界处,也即前后曲交界处,该处锁骨最窄。骨折后,内侧骨折端因胸锁乳突肌胜过胸大肌的牵引力向后上方移位,而外侧的骨折端在收缩的肌肉及上肢重力作用下移向前下方。

(2)锁骨的功能:锁骨好似一支持物,能调节上肢的运动,保证上肢做旋转运动,它也好似肱骨的挂架,使肱骨远离胸壁,利于手的活动。锁骨与肩胛骨相连,使上肢骨骼间接附着于躯干上。正常上肢的方向朝外、下、后方。上肢悬垂时,位于身体重心之后,这样可协助维持身体的直立。锁骨还能保护其下由颈部至腋窝的大血管神经束。它本身还是许多肌肉的附着处,对于维持正常肩部外观起一定作用。

(3)锁骨的血供:锁骨的血供丰富,主要由肩胛上动脉及胸肩峰动脉的分支供应,所有血管在骨松质中彼此吻合成网,故骨折后愈合快。

2. 肩胛骨

(1)肩胛骨的解剖特点:肩胛骨属于扁骨,呈不规则三角形,其外侧角有一卵圆形的关节盂,与肱骨头形成盂肱关节。关节盂的上、下方有盂上、下结节,分别为肱二头肌长头腱及肱三头肌肌腱附着处。肩胛骨的背面有肩胛冈,其外端为肩峰。喙突由肩胛颈伸出,位于关节盂的内侧,向前外下,借喙锁韧带与锁骨的外1/3相连。喙突由前面遮盖肱骨头。喙突上有喙肱肌、胸小肌及肱二头肌短头附着。上肢下垂时,肩胛骨上角对第2肋的上缘,内角对第3肋,下角对第7肋间隙或第8肋。

(2)肩胛骨的功能:肩胛骨有许多肌肉附着,借助肩胛提肌、菱形肌及斜方肌附于颈椎及胸椎,前锯肌附着于第1～8肋骨,维持肩胛骨的稳定并利于其活动,它在胸壁上的滑动可增大盂肱关节的活动。肩峰作为肩穹窿的一个主要组成部分,从后上保护肱骨头。

(3)肩胛骨的血供:肩胛骨的血供非常丰富,由肩胛上动脉、旋肩胛动脉、肩胛下动脉、颈横动脉和胸肩峰动脉供给,这些血管彼此吻合成网。

3. 肱骨上端

(1)肱骨上端的解剖特点:肱骨头的关节面呈半圆形,朝上、内、后。正常肱骨头与肱骨干之间有

140°～180°的内倾角和15°的后倾角。在肱骨头的关节面边缘与肱骨结节间有一浅沟，即解剖颈，而外科颈在相当于圆形的骨干与两结节交接处，此处骨皮质突然变薄，为骨折的好发处。在肱骨头的前外为大、小两结节，大结节上有冈上肌、冈下肌及小圆肌附着，大结节靠外，向下移行为大结节嵴。小结节居前，相当于肱骨头的中心，有肩胛下肌附着，向下移行为小结节嵴。在结节间沟内有肱二头肌的长头腱经过。在大结节嵴有胸大肌附着，小结节嵴有背阔肌及大圆肌附着。

(2)肱骨头的血供：肱骨头的主要血供从前外侧进入，为旋肱前动脉的分支，相当于一般外科颈骨折部位的上方，此外尚有发自旋肱后动脉的后内侧动脉分支供应。肱骨头血供很好，一般骨折易于愈合。

(二)肩部的肌肉

1. *斜方肌与胸锁乳突肌*　肩带最早出现的肌肉在由枕部向肢芽的原始组织层的尾侧发育，此层分裂为二，前为胸锁乳突肌，后为斜方肌，其间以后形成颈后三角。出生时胸锁乳突肌的异常如挛缩、血供障碍及过度受牵拉或压迫被认为是引起斜颈的原因。

2. *背阔肌与胸大肌*　两肌肉均起自躯干，止于臂，是身体中强有力的攀缘肌肉。胸大肌起端分三部：锁骨部起于锁骨近端上面前部1/3；胸肋部起于胸骨前面以及与其相连的上6个肋软骨，腹部起于腹直肌鞘的前层，胸大肌止于肱骨大结节嵴。胸大肌的主要作用是使上臂内收及内旋。锁骨部尚能使上臂外展，其与三角肌共同作用可使盂肱关节屈曲。呼吸困难时，其止点作为定点，能上提肋骨前端，协助吸气。

3. *三角肌、冈肌、圆肌及肩胛下肌*　三角肌主要由前、中、后三部分构成，分别起于锁骨外1/3、肩峰外缘及肩胛冈后缘，向下止于三角肌粗隆。三角肌的主要功能为外展肩关节。肩胛下肌起自肩胛骨外侧缘和肩胛骨前面的粗糙肌附着线，在肩胛骨外侧角处移行为一短而宽的扁腱，止于肱骨小结节。肌腱贴附于肩关节囊的前面，部分纤维编织于关节囊中，与冈上、下肌及小圆肌共同组成肩袖，协助维持肩关节的稳定。肩胛下肌能使上臂内收并内旋。冈上肌起于冈上窝的内侧2/3，向外行经肩峰之下，移行为短而扁平的肌腱，止于肱骨大结节。在上臂整个外展及屈曲动作中，能协助三角肌发挥作用，将肱骨头稳定在关节盂内，在上臂外展时能使其外旋。冈下肌起于冈下窝的内侧，向上外移行为短而扁平的肌腱，止于肱骨大结节中部。冈下肌能使下垂的上臂外旋。小圆肌起于肩胛骨的外侧缘中1/3处，在冈下肌之下，止于肱骨大结节下方。该肌肉收缩能外旋及内收上臂。大圆肌起于肩胛骨下角外侧缘的后面，斜行向外上，止于肱骨小结节嵴。大圆肌的功能为内收及内旋上臂。

4. *肩胛提肌及菱形肌*　起于上位3～4颈椎横突，附着于肩胛骨上角及内侧缘的最上部，能上提肩胛骨，如止点固定，一侧肌肉收缩，可使颈部屈曲，头部向同侧旋转。小菱形肌起于下位2个颈椎的棘突，附着于肩胛骨内侧缘的上部。大菱形肌起于上位4个胸椎的棘突，向外下，几乎附着于肩胛骨内侧缘的全长。大、小菱形肌能内收及内旋肩胛骨，并上提肩胛骨，使之接近中线。

5. *肱二头肌及喙肱肌*　见臂部相关章节。

6. *肱三头肌*　见臂部相关章节。

7. *前锯肌*　宽而扁平，肌齿起于上第8～9肋骨的外侧面，止于肩胛骨内侧缘的前唇、肩胛骨的上角及下角的肋骨面。前锯肌收缩能使肩胛骨外展及外旋。

(三)腋窝

腋窝为尖端朝上的锥形，其上为胸廓出口，为肩胛骨、锁骨和第1肋骨围成的三角间隙，颈部的锁骨下动、静脉及臂丛各神经由此进入上臂。腋窝有四壁：前壁为胸大肌、胸小肌和喙锁筋膜，后壁为肩胛下肌、背阔肌和大圆肌，内侧壁为胸廓的外侧壁，包括第1～6肋骨和前锯肌，外侧壁为肱骨的内侧面及覆盖它的喙肱肌和肱二头肌。

1. *腋动、静脉*　腋动脉为锁骨下动脉的延续，由第1肋骨外缘起，至大圆肌下缘易名为肱动脉。腋动脉在胸小肌之后，距喙突尖一指宽处，臂丛各束分别位于其内、外、后，腋静脉在其内侧。腋动脉为旋肱动脉及肩胛下动脉所固定。贵要静脉至大圆肌下缘向上易名为腋静脉。头静脉沿三角胸大肌间隙，在胸小肌上缘注入其内。腋静脉全程均位于腋动脉的前内侧。

2. *臂丛*　臂丛由第5～8颈神经及第1胸神经前支构成，5个根组成上、中、下3个干，相当于锁骨中1/3处，每个干分为前后2股，6股又合成3束。在腋窝，臂丛位于胸小肌之后，肩带及上肢的肌肉均由臂丛支配。其中第5颈神经根参与组成腋神经，主要支配三角肌、小圆肌，第6颈神经根参与组成肌皮神经，支配肱二头肌和喙肱肌，第7颈神经根参与组成桡神经，支配肱三头肌内侧头、桡侧腕短伸肌及指伸肌，第8颈神经根主要参与组成正中神经，支配指深屈肌，第1胸神经根主要组成尺神经，支配手内在肌(图1-1-1)。

(四)肩关节的组成

1. 盂肱关节　即狭义的肩关节。它的解剖特点一是两个相对关节面很不相称，二是稳定性较差，关节韧带装置薄弱，关节囊松弛，主要靠包绕肱骨头的肩袖及周围肌肉，盂肱关节有很大灵活性，但其稳固性远不如髋关节。在前屈动作时主要有三角肌前部纤维、胸大肌锁骨部、喙肱肌及肱二头肌参与。后伸动作时主要有三角肌后部纤维及背阔肌参与。外展则有三角肌中部纤维和冈上肌参与。内收动作则主要有胸大肌及背阔肌参与，其他尚有大圆肌、三角肌前后部纤维、喙肱肌及肱三头肌长头参与。外旋动作主要有冈下肌、小圆肌及三角肌后部纤维参与。内旋动作则主要为肩胛下肌参与，此外尚有大圆肌、三角肌前部纤维、胸大肌及背阔肌纤维参与。

2. 胸锁关节　是肩带与躯干相连的惟一关节，形态上基本为鞍状关节，可做前后、上下和旋转活动。之间有关节盘相隔，后者能起到增加两关节面适应性和缓冲震荡的作用。该关节前后关节囊坚韧，上下较薄弱，暴力作用下，前下方脱位较常见。

3. 肩锁关节　属于非典型球窝关节，其稳定性主要靠关节囊及其加厚的肩锁韧带和喙锁韧带维持。肩锁关节的作用，一方面可使肩胛骨垂直向上向下，如耸肩；另一方面可使肩胛骨关节盂向前后活动。

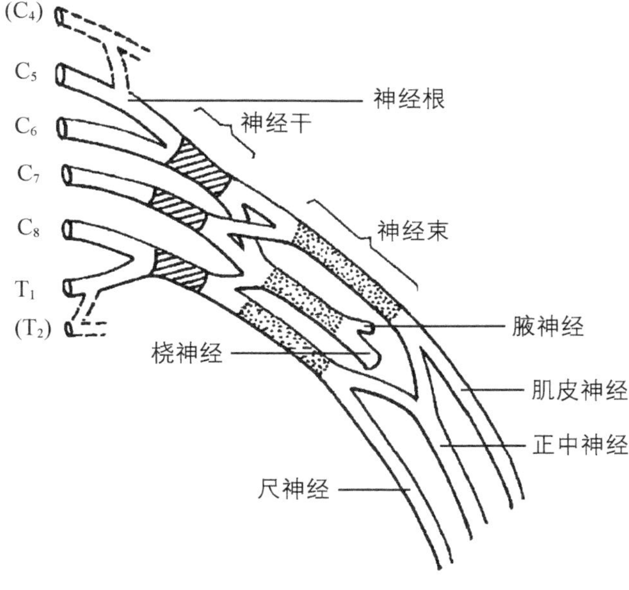

图1-1-1　臂丛结构

4. 喙锁关节　正常肩胛骨喙突与锁骨之间只存在喙锁韧带，偶尔可形成喙锁关节，一般运动幅度不大，与肩锁关节和胸锁关节共同组成联合关节。

5. 肩峰下关节　俗称第二肩关节。由肩峰、喙突和喙肩韧带作为关节臼窝样结构，肱骨大结节作为杵状突部分，其间肩袖各肌可看作关节内半月板，而肩峰下囊相当于关节腔。由肩峰与喙突和喙肩韧带组成的喙肩弓可防止盂肱关节在前屈或外展上举的初始阶段因肩部肌肉收缩而使肱骨头向后上脱位，并避免肩峰下撞击。

二、臂　　部

(一)肱骨

肱骨是上肢骨中最长最粗的管状骨，在肱骨大、小结节以下大致呈圆柱形，但下部逐渐变扁、变宽、变薄，分两缘三面，内侧缘起于小结节嵴，在骨干中部消失，其延长线至内上髁嵴。外侧缘在上部不清楚，但相当于大结节后缘，向下延续于外上髁上嵴。在骨干下部，前内侧面及前外侧面互相融合。在前外侧面，相当于肱骨体中部的外侧及大结节嵴的远端有三角肌粗隆，为三角肌附着处。于同一水平，在内侧面则为喙肱肌附着处。在肱骨后面，相当于三角肌粗隆后方，有自内上斜向外下的桡神经沟。三角肌止点在臂部为一重要标志，不仅代表肱骨主要滋养动脉穿入肱骨水平，桡神经也在此平面绕肱骨后面而行，同时又相当于喙肱肌附着肱骨内侧的水平。

(二)臂部主要肌肉

1. 臂部前面的肌肉

(1)肱二头肌：短头起于肩胛骨喙突尖，长头起于肩胛骨盂上结节，与关节盂后唇相连续，起始为一长圆形腱，行经盂肱关节囊内，随后穿出关节囊，沿肱骨结节间滑膜鞘下行。二头向下各成一膨大的肌腹，在臂下1/3彼此融合。肱二头肌腱止于桡骨粗隆的后部。肱二头肌为肌皮神经所支配，主要功能为屈肘，并为前臂强有力的旋后肌，作用于盂肱关节，同时可使臂屈曲与内收(图1-1-2)。

(2)喙肱肌：与肱二头肌短头同起于喙突尖，沿肱二头肌内侧向下，止于肱骨内侧缘的中点。该肌肉也为肌皮神经支配，为盂肱关节的屈曲与内收

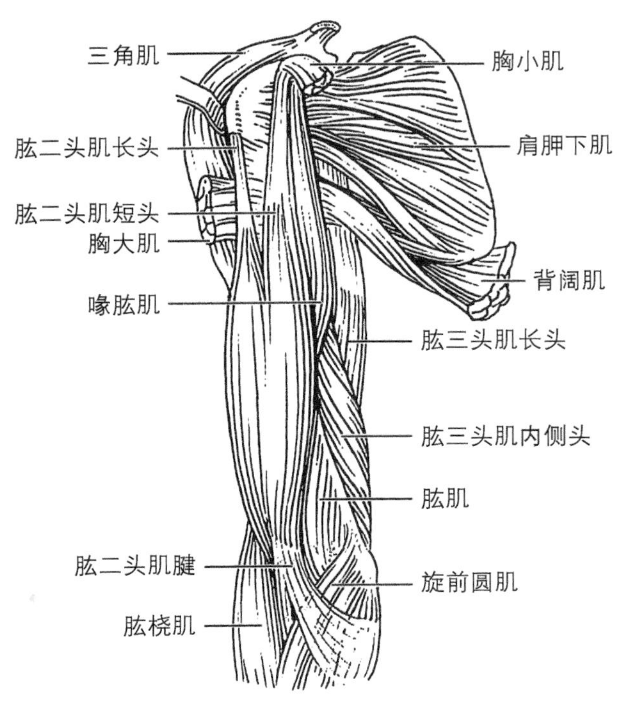

图 1-1-2 臂部前面浅层肌肉

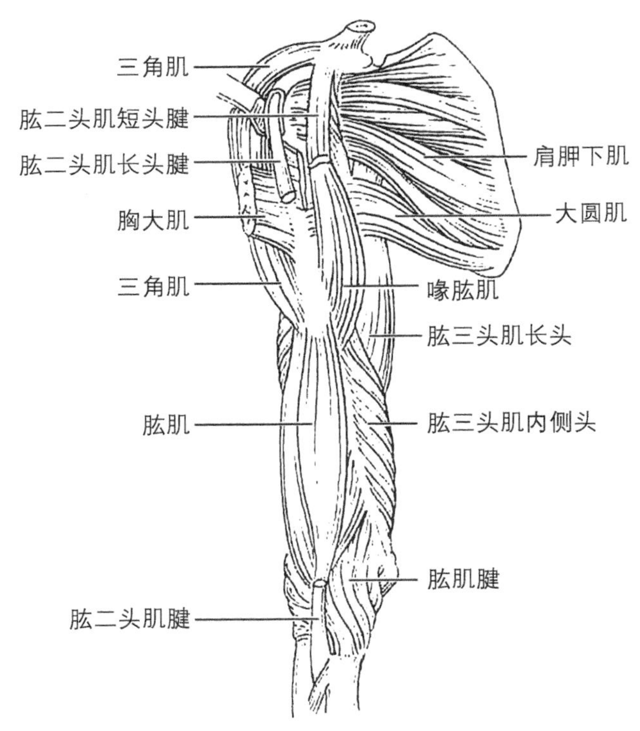

图 1-1-3 臂部前面深层肌肉

肌。

(3)肱肌:起于肱骨前内侧面与前外侧面下 2/3,上端呈 V 形,与三角肌的止点相接,止端与肘关节囊相贴连,附着于尺骨冠状突之前。大部分为肱二头肌所覆盖,其与肱二头肌外侧缘下部之间有肌皮神经穿出,并受其支配,它的主要作用为屈肘(图 1-1-3)。

2. *臂部后面的肌肉* 此处仅有肱三头肌,长头起于肩胛骨盂下结节,外侧头起于肱骨大结节的下部至三角肌粗隆之骨嵴,在桡神经沟之上,内侧头起于肱骨干后面及臂内、外侧肌间隔。三头向下合并止于尺骨鹰嘴。该肌肉受桡神经支配,为肘关节的伸肌,且能内收上臂。

(三)臂部肌肉与肱骨骨折移位的关系

在肱骨骨折时,如果骨折发生在肱骨外科颈,近端包括肱骨头在内经常轻度外展外旋,这种位置是冈上、下肌及小圆肌作用的结果,而远端包括整个骨干则在胸大肌、背阔肌及大圆肌的作用下呈内收、内旋;如骨折发生在三角肌止点之上,近端因胸大肌、背阔肌及大圆肌的作用呈内收内旋位,远端则被三角肌、喙肱肌、肱二头肌及肱三头肌牵引向外上方移位;如果骨折发生在三角肌止点以下,近端由于三角肌、喙肱肌及冈上肌的收缩向外上方移位,远端则因肱二头肌及肱三头肌在肘部的收缩而向内上方移位;肱骨髁上骨折时,远端由于肱三头肌的收缩与前臂一起向后上方移位,近端则向前穿入肱肌肌肉内,可引起肱动脉损伤。

(四)臂部血管

腋动脉至大圆肌下缘即易名为肱动脉,有两条静脉伴行。肱动脉上段在臂的内侧,位于肱三头肌长头及内侧头之前,表面为深筋膜覆盖,外为正中神经及喙肱肌,内借尺神经与贵要静脉相隔。中段向前外行,被肱二头肌的内侧缘所覆盖,正中神经处在其外侧,后与动脉交叉而至其内侧,下段仍为肱二头肌的内侧缘所覆盖,并下行至桡骨颈水平分为桡、尺动脉。

(五)臂部神经

1. *肌皮神经* 由 $C_{5\sim7}$ 纤维组成,起自臂丛外侧束,穿入喙肱肌后,下行于肱二头肌与肱肌之间,分支支配喙肱肌、肱二头肌及肱肌,于肱二头肌腱的外缘,近肘窝部穿出,成为前臂外侧皮神经。

2. *正中神经* 由 $C_5 \sim T_1$ 的纤维组成,在上臂一般无分支,位于肱二头肌内侧沟内,与肱动脉伴行,初在肱动脉外侧,在上臂中部交叉到其内侧。

3. *尺神经* 由 $C_7 \sim T_1$ 的纤维组成,在臂部没有分支,初在肱动脉的内侧,肱三头肌的前侧,至臂中部，则远离动脉至臂内侧肌间隔，随后在肱三头肌内侧头筋膜下下行，在肘部介于尺骨鹰嘴与肱骨内上髁之间的尺神经沟内。

4. 桡神经　由 C_5～T_1 的纤维组成，支配肱三头肌及肘后肌，起自臂丛后束，于发出一支至肱三头肌后，即沿桡神经沟绕肱骨而行，介于肱三头肌内、外侧头之间，随后穿过臂外侧肌间隔至前面，位于肱肌的外缘，近侧为肱桡肌覆盖，远侧为桡侧腕长伸肌所覆盖。

三、肘　部

(一)构成肘部的骨骼

1. 肱骨下端　肱骨下端宽扁，向前卷曲，与肱骨干长轴形成 30°～50°的前倾角，其两端变宽，成内、外上髁。肱骨下端前后极薄，但内、外髁甚厚，肱骨下端的滑车及小头，分别与尺骨的滑车切迹及桡骨头形成关节。当肘关节完全伸直时，桡骨头与肱骨长轴位于一线，但尺骨则位于肱骨长轴之后。此时前臂与上臂并不在一直线上，形成 10°～15°的外偏角或提携角。前臂屈肌及旋前圆肌的总腱起于内上髁，其后下面尚有尺侧副韧带的一部分附着，外上髁则为前臂伸肌总腱的起始部。

2. 尺骨上端　为尺骨最坚强的部分，在鹰嘴和其下冠突之间形成滑车切迹，与肱骨滑车相接。冠突的外侧为桡切迹，与桡骨头形成桡尺近侧关节，鹰嘴为肱三头肌腱附着处，冠突的基底为肱肌附着处。

3. 桡骨上端　桡骨头呈圆盘状，上面凹陷与肱骨小头相接，桡骨头周围有一层软骨，为桡骨环状关节面。桡骨头完全位于肘关节囊内，周围无任何韧带、肌腱附着。

(二)肘部软组织解剖

1. 肘部血管　肘窝浅部有许多浅静脉，外侧为头静脉，内侧为贵要静脉，行于正中的为前臂正中静脉，后者通过许多交通支连接以上各静脉及深静脉。在肱二头肌腱内侧，肱动脉、两条伴行静脉及动脉内侧的正中神经所组成的血管神经束位于肱肌之前，前为肱二头肌腱膜覆盖。肱动脉在平尺骨冠突及桡骨颈处分为尺动脉和桡动脉。尺动脉较大，向下行于自内上髁起始的屈肌深面。桡动脉则似肱动脉的直接延续，沿肱桡肌的内侧缘向下至腕部(图 1-1-4)。

2. 肘部神经　正中神经紧贴在肱动脉的内侧，走行于旋前圆肌两头之间，此处自背侧发出分

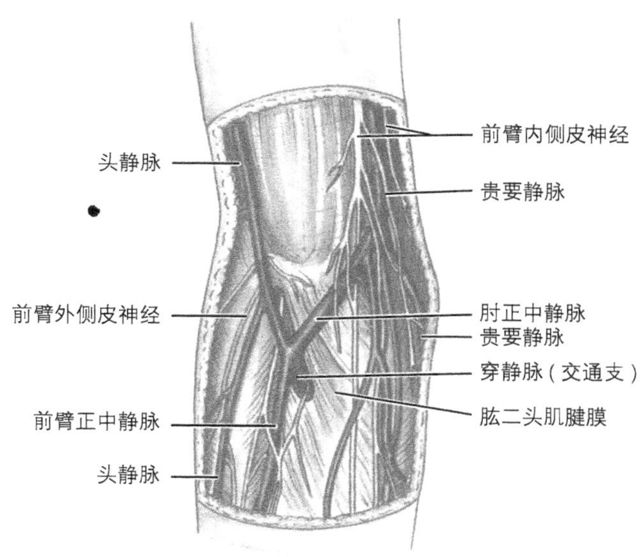

图 1-1-4　肘部浅静脉

支至旋前圆肌、桡侧腕屈肌、掌长肌及指浅屈肌；桡神经在肘窝与肱深动脉的前降支伴行，为肱肌的外缘所覆盖，以后沿肱肌及肱桡肌之间下行，再在肱肌与桡侧腕长伸肌之间下行，并发出分支支配肱桡肌及桡侧腕长伸肌，而主干则分为浅、深支；尺神经则通过肘管离开臂部。肘管前壁为尺侧副韧带，后壁为连接尺侧腕屈肌两头的三角韧带，内侧壁为肱骨内上髁及尺侧腕屈肌的肱头，外侧壁为尺骨鹰嘴和尺侧腕屈肌的尺头。尺神经主要支配尺侧腕屈肌和指深屈肌尺侧半、手内在肌及小指和环指尺侧半皮肤感觉。

(三)肘关节

肘关节由肱尺关节、肱桡关节和桡尺近侧关节组成。肱尺关节为主要部分，负责肘关节的屈伸，肱桡关节则主要协助桡尺近侧关节的运动，而桡尺近侧关节则负责桡骨头的旋前和旋后运动。

四、前　臂

(一)尺桡骨的解剖特点

1. 桡骨　呈三棱柱形，上端窄小，下端粗大，为多弧度两端均能旋转的长骨，骨干突向桡侧。

2. 尺骨　上部呈三棱柱形，下部为圆柱形，全长除上段外均较直。尺、桡骨干中 1/3 有骨间膜附着。

(二)前臂肌肉

前臂肌肉共 20 块，分为前、后两群。前群起自肱骨内上髁及髁上嵴，主要为屈腕、屈指及使前臂

旋前的肌肉，共 9 块。后群大都起于肱骨外上髁，主要为伸腕、伸指及使前臂旋后的肌肉，共 11 块。

1. 前臂前侧肌肉　位于前臂前面及内侧，分为 4 层(图 1-1-5，图 1-1-6)。

(1)第 1 层：位于最浅层，自外向内，分别为肱桡肌、旋前圆肌、桡侧腕屈肌、掌长肌和尺侧腕屈肌。肱桡肌起于肱骨外上髁上方和外侧肌间隔，下行于肱三头肌与肱肌之间，止于桡骨茎突基部。主要作用为屈肘；旋前圆肌两头分别起于肱骨内上髁屈肌总腱和尺骨冠突的内缘，肌束斜向外下，止于桡骨中 1/3 段。该肌肉的主要作用为屈肘及前臂旋前；桡侧腕屈肌起于肱骨内上髁和前臂筋膜，斜向外下，穿过腕横韧带深面，止于第 2、3 掌骨底，其作用为屈腕，并使手外展；掌长肌起于屈肌总腱，向下移行为长腱，越过腕横韧带浅面和掌腱膜相连。作用为屈腕和使掌腱膜紧张；尺侧腕屈肌两头起于屈肌总腱和尺骨鹰嘴及尺骨后缘上 2/3，经腕横韧带深面下行止于豌豆骨。作用为屈腕并使手向尺侧屈曲。

(2)第 2 层：为指浅屈肌层。附着于肱、尺、桡骨的起点广泛，肌腹向下分为四腱，分别止于除拇指外各指的中节指骨底掌侧面的两缘，主要作用为屈近端指间关节。

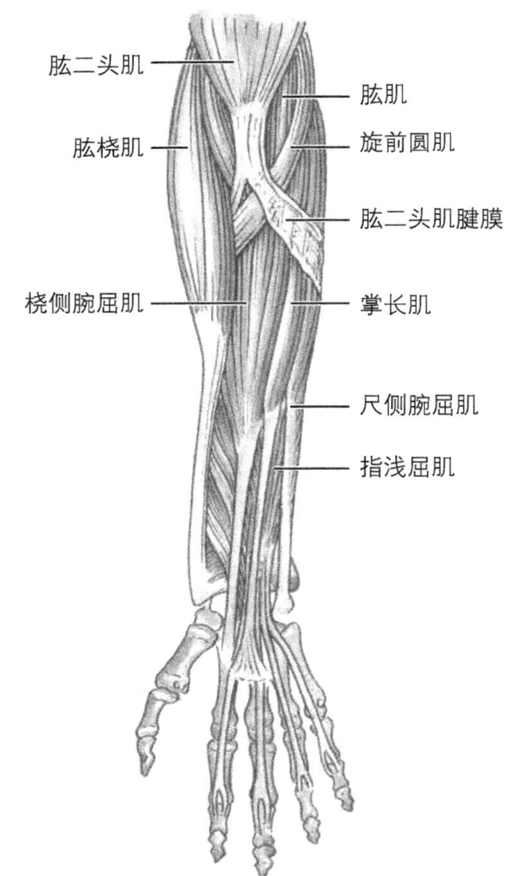

图 1-1-5　前臂前面浅层肌肉

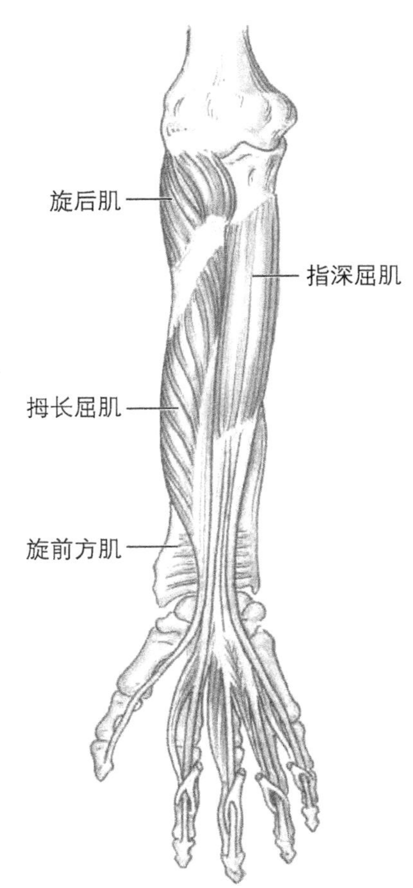

图 1-1-6　前臂前面深层肌肉

第 1、2 层肌多位于前臂前面内侧。除肱桡肌受桡神经支配，尺侧腕屈肌受尺神经支配外，全由正中神经支配。

(3)第 3 层：位于指浅屈肌的深面，包括拇长屈肌及指深屈肌。前者起于桡骨上 2/3 及前臂骨间膜，止于拇指远节指骨，作用为屈拇指各关节并协助屈腕；指深屈肌起于尺骨上 2/3 及前臂骨间膜，向下分别止于第 2～5 指远节指骨底的掌侧面，主要作用为屈曲第 2～5 远侧指间关节。

第 3 层肌肉除指深屈肌至第 4～5 指的内侧半为尺神经支配外，均由正中神经的骨间前神经支配。

(4)第 4 层：旋前方肌起于尺骨下 1/4 前缘，止于桡骨下 1/4 前缘，主要作用为前臂旋前。

2. 前臂后侧肌肉　位于前臂后面及外侧，共 11 块，分为浅、深两层(图 1-1-7，图 1-1-8)。

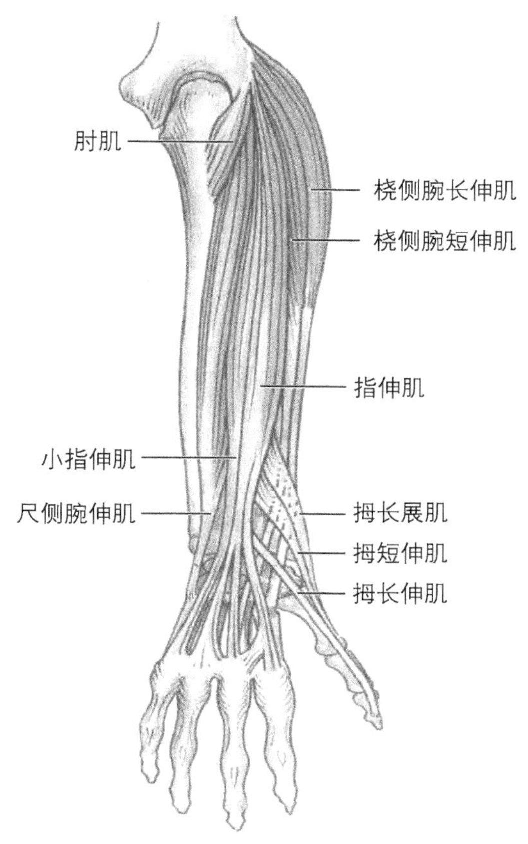

图 1-1-7　前臂后面浅层肌肉

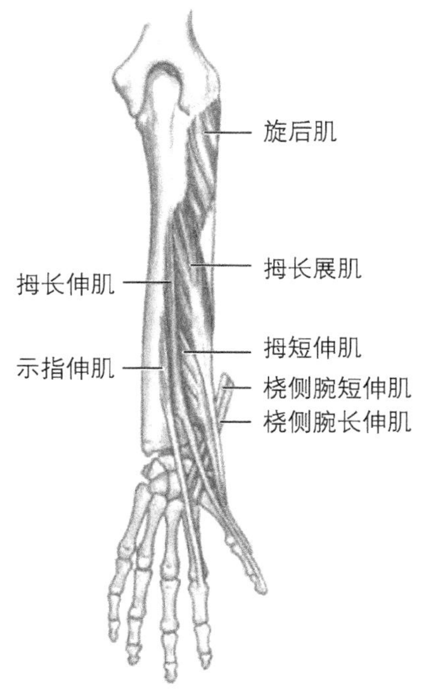

图 1-1-8　前臂后面深层肌肉

(1)浅层:自外向内依次为桡侧腕长、短伸肌、指伸肌、小指伸肌和尺侧腕伸肌及肘肌。桡侧腕长伸肌起于肱骨外侧髁上嵴下 1/3 和臂外侧肌间隔,向下经伸肌支持带深面,止于第 2 掌骨的背面,主要作用为伸腕,并协助屈肘,使手外展;桡侧腕短伸肌起自伸肌总腱,向下止于第 3 掌骨的背面,作用为伸腕并协助手外展;指伸肌起于肱骨外上髁的伸肌总腱及前臂后面的深筋膜,向下移行为四条并排长腱,经伸肌支持带的深面下行,分别止于第 2～5 指的中、远节指骨底的背面,其作用为伸指及伸腕;小指伸肌起于伸肌总腱,下行止于小指中、远节指骨底的背面,作用为伸小指;尺侧腕伸肌起于肱骨外上髁的伸肌总腱和尺骨后缘,向下经伸肌支持带的深面,止于第 5 掌骨底的背面,作用为伸腕;肘肌为三角形小肌,作用为伸肘及牵引肘关节囊。

(2)深层:自上外向内下依次为旋后肌、拇长展肌、拇短伸肌、拇长伸肌和示指伸肌。旋后肌起于肱骨外上髁、桡侧副韧带、桡骨环状韧带和尺骨的旋后肌嵴,向前下止于桡骨上 1/3 的前面,作用为使前臂旋后;拇长展肌起自尺骨和桡骨后面的中 1/3及其间的骨间膜,向外下移行止于第 1 掌骨底的外侧,作用为使拇指和全手外展,并使前臂旋后;拇短伸肌起自桡骨后面和邻近骨间膜,止于拇指近节指骨底的背侧,作用为伸拇指近节指骨并使拇指外展;拇长伸肌起自尺骨中 1/3 及邻近骨间膜,止于拇指远节指骨底的背面,作用为使拇指内收并伸指关节;示指伸肌起自尺骨后面的下部,在示指近节指骨的背面与指伸肌至示指腱的指背腱膜相结合,作用为伸示指。

(三)前臂血管

1. 桡动脉　在前臂上 1/3,先行于旋前圆肌与肱肌之间,向下则位于外为肱桡肌腱及内为桡侧腕屈肌的桡侧沟内。桡神经在前臂上 1/3 处紧位于桡动脉的外侧,至前臂下 1/3 则与动脉分离。在前臂,桡动脉介于两组肌肉之间,其外侧的肌肉受桡神经支配,内侧的肌肉受正中神经支配。在前臂下部浅露于皮下,至腕上 2～3 指处即转至前臂后面。

2. 尺动脉　对手的血供较桡动脉更为重要。在前臂上 1/3 位置较深,在旋前圆肌尺头的深面,向下行于指浅屈肌和尺侧腕屈肌所形成的尺侧沟内。在前臂上部,尺动脉与尺神经相距较远,向下则互相接近。

(四)前臂神经(图 1-1-9)

1. 正中神经　在旋前圆肌两头之间进入前臂,

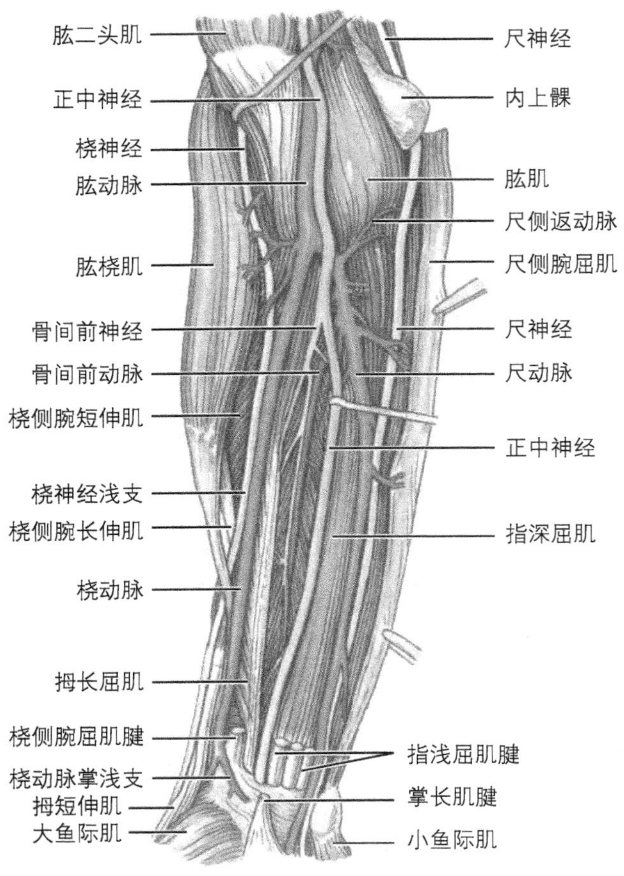

图 1-1-9　前臂血管神经

沿前臂中线下行，穿过指浅屈肌肱尺头与桡头之间的腱弓的深面，行于指浅屈肌和指深屈肌之间，近腕部时，正中神经位于桡侧腕屈肌腱和掌长肌腱之间或在掌长肌腱深面，下行经屈肌支持带深面至手。正中神经支配除尺侧腕屈肌以外的所有前臂前侧浅屈肌和指深屈肌桡侧半、拇长屈肌及旋前方肌。

2. *尺神经*　离开尺神经沟后，行于尺侧腕屈肌及指深屈肌之间，于前臂下半部行于尺侧腕屈肌的桡侧，位于前臂筋膜的深面，向下经屈肌支持带的浅面至手。尺神经支配尺侧腕屈肌及指深屈肌的尺侧半。

3. *桡神经*　约在肱桡关节的水平，桡神经分为浅支和深支。浅支在前臂肱桡肌的深面，上部初行于桡动脉的外侧，到中部两者逐渐接近，到前臂的中 1/3 自肱桡肌尺侧穿出深筋膜，与头静脉伴行至桡骨茎突，经其背侧进入手背。深支即骨间后神经，穿越旋后肌肌质后发出众多分支，支配前臂背面浅、深层肌肉。

五、腕　部

(一)构成腕部的骨骼

1. *尺桡骨下端*　桡骨下端逐渐变宽，骨皮质非常薄，横切面略呈四方形，与腕骨构成腕关节的主要部分，桡骨茎突正常情况下较尺骨茎突低 1～1.5cm，桡骨下端关节面向尺侧倾斜 20°～25°，向掌侧倾斜 10°～15°；尺骨下端较细，包括尺骨头及茎突，前者膨大呈球形，为前臂下端旋转运动的枢轴。

2. 腕骨　共 8 块，排成两列，近侧排列的腕骨由外向内分别为手舟骨、月骨、三角骨和豌豆骨，其中前 3 块腕骨向上与桡骨形成关节。远端排列的腕骨自外向内分别为大多角骨、小多角骨、头状骨及钩骨。腕骨排列背面突出，掌面凹进，形成腕骨沟，其上面有屈肌支持带附着，共同构成腕管。由于关节面多，血供差，损伤后腕骨容易发生缺血性坏死。

(二)腕部软组织解剖

1. 腕掌侧

(1)腕管：在桡腕关节附近，前臂深筋膜增厚，形成掌浅横韧带及其深面的屈肌支持带(腕横韧带)，与腕骨共同构成腕管。其内通过正中神经和前臂的屈肌腱。

(2)尺管：位于腕骨的尺掌侧，前臂为腕浅横韧带，后壁为屈肌支持带，内壁为豌豆骨及豆钩韧带，其内走行尺神经及血管。

(3)血管：桡动脉在腕部下行于肱桡肌与桡侧腕屈肌之间，其浅面为前臂深筋膜，深面为拇长屈肌和旋前方肌及桡骨下端。平桡骨茎突水平，桡动脉发出掌浅支，穿过大鱼际进入手掌，与尺动脉吻合形成掌浅弓。主干则经桡骨茎突下方至手背第一掌骨间隙近侧，分出拇主要动脉后，与尺动脉的掌深支吻合成掌深弓；尺动脉则下行于指浅屈肌与尺侧腕屈肌之间，与尺神经伴行，经尺管到达手掌，发出掌深支穿过小鱼际与桡动脉末支吻合成掌深弓，主干则经屈肌支持带浅面与桡动脉掌浅支形成掌浅弓。

2. 腕背侧　腕背侧有伸肌支持带，为前臂背侧深筋膜加厚部，位置较屈肌支持带略高。从支持带的深面发出许多纵隔至尺、桡骨的嵴上，与骨膜之间构成数个纤维性管，前臂背侧至手背的各肌腱连同其滑膜鞘经过其中。浅层肌腱由外向内为肱桡肌腱、桡侧腕长伸肌腱、桡侧腕短伸肌腱、指伸肌腱、小指伸肌腱和尺侧腕伸肌腱。深层肌腱则包括拇长展肌腱、拇短伸肌腱、拇长伸肌腱和示指伸肌腱。

六、手

(一)手部骨性解剖

手部骨骼由 8 块腕骨、5 块掌骨、14 块指骨与数个籽骨构成。第 1 掌骨最短,最粗,第 2、3 掌骨粗长,第 4、5 掌骨短细。由于掌骨的数目为 5 块,而第 2 排腕骨是 4 块,其间相连的关节面是不对称的,第 1、2、5 掌骨仅与 1 块腕骨相接,第 4 掌骨同时与头状骨及钩骨相接,第 2 掌骨同时与大多角骨、小多角骨及头状骨相接。手掌有 2 个横弓及 5 块纵弓。近侧横弓或腕横弓为坚硬的半圆形弓,由远侧列腕骨及腕骨间韧带构成,起自桡侧的大多角骨结节与手舟骨结节,止于尺侧的钩骨钩与豌豆骨。头状骨是此弓的关键,屈肌支持带加强此弓的坚固性,它与坚强连结其上的第 2～3 掌骨底可视为手的一个固定单位,作为其相邻近、远侧较活动部分的支持基础。远侧横弓或掌横弓很活动,由掌深横韧带及掌骨头构成。5 个纵弓分别由各指骨、掌骨与腕骨通过指间关节、掌指关节及腕骨间关节构成。

(二)手掌侧的软组织解剖

1. 掌腱膜　由手部深筋膜浅层增厚形成,位于手掌中部,呈三角形,近端与屈肌支持带的远侧相连。分为三部分,两侧部较弱,形成鱼际筋膜及小鱼际筋膜,中央部对掌骨头分为四条腱前束,与相应手指的腱鞘及掌指关节的侧韧带相融合。

2. 手掌肌肉　包括内在肌和外在肌,前者包括鱼际肌及小鱼际肌,还有蚓状肌和骨间肌,后者包括从前臂下行的屈肌腱。

(1)鱼际肌:位于手掌桡侧,是一组作用于拇指的肌肉,包括拇短展肌、拇短屈肌、拇对掌肌及拇收肌。拇短展肌起于屈肌支持带远端的桡侧半,止于拇指掌指关节的关节囊桡侧。作用能使拇指腕掌关节屈曲、外展及旋前;拇短屈肌浅头起自屈肌支持带远端的桡侧,深头也称为第 1 骨间掌侧肌,起自小多角骨掌面及头状骨。拇短屈肌在接近掌指关节处变成肌腱,有纤维和关节囊及掌板相连,最后止于桡侧籽骨及近节指骨底的桡侧。两头之间通过拇长屈肌腱;拇对掌肌起于屈肌支持带,纤维斜行止于第 1 掌骨的桡侧。拇短屈肌及拇对掌肌能使拇指旋前及内旋和屈曲;拇收肌是鱼际最深的肌肉,位于拇指尺侧,横头起自第 3 掌骨嵴的全长,斜头起自第 2、3 掌骨底,两头聚合成腱,止于尺侧籽骨,主要作用除内收拇指外,尚能轻度屈曲掌指关节及伸指间关节,还能拉拇指与掌面平行横越手掌(图 1-1-10)。

(2)小鱼际肌:位于手掌尺侧,包括掌短肌、小指展肌、小指短屈肌及小指对掌肌。掌短肌最表浅,起自掌腱膜及屈肌支持带,止于豌豆骨,为薄弱的退化皮肌,其作用在于保护尺动脉及尺神经,并协助小指外展;小指展肌起自豌豆骨远端及屈肌支持带,止于小指近节指骨,作用为外展小指,如同骨间背侧肌,还能屈小指掌指关节及伸指间关节;小指短屈肌在小指展肌的深面,起自钩骨钩和屈肌支持带,止于小指近节指骨底的尺侧,有外展及屈小指的作用;小指对掌肌位于小指展肌和小指短屈肌的深面,起自钩骨钩及屈肌支持带,止于第 5 掌骨尺侧缘全长,作用为牵引第 5 掌骨对掌。

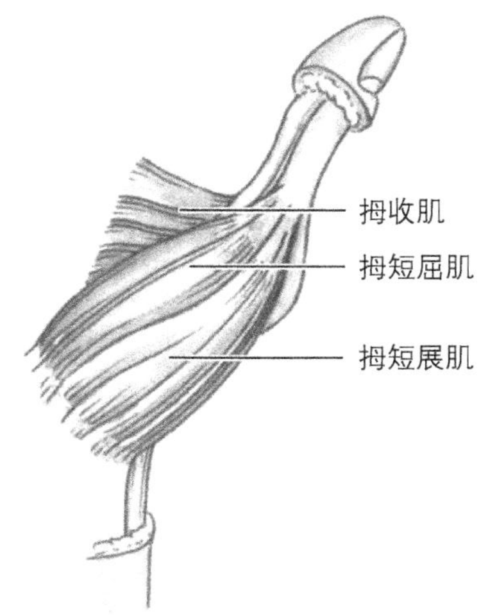

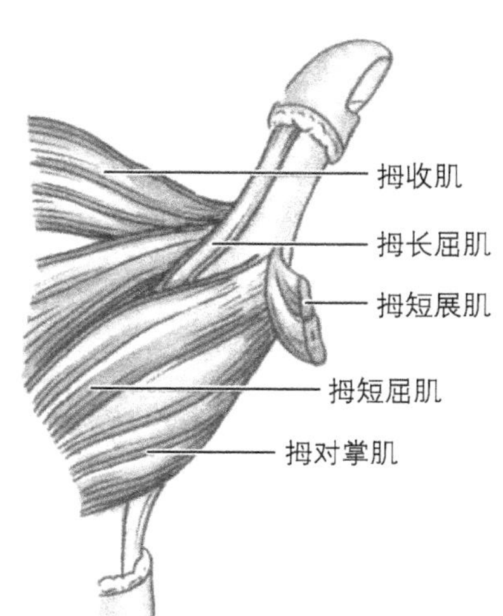

图 1-1-10　手部大鱼际肌

(3)中央部肌肉及肌腱:包括手内在的蚓状肌与骨间肌及由前臂下行的屈肌腱。蚓状肌有4,起于指深屈肌腱,止于各指指背腱膜的侧缘,小部与骨间肌同止于近节指骨底,作用为屈曲掌指关节及伸指间关节;骨间肌包括3条骨间掌侧肌及4条骨间背侧肌,前者为手指的内收肌,后者为手指的外展肌。另外,骨间肌和蚓状肌为掌指关节掌屈的主要肌肉;指浅屈肌腱在掌指关节水平呈扁平状,逐渐变薄加宽,至近节指骨中部时分裂为两半,形成V形裂隙,围绕伸肌腱的侧方而至其背侧,彼此交叉到对侧,最后止于中节指骨底;指深屈肌腱在掌指关节以上呈卵圆形,位于指浅屈肌腱的深面,在后者分裂成V形裂隙前,指深屈肌腱呈扁宽状,在裂隙处则明显变窄厚,穿过裂隙最后呈扁平扇状止于远节指骨底;拇长屈肌腱在近节指骨近端也逐渐加宽,平指间关节处,腱明显狭窄但不增厚,最后腱束成扇形止于远节指骨底。

3. 手掌部血管与神经(图1-1-11)

(1)手掌动脉:起于尺动脉及桡动脉,组成掌浅弓与掌深弓。详见腕部血管相应章节。

(2)手掌神经:正中神经由屈肌支持带深面入掌,穿出屈肌支持带后变宽扁,分为5～6支。分支至外侧三指半掌侧全部及背侧远端的皮肤。另外还发支至第1、2蚓状肌,并分出返支支配鱼际肌;尺神经则经屈肌支持带的浅面入掌,在钩骨钩侧分为深、浅2支。浅支分支支配第5指及第4指尺侧的皮肤及掌短肌,深支与尺动脉深支伴行,在小指短屈肌及小指展肌之间穿入深面,分支支配小鱼际肌,再转向外,行于指深屈肌腱的深面,并分支支配所有骨间肌、拇收肌、拇短屈肌深头及第3、4蚓状肌。

(三)手背侧软组织解剖

1. 手背筋膜　手背的浅、深筋膜在手指背侧彼此互相延续,腱间筋膜与指背腱膜亦相连续,腱下筋膜附着于腱膜的近侧缘,但也可向远侧延伸,止于近节指骨的近侧。

2. 手背肌腱　手背肌腱均由前臂背侧经伸肌支持带深面入手背,浅层包括指伸肌腱及小指伸肌腱,深层包括3条拇指肌腱(即拇长展肌腱、拇短伸肌腱和拇长伸肌腱)及示指伸肌腱。

(1)浅层:指伸肌腱在腕上为4腱,各腱在手背彼此分离,在近节指骨的远侧分为1个中央束及2个侧束,中央束止于中节指骨底背侧,两个侧束接受蚓状肌腱及骨间肌腱,在近节指骨的背侧联合成膜性腱,止于远节指骨底。小指伸肌腱在小指的背侧与指伸肌至小指之腱联合。

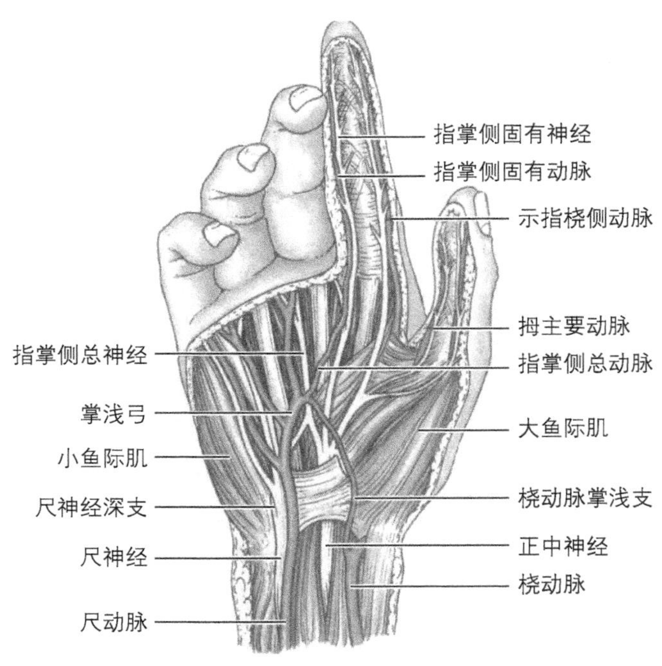

图1-1-11　手掌部血管神经

（2）深层：拇长展肌腱正常止于第 1 掌骨底，为稳定拇指掌指关节重要的结构，与拇收肌相互协调，把腕掌关节稳定于功能位。拇短伸肌腱止于拇指近节指骨底，此肌腱断裂后失去对拇收肌及拇短屈肌稳定掌指关节的拮抗作用，掌指关节呈半屈曲位，持物力量减弱。拇长伸肌腱止于拇指近、远节指骨底，可使拇指远节、近节及第 1 掌骨伸展，同时使第 1 掌骨强力内收，拇短伸肌及拇长展肌则同时作用，以稳定拇指。

3．手背血管与神经

（1）手背血管：手背动脉自前臂远侧至指尖包括四个连续节段，即骨间后动脉、腕背动脉、掌背动脉和指背动脉。掌背动脉由腕背弓发出，近端与掌深弓的穿支相连，远端也通过穿支与指掌侧总动脉或指掌侧固有动脉相连。各掌背动脉沿相应骨间背侧肌的背面下行，在相应的近节指骨底发出两指背动脉。

（2）手背神经：手背皮肤由桡神经、尺神经及正中神经支配。桡神经深支至所有前臂背侧肌肉，浅支在腕上 3 指处穿出深筋膜，越过伸肌支持带，分为若干支指背神经，分布于手背外侧及外侧三指半近侧的皮肤；正中神经则分布桡背侧三指远端皮肤；尺神经则支配尺侧两指的背侧皮肤感觉。

第二节　下　　肢

一、髋　　部

（一）髋部骨性解剖

1．髋骨　详见骨盆相关章节。

2．髋关节　包括髋臼和股骨上部。

（1）髋臼：位于髂前上棘及坐骨结节连线中间，呈半球形，朝向前外下方，臼顶占髋臼整个面积的 2/5，髋臼的边缘前部低下，后部隆起，下部有宽而深的缺口，为髋臼切迹，向上与粗糙的髋臼窝相连，切迹缺损的部分有髋臼横韧带横过，髋臼周边有一圈臼唇以加深髋臼的深度。髋臼上部厚而坚强，在直立位时传导躯干的重量。髋臼的后下部至坐骨结节则在坐位时传导重量。

（2）股骨上部：股骨头呈圆形，其上完全为关节软骨覆盖，顶部的股骨头凹为股骨头韧带附着处。股骨颈微向前凸，中部较细。其下部为大转子和小转子，为许多肌肉附着处。两转子间前有转子间线，后有转子间嵴。转子间线比较平滑，是关节囊及髋关节的髂股韧带附着处，转子间嵴则较隆起，关节囊并不附着其上，但有许多由骨盆出来的外旋小肌附着其上。股骨转子部的结构主要是骨松质，周围血供丰富，因此转子间骨折较易获得骨性愈合。股骨颈与股骨干指间成一角度即颈干角，成人如超过 140°，为髋外翻，＜110°为髋内翻。股骨距则是股骨上段大小转子间的一块纵行骨板，上起于股骨颈后内侧，向下止于小转子下股骨内侧皮质，前附于股骨前内侧，向后外行于大转子，最后融合于大转子骨松质内，它为股骨上段重要的承载结构，除加强股骨颈基底部外，还与股骨上段的骨小梁相连，构成一个坚强的承载系统。在股骨上端骨折内固定或人工髋关节以及股骨头置换手术时要注意保全股骨距，尽量使内固定物贴近股骨距，可提高固定效果和改善内固定物的受力情况，防止假体下陷和松动。

（二）髋部软组织解剖

1．臀部肌肉

（1）臀大肌：身体中最大的一块扁肌，起于髂骨臀后线以后的臀面，并以短腱起自髂后上棘、骶骨下部与尾骨背面以及两骨间的韧带、胸腰筋膜和骶结节韧带，平行向外下，大部分移行于髂胫束的深面，小部分止于股骨的臀肌粗隆。固定臀大肌起端能使已经屈曲的髋关节伸直，大腿被固定时则能使骨盆后倾，使前屈的躯干回复至直立位，此外尚能使大腿外旋。臀大肌的血供主要来自臀上、下动脉的浅支，神经支配主要来自臀下神经。

（2）阔筋膜张肌：起于髂前上棘及髂嵴外唇前部，覆被以阔筋膜，在缝匠肌与臀中肌之间，肌腹呈梭形，在股上、中 1/3，移行于髂胫束。阔筋膜张肌的血供来自股深动脉的旋股外侧动脉，由臀上神经的下支支配。阔筋膜张肌能向上牵引髂胫束，与臀大肌共同收缩能沿大腿纵轴向上牵引胫骨并伸膝。

（3）臀中肌：起于臀后线及臀前线以前的髂骨臀面、髂嵴外唇和阔筋膜，止于股骨大转子尖端的上面和外侧面，前部为阔筋膜张肌所覆盖，后部则为臀大肌所掩盖。受臀上神经支配。前部纤维可使髋内旋，后部纤维可使髋外旋，但主要功能为使大腿外展，当大腿被固定时，则使骨盆侧倾。

（4）臀小肌：起于臀前线以下及髋臼以上的髂

骨背面，止于大转子的上面和外侧面。肢体下垂时，臀中、小肌起悬挂的作用，能防止关节囊拉长及肢体坠落，两侧肢体站立时，臀中、小肌能防止股骨头自髋臼脱出。

(5)梨状肌：大部起于第2～4骶椎前面骶前孔外侧出骨盆后移行为肌腱，向外止于大转子上缘的后部。梨状肌为臀部的重要标志，在其上缘有臀上动脉及神经穿出，下缘有臀下动脉、臀下神经、坐骨神经、阴部内动脉、阴部神经及股后侧皮神经穿出。梨状肌在伸髋时能使髋外旋，屈髋时能使髋外展。

2. 臀部血管及神经　臀部主要的血管、神经均经过坐骨大孔出盆腔(图1-1-12)。

(1)经梨状肌上缘出盆的结构：臀上动脉起于髂内动脉的后干，穿梨状肌上出骨盆，与臀上神经伴行，后者为骶丛的分支。臀上血管和神经主要供应及支配臀肌和阔筋膜张肌。

(2)经梨状肌下缘出盆的结构：臀下动脉起自髂内动脉，与坐骨神经及臀下神经一起出骨盆。臀下动脉主要供应臀大肌下部及坐骨神经。臀下神经为骶丛分支，支配臀大肌。坐骨神经则为人体最粗的神经，由骶丛分出，由腓总神经和胫神经组成，被一个总的纤维鞘包围，在股骨大转子与坐骨结节之间下行，在臀部位于臀大肌的覆被下，由上而下贴附于坐骨背面、上孖肌、闭孔内肌、下孖肌及股方肌的后面，至股部则贴附于大收肌的后面，并位于臀大肌下缘及股二头肌长头外侧缘所成的角内。坐骨神经损伤时，如为腓总神经受损，主要引起运动障碍，而坐骨神经干和胫神经损伤除运动障碍外，主要症状为感觉营养性变化。

3. 维持髋关节完整的组织

(1)髋关节囊和韧带：关节囊在前面包裹全部股骨颈，在后面则包裹内侧2/3股骨颈，在不同部位关节囊的厚度不一，前后均有韧带加强，尤其以前侧的髂股韧带最为坚强。关节囊的内下侧与后下侧比较薄弱，股骨头脱位往往在此处发生。关节囊在屈曲、内收及轻度内旋时最为松弛。

(2)髋关节周围的肌肉：髋关节周围肌肉众多，也是维持髋关节稳定的一个有利因素。臀小肌覆盖在关节囊上面，闭孔外肌靠近关节囊的下面及股骨颈，髂腰肌腱在关节囊下部的下面。关节囊前面由内向外为耻骨肌、腰大肌及髂肌，髂肌的外面为股直肌，股直肌的外面为阔筋膜张肌。关节囊后部有许多小的外旋肌。在髋关节的外侧，臀中、小肌及阔筋膜张肌是有力的外展肌。

4. 髋关节的血供　髋关节由臀上、下动脉，旋股内、外侧动脉供应，也接受股深动脉及阴部内动脉的关节囊支供应。其中股骨头、颈的血供主要来自闭孔动脉、旋股内、外侧动脉及股骨滋养动脉，除小部通过股骨头韧带外，大部自关节囊进入。股骨颈骨折线越靠近股骨头，对股骨头的血供损伤越大，越可能引起股骨头缺血性坏死及继发创伤性关节炎。

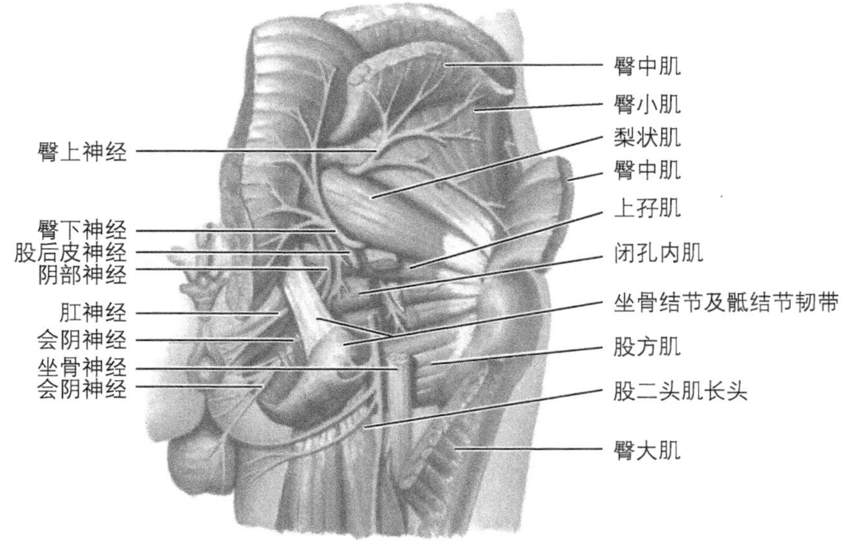

图1-1-12　臀部神经

二、大　　腿

(一)股骨干骨性解剖

股骨干是身体中最长及最坚强的管状骨,向内下倾斜,同时股骨干前倾,凸向前方。从外表看,上部呈圆柱形,下部逐渐呈三棱形。后面有纵行的股骨嵴,向上分为二唇,外侧唇止于臀肌粗隆,内侧唇止于耻骨肌线和转子间线,向下也分二唇,分别移行至股骨内、外上髁。

(二)大腿浅部结构

1. 腹股沟部浅血管　各小动脉皆发自股动脉,有阴部外动脉,腹壁浅动脉及旋髂浅动脉。小静脉与小动脉并行,在卵圆窝注入大隐静脉内。

2. 大隐静脉　为身体中最长的静脉,全长70～80cm,起于足背静脉弓内侧,经内踝之前,沿小腿及大腿的内侧面上行,最后经卵圆孔注入股静脉。在穿入卵圆窝之前,有吻合支与小隐静脉及深部静脉支相交通,并在腹股沟处接受阴部外静脉、腹壁浅静脉、旋髂浅静脉及股内、外侧缘静脉的回流。

(三)大腿分区解剖

1. 大腿前侧

(1)股三角:上为腹股沟韧带,外为缝匠肌内侧缘,内为长收肌内侧缘,底部为髂腰肌与股内侧肌、耻骨肌及长收肌所构成。髂耻韧带将腹股沟韧带下的腔隙分为外侧的肌腔隙和内侧的血管腔隙。肌腔隙内髂腰肌及股神经由此进入大腿。血管腔隙内股血管裹以股鞘,在股三角上部,动脉居外,静脉居内。股动脉向下斜行至股三角之尖,即入收肌管,经收肌腱裂孔与腘动脉连续。股静脉接受大隐静脉后向上经腹股沟韧带,易名为髂外静脉。股神经发自腰丛,经腹股沟韧带深面,于股动脉的外侧入股,本干极短,即分为许多分支。皮支支配大腿前、内侧、膝、小腿及足内面皮肤感觉,肌支支配股四头肌和缝匠肌,关节支至髋和膝关节。

(2)大腿前侧肌肉:髂腰肌包括髂肌及腰大肌,由髂窝及腹后壁下行,联合腱止于股骨小转子(详见脊柱及骨盆相关章节)。缝匠肌为身体最长的肌肉,由髂前上棘斜越大腿前面之全长,至下端变成一扁平腱,越过股薄肌及半腱肌的浅面,止于胫骨粗隆的内缘及胫骨前缘上端的内侧,收缩能使大腿及小腿屈曲,并使已经屈曲的大腿外旋、外展及屈曲的小腿内旋。缝匠肌上端作为股三角外界,下部为收肌管的顶盖,外缘斜线上可寻找股前侧各皮神经。股四头肌由股直肌、骨内侧肌、股外侧肌及股中间肌组成,各肌在下部互相融合成股四头肌腱,止于髌骨,并向下延长成髌韧带。股四头肌主要功能为伸膝,股直肌尚有屈髋作用(图 1-1-13)。

2. 大腿内侧　主要由内收肌群构成。由浅入深为股薄肌、长收肌、耻骨肌、短收肌、大收肌。除耻骨肌由股神经、大收肌坐骨部受坐骨神经支配外,其余均由闭孔神经支配,其功能为使大腿内收。耻骨肌、长收肌、短收肌、大收肌能屈髋及外旋髋,股薄肌能使小腿屈曲及内旋。

3. 大腿后侧　大腿后侧肌肉由股后肌构成,均起自坐骨结节。其中股二头肌止于腓骨头,作为腘窝的外侧界,主要功能为伸股屈膝,尚能微使膝关节外旋。半腱半膜肌也止于小腿骨。三肌在功能上均能伸髋屈膝,在直立位,股后肌尚能支持骨盆于股骨上,股后肌群主要受坐骨神经支配。血供则由股深动脉的穿动脉供应。

三、膝　　部

(一)膝关节骨性解剖

构成膝部的骨骼包括股骨下端、胫腓骨上端及髌骨。股骨下端的外侧髁较内侧髁宽大。胫骨平

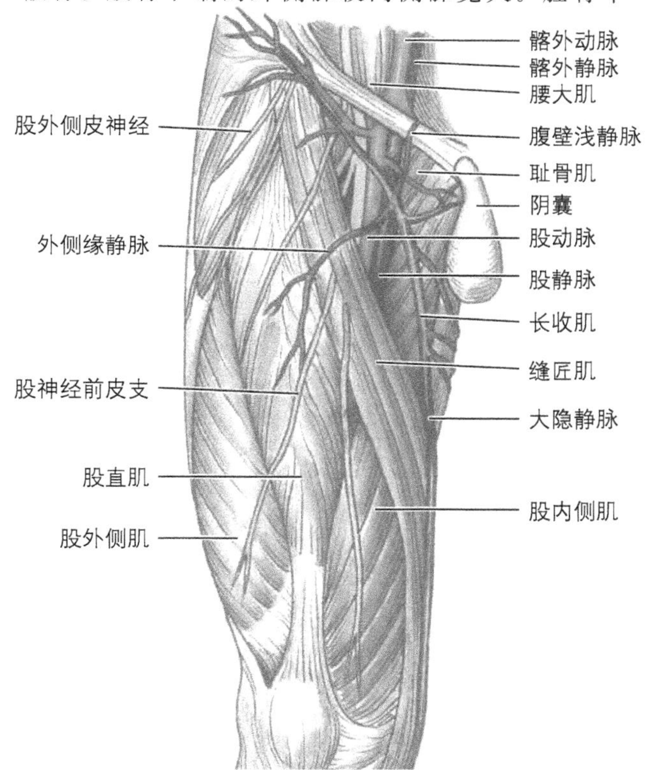

图 1-1-13　大腿前侧的血管、肌肉和神经

台的横切面为三角形,正常情况下有 14°左右的后倾。由于胫骨近端主要为骨松质,为膝关节内骨折好发处。胫骨上端前侧的胫骨粗隆为髌韧带附着处。腓骨头成锥形,其尖有腓侧副韧带及股二头肌腱附着,上内侧与胫骨形成关节。髌骨为身体中最大的籽骨,髌股关节中外侧面较内侧面宽而深。髌骨的生理功能为:保护膝关节,特别是股骨下端关节面及股骨髁;传递并增强股四头肌的作用力矩,为伸膝装置中不可缺少的部分;增加膝关节的旋转度;保护膝关节在半屈位的稳定性,防止过度内收、外展及屈伸活动。

(二)膝关节软组织解剖

1. 膝前部　髂胫束为阔筋膜加厚部分,止于胫骨外侧髁的前面,有力地加强膝关节囊的外侧部分。股四头肌腱则分为髌上部、髌部及髌下部三部分,其四部分在不同平面附着于髌底,由于股四头肌牵引力位于膝关节中心之前,可以增加肌肉的杠杆作用。

2. 腘窝　位于膝的后部,其界限外上侧为股二头肌,内上侧为半腱肌、半膜肌以及缝匠肌、股薄肌及大收肌腱的一部分,外下侧为腓肠肌外侧头,内下侧为腓肠肌内侧头。腘动脉位于腘窝的底部,向下分为胫前和胫后动脉,伴行静脉位于动脉的外侧,而神经则位于血管的浅面(图 1-1-14)。

(三)膝关节的支持结构

膝关节的支持结构分为 2 个主要部分:①静力稳定结构,即骨骼、半月板、韧带及关节囊;②动力稳定结构,肌肉及肌腱。

1. 内侧副韧带　呈扁宽三角形,基底向前,分为浅、深两层。浅层即内侧关节囊韧带,深层起于股骨内上髁,止于胫骨干内面和关节边缘,内面与内侧半月板紧密相连。内侧副韧带有保持关节稳定和调节关节活动的功能,其紧张度随关节位置的不同而改变。

2. 外侧副韧带　为一长约 5cm 的圆索,在上附着于股骨外上髁,向下后方止于腓骨头尖稍前。它将股二头肌腱劈裂为二,与外侧半月板间隔以关节囊和腘肌腱。外侧副韧带是抵抗膝关节伸直时内翻应力的主要稳定结构。

3. 交叉韧带　为膝关节的稳定结构及旋转运动轴。它限制胫骨在股骨上的前后活动,并协助胫骨在股骨上的内、外旋。内旋可使交叉韧带弯曲,而外旋则使其变直。前交叉韧带起于胫骨上端髁间前区的内侧及外侧半月板前角,向上后外呈扇形止于股骨外侧髁内侧面的后部。后交叉韧带起于胫骨平台下方的后面,向上前内延伸,在前交叉韧带的后内侧,止于股骨内侧髁外侧面的后部。前交叉韧带具有以下功能:①限制胫骨在股骨上向前滑动;②膝关节伸直时,与关节囊、两侧副韧带及后交叉韧带一同限制侧方及旋转运动;③膝关节屈曲时,与关节囊、内侧副韧带及后交叉韧带一同限制侧方及旋转运动;④与后交叉韧带一同限制过度屈曲;⑤与后交叉韧带、两侧副韧带、关节囊后部一同

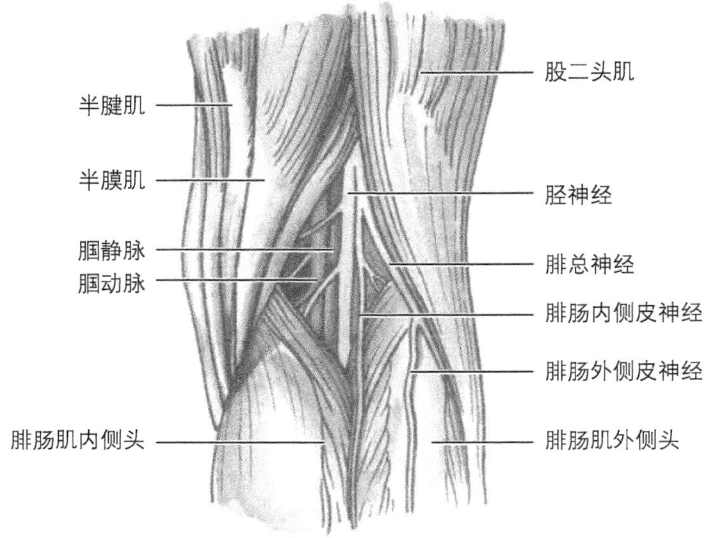

图 1-1-14　腘窝结构

限制过度伸直；⑥借助于股四头肌的间接作用，在膝关节伸直最后阶段，能限制胫骨的旋转。后交叉韧带的主要功能则为限制胫骨后移以及过伸、旋转和侧方运动。

4. 半月板　为半月形纤维软骨盘，仅外表覆以薄层纤维软骨，其内部为混有大量弹性纤维的致密胶原纤维。内侧半月板呈C形，半径较外侧半月板大，后角宽于前角。外侧半月板接近O形，较内侧半月板小而厚，腘肌腱将其与外侧副韧带分隔，使其具有更大的灵活性。半月板充填在股骨髁和胫骨髁之间，使得两者更好地相适合，并对关节面起保护、缓冲和制动作用。

（四）膝关节的血供和神经支配

膝关节的血供由股动脉、腘动脉、胫前动脉和股深动脉供给，在膝关节区形成动脉网。其前部由股神经的肌支、闭孔神经前支及隐神经支配，后部由坐骨神经及其分支胫神经和腓总神经以及闭孔神经的后支支配。

四、小　　腿

（一）小腿骨性解剖

小腿的胫骨呈三棱柱形，前缘或前嵴上部锐薄，下部钝圆，主要传导由上而下的力量。腓骨体也呈三棱柱形，有众多肌肉附着，无负重作用，但下端为构成踝关节不可或缺的部分。

（二）小腿的软组织解剖

1. 小腿肌肉

（1）前侧群肌肉：包括胫前肌、趾长伸肌、踇长伸肌及第三腓骨肌。其中胫前肌起于胫骨外侧面上2/3，肌腱经小腿伸肌上、下支持带之下，止于内侧楔骨与第1跖骨底的内侧，能背伸踝关节及内翻足；趾长伸肌起于腓骨前面上2/3和邻近骨间膜、胫骨上端，止于外侧四趾，能伸第2～5足趾及背伸足；踇长伸肌起于腓骨内侧面下2/3及邻近骨间膜，止于踇趾远节趾骨底的背面，能伸踇趾及背伸足。

（2）外侧群肌肉：主要为腓骨长短肌。腓骨长肌起于腓骨头、腓骨外侧面上2/3和小腿深筋膜，腓骨短肌起于腓骨外侧面下2/3及前后肌间隔。短肌在长肌之前，两肌伴随下行。短肌止于第5跖骨基底部，长肌则由足外侧缘进入足底，止于近节趾骨底外侧。腓骨长短肌的作用为外翻足，并能微跖屈踝关节。

（3）后侧群肌肉：后侧群肌肉在上部肥大，分为深浅两组。浅组主要有腓肠肌和比目鱼肌。腓肠肌两侧头分别起于股骨内外侧髁上。比目鱼肌则起于胫骨后面比目鱼肌线和邻近结构，向下与腓肠肌联合成跟腱止于跟骨。浅层肌肉的主要作用为行走时跖屈踝关节。深组肌肉包括腘肌、趾长屈肌及踇长屈肌和胫后肌。腘肌的作用能屈膝以及使胫骨内旋，趾长屈肌及踇长屈肌作用为屈趾、协助足的跖屈、内翻及保持足的纵弓。胫后肌能跖屈与内翻足，是维持足内侧纵弓的重要肌肉。

2. 小腿血管与神经

（1）小腿血管：腘动脉进入比目鱼肌腱弓后分为胫前、胫后动脉。胫前动脉供应胫前间隙内的肌肉，最终在踝关节之间易名为足背动脉。胫后动脉则在腓骨上1/3水平发出腓动脉，并由小腿后部下行，至内踝与跟骨结节内侧突之间分为足底内、外侧动脉告终。

（2）小腿神经：近腓骨颈水平腓总神经分为腓浅及腓深神经。腓浅神经支配腓骨长短肌，在小腿中下1/3交界处，腓浅神经由深筋膜穿出变为皮神经。腓深神经则与胫前动脉伴行，主要支配小腿前群肌肉。胫神经在腘窝位于动脉的浅面，在小腿与胫后动脉伴行。支配所有的后侧群肌肉，最终在屈肌支持带的深面分为足底内外侧神经。

五、踝　　部

踝部骨骼由胫、腓骨下端及后足跗骨构成。胫骨下端扩大，内侧面形成内踝，大隐静脉在其前侧，外侧为腓切迹，为胫腓韧带附着处。腓骨下端形成外踝，是构成踝关节不可缺少的部分，其平面低于内踝，外踝位于内踝之后。距骨分为头、颈、体三部，体的上部为滑车，与胫骨下端的关节面相接，内侧的半月形关节面与内踝相关节，外侧的三角形关节面与外踝相关节。在踝关节的前、内、外侧，深筋膜均加厚形成支持带，以保护其下经过的肌腱与血管神经，并起到滑车的作用。而肌腱均裹以滑膜鞘以使滑车更灵活。前侧肌腱包括胫前肌腱、踇长肌腱和趾长肌腱。外侧包括腓骨长短肌腱。内侧包括胫后肌腱、踇长屈肌腱及趾长屈肌腱。后侧则为身体最长最坚强的跟腱，主要由腓肠肌和比目鱼肌合成。踝关节的主要功能为负重。除能在冠状面屈伸外，还可在矢状面轻度旋转，使足内收或外展。背屈常与外展同时发生，而跖屈与内收同时发生。

六、足　　部

(一)足部骨性解剖

足部骨骼分为跗骨、跖骨及趾骨。跗骨共7块,分为近侧的距骨、跟骨和远侧的足舟骨、内、中、外侧楔骨及骰骨。跖骨共5块,趾骨共14块,两者都分为头、体、底三部分。跟骨为最大的跗骨,呈不规则长方形,向下移行于跟骨结节。上面与距骨形成关节,前方与骰骨相接,形成足纵弓的外侧部分。足舟骨位于足内侧纵弓的中央部分。

(二)足部软组织解剖

1. 足背

(1)足背肌肉及肌腱:由小腿前部下降的胫前肌、趾长伸肌、𧿹长伸肌在前已述。趾短伸肌为足背的内在肌,起于跟骨及小腿伸肌支持带,前行分为四腱,最内的腱越过足背动脉远侧止于𧿹趾近节趾骨底。其余三腱在第2、3、4趾的近节趾骨背面与趾长伸肌相当的腱合成伸肌腱扩张部,以后再分为三束,中央束止于中节趾骨底的背侧,侧束前行合二为一,止于远节趾骨底的背侧。

(2)足背动脉:胫前动脉经过小腿伸肌支持带的深面后易名为足背动脉,与腓深神经伴行,至第1跖骨间隙分为第1跖背动脉和足底深动脉。

2. 足底

(1)足底腱膜:即足底深筋膜增厚部。其功能为①保护足底的肌肉和肌腱,便于活动;②保护足底的关节;③是足底某些内在肌的起点;④支持足的纵弓。

(2)足底肌肉及肌腱:足底的肌肉分为两类。一类是短小的内在肌,主要作用是稳定地支持体重,每个单独足趾的运动不重要,不如手内在肌发达,它们大多纵行,以加强足的纵弓。另一类是起源于小腿的长肌,在运动中担负大部分体重,管理足的运动,它们能支持足弓,使足背屈或跖屈,也可使足外翻、外展或内翻、内收。足底肌肉大致分为四层。第一层由内向外为𧿹展肌、趾短屈肌及小趾展肌。𧿹展肌能外展𧿹趾,趾短屈肌能协助牵拉足纵弓,小趾展肌能外展小趾,并有支持足外侧弓的作用。第二层有趾长屈肌腱、𧿹长屈肌腱、跖方肌及足蚓状肌。前两者为𧿹趾及外侧四趾的屈肌,能协助踝关节的跖屈,且能维持足纵弓。跖方肌附于趾长屈肌腱,可使后者固定于跟骨,同时增加其力量。蚓状肌止于近节趾骨底,能屈跖趾关节及伸趾间关节。第三层有𧿹短屈肌、𧿹收肌及小趾短屈肌。𧿹短屈肌为𧿹趾跖趾关节的屈肌,𧿹收肌能拉拢足底以维持足的横弓。小趾短屈肌为小趾跖趾关节的屈肌。第四层有足骨间肌、胫后肌腱及腓骨长肌腱。足骨间肌为内收肌,与骨间背侧肌的外展功能相对。胫后肌腱位于跟舟足底韧带之下,分支遍达足底,能扶托距骨头,并有维持足纵弓的作用。此肌为最强大的足内翻及内收肌。腓骨长肌腱则止于近侧楔骨及第1跖骨底的外侧,能外翻足。

(3)足底动脉:胫后动脉在屈肌支持韧带的远侧分为足底内、外侧动脉。足底内侧动脉与足底外侧动脉相吻合,形成足底浅动脉弓。而足底外侧动脉为优势动脉,在第1跖骨间隙与足背动脉的终支足底深动脉吻合,形成足底深弓。

(4)足底神经:胫神经对内踝及跟骨结节内侧突中点分为足底内、外侧神经。前者相当于手掌的正中神经,与足底内侧动脉伴行,分支支配𧿹展肌、趾短屈肌、𧿹短屈肌及最内侧的蚓状肌。足底外侧神经则相当于手掌的尺神经,与足底外侧动脉伴行,支配足底其余的大部肌肉。

(三)足弓

足弓包括纵横二弓。内侧纵弓为跟、距、足舟、楔骨与第1～3跖骨构成。外侧纵弓为跟骨、骰骨及第4、5跖骨构成。横弓则由跗骨与跖骨构成。人的足弓以纵弓为重要,横弓的维持有赖于纵弓的完整。维持足弓有三大要素,即足骨、韧带和肌肉。主要的韧带包括跟舟足底韧带、足底长韧带及跟骰足底韧带、骨间韧带、三角韧带和足底腱膜等。内收与内翻足的肌肉能增加纵弓的高度,外展与外翻足的肌肉则使其变扁。

第三节　脊　　柱

一、概　　述

脊柱由33块脊椎骨及椎间盘构成,其中颈椎7块,胸椎12块,腰椎5块,骶椎5块和尾椎4块,后两者分别融合成骶骨和尾骨。众多的脊椎骨通过周围坚强的韧带相联系,既能维持相当稳定,又彼此之间能有一定范围的活动。

(一)脊柱的曲度

1. 曲度的形成　脊柱的曲度从前后看成一直线,但从侧面看有 4 个曲度。在胚胎晚期和新生儿期,整个脊柱只有 1 个向后凸的曲度。当婴儿开始抬头时,颈段脊柱就形成向前凸出的曲度。当婴儿开始行走时,髋关节开始伸直,由于髂腰肌将腰脊柱向前牵拉,就形成了腰前凸。

2. 维持脊柱正常曲度的因素　生物力学上,脊柱曲度的维持为张力带原理。主要通过不同躯干肌的作用在维持。包括:①脊柱肌,浅纵行肌群主要作用为后伸,较少为侧屈;深斜行及横行肌群主要作用为旋转,其次为侧屈。②脊柱外肌,包括腹肌、腰方肌、腰大肌、肋间肌、菱形肌、斜方肌及背阔肌等。

3. 脊柱曲度的生理意义　脊柱曲度的存在使脊柱如同一大的弹簧,增加了脊柱缓冲震荡的能力,生理曲度还扩大了躯干重心基底的面积,加强了直立姿势的稳定性。腰椎生理前凸对负重及维持腰部稳定非常重要,而胸段脊柱和骶尾骨向后弯曲,则可增加胸、盆腔的容积,有利于内脏的发育,并有活动余地。

(二)脊柱的功能

脊柱是身体的支柱。它间接或直接支持上、下肢,上肢借肋骨、锁骨和胸骨与脊柱相连,下肢借骨盆与脊柱相连,这样在活动时可以保持全身平衡。脊椎骨间的椎间盘则可以吸收震荡能量,在剧烈运动和跳跃时,防止颅脑损伤。脊柱还可以容纳、支持及保护脏器。

(三)脊柱的体表标志

直立并两手下垂时,两侧肩胛冈连线应通过第 3 胸椎棘突。两侧肩胛骨下角连线通过第 7 胸椎棘突,第 3 腰椎棘突通过脐平面,第 4 腰椎棘突通过两侧髂嵴最高点连线,两侧髂后上棘连线通过第 1、2 骶后孔之间。

(四)脊柱的主要韧带

1. 前纵韧带　位于椎体的前面,上起自枕骨的咽结节和寰椎前结节,下至骶$_{1\sim2}$,在其行程中借纤维束紧密附着于各椎体边缘,但与椎体连接疏松。前纵韧带是人体最长的韧带。

2. 后纵韧带　位于椎管的前壁,起自枢椎,分为两层,浅层向上移行为覆膜,深层呈齿状,与椎体疏松相连,其间隔以静脉丛。

3. 黄韧带　由薄而坚韧的黄色弹力组织所构成。连接毗邻的椎板,在上附着于上一椎板下缘的前面,向外至同一椎骨的下关节突的根部,在下附着于下一椎板上缘的后面及上关节突前上缘的关节囊,如叠瓦状覆盖。在正中线,两侧黄韧带之间有少许脂肪。实际上除了椎间孔和后方正中线的小裂隙外,黄韧带几乎充满整个椎弓间隙。

4. 棘上韧带与棘间韧带　呈连续的细索状突起,是一条坚强连接棘突的韧带。起自第 7 颈椎棘突至骶中嵴,在颈椎则特别增厚,形成项韧带。棘间韧带则薄而无力,附于二棘突间的较深处,附着于下一椎板之上缘及椎骨棘突的基底,朝上后至上一椎骨的棘突,前与黄韧带融合。

(五)脊椎骨的基本结构

每个脊椎骨可分为椎体和椎弓两部分。椎体为负重的部分,其内形成纵横交错的骨小梁,椎弓形成椎管的侧壁,为椎体最坚强的部分,椎弓向后与椎板相连,每块脊椎骨有 7 个附属突起,包括 1 个棘突,2 个横突及 4 个关节突。在颈胸及腰椎,椎骨结构还有一些相应的变异(图 1-1-15)。

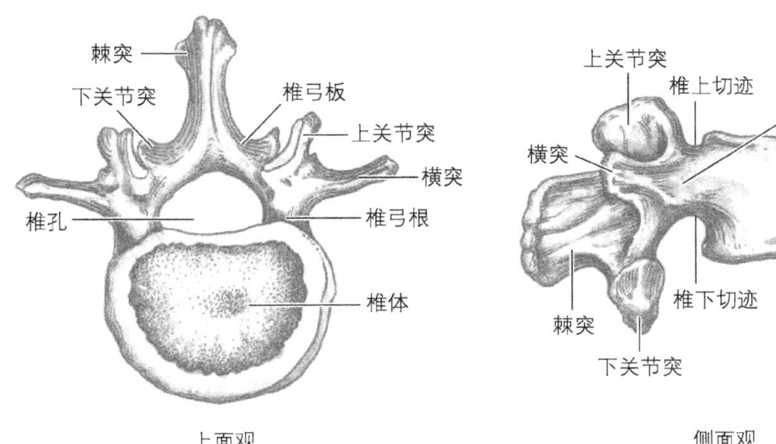

图 1-1-15　典型椎骨

(六)椎间盘

除了颈$_{1\sim2}$之间外，其他椎体之间包括腰$_5$与骶$_1$之间均有这种结构，因此成人的椎间盘总数为23个。在脊柱不同部位椎间盘的厚薄不同，颈、腰部较厚，胸骶部较薄，椎间盘的厚度占整个脊柱全长的1/3左右。

1. 终板软骨　位于椎体上下，厚约1mm，周围为骺环，中心区更薄。在婴幼儿，有血管自终板软骨通过，至成人完全闭塞。软骨终板无神经支配，损伤后不感疼痛，亦不能自行修复。可以把它看作半渗透膜，髓核及椎体内的水分及代谢物可以互相交换。终板软骨犹如关节软骨，可防止椎体超载荷，对椎体起一定保护作用。

2. 髓核　为一种富有弹韧性的胶状物质，位于纤维环的中部。在脊柱运动时作为支柱，起着类似轴承的作用。髓核在压力下不能压缩，但能变形，起吸收震荡缓冲作用。

3. 纤维环　为同心性环状多层结构，可以使脊柱活动时保持稳定性。此外，纤维环还可保持髓核的水分，维持其形状和部位，在受压情况下，借助于纤维环长度及方向的改变，还具有吸收震荡作用。

二、颈　椎

(一)颈椎骨性解剖

1. 颈椎的共性　①椎体侧方有钩突；②椎孔较大，呈三角形；③关节突方向近似水平位；④横突有孔，椎动脉通过；⑤棘突分叉。

2. 颈椎的个性

(1)寰椎：寰椎无椎体，代之以前弓，枢椎的齿突实际上即其椎体。寰椎有前后两弓及两侧块。前弓较短，前结节突出朝下。后弓相当于棘突的部分，在侧块的紧后有椎动脉沟。

(2)枢椎：枢椎上部形状独特，齿突根部较细，前侧与寰椎前弓正中后面的齿突凹相关节。齿突一般在6岁时与枢椎椎体融合。枢椎的棘突最大。

(3)第7颈椎：第7颈椎的棘突特别长，由此向下，棘突不再分叉。有时横突过长，且尖端向下，触及第1胸椎的横突，可产生颈肋一样的压迫症状。

3. 颈椎椎间孔　其前内壁为钩突的后面、椎间盘和椎体的下部，后外壁为关节突关节的内侧部和关节突的一部分。

4. 颈椎椎管　颈椎椎管呈三角形，由骨性椎管、椎间盘、后纵韧带、黄韧带和血管等组织构成的有一定弹性的管状结构，其管径随颈椎运动或位置改变而变化。

(二)颈部软组织解剖

1. 颈部的分区　以胸锁乳突肌为界，将颈部区分为颈前三角及颈后三角。颈前三角可分为颈动脉三角、颌下部和肌三角。颈动脉三角的后下界为胸锁乳突肌，上界为二腹肌后腹和茎突舌骨肌，下前界为肩胛舌骨肌前腹，其内含有颈总动脉上段及分支、颈内静脉、迷走神经和舌下神经等。颌下部又可分为颌下三角和颏下三角。颈后三角前为胸锁乳突肌的后缘，后为斜方肌的前缘，下为锁骨中1/3。肩胛舌骨肌后腹又把其分为上部的枕三角和下部的锁骨下三角(图1-1-16)。

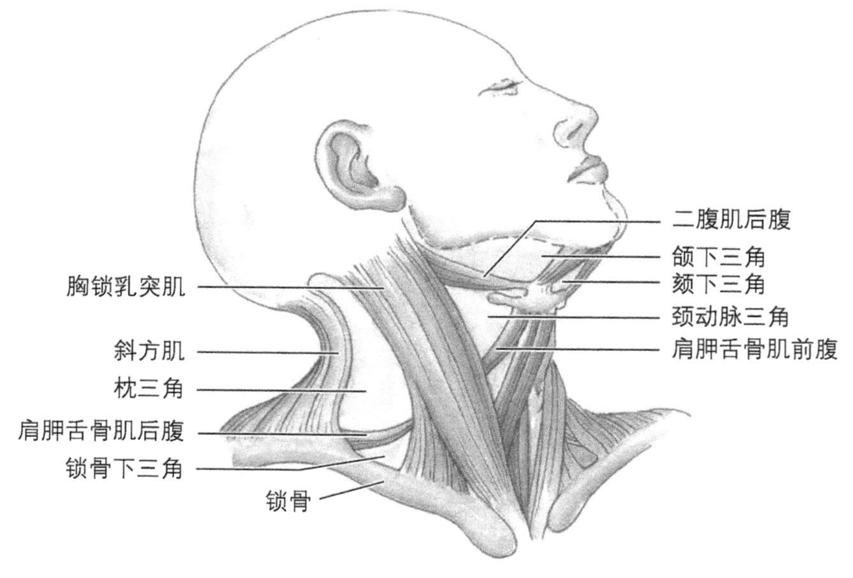

图1-1-16　颈部分区

2．颈部筋膜　包括颈浅筋膜和颈深筋膜。前者含有颈阔肌，后者深面发出许多筋膜隔，主要包括椎前筋膜，气管前筋膜及颈血管鞘。

3．主要肌肉

(1)胸锁乳突肌：为颈前和颈后三角的重要分界。为一特殊的内脏肌，受副神经脊髓根及颈神经前支双重支配。收缩时使屈头至同侧，面部转向对侧。

(2)斜角肌：包括前、中、后斜角肌，以前斜角肌最重要。其浅面有膈神经，自外上斜向内下，由其外侧缘穿出。上有臂丛，下有锁骨下动静脉，在左侧尚有胸导管经过其浅面。

4．颈部主要动脉

(1)颈动脉：颈总动脉在左侧发自主动脉弓，右侧发自头臂干，由胸锁关节之后入颈，在胸锁乳突肌前缘的覆被下向上走行，全长与颈内静脉和迷走神经同位于颈血管鞘内，静脉在外，神经在中间偏后。上行至甲状软骨的上缘水平分为颈内和颈外动脉，其分叉处膨大，为颈动脉窦。颈外动脉在颈部共有 6 个分支，包括甲状腺上动脉、舌动脉、面动脉、枕动脉、耳后动脉和咽升动脉。颈内动脉在颈部无分支，颈动脉系分支变异较大。

(2)椎动脉：起自锁骨下动脉的后上部，上行进入第 6 颈椎横突孔，至第 2 颈椎水平位于颈神经之前，至寰椎的横突孔，呈锐角向后，经寰椎侧块后方的椎动脉沟进入椎管，经枕骨大孔入颅。

5．主要神经　包括脑神经、脊神经和自主神经。前者包括舌咽神经、迷走神经、副神经和舌下神经。脊神经中 $C_{1\sim4}$ 前支构成颈丛，膈神经为其主要分支，支配膈肌。$C_5 \sim T_1$ 前支则构成臂丛，支配颈肩部及上肢的许多肌群。交感神经的联合细胞则起源于上胸段脊髓灰质外侧中间柱内，节前纤维在交感干内上升，在颈上或颈中神经节交换神经元后分布到相应的靶器官。交感神经位于颈长肌的浅面、椎体的两旁和椎前筋膜的深面。

6．主要韧带

(1)寰枢韧带复合(图 1-1-17)：主要为寰椎十字韧带，次要部分有齿突尖韧带及翼状韧带等。

(2)项韧带：由第 7 颈椎棘突向上，棘上韧带移行而来。呈三角形，底部向上，附着于枕外隆凸和枕外嵴，尖向下，附着于寰椎后结节及第 2 到第 7 颈椎棘突的尖部。

三、胸　　椎

(一)胸椎骨性解剖

胸椎解剖结构具有如下特点：①椎体切面呈心形，两侧有肋凹，与肋骨头形成肋椎关节；②椎孔大致呈圆形，较小；③椎弓根短而细；④关节突近似额状位，有利于旋转；⑤棘突细长，伸向后下方，彼此呈叠瓦状；⑥横突呈圆柱状，伸向后外方，前面有一横突肋凹，与肋骨结节相关节。

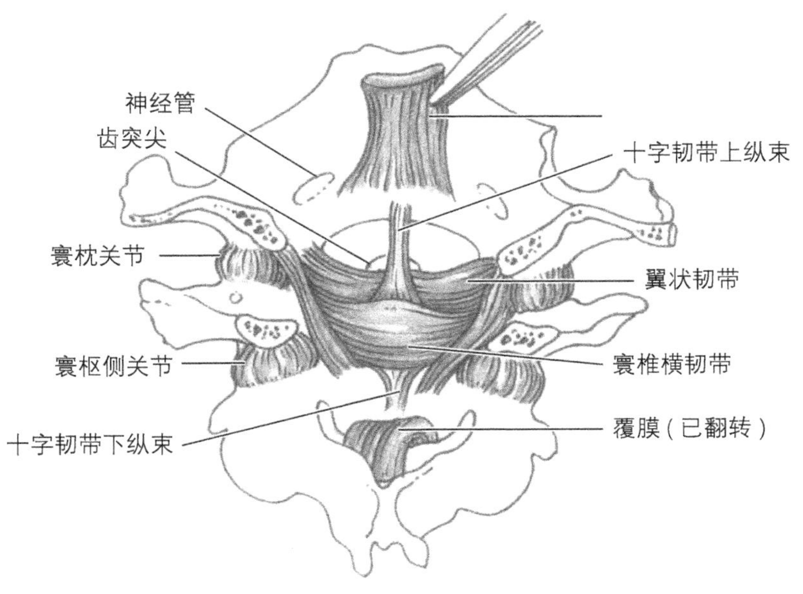

图 1-1-17　寰枕关节及寰枢关节的韧带

(二)胸廓软组织解剖

1. 主要肌肉

(1)肋间肌:分为肋间外肌和肋间内肌。肋间外肌在最下层,前部的纤维方向朝前下内,在肋软骨部分变为纤维膜,称肋间外膜,肋间外肌收缩时能提肋,使胸廓增大,协助吸气。肋间内肌前外侧部纤维与肋间外肌垂直相交,后缘在肋角以后移行为腱膜,称肋间内膜。肋间内肌收缩时能使肋骨下降,胸廓缩小,协助呼气。

(2)膈:介于胸腹腔之间,构成胸腔的底,呈穹窿状,中央为腱性部,周围为肌性部。起点分三部,即胸骨部、肋部及腰部。腰部起点的肌束自内向外分为内脚、中间脚和外脚。两侧内脚向上会合形成主动脉裂孔,有主动脉及胸导管经过。两侧内脚交错后又形成食管裂孔,通过食管及迷走神经。另还有一腔静脉孔过下腔静脉。

2. 主要脉管

(1)肋间动脉:分为肋间前动脉及肋间后动脉,前者来源于胸廓内动脉和肌膈动脉,后者来源于胸主动脉,两者互相吻合,其中肋间后动脉脊支经椎间孔入椎管,供应脊髓及其被膜。而胸椎椎体的血供除直接或间接受相邻肋间动脉供应外,上胸椎尚接受甲状腺下动脉、锁骨下动脉、肋颈干或椎动脉发出的降支。不同节段血管在相应椎体纵横吻合。

(2)胸导管:起于腹膜后乳糜池,向上经过主动脉裂孔到后纵隔,在胸腔内,胸导管位于椎体右前方,食管之后,胸主动脉和奇静脉之间,在第4到第6胸椎水平越过中线至左前方,经主动脉弓后方,向上开口于左颈内静脉与左锁骨下静脉汇合处。

3. 主要神经　胸神经起于脊髓的胸段,出椎间孔后即分为前、后支,后支细小,前支即肋间神经,由上后外斜向下前内走行,支配肋间肌及分布区域的感觉。各胸神经的分布区互有重叠。

四、腰　　椎

(一)骨性解剖

①在所有的脊椎骨中,体积最大,上下扁平;②自腰$_{1\sim5}$椎体前缘高度逐渐递增,后缘高度逐渐递减,参与形成腰椎生理性前凸;③椎板较厚,并略向后下倾斜,因此椎管在下部比上部大;④椎弓根呈椭圆或扁圆形,后端致密,是最大负荷区;⑤神经根管内宽外窄,为神经根最易受卡压的部位。

(二)软组织解剖

1. 主要肌肉

(1)腰背部浅层肌:包括斜方肌、背阔肌、肩胛提肌、菱形肌、上下后锯肌,这些肌肉均起自脊柱的棘突,除上下后锯肌止于肋骨外,均止于上肢带或肱骨。斜方肌收缩可使肩胛骨靠拢脊柱。背阔肌能内收、内旋和后伸肱骨,起止点易位时,可上提躯干如引体向上。上后锯肌能上提肋骨,下后锯肌能下降肋骨,两者均能使胸腔加大,在吸气时起作用。

(2)腰背部深层肌肉:分为3层,包括竖脊肌、横突棘肌、棘间肌、横突间肌等。腰背部深层肌肉的主要作用在于维持身体的姿势。脊柱伸肌较脊柱屈肌的数量多。

(3)腰段脊柱的外侧肌群:包括腰方肌、腰大肌和腹横肌的起始部等。其中腰方肌起自下方的髂嵴和髂腰韧带,向上止于第12肋,并逐渐变窄。腰大肌则位于腰椎椎体与横突之间的沟内,起自第12胸椎及全部腰椎的侧面、椎间盘、横突根部及横过腰动脉的腱弓,沿骨盆缘向下外侧走行。在腹股沟韧带之下进入大腿,而止于股骨的小转子。

(4)与脊柱有关的腹侧肌肉:在胸廓与骨盆之间,腹肌参与腹前壁、外侧壁和后壁的构成。在前侧有腹直肌,外侧有腹外斜肌、腹内斜肌和腹横肌。腹肌为背肌的拮抗肌,能维持和增加腹内压。腹肌还可向下牵拉肋骨,使胸廓容积缩小。一侧腹内、外斜肌收缩可使脊柱侧屈,一侧腹外斜肌单独收缩可使躯干转向对侧,而一侧腹内斜肌单独收缩则可使躯干转向同侧。

2. 主要血管　腰段脊柱的前侧为腹膜后间隙,主要的血管为腹主动脉和下腔静脉。

(1)腹主动脉:起于第12胸椎平面,在第4腰椎平面分为左右髂总动脉,位于腰椎椎体稍偏左,右方为下腔静脉,前方有胰、十二指肠下部及小肠系膜根。腹主动脉沿路发出许多分支,其中不成对的支有腹腔动脉、肠系膜上动脉及肠系膜下动脉,成对的包括到内脏的肾上腺动脉、肾动脉及睾丸(或卵巢)动脉和到腹壁的膈下动脉和四对腰动脉。腰动脉沿腰$_{1\sim4}$椎体的前面及侧面向后走行,直至椎间孔。每个腰动脉在椎间孔平面又分为3大支:①腹壁支;②背侧支,向后与椎板相贴,经关节突关节内侧进入竖脊肌,向内后至每个棘突,形成血管丛,在关节突关节周围形成动脉弓;③中间支,经椎间孔至椎骨内,供应马尾神经和硬脊膜。

(2)下腔静脉:在第5腰椎椎体的前面或第4、5腰椎间由左右髂总静脉汇合而成,贴近右腰大肌的起端上行,上部贴近膈肌腰部的右脚,最后平第8、9

胸椎平面,经膈肌中心腱右前方穿过下腔静脉孔而入后纵隔。

3. 主要神经

(1)腰段神经根走行:由于椎骨及其相应的脊髓节段并不在同一平面,因此由脊髓节段发出的脊神经愈往下愈倾斜,腰骶神经根需在椎管内垂直走行一段距离后才能从相应的椎间孔穿出,这些在脊髓下端聚集的一大束神经根即形成马尾。各神经根紧贴上一椎骨的椎弓根下缘,在神经根管内走行一段距离后穿出椎间孔。下腰部的椎间孔较上腰部为小,孔的大小在屈曲时增加,伸展时缩小。

(2)腰丛及其分支:①腰丛的组成。腰丛由第1～3腰神经前支和第4腰神经前支的一部分组成。第4腰神经的一部分下降,与第5腰神经组成腰骶干。腰丛位于腰大肌的肌肉内,在腰椎横突之前。②腰丛的分支。闭孔神经自腰大肌内缘穿出,髂腹下神经、髂腹股沟神经、股外侧皮神经及股神经自上而下从其外缘穿出,生殖股神经自前侧穿出。

五、骶尾椎

见骨盆相关章节。

第四节　骨　盆

骨盆上与腰椎相连,下通过髋臼与下肢骨骼相连,身体的力量由躯干向下经骨盆传达至下肢。骨盆的后正中部为骶尾椎,两侧为髂骨内侧面,在前为耻骨联合及耻骨的升降支。

一、骨盆构成

(一)骶骨

骶椎共有5节,成年后互相愈合成一块,呈三角形,底宽大朝上,向前突出称为骶岬,尖部与尾骨相连。骶骨两侧上部的耳状面与髂骨相应的关节面形成骶髂关节。大部分骶骨前面光滑,后面粗糙,骶神经的前后支分别经骶前孔和骶后孔穿出,第1～4骶椎的棘突相连形成骶中嵴,各关节突形成骶中间嵴,各横突形成骶外侧嵴。

(二)尾骨

呈三角形,由尾椎互相融合形成,在人类为退化遗迹。

(三)髋骨

髋骨是一个不整形扁板状骨,由三个部分组成,髂骨在上,耻骨在前下,坐骨在后下,三骨的会合处为髋臼。两侧髋骨在前部通过耻骨联合相连。在髋臼的下部,耻骨与坐骨支形成一个不整椭圆形孔,称为闭孔,被闭孔膜覆盖,只在上部相当于闭孔切迹部分留一个小缺口,闭孔血管及神经由此通过。髂骨与耻骨上支在前相连接的部分形成髂耻隆起。髂骨与坐骨相接的部分不显著。在闭孔下部的缩窄部分相当于耻骨下支与坐骨下支的连接点。

1. 髂骨　髂骨呈扇形,扇柄朝下,与坐、耻骨相接,扇面即髂骨翼,翼的上缘为髂嵴,呈S形。髂嵴前部的内唇为腹横肌及腰方肌附着,中间为腹内斜肌附着,外唇为阔筋膜张肌、背阔肌、腹外斜肌及臀中肌附着。髂嵴前端的隆起为髂前上棘,为缝匠肌及一部分阔筋膜张肌的起点。其下方另有一隆起为髂前下棘,是股直肌直头的起点。髂嵴往后延伸至髂后上棘,为骶结节韧带的部分起点,其下方有髂后下棘,相当于骶髂关节的最后部。髂骨翼外侧面后部参与形成骶髂关节,前部向外凸出,为臀肌附着处。髂骨内侧面分前、后两部分。前部为髂窝,光滑而凹陷,构成骨盆的后外侧壁,下方以弓状线与髂骨体为界。后部为耳状面,参与构成骶髂关节。

2. 坐骨　坐骨体近似锥形,构成髋臼的后上部。坐骨体的外侧面有闭孔外肌附着,内侧面光滑,有闭孔内肌附着。坐骨上支的前缘形成闭孔的后界。坐骨下支的前端移行为耻骨下支。坐骨结节在坐位时是支持身体重量的重要部分,股后屈膝、伸髋肌群均起于上。自坐骨后缘有向后突出的三角形坐骨棘,有肛提肌、尾骨肌、上孖肌及骶棘韧带附着,作为坐骨大、小孔的分界。

3. 耻骨　耻骨上缘是腹直肌的止点及锥状肌的起点。耻骨体及耻骨支附近为股内收肌的起点。耻骨上支上缘锐薄,称为耻骨梳,有陷窝韧带及反转韧带附着,耻骨梳向前的隆起称为耻骨结节,为腹股沟韧带的内侧起点。坐位时,虽然身体的重量由坐骨结节支持,但耻骨体及耻骨弓有固定坐骨结节的功用,防止向内靠拢或向外分开。站立时,虽然身体的重量经髂骨传导到股骨,但耻骨上支及耻骨体可以作为支撑点,防止两块髂骨向内靠拢。

二、骨盆整体观

(一)小骨盆和大骨盆

两侧髋骨的弓状线与骶骨上缘形成一圆周，在此圆周以上部分为大骨盆，其内有消化器官。大骨盆的上部向前敞开，无明显入口，只借两侧髂嵴张开部分表示，其出口即小骨盆的入口。

小骨盆或称真骨盆，居于下方，其上口即大骨盆的出口。小骨盆内有直肠及泌尿生殖器官。小骨盆的下口不规则，无明显界限，且高低不平，在前为耻骨联合下缘，在两侧为坐骨结节，在后为骶尾骨。它们之间有两个切迹，在正中，耻骨弓在耻骨联合之下，由耻骨支形成，其下过泌尿生殖器官；在两侧的骶坐骨切迹，由骶骨体的侧部与坐骨体及坐骨结节形成，此切迹进一步为骶结节韧带和骶棘韧带分为坐骨大、小孔，盆腔内的血管、神经借此二孔使臀部和会阴部沟通。在小骨盆两侧之下部各有一闭孔(图 1-1-18)。

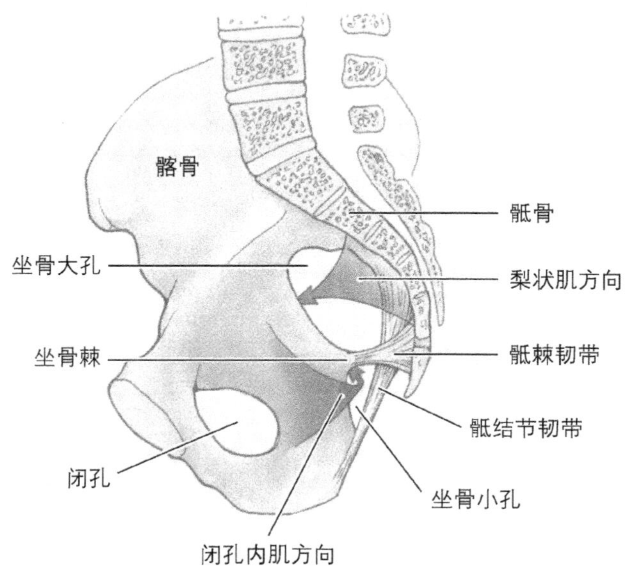

图 1-1-18　骨盆主要结构

正常情况下，人体直立时，骨盆朝前方倾斜。骨盆上口平面与水平面形成的骨盆倾斜度为 50°～60°。骨盆下口平面与水平面也形成约 15°。腰$_5$ 及骶骨纵轴相交成腰骶角，约为 130°。

(二)男女性骨盆的不同点

男女性因生理上不同，骨盆的形状有许多不同点。一般来说，女性的骨盆较规则，男性不规则；女性骨盆上口大，呈卵圆形，男性上口较小，呈心形；女性的骨盆较宽而浅，男性则较窄而深；女性的骨盆较直，男性呈漏斗状；女性的骶岬不显著，男性隆凸；女性的坐骨大切迹角度大，男性小；女性的耻骨下角大，为 90°～100°，男性小，为 70°～75°；女性的髂骨翼近似水平，男性则峭立等。

三、骨盆功能

从结构上说，骨盆可以看作一个完整的环，并可分为前后两弓。后弓由骶骨上部、骶髂关节及骶髂关节至髋臼的髂骨部分构成，后弓是直立位或坐位的负重部分，比较坚固，不易骨折；前弓由髂骨至耻骨的部分构成，连接两侧后弓，比较脆弱，易发生骨折。

从性质上说，骨盆可分为承重弓和联结弓两种。承重弓包括股骶弓和坐骶弓，前者起于髋臼，上行经髂骨至骶骨，站立时承受体重；后者起于坐骨结节，经坐骨支和髂骨后部至骶骨，坐位时承受体重。联结弓在骨盆前部，一方面借耻骨体及其上支与股骶弓相连，另一方面借耻骨及坐骨下支与坐骶弓相连，这两种连接均能稳定及加强承重弓。

骨盆前、后弓有两个骶髂关节和一个耻骨联合，这些关节具有相当弹性，在运动中可以减少震荡，又因为均有韧带连接，在剧烈的运动中也能维持稳定。

骨盆的另一功能为保护盆腔脏器，盆腔内的泌尿生殖和消化器官因为有骨盆壁的坚强保护，得以保持安全并具有相当活动余地。骨盆除前上部腹壁和下部会阴较薄弱外，两侧均极其坚固。骨盆还是骨盆肌肉以及一些下肢肌肉的起止处。骨盆各骨主要为海绵骨所构成，有丰富的肌肉保护，血供良好，骨折后易于愈合。

四、骨盆软组织解剖

(一)肌肉和筋膜

盆腔的肌肉包括盆腔内壁肌肉和盆膈的肌肉，前者在小骨盆的侧壁有闭孔内肌、髂肌、腰大肌等，后壁有梨状肌。

1. 骨盆侧壁

(1)闭孔内肌($L_{4\sim2}$)：起自闭孔周围的骨面和闭孔筋膜的内面，肌纤维向外集中，穿过坐骨小孔，出小骨盆，经髋关节囊的后面，与上、下孖肌同止于股骨转子窝，此肌能使大腿外旋。

(2)梨状肌($S_{1\sim3}$)：起自小骨盆的后壁，第 2～5 骶椎椎体前面及骶结节韧带，向外集中由坐骨大孔出骨盆，止于股骨大转子上缘后部。它将坐骨大孔分成梨状肌上、下孔，上孔内通过臀上神经和血管，下孔通过臀下神经、血管和坐骨神经等。梨状肌收缩能使大腿外旋、外展。

2. 骨盆后壁

(1)髂肌($L_{1\sim4}$)：起自髂窝、髂筋膜、骶髂前韧带的骨盆面和骶翼的盆缘，呈扇形，向下紧贴骨盆上口的外缘，越过耻骨升支，最后加入腰大肌腱的外侧。部分纤维直接止于股骨小转子及髋关节囊。

(2)腰大肌($T_{12}\sim L_4$)：位于腰椎椎体和横突之间，起于 T_{12} 和 $L_{1\sim4}$ 椎体的侧面、椎间盘和横突根，向下途中有髂肌纤维加入，经腹股沟韧带的腔隙止于股骨小转子。

髂肌和腰大肌向下合为一肌腱，称为髂腰肌，是大腿强有力的屈肌，在下肢固定时，尚可使躯干前屈。

3. 骨盆底　骨盆的下口为盆膈所封闭，主要由肛提肌和尾骨肌形成，两者合称盆膈肌，但前部缺如，两侧肛提肌之间有一裂隙，为泌尿生殖膈所代替，后者紧张于耻骨下支及两侧肛提肌之间。

(二)主要韧带

骨盆环周围的主要韧带包括骶髂前韧带、骶髂后韧带、骶结节韧带和骶棘韧带等。骶髂关节及周围的韧带以及骨盆底的肌肉和筋膜共同组成骶髂复合体。骶髂韧带非常坚强，能维持骶骨在骨盆环上的正常位置，骶棘韧带能防止一侧骨盆的外旋，而骶结节韧带能防止在矢状面上的旋转。

1. 骶髂后韧带　分为长短两部分，为坚强的纤维束，从骶外侧嵴向外斜至髂骨，加强骶髂关节的后部。短韧带的纤维近乎水平，长韧带的纤维则斜行，在短韧带的浅面向下与骶结节韧带相融合。

2. 骶髂前韧带　为宽薄的纤维束，内侧起自骶骨骨盆面的外侧，向外止于髂骨耳状面的前缘和耳前沟。该韧带仅在骶髂关节上部存在。

3. 骶结节韧带　为一坚强的纤维束，起点很宽，一部与骶髂后韧带融合，由髂后上棘和髂嵴的后部向下止于坐骨结节，其附着处由坐骨结节沿坐骨支前延为镰状突。臀大肌一部起于此韧带下部的纤维，一部与股二头肌的起点相混。这个韧带作为骨盆下口的后外侧界，也作为坐骨小孔的下界。

4. 骶棘韧带　为一扇形坚强韧带，基底由骶尾骨的侧面向外止于坐骨棘，其后部为阴部神经越过。该韧带介于坐骨大、小孔之间，作为二孔界限。由臀部观察，骶棘韧带位于骶结节韧带的深面。它和骶棘韧带能使骶骨稳定于坐骨结节及坐骨棘上，防止骶骨在髂骨上向后转动。

(三)主要血管

腹主动脉在第 4 腰椎水平分叉成髂总动脉，后者至骶髂关节处进一步分为髂内和髂外动脉。右侧输尿管一般跨越右髂外动脉起始处至小骨盆，而左侧输尿管则跨越左髂总动脉分叉的前方至小骨盆。

1. 髂外动脉　由髂总动脉分叉处至腹股沟韧带中点，沿腰大肌内侧缘与骨盆缘下行，在腹股沟韧带的深面，前面为腹横筋膜，其后为髂筋膜，以后移行为股动脉，这两层筋膜也随股动脉入股形成股鞘。在腹股沟上方，髂外动脉的分支有腹壁下动脉和旋髂深动脉。

2. 髂内动脉　为髂总动脉的内侧末支，起点多平 L_5 和 $L_5\sim S_1$ 椎间盘高度，髂内动脉主要供给盆腔脏器、盆壁和外生殖器，它的分支均向下行于覆盖腰大肌和梨状肌腹膜壁层的深面，同时越过腰骶丛的浅部，它的变异非常大。

(四)主要神经

盆腔内的神经主要为骶丛和自主神经系统的骶部。组成腰丛的 L_4 一部分与 L_5 合成腰骶干，也参与骶丛的组成。

1. 骶丛　为腰骶干和 $S_{1\sim3}$ 骶神经前支和 S_4 骶神经前支的一半构成。它贴于骨盆后壁，在梨状肌与其筋膜之间，位于骶髂关节骨盆面之前，重要分支有坐骨神经、阴部神经等。

(1)坐骨神经：为全身最大的神经，分为两部分，腓总神经起于 $L_{4\sim5}$ 及 $S_{1\sim2}$ 的后股，胫神经起于 $L_{4\sim5}$ 和 $S_{1\sim3}$ 的前股。两部合并，包于一个总鞘内，由坐骨大孔出骨盆。

(2)阴部神经：由 $S_{2\sim4}$ 神经根组成，位于坐骨神经内侧，由梨状肌下缘出骨盆，并由坐骨小孔入会阴。

2. 自主神经骶部　节前纤维来自于第 2～4 骶髓灰质前外侧柱的细胞，以后经过这些神经的前根和盆丛，止于盆腔脏器之壁，在此交换神经元后，短小的节后纤维分布于肛门和直肠的平滑肌。

(邱贵兴)

第2章

骨的组织学与生理学基本知识

第一节　骨的组织形态学

骨是一种特殊的结缔组织，它与软骨一起构成骨骼系统，具有以下功能。①支持功能：作为肌肉运动的附着点；②保护重要脏器和脊髓；③代谢功能：作为机体的矿物质库，参与维持机体的矿物质平衡；④骨髓是造血系统和免疫系统的主要组成部分，也是成骨谱系细胞和破骨谱系细胞的主要来源。

骨是一种有活力的组织，由骨的细胞成分和骨基质构成，与机体其他组织不同的是它的细胞外基质是矿化的，因此，骨组织既有一定硬度，也有某种程度的弹性。骨组织的代谢持续终生，在成年以前，骨组织经历着发生、生长、塑形的过程，到骨骼成熟后，仍然按照机体代谢和力学环境的需要，不断进行骨重建和骨转换等生理活动，与之相对应的是不断地进行骨吸收与骨形成，以维持骨的数量与质量的平衡。

一、骨的基本结构

由于功能不同，骨可分为长骨、短骨、扁骨和不规则骨 4 类，从骨的结构上观察，则由骨质、骨膜、骨髓 及神经血管构成。骨的形态各异，是机体进化、适应不同环境、执行不同功能的结果。

（一）骨质

骨质分为骨皮质和骨松质两种，二者的细胞成分和基质成分相同，均由板层骨构成。从单位体积中的骨量来观察，则骨皮质的骨量较骨松质大的多。骨皮质主要位于长骨干，占骨量的 80%，其表面积仅为 3.5m^2；骨松质主要见于扁骨、椎骨和长骨两端，占骨量的 20%，而其表面积为 10m^2。骨皮质的 80%～90%是矿化的，孔隙占 10%；骨松质仅15%～25%是矿化的，孔隙占 70%～85%，充满骨髓、血管和结缔组织。因为骨的压力强度与它的密度的平方成反比，所以每单位体积骨皮质的弹性模量和最大压力强度是等体积骨松质的 10 倍。另外，骨皮质和骨松质的构筑方式有较大区别。

1. 骨松质　是由不规则棒状或板片状骨小梁互相连接构成，形成多孔隙的网状框架，其间充满骨髓、血管、结缔组织及脂肪等。骨小梁是由板层骨和骨细胞构成。每单位体积的骨松质，比相同体积的骨皮质的表面积大的多，骨代谢的大量生理活动发生在骨小梁表面。

2. 骨皮质　根据其骨板排列方式，可区分为四种：即外环骨板、内环骨板、间骨板以及哈佛系统。外环骨板分布于骨干骨皮质之外周，约十几层，其表面由骨外膜包被，外环骨板是骨外膜内层的成骨细胞一层层的造骨而形成的，成年后，外环骨板的形成则减缓或停止；内环骨板位于皮质的髓腔侧，其内表面有一层骨内膜包被，内、外环骨板间有横向走行的伏克曼管(Volkmann canal)，骨膜的血管、神经由伏克曼管进出，伏克曼管与纵行的哈佛系统(Haversian systenm)的中央管相互连接。

3. 骨单位　哈佛系统，即骨单位(osteon)，每一个骨单位由 10～20 层同心圆排列的环形骨板围绕哈佛管而成，此管内有血管及神经。每一骨单位的环形骨板内含 3～6 层骨陷窝，内含骨细胞，骨陷窝的骨小管(canaliculi)呈轮辐状从中央管向四周排列，骨小管内有骨细胞的细胞突，骨小管构成中央管和骨细胞的连接以及骨细胞之间的连接。骨细胞的营养和代谢，靠骨基质渗透方式是有限的，故主要依赖骨小管来完成。

在结构上，骨单位是骨皮质的主要结构单位；在构筑方式上，从横断面观察，是环形骨板围绕中央管的年轮状方式；在纵断面上则是平行排列，骨单位相互连接，是骨皮质起支持作用的主要构件。

在生理功能上，骨皮质的重建是在哈佛管的管壁内表面上发生并进行，一个骨重建过程的结束，意味着一个新的哈佛系统的诞生，并取代原来的哈佛系统。骨重建过程在骨皮质不断发生、进行和结束，因而可见到不同阶段或不同活动状态的骨单位。而间质骨板则是骨重建完成后，旧的骨单位的残留部分。间质骨板同周围的骨单位之间有一层骨化不完全的骨基质，在切片上呈现为一条较明显的波浪式曲线，称之为粘和线（cement line），它把间质骨板和哈佛系统隔开，构成独立的代谢单位，叫骨的结构单位（bone structure unit）

（二）骨的包被或表面

每块骨有 4 个包被（envelope）或称表面（surface）。骨皮质的外面为外膜表面，内面为内膜表面。哈佛管壁及骨小梁表面上，衬有一层处于不同的活动状态的细胞，分别称为哈佛管表面和骨小梁表面。骨内膜表面、哈佛管表面和骨小梁表面三者彼此连接。

如果把所谓的“表面”称作“包被”，则骨组织是位于外包被的里面，内包被的外面。成人的骨外膜表面积和骨内膜表面积分别为 $0.5m^2$；各占总面积的 4%；哈佛管的表面积为 $3.5m^2$，占总表面积的 31%；骨小梁表面积最大，为 $7.0m^2$，占总表面积 61%。

除了上述各种表面或包被外，实际上骨皮质和骨松质内还有面积更大的伏克曼管表面、骨陷窝表面、骨小管的表面，只不过这些表面上仅进行营养和矿物质代谢，但是没有骨重建活动发生。

前述四种表面，从骨重建生理学角度来理解，每种表面必然处在骨重建过程的某一阶段或状态，即骨吸收、骨形成或静止状态，其相应的表面则分别称为骨吸收表面、骨形成表面或静止表面。

骨吸收表面有吸收陷窝（即 Howship 陷窝），含有数量不等的破骨细胞，其表面的刷状缘（即电镜观察到的皱褶缘）沿吸收陷窝表面走行；骨形成表面由类骨质和成骨细胞覆盖，其成骨细胞形态多为柱状或立方状，处于功能活跃状态，当其功能达到高峰后，细胞逐渐变为扁平，并列成一排分布在类骨质表面；在静止表面，有一厚层未矿化的结缔组织覆盖，有一层扁平细胞，称为衬细胞（lining cell），是成骨细胞合成基质后又恢复到静止状态。

前述各种表面，不仅其解剖位置不同，而且其功能状态及对某些刺激的反应也不尽相同。老年性骨质疏松主要累及骨内膜表面及骨小梁表面，使骨皮质变薄，骨松质减少；失用性骨萎缩对哈佛管表面的影响更为显著，使骨皮质变得疏松多孔。

（三）编织骨与板层骨

骨组织的胚胎发生过程，如膜内成骨和软骨内成骨，以及成体后的成骨过程，如骨愈合，异位骨化（ectopic ossification），诱导成骨（osteoinduction），以及某些病理状态下的成骨，如骨的感染、某些骨肿瘤等，新骨形成时最初总是以编织骨的形式出现。从编织骨与板层骨的形成时序、细胞形态、骨基质构成，以及骨的构筑方式上，二者各有特征，从组织学上把二者区别开来，对理解骨的组织生理学、病理学有重要意义。

1. *编织骨*　在组织学上与板层骨这一概念相对应的是非板层骨（non-lamellar bone），又称原始骨组织（primary bone tissue），可分为两种，即一种是编织骨（woven bone），另一种是束状骨（bundle bone）。编织骨又称为纤维骨（fiber bone）。编织骨的胶原纤维束编织状排列，因而得名。束状骨比较少见，它与编织骨的最大差别是骨胶原纤维平行排列，骨细胞分布于相互平行的纤维束之间。束状骨也属纤维骨。

编织骨中的骨细胞分布与排列均无规律，细胞体积较大，形状不规则，按骨的单位体积计算，其细胞数量约为板层骨的 4 倍；其细胞代谢活跃；其细胞性溶骨活动往往是区域性的，在这些区域，相邻骨陷窝同时扩大，然后合并，形成较大的无血管性重吸收腔，使编织骨中出现不规则囊状间隙，这一过程是清除编织骨以备板层骨取代的生理过程。

编织骨的骨基质中蛋白多糖含量较多，故基质染色呈嗜碱性，对甲苯胺蓝（toluidine blue）更呈明显的异染性（metachromasia）；若骨的无机成分含量过多，则显示过度钙化特征。

编织骨的胶原纤维束的直径差异很大，最粗者直径达 $13\mu m$，因此又有粗纤维骨之称。在骨小梁内，纤维束相互交织，方向各异，骨细胞在骨基质中杂乱分散，血管无方向性，从陷窝伸出的骨小管相对较少。

正常情况下，编织骨存在于胚胎和 5 岁以内儿童的骨皮质和骨松质中，以后逐渐被板层骨取代，到青春期才取代完全。在牙床、近颅缝处、肌腱或韧带附着处，终身保留少量编织骨，这些编织骨与板层骨掺混存在。某些疾病，如变形性骨炎（Paget disease）、地方性氟中毒、原发性甲状旁腺功能亢进引起的囊性纤维性骨炎、肾性骨营养不良、骨纤维结构不良（fibrous dysplasia）等，组织学上都会出现编织骨，尤其是后者被认为是一种骨形成障碍，骨小梁停留在编织骨阶段，而不能形成正常成熟的板层骨构成的骨小梁。

2. *板层骨*　板层骨又称为次级骨组织（secondary bone tissue）。所有成熟的骨组织几乎都是板层骨（lamellar bone）构成，只不过按骨板的排列形式和空间结构，形成了大体结构上的骨皮质和骨松质。骨皮质的骨板排列紧密而有序，根据骨板排列方式分为内、外环骨板、哈佛骨板和间骨板；骨松质由骨小梁构成，骨小梁由若干层骨板不甚规律地平行排列组成。

板层骨的骨细胞一般比编织骨的细胞小，胞体多位于相邻骨板之间的矿化骨基质中，有少数散在于骨板的胶原纤维内。骨细胞的长轴基本与骨胶原纤维的长轴一致，显示了有规律的排列方向。

板层骨的胶原纤维有规律地成层排列，胶原纤维束一般较细，故又有细纤维骨之称，细胶原纤维束直径通常 2～4μm，排列成层，与骨的无机成分和有机成分紧密结合，共同构成骨板（bone lamella）。同一骨板内的纤维平行排列，相邻两层的纤维层交叉排列，增强了骨板的力学强度。骨板厚度不一，一般为 3～7μm。

在板层骨中，相邻骨陷窝内和骨小管相互连接，构成骨陷窝一骨小管系统。位浅层骨陷窝的部分骨小管开口于骨的表面，而骨细胞的胞体与突起又未将骨陷窝和骨小管填满，因此，骨陷窝一骨小管系统内有来自骨表面的组织液，通过组织液循环，保证了骨细胞的营养，以及骨组织与体液之间的物质交换。若骨板的层数过多，骨细胞所在位置与血管的距离超过 300μm，则不利于组织循环，导致骨细胞死亡。

板层骨的骨基质中多糖含量比编织骨少，染色呈嗜酸性；板层骨中的骨盐与有机质关系密切，这也是与编织骨的区别之一。

二、骨的细胞成分

骨组织由数种细胞和细胞间质构成。矿化的细胞间质称为骨基质，未矿化的细胞间质称为类骨质（osteoid）。骨组织中有 4 种细胞：即成骨细胞（osteoblast）、破骨细胞（osteolclast）、骨衬细胞（bone lining cell）、骨细胞（osteocyte）。前三种细胞位于骨表面（bone surface），而骨细胞被包埋在骨基质中。成骨细胞、骨衬细胞，均来源于骨原细胞（osteogenic cells）。破骨细胞的起源被认为是由造血组织中的单核细胞融合而来。

（一）骨原细胞

骨原细胞又称为骨祖细胞（osteoprogenitor cells），来源于骨髓基质细胞。骨原细胞分化程度低，有较强的分化增殖能力，位于骨的所有游离表面上，如骨内膜、骨外膜的最内层、哈佛管的内膜，以及成长中的骨的骺板软骨基质的小梁上。骨原细胞较小，呈扁平状，细胞核呈卵圆形，细胞质少，呈弱嗜酸性或略嗜碱性。在骨的正常生长期内，骨原细胞很活跃。成年时，在骨愈合过程及骨重建过程中，骨原细胞功能再活化，静止的骨原细胞可转变为活跃的骨原细胞，并可进行细胞分裂转变为成骨细胞等。对骨原细胞的表型了解不多，用抗BS10（即活性白细胞黏附分子）的抗体，利用免疫组织化学技术，发现在骨原细胞和骨髓基质细胞有表达，但是成骨细胞无表达。

（二）成骨细胞

成骨细胞由骨原细胞分化而来。成骨细胞负责骨基质的形成，所以总是位于正在发育或成长的骨面上。成骨细胞比骨原细胞大。当新的基质沉积时，成骨细胞排列为一层立方形或矮柱状细胞，位于骨基质表面。成骨细胞具有细小的突起，伸入骨基质表面的骨小管，与表层的突起形成连接。光镜下，成骨细胞的核大而圆，多位于细胞的游离端，核仁明显，由于胞质内含大量核蛋白而呈嗜碱性。细胞化学显示成骨细胞对碱性磷酸酶呈强烈反应；并有过碘酸-雪夫（PAS）阳性反应颗粒。

1. *主要功能*　成骨细胞的主要功能是合成并分泌骨的有机基质，即组成类骨质的胶原蛋白和非胶原蛋白等均由成骨细胞产生。成骨细胞分泌的大部分是胶原，其中主要是Ⅰ型胶原，占有机骨基质的 90%以上，少量的Ⅲ型、Ⅴ型、Ⅹ型胶原和各种各样的非胶原蛋白占 10%。Ⅰ型胶原主要起一种支架作用，使羟基磷灰石等矿物质在Ⅰ型胶原形成的网状结构中沉积下来。Ⅲ型与Ⅴ型胶原起调节胶原纤维直径的作用，而Ⅹ型胶原主要是作为Ⅰ型胶原的结构模板。胶原的产生与合成过程分细胞内和细胞外两个阶段，其细胞内过程，包括装配前 α 链、前 α 链羟基化等一系列形成前胶原蛋白分子的过程，形成的前胶原蛋白分子从成骨细胞排出，在细胞外逐渐形成胶原原纤维和骨胶原纤维。

2. *成骨细胞的次要功能*　是参与类骨质的矿化。成骨细胞在分泌骨基质的同时，以类似于顶浆分泌的方式，向类骨质中释放一些基质小泡（matrix vesicle），直径为 25～200nm，有膜包被，膜上有碱性磷酸酶、焦磷酸酶和 ATP 酶，泡内含钙和小的羟基磷灰石结晶。基质小泡破裂后，碱性磷酸酶作用于底物，使局部磷酸盐含量增高，小泡膜上的磷脂与钙有很强的亲和性。小的羟基磷灰石结晶可成为钙化核心，使钙化范围扩大，导致类骨质迅速矿化。因此，认为基质小泡是使类骨质矿化的重要结构。

3. *成骨细胞的酶分泌*　成骨细胞分泌数种酶。

（1）碱性磷酸酶：由成熟的成骨细胞分泌的碱性磷酸酶称为骨特异性碱性磷酸酶，用高效液相分析，可在血清中分离出三种不同的碱性磷酸同分异构体。碱性磷酸酶以焦磷酸盐为底物，水解无机磷酸盐，参与骨的矿化过程。

（2）组织型谷氨酰胺转移酶（tissue transglutaminase，tTG）：tTG 能促进黏附，在细胞凋亡、损伤修复及骨矿化过程中起作用。

（3）骨基质金属蛋白酶（matrix metalloproteinases ，MMPs）：目前已知 MMPs 是 20 余种锌离子依赖性酶的统称，其主要作用是降解细胞外基质。骨吸收是骨重建过程的一个重要环节，骨吸收是骨基质降解的过程，MMPs 及其抑制物（tissue inhibitors of matalloproteinases，TIMPs）的相互作用调节骨基质降解。骨组织的 MMPs 和 TIMPs 的主要来源是成骨细胞和破骨细胞。成骨细胞分泌的 MMP-1 启动骨吸收，降解骨基质。

4. *骨细胞发育程度标志物*　成骨细胞在其分化成熟过程中，有代表其发育程度的细胞标志物，许多研究证实，成骨细胞特异性因子/核结合因子 α_1（Osteoblast special factor-2/core binding factor α_1，Osf2/cbfα_1）是成骨细胞分化和功能维持的关键性调节因子；代表成熟的成骨细胞的因子有骨钙素（BGP），骨保护素（OPG），碱性磷酸酶等。成骨细胞还分泌许多与骨形成和骨折修复有关的生长因子，目前研究的比较清楚的有骨形态发生蛋白（BMP），成纤维细胞生长因子（FGF），胰岛素样生长因子（IGF），血小板衍生的生长因子（PDGF），转化生长因子 β（TGF-β）等，这些生长因子以自分泌或旁分泌形式起作用，参与骨形成和骨愈合过程。

5. *骨细胞的内分泌调节*　成骨细胞的分化增殖及其生理功能等受内分泌系统调节，这一过程是通过成骨细胞的有关受体来完成的。

（1）雌激素受体（estrogen receptor，ER），ER 在成骨细胞有较强表达，在破骨细胞表达较弱。雌激素受体有 α 和 β 两种亚型，这两种亚型在成骨细胞不同的分化阶段的表达不同，雌激素受体的 α 亚型多在成熟的成骨细胞上表达。成骨细胞上还有雌激素受体相关受体（estrogen receptor-related receptor，ERR）的表达，ERR 与 ER 不同的是，前者在成骨细胞分化的各个阶段均有高表达。

（2）PTH 受体，可与 PTH 结合，当间歇性低剂量给予 PTH 时，可促进骨形成；当连续给予 PTH 时可导致骨的吸收。另外，PTH 刺激成骨细胞后 cAMP 和腺苷酸环化酶的变化，对鉴定成骨细胞有帮助。

（3）维生素 D 受体（VDR），有两种形式，一种是核受体，一种是膜受体，此两种受体均在成骨细胞上表达；VDR 与维生素 D 及其类似物结合，调节骨形成；VDR 存在多态性，据研究，与骨密度与骨质疏松有关系。

（三）骨细胞

成骨细胞分泌的类骨质充填于成骨细胞之间，逐渐将自身包埋，则成为骨细胞。骨细胞的数量是成骨细胞的 10 倍，骨细胞是骨组织中含量最多的细胞。

骨细胞单个分散于骨板内或骨板间，胞体较小，呈扁椭圆形，其胞体在骨基质中所在的空隙称骨陷窝（bone lacuna ），骨细胞有许多细长的突出，于是，骨陷窝中发出许多辐射状空隙以容纳骨细胞突起，这个空隙称为骨小管（bone canaliculi ）。相邻骨细胞的突起以缝隙连接相连，骨小管则与相邻隔离的骨小管连通。在骨陷窝及骨小管内含有组织液，可营养骨细胞，并排出代谢产物。位于浅表的骨细胞，其突起可到达骨表面，在此处与成骨细胞突起相连接。通过骨小管及细胞突起，构成完整的网络。骨细胞与毛细血管的距离不超过 0.1～0.2nm。骨陷窝和骨小管的总面积很大，提供了钙离子交换的广大表面积。

骨细胞不是均一的，其形态结构和功能随细胞年龄而异，分述如下。

1. *最年轻的骨细胞*　位于类骨质中，其形态结构与成骨细胞非常相似，胞体为扁椭圆形，位于比胞体大许多的圆形骨陷窝内；细胞突起多而细，通常各自位于一个骨小管中，有的突起还有少许分支。核呈卵圆形，位于胞体的一端，核内有一个核仁；染色质贴附核膜分布；HE 染色胞质嗜碱性，近核区有一浅染区。AKP(＋)，PAS 反应(＋)，一般认为它们是有机基质的前体。电镜下可见广泛分布的粗面内质网，散在的游离核糖体，中等量的线粒体，较发达的高尔基复合体。这类骨细胞有产生骨有机基质的能力，即增添细胞间质到所在骨陷窝壁上，使原来较大的圆形骨陷窝变为较小的双凸扁椭圆形骨陷窝。随着骨陷窝周围细胞间质的矿化，年幼的骨细胞成为较成熟的骨细胞。

2. *较成熟的骨细胞*　位于矿化的细胞间质浅层，其胞体亦呈双凸扁椭圆形，在胞体中央，HE 染色着色较深，可见有核仁；胞质相对较少；HE 染色嗜碱性，甲苯胺蓝着色甚浅。电镜下观察见粗面内质网较少，高尔基复合体较少，少量线粒体分散存在，游离核糖体亦较少。

3. *成熟的骨细胞*　位于深层骨基质中，其胞质易被甲苯胺蓝染色。电镜下可见一定量的粗面内质网和高尔基复合体，线粒体较多，尚可见溶酶体。骨细胞的突起一般较长，直径 85～100nm，为骨小管直径的 1/2～3/4，有些突起中可见游离核糖体。相邻骨细胞突起的接触部有缝隙连结，借此可进行骨细胞间的物质交换。据测算，成熟骨细胞的胞体及其突起的总面积，占成熟骨基质总表面的 90％以上，对于骨组织液与血液之间由细胞介导的无机物交换起重要作用。较高水平的甲状旁腺素可引起骨细胞性溶骨(osteocytic osteolysis)。骨细胞的溶骨活动可因其巨大表面积而释放较多的骨钙入血，此时所在的骨陷窝往往呈不规则形，腔隙变大，窝壁粗糙不平。当骨细胞性溶骨活动结束后，成熟骨细胞又可在较高水平的降钙素的作用下进行继发性骨形成，使骨陷窝壁增添新的矿化骨基质。生理情况下，骨细胞性溶骨和骨细胞性成骨(osteocytic osteogenesis)交替进行。

因此，骨细胞的功能可概括为两方面：①平时维持骨基质的成骨作用；②机体需要提高血钙时通过骨细胞性溶骨活动从骨基质中释放钙离子。另外，骨陷窝中的骨细胞有许多突起，这些突起表面有许多刷状微丝，可随着液体流动而变化，并能感受到骨小管内由于外力作用而变化的生物力学信号，所以骨细胞也有生物力学感受器的作用，这一方面还需深入研究。

骨细胞尚无特征性标志物，骨细胞表达的骨钙素比成骨细胞多，也表达骨连接蛋白和骨桥蛋白，但是基本上不表达碱性磷酸酶。目前已知的几种单克隆抗体 MabOB7.3，MabOB37.1，MabSB5 等仅能鉴别禽类骨细胞；牙本质基质蛋白-1(dentine matrix protein-1)仅在鸡和鼠的骨细胞中表达。骨细胞上也存在 PTH 受体、维生素 D 受体和雌激素受体。

(四)破骨细胞

骨发生、骨愈合、骨重建过程中，在骨的吸收表面上，可见到不规则浅凹，内有多核细胞附着，此浅凹称为吸收陷窝(Howship 陷窝)，陷窝内的多核巨细胞即破骨细胞。破骨细胞直径 20～100μm，无突起，含有 2～50 个细胞核；大多数破骨细胞含 10～20 个核，也有单核的。年轻的破骨细胞，核呈卵圆形，染色质颗粒细小，分布均匀，着色浅，每个核含 1～2 个核仁；较老的破骨细胞核固缩。破骨细胞的胞质随细胞年龄、功能状态呈嗜碱或嗜酸性。光镜下可见破骨细胞的胞质贴近骨基质一侧有刷状缘。破骨细胞在骨组织中的相对数量较少，约为成骨细胞的 1％，但是在骨转换比较活跃的部位，其数目相应增多。

一般认为，破骨细胞来源于骨髓的多潜能细胞，骨髓的造血前体细胞转变为单核细胞和巨噬细胞，单核细胞融合变为破骨细胞，与吞噬细胞的区别是，破骨细胞产生抗酒石酸酸性磷酸酶，并有骨吸收能力。据推测，在单核细胞发育的某一阶段，既可转变为巨噬细胞，也可转变为破骨细胞。破骨细胞的起源，也被临床证实：骨硬化症患者接受同种异体骨髓移植后，在患者体内发现了新的破骨细胞。

功能活跃的破骨细胞的结构有明显的极性，紧贴骨基质一侧为顶极，远离骨基质一侧为底极，在电镜下可分为四个结构区，即皱褶缘区(ruffled border region)、亮区(clear zone)、小泡区(vesicular region)和基底区(basal region)。在组织学上，破骨细胞的主要特征是其刷状缘(即皱褶缘)，是靠近吸收表面的细胞膜内褶形成的。当破骨细胞与骨的表面有些距离时，则没有皱褶缘，此称为静止的破骨细胞。若给予甲状旁腺素刺激，则皱褶缘明显，突起增多增长；若给予降钙素刺激，则皱褶缘突起变短，分支减少，从而减慢了骨吸收。可见皱褶缘是破骨细胞进行骨吸收的重要结构。

破骨细胞的结构表明，它具有极强的溶骨能

力，一个破骨细胞能溶解 100 个成骨细胞所形成的骨基质，破骨细胞的溶骨过程大致如下：在即将被吸收的骨基质表面，破骨细胞以亮区肌动蛋白赋予的移动性到达该处，并以皱褶缘和亮区紧贴骨基质表面；通过皱褶缘释放出大量有机酸造成局部微环境，皱褶缘附近有碳酸酐酶，增加碳酸含量，使骨基质中不溶性钙盐转变为可溶性的。另一方面，基底区形成大量初级溶酶体进入小泡区，在皱褶缘基部以胞吐方式将其酸性水解酶排入吸收陷窝的细胞外分隔区，进行骨基质有机成分的细胞外消化，同时又以胞吞活动形成小泡，将细胞外消化的物质摄入细胞内，通过小泡与初级溶酶体融合而成的次级溶酶体进行细胞内消化。

通过对破骨细胞的标志酶及破骨细胞表型的研究发现，破骨细胞表达高水平的抗酒石酸酸性磷酸酶，此酶可作为破骨细胞的一种标志物。另外，用 RT-PCR 技术发现破骨细胞上的骨桥素受体、降钙素受体，碳磷酐酶Ⅱ也有较高水平的表达，后者可能在破骨细胞性骨吸收中发挥作用。破骨细胞也表达金属基质蛋白酶 9，此酶又称为Ⅳ型胶原酶，可降解Ⅰ型胶原的 α 链等。破骨细胞表面独有的表面抗原很少。破骨细胞上的降钙素受体被认为是其主要的分化标志，利用降钙素受体可区分破骨细胞和多核巨噬细胞及单核细胞，另外成骨细胞上不表达降钙素受体。

最近发现破骨细胞的 RANKL/RANK/OPG 信号转导系统，多种生理和病理信号可通过这一系统影响破骨细胞的功能。RANKL 属肿瘤坏死因子家族，是一种细胞因子，可诱导前体破骨细胞分化为成熟的破骨细胞。RANKL 的作用必须通过其受体 RANK 来实现，RANK 是破骨细胞及其前体细胞表面的Ⅰ型跨膜受体蛋白，与 RANKL 结合后，激活细胞内的信号转导系统，启动特定基因的表达，使破骨细胞的前体细胞分化为成熟的破骨细胞。RANK 与 RANKL 的结合可被骨保护素(OPG)阻断，OPG 是以受体的形式竞争性地阻断 RANK 与 RANKL 之间的联系，抑制前体破骨细胞的分化、抑制成熟破骨细胞的功能并诱导凋亡。成骨细胞和骨髓基质细胞在生理状态下产生一定量的 RANKL，此有助于破骨细胞的分化和骨吸收，同时也分泌相应数量的 OPG，防止过度的骨吸收，因此 RANKL/OPG 之间的协调，是维持骨吸收/骨形成平衡的关键环节。

（五）骨衬细胞

骨衬细胞(bone-lining cells)在形态上是长的扁平细胞，有纺锤形的细胞核，覆盖在静止骨表面上。骨衬细胞又有不活跃的成骨细胞、静止的成骨细胞、表面骨细胞和扁平的间充质细胞等数种称谓。

骨衬细胞有很明确的形态特征：它位于骨表面上，有纤细扁平的细胞核(约 1μm 厚，12μm 长)，含有丰富的胞质，胞质内细胞器少，但是，它有线粒体、微丝、游离核糖体、粗面内质网等。相邻的衬细胞间，以及衬细胞与骨细胞间可有缝隙连接(gap junction)，从动物实验观察到，成年犬的骨表面每毫米约有 19 个衬细胞，随着年龄增加，衬细胞数量减少。

骨衬细胞可能由不活跃的成骨细胞演变而来，也有认为是成骨细胞的前体细胞，总之，对其自然史尚不清楚。对骨衬细胞在正常生理状态下的增殖、分化能力也了解不多。对于骨衬细胞的功能，实验表明，成骨细胞、破骨细胞及骨衬细胞三者一起，在调节矿物质平衡方面有重要作用；另外，由于骨衬细胞位于骨的表面，且靠近造血组织，似与骨代谢调节及造血功能也有关系；骨衬细胞像骨细胞那样，也可受到生物力学信号的影响，引起适应性骨重建。总之，骨衬细胞的功能还需要深入研究。

三、骨　基　质

骨组织的细胞外间质称为骨基质，主要由无机质、有机质和水分构成。骨基质中含水极少，仅占骨湿重的 8%～9%。骨基质中的无机质和有机质二者随年龄而变化。在儿童期，二者各占一半。成年人骨的有机质占 1/3，余者为无机质；老年人骨中的无机质成分更多，所以，随着年龄增长，骨的无机质增多，使骨的硬度增加，韧性下降。

（一）无机质

骨的无机质即骨盐，其主要组成为：磷酸钙占 84%，碳酸钙占 10%，柠檬酸钙占 2%，磷酸氢二钠占 2%，它们以结晶的羟基磷灰石和不定形胶体磷酸钙形式分布于有机质中。骨的羟基磷灰石结晶[$Ca_5(PO_4)_3OH$]呈柱状或针状，长 10～20nm，宽 3～6nm，其表面附着 Na^+、K^+、Mg^{2+}、F^-、Cl^-、Co_3^{2-}、$C_6H_5O_7^{3-}$，等多种粒子。Mg^{2+} 属体内的微量元素，其骨内含量占体内总量的 50%；Na^+ 占体内总量的 35%，这些离子并非是羟基磷灰石的主要组成部分，因为很容易从羟基磷灰石表面脱落，有时可置换羟基磷灰石的重要部分，例如羟基磷灰石结晶中的OH^-可被F^-置换。某些放射性元素可结合于骨内，以^{90}Sr的危害性最大，可损害骨细胞与骨髓中的造血干细胞。

(二)有机质

骨的有机质占骨总重量的30%，其中约90%是胶原，其他的10%是非胶原蛋白和不定型骨基质。

1. 胶原　胶原是由原胶原大分子聚集而成的纤维性蛋白，其中甘氨酸占33%，脯氨酸及羟脯氨酸占25%，其余是谷氨酸、天门冬氨酸、丙氨酸、缬氨酸等。骨胶原为Ⅰ型胶原$[\alpha_1(I)]_2\alpha_2$。原胶原为胶原基本结构单位，由三股多肽链围绕中央轴形成一个三股螺旋分子，此3个多肽链由2个相似的α_1链和另一个α_2链构成，每一个链的分子量约为95 000。原胶分子约280nm长，直径1.36nm，骨的胶原由成骨细胞合成，在细胞内经过DNA复制、mRNA转录、蛋白质翻译等一系列复杂的过程，先合成酸溶原胶原(procollagen)，排出细胞后称为原胶原(tropocollage)，由三股多肽环绕而成，是胶原的基本构成单位。电镜下观察，原胶原有规律地排列，呈明显的640nm周期带，是由于原胶原分子之间有1/4长度重叠，此称为1/4交错理论(guarter-stagger theory)，还可见到每5根微纤丝一组排列，有40nm的间隙，称为孔区(hole zone)，此为矿物质成核部位，另外，每一个胶原原纤维的一个尾端与下一位分子头端也有40nm间隙，称为洞区，也与矿物质沉积有关。在细胞外，胶原分子交联，是原胶原在细胞外聚集的过程。

2. 骨基质中的非胶原蛋白(noncollagenous protein，NCPS)　骨基质中的NCPS种类很多，主要有骨钙素(osteocalcin)，骨涎蛋白(bone sialoprotein)、骨桥蛋白(osteopontin)、骨连接蛋白(osteonectin)等。其功能很复杂，还有许多方面并不甚了解。其主要作用可能是作为骨基质结构成分，保持骨组织的正常功能，作为信息的传递媒介影响骨的代谢过程，调节及参与骨基质矿化过程等。

3. 骨钙素　又称Bone Gla Protein，是由成骨细胞和骨细胞合成，分子量为6kD，等电点为pH4。骨钙素在骨组织较丰富，占非胶原蛋白的10%～15%。骨钙素的主要作用是与羟基磷灰石结合，1mg骨钙素可与17mg羟基磷灰石结合；骨钙素可募集破骨细胞；因为骨钙素是由成骨细胞和骨细胞合成的，所以是骨形成的标志物，也是成骨细胞和破骨细胞间的偶联媒介之一。骨矿化后1～2周，在骨的矿化前缘可见骨钙素的表达。成人血浆中骨钙素为5μg/L，此血浆骨钙素是来源于合成的新骨，所以可作为成骨活性的一种指标。

4. 骨涎蛋白　是一种糖基化的酸性蛋白质，约占非胶原蛋白的15%；分子量为46～75kD，骨涎蛋白含有涎酸，与骨桥蛋白及透明连结蛋白(vitronectin)有同源序列。骨涎蛋白的肽链中有一个与细胞黏附有关的Arg-Gly-ASP(RGD)序列，和两个与羟基磷灰石结晶形成有关的多聚谷氨酸序列，有诱导羟基磷灰石形成的作用。骨涎蛋白肽链中的酪氨酸丰富区和骨桥蛋白的天门冬氨酸丰富区都可和羟基磷灰石特异结合，将成骨细胞吸附其上，促进钙质沉积。骨涎蛋白也能促进破骨细胞向骨基质黏附，促进骨吸收。骨涎蛋白在多种肿瘤细胞中表达，其特点是瘤细胞表达微钙化并向骨组织中转移，这也与RGD序列对瘤细胞的黏附有关。

5. 骨桥蛋白　也是一种糖基化酸性蛋白质，分子量33kD，在结构上与骨涎蛋白相似，其突出特点是骨桥蛋白分子中段含有RGD序列。骨桥蛋白由成骨细胞产生，能促进或调节破骨细胞黏附，在骨吸收、骨形成、骨重建中起重要作用。有研究表明，骨桥蛋白是力学刺激下触发骨重建的重要信息传递媒介。另外，骨桥蛋白在癌症转移及免疫反应中起作用，在T细胞和巨噬细胞被激活时，骨桥蛋白在早期立即做出反应；在炎症和损伤中也有相应表达。

6. 骨连接蛋白　是一种富含半胱氨酸的酸性分泌性磷蛋白，分子量40～60kD，通常以糖化和磷酸化形成存在。骨中的骨连接蛋白主要由成骨细胞、骨细胞和骨膜细胞表达。骨连接蛋白可连接胶原，对羟基磷灰石有较强亲和性，在体外可使Ⅰ型胶原矿化，在体内可促进矿化过程。骨连接蛋白还可通过骨保护素(OPG)调节破骨细胞的形成。骨连接蛋白的表达量依骨的发育状况而异，可见于矿化骨小梁，也可作为骨发生的标志。

7. 纤维连接蛋白(fibronectin)　由成骨细胞合成，通常以二聚体形式存在，分子量400kD。其主要功能是调节细胞黏附，成骨细胞的发育及功能依赖于细胞外的间质，其中的黏附受体将细胞外间质与成骨细胞连接起来。

8. 基质Gla蛋白(matrix Gla protein) 是由84个氨基酸组成的维生素K依赖性蛋白质,与骨钙素同源。在骨细胞中,该蛋白受维生素D调节。其主要作用是调节软骨代谢,抑制骨的生长和矿化。

第二节 骨的组织生理学

骨作为一种特殊的结缔组织,从胚胎第7周发生直到生命的结束,它的结构与形态、功能与调节一直处于动态变化中,但又保持相对稳定。这些变化的发生与发展,以及能保持相对稳定状态的能力,都是骨的细胞在全身和局部因素调节下正常生理活动的结果。

研究骨组织生理学的最终目的是明了其功能及其调节,但是骨组织生理学的研究与人体其他系统相比较,尚有较大差距,尤其是调节机制更需要深入探讨。在人体发育和成长过程中,骨组织的形态和结构不断更新与调整,使骨组织适应机体的力学环境。对于骨组织如何进行更新,过去认为骨组织中的成骨细胞和破骨细胞独立工作就可以完成骨的更新过程,后来认识到这种观点有很大的片面性和局限性。到20世纪,Frost等根据骨组织细胞的生理活动特点,将其分为生长(growth)、构型(modeling)、重建(remoldeling)、修复(repair)以及骨与血的交替(bone—blood exchange)5个方面,尤其是提出了多细胞功能单位(Basic Multicellular Unit,BMU)的概念,使人们对骨的组织生理的认识更深入了一步。这5个方面体现了骨组织的固有特点。也便于理解和把握,但也并非骨生理的全部,因为骨组织生理学还包括:钙、磷等无机质与内环境的关系,神经和内分泌系统对骨生理活动的调节,维生素和营养,酶和细胞因子,生物力学和自然环境等因素对骨生理的作用与影响。

一、骨的发生

骨的发生(osteogenesis)源于胚胎早期。三胚层形成后,首先分化为具有一定形态特征和排列方式的两种胚胎性组织,即上皮与间充质(mesenchyme)。外胚层和内胚层基本分化为上皮,中胚层则分化为间充质,再分化为骨骼、肌肉和结缔组织等。胚胎第3周的中胚层可区分为三部分,其中的轴旁中胚层为脊索两侧纵行增厚的细胞索,当神经管形成时,轴旁中胚层横裂成立方形块状,称为体节(somite),此为脊柱、肌肉和皮肤呈现节段性的结构基础。体节分化为三部分,即生骨节(sclerotome)、生皮节(dermatome)和生肌节(myotome)。体节各部分在演变为骨骼、真皮、肌肉过程中,都先变成间充质状态。由于间充质干细胞聚集,经过膜内成骨和软骨性成骨两种方式形成人体骨骼。这两种成骨方式的区别在于膜内成骨时无软骨阶段。

二、骨的生长

骨骼生长(bone growth)时,和全身的其他系统、器官的生长一样,是细胞数量和细胞间质的增加,人体的基因和全身调节因子的联合作用,决定骨骼的轮廓,局部调节因子以及力学环境等对骨骼局部的调节,也是一个重要的方面。骨的纵向生长是在已经存在的骨松质上增加新的骨松质,骨皮质纵向生长方式也是如此。骨的横向生长(radial growth),则是在骨膜下生长新骨,沉积到骨皮质上使其增粗。在人类,这种生长方式,对女性而言,持续到16岁,男性则持续到18岁。

三、骨构型

所谓骨构型(bone moldeling),一般是指骨生长发育过程中,为适应机体需要,在骨的不同部位出现的骨吸收和骨形成,使骨的形态和几何尺寸适应机体力学环境和生理需要,称为骨构型。骨构型特点如下。

1. 骨生长和构型同步进行 某些局部因素调节骨的生长,产生功能与结构性的骨的构筑。骨构型包括骨吸收和骨形成,这两种现象在不同骨表面上同时进行,以去除或增加骨量。在骨生长期,骨外膜下骨形成的速度比骨内膜下骨吸收的速度快。有两种类型的骨构型:即微观骨构型(micromodeling)和宏观骨构型(macromodeling),前者是指细胞和胶原的构筑方式,它可将编织骨和板层骨区别开来,将关节软骨和骺软骨区别开来;在宏观骨构型水平上,控制着骨与关节的生长、外形、强度以及解剖特征。

从骨的发生来源角度看,不管是膜内成骨还是软骨内成骨,形成的骨组织没有本质区别,只不过是在生长和构型过程中，骨皮质和骨松质的相对体积不同，骨骼外形各异。

2. 颅顶骨的膜内成骨　胎儿出生前，颅顶骨之外形已初步建立，其表面均为骨膜覆盖，颅顶骨的骨组织是海绵状原始骨松质，由于骨小梁表面不断增添新骨，成为原始骨密质，同时，颅骨内、外表面发生不同的变化，即外表面为骨形成，内表面（脑面）则主要为骨吸收，通过骨的形成与吸收，完成颅顶骨适应脑组织的生长、构型。胎儿出生后，颅顶骨继续增大，颅顶骨凸面以骨形成为主，其凹面则为骨吸收，继续完成颅顶骨的构型，直到成年时生长停止。如此，颅顶骨按照脑及面部生长发育的要求，完成了它的构型。

3. 长骨的生长与构型　可以说典型长骨的软骨性骨发生是协调有序地在3个不同部位发生的，即首先在相当于骨干的部位由透明软骨形成骨的雏形；同时，软骨膜变为骨膜，骨膜内层细胞分化为成骨细胞并围绕软骨雏形形成骨领（collar），随着血管的侵入，破骨细胞将骨化的软骨雏形吸收，成骨细胞在吸收腔制造板层骨，形成原发骨化中心。在软骨雏形的两端骺板部进行着更为复杂的生长过程。骺板软骨细胞成柱状排列，分为四种活动状态的细胞层次。在生长过程中，不仅经历由软骨到编织骨，再由编织骨到板层骨的过程，而且同时进行着骨构型。在长骨的两极部，软骨细胞发生并形成骨骺，在一定发育阶段，骨骺中心的软骨首先由编织骨取代，继而由板层骨取代，形成继发骨化中心。

长骨骨干的生长与构型是骺板软骨细胞活动的结果。骺板软骨存在的四种活动状态的细胞，其变化是连续的，并持续到成年时为止，通过骺板的软骨内成骨过程，使长骨骨干的长度逐渐增加，骨髓腔也随之扩展。事实上长骨的骨干主要由于干骺端改建形成。

4. 髓腔形成　在原发骨化中心形成时，血管连同破骨细胞及间充质等经骨膜穿过骨领，进入退化软骨区，通过破骨细胞的活动形成与原始骨干长轴平行的隧道，此即原始骨髓腔，充满初级骨髓（primary bone marrow），由于破骨细胞的吸收，使许多初级骨髓腔融合成较大的次级骨髓腔，于是骨髓腔逐渐变长变宽。骨髓腔变宽的原因与骨领有关，骨领最初甚薄，且仅限于雏形中段，由于骨膜下的附加性生长，或曰原位性生长（appositional growth）持续进行，在骨领外表面增添新骨使之逐渐增厚。随着软骨逐渐被骨组织取代，骨领也向两端扩展，但骨领中部始终较厚。骨领的内表面很少有骨形成，主要是骨吸收，因此骨领的厚度是有限度的，同时决定了骨髓腔横向增宽。骺板完全钙化后，骨干的髓腔便与骨骺的髓腔相通。

5. 干骺端及其转变为骨干　干骺端又称为成骨区（zone of ossification），此区位骺板的深面，由具有钙化软骨基质轴心的一串串索状骨小梁构成，其间是充满血管、骨原细胞和骨髓成分的管状隧道，索状骨小梁呈钟乳石样悬于临时钙化区基底部（zone of provisional calcification）。干骺端贴近软骨部的隧道中有少量成骨细胞，越向骨小梁末端成骨细胞越多，并随着骨质的增多软骨基质越少，且骨组织也由编织骨逐渐变为板层骨，在骨小梁末端常见破骨细胞；另外，在整个干骺端的骨膜下也见到大量破骨细胞。这是长骨干骺端生长与构型过程，即干骺端骨膜深层的破骨细胞进行骨吸收，使其直径变小；同时，干骺端的髓腔面即骨内膜表面主要是成骨为主；这一过程使原已形成的漏斗状干骺端改建为新增加的一段管状骨干，且又有新的干骺端在新增加长度的管状骨干形成，如此持续进行直到成年时（17～20岁）骺板闭合时为止，完成骨的加长过程。用^{32}P标记，可以清楚地观察到上述情形。

6. 骨干骨皮质的生长与构型　前已述及长管状骨的加长，而长管骨的增粗，从一般意义理解是骨膜深层的成骨细胞以附加性增加方式成骨而形成，事实上还要复杂的多。构成原始骨干的初级骨松质，通过骨小梁增厚成为初级骨皮质，后者既无骨单位及间质骨板，也无内外环骨板。在胎儿出生前，初级骨松质中有类似骨单位的结构，称之为原始骨单位（primary osteon），出生后到1岁，有原始骨小梁构成的骨松质出现，并向初级骨皮质转化。1岁以后，初级骨皮质改建形成真正的骨单位。其过程是：至1岁左右，由于破骨细胞在次级骨皮质外表面顺长轴进行分解吸收，形成凹向深面的纵形沟槽，骨膜的血管及骨原细胞等随之进入沟槽，骨原细胞分化为成骨细胞并造骨，使沟槽形成的嵴逐渐靠拢，沟槽形成纵行管道，成骨细胞贴附于管道内面层层造骨，形成了呈同心圆排列的哈佛骨板，而中轴保留的管道即中央管或曰哈佛管（Harvisian canal），管道内表面有成骨细胞，谓之骨内膜的一部分，即哈佛系统表面。这就是第一代骨单位（哈佛系统）的形成过程。第一代骨单位是在初级骨皮质被破骨细胞吸收的基础上形成的，这一代骨单位之间有残存的初级骨皮质；以后，第一代骨单位逐渐被第二代骨单位取代，残留的第一代骨单位骨板即成为第二代骨单位之间的间质骨板。那么，第三代骨单位以同样方式取代第二代骨单位。骨单位之间以粘合线（cement line）为界。骨干伴随着一代代骨单位的出现与更新而不断增粗，骨髓腔也不断扩展，成年后骨干不再增长，其内、外表面已出现环骨板，外环骨板的增厚在 30 岁左右停止，发育完善的骨干不再增粗，但其内部的骨单位生理活动仍持续终生，这属于骨的重建过程（bone remodeling process），详见后述。

总之，骨的生长与构型是密切伴随的，难以截然分开，它在时间上连续，空间上重叠。生长使骨的数量积累而增加，构型使增加的骨数量构筑成适应动能的骨结构与形态。骨的生长与构型从胚胎发生就开始，到骨成熟期，一般认为生长与构型活动几乎消失。但是，从微观上考虑，即使成熟期的骨骼，在细胞、组织、器官水平上仍存在与功能和外形相适应的变化过程，只不过从大体上难以察觉而已。

例如，骨组织和其他组织一样有年龄的变化。取长管状骨不脱钙骨切片，用显微放射摄影（microradiography）及光学显微镜观察，可见任何年龄的骨切片均有下列结构：①成熟的骨单位；②正在形成中的骨单位；③内、外环骨板及间骨板；④大小不一的吸收腔。在显微放射照片上，可确定上述各种骨板的钙化程度，即密度的高低。将两种制片进行比较，制定出结构和钙化程度的指标，然后将不同年龄的切片对比，就发现骨干骨皮质有年龄变化：成年以前，骨吸收和骨形成率均高，说明骨的更新率高，表现为大量正在形成中的骨单位和重吸收腔，骨组织呈现多孔的特征，成年后到中年以前，骨吸收和骨形成减弱，说明此时骨结构处于稳定时期，其表现为多数是成熟骨单位，形成中的骨单位和重吸收腔极少，骨组织因而呈典型的致密状态；中年起，骨的重吸收量逐渐增加，主要表现为骨内膜表面，密度较高的骨单位开始出现，并随年龄而增加，成熟骨单位减少；60 岁后，骨内膜表面的骨吸收量进一步增加，到 70 岁可达 25%，成熟骨单位很少；密度较高的骨单位较多，未满围骨单位（incompletely closed osteon）特别多，显示了骨组织的多孔特征，即骨质疏松症的表现。

四、骨　重　建

骨重建（bone remodeling）是骨生理学的一个重要方面。骨的成熟期，生长与构型活动几乎消失，但骨重建或骨转换活动终生持续，器官、组织与细胞水平上的骨转换是骨的细胞生理活动的结果，是通过骨的重建过程（bone remodeling process）来实现的。能够对骨的重建过程有清晰的理解，对研究代谢性骨疾病，特别是骨质疏松症，有极大帮助。

（一）研究简史

骨重建这一术语，曾被笼统地描述骨生长和构型的某些方面。有些作者用适应性重建（adaptive remodeling）来叙述骨组织对外界刺激的反应，包括发生在骨表面的所谓外部重建（external remodeling）及发生在骨内部的重建（internal remodeling）；甚至有人用外部重建来描述骨骼生长期中如何保持骨的外形特征。H. M. Frost 所定义的骨重建不带任何修饰性意义：即是一种旧的板层骨被新的板层骨替代的连续过程，在这一过程中没有骨的外形的变化。

关于骨重建这一术语，可追溯到 300 多年前。据 Martin 和 Burr 的记载，Antonie Van Leeuwenhoek 和 Clopton Havers 首先对骨重建进行形态学观察，他们描述了骨皮质中的管道网络，并包括了哈佛管；哈佛系统虽然是 Havers 命名，但第一位进行描写（尽管不很确切）的是 Leeuwenhoek（1693 年）；此后经过 150 年，哈佛系统、水门汀线（cement line）、间质骨板才被确切描述；关于骨重建持续终生的概念，是 1776 年在苏格兰病理学家 Alexander Monro 去世后出版的著作中进行了清楚的阐述。骨皮质重建的显微解剖学基础是 19 世纪上半叶由 Howship 确认间质骨可被“吸收”，致使哈佛管直径增加，并确认了 Howship 陷窝，但是 Howship 本人认为这种吸收陷窝是一种病理过程；到 20 世纪初 Tomes 和 DeMorgan 认识到这种吸收是一种生理现象，并认为在这一吸收空间后是新骨单位的形成，如此确立了他们是骨重建理论的先驱地位，他们认为：新的哈佛系统可取代旧的；间质骨板是旧的哈佛系统的残留；骨重建活动可受年龄及各种疾病的影响。此后，Von Ebner 和 Ampiro 及 Bairati 等对骨重建的机制和功能研究做出了重大贡献。1930 年前后关于骨的功能单位（function unit of bone）有一系列争论，但没有取得一致结论。1960 年，H. M. Frost 重新提出骨的功能单位的概念，并认为骨单位(osteon)是骨的功能单位,在广泛研究不脱钙骨切片的基础上,提出了骨重建的计量理论(quantum theory),即骨基质是在分散的骨单位或packets中有次序地被移除与替换,或曰吸收与形成,这一过程在时间和空间上是偶联的。A. M. Parfitt认为,从严格意义上讲,骨重建是成熟组织的一种替换机制,是骨转换(bone tunnover)的细胞与形态学基础,具有预防骨组织疲劳损伤的积累,从而保持其生物力学功能的作用;具有提供相对低矿物密度的骨组织,对骨矿物质以合理补充,从而有助于矿物质内环境稳定。党耕町对骨重建过程简明地概括为:骨重建过程系破骨细胞及成骨细胞在骨的表面相继而配对的活动过程,由于某些特定因素的刺激,破骨细胞吸收一定量的骨质后消失,造成一个吸收陷窝,在吸收陷窝表面成骨细胞出现,并制造大致相等数量的新骨,然后,成骨细胞变为静止的衬细胞(lining cell),这就是骨的重建过程。

骨重建理论对骨生理学研究有重要意义,体现在以下几个方面:首先骨重建可传递或调节内分泌、营养、力学等因素对骨组织的效应,不管是有益的还是有害的因素;第二,其替换速度和程度可调节特异部位与时间上的骨的增加或减少的速率,其结果是它的积累效应决定了骨的数量与三维空间上的分布;第三,骨转换率决定了骨组织的年龄,以及与年龄有关的骨的物理、化学性质;第四,骨重建过程影响治疗的反应,并决定治疗有效与否。

(二)基本概念

1. *骨皮质与骨松质*　板层骨与编织骨,其构成与特征已详述,前二者是大体解剖学可辨认的,而后二者则是光镜下结构,应当明了骨皮质与骨松质均由板层骨构成。

2. *骨表面*　骨的4个表面,即骨膜表面、骨内膜表面、哈佛管表面及骨小梁表面,骨的重建过程就发生在这些骨表面上,从骨重建活动方面考察,上述每一种表面按其生理活动时相,均可处在吸收期、形成期、静止期中的某一期。实际上,骨的表面还要大的多,而一般认为伏克曼管、骨陷窝、骨小管也具有可观的表面,但是这些表面仅进行矿物质交换。

3. *成骨细胞、破骨细胞及骨细胞*　以及矿化的骨基质、类骨质等细胞与组织均需准确辨认,必要时借助于细胞化学、组织化学及其他特殊染色来鉴别。

4. *骨结构单位(bone structural unit, BSU)、骨代谢单位(bone metabolic unit, BMU)、多细胞基本单位(bone multicellular unit, BMU)、骨重建单位(bone remodeling unit, BRU)等*　笼统而言,都是指在骨生理活动某一瞬间取材的切片上的骨单位(osteon),这一骨单位既可是骨皮质的哈佛系统,也可是骨松质骨小梁的"Packet"。但是具体含义有许多差别,不可混淆。

(1)骨结构单位:从骨的构筑方式上,骨皮质是由许多不同时间内形成的骨单位构成,其最外层边界是水门汀线(cement line)或粘合线;骨松质的骨小梁,其骨结构单位是一层层弧形板层骨构成的"packet",称作骨小梁单位(trabecular osteon)。简言之,骨结构单位是静态的骨单位;从骨重建生理学的动态意义上看,骨结构单位是骨重建过程结束后的静止的骨单位。

(2)骨代谢单位:骨单位以水门汀线为界构成一个独立的代谢单位,所谓代谢,不仅指可发生骨重建活动的各种骨表面,也指伏克曼管、骨陷窝、骨小管表面上进行的矿物质交换,即骨一血交换,对维持和调节体内矿物质平衡有重要意义。

(3)多细胞基本单位与骨重建单位:骨的重建过程是破骨细胞与成骨细胞一个成对的细胞活动过程;许多破骨细胞与成骨细胞有秩序地在骨表面上活动;在骨表面上呈分散的灶性分布的细胞活动区域被称为多细胞基本单位,其横断面在光镜下是水门汀线为界的哈佛系统(骨单位),那么纵断面切片光镜下观察,就是一个圆锥切面(cutting cone),类似切开的圆锥;骨松质骨小梁的骨重建单位是正在进行骨重建活动的"packet",类似一个展开的或未卷成圆锥状的骨单位,外观呈浅碟状,故名骨松质骨单位。一个骨重建过程的结束,意味着一个骨结构单位的产生,此时,骨重建活动处于静止状态;那么骨结构单位就是静止状态的骨单位,也可以说,骨重建单位是处于不同活动状态的骨单位。

骨组织含有大量的骨单位,只要生命存在,这些骨单位就进行骨重建活动,而骨重建活动的激活不是整齐划一的,在时间上,有的处在激活状态,有的处于骨吸收状态,有的处于骨形成状态,有的处于静止状态;在空间上,可处于不同方向和部位。于是,在骨组织切片上,可观察到各种形态的骨单位,这是骨单位多样化的组织生理学基础。

5. *粘合线或曰水门汀线(cement line)*　骨单位以水门汀线为界,恰似水泥将砖块粘合在一起。

水门汀线是一层矿化的骨基质。几乎所有的水门汀线是反转线(reversal line),它标志出骨吸收进程中的最远的边界,反转线的特征是不规则的扇贝状,酸性磷酸酶染色(+),与骨小管不连续等,很少的一部分水门汀线是静止线(arrest line),它形成于骨形成中的暂时中断期,静止线的特征是边缘光滑,酸性磷酸酶染色(−);与骨小管有连续。静止线标志着一个骨结构单位是在两个以上分开的时间内完成的,而不是在一个时间内连续完成的。静止线随着年龄而增加。

6.与年龄相关的骨量变化　人类整个生存期内骨量变化分为 3 个阶段。

(1)从胚胎时期到骨骺闭合,骨体积持续增加,它包括软骨内骨化形成骨小梁,和不同时间与部位通过骨内膜、骨膜的原位性骨形成而增加骨皮质;生长停止后,有一个骨体积的相对稳定时期,骨皮质呈现“骨孔”(porosity),这一现象到青少年阶段后期更明显,随着这一时间的骨转换降到最低点,“骨孔”现象持续减少而骨组织密度增加。由于骨内膜表面和骨膜表面的原位性骨形成使骨皮质变厚,然而在骨皮质增厚时,骨小梁的数目与此不一致,一般说来,一旦长骨骨骺闭合就没有新的骨小梁产生,但是椎骨和髂骨活检的研究表明,到 30 岁时,此两处骨小梁的厚度和数目达到其峰值,当然也有对此项研究相左的意见。

(2)成人峰值骨量,对骨皮质而言是 35～40 岁达到高峰,对骨松质而言可能要早一些。男性成人峰值骨量比女性高 25%～30%;同性别而言,黑人比白人高 10%;而国人尚缺乏确切数据。调查表明,各年龄组之间也存在个体差异,变异系数约 15%。

(3)达到峰值骨量后不久,便有与年龄相关的骨丢失,女性比男性开始丢失的年龄要早,无论年龄、性别、种族、职业、生活习惯、经济状况、地理分布、社会环境有何差别,骨丢失是一种普遍的人类生物学现象,正如人要衰老、头发要变白一样,是一种自然的生理或病理生理过程。骨丢失可从任何部位检测出来,但是,以与骨髓腔接触的骨内膜表面更为准确,因为骨膜表面终生可有缓慢的骨量增加,使相对的骨丢失不易检测。男性的骨皮质,每年约丢失平均骨皮质峰值骨量的 0.3%,骨松质丢失还要快一些;女性的骨皮质和骨松质,每年均丢失峰值骨量的 1%左右,绝经后 5 年丢失更快,在绝经早期和晚期相对慢一些。这种性别差异,表现在股骨干比肋骨和脊柱更为显著。大约 90 岁以后,骨内膜的骨丢失速度将比骨膜的骨量增加速度慢,所以骨密质厚度在经历了 40～50 年的变薄趋势后,又缓慢地增加其厚度。无论长管状骨的骨干(如股骨干),还是短骨(如掌骨),其厚度的绝对减少是相同的,净的骨内膜丢失是每年 50μm,因此则短骨的相对丢失量更可观。骨丢失率在个体间存在很大差异,它服从于正态分布(gaussian distribution)。

7.骨构型(modeling)与骨重建(remodeling)的区别　骨重建时,骨量的变化相当慢,骨的外形变化更不易察觉;而骨构型则不同,它是在骨生长中,适应骨的力学载荷,在确定的身体轴线上,既有骨量的增加,也有与力学载荷相适应的外形的变化。二者区别很多(表 1-2-1),最根本区别是:骨重建分静止期、激活期、吸收期、反转期、形成期,其特征是在上述循环周期中,就骨形成和骨吸收而言,经过一较长时间的静止期;而骨构型则不同,不管是骨形成还是骨吸收,是在某一个表面上长时间连续的发生并完成,其间没有静止期。

表 1-2-1　骨构型与骨重建的区别

区别要点	骨构型	骨重建
时间上	连续的,无静止期	循环的,有静止期
骨形成与骨吸收的部位	不同的表面	同一个表面
程度	100%的表面	20%的表面
激活	不需要	需要
骨沉积率	每天 2～20μm	每天 0.3～1.0μm
骨平衡	净增长	净丢失
偶联因素	系统因素	局部因素

(三)骨重建过程

骨重建过程,由骨表面上呈灶性分布的细胞活动区域,被称之为基本多细胞单位(BMU)或骨重建单位来完成。这些细胞在某些因素影响或调节下,完成一次骨转换(bone turnover),结果形成一个新的骨结构单位。因此,将完成这一次骨转换的群体称之骨重建单位(bone remodeling unit, BRU)。

尽管骨皮质与骨松质的骨结构单位的三维几何形状不一样,但是其骨重建过程在本质上没有区别。以骨松质为例,一个典型的BRU的周期可分为5个有序的阶段,即静止期、激活期、吸收期、反转期、形成期。

1. 静止期(quiescence) 正在生长中的动物,其多数骨表面或是骨形成,或是骨吸收;成熟的动物,包括人类,80%的骨小梁表面,以及95%的骨皮质的内膜表面,从骨重建的意义上看,都处于静止状态,这些表面被一层薄薄的(0.1～1μm)扁平的骨衬细胞(bone lining cells)覆盖,这一层衬细胞直径50μm,它们由成骨细胞转化而来,因为它们属于成骨细胞谱系,故保留着与骨细胞同样的内分泌激素受体及反应能力,但是,骨衬细胞丧失了合成胶原的能力。在某些因素影响下,骨衬细胞可以变为成骨细胞,又可生产胶原一类成骨细胞的基因产品。

在骨与衬细胞之间是一层0.1～0.5μm厚的未矿化的结缔组织膜,这层膜的胶原纤维呈小束状并随机排列,与它的无定形基质相比较,则数量较少。这层膜的作用是保护骨表面,抵抗破骨细胞的骨吸收作用。在衬细胞与骨髓之间也有一薄层结缔组织膜和脂肪细胞。所以在骨髓与骨表面之间有两层细胞和两层结缔组织膜,总共厚度1～2μm。

在任何时间点上,20%的骨松质表面在进行骨重建;在任何骨表面的局部,平均2年进行一次骨重建(Parfitt, 1987)。骨骼中有上百万个基本多细胞单位,它们均处于骨重建的不同阶段,那么,这些基本多细胞单位如何起始的?有证据表明,骨细胞感受到力学应力,将信号传递给骨衬细胞,形成了新的基本多细胞单位;另外,骨细胞受到力学刺激后可释放IGF-1等细胞因子;局部或循环中的激素、细胞因子、生长因子也与基本多细胞单位的起始有关系,只是具体细节不能肯定。

2. 激活期(activation) 某些表面由静止变为活动状态称为激活。激活时,先有破骨细胞的募集,然后是破骨细胞接近并贴附在骨表面上,在成人骨组织,每10s发生1次BRU激活。这种激活除了与年龄、性别、种族、代谢状态有关外,在全身的不同骨骼有次序上的差别,在同一骨骼有不同表面的差别。由于这些原因,激活的发生,部分是随机的,部分与局部结构和生物力学的需要有关系。

破骨细胞来源于血液中单核细胞,演变为破骨细胞的前体细胞,通过哈佛管和伏克曼管中的血管到达激活的部位,可能是破骨细胞的前体细胞伸出伪足穿过骨表面的结缔组织屏障,到达骨表面后融合成破骨细胞。为什么激活发生在特定部位和时间,原因不甚清楚,激发骨重建的许多内分泌受体存在于成骨细胞,而不存在于破骨细胞,据推测,来源于成骨细胞的骨衬细胞在激活中起重要作用,骨衬细胞在受到某些激素作用后,其形态由扁平变为圆形,暴露出一些骨基质,它也分泌一些胶原酶类物质,还产生RANK配体,再与前破骨细胞的受体结合,使其融合为成熟的破骨细胞。

研究还表明,甲状旁腺激素可使骨衬细胞产生皱褶,使骨衬细胞层产生裂隙,便于破骨细胞的前体细胞穿过。系统性激素、生长因子、白细胞介素等也在激活期起作用,有助于通过扩大前体细胞库来募集新的破骨细胞。骨基质中释放的一些因子,如骨钙素等也是破骨细胞或其前体细胞的趋化因子。

3. 吸收期(resorption) 一旦破骨细胞到达骨表面,便开始骨吸收,并形成一个独特形状、占据一定空间的吸收腔,称之为Howship陷窝。破骨细胞能动地吸收骨基质,形成比破骨细胞接触骨质处大2～3倍的吸收区域。在骨皮质的锥形切割体(cutting cone)中,破骨细胞每日平行其长轴吸收20～40μm,垂直其长轴吸收5～10μm。在骨松质中,破骨细胞以较快速度完成Howship陷窝总的深度的2/3,余下的1/3深度由单核的破骨细胞以较慢速度完成。破骨吸收陷窝的深度和广度有一定限制,当骨松质小梁的吸收陷窝深度达50μm,骨皮质的达到100μm深时,在这个部位的破骨吸收则停止。破骨细胞完成这些工作需要1～3周。据观察在一个Cutting cone的吸收陷窝中有12个破骨细胞。如何控制吸收陷窝的形态和深度,其机制尚不明了。

多核的破骨细胞平均寿命12d,然后凋亡,这一过程可被TGF-β促进,与凋亡相适应的是每日有8%的破骨细胞来补充,用^{3}H胸腺嘧啶标记后按时间顺序的形态学分析，这些新的破骨细胞，来源于局部骨表面上的具有增生能力的一些细胞群体。

在骨吸收时，释放出骨衍生的生长因子，包括TGF-β、IGF、FGF等。TGF-β可被破骨细胞分泌产生的酸性环境激活。这些生长因子可能起到骨吸收与骨形成的偶联作用，但尚缺乏直接证据。

4. *反转期*(reversal)　指骨重建过程中从骨吸收结束到骨形成开始这一时段，一般历时1～2周。反转期中完成骨吸收与骨形成的偶联(coupling)。在吸收陷窝底部有大量成骨细胞出现，即在时间顺序上先后有成骨细胞在某些因素刺激下分裂，成骨细胞贴附到骨表面的某一特殊部位。反转期的组织学表现是Howship陷窝中没有典型的破骨细胞，但是有单核的细胞，它在偶联中的作用不清楚。在反转期有一些单核的细胞是前成骨细胞(preosteoblast)，细胞核大，胞质淡染，提示这些细胞处在细胞周期的G_1相。

关于偶联机制，与局部自分泌有关，即一旦"激活"，则骨重建过程就不需要进一步干预，直到一个周期完成。从骨组织中提取的骨骼生长因子(skeletal growth factor)能增加骨细胞中的DNA合成，也刺激成骨细胞增殖和诱导骨形成，但这不是唯一的偶联信号物质。在哈佛系统骨重建过程的吸收期中，从骨基质或骨细胞中释放出一种物质，在新的成骨细胞聚集处保持很高浓度；在骨松质骨小梁重建过程中却不如此，骨小梁的骨重建单位的血循环是一个开放的网状结构而不是一个封闭的环状结构。被吸收的骨基质释放成骨细胞有丝分裂原，可使新的成骨细胞按需要的数目及时出现；粘合线中的趋化性物质，使成骨细胞达到指定位置并按同一极性连续单层排列成一层。

5. *形成期*(fromation)　在反转期时，成骨细胞覆盖吸收腔底，并开始形成骨样组织，15d后骨样组织开始矿化，成骨细胞持续的形成和矿化骨样组织，直到吸收腔填满，这一过程在任一表面的任一点上需要124～128d。

骨基质的沉积和矿化是骨形成的两个阶段，二者在时间和空间上是分开的。在骨形成开始阶段，骨基质沉积和矿化速度很快，每日1～2μm，可以测量靠近水门汀线的骨样组织接合面来确定。当吸收腔隙逐渐填满时，则此速度减缓。骨样组织形成与矿化之间的延搁，开始时是15d，并逐渐增加到27d，然后逐渐减慢。计算平均矿化沉积率和骨样组织平均成熟时间很容易，即指基质沉积开始和矿化开始的平均间隔时间，正常成人骨样组织成熟时间17～20d(Paititt等，1997)。

在吸收腔底，新的成骨细胞变丰满、活跃，制造一层厚的骨样组织，此后细胞逐渐变扁平，骨样组织也减少，最后变为骨衬细胞，一些成骨细胞埋在骨基质中成为骨细胞。骨细胞分泌抑制因子，当吸收填满时，逐渐降低骨形成率(Martin，2000)。

(四)影响骨重建的因素

1. *局部环境因素*

(1)血管：每一个BMU都与血管有关系，血管沿着骨重建中形成的管道走行，在骨小梁表面，则可见血管靠近成骨细胞。用^{85}Sr同位素标记发现血流与成骨细胞的成骨效率有关系。尽管血管和骨重建的关系不十分清楚，多数研究者认为，血管可提供营养，也是骨的一些前体细胞的来源。Parfitt(2000)认为，血管内皮细胞也是骨形成与骨吸收的偶联因素之一，这些细胞受到破骨吸收中释放出的生长因子的作用，也分泌某些与成骨细胞有丝分裂相关的数种生长因子。

(2)神经：组织学研究发现骨组织有密集的神经分节，Serre等(1999)也认为有神经纤维沿骨小梁走行，免疫组化研究表明，这些神经纤维包含感觉纤维和交感神经纤维，这些纤维的末端与骨的细胞相联系。最近的研究表明，成骨细胞和破骨细胞表达肾上腺素能受体、神经肽受体等，这表明成骨细胞和破骨细胞受交感神经的调节。

(3)骨髓细胞：骨髓基质细胞可分泌数种细胞因子，刺激成骨细胞和破骨细胞的增生。骨重建活动在靠近含红细胞骨髓多的区域更为活跃，可能与这些区域含有更多的细胞因子等有关系。

(4)脂肪细胞：脂肪细胞和成骨细胞来源于相同的前体细胞，即多潜能基质细胞。Parhami等研究发现氧化的脂类可促进多潜能基质细胞向脂肪细胞分化。组织学研究可见到脂肪细胞增多时骨体积减小。Maurin等研究发现成熟的脂肪细胞抑制成骨细胞增殖。

2. *骨小梁形状*　如板状骨小梁变为棒状。正常健康的骨小梁是板状结构，互相连接成结构合理的网格状。正常的骨重建活动并不影响骨小梁的整体结构，但是，当骨吸收大于骨形成时，骨的丢失引起骨小梁板状结构变薄或穿孔，此时，骨的力学性能受到很大影响，其一般过程是在BMU的吸收深度超过骨小梁板状结构的厚度时，或两个BMU在同一处骨小梁板状结构两侧同时进行骨吸收时，引起骨小梁变薄穿孔，使骨小梁的板状结构成为棒状，失去了骨形成时可依附的骨表面。一旦板状结构变为棒状结构，则此处骨小梁的连续性中断，孤立的棒状结构很快被吸收，所以，不仅骨的数量减少，而且骨的质量也降低。这也是骨质疏松时容易引起骨折的主要原因之一。

3. 骨皮质与骨松质比例　就整体骨骼的体积而言，骨皮质占80%，骨松质占20%，但是，从骨表面来看，骨松质的全部骨表面比骨皮质大的多，所以，骨松质的代谢活跃，这是骨皮质和骨松质在骨重建活动方面有区别的一般性解释。在骨重建活动的五个有序的阶段中，二者是相同的，但是，也有不同之处，骨松质的骨重建是发生在骨小梁表面的浅碟状的“packet”上，而骨皮质发生在其内部的BMU中，是穿凿式的。在绝经后骨质疏松，骨松质的骨重建过程中可引起骨小梁板状结构变薄或穿孔；而骨皮质的内表面可以“小梁化”(trabecularization)；骨松质可形成微骨痂，而骨皮质则否。

4. 雌激素水平　绝经后骨质疏松时，因为雌激素水平下降，骨重建激活率增高。因为雌激素水平下降，可能引起IL-6和其他细胞因子增加，这些因子与破骨细胞和成骨细胞的增殖有关。因为每一个骨重建单位激活后的过程，并不能完全补充吸收的骨量，就导致重建负平衡，激活率越高，则骨的丢失越多。在骨松质中，表现为骨小梁的板状网格状结构的变薄和穿孔，在皮质中表现为水门汀(cemeat line)线增加，引起骨的结构、骨的质量、骨的数量的变化。另外的研究表明，绝经后的骨重建的吸收腔变深，可能是因为破骨细胞的寿命延长或是其凋亡减少。老年骨质疏松时，成骨细胞形成新骨充填骨吸收腔的能力下降，表现为年龄相关的骨壁厚度(wall thickness)的下降，使骨体积减小。在绝经后骨质疏松，也观察到成骨表面与骨样组织表面比例的减少，骨矿化率也降低。骨质疏松以后，因为空隙增加，剩余的骨结构经受更多的微损伤，这种状态引起恶性循环，即骨量减少，使剩余的骨受到更多的疲劳性损伤，也可激活骨重建过程，使骨吸收增加，进一步使骨量减少，骨质量下降。

5. 药物　骨重建理论对判断骨质疏松的药物治疗效果很重要。目前用于治疗骨质疏松的药物，如雌激素、二磷酸盐制剂、降钙素等，除了增加骨量外，多数制剂是抑制BMU的起始或激活，随着用药时间的延长，逐渐地间接抑制骨形成。据计算，用这些制剂后，骨量增加持续8个月，逐渐达到一个稳定状态。一般来说，总的骨量的增加与骨重建率相关，一旦骨吸收腔被填满，则不再增加骨量，也就达到一个平台期，称谓“重建屏障”(remodeling barrier)，此时的骨密度增加，是由于新形成的骨组织矿化程度增加所引起的。用阿伦磷酸钠治疗骨质疏松，连续观察7年，其髋部骨密度在治疗的前6个月快速增加，此与骨吸收腔的填补相对应，此后36个月，骨量仍然逐渐增加，此与矿化程度增加相对应，以后观察到骨量变化不大。Gertz等注意到，沉积到骨中的二磷酸盐制剂的半寿期是10年以上。由于骨的过度矿化，虽然骨密度增加，但也可能影响骨的韧性。近年来，在骨质疏松的治疗中用选择性雌激素受体调节剂(selected Estrogen Receptor modulator, SERM)，据初步研究，此类制剂适度增加骨量，并能保持骨的韧性。总之，关于二磷酸盐类与SERM类药物对骨矿化及骨质量的影响，值得深入研究。

第三节　钙、磷代谢与骨生理

一般认为，骨的无机成分中有20多种无机盐，占体重的4%～5%，其中钙、磷、钾、钠、氯、镁含量较高，钙、磷与骨的关系最密切。成人骨灰中，钙约占38%，磷占19%，镁占0.7%。从全身的无机盐来计算，骨含有全身钙量的99%，含有90%的磷。

一、人体内的钙、磷、镁

(一)钙

钙是生命所不可缺的重要元素。钙在人体内的含量仅次于氧、碳、氢和氮，居第5位，约占人体重的2%。按体重60kg计，则人体内有1.2kg钙，仅1/1 000，约1.2g钙在细胞外液中，其中血浆含钙300～500mg，组织间液含钙650～700mg，细胞内含有极少量的钙；其余的钙储存在骨内。正常成人体内钙的存在形式：在骨中是以骨盐的形式存在，主要是羟基磷灰石及部分无定形磷酸钙沉淀；在体液和软组织中则为溶解状态的体液钙，包括不扩散钙和可扩散钙，前者指与蛋白质结合的钙，不能通过毛细血管壁，后者指游离钙，可通过毛细血管壁。

钙离子是体内钙具有生理活性的部分，它参与血液凝固，维持神经肌肉的兴奋性，也是黏蛋白、黏多糖的组成部分，并参与许多酶的构成，神经功能对钙离子特别敏感，钙离子浓度过高，则神经兴奋性减弱；过低则增高。在临床上，钙离子浓度升高则表现为肌肉松弛、无力、意识淡漠和昏迷；钙离子浓度过低，则兴奋性升高，引起手足搐搦、抽搐和肌肉痉挛。

人体钙的需要量，依年龄、性别、生理状态等而异。儿童处于生长发育期，对钙的需求量大，每日钙的最低需求为 250～900mg；成人每日钙的需求量按 6mg/kg 体重计算，实际需求量要大于此值；女性妊娠及哺乳期钙需求量更大，每 100ml 乳汁含钙量 30mg 左右，所以妊娠及哺乳期每日需要钙 1 500～2 000mg；老年人肠上皮老化，肾脏 1α-羟化酶活性降低，使肠钙吸收减少；女性绝经后雌激素水平降低，骨吸收增加，使钙呈负平衡，从这些方面考虑，也需要补钙。

(二)磷

磷在人体内的元素中占第 6 位。一般而言，体内含磷 600g，总量占体重的 1%，其中 4/5 以羟基磷灰石的形式存在于骨和牙齿中，其余在软组织中。人体内四大生物分子，即核酸、蛋白、多糖和类脂几乎都含有磷。磷是辅酶和核酸的主要成分，磷不仅参与神经传导、肌肉收缩、能量转运过程，而且与遗传、发育密切相关。

骨中的磷，大部分结合牢固，小部分不稳定，与血中的磷酸离子平衡，此外，一小部分存在于体液与细胞内。磷的生理需要量约为 12mg/(kg・d)，妊娠与哺乳期需要量稍大一些。乳制品中，牛乳中磷含量是人乳的 2 倍，人工喂养的婴儿由于磷摄入量高，易患低钙性手足抽搐。肉类、鸡蛋、果核、谷类、面粉及大米都含有少量磷，我国膳食以谷类为主，磷含量偏高，当膳食中钙∶磷比例在2∶1左右，最适于钙、磷吸收。

(三)镁

成人体内约含镁 25g，其中 2/3 在骨骼中，1/3 在软组织中。镁在细胞内的量占体内总量的 38%，细胞外液的镁约 1%，血浆中的镁有三种形式，即蛋白结合镁、阴离子复合镁和游离镁，它们分别占 33%、6%和 61%。

骨骼中的镁主要位于羟基磷灰石晶体的表面，它不是此晶体结构的密不可分的部分，骨中的一小部分镁可以和细胞外液自由交换。镁是细胞内最丰富的二价阳离子，参与调节神经肌肉的兴奋性，镁作为重要的辅助因子，可催化或激活体内 300 多种酶。

有研究认为人体镁的生理需要量为 6mg/(kg・d)以上，在此范围内才能维持平衡。我国成人每日镁摄入量约 270mg，即<5mg/(kg・d)。对于合成代谢旺盛和处于紧张状态者，镁的摄入应增加 2 倍。

二、钙、磷、镁的吸收与排泄

(一)钙

钙的主要来源是乳制品，人乳含钙约 0.3mg/ml，牛乳含钙 1.25mg/ml，其他食品中含钙量较多的分别为海带 1 177mg/100g，芝麻 564mg/100g，黄豆 367mg/100g。多数食物中的钙是以结合或化合物形式存在，并不能在肠道吸收，只有经过消化过程，变为离子形式的钙才能被吸收。

钙的吸收主要在小肠上段，成人每天从食物中吸收钙 300～400mg，只有离子形式的钙才能吸收，肠道 pH 对钙的解离状态有影响，pH 越低，则钙的解离度越大，吸收率越高。小肠中钙吸收率依次为十二指肠>空肠>回肠。肠道中的氨基酸、乳酸可促进钙的吸收。动物性食品中的钙较易吸收，而植物性食品中的某些成分，如草酸等，与钙结合成不溶性钙盐，不利于钙吸收。肠蠕动过快，如腹泻，则不利于营养物质包括钙的吸收。脂肪吸收障碍也不利于钙的吸收。$1,25(OH)_2D_3$可促进小肠对钙的吸收。食品中的钙吸收，儿童为 40%左右，成年人还要低些，老年人更低，因为老年人对钙吸收不良，为维持血钙水平，则骨钙释放增加，引起骨质疏松。

肠钙吸收正常情况下是一种继发性主动转运过程，即逆浓度梯度和逆电化学梯度的主动吸收为主，此过程需消耗能量，也依赖维生素 D 及其代谢产物 $1,25(OH)_2D_3$，此外，肠钙吸收的方式还有依赖浓度梯度的被动弥散吸收过程。当肠腔内钙浓度较高时，被动弥散过程占主要地位；若肠腔内钙浓度较低时，钙的主动转运过程占主要地位；钙的主动转运过程，是由小肠黏膜中的杯状细胞和刷状缘区的吸收细胞上的钙结合蛋白(calcium binding protein，CaBP)来完成。CaBP 依赖 $1,25(OH)_2D_3$ 而完成，每个 CaBP 有 4 个与钙结合的部位，其钙结

合能力为 $2\times10^{-6}mol^{-1}$，CaBP 的量与钙的吸收量正相关。影响肠钙吸收的因素中除了维生素 D 及其代谢产物外，还有甲状旁腺激素和降钙素等。

正常情况下每天从体内排出钙约 600mg，其中 80%由大便排出，20%由尿排出，仅少量从汗液中排出。肾小球每天滤出约 10g 钙，其中 99%被肾小管重吸收，仅 1%从尿中排出，所以，肾是钙转运的重要器官，其主要过程包括肾小球滤过和肾小管的重吸收两个过程，肾小球滤过液中的钙浓度约为血浆钙的 60%，含有离子钙和复合钙，不含蛋白结合钙，滤过的钙约有一半以上在近曲小管被吸收，是被动重吸收过程，也有主动钙转运。在远曲小管和集合管，钙的重吸收为主动转运过程，是肾钙转运的重要调节部位，且受多种激素和因素的影响。尿钙的多少与肾小球的滤过和重吸收密切相关，钙的滤过负荷增加，超过肾小管重吸收能力，多余的钙就从尿中排出。调节肾钙重吸收的主要有甲状旁腺激素、降钙素、维生素 D 及其代谢产物，以及肾上腺类固醇激素及其他的有关激素。

(二)磷

磷存在于所有天然食品中，一般情况下不存在缺磷的问题，合理膳食中的磷含量一般都能满足人体的需要，营养性缺磷是少见的。人日平均磷的摄入量为 1.0～1.5g，最低需要量为每日 0.8g。食物中磷存在的形式与磷的需要量的关系不密切，不论是有机磷和无机磷(Pi)，均能在小肠被吸收，以十二指肠的吸收能力最强，其次是空肠和回肠。

食物中的磷，以磷脂、磷蛋白的形式存在，在肠黏膜细胞表面磷酸酶作用下，水解成无机磷酸阴离子才能吸收，小肠中磷的吸收转运是逆电化学梯度的主动转运过程，需要消耗能量，是依赖 Na^+ 梯度的饱和转运过程。当 pH 从 7.4 降至 6.0 时，磷摄入的起始速率增加。磷易于转运的形式是 $H_2PO_4^-$，不是 HPO_4^{2-}，pH 偏低利于 $H_2PO_4^-$ 的形成。当 Na^+ 缺乏时，磷吸收的速率相对缓慢，吸收的速率与磷的浓度呈线性关系，不出现饱和过程，这表明磷在肠道的转运，除主动转运外，还存在被动扩散的过程。

磷的主要排出途径是肾排泄，占排磷总量的 60%～70%，其余 30%～40%由大便排出。肾小球每日滤过磷约 5g，其中 85%～95%在肾小球被重吸收。磷在肾的转运，包括肾小球滤过和肾小管重吸收这两个密切相关的过程。

影响磷代谢的因素与钙大致相同，即甲状旁腺素、维生素 D 及其代谢产物，以及降钙素等。

(三)镁

健康成人每日平均摄入镁约 300mg，其中 30%～40%被吸收。体内镁的吸收主要在小肠，其吸收方式有两种，即被动扩散过程和易化扩散过程。影响镁吸收的肠道因素中，当 pH 偏低、饮食中蛋白质多、水摄入多时，肠镁吸收增加。

镁的排出途径，粪便排出占摄入量的 60%～70%，其余部分由肾排出，当摄入镁减少时，尿镁排出也减少；摄入镁增加时，尿镁排出也增加。肾对镁的排泄及血镁稳定也起关键作用，镁在肾小管的重吸收主要位于享利襻升支，肾小球滤过镁的 90%可以被重吸收。体内一些激素对血镁的调节起作用，其中以甲状旁腺激素最为重要，切除甲状旁腺可引起低镁血症。镁缺乏又与甲状旁腺功能低下和低血钙有关。由镁缺乏造成的低钙血症可以通过补充镁而纠正。

三、钙、磷、镁的代谢过程

钙、磷、镁均由小肠吸收，主要由肾排泄。体内的这三种矿物质分布于骨内、血液、细胞内液和细胞外液之中，它们之间是怎样流通及怎样保持平衡，是需要深入了解的，从一般意义上看，这些矿物质是构成生命物质的最基本要素，本文述及的仅仅是与骨矿物质相关的那一部分。

(一)骨中的钙、磷、镁代谢

骨内含有全身 99%的钙、90%的磷以及 2/3 以上的镁，这些物质保持着骨的力学强度，同时作为储存库，维持着体内矿物质平衡。钙、磷在骨内的结构形式，目前多认为与羟基磷灰石非常相似，其分子式通常用 $Ca_{10}(PO_4)_6(OH)_2$ 来表达。根据某些研究，它可能为八钙磷酸盐(octacalcium phosphate)。X 线衍射研究证明，人工合成的羟基磷灰石，其衍射类型、分子大小等，和骨中的相似。羟基磷灰石结晶体大小不一，为(2.5～5)nm×40nm×(20～35)nm，结晶长轴与胶原纤维同向。骨中另一部分为非结晶体，可能为 $CaHPO_4\cdot2H_2O$ 或 $Ca_3(PO_4)_2\cdot2H_2O$。骨中的钙约 0.065%可提供快速交换，而快速交换的部位在细胞周围的骨液。

羟基磷灰石结晶体表面被一层水浸泡，称为水化壳或水化层，水化层中的钙及磷酸离子，以及其他离子参与快速交换过程。骨内的 $CaHPO_4$ 具有较好的可溶性，它的离解度大于 $10^{-7}M$，其离子可吸附于骨,也可参与细胞液的钙离子循环。骨中的镁位于羟基磷灰石晶体的表面,镁不是此晶体结构的最紧密部分,其中一部分镁可与细胞外液自由交换。

从化学角度观察分析,骨中的元素并不复杂,但是,从矿化过程看,又不是这些元素的一般沉淀过程,而是缓慢、有序的结晶生长过程。将骨中的主要无机成分称为骨盐是合理的,但从动态观点来看,骨盐是一个立体的结晶网格,其主要成分是钙、磷等,网格的外面与水化壳内的钙和其他矿物质成分处于平衡状态,水化壳又与骨液处于平衡状态。

(二)钙、磷、镁的生理过程

1. 钙　细胞的正常功能,要求细胞内钙水平在 10^{-7}M 以内,如果超过 10^{-7}M,钙及 HPO_4 将沉淀在细胞内。钙与许多有机物,特别是蛋白质相结合以增强和调节细胞膜通透性。细胞内维持正常的 pH 也有重要作用。细胞外液中钙离子浓度为 1.5×10^{-3}M,因此,细胞内、外液中钙离子浓度差别很大。这主要是由于细胞膜上有严格控制钙离子进出细胞的调节蛋白;细胞内有些蛋白质与钙有高亲和性,目前被重视的是钙调节蛋白或调钙素,有人认为是钙的受体,其作用是调节钙进入许多细胞内的酶靶器官,从而使钙离子发挥作用。

目前认为,线粒体可以控制细胞内钙离子正常水平。细胞膜上的钙泵(calcium pump)可对抗细胞内、外钙离子浓度梯度,将细胞内钙驱出,但是,能迅速降低胞浆钙水平的是线粒体。肠黏膜及肾小管吸收的钙离子都经过细胞的传输,它们迅速地进入细胞,又迅速地被驱出细胞,以保证细胞不受损害。细胞膜的通透性、线粒体、内质网、细胞膜上的钙泵等调控这一过程。具体过程的每一步都很复杂。当高钙血症或低钙血症时,细胞内、外的钙平衡就可能改变,引起细胞损害。然而,可能并不直接影响血浆钙水平。血浆钙离子水平的维持主要取决于小肠及肾小管的吸收,以及骨液中钙离子的进出。血浆钙与骨液中的交换每 20min 一次。

2,磷　成人体内约含 600g 磷,85%的磷是在骨中形成羟基磷灰石以晶体形式存在,并对保持结构起作用,约 15%存在于细胞外液,主要是以无机磷形式存在。在软组织中主要以磷脂形式存在。成年人在稳定状态下经肾排泄的磷相当于肠磷吸收的总量。血浆和细胞外液的无机磷含量,成人大约为 15mmol/L。细胞外液存在反馈调节机制,是否与钙的调节相同还需进一步研究。血浆磷浓度约 1.2mmol/L。研究表明,磷大量的出入肝、肌肉和骨,但是这些器官与组织对血磷的影响是短暂的,而长期影响血磷的以肾最为重要。细胞内磷脂和磷酸化中间产物与很多重要的生物化学过程有关,包括细胞能量的产生与传输等。

3. 镁　体内的镁含量很少,成人约 25g,其中 2/3 在骨质,1/3 在软组织中。镁是体内最丰富的细胞内二价阳离子。镁在体内可催化或激活 300 多种酶,完成体内多种代谢,镁是能量转运、储存和利用的关键元素,对调节神经肌肉兴奋性也起重要作用。骨中的镁不是羟基磷灰石晶体的主要组成部分,它位于晶体表面,和骨液自由交换,对合成晶体的羟基磷灰石的研究表明,当 Mg^{2+}/Ca^{2+} 的摩尔比大约 0.2 时,镁可阻止非结晶钙磷酸盐变成羟基磷灰石,生理范围内的镁不影响羟基磷灰石形成。钙化环境中的 Mg/Ca 比增加可抑制钙化。在基质囊泡中,Mg^{2+} 防止钙-磷脂-磷复合物的聚集。Mg^{2+} 抑制 Gla 蛋白与羟基磷灰石的结合。

在整个生命过程中,骨组织不断地发生骨吸收和骨形成,在维持体内钙、磷、镁的稳定中起关键性作用。内源性的一些激素,如甲状旁腺素、降钙素以及维生素 D 的代谢产物 $1,25(OH)_2D_3$ 等,其主要作用是维持血浆钙水平的恒定,因此,它们也对骨产生一定作用。骨是钙、磷的主要储存库,骨细胞,特别是骨表面的衬细胞,实现并控制着骨与细胞外液间的钙平衡(图 1-2-1)。浸泡骨基质的骨液中,其离子成分和细胞外液、血浆不同,它含很高的钾离子和较低的钙离子(0.5×10^{-3}M)。覆盖于骨表面的衬细胞,成为骨液和细胞外液之间的界面,它像钙泵一样,使这两部分的离子通过它进行交换。

骨内的钙离子、肠道吸收的钙离子、以及肾小管重吸收的钙离子,通过细胞传输到细胞外液中。肠道钙的来源与摄入有关,也与影响肠钙吸收的多种因素有关,吸收的量可多也可少;肾小管重吸收的钙不可能超过肾小球渗出的钙;而骨来源的钙则没有限制,骨钙通过两种方式进入细胞外液,骨液中的钙离子通过骨细胞传输入细胞外液,骨液中的钙离子与骨基质中的结晶、非结晶体的钙呈物理化学平衡,它可以作为快速调节细胞液中钙离子浓度的可靠场所。当骨液的钙也不能满足需要时,例如长期低钙摄入,则引起破骨细胞性骨吸收增加,以满足机体内环境中钙的需要,上述过程的不同环节受到许多因素调节,包括饮食含钙量、消化吸收状况、甲状旁腺激素、降钙素、维生素 D 代谢产物、蛋白质代谢等。

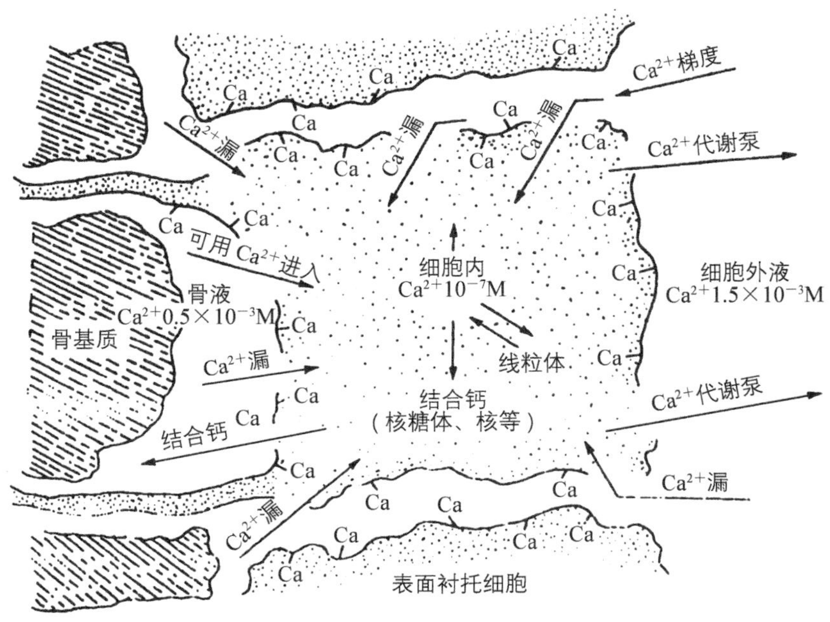

图 1-2-1　骨表面的衬细胞与骨液之间钙的交换

四、骨矿物质平衡的调节

骨的矿物质平衡的调节可归纳为三种矿物质（钙、磷、镁）的细胞内、细胞外水平的调控，它与三种亲骨性内分泌激素[甲状旁腺素、降钙素、1,25 $(OH)_2VD_3$]有关，作用于三种靶器官（骨、肾、肠）。这一骨矿物质平衡的描述框架可从整体上反映实际情况。其他因素也可涉及：pH 水平、钠、钾、氯、碳酸盐和硫等，也影响细胞对钙、磷、镁的摄取。还有一些激素，如催乳激素（prolactin）、糖皮质激素、生长激素、胰岛素、转化生长因子等，在调节骨矿水平中起到重要作用。另外，在骨、肾、肠以外的其他组织，作为亲钙性激素的靶器官，在骨矿物质平衡中也起作用，本节主要是叙述甲状旁腺素（PTH），降钙素（CT）和 1,25$(OH)_2$维生素 D_3的作用及相互关系。

（一）甲状旁腺素、降钙素、1,25$(OH)_2$维生素 D_3的一般知识

1. 甲状旁腺素（parathyroid hormone，PTH）

PTH 是由甲状旁腺的主细胞合成与分泌的多肽类激素。首先合成的是含 115 个氨基酸残基的 PTH 前体，在细胞内去掉 25 个氨基酸残基的信号肽，再去掉 N 端的一个 6 肽，最终形成含有 84 个氨基酸的 PTH，分子量 9 500，血中钙离子水平与 PTH 水平呈负相关，高血钙抑制 PTH 的合成与释放，低血钙则促进 PTH 的合成与分泌。

PTH 的靶器官是骨和肾，PTH 通过靶器官表面的特异性受体使细胞内 CAMP 水平发生变化，激活一系列生理生化反应，使血钙浓度升高，血钙浓度的升高又通过反馈方式作用于甲状旁腺，使 PTH 分泌减少，如此，使血钙浓度维持在一个狭小的范围内，保持机体内环境中钙的平衡。

人的 PTH 基因定位于 11 号染色体短臂上，与降钙素基因相毗邻，不同种属的 PTH 高度同源。在人的血液循环中，具有生物活性的是 PTH1-84 和 PTH 的 N 端片段。PTH 基因经过转录、翻译等一系列生物反应后成为有活性的 PTH（含 84 个氨基酸残基），储存在胞质内，其储存量可以最大分泌速度持续 1.5h。在生理情况下，PTH 分泌有一定规律，分泌高峰在上午 2～6 时和下午 4～7 时。PTH 分泌主要受血钙浓度调节；PTH 在血循环中的半衰期约为 2min，分泌的 PTH 能到达靶器官受体的不到 1%，这一特点使 PTH 浓度的保持依赖于其分泌速度。PTH 的受体属于 G 蛋白偶联受体超家族成员，其发挥作用时，首先与骨和肾靶细胞特异的膜结合受体结合，通过增加细胞内 CAMP 发挥作用。

PTH 具有促进骨吸收和骨形成双重作用：体内、外研究认为，其促进骨吸收的作用途径，主要是增加破骨细胞的活性和数量，表现在以下几个方面：①激活破骨细胞，成熟的破骨细胞对 PTH 没有反应，当有成骨细胞参与时，破骨细胞表现出对 PTH 的反应及骨吸收能力；②可直接刺激破骨前体细胞，增加成熟破骨细胞的数量；也可间接通过成骨细胞或基质细胞的某些因子促进破骨细胞的增殖与分化；③PTH 抑制成骨细胞分化和成熟，抑制Ⅰ型胶原和骨基质蛋白的合成。

在体内，适当浓度的 PTH 也促进骨形成，主要是通过破骨吸收过程中释放出一些生长因子（如 IGF-1，IGF-2，TGF-β 等）；PTH 也可刺激成骨细胞产生 IGF-1，这些生长因子促进成骨细胞的成熟，刺激成骨细胞的活性，产生骨形成作用。

因此，PTH 有促进骨吸收和骨形成的作用。简言之，在高浓度 PTH 时，破骨细胞的活性超过成骨细胞活性，使骨吸收大于骨形成；在低浓度 PTH 时，则成骨细胞活性超过破骨细胞，使骨形成大于骨吸收，这一特征，也是近年来将 PTH 用于治疗骨质疏松症的理论基础。

PTH 通过靶细胞上的 PTH 受体使细胞内 CAMP 产生变化而起作用，这一过程依赖活性维生素 D 协助，如果 $1,25(OH)_2D_3$ 缺乏，即使有大量 PTH，骨吸收能力和骨形成能力均下降。骨组织对 PTH 的反应有两种形式：①快速反应，即全身应用 PTH 后在 1h 内就使血清 Ca^{2+} 升高，此为骨细胞性骨溶解（osteocytic osteolysis）作用；②慢速反应，即骨细胞的功能恢复后，破骨细胞的活性和数量增加，引起骨吸收，这些现象在静脉使用 PTH 后半小时就可发生，1～24h 最明显。

PTH 对肾的作用：①对 Ca^{2+} 的重吸收的促进作用。肾小球滤液中的钙几乎全被重吸收，其中 2/3在近曲小管通过被动形式的重吸收完成。PTH 对近曲小管没有作用；其余的在升支和远曲小管被重吸收，并受到 PTH 调节。②抑制磷的重吸收：生理状况下，肾小球滤过的磷，约 80%在近曲小管重吸收，约 10%在远曲小管重吸收，约 10%由尿排出。PTH 抑制肾近曲小管、远曲小管中磷的重吸收，使尿磷增加，血清无机磷下降。同时 PTH 轻度抑制近曲小管对 Na^+、K^+、Mg^{2+}、HCO_3^- 等的重吸收。③PTH 激活肾脏 1α，羟化酶，使 $25(OH)D_3$ 转化为 $1,25(OH)_2D_3$，以增加肠道对钙的吸收。

2. 降钙素（calcitonin，CT）　降钙素由甲状腺滤泡旁细胞（或称为 C 细胞）分泌，是由 32 个氨基酸组成的肽类激素。1961 年加拿大生理学家 Copp 等首先发现有一种降低血钙的激素并命名降钙素，1963 年 Hirsch 证实降钙素为甲状腺所分泌。降钙素的化学结构及人工合成等早已解决，按照其结构及功能，有三大类降钙素，即灵长类与啮齿类；偶蹄类（如猪、牛、狗、羊等）；硬骨鱼类（如鲑鱼、鳗鱼）和禽类。它们均由 32 个氨基酸残基构成，但是氨基酸测序发现不同种属来源的 CT 是有区别的；鲑鱼降钙素的生物活性比人类降钙素高 50 倍左右。生理条件下降钙素也在不断分泌，只不过人类血中降钙素含量甚低，如果从进化层次上分析，各种动物分泌降钙素的能力依次为海洋动物＞两栖动物＞陆地动物＞哺乳动物＞人类，进化程度越低，分泌功能越强，而对人类则是一种退化性激素，分泌的量少，活性程度也低。

降钙素通过降钙素受体起作用，降钙素受体主要存在于骨、肾、脑等组织，而以破骨细胞膜最多，Nicholson 等（Endocrinology，1987，120：1902－1908）发现破骨细胞和其前体细胞上有降钙素的特异性结合位点，后来的研究表明，降钙素受体有数种亚型。降钙素与其受体结合后，通过细胞内 cAMP 和 PKA 两种途径起作用。

降钙素分泌受血钙水平调节，它与 PTH 共同参与钙代谢，但是二者对血钙的调节作用是相反的。生理情况下，降钙素的作用并不甚重要，例如，切除甲状腺对钙代谢并无多大影响。研究表明，当血钙水平达 2.37mmol/L 时，降钙素开始分泌，随着血钙浓度升高，降钙素分泌增加，从而降低血钙，其作用过程快速而短暂。

降钙素对骨的作用：主要是抑制骨吸收，是通过降低破骨细胞的活性和减少破骨细胞的数量来实现的。破骨细胞在降钙素作用下数分钟内抑制细胞代谢，它与骨基质表面接触的刷状缘皱缩，使破骨细胞的溶骨作用受到抑制。实验证明，给予降钙素后 15min 就可使破骨细胞数量减少与活性降低。降钙素也调节成骨细胞活性，增加成骨细胞碱性磷酸酶活性，促进骨形成和矿化。由于降钙素使骨钙释出减少，又从血浆中摄取钙，使血钙浓度降低，使骨形成增加，这些作用不依赖于 PTH 和维生素 D，降钙素抑制骨吸收时存在一种“逃逸现象”（escape phenomenon），即抑制骨吸收有一过性，随时间延长，则抑制作用减弱，骨吸收作用重新出现并且有所增强。临床上用降钙素治疗畸形性骨炎、癌症骨转移、骨质疏松等，有时也发现短期内用降钙素效果明显，长期观察效果欠佳。对于“逃逸现象”的原因，一种解释是破骨细胞对降钙素受体的下降以及新补充的破骨细胞可能缺乏降钙素受体。

降钙素对肾的作用：肾存在降钙素特异性受体，降钙素与受体结合，激活腺苷酸环化酶。肾是降解降钙素的主要部位，生理浓度的降钙素对肾作用不大。降钙素降低血磷的作用与肾有关，降低血钙的作用与肾无关。降钙素可促进利尿，增加钾、钠、镁、氯化物排出，减少肾小管对钙、磷的重吸收，促进尿磷的分泌。

总之，降钙素的基本生理作用是降低血钙和血磷。

3. 1,25$(OH)_2VD_3$　维生素D治疗佝偻病已有400多年的认识，直到1968年Blunt等提出维生素D的生物活性形式及甾体类激素的概念。后来研究证明，1,25$(OH)_2VD_3$是维生素D的活性代谢产物，它与PTH、降钙素被称为钙调节激素，1974年发现活化形维生素的受体，这些重要的发现深化了对骨代谢及调节的认识。

内源性维生素D_3是人体维生素D的主要来源，紫外线参与维生素D的代谢，维生素D通过淋巴管进入血液循环，与α_1球蛋白结合，转运到肝，在肝细胞的25羟化酶作用下，转变为25(OH)D，然后转运到肾皮质，再羟化为1α,25$(OH)_2D_3$，此为活性最强的维生素D代谢产物，其半衰期5～8h，它促进小肠对钙、磷的吸收，协同PTH动员骨中的钙、磷储存，维持体内钙、磷平衡。

维生素D作为一种激素，它的靶组织和靶细胞在体内分布广泛，包括骨与软骨组织(骨细胞和软骨细胞)，腺体组织(如腮腺、胰腺、甲状腺、胃内分泌细胞、垂体的TSH细胞等)，泌尿生殖系统(如肾、乳腺、子宫、卵巢、睾丸等)，神经系统(如下丘脑、延髓等)，还有黏膜和免疫系统的一些细胞等。

维生素D有广泛的作用，与骨代谢关系密切的有以下几方面：①维生素D促进小肠吸收钙、磷，是通过1,25$(OH)_2D_3$来实现的，例如，1,25$(OH)_2D_3$可诱导小肠上皮合成钙结合蛋白(calcium binding proteins，CaBP)，一个CaBP分子可结合4个钙离子；②维生素D可促进肾小管对钙、磷的重吸收，减少尿钙与尿磷，升高血钙和血磷，有促进骨形成的作用；也有人认为，肾小管对磷的重吸收是通过PTH被抑制的间接作用而实现的；③对骨骼的作用是双向的，对骨吸收与骨形成均有作用：维生素D与PTH协同促进破骨细胞的溶骨作用，并促进肠钙吸收。1,25$(OH)_2D_3$可使破骨细胞的活性和数量增加，增加破骨细胞酸性磷酸酶合成能力，使骨吸收增加。1,25$(OH)_2D_3$也可直接刺激成骨细胞，促使血液和骨中的柠檬酸与钙螯合成复合物，有利于钙盐沉积，并促成骨细胞分化和蛋白质合成，促进成骨；缺乏维生素D的佝偻病患儿，表现为成骨细胞仍能合成骨基质和胶原纤维，但是不能矿化，积聚大量未矿化的类骨质。

(二)亲骨内分泌激素的协调作用

钙、磷从小肠吸收后进入血液循环，自肾和消化道排出，按生理需要，有一部分储存在骨中。为了保持平衡，在小肠中的钙、磷的净吸收，必须通过肾的净排出来达到平衡。消化道对这些矿物质的吸收不是一个连续的过程，而是依赖于饮食摄取。在饮食中给予一定量的钙、磷、镁的情况下，吸收的效率是可变的，并不是饮食中的量多，就吸收的多。这些矿物质在肾小球的滤过是相对持续的，所以肾必须按照机体需要来调节这些离子的重吸收，体现了这些矿物质重吸收时受到调节的有效性。骨作为主要的缓冲空间，来保持血中矿物质浓度的正常水平，是由骨形成(使矿物质沉积在骨中)和骨吸收(从骨中释放出矿物质到血中)的平衡来实现的。不同的激素，通过不同的机制而作用于不同的组织器官，使这一功能得到很好的协调，以适应机体生长期中不断增长的矿物质需求，到中年时期矿物质需求相对稳定，但是，到老年时期，则矿物质缓慢丢失。

血中钙离子水平与PTH水平呈负相关，高钙血症抑制PTH的合成与释放，低钙血症促进PTH的合成与分泌。

1,25$(OH)_2D_3$的合成过程受到严密的反馈调节，当它的水平增高时，可抑制肝脏25羟化酶和肾的1a羟化酶，使1,25$(OH)_2D_3$生成减少。它的合成还受到PTH调节，体内PTH的调节使1,25$(OH)_2D_3$水平稳定，其机制可能是通过血钙对PTH的反馈调节控制，当1,25$(OH)_2D_3$水平升高时，可促进肠钙吸收使血钙升高，后者抑制PTH分泌，PTH的减少使肾1a羟化酶活性降低，抑制肾1,25$(OH)_2D_3$的合成。

当血中钙离子水平增高时，使CT分泌增加，当血钙水平降低时，CT分泌受抑制。CT总的作用是使血钙、血磷水平降低。血浆镁离子也有类似调节CT的作用，但不及血钙作用明显。胃肠道某些激素如胃泌素也刺激CT分泌。妊娠期和哺乳期女性的血中CT水平也升高。CT的生理作用，已知的有降低血钙，降低骨细胞的生理活性，对抗高血钙，抑制钙离子从骨液和骨表面向血中的快速流动，CT 对前破骨细胞的生成及破骨细胞的活性也有抑制作用，从而降低骨转换，影响骨的重建过程，但是骨重建过程的一系列变化并不引起血钙水平的变化。CT 在肾可抑制肾小管对钙、磷的重吸收，还通过抑制 1，25(OH)$_2$D$_3$ 的生成，间接抑制肠道对钙、磷的吸收。

血液、骨液与骨表面之间的钙流动是双向和快速的交换过程，也是血液与骨钙交换的主要途径。钙从血液进入骨液和骨表面，一般认为主要是靠物理一化学的调节过程，无细胞活动参与，与 CT 无关。相反，钙从骨液、骨表面向血液的流动则受骨表面、骨细胞活性的控制。PTH 刺激破骨细胞的生理活性，促进钙离子向血液流动，而 CT 可对抗 PTH 的作用，可迅速减少钙向血液的流动。但是，骨重建活动仅仅引起血钙与骨内钙的缓慢而小量的流动过程，因此不影响血钙浓度。

总之，PTH、1，25(OH)$_2$D$_3$ 以及 CT 的协调作用可概括为：当血钙浓度降低时，刺激 PTH 分泌，通过抑制肾小管对磷的重吸收，使尿磷排出增加，使血磷降低；由于 PTH 促进尿磷排出，使血磷降低，血钙升高；PTH 还通过激活肾 1a 羟化酶生成 1，25(OH)$_2$D$_3$，使小肠钙吸收增加，PTH 加速骨矿物质溶解，进一步提高血钙；血钙的升高又反过来抑制 PTH 分泌，并刺激 CT 分泌，CT 抑制肠钙吸收，抑制骨矿物质溶解，以降低血钙。

（马庆军）

参考文献

[1] Robert PH. How does bone support calcium homeostasis? Bone, 2003, 33:264-268.

[2] Posner A. The mineral of bone. Clin Orthop Rel Res, 1985,200:87-99

[3] Edward MG and Thomas AE. Chapter 7: Calcium homeostasis. In: Robert HF, Herbert K, Arthur LM. 1st ed. Orthopaedics. Health Science Asia, Elsevier Science. Mosby Inc. 2002: 195-200

[4] 过邦辅. 骨的化学. //过邦辅，主编. 矫形外科学. 第 2 版. 北京：科学技术文献出版社，2004:46-49

[5] 朱旭萍，廖二元，章振林. 骨矿物质//廖二元，谭利华主编. 代谢性骨病学. 北京：人民卫生出版社，2003:78-108

第3章

骨科生物力学基础

生物力学属边缘学科，是利用力学基本原理来研究生命现象及其规律的一门科学。骨骼系统的生物力学是医学生物力学研究的一个重要领域。骨是一种矿化的结缔组织，在人体内执行三种主要功能：一是躯体和四肢的力学支持功能；二是保护内脏的功能；三是骨组织作为体内矿物质的储存库。骨的功能与其结构、形态是互相影响并动态平衡的，这种平衡可从两方面考虑：第一，从先天因素方面，骨的结构与形态受到遗传因素方面的一定影响；第二，从后天因素方面考虑，骨承受的力学载荷是决定骨形态的主要因素。

第一节　骨的生物力学

骨是由矿物质和有机基质构成的二相复合材料，如果从组织水平观察，则骨和木材、钢材一样，具有材料生物力学的一些性质；如果从器官水平考虑，因为不同部位的骨有不同的结构，则骨还具有结构生物力学的一些性质。以上二者是分不开的。

一、基本概念

1. 力(force)　是一种使物体加速和变形的物理量。力有大小和方向，因而力是矢量(vector)。对力与物体作用进行分析时，需要满足3个条件：即力的作用点、力的方向(包括力的作用线及指向)、力的大小等必须是已知的。力的常用单位是牛顿(N)，1N是使质量为1kg的物体获得$1m/s^2$的加速度所需要的力。

2. 力的方向　以垂直角度指向或离开任何横截面表面的力叫法向力，指向表面的力叫压力，离开表面的力叫张力，与横截面平行的力叫切线力或剪力。必须将压力与压应力，张力与张应力，剪力与剪应力区别开来。应力表示每单位面积的力，应力的单位是帕斯卡(Pa)，或牛顿/平方米(N/m^2)。

3. 强度和刚度　骨是由骨皮质和骨松质组成，骨皮质和骨松质都是由板层骨构成，所以构成骨皮质和骨松质的是同一种材料，但是，由于构筑方式不同，二者在力学性能上有很大差别，主要的差别就是强度(strength)和刚度(stiffness)的不同。就功能而言，强度和刚度是骨的最重要的力学特性，如果在某一方向对某一结构施加载荷，就可测出该结构的变形，得到一条载荷—变形曲线(load—deformation curves)(图1-3-1)。

以某长骨为例，曲线的开始部分是直线，其对应区域称为弹性区，在此区域内去掉载荷则骨可恢复原状；随载荷加大并超过临界点则载荷变形关系成为曲线，其对应区域为塑形区，在此区域内即使去掉载荷，该结构仍遗留一定变形；由弹性区进入塑形区的临界点称为屈服点(yield point)；如果继续加大载荷导致材料发生破坏，例如发生骨折，此

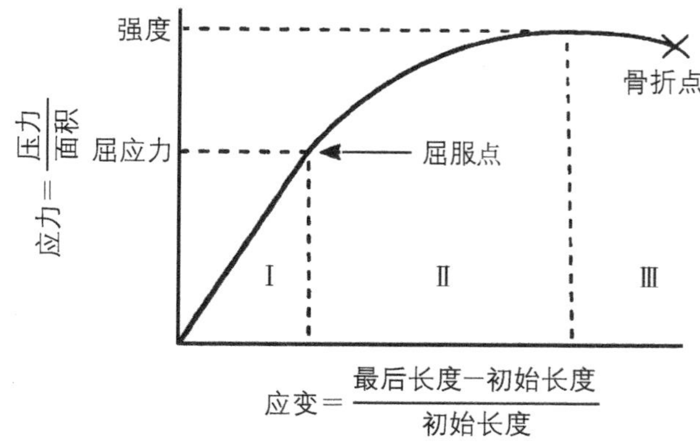

图1-3-1　载荷—变形曲线

载荷为极限载荷。图1-3-1中相对应的Ⅰ区是弹性区，Ⅱ区是塑形区，Ⅲ区是破坏区。

因此，一般将单位面积的极限载荷称为强度。载荷—变形曲线在弹性区部分的斜率被称为刚度，斜率越大刚度越高。

4. *应力和应变*　应力(stress)是物体内部一个面上由于外力作用而产生的单位面积上的力。对于均匀体而言，应力＝力/面积，应力的单位是N/m²或Pa(帕斯卡)。

应变(strain)是某结构在载荷下某一点上发生的变形，应变$=\frac{\text{最后长度}-\text{初始长度}}{\text{初始长度}}$

在材料的弹性区范围内，材料的刚度可通过应力—应变曲线的斜率来确定，正应力和线应变成正比，其比例常数(应力/应变)即为弹性模量(elastic modulus)或称杨氏模量(yong' s modulus)。弹性模量越高，所需产生一定应变的应力就越大，材料就越坚强，例如，钢的弹性模量比骨大约强10倍，钢的极限强度比骨皮质强约5倍。

二、不同载荷下骨的生物力学行为

1. *拉伸和压缩*　骨在轴向拉伸或压缩载荷下，骨内部的内力在骨截面上是均匀分布的，其单位面积的内力大小称为拉伸应力或压缩应力。骨在拉伸载荷下，可被拉长或变窄；而在压缩载荷下，则发生缩短和增宽。

2. *弯曲*　某长骨受弯曲外力时，其中性轴的一侧受到压缩应力，另一侧受到拉伸应力。由于骨的抗压缩能力＞抗拉伸能力，故受拉伸侧先发生骨折。

3. *剪切*　骨受到横向载荷作用，使骨横截面间相互错动称为剪切变形，骨组织对剪切应力的抵抗力较差。

4. *扭转*　扭转时使骨围绕其轴线旋转，在骨截面上产生剪应力；在骨的横截面和纵切面上均存在剪切应力，且在旋转中性轴的对角线平面上，拉伸应力和压缩应力最大。在骨受到扭转载荷时，至少有两点值得注意：第一，由于扭转力发生的骨折首先发生在骨表面上与最大拉伸应力垂直的平面上；第二，在骨缺损时，扭转载荷明显影响骨强度，例如，钻孔造成的骨缺损会产生应力集中，降低骨的能量吸收能力；如果是大于骨的直径的骨缺损，则可使骨抗扭转强度下降80%以上。

三、生物力学对骨生长、构型和重建的影响

1. *骨生长*　前已述及，除遗传因素外，骨承受的载荷是决定骨形态的主要因素，例如肌肉收缩对骨与软骨的生长、骨构型(modeling)和骨重建(remodeling)有明显影响。在胎儿出生前后，骨骼的生长及骨化均受到力学环境调控，由儿童到成年，骨的强度与刚度逐步增大，中年以后随年龄增长而逐渐降低。

2. *骨构型*　是骨生长过程中适应骨的力学载荷，在确定的身体轴线上，既有骨量的增加，也有与力学载荷相适应的外形的变化。这种变化服从Wolff定律，使骨在应力作用下，改变内部结构和外部形态，以适应功能需要。

3. *骨重建*　是骨的基本生理活动，骨重建过程，是由骨表面上灶性分布的多细胞基本单位(bone multicellular unit，BMU)完成的。在骨重建过程的激活阶段，生物力学因素可能是始动因素之一。另外，长期卧床可导致骨量每周丢失1%，也从一个侧面说明生物力学因素对骨重建的影响。

第二节　关节、关节软骨及其周围软组织生物力学

一、关　　节

1. *关节运动的形式*　基本上依照关节的三种轴分为三组拮抗性动作，即关节沿冠状轴运动的屈和伸，沿矢状轴运动的内收和外展，沿垂直轴的旋转运动，包括旋内和旋外、旋前和旋后。若将关节按关节面形态和运动形式来分类，则有单轴关节(只有一个运动轴，关节仅能沿该轴做一组运动)；双轴关节(有两个径为垂直的运动轴，关节可沿此二轴进行二组运动，也可进行环转运动)；多轴关节(有3个互相垂直的运动轴，能做三个轴上的全部运动)。

2. *关节的灵活性与稳定性*　关节的功能是与其灵活性相适应的，但也有各种解剖学结构保证其稳定性。关节的灵活性是以关节面的形态为基础，首先取决于关节的运动轴，运动轴越多则运动形式越多；其次取决于关节面的差，面差越大，活动范围越大，但是，从关节生物力学方面考虑，骨和关节是

运动系的被动部分，肌肉才是主动部分。在活体，所有关节在正常状态下是即灵活又稳固，即使最灵活的肩关节，其骨关节部分稳固性也是较差的，是关节周围的肌肉保证了肩关节的稳定，运动员由于强壮的肌肉在举重时才不会脱臼。

3. 各大关节研究情况　研究比较多的是人体大关节，如肩关节、肘关节、腕关节、髋关节、膝关节、踝关节等。研究内容包括关节的运动学、动力学，并结合临床讨论与关节不稳定有关的因素等。所谓运动学(kinematics)是研究关节在无外力作用下的运动范围，也就是关节在 3 个平面 6 个自由度范围的运动情况。运动范围的粗略测量可用量角仪测定，精确测量可用电子测角技术或 X 线摄影技术。所谓运动学(kinetics)是用来分析作用在关节上的力，包括静力分析(statics)和动力分析(dynamics)，静力分析是研究平衡状态下作用在关节上的力，动力分析是研究作用在身体上但总和不为零的力。

二、关节软骨

(一)主要结构与成分

关节软骨多由透明软骨构成，仅少数为纤维软骨，其厚度为 2～7mm，覆盖在关节骨端。关节软骨细胞的排列有一定层次，由表面向深层依次为表层、移行层、辐射层和钙化层。软骨基质中有 3 种成分：即胶原(占湿重 15%～22%)，蛋白多糖(占湿重 4%～7%)，水和无机盐等(占湿重 60%～80%)。透明软骨基质中的胶原为 3 条相同的 α 链构成的Ⅱ型胶原。胶原在关节软骨中的分布不均匀：表层有密集的胶原纤维与关节面平行分散排列；移行层内的胶原纤维排列不规则，纤维间隙较大；辐射层的胶原纤维与潮线垂直排列。蛋白多糖由分布不均的糖类大分子及其聚合物(large aggregating proteoglycan，简称 aggrecan)构成。关节软骨的主要功能是：①载荷扩散，以减少接触应力；②使关节面以最小摩擦力和磨损进行相对运动。

(二)生物力学性质

1. 双相性　关节软骨长期受到很高的静态的、或循环的、或重复的载荷，因此，关节软骨中的结构成分如胶原、蛋白多糖等，必须有机地构筑成强壮的、抗疲劳的形式，其坚韧的固体基质能耐受很高的应力和应变。为更好地理解关节软骨的生物力学行为，近些年来这种组织可被理解为由水相和固体相组成的双相介质。以前，因为研究技术方面的困难，一般忽略了关节软骨中水相的重要性。

2. 渗透性和黏弹性　关节软骨是多孔介质，具有渗透性。所谓渗透性(permeability)是表示液体流过多孔物质的固体基质时的摩擦阻力。当存在压力差时，液体通过多孔基质在软骨中运动或流向关节表面。正常关节软骨的渗透性很低，关节负重时水分受压流出，软骨变形。

由于关节软骨的渗透性很低，所以它的材料性能与加载和卸载的速度密切相关。快速加载时(如跳跃)，来不及将液体挤出，关节软骨表现出弹性的单相材料性能，即加载时立刻变形，卸载后立即复原。若缓慢加载，并维持恒定(如长期站立)，则在挤出液体同时，组织变形也持续增加，这种变形现象称为关节软骨的蠕变(creep)反应，即开始时快速渗出，并逐渐减少，直到胶原和糖蛋白的膨胀压和抗变形能力足以支持载荷，到达平衡变形为止，表现出黏弹性的材料性能。卸载后恢复缓慢，若给予足够时间，发生的变形仍可恢复原状。

3. 关节软骨的润滑　关节软骨的润滑形式与运动速度、载荷大小等有关，概括起来有以下几种润滑机制。

界面润滑：在重载荷下，滑液可作为界面润滑剂，吸附在软骨表面上的单层大分子可能是透明质酸蛋白复合体支持载荷。

液膜润滑：在载荷不很重、上下波动或速度很高时起作用。此液膜由原来的滑液和挤压出来的软骨组织液构成，使关节面间形成压力液膜，可在短期内支撑较大载荷。

由于关节软骨是多孔介质，具有渗透性，因此，关节软骨还有一种使基质的液体强迫性循环的润滑机制。

(三)关节软骨的磨损与退变

1. 磨损(wear)　是指通过机械作用将材料从固体表面磨掉。磨损有两种：一种是两承载面互相作用引起的界面磨损(interfacial wear)；另一种是关节接触面变形引起的疲劳磨损(fatigue wear)。前者见于退变性骨关节病时，关节缺乏润滑，使承载面直接摩擦。后者见于创伤骨关节炎时，长期应力作用下发生的关节软骨微损伤的积累。

2. 退变　原因很复杂，即有生物力学因素，也有生物化学因素。一般认为，从生物力学方面考虑，主要是关节软骨载荷过重、过频或反复加载，使软骨产生疲劳磨损，这种情况多见于运动员。从生物化学因素方面考虑，随年龄增加，软骨细胞和软骨基质发生了变化，使软骨弹性下降，从而使软骨承载能力下降，导致关节软骨磨损，此多见于老年性骨关节病。

三、关节周围软组织

（一）神经

1. 周围神经　周围神经的基本组成单位是神经纤维，由神经纤维集合成神经束，由神经束再集合成神经干。前述三种结构分别覆有神经内膜、神经束膜和神经外膜。正常状态下，周围神经在一定范围内适应外力的牵张。将神经拉伸到一定程度，会表现应力松弛现象，应力随时间延长而逐渐减小。对于一个神经干而言，由于内部神经束乃至神经纤维的力学性质有差异，在一定拉伸力作用下，有的结构已超出其弹性极限，有的还在弹性极限范围内，所以当神经干牵拉伤时，常常外观完整，而神经干内部却产生了病理改变。神经吻合时若有张力则对神经功能恢复不利。

2. 脊神经根　脊神经有31对，每对脊神经皆由与脊髓相连的前根和后根在椎间孔处合并而成，自椎管发出时覆有硬脊膜和蛛网膜延续来的鞘包绕，称为脊膜袖，但是无神经外膜和神经束膜。前、后根在脊神经节远端会合成为脊神经，硬脊膜鞘也随之成为脊神经的神经外膜。神经根的最大破坏力在鞘内部分与椎间孔内部分有差别，后者载荷大约是前者的5倍。神经根有一定活动范围，例如直腿抬高试验时神经根在椎间孔内有2～5mm活动度。如果因椎间盘突出或腰椎管狭窄挤压了神经根，则在脊柱活动时会产生对神经根的刺激。据试验，椎间盘突出挤压神经根时的接触压力为400mmHg，当然实际情况还要复杂得多。

（二）骨骼肌

骨骼肌在人体内分布广泛，约占体重40%。每一个块骨骼肌都由肌腹和肌腱构成。肌腹主要由横纹肌纤维构成，有收缩能力。整个肌腹外面包有结缔组织的肌外膜，由肌外膜发出若干纤维隔进入肌腹将其分隔为肌束，包绕肌束的膜称为肌束膜，肌束内每条肌纤维包裹的膜称为肌内膜。骨骼肌的功能是通过主动收缩产生拉应力，通过肌腱传递到骨骼引起关节活动。

1. 肌肉收缩的类型

（1）等张收缩：指整个关节运动范围内肌张力保持不变。

（2）等长收缩：指肌肉在不缩短情况下产生张力。等长收缩没有机械活动，但肌肉仍消耗能量。

（3）向心性收缩：指肌肉产生足够张力克服抵抗力，肌肉发生缩短，导致关节活动，如股四头肌收缩使膝关节伸直。

（4）离心性收缩：指肌肉不能产生足够力量，而被外载荷克服，肌肉发生伸长。

2. 肌肉收缩特性

（1）肌张力通常情况下，各部肌肉都有少数运动单位在轮流收缩，使肌肉处于轻度的持续收缩状态，保持一定的张力，称为肌张力。肌张力不产生动作，但是对于维持躯体姿势是必要的。所以静止的肌肉仍有弹性。肌肉在载荷下可被拉长，卸载后可恢复初始长度。给予载荷的大小与肌肉拉伸长度不成正比。最初肌肉很容易被拉长，随后，很小的伸长也需要很大的力。

（2）肌肉收缩速度与其载荷有关。当无外来载荷时，肌肉向心性收缩速度最大。随着载荷增加，收缩速度恢复，当载荷与肌肉产生的力相等时，肌肉不再收缩，呈等长收缩状态。

（3）肌肉产生的力与收缩时间成比例，收缩时间越长，肌肉产生的力越大。

第三节　脊柱生物力学

一、基本概念

脊柱具有支持保护胸、腹、盆腔内脏器官，保护脊髓，进行三维空间的多种运动等功能。

1. 脊柱的功能单位（functional spinal unit，FSU）　由相邻两节椎体及其椎间盘、韧带、关节突及关节囊组成。也称为脊柱的活动节段。是体现整个脊柱相似的生物力学特性的最小单位。

2. 解剖学坐标系　该坐标系是以活动节段上位椎体中心为原点建立的三维坐标系，用以描述脊柱活动节段在3个轴（纵轴、横轴、矢状轴）的平移运动和3个轴性转动运动。

3. 共轭现象　是指在同一轴上同时发生的平移和旋转活动。

4. 瞬时旋转中心　刚体在平面运动的每一瞬间，其体内有一条不动线，该线叫瞬时旋转中心。

5. 刚体　指在任何载荷下都不发生变形的物体。对脊柱而言，椎体与椎间盘等相比，其变形量小，可视为刚体，而椎间盘被称为塑性物体。

二、生物力学特点

(一)脊柱的运动

1. 三维空间六自由度运动　脊柱的每个功能单位在笛卡尔坐标系确定的三维空间，是处在纵轴、横轴、矢状轴上三维空间力和力矩作用下，有6个自由度的生理运动，相邻节段间的运动可用3个角位移和3个线位移来表示，那么脊柱的稳定性可用节段间的角度变化和节段间的位移来表示，如果脊柱本身的稳定结构受损，则某一方向的活动范围过大，表现为该方向的不稳定。

2. 共轭现象　脊柱活动的复杂性，还表现在活动中的共轭现象，即表现为脊柱节段沿一个方向的平移或旋转的同时伴有另一个方向的平移或旋转。例如，在下颈椎，侧屈时必须伴旋转，头向左倾时，棘突同时转向右侧，头右倾时棘突转向左侧；在胸椎，有多种其轭运动，其中侧屈和轴性旋转之间共轭运动最有意义，上胸椎与下颈椎相同，即侧屈时棘突同时转向凸侧，在中、下胸椎，共轭的轴性旋转与上胸椎相反，即侧屈时棘突转向凹侧，这可能与脊柱侧凸发病有关；在腰椎，轴性旋转与脊柱侧屈之间的共轭关系与颈椎和上胸椎相反，棘突转向凹侧。

3. 各节段运动范围　枕-寰-枢复合体比较复杂，寰枕关节的屈伸约13%，$C_{1\sim2}$约10°，则枕-寰-枢复合体总的屈伸范围约23°，寰枕关节有8°左右的侧屈。$C_{1\sim2}$有47°的轴向旋转，占整个颈椎旋转范围的40%～50%。$C_{3\sim7}$作为整体，左、右侧屈各49°，前屈为40°，后伸为24°，轴向旋转为左、右各为45°。伸屈范围在上胸椎为4°，中胸椎为6°，$T_{11\sim12}$约12°，侧屈范围在下胸椎约为9°，上胸椎约为6°。腰椎伸屈在$L_{1\sim2}$为12°，随节段逐渐增加，每个运动节段依次增加2°，到腰骶段可达20°。腰椎侧屈在每个节段约有6°。旋转活动在上胸椎为约9°，向下逆减，腰椎各节段均为2°，到腰骶椎为5°。

(二)脊柱的静力与动力

1. 静力学　正常人体站立时，自齿状突引铅垂线，从矢状面观察，此线通过颈椎后方，穿过C_7椎体，经胸椎前方和腰椎后方，最后通过S_1后上角。脊柱的4个生理弯曲，使得脊柱相当于一个弹性杆，能承受很大的载荷。从腰椎为例，人体站立时，重力线通过L_4椎体中心的腹侧，由此产生的前屈弯矩，需要背部肌肉和韧带来抵抗，如果重力线改变，例如平背综合征，则脊柱力线改变，肌肉必须重新调整以适应这种状态。骨盆对脊柱的静力学也有很大影响，例如骨盆向前倾斜，骶骨角度大，腰椎前凸增加。不同体位时腰椎承受载荷不一样，仰卧位时承载最小，屈曲时承载增加，坐位比站立时承载要大。

2. 动力学　人体所有活动均增加脊柱载荷，载荷的增加与活动类型、活动速度和加速度有关。以L_3腰椎椎间盘载荷为例，若仰卧位牵引时为100N，则站立位为700N，行走为850N，咳嗽时为1 100N，向前弯腰20°且双手提10kg重物时为1 850N，这说明，以上动作可使腰椎载荷增加。

(马庆军)

参考文献

[1] 戴力扬. 骨骼系统的生物力学. //胡蕴玉，主编. 现代骨科基础与临床. 北京：人民卫生出版社，2006：67-80

[2] 戴力扬译，包聚良校. 生物力学入门. 沈阳：沈阳出版社，1990

[3] Sheldon R. Simon. Orthopaedic basic science. Published by Aavidmerican Academy of Orthopaedic Surgeons, 1994

[4] David Pienkowski. Basic concepts of biomechanics. In Robert H. Fitzgerald (ed)：Orthopaedics. Mosby，2002

第4章

骨科分子生物学、免疫学基础

与其他学科一样，在骨科学领域，正越来越多地运用分子生物学和免疫学的理论成就及其技术手段，阐述与骨关节发生发育、生理调节和病损等病理生理相关的现象及其机制。分子生物学和免疫学作为基础学科，发展迅速且被生命科学领域广泛关注，因此，有大量的文献予以详细描述。现仅介绍分子生物学和免疫学的基本概念及相关的实验技术，以供在从事骨科学研究或对研究结果分析时选择应用和参考。

第一节　分子生物学的基本理论概念及相关的实验研究方法

自 1950 年以来，分子生物学在诠释生命现象及其科学规律方面一直处于前沿水平并引领学科的发展。分子生物学以生命的基础物质—核酸、蛋白质等生物大分子的结构、功能及其生物合成为主要研究对象，侧重核酸分子或基因的复制、转录、翻译和调控等过程，同时也涉及与这些过程相关的蛋白质、酶的结构和功能的研究。

一、核酸的组成及性质

(一)核酸的化学组成

核酸是存在于细胞核内的一种与细胞分化密切相关的、富含磷元素的酸性化合物，包括脱氧核糖核酸(deoxyribonucleic acid, DNA)和核糖核酸(ribonucleic acid, RNA)两大类。DNA 主要分布于细胞核和线粒体，携带遗传信息。RNA 存在于细胞质和细胞核中，参与细胞内遗传信息的表达。核酸分子的基本结构单位是核苷酸，核苷酸由含氮的碱基、戊糖和磷酸三部分构成。

碱基分为嘌呤和嘧啶。嘌呤包括腺嘌呤(adenine, A)和鸟嘌呤(guanine, G)；嘧啶包括胞嘧啶(cytosine, C)、胸腺嘧啶(thymine, T)和尿嘧啶(uracil, U)。组成 DNA 的碱基主要为 A、G、C 和 T；组成 RNA 的碱基主要为 A、G、C 和 U，二者间仅一种碱基之差。

在碱基环的某一位置可与一些化学基团(如甲基化、甲硫基化等)发生反应，成为碱基特殊形式，因在核酸中的含量稀少而称为稀有碱基。

构成 DNA 核苷酸的戊糖为 β-D-2-脱氧核糖，构成 RNA 核苷酸的戊糖为 β-D-核糖。碱基与戊糖通过糖苷键连接成核苷。核苷与磷酸通过磷酸酯键连接成核苷酸，据磷酸根的数量，形成核苷一磷酸、核苷二磷酸、核苷三磷酸。

寡核苷酸一般指 2～10 个核苷酸残基以磷酸二酯键连接而成的线性多核苷酸片段。可由人工合成，以作为 DNA 合成的引物、基因探针等，在分子生物学研究中具有广泛的用途。

(二)DNA 的结构与功能

1953 年创立的 DNA 双螺旋结构模型，不仅解析了 DNA 分子的结构特征，而且提出了 DNA 作为执行生物遗传功能的分子，在从亲代到子代的 DNA 复制过程中，遗传信息的传递方式及高度保真性，是现代分子生物学的里程碑。

组成 DNA 的核苷酸按其排列顺序及其结合方式，可分为一二三级结构。一级结构通常是通过磷酸二酯键连成的核苷酸链，由于核苷酸的差异主要表现在碱基上，因此也叫做碱基序列。现在，应用自动化 DNA 测序仪可完成对 DNA 分子碱基序列的分析，且已基本取代了酶法和化学降解法的 DNA 测序技术。在 DNA 分子中腺嘌呤与胸腺嘧啶的含量相等，鸟嘌呤与胞嘧啶的含量相等。因此,DNA 中嘌呤与嘧啶的总数相等(即 A+G=C+T)。由两条反向平行的多聚核苷酸链围绕同一中心轴盘曲而成的 DNA 分子,即为 DNA 的二级结构,两条多聚核苷酸链以碱基之间形成氢键配对而相连,即 A 与 T 配对,形成两个氢键,G 与 C 配对,形成三个氢键。碱基相互配对又叫碱基互补。DNA 在二级结构的基础上紧密折叠,形成三级结构。

在真核细胞核内,DNA 双螺旋缠绕于组蛋白构成核心颗粒;颗粒间再通过组蛋白的肽链相连接形成核小体;核小体再经多步旋转折叠形成存在于细胞核的棒状染色体,存在于细胞核中。

DNA 以作为生物遗传信息复制和基因转录的模板为基本功能,是生命遗传和个体生命活动的物质基础。

(三)RNA 的结构与功能

RNA 通常以单链形式存在,这与 DNA 双链形成螺旋不同,但在局部也可能存在二级结构或三级结构。RNA 分子比 DNA 分子小,其功能多样,种类较多,主要有信使 RNA(messenger RNA, mRNA)、核糖体 RNA(ribosomal RNA, rRNA)、转运 RNA(transfer RNA, tRNA)。各类 RNA 在遗传信息表达为蛋白质氨基酸序列过程中发挥不同的作用。

在细胞核内以 DNA 单链为模板转录生成 mRNA,出核后在胞质内为蛋白质合成提供模板。

rRNA 是细胞内含量最多的 RNA,与核蛋白体共同构成蛋白质的合成场所。核蛋白体由大、小亚基组成。

tRNA 是细胞内分子量最小的一类核酸,含有大量稀有碱基:如甲基化的嘌呤、双氢尿嘧啶、次黄嘌呤和假尿嘧啶核苷。tRNA 的作用是携带相应的氨基酸将其转运到核蛋白体上以供合成蛋白质的肽链。

除以上三种类型 RNA 外,近年来又不断发现一些 RNA 新的存在形式,对这些新的发现的研究还在深入之中,有可能或已使对 RNA 作用的认识产生革命性的变化,依其建立的新技术已显现出强大的生命力。主要包括:

1. 小核 RNA(small nuclearRNA, snRNA)　有多种类型,其碱基长度在哺乳动物中为 100~215 个核苷酸。snRNA 一直存在于细胞核中,与 40 种左右的核内蛋白质共同组成 RNA 剪接体,参与核内不均一 RNA(heterogeneous nuclear RNA, hnRNA)的修饰加工。

2. hnRNA　为存在于真核生物细胞核中的不稳定、大小不均的一组高分子 RNA(分子量为 10^5~2×10^7)的总称。hnRNA 多属信使 mRNA 的前体,包括各种基因的转录产物及其成为 mRNA 前的各中间阶段的分子。hnRNA 在细胞核内进行首尾修饰、切除内含子、拼接外显子等加工后,移至细胞质,作为 mRNA 而发挥其功能。大部分的 hnRNA 在核内与各种特异的蛋白质形成复合体而存在。

3. 微小 RNA(microRNA, miRNA)　含有茎环结构,经过 Dicer(RNA 酶Ⅲ家族中对双链 RNA 具有特异性的酶)加工后的一类非编码的小 RNA 分子(21~23 个核苷酸)。成熟的 miRNA 结合到与其互补的 mRNA 的位点,通过碱基配对调控基因表达。与靶 mRNA 不完全互补的 miRNA 在蛋白质翻译水平上抑制其表达(哺乳动物中比较普遍)或有可能影响 mRNA 的稳定性;与靶 mRNA 完全互补或几乎完全互补的 miRNA,常可引起靶 mRNA 的降解(在植物中比较常见)。miRNAs 在物种间具有高度的保守性、时序性和组织特异性。

4. 小干扰 RNA(small interfering RNA, siRNA)　是一种小 RNA 分子(21~25 核苷酸),由 Dicer 加工而成。siRNA 是诱导的沉默复合物(RNA-induced silencing complex, RISC)的主要成员,激发与之互补的目标 mRNA 的沉默。siRNA 在 RNA 沉寂通道中起中心作用,是对特定 mRNA 进行降解的指导要素。

miRNA 和 siRNA 间有诸多异同之处。二者都是经 Dicer 酶切的产物,由 22 个左右的核苷组成,在转录后和翻译水平发挥干扰作用以抑制靶基因的翻译;在发挥干扰、调节作用时都与 RISC 复合体结合。但 siRNA 通常是外源的,如病毒感染和人工插入的双链 RNA(double-stranded RNA, dsRNA)被剪切后作为外源基因进入细胞,而 miRNA 是内源性的,是一种非编码的 RNA。当细胞中导入与内源性 mRNA 编码区同源的 dsRNA 时,这种外源性的 dsRNA 进入细胞后,产生小分子干扰 RNA(siRNA)反义链,与多种核酸酶形成 RISC, RISC 具有结合和切割 mRNA 的作用,引发 mRNA 降解,从而导致基因表达沉默。由此而建立的 RNA 干扰(RNA interference,RNAi)技术具有特异性和高效性,已经成为研究基因功能的重要工具,并将在病毒性、遗传性疾病和肿瘤病的治疗方面发挥重要作用。

（四）核酸的理化性质及其应用

1. 核酸的一般理化性质及其利用　核酸为多元酸，呈强酸性；DNA 属线性大分子、黏度高，在提取制备过程中易受外力作用而发生断裂；嘌呤和嘧啶分子中含共轭双键结构，使核酸分子在紫外光 260nm 波长处出现最大吸收峰，这一性质常用于核酸的定量测定，即待测样品的光密度（optical density，OD）值越大，所含核酸的浓度越高；因为蛋白质是核酸提取过程最常混有的分子，因此利用蛋白分子在紫外光 280nm 波长处出现最大吸收峰的性质，常以 OD260/OD280 的比值作为衡量分析待测核酸的纯度（对提取核酸的纯度，其适宜比值为 1.8～2.0）。

2. DNA 的变性、复性和杂交

（1）变性：DNA 分子双链互补碱基对之间相连接的氢键，属次级键，能量较低，易断开。加热、低盐及强酸、强碱等环境条件，可促使 DNA 双螺旋结构发生松散，进而变成单链，这种现象即为 DNA 变性。DNA 分子变性只涉及二级结构改变，不伴随一级结构共价键的断裂。

（2）复性：变性的 DNA 分子在适当条件下，两条互补链可重新恢复其双螺旋构象，这种现象称为复性。热变性的 DNA 经缓慢冷却后即可复性，这一过程也叫退火。

（3）杂交：二条单链 DNA 分子间（包括单链 RNA 分子间）只要存在序列互补配对区域或配对碱基，依据变性 DNA 的复性性质并按碱基互补配对的原则（A∶T，G∶C），即可重新形成整条双链或部分双链 DNA，这一现象为核酸分子杂交。很多分子生物学实验技术应用的都是基于核酸分子杂交的原理，如 Southern Blot、Northern Blot、聚合酶链反应（polymerase chain reaction，PCR）技术等。PCR 技术现在几乎成为实验室相关研究的常规技术，实时定量 PCR（real-time quantitative PCR）由 PCR 技术发展而来，在 PCR 反应体系中加入荧光基团，利用荧光信号积累实时监测整个 PCR 进程。对荧光定量 PCR 的产物有绝对定量和相对定量二种方法，绝对定量是用已知的标准曲线来推算未知样本的量；相对定量则是取自同一组织细胞中的 DNA 靶序列的量相对于作为内参照样本（如 β-肌动蛋白，β-actin）的量的变化，比较 Ct 值是现在最为常用的相对定量方法。Ct 值是指每个反应管（体系）内的荧光信号到达设定的阈值所经历的循环数。应用数学公式（$x=2^{-\Delta\Delta Ct}$，$\Delta\Delta Ct=\Delta E-\Delta C$，$\Delta E=Ct_{sample}-Ct_{\beta\text{-}actin}$，$\Delta C=Ct_{control}-Ct_{\beta\text{-}actin}$），通过计算和比较分析样本中内参物的 Ct 值与其待测靶基因的 Ct 值，即可达到相对定量的目的。

（五）DNA 的复制与修复

在每次细胞分裂之前，DNA 作为遗传信息载体必须精确地复制自己，才能保持遗传的稳定性。DNA 分子的完整性和稳定性是复制的高度真实性的基础，一些因内外环境等因素引发的 DNA 分子损伤，一定程度上可通过 DNA 的自身修复机制相对抗。

1. DNA 的复制　DNA 由两条螺旋的多核苷酸链组成，两条链的碱基通过 A∶T 和 G∶C 之间的氢键联结在一起。在复制过程中，DNA 双链间的氢键断裂并使双链解旋，然后以每单链为模板，按碱基互补配对的原则（A∶T，G∶C），由 DNA 聚合酶催化合成新的互补链。在此过程中，每个子代 DNA 的一条链来自亲代 DNA，另一条链则是新合成的。这种复制方式称为半保留复制。DNA 的复制过程可分为启动、延伸和终止三个阶段。

在 DNA 复制起始时，拓扑异构酶和解链酶可改变和松弛 DNA 分子的空间构象，使双链 DNA 解链成单链；单链结合酶则与 DNA 单链结合，以稳定单链 DNA，也可与新复制的 DNA 单链结合，以防其降解。以亲代单链 DNA 为模板，在引物酶和由多种蛋白因子复合组成的引发前体作用下，首先合成引物，进而引发新的 DNA 单链的合成；在 DNA 聚合酶的进一步作用下，使单链 DNA 按配对互补的原则在单一方向得以延长。当 DNA 达到一定长度时，连接酶则可终止 DNA 链的继续合成。

生物体细胞 DNA 的复制多是从单个或多个固定的起始点以双向等速、连续的半保留复制方式进行的，但也存在另外的特殊形式，即在 DNA 复制过程中首先合成较小的片段（冈崎片段），在大量冈崎片段积累的基础上，再由连接酶链成大分子 DNA。

2. DNA 的损伤与修复　DNA 复制过程发生错误、DNA 组成成分的化学变化（如碱基异构互变、碱基脱氨基、脱嘌呤或脱嘧啶等），将引起 DNA 分子的自发性损伤；物理因素（如紫外线、电离辐射等）、化学因素（如烷化剂、碱基类似物、修饰剂等）将作为诱导因素引起 DNA 损伤。

DNA 损伤后存在自身修复反应机制，这种反应可使损伤的 DNA 分子恢复原有结构，重新执行原有的功能。但有时并非能完全消除 DNA 的损伤，只是使细胞能够耐受 DNA 的损伤而继续生存。DNA 的修复可通过光修复、清除修复、重组修复等反应过程完成。

二、基因的表达与调控

基因是遗传信息的物理和功能单位，它具有被表达潜势。在原核细胞中是指编码一个独立的蛋白质或 RNA 分子的遗传功能单位；在真核细胞中是指编码一个或多个蛋白质或 RNA 分子产物的、或对某一产物产生有贡献的一个转录单位。真核生物的基因是不连续的。不连续基因中的插入序列，称为内含子；被内含子隔开的基因序列称为外显子。一个基因的外显子和内含子都被转录在一条原初转录本 RNA 分子中，分子量可达 1×10^7～2×10^7。

基因组指细胞内所有遗传信息，这种遗传信息以 DNA 的形式存储。所有的遗传信息都可以作为染色体的一部分被存储并世代相传，但只有基因被表达。真核生物的基因组由只有一个可复制 DNA 序列和多个反复存在的 DNA 重复顺序组成。人类基因组 DNA 约有 10%是串联重复序列，又称卫星 DNA。按重复单位的长短，又可分为大卫星、中卫星、小卫星和微卫星。其中，将一些＜10 个核苷酸的简单重复的微卫星称为短串联重复序列，一般为 2～6 个碱基重复，以(CA)n 重复序列最为常见，是一类呈高度多态的遗传标记，不仅可用于基因组遗传连锁图的构建以及基因的定位与克隆，还可用于遗传性疾病的连锁分析、基因诊断、个人识别与亲子鉴定等。

(一)基因表达

基因表达是指基因的遗传信息通过转录和翻译的过程，成为具有生物功能的多肽和蛋白质。转录是将 DNA 核苷酸序列转变为 RNA 核苷酸序列，而翻译则是将 RNA 核苷酸序列转变为蛋白质和多肽的氨基酸序列。有些基因只转录形成 RNA 而无翻译过程，如 rRNA、tRNA 的编码基因等。

基因的表达具有时间和空间特异性。时间特异性又称阶段特异性，指在特定的环境中，按功能需要，某一特定基因的表达随时间、环境而变化；空间特异性又称组织特异性，是指同一基因产物在不同的组织器官含量有无或多寡的差异性，即在发育、分化的特定时期内不同基因产物在不同组织细胞内并非平均分布，而是按一定空间顺序出现。

(二)转录

基因转录是一酶促的核苷酸聚合过程。在依赖 DNA 的 RNA 聚合酶的催化下，以 DNA 碱基序列为指导，四种三磷酸核苷(NTP，即 ATP、GTP、CTP、UTP)间通过磷酸二酯键(3′、5′)相连进行聚合反应，形成 RNA。

RNA 聚合酶具有识别 DNA 分子中转录起始部位的启动子、使部分 DNA 双螺旋裂解从而产生单链 DNA 模板、选择正确的三磷酸核苷并催化形成磷酸二酯键、识别转录终止信号促使聚合反应的停止等多种作用。

1. 转录的过程　RNA 合成分为识别与起始、延长和终止 3 个阶段。

(1)识别：转录首先从 DNA 分子中的启动子这一特定部位开始。每一个基因均有自己特有的启动子。原核生物的启动子约有 55 个碱基对，其中包含有转录的起始位点和 RNA 聚合酶识别与结合位点两个区。在真核生物有三种 RNA 聚合酶，每一种 RNA 聚合酶都有自己的启动子类型。这一特性将有助于选择正确的转录起始位点，以保证精确起始和调节转录的速率。

(2)起始和延伸：真核生物转录起始十分复杂，往往需要多种转录因子等蛋白质分子的协助。转录因子与 RNA 聚合酶结合形成转录起始复合物，共同参与转录起始的过程。

转录的起始过程被激活后，将在同一的 RNA 聚合酶催化下发生连续的反应，使 RNA 链得以延长。转录速度是每秒钟 30～50 个核苷酸，但并不总是以恒定速度进行的。

(3)终止：DNA 模板上的转录终止信号有两种情况，一类是不依赖于蛋白质因子而实现的终止作用，另一类是依赖蛋白质辅助因子才能实现终止作用，这种蛋白质辅助因子称为释放因子或 ρ 因子。

2. 转录的后加工过程　转录反应生成的 RNA 是未成熟的、无生物活性的 RNA 前体。在酶的作用下，经剪切和剪接、末端添加核苷酸、化学修饰等加工过程，RNA 前体才能成为有活性的成熟 RNA。RNA 的加工过程主要是在细胞核内进行，但也有少数反应是在胞浆中进行的。

真核细胞 RNA 的合成及加工过程要比原核生物复杂得多，而且有其自身的特点：①真核细胞的转录过程在细胞核内进行，而翻译过程在细胞浆中进行，转录和翻译两个过程在时间和空间上是分开的，而原核生物的转录和翻译过程是紧密偶联的；

②真核细胞中的 RNA 前体分子，特别是 mRNA 前体分子，要经过剪接、切掉内含子部分，然后再将外显子部分拼接起来等复杂的加工过程才能成为成熟的、可翻译蛋白分子的有功能的 mRNA 分子；③真核细胞中有四种 RNA 聚合酶，分别催化生成不同的 RNA，而原核细胞只有一种 RNA 聚合酶；④真核细胞中，一个转录单位只编码一条多肽链，称为单顺反子，而原核细胞的一个转录单位往往编码多条多肽，为多顺反子；⑤真核细胞中，大多数转录物在细胞内降解，仅有 20%左右的 mRNA 前体分子转变成成熟的 mRNA，其余大部分在细胞核内降解。

3. 反转录　RNA 肿瘤病毒含有 RNA 依赖的 DNA 聚合酶（反转录酶），以 RNA 为模板，在有 4 种 dNTP 存在及合适条件下，按碱基互补配对的原则，合成互补 DNA（complementary DNA，cDNA）。有的反转录病毒还带有癌基因，即有的反转录病毒有致癌作用。

病毒感染寄主细胞时，病毒外膜与寄主细胞膜融合，病毒 RNA 及反转录酶进入寄主细胞胞质。在反转录酶的作用下，RNA 反转录生成由病毒编码的互补的 cDNA，以其为模板进而形成双链 DNA，双链 DNA 在细胞核内与寄主细胞的 DNA 整合。病毒 DNA 可保持在整合状态，并可传给寄主细胞的后代，也可再转录为病毒 RNA，并翻译成病毒蛋白质，形成新的病毒颗粒，以芽植式离开宿主细胞。这种反转录病毒一般不会杀死宿主细胞。

因反转录病毒可有效地整合至靶细胞基因组并稳定持久表达所带的外源基因，且不会引起宿主细胞消亡及其基因组发生重排等特点，而作为外源性基因转染的常用载体，以应用于分析验证基因功能乃至基因治疗。

（三）翻译

翻译过程需要核糖体、mRNA、tRNA、氨酰 tRNA 合成酶、可溶性蛋白质因子等大约 200 多种生物大分子协同作用来完成。

1. mRNA 是合成蛋白质的直接模板　mRNA 分子中的碱基序列直接由 DNA 的转录而来，作为蛋白质生物合成的直接模板，决定蛋白质分子中的氨基酸排列顺序。这种信息的转变是通过遗传密码来实现的。在 mRNA 碱基序列中，从 AUG 开始，每三个连续的碱基组成一个密码子，代表一个氨基酸，这就构成了一个连续不断的阅读框，直至终止码 UAA、UAG、UGA。mRNA 中的四种碱基可以组成 64 种密码子，共代表 20 种氨基酸，如果在阅读框中间插入或缺失一个碱基就会造成移码突变，引起突变位点下游氨基排列的错误。

mRNA 除含有编码区外，两端还有非编码区。非编码区可维持 mRNA 活性，并被认为是与核糖体结合的部位。

2. tRNA 是氨基酸的运载工具　mRNA 携带的遗传信息被翻译成蛋白质一级结构，但 mRNA 分子与氨基酸分子之间并无直接的对应关系。tRNA 分子中有一个反密码环，环上的三个反密码子可与 mRNA 分子中的密码子靠碱基配对原则而形成氢键，达到相互识别的目的。由 tRNA 携带的氨基酸递交给 mRNA 以进行肽链的合成和延长的过程。

3. 核糖体是蛋白质分子合成的场所和装配机　核糖体是由 rRNA 和几十种蛋白质组成的亚细胞颗粒，包括大、小两个亚基。位于胞质内，可分为两类，一类附着于粗面内质网，主要参与白蛋白、胰岛素等分泌性蛋白质的合成，另一类游离于胞浆，主要参与细胞固有蛋白质的合成。

4. 蛋白质分子合成的过程　蛋白质生物合成包括活化及其与专一 tRNA 的连接、肽链的合成和新生肽链的加工三大步骤。其中心环节是肽链的合成，即蛋白质合成的起始、延长和终止，因为有关的生化反应均在核糖体发生，因此也称为核糖体循环。

mRNA 通过其核糖体结合位点连接于核糖体的小亚基；氨基酸经特异性的氨酰 tRNA 合成酶催化下与 tRNA 结合生成含高能酯键的氨酰基 tRNA。在起始因子的作用下，氨酰基 tRNA 通过其反密码子与连接在核糖体上 mRNA 的密码子配对，将携带的氨基酸传递给 mRNA。在多肽链上每增加一个氨基酸都需要经过氨基酰-tRNA 与核糖体结合、转肽和移位 3 个核糖体循环的步骤，使肽链从氨基端（N 端）向羧基端（C 端）得以延长。当出现 mRNA 出现终止密码子时，tRNA 的反密码子将失去识别作用并在释放因子参与下终止肽链的合成。

5. 翻译后加工　新生的肽链经过折叠、亚基聚合等加工过程，形成其自然的空间结构，成为具有四级结构的蛋白质。除此，一些蛋白质在翻译后还需经过酶促的化学修饰，通过蛋白水解作用切除一些肽段或氨基酸，以及蛋白质分子内某些氨基酸残基的修饰如磷酸化、羟化、脂化、乙酰化、甲基化、糖基化等翻译后加工过程或环节。

(四)基因表达的调控

从基因的活化、转录起始、转录后加工、mRNA降解直至蛋白质翻译、翻译后加工修饰及蛋白质降解,基因的表达调控是在多水平上进行的。其中,转录起始是基因表达的基本控制点。

对于生物体,有些基因产物在整个生命过程中都是需要的或必不可少的。这类产物的编码基因在生物体几乎所有的细胞中持续表达,因此通常被称为管家基因或组成型基因,如β-actin。与管家基因不同,另有一些基因表达水平易受环境变化的影响。在特定环境中,基因表达增强的过程称作诱导;基因表达水平降低的过程称作阻遏。刺激诱导发生的分子称为诱导因子(剂),引起阻遏发生的分子称为阻遏因子(剂)或辅助阻遏(因子)剂。

1.原核生物基因表达的调控　原核细胞缺乏核,所以原核基因表达时转录与翻译过程紧密偶联;原核生物如细菌的大多数基因按功能相关性成簇地串联,形成操纵子。一个操纵子只含一个启动序列及数个可转录的编码基因。这些基因在同一操纵子机制下共同开启或关闭。因此,操纵子调节机制在原核基因调控中具有普遍的意义。

原核生物的调节蛋白分为三类:特异因子、阻遏蛋白和激活蛋白。特异因子决定RNA聚合酶对一个或一套启动序列的特异性识别和结合的能力;阻遏蛋白可结合操纵序列,阻遏基因转录;激活蛋白可结合启动序列邻近的DNA序列,促进RNA聚合酶与启动序列的结合,增强RNA聚合酶活性。

2.真核生物基因表达的调控

(1)转录因子:真核生物RNA聚合酶形成的起始复合物只有很弱的转录活性,在没有其他蛋白参与的情况下,组装缓慢且不稳定。转录因子通过结合在启动子附近的顺式作用位点调节转录的起始效率。按功能特性可将转录因子分为

1)基本转录因子:RNA聚合酶所特有和专一的转录因子。

2)转录激活因子:可通过与DNA-蛋白质、蛋白质-蛋白质的相互作用以刺激基因转录的调节因子。

3)转录抑制因子:可通过与DNA-蛋白质、蛋白质-蛋白质相互作用以抑制基因转录的调节因子。

(2)顺式作用元件:顺式作用元件是指供转录因子结合的DNA序列位点。按功能特性,真核基因顺式作用元件分为启动子、增强子及沉默子,主要是参与基因表达的调控,自身不编码任何蛋白质。

在结构方面,增强子与启动子非常相似,都是由若干组件组成,有些组件既是增强子的组成部分又是启动子的组成部分;增强子与启动子可独立分隔,又存在连续或交错现象。在功能上,增强子与启动子常表现为相互协同作用。

(3)反式作用因子:大多数真核转录调节因子由某一基因表达后,可通过与另一基因的特异顺式作用元件相互作用,从而激活另一基因的转录,这种调节蛋白称反式作用因子。反式作用因子可被诱导合成,其活性也受多种因素的调节。

第二节　骨科学常用的免疫学检测技术及其理论基础

免疫系统由免疫器官、免疫细胞和免疫分子组成。依据免疫器官的作用,可分为中枢免疫器官和周围免疫器官;具有免疫功能的细胞包括造血干细胞、淋巴细胞系、单核吞噬细胞系、粒细胞系、红细胞以及肥大细胞和血小板等;产生的免疫分子包括免疫细胞膜分子,如抗原识别受体分子、分化抗原分子、主要组织相容性分子以及一些其他受体分子等,也包括由免疫细胞和非免疫细胞合成和分泌的分子,如免疫球蛋白分子、补体分子以及细胞因子等。

一、抗　原

抗原是指能刺激机体免疫系统,诱导免疫应答并能与应答产物如抗体或致敏淋巴细胞发生特异性反应的物质。

免疫源性是抗原物质的重要性质,主要由抗原自身所具备的异物性及其理化特性(如球形或颗粒状、多支链的大分子蛋白物质)和特异性所决定。抗原的特异性是指被免疫系统识别或与相应抗体、致敏淋巴细胞结合时抗原间的区别性与选择性,由抗原决定簇(表位),即抗原性物质表面决定该抗原特异性的特殊化学基团所决定。

依据抗原的来源,可分为外源性抗原及内源性抗原。主要包括:①异种抗原,即与宿主不是同一种属的抗原物质,免疫原性比较强,容易引起较强的免疫应答;②同种异型抗原,即同种间不同个体

的特异性抗原，其免疫原性较异种抗原弱，可在同种间引起一定程度的免疫应答；③自身抗原，指能诱导宿主发生自身应答的物质。正常情况下免疫系统对自身物质不作为抗原来对待，但当机体受到外伤或感染等刺激时，可使隐蔽的自身抗原暴露或其结构发生变化，或免疫系统发生异常，免疫系统将自身物质当作抗原性异物来识别，诱发自身免疫应答，引起自身免疫病。

尽管骨与关节不属免疫器官，但组成骨与关节的细胞及其细胞外基质的蛋白组分（如胶原蛋白和生长因子等非胶原蛋白）则具有免疫原性，机体对异体骨与关节组织细胞同样会发生免疫排斥反应。长期大量的研究资料表明，在新鲜同种异体骨移植时，宿主可通过对植入骨组织抗原的摄取、处理和提呈，导致宿主 T 细胞和 B 细胞激活、增殖和分化，而发生细胞免疫和体液免疫排斥反应，其中以细胞免疫排斥反应占主导地位，这是同种异体骨移植后产生免疫排斥反应的基本过程。同种异体骨抗原物质主要存在于骨髓基质细胞、造血细胞、血管内皮细胞、树突细胞、巨噬细胞、骨膜细胞、骨系细胞和免疫原活性较低的细胞外骨基质蛋白分子，以细胞膜表面糖蛋白为其抗原的主要成分，它们受主要组织相容性复合体（major histocompatibility complex，MHC）基因的控制，在人类称 HLA 基因。

除异种（体）组织移植可产生免疫反应外，类风湿关节炎、强直性脊柱炎等被认为属于自身免疫性疾病。细胞免疫研究也发现，椎间盘组织中的Ⅰ、Ⅱ型胶原、糖蛋白和软骨终板基质是潜在的自身抗原，可激发机体产生由迟发超敏反应性 T 细胞和细胞毒性 T 细胞介导的细胞免疫反应，导致椎间盘的早期退变。Ⅳ型胶原也参与了椎间盘组织的免疫反应，是椎间盘退变的早期指标之一。

二、抗　　体

在抗原刺激下，浆细胞将合成分泌具有与相应抗原发生特异性结合的球蛋白，即具有免疫功能的球蛋白。免疫球蛋白（immunoglobulin，Ig）通常是一组具有抗体活性和（或）抗体样结构的球蛋白，存在于血液和其他体液（包括组织液和外分泌液）中，约占血浆蛋白总量的 20%；还可分布在 B 细胞膜表面，称为膜表面免疫球蛋白。Ig 的结构具有不均一性，可分为不同的类型；多数 Ig 具有抗体活性，可以特异性识别与结合抗原，并引发一系列生物学效应。因此，所有的抗体均属免疫球蛋白，但并非所有免疫球蛋白都是抗体。

抗体的基本结构单位为两对沿长轴对称排列的多肽链，一对是完全相同的、氨基酸序列较短的轻链（L 链，每条约含 220 个氨基酸）；另一对为完全相同的、氨基酸序列较长的重链（H 链，每条约含 440 个氨基酸）。

根据 Ig 分子重链恒定区的结构及其与抗原结合特异性的不同，可将 Ig 分为 IgG、IgM、IgA、IgE、IgD 五类。

Ig 分子的重链（H）和轻链（L）各区段可通过各自链内二硫键折叠成彼此相似球状结构，担负特定免疫学功能，称为功能区。L 链有两个功能区，称为 VL、CL。IgG、IgA 的 H 链有一个 VH 和三个 CH（CH1、CH2、CH3）功能区；IgM、IgE、IgD 的 H 链有一个 VH 和四个 CH（CH1、CH2、CH3、CH4）功能区。其中，VH、VL 功能区为抗原结合部位；CL、CH1 功能区为遗传标记部位；CH2 功能区存在补体结合位点；CH3 功能区可固定组织细胞；CH3、CH4 功能区还参与机体Ⅰ型变态反应。

Ig 分子可被许多蛋白酶水解，产生不同的片段。免疫学研究中常用的酶是木瓜蛋白酶和胃蛋白酶。用木瓜蛋白酶水解 IgG 分子，可将其裂解为三个片段，即两个完全相同的抗原结合片段（fragment of antigen binding，Fab）和一个可结晶片段（fragment crystallizable，Fc）；胃蛋白酶水解后的 IgG 分子，将裂解为一个大分子 F(ab′)片段和若干无活性小分子多肽片段 pFc′。

三、免疫学常用的检测技术方法

免疫学检测技术是建立在抗原抗体特异性反应基础之上的。抗原抗体的结合实质上是抗原表位与抗体超变区中抗原结合位点之间的反应，由于二者在化学结构和空间构型上呈互补如同钥匙和锁的关系，所以抗原与抗体的结合具有高度的特异性。较大分子的蛋白质常含有多种抗原表位，若两种不同的抗原分子上有相同的抗原表位，或抗原、抗体间构型间存在部分相同，可出现交叉反应。

在体外，抗原抗体反应可分为两个阶段。开始为抗原与抗体发生特异性结合的阶段，反应发生快，仅持续几秒至几分钟，不出现可见反应；其后为可见反应阶段，即抗原抗体复合物在环境因素（如电解质、pH、温度、补体）的影响下，进一步交联和聚集，表现为凝集、沉淀、溶解、补体结合介导等肉眼可见的生物反应现象。第二阶段反应慢，往往需要数分钟至数小时。实际上，两个阶段难以严格区分，而且两个阶段的反应所需时间亦受多种因素和反应条件的影响，若反应开始时抗原抗体浓度较大且两者比较适合，则可迅速发生可见反应。

(一)微量物质的免疫学检测技术

将免疫学的特异性与放射性核素、酶学和荧光素方法的高敏感性相结合，产生了一系列微量物质的体外免疫学检查技术方法，在实验中广泛应用。

1. *放射免疫分析*　使用以放射性核素作标记的抗原或抗体来测定抗体或抗原量的技术。方法灵敏，常用于一般方法难于测定的微量物质(如体液或血液中的激素等)含量。

(1)标记抗体的免疫放射技术：采用过量的标记抗体与待测抗原的非竞争性结合反应，然后加入固相的抗原吸附剂以结合游离的标记抗体，离心去沉淀，测定上清液中的放射性强度，从而推算出待测样品的抗原含量。根据试验设计的特点，可分为直接、双抗体夹心法、间接法等。

(2)标记抗原的放射免疫技术：用放射性同位素标记抗原，当标记抗原和未标记抗原一起加入相应的抗体时，两种抗原将发生相互竞争，生成有标记抗原和抗体复合物以及非标记抗原和抗体复合物。生成标记抗原抗体复合物与非标记抗原的含量在一定的限度内是成反比的，所以利用这个原理去测定未知抗原或抗体。

2. *免疫酶技术*　酶联免疫吸附分析(enzyme linked immunosorbent assay，ELISA)是最常用的方法，以酶代替放射性核素进行标记，通过测定酶活性，以定量检测待测抗原或抗体，根据检测目的和操作步骤的不同，其基本原理类同于放射免疫分析。

(二)免疫组织化学技术

免疫组织化学技术可对待测标本中组织细胞内的抗原进行定位、定性及定量分析，现在以免疫荧光法和免疫酶标记法的应用最为广泛。应用免疫组织化学对标本组织切片中待检物的定性依赖于抗体或抗原的性质和特异性，定位主要由组织切片中抗原-抗体复合物沉积部位所决定，定量一般用显色反应的相对灰度值或荧光强度来衡量。

1. *免疫荧光法*　免疫荧光法包括荧光抗体和荧光抗原技术，具有特异、快速、灵敏和对细胞或组织定位准确等优点。但有荧光强度会随时间的延长而衰减，使结果不易长期保存等缺点。

应用荧光素标记已知的抗体或抗原分子，当与其相对应的抗原或抗体发生反应时，在形成的复合物中就带有一定量的荧光素，在荧光显微镜下就可以看见发出荧光的抗原一抗体结合部位，从而可确定组织中某种抗原的定位，进而进行定量分析。常用的荧光素有以下几种。

(1)异硫氰酸荧光素(fluorecein isothiocyante，FITC)：为黄色、橙黄色或褐黄色结晶粉末，有两种异构体，易溶于水和乙醇等溶剂。分子量为389D(道尔顿)，最大吸收光谱为490～495μm，最大发射光谱为520～530μm，呈现明亮的黄绿色荧光，是最常用的标记抗体的荧光素。

(2)四甲基异氰酸罗达明(tetrametrylrhodarnine isothiocyante，TRITC)，是一种紫红色粉末，较稳定，是罗达明的衍生物。最大吸收光谱550μm，最大发射光谱620μm呈橙红色荧光，与FITC发射的黄绿色荧光对比鲜明。

按照抗原抗体的反应步骤，免疫荧光法可分为：

(1)直接法：用荧光素标记的特异性抗体直接与待测样本中的相应抗原发生反应。

(2)间接法：先用特异性抗体与待测样本中的相应抗原反应，漂洗切片以去除未结合的抗体，再用荧光素标记的抗特异性抗体(间接抗体)与特异性抗体相结合，形成抗原-特异性抗体-间接荧光抗体的复合物。由于复合物含有比直接法更多的荧光抗体，因此较直接法更为灵敏。

(3)补体法：先用特异性的抗体和补体的混合液与待测样本中的抗原反应，形成抗原-抗体-补体复合物，再用抗补体的荧光抗体与复合物反应，进一步形成抗原-抗体-补体-抗补体荧光抗体的四重复合物。荧光显微镜下所见荧光部分即为抗原所在的部位。补体法具有敏感性强的优势，同时适用于各种不同种属来源的特异性抗体的标记显示，是不同种属动物抗体检测的最常用方法。

(4)双重免疫荧光法：检测同一组织细胞标本中的两种抗原时，可进行双重荧光显示，即应用两种不同的荧光素分别标记两种不同的特异性抗体(如抗A和抗B)，两种荧光抗体按适当比例混合后，采用直接法与待测标本发生反应后，荧光显微镜下可见两种不同荧光的抗原抗体复合物，可明确显示出两种抗原的定位。

2. *免疫酶染色法*　免疫酶染色法是借助酶细胞化学等手段显示组织抗原(或抗体)的新技术，是在免疫荧光法的基础上发展起来的。免疫酶法的基本原理与免疫荧光法有所相似，免疫酶法是将酶以共价键的形式结合在抗体上，制成酶标抗体，再借助酶对底物的特异催化作用，生成有色的不溶性产物或具有一定电子密度的颗粒，于光镜或电镜下进行细胞表面或细胞内部各种抗原成分的定位。

免疫酶染色法与免疫荧光法相比较，具有以下优点：酶反应产物呈现的颜色不仅能在一般的普通生物显微镜下观察，而且其产物因具有一定的电子密度也可在电镜下观察（免疫电镜技术），光镜与电镜的结合，使灵敏度进一步提高，标本又能长期保存，并能加设 HE 染色等其他复染，有利于将被检测物质与病变的形态学改变联系起来（定性与定位），弥补了免疫荧光法的不足。

用于标记的酶有辣根过氧化物酶（horse radish peroxidase，HRP）、碱性磷酸酶、葡萄糖氧化酶等，其中以 HRP 最为常用。HRP 是由无色酶蛋白和深棕色的铁叶结合组成的一种糖蛋白，等电点 3～9，最适 pH 为 5.0 左右。免疫酶法与免疫荧光法大致相同，也可以分为以下几种。

（1）直接法：用酶标记的特异性抗体直接与标本中的相应抗原反应结合，在抗原-抗体复合物中，标记于特异性抗体的酶，可用酶的作用底物进行显色反应，其有色产物即沉积在抗原-抗体反应的部位。二氨基联苯胺（diaminobenzidine，DAB）常作为 HRP 的作用底物，反应后呈现棕色反应颗粒产物（有市售的 DAB 显色试剂盒）。

直接法具有简便、快速、特异性强、非特异性背景低等优点，但每种抗原必须用酶标记的专一特异性抗体，且敏感性较间接法低。

（2）间接法：先用未标记的特异性抗体（Ⅰ抗）与待测标本中相应抗原反应形成Ⅰ抗一抗原复合物，再用酶标记的抗体与复合物中的特异性抗体（Ⅰ抗）反应，进一步形成酶标Ⅱ抗-Ⅰ抗-抗原复合物，通过酶显色方法以间接显示抗原部位。

间接法较为敏感，并且用一种酶标抗体与多种类的特异性（Ⅰ抗）配合可检查多种抗原，如当检测骨或软骨组织中碱性磷酸酶、Ⅰ和Ⅱ型胶原时，如果由免疫兔产生的碱性磷酸酶抗体、Ⅰ型胶原抗体、Ⅱ型胶原抗体作为一抗，那么，用 HRP 标记的抗兔的免疫球蛋白可作为三者通用的二抗。

（3）酶桥法：酶桥法是为克服因酶标记抗体的过程所造成的对酶活性和抗体效价的不良影响而建立的。其基本原理是：免疫同一动物，以同时制备抗酶抗体和特异性抗体（与待测抗原可发生特异性反应，即间接法中所定义的Ⅰ抗）的二种抗体；应用Ⅱ抗作桥，将抗酶抗体和特异性抗体（Ⅰ抗）桥接起来，形成抗酶抗体-Ⅱ抗-Ⅰ抗的复合物；通过酶（常用 HRP）与抗酶抗体的免疫反应，使酶与抗酶抗体结合，进一步形成酶-抗酶抗体-Ⅱ抗-Ⅰ抗的四种复合物；当应用该四种复合物检测待测样本时，特异性抗体（Ⅰ抗）将与样本中的抗原发生免疫反应，进而形成酶-抗酶抗体-Ⅱ抗-Ⅰ抗-抗原的五种复合物，再经酶催化底物的显色反应后，即可显示抗原所在的部位。

作为桥的Ⅱ抗（即桥抗）必须对特异性抗体（Ⅰ抗）和酶抗体都具有特异性，这样才能将二者相连起来。如特异性抗体（Ⅰ抗）和酶抗体都是经免疫兔产生的，再用羊抗兔 IgG 作为桥抗体就能将两者连接起来。在这一过程中，由于任何抗体均未进行酶标记的化学操作过程（酶是通过免疫学原理与抗酶抗体结合的），因此避免了共价连接对酶活性的影响，提高了方法的敏感性，同时也节省了特异性抗体（即Ⅰ抗）的用量。

（4）非标记过氧化物酶一抗过氧化物酶（peroxidase-antiperoxidase，PAP）法：是在酶桥法等技术上建立的，其基本原理与酶桥法相似，所不同的是，将酶（HRP）和抗酶抗体制成复合物以代替酶桥法中的抗酶抗体和随后结合的酶，将两个步骤合并为一个步骤，这不仅简化了操作步骤，而且其结构稳定，酶分子不易脱离，呈色反应增强，敏感性得以提高。PAP 法的不足之处在于 PAP 的制备较为复杂。

（5）碱性磷酸酶一抗碱性磷酸酶（Alkaline phosphatase antialkaline phosphatase，APAAP）法：是在 PAP 法的基础上，用碱性磷酸酶替代 HRP 而建立的一种方法，通过 APAAP 复合物中的 AKP 催化底物显色以显示抗原物质。

APAAP 法与 PAP 法敏感性相似，主要用于内源性过氧化物酶含量较高的组织细胞（如血、骨髓、脱落细胞涂片等）的免疫组织化学染色。

（6）抗生物素-生物素-过氧化酶复合物（avidin biotin-peroxidase complex technique，ABC）法：抗生物素（卵白素）是一种糖蛋白，具有四个结合位点，能与小分子生物素结合，亲和力极强。其基本原理同 PAP 法。

（邓廉夫）

■参考文献

[1] Jawdekar GW and Henry RW. Transcriptional regulation of human small nuclear RNA genes. Biochim Biophys Acta, 2008, 1779(5):295-305

[2] 王世华,边春景,赵春华. micro RNA 在胚胎干细胞中的表达及作用. 遗传,2008,30(12):1545-1549

[3] Djupedal I and Ekwall K. Epigenetics: heterochromatin meets RNAi. Cell Res, 2009, 19(3):282-295

[4] Pfander D, Cramer T, Schipani E, et al. HIF-1alpha controls extracellular matrix synthesis by epiphyseal chondrocytes. J Cell Sci,2003,116(Pt 9):1819-1826

[5] Kobayashi S, Baba H, Uchida K, et al. Effect of Mechanical Compression on the Lumbar Nerve Root: Localization and Changes of Intraradicular Inflammatory Cytokines, Nitric Oxide, and Cyclooxygenase. Spine, 2005, 30(15):1699-1705

[6] Borgen E, Pantel K, Schlimok G, et al. A European interlaboratory testing of three well-known procedures for immunocytochemical detection of epithelial cells in bone marrow. Results from analysis of normal bone marrow. Cytometry B Clin Cytom, 2006, 70(6):400-409

[7] Naseri M, Moazzeni SM, Pourfathollah AA. APAAP complex: production and usage in immunocytochemical and immunohistochemical staining. Hum Antibodies, 2007, 16(3-4):107-115

第5章

骨科诊断基础

第一节　骨科体格检查

一、基本原则

(一)全身状况

人体作为一个整体,不能只注意检查局部而忽略了整体及全身情况。尤其是多发创伤患者往往骨折、脱位、伤口出血表现得比较明显。如果只注意局部骨折、脱位情况,而忽略了内出血、胸、腹、颅内等情况,就会造成漏诊。所以一定要注意外伤患者的生命体征,争取时间而不至于延误病情,做到准确及时地诊断和处理。

(二)检查顺序

一般先进行全身检查再重点进行局部检查,但不一定系统进行,也可先检查有关的重要部分。既注意局部症状、体征明显的部位,又不放过全身其他部位的病变或其他有意义的变化,如膝关节的疼痛可能来自腰髋的疾病。膝、髋关节的窦道可能来自腰椎等。检查者对每一部位要建立一套完整的检查程序和顺序,从而避免遗漏一些资料。

一般按视诊、触诊、动诊、量诊顺序进行。

1. 先健侧后患侧,有健侧做对照,可发现患侧的异常。

2. 先健处后患处,否则由于检查引起疼痛,易使患者产生保护性反应,难以准确判定病变的部位及范围。

3. 先主动后被动,先让患者自己活动患肢,以了解其活动范围、受限程度、痛点等,然后再由医生做被动检查。反之,则因被动检查引起的疼痛、不适会影响检查结果的准确性。

(三)充分暴露、两侧对比

检查室温度要适宜,光线充足。充分暴露检查的部位是为了全面了解病变的情况,也便于两侧对比。两侧对比即要有确切的两侧同一的解剖标志,对患者进行比较性检查,如长度、宽度、周径、活动度、步态等。

(四)全面、反复、轻柔、到位、多体位

1. 全面　不可忽视全身检查,不能放过任何异常体征,有助于诊断以防止漏诊。

2. 反复　每一次主动、被动或对抗运动等检查都应重复几次以明确症状有无加重或减轻,及时发现新症状和体征。尤其对于神经系统定位,应反复检查。

3. 轻柔　检查操作时动作要轻柔,尽量不给患者增加痛苦。

4. 到位　检查关节活动范围时,主动或被动活动都应达到最大限度。检查肌力时肌肉收缩应至少5s,以明确有无肌力减弱。

5. 多体位检查　包括站立、行走、坐位、仰卧、俯卧、侧卧、截石位等姿势。特殊检查可采取特殊体位。

(五)综合分析

物理学检查只是一种诊断方法,必须结合病史、辅助检查及化验等获得的各种信息,综合分析,才能得出正确诊断。任何疾病在发展过程中,其症状和体征也会随之发生变化。同一疾病在不同阶段有不同的症状和体征。同一症状和体征在不同阶段其表现和意义也各不相同。必须综合考虑病史、物理检查、辅助检查综合做出诊断。

二、基本内容

(一)视诊

观察步态有无异常，患部皮肤有无创面、窦道、瘢痕、静脉曲张及色泽异常，脊柱有无侧凸、前后凸，肢体有无畸形，肌肉有无肥大和萎缩，软组织有无肿胀及肿物，与健侧相应部位是否对称等。

(二)触诊

①检查病变的部位、范围，肿物的大小、硬度、活动度、压痛，皮肤感觉及温度等。②检查压痛时，应先让被检查者指明疼痛部位及范围，检查者用手从病变外周向中央逐步触诊。应先轻后重、由浅入深，注意压痛部位、范围、深浅程度、有无放射痛等，并注意患者的表情和反应。③有无异常感觉如骨擦感、骨擦音、皮下捻发感、肌腱弹响等。④各骨性标志有无异常，检查脊柱有无侧凸可用棘突滑动触诊法。

(三)叩诊

主要检查有无叩击痛。为明确骨折、脊柱病变或做反射检查时常用叩诊，如四肢骨折时常有纵向叩击痛；脊柱病变常有棘突叩痛；神经干叩击征(Tinel 征)即叩击损伤神经的近端时其末端出现疼痛，并逐日向远端推移，表示神经再生现象。

(四)动诊

包括检查主动运动、被动运动和异常活动情况，并注意分析活动与疼痛的关系。注意检查关节的活动范围和肌肉的收缩力。先观察患者的主动活动，再进行被动检查。当神经麻痹或肌腱断裂时，关节均不能主动活动，但可以被动活动。当关节强直、僵硬或有肌痉挛、皮肤瘢痕挛缩时，则主动和被动活动均受限。异常活动包括以下几种情况：①关节强直，运动功能完全丧失；②关节运动范围减小，见于肌肉痉挛或与关节相关联的软组织挛缩；③关节运动范围超常，见于关节囊破坏，关节囊及支持韧带过度松弛和断裂；④假关节活动，见于肢体骨折不愈合或骨缺损。

(五)量诊

根据检查原则测量肢体长度、周径、关节的活动范围、肌力和感觉障碍的范围。

1. 肢体长度测量　测量时患肢和健肢必须放在对称位置，以相同的解剖标志为起止点，双侧对比测量。

(1)上肢长度：肩峰至桡骨茎突或肩峰至中指尖。

(2)上臂长度：肩峰至肱骨外上髁。

(3)前臂长度：肱骨外上髁至桡骨茎突或尺骨鹰嘴至尺骨茎突。

(4)下肢长度：绝对长度测量自髂前上棘至内踝尖；相对长度测量自肚脐至内踝尖。

(5)大腿长度：大转子至膝关节外侧间隙。

(6)小腿长度：膝关节内侧间隙至内踝下缘，或外侧间隙至外踝下缘。

2. 肢体周径测量

(1)上肢周径：通常测两侧肱二头肌腹周径。

(2)大腿周径：通常在髌骨上 10cm 或 15cm 处测量。

(3)小腿周径：通常测腓肠肌腹周径。

3. 关节活动范围测量　用量角器较准确地测量，采用目前国际通用的中立位作为 0°的记录方法。以关节中立位为 0°，测量各方向的活动度。记录方法：四肢关节可记为 0°(伸)＝150°(屈)，数字代表屈伸角度，两数之差代表活动范围，“＝”代表活动方向。脊柱活动范围记录如图 1-5-1：

(六)神经系统检查

1. 肌张力检查　肌张力指肌肉松弛状态下做被动运动时检查者所遇到的阻力。肌张力降低可见于下运动神经元病变及肌源性病变等。肌张力增高见于锥体束病变和锥体外系病变，前者表现为痉挛性肌张力增高，即上肢的屈肌及下肢的伸肌肌张力增高明显，开始做被动运动时阻力较大，然后迅速减小，称折刀样肌张力增高；后者表现为强直性肌张力增高，即伸肌和屈肌的肌张力均增高，做被动运动时向各个方向的阻力是均匀一致的，亦称铅管样肌张力增高(不伴震颤)，如伴有震颤则出现规律而断续的停顿，称齿轮样肌张力增高。

2. 肌力检查　需要结合视诊、触诊和动诊来了解随意运动肌的功能状态。许多疾病使某一肌肉或一条运动神经支配的肌群发生不同程度的肌力减弱。根据抗引力或阻力的程度可将肌力分级(表 1-5-1)。

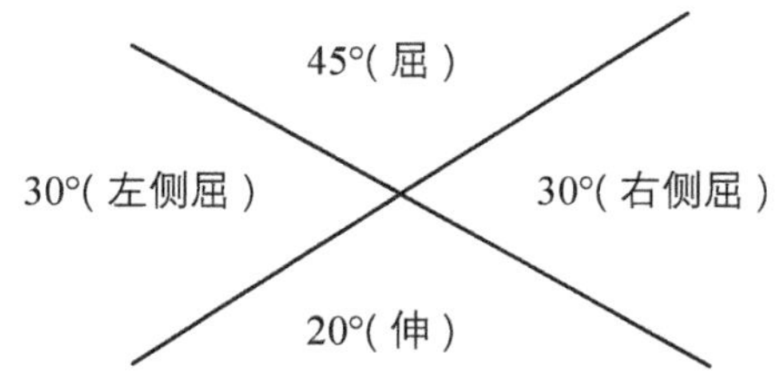

图 1-5-1　脊柱活动范围记录法

表 1-5-1　肌力测定的分级(Code 六级分法)

级别	运动
0 级	肌力完全消失,无活动
Ⅰ级	肌肉能收缩,但无关节活动
Ⅱ级	肌肉能收缩,关节稍有活动,但不能对抗重力
Ⅲ级	能对抗肢体重力使关节活动,但不能抗外来阻力
Ⅳ级	能对抗外来阻力使关节活动,但肌力较弱
Ⅴ级	肌力正常

3. 感觉检查　一般只检查痛觉及触觉,必要时还要检查温觉、位置觉、两点辨别觉等。常用棉花测触觉;用注射针头测痛觉;用分别盛有冷热水的试管测温度觉。用以了解神经病损的部位和程度,并可观察疾病的发展情况和治疗结果。

4. 反射检查　应在肌肉放松体位下进行,两侧对比,检查特定反射。常用的有以下几种。

(1)深反射:肱二头肌(腱)反射($C_{5\sim6}$,肌皮神经),肱三头肌(腱)反射($C_{6\sim7}$,桡神经),桡反射($C_{5\sim6}$,桡神经),膝(腱)反射($L_{2\sim4}$,股神经),踝反射或跟腱反射($S_{1\sim2}$,胫神经)。深反射减弱或消失表示反射弧抑制或中断;深反射亢进通常由上运动神经元病变所致,如锥体束病损,致脊髓反射弧的抑制释放;深反射对称性改变不一定是神经系统病损所致,而不对称性改变则是神经系统病损的重要体征;髌阵挛和踝阵挛是腱反射亢进的表现,在锥体束损害时出现。

(2)浅反射:腹壁反射,上方($T_{7\sim8}$),中部($T_{9\sim10}$),下方($T_{11\sim12}$);提睾反射($L_{1\sim2}$);跖反射($S_{1\sim2}$);肛门反射($S_{4\sim5}$);球海绵体反射。

(3)病理反射:一般在中枢神经系统受损时出现,主要是锥体束受损,对脊髓的抑制作用丧失而出现的异常反射。常见的有:Hoffmann 征;Babinski 征;Chaddock 征;Oppenheim 征;Gordon 征;Rossolimo 征。

5. 自主神经检查(又称植物神经检查)

(1)皮肤、毛发、指甲营养状态:自主神经损害时,表现为皮肤粗糙、失去正常的光泽、表皮脱落、发凉、无汗;毛发脱落;指(趾)甲增厚、失去光泽、易裂。此外,可显示血管舒缩变化:毛细血管充盈迟缓。

(2)皮肤划痕试验:用光滑小木签在皮肤上划线,数秒后如果出现先白后红的条纹,为正常。若划后出现白色线条并持续时间较长,超过 5min,则提示有交感神经兴奋性增高。如红色条纹持续时间较长,而且逐渐增宽甚至隆起,提示副交感神经兴奋增高或交感神经麻痹。

三、各部位检查法

(一)脊柱检查

脊柱由 7 个颈椎、12 个胸椎、5 个腰椎、5 个骶椎、4 个尾椎构成。常见的脊柱疾病多发生于颈椎和腰椎。

【视诊】　脊柱居体轴的中央,并有颈、胸、腰段的生理弯曲。先观察脊柱的生理弧度是否正常,检查棘突连线是否在一条直线上。正常人第 7 颈椎棘突最突出。如有异常的前凸、后凸和侧凸则应记明其方向和部位。脊柱侧凸如继发于神经纤维瘤病,则皮肤上常可见到咖啡斑,为该病的诊断依据之一。腰骶部如有丛毛或膨出是脊椎裂的表现。常见的脊柱畸形有:角状后凸(结核、肿瘤、骨折等),圆弧状后凸(强直性脊柱炎、青年圆背等),侧凸(特发性脊柱侧凸、先天性脊柱侧凸、椎间盘突出症等)。还应观察患者的姿势和步态。腰扭伤或腰椎结核的患者常以双手扶腰行走;腰椎间盘突出症的患者,行走时身体常向前侧方倾斜。

【触诊】　颈椎从枕骨结节向下,第一个触及的是第 2 颈椎棘突。颈前屈时第 7 颈椎棘突最明显,故又称隆椎。两肩胛下角连线,通过第 7 胸椎棘突,约平第 8 胸椎椎体。两髂嵴最高点连线通过第 4 腰椎棘突或第 4、5 腰椎椎体间隙,常依此确定胸腰椎位置。棘突上压痛常见于棘上韧带损伤、棘突骨折;棘间韧带压痛常见于棘间韧带损伤;腰背肌压痛常见于腰肌劳损;腰部肌肉痉挛常是腰椎结核、急性腰扭伤及腰椎滑脱等的保护性现象。

【叩诊】　脊柱疾患如结核、肿瘤、脊柱炎,以手指(或握拳)、叩诊锤叩打局部时可出现深部疼痛,而压痛不明显或较轻。这可与浅部韧带损伤进行区别。

【动诊和量诊】　脊柱中立位是身体直立,目视前方。颈段活动范围:前屈后伸均 45°,侧屈 45°。腰段活动:前屈 45°,后伸 20°,侧屈 30°。腰椎间盘突出症患者,脊柱侧屈及前屈受限;脊椎结核或强直性脊柱炎的患者脊柱的各个方向活动均受限制,失去正常的运动曲线。腰椎管狭窄症的患者主观症状多而客观体征较少,脊柱后伸多受限。

【特殊检查】

1. Eaton 试验　患者坐位,检查者一手将患者头部推向健侧，另一手握住患者腕部向外下牵引，如出现患肢疼痛、麻木感为阳性。见于颈椎病。

2. Spurling 试验　患者端坐，头后仰并偏向患侧，术者用手掌在其头顶加压，出现颈痛并向患手放射为阳性，颈椎病时，可出现此征。

3. 幼儿脊柱活动检查法　患儿俯卧，检查者双手抓住患儿双踝上提，如有椎旁肌痉挛，则脊柱生理前凸消失，呈板样强直为阳性，常见于脊柱结核患儿。

4. 拾物试验　在地上放一物品，嘱患儿去拾，如骶棘肌有痉挛，患儿拾物时只能屈曲两侧膝、髋关节而不能弯腰，多见于下胸椎及腰椎病变。

5. 髋关节过伸试验（yeoman sign）　患者俯卧，检查者一手压在患者骶部，一手将患侧膝关节屈至 90°，握住踝部，向上提起，使髋过伸，此时必扭动骶髂关节，如有疼痛即为阳性。此试验可同时检查髋关节及骶髂关节的病变。

6. 骶髂关节扭转试验（gaenslen sign）　患者仰卧，屈健侧髋、膝，让患者抱住；病侧大腿垂于床缘外。检查者一手按健侧膝，一手压病侧膝，出现骶髂关节痛者为阳性，说明腰骶关节有病变。

7. 腰骶关节过伸试验（naoholos sign）　患者俯卧，检查者的前臂插在患者两大腿的前侧，另一手压住腰部，将患者大腿向上抬，若骶髂关节有病，即有疼痛。

8. Addison 征　患者坐位，昂首转向患侧，深吸气后屏气，检查者一手抵患侧下颌，给以阻力，一手摸患侧桡动脉。动脉搏动减弱或消失，则为阳性，表示血管受挤压，常见于前斜角肌综合征等。

9. 直腿抬高试验　患者仰卧，检查者一手托患者足跟，另一手保持膝关节伸直，缓慢抬高患肢，如在 60°范围之内即出现坐骨神经的放射痛，称为直腿抬高试验阳性。在直腿抬高试验阳性时，缓慢放低患肢高度，待放射痛消失后，再将踝关节被动背屈，如再度出现放射痛，则称为直腿抬高加强试验（Bragard 征）阳性。

10. 股神经牵拉试验　患者俯卧、屈膝，检查者将其小腿上提或尽力屈膝，出现大腿前侧放射性疼痛者为阳性，见于股神经受压，多为腰 3-4 椎间盘突出症。

（二）肩部检查

肩关节也称盂肱关节，是全身最灵活的关节。它由肩胛骨的关节盂和肱骨头构成。由于肱骨头大而关节盂浅，因而其既灵活又缺乏稳定性，是肩关节易脱位的原因之一。肩部的运动很少是由肩关节单独进行的，常常是肩关节、肩锁关节、胸锁关节及肩胛骨-胸壁连接均参与的复合运动，因此检查肩部活动时需兼顾各方面。

【视诊】　肩的正常外形呈圆弧形，两侧对称。三角肌萎缩或肩关节脱位后弧度变平，称为“方肩”。先天性高肩胛患者患侧明显高于健侧。斜方肌瘫痪表现为垂肩，肩胛骨内上角稍升高。前锯肌瘫痪向前平举上肢时表现为翼状肩胛。

【触诊】　锁骨位置表浅，全长均可触到。喙突尖在锁骨下方肱骨头内侧，与肩峰和肱骨大结节形成肩等边三角称为肩三角。骨折、脱位时此三角有异常改变。

【动诊和量诊】　检查肩关节活动范围时，须先将肩胛骨下角固定，以鉴别是盂肱关节的单独活动还是包括其他两个关节的广义的肩关节活动。肩关节的运动包括内收、外展、前屈、后伸、内旋和外旋。肩关节中立位为上臂下垂屈肘 90°，前臂指向前。正常活动范围：外展 80°～90°，内收 20°～40°，前屈 70°～90°，后伸 40°，内旋 45°～70°，外旋 45°～60°。

肩外展超过 90°时称为上举（160°～180°），须有肱骨和肩胛骨共同参与才能完成。如为肩周炎仅外展、外旋明显受限；关节炎则各个方向运动均受限。

【特殊检查】

1. Dugas 征　正常人将手搭在对侧肩上，肘部能贴近胸壁。肩关节前脱位时肘部内收受限，伤侧的手搭在对侧肩上，肘部则不能贴近胸壁，或肘部贴近胸部时，则手搭不到对侧肩，此为 Dugas 征阳性。

2. 痛弧　冈上肌腱有病损时，在肩外展 60°～120°有疼痛，因为在此范围内肌腱与肩峰下面摩擦、撞击，此范围以外则无疼痛。常用于肩周炎的检查判定。

（三）肘部检查

肘关节包括肱尺关节、肱桡关节、上尺桡关节 3 个关节。除具有屈伸活动功能外，还有前臂的旋转功能。

【视诊】　正常肘关节完全伸直时，肱骨内、外上髁和尺骨鹰嘴在一直线上；肘关节完全屈曲时，这 3 个骨突构成一等腰三角形（称肘后三角）。肘关节脱位时，三点关系发生改变；肱骨髁上骨折时，此三点关系不变。前臂充分旋后时，上臂与前臂之间有 10°～15°外翻角，又称提携角。该角度减小时称为肘内翻，增大时称为肘外翻。肘关节伸直时，鹰嘴的桡侧有一小凹陷，为肱桡关节的部位。桡骨头骨折或肘关节肿胀时此凹陷消失，并有压痛。桡骨头脱位在此部位可见到异常骨突，旋转前臂时可触到突出的桡骨头转动。肘关节积液或积血时，患者屈肘从后面观察，可见鹰嘴之上肱三头肌腱的两侧胀满。肿胀严重者，如化脓性或结核性关节炎时，肘关节成梭形。

【触诊】　肱骨干可在肱二头肌与肱三头肌之间触知。肱骨内、外上髁和尺骨鹰嘴位置表浅容易触知。肘部慢性劳损常见的部位在肱骨内、外上髁处。外上髁处为伸肌总腱的起点，肱骨外上髁炎时，局部明显压痛。

【动诊和量诊】　肘关节屈伸运动通常以完全伸直为中立位 0°。活动范围：屈曲 135°～150°，伸 0°，可有 5°～10°过伸。肘关节的屈伸活动幅度，取决于关节面的角度和周围软组织的制约。在肘关节完全伸直位时，因侧副韧带被拉紧，不可能有侧方运动，如果出现异常的侧方运动，则提示侧副韧带断裂或内、外上髁骨折。

【特殊检查】　Mills 征：患者肘部伸直，腕部屈曲，将前臂旋前时，肱骨外上髁处疼痛为阳性，常见于肱骨外上髁炎，或称网球肘。

（四）腕部检查

腕关节是前臂与手之间的移行区，包括桡尺骨远端、腕骨掌骨基底、桡腕关节、腕中关节、腕掌关节及有关的软组织。前臂的肌腱及腱鞘均经过腕部。这些结构被坚实的深筋膜包被，与腕骨保持密切的联系，使腕部保持有力并容许广泛的运动以适应手的多种复杂功能。

【视诊】　微屈腕时，腕前区有 2～3 条腕前皮肤横纹。用力屈腕时，由于肌腱收缩，掌侧有 3 条明显的纵行皮肤隆起，中央为掌长肌腱，桡侧为桡侧腕屈肌腱，尺侧为尺侧腕屈肌腱。桡侧腕屈肌腱的外侧是扪桡动脉的常用位置，皮下脂肪少的人可见桡动脉搏动。解剖学“鼻烟窝”是腕背侧的明显标志，它由拇长展肌和拇短伸肌腱、拇长伸肌腱围成，其底由舟骨、大多角骨、桡骨茎突和桡侧腕长、短伸肌组成。其深部是舟骨，舟骨骨折时该窝肿胀。腕关节结核和类风湿关节炎表现为全关节肿胀。腕背皮下半球形肿物多为腱鞘囊肿。月骨脱位后腕背或掌侧肿胀，握拳时可见第 3 掌骨头向近侧回缩（正常时较突出）。

【触诊】　舟骨骨折时“鼻烟窝”有压痛。正常时桡骨茎突比尺骨茎突低 1cm，当桡骨远端骨折时这种关系有改变。腱鞘囊肿常发生于手腕背部，为圆形、质韧、囊性感明显的肿物。疑有舟骨或月骨病变时，让患者半握拳尺偏，叩击第 3 掌骨头时腕部近中线处疼痛。

【动诊和量诊】　通常以第 3 掌骨与前臂纵轴成一直线为腕关节中立位 0°。正常活动范围：背屈 35°～60°，掌屈 50°～60°，桡偏 25°～30°，尺偏 30°～40°。腕关节的正常运动对手的活动有重要意义，因而其功能障碍有可能影响到手的功能，利用合掌法容易查出其轻微异常。

【特殊检查】

1. Finkelsein 试验　患者拇指握于掌心，使腕关节被动尺偏，桡骨茎突处疼痛为阳性。为桡骨茎突狭窄性腱鞘炎的典型体征。

2. 腕关节尺侧挤压试验　腕关节中立位，使之被动向尺侧偏并挤压，下尺桡关节疼痛为阳性。多见于腕三角软骨损伤或尺骨茎突骨折。

（五）手部检查

手是人类劳动的器官，它具有复杂而重要的功能，由 5 个掌骨和 14 个指骨组成。人类的拇指具有对掌功能是区别于其他哺乳动物的重要特征。

【视诊】　常见的畸形有并指、多指、巨指（多由脂肪瘤、淋巴瘤、血管瘤引起）等。钮孔畸形见于手指近侧指间关节背面中央腱束断裂；鹅颈畸形系因手内在肌萎缩或作用过强所致；爪形手是前臂肌群缺血性挛缩的结果；梭形指多为结核、内生软骨瘤或指间关节损伤。类风湿关节炎呈双侧多发性掌指、指间和腕关节肿大，晚期掌指关节尺偏。

【触诊】　指骨、掌骨均可触到。手部瘢痕检查需配合动诊，观察是否与肌腱、神经粘连。

【动诊和量诊】　手指各关节完全伸直为中立位 0°。活动范围掌指关节屈 60°～90°，伸 0°，过伸 20°；近侧指间关节屈 90°，伸 0°，远侧指间关节屈 60°～90°，伸 0°。手的休息位：是手休息时所处的自然静止的姿势，即腕关节背屈 10°～15°，示指至小指呈半握拳状，拇指部分外展，拇指尖接近示指远侧指间关节。手的功能位：腕背屈 20°～35°，拇指外展、对掌，其他手指略分开，掌指关节及近侧指间关节半屈曲，而远侧指间关节微屈曲，相当于握小球的体位。该体位使手能根据不同需要迅速做出不同的动作，发挥其功能，外伤后的功能位固定即以此为标准。

手指常发生屈肌腱鞘炎，屈伸患指可听到弹响，称为弹响指或扳机指。

（六）骨盆和髋部检查

髋关节是人体最大、最稳定的关节之一，属典型的球窝关节。它由股骨头、髋臼和股骨颈形成关节，下方与股骨相连。其结构与人体直立所需的负重与行走功能相适应。髋关节远较肩关节稳定，没有强大暴力一般脱位机会很少。负重和行走是髋关节的主要功能，其中负重功能更重要，保持一个稳定的髋关节是各种矫形手术的原则。由于人类直立行走，髋关节是下肢最易受累的关节。

【视诊】　应首先注意髋部疾病所致的病理步态，常需行走、站立和卧位结合检查。特殊的步态，骨科医生应明了其机制，对诊断疾病十分重要。髋关节患慢性感染时，常呈屈曲内收畸形；髋关节后脱位时，常呈屈曲内收内旋畸形；股骨颈及转子间骨折时，伤肢呈外旋畸形。

【触诊】　先天性髋关节脱位和股骨头缺血性坏死的患者，多有内收肌挛缩，可触及紧张的内收肌。骨折的患者有局部肿胀压痛；髋关节感染性疾病局部多有红肿、发热且有压痛。外伤性脱位的患者可有明显的局部不对称性突出。挤压分离试验对骨盆骨折的诊断具有重要意义。

【叩诊】　髋部有骨折或炎症，握拳轻叩大粗隆或在下肢伸直位叩击足跟部时，可引起髋关节疼痛。

【动诊】　髋关节中立位0°为髋膝伸直，髌骨向上。正常活动范围：屈130°～140°，伸0°，过伸可达15°；内收20°～30°，外展30°～45°；内旋40°～50°，外旋30°～40°。除检查活动范围外，还应注意在双腿并拢时能否下蹲，有无弹响。臀肌挛缩症的患者，双膝并拢不能下蹲，活动髋关节时会出现弹响，常称为弹响髋(snapping hip)。

【量诊】　发生股骨颈骨折、髋脱位、髋关节结核或化脓性关节炎股骨头破坏时，大转子向上移位。测定方法有：①Shoemaker线，正常时，大转子尖与髂前上棘的连线延伸，在脐上与腹中线相交；大转子上移后，该延线与腹中线相交在脐下。②Nelaton线：患者侧卧并半屈髋，在髂前上棘和坐骨结节之间画线。正常时此线通过大转子尖。③Bryant三角，患者仰卧，从髂前上棘垂直向下和向大转子尖各画一线，再从大转子尖向近侧画一水平线，该三线构成一三角形。大转子上移时底边比健侧缩短。

【特殊检查】

1. *滚动试验*　患者仰卧位，检查者将一手掌放患者大腿上轻轻使其反复滚动，急性关节炎时可引起疼痛或滚动受限。

2. *“4”字试验*(Patrick sign)　患者仰卧位，健肢伸直，患侧髋与膝屈曲，大腿外展、外旋将小腿置于健侧大腿上，形成一个“4”字，一手固定骨盆，另一手下压患肢，出现疼痛为阳性。见于骶髂关节及髋关节内有病变或内收肌有痉挛的患者。

3. *Thomas征*　患者仰卧位，充分屈曲健侧髋膝，并使腰部贴于床面，若患肢自动抬高离开床面或迫使患肢与床面接触则腰部前凸时，称Thomas征阳性。见于髋部病变和腰肌挛缩。

4. *骨盆挤压分离试验*　患者仰卧位，从双侧髂前上棘处对向挤压或向后外分离骨盆，引起骨盆疼痛为阳性。见于骨盆骨折。须注意检查时手法要轻柔以免加重骨折端出血。

5. *Trendelenburg试验*　患者背向检查者，健肢屈髋、屈膝上提，用患肢站立，如健侧骨盆及臀褶下降为阳性。多见于臀中、小肌麻痹，髋关节脱位及陈旧性股骨颈骨折等。

6. *Allis征*　患者仰卧位，屈髋、屈膝，两足平行放于床面，足跟对齐，观察双膝的高度，如一侧膝比另一侧高时，即为阳性。见于髋关节脱位、股骨或胫骨短缩。

7. *望远镜试验*　患者仰卧位，下肢伸直，检查者一手握住患侧小腿，沿身体纵轴上下推拉，另一手触摸同侧大转子，如出现活塞样滑动感为阳性，多见于儿童先天性髋关节脱位。

（七）膝部检查

膝关节是人体最复杂的关节，解剖学上被列为屈戍关节。主要功能为屈伸活动，膝部内外侧韧带、关节囊、半月板和周围的软组织保持其稳定。

【视诊】　检查时患者首先呈立正姿势站立。正常时，两膝和两踝应能同时并拢互相接触，若两踝能并拢而两膝不能互相接触则为膝内翻(genu varum)，又称“O形腿”。若两膝并拢而两踝不能接触则为膝外翻(genu valgum)，又称“X形腿”。膝内、外翻是指远侧肢体的指向。在伸膝位，髌韧带两侧稍凹陷。有关节积液或滑膜增厚时，凹陷消失。比较两侧股四头肌有无萎缩，早期萎缩可见内侧头稍平坦，用软尺测量更为准确。

【触诊】　触诊的顺序为先检查前侧，如股四头肌、髌骨、髌腱和胫骨结节之间的关系等，然后再俯卧位检查膝后侧，在屈曲位检查腘窝、外侧的股二头肌、内侧的半腱肌半膜肌有无压痛或挛缩。

髌骨前方出现囊性肿物，多为髌前滑囊炎。膝前外侧有囊性肿物，多为半月板囊肿；膝后部的肿物，多为腘窝囊肿。考虑膝关节积血或积液，可行浮髌试验。膝关节表面软组织较少，压痛点的位置往往就是病灶的位置，所以，检查压痛点对定位诊断有很大的帮助。髌骨下缘的平面正是关节间隙，关节间隙的压痛点可以考虑是半月板的损伤处或有骨赘之处。

内侧副韧带的压痛点往往不在关节间隙，而在股骨内髁结节处；外侧副韧带的压痛点在腓骨小头上方。髌骨上方的压痛点代表髌上囊的病灶。另外，膝关节的疼痛，要注意检查髋关节，因为髋关节疾病可刺激闭孔神经，引起膝关节牵涉痛。如果膝关节持续性疼痛、进行性加重，可考虑股骨下端和胫骨上端肿瘤的可能性。

【动诊和量诊】　膝伸直为中立位 0°。正常活动范围：屈 120°～150°，伸 0°，过伸 5°～10°。膝关节伸直时产生疼痛的原因是由于肌肉和韧带紧张，导致关节面的压力加大所致。可考虑为关节面负重部位的病变。如果最大屈曲时有胀痛，可推测是由于股四头肌的紧张，髌上滑囊内的压力增高和肿胀的滑膜被挤压而引起，这是关节内有积液的表现。总之，一般情况下伸直痛是关节面的病变，屈曲痛是膝关节水肿或滑膜炎的表现。

当膝关节处于向外翻的压力下，并做膝关节屈曲动作时，若产生外侧疼痛，则说明股骨外髁和外侧半月板有病变。反之，内翻同时有屈曲疼痛者，病变在股骨内髁或内侧半月板。

【特殊检查】

1. 侧方应力试验　患者仰卧位，将膝关节置于完全伸直位，分别做膝关节的被动外翻和内翻检查，与健侧对比。若超出正常外翻或内翻范围，则为阳性。说明有内侧或外侧副韧带损伤。

2. 抽屉试验　患者仰卧屈膝 90°，检查者轻坐在患侧足背上（固定），双手握住小腿上段，向后推，再向前拉。前交叉韧带断裂时，可向前拉 0.5cm 以上；后交叉韧带断裂者可向后推 0.5cm 以上。将膝置于屈曲 10°～15°进行试验（Lachman 试验），则可增加本试验的阳性率，有利于判断前交叉韧带的前内束或后外束损伤。

3. McMurray 试验　患者仰卧位，检查者一手按住患膝，另一手握住踝部，将膝完全屈曲，足踝抵住臀部，然后将小腿极度外展外旋，或内收内旋，在保持这种应力的情况下，逐渐伸直，在伸直过程中若能听到或感到响声，或出现疼痛为阳性。说明半月板有病变。

4. 浮髌试验　患者仰卧位，伸膝，放松股四头肌，检查者的一手放在髌骨近侧，将髌上囊的液体挤向关节腔，同时另一手示指、中指急速下压。若感到髌骨碰击股骨髁部时，为浮髌试验阳性。一般中等量积液时（50ml），浮髌试验才呈阳性。

（八）踝和足部检查

踝关节属于屈戌关节，其主要功能是负重，运动功能主要限于屈伸，可有部分内外翻运动。与其他负重关节相比，踝关节活动范围小，但更为稳定。其周围多为韧带附着，有数条较强壮肌腱。由于其承担较大负重功能，故扭伤发病率较高。足由骨和关节形成内纵弓、外纵弓及前部的横弓，是维持身体平衡的重要结构。足弓还具有吸收震荡，负重，完成行走、跑跳动作等功能。

【视诊】　观察双足大小和外形是否正常一致。足先天性、后天性畸形很多，常见的有：马蹄内翻足、高弓足、平足、踇外翻等。脚印对检查足弓、足的负重点及足的宽度均有重要意义。外伤时踝及足均有明显肿胀。

【触诊】　主要注意疼痛的部位、性质，肿物的大小、质地。注意检查足背动脉，以了解足和下肢的血循环状态。一般可在足背第 1、2 跖骨之间触及其搏动。足背的软组织较薄，根据压痛点的位置，可估计疼痛位于某一骨骼、关节、肌腱和韧带。然后再根据主动和被动运动所引起的疼痛，就可以推测病变的部位。例如：跟痛症多在足跟跟骨前下方偏内侧，相当于跖腱膜附着于跟骨结节部。踝内翻时踝疼痛，而外翻时没有疼痛，压痛点在外踝，则推断病变在外踝的韧带上。

【动诊和量诊】　踝关节中立位为小腿与足外缘垂直，正常活动范围：背屈 20°～30°，跖屈 40°～50°。足内、外翻活动主要在胫距关节；内收、外展在跖跗和跖间关节，范围很小。跖趾关节的中立位为足与地面平行。正常活动范围：背屈 30°～40°，跖屈 30°～40°。

（九）上肢神经检查

上肢的神经支配主要来自臂丛神经，它由 C_5～T_1 神经根组成。主要有桡神经、正中神经、尺神经和腋神经。通过对神经支配区感觉运动的检查可明确病变部位。

1. 桡神经　发自臂丛后束，为臂丛神经最大的一支，在肘关节水平分为深、浅二支。根据损伤水平及深、浅支受累不同，其表现亦不同，是上肢手术中最易损伤的神经之一。在肘关节以上损伤，出现垂腕畸形(drop-wrist deformity)，手背"虎口"区皮肤麻木，掌指关节不能伸直。在肘关节以下，桡神经深支损伤时，因桡侧腕长伸肌功能存在，所以无垂腕畸形。单纯浅支损伤可发生于前臂下 1/3，仅有拇指背侧及手桡侧感觉障碍。

2. 正中神经　由臂丛内侧束和外侧束组成。损伤多发生于肘部和腕部，在腕关节水平损伤时，大鱼际瘫痪，桡侧三个半手指掌侧皮肤感觉消失，不能用拇指和示指捡起一根细针；损伤水平高于肘关节时，还表现为前臂旋前和拇指示指的指间关节不能屈曲。陈旧损伤还有大鱼际萎缩，拇指伸直与其他手指在同一水平面上，且不能对掌，称为"平手"或"猿手"畸形。

3. 尺神经　发自臂丛内侧束，在肘关节以下发出分支支配尺侧腕屈肌和指深屈肌尺侧半；在腕以下分支支配骨间肌、小鱼际、拇收肌、第 3、4 蚓状肌。尺神经在腕部损伤后，上述肌麻痹。查 Froment 征可知有无拇收肌瘫痪。肘部尺神经损伤，尺侧腕屈肌瘫痪(患者抗阻力屈腕时，在腕部掌尺侧摸不到)。陈旧损伤出现典型的"爪形手"(claw fingers)：小鱼际和骨间肌萎缩(其中第 1 骨间背侧肌萎缩出现最早且最明显)，小指和环指指间关节屈曲，掌指关节过伸。

4. 腋神经　发自臂丛后束，肌支支配三角肌和小圆肌，皮支分布于肩部和上臂后部的皮肤。肱骨外科颈骨折、肩关节脱位或使用腋杖不当时，都可损伤腋神经，导致三角肌瘫痪，臂不能外展、肩部感觉丧失。如三角肌萎缩，则可出现方肩畸形。

5. 腱反射　肱二头肌腱反射($C_{5、6}$)：患者屈肘 90°，检查者手握其肘部，拇指置于肱二头肌腱上，用叩诊锤轻叩该指，可感到该肌收缩和肘关节屈曲。肱三头肌反射($C_{6\sim7}$)：患者屈肘 60°，用叩诊锤轻叩肱三头肌腱，可见到肱三头肌收缩及伸肘。

(十)下肢神经检查

1. 坐骨神经　损伤后，下肢后侧、小腿前外侧、足底和足背外侧皮肤感觉障碍，不能屈伸足踝各关节。损伤平面高者尚不能主动屈膝。

2. 胫神经　损伤后，出现仰趾畸形，不能主动跖屈踝关节，足底皮肤感觉障碍。

3. 腓总神经　损伤后，足下垂内翻，不能主动背屈和外翻，小腿外侧及足背皮肤感觉障碍。

4. 腱反射

(1)膝(腱)反射($L_{2\sim4}$)：患者仰卧位，下肢肌肉放松。检查者一手托腘窝部使膝半屈，另一手以叩诊锤轻叩髌腱，可见股四头肌收缩并有小腿上弹。

(2)踝反射或跟腱反射($S_{1\sim2}$)：患者仰卧位，肌肉放松，两髋膝屈曲，两大腿外展。检查者一手掌抵足底使足轻度背屈，另一手以叩诊锤轻叩跟腱，可见小腿屈肌收缩及足跖屈。

(十一)脊髓损伤检查

脊柱骨折、脱位及脊髓损伤的发病率在逐年升高，神经系统检查对脊髓损伤的部位、程度的初步判断及进一步检查和治疗具有重要意义。其检查包括感觉、运动、反射、交感神经和括约肌功能等。

【视诊】　检查时应尽量不搬动患者，去除衣服，注意观察：①呼吸，若胸腹式主动呼吸均消失，仅有腹部反常活动者为颈髓损伤。仅有胸部呼吸而无主动腹式呼吸者，为胸髓中段以下的损伤。②伤肢姿势，上肢完全瘫痪显示上颈髓损伤；屈肘位瘫为第 7 颈髓损伤。③阴茎可勃起者，反映脊髓休克已解除，尚保持骶神经功能。

【触诊和动诊】　一般检查躯干、肢体的痛觉、触觉，根据脊髓节段分布判断感觉障碍平面所反映的损伤部位，做好记录；可反复检查几次，前后对比，以增强准确性并为观察疗效作依据。麻痹平面的上升或下降表示病情的加重或好转。不能忽视会阴部及肛周感觉检查。检查膀胱有无尿潴留。肛门指诊以检查肛门括约肌功能。触诊脊柱棘突及棘突旁有无压痛及后凸畸形，判断是否与脊髓损伤平面相符。

详细检查肌力、腱反射和其他反射。①腹壁反射：用钝针在上、中、下腹皮肤上轻划。正常者可见同侧腹肌收缩，上、中、下各段分别相当于胸髓$_{7\sim8、9\sim10、11\sim12}$。②提睾反射：用钝针划大腿内侧上 1/3 皮肤，正常时同侧睾丸上提。③肛门反射：针刺肛门周围皮肤，肛门皮肤出现皱缩或肛诊时感到肛门括约肌收缩。④球海绵体反射：用拇、示指两指挤压龟头或阴蒂，或牵拉插在膀胱内的蕈状导尿管，球海绵体和肛门外括约肌收缩。肛门反射、肛周感觉、球海绵体反射和屈趾肌自主运动的消失，合称为脊髓损伤四征。

第二节　骨科相关实验室检查

与其他疾病一样，除了临床检查和影像学检查外，实验室检查也是骨科疾病诊疗过程中必不可少的工具。以下所讨论的是骨科有关实验室检查的参考值及其意义。

一、红细胞沉降率(ESR)

1. 参考值　男性 0～15mm/1h，女性 0～20mm/1h(魏氏法)。

2. 意义　增快：①风湿性疾病活动期；②活动性肺结核；③恶性肿瘤；④结缔组织病；⑤高球蛋白症，如多发性骨髓瘤；⑥妇女绝经期、妊娠期等。

二、出凝血功能检查

1. 血浆凝血酶原时间(prothrombin time，PT)和国际标准化比值(international normalized ratio，INR)　参考值：PT 11～13s，INR 0.82～1.15。

PT 比参考值延长 3s 以上有意义。凝血酶原时间延长见于：①先天性凝血因子缺乏，如凝血酶原(因子Ⅱ)、因子Ⅴ、因子Ⅶ、因子Ⅹ及纤维蛋白原缺乏；②获得性凝血因子缺乏：如继发性/原发性纤维蛋白溶解功能亢进、严重肝病等；③抗凝治疗；④维生素 K 缺乏。

PT 缩短或 INR 减小见于：先天性凝血因子Ⅴ增多症、妇女口服避孕药、血栓栓塞性疾病及高凝状态等。

2. 部分活化的凝血活酶时间(activated partial thromboplastin time，APTT)和比值(APTT-R)　参考值：32～43s，APTT-R 0.8～1.2。

APTT 延长 10s 以上有意义，见于凝血因子Ⅷ、Ⅸ和Ⅺ显著减少，血友病甲、乙、丙；凝血因子Ⅱ、Ⅴ、Ⅹ和纤维蛋白原显著减少，如先天性凝血酶原缺乏症、重症肝病等；纤溶系统活性亢进，如 DIC、抗凝治疗、SLE。

APTT 缩短见于血栓前状态和血栓性疾病。

3. 血浆纤维蛋白原(fibrinogen，FIB)　参考值：2.0～4.0g/L。

升高见于肺炎、胆囊炎、肾炎、风湿性关节炎、脑血栓、心肌梗死、糖尿病、恶性肿瘤等。

降低见于严重肝病、大量出血、DIC 等。

三、血液生化

1. 血清钾(K)参考值　3.5～5.5mmol/L。

2. 血清钠(Na)参考值　135～145mmol/L。

3. 血清氯化物(Cl)参考值　95～110mmol/L。

4. 血清钙(Ca)参考值　成人 2.12～2.69 mmol/L，儿童 2.25～2.69 mmol/L。意义：①增高，甲状旁腺功能亢进、骨肿瘤、维生素 D 摄入过多，肾上腺皮质功能减退、结节病；②降低，甲状旁腺功能降低、维生素 D 缺乏、骨质软化症、佝偻病、引起血清蛋白减少的疾病(如恶性肿瘤)。

5. 血清离子钙参考值　1.10～1.34mmol/L。

意义：增高见于甲状旁腺功能亢进、代谢性酸中毒、肿瘤、维生素 D 摄入过多；降低见于甲状旁腺功能降低、维生素 D 缺乏、慢性肾衰竭。

6. 血清无机磷(P)参考值　成人 0.80～1.60 mmol/L，儿童 1.50～2.08 mmol/L。

意义：①增高，甲状旁腺功能降低、急慢性肾功能不全、多发性骨髓瘤、维生素 D 摄入过多、骨折愈合期；②降低，甲状旁腺功能亢进、骨质软化症、佝偻病、长期腹泻及吸收不良。

7. 血清硒(Se)参考值　1.02～2.29 μmol/L。

降低：克山病、大骨节病、肝硬化、糖尿病等。

8. 尿酸(UA)参考值　男性 149～416μmol/L，女性 89～357μmol/L。

增高：痛风、肾脏疾病、慢性白血病、红细胞增多症、多发骨髓瘤。

9. 血清碱性磷酸酶(ALP)参考值　40～160U/L。

增高：①肝内外阻塞性黄疸明显增高；②肝脏疾病；③佝偻病、骨质软化症、成骨肉瘤、肿瘤的骨转移等；④甲状旁腺功能亢进、妊娠后期；⑤骨折恢复期；⑥生长发育期的儿童。

10. C 反应蛋白(CRP)参考值　420～5 200 μg/L。

阳性：急性化脓性感染、菌血症、组织坏死、恶性肿瘤、类风湿关节炎、结缔组织病、创伤及手术后。

11. 血清蛋白电泳　参考值：白蛋白：60%～70%；α_1 球蛋白 1.7%～5.0%；α_2 球蛋白 6.7%～12.5%；β 球蛋白：8.3%～16.3%；γ 球蛋白：

10.7%～20.0%。

$α_1$球蛋白升高：肝癌、肝硬化、肾病综合征、营养不良。

$α_2$球蛋白升高：肾病综合征、胆汁性肝硬化、肝脓肿、营养不良。

β球蛋白升高：高脂血症、阻塞性黄疸、胆汁性肝硬化。

γ球蛋白升高：慢性感染、肝硬化、多发性骨髓瘤、肿瘤。

γ球蛋白降低：肾病综合征、慢性肝炎。

四、血清免疫学检查

1. 单克隆丙种球蛋白（M蛋白）　参考值：阴性。

阳性见于多发性骨髓瘤、巨球蛋白血症、恶性淋巴瘤、冷球蛋白血症等。

2. 抗链球菌溶血素“O”（ASO）　参考值：250kU/L。

增高：风湿性关节炎、风湿性心肌炎、扁桃体炎、猩红热等。

3. 类风湿因子（RF）　参考值：阴性。

RF有IgA、IgG、IgM、IgD和IgE五类。

IgM类RF与类风湿关节炎（RA）活动性无关。

IgG类RF与RA患者的滑膜炎、血管炎、关节外症状密切相关。

IgA类RF见于RA、硬皮病、Felty综合征、系统性红斑狼疮，是RA的活动性指标。

4. 人类白细胞抗原B27（HLA-B27）　参考值：阴性。

意义：大约90%的强直性脊柱炎患者HLA-B27阳性，故HLA-B27阳性对强直性脊柱炎的诊断有参考价值，尤其对临床高度疑似病例。但仍有10%强直性脊柱炎患者HLA-B27阴性，因此HLA-B27阴性也不能除外强直性脊柱炎。

五、脑脊液检查

（一）常规检查

1. 压力　成人在侧卧位时脑脊液正常压力为0.785～1.766kPa（80～180mmH_2O），椎管阻塞时脑脊液压力增高。

2. 外观　为无色透明水样液体。蛋白含量高时则呈黄色。如为血色者，应考虑蛛网膜下腔出血或穿刺损伤。

3. 潘氏（Pandy's）试验　又名石炭酸试验，为脑脊液中蛋白含量的定性试验，极为灵敏。根据白色混浊或沉淀物的多少用“+”号的多少表示，正常为阴性，用“-”号；如遇有椎管梗阻则由于蛋白含量增高而出现阳性反应，最高为“卌”，表示强度白色浑浊和沉淀。

4. 正常脑脊液　白细胞数为（0～5）×10^6/L（0～5个/mm^3），多为单个核的白细胞（小淋巴细胞和单核细胞）。6～10个为界限状态，10个以上即为异常。白细胞的增大见于脑脊髓膜或其实质的炎症。

（二）生物化学检查

1. 蛋白质定量　正常脑脊液中含有相当于0.5%的血浆蛋白，即45g/L。蛋白质增高多见于中枢神经系统感染、脑肿瘤、脑出血、脊髓压迫症、吉兰-巴雷综合征等。

2. 糖　正常脑脊液含有相当于60%～70%的血糖，即2.5～4.2mmol/L（45～75mg/dl）。各种椎管炎症时减少，糖量增高见于糖尿病。

3. 氯化物　正常脑脊液含有的氯化物为120～130mmol/L，较血氯为高，细菌性和真菌性脑膜炎时含量减少，结核性脑膜炎时尤其明显。

（三）特殊检查

1. 细菌学检查　为查明致病菌的种类及其抗药性与药敏试验，必要时行涂片、细菌培养或动物接种。

2. 脑脊液蛋白电泳　主要判定γ蛋白是否增高，有助于对恶性肿瘤的诊断。

3. 酶　观察其活性以判定脑组织受损程度及提高与预后之关系。

4. 免疫学方法测定　主要用于神经内科疾患的诊断和鉴别诊断。

六、尿液检查

1. 尿蛋白　参考值：0～0.15g/24h。

中度尿蛋白（0.5～4.0g/24h）见于多发性骨髓瘤、肾炎。

2. 尿钙　参考值：2.5～7.5mmol/24h。

增高：甲状旁腺功能亢进、维生素D中毒、多发性骨髓瘤等。

降低：甲状旁腺功能降低、恶性肿瘤骨转移、维生素D缺乏、肾病综合征等。

3. 尿磷　参考值：9.7～42mmol/l。

增高：肾小管佝偻病、甲状旁腺功能降低、代谢性酸中毒等；降低：急慢性肾功能不全、维生素 D 中毒等。

七、肺功能检查与血气分析

(一)肺功能的测定及分级

肺功能测定包括肺容量及通气功能的测定项目，包括有肺活量、功能残气量、肺总量、每分钟通气量、最大通气量、第一秒用力呼出量、用力呼气肺活量及用力呼气中期流速等。还需根据肺活量，最大通气量的预计值公式，按年龄、性别、身高、体重等，算出相应的值，然后以实测值与预计值相比，算出所占百分比，根据比值，来评定肺功能的损害程度并分级。肺功能评定参考标准见表 1-5-2。

(二) 血气分析参考值

血液 pH7.40（7.35 ～ 7.45）；PCO_2 40mmHg (35～45)；PO_2 90mmHg(80～110)；SaO_2 96%±1%。

八、关节液检查

关节液检查是关节炎鉴别诊断中最重要的方法之一。所有滑膜关节内部都有滑液(关节液)，是由滑膜毛细血管内的血浆滤过液加上滑膜衬里细胞产生分泌的透明质酸而形成。正常关节腔内滑液量较少，其功能是帮助关节润滑和营养关节软骨。正常滑液清亮、透明、无色、黏稠度高。正常滑液细胞数低于 200×10^6/L($200/mm^3$)，且以单核细胞为主。滑液检查有助于鉴别诊断，尤其是对感染性或晶体性关节炎，滑液检查有助于确定诊断。

由于滑膜的炎症或其他的病理变化可以改变滑液的成分、细胞内容和滑液的物理生化特点，因此不同疾病的滑液表现各不相同，为此滑液检查应包括：①滑液物理性质的分析如颜色、清亮度、黏性、自发黏集试验及黏蛋白凝集试验等；②滑液的细胞计数及分类；③滑液内晶体的检查；④滑液病原体的培养、分离；⑤生化项目的测定：葡萄糖、免疫球蛋白、总蛋白定量等；⑥特殊检查：滑液类风湿因子、抗核抗体、补体等。

临床上常将滑液分为四类：Ⅰ类非炎症性；Ⅱ类炎症性；Ⅲ类感染性；Ⅳ类出血性，各类滑液的物理生化性质特点见表 1-5-3。

Ⅰ类非炎症性滑液常见于骨关节炎和创伤性关节炎；Ⅱ类炎症性滑液最常见于以下三组疾病：①类风湿关节炎或其他结缔组织病；②血清阴性脊柱关节病，如强直性脊柱炎、赖特综合征；③晶体性关节炎，如痛风、假痛风；Ⅲ类化脓性滑液最常见的疾病为细菌感染性关节炎及结核性关节炎；Ⅳ类滑液为出血性，可由全身疾病或局部原因所致。最常见的原因是血友病、出凝血机制障碍或抗凝过度、创伤、绒毛结节性滑膜炎和神经病性关节病等。

表 1-5-2　肺功能评定参考标准

肺功能评定	最大通气量	残气/肺总量	第 1 秒最大呼气流量
正常	>75%	<35%	>70%
轻度损害	60～74	36～50	55～69
中度损害	45～69	51～65	40～54
重度损害	30～44	66～80	25～39
极重度损害	<29	>81	<24

总评定　重度：3 项中，至少有 2 项达重度以上损害。中度：①3 项中，至少有 2 项为中度损害；②3 项中，轻、中、重度损害各 1 项。轻度：不足中度者。

表 1-5-3　滑液的分类及特点

	正常	Ⅰ类非炎症性	Ⅱ类炎症性	Ⅲ类化脓性
肉眼观察	清亮透明	透明黄色	透明或浑浊黄色	浑浊黄一白色
黏性	很高	高	低	很低，凝固酶阳性
白细胞数(/L)	$<0.15\times10^9$	$<3\times10^9$	$<(3\sim5)\times10^9$	$(50\sim300)\times10^9$
中性粒细胞	<25%	<25%	>50%	>75%
黏蛋白凝集试验	很好	很好～好	好～较差	很差
葡萄糖浓度	接近血糖水平	接近血糖水平	低于血糖水平差别>1.4mmol/L	低于血糖水平差别>2.8mmol/L
细菌涂片	—	—	—	有时可找到
细菌培养	—	—	—	可为+

第三节　骨科相关影像学检查

一、骨科X线检查

骨组织是人体的硬组织，含钙量多，密度高，X线不易穿透，与周围软组织形成良好的对比条件，使X线检查时能显示清晰的影像。不仅可以了解骨与关节疾病的部位、范围、性质、程度和周围软组织的关系，为治疗提供可靠的参考，还可在治疗过程中指导骨折脱位的手法整复、牵引、固定和观察治疗效果、病变的发展以及预后的判断等。此外，还可利用X线检查观察骨骼生长发育的情况，观察有无先天性畸形，以及观察某些营养和代谢性疾病对骨骼的影响。但X线检查只能从影像的变化来判断，而不完全是伤病的实质变化情况，有不少病变的X线征象往往比临床症状出现的迟，如急性化脓性骨髓炎，早期破坏的是骨内软组织而不是骨小梁结构，所以早期X线检查可无明确的骨质变化；另外，当X线投照未对准病变部位或X线投照的影像质量不好，会影响对病变的判断。因此，对X线检查不可单纯依赖，它仅是辅助诊断手段之一而已。

(一)X线检查的位置选择

拍摄X线片位置的正确，能够及时获得正确的诊断，避免误诊和漏诊，临床医生在填写申请X线检查单时，应包括检查部位和X线投照体位。

1. X线检查常规位置　正、侧位：正位又分为前后正位和后前正位，X线球管在患者前方、照相底片在体后是前后位；反之则为后前位。常规是采用前后位，特殊申请方用后前位。侧位是X线球管置侧方，X线底片置另一侧，投照后获得侧位照片，与正位结合后即可获得被检查部位的完整的影像。

2. X线检查特殊位置

(1)斜位：因侧位片上重叠阴影太多，某些部位需要申请斜位片，如为显示椎间孔或椎板病变，需要拍摄脊柱的斜位片。骶髂关节解剖上是偏斜的，也只有在斜位片上才能看清骶髂关节间隙。除常规斜位外，有些骨质需要特殊的斜位投照，如肩胛骨关节盂、腕舟状骨、腕大多角骨、胫腓骨上关节等。

(2)轴位：常规正侧位X线片上，不能观察到该部位的全貌，可加照轴位片，如髌骨、跟骨、肩胛骨喙突、尺骨鹰嘴等部位常需要轴位片来协助诊断。

(3)双侧对比X线片：为诊断骨损害的程度和性质，有时需要健侧对比，如儿童股骨头骨骺疾患，一定要对比才能看得出来。肩锁关节半脱位、踝关节韧带松弛，有时需要对比才能作出诊断。

(4)开口位：颈$_{1\sim2}$被门齿和下颌重叠，无法看清，开口位X线片可以看到寰枢椎脱位、齿状突骨折、齿状突发育畸形等病变。

(5)脊柱动力位X线片检查：对于颈椎或腰椎的疾患，可令患者过度伸展和屈曲颈椎或腰椎，拍摄X线侧位片，了解有无脊柱不稳定，对诊断和治疗有很大帮助。

(6)负重位X线片：常用于膝关节，可精确地显示骨关节炎患者的软骨破坏和力线异常。

(二)阅读X线片

1. X线片的质量评价　读X线片一开始，先要评价此X线片的质量如何，质量不好的X线片常常会使有病变显示不出来，或无病变区看似有病变，会引起误差。好的X线片，黑白对比清晰，骨小梁、软组织的纹理清楚。

2. 骨结构

(1)骨膜在X线下不显影，只有骨过度生长时出现骨膜阴影，恶性肿瘤可先有骨膜阴影，青枝骨折或疲劳骨折也会出现阴影。若在骨皮质外有骨膜阴影，应考虑上述病变。

(2)骨皮质是致密骨呈透亮白色，骨干中部厚两端较薄，表面光滑，但肌肉韧带附着处可有局限性隆起或凹陷，是解剖上的骨沟或骨嵴，不要误认为是骨膜反应。

(3)骨松质：长管状骨的内层或两端、扁平骨如髂骨、椎体、跟骨均系骨松质。良好X线片上可以看到按力线排列的骨小梁；若排列紊乱可能有炎症或新生物。若骨小梁透明皮质变薄，可能是骨质疏松。有时在骨松质内看到有局限的疏松区或致密区，可能是无临床意义的软骨岛或骨岛，但要注意随访，以免遗漏了新生物。还有，在干骺端看到有一条或数条横行的白色骨致密阴影，这是发育期发生疾病或营养不良等原因产生的发育障碍线，也无临床意义。

(4)关节及关节周围软组织：关节面透明软骨不显影，故X线片上可以看到关节间隙，此有一定厚度，过宽可能有积液，关节间隙变窄，表示关节软骨有退变或破坏。

骨关节周围软组织如肌腱、肌肉、脂肪虽显影不明显，但它们的密度不一样，若X线片质量好，可以看到关节周围脂肪阴影，并可判断关节囊是否肿胀，淋巴结是否肿大，对诊断关节内疾患有帮助。

(5)儿童骨骺X线片：在长管状骨两端为骨骺，幼儿未骨化时为软骨，X线不显影；出现骨化后，骨化核逐渐长大，此时X线片上只看到关节间隙较大，在骨化核和干骺端也有透明的骺板，但幼儿发生软骨病或维生素A中毒时，骺板会出现增宽或杯状等形态异常。

(三)X线片临床应用

1.创伤　X线片是创伤骨科的主要影像学检查方法。通过X线片，可快速得出骨折和脱位的精确诊断，同时可根据骨折的部位、程度、类型或力线了解骨折的特征。临床上，系列的X线片可用来了解骨折的愈合情况和并发症。有选择地应用非标准位置X线片、体层摄影和CT扫描有助于解剖结构复杂部位骨折的评估。MRI和核素扫描则有助于了解不明显的应力性骨折和急性无移位骨折。

2.感染　急性骨髓炎的表现包括骨破坏、骨膜反应、软组织肿胀。软组织肿胀可能是疾病早期的惟一表现，X线片上的骨溶解表现通常在起病后7～10d才出现。亚急性和慢性骨髓炎的X线表现为骨的修复反应。受累骨可增粗、硬化并伴有皮质增厚，并可有死骨形成。关节感染患者，早期X线片仅表现为非特异的关节渗出。关节穿刺对关节感染的早期诊断非常重要。因关节软骨的丢失和软骨下骨的破坏，晚期X线表现为关节间隙狭窄。脊柱感染常起源于椎体终板，椎间盘和终板的破坏是脊柱感染的特征，X线片上可见椎间隙狭窄、终板破坏和椎旁脓肿。

3.肿瘤　普通X线片是诊断骨肿瘤最有价值的方法。良性病变的典型表现是骨破坏伴有窄的移行带、骨膜反应均匀。侵袭性或恶性病变的特征是边界不清伴有较宽的移行带、虫蚀样或浸润性骨破坏，骨膜反应不连续和软组织包块。一些肿瘤在受累骨内具有特征性，如长骨内边界清晰的偏心性由骺端侵犯到软骨下的病变是骨巨细胞瘤的特征。X线片上看到的肿瘤基质对确定肿瘤性质有一定帮助。如弧形和漩涡形钙化是软骨肿瘤(如内生软骨瘤或软骨肉瘤)的特征性表现，而云雾状钙化则是产生骨样组织的肿瘤(如骨肉瘤)的表现。

4.代谢性和内分泌性骨病　正常情况下骨形成和破坏处于平衡状态。发生各种内分泌和代谢性骨病时，平衡被打破，造成骨形成增加、骨吸收增加或骨矿化不全等表现，在X线片上表现为骨密度的减低或增加。骨软化患者可见透亮区或假性骨折。典型的不全骨折发生于耻骨支、股骨近端和尺骨近端，多为双侧对称。甲状旁腺功能亢进症的特征性表现为骨膜下、皮质内、内骨膜及韧带下骨吸收。

5.先天性和发育性畸形　X线片对诊断先天性和发育性畸形非常重要。骨骼畸形包括形成不良，以及骨骼生长、发育、成熟和塑形的异常。通过X线片可诊断骨形成异常如骶骨发育不良、先天性假关节、腕骨间融合等。X线片可用于各种发育不良性疾病的诊断和观察(如胫内翻、髋关节发育不良等)。

6.关节炎　包括各种因退行性病变、炎症和代谢因素而累及关节的疾病。X线片是诊断关节炎的最有用的影像学手段，大多数采用常规投照方法，负重位片可精确地了解负重关节(如膝关节)的软骨损害程度。X线片可显示受累关节的形态学畸形以及受累的骨骼范围。骨关节的X线特征是关节间隙狭窄、骨赘形成、软骨下囊性变及硬化。类风湿关节炎以关节边缘侵蚀、关节间隙均匀性狭窄、滑膜囊肿形成和半脱位为特征，双侧关节对称受累。痛风是一种结晶体关节病，X线的特征表现为边缘侵蚀而出现悬垂样变化、软组织肿块(痛风石)及关节的不对称受累。

(四)其他X线检查技术

1.体层摄影检查　是利用X线焦距的不同，使病变分层显示影像减少组织重叠，可以观察到病变中心的情况，如肿瘤、椎体爆裂骨折有时采用。目前，常规体层摄影已基本由CT替代。临床上最常用的情况是用于检查骨科内固定患者的骨愈合情况，CT扫描时会因为金属产生伪影，而常规体层摄影不会出现伪影。

2.关节造影　是为了进一步观察关节囊、关节软骨和关节内软组织的损伤情况和病理变化，将造影对比剂注入关节腔并摄片的一种检查，常用于肩关节、腕关节、髋关节和膝关节等。由于应用造影剂的不同，显影征象也不一样。应用气体造影称之为阴性对比造影法，碘剂造影称之为阳性对比造影法，如果两者同时兼用则为双重对比关节造影，多用于膝关节。随着MRI的出现，关节造影检查的数量已明显减少。关节造影只是有选择地应用，常与MRI或CT扫描同时应用。

肩、腕关节是最常使用关节造影的部位。肩关节造影常用于了解有无肩袖撕裂。盂肱关节内注入造影剂后，出现肩峰下一三角肌下滑囊的渗漏表明有肩袖的全层撕裂，而渗漏仅见于肌腱部位则提示部分撕裂。关节造影时关节容量明显减少则支持粘连性关节囊炎的诊断。腕关节造影用于了解三角软骨和骨间韧带的撕裂。造影剂从一个关节间隔向另一个关节间隔流动表示有穿孔或撕裂。

3. *脊髓造影*　是指将符合要求的阳性或阴性对比剂注入蛛网膜下腔，通过X线、CT或其他影像检查显示脊髓本身及其周围组织的状态及有无异常的临床技术。

随着CT和MRI的出现，近年来单纯脊髓造影的使用已逐渐减少。现在脊髓造影多与CT一起应用。CT的轴位影像可更全面地显示中央椎管、椎间孔、椎间盘、关节面和骨的形态。CT脊髓造影有时用于怀疑椎管狭窄患者的诊断，可进一步了解骨和增生性改变的作用。通过脊髓造影显示狭窄节段的梗阻情况对了解脊髓压迫的严重性有一定帮助。对脊柱手术后因存在金属伪影或不能行MRI检查时，可采用脊髓造影。在脊柱畸形的患者中(如严重脊柱侧凸)，有时很难获得椎管很好的断面，因而难以评估椎管内情况，此时脊髓造影检查就非常有用。例如严重的脊柱侧后凸畸形伴有脊髓压迫和成人严重的退行性侧弯，通过脊髓造影和CT扫描可以清楚地显示脊髓和神经根的压迫情况。

4. *椎间盘造影*　是指在透视引导下通过套管针技术将造影剂注入髓核内。穿刺注射期间密切监测患者的症状。如果患者出现类似于平时的症状，则考虑椎间盘的病理变化与患者的症状相关。椎间盘造影是一种有目的的激发检查技术，主要用于伴或不伴有根性症状的慢性椎间盘源性疼痛的评估。

对保守治疗无效及既往诊断检查正常、模糊或与症状不一致的患者，可考虑椎间盘造影检查。椎间盘造影一般仅用于拟行手术的患者，检查有助于决定是否需要手术，并决定手术的范围。对多节段椎间盘病变患者，椎间盘造影对明确致病节段比较有价值。

二、CT检查

CT(computerized tomography)是由Hounsfield研制设计，20世纪60年代才发展起来的诊断工具。高分辨力CT机能够从躯干横断面图像观察脊柱、骨盆及四肢关节较复杂的解剖部位和病变，还有一定的分辨软组织的能力，且不受骨骼重叠及内脏器官遮盖的影响，对骨科疾病诊断、定位、区分性质范围等提供了非侵入性辅助检查手段。

随着临床经验的积累，检查方法的不断完善，CT对骨科疾病诊断的准确性获得了不断的提高。特别是近10年来，随着螺旋CT、超高速CT、多排及16排探测器CT机等新一代CT机的引入和广泛使用，CT三维重建技术得到了长足的进步。通过多平面重建(multiplatar reconstruction，MPR)、曲面重建(curved planar reconstruction，CPR)、表面遮蔽显示(surface shade display，SSD)等图像处理技术，可更清晰显示解剖结构复杂部位的病变情况，大大提高了CT扫描的诊断水平。

(一)CT扫描在脊柱疾病的应用

对CT图像进行分析时应熟悉脊柱的大体解剖和断面解剖，识别不同平面在CT图像上的切面，常用的有经椎弓根椎体平面、经椎间孔平面、经椎间盘及经上关节突基底平面，通过断面来了解每一个节段平面本身的结构特点及其与周围器官的关系。同时它也和其他检查一样，CT检查可以造成假象和误诊，临床上要加以注意。另外，窗口技术是CT显示中非常重要的功能，一张完善的脊柱CT片必须同时具有脊髓窗和骨窗两种不同窗技术的图像。

1. *颈椎、胸椎后纵韧带骨化*　CT扫描能测出骨化灶的横径、矢状径和脊髓受压程度。

2. *腰椎管狭窄症*　CT扫描可区分中央型或侧隐窝狭窄，可看到硬膜囊及神经根受压的程度。

3. *腰椎间盘突出症*　CT扫描能清楚显示突出物压迫硬膜囊及神经根，并可了解是否伴有椎管狭窄。对神经孔外及侧方型椎间盘突出，CT有独到之处。

4. *先天性脊柱畸形*　CT扫描对于复杂的先天性脊柱畸形非常有用，脊髓造影后CT扫描可以清楚地显示脊髓及神经根有无压迫改变，是否合并有脊髓的异常如脊髓纵裂。复杂的先天性侧凸由于椎体旋转明显，且可能有相互的重叠，X线片上的椎体畸形常常显示不清。脊柱的CT三维重建可以清楚地显示椎体的先天畸形，如半椎体、分节不良、脊柱裂和肋骨的畸形如并肋、肋骨缺如等，有助于正确地诊断和制订治疗计划。

(二)CT扫描在关节疾病的应用

1.髋关节　主要用于诊断先天性髋脱位,股骨头缺血性坏死、全髋关节置换术后出现的并发症,髋关节骨关节病及游离体,髋关节结核骨破坏与死骨情况。

2.膝关节　膝关节屈曲30°、60°位髌骨横断扫描,诊断髌骨半脱位、髌骨软骨软化症。

3.肩关节　主要用于观察关节盂唇疾病。结合肩关节双对比造影后再行CT扫描,能清楚显示肩关节盂唇损伤、撕脱骨折等病变,如Bankart病变。

(三)CT扫描在外伤骨折中的应用

CT对于胸腰椎爆裂性骨折,能够显示碎骨块突入椎管,压迫脊髓。这对设计减压与摘除碎骨块手术,有一定指导意义。此外,还可了解脊柱骨折后稳定情况,决定脊柱内固定方式。骨盆骨折,尤其是严重粉碎骨折,CT能显示骨折移位的程度,是否需要复位与内固定,并可指导手术入路与固定方法。尤其是螺旋CT可显示复杂的髋臼骨折,便于医生考虑如何达到满意的复位。

(四)CT扫描在肿瘤中的应用

骨与软组织良、恶性肿瘤,都可进行CT扫描,了解骨破坏程度、肿瘤周围软组织改变、判断与周围大血管与神经的关系,考虑能否保留肢体。

CT判断病变的基础是正常组织的解剖结构形态和密度发生了变化,通常所指的高、低、等密度病变是根据其与所在器官的密度相比较而言的。综合分析病变的部位、大小、形状、数目、边缘、相邻器官侵犯情况及病变的密度特点,就可以对病变作出定位及定性诊断。尽管CT对骨科疾病的临床诊断价值较高,但要记住在临床上仍应按一般检查、X线片、CT或CTM这一先后顺序检查,当CT与临床检查结果相矛盾时,仍应以临床为主,若盲目依靠CT则可能导致病人的误诊和误治,临床医生应对此加以注意。在读片时,必须以常规X线片为基础,不应在没有X线片的情况下直接阅读CT片子,更不可仅有CT片而无常规X线片。

三、MRI检查

磁共振成像(magnetic resonance imaging, MRI)是20世纪80年代初开始应用于临床的影像诊断技术,是一种无创伤性的安全检查方法。磁共振是磁场内核能量吸收和发射产生的一种现象。磁共振成像依赖于能影响组织化学特性的内在组织参数,尤其是人体组织内的氢原子,这是磁共振成像的基础。每一组织具有特定的信号强度,此取决于组织内的氢原子数和两个物理参数,即T_1(纵向弛豫时间或自旋一晶格弛豫时间)和T_2(横向弛豫时间或自旋一自旋弛豫时间)。常规应用自旋一回波技术,主要的是T_1、T_2加权像,它影响组织的对比。肌肉骨骼组织成分特别适合作MRI检查,如骨髓组织于T_1加权像呈高信号强度,T_2加权像呈中信号强度;骨皮质于T_1、T_2加权像都呈低信号强度。

(一)磁共振成像的优点

1. MRI成像MRI能从多方位、多层面提供解剖学信息和生物化学信息,可在分子水平提供诊断信息,如水肿、炎症、关节积液及早期肿瘤,以不同于正常的信号将上述病变显示出来。

2. MRI成像具有较CT更强的软组织分辨率,能反映炎症灶、肿瘤周围被侵犯情况,一般认为MRI在脑、脊髓和关节内病变的显示上优于CT扫描。

3. 通过不同序列,可获得脂肪抑制技术,不需要造影即可获得类似于脊髓造影的磁共振液体(水)成像技术。MRI还可以应用钆增强剂(Gadolinium, Gd DTPA)做对比显影,进一步提高对病变组织的分辨能力。

4. MRI检查无放射线辐射,并具有高度对比分辨力,且能提高病理过程的敏感度(包括信号特点和形态学改变),因此MRI特别适宜于判断软骨、韧带和骨髓组织,这是普通X线片和CT不及之处。对人体没有放射性损害。

(二)磁共振成像在骨科中的应用

1.脊柱疾病　MRI可准确评价脊柱的各种病理情况,T_1加权成像适用于评价髓内病变、脊髓囊肿和骨破坏病变,而T_2加权成像则用于评价骨唇增生、椎间盘退行性病变与脊髓损伤。

(1)脊髓病变:可清楚显示脊髓空洞、脊髓栓系、脊髓纵裂、硬膜内脂肪、脊髓脊膜膨出等脊髓病变。

(2)脊柱感染性疾患:如化脓性骨髓炎、脊柱结核与椎间盘炎。脊柱化脓性感染在T_1加权像上为低信号,T_2加权像上为高信号。MRI对于诊断脊柱结核很有用,除椎体破坏外,还可见脓肿形成,有助于制订手术计划。

(3)椎间盘病变:正常椎间盘在T_1加权像上呈低信号、T_2加权像上呈高信号。随着年龄增加,椎间盘的水分逐渐减少，因此在 T_2 加权像上中央高信号区范围逐渐减小。目前认为椎间盘退行性病变首先是前方、侧方或后方的外层纤维环撕裂，但大多数患者的 MRI 上看不见上述纤维环的撕裂。少数情况下，在 T_2 加权像上，因继发水肿及肉眼可见的组织形成，纤维环撕裂呈现比较明显的高信号带。上述 T_2 高信号带可能与腰背痛有关。

椎间盘手术后病人，用 Gd-DTPA 增强剂行 MRI 可以区别是瘢痕还是又有新的椎间盘突出。在 T_1 加权像上瘢痕为低信号，如应用钆增强剂，则瘢痕成为高信号，而椎间盘组织不被增强，在 T_1 加权像和增强成像上均为低信号。

(4)椎管病变：MRI 可以清楚地显示椎管狭窄的部位、范围和程度。MRI 可以显示神经根管狭窄，硬膜外脂肪和侧隐窝脂肪减少是诊断神经根受压的重要征象。不过 CT 在判断骨组织、椎间盘组织在椎管狭窄中的作用仍要优于 MRI，尤其是 CT 脊髓造影，具有更好的对比度。

(5)脊柱、脊髓外伤：MRI 是脊柱与脊髓损伤重要检查手段，可提供较多信息，尤其是显示有关脊髓本身的创伤、椎管与椎旁软组织的改变，能够判断后方韧带复合结构的损伤情况，利于制订治疗方案。

MRI 对于脊椎压缩性骨折，除了可以显示骨折程度和脊柱序列情况，还可由椎体内骨髓信号的变化得知骨折的急慢性及愈合程度。如压缩性骨折非常严重而且扁平，在 T_1 加权像上呈高信号，T_2 加权像呈低信号，表示为慢性压缩性骨折，椎体内已被脂肪组织所替代。如果在 T_1 加权像上椎体呈低信号，在 T_2 加权像上呈高信号，则表示骨折后仍有骨髓水肿的现象，可能为亚急性骨折，其骨髓水肿可以引起患者背部疼痛。上述改变有助于临床上选择责任椎体进行椎体成形术或后凸成形术。

2. *关节疾病*

(1)髋关节疾病：MRI 对软组织分辨率高，又有各种不同的序列技术，能早期发现股骨头缺血坏死、关节唇的撕裂、骨关节病与肿瘤。MRI 诊断股骨头坏死的敏感性要优于 CT。股骨头坏死早期一般局限于股骨头前上方，与负重部位一致。坏死组织的 MRI 特征：T_1、T_2 加权像均呈低信号，间质肉芽组织在 T_1 加权像呈低信号，T_2 加权像呈高信号，坏死边缘骨硬化在 T_1、T_2 加权像均呈低信号。

(2)膝关节疾病：MRI 现在常规用于半月板撕裂(半月板可见延伸到表面的线型异常信号)、交叉韧带损伤(特别是前交叉韧带，表现为韧带外形的变化和继发的信号变化)、侧副韧带损伤(水肿或连续性中断)的诊断。

(3)肩关节：多平面成像可较好地显示肩袖和盂唇。肩袖损伤(主要是冈上肌腱)可有肌腱的退行性病变(T_1 加权像和质子密度扫描上信号异常)、部分撕裂(T_1 加权像信号异常伴 T_2 加权像上的水肿)及完全撕裂，可见横过肌腱的液体信号(常为肌腱前缘，T_2 加权像高信号)并与关节腔和肩峰下滑囊相通。

3. *骨与软组织肿瘤*　恶性骨及软组织肿瘤，破坏骨髓腔或软组织，其 MRI 表现较 X 线平片为早。骨巨细胞瘤、骨肉瘤等破坏骨髓腔，常有缺血坏死，在 MRI 上呈低信号。

4. *骨与关节感染*　急性骨髓炎髓腔发生炎性改变及骨皮质外软组织改变，MRI 的敏感性较 X 线平片高，可以早期发现，尤其是深部组织。对急性骨髓炎，T_1 加权像见骨髓腔呈一致低信号至中等信号，骨皮质受累者呈中等信号；在 T_2 加权像上髓腔炎症区为高信号，高于正常髓腔。

四、放射性核素检查

骨的放射性核素骨显像是将亲骨性核素及其标记化合物引入体内，以使骨骼显影。尽管核素图像的分析解释与传统的 X 线检查有类似之处，但二者之间存在显著差异。

放射性核素显像通过在病人体内注入的放射性物质发射光子，通过光能转换产生图像，它既能显示骨的形态，又能反映骨的活性，定出病损部位。传统的 X 线检查、CT、MRI 及超声检查是通过外部能量产生的射线(或声波)穿过人身而产生图像。核医学的图像是功能显像而不是解剖显像。通过一次注射放射性物质可以观察全身情况，是解剖显像的补充。X 线检查只能在骨质结构和密度发生变化后才能发现病变，但放射性核素骨扫描在骨的结构或外形尚未发生改变时，即可显示病变，所以具有早期发现病变的优点，特别是对骨肿瘤、骨转移病灶有早期诊断的价值。

放射性核素骨扫描在发现骨病变上具有很高的敏感性，能在 X 线检查或酶试验出现异常前更早地显示骨病变的存在。骨显像分为静态显像(局部显像和全身显像)和动态显像(三时相和四时相显像)

骨骼的无机成分羟基磷灰石结晶，能与组织液中可交换的离子进行交换。如这些被交换的离子为放射性核素，则骨内呈现放射性，使骨组织显影，其分布与羟基磷灰石结晶的分布相一致。目前临床上常用的骨显像剂，主要有亚甲基二磷酸盐（MDP），其次是焦磷酸盐（PYP）。

临床应用

1. 搜索早期骨肿瘤。恶性肿瘤容易发生骨转移，脊柱是继发性骨肿瘤的最常见部位。放射性骨扫描可较早发现病灶，甚至可发现多发性病灶。对病情的发展及预后的判断有重要意义。

检查发现：①核素高度浓集，常见于骨肉瘤、尤因肉瘤、转移癌、嗜酸性肉芽肿、骨囊肿；②核素轻度浓集，多见于软骨肉瘤、内生软骨肉瘤；③核素无浓集现象，见于软骨瘤、纤维瘤。

2. 骨髓炎早期，此时X线检查往往呈阴性结果，而核素扫描在骨髓炎症状出现24h后，即可在病灶区内发现浓集现象，较一般X线检查至少提早2周。而且随病程发展，浓集密度逐渐增高。

3. 核素显像能直接反映脊柱移植骨成骨活性的程度。

4. 骨梗死在核素图像中表现为“冷区”，且持续时间达数周以上。

（邱贵兴）

第6章

骨科基本技术与操作

第一节 石膏固定技术

医用石膏(脱水硫酸钙)是由天然石膏石,即结晶石膏(含水硫酸钙)煅制而成。将天然石膏石捣碎(图1-6-1),加热到100～200℃,使其失掉部分结晶水即成。大规模制备可用窑烧,小规模制备可用铁锅炒。用铁锅炒时一面加热,一面搅拌,粒状石膏粉先变成粥状,再变为白色粉状,即可使用。用时石膏粉吸水又变成结晶石膏而硬固,此过程一般需要10～20min。水中加少量食盐或提高水温可使硬固时间缩短,加糖或甘油可使硬固时间延长。石膏硬固后体积膨胀1/500,故石膏管形不宜过紧。加盐后石膏坚固性降低,故应尽量不加食盐。石膏完全干燥(北方5～8月份天气)一般需24～72h。

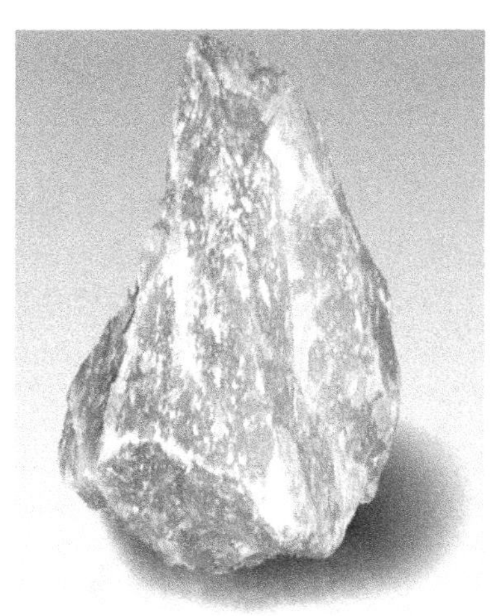

图1-6-1 天然石膏

一、石膏绷带的制作和使用

(一)石膏制作

用每厘米有12根的浆性纱布剪成宽15cm,长5m;宽10cm,长5m;宽7cm,长3m三种规格的长条,去掉边缘纬线2～3根,卷成卷备用。做石膏卷时把绷带卷拉出一段,平放在桌面,撒上1～2mm厚石膏粉,用宽绷带卷或木板抹匀,边抹边卷;石膏卷不宜卷过紧,否则水分不易渗透;也不宜过松,否则石膏粉丢失太多。

为了使用方便,还可做成宽15cm,长60cm;宽10cm,长45cm两种规格的石膏片。每种石膏片的厚度都是6层。石膏片应从两头向中间卷好备用(图1-6-2)。

石膏卷和石膏片做好后,应放在密闭的铁桶或其他防潮容器内,以免受潮吸水而不能使用。以上为传统的石膏绷带制作方法,已不多用,现有成品石膏绷带可购(图1-6-3)。近年来,又有新型的高分子外固定材料(图1-6-4),它不同于传统石膏绷带,但应用方法类似,且更薄、更轻,透气性好,便于护理(图1-6-5),但是费用较高,拆换困难。不同固定绷带对比见表1-6-1。

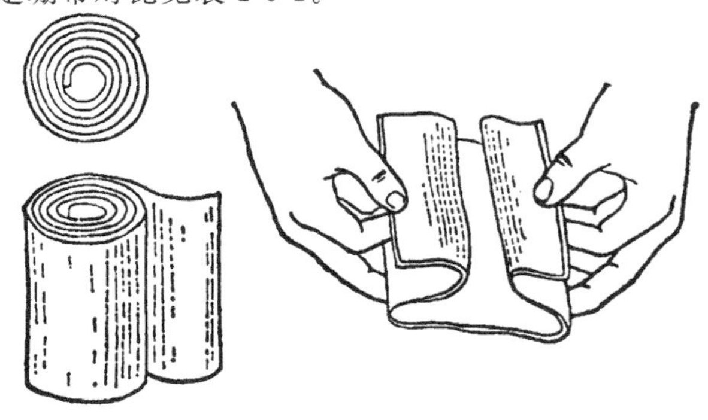

图1-6-2 石膏卷和石膏片的制备

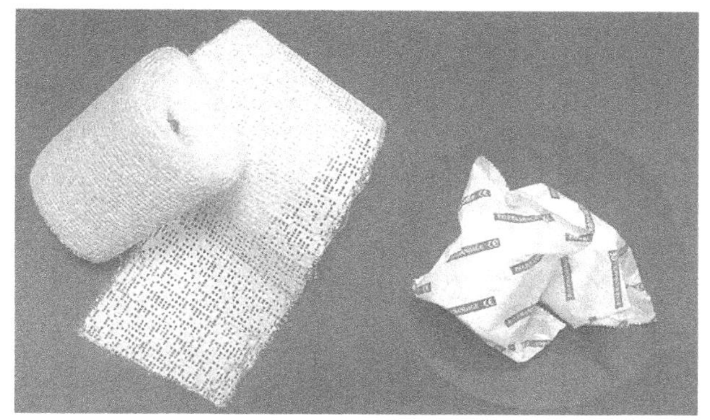

图 1-6-3　成品石膏

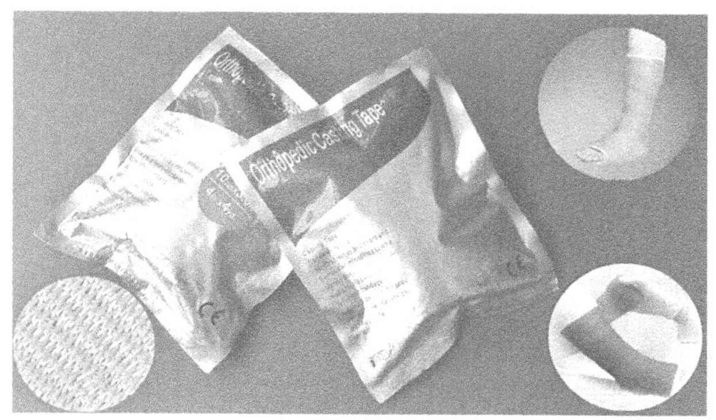

图 1-6-4　高分子外固定材料

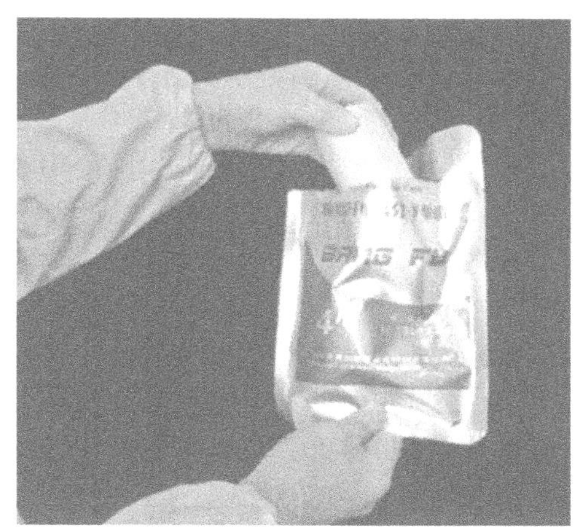

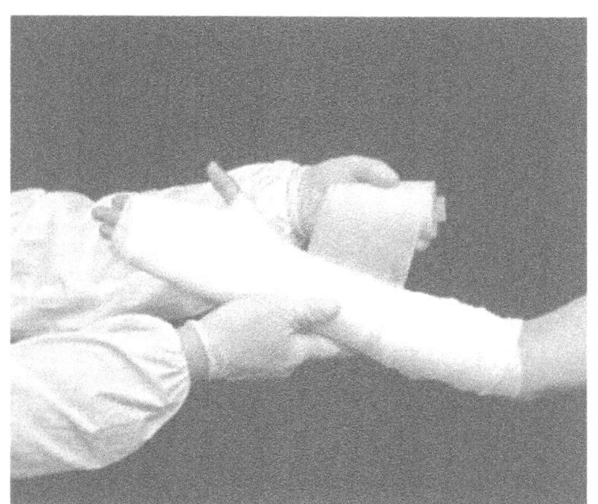

图 1-6-5　高分子外固定材料外观及应用

表 1-6-1　传统石膏绷带与高分子固定绷带比较

效果\类别	石膏绷带	树脂绷带	玻璃纤维绷带
强度	一般	良好	良好
弹性	一般	良好	良好
适用水温	20℃左右	70℃左右	20℃左右
浸水时间	5～8s	1min	6～7s
固化时间	12～15min	5min	3～5min
使用操作	不方便	不方便	方便
透气性	差	良好	好
X线透射性	差	良好	良好
皮肤、呼吸器官危害	可能	无	无
颜色	白色	白色	多种
重量/厚度	重/厚	轻/薄	轻/薄

(二)石膏绷带用法

使用时，将石膏卷或石膏片平放在30～40℃的温水桶内(图1-6-6)，根据桶的大小，每次可放1～3个。待气泡出净后，以手握其两端，挤去多余的水分(图1-6-7)，即可使用。石膏卷或石膏片不可浸水过久，以免影响使用。

(三)石膏衬垫

为了保护骨突出部位的皮肤和其他软组织不被压伤，在石膏壳里面都必须放衬垫或棉纸(图1-6-8)。常用的衬垫有衬里(即制作背心的罗纹筒子

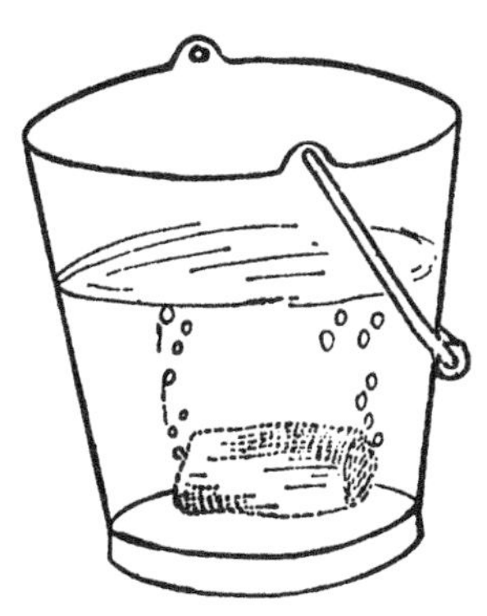

图 1-6-6　石膏卷浸泡法

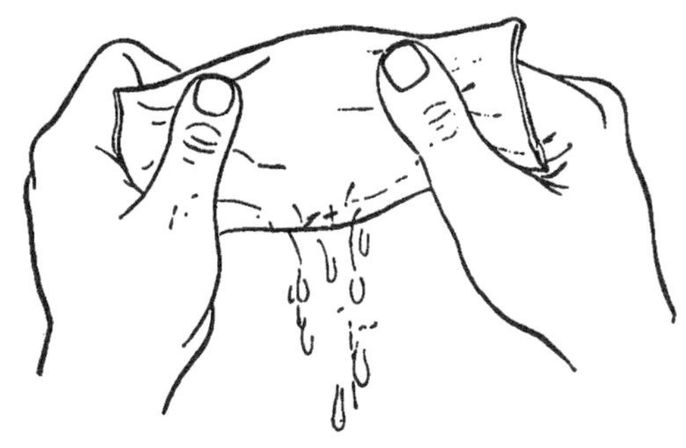

图 1-6-7　石膏卷挤水法

纱、毡子、棉花、棉纸等)。衬垫多少可根据患者胖瘦,预计肿胀的程度和固定的需要而定。根据具体情况也可采用软垫石膏和无垫石膏。前者衬垫较多,较舒适,但固定效果较差;后者只在骨突出部(图 1-6-9)放些衬垫,其他部分只涂凡士林,不放任何衬垫,因而固定效果较好,但易影响血运或皮肤压伤。

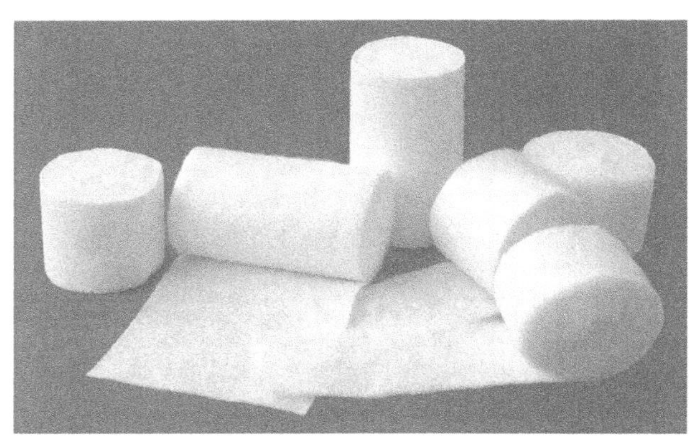

图 1-6-8　石膏内衬所用棉纸

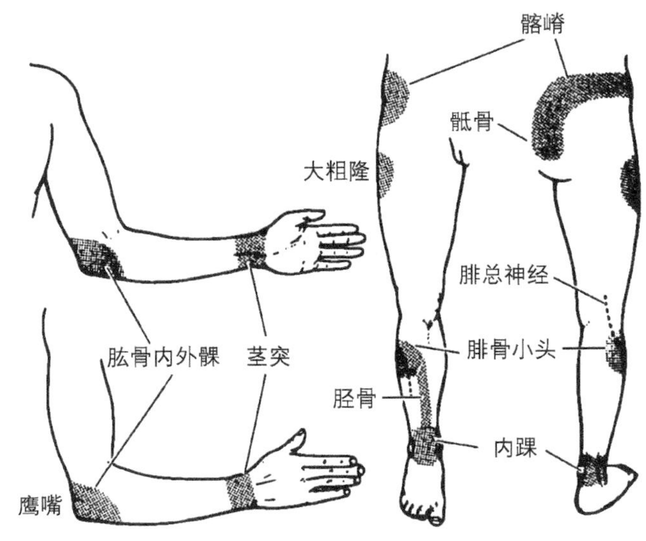

图 1-6-9　需要放衬垫的部位

(四)石膏固定注意事项

1. 清洗干净皮肤。若有开放伤口,应更换敷料。纱布、纱布垫和黏膏条尽可能纵行放置,禁用环行绷带包扎,以免影响肢体血运。

2. 肢体或关节必须固定在功能位,或所需要的特殊位置。在上石膏绷带过程中,尽量将肢体悬吊在支架上,以始终保持所要求的位置。如无悬吊设备,也可专人扶持。肢体位置摆好后,中途就不要变动,以免初步硬固的石膏裂开,影响其坚固性;尤其是应避免在关节屈侧出现向内的皱褶(图 1-6-10,图 1-6-11)而引起皮肤压伤,甚至肢体缺血、坏死。

3. 扶持肢体时应尽量用手掌,因为用手指扶持可使石膏出现向内凸的隆起而压迫皮肤(图 1-6-12)。

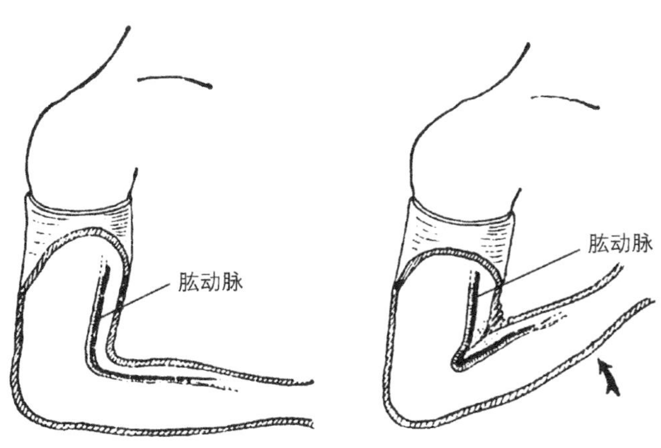

图 1-6-10　上石膏中途强行屈肘,容易发生肢体缺血或坏死

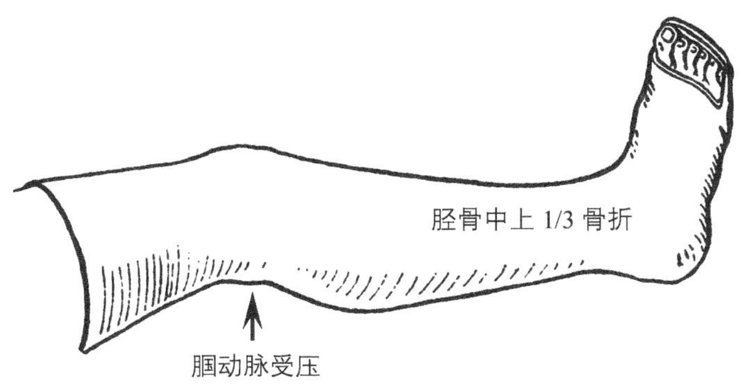

图 1-6-11　长腿石膏管形皱增，压迫腘动脉

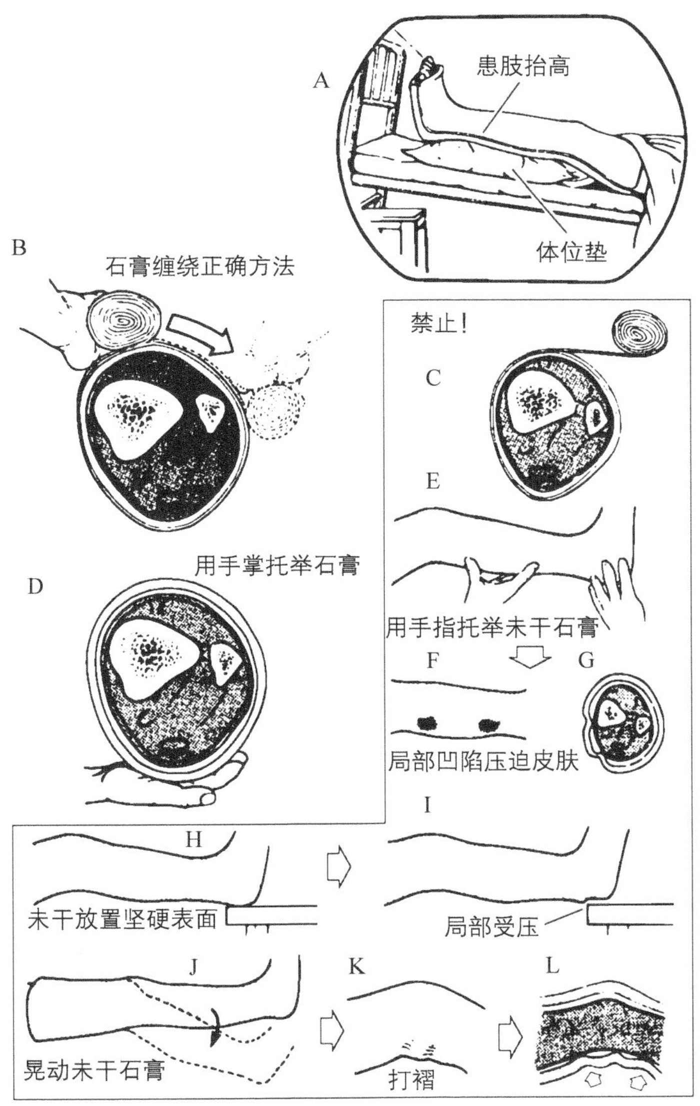

图 1-6-12　石膏操作需要注意的手法

4. 石膏绷带不宜包扎过紧，以免引起呼吸困难、呕吐（石膏型综合征）、缺血性挛缩、神经麻痹，甚至组织坏死。但也不可过松，过松则固定作用欠佳。

5. 石膏绷带之间不可留有空隙，以免石膏分层散开，影响其坚固性，因此上石膏时应边上边用手涂抹，务使各层紧密接触，凝成一体。但在肢体凹陷处，石膏绷带应特别放松，必要时剪开，务使绷带与体表附贴，切不可架空而过。

6. 四肢石膏固定应将指（趾）远端露出，以便观察其血供、知觉和活动功能。

7. 固定完毕后，可用变色铅笔在石膏管形上注明上石膏、去石膏的日期及其他注意事项。有伤口的应标明伤口位置，或将开窗位置画好，同时画上骨折情况更好。

（五）石膏固定后的观察与护理

1. 抬高患肢，以减少或避免肢体肿胀。

2. 注意患肢血供，经常观察指（趾）皮肤的颜色和温度，并与健侧比较。如发现指（趾）发绀、苍白、温度降低，应立即剪开石膏。

3. 经常检查指（趾）的运动功能、皮肤感觉。如指（趾）不能主动运动，皮肤感觉减退或消失，但血供尚好，表明神经受压，应立即在受压部位开窗减压，或更换石膏管形。如同时有血供障碍，则应考虑缺血性挛缩，必须立即拆除石膏，寻找引起缺血性挛缩的原因，并给予必要的处理。

4. 注意局部压迫症状，如持续性疼痛时间稍久，应及时在压迫处开窗减压或更换石膏绷带，否则可能引起皮肤坏死和溃疡（图 1-6-13）。

5. 气候寒冷时，应注意外露肢体的保暖，以防冻伤；气候炎热时，应预防中暑。

6. 石膏硬固后，必须促其快干。温度低、湿度大时，可用灯泡加温烘烤，并注意保持空气流通，或用电风扇吹干。

7. 注意保持固定石膏清洁，避免尿、粪或饮食物玷污；翻身或改变体位时，注意保护，避免折裂。

（六）固定石膏的开窗、切开和拆除

常用的切割石膏工具有长柄石膏剪、短柄石膏剪、石膏刀、石膏锯、撑开器、电锯等（图 1-6-14）。为了解除局部压迫或进行换药，可在石膏型上开窗。首先根据压迫部位或伤口位置在石膏上准确画出开窗范围。再用石膏刀、锯或电锯沿画线切割，到达衬垫时即行停止，注意勿伤及皮肤。有衬里的，应将衬里自中心向开窗边缘剪开，并将衬里向外翻转，再用石膏浆及石膏绷带把剪开的衬里粘合、固定在石膏窗的边缘，以防石膏渣落入伤口内。

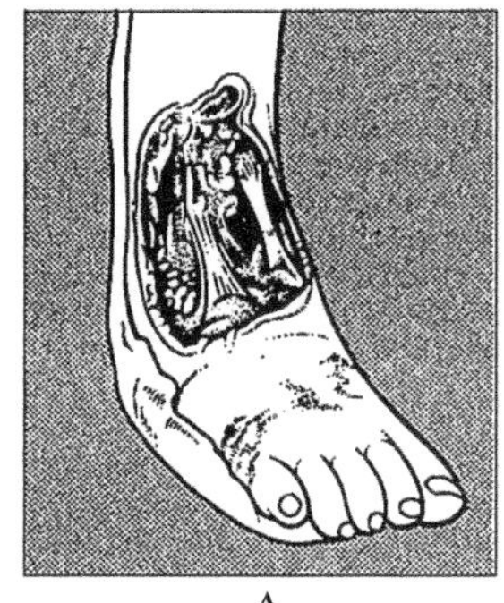

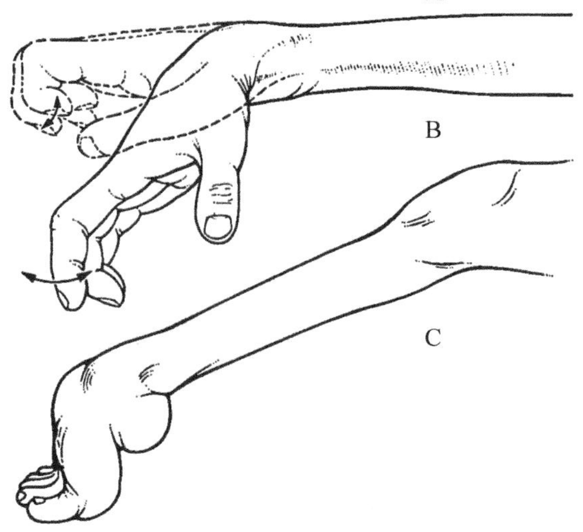

图 1-6-13　石膏严重并发症

注：A. 局部皮肤压迫坏死；B、C. 前臂及下肢缺血挛缩

管形石膏一般采取纵行切开（图 1-6-15），可在背面、掌面或两侧进行。切开必须完全，并可根据衬里是否紧张，决定是否同时切开衬里。

拆除固定石膏的操作和切开方式相似，即沿管形石膏薄弱部切开后，再撑大切口，必要时切开对侧，直到肢体移出为止。石膏拆除后，皮肤上附着的痂皮或角质层可涂上凡士林油，并包扎 1～2d，待软化后再用温肥皂水洗净。

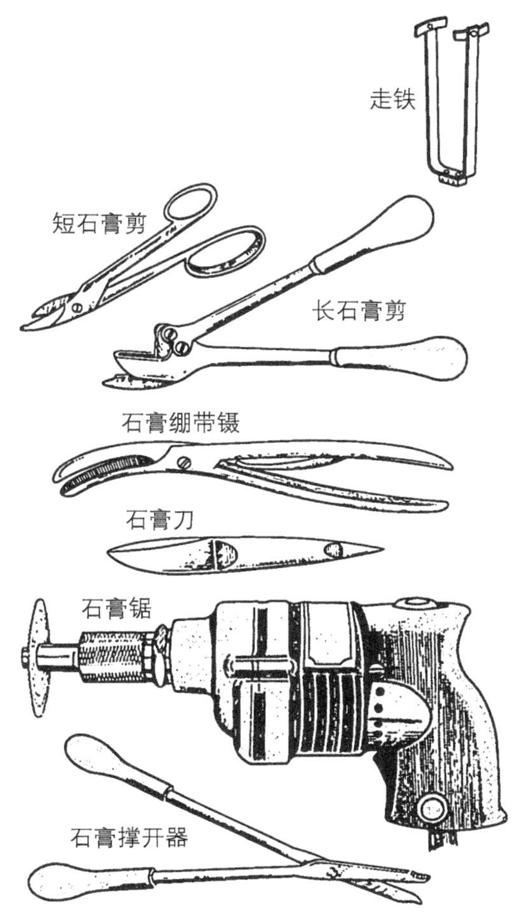

图 1-6-14　石膏操作常用工具

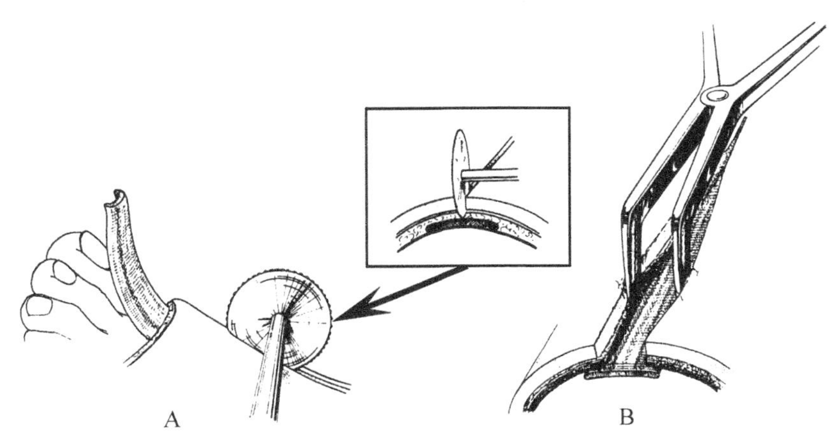

图 1-6-15　石膏锯纵行剖开固定石膏

二、各类石膏固定的操作方法

(一)前臂石膏托

【体位】　患者可取立位、坐位或仰卧位。

【固定范围】　自前臂上 1/3 至掌横纹，手指需要固定的，可延长石膏托。拇指不需要固定的应将大鱼际露出，以便拇指充分活动。

【固定位置】　石膏托一般放在掌侧，前臂旋前或中立位，腕关节 30°背伸位，拇指对掌位，掌指关节功能位。

【操作方法】 用卷尺测量前臂上 1/3 到掌横纹的长度。取宽 10cm 或 7cm 的石膏卷一个，浸水后，按测得长度做成厚 8～10 层的石膏片，上面敷以棉花或棉纸，再用绷带固定在上述部位，注意保持腕关节及掌指关节功能位。长期使用的石膏托，在石膏硬固后，可上一层衬里，则更为舒适、美观。上衬里的方法：根据石膏托大小和形状，裁剪一块比石膏托稍大的衬里放在石膏托的里面，再将衬里的边缘向外翻转，并用石膏浆和一层石膏绷带粘着固定即可。

(二)全臂石膏托

【体位】 坐位、立位或仰卧位。

【固定范围】 自腋下到掌横纹。

【固定位置】 肘关节屈曲 90°，腕背伸 30°，前臂中立位或旋后位。石膏托可放在伸侧或屈侧。

【操作方法】 同前臂石膏托，可用宽 10cm 的石膏卷制作。

(三)前臂石膏管形

体位、固定范围和固定位置均与前臂石膏托相同。

【操作方法】 将备好的衬里套在患手及前臂上，近端达肘窝，远端超过掌横纹。腕关节用棉花或棉纸垫好，各关节保持功能位。用 10cm 或 7cm 宽的石膏卷将前臂及手掌缠绕 2～3 层使成雏形，再将一适当长度的石膏片放在掌侧或背侧，外面再用石膏卷缠绕 1～2 层。待石膏硬固后，修剪管形两端，将衬里向外翻转、固定，并做好标记(图 1-6-16)。

(四)全臂石膏管形

体位、固定范围和固定位置与全臂石膏托相同。做悬垂石膏时，肘关节屈曲应<90°，使重力通过肘关节，达到向下牵引的作用。

【操作方法】 腕关节和肘关节均用棉花或棉纸做衬垫，其余操作同前臂石膏管形(图 1-6-17)。

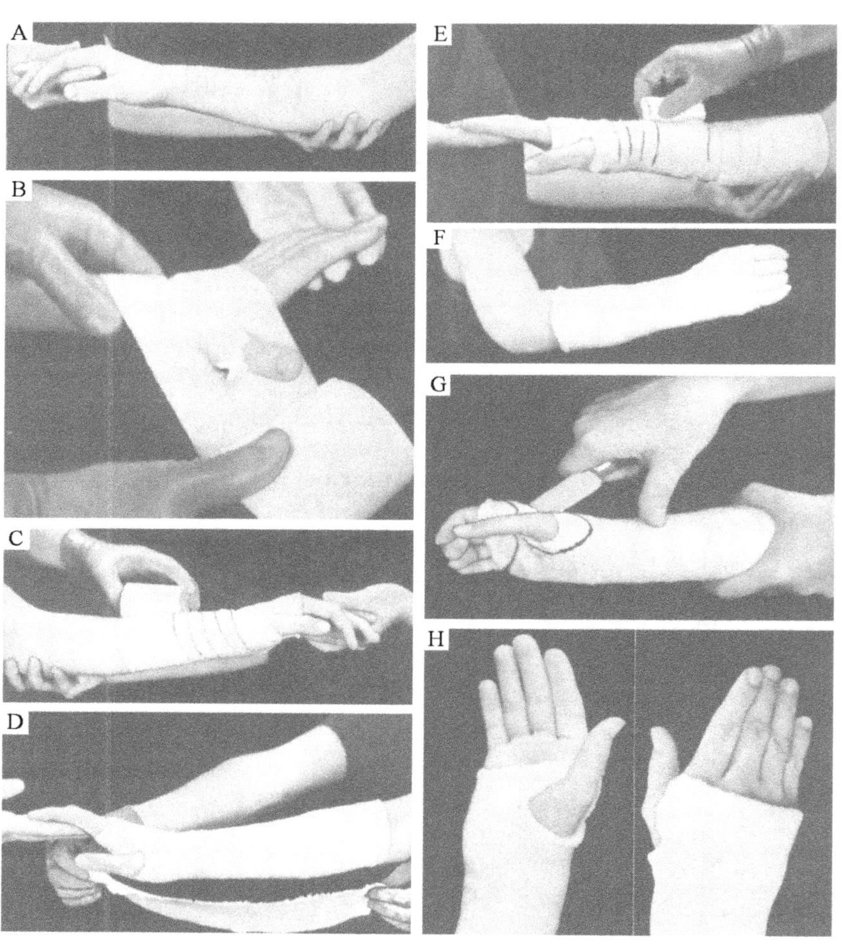

图 1-6-16　前臂石膏管形操作

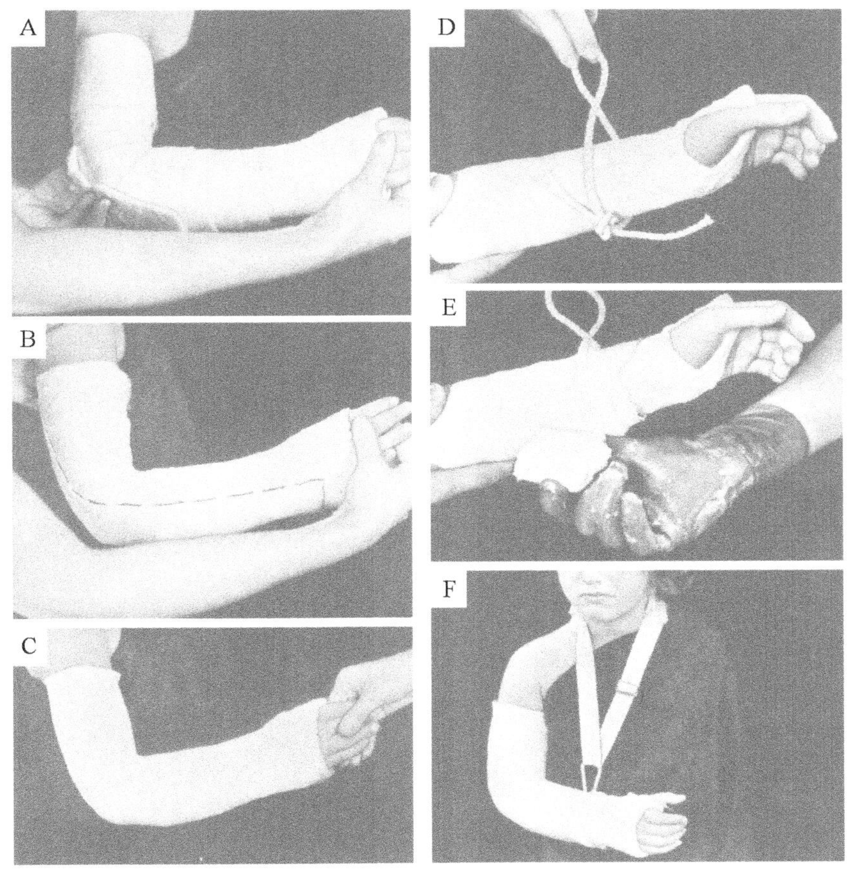

图 1-6-17　全臂石膏管形操作

（五）肩"人"字石膏固定

【体位】　清醒患者采用立位；全麻术后可采用仰卧位。站立位：患侧上臂用支架悬吊，患手扶在立柱上。仰卧位：头部放在石膏台的台面上。台面与骶托之间放一宽约 10cm，长约 40cm 的薄木板。背部和腰部在此薄木板上，骶部放在骶托上。患侧上肢用吊带吊起。

【固定范围】　患侧全臂、患肩、胸背部及患侧髂嵴。

【固定位置】　常用位置：后外展 75°，前屈 30°，前臂旋后位并与身体的横切面成 25°，肘关节屈曲 90°，腕背伸 30°。

【操作方法】　躯干及患侧上肢均垫好衬里。用剪好的大片毡子覆盖患肩、胸背部和患侧髂嵴。患侧腋下、肘、腕部均用棉花或棉纸垫好。用宽 15cm 浸好的石膏卷将患侧上臂、患肩及躯干缠绕 3～4 层，使成雏形。将 6 层石膏片放置在肩关节周围，用以连接上臂和躯干。躯干下缘、胸背部周围、患侧髂嵴部必须用石膏片加强。外面再用石膏卷缠绕 2～3 层。石膏硬固后。继续完成上臂以下部分的石膏管形。注意加强后部和肘部的连接，以免日后肩、肘部石膏折裂。

为了加强肩部的连接，可在肘部与躯干部之间加一木棍（图 1-6-18）。石膏全部硬固后，修剪边缘，将衬里向外翻转固定，并记好标记。

（六）"8"字石膏固定

适用于固定锁骨骨折。

【体位】　坐位，两手叉腰，两肩后伸。

【操作方法】　两肩、两腋及上背部均垫以棉垫、棉花或棉纸。骨折整复后助手用膝部顶住患者后背，两手拉患者两肩向后伸。术者用 10cm 宽的石膏卷沿"8"字走行，通过两肩的前方交叉于后背。一般缠绕 8～10 层即可（图 1-6-19）。对稳定性较好的锁骨骨折，如小儿锁骨骨折，可用简易的"8"字绷带固定（图 1-6-20）。任何石膏固定锁骨骨折都有压迫皮肤的可能，特别是腋下，因此现多倾向于采用锁骨固定带固定锁骨（图 1-6-21）。

（七）短腿石膏托

【体位】　仰卧位：助手扶持患侧小腿；俯卧位：

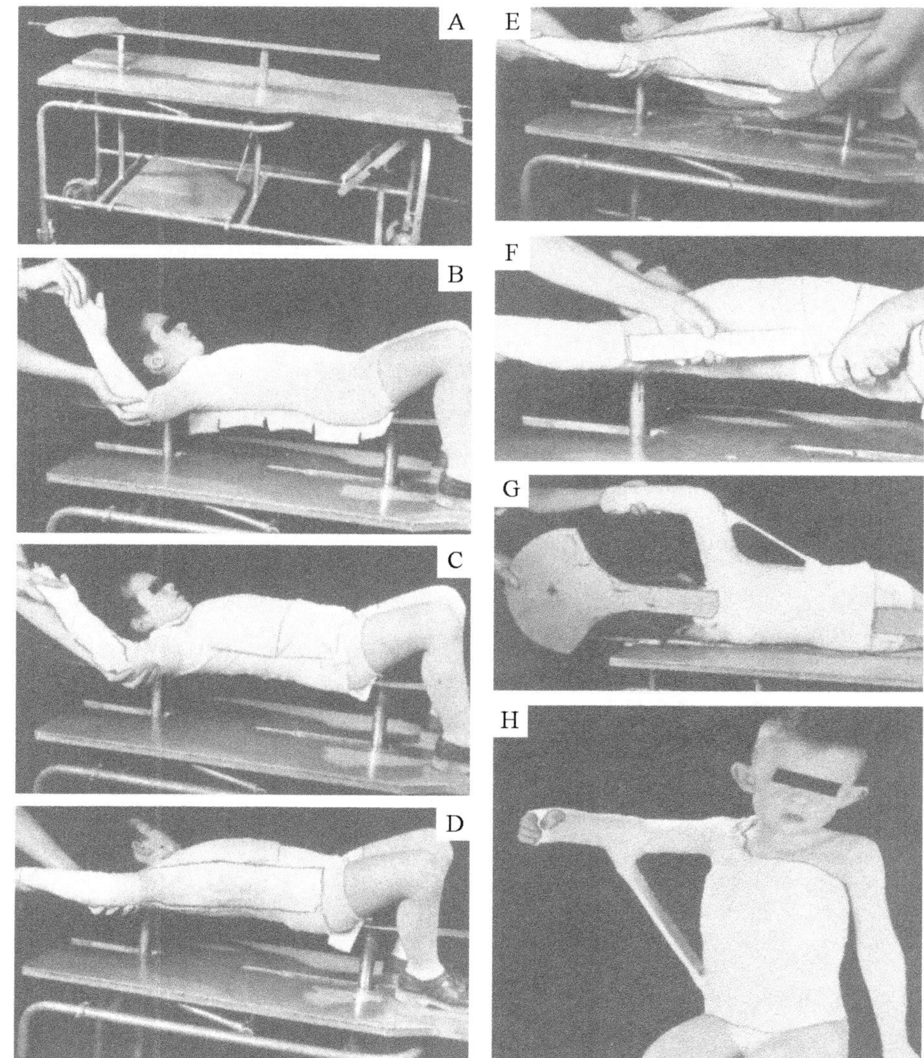

图 1-6-18　肩“人”字石膏

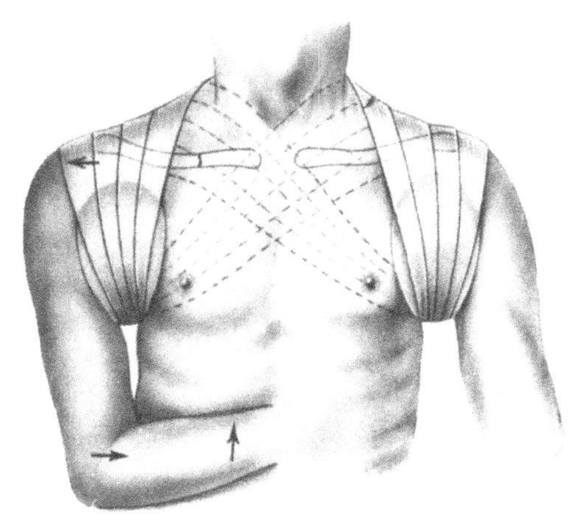

图 1-6-19　“8”字石膏

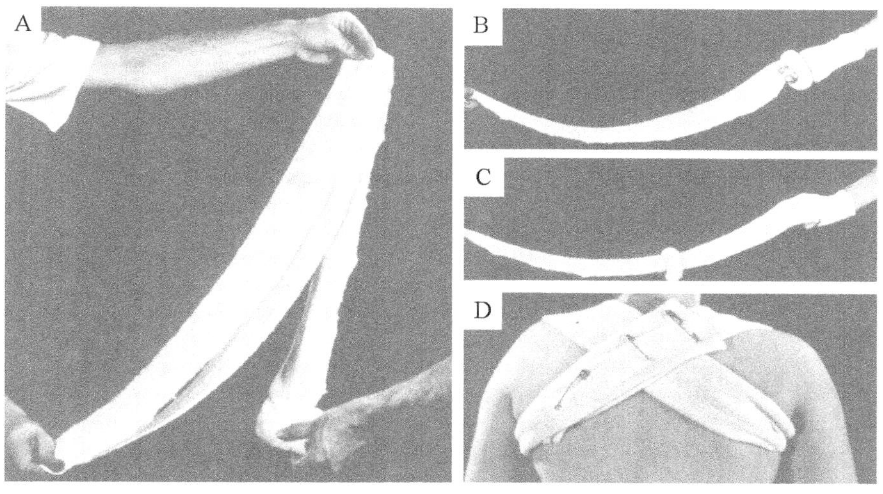

图 1-6-20　简易"8"字石膏

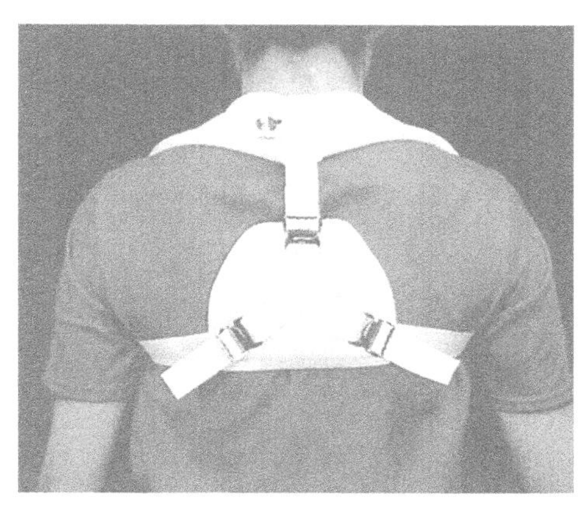

图 1-6-21　锁骨固定带

足部伸出台外；坐位：膝关节屈曲，小腿下垂在台外，足部放在术者膝上。

【固定范围】　自小腿上部至超过足尖 1～2cm，一般放在小腿后方。

【固定位置】　踝关节 90°，足中立位，趾伸直位。

【操作方法】　用卷尺测量好长度。用 10 或 15cm 宽的石膏卷，浸水后按上述长度制成厚 10～12 层的石膏片（图 1-6-22），并放棉花或棉纸做衬里。跟骨和两踝部的衬垫应厚些。然后将石膏托和衬垫用绷带固定在小腿后方。

（八）长腿石膏托

【体位】　仰卧位：由助手扶持患侧下肢；俯卧位：足伸到台外。

【固定范围】　自大腿上部到超过足尖 1～2cm，一般均放在下肢的后方。

【固定位置】　膝关节 165°微屈位，其他位置同短腿石膏托。

【操作方法】　先用卷尺测量好长度。将 15cm 宽的石膏卷浸水后制成适当长度，厚 12～14 层的石膏托。腓骨头、跟骨、两踝部应多放些衬垫。然后将石膏托用绷带固定在下肢的后方。

（九）短腿石膏管形（石膏靴）

【体位】　仰卧：小腿由助手扶持；坐位：小腿下垂，足放在术者膝上。

【固定范围】　固定位置同短腿石膏托，但足趾背侧必须完全露出。

【操作方法】

1. 用卷尺测量小腿上 1/3 后方到超过足趾和小腿上 1/3 前方到跖骨头前方的距离，按此距离制作 6 层石膏片 2 条。

2. 穿好衬里，在胫骨前缘、两踝、足跟及管形上、下开口处放些棉花衬垫。浸泡 10cm 宽的石膏卷 2 卷，预制石膏片 2 条。先用石膏卷在患肢缠绕 2～3 层，使成雏形。再放上前、后石膏片。外面再用石膏卷缠绕 2～3 层。石膏缠好后，注意塑造足弓。待石膏管形硬固后，再修剪边缘，将衬里外翻、固定，并记好标记（图 1-6-23）。需要带石膏靴走路的，待管形硬固后可上走铁（图 1-6-24）。

（十）长腿石膏管形

【体位】　仰卧位，患腿由助手扶持或用支架悬吊。

【固定范围】　后方自大腿上 1/3 到超过足趾 1～2cm；前方自大腿上 1/3 到跖骨头。足趾背侧全部露出。

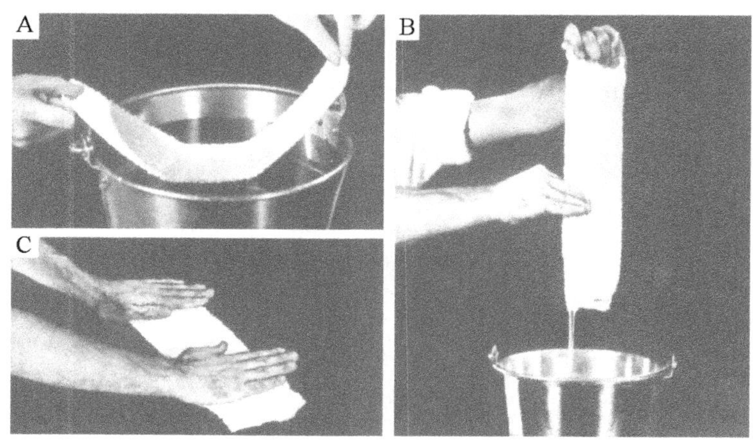

图 1-6-22　石膏托基本操作

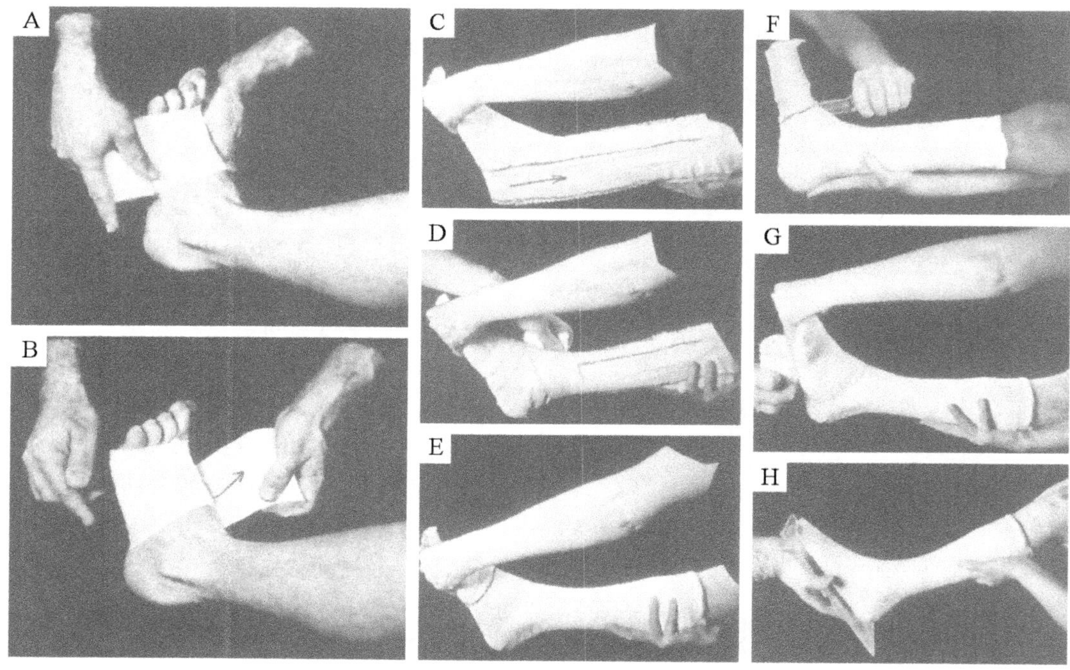

图 1-6-23　短腿石膏管形操作方法

【固定位置】　与长腿石膏托相同。为了避免患肢在管形内旋转，也可使膝关节多屈曲一些（150°）。

【操作方法】　基本上与短腿石膏管形相同，注意在腓骨头处多放些衬垫物（图 1-6-25）。胫腓骨骨折用长腿石膏管形固定后，如发现成角畸形，可在成角的凹面及两侧将石膏周径的 3/4 横行切开，不必切开衬里。以成角凸侧（未切开部分）为支点把石膏管形掰开，至成角畸形完全纠正为止，再将石膏管形的缺口补好（图 1-6-26）。注意避免石膏过多地压迫凸侧软组织，而引起压迫性组织坏死。

（十一）髋"人"字石膏（石膏裤）

【体位】　仰卧位。先穿好腰部和下肢的衬里。将患者放在专用石膏台上（图 1-6-27）。头部和上背部放在台面上，腰部悬空，骶部放在骶托上，两下肢用吊带悬挂。没有专用石膏台时，可将一个方凳

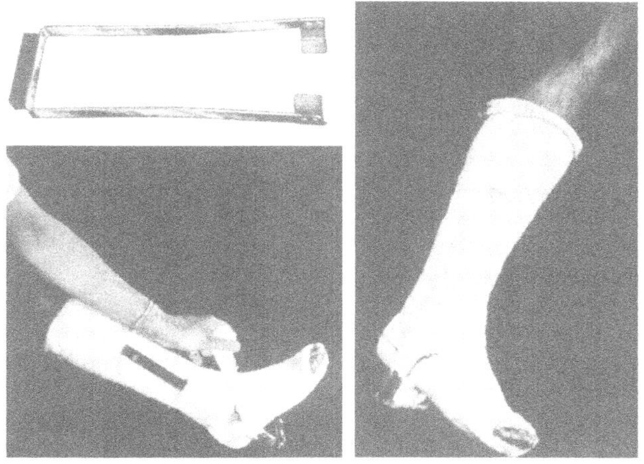

图 1-6-24　走铁的安放

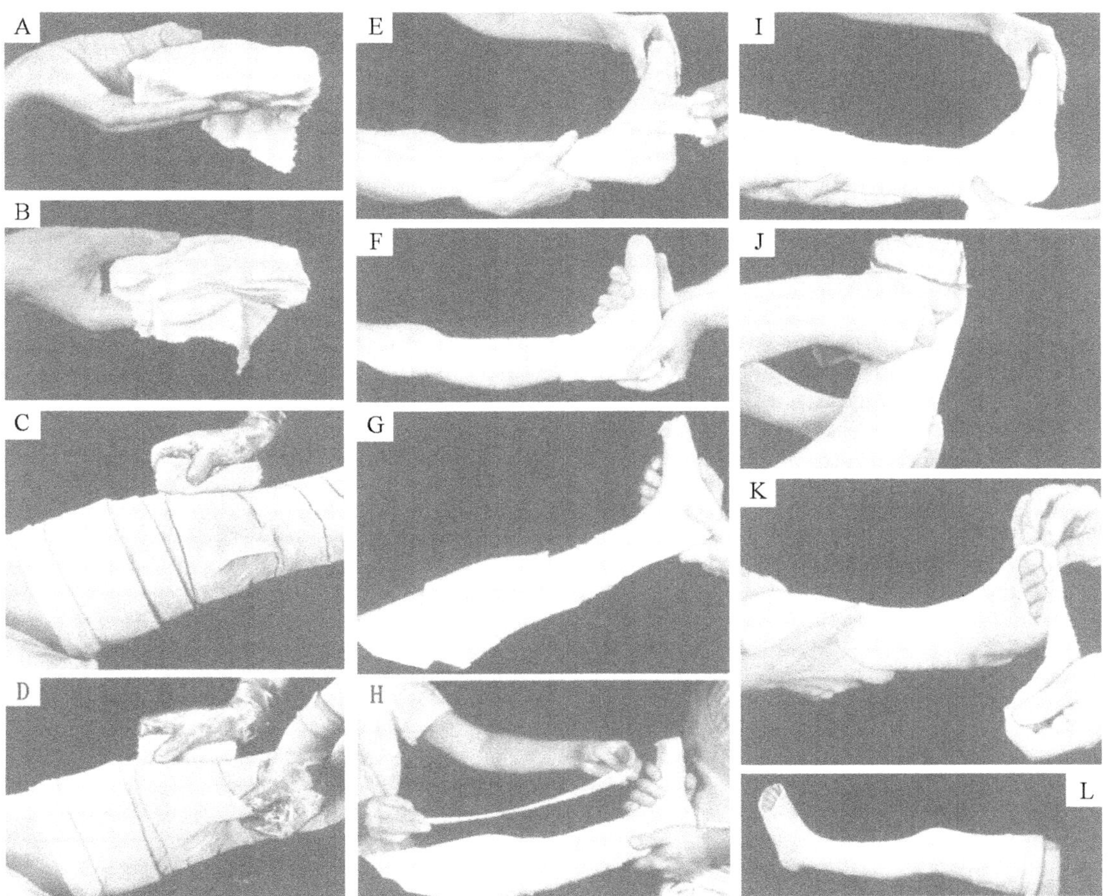

图 1-6-25　长腿石膏管形制作

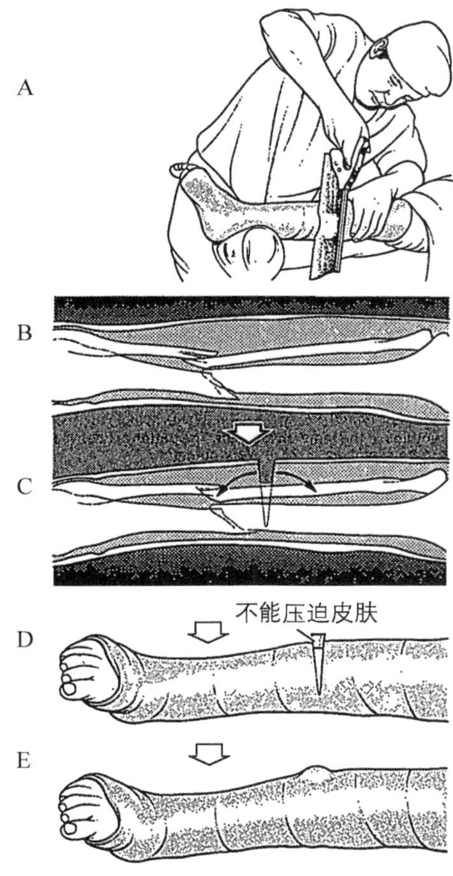

图 1-6-26　骨折石膏固定成角畸形的矫正

放在手术台或长桌上，以支持头部和上背部，骶部放在铁制骶托上（图 1-6-28）。两下肢可由助手或术者扶持。

【固定范围】

1. *单腿石膏裤*　裤腰部分的前方由肋缘到耻骨联合，后方由 $L_{1\sim2}$ 棘突到骶骨下方。会阴部充分外露，以便护理大小便。裤腿部分与长腿石膏管形相同，上端与裤腰部分相接。

2. *双腿石膏裤*　患腿与裤腰部分与单腿石膏裤相同，健侧大腿（膝上 5cm）也包括在石膏型内。

【固定位置】　腰椎平放，两髋各外展 15°～20°，屈曲 15°～30°（根据需要），膝关节在 165°微屈位，其他位置同长腿石膏管形。

【操作方法】

1. 穿好衬里后（图 1-6-29），患者仰卧石膏台或方凳和骶托上。腰部用毡围绕，两侧髂嵴、骶部、大粗隆、髌骨、腓骨头、胫骨前缘，两踝和足跟都放些棉花衬垫。在衬里与腹壁之间放一薄枕，待石膏型硬固后将其取出，这样裤腰与腹壁之间便留有较大

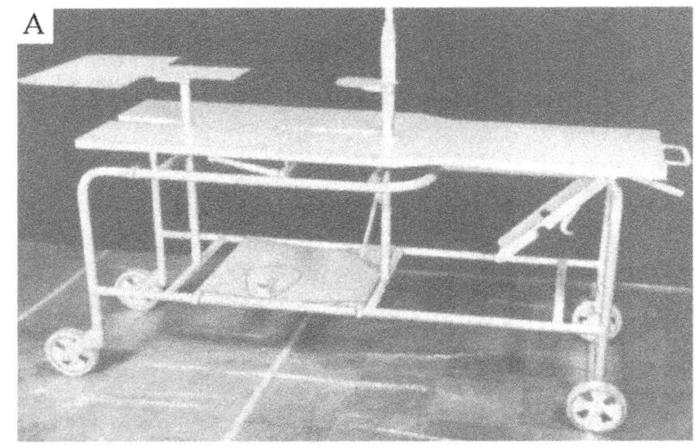

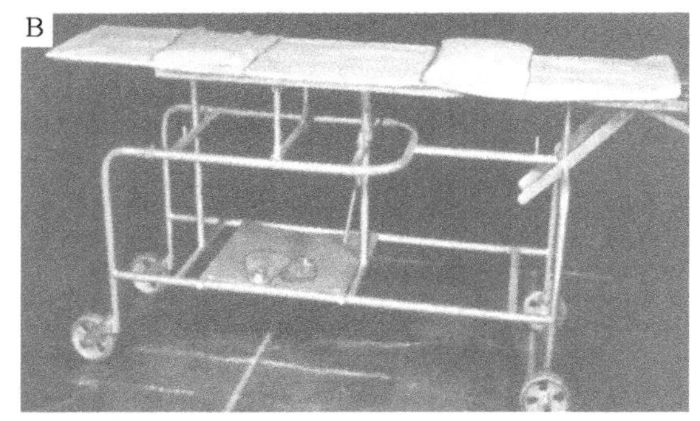

图 1-6-27　髋“人”字石膏标准操作台

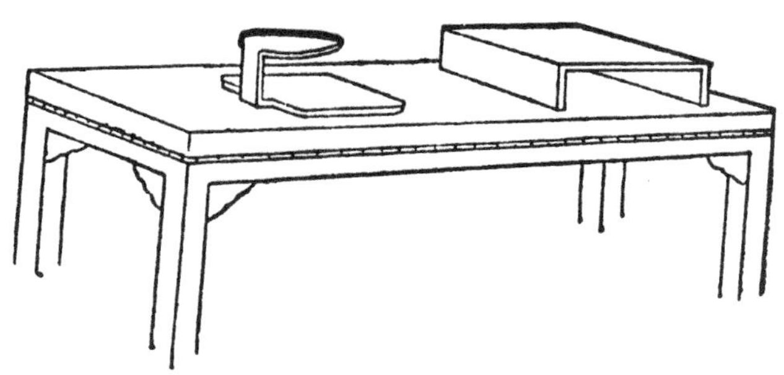

图 1-6-28　简易髋“人”字石膏操作台

的空隙，给患者留有饮食和呼吸的余地。

2. 用 15cm 宽浸泡好的石膏卷把腰部和大腿中、上部缠绕 3～4 层，使成雏形。在髋前方放交叉的石膏片 2 条，侧方放 1 条，后方放 1 条。再用长石膏片把裤腰的上、下线各缠 1 圈。以后再缠石膏卷 2～3 层。石膏硬固后，继续完成石膏裤的裤腿部分，其方法与上长腿石膏管形相同。为了坚固，可在石膏裤的两腿之间放一木棍。最后修剪边缘，翻转衬里，并记好标记（图 1-6-30）。

（十二）躯干石膏背心

【体位】　立位：能站立的患者，尽可能采取此体位；患者两手扶吊环。仰卧位：腰部用宽约 10cm 的坚固布带悬吊在石膏台上，待石膏背心上好后，

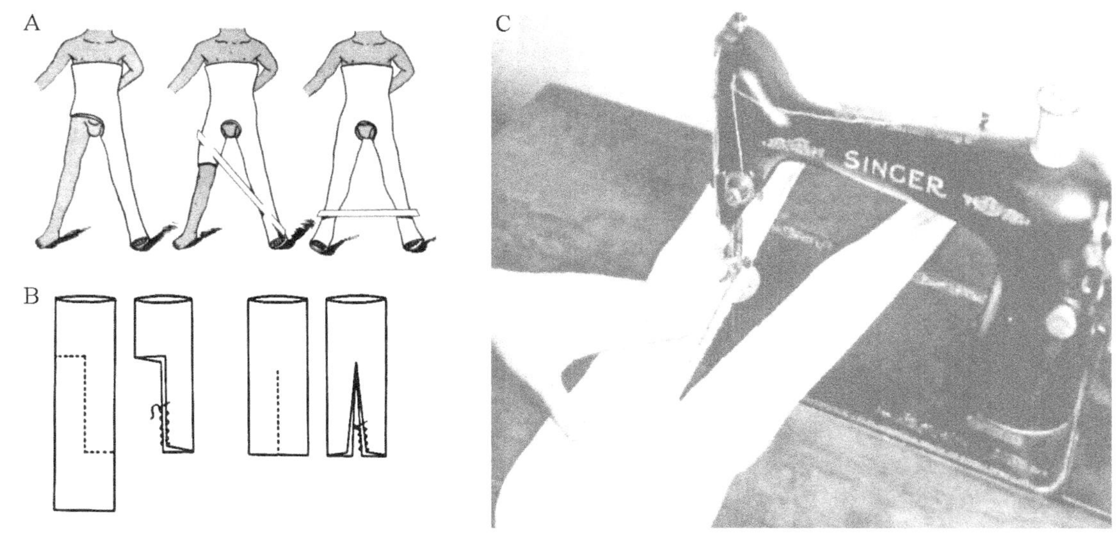

图 1-6-29　髋“人”字石膏衬里的缝制

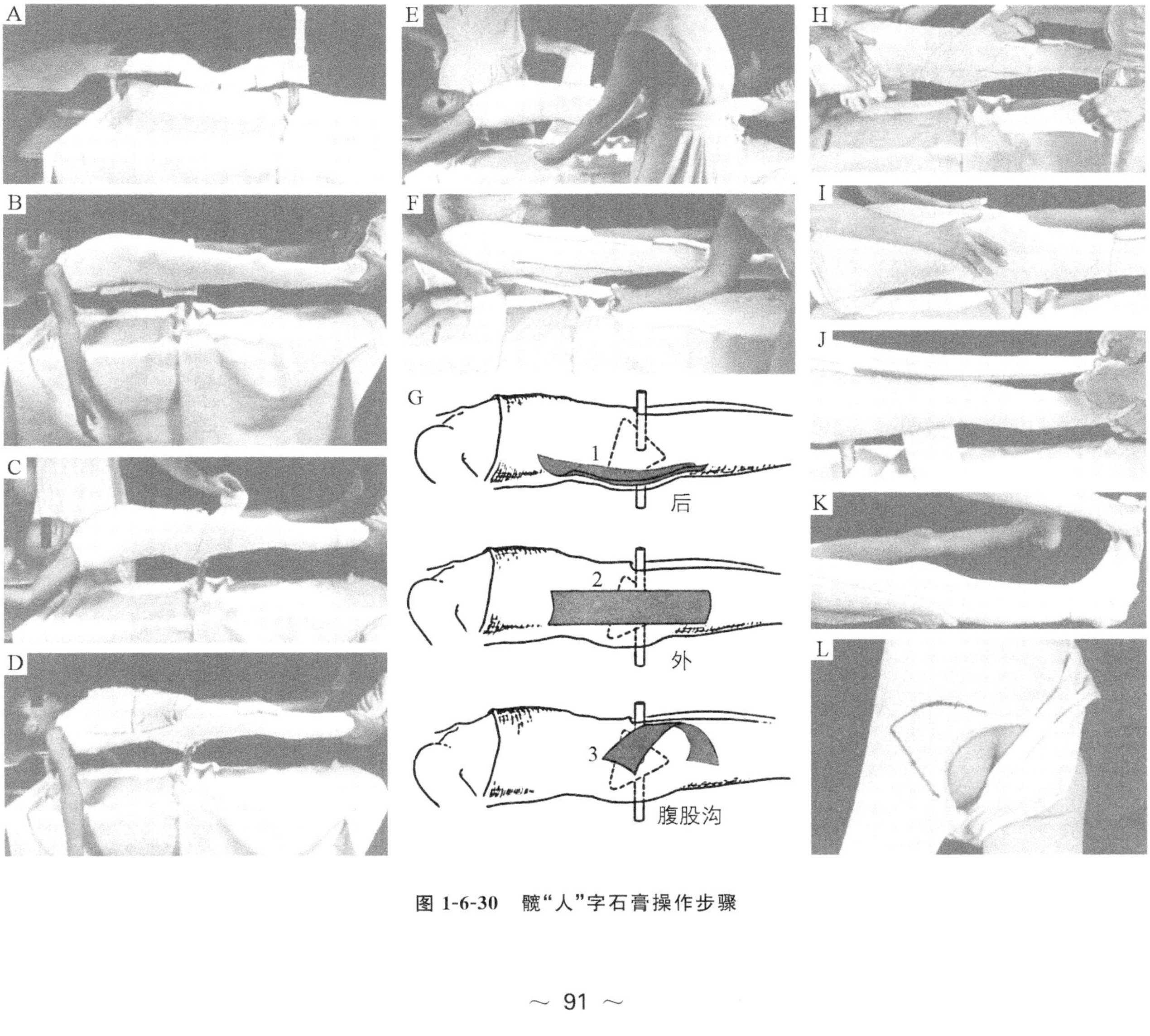

图 1-6-30　髋“人”字石膏操作步骤

再将布带撤出。仰卧位：两壳法可用于既不能直立，又不便吊起的患者，即患者仰卧石膏台上，腰部以薄枕垫起。先做好前部石膏壳，待其硬固，取下后烘干，数日后患者俯卧在前方石膏壳里，再制作背部石膏壳。最后将两个石膏壳用石膏卷连接在一起。

【固定范围】　前方上起胸骨柄，下达耻骨联合；后方上起胸椎中部，下到骶骨中部。

【固定位置】　使胸腰部脊柱在后伸位。

【操作方法】　穿好衬里，摆好体位，按预计固定范围垫好毡子。按测量长度预制 6 层石膏片 8 条：①由胸骨柄至耻骨联合，左右各 1 条；②由胸椎中部到骶骨中部，左右各 1 条；③由胸骨柄绕到骶骨中部，左右各 1 条；④由胸椎中部绕到耻骨联合，左右各 1 条。用宽 15cm 的石膏卷缠绕 2～3 层，使成雏形。循序放好上述 8 条石膏片，再用石膏卷缠绕 2～3 层。硬固后修剪边缘，外翻衬里，记好标记（图 1-6-31）。

（十三）石膏围领

用于颈椎固定。

【体位】　坐位。

【固定范围】　上缘前方托住下颌，上缘后方托住枕骨结节。下缘前方到胸骨柄，后方到胸$_{2\sim3}$棘突，左右两侧到锁骨内 1/2。

【操作方法】　颈部先穿衬里，围以毡垫。用宽 10cm 或 7cm 的石膏卷缠绕 2～3 层，使成雏形。在围领的前、后、左、右各放一短的 6 层石膏片。再用石膏卷缠绕 1～2 层。石膏硬固后修剪边缘，翻转衬里，并记好标记（图 1-6-32）。

（十四）石膏床

【体位】　仰卧式石膏床取俯卧位，俯卧式石膏床取仰卧位。

【固定范围】　胸腰椎患者用仰卧式或俯卧式均可，仰卧式上方起于胸$_{1\sim2}$棘突，下方到小腿中部；俯卧式上方起于胸骨柄，下方到小腿中部。颈椎或上胸椎患者只能用仰卧式，而且必须包括头、颈部。

【固定位置】　脊柱尽量按正常生理曲线，两髋稍屈曲并适当外展，膝关节稍屈曲。

【操作方法】　以仰卧式石膏床为例。患者俯卧，腰背部包括两下肢后方垫以衬里和毡子。骶骨下方至两大腿下方内侧开窗，以利排便。按下列部位预制 6 层石膏片：①由肩部到膝下 2 条；②横贯两后部 1 条；③横贯腰部 1 条；④横贯两小腿之间 1 条；⑤沿开窗四周 4 条。用宽 15cm 的石膏卷平铺 4～5 层，制成石膏床的雏形。将上述石膏片循序放好。上面再平铺石膏绷带 4～5 层。硬固后修剪边缘，翻转衬里并写好标志。干燥后再让患者仰卧其上（图 1-6-33）。

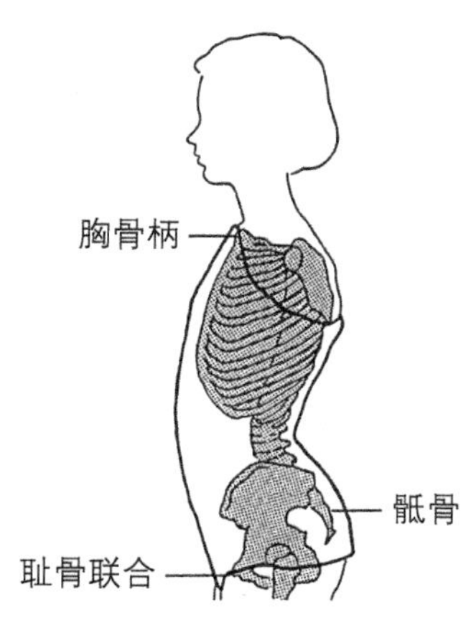

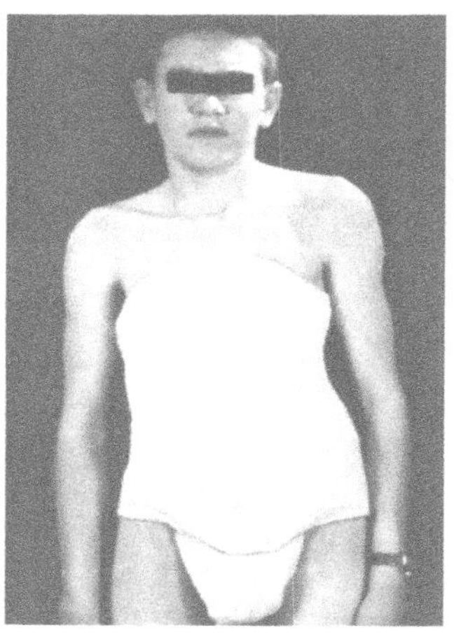
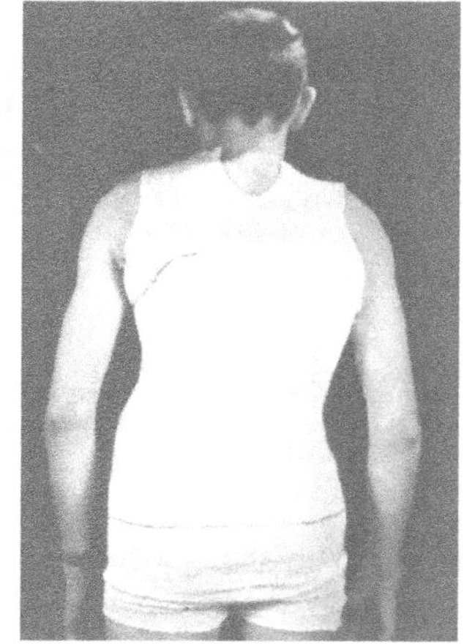

图 1-6-31　石膏背心

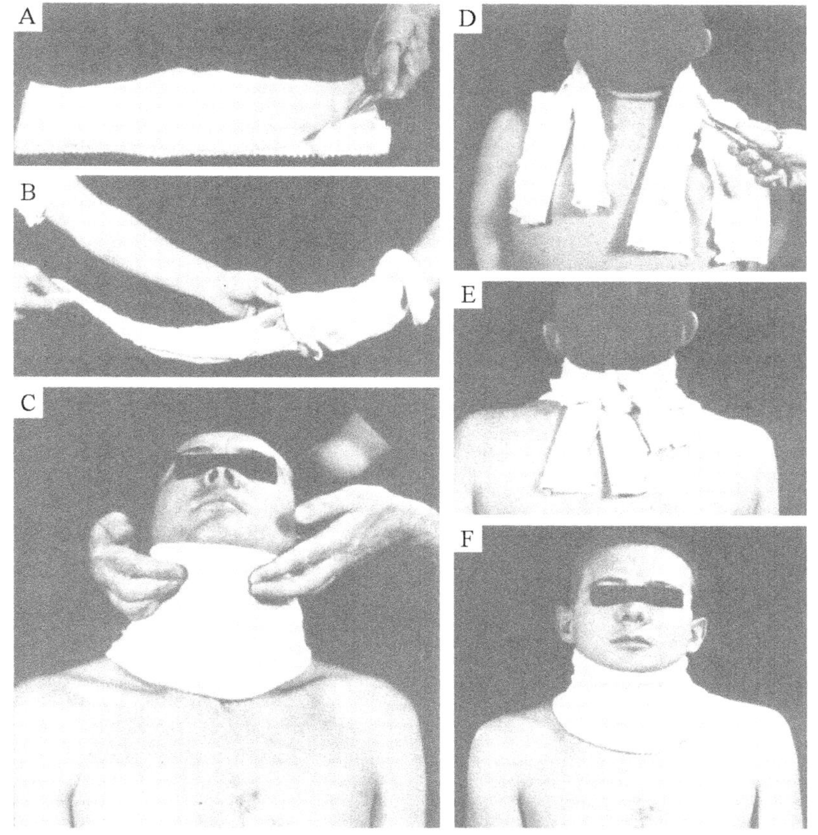

图 1-6-32　石膏围领

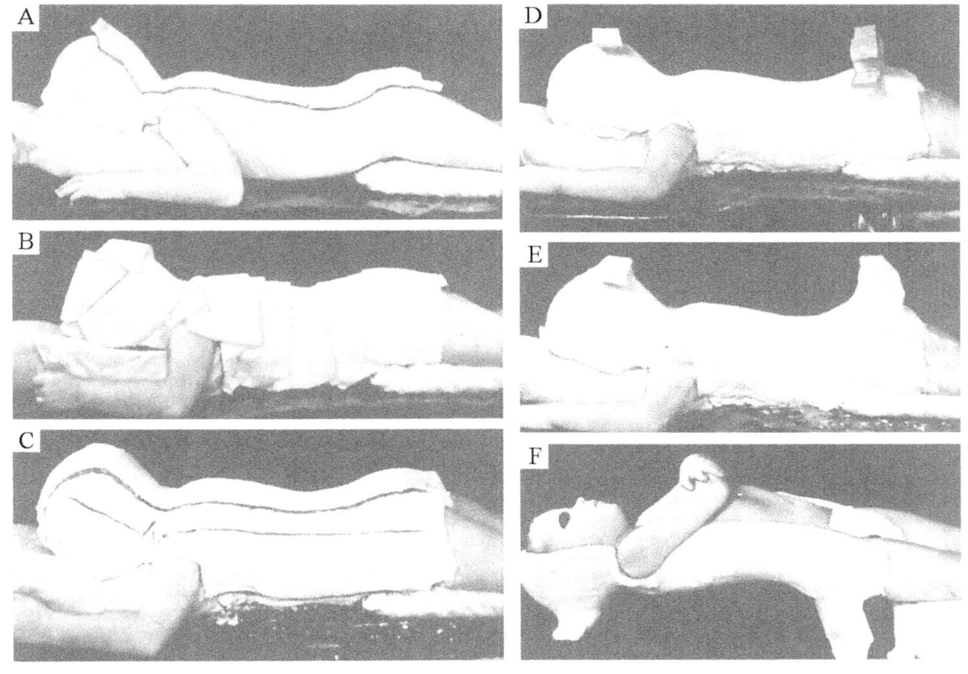

图 1-6-33　石膏床制作

第二节　牵引技术

一、概　　述

(一)作用原理

牵引是利用力学作用与反作用的原理,缓解软组织的紧张和回缩,使骨折或脱位整复,预防和矫正畸形。牵引多施用于肢体或脊柱。分为固定牵引、平衡牵引和固定与平衡联合牵引。

1. 固定牵引　固定牵引系以支架(托马斯架)上端的铁圈抵触于骨盆的坐骨结节,作为牵引时反作用的支撑力。另一端用骨骼或皮肤牵引与上端的固定点呈拮抗作用,向下牵引患肢(图1-6-34)。

2. 平衡牵引　平衡牵引系以身体的重量与牵引的重量保持平衡,肢体的一端通过皮肤或骨骼牵引,悬于床脚的滑轮上;另一端系在抬高的床脚下,用患者体重作为对抗牵引,借以延展患肢,使骨折或关节脱位整复,牵引重量一般5～7.5kg即可平衡患者体重(图1-6-35)

3. 固定与平衡联合牵引　固定与平衡联合牵引系联合以上两种方法,将患肢在皮肤或骨骼牵引下,应用支架(托马斯架或其他类型支架)固定,同时将床脚抬高,使肢体延长。此法既可免除牵引绳索松弛和经常调整支架的缺点,又可以防止支架铁圈压迫皮肤引起并发症(图1-6-36)。

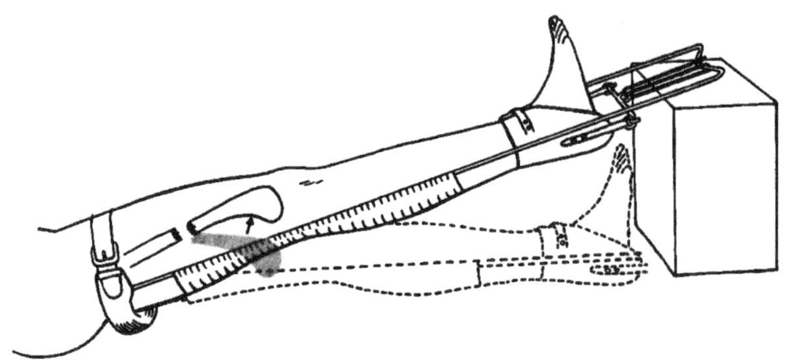

图1-6-34　固定牵引

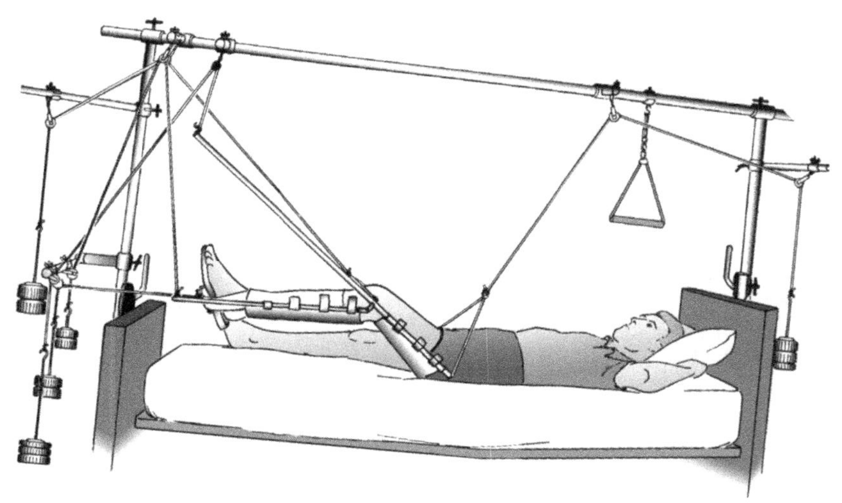

图1-6-35　平衡牵引、抬高床脚,保持体重与牵引力量平衡

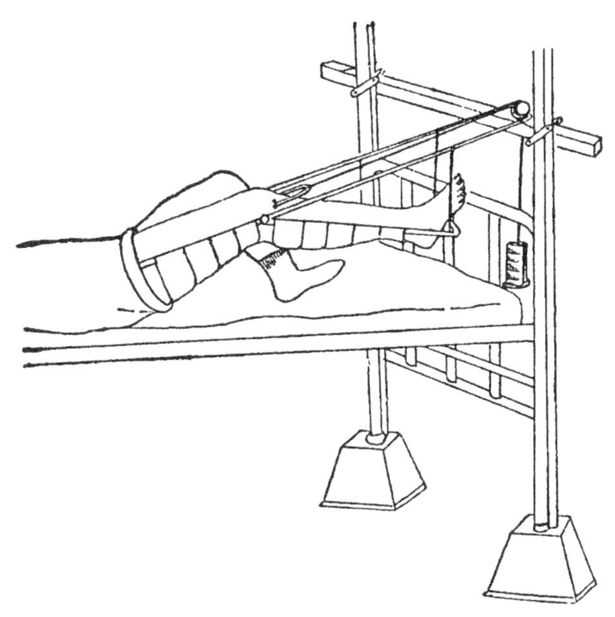

图 1-6-36　固定与平衡联合牵引

任何牵引方法，只能矫正骨折重叠移位，而不能纠正骨折侧方移位或成角畸形。故必须同时加用小夹板和纸垫，矫正侧方移位和成角畸形，并能加强骨折固定。以便在牵引下练习肢体活动，充分发挥肢体活动时所产生的内在动力，不但可以保持骨折对位，对原来骨折对位稍差的骨折，还可以自动地得到矫正。

(二)适应证

1. 急救搬运　应用牵引固定伤肢，可减少疼痛，防止休克，便于搬运转送。

2. 矫正挛缩畸形　利用牵引可以纠正因肌肉或关节囊挛缩所造成的非骨性屈曲畸形。

3. 术前准备　由于关节脱位或骨折后肢体短缩，应用牵引缓解肌肉回缩，为手术整复准备条件。

4. 防止感染扩散，减轻患肢疼痛　应用牵引固定感染、发炎的骨骼或关节。可以减轻疼痛、预防畸形，避免骨折，防止感染扩散。

5. 整复骨折和脱位　利用牵引整复骨折脱位，并能维持整复后的位置和肢体的长度。

6. 术后护理　术后牵引除了能维持正确体位之外，还便于术后护理和加强患肢功能锻炼，利于骨折愈合、关节功能恢复和防止肌肉萎缩。

(三)牵引用具

常用牵引工具不宜过于复杂，应简单易行，便于掌握。

1. 牵引床架　木制床架最为普遍应用。即在病床的床头和床脚各放木框床架，并以金属夹固定。两架之顶部有长方形木棍相连，架上悬以横木。患者可用双手牵拉，借以练习活动和使用便器。床上放以木板，中心带有圆孔，并放有分节褥垫，以便更换床单，活动体位，放置便盆，且能把患者放于头高足低或头低足高的体位，以适应平衡牵引的需要；亦可采用金属床架，其作用与效能和木制床架完全一致(图 1-6-37，图 1-6-38)

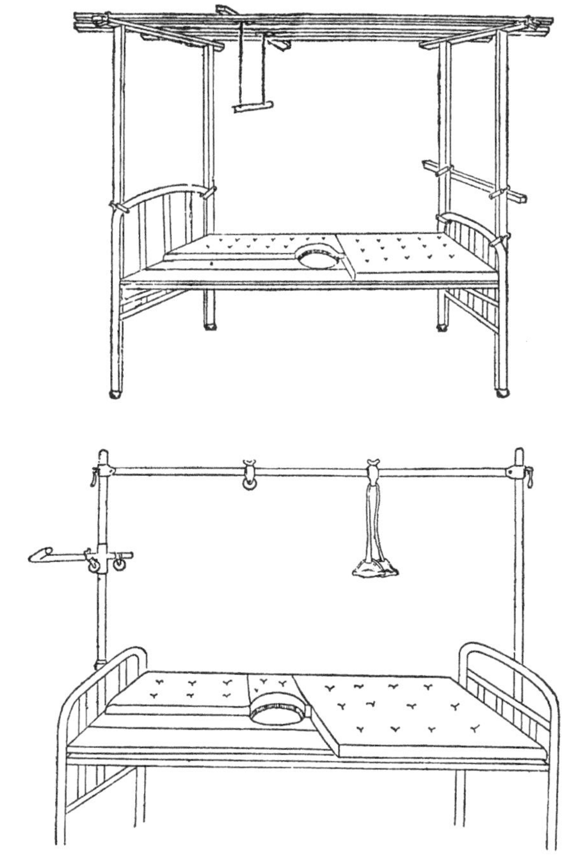

图 1-6-37　简易牵引床架

2. 床脚木垫　为上窄下宽方形木垫，高度分为 10、15、20、30cm 不等，底部为 15cm×15cm，顶部为 12 cm×12cm。顶部中心挖以半圆形窝，可稳定床脚，以免滑脱。按不同情况适当选用。此木垫可垫高床脚，借身体的重量发挥平衡牵引的作用。

3. 牵引支架　应备有大小不等各种支架，如托马斯架(图 1-6-39)和小腿附架，琼斯架(图 1-6-40)，勃郎-毕洛架(图 1-6-41)。使用前先用外科带装备支架，用大别针或书夹固定，除非在不得已情况下方采用绷带代替外科带；亦可用小敷料巾代替外科带。

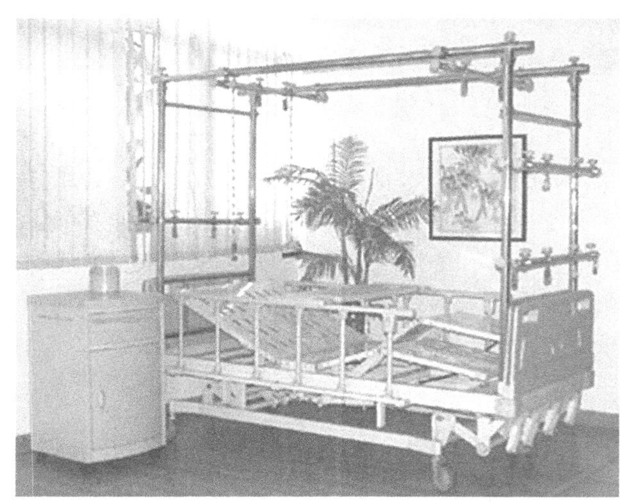

图 1-6-38　标准牵引床架

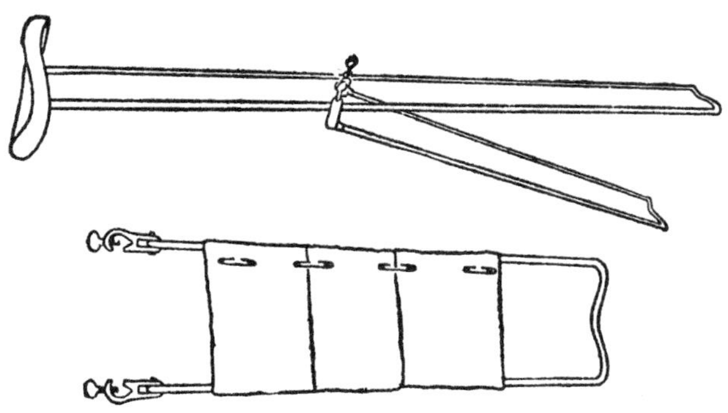

图 1-6-39　托马斯架和小腿附架

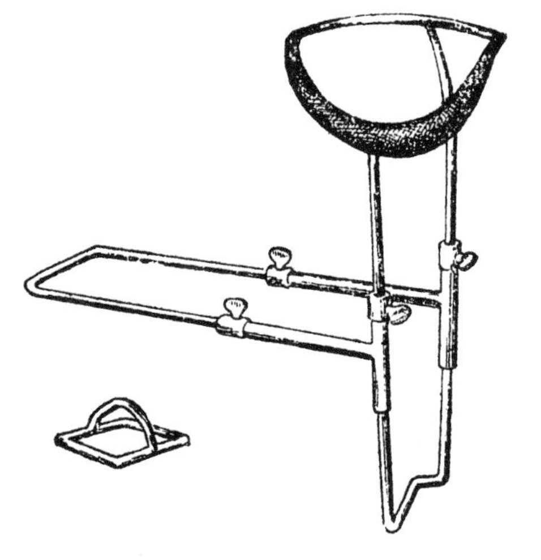

图 1-6-40　琼斯支架

4. 牵引工具　包括滑轮、牵引线绳、绷带(弹性绷带和一般绷带)、分开板、大别针、书夹、胶布、头部牵引带、头颅牵引钳，大小型号四肢牵引弓、骨盆吊带、脊柱吊带、牵引重量(铁制砝码或铁沙袋分为 0.5～2kg)固定床架的金属夹、钉锤、老虎钳、钉子等。

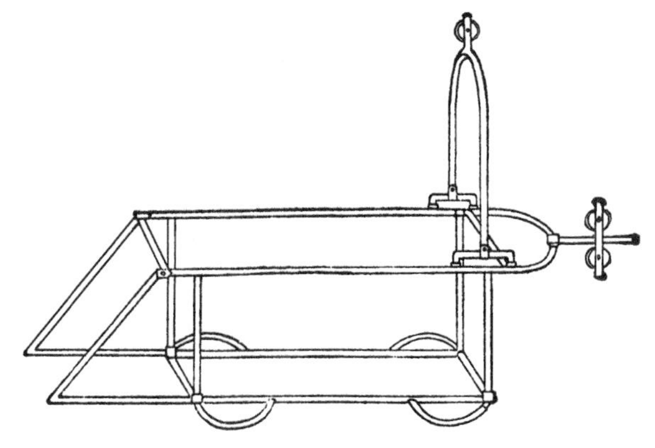

图 1-6-41　勃郎-毕洛支架

5. 固定用具　各种型号的小夹板(详见夹板制作及规格)、铁丝夹板、T 形夹板(木制和铝制)、三角形木制夹板、飞机架、腕背伸托等。

6. 石膏床　附牵引零件、石膏用具、各种类型的石膏卷带和各种衬垫。

上述各种器材，除应放手术室和石膏房备用外，大部分应集中有专人管理，并配一牵引器材车，将所有不需消毒的器材放入车内，以便随时推至病房使用。

(四)牵引重量

施行牵引以后，所需重量之多寡应该有所依据，须根据以下情况决定(图 1-6-42)。

1. 牵引种类　如皮肤牵引不能超过 5kg，骨骼牵引可高达 10～15kg。

2. 牵引部位　上肢不需要过重，免得骨折处发生过度牵引；下肢肌肉发达，开始时牵引重量必须较大，待骨折整复后保持维持重量即可。股骨所需重量比胫骨大。

3. 肌肉力量　肌肉发达，身体健壮者比肌肉弛缓，身体衰弱者所需重量要大。

4. 伤后时间　伤后时间愈长，所需牵引重量愈大。

5. 创伤类型　如斜面骨折比横断骨折所需牵引重量小。

加放牵引以后，需用手先牵拉牵引弓，尽量拉出缩短的范围，开始时牵引力应足够大，达到骨折

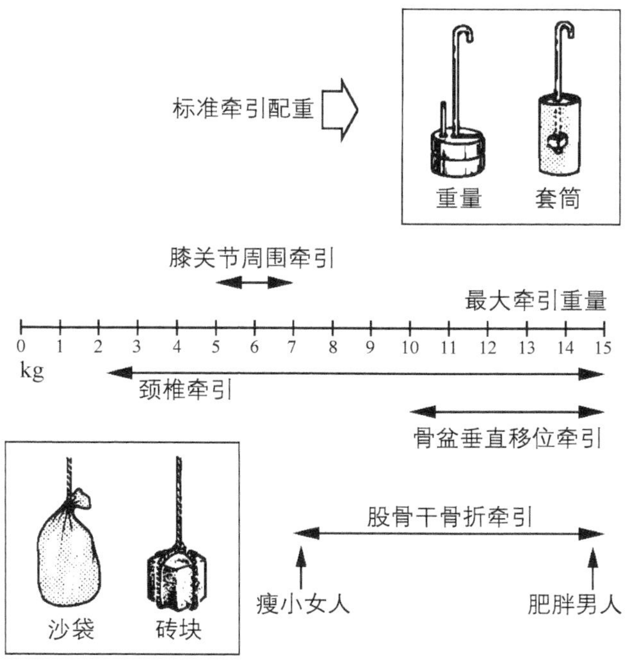

图 1-6-42　牵引配重参考标准

早期整复应在 48h 以内完成复位。但此期的重量不能持续过久，以防止过度牵引导致断端分离，影响骨折愈合。置放牵引以后，应仔细观察骨折整复情况，随时用尺测量肢体长短，并做详细记录，或用 X 线透视、拍片检查，骨折一旦整复应立即改用维持重量。

(五)拆除牵引时间

当牵引达到预期效果后，即可拆除牵引。例如，骨折部已有骨痂形成，不担心再发生重叠、移位时，股骨干骨折一般牵引 3～6 周，胫腓骨骨折 3～4 周，即可拆除；或牵引作为术前准备，待手术完成或畸形矫正后，对不需继续维持牵引者即可拆除。拆除皮肤牵引时，应先用汽油湿润胶布，徐徐撕下，切勿连同毛发猛烈撕脱，以免疼痛或溃破。应在无菌操作下拔除牵引钢针，如先将针的两端用乙醇清洗擦净，再用乙醇、碘酒、乙醇消毒，或在消毒之前加用乙醇灯火焰烧热针的两端，或靠近皮肤剪去外露钢针，消毒后再从另端拔除。对由于牵引时间过久，针已松动者，拔针时不宜在伤口内滑动，以免感染扩散。

皮肤牵引最多维持 3 周，如仍须牵引，可重新更换。骨骼牵引以不超过 8 周为宜。如穿针点已发生感染，仍须继续牵引时，则应改换方法或另换部位。

二、皮肤牵引

皮肤牵引系利用胶布贴于皮肤，牵引力直接着力于皮肤，间接牵开肌肉紧张，骨折重叠移位和关节脱位。因此，肢体损伤较小，痛苦不大，且无引起骨骼、关节因穿针发生感染、化脓的危险。但牵引重力量最多不超过 5kg，过重则皮肤承受不了，容易滑脱。对于成人长管骨骨折重叠移位较多，需重力牵引方能矫正者则不适用，且因胶布刺激，皮肤可发生皮炎、水疱或溃疡。牵引后肢体被胶布包裹，不便做关节功能锻炼、按摩或检查等。

【适应证】　将在下面具体牵引中逐一介绍。

【禁忌证】

1. 皮肤擦伤、裂伤者。

2. 血液循环受累，如静脉曲张、慢性溃疡、皮炎、血管硬化或其他血管病者。

3. 骨折严重移位重叠，需要重力牵引方能矫正畸形者。

【操作方法】

1. *检查患者*　检查患肢皮肤，如有破溃、皮炎等，禁忌皮肤牵引，以免发生化脓感染或皮肤坏死，甚至影响骨折愈合。

2. *患者准备*　患肢必须用肥皂和清水冲洗擦干，用乙醚或乙醇擦去油泥；不需刮除毛发，它们可帮助粘紧牢固，不易滑脱。

3. *准备胶布*　取质量较好的胶布，按肢体宽度和长度撕成胶布条。如骨折牵引，其长度应自骨折端至肢体远侧端平面下 10cm；关节牵引，则自关节平面下计算。对成人先撕成 5～7cm 宽的长条，然后将胶布的远端约全长 1/3 处向胶面折叠变窄，使折叠远端的宽度与分开板上的卡孔宽窄一致，以便穿入卡销，牵引(图 1-6-43)胶布条粘面经过骨骼隆起处，如内外踝、桡、尺骨茎突。应以胶布内侧的衬布或纱布垫衬保护，以免压破皮肤，形成溃疡。以

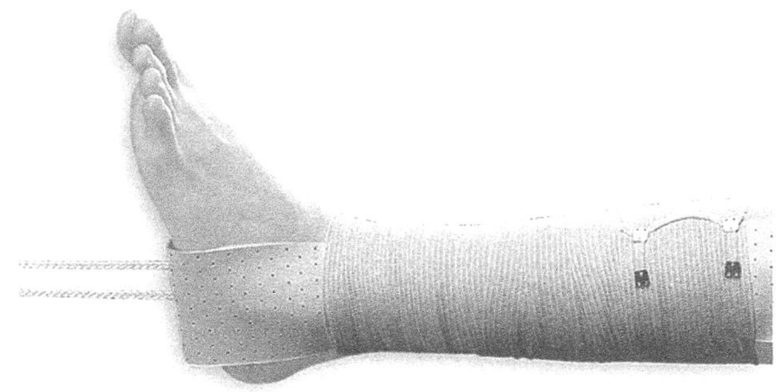

图 1-6-43　小腿皮肤牵引固定标准方式

上做法比用胶布条直接贴于分开板上有利，因为牵引时间较久，胶布必自行滑脱，则会两侧长短不一，失去平衡。如采用卡销、别扣则可随时调整，使牵引力在两侧始终保持平衡。

4. 分开木板　此木板有分开胶布与肢体凸处，保持一定距离，以免压破皮肤，发生溃烂，并使肢体两侧胶布力量相等，发挥良好的牵引作用。分开板由厚 0.5～1cm 木板制成，宽度因肢体大小不同而异，板外面钉以两端带有卡销的皮带，并于板中心经过皮带钻圆孔（图 1-6-44），牵引绳可穿过此孔近端打结，以免滑脱，待胶布贴好后，将其窄端穿入分开板的皮带卡销上扣紧，使两侧力量均等，然后再行牵引。日后胶布如有滑脱，两侧力量失去平衡时，可松开一侧卡扣，调整两侧胶布长短适宜，继续牵引。

5. 贴放胶布　先在皮肤上涂抹安息香酸酊（亦有主张不用者，以免妨碍皮肤汗腺与皮脂腺管分泌物而发生皮炎），立刻将备好的胶布条粘贴于皮肤。如为骨折，其上端不应超过骨折平面，即胶布上端分叉处在粘贴时不可互相交叉或重叠，粘贴后用手指或绷带卷摩擦压匀，使无皱褶。其外侧禁用胶布条螺旋缠绕，以防止发生循环障碍或皮肤压迫性坏死、破裂等并发症（图 1-6-45）。

6. 缠绕绷带　贴放胶布后立即用弹性绷带缠绕，如无此种绷带亦可用一般绷带适当均匀加压包裹。胶布近端应保留部分外露，以备观察有无滑脱。绷带下端不得超过关节，以免影响关节活动。如在下肢应保持在踝平面以上，如在前臂应保持在桡尺茎突平面以上，如在上臂应在肘窝平面以上。胶布经过骨凸处必须用纱布保护，以免压破皮肤。现有用成品牵引套牵引者，效果较好，并发症少（图 1-6-46）。

7. 牵引加重　将贴好胶布的肢体放于用外科带装好的托马斯或勃郎-毕格架上，把牵引绳放于固定床架的滑轮上，1～2h 后逐渐加重牵引，以不超过 5kg 为宜。皮肤牵引一般可维持 3～4 周，如胶布失去牵引作用，可更换胶布继续牵引。

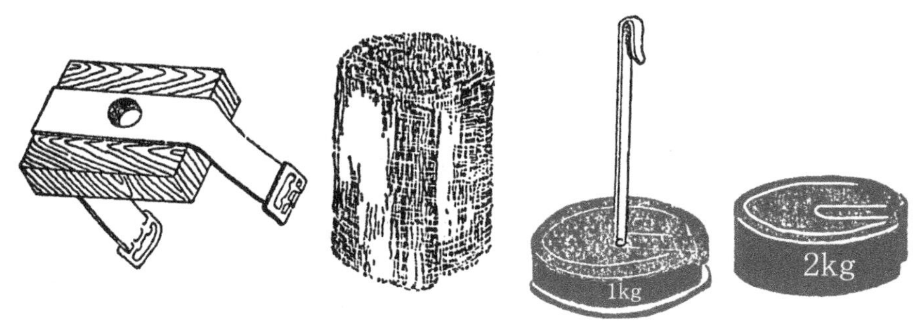

图 1-6-44　分开板及铁砝码

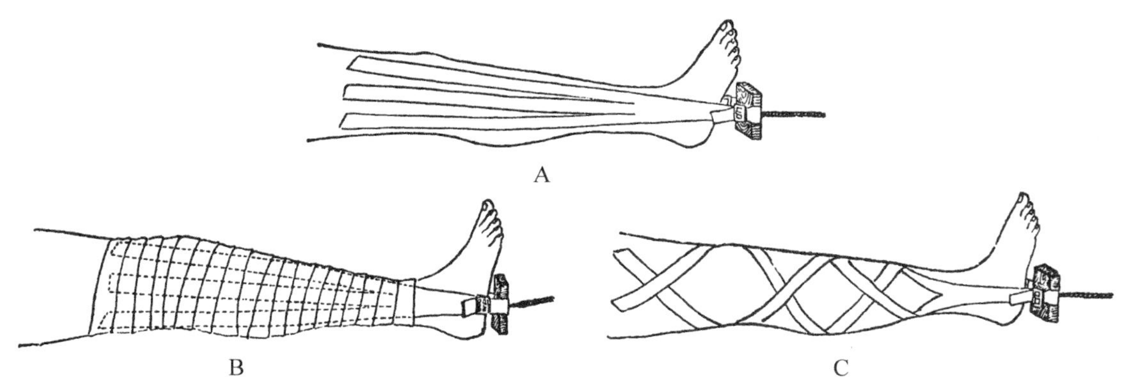

图 1-6-45　贴放胶布法

注：A. 正确的贴放法；B. 贴放胶布后，直接用绷带或弹性绷带缠绕；C. 不正确贴放法，禁用螺旋胶布缠绕

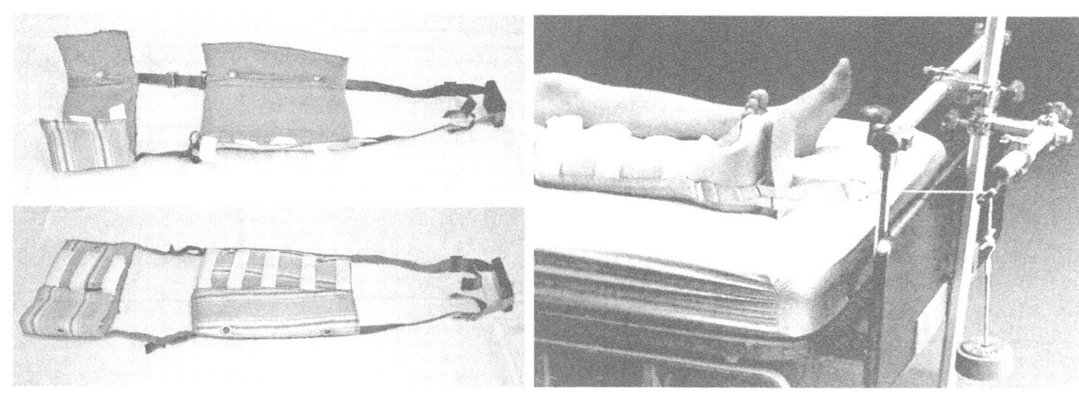

图 1-6-46　成品化下肢牵引套及其应用

三、上肢肘伸位皮肤牵引

【适应证】　肩胛骨关节盂或肩胛骨颈骨折，远端骨折块向内下方移位；肱骨外科颈骨折或肱骨干上、中 1/3 骨折，有移位者；肩关节周围纤维化，外展活动受限者；肩关节外科术后需要牵引固定者。

【牵引用具】　上肢托马斯架、胶布、床旁牵引架，牵引棉线绳、分开板、带螺钉的金属滑轮、牵引重量(砝码或铁沙袋 2～5kg)、外科带、大别针或书夹、弹性绷带或一般绷带。

【操作方法】

1. 常规备皮。用肥皂水洗刷，并用清水冲洗擦干，再用乙醚去其油泥，不剃毛发。

2. 仰卧，伤肢放于 90°外展位，前臂和手部完全放于旋后位。将备好的胶布条自骨折平面下沿上臂及前臂纵轴粘贴，但不能前后交叉或环绕肢体；骨骼隆起部，如桡骨或尺骨茎突需用纱布保护，以免受压。

3. 用弹性绷带或一般绷带沿肢体做螺旋形缠绕，使胶布固定稳固(图 1-6-47)。

4. 用牵引绳自分开板中心圆孔(或支架)穿过，并在近端打结，防止滑脱。然后把贴好的胶布两端固定于分开板皮带的卡销上，使两侧长短一致，力量相等，并使分开板与手指尖端保持一定距离，不影响手指伸屈活动。

5. 将患肢放于有外科带装置的上肢托马斯架上，架上圈的后侧及相当于腋部受力点应用棉垫保护，与腋部皮肤隔离，以免引起压疮。支架远端固定于床旁支架上，将牵引绳的外端穿过滑轮，牵引重力 2kg。

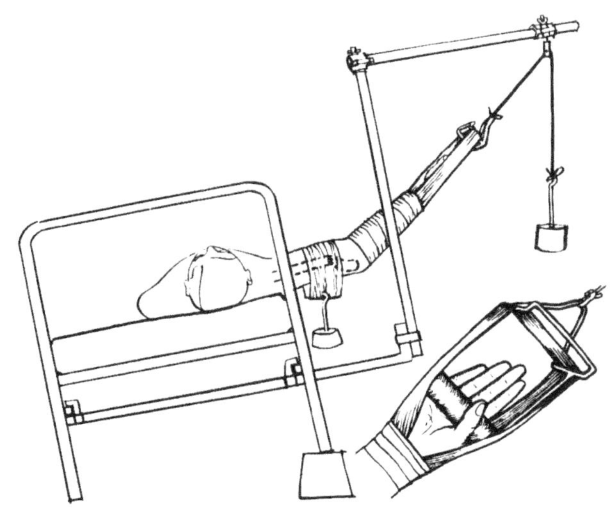

图 1-6-47　肱骨髁上骨折肘关节伸直位上肢皮肤牵引法

四、上肢肘屈位皮肤牵引

【适应证】　肩胛骨关节盂骨折，折块向内下方移位；肱骨外科颈骨折或肱骨干上、中 1/3 部骨折。

【操作方法】

1. 备皮方法同上肢肘伸位牵引。

2. 仰卧位，伤肢外展 90°，肘关节屈曲 90°，前臂旋后位。将备好两份胶布条，一份自骨折平面下沿上臂纵轴的内及外侧粘贴，另一份沿前臂纵轴之掌及背侧粘贴。均用弹性绷带或一般绷带缠绕固定。

3. 将牵引绳两根分别穿入两个分开板的中央孔，在绳的近端打结，防止滑脱。然后把粘好的胶布分别固定于分开板皮带的卡销上，使两侧长短相等，力量一致，前臂牵引板应以不影响手指屈伸为宜。

4. 患肢放在配装外科带的上肢托马斯架内，并用棉垫垫好支架铁圈，防止压破皮肤。远端固定于床旁支架上，将牵引绳放于滑轮上，牵引重力2kg。同时，肘关节屈曲90°位悬吊于床架的滑轮上，牵引重力1kg（图1-6-48）。

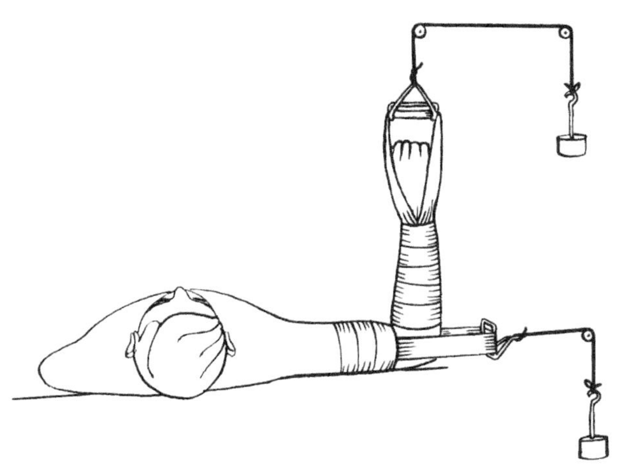

图1-6-48　肘关节屈曲位上肢皮肤牵引法

五、下肢皮肤牵引

【适应证】　髋关节中心性脱位；股骨颈骨折术前或术后牵引，以减轻肌肉紧张、痉挛和疼痛；股骨粗隆间骨折牵引整复固定或术后牵引固定；股骨干骨折牵引整复固定或术后牵引固定；纠正肌肉痉挛、坐骨神经痛或因其他病理改变所致的疼痛。

【操作方法】

1. 常规备皮，不剃毛发。

2. 仰卧位。助手牵引患肢，将备好的胶布自骨折平面下沿下肢纵轴粘贴，但不能交叉或环绕肢体。在贴胶布之前用纱布或棉垫在骨凸部，如腓骨头、髌骨和内外踝加以保护，以免压迫坏死。

3. 用弹性绷带或一般绷带自踝上开始缠绕，绝不能自足背开始，以免牵引胶布向下滑动引起压疮。绷带要有适当压力，但不能太紧，缠绕至胶布近端平面以下为止。

4. 将牵引绳自分开板中心圆孔穿出，并在近端打结，防止滑脱。然后把胶布远端固定于分开板的卡销上，使两侧长短一致，力量均等，分开板放于足底部，准备牵引。

5. 患肢放于具有外科带的托马斯架上，并用棉垫垫好铁圈，防止压破皮肤。支架的远端固定于牵引床架上或实施平衡牵引（图1-6-49），以牵引绳绕过滑轮，牵引重力4～5kg。

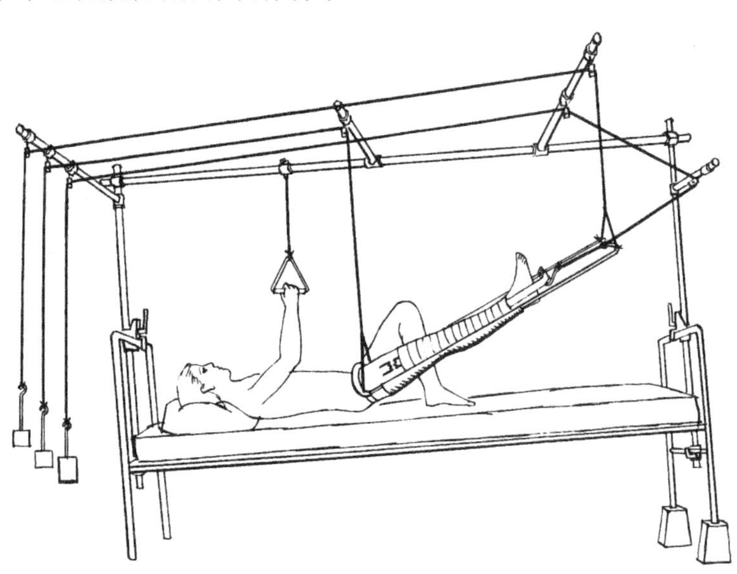

图1-6-49　下肢皮肤平衡牵引方法

六、小儿下肢悬吊式皮肤牵引

【适应证】 4 岁以下小儿股骨干骨折。

【牵引用具】 小儿下肢悬吊牵引架、胶布、弹性绷带或一般绷带、滑轮、牵引绳、砝码或小沙袋。

【操作方法】

1. 常规备皮，准备两侧下肢。

2. 仰卧位。助手将患肢持稳，先在下肢皮肤上涂抹安息香酸酊，然后将备好的胶布条自骨折平面下沿纵轴粘贴，同样用纱布保护骨凸部，防止压疮。

3. 用弹性绷带或一般绷带自踝上开始适当加压缠绕，缠至胶布近端平面下为止。

4. 在胶布远端放分开板和牵引绳，准备牵引。

5. 同样胶布放于健侧下肢。

6. 患儿放于牵引架平板上，两髋屈曲 90°，两下肢垂直，牵引绳经过床架上的滑车，加重悬吊两下肢，以臀部恰好离开床面最为适宜。向家属说明注意事项，携带牵引架回家继续牵引（图 1-6-50）。

【注意事项】 双下肢悬吊式牵引法，治疗 4 岁以下小儿股骨干骨折，是为最理想而有效的措施。牵引重量以保持臀部刚离开床垫为宜，只留肩与背部与床垫接触，重力过大，患儿不适，重量不足则牵引无效。悬吊双侧下肢可控制患儿于仰卧位，以免翻身时使骨折扭转移位。

牵引后应仔细观察患肢血供，绷带下端应始终保持在踝平面以上，以免压迫足背或跟腱处引起皮肤坏死。每天应按需要调整牵引及绷带的松紧度。经过度牵引后骨折端往往仍有重叠移位，但因患儿自身对骨折端畸形有重新塑形功能，6～9 个月后其断端可自行修整，甚至在 X 线片上看不出骨折的痕迹。为了加大骨折牵引重量，有的主张用宽带固定腹部及骨盆，但能引起患儿消化不良及其他不适，现已不用。

须注意采用长绳将牵引重量引至足下端，以免脱落砸伤患儿。牵引一般保持 21～25d，骨折即可坚强愈合。

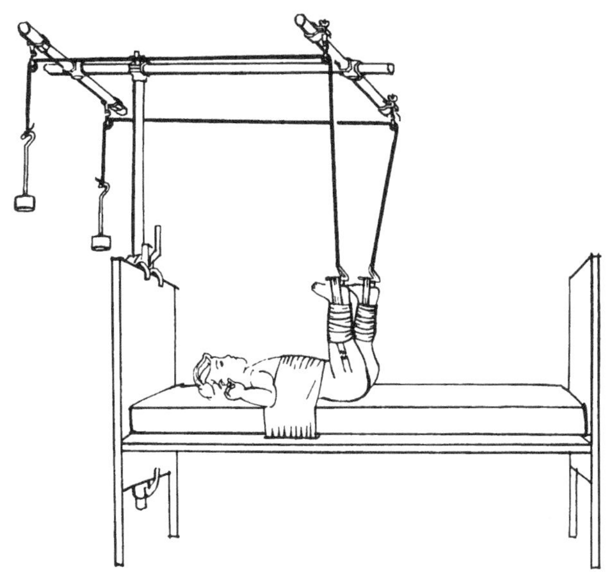

图 1-6-50　4 岁以下儿童下肢悬吊牵引法

七、Russel 牵引

【适应证】 髋关节中心型脱位、股骨颈骨折、股骨粗隆间骨折、股骨干骨折、髋关节脱位手术前准备、骨盆骨折。

【操作方法】 采用胶布牵引，同时用布带悬吊肢体，牵引绳经过两个滑轮，使牵引合力与股骨纵轴必须一致。不用托马斯架装置，简单易行。牵引重力如为 5kg，其合力则 10kg；小孩 2kg，14 岁以下儿童 3kg，成人 4kg（图 1-6-51）。

八、骨　牵　引

骨牵引又名称直接牵引，应用范围较广。由于牵引力直接加于骨骼，阻力较小，收效较大，可缓解肌肉紧张，纠正骨折重叠或关节脱位等畸形。牵引后便于检查患肢。牵引力可适当加大，不致引起皮肤水疱、压疮等，且便于护理患者。在保持骨折不移位的情况下，配合小夹板固定，可以加强肢体功能锻炼，充分发挥运动与固定相结合，能有效防止关节强直、肌肉萎缩、促进骨折愈合的功能。

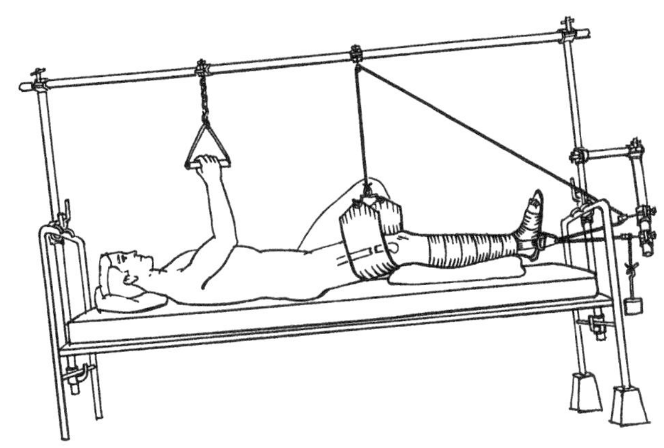

图 1-6-51　Russel 牵引

【适应证】 肌力强大的青壮年不稳定性骨折、穿破性骨折，肢体明显肿胀、下肢静脉曲张等周围血管疾病、颈椎骨折脱位等患者。

【牵引用具】 除上述各项之外，尚需准备局部麻醉和切开手术用具，穿针用具，如手摇钻附套克氏针支架、手钻、钉锤(图 1-6-52)。下面重点介绍牵引针和牵引弓。

1. 骨圆针　为较粗不锈钢针，直径 6～8mm，长 12～18mm，针体为圆形，尖端为三角形，尾端为三角立柱状，可套于手摇钻或手钻的钻头部，以便钻入或插入骨骼。针体较粗，不易折断，不易滑动，感染机会少，承受重量大，维持时间长。但只适用于下肢，对于骨松质，如跟骨较为适宜；上肢因不需过大重量牵引，克氏针即可解决问题。如在胫骨使用骨圆针时，必须用手钻钻入，禁用钉锤敲打，以免劈裂骨皮质。

2. 克氏针　为较细的不锈钢针，直径 1～2mm，针体为圆形，尖端如剑锋，尾端为三角立柱状，可卡入手摇钻头上，以便钻入骨骼。对骨质刺激与损伤较小，除非针在骨骼内来回滑动，很少有发生化脓感染。适用于上肢掌骨、鹰嘴突，股骨下端或胫骨上端，但须用特制的牵引弓将针的两端拉紧，增加其紧张力，以承受牵引重量，直径 1mm 克氏针可承受 10kg 以下的力，2mm 者可承受 10～15kg 的力，故时间长、重力大的牵引容易拉豁骨骼。

3. 颅骨牵引钳　为特制的颅骨牵引器，形状如冰钳，弓的两端有短钉可以拉住颅骨外板，尾部有螺丝钮，可调节松紧度，以便卡紧颅骨外板，以免加重后滑脱。

4. 蹄铁形牵引弓　常用克氏针牵引弓，可卡住针的两端将针拉紧，以增加牵引力量。还有粗钢丝制成的简便牵引弓，弓两端有圆圈，以便套住针端牵引，适用于骨圆针牵引胫骨结节或跟骨，亦适用于克氏针牵引手指或足趾(图 1-6-53)。

【穿针点】 多在骨骼的一端骨质坚强部位进针。穿刺时防止进入关节腔，注意切勿损伤血管、神经，对于小儿勿损伤骨骺。

骨圆针适用于骨质疏松部位，如跟骨；克氏针适用于骨质较坚硬的部位，如尺骨鹰嘴，尺、桡骨远端，第 2～4 掌骨和指骨远节、股骨下端、胫骨结节、跟骨和趾骨远节，按所需牵引选择应用(表 1-6-2)。

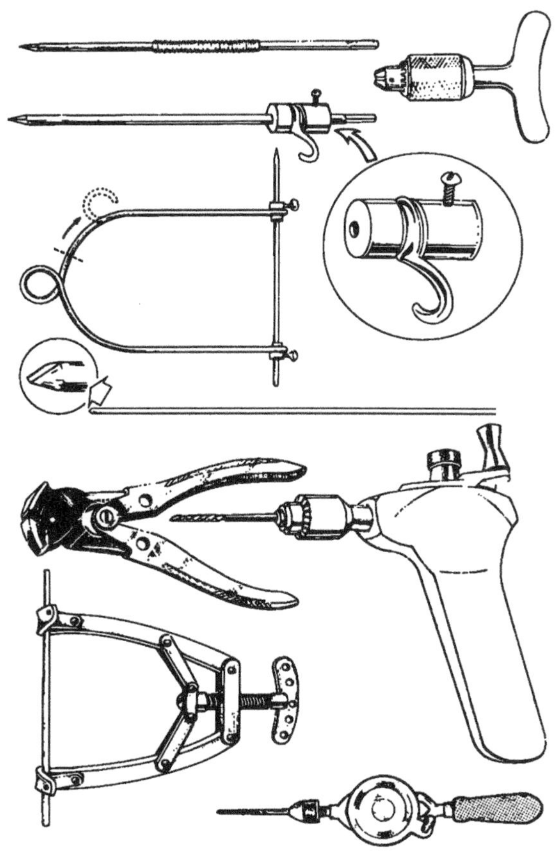

图 1-6-52　骨骼牵引器械

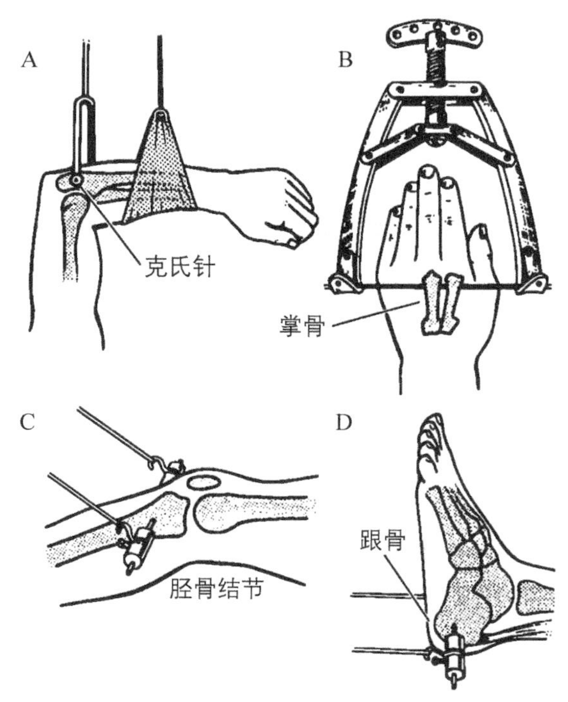

图 1-6-53　常用骨骼牵引部位

表 1-6-2　常用牵引部位和牵引重量

牵引针	穿针点	入针方向与标志	牵引目的	重量(成人)
颅骨钳	颅骨顶部	两外耳道连线与两眉弓外缘向顶部所画线交点处	颈椎骨折脱位、颈椎病或痉挛性斜颈	开始重量 7～15kg 维持重量 4～5kg
克氏针螺丝钩布巾钳	尺骨鹰嘴突	由鹰嘴尖端向远侧 1.5 横指处与距皮缘 1cm 画线交点处、由内向外，防止损伤尺神经	肱骨骨折，固定不稳的肱骨髁上骨折或局部明显肿胀和肱骨髁间骨折	开始重量 2～3kg 维持重量 1～2kg
克氏针	尺、桡骨远端	桡骨茎突上 3.5cm 处	尺、桡骨干骨折和肘关节损伤或疾病	开始重量 2～3kg 维持重量 1～2kg
克氏针	第 2～4 掌骨	横贯第 2、3 或 2～4 掌骨干由桡向尺侧穿针	前臂双骨折、桡骨远端骨折、腕关节疾病	开始重量 2～3kg 维持重量 1～2kg
克氏针	指骨	指骨远节基底远侧	掌骨、指骨不稳定性骨折和掌指关节损伤与指间关节损伤	用手套橡皮圈
克氏针冰钳	股骨下端	髌骨上缘 2cm 处或内收肌结节上两横指处由内向外，防止损伤血管。如用冰钳以内外髁中心为标志	股骨骨折髋关节脱位、感染	开始重量 7～8kg 维持重量 3～5kg
克氏针骨圆针	胫骨结节	胫骨结节向后一横指即 1.25cm 处在其平面下部由外向内，避免损伤腓总神经	股骨骨折，膝关节内骨折和髋关节脱位或疾病	开始重量 7～8kg 维持重量 2～5kg
克氏针骨圆针	跟骨	外踝顶点下 2cm 再向后 2cm 垂直线的顶点处，或内踝顶点下 3cm 垂直线顶点处，或自外踝顶点沿跟骨纵轴 2 横指	胫骨骨折、踝关节骨折脱位等	开始重量 4～6kg 维持重量 2～3kg
克氏针	第 2～4 跖骨	横贯第 1～3 跖骨	跗跖关节脱位	开始重量 2～3kg 维持重量 1～2kg
克氏针	趾骨	趾骨远节	跗骨、趾骨	用手套边橡皮圈

【操作方法】

1. 常规备皮，剃去毛发，用 2.5%碘酒和 75%乙醇消毒皮肤，再用消毒巾遮盖。

2. 1%普鲁卡因(需做过敏试验)或利多卡因局部麻醉。针尖深达骨膜，用手向上拉紧皮肤，以免牵引肢体伸长时皮肤牵拉过紧。

3. 以牵引针直接穿破皮肤，直达骨膜(图 1-6-54)，此时术者瞄准牵引针的方向，除特殊部位外，一般要求牵引针与骨干长轴垂直，与关节面平行。把持稳妥手钻，不能左右或上下摇摆，然后徐徐旋转摇把，使针逐渐穿过骨皮质，至对侧时将皮肤同样向上拉紧。

4. 注射局麻深达骨膜，继续向外穿针，待针顶起皮肤时，用手指压迫皮肤，使针尖直接穿破皮肤，以达到针与皮之间完全密封，防止出血、渗液引起感染。

5. 穿针后用乙醇纱布和纱布垫保护两侧钢针伤口，胶布条固定。最后放牵引弓，固定钢针两端，旋转牵引弓后侧的螺丝，使钢针拉紧。置患肢于牵引架上，按患者体重、肌肉力量和骨折类型等，确定牵引重力。

【注意事项】

(1)牵引钳的螺帽应当拧紧，以免滑脱。

(2)颈椎骨折脱位快速加重整复时，必须床旁摄影观察整复情况，一旦复位立即改用维持重量牵引。

(3)调整床位高低，注意牵引方向和角度(图 1-6-55)。

(4)密切观察患者全身情况，加强护理，防止压疮。

(5)对关节突间关节跳跃交锁者，先应稍屈曲牵引，待交锁的关节突牵开后，改为后伸牵引，跳跃即可解脱；若开始就采用后伸位牵引，则交锁必更牢固，反而不易解脱。

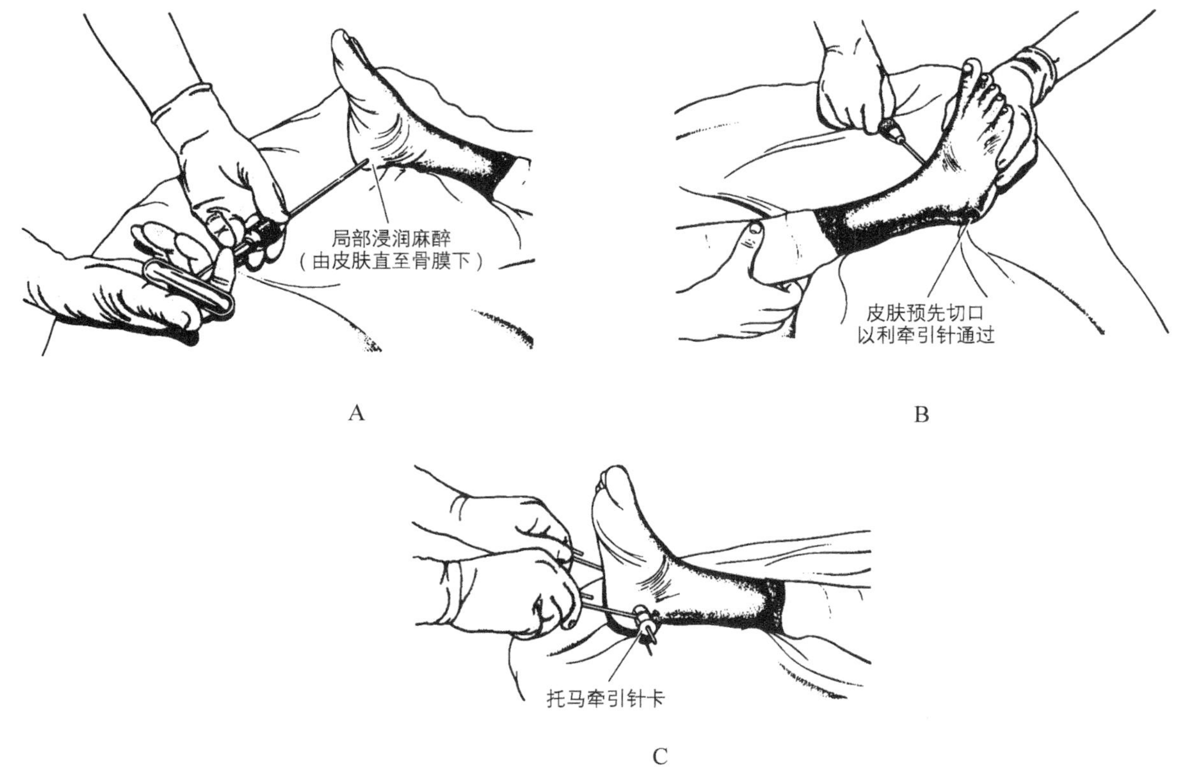

图 1-6-54　跟骨牵引手锥操作法

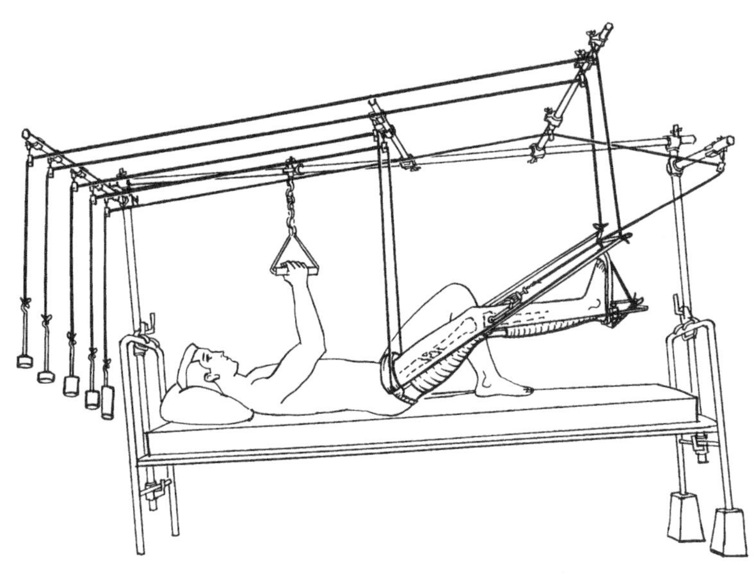

图 1-6-55　调整牵引方向和床尾高度

九、头部牵引

(一)头部吊带牵引

【适应证】　颈椎骨折脱位移位不多、颈椎综合征或痉挛性斜颈。至于需要更大重力牵引者应采用骨骼牵引。

【操作方法】　简便易行，不需特殊装置，用两个布带按适当角度连在一起，一带护住下颌，一带牵拉枕后，利用两带的合力牵引(图 1-6-56，图 1-6-57)。

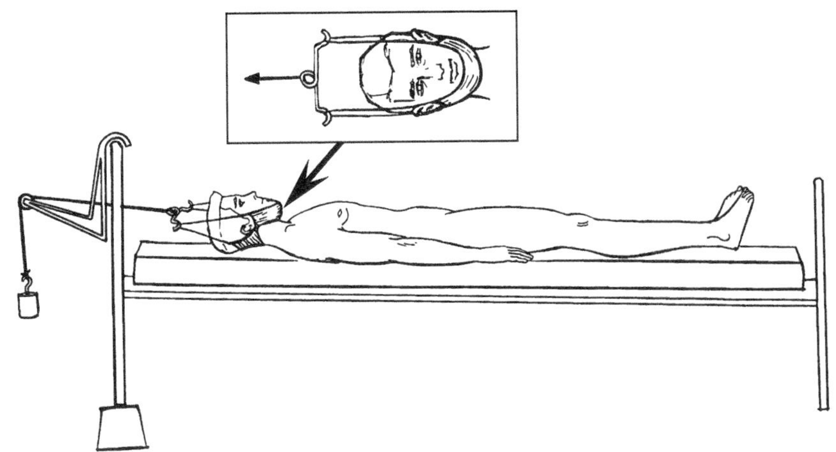

图 1-6-56　卧位头部吊带牵引

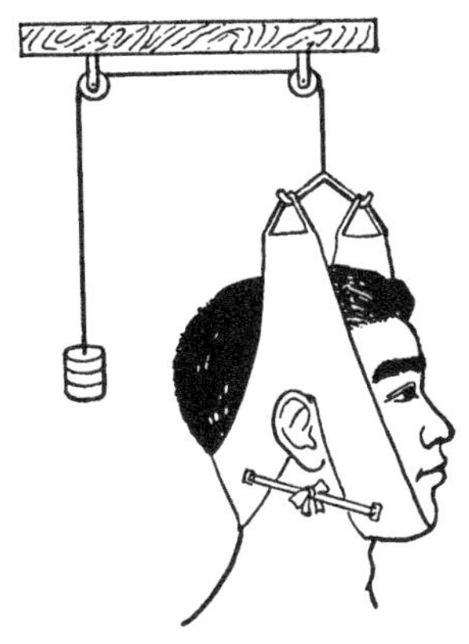

图 1-6-57　坐位头部吊带牵引

【注意事项】　牵引重力不能超过 3～5kg，否则下颌活动受限，影响张口，妨碍饮食，甚至滑脱至下颌部压迫颈部大血管或气管，引起脑缺血，甚至窒息；如唾液分泌较多，布带潮湿，还可引起皮肤糜烂、感染，甚至颌部及枕部形成压疮；男性患者需经常剃洗，尤为不便。

(二)颅骨牵引

为骨科创伤常用的牵引方法，如牵引钳安置得当不但不易滑脱，且能防止颌部或枕部发生压疮，牵引重力可加至 7～15kg。

【适应证】　颈椎骨折脱位，尤其移位较多，需要牵引复位者，必须采用此种重力较大的牵引方法。

【牵引用具】　包括 Crutchfield(1900－1972)发明的颅骨牵引钳(图 1-6-58)或头颅环(图 1-6-59)，特制手摇钻头仅能钻通颅骨外板，手术尖刀、消毒巾、手套、缝线、镊子、血管钳，均需消毒。

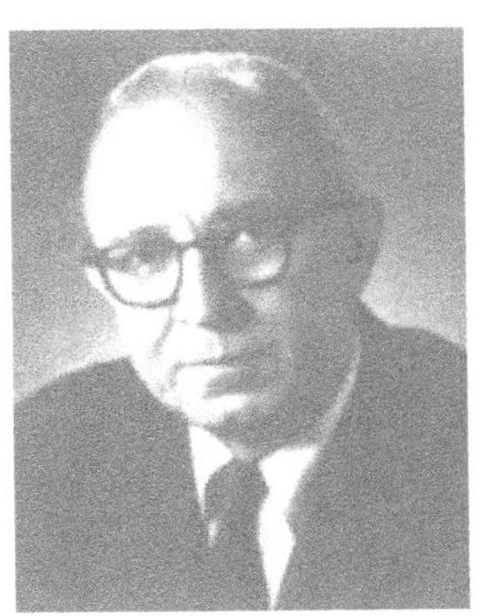

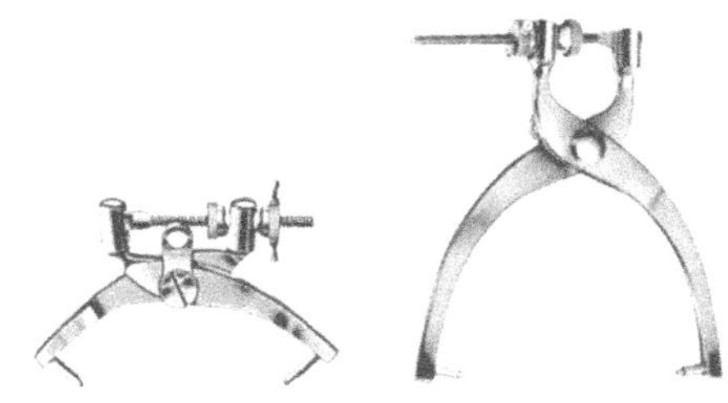

图 1-6-58　颅骨牵引钳

【麻醉】　采用 1%普鲁卡因(需做过敏试验)或利多卡因施行头皮局部浸润麻醉，浸润范围在 2～3cm，深达骨膜。

【操作方法】

1. 常规备皮　剃去全部头发，用肥皂及清水洗净，再用乙醇、乙醚、碘酒、乙醇备皮。

2. 标记定位　牵引合力必须放正对准，保持均衡，防止滑脱。为此，应先在患者头顶正中画前后矢状线，从颅顶分为左右各半，然后以两侧外耳道为起点经过头顶画一连线，并在此线对准两侧眉弓外缘画一标记,使两标记与中线距离相等,3.5～6cm 作为切口和牵引钻骨的标记(图 1-6-60)。

3. 手术步骤　在顶部两侧标记处分别做约 1cm 横切口,深达颅骨,然后以骨钻钻入颅骨外板。钻孔前,先将牵引弓放于钻孔部,钻孔方向务必与牵引钳的短钉方向一致,使短钉直接嵌入顶骨外板的钻孔内,旋转后部的螺丝帽,使颅骨钳卡紧,再用带钩的牵引绳挂在牵引钳尾部的孔内,通过滑轮加重牵引(图 1-6-61)。牵引重力因人因病而异,一般开始为 7～15kg,维持重力为 2～3kg。

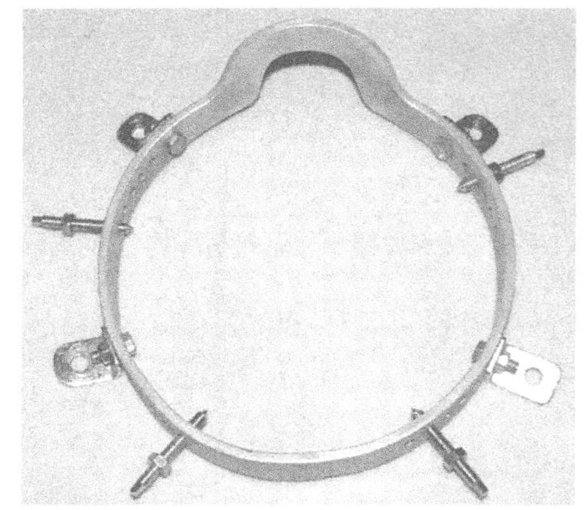

图 1-6-59　头颅牵引环

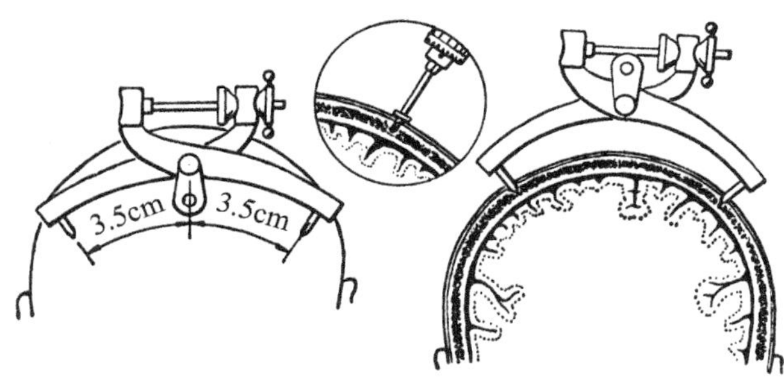

图 1-6-60　颅骨牵引钻孔位置及深度

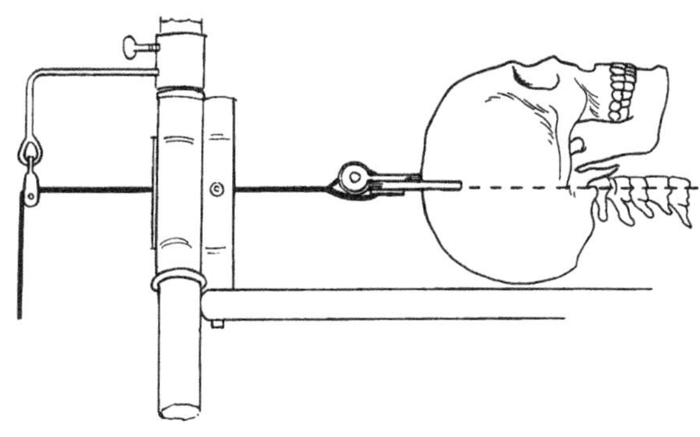

图 1-6-61　颅骨牵引

【注意事项】　牵引初期注意调节颅骨钳的压力,防止自颅骨滑脱。颈椎骨折脱位应快速牵引复位,每 1～2h 拍摄颈椎正、侧位 X 线片,以了解复位情况。复位后立即减轻牵引重量,改为维持重量(图 1-6-62)。

A
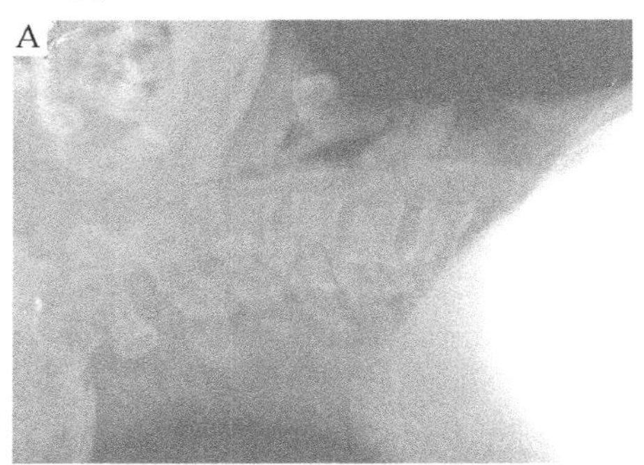

B
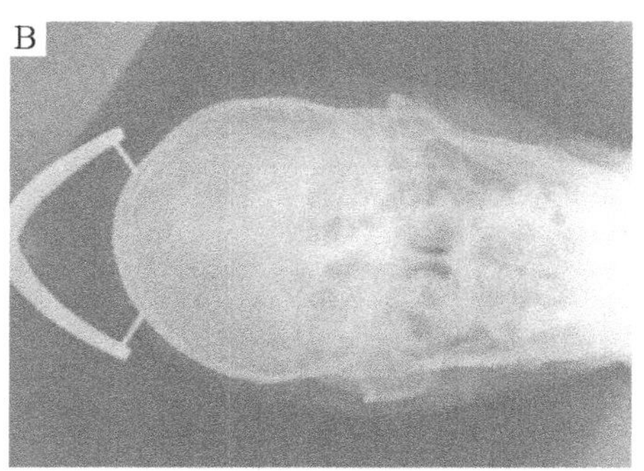

C
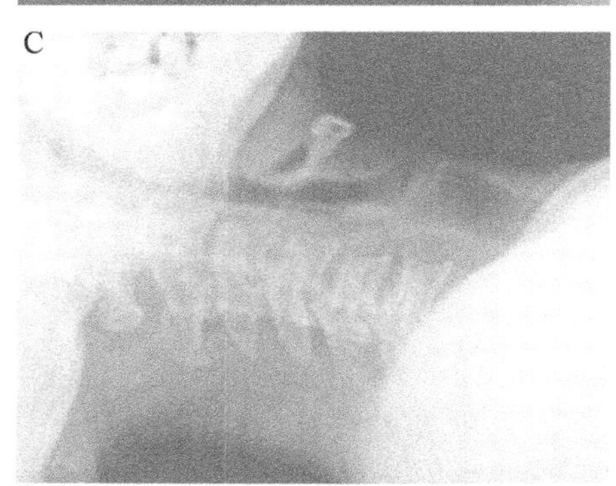

D
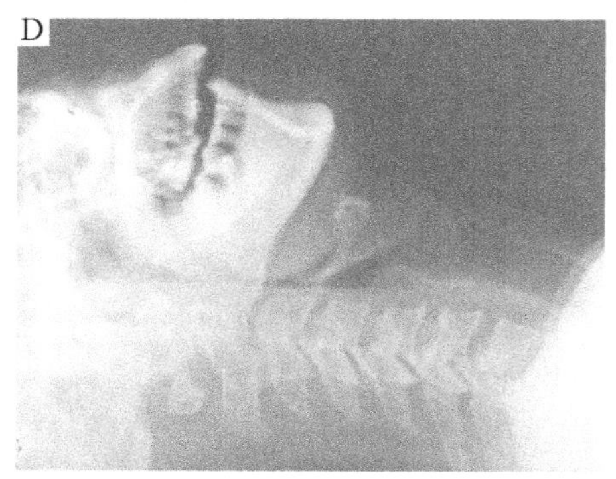

图 1-6-62　颈$_{4\sim5}$脱位颅骨牵引复位

注:A. 颈椎脱位侧位片;B. 实施颅骨牵引;C. 牵引后拍片脱位有所改善;D. 脱位完全复位

十、上肢骨牵引

（一）尺骨鹰嘴牵引

【适应证】

1. 单纯尺骨鹰嘴牵引　适用于肱骨穿破性骨折严重移位，肱骨髁上骨折局部明显肿胀不能进行手法复位时，和严重移位的肱骨髁间骨折。

2. 尺骨鹰嘴与掌骨联合牵引　适用于前臂双骨折合并肱骨干骨折或前臂与肱骨穿破性骨折时。

【牵引用具】　托马斯架、牵引床架、克氏针（或大号布巾钳、不锈钢螺丝钩）手摇钻、牵引弓、胶布、牵引绳、砝码、砝码托、消毒巾、大别针。

【体位】　仰卧位。

【麻醉】　臂丛麻醉或局麻。

【操作方法】

1. 常规备皮　肥皂洗刷，净水冲洗，用乙醇、碘酒、乙醇依次备皮。

2. 手法整复夹板固定　特别是肱骨髁间骨折，应先在臂丛麻醉下手法整复，夹板固定，使肱骨下端骨折稳定，然后再穿克氏针牵引。

3. 皮肤或掌骨牵引　为了肘关节保持屈曲 90°位，前臂贴胶布行皮肤牵引，或用布带悬吊前臂（图 1-6-63）。如上臂和前臂同时骨折可考虑加用克氏针横贯第 2～4 掌骨牵引法（图 1-6-64）。

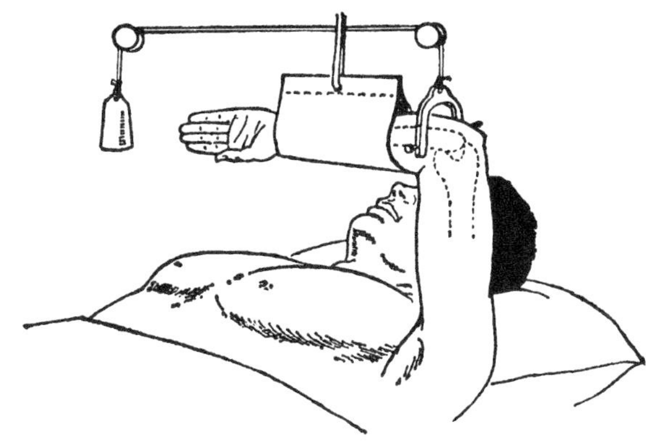

图 1-6-63　尺骨鹰嘴骨克氏针法牵引上肢悬吊

4. 穿针步骤　患肩外展至 90°。助手持握患肢手腕，术者立于患肢尺侧，自尺骨鹰嘴尖端向远侧 1.5 横指处和距背侧皮缘约 1.0cm 画线交点处，施行 1%～2%普鲁卡因局部浸润麻醉或臂丛阻滞麻醉。从尺侧进针，先用克氏针刺入皮肤，顶住鹰嘴，注意切勿损伤尺神经。然后徐徐旋转手摇钻，待针穿过鹰嘴时患者感觉疼痛，此时于出针处再行局

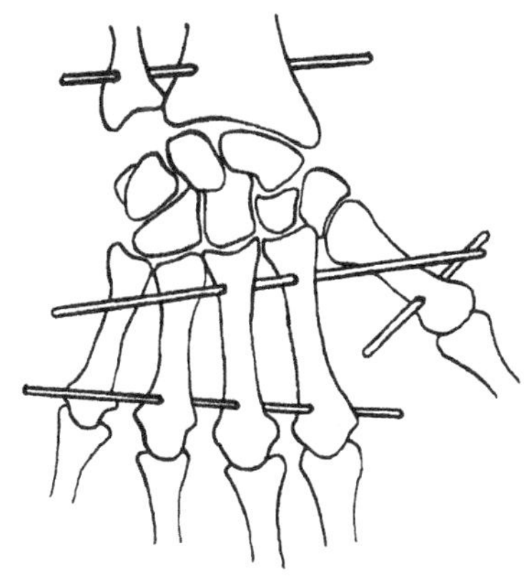

图 1-6-64　掌骨及前臂牵引克氏针穿针点

麻，用手指压迫针尖，使针穿破皮肤，继续旋转手钻，至适合牵引弓长度为止。亦可采用大号布巾钳子夹住鹰嘴代替克氏针（图 1-6-65）。

5. 牵引重力　将患肢放于装好外科带的托马斯架上，屈肘 90°。牵引重力 1～2kg。前臂在皮肤牵引下悬吊加重 0.5kg 或使肘关节屈曲 90°，用布带吊起前臂（图 1-6-66）。

（二）手指牵引

【适应证】　拇指掌骨或其他 4 指掌骨，或近节指骨不稳定性骨折；通过手法整复夹板固定，骨折仍不稳定时改用骨牵引法。

【体位】　坐位或卧位。

【麻醉】　臂丛或局部麻醉。

【操作方法】

1. 穿针方法　自手指远节一侧用细克氏针刺破皮肤，抵触远节的一侧骨骼，用手钻徐徐钻入，自对侧皮肤穿出，剪短克氏针，两端保留适当长度备牵引用。

2. 拇指牵引法　先行拇指掌骨或指骨骨折手法整复，用管形石膏将前臂手腕和拇指腕掌关节固定于对掌功能位。然后用 U 形粗铁丝圈固定于拇指管形石膏的两侧，待石膏干固后用钢丝牵引弓拉住穿过拇指远节的克氏针，用手套边橡皮圈的一端系于牵引弓，另一端系于 U 形铁丝圈上进行牵引（图 1-6-67）。

3. 其他 4 指牵引法　先用棉垫保护手腕及前臂，再将 T 形铝制夹板用石膏绷带固定于前臂腕部掌侧，保持腕关节、掌指关节功能位。在前臂管形石膏的掌侧放一铁丝钩。待石膏干固后，用钢丝牵引弓拉住克氏针，以手套边橡皮圈的一端套于牵引弓上，另一端挂于前臂的铁丝钩上，并以撑木撑起

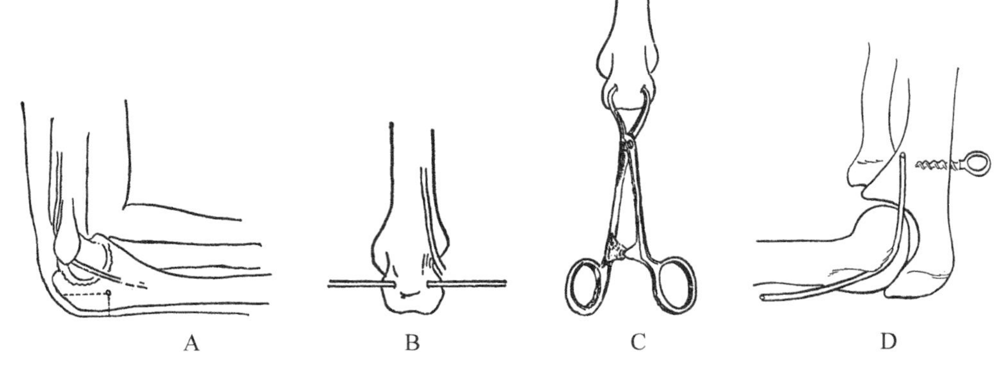

图 1-6-65　尺骨鹰嘴骨牵引

注:A. 尺骨鹰嘴穿针点;B. 克氏针牵引法;C. 布巾钳牵引法;D. 羊眼圈牵引法

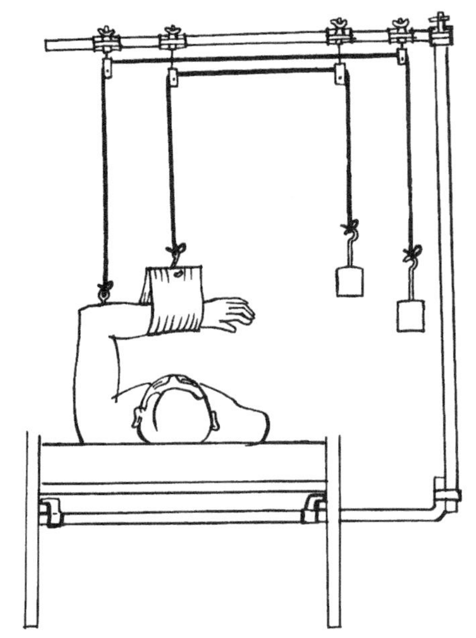

图 1-6-66　尺骨鹰嘴羊眼圈法骨牵引上肢悬吊

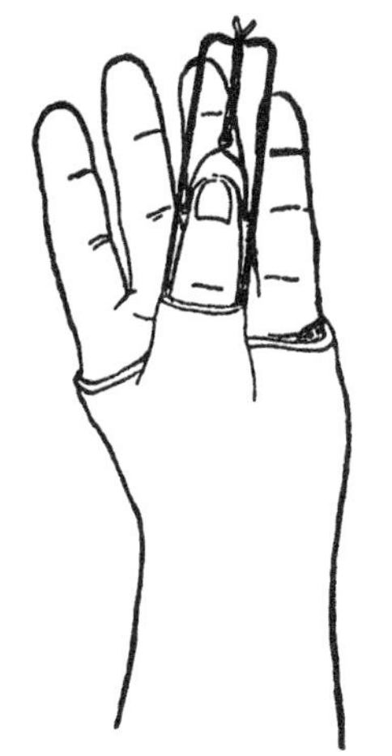

图 1-6-67　拇指牵引法

橡皮圈,保持适度的牵引力(图 1-6-68)。

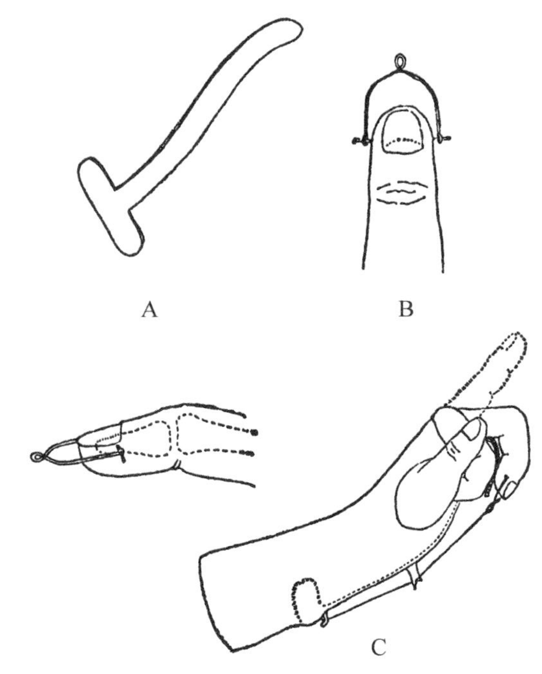

图 1-6-68　手指牵引法

注:A. 铝制 T 形夹板;B. 克氏针及牵引弓位置;C. 安置牵引的方法

【注意事项】

1. 对其他 4 指牵引时放于屈曲位,指端应对准腕舟骨结节。

2. 牵引力量大小适宜。

3. 拇指腕掌关节必须放于对掌功能位。

十一、下肢骨牵引

下肢牵引应用范围较广。由于下肢肌肉发达,必须用骨牵引方能矫正骨折移位畸形。除小儿或其他特殊情况采用皮肤牵引外，成人多采用骨牵引。常用牵引方法如下：

(一)股骨下端牵引

【适应证】　成人股骨骨折、骨盆骨折合并骶髂关节脱位。

【体位】　仰卧位。

【麻醉】　局麻或腰麻。

【操作方法】

1. 常规备皮。

2. 穿针方法　患侧膝后放扁枕两个。术者立于患肢对侧，以髌骨上缘 2cm 处或内收肌结节上两横指处作为穿针点(图 1-6-69)，先向上拉紧皮肤，用克氏针穿入皮肤，顶住股骨内髁上部，注意保护血管，然后徐徐旋转手摇钻，待穿过对侧骨皮质，感觉疼痛时，同样向上拉紧皮肤施行局麻，用手指压迫针尖周围，刺破皮肤，继续旋转手钻向外推出。然后剪除过长的针端，放置牵引弓。用橡皮塞套于针的两端，以免刺伤健肢皮肤。

3. 牵引重力　患肢放于带有小腿附架的托马斯架或勃郎-毕洛架上，用外科带装配于架上托住大腿及小腿后部，膝关节适当屈曲位。然后放置牵引弓及牵引绳，加重量 3～5kg 牵引，待骨折整复后改换维持重量 3～5kg(图 1-6-70)。

【注意事项】

1. 穿针自内向外，勿损伤血管。

2. 穿针勿经过关节腔，防止继发感染。

3. 防止过度牵引；拍片检查，待骨折整复后立即改换维持重量。

4. 每天用乙醇湿润两侧保护针眼的纱布 1～2 次，以免穿针滑动引起感染。

5. 骨骺未闭的儿童不宜选用。

(二)胫骨结节牵引

【适应证】　成人股骨骨折。

【体位】　仰卧位。

【麻醉】　局麻或腰麻。

【操作方法】

1. 常规备皮。

2. 穿针方法　患肢用枕头垫起。术者立于患侧，胫骨结节后 1 横指处，即 1.25cm 处，在其平面稍下部作为穿针点(图 1-6-71)。然后用手钻将克氏针或骨圆针由外向内穿出，避免损伤腓总神经，待针至对侧皮下再用局麻，压迫针尖穿出皮肤，继续旋转手钻将针向对侧推出，剪除多余部分至两侧长度适宜。最后放牵引弓，置患肢于勃郎-毕洛架或带有小腿附架的托马斯架上，膝适当屈曲位。通过牵引弓和牵引绳加重 7～8kg 牵引(成人体重的 1/8～1/7)，待骨折整复后改换维持重量 3～5kg(图 1-6-72)。

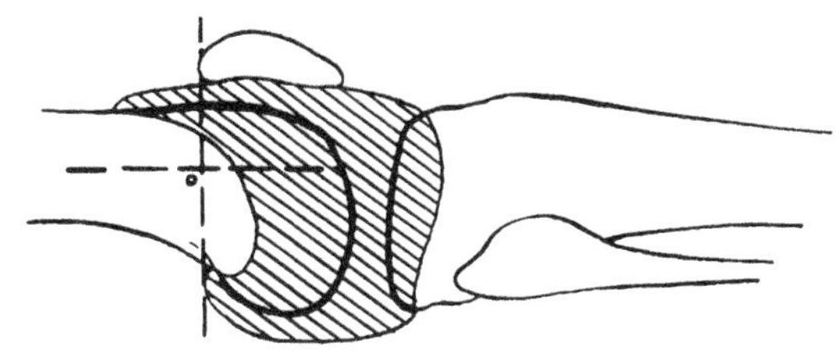

图 1-6-69　股骨髁上穿针点

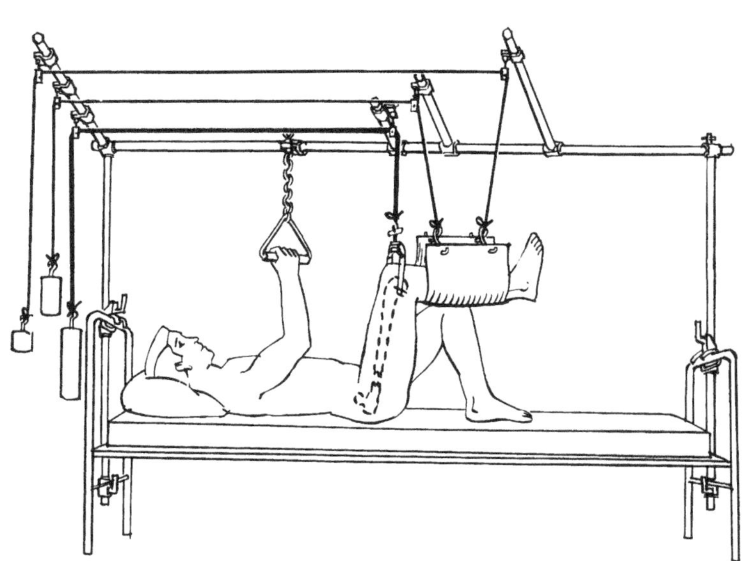

图 1-6-70　股骨髁上牵引

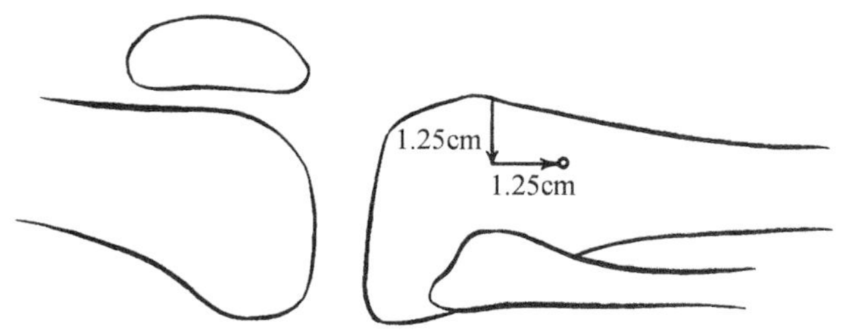

图 1-6-71　胫骨结节穿针点

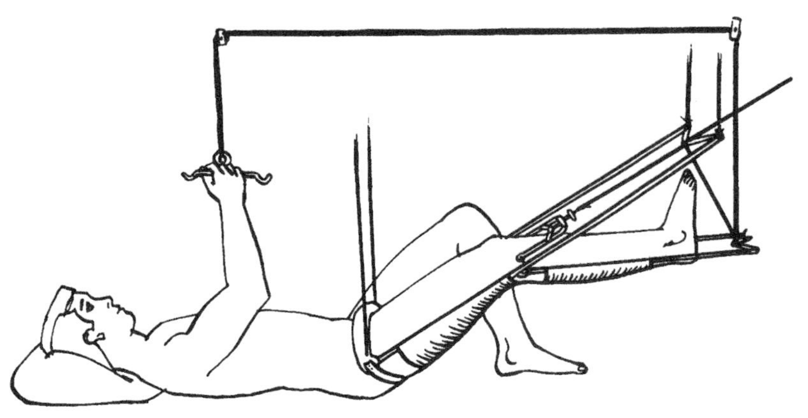

图 1-6-72　胫骨结节牵引

3. *手法整复夹板固定*　在未装牵引重量之前手法整复，并用小夹板固定。

【注意事项】

1. 如用骨圆针牵引，需用手钻穿针，禁用钉锤敲打，以免劈裂骨质。

2. 由外向内穿针，以免损伤腓神经。

3. 预防骨折端过度牵引，抓紧拍片检查。

4. 每天用乙醇湿润保护两侧针眼的纱布 1～2 次，预防穿针点感染。

5. 骨骺未闭的儿童不宜选用。

（三）跟骨牵引

【适应证】　小腿穿破骨折、小腿不稳定性骨折、胫骨平台骨折，有时亦可用于跟骨骨折。

【体位】　仰卧位。

【麻醉】　局麻或腰麻。

【操作方法】

1. *常规备皮*　必须彻底洗刷充分消毒，先用肥皂水和清水刷洗，再用乙醇、碘酒和乙醇依次消毒。

2. *穿针方法*　将双枕垫于小腿后侧，保持膝关节屈曲 45°。自跟骨内侧相当于内踝顶点下 3cm 处，再向后画 3cm 长的垂直线，其顶点即穿针点，或外踝顶点下 2cm 再向后 2cm 的垂直线的顶点处（图 1-6-73）。注意穿针方向：胫腓骨干骨折时，针与踝关节面略倾斜 15°，即针的内侧进入处低，外侧出口处高，有利于恢复胫骨正常生理曲线。穿针时最好用手钻旋转穿入。骨圆针比克氏针固定稳妥，不易发生穿针左右滑动或跟骨拉豁。除非牵引重量不大或青少年患者，否则不考虑用克氏针牵引。穿针时助手应将患足把持稳定，以免入针不正。穿针至对侧时应再局麻，然后刺破皮肤，继续旋转手钻向对侧推出，使两侧针的长度与牵引弓的宽度一致，多余部分剪除。最后消毒，纱布遮盖保护针口（图 1-6-74）。

3. *手法整复夹板固定*　如为闭合胫腓骨骨折，需在助手牵引下手法整复，加放纸垫和夹板固定。

4. *牵引重力*　患肢放于勃郎-毕洛架上，牵引绳挂在牵引弓上，经过滑轮加重 4～6kg 牵引，待复位后改换维持重量 2～3kg。

【注意事项】

1. 由内向外穿针，防止损伤胫后神经。

2. 用手摇钻穿针比用钉锤敲打震荡小，并能避免骨折部疼痛。

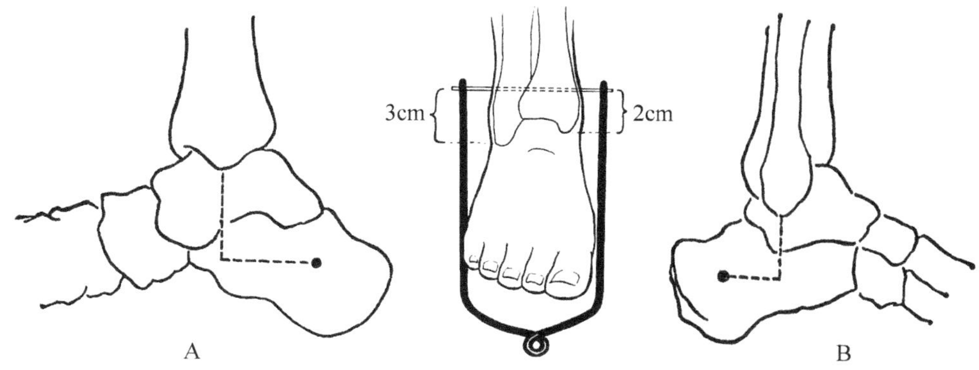

图 1-6-73　跟骨牵引(一)

注:A. 内侧进针部位;B. 外侧进针部位

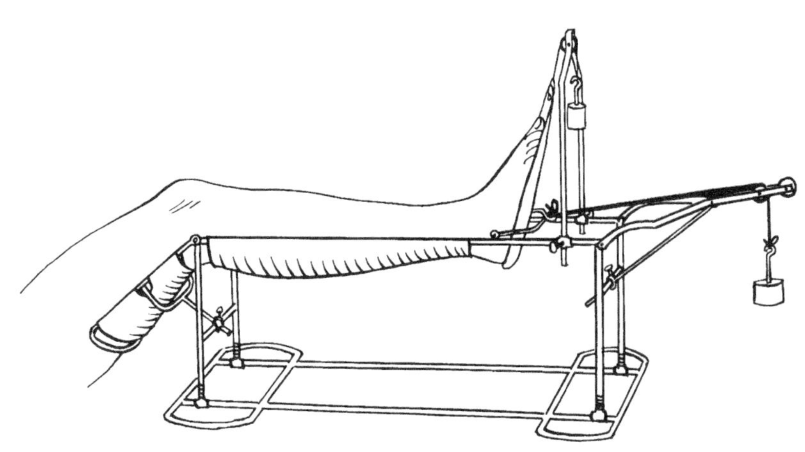

图 1-6-74　跟骨牵引(二)

3. 确保穿针经过跟骨,不能穿入距跟关节和跟骨下部。穿针后,如针不向左右活动,说明针已经过跟骨。

十二、骨盆悬吊牵引

【适应证】　对位比较好的耻骨骨折、髂骨翼骨折折块向外移位、耻骨联合处分离、严重的骶髂关节分离。

【牵引用具】　骨盆牵引带、悬吊木棍、牵引床架、牵引绳、滑轮、拉手横木棍。

【体位】　仰卧位。

【麻醉】　硬膜外麻醉。

【操作方法】　骨盆牵引带放于腰及臀后部,带的两端各穿一横木棍,绳索系于棍的两端,悬吊于床架上,用铁蹄制 S 形钩挂于两侧牵引绳上,以便加强骨盆两侧的压力,稳定骨折,减少疼痛,且便于护理,感觉舒适(图 1-6-75)。对髋关节中心型脱位者需行经股骨牵引(图 1-6-76)。

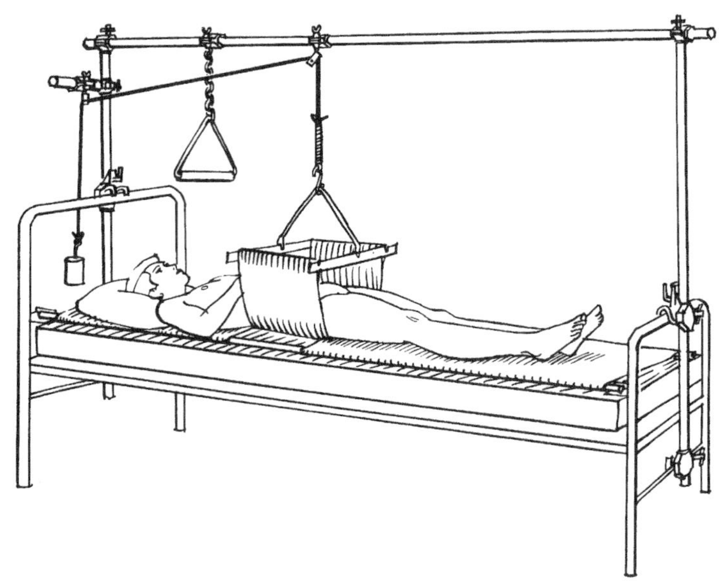

图 1-6-75　骨盆悬吊牵引

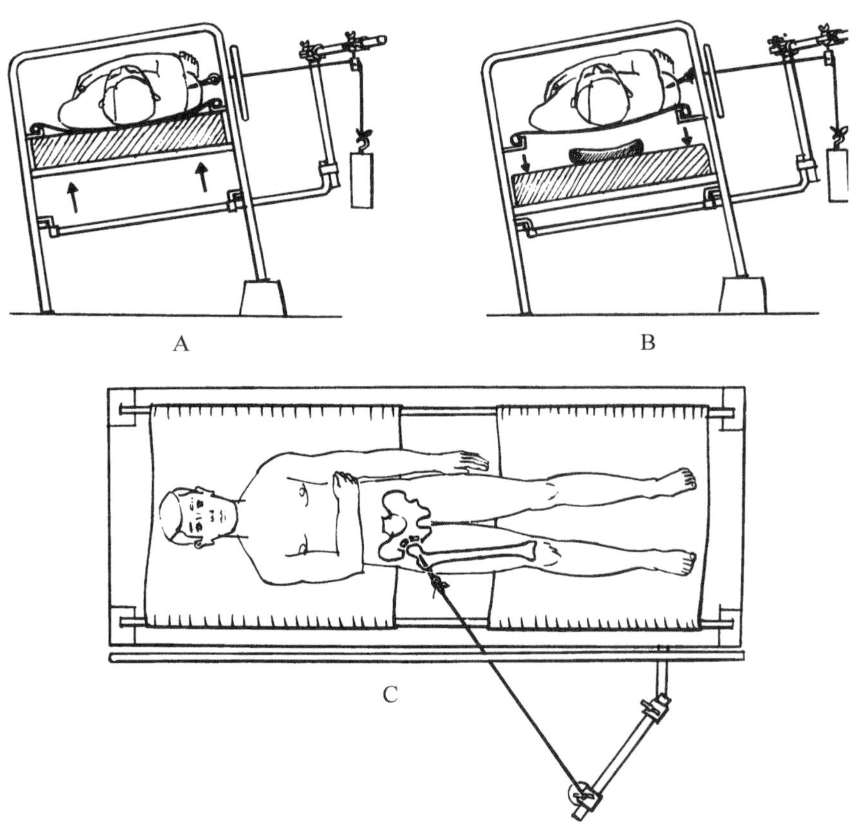

图 1-6-76　髋关节中心性脱位牵引复位方法

注：A、B. 通过升降床面改变牵引方向；C. 股骨大粗隆侧方牵引（俯视）

（侯树勋）

参考文献

[1] 屈惠英. 尚天裕医学文集. 北京：中国科技出版社，1991：400

[2] 吉士俊，潘少川，王继孟. 小儿骨科学. 济南：山东科技出版社，1998：177-183

[3] 吴克俭，侯树勋. 骨科实用固定技术. 北京：人民军医出版社，2007：186-243

[4] 招仕富. 鹰嘴牵引复位夹板固定治疗学龄儿童肱骨髁上复杂骨折. 中国中医骨伤科杂志，2003，11(4)：47

[5] 李百华，韩文朝，陈秀民，等. 有限内固定结合石膏外固定治疗桡骨远端粉碎骨折. 中国骨伤，2004，17(5)：289

[6] 宁世荣，宁春磊. 小夹板加石膏托外固定治疗小儿肱骨髁上骨折. 山西中医，2004，20(5)

[7] 陈荣生，林晓生，胡永生，等. 伸肘、膝位手法复位 H 形石膏槽板固定治疗四肢长骨骨折. 中华创伤骨科杂志，2004，6(11)：1247

[8] 杨建平，李德达，龚仁钰，等. 早期手法矫正系列石膏固定治疗先天性马蹄内翻足. 中华小儿外科杂志，2003，24(3)：205

[9] 傅捷，衷鸿宾，徐明球. 石膏指夹板治疗掌骨颈骨折 26 例. 骨与关节损伤杂志，2003，18(4)：271

[10] 许晓民. 弹力绷带联合塑形夹板弹性固定治疗 Bennett 骨折脱位. 中医正骨，2005，17(3)：37

[11] 斯明秋. 手法整复小夹板外固定治疗桡骨远端骨折. 中医正骨，2004，16(3)：49

[12] 陈福林，齐越峰，田宁宁，等. 桡骨远端伸直型骨折纸夹板外固定治疗的比较研究. 中国中医骨伤科杂志，2004，12(4)：12

[13] 覃浩然，韦仕毅，黄燕辉. 手法复位夹板外固定治疗 Barton 骨折 23 例. 临床骨科杂志，2004，7(3)：340

[14] 马林. 改良肱骨髁上骨折夹板的研制与临床应用. 中医正骨，2003，15(12)：13

[15] 谢晓焜，邱晓虎. 骨盆牵引并直腿抬高法治疗腰椎间盘突出症. 中医正骨，2004，16(2)：35

[16] 涂豫建，张允，李怡. 牵引治疗颈椎病的生物力学研究及其应用. 中国临床康复，2004，8(5)：923

[17] 韩月明. 尺骨鹰嘴牵引治疗儿童不稳定型肱骨髁上骨折的护理. 中国矫形外科杂志，2004，12(14)：1114

[18] 胡坚勇，孙幼贞. 颈椎病不同牵引方式的疗效观察. 颈腰痛杂志，2003，24(1)：27

[19] Jensen DB. Tibial plateau fractures，a comparison of conservative and surgical treatment. J Bone Joint Surg(Br)，1990，72(1)：49

[20] Kurer MHJ. Completely displaced supracondylar fracture of the humerus in children. A review of 1708 comparable cases. Clin Orthop，1990，256：205

[21] Reeves RB，Ballard RI，Hughes JL. Internal fixation versus traction and casting of adolescent femoral shaft fractures. J Pediatr Orthop，1990，10：592

[22] Curtis JF，Killian JT，Alonso JE. Improved treatment of femoral shaft fractures in children utilizing the pontoon spica cast：a long-term follow-up. Journal of Pediatric Orthopedics，1995，15(1)：36

[23] Havranek P，Westfelt JN. "Proximal tibial skeletal traction for femoral shaft fractures in children. Treatment to discard or retain." Clinical Orthopaedics & Related Research，1992，283：270

[24] Nork SE，Hoffinger SA. Skeletal traction versus external fixation for pediatric femoral shaft fractures：a comparison of hospital costs and charges. Journal of Orthopaedic Trauma，1998，12(8)：563

[25] Orr DJ，Simpson HD. "Home traction in the management of femoral fractures in children." Journal of the Royal College of Surgeons of Edinburgh，1994，39(5)：329

[26] Beurskens A. Efficacy of traction for nonspecific low back pain：12-week and 6-month results of a randomized clinical trial. Spine，1997，22(23)：2756

[27] Meszaros T. Effect of 10%，30%，and 60% body weight traction on the straight leg raise test of symptomatic patients with low back pain. J Orthop Sports Phys Ther，2000，30(10)：595

[28] Van der Heijden G. The Efficacy of traction for back and neck pain：A systematic，blinded review of randomized clinical trial method. Phys Ther，1995，75：93

第二篇　创伤骨科

第7章

骨　　折

第一节　基本治疗原则

骨折是创伤骨科学处理的主要内容。众所周知，骨折常常是肢体损伤的结果，甚至可以是多发性损伤的一部分。为了成功挽救严重多发伤患者的生命，需要同时控制可能存在的内出血、处理创伤所引发的炎症反应和有效地实施骨折的固定，其间需要遵循创伤控制的原则。当骨折患者的创伤严重程度的评分很高、体温低、有严重的进行性出血、明显的碱丢失、又有胸部和颅脑外伤时，需要实施创伤控制：先处理致命的损伤，临时固定骨折，待患者生理情况稳定后再实施骨折的最终治疗。因此，要对患者及其各项生命体征进行评估，区分他们究竟属于哪一种类型：①生命体征稳定，仅有单一肢体骨折；②有内脏和大肢体损伤而生命体征稳定；③肢体损伤合并脑外伤，生理上不稳定或处于临界稳定状态。评估之后再决定是否进行创伤控制。实施创伤控制骨科手术，就是采用对患者的生理情况打击最小的方法迅速挽救病人的生命。

骨折的伤情不一，可以很简单，也可以十分复杂，处理的技术不能一成不变，应当因地制宜、随机应变，争取最理想的治疗效果。从这个意义上讲，理解损伤的机制、认识骨折的类型，对骨折治疗方法的选择和治疗效果的取得有着举足轻重的作用：累及关节的骨折，治疗上必须做到骨折的解剖复位，通过骨片间加压实现骨折绝对稳定的固定；而骨干骨折的治疗则从机械固定模式转变为生物固定模式，不再强调骨片间的加压和骨折的坚强固定，转而力求间接复位、恢复骨骼的长度、轴线排列和旋转对位，提供相对稳定的固定方式，为的是保护骨折端局部的血液供应不受进一步的损害，维持骨折愈合所需要的良好生物学环境。因此，开始考虑骨折的治疗之前，一定要区分骨折的类型，据以选择适当的治疗方法，争取得到满意的治疗效果。

骨折治疗的目的是尽快使骨折愈合，令受伤的肢体早日恢复功能，让患者回归社会。为了实现这个目标，就要使骨折复位，进行必要的固定，辅之以功能锻炼。骨折治疗的方法有非手术治疗和手术治疗之分，但两者都离不开复位、固定、功能锻炼三大原则。非手术治疗涉及闭合手法复位、用石膏或小夹板固定，或持续牵引维持复位，适于没有移位、或者有移位但复位后通过外固定能够维持、或者即使手术也无法复位的骨折的治疗；手术治疗则涉及切开、直接或间接复位，进行内固定、或用支架外固定，适用于非手术治疗失败、骨折移位不能手法复位或虽能复位但用外固定不能维持、开放性或关节内骨折等病例的治疗。非手术治疗往往能使骨折愈合，但由于不能直接控制被肌肉软组织包绕着的骨折片的位置，常常引发畸形愈合或不愈合，加上固定的时间长，使肌肉活动、关节运动和肢体负重受到限制，造成肌肉萎缩、关节僵硬、失用性骨质疏松、肢体持续肿胀等骨折病的表现。因此，骨折的治疗不能单考虑骨折的愈合，必须兼顾骨折愈合和恢复肢体伤前的功能。

一、复 位

(一)复位标准

1. *解剖复位* 骨折复位后骨骼恢复了正常的解剖关系,骨折段对位对线完全良好,称为解剖复位。

2. *功能复位* 骨折复位后骨折段虽未恢复至正常的解剖关系,但骨折愈合后对肢体功能无明显影响,为功能复位。在成人骨干骨折,功能复位要求能恢复骨骼的长度、对线排列和旋转对位。论及特定部位,骨折功能复位的标准可以略有不同。例如,成人下肢不超过 1cm 的短缩是允许的;儿童下肢骨折无骨骺损伤者,骨折端短缩不超过 2cm 日后生长中可以自行矫正;下肢骨折复位若遗留轻微的向前或向后成角,与关节活动方向一致,骨痂改造时可望自行矫正,但侧方成角者不然,必须加以矫正,否则日后关节内、外侧负重不平衡,难免会形成创伤性骨关节炎。又如,由于肩关节的活动是多轴性的,肱骨干骨折复位后稍有畸形对上肢功能影响不大;而尺桡骨骨折要力求解剖复位,否则会影响前臂的旋转功能。

(二)复位方法

复位有闭合复位和切开复位两种方法。前者有手法复位和器械复位之分,适用于绝大多数骨折,尤其是闭合性骨折;后者亦有间接复位和直接复位的不同,但有明确的手术指征,包括:骨折端有软组织嵌入,手法复位失败;关节内骨折,手法复位后对位不良将影响关节功能;手法复位达不到功能复位标准将严重影响患肢功能;骨折合并重要神经、血管、肌腱损伤需要修复;多处骨折影响进一步处理和护理,或骨折切开复位固定能给护理和治疗带来方便,有利于防止并发症;患者有特殊要求等。

1. *手法复位* 顾名思义,系用手法使骨折恢复到受伤前的位置。大多数骨折均可通过手法矫正骨折的移位,取得满意的复位效果。其操作规程包括:麻醉镇痛,可以在骨折血肿内注射麻醉药实施局部麻醉,或者进行神经阻滞或全身麻醉;松弛肌肉,以减少肌肉对骨折段的牵拉,便于骨折的复位;对抗牵引,使骨折端解除嵌插,恢复对线;推拉折顶,利用附着的软组织作为铰链使骨折复位;回旋端提,使骨折恢复对位。手法复位的原则是用骨折的远端去凑骨折的近端,根据骨折的不同类型和移位的具体情况,采取相应的手法完成复位。

2. *器械复位* 利用器械的辅助进行骨折的闭合复位,为器械复位。实施麻醉后,置患者于骨折牵引床上,或肢体牵引,或骨牵引,利用机械的力量,逐渐使骨折复位;也可以在手术台上于骨折两端妥善安置骨折复位器,利用螺旋的力量牵开骨折端,也可以在肢体适当的部位切个小口,插入器械直接推顶骨折段,在 C 臂机监控下完成骨折的复位。

3. *直接复位* 是切开复位的一种,通过手术的方法暴露骨折端,在直视下完成骨折的复位,适用于关节内骨折和简单的骨干骨折准备行绝对稳定固定时的骨折复位。必须指出的是,即使是直接复位,仍然要尽可能减少对骨折片软组织的剥离,最大限度地保留骨折片的血液供应,为骨折的愈合创造良好的条件。

4. *间接复位* 也是切开复位的一种,通过手术为实施内固定做准备,但不直接暴露骨折部位,适用于用拉力螺钉固定关节内骨折片,或桥接钢板固定骨干或干骺端复杂骨折的病例。前者系通过手术暴露骨折线,但不剥离骨折片,利用拉力螺钉的牵拉和加压,实现对骨折的复位和骨片间的加压。后者系通过手术暴露骨折远近两侧正常的骨骼,做内固定的准备,然后通过肢体手法牵引或使用骨折复位器进行骨折的复位,经 C 臂机透视确认复位完全后,用克氏针或外固定器维持复位,再经皮下或肌层下、骨膜外越过骨折的部位,到达骨折另一端骨干,完成骨折的内固定。靠近关节端之骨折片的间接复位是利用相对比较完整的韧带和关节囊作为铰链,通过杠杆作用实现间接复位的。

二、固 定

骨折的固定方法有外固定和内固定两种,固定物位于体外的为外固定;固定物完全位于体内的称内固定。

(一)外固定

外固定主要用于非手术治疗骨折者手法复位后的肢体固定,也可以作为手术治疗骨折者切开复位后的辅助固定手段。现今临床上常用的外固定方法有石膏、小夹板、外展支架、以及外固定器;此外,持续牵引既可以是骨折复位的手段,也可以视作骨折外固定的措施。

1. *石膏绷带* 石膏绷带外固定具有可以根据肢体形状进行塑型、固定确实可靠、维持时间长的优点,主要用于固定不能用小夹板固定的骨折,如开放性骨折、脊柱骨折,关节融合术后的固定,化脓性关节炎或骨髓炎肢体的制动，也可以用作骨折切开复位后的辅助固定。可是，石膏绷带没有弹性，不能调节松紧度，固定后出现肢体肿胀若处理不当会引发并发症，甚至导致肢体坏死；为了保证石膏绷带固定的稳定性，骨折部位远近的两个关节一般都得固定，结果关节不能活动，容易发生关节僵硬，应用时需要权衡利弊。如果使用石膏管型，固定后务必严密观察固定部位远端肢体的血液循环和神经支配情况，一旦出现剧烈疼痛、患肢麻木、肤色发紫、皮温下降等包扎过紧的征象，应立即将管型的全长纵行切开，解除压迫，否则可能导致肢体坏死的严重并发症。

2. 小夹板　小夹板固定能有效防止骨折发生成角、旋转和侧方移位，随访中还可以根据需要进行必要的调整。其突出的优点在于一般不需要固定骨折部位远、近两个关节，可以早期进行肢体的活动锻炼，能有效防止发生关节僵硬，对有指征的病例应提倡使用。目前临床上主要用于非手术治疗四肢长骨骨折手法复位后的固定。用于治疗股骨骨折时，可能需要与持续骨牵引结合使用，以克服大腿肌肉的拉力，维持力线和长度。小夹板固定后需要经常随访，调整绑扎的力量和衬垫的位置，以确保固定的有效性，还得注意肢体的循环、感觉和运动，防止因为绑扎过紧引发缺血性肌挛缩。

3. 外展支架　利用外展支架可以将肩、肘和腕关节固定于功能位；患肢处于抬高的位置，有利于消除肿胀缓解疼痛；上臂处于水平位，避免因肢体重量的牵拉造成肱骨骨折段分离移位。适用于治疗合并桡神经损伤的肱骨干骨折、肱骨干骨折复位小夹板固定后防止骨折段分离、以及肱骨干骨折后肿胀严重，或上肢严重开放性损伤的治疗。外展架还可以用于臂丛神经牵拉伤及肩、肘关节感染性疾病的治疗。

4. 持续牵引　有皮肤牵引和骨牵引两种，既有复位的作用，也有固定的效能。临床上用于颈椎骨折脱位、股骨骨折、胫腓骨开放性骨折、开放性骨折后感染、以及难复性肱骨髁上骨折的治疗。

5. 外固定器　临床使用的外固定器有多种，固定的连接杆和装置不一，但固定的原理是一致的。固定骨骼的钢针或螺钉都是在远离骨折处进入骨骼，环形或半环形支架的固定钢针贯穿肢体的两侧，穿针的位置需要严格选择，以免损伤重要的血管和神经；其他线形外固定架的固定螺钉则只从肢体的一侧穿入骨骼两侧的皮质，但不穿出肢体的另一侧，能有效避免损伤相关的血管和神经。外固定器固定的优点在于固定可靠、便于处理创口、可以根据需要对固定位置进行必要的调整，不限制关节活动，有利于早期功能锻炼。临床上适用于开放性骨折、软组织损伤广泛的闭合性骨折、合并感染的骨折的治疗；也可以用于截骨矫形或关节融合术后的固定。外固定器的固定钢针或螺钉都有部分露在皮肤外面，其钉道难免对皮肤软组织形成刺激、护理不当会导致感染，甚至引起钉、针松动使固定失效，是外固定器固有的弱点；而固定的稳定性不足是其力学的缺陷，用于成人股骨骨折的固定时容易发生复位的丢失。因此，很多情况下，外固定器只是作为骨折治疗过程中的临时固定，条件成熟时再更换为内固定。

（二）内固定

内固定是骨折手术治疗的重要组成部分：在复位之后，用螺钉、髓内针、髓内钉、接骨板等内置入物将骨折段固定在可以接受的解剖位置上。内固定所获得的稳定性将为骨折的愈合提供必要的条件，同时允许患肢进行功能锻炼。

内固定有三种基本模式：骨片间加压固定（interfragmentary compression）、夹板固定（splintage）和桥接固定（bridging）。内固定的机械性能与骨骼的质量、骨折的类型和部位、内置入物的种类及其使用方法有很大关系。临床应用时，必须在固定所能得到的好处与骨折复位、放置内置入物所造成的手术损伤之间进行权衡。因为，保持骨折段和周围软组织的血液供应是预防感染促进骨折愈合必不可少的条件。两者的关系是辨证的和相辅相成的：稳定性是骨折愈合的力学基础，而血液供应是骨折愈合的生物学基础。

就固定的稳定性而言，内固定有绝对稳定（absolute stability）和相对稳定（relative stability）之分；各自使用的内置入物和放置方法不同，骨折愈合的方式也不一样。绝对稳定固定者，当肢体的肌肉功能性收缩和关节运动时骨折片之间没有丝毫活动，骨折端彼此紧密接触，皮质内的哈弗系统直接穿越骨折缝隙，骨折通过皮质内成骨而直接愈合。相对稳定固定者，肢体在活动时没有疼痛，但骨折部位有轻微活动，肌体通过骨痂形成对内植入物所提供的稳定性进行补充；骨痂沉积在骨骼的轴线之外，连接和固定主要的骨折片，通过骨痂的骨化和塑型获得骨折的间接愈合。骨折的直接愈合虽然直接进入最后的塑型阶段，但那样愈合后的骨骼在机械力量和功能效果上并不比间接愈合的强。不过，骨折的两种愈合模式都是功能性的，应当根据具体的骨折类型选择最恰当的内固定方法。考虑的因素有，患者的全身情况、骨折合并的损伤、软组织损伤的程度、骨骼的质量、骨折移位的部位和类型、手术医生的技术水平，以及手术室的设备与人力。

骨片间加压固定可获得绝对稳定的固定，主要用于治疗关节内骨折和简单的骨干和干骺端骨折，使用的内置入物为拉力螺钉，加压接骨板和张力带。夹板固定术是一种允许骨骼和内置入物之间滑动的固定技术，经典的不带锁髓内钉固定就是这样一种提供相对稳定固定的内固定技术，用于治疗股骨和胫骨中段简单的或轻微粉碎的骨折，由于它能闭合复位，不扰乱骨折部位，能将肢体功能活动所产生的轴性负荷传递到骨折处，促进骨痂的形成，使用得当能取得优良的效果。桥接固定提供的是相对稳定的固定，使用的内置入物为带锁髓内钉、接骨板和锁定接骨板，应用的技术为间接复位(indirect reduction)和微创钢板接骨术(minimally invasive plate osteosynthesis, MIPO)，主要用于治疗骨干和干骺端的复杂骨折以及骨质疏松性骨折，后者还需要同时治疗骨质疏松。

三、功能锻炼

功能锻炼是骨折治疗的重要组成部分，与患肢最终的功能恢复息息相关，不容轻视。功能锻炼应当在医务人员指导下进行，充分发挥患者的主观能动性，遵循动静结合，主动活动与被动运动结合、循序渐进的原则，并贯穿在骨折治疗的全过程，因为它是防止发生并发症和及早恢复功能的重要保证。

功能锻炼以不损害骨折的复位为度，以保持肌肉的张力和关节的活动度为目的，只要条件允许，就应当尽早开始，而具体的方法和活动的程度则与骨折固定的方式与稳定程度，以及骨折愈合的阶段有关，需要做相应的选择和调整。具体的方法包括，患肢肌肉等长收缩，利用CPM机进行持续被动活动，肢体主动活动。患肢负重则应当谨慎行事，要兼顾内固定的稳固程度和骨折愈合情况，进行综合评估，以免发生内固定失效的并发症。

骨折治疗还应当进行疼痛处理，因为消除或减轻疼痛有助于功能锻炼；需要长时间制动的，特别是下肢骨折者还应当注意对深静脉血栓形成的预防和治疗，措施包括穿弹力袜、使用机械泵、应用抗凝药。

（曾炳芳）

第二节　开放性骨折及关节损伤

一、开放性骨折

开放性骨折的骨折端经过软组织及皮肤或黏膜的破口与外界相通，由于伤口细菌的污染和局部软组织的损伤而易并发感染，感染常导致畸形愈合、不愈合、功能丧失，甚至截肢。在过去的20多年，骨折的处理和感染的预防和处理有了很大的进展，尽管如此，开放性骨折的治疗仍是骨科医师所面临的一项严峻挑战，即便在当今，伴有血管损伤的开放性胫骨骨折的截肢率仍在60%左右。

Tscherne在1984就将开放性骨折处理分为四个主要方面：生命的保护、肢体的保全、感染的避免和功能的保全。在现代社会中，开放性骨折常常为多发性损伤的一部分或者为多发性骨折，严重的损伤威胁着患者的生命，对于这类损伤的患者处理的首要任务是生命的挽救。近10年来，损伤控制(damage control, DC)理念已被包括骨科医师在内的创伤外科医师逐渐接受，其主要内容为将有生命危险的损伤患者分阶段处理。第一阶段采用简便可行的外科手术控制损伤，以改善患者伤后的生理功能的紊乱；第二阶段为ICU的进一步复苏抢救；第三阶段为待生命体征平稳后对损伤施行确定性修复术。这一新的外科处理策略的发展改变了传统的一期采用“完全性”损伤修复术处理严重创伤患者的模式，大大提高了严重创伤患者的生存率。在处理开放性骨折合并全身重要脏器损伤或合并其他部位如股骨干、骨盆、脊柱等处多发性骨折时，早期鉴别出哪些患者需利用DC处理策略非常重要，临床表现为血流动力学不稳定，低血压，心动过速，呼吸急促，精神状态改变的患者是潜在需DC处理的对象，Krishna等提出损伤严重度评分(ISS) >35，中心体温(T)<35℃、碱缺乏(base deficit, BD)>12meg/L或T<35.5℃、BD>5meg/L，可作为选择DC处理的标准。

近20年来，因骨折治疗的理念和技术的进展，开放性骨折已特别强调功能的保全。除非关节遭到破坏、主要肌肉和神经受到损伤，感染预防和确保骨折能愈合而肢体没有很好的功能，这种情况已不再被接受了。

骨折治疗的主要目标是在尽可能短的时间内恢复受伤肢体的全部功能。在开放性骨折中，某些因素，如大块骨缺损、肌肉损伤、神经和肌腱的缺失，使这一目的很难达到。但是，骨科医师在处理时必须尽力去实现这一目标。在多个中心的联合研究中，89%的胫骨开放性骨折达到优良功能，显示这一目标是可以实现的。

(一)损伤机制

皮肤和皮下组织的破损是开放性骨折最明显的表象，但这只是人体遭受外界暴力作用的表象之一，人体在相互撞击下潜在的损伤与事件中的能量散布有关。根据公式 $KE=1/2MV^2$，KE 表示受伤时机体所吸收的能量，M 表示质量，V 表示速度。研究分析认为，物体与肢体之间受能量的挤撞造成了肢体的软组织损伤，肢体吸收能量，然后以暴发的形式释放出来，传导到骨，并且在软组织中产生振动波，这种振动波造成骨膜剥离，如果振动波非常巨大，将导致皮肤的撕裂。产生开放性骨折的同时也产生一种瞬间的真空，邻近的异物被吸入肢体深处，因此，深部组织所受污染的程度不能单纯由伤口尺寸来判定。被一辆以 34km/h 行驶的摩托车撞击的行人所承受的致伤能量至少是在行人道上跌倒的低速度损伤中所释放的能量的 1 000 倍。速度的作用，即使质量很小，如战争或打猎过程中飞行的弹片所致的伤口，虽然是灾难性的，但是这些伤口通常涉及人体有限的部位，而且伤口较为局限。在现代交通事故中，驾驶员与乘客的身体为高质量、高速度的弹射体，因遭受到多重撞击和严重的多次损伤，所以造成多发性损伤并不少见。作为典型的高能量损伤，伴有较大软组织裂伤的骨折绝不等同于简单的闭合性损伤，40%～70%伴有其他部位的创伤，尤其是脑外伤、胸腹部外伤以及其他肢体的骨与韧带的损伤。开放性骨折通常伴有软组织缺损、骨筋膜综合征、周围神经损伤、受累的关节韧带损伤、骨折粉碎严重、移位明显或伴有骨缺损。

在现代社会开放性骨折的主要致伤原因依次是：车祸、工作伤、坠落伤、枪伤、农场伤、其他。

开放性骨折的好发部位依次为：胫腓骨、股骨、尺桡骨、踝关节、肱骨、鹰嘴。

(二)分类

关于开放性骨折，已经提出许多分类系统，目前被广泛接受和应用的为 Gustilo-Anderson 分类方法(表 2-7-1)。Gustilo 根据软组织损伤情况、创面污染严重程度和骨折情况将开放性骨折分为 3 个类型，1984 年又将Ⅲ型开放性骨折分为 3 个亚型：ⅢA 型，撕裂伤虽然为广泛，但仍有足够的软组织能覆盖骨折端；ⅢB 型，骨折伴有广泛的软组织缺损，而且碎骨片失去了正常的血供；ⅢC 型，伴有主要血管的断裂。

经修订后的 Gustilo-Anderson 分型涵盖的内容较为全面，但不等于排除其他分类。因为每个分类的侧重点不一样，如损伤机制、受累的能量、伤口的大小、骨折形态等，各有千秋；即使同一个患者，应用同一种分类，由于受到医生判断标准和临床经验的限制，其分类结果也存在差异。有些项目，例如污染的程度和细节本身很难用一个量化指标来定量。另外，术前判断和术中发现不同的情况经常发生，因为术中的探查更为准确。

表 2-7-1　Gustilo-Anderson 开放性骨折分型

骨折类型	损伤情况
Ⅰ	皮肤撕裂伤<1cm，伤口干净，绝大多数是由于骨折由内向外穿透皮肤所致。轻微的肌肉挫伤。骨折为简单的横形骨折或短斜形骨折
Ⅱ	皮肤撕裂伤>1cm，并伴有广泛的软组织损伤，或者皮肤脱套伤。轻到中度的挤压伤。简单的横形或短斜形骨折伴轻度粉碎
Ⅲ	包括肌肉、皮肤和神经血管结构的广泛软组织损伤，通常的暴力损伤伴有严重的挤压伤
ⅢA	广泛的软组织撕裂伤，但骨组织有较好的覆盖。节段性骨折，枪弹伤
ⅢB	广泛的软组织损伤伴有骨膜剥离骨质外露。通常为重度污染
ⅢC	伴有需要修复的血管损伤

除 Gustilo 分类以外还有许多也较为常用的分类方法。如 AO/ASIF 分类、Tscherne 和 Lange 分类。Lange 分类与 Gustilo 分类相似，只是在Ⅲ度开放性骨折中增加了一个亚型，即将外伤性离断作为第 4 个亚型。

(三)治疗

开放性骨折的治疗一般分为 3 个阶段。第一阶段为急性期处理；第二阶段主要针对开放性骨折后遗症，如骨不愈合、感染、畸形愈合等进行重建处理；第三阶段为康复阶段，包括功能恢复和职业的恢复性训练。由于高能量损伤所致的开放性骨折可能存在身体其他部位和器官的损伤，这种伤势应作为一个整体来看待，所以急性期处理包括：①现场的初步抢救和处置；②伤员伤情的全面评判，包括开放性骨折和威胁生命的损伤；③适当的抗生素治疗以预防感染；④伤口的彻底清创和伤口的覆盖；⑤骨折固定；⑥自体骨移植和其他促使骨愈合的方法的采用；⑦早期关节功能活动和康复。

1.现场和急诊室处理　在开放性骨折中，时间观念非常重要，任何在事故现场、转运途中、急诊室、影像检查室、手术时机的延误都会影响到肢体的存活和恢复。在现场复苏和抢救的同时用无菌敷料包扎伤口，以轻柔的手法进行复位并用夹板固定。局部出血可以用加压包扎控制，对加压包扎不能控制、离断肢体的出血可以使用止血带，但要标记止血带时间，间断松解止血带。

病人送到急诊室后，医生应立即详细全面地检查病人，保持气道通畅，必要时给氧，进行心肺复苏和抗休克治疗。应该常规拍摄胸部、骨盆、颈椎正侧位 X 线片，建立静脉输液通道，做血型、血常规、血电解质检查，必要时还要做血气分析检查。如病情许可，去除事故现场的包扎和固定的夹板，对伤肢进一步检查，如有活动性出血，应该加压包扎或使用止血带，不应钳夹血管，以免损伤或夹伤邻近的神经。对病人肢体的血供和神经功能检查时，肢体最好接近于正常的位置，通过皮温、毛细血管充盈、静脉充盈和外周动脉搏动的状况来评估肢体的血循环状态。遇任何关节脱位或突出的骨折块明显压迫软组织或血管、神经组织者，应即刻解除。有时，骨折移位导致血管压迫或脉压降低会使脉搏消失，复位能恢复血流灌注。复位后动脉血灌注恢复的好处，远远大于由于复位使浅部污染或异物带入伤口深处的弊端。检查时应与健侧进行对照，以减少漏诊的发生。

记录检查结果，描述伤口的大小、形状、边缘是否有挫伤、表面污染程度、是否存在皮肤剥脱、是否合并烧伤等情况。伤口绘制成图或拍照记录，这不仅有利于临床资料的收集，也有利于病人及家属对伤情的理解。

在急诊室检查和处置开放性骨折的过程中应注意如下几点：①原则上不宜在急诊室对创面进行探查，免得造成进一步损伤和出血，加重污染。②不应反复打开敷料检查伤口，以免增加院内感染的机会，接诊医师可根据初次检查医师的医疗记录正确了解伤情。③应在病人送达急诊室就开始使用抗生素，通常用第一代头孢类药，Ⅲ度损伤可加用氨基糖苷类药物，抗破伤风的预防也是必要的。④疑有肢体血管损伤者，应尽快做血管造影检查，更可取的是直接将病人送至手术室，做进一步评估和血管探查，以缩短肢体的热缺血时间。

2.手术处理　在决定如何处理开放性骨折时，必须考虑诸多因素。一般因素包括患者的年龄、一般情况，是否为多发性损伤或仅为一个肢体的损伤、损伤程度等。局部因素包括软组织伤口的范围、治疗与受伤之间的时间、骨折的类型、是否伴有重要结构的损伤，尤其是血管损伤。所有这些因素必须通盘考虑，并且在利弊得失权衡下选择一个对患者有利的治疗方法。对严重的开放性骨折，首先要判断的是肢体能否保留，其决定因素有多个。对多发伤患者，若开放性骨折严重并有血管损伤，为挽救生命可能得考虑截肢，因为血管修补术是一个长时间的手术，勉强实施可能使危重患者丧失抢救的机会，而且绝大多数这样挽救过来的肢体功能都很差。这种情况下，强行保留肢体的弊大于利，而且病人花费大。

(1)冲洗与清创：用消毒肥皂水刷洗皮肤并剃毛，穿出皮肤外面的骨端也要刷洗。冲洗伤口的生理盐水不少于 10L。除非为控制大出血，否则一般不用止血带。

有活力的组织是最好的抗感染屏障，而靠近血肿的失活组织是细菌繁殖的环境。清创就是彻底清除所有异物和坏死组织。清创过程要注意所有受伤的区域，因为损伤的真实范围可能比看到的伤口大得多，只是目前还没有一种可靠的方法来检测组织的活力。多数情况下，第一次清创做不到彻底可靠，只是清除坏死的软组织和骨质，患者可能要在 24～48h 后回到手术室再次请创，确保所有坏死组织都能彻底清除。

清创时要清除污染物，并小心切除失活组织，清创的范围取决于软组织损伤的程度。Ⅰ度开放损伤只是覆盖骨骼的皮肤有小创口，没有大的肌肉组织损伤，需要清创的范围小。如果骨折端通过肌肉层穿出伤口，则需扩大创口才能看到所有受伤的组织。Ⅱ、Ⅲ度损伤要仔细清创，任何小的间室都要打开减压。通过检查肌肉出血、收缩反应、颜色和张力来确定其活力。撕脱肌肉的末端皮肤、皮下组织要修剪。Ⅱ、Ⅲ度开放性骨折的伤口必要时要延长，以便暴露骨质，延长的方法取决于伤口的部位和固定的需要。

所有从软组织附着处剥离的小皮质骨片已经失活，应予切除；包含关节软骨的大骨块，对关节的功能和稳定性有重要作用，应予保留。在清创过程中注意保持组织的湿润，以减轻干燥而带来的损伤。

(2)骨折固定的选择：固定方法的选择要根据患者的风险利弊权衡作出有利于患者的选择，如果适应证强，则冒险是值得的。骨折的固定可以减少无效腔，控制血肿，减少局部刺激，改善组织血供，便于伤口护理，为软组织和骨的愈合创造有利条件，便于软组织覆盖的重建，减少感染机会，有利于早期功能锻炼，而最终恢复较好的功能。

石膏固定妨碍了软组织的护理，封闭的石膏通过石膏窗口并不能很好的处理伤口。拆下石膏来彻底护理伤口会导致复位丢失和反复的软组织损伤，同时还会增加化脓性感染、延迟愈合和不愈合等并发症的机会，而最终影响治疗效果，同时石膏超关节固定也会引起关节僵直。

由于牵引不能提供骨折端足够的稳定，牵引术在开放性骨折中的应用范围极大地缩小了，如不考虑患者的经济因素，无论是临时还是最终的固定，几乎所有使用牵引的病例均可用外固定支架替代。

累及关节的开放性骨折和儿童骺板的开放性损伤，内固定可以很好的维持复位，保存功能，因而冒险性内固定是合理的。骨干开放性骨折，外固定支架固定也是可取的，促使医生选择内固定的因素包括多发性损伤患者和伴有血管损伤的骨折。关于伴有长骨骨折的多发伤患者的研究表明，即刻的长骨固定是一项挽救生命的措施。

(3)植入物选择：稳定固定的方法选择是复杂而困难的，但对治疗效果却至关重要。开放性骨折植入物的选择主要取决于骨折的形态和软组织损伤的范围。方法有外固定支架，接骨板及可扩髓和不扩髓的髓内钉。根据生物力学和生物学相结合选择正确的固定，一方面要考虑到特殊部位骨的生物力学要求如骨折的形态，另一方面也要考虑所用方法对骨血供的潜在破坏，对软组织覆盖存在的干扰，局部伤口和切口对软组织进一步损伤等因素。

理论上骨外固定支架是一个理想的方法，因为它的固定远离受伤区域，而且创伤最小，但是骨外固定支架也存在一些问题：①钉的松动和钉道感染；②妨碍软组织覆盖的重建；③复位丢失而畸形；④支架拆除后晚期畸形；⑤延迟愈合和不愈合。

将骨外固定支架改为内固定也不能避免这些问题的发生。研究表明如果因螺钉松动和钉道感染而改为内固定尤其是髓内钉固定感染的发生率很高。要减少感染的发生就要改变治疗的方法，即分阶段改变，首先拔除外固定支架，肢体用石膏临时固定直到钉道引流彻底干净。研究表明在钉道没有渗出和炎症的情况下，一期更换内固定，尽管有抗感染的预防，其感染率仍在20%左右，所以现在主张要想改用内固定尤其是髓内钉固定的话，最好是在外支架固定1周内更改，而且要在没有钉道渗出和任何感染征象的情况下更改。

无钉外固定支架至少在理论上适用最广泛的外固定物，在潜在感染和软组织进一步损伤排除后改换更稳定的固定系统。之所以称之为“理论上的”因为它并未被广泛接受，无钉外固定支架仅用于位于皮下的骨如胫骨。在长管骨的骨端，外固定支架最适合用于固定胫骨干、桡骨远端、胫骨远端骨折，而在其他长骨如肱骨、尺桡骨、股骨的使用缺点多于优点，除非在特殊情况下，一般不使用。

钢板固定在肱骨干和尺桡骨的开放性骨折中运用很成功，因为这些部位特别是尺桡骨，其自身状态不适合髓内固定。如果能用钢板固定，在股骨和胫骨中也很少使用，因为钢板的并发症尤其是在股骨，发生率非常高，这两处骨折锁定髓内钉为首选。

钢板在靠近末端的骨折更加适用，累及骨骺的关节骨折可用拉力螺钉固定，骨折累及干骺端因远段骨折段短而不适合髓内钉固定，这些部位骨折的钢板使用起一个支撑和桥接作用。肱骨近端、远端、尺桡骨近端、桡骨远端、股骨近端、远端、胫骨近端、远端都是适合于拉力螺钉和钢板固定的地方。某些病例特别是在局部软组织受到损伤的情况下，如胫骨远端、桡骨远端，关节骨块用拉力螺钉固定再结合外支架固定较合适。

最近的钢板设计进展在于使用生物学性能更加稳定的钛质材料，新型钢板更符合解剖学形态，钢板固定的方法也发生了革命性改变如锁定加压钢板固定。这些改进拓展了钢板在开放性骨折中的应用范围。

长骨骨干骨折固定，在生物力学和生物学上，锁定髓内钉要比钢板更好，在股骨、胫骨的多段骨折，这一优势更加明显。另外，锁定髓内钉也可以将近端或远端骨块固定。

由于感染率高和骨内膜骨髓炎的难治性，在过去开放性骨折是髓内钉治疗的绝对禁忌证，而今天髓内钉已是开放性骨干骨折的常用治疗方法，除非有明确的禁忌证如重度污染。在使用外固定架和钢板治疗股骨干开放性骨折中所遇到的困难促使外科医生开始使用扩髓交锁髓内钉治疗Ⅱ度股骨开放性骨折，并且在Ⅱ度开放骨折应用成功的基础上，使这一技术推广至ⅢA 和ⅢB 度开放性骨折的治疗。股骨有丰富的肌肉包裹，给骨皮质带来很好的覆盖和丰富的血供，为该技术的成功运用提供了条件。对于位于皮下的胫骨下 1/3 骨折，肌肉覆盖相对较少，骨干血供不丰富，不太适合扩髓型髓内钉的使用。近期的临床研究表明使用非扩髓交锁髓内钉治疗胫骨骨折是一个较为理想的方法。

坚强的髓内钉固定减少了无效腔从而减少了感染机会，同时对稳定和不稳定骨折形态提供了很好的稳定作用，然而这一技术并不是没有缺陷，非扩髓髓内钉并不会减少骨不愈合和延迟愈合的发生率，交锁钉的疲劳失效也是一种常见并发症。尽管内固定在治疗开放性骨折中有许多成功的报道，但是研究报道都强调仔细彻底的清创和早期良好的软组织覆盖是非常重要前提条件。

3.软组织伤口的处理　一期　清创和固定术后伤口一期闭合的条件是：①原始创面清洁、污染轻；②确保去除所有坏死组织和异物；③伤口血供良好；④病人的自身情况良好；⑤伤口闭合时无张力；⑥没有死骨。否则，伤口通常要敞开或仅对由伤口延长的切口在没有张力的情况下做一期闭合。敞开的伤口可以用吖啶磺油纱布、聚维酮碘纱布、盐水纱布等湿纱布覆盖，也可以用皮肤替代物如Epigard覆盖，既可引流又可防止组织干燥。骨缺损残留的空腔可由含抗生素的药珠填充。对暴露的神经、血管、肌腱和骨组织尽可能地用局部软组织覆盖。为防止创口组织的回缩，皮肤减张缝合是一个很好的办法，这样可以有利于二期创面的闭合，减少不必要的植皮和皮瓣术。关于软组织缺损是否行一期皮瓣手术尚存在分歧。

许多软组织损伤轻重的开放性骨折需在初次清创后 48～72h 再次回到手术室进行一系列清创，直到确定所有坏死组织被彻底清除。

二期　二期伤口的处理即软组织覆盖的重建。可选择的方法有：①二期缝合伤口；②肉芽组织愈合和上皮组织再生；③肉芽组织愈合全厚皮片移植；④局部转移皮瓣；⑤游离皮瓣。只有在伤口有很好血供组织时才能行二期闭合，如果有小的缺损在没有过度张力下可以直接缝合。

凡是导致骨、关节软骨、肌腱、神经外露的伤口要尽快重建覆盖，这些组织对干燥十分敏感，干燥会导致组织坏死和感染。最常见的例子就是邻近皮下的胫骨失去软组织覆盖，没有骨膜的骨质常暴露在外，如 1 周内不能覆盖，则骨质变干而坏死，变成淡黄褐色并迅速感染。

4.二期骨折处理　早期的医患沟通非常重要，要告知患者一期的稳定只是骨折治疗的第一步，在第一次换药后治疗小组医生就要决定下一步骨折的治疗。

开放性骨折越重越不易愈合，这与骨内膜、骨外膜血供破坏以及软组织损伤范围和活力有关系。另外，开放性骨折的骨缺损可以是受伤当时造成的也可以是清创中骨片没有血供或没有软组织附着而丢弃的，在这种情况下都需要植骨。Rommens 在其 124 例开放性骨折中，6％的Ⅰ度、29％Ⅱ度、60％Ⅲ度骨折均行 2 次以上的植骨。

原则上对于软组织损伤较轻的Ⅰ、Ⅱ度开放性骨折可以行一期植骨，但是在由于惧怕伤口感染，很少行一期植骨术。二期植骨的时机根据软组织缺损的部位和严重度而定，如果伤口可以二期关闭或在健康的肉芽上简单植皮术闭合伤口的话，植骨可同时进行。如果创面要通过转移机筋膜瓣膜或游离肌瓣闭合，则植骨要在确定生长稳定后才能进行。一般在 5～7 周后，过早植骨会导致感染、植骨和皮瓣的失败。

Gustilo 建议在伴有严重粉碎、骨缺失或有广泛骨膜剥离的Ⅲ度开放性骨折中，如在 3～6 周仍显示无早期骨痂形成应尽早行植骨术。如果这种情况持续至 12 周，必须行植骨术，否则会导致内固定失败。

5.早期截肢　对于严重的开放性骨折如ⅢC 度开放性骨折是否要行一期截肢就常让医生进退

两难。事实证明，许多勉强行保肢治疗的患者虽经数年多次的重建手术不能重返原工作岗位及独立生活，保留下来的肢体功能远不如使用假肢。

目前对于早期截肢治疗标准的研究结果很少，特别是前瞻性研究。Johansen 提出了 MESS(表 2-7-2)评分标准，他建议 MESS 评分≥7 分，建议行截肢术，如评分≤6 分，则保肢的结果好。以后的一系列回顾性研究中表明 MESS 评分简单、使用的量化指标，但 MESS 评分是否运用于儿童尚不明确。Lange 建议ⅢC 胫骨骨折一期截肢的绝对适应证为：①成人胫骨神经彻底破损。②挤压伤伴热缺血时间＞6h。

相对适应证为：①严重多发伤。②严重的同侧损伤。③预期行多次软组织延长和需重建的。

表 2-7-2 Margled Extremity Seucrity Score(MESS)

资料	
A 骨软组织损伤	
低能量(稳定，简单骨折)	1
中能量(开放或多发骨折脱位)	2
高能量(枪伤、挤压伤、高能量损伤)	3
超高能量(高能量＋污染严重，软组织缺失)	4
B 肢体缺血	
脉搏减弱或消失但毛细血量充盈正常	1*
无脉、麻木、运动消失、毛细血量充盈减弱或消失	2*
肢体变冷、运动消失、麻木无感觉	3*
C 休克	
收缩压一直保持在 90mmHg	0
短暂血压低	1
持续血压低	2
D 年龄	
＜30	0
30～50	1
＞50	2
总分	

* 如缺血＞6h，分数加倍

二、开放性关节损伤

在过去的 20 年里，关节内骨折的治疗原则已非常明确。

1. 关节面的解剖位置在获得最大关节面积中非常重要，这可以减少应力使关节软骨恢复不能，进而关节轮廓恢复以保证正常机械功能的运动度和稳定性的恢复。

2. 关节面的稳定固定对于关节软骨再生非常必要。

3. 干骺端畸形和力线的恢复对避免关节过度负重非常必要。

4. 干骺端各组件的稳定固定对早期活动度非常必要。

5. 早期活动有利于关节软骨再生。

骨折切开复位和稳定内固定时才能达到关节骨折以及干骺端组件的解剖复位和可靠固定，并进行早期锻炼。

规范开放性关节骨折的原则与处理开放性骨干骨折的原则相似，急诊处理，对初步评估及清创相同，但是有关节软骨的大块关节骨块即使完全失活，但对关节的机械完整性非常必要而应保留。

关节骨块是由很容易愈合的骨松质支撑的，关节重建越迟，重建越困难。因此建议最开始的手术时就要将骨折解剖复位，并用最简便有效的固定方法，如拉力螺钉固定，既稳定又可作为最终固定方法。不建议借助外固定器临时固定后再做延迟重建。

干骺端组件骨折的一期重建完全取决于所包裹软组织损伤的程度，位于皮下的关节如 Pilon 骨折就如此。必须记住受损的区域要远大于明显受伤的区域，在估计受伤范围时要考虑到受伤的机制和能量。如果对于整个包裹的软组织和所要做的切口存在怀疑的话，最好是延迟重建干骺端并用外支架桥接骨折。如果关节骨片很小而很难固定，就将关节桥接。干骺端的治疗取决于是否有缺损，受伤时的骨缺损或清创时的骨缺损，最好是用抗生素甲基丙烯酸甲酯链球填充。

干骺端骨缺损的最终重建在稳定的健康的软组织包裹形成后进行，一般 4～6 周。干骺端的各组成部位用钢板固定起一个支撑和(或)桥接作用。由于技术原因或软组织的原因不能将钢板置入，仍沿用外支架，如有指征则要植骨。外固定支架可超关节固定 8～10 周。

如果软组织覆盖好，组织活力强，轻度污染无骨缺损，则可行一期重建。如果骨折简单即可复位固定，如果骨折呈多个骨片则用间接复位以减少骨块血供的破坏，如要植骨，延迟到伤口闭合时进行。

开放性关节损伤早期功能的重要性同闭合性骨折一样，但是如果活动影响到伤口的愈合则不能进行，因为这样会增加感染。如果软组织覆盖，骨折稳定了，则建议加强关节锻炼。

总结

开放性骨折一直在考验着骨科医师的判断力和技术技巧。开放性骨折处理的主要原则包括在清洗和清创之前用无菌绷带包扎防止进一步污染。只要可能，用外固定架、开放复位、内固定或者兼用内外固定来稳定骨折。伤口一期敞开总是安全的。第二次手术室中的伤口探查应根据失活和污染程度在 1～5d 进行。

（刘 璠）

第三节 上肢骨折

一、锁骨骨折

锁骨骨折很常见，很久以来人们都认为，锁骨自身的强大的修复能力可使骨折很快地愈合，对于锁骨骨折不愈合的关注是近期出现的，它现为成人锁骨中段的移位骨折产生的骨折不愈合会导致进行性肩部畸形、疼痛、功能障碍和神经血管问题。成人锁骨外侧端移位骨折愈合是很困难的，首先应考虑手术治疗。对于成人锁骨中段移位骨折治疗的一项近期研究表明：这种骨折也可能会发生骨折不愈合和延迟愈合。

(一)解剖

胚胎期锁骨是第一块骨化的骨头，大约在孕 5 周骨化，也是惟一一块从间充质原基(膜内化骨)骨化的长骨。也有一部分关于锁骨组织胚胎学的研究报道说骨化是由两个独立分开的骨化中心进行的。

锁骨全长大约 80％是由内侧(胸骨)端骨骺生长形成的。锁骨胸骨端干骺部的骨化出现在青春期中期，在常规摄片中很难被发现。锁骨肩峰端干骺部通常不骨化。胸骨端骨骺和肩峰端骨骺可能一直保持到 30 岁也不封闭，特别是胸骨端干骺部，女性要到大约 25 岁时才封闭，男性要到大约 26 岁时才封闭。所以，青少年患者和年轻患者的肩锁关节脱位或胸锁关节脱位很可能是骨骺分离损伤。锁骨内侧弧度与外侧弧度的交界点位于锁骨距胸骨端大约 2/3 的地方，这一点位于喙锁韧带锁骨止点的内侧缘，也是锁骨主要营养血管的入口处(图 2-7-1)。

锁骨是由非常致密的骨小梁构成的。在横断面上，锁骨外侧处的截面是扁平的，中部的截面是管状的，内侧截面是呈扩张的棱柱状的。

锁骨与躯干间的连接是由坚强的肋锁韧带和胸锁韧带来稳定的。锁骨下肌也可对锁骨提供部分的稳定。肩胛骨附近的锁骨外侧端的稳定性由喙锁韧带和肩锁韧带承担。斜方肌止点的上部和三角肌起点的前部分别通过与锁骨后方和前方的连接进一步稳定锁骨外侧端。只要在创伤性损伤中上述的韧带和肌肉关系不被破坏，在这些部位的

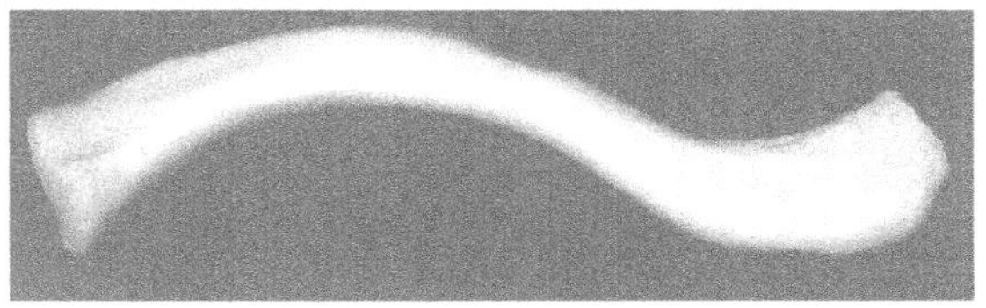

上面观

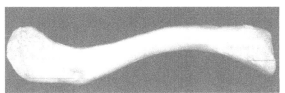

下面观

图 2-7-1 锁骨

锁骨骨折还是倾向于相对稳定的。

在骨折移位和骨折不愈合的患者中，最常见的畸形包括肩胛带短缩，肩下垂，肩内收和肩内旋。造成畸形的作用力包括通过喙锁韧带作用于锁骨远端骨折块的肩关节自身的重力和附着在锁骨上的肌肉和韧带的作用力。胸锁乳突肌锁骨头止于锁骨内侧部的后方，内侧骨折块由于胸锁乳突肌锁骨头的作用下被抬高。胸大肌可产生肩关节的内收活动和内旋活动（图 2-7-2）。

锁骨畸形的弧度是向上的。置于锁骨上方的钢板可以作为张力带，因此，它既可使结构稳定，又可抵抗作用于锁骨的力，有利于锁骨骨折的愈合。

（二）功能

锁骨有助于增强上肢过头顶的活动，尤其是需要力量和稳定性的动作。锁骨同时是许多肌肉附着的骨架，保护其下走行的神经血管结构，并传导辅助呼吸肌的作用力（如胸锁乳突肌）到胸廓上部。锁骨还使颈部基底部显得美观漂亮。

先天性锁骨缺如的儿童患者有显著的功能缺陷，有些研究已经提示：单独的畸形愈合（特别是短缩）能导致疼痛和功能受限。

（三）分型

锁骨骨折分为锁骨中部骨折与锁骨内侧端或外侧端骨折，根据 Allman，Rowe 和 Neer 的描述，为了分型的需要，锁骨被分成 3 部分。

Neer 在对锁骨远端骨折的研究中，认为把发生在斜方韧带近侧止点外侧的锁骨骨折定义为锁骨远端骨折，并把它分成两种类型。Ⅰ型骨折表现为斜方韧带的锥状韧带保持完整，并附着于内侧骨折块，因此它提供了骨折的稳定复位。Ⅱ型骨折是指锥状韧带仍附着于远端骨折块而斜方韧带断裂，它不能维持内侧骨折块的复位。

Rockwood 将锁骨远端Ⅱ型骨折分成 2 个亚型。把锁骨远端骨折中斜方韧带和锥状韧带仍附着于远端骨折块的骨折称为ⅡA 型骨折，把喙锁韧带破裂造成内侧骨折块不稳定的骨折称为ⅡB 型骨折。

Neer 提出，锁骨远端骨折偶然也和肩锁关节外展有关，并且他把这种骨折称为Ⅲ型骨折（图 2-7-3）。

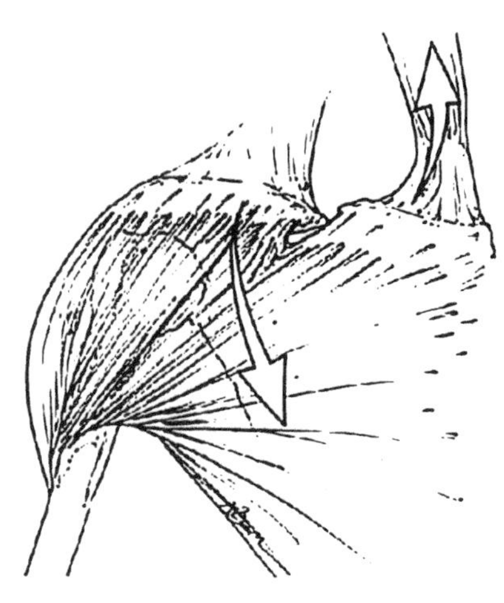

图 2-7-2 锁骨骨折移位机制

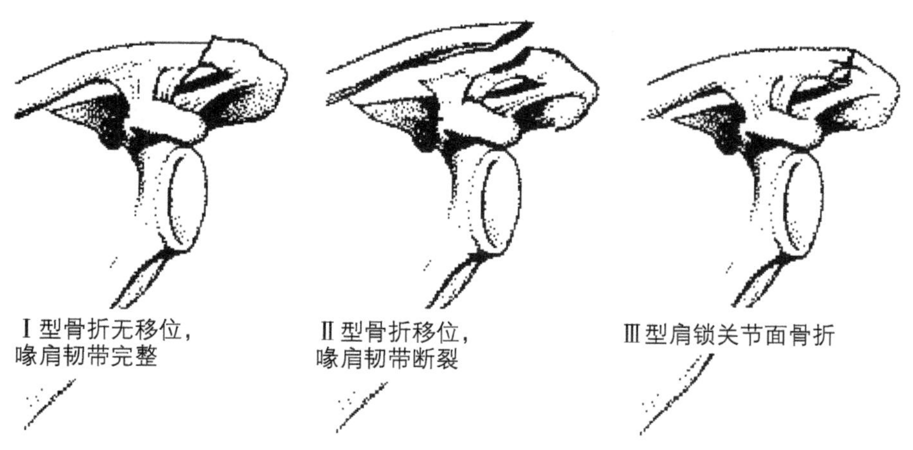

图 2-7-3 锁骨骨折——远端 1/3 骨折

锁骨内侧端骨折不是很常见，几乎无一例外地都采用对症治疗。Craig 把锁骨内侧端骨折分成5型，即很少移位骨折（Ⅰ型），移位骨折（Ⅱ型），关节内骨折（Ⅲ型），骨骺分离骨折（Ⅳ型）和粉碎性骨折（Ⅴ型）。锁骨内侧端损伤类型的描述和研究报道很少，目前还不清楚不同类型对治疗和预后的影响。

（四）损伤机制

在青春期和成人患者中，锁骨骨折几乎都是中能量损伤或高能量损伤造成的，例如高处重物坠落，机动车事故，运动损伤，对肩关节重击损伤。在儿童和老年患者中，锁骨骨折常常是由低能量创伤造成的。

（五）流行病学

1987年，Malmo 报道在所有骨折中锁骨骨折占4%，而在所有肩部骨折中它占35%。发生在锁骨中1/3部位的骨折占76%，这个数字与以前的研究报道相似。锁骨内侧端骨折只占锁骨骨折的3%。虽然许多已发表的研究报道说发生率在4%～6%，这些骨折的大部分发生在青春期和年轻成年男性患者和老年患者中。在75岁后，锁骨外侧端骨折和锁骨内侧端骨折的发生率陡然增加，这些数据提示当出现骨质疏松时，这些部位更易发生骨折。

（六）损伤评估

低能量至中等能量的创伤造成的锁骨骨折很容易被诊断，少数伴有并发症。骨折合并畸形和肿胀常常很明显。虽然在影像学检查前锁骨内侧端骨折或外侧端骨折同锁骨从相邻的关节脱位之间的鉴别是困难的，但锁骨上的骨折部位通过视诊和触诊通常能被发现。

即使是高能量损伤所致，开放性锁骨骨折也是不多见的，开放性锁骨骨折是对锁骨的直接暴力打击造成的。经常可出现主要的骨折块或翻转的粉碎骨折块将局部皮肤顶起。

有报道称锁骨骨折可以伴发神经血管损伤，气胸和血胸。锁骨骨折导致的臂丛神经损伤，晚期功能障碍主要是内侧束受累，像这样的根性牵拉伤通常发生在高能量损伤患者中，而且相对来说预后不良。

血管损伤通常是不明显的。它们可以是隐蔽的损伤或是小的刺伤，受累的动脉或静脉可在几周内甚至几年内以动脉瘤、假性动脉瘤或栓塞的形式表现出来。

当高能量损伤造成锁骨骨折（例如机动车事故、高处摔下）时，必须首先对威胁生命的损害进行评估，锁骨骨折、胸锁关节脱位或肩锁关节脱位同时伴有肩胛骨外侧平移可表现为肩胛胸廓间分离，这种损伤常常联合伴有严重的神经血管损伤。

对锁骨下静脉的压迫，甚至是血栓形成可以出现在损伤后的早期阶段。有报道说在锁骨骨折后，锁骨下静脉的血栓形成会发生肺栓塞。

（七）放射学评价

锁骨的前后位摄片可以确诊大多数锁骨骨折，它应该能够区分移位骨折和无移位骨折或移位很小的骨折。为了进一步评估锁骨骨折移位的程度和方向，锁骨斜位X线片是有必要的。Quesada 推荐向头侧倾45°X线片和向尾侧倾45°X线片，这种X线片通过提供垂直相交的投影能方便进一步的评估。锁骨内侧端骨折的特点很难在这张片上反映出来，而常常需要做CT检查。

Neer 建议使用应力位X线片（X线片时双手各施加10磅的重量）来评估喙锁韧带的完整性，使用45°前斜位和45°后斜位X线片来评估移位程度。

（八）锁骨骨折的处理

1. 锁骨中段骨折

（1）非手术治疗：为了达到闭合复位，在大多数病例中，当锁骨内侧骨折块向下压时，锁骨远端骨折块必须向上、向外和向后复位。血肿内阻滞（往骨折断端注射10ml 1%的利多卡因）就能提供足够的麻醉，但在一些病人中，需进行清醒时镇静或全身麻醉。Edwin Smith Papyrus 所描述的复位技术，一直沿用到现在，并指出当双肩向外和向上伸展时，在仰卧位患者的肩胛骨之间放置一只枕头。另一种骨折复位的方法是在患者取坐位时，医师在患者肩胛骨之间用膝盖或用握紧的拳头压住躯干并控制方向，将双肩向后和向上牵引（图2-7-4）。

为了维持锁骨骨折的复位和对患者进行制动，通常采用横“8”字绷带固定，伴或不伴有患肢悬吊；一些同意 Dupuytren 和 Malgaigne 观点的人，同 Mullick 一样认为使锁骨骨折达到准确复位和制动是“既不必须也不可能的”，所以，他们提倡为了舒适，可使用简单的上臂悬吊，并放弃复位的任何尝试。

横“8”字绷带的优点在于上臂可以在限制的范围内做自由活动。缺点包括增加了不舒适感，需要经常不断地调节绷带位置和反复的对患者进行随访，它也有潜在的并发症，包括腋窝处的压疮和其

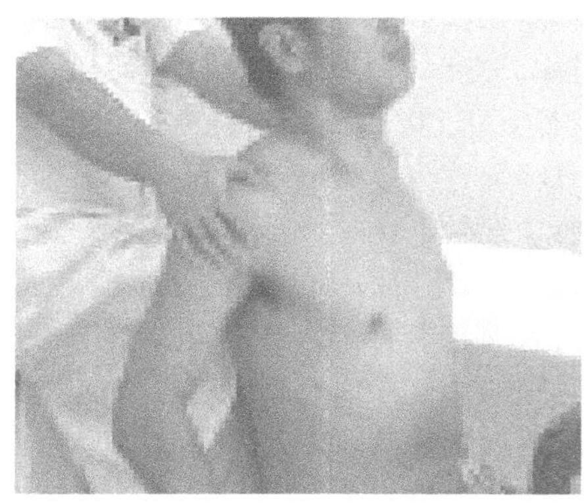

图 2-7-4　锁骨复位的方法

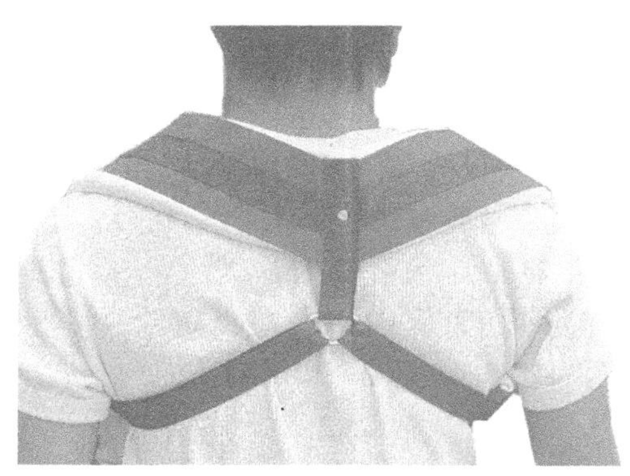

图 2-7-5　锁骨 8 字带固定

他一些皮肤问题，上肢水肿和静脉充血，臂丛神经瘫痪，畸形加重和可能增加骨折不愈合的风险（图 2-7-5）。

（2）手术治疗：锁骨骨折传统上是不鼓励的。根据 Neer 的报道，2235 例锁骨中段骨折并采用保守方法治疗的患者中只有 3 例（0.1%）出现骨折不愈合；然而，45 例锁骨骨折并立即采用切开复位内固定治疗的患者有 2 例（4.6%）发生骨折不愈合。Rowe 发现在闭合保守治疗中有 0.8%的患者出现骨折不愈合，相比之下，手术治疗有 3.7%的患者出现骨折不愈合。建议只有当锁骨骨折发生明显移位时切开复位内固定术才是必要的，这种情况在高能量损伤中较为典型。对较严重的锁骨骨折治疗的选择足以能解释手术和非手术治疗骨折愈合率是不同的（图 2-7-6）。

随着内固定的发展，人们开始有兴趣在初次治疗时就采用手术治疗的方法。近期有报道称锁骨骨折不愈合采用切开复位内固定和骨移植治疗可取得良好效果，并指出如果操作得当，内固定治疗锁骨骨折应该不会妨碍骨折愈合。

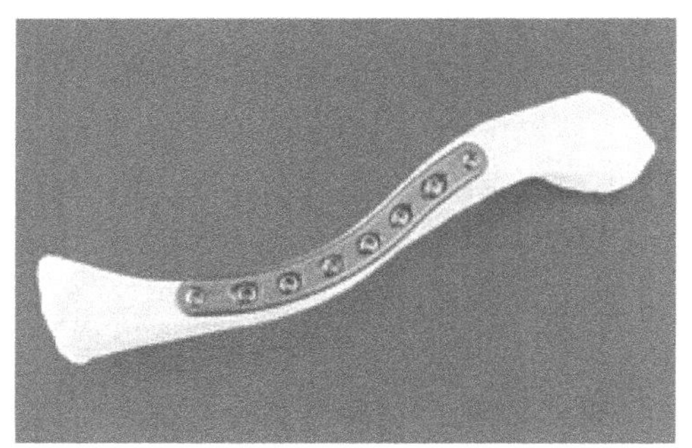

图 2-7-6　锁骨中段骨折钢板固定

许多作者报道了下列患者在采用钢板固定后已取得良好的治疗效果：开放性锁骨骨折；锁骨骨折严重成角畸形妨碍闭合复位；锁骨骨折患者合并多发性损伤。尤其是同侧上肢创伤或双侧锁骨骨折的患者。特别是肩胛胸廓分离和所谓的“浮肩损伤”，“浮肩损伤”表现为合并有移位的锁骨骨折和肩胛颈骨折，它们被公认为是锁骨骨折切开复位和钢板螺钉内固定的重要指征。

在出现神经血管问题时，行切开复位内固定术的优点尚不清楚。当然，如果血管修补需行切开暴露时，应进行锁骨的内固定治疗，但急性的神经血管损伤合并锁骨骨折是非常罕见的。最常见到的血管问题是上臂的静脉淤血，它并不伴有深静脉血栓形成、动脉瘤或假性动脉瘤。

在锁骨骨折后产生的臂丛神经急性损伤也是极其罕见的。臂丛瘫痪则是手术干预的适应证，它的产生和骨折后一段时间内由于骨折对线不良而产生的过多骨痂有关。在这些情况下，应考虑行切开复位再对线，切除突出的骨痂并使用骨折内固定治疗。

在行锁骨切开复位内固定治疗时，建议使用钢板和螺钉固定。虽然锁骨的髓内固定技术取得了良好的效果，但由于锁骨自身存在的弧度、骨质密度大和髓腔不明显这些特点，使这种技术变得比较困难。为了防止固定针移位引起的并发症，髓内固定装置已进行了改良；然而即使这样，尤其是当固定针发生断裂的时候，固定针还是会移位。

在锁骨的上表面，我们运用 3.5mm 的有限接触动力加压钢板（LCDCP 钢板，Synthes，Paoli，PA）。在两侧主要骨折块上至少要分别固定 3 枚螺钉。如果骨折类型允许，骨折块间的加压螺钉能大大地增强结构的稳定性。

如果对固定的安全性有信心的话，在术后的

7～10d，用吊带固定患肩，这样可使患者感到比较舒服。允许短时间的被动肩关节钟摆样操练，可去除吊带进行操练。过头顶无阻力的肘关节屈曲度的操练常在术后6～8周时进行，这种运动可一直持续到骨折愈合。因此，可以允许患者进行渐进性的力量训练，也可逐步地进行过顶的全范围活动。在手术治疗3个月后患者可恢复正常工作和生活。

大多数患者不需要取出钢板；然而，突出的内固定可导致皮肤问题。对于那些患者，最好还是取出钢板，但至少要在损伤后12～18个月，并且在腋顶后突位摄片上要看到钢板下骨皮质已获得重塑。

2．锁骨远端骨折　轻度移位或无移位的锁骨远端骨折在对症治疗的同时，用吊带悬吊固定治疗。虽然有报道说一些锁骨远端骨折的患者发生骨折不愈合，但是不愈合发生的机会是极其低的。

Neer、Edwards等报道了移位锁骨远端骨折的患者采用手术治疗，在术后6～10周所有患者骨折都愈合了，相关的并发症也不多。这些患者中功能障碍的时间也缩短了，在相对较短的时间内恢复到了全范围的肩关节活动度和功能(图2-7-7)。

手术内固定治疗锁骨远端骨折的其他技术还包括喙突锁骨螺钉固定和将喙突移位固定到锁骨上。AO/ASIF协会推荐使用张力带钢丝固定，即两根克氏针钻入锁骨上表面，避免干扰肩锁关节。

使用张力带钢丝技术来治疗锁骨骨折，沿Langer's皮纹切开皮肤后即形成一较厚皮瓣，这样可暴露锁骨远端和肩峰。经肩峰的克氏针可临时固定复位后的骨折。两根坚强，光滑的克氏针通过肩峰的外缘倾斜后穿过肩锁关节和骨折处到达锁骨中部坚实的锁骨背侧骨皮质。用18号钢丝穿过骨折内侧锁骨上的钻孔，环形绕过克氏针的针尾后打结，针尾需弯曲180°并转向下方后埋入肩峰。如果发现斜方韧带和锥形韧带都破裂了，那么就要努力缝合修补断裂的韧带。放置引流后缝合伤口。术后处理和锁骨中段骨折的处理不同，术后患者需吊带持续悬吊固定至少4～6周。

3．锁骨近端骨折　关于锁骨内侧段骨折非常少见，大多数医生对此经验有限。大多数学者提倡开始时用非手术保守治疗，如果症状持续存在，可考虑行锁骨内侧切除术。考虑到在这区域内植物打入和移位所带来的风险，基本上很少考虑手术治疗。

(九)并发症

1．骨折不愈合及畸形愈合　保守治疗锁骨骨折在损伤后6个月内的不愈合率是不同的，大多数是高能量损伤的结果。基于这些患者所表现出的骨折不愈合，人们提出的风险因素包括初始创伤的严重程度，骨折的粉碎程度和发生再次骨折。骨折块的移位程度是骨折不愈合最重要的风险因素。锁骨中段骨折不愈合比锁骨远端骨折不愈合要常见得多，这一事实可能归因于锁骨中段骨折总体上来说更常见的缘故。

锁骨骨折的一期手术治疗会伴有骨折不愈合的风险(Rowe报道3.7%，Neer报道4.6%)。虽然当代的一系列报道说新鲜锁骨骨折在内固定治疗后有很高的愈合率，但他们认为手术失败的原因是不正确的技术操作造成的，包括所使用的钢板太小或太短和过多的软组织剥离。

锁骨骨折不愈合可能伴有神经血管问题，包括胸廓出口综合征、锁骨下动静脉受压、锁骨下动静脉血栓形成和臂丛神经瘫痪。锁骨骨折不愈合的患者神经血管功能不良的发生率在不同的报道中差别比较大，从较少的6%到较多的52%不等。

在锁骨骨折不愈合的治疗中，我们要区别重建手术和补救手术。前者手术是通过对锁骨对线和完整性的恢复来达到以下目的，即缓解疼痛解除神经血管受压和增强功能。后者手术的目的是通

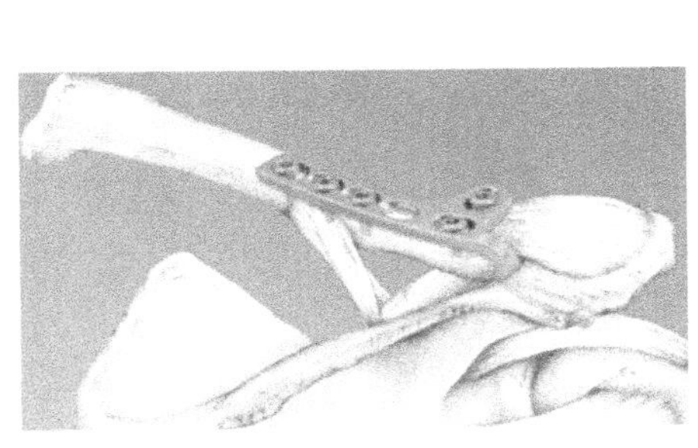

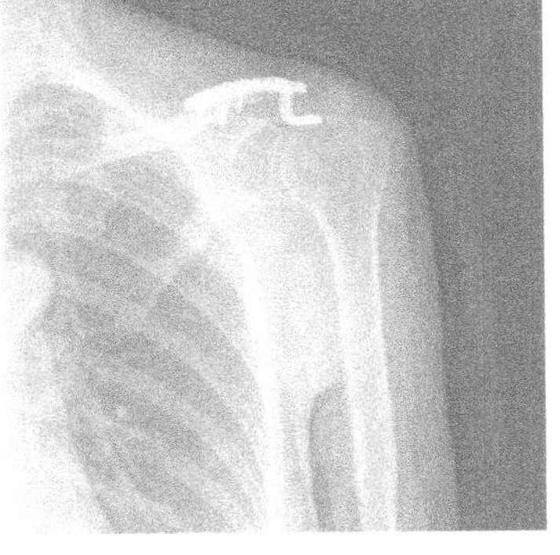

图2-7-7　采用锁骨钩钢板固定

过锁骨切除、成形或避免和其他结构相撞(例如,第1肋骨切除),来达到缓解症状。虽然,已尝试用电刺激治疗锁骨骨折不愈合,但这种技术应用的适应证还是很少。锁骨骨折不愈合的典型症状是伴有肩关节畸形的功能受限和神经血管并发症,这一点并没有被电刺激治疗所提及。

随着内固定技术的不断发展和改进,重建手术的效果也得到了改善,以至于补救手术现在很大程度上已成为历史。只有在以下情况下我们才考虑做锁骨部分切除,即患者有锁骨的慢性感染,或非常远端的锁骨骨折不愈合。小的锁骨远端骨折块可以被切除,并且喙锁韧带必须附着于近侧骨折块的外侧端且保持完好。

锁骨骨折不愈合的治疗包括用螺钉固定胫骨或髂嵴的植骨块,和用髓内固定法,这种方法仍有一些提倡者,目前所用的方法是采用坚强钢板和螺钉固定。有作者建议使用钢板固定,手术技术和康复方案也已在前文描述过。关于锁骨中段骨折不愈合治疗的几点意见值得大家进一步探讨。

在增生肥大型骨折不愈合中,丰富的骨痂可以在切除后留作植骨之用,在一些病例中,如果量够的话,就不需要髂骨移植。骨折不愈合的部位并不需要清创,因为在稳定的内固定后纤维软骨会进行愈合。如果骨折线是斜形的话,有时在上部放置钢板外还可以在骨折块间用拉力螺钉固定骨折。

萎缩型骨折不愈合表现为硬化的骨折断端,之间嵌有纤维组织,而假关节形成假的滑膜关节。在这时需要切除骨折块的两个断端和嵌入的组织。在这种情况下,小的分离常常不能帮助控制骨折块和维持所需的长度的对线。一块雕塑成形的三面皮质髂骨块需被植入分离处,以确保长度和对线的恢复并促进骨折愈合。

在传统上讲愈合不良主要被认为是影响到局部的美观。一些报道认为伴有锁骨骨折块骑跨的患者在肩关节功能方面存在着不小的困难。此外,对压迫臂丛神经或锁骨下动、静脉也有报道,原因是锁骨骨折对线不良造成肋锁间隙狭窄。在受伤后数周或数月内因为增生的骨痂使得愈合不良的骨折造成神经肌肉的受压症状。

2. *血管神经损伤* 急性血管神经并发症是罕见的;它们通常发生在典型的肩胛胸廓分离损伤或发生在与锁骨骨折无关的损伤(如臂丛神经牵拉损伤)。神经血管功能失常是由胸廓出口处狭窄造成的,骨折对线不良时它发生在受伤后最初的2个月内,或由于骨折不愈合产生增生肥厚的骨痂而发生在几个月后甚至数年后。

当肋骨锁骨间隙狭窄时,真性锁骨下动脉瘤可作为狭窄后动脉瘤而发生。移位的锁骨骨折块导致的锁骨下动脉小的刺破损伤是十分罕见的。偶尔,在数月至数年后由于假性动脉瘤的压迫,它可产生臂丛神经功能失常。

在以前,由肥大型骨折不愈合造成的压迫而产生的神经血管症状被错误地认为是交感神经引起的持续疼痛(肩-手综合征)。锁骨上神经的损害会导致前胸壁疼痛。

3. *手术治疗的并发症* 尽管在锁骨近端下方有重要的解剖结构,手术中的并发症还是罕见的。Eskola和同事报道了1例锁骨骨折不愈合的患者在接受手术治疗时发生的并发症,包括锁骨下静脉撕裂,气胸,空气栓塞和臂丛神经瘫痪。另一方面,钢丝和固定针一旦插入移位行走,它可最终在腹主动脉、主动脉升部,主动脉和心包中导致致命的心脏压塞,肺动脉,纵隔,心脏,肺内被发现,甚至在椎管内被发现。

Poigenfurst和同事的报道称,在122例新鲜锁骨骨折采用钢板内固定的患者中有9例(7.4%)发生浅表感染,有2例(1.6%)发生深部感染。但其他报道称在钢板固定后感染的发生不是很多。

二、肱骨近端骨折

肱骨近端骨折是较常见的骨折之一,占全身骨折的4%~5%。AO组织根据骨折线的部位用A、B、C来表示骨折的分类(关节外或关节内),使用1、2、3来表示骨折的严重程度(图2-7-8)。1934年,Codman提出了肱骨近端4个部分骨折的概念。

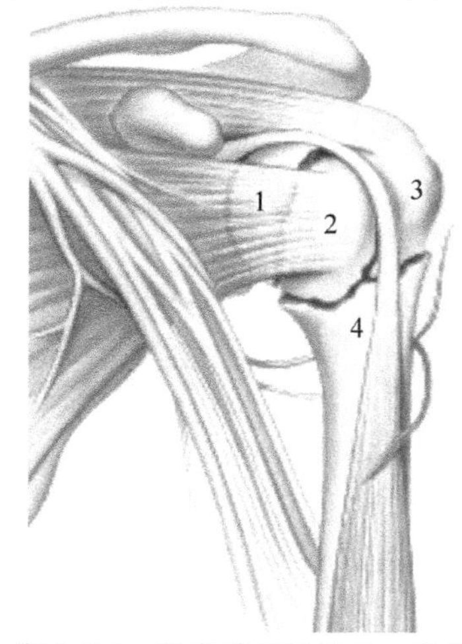

图2-7-8 肱骨近端骨折的4部分

Neer在其基础上，于1970年提出了肱骨骨折的四部分分型，是目前使用最广泛的临床分型系统。它是以骨折块的移位来进行划分的，而不是骨折线的数量。如图2-7-8中所示，Neer把肱骨近端分为4个部分：肱骨头、大结节、小结节和肱骨干。采用超过1cm或成角＞45°的标准，诊断几部分骨折。但要注意移位可能是一个持续的过程，临床上需要定期的复查。Neer分型（图2-7-9）对肱骨近端骨折的类型有相对严格的标准：如果骨折骨块或骨块所涉及的区域移位＜1cm或成角＜45°，就定义为1部分骨折；两部分骨折的命名是根据移位骨块来认定的；在3部分的骨折和骨折脱位中，由于力学平衡的打破，外科颈骨折块会产生旋转移位，骨折类型的命名仍旧是依照移位结节的名称来确定；4部分骨折分为外展嵌插型，典型的4部分骨折以及四部分骨折脱位。关节面的骨折分为头劈裂型和压缩型。

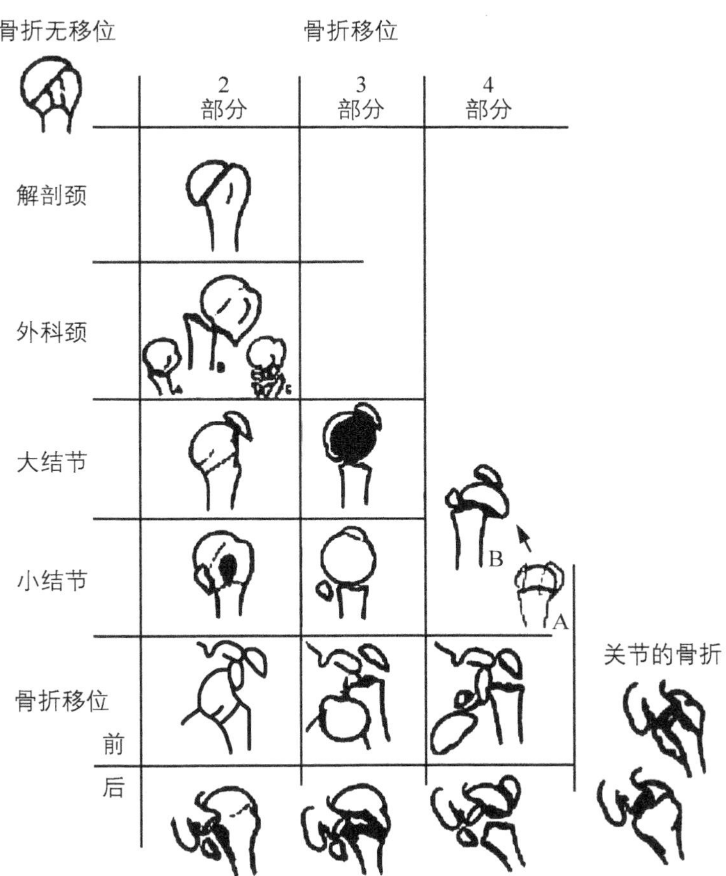

图2-7-9 肱骨近端骨折4部分分型

注：1部分骨折（移位较小）没有骨块移位超过1cm或成角大于45°，而非骨折线的数量决定。2部分骨折是根据移位骨块来命名的，包括两部分解剖颈骨折、2部分外科颈骨折（A压缩，B无压缩，C粉碎）、2部分大结节骨折、2部分小结节骨折和2部分骨折脱位。3部分骨折中有一个结节是产生移位的，头部的骨折块则会产生不同方向的旋转。分为3部分大结节骨折、3部分小结节骨折和3部分骨折脱位。四部分骨折包括外展嵌插型四部分骨折、真正的4部分骨折和4部分骨折脱位。还有2种特殊类型的涉及关节面的骨折，关节面压缩和关节面劈裂

(一)一部分骨折

80%的肱骨近端骨折属于1部分骨折,骨折块有较好的软组织的包裹,可以允许早期的锻炼。1部分骨折中,肱骨头缺血坏死的发生率非常少见。有学者认为的缺血坏死就是由于结节间沟处的骨折造成了旋肱前动脉分支(图2-7-10)的损伤。

(二)两部分的肱骨近端骨折

1. *肱骨外科颈骨折*　2部分外科颈骨折(图2-7-11)可以发生在任何的年龄段。胸大肌是引起畸形的主要肌肉组织,由于肩袖组织的作用,关节面的骨块处于中立位。对于外科颈骨折,还有3种临床亚型。压缩、无压缩以及粉碎。有压缩类型的骨折:其成角的尖端往往朝前方,而对侧的骨膜常常是完整的。对这种类型的治疗可以视患者的需要进行复位。无压缩类型的骨折:胸大肌牵拉肱骨干向前内侧移位,而肱骨头还是处于中立位的。这种类型常常会引起腋动脉和臂丛神经的损伤。因此,闭合复位后还需要进行评判。①骨折复位而且稳定;②骨折复位,但是不稳定;③骨折复位不成功。对于粉碎的类型,骨干部的碎片部分可能会被胸大肌牵向内侧,肱骨头和结节部分的骨块是处于中立位。一般这种类型的骨折对线尚可,但由于外科颈处粉碎,稳定性较差,多需要手术治疗。有些作者认为,移位不超过肱骨干直径的50%,成角小于45°,都可以采取非手术治疗。保守治疗是采用复位后颈腕悬吊的方法,固定肩关节7～10d。在固定期内,要求其恢复手、腕、肘的功能。在10d后的随访中,重点是判断骨折端是否有连接的迹象。若疼痛缓解让患者在悬吊保护下进行钟摆样运动。在3周或4周后,复查X线如果没有进一步移位迹象,可以开始进行辅助的练习,6周后开始主动的锻炼。

若骨折成角＞45°、移位＞1cm或超过肱骨干直径的50%的患者;或有神经血管损伤的患者;复位后不稳定或复位失败的患者;开放性的骨折的患者;多发性创伤的患者都需要采用手术治疗。

手术的方法大体包括闭合复位经皮固定和切开复位内固定两种。对于骨折可以通过手法复位,但是不稳定的患者,可以考虑复位后,在C臂机的监视下,用克氏针进行固定(图2-7-12)。它的适应证是:可以进行闭合复位的不稳定的两部分骨折,而且患者的骨质要良好。克氏针固定的优点是:创伤小,减少由于组织剥离而带来的坏死。缺点:会增加周围血管神经结构的潜在威胁,和后期克氏针的游走。在技术上,要求外侧克氏针的进针点要远

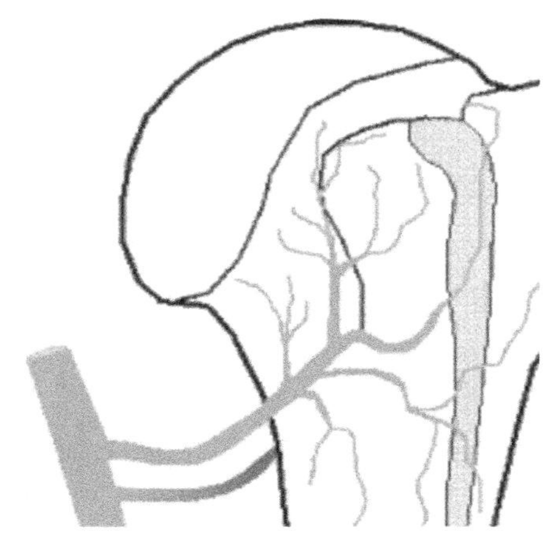

图2-7-10　旋肱前动脉与结节间沟的解剖位置

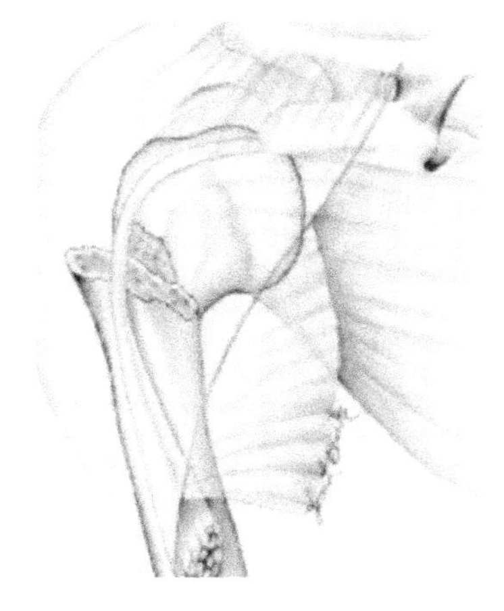

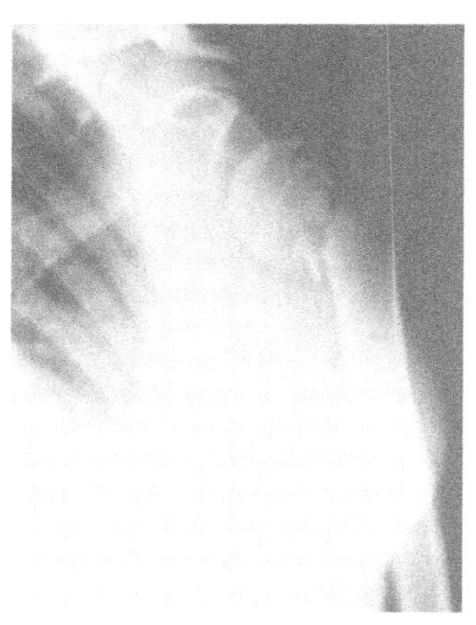

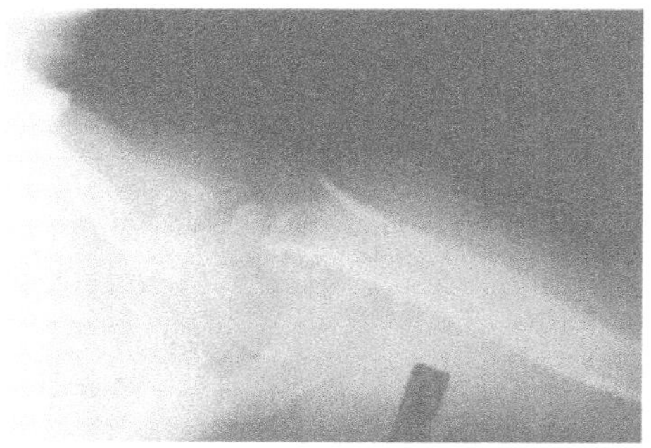

图2-7-11　2部分外科颈骨折

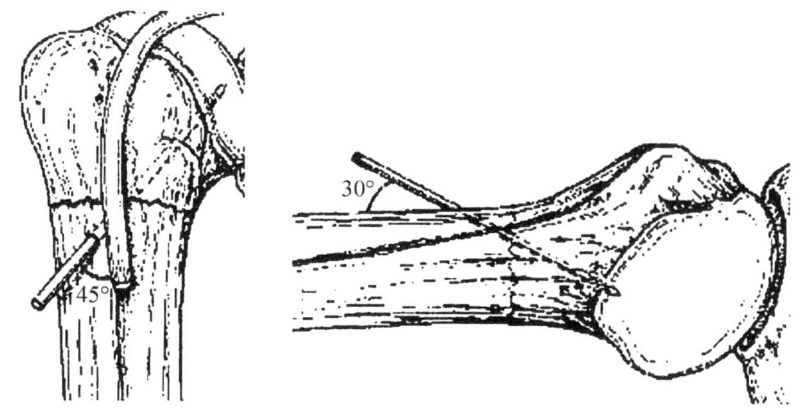

图 2-7-12 采用克氏针固定技术治疗两部分外科颈骨折

离腋神经的前支，且要在三角肌的止点之上，避免损伤桡神经。前方的克氏针要避免损伤肌皮神经、头静脉和二头肌长头腱。而且要求患者的依从性要非常好，以便于手术之后的随访。如果在术中，复位不理想，可以用 2.5mm 或 2.0mm 的克氏针，从大结节处钻入至肱骨头，把它作为把持物来帮助复位。然后，从肱骨干向肱骨头方向置入克氏针进行固定。

文献的研究表明，上下方向各 2 枚克氏针的固定，可以达到稳定的效果。手术后，患者要制动 3 周，直到克氏针移除后。在这段时间，要注意观察患者克氏针的情况，同时要注意有无局部皮肤受压和坏死出现。3 周克氏针取出前，只可以进行手、肘的锻炼。一旦克氏针取出后，就可以进行吊带保护下的肩部钟摆样活动。以后的功能操练可以按照康复计划来进行。

存在骨质疏松的患者；外科颈骨折处粉碎的；依从性差的患者；有特殊运动要求的患者，可以直接切开复位。采用的手段可以有许多种（图 2-7-13），如髓内钉、钢板、螺钉、钢丝、钢缆、非吸收的缝线等。从固定的强度来说，钢板的固定较为牢靠。在手术时要尽可能少地切除周围的软组织以保护血供，这也是治疗的原则之一。

手术时通过三角肌、胸大肌间隙进入，在浅层的暴露中要首先确定喙突和联合肌腱的位置，因为在其内侧是重要的神经血管。其次，要确定肱二头肌长头的位置，把它作为手术中定位的标志。对于一些骨质疏松的患者，可以采用非吸收的缝线，把缝线穿过肌腱的止点和远端骨干上预先钻的孔进行固定。钢丝和钢缆虽然也能同样达到这样的固定目的，但是术后往往会产生肩峰下的撞击症。手术后，无不稳定的情况下，可以早期被动操练，主动活动开始于术后 6 周。

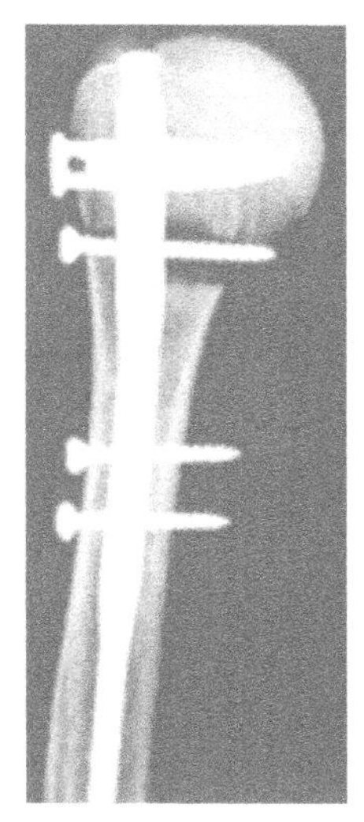
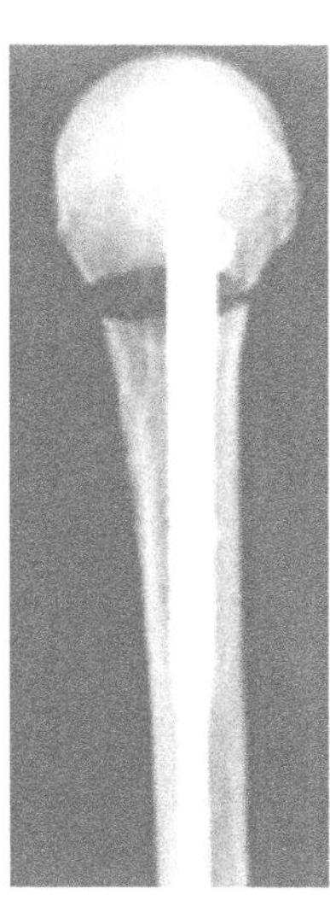

图 2-7-13 髓内钉技术治疗外科颈骨折

2. *肱骨大结节骨折* 大结节的骨片可以因为冈上肌的牵引而向上移位，也可以因为冈下肌和小圆肌的牵引向后内侧移位。向上的移位，在正位片上很容易发现。向后、向内的移位则在腋路位上容易发现，有必要的时候，还可以做 CT 进一步检查。

大结节骨折移位超过 1cm 的患者，都留下了永久性的残疾，而移位在 0.5cm 或更少的患者，预后则较好。但现在观念认为对于年轻患者若移位＞0.5cm，需行手术复位。目前认为大结节复位位置的好坏会直接影响后期的外展肌力和肩峰下撞击症的发生概率。早期积极修复远比不愈合后再进行手术治疗的效果要来得好。

对于大结节骨折伴随有脱位的患者(图 2-7-14,图 2-7-15),我们常常把着重点放在盂肱关节的脱位上,有时会忽略大结节的骨折。有作者进行过统计,在盂肱关节脱位的患者中,有 7%～15%伴有大结节骨折。

大结节　手术的方法有多种多样,可以使用克氏针、螺钉、钢丝、钢缆等(图 2-7-16)。目前,有报道采用关节镜引导的经皮复位技术取得了早期良好的随访结果。也有作者报道采用关节镜技术治疗急性创伤性盂肱关节脱位合并大结节骨折的病例。虽然,关节镜技术已经今非昔比了。然而,许多作者认为对于骨折块比较小,有明显的移位,以及骨块有回缩的病例,还是需要进行切开复位手术的。当结节较粉碎或存在较小的撕脱骨折,螺钉固

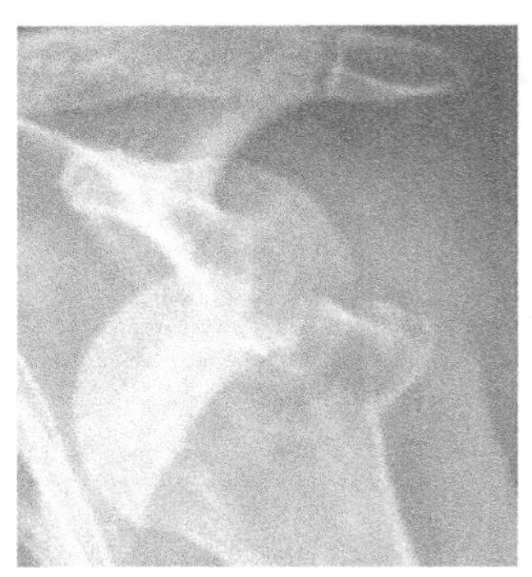
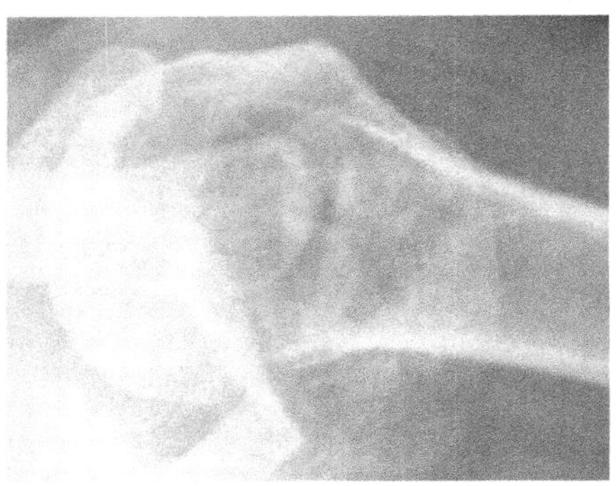

图 2-7-14　肱骨大结节骨折脱位

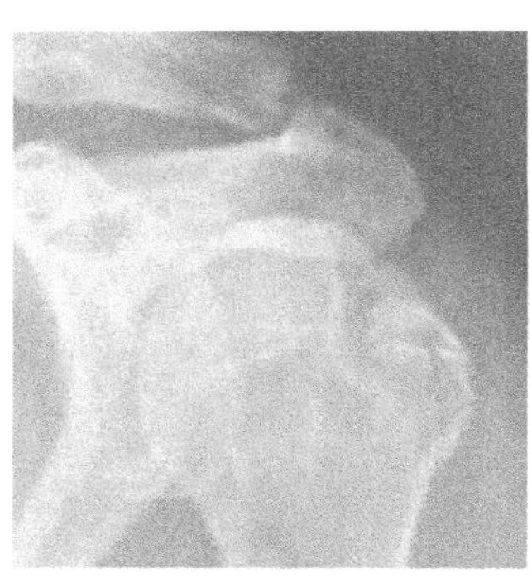
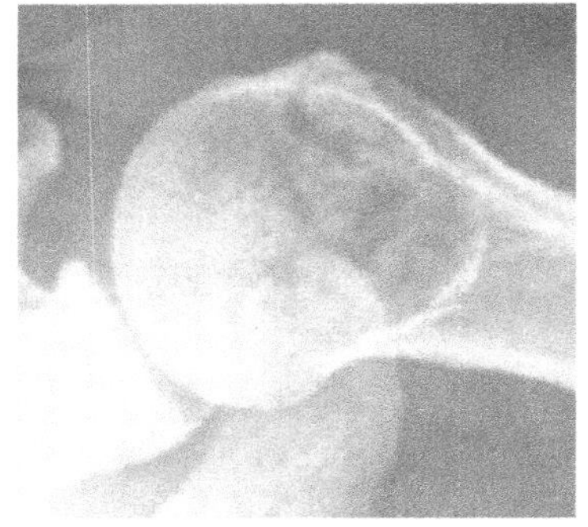

图 2-7-15　肱骨大结节骨折脱位复位

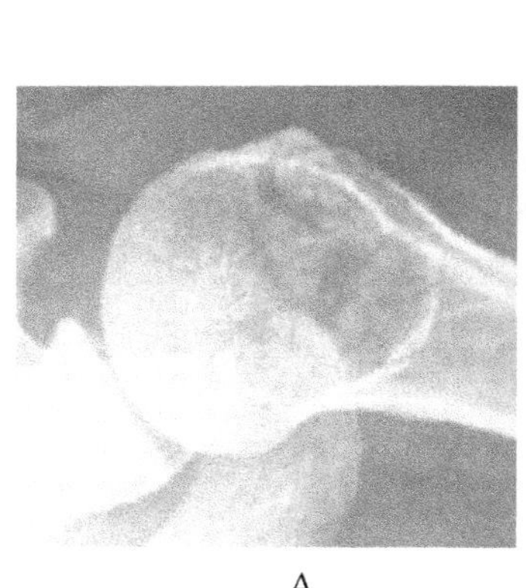
A

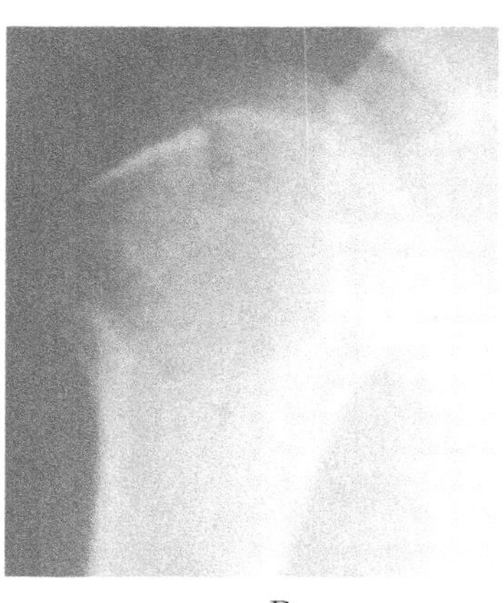
B

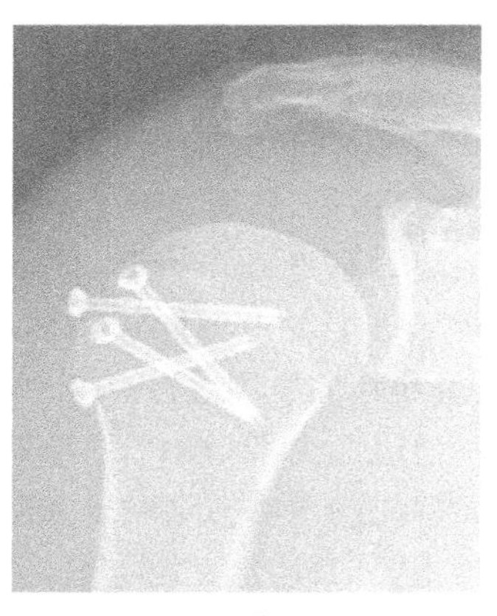
C

图 2-7-16　两部分大结节骨折

注:A. 骨折;B. 采用 8 字缝合技术治疗后;C. 采用螺钉治疗的骨折

定相当困难时，可以使用8字缝合技术。Levy的报道认为，大结节的骨块越小，所取得的治疗结果就越差。大结节骨折可以被看作是骨性肩袖的撕脱，采用一般的肩袖修补入口就可以。当带有骨干部分的骨折，就需要采用三角肌、胸大肌间隙的入口。

康复：

大结节骨折术后，如果稳定性良好，则可以立即进行被动的前屈、钟摆样运动以及外旋训练。但是，主动的运动需要等到6周后或影像学上出现早期愈合的表现。

3. 小结节骨折　2部分的小结节骨折较少见(图2-7-17)，它通常伴有2或3部分的肱骨近端骨折或作为骨折脱位后的一部分。

X线和CT扫描可以帮助诊断小结节骨折的大小及移位方式。在分析X线结果时要和钙化性肌腱炎、骨性的Bankart进行鉴别。

小结节骨折的治疗包括手术和非手术治疗。Ogawa K等报道了35例通过切开复位内固定方法治疗的急性小结节骨折，均取得良好的长期结果。对于影响结节间沟以及有二头肌脱位趋势的小结节骨折都可以进行切开复位的手术治疗。有些作者把5～10mm的移位作为标准，对>1cm的移位均应该进行手术固定。采用的切口为三角肌胸大肌切口，在处理肩胛下肌和小结节时要防止内侧的腋神经损伤或因手术引起的粘连。把骨块复位后，可以采用张力带(图2-7-18)、螺钉等的固定方法。如果，小结节骨片过小，导致无法确切固定的，则可以将之切除。但是，肩胛下肌需要与肱骨近端进行修复，保持肩袖组织的功能完整。

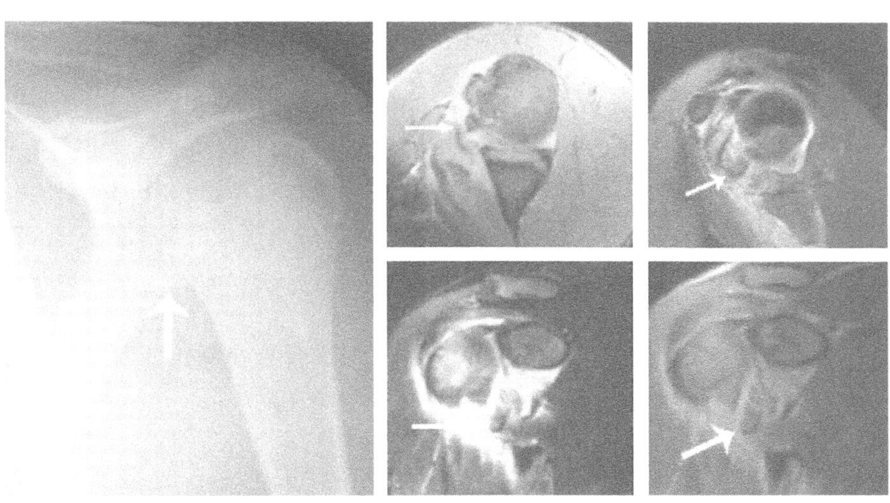

图2-7-17　2部分的小结节骨折

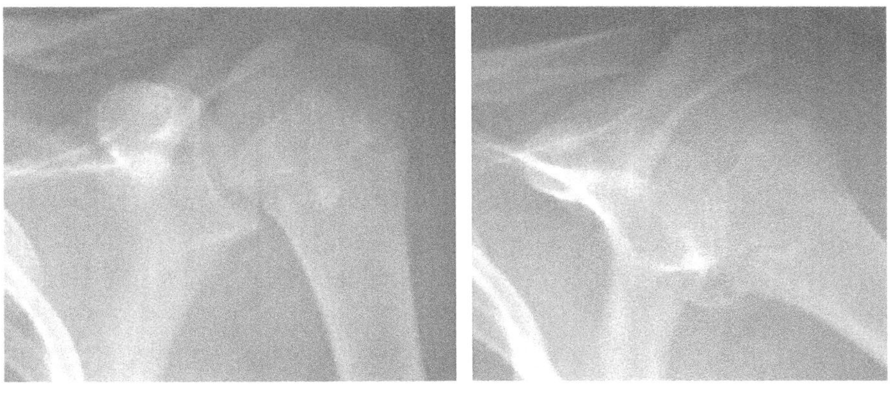

图2-7-18　同一患者术后随访的X线表现

一般来说术后被动外旋最多至中立位为止。术后 6 周,如果 X 线显示骨折有愈合迹象,则可以进行外旋 45°,完全上举的动作。3 个月后,通过康复训练,力量可以完全恢复。

4. 解剖颈骨折 不伴有结节移位的孤立的解剖颈移位骨折非常罕见,但是这种骨折类型所引起的不连接和缺血性坏死的风险又非常高。临床上如果发现此类骨折,就需要进行手术。对于年轻患者,在术中能够达到解剖复位的,可以采用钉板系统进行固定,螺钉固定在中央部及软骨下骨是最牢固的;对于年龄较大的患者或术中不能达到解剖复位的年轻患者,则需要进行半肩关节置换术。

(三)3 部分的肱骨近端骨折

3 部分的骨折在肱骨近端骨折中占 10%,老年人、骨质疏松患者的发病率较高。男性∶女性=1∶2。3 部分骨折的缺血坏死率为 12%~25%。在 3 部分大结节骨折中,肩胛下肌使肱骨头出现内旋;在 3 部分小结节骨折中,冈下肌使肱骨头外旋,胸大肌会使肱骨干内旋内收。有时,二头肌长头腱会嵌顿在骨折碎片间。对于 3 部分骨折无软组织嵌顿的可以进行闭合复位,采取保守治疗。特别在老年病人中,不主张进行反复的闭合复位。因为其骨量较差容易造成骨片更加粉碎。而且,反复的手法复位会增加神经损伤和骨化性肌炎的发病率。如果患者无法耐受麻醉或者对肩关节功能预期值要求不高的高龄患者,则可以进行保守治疗。Zyto 等对 9 例 3 部分骨折的患者进行 10 年的随访,平均年龄 66 岁,平均的 constant 评分为 59 分,其中,4 例没有遗留残疾,3 例留有轻度残疾,2 例留有中度残疾。所有的病人都能接受最终的结果。

3 部分不稳定的肱骨近端骨折,可选择手术治疗。切开复位内固定的优点在于相对保存了原有关节的结构。其与半肩置换相比,不存在后者的一些缺点,如:大结节分离、假体松动、神经损伤、肩胛盂的磨损、异位骨化以及深部感染等。而其缺点在于软组织的剥离增加了缺血坏死和骨不连的概率及内固定术后的并发症。对于老年粉碎性的或骨质严重疏松的 3 部分骨折患者,可应用半肩关节置换术。

早期,Neer 所进行的半肩关节置换术取得了较好的疗效,然而,其后再也没有作者得出像他一样好的结果。有报道提出,随着患者年龄的增加,关节置换的效果就越差。由于钢板系统的不断改良(图 2-7-19),微创技术的提出,采用内固定技术治疗此类骨折也取得了令人满意的结局。

但是,在选择切开复位内固定治疗之前,需要注意两方面的问题:骨的质量;肱骨头的状态。骨的质量包括骨质疏松及骨折粉碎的程度。

(四)4 部分的肱骨近端骨折

老年人和骨质疏松患者的发病率相当高。Court-Brown 等对肱骨近端骨折的流行病学统计显示,70%以上的 3,4 部分骨折患者年龄>60 岁,50%的>70 岁。

在 Neer 的 4 部分骨折分型中,分为外展嵌插型、真正的 4 部分骨折和 4 部分骨折脱位。外展嵌插型骨折的特点是,骨折断端由于压缩,肱骨头嵌在大小结节骨折块内,由于胸大肌的牵引,骨干向内侧移位,使得肱骨头与骨干形成外展的状态。对于这种嵌插骨折特别要引起注意,因为,它常常会演变成真正的 4 部分骨折。所以,在对移位较小的外展嵌插型 4 部分骨折的保守治疗期间,早期的随访相当重要。

对外展嵌插型骨折的治疗,如果关节的骨折块没有向外侧移位,说明内侧的骨膜组织仍然是完整的,内侧的血供没有受到太大的破坏。对这种移位较小的骨折,可以采用保守治疗或切开复位内固定。

对肱骨近端真正 4 部分骨折的治疗则首选假体置换手术(图 2-7-20)。而希望采用闭合复位的保守治疗是不明智的,除非患者不能耐受手术或不同意手术。

外展嵌插型的骨折缺血坏死率低于真正的 4 部分骨折,也未必要采用假体置换的治疗方式;即使发生了缺血坏死,只要达到解剖复位坚强固定后期的功能还是可以接受的(图 2-7-21)。

(五)骨折-脱位

骨折脱位可以是 2 部分、3 部分以及 4 部分的。在临床处理上,一般先处理脱位,再进行骨折的固定。对于 2 部分的骨折脱位,可以采用闭合或切开复位的方法。3 部分的骨折脱位大多数情况下采用切开复位内固定,除非肱骨头周围没有或很少有软组织附着或老年骨质疏松患者,可以采用关节置换手术。4 部分的骨折脱位首选关节置换手术。

(六)特殊类型的关节面骨折

这种类型的骨折包括关节面压缩和劈裂骨折。关节面压缩的骨折常常伴随有肩关节的后脱位,治疗主要依据肱骨头缺损的范围。对于年轻人,缺损

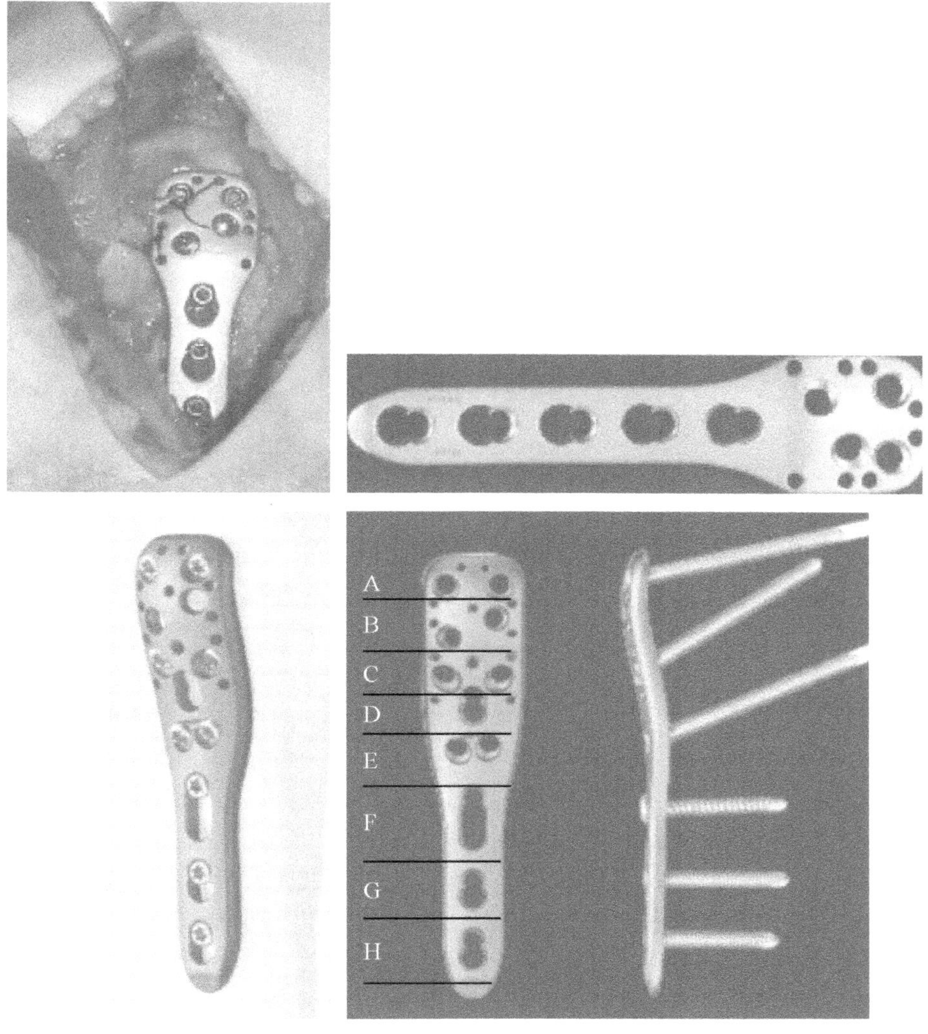

图 2-7-19　AO 推出的各种锁定的 LCP，黄色的为早期的 LCP，靠近头部的螺钉方向单一，固定不牢靠，而且容易引起外科颈再骨折，蓝色的为新改良的 PILOS 钢板，头部螺钉成多方向排列

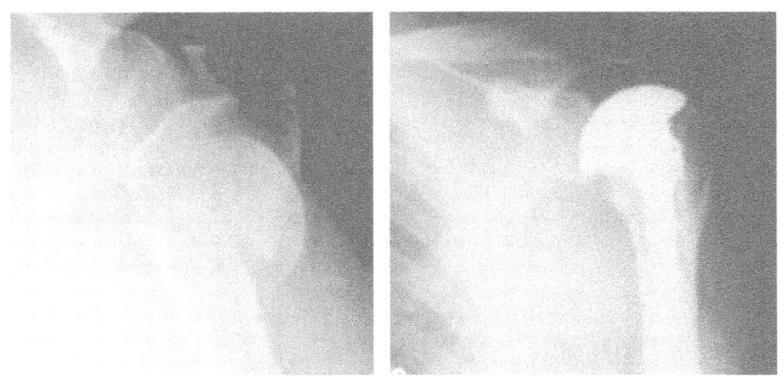

图 2-7-20　真正的 4 部分骨折及采用半肩关节置换术

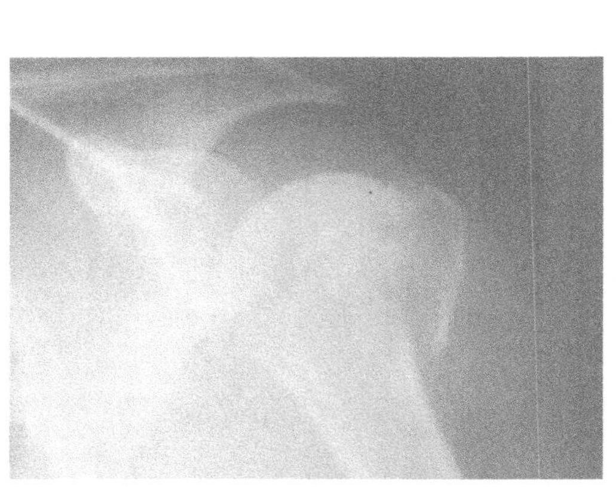
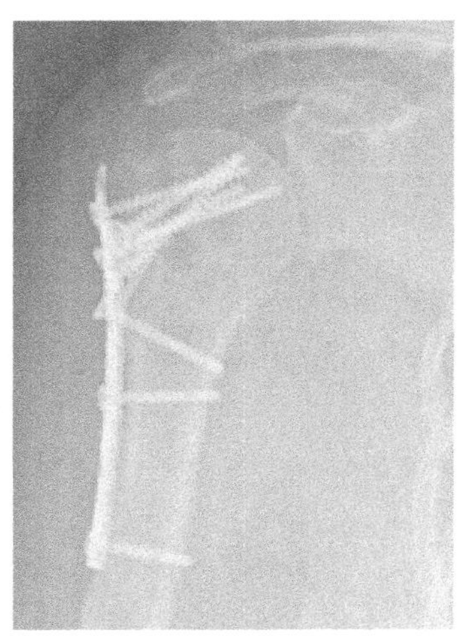

图 2-7-21　外展嵌插的 4 部分骨折及采用钢板螺钉固定

范围<40%的尽量采用内固定的方法。关节面劈裂或压缩超过 40%的骨折通常要采用关节置换手术来治疗。

三、肱骨干骨折

肱骨干骨折是一种常见的损伤，约占全身骨折的 1%，常由典型的直接暴力所致，也可见于旋转暴力较大的体育运动，如投掷、摔跤等。尽管大多数肱骨干骨折可以采用非手术治疗，但仍然有很多关于手术治疗适应证的报道。最终患者能否获得满意的疗效，取决于是否能在骨折类型和病人的要求之间选择一个合适的治疗方案。

(一)解剖

肱骨干近端呈圆柱形，起于胸大肌止点的上缘，远端至肱骨髁上，近似于三棱柱形。3 条边缘将肱骨干分成三个面：前缘，从肱骨大结节嵴到冠突窝；内侧缘，从小结节嵴到内上髁嵴；外侧缘，从大结节后部到外上髁嵴。前外侧面有三角肌粗隆和桡神经沟，桡神经和肱深动脉从此沟经过。前内侧面形成平坦的结节间沟。前外侧面和前内侧面远端相邻的部位为肱肌的附着点，后面形成一个螺旋形桡神经沟，其上方和下方分别为肱三头肌的外侧头和内侧头。

肱骨干的血液供应来自肱动脉的分支。从肱动脉发出的一支或多支营养血管、肱深动脉或旋肱后动脉提供肱骨干远端和髓内的血液供应。鼓膜周围的血液循环也是由这些血管和许多小的肌支以及肘部动脉吻合支构成的。在手术治疗骨折的时候必须小心避免同时破坏髓内和骨膜周围的血液供应。

(二)分型

肱骨干骨折通常是以骨折线的位置和形态、损伤暴力的大小以及合并软组织损伤的程度来分类。

根据解剖部位可将肱骨干骨折分为：胸大肌止点近端的骨折、胸大肌和三角肌止点之间的骨折以及三角肌止点以远的骨折。不同位置水平的骨折，由于肱骨干肌肉附着的不同而产生不同角度的移位。发生在胸大肌止点近端的骨折，近骨折段在肩袖肌的作用下外展外旋；发生在胸大肌和三角肌止点之间的骨折，三角肌牵拉远骨折端而向近端和外侧移位，近骨折端在胸大肌的作用下内收；发生在三角肌止点以远的骨折，近骨折段外展，远骨折段在肱三头肌和肱二头肌收缩的作用下向近端移位。

目前应用最为广泛的是 AO 分型，将其分为简单型(A 型)、楔形(B 型)和复杂型，每一种骨折类型又根据骨折线的位置和形态分为不同的亚型(表 2-7-3～表 2-7-5)。

(三)诊断

1. *病史及体格检查*　首先要明确受伤机制，以便对患者病情的判断提供重要线索。对于多发伤患者，应该依据进展性创伤生命维持(ATLS)原则进行体格检查，观察患者的呼吸道是否通畅，评估呼吸、循环的复苏，控制出血，评估肢体的活动能力，在进行完这些基本的步骤之后，才可以将注意力集中于损伤的肢体上。仔细检查上臂肿胀、淤血及畸形情况。应该在不同的水平对整个肢体的神经血管功能分别进行评估。必须仔细检查桡神经、尺神经和正中神经的运动、感觉功能。

表 2-7-3　肱骨干简单骨折（12-A）

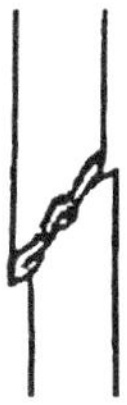 12-A：肱骨干简单骨折	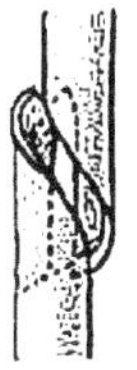 12-A1 螺旋骨折	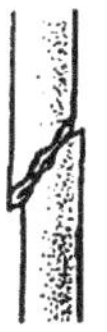 12-A2 斜形骨折（≥30°）	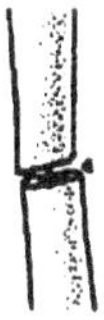 12-A3 横形骨折（<30°）
	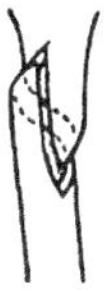 12-A1.1 近段螺旋骨折	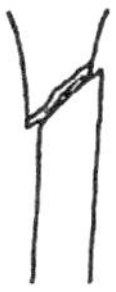 12-A2.1 近段斜形骨折	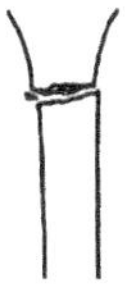 12-A3.1 近段横形骨折
	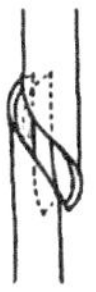 12-A1.2 中段螺旋骨折	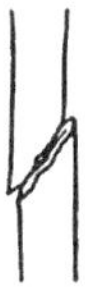 12-A2.2 中段斜形骨折	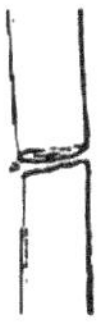 12-A3.2 中段横形骨折
	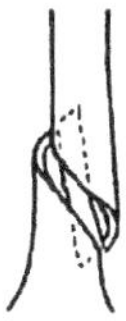 12-A1.3 远段螺旋骨折	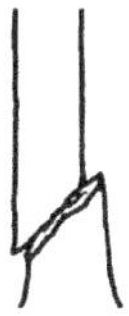 12-A2.3 远段斜形骨折	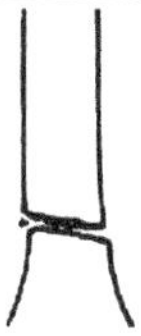 12-A3.3 远段横形骨折

表 2-7-4　肱骨干楔形骨折（12-B）

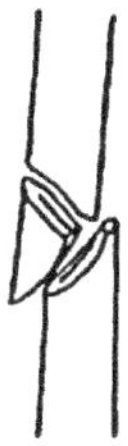 12-B：肱骨干楔形骨折	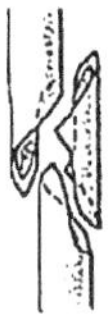 12-B1 螺旋楔形骨折	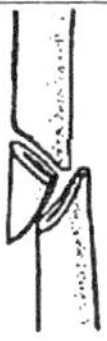 12-B2 折弯楔形骨折	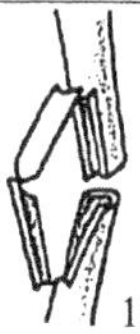 12-B3 粉碎楔形骨折
	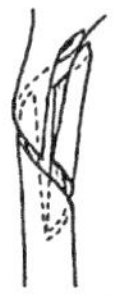 12-B1.1 近段螺旋楔形骨折	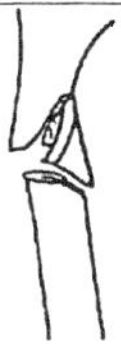 12-B2.1 近段折弯楔形骨折	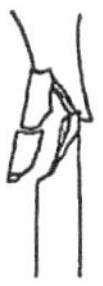 12-B3.1 近段粉碎楔形骨折
	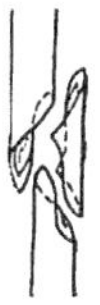 12-B1.2 中段螺旋楔形骨折	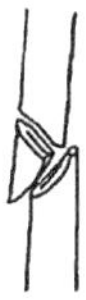 12-B2.2 中段折弯楔形骨折	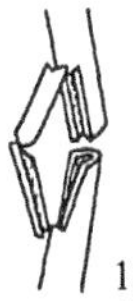 12-B3.2 中段粉碎楔形骨折
	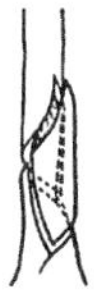 12-B1.3 远段螺旋楔形骨折	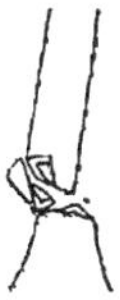 12-B2.3 远段折弯楔形骨折	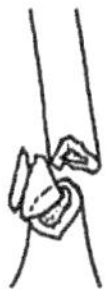 12-B3.3 远段粉碎楔形骨折

表 2-7-5　肱骨干复杂骨折（12-C）

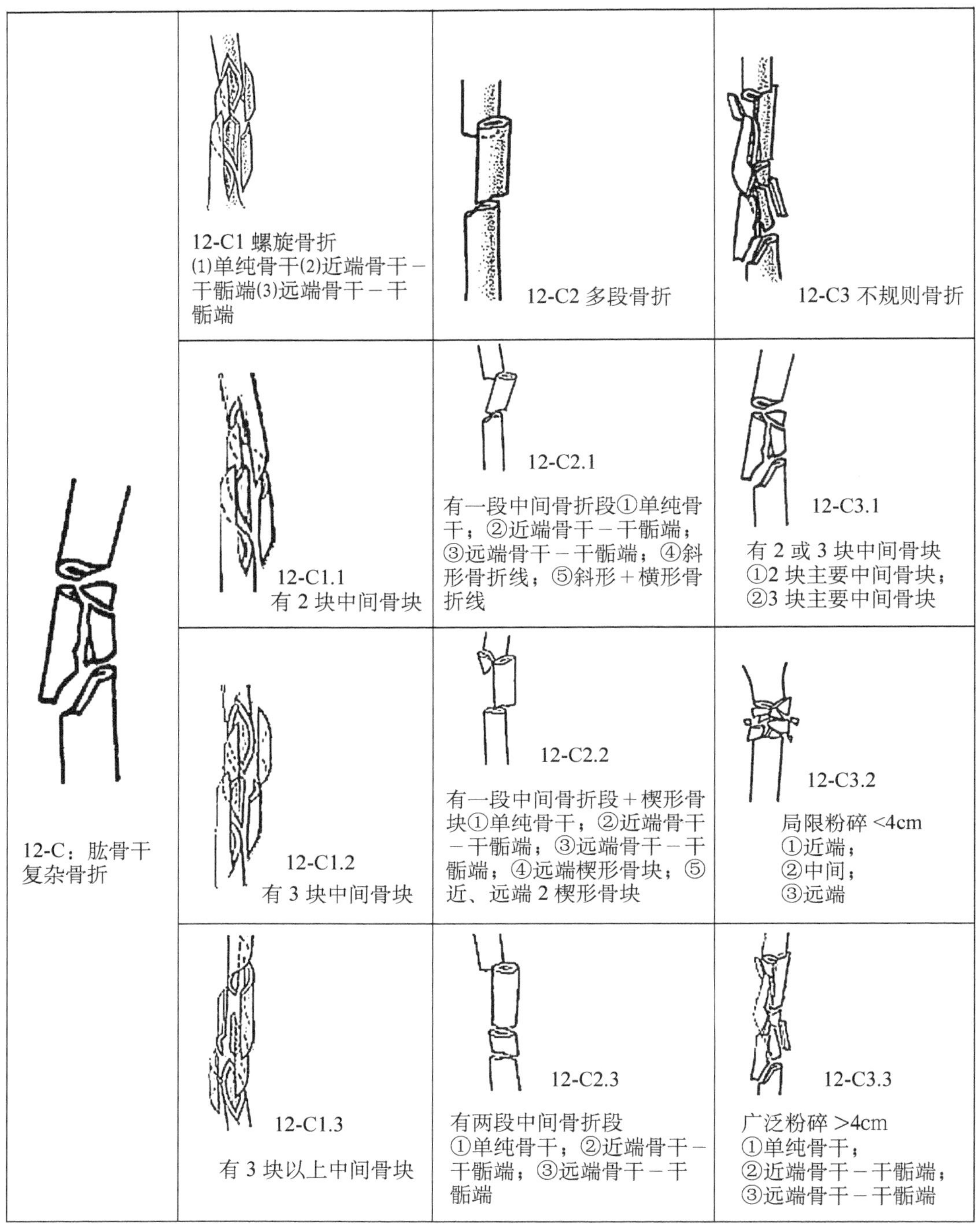

12-C：肱骨干复杂骨折	12-C1 螺旋骨折 (1)单纯骨干(2)近端骨干－干骺端(3)远端骨干－干骺端	12-C2 多段骨折	12-C3 不规则骨折
	12-C1.1 有 2 块中间骨块	12-C2.1 有一段中间骨折段①单纯骨干；②近端骨干－干骺端；③远端骨干－干骺端；④斜形骨折线；⑤斜形＋横形骨折线	12-C3.1 有 2 或 3 块中间骨块 ①2 块主要中间骨块； ②3 块主要中间骨块
	12-C1.2 有 3 块中间骨块	12-C2.2 有一段中间骨折段＋楔形骨块①单纯骨干；②近端骨干－干骺端；③远端骨干－干骺端；④远端楔形骨块；⑤近、远端 2 楔形骨块	12-C3.2 局限粉碎 <4cm ①近端； ②中间； ③远端
	12-C1.3 有 3 块以上中间骨块	12-C2.3 有两段中间骨折段 ①单纯骨干；②近端骨干－干骺端；③远端骨干－干骺端	12-C3.3 广泛粉碎 >4cm ①单纯骨干； ②近端骨干－干骺端； ③远端骨干－干骺端

2. 影像学检查　肱骨的标准影像学检查应该包括正位像、侧位像，同时将肩、肘关节包括在内，必要时加拍斜位片。在病理性骨折中，还需要进行骨扫描、CT 和 MRI 等检查。

（四）治疗

在制定治疗方案时，应当综合考虑患者的骨折类型、软组织损伤程度、相应的神经损伤、年龄和并发症等，以期取得良好的疗效，并降低并发症的风险。

1. 非手术治疗　绝大多数肱骨干骨折能采用非手术治疗。肱骨 20°的向前成角和 30°的向内成角畸形可由正常的肩、肘关节活动度代偿，肱骨也可以接受 15°的旋转对位不良和 3cm 以内的短缩畸形而几乎不影响功能。

非手术治疗措施主要包括：悬垂石膏、接骨夹板、Velpeau 吊带、外展架、U 形石膏骨牵引以及功能性支具。表 2-7-6 列出了各种治疗措施的优缺点。目前，功能性支具已经基本上取代了其他的治疗措施，最常见的治疗是在骨折后的 3～7d 应用悬垂石膏或夹板，至疼痛减轻后换成功能性支具。

(1)悬垂石膏：应用悬垂石膏的指征包括短缩移位，特别是斜形或者螺旋形的肱骨中段骨折，目前多用于早期治疗以获得复位。横形骨折由于存在骨折端分离和不愈合的风险，因此不宜使用悬垂石膏。

应用悬垂石膏应当遵循以下几个原则：应使用轻质的石膏；石膏的近端应该超过骨折断端 2cm，远端必须跨越肘关节和腕关节，屈肘 90°，前臂旋转中立位；尽量保持手臂处于下垂状态。

(2)功能性支具：功能性支具是一种通过软组织的挤压达到骨折复位的矫形器具，通过前后两个夹板，分别和肱二头肌、肱三头肌相贴附，对骨折产生足够的压力和支撑，然后用有弹性的绷带将支具固定在合适的位置，支具套袖的远端应该露出肱骨内外髁。

应用悬垂石膏固定骨折的患者应该在 3～7d，也就是急性疼痛和肿胀消失后换用功能性支具，在患者能够耐受的前提下，鼓励活动和使用伤肢。支具通常要使用 8 周以上，在骨折初步愈合之前，外展活动不应超过 60°～70°。

功能性支具的缺点在于仍有可能发生成角畸形，特别是乳房下垂、肥胖的女性，容易出现内翻成角。其禁忌证包括：软组织损伤严重或有骨缺损；无法获得或维持良好对线的骨折以及遵从性较差的患者。

2. *手术治疗*　尽管非手术治疗在大多数肱骨干骨折的患者中可以取得很好的效果，但在某些情况下，仍然需要手术治疗。手术固定有绝对和相对的手术指征（表 2-7-7）。必须充分考虑患者的年龄、骨折类型、伴随损伤和疾病以及患者对手术的耐受程度。对于活动较多的患者，如果发生横形或短斜形骨折，非手术治疗又具有相对愈合延迟的倾向，也可以考虑手术治疗。

表 2-7-6　肱骨干骨折的非手术治疗

治疗方法	优点	缺点	适应证
悬垂石膏	可以复位	不适用于横形骨折	多用于短缩骨折早期治疗
接骨夹板	操作简便、允许腕手活动	无法限制骨折短缩	无移位或轻微移位骨折的早期治疗
Velpeau 吊带	在无法合作的儿童和老年患者中非常有用	限制了所有关节的活动	用于无法耐受其他治疗方式的儿童或老年人
外展架	无明显优点	很难耐受	极少应用
骨牵引	可以用于卧床患者；可以用于大面积软组织缺损	感染风险；需要严密观察；有尺神经损伤可能	很少应用
功能性支具	允许各个关节活动；轻便，耐受性好；降低骨不连发生率	不适用于骨折早期复位或恢复长度	在早期使用悬垂石膏或接骨夹板后，功能性支具是大多数肱骨干骨折治疗的金标准

表 2-7-7　肱骨干骨折的手术指征

相对指征	绝对指征
多发创伤	长螺旋骨折
开放性骨折	横形骨折
双侧肱骨干骨折、多段端骨折	臂丛神经损伤
病理性骨折	主要神经麻痹
漂浮肘	闭合复位不满意
合并血管损伤	神经缺损
闭合复位后桡神经麻痹	合并帕金森病
骨不连、畸形愈合	患者无法耐受非手术治疗或依从性不好
合并关节内骨折	肥胖、巨乳症

手术治疗的方式包括接骨钢板、髓内钉以及外固定支架。其中，钢板几乎可以应用于所有的肱骨骨折，特别是骨干的近、远端骨折以及累及关节的粉碎性骨折，通常可以取得良好的疗效，而且术后很少残留肩肘关节的僵硬，对于肱骨干畸形愈合或不愈合，钢板固定也是一个标准的治疗方法。

(1)接骨钢板

①手术入路：肱骨干骨折钢板内固定有几个手术入路可以使用，包括前外侧入路、外侧入路、后侧入路和前内侧入路。

前外侧入路通常用于肱骨干近、中 1/3 的骨折。切口从喙突远端 5cm 开始，沿胸肌三角肌间沟走行，沿肱二头肌外侧向远端延伸至肘关节上方 7.5cm，将肱二头肌向内侧牵开，于中轴线偏外侧将肱肌纵行劈开显露肱骨干。由于肱肌的外侧部分受桡神经支配，内侧由肌皮神经支配，因此应用此入路时要保护好支配肱肌的神经。如果将该入路用于远端 1/3 的骨折，必须小心避免在远端将桡神经压在钢板下。

后侧入路通过劈开肱三头肌显露从鹰嘴窝到中上 1/3 的肱骨。该入路特别适用于肱骨干远端 1/3 骨折，同时也适用于需要对桡神经进行探查和修复的患者。该入路缺点在于桡神经和肱深动脉跨越切口和钢板，因此存在损伤的风险。

可延伸的外侧入路于肱三头肌和上臂屈肌群之间的肌肉平面显露远端 2/3 的肱骨。该入路的优点在于不仅可以显露肘关节，还可以根据手术需要进一步向近端或前外侧延长。

前内侧入路通过内侧肌间隔暴露肱骨干的前内侧面，术中需从三头肌内游离尺神经并牵向内侧。该入路有损伤正中神经和肱动脉的风险，在骨折的内固定中很少使用这种切口，但在治疗伴有神经血管损伤的骨折时非常有用。

②手术方法：术前应仔细分析骨折的特点及手术部位的软组织条件，并根据骨折部位采用相应的手术入路。通常肱骨干近端 2/3 的骨折采用前外侧入路。远端 1/3 的骨折建议采用后侧入路，并将钢板放在肱骨的后侧，因为肱骨后面比较平坦，而且钢板可以向远端放置而不影响肘关节功能。

通常选用宽 4.5mm 系列 DCP，对于肱骨比较狭窄的患者也可用窄 4.5mm 系列 DCP。肱骨干远端移行部位的骨折固定比较困难，可以通过使用两块 3.5mm 动力加压钢板获得有效的固定，其中，采用 LC－DCP 对骨皮质血液循环破坏小，更有利于新生骨的形成。对横形骨折，断端之间的加压主要依靠动力加压钢板，如果是斜形或螺旋形骨折，应尽可能可在骨折端使用拉力螺钉，并用钢板加以保护。对于粉碎严重的骨折，应采用间接复位技术和桥接接骨板技术，并使用锁定钢板。在所有肱骨干骨折的内固定手术中，骨折远近两端都必须至少要有 6 层皮质，最好是 8 层皮质被穿透固定，以获得足够的稳定性。需要特别注意的是，在放置钢板之前应确认没有将桡神经压在钢板远端下。

术后第 1 周，如果内固定可靠稳定，患者就可以开始肩关节和肘关节的功能锻炼，在患者能够耐受的前提下，逐渐增加活动量。4～6 周通常禁止负重锻炼。

(2)髓内钉：在肱骨干多段骨折、骨质疏松性骨折以及病理性骨折的治疗中，髓内钉更为合适。与钢板相比，髓内钉由于更接近肱骨干的中轴，因此比钢板承受更小的折弯应力，也大大减小了在钢板和螺钉上常见的应力遮挡。肱骨髓内钉可以分为膨胀钉(内稳定方式，例如 Seidel 钉和 Truflex 钉)和交锁钉(如 Russell－Taylor 钉)。当合并神经损伤、开放性骨折、伴有骨缺损或萎缩性骨不连时，如果选择该技术，应该进行切开复位置入髓内钉。

髓内钉可采用顺行入路或逆行入路。在肱骨干远端骨折中，和顺行髓内钉相比，逆行髓内钉可以显著增加早期的稳定性，提供更好的抗折弯性能和抗旋转强度。肱骨干近端骨折恰好相反，顺行髓内钉有更好的生物力学特性。

顺行入路用于治疗肱骨干中段和近端 1/3 骨折。近端呈弧形的髓内钉从大结节插入，要求骨折线距大结节至少 5～6cm。直的髓内钉顺着髓腔插入，可用于治疗更偏近端的骨折，但这种髓内钉会影响到肩袖和肩关节外侧关节软骨。入钉点在肩关节伸 30°时于肩峰前方平行于肱骨干做纵形切口，切开喙肩韧带即可达肱骨髓腔，选取该入钉点可以避免损伤肩袖。远端锁钉可以从后向前(对与周围神经来说是最安全)、从前向后或者从外向内置入，但对于多发伤患者，从后向前置入锁钉会有一定困难。当使用外侧入路置入锁钉时，必须小心使用钝性分离到达骨面，确保桡神经不会受到损伤。

肱骨逆行髓内钉适用于累及中段和远端 1/3 的肱骨干骨折。进钉点位于距鹰嘴窝上方 1.5～

2cm的后侧皮质，并将髓内钉顺肱骨干插到距离肱骨头1～1.5cm的地方。

使用肱骨髓内钉有损伤神经血管的可能，主要包括三部分：在开髓和插入髓内钉时可能损伤桡神经；近端锁定时损伤腋神经；远端锁定时损伤桡神经、肌皮神经、正中神经和肱动脉。此外，使用顺行髓内钉常会在进钉点引起一些症状，如肩关节疼痛和僵硬，而逆行髓内钉则有发生肘关节功能受限以及肱骨远端部位医源性骨折的风险。

(3)外固定架：外固定架很少使用，通常应用在其他现有治疗方法禁忌使用的时候，主要为严重的开放性骨折伴有大面积软组织和损伤骨缺损。外固定架采用单侧、半钉结构即可稳定骨折端，在骨折上下方各置入2枚螺钉，螺钉应该穿透两层皮质并在同一平面，并在直视下置入以防止神经血管损伤。其常见的并发症为钉道感染，部分患者会出现骨不连。

(五)小结

肱骨干骨折是较为常见的损伤。尽管大多数可以采用非手术治疗，但要取得良好的疗效仍需要根据骨折类型与患者需要来选择恰当的治疗方式。如果选择切开复位，对于有移位的肱骨干骨折采用钢板内固定仍然是金标准。

四、肱骨远端骨折

肱骨远端骨折发生率相对较低，约占所有骨折的2%以及肱骨骨折的1/3，最多见于12～19岁的男性以及80岁以上的老年女性。低能量损伤多由于摔倒时肘部受到直接撞击或伸直位受到轴向的间接暴力所致，高能量损伤多见于遭受车祸或高空坠落伤的年轻患者，常为开放性骨折，且伴有合并损伤。

肱骨远端骨折的治疗常较为困难，特别是那些粉碎严重的关节内骨折，而在伴有明显骨质疏松的老年人群中，这一类型骨折的发生率呈上升趋势，因此对其治疗方式的选择提出了新的挑战。无论成人或儿童患者，对骨折不正确的治疗皆可导致显著的疼痛、畸形以及关节僵硬。为避免这一问题就需要对骨折进行切开复位以重建正常的肘关节，并进行牢固的内固定，以利关节早期的主动活动，从而达到良好的功能恢复。

(一)解剖

肱骨远端呈Y形分开，形成两个支撑滑车的圆柱，可依此划分为内外侧柱，这些柱终止在与滑车相连的点上，其中内侧柱的终止点较滑车远端约近1cm，而外侧柱延伸到滑车的远侧面。滑车的功能就像肱骨远端的关节轴，位于两个骨柱之间，形成一个三角形。破坏这个三角形的任意一边，其整体结构的稳固性就明显减弱。

肱骨远端的三角形结构在后方形成一近似于三角形的凹陷，即鹰嘴窝，在肘关节完全伸直时容纳鹰嘴尖的近端。肱骨的髓腔在鹰嘴窝近侧2～3cm处逐渐变细，同时肱骨在内外侧柱间开始变得很薄。桡骨远端前方凹陷被一纵向骨嵴分开，分别为尺侧的冠状窝和桡侧的桡窝。这一纵嵴和滑车外侧唇缘构成内外侧柱的解剖分界线，冠状窝和滑车位于两柱之间，构成一对称的柱间弓。鹰嘴窝和冠状窝与柱间的滑车相联系，而桡窝及肱骨小头是外侧柱的一部分。

内侧柱始于此弓的内侧界，在肱骨远端以45°角从肱骨干上分出。此柱的近侧2/3为骨皮质，远侧1/3为骨松质构成的内上髁，截面为椭圆形，内上髁的内侧面和上方是前臂屈肌群的起点，因此内上髁骨块的准确复位和固定有助于重建肘关节的稳定。尺神经从内上髁下方的尺神经沟通过，将尺神经前置后，可以将内固定物放于后内侧柱，而且内侧柱的前侧面没有关节面，螺钉不会影响关节功能。

外侧柱在肱骨干上和内侧柱同一水平的远端分出，但方向相反，与肱骨干长轴成20°。此柱近侧半为骨皮质，后侧面宽阔平坦，是放置钢板的理想位置。外侧柱的远侧半为骨松质，起始于鹰嘴窝的中央，在向远侧延伸的过程中开始逐渐向前弯曲，在此弯曲的最远点出现肱骨小头软骨。肱骨小头向前突出，在矢状面呈180°弓形，其旋转中心在肱骨干轴心线前方12～15mm，但在滑车轴心的延长线上，此为尺桡骨同轴屈伸的解剖基础。肱骨远端的柱状概念在决定何处放置内固定物时很重要，因为术中不能从后面直接看到外侧柱的前面。

滑车是肱骨两柱间的“连接杆”，由内外侧唇缘和其间的沟组成。此沟与尺骨近端的半尺切迹相关节，两唇缘给肱尺关节提供内外侧稳定。

(二)分型

肱骨远端骨折 AO分型将其分为关节外骨折(A型)、部分关节内骨折(B型)和完全关节内骨折，每一种骨折类型又根据骨折线的位置和形态分为不同的亚型(表2-7-8～表2-7-10)。

表 2-7-8　肱骨远端关节外骨折（13-A）

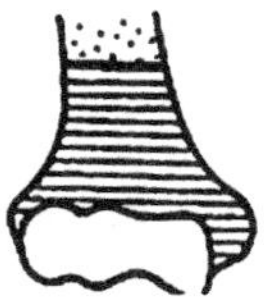 13-A： 肱骨远端关节外骨折	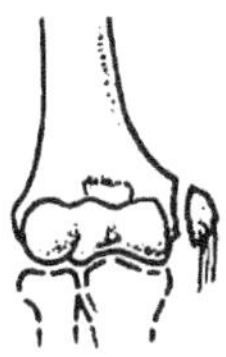 13-A1 骨突撕脱骨折	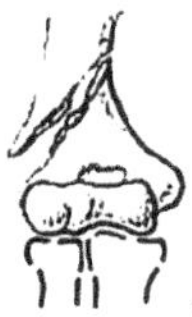 13-A2 干骺端简单骨折	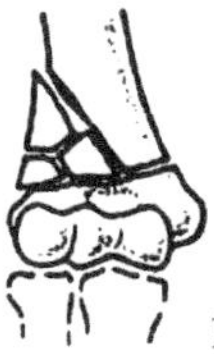 13-A3 干骺端粉碎骨折
	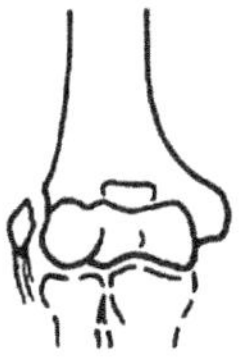 13-A1.1 外上髁撕脱	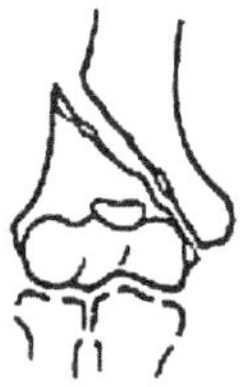 13-A2.1 骨折线从外上斜向内下	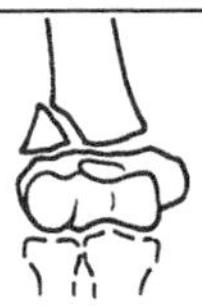 13-A3.1 有完整的楔形骨块 ①外侧；②内侧
	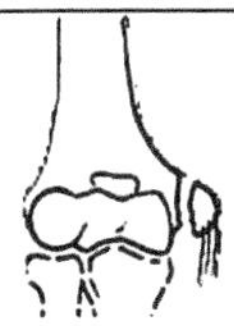 13-A1.2 内上髁撕脱，无嵌入①无移位；②有移位；③粉碎	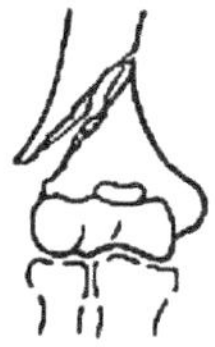 13-A2.2 骨折线从向上斜向外下	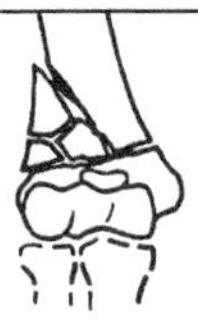 13-A3.2 楔形骨块粉碎①外侧；②内侧
	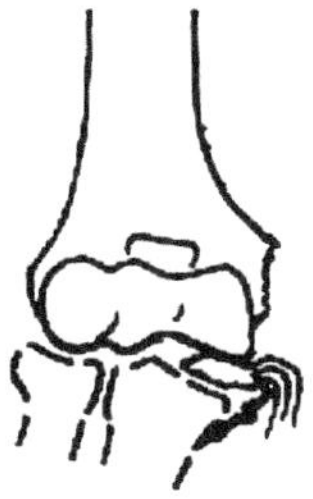 13-A1.3 内上髁撕脱，有嵌入	13-A2.3 横形骨折 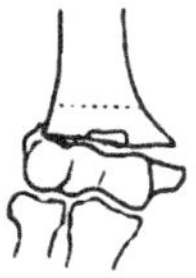 ①经干骺端 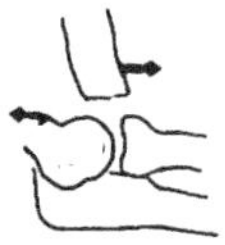 ②近骺部，向后移位（Kocher Ⅰ） 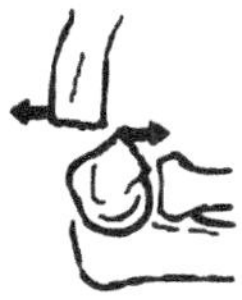 ③近骺部，向前移位（Kocher Ⅱ）	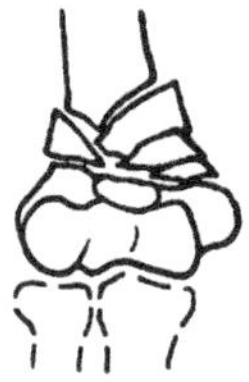 13-A3.3 复杂骨折

表 2-7-9　肱骨远端部分关节内骨折（13-B）

<table>
<tr><td rowspan="4"> 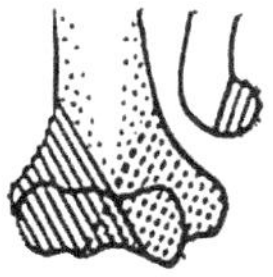13-B：
肱骨远端部分关节内骨折</td><td> 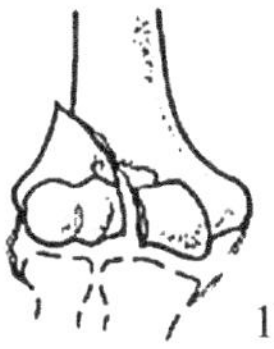13-B1
外侧矢状面骨折</td><td> 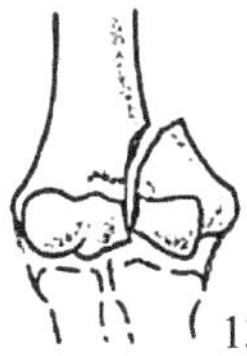13-B2
内侧矢状面骨折</td><td> 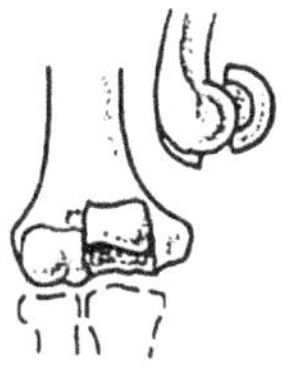13-B3
额状面骨折</td></tr>
<tr><td> 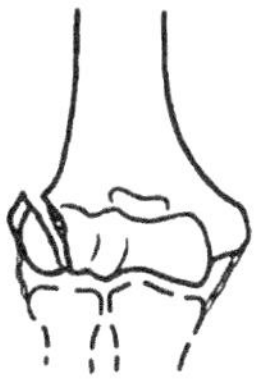13-B1.1
肱骨小头骨折①经肱骨小头；②肱骨小头和滑车之间</td><td> 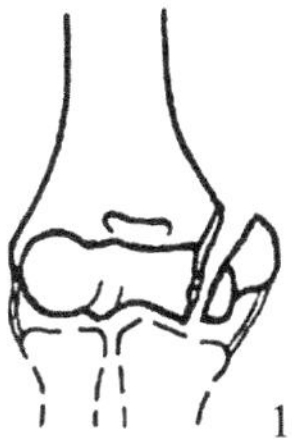13-B2.1
经滑车内侧简单骨折（Milch-Ⅰ）</td><td> 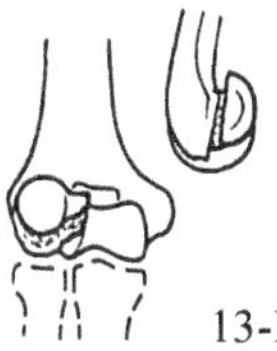13-B3.1
肱骨小头骨折①不全骨折（Kocher-Lorenz）；②完全骨折 (Hahn-Steinthal 1)；③带部分滑车 (Hahn-Steinthal 2)；④粉碎</td></tr>
<tr><td> 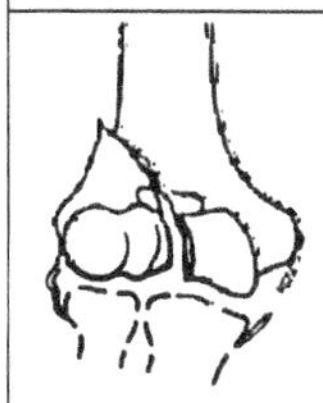13-B1.2
经滑车简单骨折①内侧副韧带完整；②内侧副韧带破裂；③干骺端简单的外侧髁骨折（典型 Milch-Ⅱ）；④干骺端楔形骨折；⑤干骺端－骨干骨折</td><td> 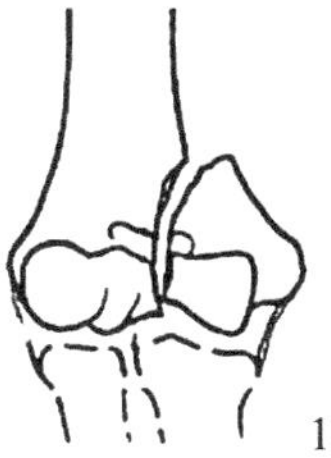13-B2.2
经滑车沟简单骨折</td><td> 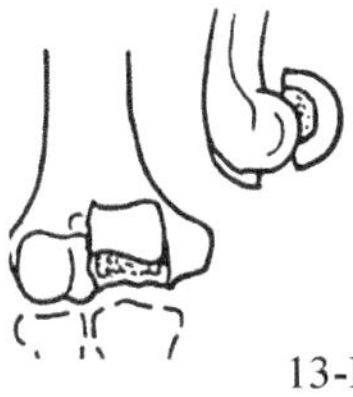13-B3.2
滑车骨折①简单；②粉碎</td></tr>
<tr><td> 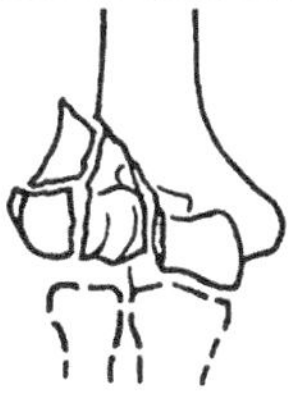13-B1.3
经滑车粉碎骨折①骨骺－干骺端骨折；②骨骺－干骺端－骨干骨折</td><td> 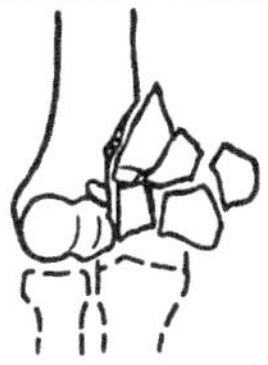13-B2.3
经滑车粉碎骨折①骨骺－干骺端骨折；②骨骺－干骺端－骨干骨折</td><td> 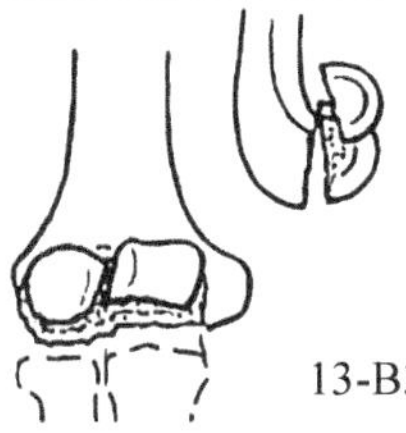13-B3.3
肱骨小头＋滑车骨折</td></tr>
</table>

表 2-7-10　肱骨远端完全关节内骨折（13-C）

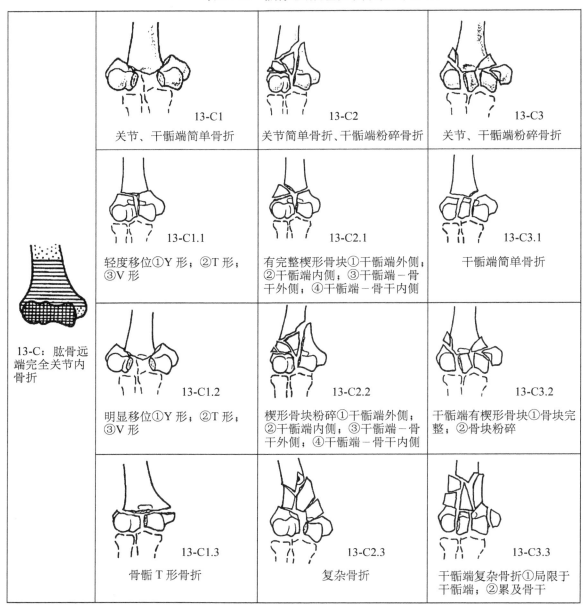

13-C：肱骨远端完全关节内骨折	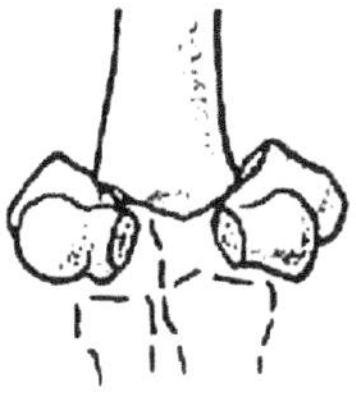 13-C1 关节、干骺端简单骨折	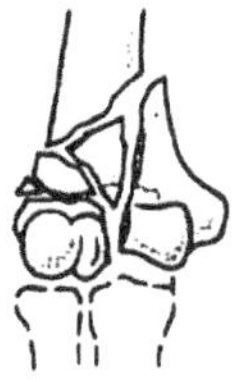 13-C2 关节简单骨折、干骺端粉碎骨折	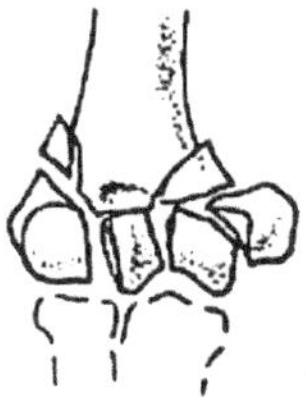 13-C3 关节、干骺端粉碎骨折
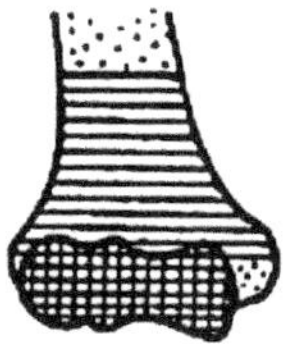	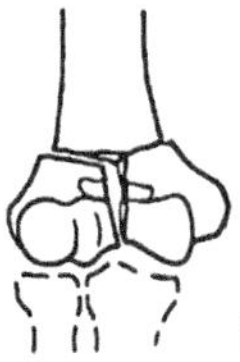 13-C1.1 轻度移位①Y 形；②T 形；③V 形	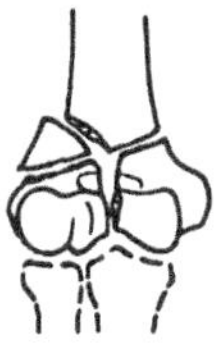 13-C2.1 有完整楔形骨块①干骺端外侧；②干骺端内侧；③干骺端－骨干外侧；④干骺端－骨干内侧	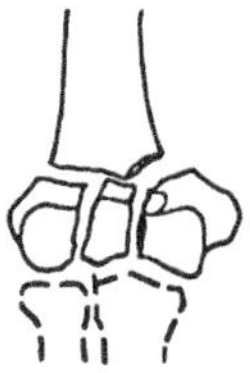 13-C3.1 干骺端简单骨折
	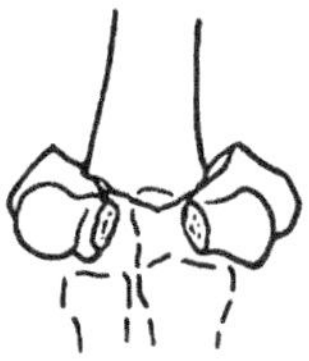 13-C1.2 明显移位①Y 形；②T 形；③V 形	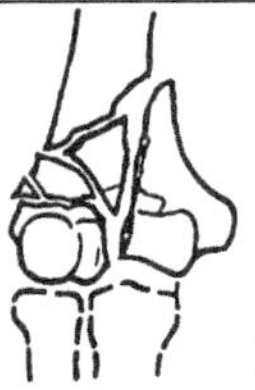 13-C2.2 楔形骨块粉碎①干骺端外侧；②干骺端内侧；③干骺端－骨干外侧；④干骺端－骨干内侧	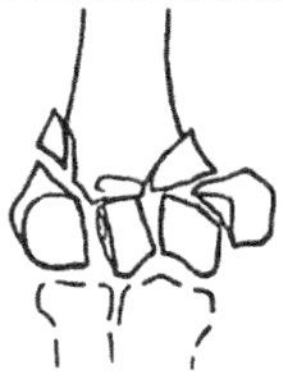 13-C3.2 干骺端有楔形骨块①骨块完整；②骨块粉碎
	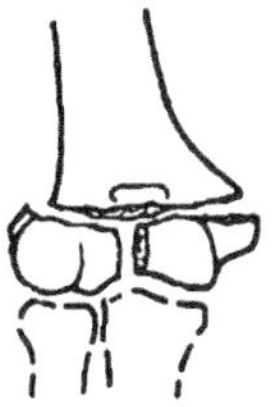 13-C1.3 骨骺 T 形骨折	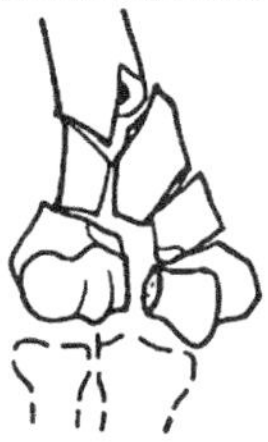 13-C2.3 复杂骨折	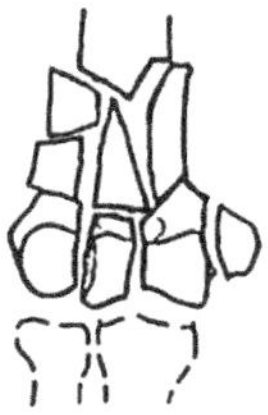 13-C3.3 干骺端复杂骨折①局限于干骺端；②累及骨干

Jupiter 分型（图 2-7-22）（表 2-7-11）建立在肱骨远端双柱概念以及对肘关节稳定性理解的基础上，对重建手术的指导意义更大。其中，高位骨折的特征为：骨折柱包括滑车的大部分；尺骨或桡骨髓骨折而移位；远侧骨块上有足够的空间放置内固定。而低位骨折特征与此相反（图 2-7-23）。

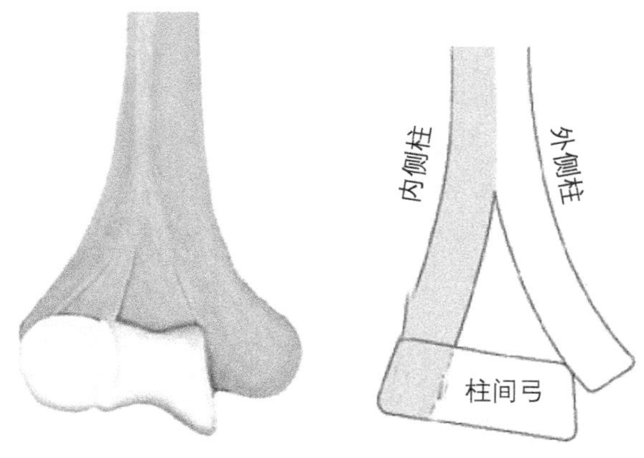

图 2-7-22　肱骨远端的柱状结构

（三）诊断

1. 病史及体格检查　仔细询问病史有助于分析损伤时组织受到外力的能量大小。患者骨质强度是关键因素，老年患者一次简单的摔倒即可造成粉碎性骨折。患者的总体病史同样十分重要，内固定手术要达到良好的效果需要患者对术后主动功能锻炼具有良好的合作性。

通常肘关节会出现肿胀，并可能有短缩畸形。查体时必须仔细检查肢体末端的血管神经状况。此外，还应注意有无开放性伤口，有1/3以上的病例会出现这种情况，一般在肘关节后侧或后外侧，由髁劈开后尖锐的肱骨干断端横行刺穿伸肌结构和皮肤造成的。

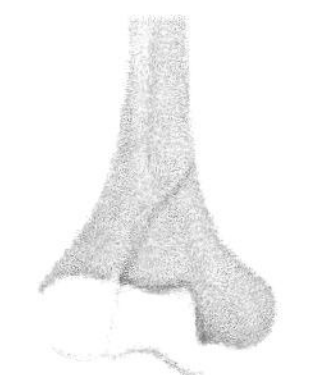
内侧柱高位骨折

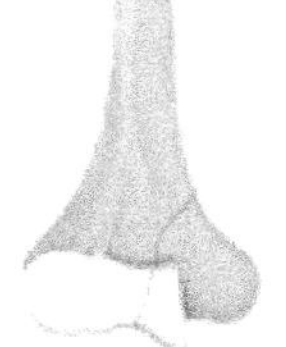
内侧柱低位骨折

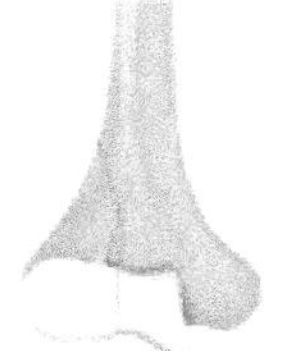
外侧柱高位骨折

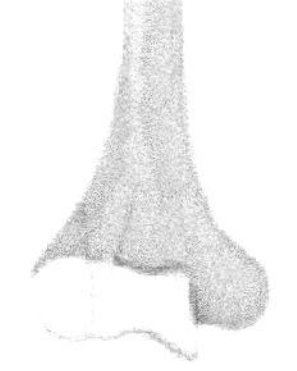
外侧柱低位骨折

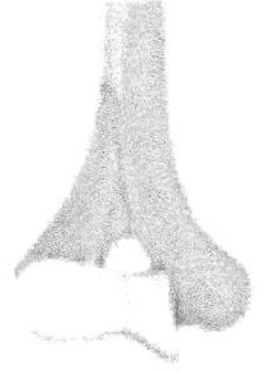
分叉单柱骨折

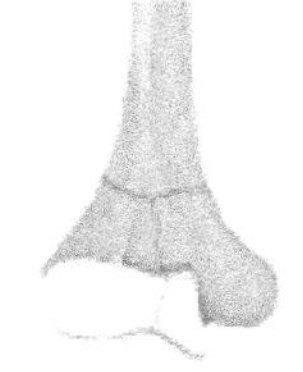
高位T形双柱骨折

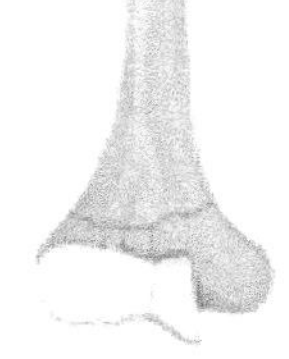
低位T形双柱骨折

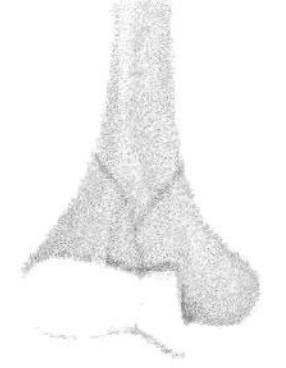
Y形双柱骨折

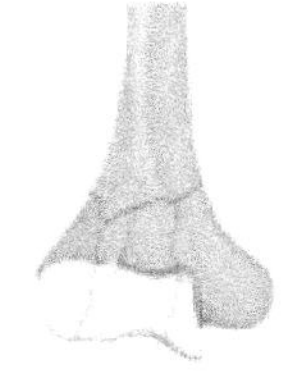
H形双柱骨折

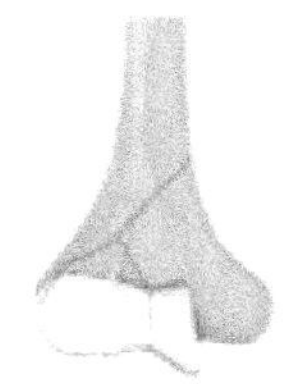
内侧λ形双柱骨折

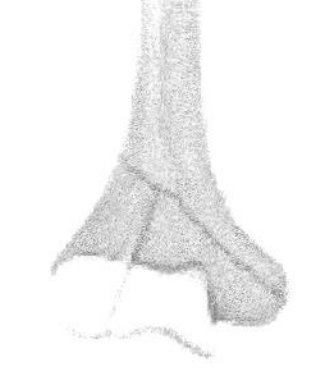
外侧λ形双柱骨折

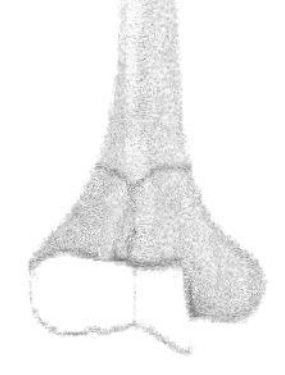
多平面双柱骨折

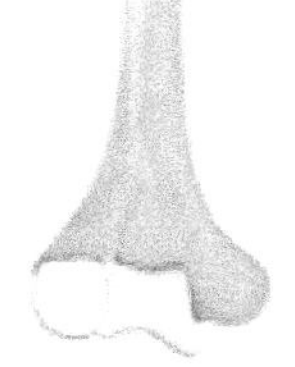
关节面骨折（肱骨小头或滑车）

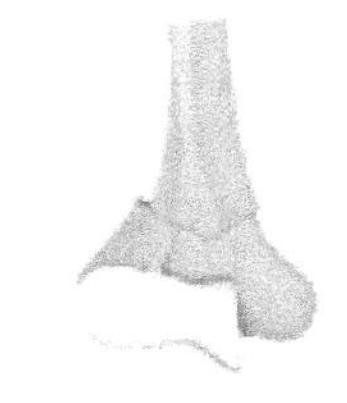
高位伸展型贯穿骨柱骨折（正位）

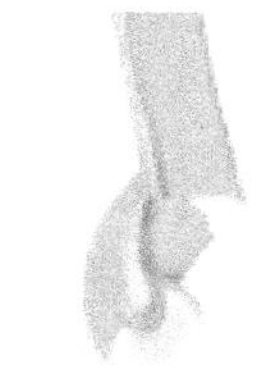
高位伸展型贯穿骨柱骨折（侧位）

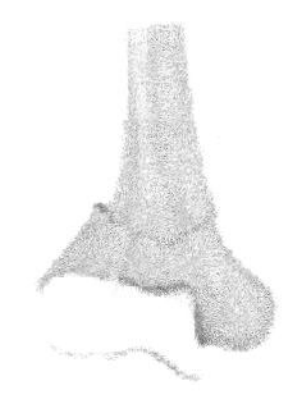
高位屈曲型贯穿骨柱骨折（正位）

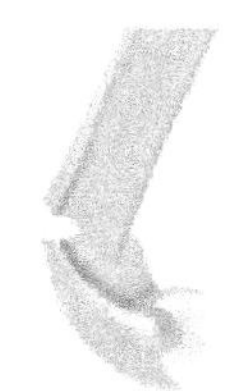
高位屈曲型贯穿骨柱骨折（侧位）

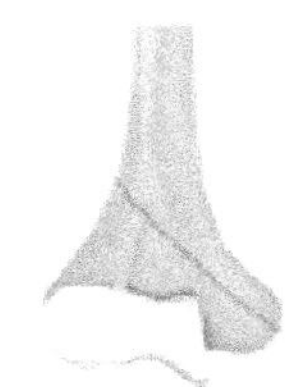
高位外展型骨折

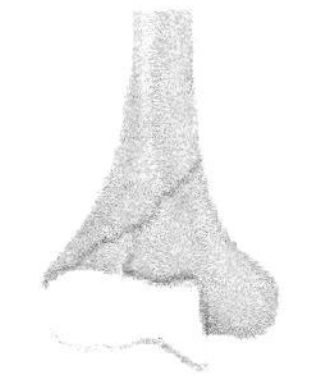
高位内收型骨折

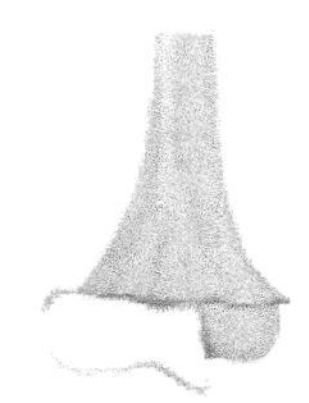
低位伸直型贯穿骨柱骨折（正位）

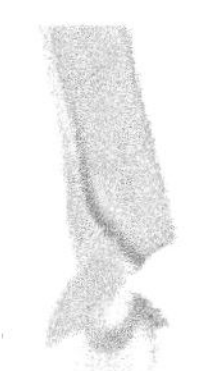
低位伸直型贯穿骨柱骨折（侧位）

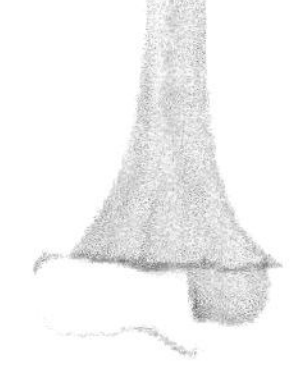
低位屈曲型贯穿骨柱骨折（正位）

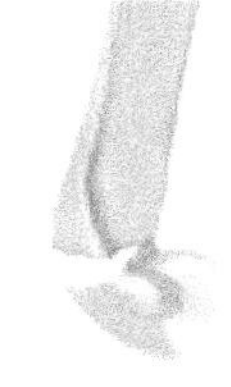
低位屈曲型贯穿骨柱骨折（侧位）

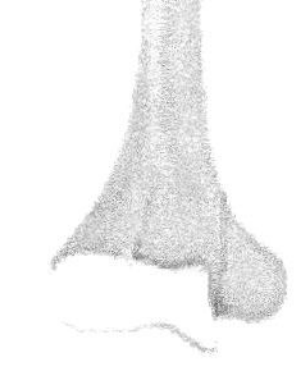
内上髁骨折

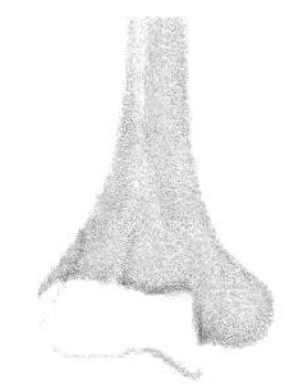
外上髁骨折

图2-7-23 肱骨远端骨折的Jupiter分型

表 2-7-11　肱骨远端骨折的 Jupiter 分型

Ⅰ. 关节内骨折
A. 单柱骨折
1. 内侧
a. 高位
b. 低位
2. 外侧
a. 高位
b. 低位
3. 分叉处
B. 双柱骨折
1. T 形
a. 高位
b. 低位
2. Y 形
3. H 形
4. λ 形
a. 内侧
b. 外侧
5. 多平面型
C. 肱骨小头骨折
D. 滑车骨折
Ⅱ. 关节外囊内骨折
贯穿骨柱骨折
1. 高位
a. 伸展
b. 屈曲
c. 外展
d. 内收
2. 低位
a. 伸展
b. 屈曲
Ⅲ. 关节囊外骨折
A. 内上髁
B. 外上髁

2. 影像学检查　应拍摄骨折部位的正侧位 X 线片，必要时加拍斜位片。在麻醉状态下拍片或透视时对患肢施加轻柔的牵引，有助于辨别骨折的形态以制订术前计划，投照健侧作为对比也有助于手术设计。隐蔽的骨折块可导致术前计划不足，对其正确的诊断依赖于丰富的临床经验。目前 CT 和 MRI 的应用价值不大，但三维重建有助于精确诊断。内固定的方式和手术入路因不同的骨折类型而异，因此对骨折进行精确分型十分关键。应力位摄片有助于骨折分型与术前计划的确定。

(四)治疗

20 世纪 70 年代以前，针对这种骨折绝大多数作者倾向于采用保守治疗，包括牵引及石膏外固定。手术也是建立在有限内固定的基础上，由于切开复位和充分的内固定不容易做到，因此手术效果通常不佳。然而随着对肱骨远端双柱状结构的认识，通过钢板和螺钉内固定能够获得足够的稳定性，从而可以在早期进行功能锻炼，因此手术治疗已成为肱骨远端骨折的常规治疗方法。

1. 手术入路　手术入路的选择取决于骨折类型。

(1)后侧入路：对于双柱骨折，最常采用鹰嘴旁肘后正中切口。患者取侧卧位或仰卧位，从鹰嘴尖近侧 15～20cm 向远端做纵行切口，在肘部向内侧弯曲以绕过鹰嘴，然后返回中线并延伸到鹰嘴尖远侧 5cm，尺神经需游离。要充分显露肱骨远端，通常需要尖端向下的 V 形尺骨鹰嘴截骨，手术结束时截骨处可用克氏针加张力带或 2 枚 6.5mm 的骨松质螺钉固定。该入路的优点在于关节面显露充分，缺点在于有一定的尺骨鹰嘴延迟愈合、不愈合的发生率，肱骨头显露欠佳，且不能用于需要实行全肘关节置换的患者。为克服这些缺点，可采用肱三头肌劈开入路，其操作相对简单，复位时可参照尺骨近端完整的滑车切迹，但肘关节面显露相对受限。也可采用三头肌翻转入路，将其在尺骨鹰嘴上的止点剥下并自内向外侧翻转，术毕于鹰嘴钻孔将三头肌止点缝回原处。该入路对外侧柱显露欠佳，一般不用于切开复位内固定术，主要用于肘关节置换。

(2)外侧入路：向近端延伸的 Kocher 入路沿肱三头肌和肱桡肌分离，并将前者自外侧肌间隔剥离，即可显露肱骨远端外侧柱。该入路可用于治疗部分外侧柱骨折，简单的高位贯穿骨折以及肱骨小头骨折。

(3)内侧入路：内侧入路可完全显露肱骨远端的内侧柱，可用于治疗单纯内侧柱、内上髁或肱骨滑车的骨折，也可与外侧入路联合治疗复杂的以及合并肱骨小头的滑车骨折。

(4)前侧入路：肘关节前侧入路在肱骨远端骨折的治疗中应用较少，因其对内外侧柱显露均有限，仅偶尔应用于伴有肱动脉损伤的患者。

2. 手术方法　应根据骨折类型仔细地进行术前计划，包括整个手术操作(抗生素应用、手术入路、植骨等)。如不能精确计划内固定方式，应对所有可能采用的方法做充分准备。

(1)复位：复位是手术过程中最困难的部分，必要时可采用牵开器，临时的克氏针固定可在复位过程中提供帮助，但一般不作为最终的固定。手术过程中应做出充分的计划，以保证临时内固定物不会妨碍最终内固定物的安放。标准的方法是复位和固定髁间骨块，但如果存在大骨折块与肱骨干对合关系明显，则无论涉及关节面的大小，均应先将其与肱骨干复位和固定。

(2)固定：这些骨折的固定原则是重建正常的解剖关系以及肱骨远端三角每个边的稳定性。但必须记住，由于解剖方面的原因，使某些骨折很难牢固固定，包括以下几个方面：远侧骨折块太小，限制了应用螺钉的数目；远侧骨块是骨松质，使得螺钉难以牢固固定；为保持最大的功能，内固定放置需避开关节面和三个窝(鹰嘴窝、冠状窝、桡窝)；该区域骨骼和关节面的复杂性导致钢板预弯困难。

对于累及双柱的骨折，一般采用两块接骨板才可达到牢固的固定，最常选用 3.5mm 重建接骨板或 DCP，两块接骨板垂直放置可增加固定强度。如果两块钢板位置均靠后，那样钢板较弱的一侧便处于肘关节运动平面上，容易造成骨折延迟愈合及钢板疲劳断裂。固定的顺序可有多种变化，并且必须与各骨折类型相适应。通常先固定较长的骨折平面，这个骨折通常累及集中的一个柱。此外，钢板塑形及螺钉固定应当从远到近，因为远侧钢板的放置位置对最大限度发挥远侧螺钉的作用极为重要。后外侧接骨板在屈肘时起到张力带的作用，远端要达到关节间隙水平，对于肱骨小头骨折，可通过外侧接骨板应用全螺纹骨松质螺钉进行固定，需根据骨骼外形进行预弯以重建肱骨小头的前倾，最远端的螺钉指向近端以避开肱骨小头并可提供机械的交锁结构。内侧接骨板要置于较窄的肱骨髁上嵴部位，内上髁可以作为“支点”把钢板远端弯曲 90°，这样远侧的两个螺钉相互垂直，形成机械交锁结构，其力量大于两个螺钉螺纹的组合拔出力量。滑车骨折可以用加压螺钉进行牢固固定，但如果为粉碎骨折，必须小心，以防在滑车切迹上用力过度造成关节面不平整，这种情况下螺钉要在没有压力的模式下拧入。术中应尽可能保护骨块的软组织附丽。

固定完成后对肘关节进行全范围的关节活动，包括前臂的旋转。仔细检查是否存在螺钉或钢针穿出关节面而发生撞击的情况，并检查骨折块间是否存在活动。

对于骨质疏松明显、骨折严重粉碎以及骨折线非常靠近远端的老年患者，全肘关节置换也是一种选择。

(3)特殊类型骨折的固定

高位 T 形骨折：高位 T 形骨折是最简单的可以牢固固定的类型，因其远侧骨块相对较大。其垂直骨折线最长，因而通常先用贯穿拉力螺钉固定。

低位 T 形骨折：该型最为常见，一个特殊的难题是外侧骨块常难以固定。因此通常先固定内侧柱，用长的髁螺钉通过钢板远侧孔把内侧柱牢固固定于外侧柱，这样外侧柱上可以获得一个更近的支点。

Y 形骨折：斜行骨折平面可使用加压螺钉固定骨块。对 Y 形骨折，钢板只能起到中和钢板的功能。

H 形骨折：原则上讲，滑车碎块必须在远侧柱上重新对位。远侧骨块用点状复位钳复位到两个柱上。在用 4.0mm 或 6.5mm 螺钉固定骨块时，先用克氏针临时固定，以协助稳定滑车和防止碎块移位。

内侧 λ 形骨折：该型骨折的困难之处在于外侧骨块上可利用的区域很小，内侧滑车碎块即使用螺钉固定也太小。外侧柱用 2 根 4.0mm 螺钉把肱骨小头固定到内侧柱，完成远端贯穿固定。然后用 2 根外侧 4.0mm 螺钉把同一碎骨块固定到外侧钢板，这样便可固定整个外侧柱。内侧柱用标准 3.5mm 重建钢板牢固固定。

外侧 λ 形骨折：在该型骨折中，滑车是一个游离碎块，但其内侧柱完整。因此，应先把滑车骨块固定于内侧柱上，用 2 枚 4.0mm 螺钉通过钢板钉孔直接拧入滑车和小头，可以确保钢板稳定并把远侧骨块拉到一起。

开放性骨折：常见于高能量创伤，如果伤口在前侧，肱动脉和正中神经有损伤的风险，应仔细检查神经血管。如果伤口在后侧，在设计手术入路时可利用肱三头肌的伤口，在这种情况下肱骨末端可能有大量的污物和碎片存在，因此需要仔细清创。

(4)术后处理：对骨折进行有效的固定后不需要石膏的辅助外固定。术后肿胀十分常见，绷带或石膏过紧可增加发生骨筋膜室综合征的风险。术后 24h 拔出引流管后开始肘关节主动活动，但禁止对肘关节进行间断性的被动牵拉。抗阻锻炼需延迟至术后 4 周开始。

(五)并发症

肱骨远端骨折常见并发症包括关节僵硬、骨不连和畸形愈合、感染以及尺神经麻痹。鹰嘴截骨的患者还有可能出现截骨部位的骨不连，应用尖端指向远侧的“V”形截骨可增加截骨面的接触面积以降低该并发症的发生率。骨质疏松严重的老年患者还容易出现内固定失败。

五、尺骨鹰嘴骨折

尺骨鹰嘴位于皮下，很容易在受到直接暴力而骨折。单独的尺骨鹰嘴骨折约占肘关节骨折的10%。肱三头肌止于尺骨鹰嘴，其筋膜由内外侧向尺骨远端延伸止于尺骨近段骨膜。因此，在没有移位的尺骨鹰嘴骨折时，完整的肱三头肌筋膜能维持骨折不进一步移位。

（一）损伤机制

直接暴力是尺骨鹰嘴骨折最常见的原因。肘关节屈曲、前臂伸展位撑地以及高能量损伤都可以造成鹰嘴骨折，有时可合并桡骨头骨折以及肘关节脱位。

（二）骨折分型

鹰嘴骨折除了撕脱骨折都是关节内骨折，常见的分型有 Colton 分型、Schatzker 分型、AO 分型以及 Mayo 分型等。

Colton 把鹰嘴骨折分成两个大类：无移位骨折（Type Ⅰ）和有移位骨折（Type Ⅱ）。骨折移位小于 2mm 且屈肘 90°时骨折仍无移位的称为Ⅰ型，患肢能对抗重力伸肘。Type Ⅱ分四个亚型——撕脱骨折：ⅡA；斜形和横形骨折：ⅡB；粉碎骨折：ⅡC；骨折脱位：ⅡD(图 2-7-24)。

Horne 和 Tanzer 根据他们对 100 例尺骨鹰嘴骨折的病例总结得出一种分型，并根据分型提出了相应的治疗方案。在这一分型体系里，Type Ⅰ型骨折包括鹰嘴近端 1/3 的横形骨折和尖端撕脱骨折。Type Ⅱ型骨折指累及鹰嘴窝中 1/3 部分的横形或斜形骨折，其中ⅡA 型为简单骨折，ⅡB 型存在第二条向远端和后方延伸的骨折线。TypeⅢ指累及远端 1/3 鹰嘴窝的骨折。根据他们的经验，Ⅰ型和Ⅱ型骨折宜采用切开复位张力带内固定治疗，关节外的撕脱骨折宜采取骨块切除的治疗方法。对于ⅡB 型骨折，他们建议抬起压缩的关节面并植骨，然后用张力带钢丝固定。对Ⅲ型骨折应该采用钢板而不适宜张力带钢丝固定，因为张力带钢丝对这个部位的骨折固定效果较差。

Mayo 分型简单实用，有助于手术方案的确立。它主要基于以下 3 个要素：①有无骨折移位；②关节的稳定性；③骨折粉碎的程度(图 2-7-25)。

Type Ⅰ：无移位骨折　通常是简单骨折，移位<2mm，约占鹰嘴骨折的 5%。

Type Ⅱ：有移位但肘关节稳定的骨折。分两个亚型：简单型和粉碎性。该类骨折的一个基本特点是内侧副韧带前束仍保持完整。

Type Ⅲ：有移位且肘关节不稳定的骨折。也

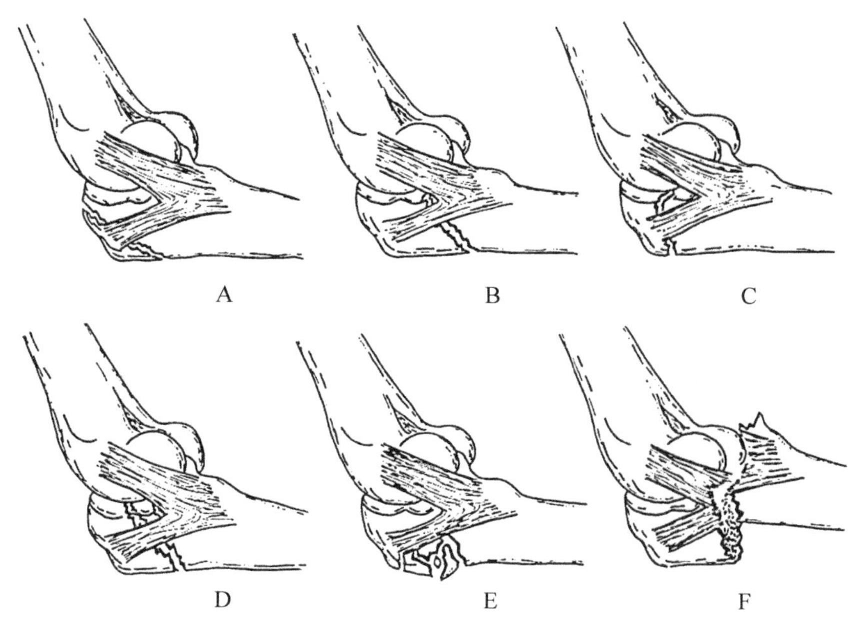

图 2-7-24　尺骨鹰嘴骨折的 Colton 分型(Ⅱ型)

注：A. 撕脱骨折；B. 斜形骨折；C. 横形骨折；D. 斜形粉碎骨折；E. 粉碎型骨折；F. 骨折一脱位型

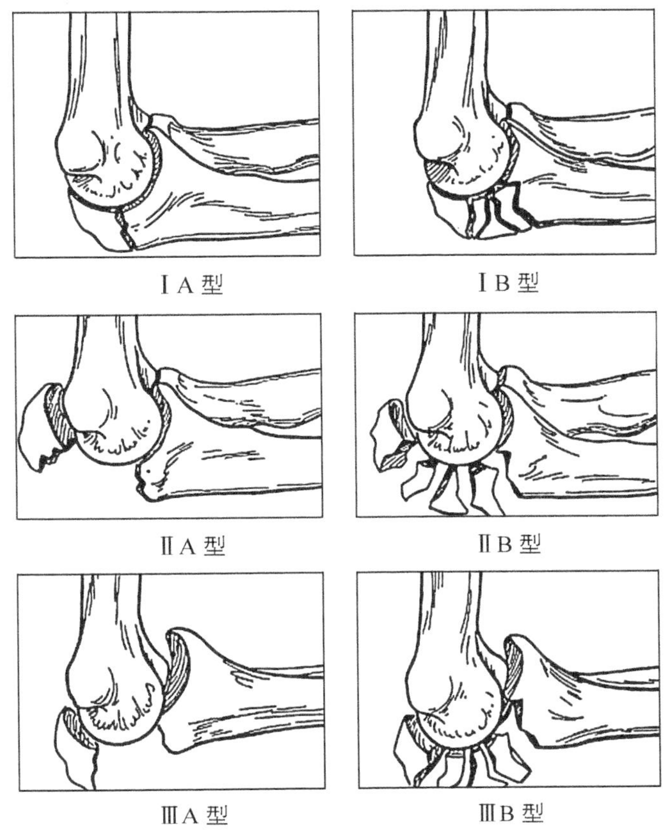

图 2-7-25 尺骨鹰嘴骨折的 Mayo 分型

注：ⅠA 型. 无移位简单骨折；ⅠB 型. 无移位粉碎骨折；ⅡA 型. 简单骨折伴移位，肘关节稳定；ⅡB 型. 粉碎骨折伴移位，肘关节稳定；ⅢA 型. 简单骨折，肘关节不稳定；ⅢB 型. 粉碎骨折，肘关节不稳定

分两个亚型：简单型和粉碎型。这类骨折常合并桡骨头骨折，有时会因肘关节自动复位而使骨科医生误认为是稳定型骨折，容易造成误治。所幸这类骨折也仅占鹰嘴骨折的 5%左右。

(三)临床表现及诊断

鹰嘴全长均位于皮下，骨折后往往疼痛、肿胀、畸形明显，可以扪及骨折线。正、侧位 X 线多可以清楚显示骨折的类型和关节面的情况，标准的侧位片非常重要，有助于判断有无肘关节脱位的存在。

(四)治疗原则

尺骨鹰嘴骨折的治疗目标：①重建关节的完整性；②保护伸肘动力；③重建肘关节稳定性；④恢复肘关节的活动范围；⑤避免和减少并发症；⑥快速康复。基于以上这几个目标，原则上所有的尺骨鹰嘴骨折都应进行内固定治疗，尤其是有移位的骨折。下面主要依据 Mayo 分型介绍一下治疗方案。

Type Ⅰ：无移位骨折。

严格来讲，为达到早期活动的目的，尺骨鹰嘴骨折都宜进行手术治疗。对于老年人的无移位骨折，也可以行肘关节半屈中立位长臂石膏后托固定。通常固定 1～2 周即可开始肘关节屈伸锻炼，治疗时应严密跟踪 X 线表现，一旦发现骨折移位应及时调整治疗方案。6 周内避免 90°以上的屈肘活动。

Type Ⅱ：移位骨折，肘关节稳定。

(1)切开复位内固定

大部分横形骨折，无论是简单的还是伴有关节面轻度粉碎或压缩的，都可采用张力带钢丝技术固定。张力带技术通过屈肘活动将骨折间分离的力量转化为压缩力，从而使骨折块间得到加压。AO 张力带技术采用 2 枚克氏针和 8 字钢丝固定，其技术要点为：2 枚克氏针平行由近端背侧向远端前方置入，克氏针如果贯入髓腔并不明显降低张力带的加压效率，但克氏针穿过前方皮质可以防止针尾向近端滑出的风险。钢丝放置的部位对复位以及加压的影响十分关键：钻孔部位应位于距尺骨中轴偏背侧的部位，距离骨折线的位置应至少等于骨折线到鹰嘴尖的距离，不应<2.5～3cm。钢丝在肘关节伸直位抽紧，才可以使屈肘时肱三头肌的牵拉力转化为骨折间的加压力。当有较大的碎骨块时，可以加用螺钉单独固定骨块。还有一种张力带技术，就是根据髓腔大小的情况采用 6.5mm 或 7.3mm 直径的 AO 骨松质螺钉髓内固定结合张力带钢丝的方法，虽然有生物力学实验的支持，但临床结果报道较少。

ⅡB 型骨折，如果骨折粉碎程度较严重，患者年龄<60 岁，或者骨折线位于冠状突以远的，宜用塑形钢板固定。复位时应注意在粉碎骨折时，过分加压可能造成关节面短缩。这时可以参考尺骨背侧皮质的对位情况，而不应该盲目相信关节面的对合，必要时应进行植骨。

(2)切除骨折块，重建肱三头肌止点

切除鹰嘴重建止点，在撕脱骨折或严重粉碎骨折无法复位内固定的情况下仍然是一种选择。需要注意的是，重建肱三头肌止点可以造成伸肘无力、关节不稳、僵硬、可能出现骨关节炎等并发症。因此，这种治疗方案多限于对伸肘力量要求不高的老年患者。如果骨折不超过半月切迹近端 50%的范围，尺骨近端附着的韧带没有断裂，切除骨块不会造成明显的关节不稳。另外，大部分作者都建议将肱三头肌止点前移至靠近鹰嘴关节面的部位，认为可以减少骨关节炎的发生，但最近的生物力学实验证明，止于前方大大地减弱肱三头肌的肌力，相反，止于后侧可以获得接近正常的伸肘力量，只在屈肘 90°位时伸肘力量才有明显减弱。

Type Ⅲ：移位骨折，肘关节不稳。

因为同时存在侧副韧带断裂，所以肘关节不稳甚至脱位。尤其是 ⅢB 型骨折，往往同时合并冠状突或桡骨头骨折或桡骨头脱位，这是一种极为复杂和不稳定的骨折类型，治疗结果也最难预料。手术的目的仍然是关节面解剖复位，坚强内固定，早期功能锻炼。在固定鹰嘴的同时，还需要处理相应的桡骨头或冠状突骨折等。对ⅢA 型和ⅢB 型骨折，因其固有的不稳定的特性，均宜采用钢板固定。O'Driscoll 等提出采用后正中入路，将钢板塑形后放置在背侧固定。生物力学实验表明，单块后置钢板的抗弯强度比在内外侧同时放置两块钢板的强度更大。1/3 管型钢板不能提供早期操练所需的固定强度，且有早期松动或疲劳折断的风险，因此应选用 LC-DCP 或重建钢板。如果在后侧钢板的近端螺孔加一枚长螺钉行髓内固定，可以有效增强抗弯强度。在合并大的尺骨冠突骨块的情况下，可先通过鹰嘴部的骨折线暴露和固定冠突，然后再完成尺骨鹰嘴的固定。这样可以防止因尺骨冠突骨折而肘关节后方不稳的情况发生。另外，如果骨折太碎，钢板和螺钉仍不足以牢固固定骨折，可以在近端加用张力带钢丝(图 2-7-26)。对于部分ⅢB 型骨折也可以切除骨折块，这包括老年病例、皮肤软组织活力较差，以及近端骨块严重粉碎等情况。

内固定选择

张力带钢丝 vs 钢板螺钉系统

张力带钢丝技术被广泛应用于尺骨鹰嘴骨折的治疗。张力带钢丝将牵张力转化为骨折端的压应力，起到复位和促进骨折愈合的作用。但由于尺骨鹰嘴位于皮下部分，内固定物对软组织和皮肤的刺激较大。一项调查表明约 24%的病人主诉与内置物有关的疼痛，32%的人因为内置物的刺激而影响关节功能恢复。当然，其中约有一半的病人在去除内置物后症状得到改善。

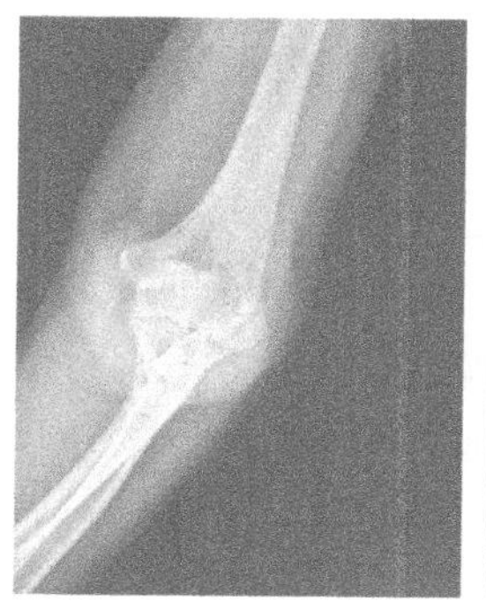
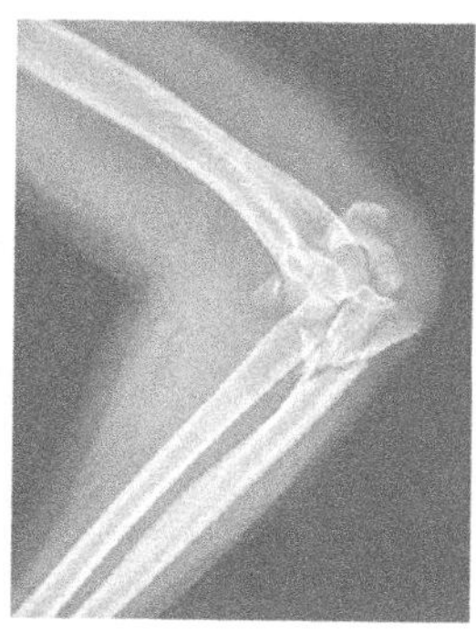
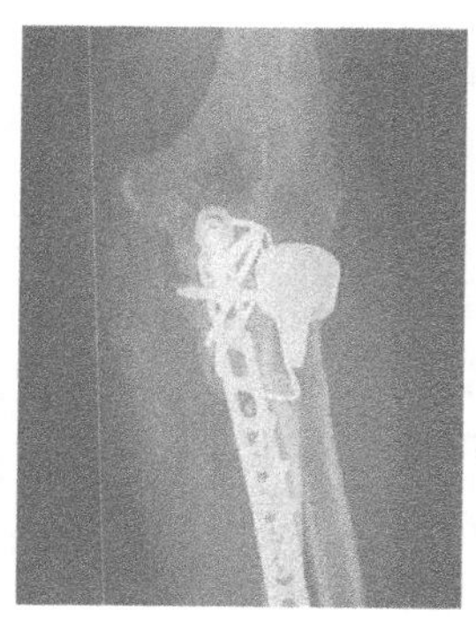
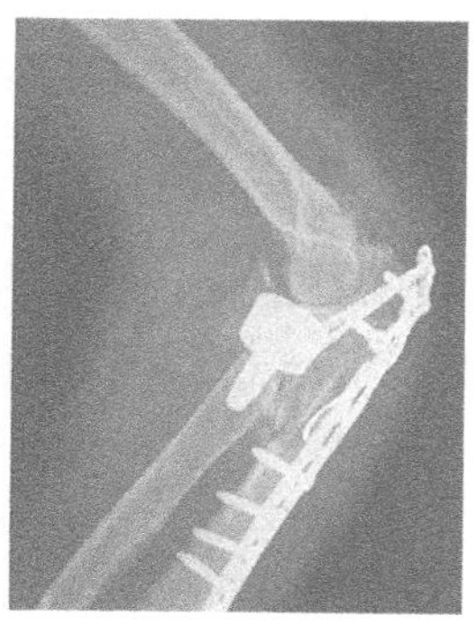

图 2-7-26　女性 65 岁，左尺骨鹰嘴骨折 MayoⅢ型，合并桡骨头骨折，肘关节脱位

注：行后侧钢板及张力带钢丝加强固定，桡骨头假体置换后肘关节稳定。该病例没有固定尺骨冠突

钢板固定同时兼有张力带和支撑的作用，材料的发展使钢板比以前更薄但强度并不减弱，所以内置物的刺激相对张力带钢丝系统为小。Bailey等随访25例用钢板固定的Mayo Ⅱ型和Ⅲ型的患者，结果除了旋后活动与健肢相比有统计学差异，其他方向的活动及肘关节力量都没有统计学差异。

Hume等做过一个前瞻性研究，他们分别采用钢板和张力带钢丝固定移位的尺骨鹰嘴骨折，结果发现钢板与张力带相比，在维持骨折复位（没有台阶或分离）方面（95%vs47%）、影像学结果（优86% vs 47%）、临床结果（优63% vs 37%）均优于后者。6个月后两者的活动度相等，张力带固定组有42%的患者存在内置物刺激症状。在一项比较各种固定方法力学强度的实验中，人们发现双侧打结的张力带钢丝对横形骨折最为稳定，钢板和张力带对斜形骨折的固定同样有效，而对粉碎骨折宜采用钢板固定，因为其固定稳定性最好。

（五）术后处理

如果骨折固定稳定，应在术后第二天开始肘关节屈伸活动。有条件的话可以在术后3d内，在臂丛神经持续阻滞下进行肘关节锻炼。罗比卡因对运动的阻滞作用较弱，适合术后镇痛使用。早期肘关节屈伸以主动活动为主、被动活动为辅，练习应缓慢到位，到达屈、伸极限位时维持3～5s，每次练习重复5组，每天重复3次。4周内应避免过度屈肘，8周后可以适当增加力量训练，但要避免强力被动活动以防止异位骨化的发生。操练的强度控制在练习后患部不出现明显的发热、肿胀、疼痛情况下。一旦出现这种现象，应减少运动强度，局部冷敷和服用非甾体消炎类药治疗。如果骨折固定的强度不太可靠，或仍然存在肘关节不稳定的因素，可以石膏固定2～3周逐渐开始功能操练。肘关节对长期固定的耐受要弱于膝关节和腕关节，早期活动对恢复关节功能意义重大。

（六）并发症

鹰嘴骨折的并发症包括肘关节屈伸活动受限，畸形愈合、骨不连、尺神经症状以及创伤性关节炎等。前臂伸直受限10°～15°十分常见，这常常与关节制动和内置物刺激疼痛影响操练有关。克氏针置入对侧皮质可以有效地防止克氏针尾部退出对三头肌及皮肤软组织的刺激，有利减少内置物刺激引发的并发症。另外，15～25年后肱尺关节骨关节炎的发生率高达20%～50%。

六、桡骨头骨折

桡骨头骨折占全身骨折的1.7%～5.4%，占肘部骨折的约33%，其中1/3合并其他损伤。

（一）损伤机制

常见于手掌向下，前臂伸展、旋前撑地，力量由掌心传递至肱桡关节，多引起桡骨头前外侧部分骨折。骨折的严重程度取决于肱桡关节承受的应力，最大可达身体重量的90%。内侧副韧带可因受到强大的外翻应力而撕裂，造成更严重的外翻不稳；或因上臂的内旋，外侧副韧带、关节囊相继撕裂，肱骨滑车撞击尺骨冠状突造成尺骨冠状突骨折，造成肘关节骨折脱位，即所谓“恐怖三联症”（Terrible triad）；当受到以纵向应力为主的外力时，下尺桡关节的韧带、骨间韧带相继断裂，形成典型的桡骨轴向不稳定（Essex-Lopresti损伤）。

（二）骨折分型

桡骨头骨折的分型众多，目前常用Mason-Hotchkiss分型（图2-7-27）。

Type Ⅰ型：没有移位的骨折，桡骨头或桡骨颈骨折没有移位或移位<2mm，无需手术治疗。

Type Ⅱ型：有移位的桡骨头骨折或桡骨颈骨折，包括以下几种情况：①关节面骨折移位>2mm，关节活动受到机械性阻挡；②骨折粉碎程度不严重，允许内固定治疗；③有移位的简单骨折，骨折块较大（>30%关节面）。

Type Ⅲ型：严重的桡骨头粉碎骨折或桡骨颈骨折，无法重建，需要行桡骨头切除。

Type Ⅳ型：桡骨头骨折合并肘关节周围其他损伤，包括：尺骨鹰嘴骨折、尺骨冠状突骨折、内、外侧副韧带损伤、肘关节脱位、骨间膜损伤联合下尺、桡关节脱位（Essex-Lopresti lesion）等。

（三）临床表现及诊断

患者往往有明确的撑地外伤史，肘关节外侧肿胀、压痛明显。前臂旋转和屈伸受限，如果合并肘关节脱位或侧副韧带损伤，肘关节可明显畸形。对桡骨头骨折的病人还要重点检查前臂和腕关节，在Essex-Lopresti损伤的病例中，患者的远端尺桡关节有压痛，旋转时疼痛加重，前臂有胀痛感，此时需对比拍摄双侧的腕关节中立位正位片，以判断有无桡骨的上移。MRI可有助于判断骨间膜的撕裂。X线片包括常规的肘关节前后位和侧位片，如果患者桡骨头处压痛明显而X线平片无法看到明确的骨折线，可以加拍肘关节的外斜45°位片。另外，拍

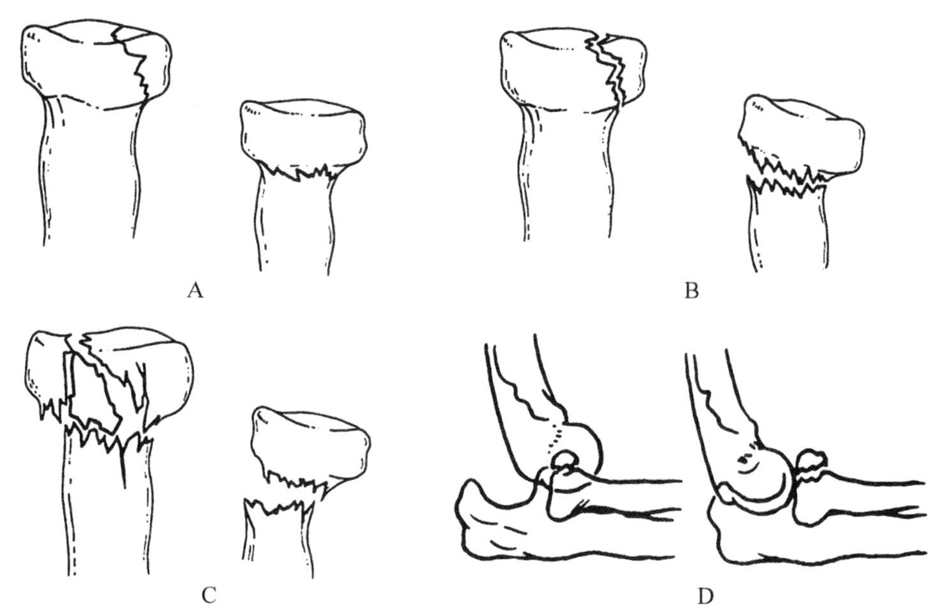

图 2-7-27　Mason-Hotchkiss 分型

注：A(Mason Ⅰ型)：骨折无移位或移位＜2mm；B(Mason Ⅱ型)．注：骨折移位＞2mm或骨折块面积＞1/3 关节面；C(Mason Ⅲ型)．粉碎性骨折，无法通过内固定加以重建；D(Mason Ⅳ型)．桡骨头骨折合并肘关节脱位

摄前后位时球管投照方向略向近端倾斜，投射中心仍位于肘关节处(肘关节斜正位片)，可以清楚地看到桡骨头的关节面以及在关节面上的骨折线情况。标准侧位片上的脂肪垫阴影，特别是在桡骨头前方和肱骨髁后方的阴影表明有关节腔内血肿存在，是桡骨头隐匿性骨折的一个线索，是加拍桡骨头特殊位 X 线片的指征，必要时也可以拍摄 CT 以明确诊断。

(四)治疗原则

1. *功能治疗*　对Ⅰ型骨折采用短暂固定后早期进行屈伸和旋转功能操练(功能治疗)可以获得更好的肘关节功能，操练以主动活动为主，辅以适当的被动活动。操练方法：以屈肘为例，患肘达到屈曲极限时在健肢或理疗师帮助下维持 5s 左右为一组，重复 5 组，每天 3 次。如患肢出现明显肿胀、发热等现象，则需减少运动量并适当辅以局部冷敷。治疗过程中可每周随访 X 线表现，防止操练中出现骨折移位。

2. *内固定治疗*

(1)内固定治疗的指征：关节面塌陷或分离超过 2mm、骨折类型不太复杂的 MasonⅡ型骨折是切开复位内固定的最佳适应证。对于大部分 MasonⅣ型骨折，固定桡骨头更可以改善肘关节的稳定性并允许肘关节早期操练。但是采取内固定治疗方法的前提是手术能够提供足够强度的固定，允许早期活动而不用担心骨折移位或坏死。这取决于骨折粉碎的情况以及手术医生的手术能力，也取决于采用的内固定方式。

(2)手术入路：最常用的是 Kocher 入路，由肘肌和尺侧腕伸肌之间进入，在关节囊的浅面锐性分离尺侧腕伸肌和指总伸肌、桡侧腕伸肌。由于神经界面位于肘肌(桡神经)与尺侧腕伸肌(骨间后神经)之间，不会干扰相关肌肉的神经支配，分离软组织时注意保持前臂旋前以使骨间背侧神经向前方移位，防止神经损伤。关节囊切口应位于外侧副韧带尺骨束(LUCL)的前方，这样可以防止切断 LUCL 造成肘关节不稳，并能在术后缝合环状韧带后保证外侧副韧带复合体的完整性。骨折通常位于桡骨头的前外侧，这通常就是所谓的桡骨头固定的安全区(非关节面区)，手术中一个简易的判断方法是找到桡骨茎突和 Lister 结节组成的 90°区域，在桡骨头平面与之相对应的 90°范围即是桡骨头骨折内固定的安全区。在安全区内放置钢板不会引起术后撞击和前臂旋转受限。螺钉即使在安全区内置入时也应做埋头处理，以防前臂旋转时刺激环状韧带。

(3)内固定选择：克氏针没有螺纹，固定不牢且有滑出的风险，如果尾部留得过长会因刺激软组织而难以保证术后早期活动。因此,如果有条件,应尽可能选择有螺纹的内固定材料。空心螺钉、Herbert钉、骨片钉、微型钢板等都是不错的选择。现在已经有专为桡骨头骨折设计的钢板,这是一种2.0mm的π型锁定钢板,其生物力学强度要大于普通的2.4mm系统的T型钢板和2.0mm的T型LCP钢板,能对完全移位的桡骨颈骨折提供较高强度的固定,相信随着这种钢板的普及,更多的桡骨头骨折可以通过内固定治疗而非切除或假体置换。

3. 桡骨头切除和桡骨头假体置换　对于无法进行内固定重建的桡骨头骨折,或者无法可靠固定的骨折,切除桡骨头是明智的决定。对单纯的桡骨头骨折进行桡骨头切除,远期效果的优良率为78%～95%。不过,MasonⅡ型和Ⅲ型骨折合并内侧副韧带损伤的比例可能高达50%,如果在内侧副韧带断裂的情况下切除桡骨头会造成肘关节的严重外翻,继而带来肘关节的无力和疼痛。Essex-Lopresti损伤对整个前臂稳定性的危害极大,尤其是腕关节的活动和力量都会受到严重影响。桡骨头切除后桡骨向近端移位的发生率高达20%～90%说明这种损伤的漏诊率极高,假体置换可以防止这些并发症的发生。不过,是否假体置换还取决于患者的年龄、经济条件、对肘部及腕关节力量的要求等因素,对于Mason Ⅲ型骨折,如果并存有内侧副韧带损伤或骨间膜损伤,且患者年龄较轻,患肢是优势肘,应该考虑假体置换。

MasonⅣ型骨折的治疗原则是尽可能地复位固定桡骨头以恢复肘关节的稳定。因为即使是现有的金属假体,仍不能完全模拟自然桡骨头的形态,生物力学实验证实自体桡骨头能够提供更有效的稳定作用。桡骨头假体安放不当会造成肱骨小头前方关节面磨损并限制屈曲活动。当然,如果内固定不足以允许肘关节早期活动,肘关节的功能不佳。此时应切除桡骨头,并可通过以下两种选择获得肘关节的即刻稳定性。

(1)使用带轴的外固定支架:使内、外侧副韧带在支架的保护下获得愈合,但这种方法不能确保不出现晚期的肘关节的外翻、不稳定以及桡骨上移、腕部尺侧嵌入综合征等的发生。外固定支架的螺钉有损伤桡神经的风险,另外,如果支架的旋转中心不能正确地对准肘关节的旋转中心,肘关节的活动会受到影响。

(2)桡骨头假体置换:置入金属假体可以提供肘关节较好的外侧柱稳定性,目前为止,采用金属假体置换治疗复杂桡骨头骨折已经在临床上取得了较好的中短期疗效。

七、孟氏骨折

(一)定义

又称为Monteggia骨折脱位,为尺骨近端1/3骨折合并桡骨头脱位。

Monteggia于1814年首先对此种骨折脱位进行了描述,此后即以其名字称呼此种骨折脱位。这种骨折脱位的复合性损伤在治疗上常常貌似简单,实则争议尚多。尺骨骨折合并桡骨近端脱位,伴或不伴有桡骨骨折。目前认为儿童的这种复合损伤一般可保守治疗,但成人常规需要切开复位内固定。

(二)分类

1967年Bado将此类型骨折脱位归纳为4型(图2-7-28)。

Ⅰ型:尺骨中或近1/3骨折伴桡骨头前脱位,其特点是尺骨向前成角。约占60%。

Ⅱ型:尺骨中或近1/3骨折伴桡骨头后脱位,其特点是尺骨向后成角,并常有桡骨头骨折。约占15%。

Ⅲ型:尺骨骨折为尺骨近侧干骺端骨折,在冠状突远侧,伴桡骨头侧方或前侧脱位。此型仅见于儿童。约占20%。

Ⅳ型:尺骨中或近1/3骨折,桡骨头前脱位,桡骨近1/3骨折在肱二头肌结节下。约占5%。

以总发生率计算,Ⅰ型骨折远比其他类型骨折脱位常见。值得注意的是,Bado分型没有将成人Monteggia骨折脱位与儿童损伤分开。尽管成人与儿童在Monteggia骨折脱位的损伤机制、临床预后等很多方面都有不同点,但以往众多文献并未将成人与儿童损伤分开讨论。已知,成人Monteggia骨折脱位以Ⅱ型常见。但Eglseder等认为Bado Ⅰ型在成人Monteggia骨折脱位或经尺骨鹰嘴脱位病例中占大多数。依据文献,儿童Monteggia骨折脱位以Bado Ⅰ型和Ⅲ型最常见,其中Ⅰ型约占53%或60%,Ⅲ型约占26%或40%。儿童中Ⅱ型和Ⅳ型少见,主要原因是:Ⅱ型多见于成人,而Ⅳ型极其罕见。

在Bado分型的Ⅰ型和Ⅱ型中还包括Monteggia骨折脱位的其他等同类型,它们没有桡骨头脱位,代之以桡骨头或桡骨颈骨折。有学者建议将此种等同类型从Monteggia骨折脱位典型类型中分出进行单独讨论。因为此种类型损伤存在关节内

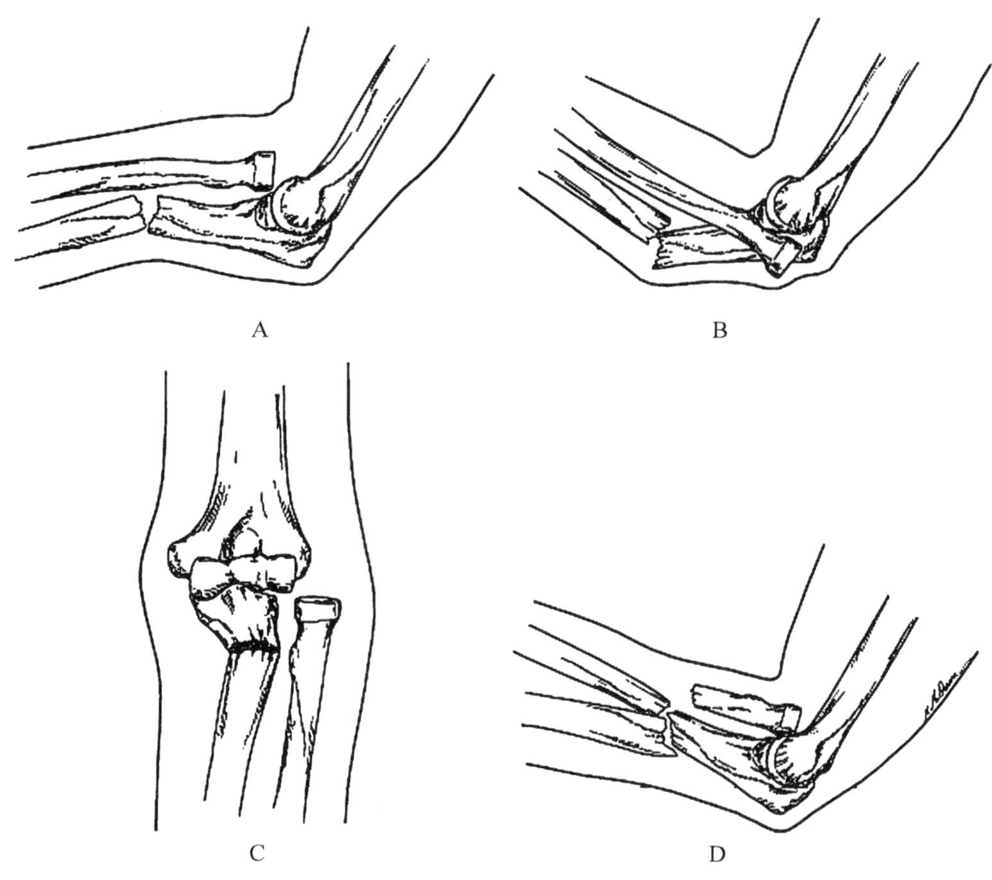

图 2-7-28　Monteggia 骨折 Bado 分类

注：A. Ⅰ型 尺骨中或近 1/3 骨折伴桡骨头前脱位；B. Ⅱ型 尺骨中或近 1/3 骨折伴桡骨头后脱位；C. Ⅲ型 尺骨骨折为尺骨近侧干骺端骨折，于冠状突远侧，伴桡骨头侧方或前侧脱位；D. Ⅳ型 尺骨中或近 1/3 骨折，桡骨头前脱位，桡骨近 1/3 骨折于肱二头肌结节下骨折

骨折，因而其临床预后与未涉及关节内的典型类型有很大差异。

Jupiter 等还将 Bado Ⅱ型骨折分为 4 个亚型。A 亚型：尺骨近端骨折包括冠状突骨折；B 亚型：尺骨骨折位于干骺端与骨干结合部，冠状突以远；C 亚型：尺骨骨干骨折；D 亚型：累及从尺骨鹰嘴至骨干的复杂尺骨骨折(图 2-7-29)。

除 Monteggia 骨折脱位典型类型外尚存在变异情况：桡骨头脱位或半脱位伴尺骨弹性弯曲变形而非骨折。由于儿童骨质的特点，因此此种损伤多见于儿童。在这种变异类型中尺骨局部发生微骨折，在一般 X 线影像中无法明确显示。

此外，根据损伤后桡骨头手法复位情况将 Monteggia 骨折脱位中桡骨头脱位情况分为：易复型和难复型。前者在前臂轴向牵拉过称过程中自动复位，但有再脱位的可能性。后者由于桡骨头脱位后存在阻挡复位的组织而导致复位困难，需要切开复位。一般阻挡桡骨头复位的结构可能有：关节囊和环状韧带、正中神经、桡神经、关节软骨碎块、短缩的尺骨以及肱二头肌腱。

(三)损伤机制

在所有类型中Ⅰ型居绝对多数。目前大多数学者认为Ⅰ型骨折主要有两种损伤机制：

1. 极度旋前位或过伸时跌倒，由跌倒产生的压力造成尺骨骨折，同时肱二头肌的强大旋后力向前牵拉桡骨头。1949 年 Evan 进行尸体生物力学研究，将肱骨固定后强力使前臂旋前，结果造成了桡骨头前脱位和尺骨骨折。同时指出，跌倒时手和前臂通常是完全旋前的，当手固定于地面时，体重迫使上肢外旋，即造成了前臂的极度旋前而发生 Monteggia 骨折。Bado 同意 Evans 的观点，指出Ⅰ型骨折的肘关节侧位 X 线片上，桡骨结节处于后侧，表明桡骨处于完全旋前位。

2. Monteggia 骨折脱位的另一损伤机制就是前臂遭受尺骨背侧的直接打击。因为在该类型损伤中并无跌伤史。

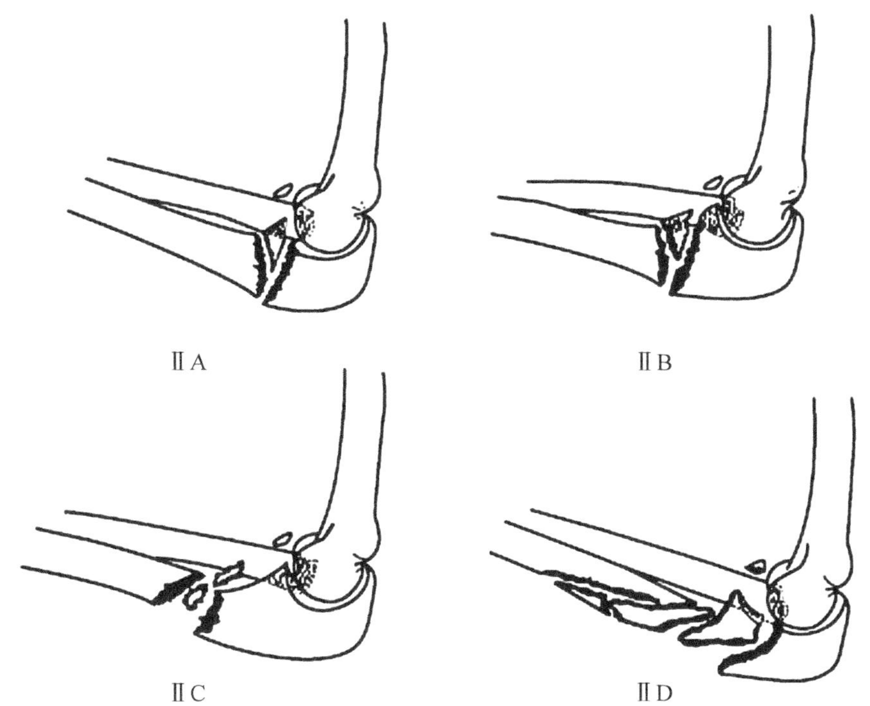

图 2-7-29　Monteggia Ⅱ型 Jupiter 分类

注：ⅡA 型．尺骨近端骨折包括冠状突骨折；ⅡB 型．尺骨骨折位于干骺端与骨干结合部，冠状突以远；ⅡC 型．尺骨骨干骨折；ⅡD 型．累及从尺骨鹰嘴至骨干的复杂尺骨骨折

Peurose 描述了 Monteggia Ⅱ型骨折脱位的损伤机制，他认为此种类型类似于肘关节后脱位，只是由于尺骨近端附着的韧带结构较尺骨骨质更为坚固。由此，当前臂遭受向后传到的暴力时造成了桡骨头后脱位，肱尺关节保持完整，而尺骨近端发生了骨折。

Bado 指出 Monteggia Ⅲ型骨折脱位都是由于肘内侧面的直接打击暴力所造成的。此类损伤仅见于儿童而成人少见。

多数学者认为Ⅳ型骨折的损伤机制与Ⅰ型相同，只是可能在桡骨头脱位后，桡骨又遭受了第二次创伤所致，故合并了桡骨骨折。

（四）症状体征

症状和体征与类型有关：

Ⅰ型可于肘窝触到桡骨头，前臂短缩，尺骨向前成角。

Ⅱ型可于肘后触及不完整的桡骨头，尺骨向后成角。

Ⅲ型可于肘外侧触及桡骨头和尺骨近端向外侧成角。

Ⅳ型桡骨头处于肘窝，尺桡骨骨折处均有畸形及异常活动。

所有 4 型典型骨折脱位中，肘关节及前臂均可伴有明显肿胀、压痛及肘关节和前臂主动旋转活动受限，被动活动疼痛加剧。但在 Monteggia 骨折脱位的变异损伤中，前臂局部肿胀和疼痛的症状和体征相对于尺骨完全骨折不是很明显。因此查体时需要认真检查。

桡神经深支损伤为最常见的并发症，应检查相应的神经功能症状。

（五）诊断

除依据症状和体征外，对此型骨折脱位损伤的确诊更多依赖于 X 线检查。虽然尺骨骨折和桡骨头脱位在 X 线片上极易判断，但 Monteggia 骨折的漏诊率却还是很高。有 20%～50%的病例在初次就诊时出现漏诊。主要原因首先是 X 线片未包括肘关节；其次是摄片过程中 X 线球管未以肘关节为中心，以致桡骨头脱位变得很不明显；第三是体检不认真忽略了桡骨头脱位的存在，以致阅片漏诊；第四患者在伤后就诊前自行牵拉或制动，使脱位的桡骨头自动复位，以致就诊时忽略了脱位的可能，但在固定中可复发脱位。

此外，Monteggia 骨折脱位变异类型的漏诊率更高。由于此种类型多见于儿童前臂损伤；所以有学者提醒临床医师需要注意：①当前臂仅有单一尺骨或桡骨成角或重叠短缩骨折时，一定有尺桡近端或远端关节的脱位或半脱位(Monteggia或Galeazzi骨折脱位);②当儿童前臂损伤有尺骨头或桡骨头脱位时,必须仔细观察是否有尺桡骨骨折,即使仅有轻微青枝骨折或弯曲畸形;③在进行前臂X线摄片时必须包括尺桡近、远端关节;④必要时需要加拍对侧即正常侧前臂X线影像以便进行对照。

在肘关节前后位和侧位X线片中,确定桡骨头是否脱位的方法是,描画通过桡骨头的桡骨轴线——肱桡线,该轴线应该指向肱骨小头;如果桡骨轴线没有通过肱骨小头表明存在桡骨头半脱位或脱位(图2-7-30)。

(六)治疗

儿童Monteggia骨折脱位,闭合复位治疗均可获得满意效果。但对成人Monteggia骨折脱位的治疗,尤其是桡骨头脱位的治疗一直存在争议。

Speed发现切开复位桡骨头并修复或重建环状韧带,同时做尺骨内固定是效果最好的方法。Boyd和Boals建议对尺骨骨折用加压钢板或髓内钉做坚强内固定,但桡骨头应闭合复位,除非闭合复位失败,否则并无切开复位的指征。前一组中多数桡骨头脱位可采用手法复位,急性损伤采用此法治疗,约80%效果优良。伴有桡骨头骨折的Monteggia骨折脱位可能难以处理。因此当桡骨头有明显骨折时Boyd和Boals建议切除桡骨头,他们治疗的病例优良率达77%。

Reynders等认为桡骨头早期切除与尺骨骨折延迟愈合或不愈合有关,可增加尺骨骨折固定所承载的成角应力。他们建议对桡骨头骨折进行修复、假体置换或原样保留直至尺骨骨折愈合。

对多数Ⅰ型损伤可以采取如下方法处理:对尺骨骨折进行坚强的内固定、闭合复位桡骨头、前臂旋后位肘关节屈曲90°以上制动6周。

尺骨不愈合、骨性连接、肘关节活动受限是效果差的主要原因。建议对这种复杂的复合性损伤要仔细诊断,并迅速给予恰当的治疗。

长骨骨折的X线必须包括远端和近端关节。无论肢体处于什么姿势,在所有X线片上桡骨头与肱骨小头总是在一条线上。对于看似没有危险的尺骨近端1/3轻度一位骨折患者,必须密切观察有无尺骨成角增加和继发桡骨头脱位或半脱位。

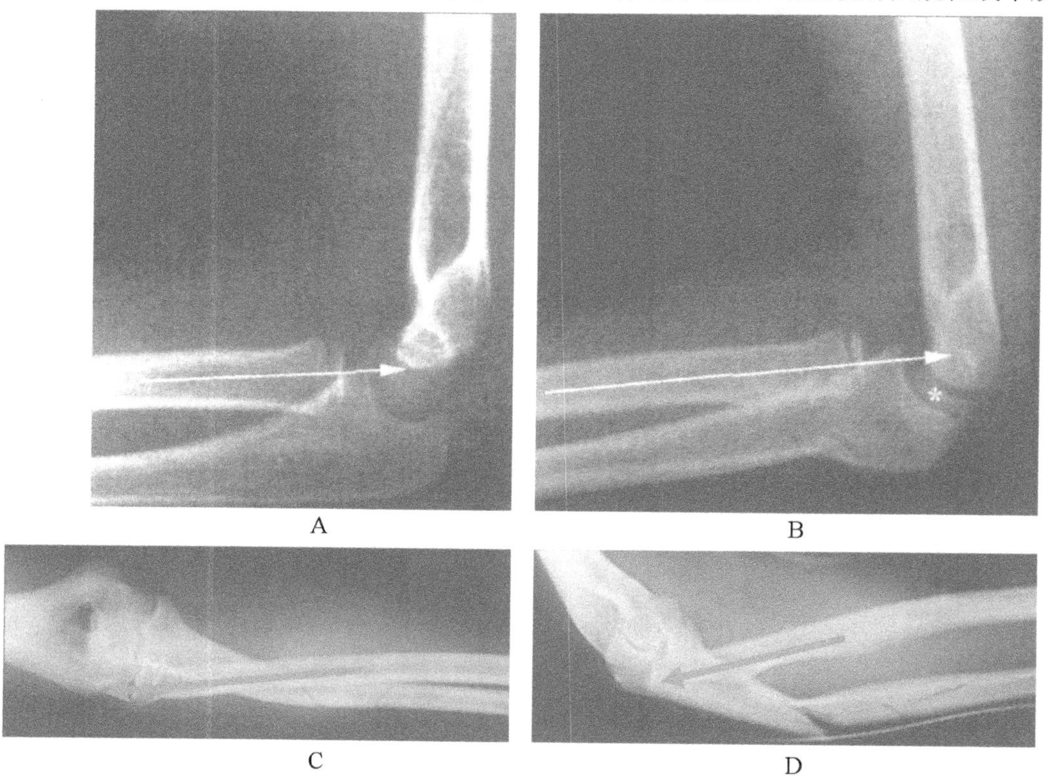

图2-7-30　肱桡线(正常及Monteggia骨折脱位情况)

注:A.正常肱桡线,无论肘关节屈曲或伸直的角度,经过桡骨纵轴的直线都穿越肱骨小头,如果桡骨轴线与肱骨小头之间的关系破坏则表明肱桡关节脱位或半脱位;B、C、D. Monteggia骨折脱位时桡骨轴线与肱骨小头关系紊乱,正常情况下桡骨轴线应该指向的位置(星号)

目前常用的治疗方案如下。

(1)急性损伤:桡骨头脱位可用闭合方法复位者,就不应切开复位,但尺骨骨折需要坚强内固定。由于尺骨近端1/3的髓腔较大,使用加压钢板;尺骨中1/3处髓腔较小,可用加压钢板或髓内钉。术中固定尺骨骨干骨折后,应仔细分析肱桡关节X线片。桡骨头半脱位需要切开复位。

手术方法:首先牵引前臂,在上臂做对抗牵引,将肘关节屈曲120°,整复桡骨头脱位。通过X线片检查复位情况,如复位满意,可如前述进行下一步处理;若复位不满意,则进行切开复位。沿尺骨皮下缘做一切口,显露尺骨骨折。然后用加压钢板和螺钉或髓内钉固定骨折。创口缝合后,然后前臂旋后,肘关节屈曲120°,防止桡骨头再脱位,用塑形的上臂后侧石膏托固定。复查X线片,确认桡骨头仍保持复位。

术后处理:术后2周,将后侧石膏托开窗或拆除,然后拆线。术后4～6周,必须保持肘关节屈曲110°～120°。通常术后2周换用长臂管型石膏,术后4周去除管型石膏,改用颈腕带保护上肢,仍保持肘关节屈曲110°～120°。允许轻柔地旋前和旋后活动,但在伤后6周前不能做90°以下的伸肘活动。

(2)急性损伤:环状韧带或关节囊嵌入阻碍了桡骨头复位者,需要切开复位桡骨头脱位,修复或重建环状韧带,坚强固定尺骨骨折,手术采用Boyd入路。

手术方法:通过Boyd入路显露尺骨骨折和桡骨头脱位。确认环状韧带的情况,如韧带完整,可切开并牵开韧带,协助桡骨头复位。较常见的是环状撕裂或撕脱,并移位进入尺骨的桡骨切迹。如果为协助桡骨头复位已将环状韧带切开,且环状韧带破损不太严重,可用适当的不可吸收缝线予以缝合。若环状韧带已经不能修复,可予以韧带重建。具体方法:于前臂肌肉上切取一条筋膜,长约11.4cm,宽1.3cm。筋膜带的近端仍连接于尺骨近端,在鹰嘴三角形背侧面的远端深筋膜与骨膜混合在一起。在尺骨的桡骨切迹远侧于桡骨结节的近侧之间,将筋膜带绕过桡骨颈后面,继之环绕桡骨颈。在固定尺骨骨折之前进行这步操作较为容易。再整复尺骨骨折的骨块,按成人尺桡骨骨干骨折部分介绍的方法做牢固固定。如骨折粉碎严重,要用自体髂骨移植辅助内固定,注意不可在尺桡骨之间放置任何骨块。最后在桡骨颈处缝合新的环状韧带。韧带应收紧,但不要太紧以免磨损骨质和妨碍旋转。

术后处理与桡骨头闭合复位相同。

(3)成人陈旧性Monteggia骨折脱位损伤(6周或更长时间):从未复位的桡骨头脱位,或尺骨骨折固定不牢导致骨折成角和桡骨头再脱位者,应切除桡骨头。若尺骨成角明显或不愈合,则进行坚强固定(通常加压钢板),并附加骨松质移植。

用上肢后侧石膏托固定前臂于中立位,肘关节屈曲90°。只要固定牢固及创口愈合满意,通常可于术后4～5d除去石膏托,然后用吊带保护上肢。可进行轻柔的肘关节主动活动练习以及旋转活动。骨折通常在8～10周牢固愈合。

儿童陈旧性损伤(6周或更长时间)并发症较多,常见有桡骨头再脱位、尺骨骨折畸形愈合以及前臂骨筋膜室综合征出现尺神经或桡神经麻痹等。而且手术失败率较高,所以需要更多关注。儿童陈旧性损伤一般等待成年后再进行处理。手术方法较多,主要有两种:尺骨截骨桡骨头切开复位和尺骨外固定支架延长闭合复位桡骨头。

对儿童是否需要重建环状韧带仍存争议。Devani报道对脱位桡骨头予克氏针贯穿复位固定肱桡关节而未进行环状韧带重建,取得了较好的临床效果。但有学者建议在修复环状韧带后需要应用克氏针对肱桡关节进行临时固定以保护韧带的有效愈合。

一般儿童禁止切除桡骨头。有学者建议对儿童陈旧性Monteggia损伤中有症状的脱位桡骨头可以在成年后进行切除。Freedman等建议对有症状的脱位桡骨头可以进行切开复位。但由于脱位桡骨头过度生长或畸形生长导致切开复位非常困难,可以采用桡骨短缩截骨达到复位的目的。

(七)预后

目前关于Monteggia骨折脱位手术治疗的长期预后尚无定论,Bado分型与预后的关系也不明确。Givon等认为BadoⅠ型预后要较其他类型差。另一项多中心研究认为BadoⅠ型和Ⅲ型预后优良,Ⅱ型和Ⅳ型预后一般中或差。Ring等报道的48例成人Monteggia骨折脱位手术治疗后平均随访6.5年中有6例预后差,都为BadoⅡ型。此外有许多学者认为Monteggia骨折脱位预后与Bado分型之间没有明确的对应关系。

Konrad等对63例成人Monteggia骨折脱位病例进行了平均8.4年的随访。因为BadoⅡ型以及JupiterⅡa型骨折脱位常常伴有桡骨头或冠状突的骨折。因此他们认为在所有成人Monteggia

骨折脱位类型中 Bado Ⅱ型特别是 JupiterⅡa 型长期预后最差。需要对此类型损伤的病例进行充分的解释，说明预后情况及患肢功能丧失情况，必要时需要进一步手术治疗。

八、盖氏骨折

(一)定义

盖氏骨折又称为 Galeazzi 骨折脱位，为桡骨远端 1/3 骨折合并远端尺桡关节(distal radial ulnar joint，DRUJ)脱位。

1934 年 Galeazzi 详细描述了此种损伤，并建议强力牵引拇指整复之。此后即称此种损伤为盖氏骨折。Compbell 称之为"无法避免的骨折"，因其确信此种损伤必须手术治疗。此种损伤较 Monteggia 骨折脱位更为多见，其发生率约高于后者 6 倍(图 2-7-31)。

(二)损伤机制

Galeazzi 骨折可因直接打击桡骨远端 1/3 段的桡背侧而造成；亦可因跌倒，手掌撑地的应力传导而造成；还可因机器绞轧而造成。损伤机制不同，其骨折也有不同特点。

(三)分类

1. 儿童型　桡骨远端青枝骨折合并尺骨小头骨骺分离。此型损伤轻，易于整复。

2. 桡骨远端 1/3 骨折　骨折一般位于肱二头肌结节远侧桡骨关节面近侧 4cm 范围内。骨折可为横形、短缩形、斜形。骨折短缩移位明显，下尺桡关节脱位一般明显。多为跌倒手掌撑地所致。前臂旋前位致伤时桡骨远折段向背侧移位；前臂旋后位致伤时桡骨远折段向掌侧移位。临床上以掌侧移位者多见。此型损伤较重，下尺桡关节背掌侧韧带、三角纤维软骨盘多已断裂，若三角纤维软骨盘无断裂时多有尺骨茎突骨折。骨间膜亦有一定的损伤。

3. 桡骨远 1/3 骨折，下尺桡关节脱位，并合并尺骨干骨折或尺骨干之外伤性弯曲。多为机器绞轧伤所致。损伤重，可能造成开放伤口。此时除下尺桡关节掌、背侧韧带，三角纤维软骨盘破裂外，骨间膜多有严重损伤。

(四)症状体征

与损伤严重程度有关。患者通常因为疼痛而拒绝前臂旋前或旋后活动。腕关节肿胀明显。如果尺桡远侧关节脱位严重，尺骨茎突突出明显或可以触及。如果骨折移位不显著时骨折局部仅有压痛，肿胀或畸形。移位明显时桡骨出现短缩和成角，下尺桡关节压痛，患者一般无诉腕关节疼痛。此型骨折脱位多为闭合性损伤，开放性损伤多为桡骨骨折近端穿破皮肤所致，伤口小。

与 Monteggia 骨折脱位相反，Galeazzi 骨折脱位中神经血管损伤罕见。

(五)诊断

桡骨骨折通常在桡骨中下 1/3 处，可为横形或短斜形，很少严重粉碎。如桡骨骨折移位明显，则下尺桡关节将完全脱位。尺桡骨前后位 X 线片上，桡骨表现为短缩，桡骨向尺骨靠拢，尺桡骨远端骨间距离增宽。正常情况下，尺桡远端关节之间的宽度不大于 1～2mm，如果超过此宽度表明尺桡远侧关节间韧带结构损伤。正常情况下前臂侧位 X 线片上，尺骨影被桡骨影遮盖，或尺骨影应不超过桡骨影背侧 3mm。Galeazzi 骨折脱位中桡骨通常向掌侧成角，尺骨头向背侧突出。

儿童患者极少数情况下会出现尺骨远端干骺端分离而非尺桡远侧关节脱位或两者同时并存，所以要对 X 线影像精确分析，排除可能存在的干骺端分离。

(六)治疗

Galeazzi 骨折脱位牵引下手法复位并不困难，但维持闭合复位比较困难。由于尺桡骨远端几种肌肉牵拉的力量造成了复位难以维持(图 2-7-32)。

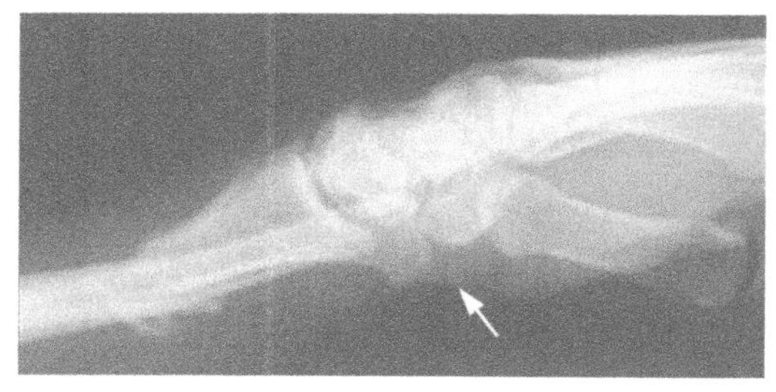

A

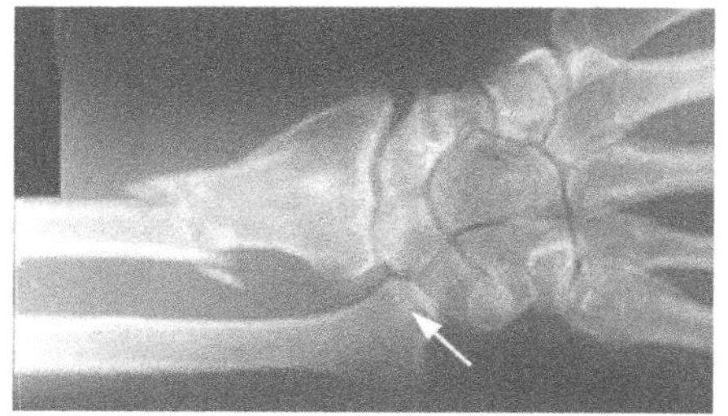

B

图 2-7-31　Galeazzi 骨折脱位

注：A. 桡骨向远侧移位；B. 尺桡远侧关节分离

1. 旋前方肌收缩使桡骨远折段向尺骨靠拢，并牵拉其向近侧及掌侧移位。

2. 肱桡肌牵拉桡骨远折段向近侧短缩移位。

3. 拇外展肌及拇伸肌使桡骨远折段向尺骨靠拢，向近侧移位短缩。

由于有上述几种移位力量的存在，因此闭合复位的成功率不高。此外，在极少数情况下由于尺骨远端关节内骨折可以妨碍尺桡远侧关节复位。故为了获得良好的前臂旋转功能，避免尺桡远侧关节紊乱，桡骨骨折必须解剖复位。因此此种类型骨折必须予切开复位内固定。

由于 Galeazzi 骨折脱位中桡骨远端骨折处髓腔较宽大，所以髓内钉很难提供坚固的固定，对放置骨折端间的旋转作用微弱。因此该类型损伤中桡骨远端骨折不允许髓内钉固定。

目前成人首选的方法是通过前侧 Henry 手术入路对桡骨干骨折做切开复位和加压锁定钢板内固定。钢板置于桡骨掌面。由于小的钢板难于对抗桡骨远端骨折端肌肉牵拉产生的移位力量。此外，短小钢板在移位力量的作用下可能弯曲，螺钉可能松动造成骨折畸形愈合和不愈合。所以钢板必须有足够的长度和强度。因此目前多建议使用加压钢板。术后短臂石膏前后托，前臂旋转中立位制动 4～6 周，以使下尺桡关节周围被损的组织获得愈合。对桡骨干骨折做坚强的解剖固定，一般可是远侧尺桡关节脱位复位。若该关节仍不稳定，应在前臂旋后位时使用 1 枚克氏针做临时横穿固定。6 周后去除克氏针，开始前臂主动旋转活动(图 2-7-32)。

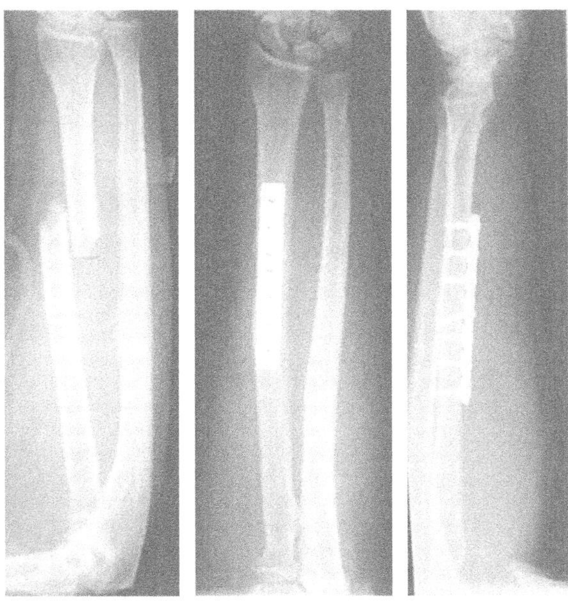

图 2-7-32 Galeazzi 骨折脱位，复位尺桡远侧关节，钢板固定桡骨骨折

近期有学者通过回顾性研究认为对儿童和未成年人 Galeazzi 骨折脱位予以有效地手法复位并辅以石膏可以获得优良的临床结果，并认为即使在该类损伤初期对 Galeazzi 骨折脱位未及时诊断，闭合复位石膏固定仍可以作为有效的治疗方法。

九、桡、尺骨干骨折

(一)尺桡骨功能解剖和生物力学

前臂由尺、桡骨组成，两骨接骨间膜相连(图 2-7-33)。两骨与周围骨共形成 6 个关节结构，分别为：肱尺关节、肱桡关节、尺桡近侧关节(上尺桡关节)、尺桡远侧关节(下尺桡关节)、桡腕关节及骨间膜。其中尺桡近、远侧关节是前臂旋转功能的重要解剖基础。

1. *桡骨* 桡骨近侧细小，远侧膨大，以桡骨头的杯状面于肱骨小头相关节形成肱桡关节；并与尺骨近端的桡骨头切迹相关节，形成尺桡近侧关节。二者均为解剖上肘关节的一部分。

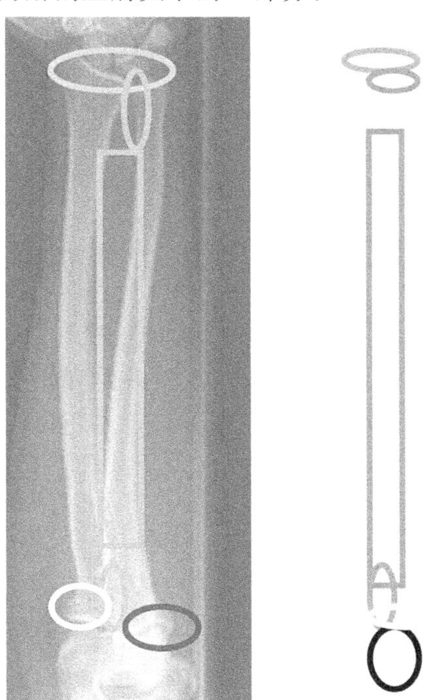

图 2-7-33 正常尺桡骨关系

注：尺桡骨与周围骨共形成六个关节结构，分别为：肱尺关节、肱桡关节、尺桡近侧关节(上尺桡关节)、尺桡远侧关节(下尺桡关节)、桡腕关节及骨间膜

桡骨头表面被有软骨;中部凹入呈杯状于肱骨小头关节面相对。当伸直肘关节时仅桡骨头的前半部与之接触;屈肘关节时两者完全吻合。杯状面的尺侧为一半月形的倾斜面,于旋前时与滑车的桡侧边缘相接触。桡骨头的周边部也被有软骨,称为柱状唇,与尺骨的桡骨头切迹组成上尺桡关节。

桡骨本身具有两个弯曲,称为旋转弓。桡骨颈斜行向远侧及尺侧,桡骨干的近侧则斜行向远侧及桡侧,两者之间形成了一个夹角,称为旋后弓(supinator bend),恰处于桡骨结节的水平。桡骨干的远侧斜行向远及尺侧,因之与近侧段之间形成了一个夹角,称旋前弓(pronator bend),此角恰位于旋前圆肌粗隆处。旋后弓和旋前弓分别处于桡骨远近端连线的两侧。这两个旋转弓并不在同一水平面上,以致桡骨的正侧面都可见到这两个弯曲。

2. *尺骨* 尺骨近端粗大,远端细小。近端的冠状突、鹰嘴突所围成的半月切迹,与肱骨的滑车相关节,称为肱尺关节,为解剖上肘关节的主要部分。半月切迹的弧度为 180°,而滑车的弧度为 320°。

尺骨远端变圆形,形成尺骨小头,小头远侧为圆形关节面与三角纤维软骨盘相对;侧方的拱桥形关节面与桡骨的尺骨切迹关节面相关节,称尺桡远侧关节。

尺骨截面呈三角形,全长均处于皮下,因而容易造成开放骨折。尺骨的远 1/3 处有轻度的向尺侧的弯曲。

3. *前臂骨间膜* 骨间膜为一致密的纤维结缔组织,膜状,远近侧均较为薄弱。而中间部较厚韧。掌侧纤维起于尺骨骨间嵴,斜向近侧止于桡骨骨间嵴;背侧纤维则方向相反,走向近侧和尺侧。近侧部有一束加厚的纤维称为斜索(obligue cord)。

前臂骨间膜不仅为前臂肌肉提供的附着止点,也由桡骨向尺骨传导应力。更重要的是骨间膜为前臂的旋转活动,限定了一个最大活动范围。前臂的旋转活动是不能超越此范围的,否则将受到骨间膜的制约。骨间膜的瘢痕挛缩将造成前臂旋转功能障碍。

4. *尺桡近侧关节* 由桡骨头的柱状唇与尺骨的桡骨切迹所组成。环状韧带与尺骨的桡骨切迹共同围成一个纤维骨环,包绕着桡骨头的柱状唇。环状韧带约占纤维软骨环的 3/4,因之可以适应椭圆形的桡骨头的转动。环状韧带被肘关节外侧和内侧韧带的前部纤维所加强。

该关节的下部被方形韧带所加强。方形韧带(guadrate ligament)前后边缘与环状韧带相连,内侧附着于尺骨的桡骨切迹的下缘,外侧连接桡骨颈。桡骨头在纤维骨环中的旋转运动受方形韧带的制约。旋前时,方形韧带的后部纤维紧张;旋后时,方形韧带的前部纤维紧张。

5. *尺桡远侧关节* 由尺骨头的侧方关节面与桡骨的尺骨切迹组成。切迹的远侧缘有三角纤维软骨盘附着,此软骨盘止于尺骨茎突的基底部。三角纤维软骨盘的功能有三:连接尺桡骨两骨,稳定尺桡远侧关节;供给平滑关节面,近侧对尺骨头,远侧对近排腕骨;间隔尺桡远侧关节和腕关节。有时三角纤维软骨盘中央部有小孔存在,沟通尺桡远侧关节和腕关节。旋转活动中三角纤维软骨盘在尺骨头上前后滑动,旋前时其背侧缘紧张,旋后时其掌侧缘紧张。

桡骨远端关节面向掌侧及尺侧倾斜,倾斜度称掌倾角及尺偏角。掌倾角为 9°～20°,平均 13.54°,尺偏角为 20°～35°,平均 27.05°。桡骨茎突与尺骨茎突不在同一水平,桡骨茎突较尺骨茎突远 10～12mm。尺桡远侧关节的掌侧和背侧有尺桡远侧前、后韧带加强。旋前时,尺桡远侧后韧带紧张;旋后时,尺桡远侧前韧带紧张。

6. *前臂旋转肌肉* 前臂的旋转肌肉按功能可以分为两组,旋前肌组和旋后肌组。前者包括:旋前方肌、旋前圆肌;后者包括:旋后肌和肱二头肌。

就前臂旋转肌肉的结构特点而言,上述四肌应另分为两组:一组为短而扁的旋转肌,包括旋前方肌和旋后肌。它们的特点是:止点在桡骨的两端,均远离旋转弓,前臂旋转时,此两肌一个收缩,一个松弛,很像两个绞盘一紧一松。它们属于静力肌。另一组肌肉是旋前圆肌和肱二头肌,其止点均在旋转弓上。如将桡骨的形态比拟为曲柄,这两个肌肉就恰止于曲柄的两个突出点上。它们均为长肌,属于动力肌。旋前圆肌和肱二头肌的收缩,即牵拉着旋前弓和旋后弓沿着前臂的旋转轴旋转。旋转弓存在的重要意义在于提供了一个旋转力臂。

7. *前臂旋转运动* 肘关节伸直时,前臂的旋转活动将与肩关节重叠。例如前臂垂于体侧时,旋转范围约为 360°。上肢外展 90°位时,旋转范围为 360°。肩前屈 90°位时肘伸直时,前臂旋转范围为 270°。肘关节屈曲 90°时,前臂的旋转度为旋后 90°,旋前 85°。而且屈肘是旋转功能的变异较大,可因年龄、性别和职业等而异。

前臂的旋转运动是个相当复杂的运动，在尺骨保持固定的情况下，其旋转轴是由桡骨头的中心到达尺骨茎突基底部，三角纤维软骨盘附着处。沿此轴心，桡骨头在尺桡近侧关节处做“自转”运动，而桡骨远端则在尺桡远侧关节处围绕尺骨头做“公转”运动。

但是桡骨头系椭圆形，所以桡骨头在旋转中其轴心是变动的。变动范围约 1.5mm(长轴和短轴之差的一半)。

在正常前臂旋转运动中，尺骨也在运动，即桡骨由旋后位至旋前位运动时，尺骨也同时向背侧及桡侧方向做短弧线运动。此种运动在肱尺关节处发生，即尺骨近端在前臂旋转运动中做着轻度伸展及向桡侧的摆动。

前臂在旋转运动中，尺桡骨骨间膜的距离随着旋转角度的不同而时时变化，因此骨间膜的张力也在随之而变化。由于旋转弓的存在，即使同一旋转角度，骨间膜各部的张力也不相同。学者们通过测量发现：前臂中部及远侧骨间膜距离在轻度旋后位时最大，亦即此时骨间膜最为舒展，张力亦最大。继续旋前或旋后时反而松弛；而在前臂近侧，则以完全旋后时骨间膜距离最大，骨间膜最为紧张，旋前时逐渐松弛。

所以正常状态下，前臂沿前臂旋转轴所进行的旋转活动，是在骨间膜宽度所允许的最大活动范围之内进行的。仅在某些方位上此运动才达到骨间膜宽度所允许的最大值。可以说，骨间膜对前臂的旋转运动是有制约作用的，它为前臂的旋转运动限定了一个范围。如果在某些情况下，前臂按旋转轴所进行的旋转运动，超出了此范围，前臂的旋转活动必将受到骨间膜的牵扯而受限(图 2-7-34)。

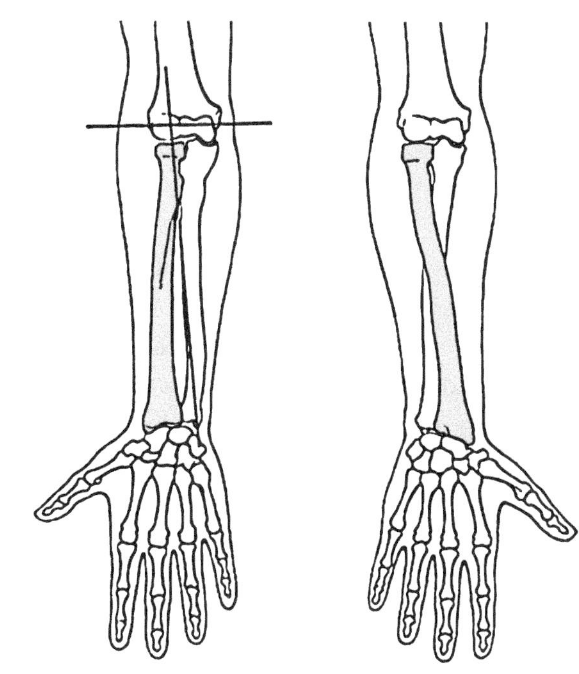

图 2-7-34 前臂旋转轴线

(二)尺桡骨双骨折

前臂骨折发生率约占骨折总数的 11.2%，以青壮年居多。前臂不仅保证了上肢的长度，其旋转功能对手部功能的完成有着重要的意义。因此尺桡骨双骨折后如何最大限度地恢复其功能，是个重要的问题。

1. 损伤机制　由于遭受暴力性质的不同，骨折的特点也不相同。

(1)直接暴力：直接暴力作用于前臂，能引起尺桡骨双骨折，特点是骨折线常在同一水平，骨折多为横形、蝶形或粉碎性。

(2)间接暴力：间接暴力作用于前臂，多系跌倒，手着地，暴力传导至桡骨，并经骨间膜传导至尺骨，造成尺桡骨双骨折。或弯曲、旋转暴力作用。特点是骨折线常为斜形、短斜形。短缩重叠移位严重，骨间膜损伤较重。骨折水平常为桡骨高于尺骨。

(3)绞压扭转暴力：多由机器绞压扭转所致，此种损伤常造成尺桡骨的多段骨折，并常累及邻近关节。由于软组织损伤常较严重，因此多为开放性骨折。多伴肌肉、肌腱损伤，血管神经损伤较常见。

2. 症状体征　外伤后前臂肿胀、疼痛、活动受限，可出现成角畸形。前臂局部有压痛，骨折有移位时可触及骨折端，并可感知骨摩擦音和骨折处的异常活动。骨摩擦音和异常活动并无必要特意检查，因其有可能造成附加损伤。

尺桡骨骨折的诊断多可依靠以上的临床体征而确定。但骨折的详细特点必须依靠 X 线片来了解。所拍的 X 线片必须包括腕关节及肘关节，并须拍摄正侧两个位置的 X 线片。X 线片包括腕及肘关节，既可避免遗漏上下尺桡关节的合并损伤，又可判断桡骨近折段的旋转位置，以利整复。

临床检查中容易遗漏对上下尺桡关节的检查和对手部血供、神经功能的检查。所以必要时采用 CT、MRI 等对上下尺桡关节的关节软骨及骨间膜进行检查。如果怀疑有严重血管损伤可以采用血管造影。

3. 分类　按骨折端是否与外界相交通，可分为开放和闭合骨折；按骨折的部位可分为近、中、远段的骨折。

尺桡骨双骨折属于 AO 分类 22-A3/B3/C 型。

骨折的分类与治疗的选择及其预后有关。开放骨折预后较闭合骨折要差；粉碎及多段骨折治疗较横形多段骨折要复杂；尺桡骨近段骨折闭合复位的成功机会较少(图 2-7-35)。

4. *治疗*　前臂主要完成旋转功能，其对手部功能的发挥至关重要。因此，对前臂骨折的治疗，不应作为一般骨干骨折来处理，而应像对待关节内骨折一样来加以处理。这样才能最大限度地恢复前臂的功能。前臂骨折若治疗不适当，可造成严重的功能丧失。即使骨折愈合很满意，也会发生严重的功能障碍。肱桡、肱尺、尺桡近侧、尺桡远侧、桡腕关节以及骨间隙必须恢复解剖关系，否则会导致功能部分受损。因为儿童尺桡骨骨干骨折极少需要手术治疗，因此主要围绕成人尺桡骨骨干骨折进行讨论。

除所有长骨骨干骨折常有问题外，尺桡骨骨干还存在一些特殊问题。除重建肢体长度、对位和轴线外，如果要恢复良好的旋前和旋后活动度，还必须达到正常的旋转对线。因为存在旋前和旋后肌，对成角和旋转有影响。要整复和保持两个平行骨骼的复位比较困难，所以更易发生畸形愈合和不愈合。由于这些因素，对成人有移位的尺桡骨骨干骨折，即使能够闭合复位，一般仍认为切开复位和内固定是最好的治疗方法。肱二头肌和旋后肌通过其止点对桡骨近侧 1/3 骨折施加旋转力。旋前圆肌在远侧止于桡骨干中段，旋前方肌止于桡骨远侧 1/4，都具有旋转作用和成角作用。尺骨骨折主要受成角应力的影响，因为近端骨折块常向桡骨移位。前臂近端的肌肉使闭合复位难以维持。桡骨远端骨折由于旋前方肌的活动和前臂长肌的牵拉，易向尺骨成角。虽然闭合复位可以获得愈合，倘若成角和旋转对线不良没有完全纠正，仍会发生某些功能障碍，使整体结果不满意。

(1)闭合复位外固定：在内固定物出现之前，闭合复位外固定是治疗的主要办法。时至今日，一些移位不显著、或较为稳定的尺桡骨骨折，在有经验的医师手中仍然可以采用闭合复位外固定(夹板或石膏)的方法治疗，获得较好的结果。但桡骨上 1/3 骨折、不稳定骨折以闭合复位外固定方法来治疗则常会遇到困难，甚至失败。强求闭合复位，反复多次整复，常会事与愿违，甚至使创伤加重，肿胀严重，出现水疱。既未能达到闭合复位的目的，又失去了早期手术的时机，其结果将不如早期手术者。

正确的闭合复位应注意以下各点：①良好的麻醉，使患者在无痛的情况下能与术者满意的配合，并使肌肉松弛，减少整复时的困难，以臂丛阻滞麻醉最为常用。②纠正旋转畸形，由于前臂存在着旋前方肌、旋前圆肌、旋后肌以及肱二头肌等，故不同水平的骨折，两骨折端所处的旋转方位不同(受旋转肌牵拉之故)，所以必须将前臂远折端置于近骨折端相同的旋转位置上，再开始复位。为此必须首先判明桡骨近端处于何种旋转位置。Evans采用

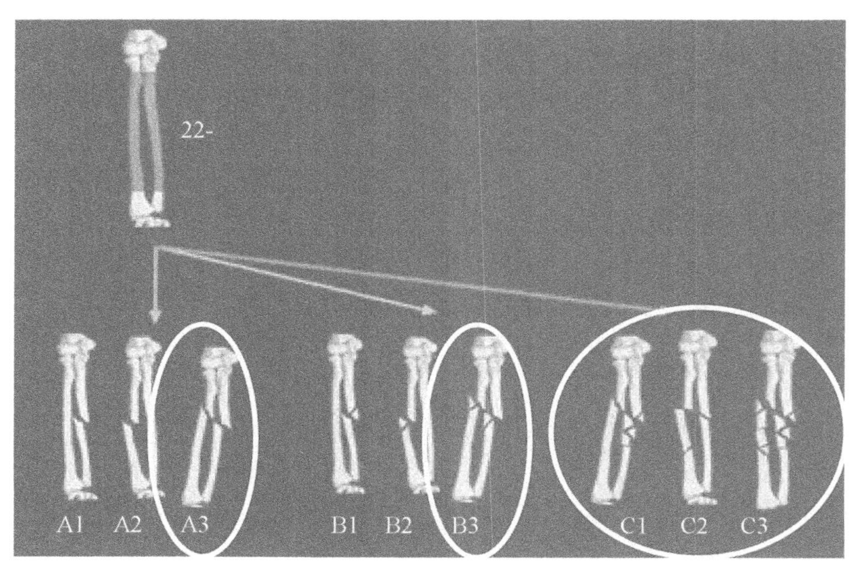

图 2-7-35　前臂双骨折 AO 分类：A3/B3/C 类

以肘关节正位片上，桡骨上端在不同旋转位置上的不同形态，来做为判断旋转位置的依据，曾在临床上广泛应用。我国学者采用了更为准确的判断方法——肘关节侧位片和腕关节正侧位片上桡骨结节和尺骨茎突的形态；下尺桡关节的形态不同来判断尺桡骨所处的旋转方位。③牵引纠正短缩、重叠、成角畸形，牵引应由2名助手进行（一名牵引、一名做反牵引）。牵引时，远骨折段仍应保持在与近骨折段相同的旋转方位上。④分骨并纠正侧方移位，分骨是在远、近骨折端，尺桡骨之间的掌背侧以手指捏压，其目的是使尺桡骨之间距离加大，使骨间膜紧张，利用骨间膜对尺桡骨骨间距离的限制作用，使远近骨折端的尺桡骨骨间距离相等，旋转方位一致。在此基础上，纠正侧方移位，方能达到满意的复位。⑤外固定，在复位满意的基础上，应用石膏外固定，前臂中段以下的骨折可使用U形石膏夹，前臂中段以上的骨折，可使用长臂石膏前后托。在石膏凝固前，尺桡骨骨间掌背侧以手指指腹塑形，使呈双凹状，起到分骨的作用。

复位后的前臂应尽量固定于中立位，以利旋转功能的恢复。特殊情况下，必须置于非功能位时，应待骨折端初步粘连后更换中立位石膏。

应用小夹板固定时，应密切观察，随诊，及时调整松紧度。密切注意压力垫、分骨垫的位置及是否造成压疮。

闭合复位，石膏固定治疗前臂双骨折，其愈合情况并不理想。1949年Knight和Purvi报道的41例保守治疗者，不满意率高达74%，功能优良者仅3例；1952年Bolton及Quinlon报道的90例中结果有功能障碍者37例(41%)，不愈合为4.4%，迟缓愈合为4.4%。1951年Bohler报道的165个前臂骨折中6%不愈合。1962年De Buren报道的131个前臂骨折中6.3%不愈合。

闭合复位外固定治疗前臂骨折，其后果不理想，除方法本身所固有的弊病外，与对前臂功能的认识不深，可接受的整复标准过低也有密切关系（特别是对尺骨的成角畸形、旋转畸形的忽视）。

目前对尺桡骨骨干骨折有严格的复位标准：桡骨近端的旋后畸形不得＞30°；尺骨远端的旋转畸形不得＞10°；尺桡骨的成角畸形不得＞10°；桡骨的旋转弓应予恢复。低于此种标准，将会造成明显的功能障碍。

总之，保守疗法治疗前臂骨折结果并不理想。因此，多数学者认为对成人前臂骨折的治疗应持积极手术的态度；保守治疗应仅限于移位不显著或稳定型的前臂双骨折；反对反复多次的闭合复位。

尺桡骨骨干骨折手术治疗需要满意的内固定装置，而该种装置必须能牢固地固定骨折，尽可能彻底地消除成角和旋转活动。学者们认为结实的髓内钉或AO加压钢板均可达到此目的。不结实的钢板螺钉或圆形弹性髓内钉的效果并不满意。选用钢板还是髓内钉取决于很多因素，因为每种内固定置入物都有其优点和缺点。

(2)钢板螺钉内固定：由于钢板质量问题，早年应用的钢板螺钉内固定治疗前臂骨折，其结果并不理想。后来钢板的质量和设计逐渐改进，治疗结果的满意率也逐渐提高。最近报道的结果为迟缓愈合和不愈合率为2.3%～4%，再骨折率为1.9%～30.4%，感染率0.8%～2.3%。

近20年期间，研究结果表明：内固定物愈坚固，迟缓愈合、不愈合率愈低。因而采用了坚实内固定，双钢板、加压钢板等。

自动加压钢板为1949年Danis首用。1951年Venable应用了相似的加压钢板。1952年Boreau和Hermann使用了另一类型的加压钢板。此后，1958年Müller、Allgower、Willenegger开始使用AO钢板通过加压器加压。此种钢板为Danis钢板的改良，但更为坚固，能获得更大的加压力。1961年Hickes采用坚固的Lug钢板于66例前臂骨折中，不愈合者4例(6.6%)，此钢板强于普通钢板，而使用的螺钉也小于普通者，他认为这样可以尽少破坏骨质血供，利于愈合。1965年Sagent和Teipner于29例前臂骨折中使用双钢板(AO钢板)内固定，不愈合率为0，功能不满意率为9.3%（活动范围损失10°）。1960－1972年所报道的使用AO加压钢板治疗前臂骨折的不愈合率为2%～2.7%，功能不满意率为3.1%～6%（损失10°～30°旋转活动）。目前使用最多的是AO 3.5mm动力加压钢板，这种钢板比半管状钢板更牢固，不需要再用管型石膏保护，不需要因标准加压钢板的加压装置而增加手术显露。此种钢板可用于尺桡骨任何部位的移位骨折，主要用于桡骨干远侧1/3或近侧1/4骨折和尺骨干近侧1/3骨折。建议使用3.5mm减压钢板而非4.5mm钢板是因为后者较大，产生应力遮挡过多。

使用钢板固定骨折，近年在观点上有较大变化，更多地强调生物学固定的原则。

为了减少对骨组织血供的进一步损伤，应尽量少地剥离骨膜，能放置钢板即可。有学者建议将钢板置于骨膜上，而不是骨面上。然而，Whiteside 和 Lesker 报道指出用这种显露方法比将骨膜同附着的肌肉一起剥离的显露方法更加影响血供。必须仔细地整复骨折，准确对合交错的骨折端。粉碎性骨折块即使没有软组织附着，也应尽可能地准确复位。在使用钢板前，可用拉力螺钉将较大的粉碎性骨折块固定在主要骨块上，达到骨块间加压的目的。尺骨和桡骨同时骨折时，在用钢板固定任一骨折前，应显露两个骨折处，并做临时性复位；否则，在试行复位一个骨折时，可使另一个已经复位和固定的骨折再脱位。必须将钢板的中心准确地置于整复的骨折处，钢板应有足够的长度，允许在骨折的每一侧放置至少 3 枚骨皮质螺钉。如果螺钉太靠近骨折处，在拧紧螺钉时或钢板加压时会造成骨劈裂。因此，需要略长的钢板比短钢板为好。应将钢板塑形以适合骨的外形，特别是桡骨，因为要想恢复正常功能，必须维持正常的桡骨弓。

1984 年 Hidaka 和 Gustilo 报道取出加压钢板后，再骨折的发生率非常高。在 23 例患者 32 个前臂骨折中，取出钢板后发生 7 例再骨折。在临床和实验研究方面均已清楚地证实，坚强内固定钢板下的骨皮质由于应力遮挡而脆弱、变薄、萎缩，几乎具有骨松质的特征。如果软组织剥离范围大，缺血性坏死和再血管化可进一步削弱骨质皮。Bednar 和 Grandwilewski 认为术后 2 年内不应择期取出内固定钢板，推迟时间越长，再骨折的机会越少。还有学者建议不要常规取出前臂钢板，仅在因钢板位于皮下而引起症状时才取出钢板。一般钢板取出后须用石膏保护前臂 6 周，6 个月内避免过度的应力和扭转力。并应提醒要取出钢板的患者，即使在 6 个月后仍可能发生再骨折。Mih 等报道 62 例患者再骨折的平均时间是 6 个月，再骨折率为 11%。

目前，钢板固定仍是前臂尺桡骨骨折的手术治疗的金标准，因为钢板固定可以达到解剖复位和稳定、坚强内固定（图 2-7-36～图 2-7-39）。

（3）髓内钉固定：1937 年 Rush、1939 年 Lambrinudi 首先使用克氏针做前臂骨折的髓内固定以治疗 Monteggia 骨折。1940 年以后，骨折的髓内固定流行起来，各种尺桡骨髓内固定物相继出现。1957 年 Smith 和 Sage 收集了 555 例前臂骨折髓内固定病例，使用的内固定物包括克氏针、Rush 针、史氏针、V 形钉、Lottes 钉。其总的不愈合率为 20%（克氏针不愈合率高达 38%，而其他更坚固的髓内固定物的不愈合率为 14%）。1959 年 Sage 基于对尺桡骨解剖的认识，介绍了三角形剖面的 Sage 前臂髓内钉，尺骨者为直钉，桡骨者为弯钉以保持桡骨弓的存在。其不愈合率为 6.2%，迟缓愈合率 4.9%。唯其穿入技术较为复杂困难。1958 年 Ritchey、Richardson、Thompson 使用硬三角钉治疗前臂骨折，与 Sage 钉有相似之处，并且不用外固定。1961年Marek使用方形髓内钉，但仍使用石

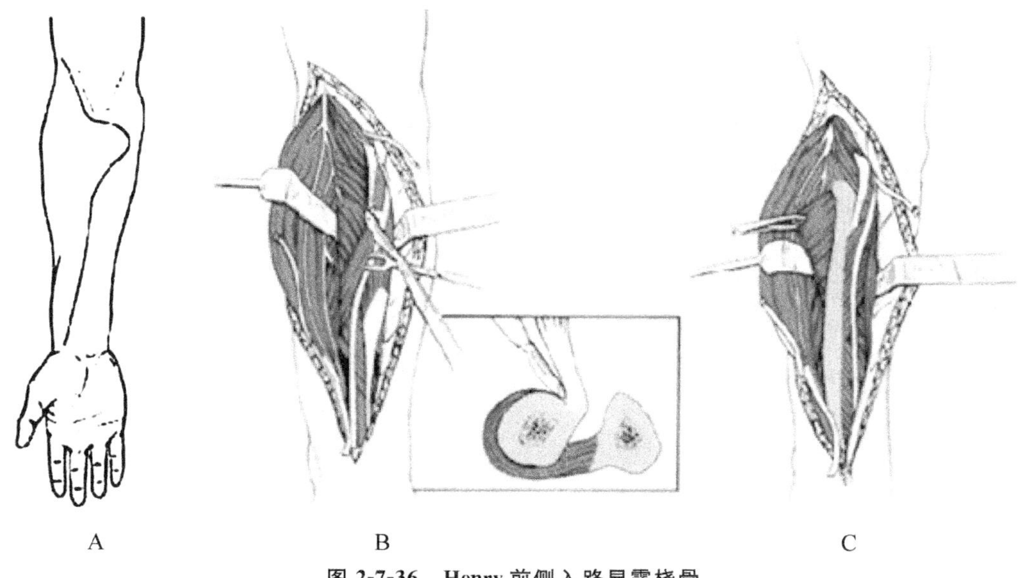

图 2-7-36 Henry 前侧入路显露桡骨

注：A. 皮肤切口，起于肱二头肌外侧沟，横越肘关节屈曲横纹，沿肱桡肌内侧缘向远侧行走；B. 前臂旋后位，掌心向上，将旋后肌从桡骨近端剥离，两层肌肉保护骨间后神经；C. 剥离旋后肌，牵拉肱桡肌和桡侧腕伸肌，以便暴露更多的桡骨骨干

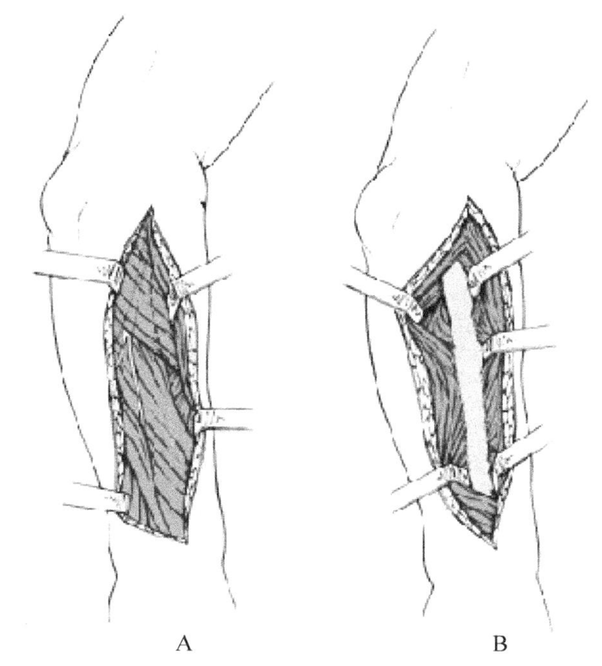

图 2-7-37 Thompson 背侧入路显露桡骨

注:A. 切口沿桡侧腕短伸肌和指总伸肌之间进行,暴露前臂近端 1/3 旋后肌;B. 将旋后肌从桡骨剥离,暴露桡骨近中部

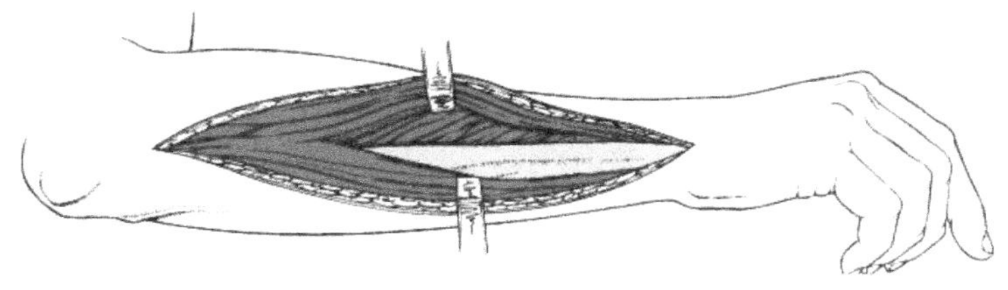

图 2-7-38 尺骨入路

注:尺骨脊背侧皮下可及,皮肤切口沿尺骨脊平行于尺骨

膏外固定。所报道的 32 例虽全部愈合,但 4 例发生交叉愈合,功能结果差者达 16%。在处理前臂骨干骨折中,交锁髓内钉系统的出现扩大了前臂髓内钉的作用。如果存在骨缺损,压配型髓内钉一般不能维持骨的长度。用压配型髓内钉处理干骺交界部骨折难于控制旋转。2000 年 Crenshaw 和 Staton 用 ForeSight 髓内钉系统治疗 37 例骨折,100%愈合。其中 20%骨折使用了静态交锁以控制旋转不稳。

众所周知,使用髓内钉固定任何骨折时,髓内钉长度或直径的选择、手术方法和术后处理的错误都可导致不良的结果,也包括前臂髓内钉固定。在这种情况下,虽然髓内钉长度的测量错误并不常见,但常发生髓内钉的型号和髓腔不相称。如果髓内钉过小,可有侧向和旋转移位;如果髓内钉过大,可造成骨折进一步粉碎或另外的骨折。

虽然几乎所有的前臂骨折均可用髓内钉治疗,但必须指出,髓内固定对于尺骨骨折是适宜的,但对桡骨骨折则相当困难,这是由于桡骨存在旋转弓之故。使用髓内钉固定常可造成旋转弓消失,尺骨骨折端分离而造成不良后果。桡骨远端的钉尾也必将影响腕关节的运动。所以不得已的情况下(例如尺桡骨粉碎骨折,多段骨折),虽可应用髓内钉固定,但以往学者们都认为髓内钉固定绝不是桡骨骨折的首选内固定物。因此,髓内钉固定前臂骨折的适应证主要包括:①存在旋转不稳、桡骨旋转弓丢失或短缩;②多段骨折;③软组织损伤严重;④骨折不愈合或加压钢板固定失败;⑤骨质疏松;⑥病理骨折;⑦前臂大面积复合软组织损伤,在修复软组织缺损时,可使用不扩髓髓内钉作为内支架以保持前臂长度等。髓内钉固定的禁忌证包括:①活动性感染;②髓腔<3mm;③儿童骨折,骨骺未闭。

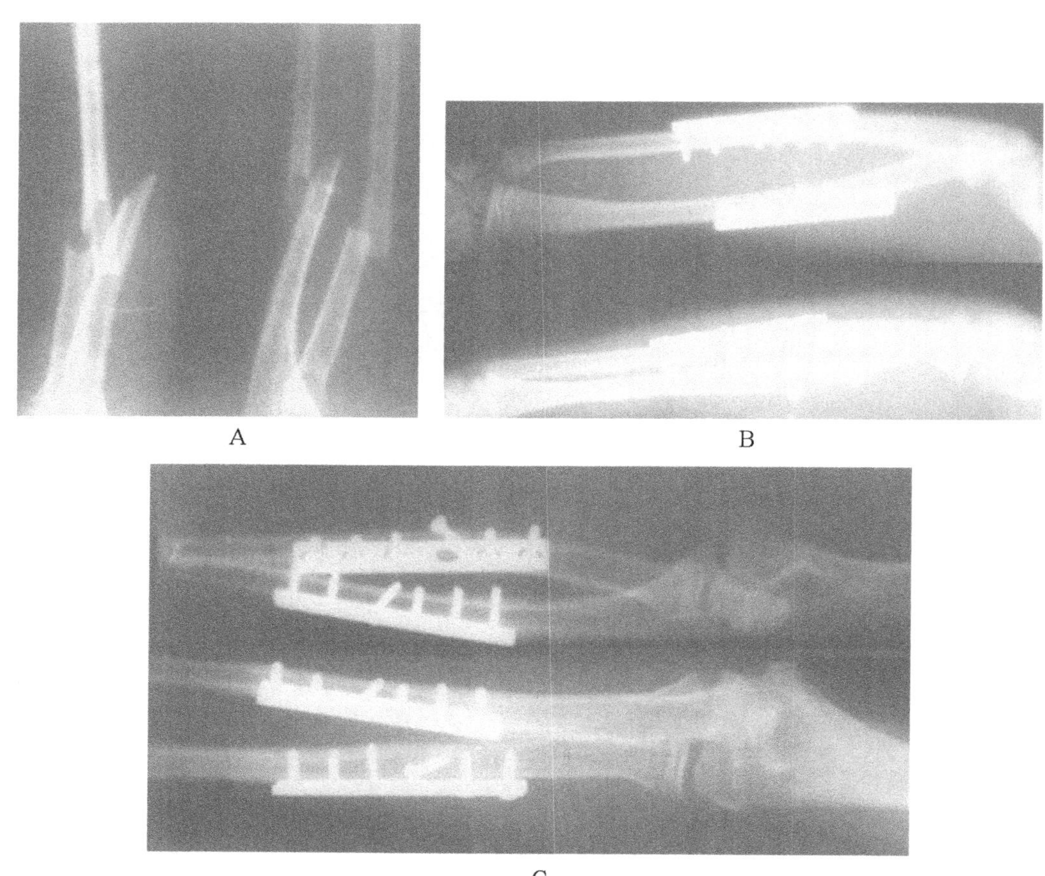

图 2-7-39　前臂双骨折钢板固定病例

注：A. 骨折情况，为 AO B3 型骨折；B. 双钢板固定术后即刻；C. 随访 14 个月情况，无不愈合、畸形愈合，尺桡骨达到解剖复位

目前前臂骨折髓内钉固定系统有多种，这些不同系统大多采用闭合髓内骨折固定技术。无论使用哪种髓内钉系统，尺骨髓内钉的入口均在尺骨近端。桡骨髓内钉的入口有所不同：Sage 髓内钉在桡侧腕长伸肌肌腱和拇短伸肌肌腱之间的桡骨茎突置入；Ture-Flex 和 SST 髓内钉入口在 Lister 结节尺侧的拇长伸肌腱下；ForeSight 髓内钉则从 Lister 结节外侧桡侧腕伸肌肌腱下置入。所有桡骨髓内钉均应在正确位置置入，以防止肌腱磨损和可能的断裂。

直到最近多位学者报道了新型设计的髓内钉系统成功治疗前臂骨折，但这些髓内钉系统大多需要术中弯曲操作以使髓内钉能够符合前臂尺桡骨髓腔本身的解剖形态达到有效固定。2008 年 Lee 等使用新型的交锁髓内钉系统治疗前臂骨折，获得满意的临床效果。该髓内钉系统符合前臂尺桡骨髓腔解剖结构，并有控制旋转功能。具有较高的骨折愈合率以及较少的手术暴露和手术时间。

髓内钉优于加压钢板之处在于：①根据使用的开放或闭合穿钉技术，只需少量或不剥离骨膜。②即使采用开放穿钉技术，也只需要一个较小的切口。③如果使用闭合穿钉技术，一般不需要进行骨移植。因为在钉体置入前扩髓以及置入钉体时都会带来足够的植骨材料。④如果去除髓内钉也不会有骨干的应力集中，也就没有再骨折的危险。因而该髓内钉系统可以作为前臂骨折除钉板系统外的另一有效选择(图 2-7-40)。

(4)预后：成人前臂双骨折的预后与许多因素有关：骨折是否开放性、损伤程度如何、骨折移位多少、是否为粉碎性、治疗是否及时适当、是否发生并发症。

成人有移位的前臂骨折以闭合复位方法治疗，通常结果并不理想，功能不满意率甚高；而以切开复位、坚强内固定治疗者愈合率可达 90%以上，功能结果的优良率亦达 90%以上。

开放骨折，合并严重软组织损伤，情况能为复杂，如果发生感染则预后不好。有时严重感染可导致截肢的恶果。

(三)桡骨干骨折

单纯桡骨干骨折约占前臂骨折总数的 12%，青

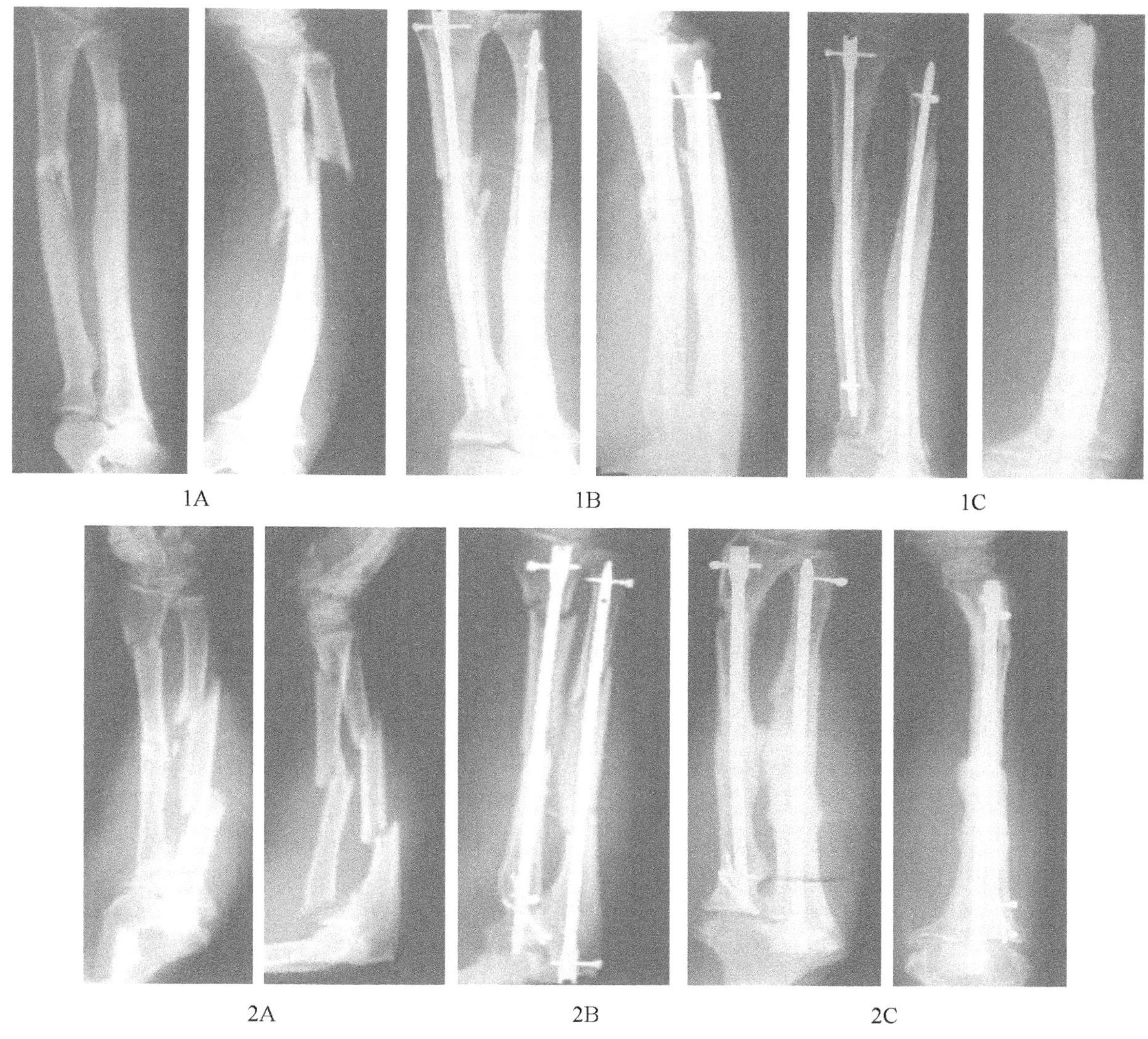

图 2-7-40 前臂双骨折髓内钉固定病例 1,2

注:1A. 骨折分类为 AO B3 型;2A 骨折分类为 AO C3 型;B. 髓内钉固定术后即刻;1C. 随访 12 个月,骨折愈合,尺桡骨恢复解剖结构;2C 随访 21 周,骨折愈合,尺桡骨间有骨桥形成

壮年居多。

直接暴力、传导暴力均可引起桡骨干骨折,骨折多数为横形、短斜形。属于 AO 分类中 22-A2/B2 骨折。因有尺骨的支撑,桡骨骨折的短缩重叠移位甚少,但常有桡骨骨折端之间的旋转畸形存在(图 2-7-41)。

桡骨远端有旋前方肌附着,中段有旋前圆肌附着,近段有旋后肌附着。骨折后由于以上肌肉的牵拉,不同部位的桡骨骨折将出现不同的旋转畸形。如骨折在旋前圆肌止点远侧时,近折端受旋前圆肌及旋后肌牵拉,基本处于中立位,而远折端受旋前方肌牵拉处于旋前位;如骨折在旋前圆肌止点近侧时,近折端受旋后肌的牵拉处于旋后位,而远折端受旋前圆肌及旋前方肌的牵拉处于旋前位。

单纯桡骨骨折,多可闭合复位,因尺骨保持完好,故整复后有一定的稳定性。整复时应判明近折端的旋转位置,按照以远端对近端的原则,将远折端置于相同的旋转位置再于牵引下复位。

整复后应于透视下旋转前臂,判断桡骨骨折端间的稳定性,如远近端能同时旋转,很稳定,则外固定应固定于中立位。折端间稳定性差时,外固定的位置以近折端的旋转方位为准。

桡骨近 1/3 骨折,因局部肌肉丰满,闭合复位有一定困难,如不能手法复位,应切开复位短四孔钢板内固定。如钢板符合标准,术后不用外固定,早期进行功能锻炼,应能获得满意结果。

桡骨骨折的治疗中(保守治疗或手术治疗),应注意恢复桡骨旋转弓的形态。桡骨旋前弓、旋后弓

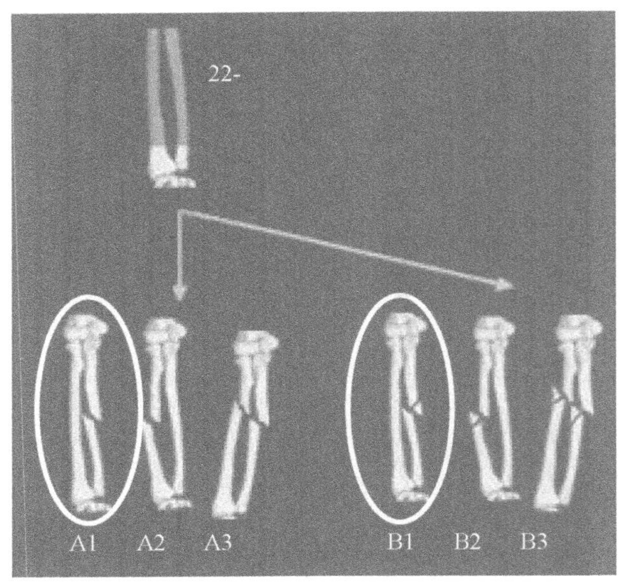

图 2-7-41 单纯桡骨骨折分类 AO A2/B2

的减少或消失，不仅影响前臂旋转力量，也将影响前臂的旋转范围。

桡骨中 1/3 处掌面较为平坦，此部位的桡骨骨折进行切开复位内固定术时宜用掌侧切口，并将钢板置于掌面。桡骨近侧宜用背侧切口进入，钢板置于背侧。

（四）尺骨干骨折

单纯尺骨干骨折，多系直接打击所致。西方国家称为"截路骨折"。骨折线多为横形、蝶形或粉碎性骨折。骨折可为裂纹骨折，无移位。亦可发生侧方移位或成角。属于 AO 分类中的 22-A1/B1 骨折。因有桡骨的支撑，无明显短缩重叠。

尺骨全长处于皮下、浅在，闭合复位多能成功。不稳定性骨折，经皮穿入克氏针是个简便有效的方法，但仍需应用石膏外固定。使用加压钢板可免去应用外固定，且有利于愈合和功能恢复。

尺骨下 1/4 移位骨折，因旋前方肌的牵拉，可造成骨折远端的旋后畸形，整复时将前臂旋前，放松旋前方肌，可以纠正远折段的旋后畸形，以利复位。

应该指出，临床及尸体试验证明：尺骨的旋转畸形或成角畸形对前臂的旋转运动的影响，远大于桡骨的相应畸形对前臂旋转运动的影响。这与通常的看法恰恰相反。我们应该有个明确的概念——尺骨骨折成角畸形不得＞10°，旋转畸形不得＞10°，否则不能接受。

十、桡骨远端骨折

桡骨远端骨折占所有骨折的 15％～20％，其中 50％为关节内骨折。Colles 于 1814 年首先描述了这一骨折：这种骨折虽然愈合后无任何功能受限，但是畸形却伴随一生。此后，关于这种骨折有了更多的了解。在过去 20 年中，对桡骨远端骨折了解的更深入，以及内固定技术不断更新，使治疗不断提高，桡骨远端骨折的治疗发生了很大的变化。

（一）损伤机制

大部分桡骨远端骨折由摔倒所致。好发于小孩和老年人这两个年龄高峰，后者与骨密度下降相关。高能量损伤一般发生于年轻人，常常会造成桡骨远端的表层软组织损伤。也常发生于腕部需负重的运动者。

（二）诊断

没有精确的诊断，任何分类系统和治疗原则都不能很好地应用。高质量的复位前和复位后放射线片是必需的。需要拍摄前后位、侧位和斜位片。有研究建议：侧方倾斜位和月骨窝面位可以作为补充。桡骨远端侧方倾斜位可以从腕关节垂直方向向上倾斜 20°投照拍摄。这样就可以抵消桡骨茎突的 20°倾斜，有效消除桡骨茎突的重叠影。这一影像可以更好地判断关节面，尤其是桡骨半月窝。这对于复位和应用内固定是很有用的，所以建议桡骨远端骨折应该常规拍摄侧方倾斜位片。

除了放射线平片以外，数字扫描对关节内骨折的并发症的评估很有好处。CT 已经表明可以更好地测量关节对合不良，成角畸形，并且有助于进一步分型。CT 对粉碎骨折的分析评估，以及制定治疗计划都很有帮助。MRI 也被用于桡骨远端骨折的诊断。研究表明 MRI 可以为骨折诊断提供很好的依据，同时可以检测软组织损伤情况。

（三）分型

大部分临床医生用人名命名桡骨远端骨折。虽然像 colles 骨折，barton 骨折或者 die-punch 骨折这样的描述在临床上常用，但是它们提供的关于骨折特点的信息很少。而且几乎不能帮助选择治疗方案。已有分类系统是为了帮助临床工作和作为比较的工具而制定的。为了实用，分类系统应该简单并且和临床相关，能指导治疗，以及为了进行有意义的工作而可以再细分。桡骨远端骨折的分类系统很多，但是没有一种在骨科界得到普遍认可。目前较多采用的是 AO/ASIF 分型系统。

AO/ASIF 分型系统将骨折主要分为三大类。A 型是关节外骨折，B 型是简单关节骨折，C 型是复杂关节骨折（图 2-7-42）。

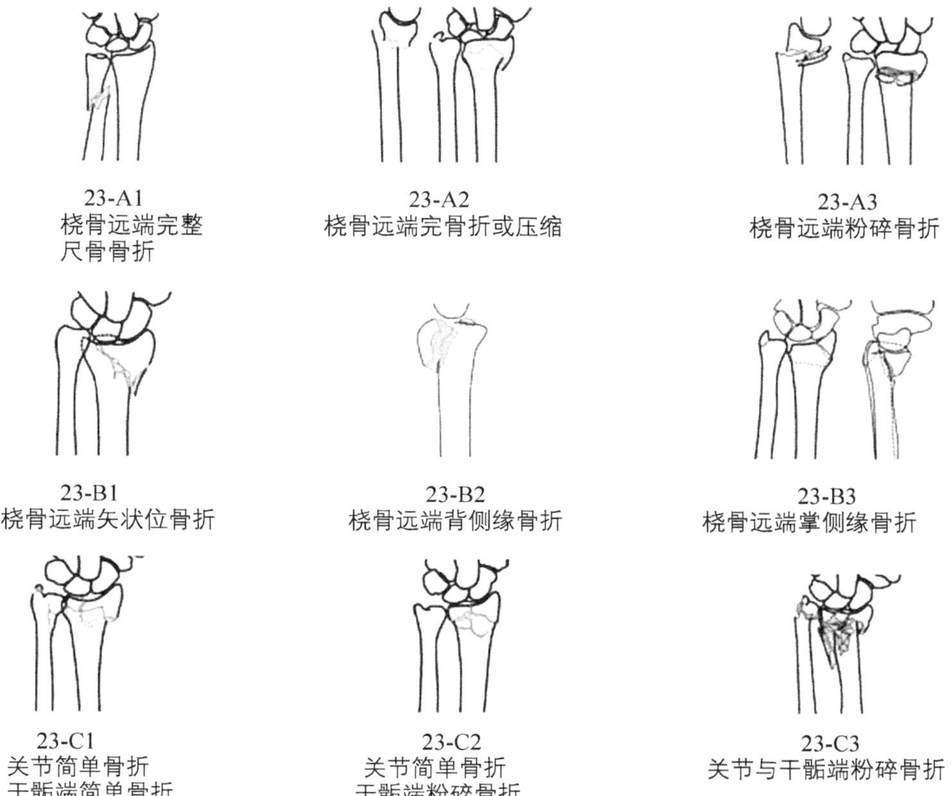

图 2-7-42　AO/ASIF 分型系统的骨折分类

(四)预后

桡骨远端骨折的预后取决于关节面平整、足够的桡骨长度、合适的掌倾角以及稳定的下尺桡关节。遗留的关节面不平整可能是影响长期预后的最重要的因素。一项包括 40 例桡骨远端骨折病人的研究显示，65%有创伤性骨关节炎的放射学证据；有关节面不平整的患者，91%具有创伤性骨关节炎的放射学证据，而关节面平整的患者中只有 11%。关节面有 2mm 或者更大的台阶，预后就会差。有人甚至指出关节面有 1mm 的台阶就会影响整体预后。

桡骨长度和掌倾角的丢失会影响预后，而桡侧倾斜的恢复较少影响最后的功能。短缩会影响三角纤维软骨，而且明显改变腕关节和下尺桡关节的负重关系。桡骨短缩还会因为尺骨的影响产生疼痛，并且会造成握力和前臂旋转功能下降。已有研究显示，恢复桡骨长度明显改善预后，尤其是关节外骨折。

增加背倾，因为腕关节受力改变而产生疼痛，进而腕关节会发生退变。<10°的背倾就可以造成背侧插入部分不稳定或者腕关节半脱位。一项有 13 例桡骨远端骨折并有背侧成角畸形愈合的研究中，所有患者都有背侧插入部分不稳定和持续疼痛。疼痛和畸形都可以通过截骨矫形得到减轻。尸体标本生物力学研究也发现背侧成角是有害的。背倾可以明显地影响腕关节运动和腕关节对线。

损伤的严重程度影响整体预后。一项有 18 例桡骨远端开放性骨折的研究总结了预后和并发症的发生率。Ⅲ型开放性骨折的病人比Ⅰ型和Ⅱ型患者预后更差，并发症发生率更高。功能要求低的患者，即使畸形很明显，预后更好。一项研究中，有 25 例对功能要求低的患者，他们进行了非手术治疗。最后，影像学结果差异很大，24%的治疗结果为差。但是，功能上，好和非常好占了 88%。研究者指出，在这一年龄组患者中，影像学预后和功能预后并不相对应。虽然一半以上的患者有明显畸形，但是没有一个对临床治疗结果不满意。这些研究结果表明，在这一年龄组中，对功能要求低的患者，非手术治疗可以获得满意的结果。但是研究者也指出：桡骨远端骨折涉及关节并有严重移位的患者中，运动较多，年龄＞60岁时，是否建议手术治疗，运动量比年龄更值得考虑。

（五）相关损伤

多种相关损伤或许使桡骨远端骨折的治疗和预后更加复杂。伴发的正中神经损伤，腕内韧带损伤，腕骨骨折以及下尺桡关节损伤已经被广泛报道。关节镜检查可以明确一些伴随损伤，包括舟月韧带和三角纤维软骨复合体。研究表明，60个病人中有68%在关节镜检查时有关节内损伤。另一项研究中，利用关节镜辅助切开复位内固定桡骨远端骨折，有54%有三角纤维软骨撕裂，18%有舟月韧带损伤。三角纤维软骨撕裂常常发生在周边。研究者建议尽快修复相关的软组织损伤，并且只有较好的修复才能有很好的治疗结果。这些研究结果表明这些相关的软组织损伤会明显影响桡骨远端骨折的整体预后。

（六）并发症

畸形愈合是桡骨远端骨折最常见的并发症，而且畸形愈合可以严重影响腕关节和下尺桡关节的功能。外科治疗畸形愈合的方法有桡骨远端矫形截骨和尺骨远端缩短或切除术。虽然简单的腕关节畸形愈合可以通过截骨术得以纠正，但是复杂的关节面畸形愈合最好是做部分或全关节融合。骨不连是桡骨远端骨折很少见的并发症，这一并发症往往和损伤的程度、吸烟、感染、以及因为内固定或外固定造成的医源性过度分离有关。桡骨远端骨不连的治疗比较困难。如果远端有至少2cm的骨片，那么可以做切开复位植骨术，如果不足2cm，为了获得稳定的愈合，就需要做腕关节融合术。

手术治疗和非手术治疗的桡骨远端骨折都可以发生肌腱断裂。原因是肌腱在钢板或骨片上的磨损。拇长伸肌腱断裂可以发生在无移位的桡骨远端骨折。如果病人诉说拇指运动时有捻发音或疼痛，就需注意是否要切开背侧第三伸肌肌间隔，以预防肌腱断裂。拇长伸肌腱断裂可以通过指固有伸肌腱移位得到很好的修复。

正中神经损伤在桡骨远端骨折中很常见，需要定期进行完整的神经系统检查。大部分神经损伤由闭合复位所致。正中神经损伤的症状在骨折复位后没有改善，就需要进行腕横韧带松解术。

局部疼痛综合征可以发生在桡骨远端骨折的治疗时。相关的原因包括：过度的延长牵引、过度位置固定，没有治疗的腕管综合征，以及经皮固定物损伤了桡神经。症状包括：剧烈疼痛、没有明显临床原因的肿胀。早期诊断和早期治疗对避免复杂局部疼痛综合征发生毁坏性结果很重要。

桡骨远端骨折的病人必须评价下尺桡关节是否稳定。下尺桡关节不稳定似乎常常伴随尺骨茎突基底部骨折的发生。但是，另一研究也有报道，下尺桡关节不稳定并无尺骨茎突骨折发生。大部分患者，旋后位夹板固定可以使尺骨远端得到稳定固定，并得到满意的愈合。持续的下尺桡关节不稳定应该考虑到修复撕脱的尺骨茎突或者三角纤维软骨。一项前瞻性研究中，对51例桡骨远端骨折造成下尺桡关节不稳定的患者用关节镜检查，结果有43例有三角纤维软骨周边撕脱。其中11例三角纤维软骨周边完全撕脱。一年以后，这11例中有10例发展成了慢性下尺桡关节不稳定。所有这些下尺桡关节不稳的患者预后都不好。

（七）治疗

制定桡骨远端骨折的治疗方案必须考虑很多因素。医生必须仔细研究骨折的移位程度，粉碎程度，骨折类型，骨量丢失情况以及软组织损伤情况；也必须考虑每个患者的健康状况，日常生活的需要，以及运动量。

1. *非手术治疗*　大部分桡骨远端骨折非手术治疗就可以获得满意结果。微小移位的骨折干骺端有稳固的支撑，可以选择非手术治疗。腕关节通过适当塑形的石膏或者夹板制动，直到骨折愈合。常规随访可以保证维持骨折对线。

移位或成角畸形的桡骨远端骨折应该进行复位。明显的骨折移位，关节内骨折移位＞1～2mm，缩短＞3mm，急性正中神经卡压等都需要进行骨折复位。

新鲜的桡骨远端骨折可以行血肿内阻滞麻醉后进行复位。24～48h的损伤，血肿内阻滞非常有效。无菌操作条件下，直接向骨折部位注射0.5%利多卡因10～15ml。而超过48h的骨折，就需要区域阻滞或全麻。闭合复位技术要点：首先是纵向牵引，将嵌插的骨片拉出，将挛缩的软组织拉开。前臂旋前位有助于背侧移位的骨折块复位，远折端向掌侧移动有助于掌倾角的恢复，而腕关节尺偏有助于恢复桡骨远端的尺偏角。

复位后，就可以用良好塑形的石膏固定。一般建议于稍旋前、腕关节屈曲、尺偏位固定。但应避免腕关节极度屈曲和尺偏。

复位后应该拍片以评估骨折对线情况和石膏塑形的情况。可以接受的复位结果是：关节面移位

<2mm，适度的掌倾，以及桡骨长度的恢复。应该告知患者抬高患肢，并且活动手指。为了确保骨折复位后的维持，必须每周复查。骨折端复位丢失，是不稳定的表现。如果发生，就需要评估是否需要重新复位还是需要手术固定。

2. *手术治疗* 不稳定的桡骨远端骨折需要手术，以维持复位后的位置。手术指征主要包括：骨折有严重的移位，粉碎骨折，以及复位丢失。另外，涉及关节的剪切骨折和关节的压缩骨折常常需要手术切开复位以恢复关节面的平整。

(1)经皮钢针固定：采用闭合复位经皮钢钉内固定治疗恰当的不稳定的桡骨远端骨折也可以获得满意效果。复位后，在C臂机监视下自桡骨茎突入克氏针突。背侧进针可以增加稳定性，但是需要注意避免伸肌腱损伤。骨折出现愈合前，需要石膏外固定予以保护，骨折愈合后就可以拔除克氏针，开始理疗。交叉克氏针固定是利用杠杆作用使骨折端复位固定。针要穿入对侧皮质，这样给骨折复位有个支撑。从桡侧和背侧进针可以分别减少桡偏和背倾。在只有一侧皮质粉碎骨折时交叉固定才有效。两侧或者更多的皮质粉碎骨折或者有明显的骨量丢失，建议使用交叉固定的同时使用外固定加以保护。

经皮钢针固定不适合所有的患者。当骨折并发骨量丢失和骨折粉碎严重，克氏针不能提供足够的支撑，可以导致固定失败和骨折的畸形愈合。另外还存在桡神经浅支损伤的风险。

(2)外固定支架：外固定支架可以对抗肌肉牵拉的力量，也可以通过牵拉韧带使骨折复位。即使在严重的干骺端粉碎骨折，也可通过外固定支架维持桡骨长度。但应注意，牵拉可以复位主要的骨折片，但是不能使关节面骨折块复位。

桡骨外固定支架固定的标准方法是第二掌骨固定2根Schanz螺钉，近端桡骨干固定2个或2个以上螺钉。有研究表明，在桡骨远折端用一枚Schanz螺钉，无论是影像学检查还是功能都获得了更好的效果。为了减少外固定所生产的并发症，需要注意一些细节：进针点需要做足够长的切口，以避免桡神经浅支损伤。虽然屈腕是骨折复位所必需的，但是腕关节不宜过度屈曲位固定。另外不可过度牵引，月骨距离桡骨半月窝移位不能超过1mm。

(3)切开复位内固定：切开复位内固定治疗桡骨远端骨折已经成为公认的有效地治疗手段。为桡骨远端设计的各种各样的支撑钢板，以及锁定钢板已广泛用于临床。

(4)掌侧钢板与背侧钢板：钢板应该放在桡骨掌侧还是背侧尚无统一意见，然而多数主张放在掌侧。相对于背侧，掌侧有更多的空间放置钢板，而且有旋前方肌的保护。在背侧放置钢板比掌侧更容易发生肌腱粘连和断裂。掌侧放置钢板对掌侧坚强皮质复位非常重要。另外，背侧皮质较薄，只能提供较小的内在支撑，而掌侧皮质较厚，骨折复位内固定后可以起到重要的支撑作用。

掌侧放置钢板最常用的手术入路是在桡侧腕屈肌鞘的桡侧切开。拉开旋前方肌就可以很好地暴露桡骨掌侧面。掌侧固定时，关节面复位比较困难。复位时应避免重要的关节韧带切开，在透视的帮助下，闭合复位多数可以成功。否则就要应用关节镜或切开关节进行直视下关节复位。

桡骨远端的背侧入路最好是从第三背侧伸肌间室切开。松解拇长伸肌腱后，腕和指的伸肌腱可以不用破坏腱鞘就可以拉开。背侧钢板可以直接支撑背侧边缘骨折和背侧成角的干骺端骨折。切开腕关节背侧关节囊可以更好的看见关节面。背侧放置钢板比较常见的一个问题就是发生伸肌腱功能障碍和断裂。

关节镜也是治疗桡骨远端骨折进行关节面复位的一种选择，而且可以评估并治疗相关的软组织损伤。一项研究中，33例用钢针和外固定治疗的桡骨远端骨折，关节镜方便了复位。作者报道优良率为100%，桡骨远端关节面得到了很好的保持。这些患者中54%有三角纤维软骨边缘撕脱，同时得到了治疗。

(5)桡骨远端锁定钢板：人们对锁定钢板治疗桡骨远端骨折有相当大的兴趣。钢板可以允许带螺纹的针或螺钉锁定于钢板远端带螺纹的螺钉孔，构成了一个固定角度的装置，从而具有角稳定性。通过锁定钢板固定角度的螺钉固定远端骨片，使桡骨远端骨折背侧移位在掌侧固定成为可能。锁定钢板增强了对关节骨折块的支撑，并减少了骨移植的需要。掌侧和背侧都可以用锁定钢板。用锁定钢板可以允许早期活动，并且能维持解剖对位线良好，即使是有背侧移位的骨折。

(6)Trimed内固定系统：Trimed内固定系统是治疗桡骨远端骨折的一个新的理念。由3个组件组成，分别放置于桡骨远端骨折中桡骨茎突，背侧尺骨角，掌侧关节唇以支持上述部位骨折块。钢板虽然模量很低，但是固定却很牢固，其内固定的强度甚至超过了外固定，可以为早期活动提供足够坚强的支撑。

十一、腕骨骨折

腕骨共8块，属短骨，横向排成两列。由外侧向内侧，近侧列为手舟骨、月骨、三角骨和豌豆骨；远侧列为大多角骨、小多角骨、头状骨和钩骨。纵向可分为三个柱状结构，即中间由月骨、头状骨和钩骨组成屈伸柱，外侧由舟骨与大小多角骨组成运动柱，内侧有三角骨与豌豆骨组成旋转柱。在冠状面上，8块腕骨构成一掌面凹陷的腕骨沟。各骨相邻的关节面，形成腕骨间关节。手舟骨、月骨和三角骨近侧端形成的椭圆形关节面，与桡骨腕关节面及尺骨下端的关节盘构成桡腕关节。

（一）腕舟骨骨折

腕舟骨骨折是最常见的腕骨骨折，多发生在成年男性，常造成舟骨腰部骨折。由于舟骨惟一的血供从远侧极进入（桡动脉浅支、桡动脉腕背支），腰部骨折后可导致近侧骨部分血供中断，不仅影响骨折愈合，同时造成缺血性坏死的可能。儿童舟骨骨折少见，如果发生也是以舟骨远端1/3发生骨折为主。

1. 诊断

（1）外伤史：跌倒时上肢前伸、腕桡偏背伸位手撑地，地面反作用力使舟骨的桡背侧被桡骨茎突及背侧关节缘阻挡，掌侧有桡腕韧带拉紧而致骨折。Weber和Chao生物力学实验研究表明：手掌桡侧施加压力，在腕关节背伸95°至100°时，使舟骨的远侧半承受压力，导致舟骨力学上最为薄弱的腰部发生断裂骨折。

（2）临床表现：伤后腕部桡侧疼痛、肿胀，活动受限。腕关节桡侧偏斜时疼痛加剧。“鼻烟窝”处之凹陷变浅或消失，并有压痛。沿第1、2掌骨纵向挤压或叩击痛阳性。

（3）影像学检查：摄X线后前位、侧位、两个斜位片是诊断舟骨骨折的基本投照方向。腕关节倾斜45°片可显示骨折的具体部位。不过，舟骨骨折可以在损伤初期X线片上无阳性表现。若临床表现典型，怀疑有舟骨骨折，可嘱患者先按骨折处理，待伤后2周左右再摄片。此时舟骨骨折处的骨吸收后可以使骨折线变得清晰，有助于判别骨折。CT检查，尤其是三维重建CT片有助于立体显示骨折情况，评估骨折的粉碎程度；MRI检查在舟骨缺血性变化时较为敏感，有助于显示骨折线、骨缺血和愈合情况。

（4）舟骨骨折分型

1）Russe分型（1960）：根据骨折线与舟骨长轴的关系分为三类。①水平斜形；②横断型；③垂直斜形。其中水平斜形与横断型较稳定，垂直斜形骨折剪切力大，不稳定（图2-7-43）。

2）Herbert分型（1984）：结合骨折解剖、稳定性与病史分类，较复杂，但对骨折预后有指导意义。A型稳定的新鲜骨折：A1为舟骨结节骨折；A2为腰部不全性骨折。B型为不稳定的新鲜骨折：B1为远端斜形骨折；B2为腰部完全骨折；B3为近侧极骨折；B4为经舟骨月骨周围骨折脱位。C型 延迟愈合。D型 不愈合：D1为纤维性愈合；D2为假性愈合（图2-7-44）。

3）AO/OTA分型（2000）：与舟骨有关的腕骨骨折（编码24）。24A高发的骨折脱位：24A1.1有舟骨横断骨折的月骨周围脱位；24A1.2有舟骨横断骨折和其他腕骨关节内骨折的月骨周围脱位。24C分离的舟骨骨折：24C1韧带附丽处骨折；24C2水平、横或斜形骨折（24C2.1远端1/3；24C2.2中1/3；24C2.3近端1/3）；24C3垂直或粉碎性骨折。

2. 治疗　舟骨骨折的治疗在早期以闭合复位外固定或切开复位内固定为主，后期以治疗骨折不愈合为主。

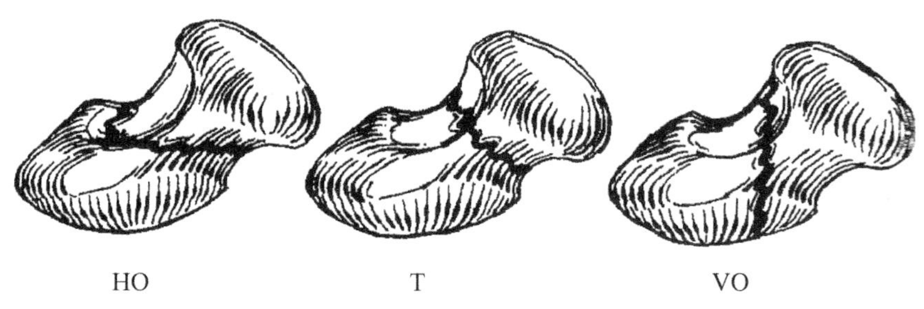

图2-7-43　舟骨骨折Russe分型

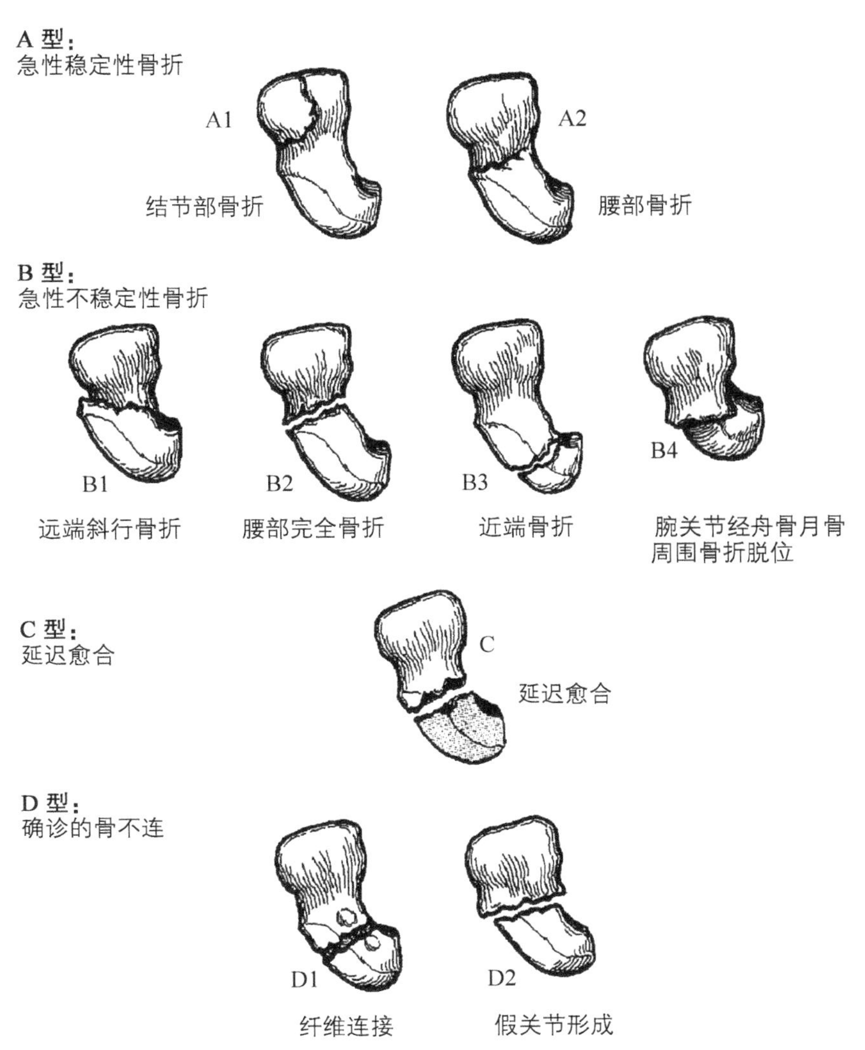

图 2-7-44 舟骨骨折 Herbert 分型

(1)无移位的新鲜舟骨骨折:石膏管型外固定是首选治疗方法。多数学者提倡短臂石膏管型固定腕关节于轻度背伸位,并根据骨折线方向适当桡偏或尺偏,使骨折线尽量与前臂纵轴垂直,以减少剪力而利于愈合。石膏应包括第 1 掌指关节,固定 8～12 周。Ruby 和 Cassidy 认为石膏固定的目的是尽可能使骨折部位制动,推荐恰当的石膏其上端刚刚超过肘关节,6 周后再改行低肘位前臂石膏管型,继续固定 6 周,该方法可提高骨折愈合率。

舟骨骨折的部位明显影响骨折愈合时间,如结节部的平均愈合时间为 4～6 周,腰部骨折为 10～12 周,近端骨折 12～20 周。因此,对于年轻的手工劳动者、职业运动员等人的无移位、新鲜舟骨骨折,Hebert 和 Fisher 等学者提出用中空螺钉经皮固定舟骨。Jupiter 和 Ring(2005)也认为:虽然大多数无移位的舟骨骨折用石膏固定就可以达到较好的疗效,但是采用经皮螺钉固定更是一个让患者尽早摆脱制动、恢复关节功能的选择。

(2)移位或不稳定的新鲜舟骨骨折:手术治疗为主,包括闭合复位经皮穿针或螺钉固定、关节镜协助下穿针或螺钉固定。其中 Hebert 钉固定技术,利用其螺钉前宽后窄的螺距,随着螺钉进入对骨折处起自然加压作用,且其钉尾部可埋入软骨以下,不影响早期活动。

对于粉碎性舟骨骨折可行切开复位螺钉内固定。近端骨折常规采用背侧入路,而腰部或远 1/3 部骨折则采用掌侧入路较为安全,因为舟骨主要的血供位于背侧。Jupiter 和 Ring(2005)指出:舟骨粉碎性骨折有很高的概率出现骨不连和(或)畸形,切开复位螺钉内固定结合局部植骨可以促进骨愈合。

(3)陈旧性舟骨骨折骨不连：经长时间外固定，摄X线片发现：两骨折端间隙清晰；间隙下可有骨质硬化；近端骨折块有硬化或囊性变；变换位置摄片时，骨折线变宽有硬化。要考虑舟骨骨折不连。MRI检查有助于骨不连的诊断，明确显示舟骨缺血性坏死的范围。

合并有明显症状者，手术治疗是必然选择。对舟骨骨折不连但无症状者，也应考虑手术治疗，否则5～10年后会发生腕关节紊乱和关节炎。手术治疗的目的不仅要促进骨折愈合，而且要恢复良好的腕关节与舟骨的排列。手术方法包括内固定术、植骨术或二者同时进行。

1)植骨术：对已明确的骨不连和骨延迟愈合这是最早的治疗方法。供骨区可选择髂骨嵴、桡骨远端及尺骨近端。方法包括Matti-Russe手术、Fisk-Femandez手术、带蒂骨移植术等，其中背侧带蒂植骨治疗对复位良好的近端骨折有明显的作用。

2)内固定术：植骨治疗骨不连或骨延迟愈合时单纯植骨块固定不够稳定，可同时进行内固定。内置物中，克氏针应用最广，Hebert钉、AO中空螺钉近年来临床应用渐为普遍，疗效较好。

3)补救性手术：补救性手术有桡骨茎突切除术、植入性关节成形术、近排腕骨切除术、部分或全部关节融合术。其中，桡骨茎突切除术可作为植骨术、内固定术的辅助手术，尤其是存在舟骨远端和桡骨茎突关节炎时。

(二)其他腕骨骨折

腕骨中，除了舟骨骨折，其他腕骨单纯骨折十分少见，常常与其他腕部损伤一起发生。CT、MRI检查对明确诊断有帮助。

1. *月骨骨折*　多由高动能过伸或轴向损伤造成，常伴桡骨远端、头状骨或腕掌关节的骨折。急性月骨骨折中掌侧端最为常见，若有移位或伴腕关节半脱位有手术指征。

2. *三角骨骨折*　腕关节强力背伸及尺偏时，三角骨受尺骨茎突的撞击而骨折。通常用石膏外固定4～6周保守治疗。

3. *大多角骨骨折*　常同时伴第一掌骨及桡骨远端骨折。移位的大多角骨体部骨折需要手术治疗。

4. *头状骨骨折*　常合并舟骨骨折，称舟头综合征。需要行切开复位内固定治疗。但并发症十分常见，如骨不连、无菌性坏死，易造成腕部功能障碍。

5. *钩骨骨折*　常伴第4、5腕掌关节骨折脱位。多需行切开复位内固定治疗。

6. *小多角骨骨折*　罕见，常伴第二掌骨的背侧脱位。手术治疗中，小多角骨不宜被切除。

7. *豌豆骨骨折*　多为小鱼际处直接暴力撞击所致，易漏诊。石膏外固定治疗为主。

(王　蕾　俞光荣　罗从凤　张长青　曾炳芳　顾立强)

第四节　下肢骨折

髋部损伤是创伤骨科中常遇到的问题。近年来发生率有上升的趋势，其原因之一是社会人口年龄提高。国家统计局《2007年国民经济和社会发展统计公报》显示：2007年年末全国总人口为132 129万人；其中60岁以上老年人占总人口的11.6%，共计15 340万人；65岁以上老年人数量占总人口的8.1%，共计10 636万人。

髋部骨折多发生于老年人，女性发病率高于男性，并与骨质疏松有一定的关系。由于髋部骨折后肢体活动严重受限，会继发很多并发症。有人统计髋部骨折的死亡率为15%～20%。年轻病人的髋部骨折常由高能量损伤所致。随着机动车意外的增加，年轻人中髋部骨折的发生率也不断上升。

髋部骨折根据解剖部位分为股骨头骨折、股骨颈骨折、粗隆间骨折、大粗隆骨折、小粗隆骨折及股骨粗隆下骨折。髋臼骨折由于其解剖特点，创伤机制、专门的分类及治疗方法等原因，划分为另一专题。股骨头骨折常由高能量直接暴力所致。有些同时合并髋关节脱位，损伤严重。单纯股骨大小粗隆骨折较为少见，部分由病理因素引起。在小儿单纯小粗隆骨折常由髂腰肌牵拉造成，多可行保守治疗。单纯大粗隆骨折则由直接暴力所致，骨折常常移位不大，保守治疗及保护下部分负重即可奏效。股骨颈骨折及股骨粗隆间骨折一般需要手术治疗并予内固定。二者均高发于老年人，女性多于男性。有人解释其原因在于女性骨盆较男性宽大而相对髋内翻；女性平均年龄高于男性；女性活动较少，骨质疏松发生年龄较早。股骨粗隆下骨折发生年龄有两个分布组：20～40岁及60岁以上。前者多为高能量创伤所致(图2-7-47)。

股骨颈骨折、股骨粗隆间骨折及股骨粗隆下骨折三者预后有很大差别。股骨粗隆间骨折由于骨折端宽大而且均为松质骨，血运良好，一旦获得很满意复位及固定，大多数均可愈合而且并发症很少。股骨颈骨折多属关节囊内骨折。骨折端血供少及股骨头营养血管常被损伤，故晚期股骨头缺血坏死发生率较高。股骨粗隆下骨折由于局部应力分布特点，有较高的骨折不愈合及内固定失效的发生率。

一、股骨颈骨折

股骨颈骨折多发生于老年人，随着社会人口年龄的增长，股骨颈骨折的发生率不断上升。年轻人中股骨颈骨折的发生主要由于高能量创伤所至，常合并有其他骨折。股骨颈骨折存在两个主要问题：①骨折不愈合。②晚期股骨头缺血坏死。因此一直是创伤骨科领域中重点研究的对象之一。

（一）临床解剖

髋关节囊是由非常致密的纤维组织构成，包绕股骨头及大部分股骨颈，其前后方起自粗隆间线。股骨颈外侧约一半的部分位于关节囊外。位于关节囊内的股骨颈部分没有骨膜覆盖。因此在骨折愈合过程中，如同其他部位的关节内骨折一样，没有外骨痂生成，因而使骨内愈合。

1.股骨头颈血供　许多学者对于股骨头颈部的血供进行了大量的研究工作。目前公认的观点是Crock所描述的股骨近端有三组动脉系统提供血供：①位于股骨颈基底部的关节囊外动脉环。由关节囊外动脉环发出的，走行于股骨颈表面的颈升动脉。②圆韧带动脉。③骨内动脉系统。

关节囊外动脉环后部主要由旋股内侧动脉分支构成，而前部主要由旋股外侧动脉分支构成。臀上动脉及臀下动脉也少量参与该动脉环的构成。颈升动脉起自关节囊外动脉环，在前方自粗隆间线水平穿入髋关节囊。在后方穿过关节囊环形纤维向近端走行。颈升动脉在滑膜返折处继续向近端走向股骨头颈交界处的关节软骨部分，该段动脉Weitbrecht称之为支持带动脉。

颈升动脉走行于股骨颈表面时随发出许多小分支进入股骨颈。颈升动脉分为四组（前、内、后、外），外侧颈升动脉供应股骨头颈大部分血供，在股骨头颈交界处关节软骨下方，颈升动脉构成另一个动脉环——滑膜下关节囊内动脉环。该动脉环具有较大的解剖变异，可以是完整的，也可以是不全的。由滑膜下关节囊内动脉环发出的动脉支进入股骨头。高位股骨颈骨折（头下型）常损伤滑膜下关节囊内动脉环。滑膜下关节囊内动脉环发出的动脉进入股骨头后称为骺动脉。骺动脉在股骨头中有两组：①外侧骺动脉。②下方干骺动脉。Crock认为这两组动脉都发自一个动脉环，因此均可以称为骺动脉。

圆韧带动脉来自旋股内侧动脉分支。多数学者认为圆韧带动脉功能有限。部分成年人圆韧带动脉已没有血供，而圆韧带动脉即便有血供也仅供应很少部分的股骨头及滑膜。如果骨折损伤了其他血供系统，圆韧带动脉血供远不足以供应整个股骨头。

股骨头血供主要有3个来源：①骨内动脉系统。②圆韧带动脉系统。③起自关节囊外动脉环的颈升动脉系统。其中颈升动脉系统占主要地位。一旦股骨颈发生骨折，骨内动脉系统必然损伤，股骨头血供便依靠残留的部分颈升动脉系统及尚存在血供的圆韧带动脉系统。Trueta等人曾对各动脉系统之间的吻合情况进行了研究，认为即使存在吻合，其吻合的程度也难以营养全部股骨头。换言之，一旦主要血供系统损伤后，其他血供系统则难以代偿（图2-7-45）。

2.骨骼解剖　股骨近端骨骼内的解剖结构形态与其所受到的生理应力情况完全适应。骨小梁的分布及走行与股骨近端所受到的不同应力相一致。1838年，Ward首先研究并描述了股骨近端骨小梁的分布情况，股骨头颈部在正常生理状态下主要承受压力。一组起自股骨距，向上行至股骨头负重区的骨小梁承受大部分压力，称之为主要压力骨小梁。另一组骨小梁起股骨矩下方，向外上止于大粗隆，称之为次要压力骨小梁。股骨颈上部主要承

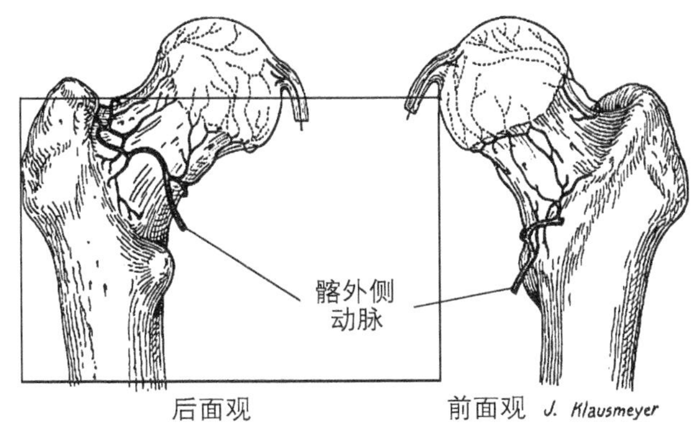

图2-7-45　股骨头颈血供系统

受张力，有一组骨小梁自圆韧带窝后下方经股骨颈上部行至大粗隆下方及外侧骨皮质，称之为主要张力骨小梁。在大粗隆部位还有一组自上向下的大粗隆骨小梁。主要压力骨小梁、主要张力骨小梁及次要压力骨小梁之间形成一个三角区，称之为“ward 三角”。该区域较为薄弱。以上几组骨小梁在股骨颈中的分布形成了一个完整的抗应力结构。Singh 根据骨小梁系统来判断骨质疏松情况，并提出了 Singhlndex，对其分级定量。在临床上，患者的骨质疏松与否对于内固定物置入后的稳定程度有直接影响。因此常常需要根据 Singh lndex 来选择不同的治疗方法(图 2-7-46)。

(二)股骨颈骨折的病因学因素

1. 骨骼质量　股骨颈骨折多发生于老年人，女性发生率高于男性。由于老年人多有不同程度的骨质疏松，而女性活动相对较男性少，由于生理代谢的原因骨质疏松发生较早，故即便所受暴力很小，也会发生骨折。Atkin 在 1984 年的研究结果显示，84％的股骨颈骨折的病人有不同程度的骨质疏松。Barth 等人对股骨颈骨折的病人在人工关节置换术时取下的股骨内侧皮质进行组织学观察，发现与对照组相比，骨单位明显减少，哈佛管变宽。Frangakis 研究了老年女性股骨颈骨折与骨质疏松的关系，认为在 65 岁女性中，50％的骨骼矿物质含量低于骨折临界值。在 85 岁女性中，100％的骨骼矿物质含量低于骨折临界值。目前普遍认为，尽管不是惟一的因素，骨质疏松是引起股骨颈骨折的重要因素，甚至于有些学者认为可以将老年人股骨颈骨折看作为病理骨折。骨质疏松的程度对于骨折的粉碎情况(特别是股骨颈后外侧粉碎)及内固定后的牢固与否有直接影响。

2. 创伤机制　大多数股骨颈骨折创伤较轻微，年轻人股骨颈骨折则多为严重创伤所致。Kocher 认为创伤机制可分为两种：①跌倒时大粗隆受到直接撞击。②肢体外旋。在第二种机制中，股骨头由于前关节囊及髂股韧带牵拉而相对固定，股骨头向后旋转，后侧皮质撞击髋臼而造成颈部骨折。此种情况下常发生后外侧骨皮质粉碎。年轻人中造成股骨颈的暴力较大，暴力延股骨干直接向上传导，常伴软组织损伤，骨折也常发生粉碎。

(三)股骨颈骨折分型

股骨颈骨折分型很多，概括起来可分为 3 类：①根据骨折的解剖部位。②骨折线的方向。③骨折移位程度。

1. 解剖部位分型　许多作者曾根据骨折的解剖部位将股骨颈骨折分为 3 型：头下型、经颈型和基底型(图 2-7-47)。其中头下型和经颈型属于关节囊内骨折，而基底型则属于关节囊外骨折。头下型是指位于股骨颈上部的骨折；经颈型是指位于股骨颈中部的骨折；基底型是指位于股骨颈基底部与粗隆间的骨折。Klenerman，Garden 等人认为在 X 线片上由于投照角度不同，很难区分头下型与经颈型。Klenerman、Marcuson 及 Banks 均研究发现，实际上单纯的经颈型骨折极为罕见。由于经颈型骨折发生率很低，各型的 X 线表现受投照角度影响很大，目前此类分型已很少应用。

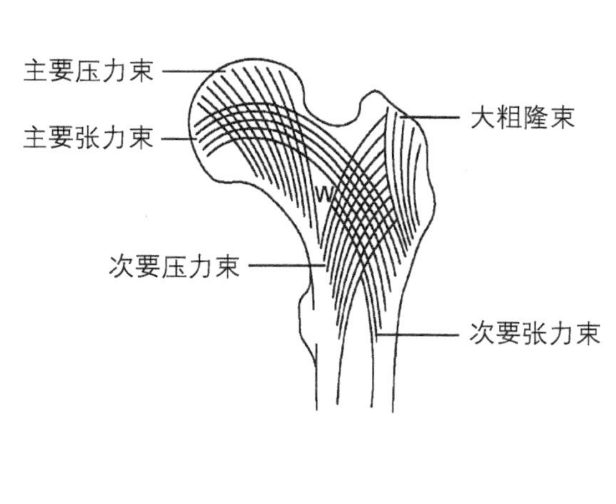

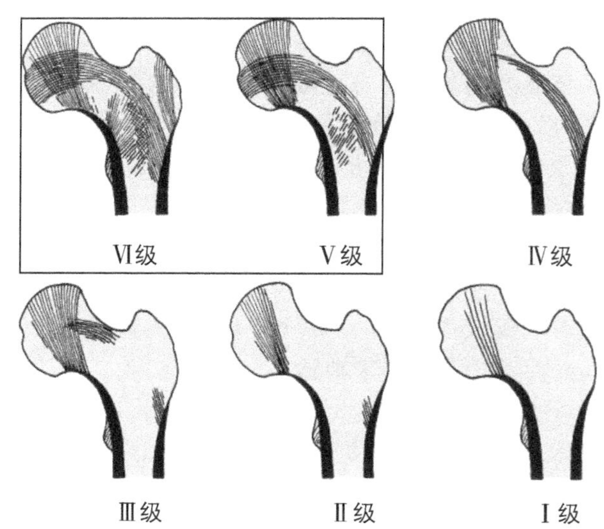

图 2-7-46　Singh Index

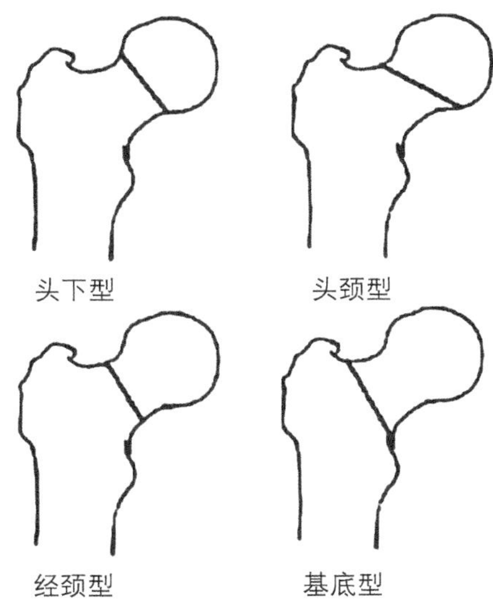

图 2-7-47 解剖学分型

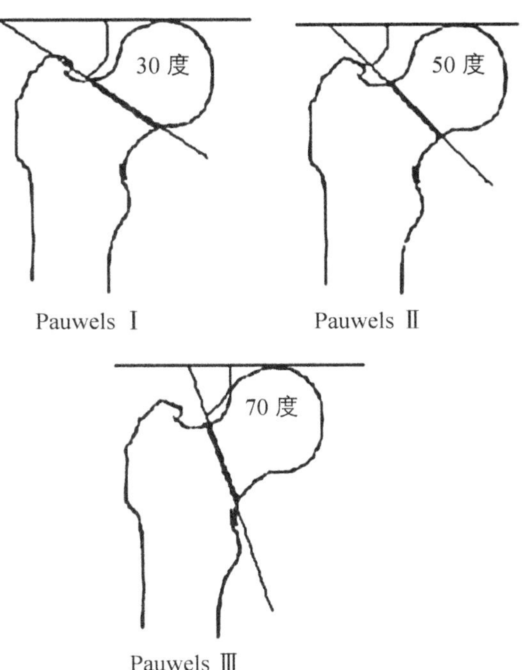

图 2-7-48 骨折线走向分型 Pauwels 分型(1935)

2. 骨折线方向分型(Pauwels 分型) 1935 年,Pauwels 根据股骨颈骨折线的方向将股骨颈骨折分为 3 型(图 2-7-48)。Ⅰ型:骨折线与水平线夹角为 30°。Ⅱ型:骨折线与水平线夹角为 60°。Ⅲ型:骨折线与水平线夹角为 70°。Pauwels 认为,夹角度数越大,即骨折线越垂直,骨折端所受到的剪式应力愈合,骨折越不稳定。不愈合率随之增加。但该分型存在两个问题,第一,投照 X 线时股骨颈与 X 线片必须平行,这在临床上难以做到。病人由于疼痛等原因,在拍 X 线片时骨盆常发生倾斜,而骨折线方向便会改变。同一股骨颈骨折,由于骨盆倾斜程度的不同,在 X 线片上可以表现出自 PauwelsI 型至 PauwelsⅢ型的不同结果。第二,Pauwels 分型与股骨颈骨折不愈合及股骨头缺血坏死无明显对应关系。Boyd、George、Salvatore 等人发现在 140 例 PauwelsⅠ型病人中不愈合率为 0,股骨头缺血坏死率为 13%。295 例 PauwelsⅡ型的病人中不愈合率为 12%,股骨头缺血坏死率为 33%。在 92 例 PauwelsⅢ型的病人中,不愈合率仅为 8%,股骨头缺血坏死率为 30%。由于 Pauwels 分型受 X 线投照影响较大,与骨折不愈合率及股骨头缺血坏死率缺乏对应关系,目前也较少应用。

3. 骨折移位程度分型(Garden 分型) Garden 根据骨折移位程度将股骨颈骨折分为 4 型(1961)(图 2-7-49)。Ⅰ型:不全骨折,股骨颈下方骨小梁部分完整,该型包括所谓"外展嵌插型"骨折。Ⅱ型:完全骨折,但无移位。Ⅲ型:完全骨折,部分移位,该型骨折 X 线片上可以看到骨折近端上移、外旋,股骨头常后倾,骨折端尚有部分接触。Ⅳ型:完全骨折,完全移位。该型骨折 X 线片上表现为骨折端完全失去接触,而股骨头与髋臼相对关系正常。

Garden 分型中自Ⅰ~Ⅳ型,股骨颈骨折严重程度递增,而不愈合率与股骨头缺血坏死率也随之增加。Garden 分型在国际上已被广泛应用。

Frandsen 等人对 100 例股骨颈骨折分别请 8 位医生进行 Garden 分型,结果发现,8 位医生分型后的相互符合率只有 22%。对于移位与否的争议占 33%。北京积水潭医院危杰,毛玉江等曾对 212 例股骨颈骨折进行 Garden 分型,有 17 例存在分型争议。由此可见,Garden 分型中移位的判断与主观因素有密切关系。危杰,毛玉江等在研究中发现,骨折移位程度与股骨头缺血坏死及股骨头晚期塌陷有极大的相关关系。但 GardenⅠ型与Ⅱ型之间,GardenⅢ型与 GardenⅣ型之间没有统计学差异。GardenⅠ、Ⅱ型与 GardenⅢ、GardenⅣ型之间有明显统计学差异。Eliasson 等人(1988)建议将股骨颈骨折简单地分为无移位型(GardenⅠ、Ⅱ型)及移位型(GardenⅢ、GardenⅣ型)。

4. AO 分型 AO 将股骨颈骨折归类为股骨近端骨折中的 B 型(图 2-7-50)。

B1 型:头上型,轻度移位 ①嵌插,外翻≥15°;

②嵌插，外翻<15°；③无嵌插。

B2 型：经颈型　①经颈部基底；②颈中部，内收；③颈中部，剪切。

B3 型：头下型，移位。①中度移位，内收外旋；②中度移位，垂直外旋；③明显移位。

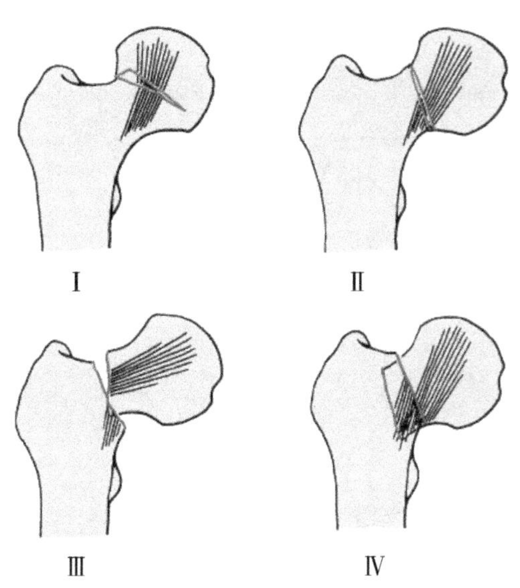

图 2-7-49　Graden 分型

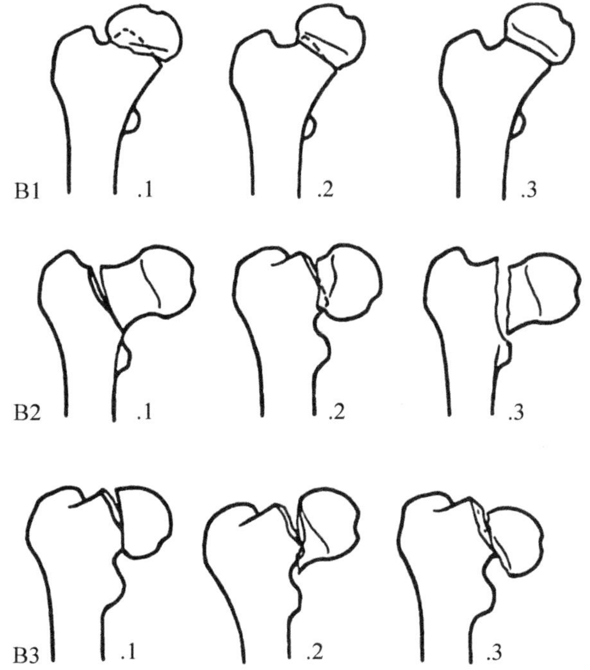

图 2-7-50　AO 分型

(四)治疗

无移位及嵌插型股骨颈骨折(Garden Ⅰ、Ⅱ型)占所有股骨颈骨折的 15%～20%。无移位的股骨颈骨折虽然对位关系正常，但稳定性较差。嵌插型股骨颈骨折端相互嵌插，常有轻度内翻。由于骨折端嵌入骨松质中，其内在的稳定性也不可靠。Lowell 认为嵌插型股骨颈骨折只要存在内翻畸形或股骨头后倾超过 30°便失去了稳定性(图 2-7-51)。由于嵌插型股骨颈骨折的病人症状轻微，肢体外旋、内收、短缩等畸形不明显，骨折端具有一定的稳定性，因此，对此是采取保守治疗还是手术治疗存在争议。一些作者主张保守治疗(Christopher，Crawford 等人)。保守治疗具有避免手术风险，降低治疗费用等优点。主要缺点是骨折会发生再移位。其发生率各作者报道从 8%～20%。Roaymakers 和 Madi 报道 15%。MacAusland，Moore，Fielding 等许多作者认为对于嵌插型股骨颈骨折应该同移位型股骨颈骨折同样行手术治疗。Bentley 应用内固定治疗嵌插型股骨颈骨折，愈合率 100%。3 年后随诊，股骨头缺血坏死率 18%，而保守治疗组缺血坏死率 14%。由此可见，手术治疗具有很高的骨折愈合率，而且并未明显增加股骨头缺血坏死率。目前认为，对于无移位或嵌插型股骨颈骨折，除非病人有明显的手术禁忌证，均应考虑手术治疗。以防止骨折再移位。并减少病人卧床时间，减少骨折并发症的发生。

移位型股骨颈骨折(Garde Ⅱ，Ⅳ型)的治疗原则：①解剖复位。②骨折端加压。③坚强内固定。

移位型股骨颈骨折如病人无手术禁忌证均应采取手术治疗。目前多数作者主张应予以急诊手术。由于股骨颈骨折的病人多为老年人，尽快手术可以大大减少骨折并发症发生及原有心肺疾病的恶化。Bredhal 发现 12h 之内进行手术治疗的病人死亡率明显低于迟延手术对照组。另外，急诊手术尽快恢复骨折端的正常关系，对于缓解对股骨头颈血运的进一步损害有一定的益处。Ma5sie 统计的一组病人中，12h 之内手术者，股骨头缺血坏死率 25%，13～24h 手术者，股骨头缺血坏死率 30%，24～48h 手术者，股骨头缺血坏死率 40%。目前多数作者主张应在 6～12h 急诊手术。

对于手术之前是否需要牵引争议较大。Needbof，Finsen 等人观察到术前皮牵引对于病人肢体疼痛的缓解、术中骨折复位以及手术难易程度均无影响。因此认为术前的牵引价值不大，反而增加皮肤压疮的危险及护理困难。另有些作者从恢复血供的角度上考虑，提出应予以术前牵引。Manninger应用动脉造影研究指出，中立位或轻度内旋位肢体牵引后，股骨头血供较牵引前明显增加。C1evelard，Boswoth也认为中立位牵引后股骨头血供改善。因此，对于移位型股骨颈骨折，首先应尽早施行手术(6～12h)。如由于某种原由无法急诊手术，可考虑术前皮肤或骨骼牵引，但牵引一定要保持肢体处于中立位或轻度内旋位，以避免肢体处于外旋位对于血供的继续损害。

1.骨折复位　骨折的解剖复位是股骨颈骨折治疗的关键因素。直接影响骨折愈合及股骨头缺血坏死的发生。Moore指出，X线显示复位不满意者，实际上股骨颈骨折端接触面积只有1/2。由于骨折端接触面积减少，自股骨颈基底向近端生升的骨内血管减少或生长受阻，因而降低了股骨头颈血供。

复位的方法有两种，闭合复位和切开复位。应尽可能采取闭合复位，只有在闭合复位失败，无法达到解剖复位时才考虑切开复位。

(1)闭合复位

McElvenny法：将患者置于牵引床上，对双下肢一同施行牵引；患肢外旋并加大牵引；助手将足把持住后与术者把持住膝部一同内旋；肢体内旋后将髋关节内收。McElvenny认为解剖复位及外展复位均不稳定，主张使股骨颈骨折远端内侧骨皮质略内移，使其位于股骨头下方，以使其稳定性增加。因此提出在复位完成以后自大粗隆向内侧用力推骨折远端，至远端内移。

Leadbetter氏法：Leadbener采用髋关节屈曲位复位方法：首先，屈髋90°后行轴向牵引，髋关节内旋并内收。然后轻轻将肢体置于床上，髋关节逐渐伸直。放松牵引，如肢体无外旋畸形即达到复位。

(2)复位的评价

X线评价：闭合复位后，应用高质量的X线影像对复位的满意程度进行认定。Simon和Wyman曾在股骨颈骨折闭合复位之后进行不同角度X线拍片，发现仅正侧位X线片显示解剖复位并未真正达到解剖复位。Lowell提出：股骨头的凸面与股骨颈的凹面在正常解剖情况下可以连成一条S形曲线，一旦在X线正侧位任何位置上S形曲线不平滑甚至相切，都提示未达到解剖复位。

Garden提出利用“对位指数”(后被称为Garden Index)对股骨颈骨折复位进行评价(图2-7-52)。Garden lndex有两个角度数值：在正位X线片上，股骨颈内侧骨小梁束与股骨干内侧骨皮质延长线的夹角正常为160°，在侧位X线片上股骨头中心线与股骨颈中心为一条直线，其夹角为18°。Garden研究了大量病例后发现股骨颈骨折复位后，在正侧位X线片上Gardenlndex<155°病例组中。股骨头缺血坏死率近为7%，而Gardenlndex>180°病例组中，股骨头缺血坏死率达53.8%。Garden认为，如果复位后Gardenlndex在155°～180°即可认为复位满意。

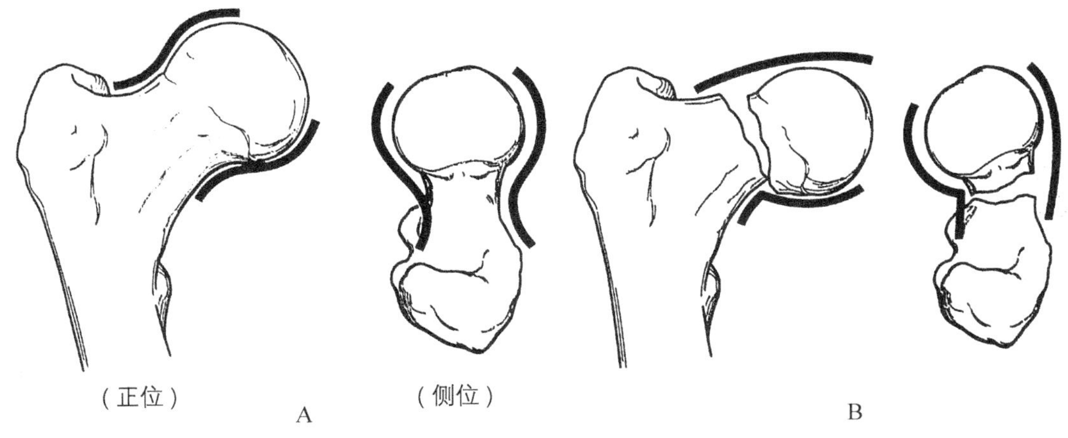

图 2-7-51　Lowell 曲线

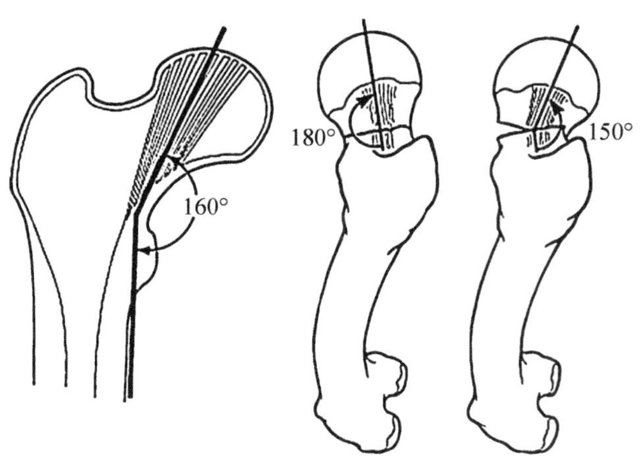

图 2-7-52　Garden Index

尽管有些作者认为外展位复位可以增加骨折端的稳定性，但目前大多数作者均提出应力求达到解剖复位。只有解剖复位，才可以最大限度地获得股骨头血供重建的可能性。

(3)复位后的稳定性：股骨颈骨折复位后稳定与否很大程度上取决于股骨颈后外侧是否存在粉碎。如果后外侧粉碎则失于后外侧有效的骨性支撑，随后常发生复位失败以至骨折不愈合。Banks发现在股骨颈骨折术后骨折不愈合的病人中有60%原始骨折有后外侧粉碎。Scheck等人认为即使内固定物置放位置正确也无法抵消股骨颈后外侧骨缺损造成的不稳定。因此，有人主张，对于伴有后外侧粉碎的股骨颈骨折，可考虑一期植骨。

(4)切开复位：一旦闭合复位失败，应该考虑切开复位，即直视下解剖复位。以往认为切开复位会进一步损害股骨头颈血供。近年来，许多作者都证实切开复位对血供影响不大。Banks的结论甚至认为切开复位后不愈合率及股骨头缺血坏死率均有下降。其理由是，首先切开复位时关节囊切口很小，而解剖复位对血供恢复起到了良好的作用。切开复位可采用前侧切口或前外侧切口(Watson-Jones切口)。有人提出，如存在股骨颈后外侧粉碎，则应选择后方切口以便同时植骨。但大多数作者认为后方切口有可能损害股骨颈后外侧残留的血供，故应尽量避免。

2.内固定　应用于股骨颈骨折治疗的内固定物种类很多。合格的内固定原则是坚强固定和骨折端加压。应再次强调，解剖复位在治疗中至关重要，因为不论何种内固定材料都无法补偿不良复位所产生的问题。各种内固定材料均有自身的特点和不足。医生应该对其技术问题及适应证非常熟悉以便选择应用。

三翼钉作为治疗股骨颈骨折的代表性内固定物曾被应用多年，由于其本身存在许多问题而无法满足内固定原则的要求，在国际上早已废用。目前经常应用的内固定材料可分为多针、螺钉、钩钉、滑动螺钉加侧方钢板等。

(1)多针：多针固定股骨颈骨折为许多作者所提倡。多针的种类很多：主要有Knowles，Moore Neufeld等。多针固定的优点主要是可在局麻下经皮操作，从而减少出血、手术死亡及感染的危险。其缺点：①固定强度不足。②在老年骨质疏松的病人中，有在股骨粗隆下进针入点处造成骨折的报道。③存在固定针穿出股骨头的可能。多针固定时如进针过深，此针道应该废弃，否则如再次经此针道穿针，容易穿出股骨头。

多针固定时，每根针应相互平行，许多作者的试验结果证明，多针平行打入股骨颈(不论何种形式排布：三角形、四边形等)可有效地防止骨折端旋转，并且增加骨折端的稳定性。Moore发现多针集中排布，股骨颈骨折不愈合率增加。

Swiontkowski、Hansen及Holmer等人的试验均显示3根针固定后的强度与4根针固定没有差别，因此提出3根针平行排列固定足以获得良好的稳定性。而针数目增加，只会增加固定针穿出股骨头的危险。多针固定总的牢固强度较弱，因此主要适用于年轻病人中无移位的股骨颈骨折(Garden Ⅰ、Ⅱ型)。

(2)钩钉：Stromgqvist及Hansen等人设计了一种钩钉治疗股骨颈骨折，该钉插入预先钻孔的孔道后在其顶端伸出一个小钩，可以有效地防止钉杆穿出股骨头及向外退出，手术操作简便，损伤小，Stromqvist认为可降低股骨头缺血的坏死率。

(3)加压螺钉：多根加压螺钉固定股骨颈骨折是目前主要提倡的方法，其中常用的有AO中空加压螺钉、Asnis钉等。中空加压螺钉的优点有：骨折端可获得良好的加压力；三枚螺钉固定具有很高的强度及抗扭转能力；手术操作简便，手术创伤小等。由于骨折端获得加压及坚强固定，骨折愈合率提高。Rehnberg(1989)，Asnis(1994)报道中空加压螺钉治疗股骨颈骨折骨折愈合率分别为100%和96%。北京积水潭医院危杰，毛玉江等对于212例应用AO中空加压螺钉治疗股骨颈骨折病人进行了回顾性研究,骨折愈合率为95.8%。术后病人可以早期活动肢体,有效地防止骨折并发症发生。但对于严重的粉碎骨折,单纯螺钉固定的支持作用较差,有继发骨折移位及髋内翻的可能。

(4)滑动螺钉加侧方钢板:滑动螺钉加侧方钢板主要有AO的DHS及Richards钉,其特点是对于股骨颈后外侧粉碎,骨折端缺乏复位后骨性支持者提供可靠的支持。其头钉可延套管滑动,对于骨折端产生加压作用,许多作者指出,单独应用时抗扭转能力较差,因此建议在头钉的上方再拧入一颗加压螺钉以防止旋转(图2-7-53,图2-7-54)。

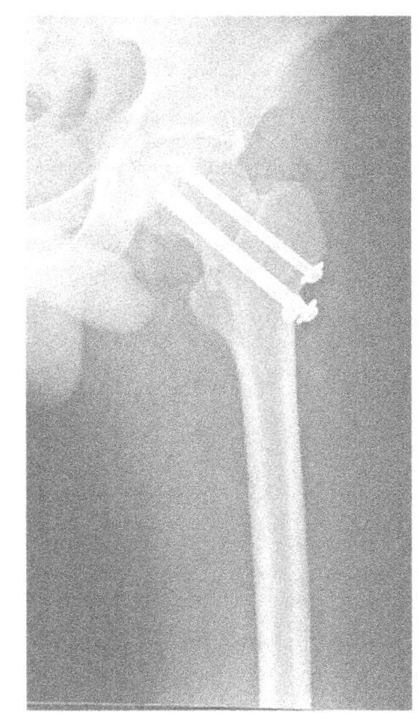

图2-7-53 股骨颈骨折空心钉固定

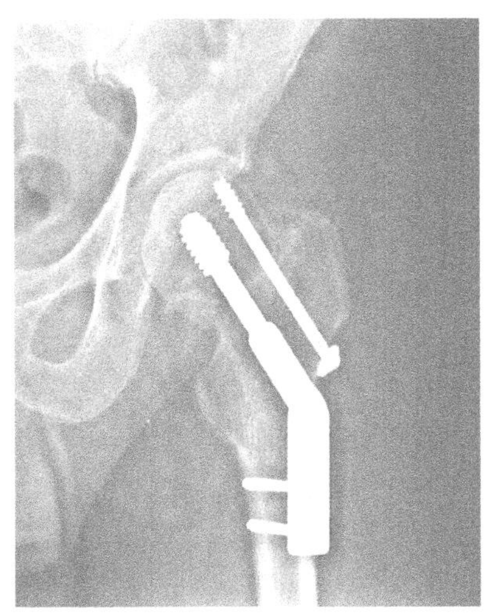

图2-7-54 股骨颈骨折空心钉加DHS固定

(5)内固定物在股骨头中的位置:对于内固定物在股骨头中的合理位置存在较大的争议。Cleceland、Bailey、McElvenny等人均主张在正侧位X线片上,内固定物都应位于股骨头中心。任何偏心位置的固定在打入时有可能造成股骨头旋转。另外股骨头中心为关节下致密的骨质较多,有利于稳定固定。Fielding、Pugh、Hunfer等人则主张内固定物在X线片正位上偏下,侧位上略偏后置放。主要是为了避免髋关节内收,外旋时内固定物切割股骨头。Lindequist等人认为远端内固定物应尽量靠近股骨颈内侧,以利用致密的股骨距来增加其稳定性。尽管存在争议,目前一致的看法是由于血供的原因,内固定物不应置于股骨头上方。关于内固定物进入股骨头的深度,目前一致认为应距离股骨头关节面至少5mm为宜。

(五)人工关节置换术

1940年,Moore与Bohlman首先应用金属人工假体置换术治疗股骨近端骨肿瘤。随后人工关节技术不断发展。在对于新鲜股骨颈骨折治疗方面,人工关节置换术曾被广泛应用于老年人移位型骨折。应用人工关节置换术治疗老年人股骨颈骨折主要基于两点考虑:①术后病人可以尽快肢体活动及部分负重,以利于迅速恢复功能,防止骨折并发症,特别是全身并发症的发生,使老年人股骨颈骨折的死亡率降低。这一点曾被认为是应用人工关节置换术的主要理由。近年来,内固定材料及技术不断发展提高。当代的内固定材料完全可以满足上述要求。因此,人工关节置换术的这一优点便不再突出。②人工关节置换术对于股骨颈骨折后骨折不愈合及晚期股骨头缺血坏死是一次性治疗。关于这一点有许多不同意见。首先,目前无论采用何种技术方法,对于新鲜骨折不愈合及晚期股骨头缺血坏死都无法预测。其次应用当代内固定材料后,多数作者报道股骨颈骨折不愈合率低于5%。

另外晚期股骨头缺血坏死的病人中只有不到50%因症状而需进一步治疗。总体而论,股骨颈骨折的病人内固定治疗之后,如骨折愈合而未发生股骨头缺血坏死者,其关节功能评分大大高于人工关节置换者。同时,人工关节置换有其本身的缺点:①手术创伤大,出血量大,软组织破坏广泛。②存在假体松动等危险而补救措施十分复杂。因此,目前的趋势是对于新鲜股骨颈骨折,首先应争取内固定。对于人工关节置换术的应用,不是简单根据年龄及移位程度来定，而制定了明确的适应证的标准。Thomas. A. Russell 在第 8 版 4(凯氏手术学)中对于人工关节置换应用于新鲜股骨颈骨折的治疗提供了相对适应证和绝对适应证。国际上对此予以承认。

相对适应证：

1. 病人生理年龄在 65 岁以上。由于其他病患，预期寿命不超过 10～15 年。

2. 髋关节骨折脱位，主要是指髋关节脱位合并股骨头骨折。特别是股骨头严重粉碎骨折者。

3. 股骨近端严重骨质疏松。难以对骨折端牢固固定。这一点十分相对。因为严重疏松的骨质不但难以支撑内固定物，同样也难以支撑人工假体。如应用人工假体，常需同时应用骨水泥。

4. 预期无法离床行走的病人。其目的主要是缓解疼痛并有助于护理。

绝对适应证：

1. 无法满意复位及牢固固定的骨折。

2. 股骨颈骨折内固定术后数周内固定物失用。

3. 髋关节原有疾患已适应人工关节置换。如原来已有股骨头无菌坏死、类风湿、先天性髋脱位、髋关节骨性关节炎等，并曾被建议行人工关节置换。

4. 恶性肿瘤。

5. 陈旧性股骨颈骨折，特别是已明确发生股骨头坏死塌陷者。

6. 失控性发作的疾病病人。如癫痫、帕金森病等。

7. 股骨颈骨折合并髋关节完全脱位。

8. 估计无法耐受再次手术的病人。

9. 患有精神疾患无法配合的病人。

总之，对于绝大多数新鲜股骨颈骨折，首先考虑解剖复位，坚强内固定。人工关节置换术则应根据病人的具体情况，按照其适应证慎重选用。

(六)陈旧性股骨颈骨折及股骨颈骨折不愈合

对于陈旧性股骨颈骨折在诊断时间上分歧很大。King 认为股骨颈骨折由于任何原因而未经治疗超过 3 周即可诊断为“陈旧性骨折”或“骨折不愈合”。Reich 认为诊断陈旧性股骨颈骨折的时间标准应为伤后 6 周。Delee 将诊断时间定为 3 个月。究竟股骨颈骨折未经诊治多长时间后仍可行内固定抑或人工关节置换术尚无定论。一般认为，可将陈旧性股骨颈骨折分为两类：

①根据适应证可行人工关节置换术者。②不需或无法行人工关节置换术者。对于后者，根据不同情况，可考虑闭合式切开复位、坚强内固定。由于陈旧性股骨颈骨折不愈合率较高，常需在切开复位的同时行植骨术。常用的有肌骨瓣植骨、游离腓骨植骨等。Meyer 报道其一组 30 例陈旧性股骨颈骨折病例(30～90d)采取内固定加肌瓣植骨方法治疗，骨折愈合率为 72%。Nagi 报道一组 16 例 6～62 周陈旧性股骨颈骨折的病例，应用螺钉固定加腓骨移植，愈合率达 100%。目前认为，植骨术对于骨折愈合有肯定的作用，但对于股骨头缺血坏死及晚期塌陷则无影响。截骨术曾被用来治疗股骨颈骨折不愈合，但由于截骨术后肢体短缩，股骨头与髋臼正常生理关系改变，晚期并发症较多，目前很少提倡应用。

股骨颈骨折不愈合在无移位型骨折中很少发生。在移位型股骨颈骨折中的发生率曾普遍被认为 20%～30%(Catto 1965)。近 20 年来，由于内固定材料的改进及手术技术的改进，骨折愈合率大为提高。目前多数文献报道股骨颈骨折术后愈合率为 85%～95%(Cassebaum 93%，Barr 96%，Asnis 96%，危杰，毛玉江 95.8%)。关于不愈合的诊断标准多数作者认为 6～12 个月仍不愈合者即可诊断。影响骨折愈合的因素有：骨折复位质量，固定牢固程度，骨折粉碎情况等。Cleveland 的研究证明骨折复位，固定与骨折愈合有明确的相关关系。Banks 的一组病例中股骨颈后外侧皮质粉碎者不愈合率为 60%。另外病人年龄，骨质疏松等因素也对愈合有一定影响。Phemister 认为尽管存在不愈合，但股骨头形态及关节间隙会在很长时间内保持完好。一旦经过治疗骨折愈合，关节功能可以恢复。在治疗方面应注意以下 3 点：股骨头血供，股骨颈长度，骨质疏松情况。在治疗方面也可分为人工关节置换和保留股骨头两类。如股骨头完整，股骨颈长度缺损不大，颈干角基本正常可行单纯植骨。股骨头外形正常，股骨颈有一定短缩合并髋内翻者可酌情考虑截骨术，植骨术或二者结合应用。对于股骨头血供丧失，股骨头变形，股骨颈严重缺损，骨质疏松难以固定的病人则应选择人工关节置换术。

(七)年轻人股骨颈骨折

年轻人中股骨颈骨折发生率较低。由于年轻人(20～40 岁)骨骼最为致密，造成骨折的暴力必然很大，因此损伤更为严重。有人认为，年轻人股骨颈骨折与老年人股骨颈骨折应区分开来，而作为一个专门的问题来研究。Bray、Templeman、Swiontkowski 等人甚至认为年轻人股骨颈骨折不适用于 Garden 分型或 Pauwels 分型。

年轻人股骨颈骨折有以下特点：①骨髋密度正常。②创伤机制多为高能量暴力。③骨折不愈合率及股骨头缺血坏死率均高于老年人股骨颈骨折。④股骨头缺血坏死改变后多伴有明显症状。⑤人工关节置换术效果不佳。

年轻人股骨颈骨折后骨折不愈合率及股骨颈缺血坏死率各作者报道不同，分别为 25%(Kuslich)至 62%(Protzman 和 Burkhalter)及 45%(Kuslich)至 90%(Protzman 和 Burkhalter)，多数人认为愈合后较差的原因在于创伤暴力较大、损伤严重、难以解剖复位及坚强固定。

Cave 指出，对于所有股骨颈骨折均应解剖复位，在年轻人股骨颈骨折中解剖复位尤为重要，一旦闭合复位难以奏效，应积极采取切开复位。

由于较高的股骨头缺血坏死发生率，许多人认为应尽早(6～12h)实施手术。常规在术中切开前关节囊进行关节内减压。Swiontkowski 等人治疗了 27 例 12～49 岁的股骨颈骨折的病人，均可在手术达到解剖复位。以 AO 6.5mm 螺钉坚强固定，均行前关节囊切开，所有病人手术时间均在伤后 8h 之内。结果显示，无骨折不愈合病例，缺血坏死率只有 20%，他们建议 12～24 个月去除内固定物。

目前多数作者认为 Bray 及 Templeman 所提出的原则是成功治疗年轻人股骨颈骨折的关键：①急诊手术(伤后 12h 之内)。②一定要解剖复位，必要时切开复位。③多枚螺钉坚强固定。有人补充提出前关节囊切开减压的必要。

(八)股骨头缺血坏死

股骨颈骨折后股骨头缺血坏死的发生率不同作者报道差异很大(Fielding 11%，危杰，毛玉江 33%，Catto 66%，Sevin 84%)。其差异的原因可能在于各组病例骨折移位程度不同。

移位型股骨颈骨折发生后，股骨头便可以被认为已部分或全部失去血供。Phemister，Cano 等人认为，血供的重建主要靠残留血供的爬行替代。血供重建主要有 3 个来源：①圆韧带动脉供血区域与其他部分的吻合。②骨折端骨内血管的生长，这一过程较为缓慢。骨折端的移位及纤维组织生成都将阻碍骨内血管的生长。因此，良好的骨折复位，牢固的固定极为重要。③股骨头未被关节软骨覆盖部分血管的长入。

关节囊内股骨颈骨折发生后，关节囊内的出血及凝血块将增加关节囊内的压力，产生所谓“填塞效应”(temponade effect)。许多作者认为填塞效应对于股骨头的血供有一定影响，甚至是股骨头晚期塌陷的原因之一(Stromqvist 等人)。实验表明，当关节囊内压力大于舒张压时，股骨头内血流明显减慢，甚至可造成骨细胞坏死。因此，很多作者主张在内固定手术时应行关节内穿刺或关节囊部分切除，以减小关节囊内压力，对降低股骨头坏死的发生率有一定作用。

骨折端的复位情况对于股骨头血供有很大影响，骨折端复位不良、股骨头旋转及内外翻都将使圆韧带动脉及其他残留的动脉扭曲，从而影响股骨头血供。Garden 指出，任何不良复位都会使股骨头缺血坏死及晚期股骨头塌陷的发生率增加。

内固定物也是股骨头血循的影响因素之一。Linton、Stromqvist 等人均指出，内固定物的体积增大对股骨头的血循是有害的。另外内固定物的位置也对股骨头的血供产生影响。许多作者认为，内固定物置于股骨头外上方时将会损伤外侧骺动脉(股骨头主要血供动脉)。因此，应避免将内固定物置于股骨头上方。内固定物(如三翼钉)会使骨折端产生一定分离，同时反复地捶击振动，会造成不同程度的骨损伤。目前认为，应选择对股骨头颈损伤较小的内固定物置入。

在此应明确一个概念：股骨颈骨折后股骨头的缺血改变或股骨头缺血坏死与晚期股骨头塌陷是不同的两种病理变化。股骨头缺血坏死是指在股骨颈骨折的早期，继发于骨折、复位及固定之后股骨头发生的缺血改变。实际上，骨折一旦发生，股骨头血循即部分或全部受到破坏。而晚期股骨头塌陷是在股骨颈骨折愈合之后，股骨头血循重建过程中，关节软骨下骨在尚未修复的坏死区域发生骨折，从而造成股骨头的变形。股骨颈骨折后股骨头血供均不可避免发生缺血改变，而由于不同的损伤程度，不同的治疗方法等因素使得血供重建的时间与范围不同。部分病人股骨头血供未获得重建，而股骨头受到应力作用而发生软骨下骨骨折，即造成股骨头晚期塌陷。股骨头晚期塌陷的发生率低于股骨头缺血坏死率。

综上所述，股骨颈骨折后股骨头是否成活取决于两个因素：①残留的血供系统是否足够营养股骨头；②能否在股骨头晚期塌陷之前重建股骨头血供。对于新鲜股骨颈骨折的治疗原则是解剖复位、骨折端加压、坚强固定，以保护残留血运及血运重建过程。

股骨颈骨折后继发的股骨头缺血坏死尚无单独的诊断标准。目前仍然普遍借用股骨头无菌性坏死的 Ficat-Arlet 分期(1980)：Ⅰ期股骨头正常；Ⅱ期股骨头内出现骨硬化及囊变；Ⅲ期股骨头软骨下塌陷；Ⅳ期关节间隙窄、关节塌陷及骨性关节炎。Ficat-Arlet 分期系统是基于 X 线的诊断系统。X 线诊断的优点：一是应用普及，二是价格低廉。其缺点是无法早期发现病变及无法对于病变的位置和范围进行描述。

近年来，由于磁共振技术的广泛应用，逐渐磁共振是目前惟一可以早期诊断股骨头缺血坏死并了解其病变范围和位置的方法。其中具有代表性的是宾夕法尼亚大学系统(Pennsylvania University System，1995)，它是依据磁共振影像对股骨头缺血坏死进行分期的系统。

0 期：正常 X 线、骨扫描及 MRI

Ⅰ期：X 线(—)，骨扫描(＋)或 MRI(＋)

A 轻度＜15％(波及股骨头)

B 中度 15％～30％

C 重度＞30％

Ⅱ期：股骨头出现透亮区、硬化区

A 轻度＜15％ 股骨头

B 中度 15％～30％

C 重度＜30％

Ⅲ期：软骨下塌陷(新月征)，未变扁平

A 轻度＜15％ 关节面

B 中度 15％～30％

C 重度＞30％

Ⅳ期：股骨头变扁平

A 轻度＜15％ 关节面和＜2mm 的下陷

B 中度　15％～30％ 关节面或 2～4 mm 凹陷

C 重度＞30％ 关节面或＞4 mm 凹陷

Ⅴ期：关节间隙变窄和(或)髋臼病变

A 轻度

B 中度

C 重度

Ⅵ期：进行性退行性变

股骨颈骨折后股骨头缺血坏死在伤后 1 年即可出现(X 线诊断)，2～3 年出现率最高，5 年后明显下降。其早期临床表现：①疼痛；②跛行；③髋关节内旋外展受限。因此，股骨颈骨折治疗后，应该至少随访 5 年，同时要重视临床检查。

股骨头缺血坏死的治疗要根据病人的症状，体征及放射学表现而综合考虑。在临床工作中经常可以见到有些病人虽然 X 线表现很重，但症状轻微，体征并不明显。此时应以保守治疗为主。手术治疗方法很多。大致可分为两类：保留股骨头手术和人工关节置换术。保留股骨头手术主要有髓芯减压术和植骨术。主要应用于 Ficat-ArletⅠ、Ⅱ期。其效果并不肯定。国际文献报道有效率10％～47％。人工关节置换术应用于 Ficat-ArletⅢ、Ⅳ期。可根据病人的不同情况选择半髋或全髋置换。一般情况下，全髋置换术效果优于半髋置换。半髋置换术由于手术创伤较小而主要应用于高龄病人。

另外，在欧美有些医生采用一种介于保留股骨头和人工关节置换之间的手术-股骨头表面置换。主要应用于年轻病人。股骨头表面置换来源于双杯置换术。其优点在于：①保留股骨头；②保留股骨近端髓腔；③更加符合生物力学；④延缓人工股骨头置换时间。

1948 年，Smith-Peterson 发明双杯置换术。Charnley(1950，1961，1963)对其进行了改进。传统的双杯置换术经过临床应用证明效果很差。由于当时假体的材料均为聚乙烯，聚乙烯及骨水泥的磨削是引起假体松动的主要原因。Muller(1960，1968)首次应用金属材料双杯假体。随后 Gerrard(1970，1974)，Freeman(1975，1978)，Furuya，Eicher，Wagener，Tanaka(1978)，Amstutz(1977，1984，1986)均有各自的临床应用报道。Amstutz 总结了应用股骨头表面置换术治疗的 322 例股骨头缺血坏死病人，共 586 个髋。其优良率：91％(5 年)，66％(10 年)，43％(15 年)。手术适应证选择非常严格。均为年轻病人，估计需要 2 次人工关节置换者。

股骨头表面置换在国内尚未见报道。对于年轻股骨头缺血坏死的病人可以作为一种治疗选择。

二、股骨粗隆间骨折

(一)发生学

随着社会人口老龄化，髋部骨折的发生率不断增高。美国目前每年髋部骨折发生率高达 25 万人。专家预测到 2040 年该数字将达到 50 万人。90％的髋部骨折发生于 65 岁以上的老年人。其中

3/4 发生于女性。Griffin 和 Boyd 对 300 例股骨粗隆间骨折病例的研究显示：伤后 3 个月内的病人病死率为 16.7%，大约是股骨颈骨折病人病死率的 2 倍。如此高的病死率有以下原因：病人年龄较大；造成骨折的创伤较重；骨折后失血量大；治疗手术相对较大。由此可见，股骨粗隆间骨折是较为严重的骨折。

美国、英国和北欧的调查结果显示在骨密度低于 0.6g/cm 的女性中，髋部骨折发生率达 16.6%(11 15 20)。Zain-Elabdien 等人的研究表明年龄与髋部骨折的发生率以及骨折不稳定及粉碎程度具有明显的相关关系。目前对于骨质疏松诊断的主要方法有 X 线，双光子骨密度仪，定量 CT 等。其中双光子骨密度仪应用较为普遍。文良元等通过对 742 例老年髋部骨折病人骨密度测定的研究指出，男性测定的敏感部位在 ward 三角区，而女性则在大粗隆。骨密度降低与髋部骨折相关阈值男性为 2.5s，女性为 4.5s。

(二)创伤机制

多数病人的股骨粗隆间骨折为跌倒所致，并主述粗隆部受到直接撞击。由于病人多为老年人。其跌倒的原因与其原有疾病所引起的步态异常有关。如心脑疾病，视力听觉障碍，骨关节疾病等。此类病人中合并其他部位骨折的发生率为7%～15%。常见有腕部，脊柱，肱骨近端及肋骨骨折。

高能量所致的股骨粗隆间骨折较为少见。多为机动车伤和高处坠落伤。其骨折类型多为逆粗隆间骨折或粗隆下骨折。Barquet 发现在此类病人中合并同侧股骨干骨折的发生率为 15%。如不注意则容易漏诊。

(三)放射学诊断

标准的正侧位 X 线片对于正确诊断尤为重要。正位 X 线片应包括双侧髋关节。对于患侧应施以轻度内旋牵引，以消除患肢外旋所造成的重叠影像。从而对于骨折线方向，小粗隆是否累及，骨折粉碎和移位的程度做出正确判断。标准侧位 X 线片可以显示后侧骨折块及其移位程度。健侧 X 线片可以帮助医生了解正常的股骨颈干角及骨质疏松情况，以便正确选择治疗方法。多数情况下普通 X 线足以诊断。极个别病人由于骨折无移位而 X 线显示阴性，但主述髋部疼痛并体检高度怀疑时需行 CT 或 MIR 检查。

(四)分型

股骨粗隆间骨折的分型很多，目前公认并得以应用的有以下 10 种：

Evans' classification (1949)

Boyd and Griffin's classification (1949)

Ramadier's classification (1956)

Decoulx & Lavarde's classification (1969)

Ender's classification (1970)

Tronzo's classification (1973)

Jensen's classification (1975)

Deburge's classification (1976)

Briot's classification (1980)

AO classification (1981)

所有分型可归为两类：①解剖学描述(Evans; Ramadier; Decoulx and Lavarde)。②提示预后(Tronzo; Ender; Jensen's modification of the Evans grading; Müller et al.)。任何骨折分型必须应用简便并能指导治疗，同时提示预后才能具有临床意义。就股骨粗隆间骨折分型而言，能够对于骨折的稳定性及复位，固定之后骨折部位能否耐受生理应力作出判断尤为重要。Evans 分型，Jensen 分型，Boyd and Griffin 分型，Tronzo 分型和 AO 分型为大家熟知并得以广泛应用。

1. Boyd-Griffin 分型　Boyd 和 Grif5n 将股骨粗隆周围的所有骨折分为 4 型，其范围包括股骨颈关节囊外部分至小粗隆远端 5cm(图 2-7-55)。

Ⅰ型：骨折线自大粗隆沿粗隆间线至小粗隆。此型复位简单并容易维持。

Ⅱ型：粉碎骨折。主要骨折线位于粗隆间线，但骨皮质多发骨折。此型复位困难，因为骨折粉碎并存在冠状面骨折。

Ⅲ型：此型基本上可以认为是粗隆下骨折。骨折线自股骨干近端延至小粗隆，可伴不同程度粉碎。

此型骨折往往更难复位。

Ⅳ型：骨折自粗隆部至股骨近端，至少有两个平面的骨折。

Evans 分型根据骨折线方向，大小粗隆是否累及和骨折是否移位而将股骨粗隆间骨折分为 6 型。其中 1、2 型为稳定型。其余均为不稳定型。Evan 的结论基于保守治疗的结果。

Jensen 对于 Evans 分型进行了改进。基于大小粗隆是否受累及复位后骨折是否稳定而分为 5 型。其研究发现ⅠA(2 部分骨折无移位)，ⅠB(2 部分骨折有移位)94%骨折复位后稳定。ⅡA(3部

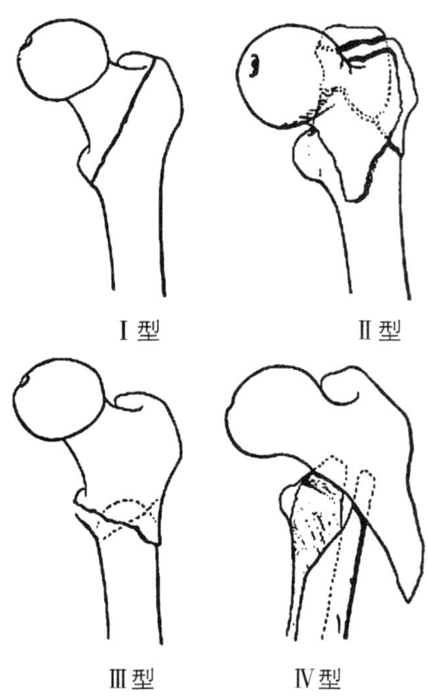

图 2-7-55 Boyd-Griffin 分型

分骨折,大粗隆骨折)33%骨折复位后稳定。ⅡB(3部分骨折,小粗隆骨折)21%骨折复位后稳定。Ⅲ(4部分骨折,大粗隆骨折,小粗隆骨折)8%骨折复位后稳定。Jensen 指出大小粗隆的粉碎程度与复位后骨折的稳定性成反比。

2.改良 Evan's 分型(图 2-7-56)

Ⅰ型:无移位顺粗隆骨折。

Ⅱ型:移位型顺粗隆骨折。

Ⅲ型;移位型顺粗隆骨折合并大粗隆骨折。

Ⅳ型;移位型顺粗隆骨折合并小粗隆骨折。

Ⅴ型;移位型顺粗隆骨折大,小粗隆骨折。

Ⅵ型:反粗隆骨折。

AO 将股骨粗隆间骨折纳入其整体骨折分型系统中。归为 A 类骨折。A1 为简单骨折。A2 为粉碎骨折。A3 为粗隆下骨折。每型中根据骨折形态又分为 3 个亚型。AO 分型便于进行统计学分析。既对于股骨粗隆间骨折具有形态学描述,又可对于预后做出判断。同时在内固定物的选择方面也可提出建议。

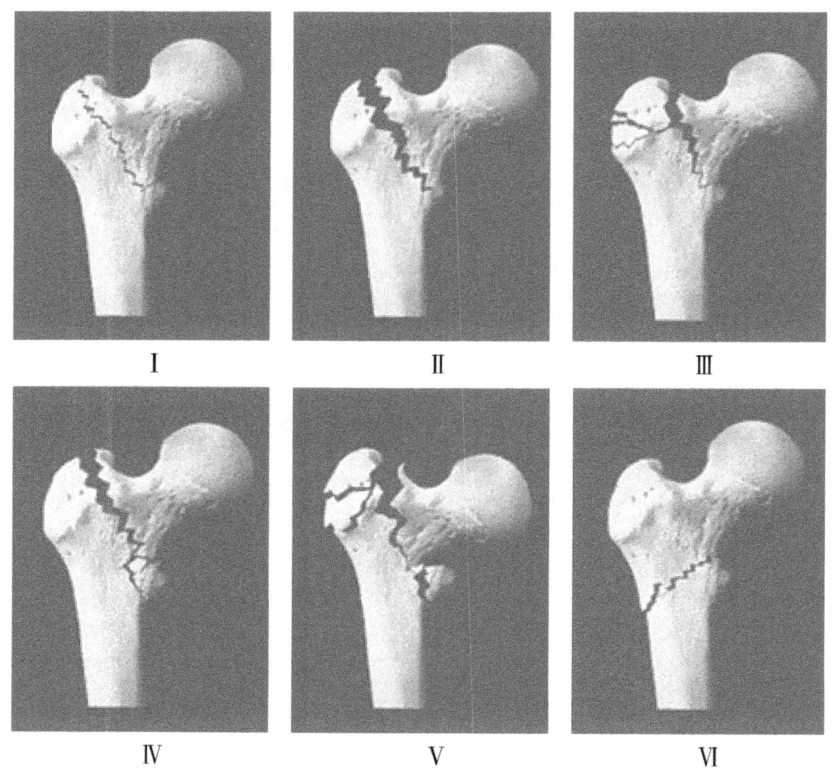

图 2-7-56 改良 Evan's 分型

3. AO分型 AO将股骨粗隆间骨折划分至股骨近端骨折A型(图2-7-57)。

A1:股骨粗隆部简单骨折

Ⅰ. 沿粗隆间线骨折。

Ⅱ. 骨折线通过大粗隆。

Ⅲ. 骨折线向下至小粗隆。

A2:股骨粗隆部粉碎骨折。

Ⅰ. 有一块内侧骨块。

Ⅱ. 有数块内侧骨块。

Ⅲ. 骨折线向下至小粗隆远端1cm。

A3:股骨粗隆中部骨折。

Ⅰ. 简单骨折,斜形。

Ⅱ. 简单骨折,横形。

Ⅲ. 粉碎骨折。

无论选择哪种分型,在术前对于骨折的稳定性做出判断十分重要。股骨粗隆间骨折稳定与否取决于两个因素:①内侧弓的完整性(小粗隆是否累及)。②后侧皮质的粉碎程度(大粗隆粉碎程度)。另外,逆粗隆间骨折非常不稳定。小粗隆骨折使内侧弓骨皮质缺损而失去力学支持,造成髋内翻。大粗隆骨折则进一步加重矢状面不稳定。其结果造成股骨头后倾。逆粗隆间骨折常发生骨折远端向内侧移位,如复位不良则会造成内固定在股骨头中切割。骨折的不稳定是内固定失用(弯曲,断裂,切割)的因素之一。

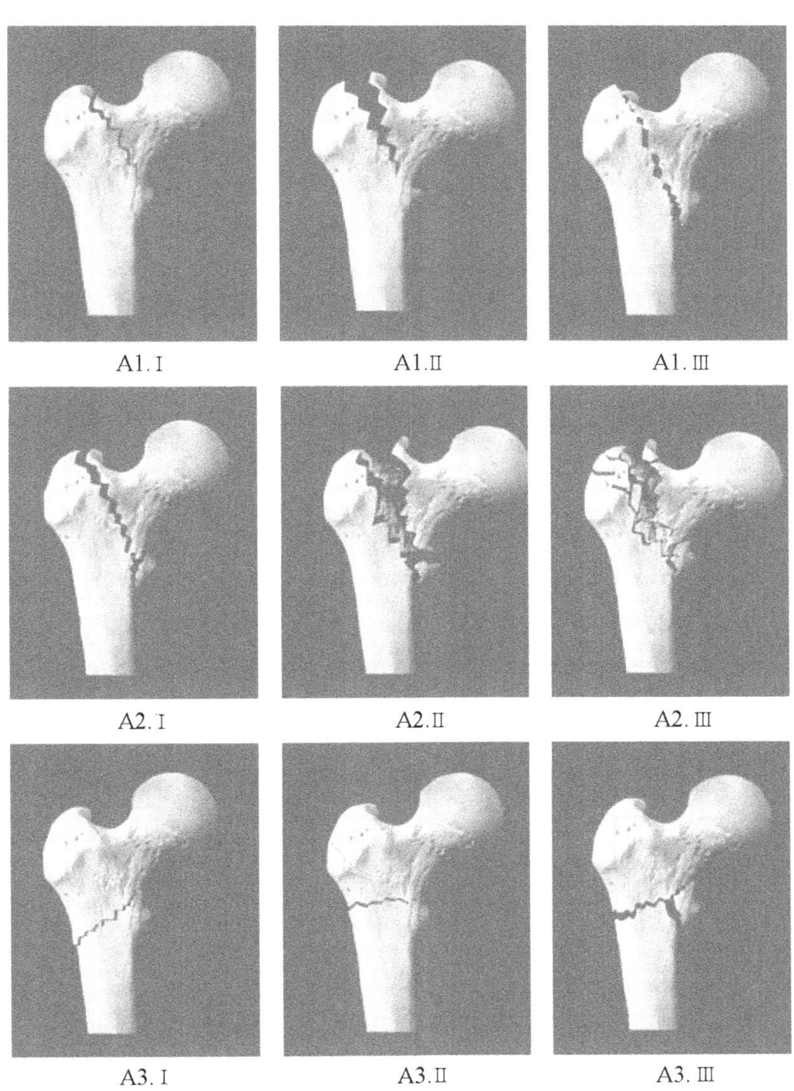

图2-7-57 AO分型

(五)治疗

股骨粗隆间骨折多见于老年人，保守治疗所带来的肢体制动和长期卧床使骨折并发症的发生难以避免。牵引治疗无法使骨折获得良好复位，骨折常常愈合于短缩，髋内翻的畸形状态，从而造成患者步态异常。因此，手术治疗，牢固固定是股骨粗隆间骨折的基本治疗原则。

1. 保守治疗　只在某些情况下考虑应用。对于长期卧床肢体无法活动的病人，患有全身感染疾患的病人，手术切口部位皮肤损伤的病人，严重内科疾患无法耐受手术的病人，保守治疗更为安全。保守治疗根据病人治疗后有无可能下地行走可以归为两类方法。对于根本无法行走的病人无须牵引或短期皮牵引。止痛对症治疗。积极护理防止皮肤压疮。鼓励尽早坐起。对于有希望下地行走的病人，骨牵引 8～12 周。力求骨折复位。定期拍 X 线片，对复位和牵引重量酌情进行调整。去除牵引后尽快嘱病人功能练习及部分负重。骨折愈合满意后可行完全负重。

2. 手术治疗　目的是使骨折得以良好复位，牢固固定，以允许病人术后早期肢体活动及部分负重。从而尽快恢复功能。

骨折能否获得牢固固定取决于以下因素：①骨骼质量。②骨折类型。③骨折复位质量。④内固定物的设计。⑤内固定物在骨骼中的置放位置。

3. 手术时机　Kenrora 等人的研究显示，24h 内急诊手术病人病死率明显增加。Sexsen，White 等人指出，24h 后立即手术病死率有所增加。目前多数作者认为伤后 72h 手术较为安全。在最初 12～24h 应该对于病人进行全面检查，对于异常情况予以纠正。其中包括血容量的补充，吸氧及原有疾患的相关药物治疗。与此同时，进行充分的术前计划和麻醉准备。

骨折复位：骨折的良好复位是下一步治疗的关键。如果复位不佳，不论选择哪种内固定材料都难以获得满意的固定。

对于稳定型骨折，轴向牵引，轻度外展内旋即可获得解剖复位。由于骨折端扣锁后完整的内侧弓可以提供稳定的力学支持，任何内固定物置入后均可得到牢固固定。

对于不稳定型骨折，难以达到完全解剖复位。强行将大，小粗隆解剖复位使手术创伤增加。另外术后的解剖复位往往不易维持。Rao，Banzon 等人的一组 162 例不稳定型股骨粗隆间骨折均行解剖复位，滑动髋螺钉固定的病人随访显示，98％的病例发生继发移位。目前多数作者主张对于不稳定型骨折恢复股骨颈干的解剖关系即可，而无须追求解剖复位。

近年来治疗股骨粗隆间骨折的内固定材料不断发展更新，其中常用的标准内固定物可分为两类：①滑动加压螺钉加侧方钢板，如 Richards 钉板，DHS(图 2-7-58)。②髓内固定，如 Ender 针，带锁髓内针，Gamma 钉等。

(1)滑动加压螺钉加侧方钢板固定

20 世纪 70 年代，滑动加压螺钉加侧方钢板应用于股骨粗隆间骨折的治疗。其基本原理是将加压螺钉插入股骨头颈部以固定骨折近端，在其尾部套入一侧方钢板以固定骨折远端。Sanstegard 等人对 Richards 钉板固定的研究表明，骨折固定后，大部分负荷由 Richards 钉板承担，而骨折部位所承受负荷很小。另外，加压螺钉穿出股骨头、加压螺钉切割股骨头等情况极少发生。Gudler 等人对不稳定型股骨粗隆间骨折应用 Enders 针及加压螺钉加侧方钢板固定后的比较研究，发现后者的固定强度较前者高 5 倍。由于滑动加压螺钉加侧方钢板系统固定后承受大部分负荷直至骨折愈合；固定后股骨颈干角自然恢复、骨折端特别是骨距部分可产生加压力、目前已成为股骨粗隆间骨折的常用标准固定方法。

滑动加压螺钉加侧方钢板根据加压螺钉与加侧方钢板之间的角度不同，分为低位(130°，135°，140°)和高位(145°，150°)。低位钉板应用与大多数股骨粗隆间骨折，特别是稳定型骨折。术前应根据健侧 X 线片确定正常颈干角后选择相应角度的钉板。由于钉板置入后骨折端可沿加压螺钉滑动而产生动力加压，如钉板角度与解剖复位后的颈干角不一致，加压螺钉则会对骨折端滑动产生阻力而减弱动力加压作用。某种情况下需行外展截骨以增加骨折端稳定性，此时应用高位钉板。

关于头钉置放的合理位置存在争议。Baumgaertner 认为头钉置放与股骨头颈中心最为牢固，不易发生头钉切割。并提出 TAD 值的概念(1995)。TAD(Tip Apex Distance)值是指正常解剖状态下股骨头颈中轴线在正侧位与股骨头关节面交点与头钉顶点的距离之和(图 2-7-59)。Baumgaertner 和 Solberg 的研究发现，在 118 例滑动加压螺钉加侧方钢板固定的股骨粗隆间骨折中，TAD 值＜20mm 组无一例发生切割。而 TAD 值＞50mm 组中，切割率高达 60％。

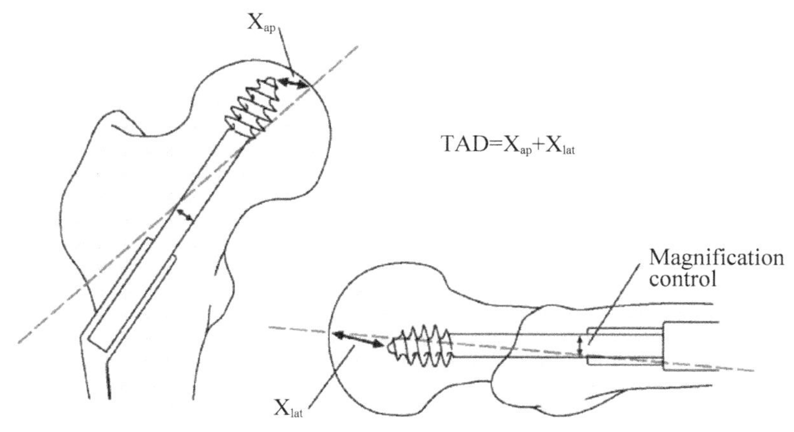

图 2-7-58 DHS

有人主张头钉的位置位于股骨头颈中下 1/3（正位），偏后（侧位）。股骨头中下 1/3 偏后部位骨质较密，头钉置入后不易发生切割。Hartog 等人的尸体标本实验结果认为，偏心位固定抗旋转力较差。主张以中心位固定为佳。

内上方固定应该避免。其原因：①股骨头内上方骨质薄弱，内固定难以牢固。切割发生率较高。②外侧骺动脉位于股骨头上方偏后，该动脉供应股骨头大部分血供。头钉内上方置放极易损伤外侧骺动脉而引起股骨头缺血坏死。

头钉进入的深度应位于股骨头关节面下方 5～12mm。此区域骨质致密，螺钉拧入后具有良好的把持作用。头钉进入的深度如果距离股骨头关节面 12mm 以上则把持作用明显减弱。螺钉松动及切割的发生率增加。

头钉的长度应为位于股骨头关节面下方 5mm 为宜。考虑动力加压因素，可将实测距离再减去 5mm。

（2）髓内固定：目前常用的髓内固定可分为两类：股骨髁—股骨头髓内针和股骨头—髓腔髓内针。

1）股骨髁—股骨头髓内针：1950 年 Leizius 首先应用髓内针自股骨中段向股骨头穿入，以固定股骨粗隆间骨折。1964 年 Kuntcher 将其入点移至股骨内下侧。由于股骨内下侧皮质较薄，软组织覆盖少，因此更容易插入髓内针。1970 年 Enders 等人首先报道应用 3 根较细而且更有弹性的髓内针治疗股骨粗隆间骨折。与 Kuntcher 髓内针相比，Enders 针更容易插入（图 2-7-60）。在股骨粗隆部可分别放置于压力、张力骨小梁处，提高了固定的稳定性。在 20 世纪 70—80 年代曾得以广泛应用。

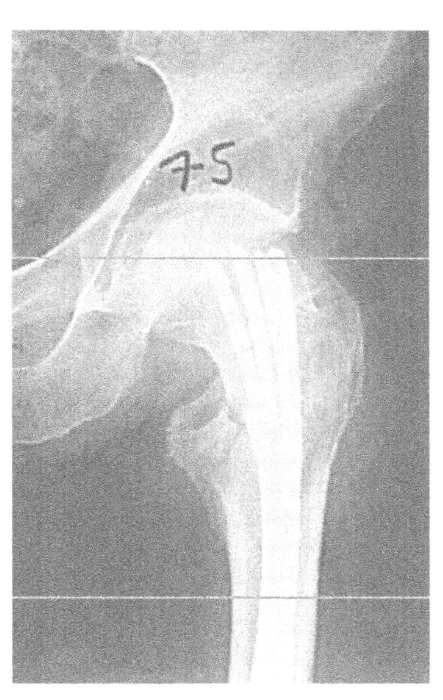

图 2-7-59 TAD 值

Enders 针固定的优点：手术时间短，创伤小，出血量少；病人肢体功能恢复快；感染率低；骨折延缓愈合及不愈合率低。

Enders 针由于以上优点，20 世纪 70 年代至 80 年代曾得以广泛应用，与此同时也暴露出一些缺点，其中有：术后膝关节疼痛；髓内针脱出；髓内针穿出股骨头；术后外旋畸形愈合等。近年来，Enders 针的应用逐渐减少。

2）股骨头—髓腔髓内针：股骨头髓腔髓内针固定股骨粗隆间骨折在近年来有很大发展，主要有

Gamma 钉(图 2-7-61),Russell—Tayler 重建钉、PFN 等。其特点是通过髓内针插入一螺栓至股骨头颈(Interlocklng)。其优点:①有固定角度的螺栓可使股骨颈干角完全恢复;②有效地防止旋转畸形;③骨折闭合复位,髓内固定使骨折端干扰减少,提高骨折愈合率;④中心位髓内固定,内固定物所受弯曲应力较钢板减少,内固定物断裂发生率降低。目前股骨头髓腔髓内针已逐渐成为股骨粗隆间骨折,特别是粉碎、不稳定型的首选固定方法。

Gamma 钉自 1980 年在北美问世以来曾经得以广泛应用。近年来许多医生通过长期随访观察,发现 Gamma 钉在股骨粗隆间骨折治疗中存在很多问题。Gamma 钉近端部分直径较大,固定牢固。生物力学结果发现固定之后股骨近端所受应力明显减少而股骨远端所受应力是增加的。因此,在靠近钉尾部的股骨远端常发生继发骨折。文献报道的发生率为 1%~8%。另外其头钉较为粗大,又只是单枚螺钉。抗旋转能力较差,螺钉在股骨头中切割的发生率较高。

AO 近年来所发明的 PFN 具有以下优点:一是近端直径较 Gamma 钉细小,远端锁定螺栓距钉尾较远,从而避免因股骨远端应力集中造成的继发骨折。二是股骨头颈部有两枚螺钉固定。有效地防止了旋转应力。大大降低了头钉切割的发生率。

对于股骨粗隆间骨折是采取髓内固定还是髓外固定要酌情而定。一般认为髓内固定对于骨折端血供干扰小,手术创伤轻微。骨折愈合率高。近年来多名作者 Park SR(1998),Ladsen JE(1996),Parker MJ(2003)等对于股骨粗隆间骨折髓内外固定进行了回顾性研究。特别是 Parker 的 2 472 例大样本,多中心统计结果显示,两种固定方式在骨折愈合、手术时间、术中出血量及并发症等方面没有显著差异。髓内固定手术操作要求较高。固定之前骨折需获得良好复位。在某种情况下只有外展位才能获得复位而在此位置髓内针则无法打入。另外髓内针操作技术的学习曲线较长。目前普遍认为,对于稳定型股骨粗隆间骨折髓外固定即可。而对于不稳定型股骨粗隆间骨折,特别是反粗隆间骨折,由于髓内针属中心位固定而具有很好的抗弯能力,应视为首选。

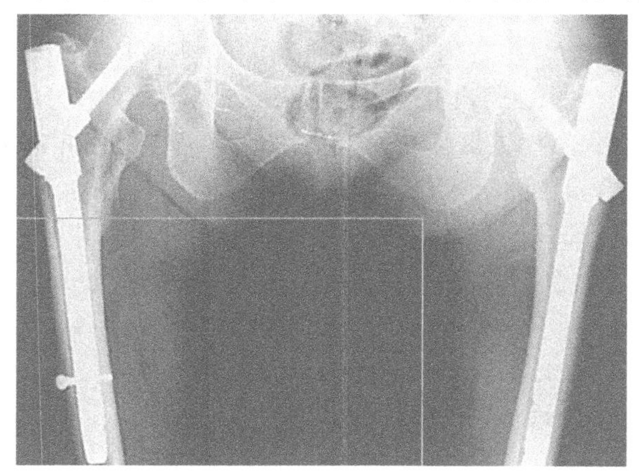

图 2-7-60　Enders 针

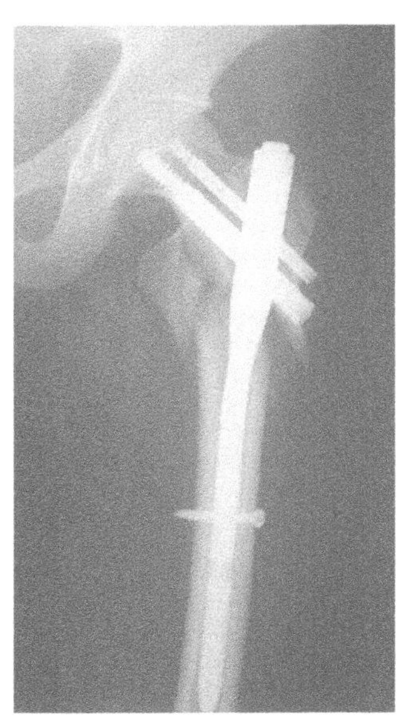

图 2-7-61　Gamma 钉

(3)外固定支架:外固定支架治疗股骨粗隆间骨折时有报道(Iraqi AA 2001,Parker MJ 2003)。其优点是手术操作简便,创伤轻微。缺点是术后活动不方便,需严格进行针道护理。主要应用于严重多发创伤及老年体弱多病,无法耐受内固定手术的病人。

(4)人工关节置换:主要应用于严重粉碎股骨粗隆间骨折并伴有严重骨质疏松的病人。其目的在于减少卧床时间,早期下地部分或全部负重。Green 报道的一组双极骨水泥伴髋关节置换的病人平均手术后 5d 可下地负重。有人认为患有类风湿疾患的病人内固定失用以至骨折不愈合的发生率较高。Bogoch 报道为 24%。主张行一期人工关节置换。由于股骨粗隆间骨折常累及股骨矩,使得人工关节置换后的稳定性降低。因此适应证的选择非常严格。

三、股骨大粗隆骨折,小粗隆骨折

单纯的股骨大粗隆骨折非常少见。其发生率分布于两个年龄组:其一,也是相对多发生于小儿及7～17岁少年人的大粗隆骨骺分离。此类多为撕脱骨折,骨折块分离较明显,最多可达6cm。其二是成年人的大粗隆粉碎骨折,常由直接暴力所致。大粗隆一部分骨折,骨折块常向后上方移位。

股骨大粗隆骨折后病人表现为局部疼痛及屈髋畸形,X线即可确诊。

由于粗隆部骨折绝大多数可很好地愈合,因此,治疗的目的是恢复骨折愈合后髋关节的功能。

有3种治疗方法:①患髋外展牵引6周;②无牵引,卧床休息至局部症状消失4～6周后开始练习负重;③Armstrong及Watson—Jones主张切开复位内固定,主要是针对明显移位的骨折。

由于绝大多数股骨大粗隆骨折预后良好,较多采取保守治疗。某些情况下,年轻病人中大粗隆移位较大者,可考虑切开复位内固定,以恢复外展肌功能。内固定多采用松质骨螺钉或钢丝。术后在扶拐保护下可部分负重3～4周,之后视愈合情况完全负重。

单纯股骨小粗隆撕脱骨折主要见于儿童及少年。85%的病人<20岁,12～16岁为发生率高发年龄。老年人中的单纯股骨小粗隆骨折常继发于骨质疏松。由于小粗隆骨矩部疏松,无法抵抗髂腰肌牵拉力而至撕脱骨折。病人常表现为股三角部疼痛及屈髋畸形。Ludloffs征阳性——即患者坐位时不能主动屈髋。大多数情况下采取卧床休息,对症处理。数周后症状消失即可负重。只有在骨折块分离十分明显时可酌情考虑切开复位。

四、股骨粗隆下骨折

股骨粗隆下骨折是指自股骨小粗隆至股骨干中段与近端交界处——即骨髓腔最狭窄处之间部位的骨折。股骨粗隆下骨折发生率占髓部骨折的10%～34%。其年龄分布有两组:20岁～40岁及60岁以上。老年组骨折多由低能量创伤所致。年轻组骨折多由高能量损伤造成,常合并其他骨折和损伤。股骨粗隆间骨折的死亡率各作者报道不同,从8.3%～20.9%。由于股骨粗隆下生理应力分布特点,手术治疗有较高的骨折不愈合及内固定物失用率。骨折发生后,在肌肉的牵拉下,股骨干发生短缩,外旋畸形,股骨头颈外展,后倾。因此,股骨粗隆下骨折的治疗目的,是要恢复股骨干的内收短缩,外旋,纠正股骨头颈外展及后倾外旋,恢复髋关节内收肌的张力,从而恢复机体功能。因此,对于股骨粗隆下部位生物力学特点的了解,对于骨折类型的分析,以及各类内固定物的应用及适应证的认识,将直接影响治疗效果。

(一)生物力学特点

股骨粗隆下部分在负重的情况下除承受轴向负荷外,还受到来自偏心位置的股骨头颈所传导的弯曲应力。在弯曲应力作用下,股骨粗隆下内侧承受压力而外侧承受张力,压力大于张力。Koch等人的实验显示:在负重情况下在股骨小粗隆远端1～3cm部分,内侧承受1 200磅/英寸的压力。外侧承受的张力比压力约小20%。这种应力分布的不均衡状态直接影响骨折复位后的稳定性以及内固定物上所承受的负荷。如果骨折端内侧粉碎或缺损,复位后稳定程度下降,内固定物所承受的弯曲负荷加大,常会造成骨折不愈合并导致内固定物断裂。因此,在骨折复位时,应尽可能恢复内侧骨皮质的完整性。在骨折端内侧粉碎缺损情况下,应考虑一期植骨,尽快恢复内侧的完整。因此,对于股骨粗隆下部位应力分布的认识,结合骨折类型的分析,直接影响内固定物的选择,术中及术后处理。其基本原则是获得骨折复位及固定的稳定。

影响骨折复位及固定稳定性有3个主要因素:①骨折粉碎程度;②骨折部位;③骨折类型。

1. *骨折粉碎程度*　对于简单骨折,如横断形骨折或短斜形骨折,较易解剖复位,通过加压钢板的轴向加压作用,骨折端易获得牢固固定。在生理负荷下,骨折端之间几乎没有活动,内固定物所承受的应力相对较小。在粉碎骨折或内侧缺损情况下,难以达到解剖复位。因此,骨骼结构的稳定性无法获得,生理应力几乎全部被内固定物所承担。因此,常会发生内固定失败。过大的负荷会使内固定物脱出或断裂,继而发生骨折不愈合或畸形愈合。

2. *骨折部位*　可分为所谓"高位"骨折即小粗隆水平的骨折,及"低位"骨折即股骨干近端与中段交界处附近的骨折。越靠近小粗隆的骨折,其近端弯曲应力力臂越短,骨折处的弯曲力矩越小。

3. *骨折类型*　内固定物的选择取决于不同类型的骨折。对于横断或短斜形骨折,常选用加压钢板或传统髓内针。对于长斜形骨折,可考虑应用拉力螺钉行骨折块间加压并以中和钢板保护。对于粉碎骨折则应选择髓内固定。

(二)骨折分型

1. Fieldling 分型　Fieldling 根据骨折发生的部位将股骨粗隆下骨折分为三型(图 2-7-62)。

1 型:位于小粗隆水平。

2 型:位于小粗隆下 2.5～5cm。

3 型:位于小粗隆下 5～7.5cm。

该分型主要适用于横断骨折。而对于斜形或粉碎骨折则要根据主要骨折部位的位置来确定分型。一般来说,高位的骨折愈合率及预后优于低位骨折。

2. Seinsheimer 分型　Seinsheimer 根据骨折块的数目、骨折线的形态和位置,将股骨粗隆下骨折分为 5 型。

Ⅰ型:无移位骨折或移位<2mm。

Ⅱ型:2 部分骨折。

Ⅱa 型:横断骨折。

Ⅱb 型:螺旋骨折,小粗隆与近端骨折块连续。

Ⅱc 型:螺旋骨折,小粗隆与远端骨折块连续。

Ⅲ型:3 部分骨折

Ⅲa 型:3 部分螺旋骨折,小粗隆为单独的一部分。

Ⅲb 型:3 部分螺旋骨折,其中一部分为一单独的蝶形骨块。

Ⅳ型:4 部分以上粉碎骨折。

Ⅴ型:粗隆下合并粗隆间骨折。

3. AO 分型(图 2-7-63)

A 型:简单骨折,横断或短斜形。

B 型:粉碎骨折、内侧或外侧有一蝶形骨块。

C 型:严重粉碎骨折,骨皮质缺损。

(三)治疗

股骨粗隆下骨折的治疗可分为保守治疗和手术治疗。常用的保守治疗方法是对患肢施行股骨髁上牵引。股骨近端均为强大的肌群包绕,骨折发生后骨折端受肌肉牵引而明显畸形。骨折近端在内收肌、外旋肌及髂腰肌作用下呈屈曲、内收、外旋。骨折远端在外展肌作用下呈外展、在重力作用下轻度外旋。在所有肌肉收缩作用下骨折端明显短缩畸形。牵引治疗可以控制短缩,但对于其他畸形则难以纠正。另外,牵引时患肢需置于 90°/90°体位(屈髋 90°屈膝 90°)。这在成人很不易维持。牵引治疗对于明显移位的骨折无法减小骨折间隙,因而延长愈合时间。由于留有畸形,骨折愈合后病人常存在一定症状。主要是臀肌步态和大腿前侧疼痛。骨折近端外展畸形使得大粗隆顶点上移,髋

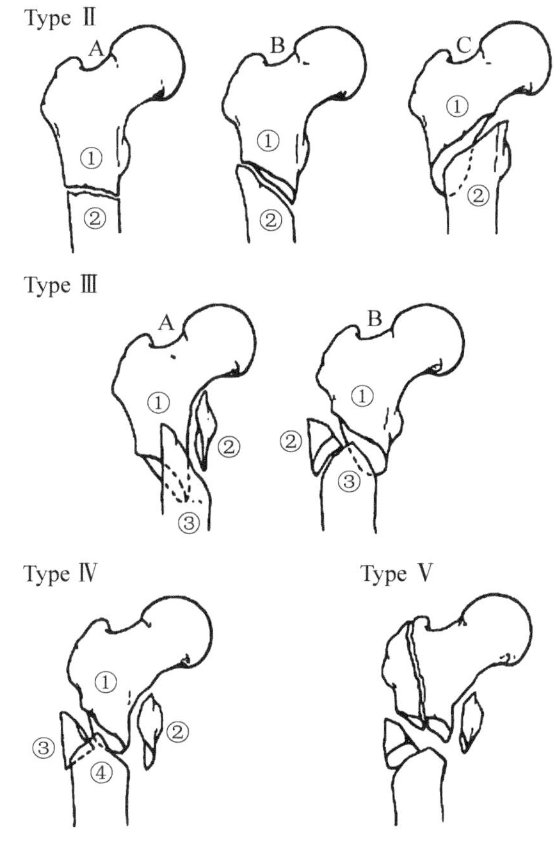

图 2-7-62　Fieldling 分型

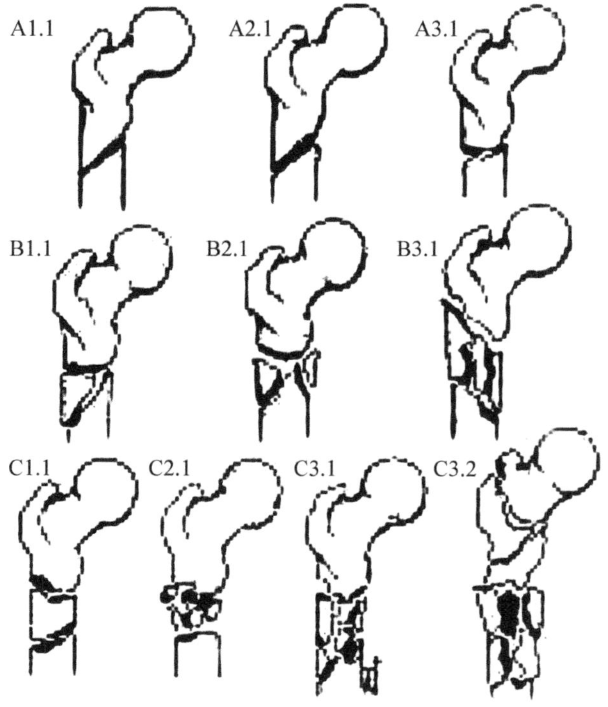

图 2-7-63　AO 分型

关节外展肌松弛，即可造成臀肌步态。骨折近端的屈曲则是大腿前侧疼痛的主要原因。Waddell 报道非手术治疗股骨粗隆下骨折满意率只有 36%。因此，目前认为手术治疗股骨粗隆下骨折已成为主要方法。

手术治疗的目的：①解剖复位或纠正所有畸形。②牢固内固定。

应用于股骨粗隆下骨折的内固定材料很多。可归纳为两类：①髓内固定。②钢板螺钉固定。髓内固定主要有 Enders 钉、传统髓内针、Ziclcel 钉、Russell—Taylor 重建钉等。钢板螺钉类主要有角钢板、髋关节加压螺钉（R1chard 钉板，DHS），髁加压螺钉（DCS）等。各内固定材料均有其特点和适应证。

1. Enders 钉　20 世纪 70—80 年代，许多医师应用 Enders 钉治疗股骨粗隆下骨折，由于 Enders 钉固定强度较弱，其结果不甚满意。Pankovich 等人应用 Enders 钉的结果显示：愈合率 100%，但由于畸形需要再手术者达 30%。对于稳定型骨折（横断及蝶形型）Enders 钉则不足以控制旋转、成角及短缩。术后需加牵引维持 3～6 周，很大地限制了肢体活动，从而减慢了肢体的功能恢复。目前，除特殊情况外，Enders 钉很少被提倡应用。

2. 传统髓内针　髓内针固定的牢固程度主要取决于髓内针与骨髓腔之间接触的长度。股骨粗隆下骨折的近端髓腔宽大，至髓腔狭窄部逐渐变窄，再向远端又逐渐增宽。只有髓腔最窄处与髓内针相接触。在年轻的病人，由于骨松质密度较大，传统髓内针在股骨髓腔内尚可有较强的把持作用。而在老年人，由于骨密度下降，髓内针在较宽的髓腔内把执作用减小，常造成骨折端内翻及复发短缩。因此，传统髓内针固定仅适用于年轻病人中的稳定型骨折。

3. 钢板螺钉　应用一般直钢板来固定股骨粗隆下骨折非常困难。由于螺钉只能横行穿过钢板，骨折近端的固定力臂太短，无法施行牢固固定。解决这一问题的方法是另设计一种钢板螺钉材料。其特点是螺钉或钢板的一端经股骨颈插入股骨头中，这样变可使骨折近端得以充分固定。此类内固定物在钢板与股骨头颈固定螺钉之间有一固定的角度。目前常用的钢板螺钉固定材料可分为 2 类：①滑动加压螺钉（Richards 钉、DHS 等）；②角钢板。

滑动加压螺钉对于股骨粗隆下骨折可提供牢固固定。其优点是由于加压滑动螺钉为中空结构，术中先用导针定位，位置满意后将螺钉穿过导针拧入股骨头颈。手术操作简易。对于粉碎骨折不易复位者，可先行拧入滑动加压螺钉，之后与钢板套管连接，钢板固定后骨折即已复位。骨折远端至少需要 4 枚螺钉固定。对于不稳定型骨折，股骨头颈部加压螺钉不能很好的控制旋转，因此常需再加一枚拉力螺钉来加强固定。130°滑动加压螺钉入点位置较低，对于高位股骨粗隆下骨折其入点与骨折部位较近，其稳定性降低。另外附加拉力螺钉也不易选定合适行入位置。因此，对于高位股骨粗隆下骨折，近年来多应用髁加压螺钉（DCS）固定。由于 DCS 角度为 95°，入点较高，另外可通过钢板拧入 1～2 枚拉力螺钉至骨矩部位，其固定牢固程度大大提高。

角度钢板对于股骨粗隆下骨折也曾是常用的内固定材料。根据骨折部位的高低，可选 90°或 130°角度钢板。角度钢板在股骨头颈中的部分呈铲状，较螺钉能较好地控制旋转。但铲状部分插入股骨头颈的操作较复杂，需准确定位。另外插入前骨窗需充分开大，否则入点部分将会劈裂。由于角度钢板为偏心位固定，与 Richards 钉、DHS 相比，固定后钢板上所承受的弯曲应力更大。根据骨折复位后的稳定程度常需在钢板对侧植骨，以尽快恢复钢板对侧骨骼的连续性，减少钢板疲劳断裂的发生。

4. 带锁髓内针　近年来，带锁髓内针日益普遍地应用于股骨粗隆下骨折。其优点在于：闭合复位下操作手术创伤小，对骨折端环境干扰小，由于中心位固定，具有良好的抗弯曲应力强度。

常用的标准带锁髓内针有 Zickel 钉、Russell—Taylor 重建钉等。Zickel 钉插入股骨头颈部位为三叶状，通过钉杆近端孔插入并与钉杆锁定。由于三叶钉与钉杆之间角度固定，故可有效地防止内翻畸形的发生。但 Zickel 钉只有近端锁定，对于严重粉碎的股骨粗隆下骨折则无法防止短缩。

Russell—Taylor 重建钉在近端及远端均可锁定。通过近端锁定孔可向股骨头颈拧入 2 枚拉力螺钉，通过远端锁定孔可行入 1～2 枚全螺纹螺钉。有效地防止短缩并可很好地控制旋转。改进型 Russell—Taylor 重建钉（R—T Delta 钉）直径较小，可用于髓腔较小或严重粉碎骨折的病人。Klemm 等人曾提出根据不同骨折类型应用带锁髓内针的基本原则：对于稳定型骨折，可用非锁式髓内针，即远近端均不锁定。对于位于髓腔狭窄处近端的骨折，可仅在近端锁定。对于位于髓腔狭窄处远端的骨折，需行远端锁定。用于在某些情况下存在无移位的骨折块而不易发现，有报道仅在近端锁定，术后常发生不同程度的短缩。因此，远近端同时锁定更为可靠。

目前认为影响骨折愈合的因素有：早期骨折端血肿，骨膜血供，周围软组织血运，稳定的力学环境，骨折端微动。过去一味强调切开复位以求解剖复位，坚强内固定的代价是破坏周围软组织血运，丢失早期骨折端血肿。其结果往往是骨折不愈合。股骨粗隆下骨折不愈合率较高进而发生内固定失效。因此保护血运以保证骨折愈合是治疗的关键。对于股骨粗隆下骨折，间接复位，髓内固定目前被认为是治疗的首选。

（四）术后处理

不论应用以上何种内固定材料进行固定，原则上术后第 2 天可容许病人进行患肢练习并离床扶拐活动。术后数日内病人应尽量不采取坐位，因此时髋部及腹股沟部分软组织肿胀，坐位影响静脉回流，有可能造成静脉血栓。患者离床后患肢可否部分负重要根据骨折类型及内固定情况而定。稳定型骨折并予牢固固定者可准许 10～15kg 部分负重。不稳定型骨折应在 X 线显示骨折端有骨痂连接后开始部分负重。对于应用带锁髓内针固定的不稳定型骨折，有人主张在连续骨痂出现后应将髓内针取出，以恢复骨骼的负重。否则锁定螺钉在长期负荷下会发生疲劳断裂。

五、股骨干骨折

（一）概述

股骨是体内最大的管状骨，周围有丰厚的肌肉包围。发育过程中股骨形成前凸，内侧承受压力，外侧承受张力。股骨干骨折包括发生在小转子远端 5cm 至内收肌结节近端 5cm 范围内的骨折。

大腿部肌群可分前、内、后为 3 个间室，前间室包含股四头肌、髂腰肌、缝匠肌及耻骨肌、股动脉及股静脉、股神经及股外侧皮神经；内侧间室包含股薄肌、长收肌、短收肌、大收肌、闭孔外肌、闭孔动静脉、闭孔神经及股深动脉；后侧间室包含股二头肌、半腱肌、半膜肌、部分大收肌、坐骨神经、股深动脉分支及股后皮神经。与小腿相比，大腿部筋膜间室容积大，筋膜间室综合征的发生率低，但间室内出血可造成压力升高，深部血管供血减少。

股骨干骨折后骨折端受到不同肌群的作用发生移位，这些肌群包括外展肌、内收肌、髂腰肌、腓肠肌及阔筋膜张肌。外展肌包括臀中、小肌，止于大转子，转子下骨折或近端股骨干骨折时可牵拉骨折近端外展；髂腰肌止于小转子，其作用使骨折近端屈曲外旋；内收肌通过牵拉骨折远端造成内翻短缩畸形；腓肠肌作用于骨折远端使其向后方旋转屈曲；阔筋膜张肌作用于股骨外侧对抗内收肌的内翻应力。

供应股骨干的血管来自股深动脉，从近端后侧骨嵴进入髓腔分支供应皮质内 2/3，骨膜血管同样自后侧骨嵴进入，供应皮质外 1/3。股骨干骨折造成髓内血管损伤，骨膜血管增生，成为骨折愈合主要营养血管，骨折愈合后髓内血管重建恢复供血。股骨血管不过度损伤则股骨干骨折一般能顺利愈合，手术时应避免过度分离骨膜，特别是后侧骨嵴及肌间隔附着处。

（二）损伤机制

发生在成年人的骨折多是高能创伤，多继发于交通事故、高处坠落、重物砸伤及枪击伤。此外骨质发生改变时轻微外伤可造成病理骨折；军人或长跑运动员可发生应力骨折，多发生于股骨近端或中段。

（三）临床表现

股骨干骨折多由严重的暴力引起，骨折后出现局部剧烈疼痛、肿胀，畸形及肢体活动受限，结合 X 线检查，诊断多不困难。对于清醒的患者，疼痛和畸形通常很明显，在早期外科医生会注意到软组织肿胀。对于意识不清的患者，股骨骨折也会出现局部畸形和肿胀。这些发现通常比较明显，但是对于所有意识不清的患者必须考虑股骨干骨折的可能性，尤其对于车祸伤或者高处坠落伤。对于所有意识不清患者按照常规进行系统检查，应该仔细检查股骨。由于其受伤机制及局部解剖特点，在诊断时要进行全面的考虑。

1. 由于股骨干周围有丰富的肌肉，在其后侧有股深动脉穿支通过，骨折后会大量出血，最多可达 2 000ml，检查时肿胀可能会不明显，这样会使医生对失血量估计不足，加之骨折的剧痛，容易出现休克。对于股骨干骨折患者在急诊室应进行血压、脉搏检测，并常规进行输液处理，血压稳定后方可进行手术或住院治疗。

2. 骨折常由高能暴力引起尤其是交通事故伤，在检查股骨干骨折的同时，应注意身体其他部位是否合并有损伤。首先排除头颅、胸、腹可危及生命的重要内脏器官的损伤，然后排除其他肢体的损伤。诊断股骨干骨折的X线片需包括髋关节及膝关节。股骨干骨折常合并其他损伤，据统计合并其他部位损伤的病例可达到全部病例的5%～15%，合并伤包括全身多系统创伤、脊柱骨盆及同侧肢体损伤。文献中报道股骨干骨折合并股骨颈骨折漏诊率可高达30%，闭合股骨干骨折同侧膝关节韧带及半月板损伤的概率高达50%。

3. 股骨干骨折后，局部形成血肿，髓腔开放，周围静脉破裂。在搬运过程中不能很好制动，髓内脂肪很容易进入破裂的静脉，因而股骨干骨折后出现脂肪栓塞综合征的可能性很大。在骨折的早期，要进行血气监测，血氧分压进行性下降应高度警惕脂肪栓塞综合征的发生。骨股骨干骨折的病人，血气分析应作为常规的检测指标。

4. 合并神经血管损伤并不多见，但应认真仔细地对末梢的血供、感觉、运动进行检查，并做详细记录。在极少数病例中，股骨干骨折后当时足背动脉搏动好，但在24h内搏动减弱至消失，手术探查发现由于血管内膜损伤，形成动脉血栓。

（四）骨折分类（AO分类）（图2-7-64）

A型：简单骨折

A1：螺旋形。

A2：斜形（>30°）。

A3：横形（<30°）。

B型：楔形骨折

B1：螺旋形。

B2：折弯楔形。

B3：碎裂楔形。

C型：复杂骨折

C1：螺旋形。

C2：节段骨折。

C3：不规则骨折。

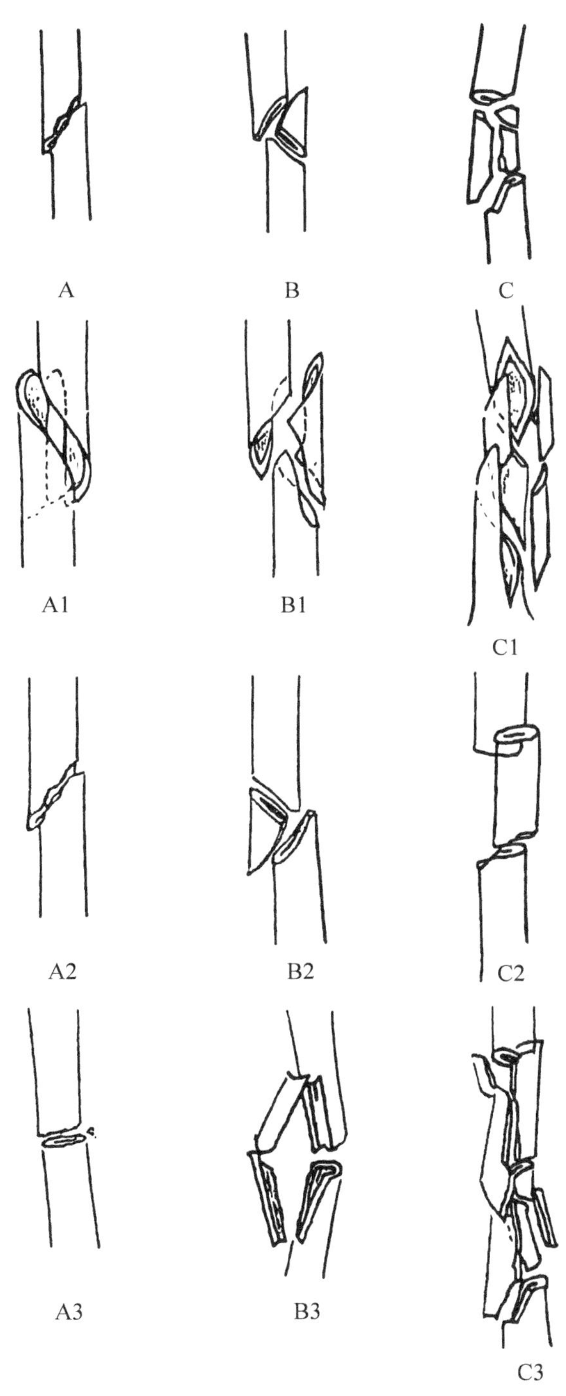

图2-7-64　股骨干骨折的AO分类

（五）治疗

股骨干骨折是危及生命及肢体的严重损伤，因此，在治疗股骨干骨折时，首先要处理危及生命的严重损伤，然后再考虑肢体的损伤。应根据病人的年龄、全身健康状况、骨折的类型、医院的设备、医师的技术水平等综合因素做出适当的选择，治疗方法有牵引、外固定及内固定3种方法。

1. 牵引　是一种传统的治疗方法，可分为皮牵引和骨牵引，配合使用各种支架。牵引可将下肢在大体上恢复肢体轴线，但不能有效的控制旋转及成角畸形，另外需要长时间卧床，并可由其带来多种并发症。目前，除儿童及部分患者的全身情况不允许手术治疗外，较少采用牵引治疗，牵引仅作为手术前的准备。

（1）悬吊皮牵引：一般3～4岁以下儿童采用，将双下肢用皮肤牵引，双腿同时向上通过滑轮进行牵引，调节牵引重量至臀部稍稍离开床面，以身体重量作为对抗牵引。3～4 周时 X 线检查见有骨痂生长后，可去除牵引。由于儿童骨骼的愈合及塑形能力强，牵引维持股骨干的骨折对线即可，即使有 1～2cm 的重叠和轻度的与股骨干弧度一致的向前向外成角畸形，在生长过程中也可纠正，但要严格的控制旋转畸形。

(2)骨牵引：目前主要应用于骨折固定手术前的临时制动，也适用于身体虚弱不能耐受手术的患者。牵引的目的是恢复股骨长度，限制旋转和成角。牵引部位可通过股骨髁上或胫骨结节，股骨髁上牵引容易造成膝关节僵硬，膝关节韧带损伤则不能行胫骨结节牵引。文献报道骨牵引的骨折愈合率可达 97%～100%，但可引发膝关节僵硬、肢体短缩、住院时间长呼吸系统及皮肤疾患，还会发生畸形愈合。

2. 外固定　股骨干骨折应用外固定器治疗的适应证有广泛污染的严重开放骨折、感染后骨不连、部分合并有血管损伤的骨折及在患者全身情况不允许固定时，对骨折进行临时固定。安装时固定针尽可能接近骨折端，连接杆尽可能接近股骨，根据骨折类型固定杆可安装在外侧或前侧。使用外固定架治疗股骨干骨折最主要的并发症是固定不坚强及出现与针道有关的并发症。因此外固定器不作为常规使用。

3. 内固定

(1)髓内针固定：最理想的治疗方法是闭合复位髓内钉固定。内置物位于股骨中央，承受的张力和剪力小；手术创伤小，感染率低，股四头肌瘢痕少，患者可早期活动，骨折愈合快，再骨折发生率低。扩髓的交锁髓内针固定是目前最好的方法，愈合率达 98%，感染率低于 1%。股骨干骨折合并肺损伤时使用扩髓交锁髓内针固定还存在争论，理论上扩髓可造成脂肪栓塞。非扩髓交锁髓内针可用于Ⅰ度Ⅱ度ⅢA 开放性骨折。交锁螺钉的强度不足以承受全部体重，因此完全负重要等到骨折端至少 3 面骨皮质出现连续骨痂。

常用于股骨干骨折的交锁髓内针为顺行交锁髓内针，进针点为梨状肌窝或大粗隆尖部，适用于成年人小转子下方到膝关节面上方 6～8cm 的股骨干骨折；对于肥胖病人顺行进针较困难时可选用逆行交锁髓内针。

尽管髓内钉固定可广泛的用于绝大部分股骨干骨折，但是对于特殊的、粉碎的特别是波及远近侧干骺端骨折及严重污染的开放性骨折建议采用其他方法。

(2)钢板内固定：与髓内钉固定相比，钢板在治疗股骨干骨折时有明显的缺点：钢板为偏心固定，与负重轴之间距离比髓内钉固定要长 1～2cm，在负重时，钢板要承受比髓内钉更大的弯曲负荷。因此钢板固定骨折，不能早期负重。在负重时，骨骼的近端负荷通过近段螺钉到钢板，再经远段螺钉到远段骨骼，形成了钢板固定下骨折部的应力遮挡。采用钢板固定骨折时，需要切开复位，这样会剥离骨膜，同时也要清理骨折端的血肿，骨膜的剥离及血肿清理均会使骨折延迟愈合。

在应用动力加压钢板固定时，应遵循 AO 技术原则，尽量减少剥离骨膜，将骨折解剖复位。对于大的蝶形骨块，以拉力螺钉进行固定，将钢板置于张力侧，即股骨干的后外侧。骨折的两侧应以 8～10 层骨皮质被螺钉贯穿(即骨折远近端各有 4～5 枚螺钉)，以达到足够的稳定。在钢板对侧有骨缺损时，必须植骨。

钢板内固定适应证：①生长发育中儿童股骨干骨折，钢板内固定不通过骨骺线，不会影响骨的生长发育。②合并有血管损伤需要修复的骨折，在局部骨折采用钢板固定后，进行血管的修复。③多发骨折，尤其是合并有头颅和胸部损伤病人，病人体位难以进行髓内钉固定。④髓腔过度狭窄及骨干发育畸形不适合髓内钉固定。

(六)特殊类型股骨干骨折

1. 股骨干骨折合并同侧髋部损伤　股骨干骨折合并股骨颈骨折的发生率为 1.5%～5%，比合并粗隆间骨折更常见，比例大约是 7∶1。1/4 到 1/3 的股骨颈骨折初诊时被漏诊。典型的股骨颈骨折表现为从下方股骨颈基底延伸到上方的股骨颈头下部分，因为大部分能量分散到股骨干骨折，股骨颈骨折移位很小和不粉碎。最常用的方法是用顺行髓内钉固定股骨干骨折和用多枚针或螺丝钉固定股骨颈骨折，精确安放 3 枚空心钉又防止髓内钉的扩髓和插入是重要的问题，建议在髓内钉插入前至少用 1 枚螺钉固定股骨颈骨折以防止其移位。重建髓内钉固定股骨颈骨折比空心钉的力量大，通过髓内钉的锁定来防止股骨颈骨折内翻塌陷。

股骨干骨折合并髋关节脱位有 50% 患者在初诊时漏诊髋脱位，对股骨干骨折进行常规骨盆 X 线片检查是避免漏诊的最好方法。此种损伤需急诊复位髋脱位，以预防发生股骨头缺血坏死，并应尽可能同时治疗股骨干骨折。

2. 股骨干骨折合并同侧股骨髁间骨折　股骨干骨折很少合并股骨髁间骨折，分为两种情况：①股骨髁间骨折近端骨折线与股骨干骨折不连续；②股骨髁间骨折是股骨干骨折远端的延伸。股骨髁间骨折的关节面解剖复位非常重要。可以采用切开复位钢板螺钉固定或拉力螺钉结合带锁髓内钉治疗这些少见的骨折。

3. 儿童股骨干骨折的特点　儿童股骨干骨折由于愈合迅速，自行塑形能力较强，牵引和外固定治疗不易引起关节僵硬。因而儿童股骨干骨折理应行保守治疗。若儿童年龄越小，骨折部位越近于干骺端，并其畸形方向与关节轴活动一致，自行塑形能力为最强，而旋转畸形因难以塑形应尽力避免。儿童股骨干骨折的另一个重要特点是，常因骨折的刺激可引起肢体生长过速，其可能的原因是由于在骨折后邻近骨骺的血液供应增加之故。至伤后2年，骨折愈合，骨骺重新吸收，血管刺激停止，生长即恢复正常。在手术内固定后，尤为髓内定固定，患肢生长也可加速，因此在骨骺发育终止前，应尽可能避免内固定。

根据以上儿童股骨干骨折的特点，骨折在维持对线情况下，短缩不超过2cm，无旋转畸形，均可被认为达到功能要求，避免采用手术治疗。手术适应证严格限制在下列范围：①有明显移位和软组织损伤的开放骨折；②合并同侧股骨颈骨折或髋关节脱位；③骨折端间有软组织嵌入；④伴有其他疾病，如痉挛性偏瘫或全身性骨疾病；⑤多发性损伤，为便于护理。儿童股骨干骨折的治疗方式，应根据其年龄、骨折部位和类型.采用不同的治疗方式。

4. 髋关节置换术后假体周围骨折　随着接受髋关节置换术的老年患者数量增加，假体周围骨折的发生不可避免地会明显增加。通常发生于高龄患者，经常存在数个合并疾病，因为其他关节炎症而活动能力受限。存在骨质疏松，内置物可能会发生松动，骨干骨皮质很少，已经不能承受金属内置物。假体周围股骨干骨折给骨科创伤医生和重建医生提出了挑战。

髋关节置换术后假体周围股骨骨折的病因包括：①骨皮质缺陷，造成这些缺陷的原因包括原有内固定物和骨水泥的取出、假体松动、髓腔开口定位及扩髓技术不正确。手术所致的皮质缺损与术后1年内假体周围骨质高度相关。②关节翻修术，关节翻修术特有的危险因素包括清除骨水泥时骨皮质穿孔、开窗去除骨水泥、在尝试脱位原人工关节时由于表面瘢痕组织粘连而骨折以及感染等。以前手术的损伤造成血液供应中断或者骨质疏松症也可能使股骨近端骨质易于骨折。以前的关节成形术、截骨术和骨折等均可改变股骨近端的几何形状，从而增加骨折的风险。③置入物失配，尺寸过大的股骨髓腔锉和关节假体可引起股骨环状应力增加，从而导致骨折。④假体松动，1/4～1/3的假体周围骨折都与股骨假体松动有关。⑤骨质疏松症。

与髋关节置换术相关的假体周围骨折分类有数种。随着时间推进，Vancouver分类是现代分类的典范，充分考虑了影响治疗的因素。不仅考虑骨折的部位，也包括骨量储备和股骨内置物稳定的状态。Vancouver分类根据骨折部位，将股骨假体周围骨折分为3个基本类型。A型骨折为大转子(A_G)和小转子骨折(A_L)。B型骨折位于假体柄周围或刚好在其水平以下，根据股骨内置物稳定的状态和骨量储备又分为3个亚型。B1型骨折假体稳定，而B2型骨折假体柄松动。B3型骨折假体周围骨量丢失。C型骨折发生于股骨内置物水平以下。Duncan和Masri复习了10年间治疗的75例假体周围股骨干骨折。他们发现4%属于Vancouver A型，86.7%为B型，其余9.3%是C型骨折。对B型骨折进一步研究发现：B1型占18.5%，44.6%属于B2型，B3型是36.9%。因此71%股骨假体周围骨折发生于股骨内置物周围或稍偏下，与内置物松动和骨量丢失有关。这种分类反映了这些骨折的复杂性(图2-7-65)。

4种基本治疗方法用于处理假体周围股骨骨折：非手术治疗、钢丝或钢缆、钢板和利用加长柄进行髋关节翻修术。治疗的3个目的是治愈骨折、患者早期活动以及提供稳定结构，使内置物获得最长使用寿命。像创伤后股骨干骨折的处理一样，假体周围骨折的治疗近30年来也发生了明显变化，近几年，医生逐渐倾向于积极的手术治疗。

(1)非手术治疗：因为患者早期活动是处理任何股骨假体周围骨折的主要目标，所以牵引或石膏很少采用。支具可以应用于A_L型骨折或很少见的无移位稳定性骨折或近端移位很小的B1型骨折，需要严密随访，确保不会发生骨折晚期移位。对大多数患者而言，牵引不会维持对线，而且会引起一系列已知的内科和外科问题。基本上，牵引和支具

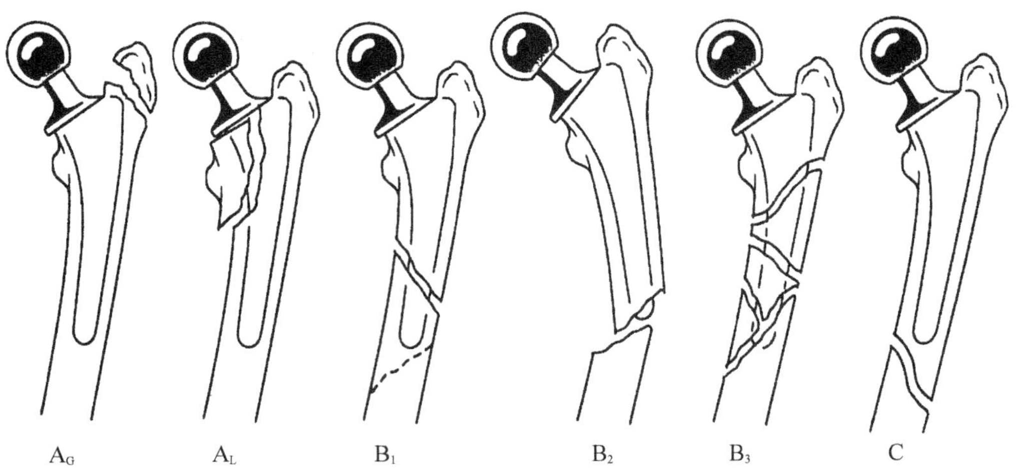

图 2-7-65　假体周围骨折 Vancouver 分类

疗只适用于全身情况不宜手术的患者，然而，对于这些患者而言，非手术治疗的预后亦不好。

(2)手术治疗

A 型骨折：移位的大转子骨折通常需要固定，否则会减弱髋部外展力量，可能对患者活动能力产生不良影响。应该采取钢缆系统或钩板系统固定。

B 型骨折：股骨假体骨水泥无松动的稳定性 B1 型骨折最好采取钢板固定，联合应用螺钉和钢缆。B2 和 B3 型骨折采取加长柄股骨内置物治疗，存在骨质丢失的 B3 型骨折需要进行骨移植手术。

C 型骨折：C 型骨折应该根据骨折部位和形态采取合适的治疗方法，通常采用钢板或逆行髁上髓内钉治疗。

(七)并发症

1. 神经损伤　股神经和坐骨神经在大腿全程包裹在肌肉之间，骨折很少累及神经，骨牵引治疗股骨干骨折时小腿处于外旋状态，腓骨近端受到压迫，腓总神经有可能损伤，特别在熟睡和意识不清的患者容易发生，可通过调整牵引方向、在腓骨颈部位加用棉垫、鼓励患者自由活动牵引装置来避免。术中神经损伤多发生在手术中的牵拉和挤压，特别应避免会阴神经损伤，仔细包裹会阴部减少骨牵引的时间和力量、避免髋内收时间太长，能够减少这种并发症的发生。

2. 血管损伤　在内收肌裂孔处血管固定，容易因骨折移位继发损伤。筋膜间室高压也可造成血管压迫，供血减少。股动脉可以是完全或部分撕裂或栓塞和牵拉或痉挛，微小的撕裂可以引起晚期血管栓塞，股动脉栓塞不一定必然引起肢体坏死，但是血管损伤立即全面诊断和治疗对保肢非常重要。

3. 感染　股骨干骨折钢板术后感染率约为 5%，高于闭合带锁髓内钉技术，与骨折端广泛剥离和开放性骨折一样。治疗如内固定稳定，进行扩创、开放换药，骨折愈合后取出钢板；如内固定不稳定，取出钢板，牵引或用外固定架固定，伤口稳定半年后再选择合适的固定植骨达到骨折愈合。

股骨髓内钉偶尔会发生感染，感染的发生与髓内钉的插入技术和在骨折端用其他固定和开放伤口有关。患者在髓内钉术后数周或数月大腿有红肿热痛，应怀疑感染。多数感染患者在大腿或臀部形成窦道流脓。一旦存在深部感染，必须做出髓内钉是否取出的合理决定。在感染清创术中检查内固定良好控制骨折稳定性，应保留髓内钉，采取彻底清除死骨和感染的软组织、伤口换药和合理应用抗生素，骨折愈合到一定程度可取出髓内钉，进行扩髓取出髓腔内感染的组织。若髓内钉对骨折不能提供稳定，需考虑其他方法。若存在大范围死骨，取出髓内钉后彻底清创，用外固定架或骨牵引固定，在骨缺损部位放置庆大霉素链珠。

4. 延迟愈合和不愈合　多数骨不愈合的原因是骨折端血供不良、骨折端不稳定和感染，导致延迟愈合的主要因素有开放性骨折、手术操作中对骨折端软组织的广泛剥离、骨折端稳定不够、骨折分离、感染和既往有大量吸烟史。可根据骨折愈合情况取出静态交锁螺钉，使骨折端动力化，也可扩大髓腔更换髓内针。

5. 畸形愈合　畸形愈合一般认为短缩＞1cm、

旋转畸形超过10°、成角畸形＞15°。畸形可引起步态不正常，肢体短缩和膝关节创伤性关节炎。

6. 异位骨化 在股骨干骨折髓内钉固定后常见有不同程度的异位骨化覆盖髓内钉的尾端，临床无症状，很少有异位骨化影响髋关节的活动，可能与肌肉损伤导致钙代谢紊乱有关，也可能与扩髓碎屑没有冲洗干净有关。

7. 再骨折 多发生在早期骨痂形成期及内固定取出后。牵引治疗所获得的骨折愈合可形成大量骨痂，但新的骨小梁并没有沿着应力的方向进行排列，超负荷时更易发生骨折，多数发生在石膏固定后3～4周。钢板坚强内固定可使骨折获得一期愈合，X线表现为没有骨痂形成，但是骨折部位的骨强度恢复至正常的速度较慢，必须依靠新形成的骨单位进行爬行替代，若在术后18个月前取出钢板，则骨痂未成熟，有发生再骨折的危险。多数发生在钢板取出术后2～3个月，而且多数发生在原螺丝钉钉孔的部位。闭合髓内钉固定后骨折部位可形成大量骨痂，取出髓内钉后不易发生再骨折。内固定物一定要在骨折塑形完成后取出，通常钢板是术后2～3年，髓内钉是术后1年。

8. 钢板疲劳弯曲和折断 若骨折的类型是粉碎或有骨缺损时，在骨折粉碎或缺损区必须早期植骨，以获得因骨愈合而得到骨性支撑，防止钢板应力集中而发生疲劳弯曲和折断。

9. 膝关节功能障碍 股骨干骨折后的膝关节功能障碍是常见的并发症，其发生的主要病理改变是由于创伤或手术所致的股四头肌损伤，又未能早期进行股四头肌及膝关节的功能锻炼，膝关节长期处于伸直位，以至在股四头肌和骨折端间形成牢固的纤维性粘连。术中可见股中间肌瘢痕化，且与股骨间形成牢固的粘连。粘连之股中间肌纤维在膝关节伸直位时处于松弛状态，屈曲时呈现明显紧张。其他病理改变有膝关节长期处于伸直位固定而造成四头肌扩张部的挛缩。关节内的粘连则常由于长期制动造成浆液纤维索性渗出所致，粘连主要位于髁间窝和髌上囊部位，有时甚至是膝关节功能障碍的主要原因。

六、股骨远端及髁部骨折

(一)概述

股骨远端骨折是指股骨远端15cm以内的骨折，包括股骨髁上、股骨髁及股骨髁间骨折。股骨远端骨折占整个股骨骨折的4%～6%，或约为全身骨折的0.4%。此种骨折有两个年龄特征：年轻人群组，特别是参与高动能活动的人群，这些骨折通常是开放、粉碎性骨折，其受伤机制是外力直接作用处于屈曲状态的膝关节，损伤原因多数是车祸和工伤，大多数病人年龄低于35岁而且主要是男性；老年病人组，特别是老年妇女，其受伤特点是低动能损伤且多患骨质疏松，多发生在50～64岁以上的老年妇女。有1/3年轻患者可为多发性创伤，且近一半关节内严重骨折者为开放性损伤。由于股骨远端的解剖特点（股骨髁后方腓肠肌起点，交叉韧带位于髁间窝，血管、神经靠近股骨远端后内侧等），股骨远端骨折伴血管损伤者约3%，神经损伤约1%，伴半月板损伤、骨软骨骨折者为8%～12%。

股骨髁解剖上的薄弱点在髁间窝，髌骨如同楔子嵌于该处，暴力自前方通过髌骨传导至髁间窝，容易造成股骨髁劈裂。股骨髁上部骨质为骨皮质移行为蜂窝状骨松质处，是骨折的好发部位。

(二)损伤机制

1. 直接暴力 作用于股骨远端的暴力，经髌骨传导并转变为楔形力，造成股骨单髁或双髁骨折。水平方向的暴力作用于股骨髁上时，常造成股骨髁上骨折。直接内外翻暴力造成股骨髁骨折较少见。在MRI检查中可见有髁软骨及骨挫伤的影像改变。

2. 间接暴力 多为坠落致伤。伸膝位时暴力自胫骨与股骨之间传达，可产生股骨或胫骨单髁或双髁骨折，同时伴有足踝部及胫腓干骨折。屈膝时膝关节前方受到冲击暴力，向上传导，于髁上部位骨皮质与骨松质交界处发生骨折。外翻应力可产生股骨外髁的斜形骨折，有时产生股骨内上髁撕脱骨折、内侧副韧带撕裂或胫骨外侧平台骨折。内翻应力可造成股骨内髁斜形骨折，如果发生胫骨平台骨折，则由于胫骨平台内髁的抵抗力较强，骨折线先出现在胫骨棘外侧，经过骨干与干骺端的薄弱区再转至内侧。

(三)临床表现

有明确的外伤史，伤后膝部肿胀、畸形及疼痛，关节活动受限，可触及反常活动。X线片可明确骨折类型。查体时应注意肢体血供，是否存在血管神经损伤。CT对于累及股骨髁部关节面的骨折显得非常重要，CT扫描能进一步明确损伤程度，便于医生术前制定手术方案，选择更适宜的内固定方式。MRI可协助诊断关节韧带及半月板损伤、关节软骨骨折、挫伤，便于术前明确诊断。

（四）骨折分类（AO分类，图2-7-66）

A型：关节外骨折

A1：简单骨折。

A2：干骺端楔形骨折。

A3：干骺端复杂骨折。

B型：单髁骨折，部分累及关节

B1：外髁矢状面骨折。

B2：内髁矢状面骨折。

B3：冠状面骨折（Hoffa骨折）。

C型：髁间或双髁骨折，累及全关节

C1：简单关节内骨折，干骺部骨折简单。

C2：简单关节内骨折，干骺部骨折复杂。

C3：关节面粉碎骨折。

（五）治疗

由于股骨远端解剖的特殊性和人们对膝关节关节功能的关注，使股骨远端髁上和髁间骨折的治疗历来即为较难处理的骨折之一。这些骨折多表现为不稳定性、粉碎性，常为高能性损伤、多发伤或为伴有骨质疏松的老年人；骨折为膝关节内或接近关节，完全恢复膝关节活动度及其功能很难，早期治疗过程中的常可见较多骨折畸形愈合、不愈合或

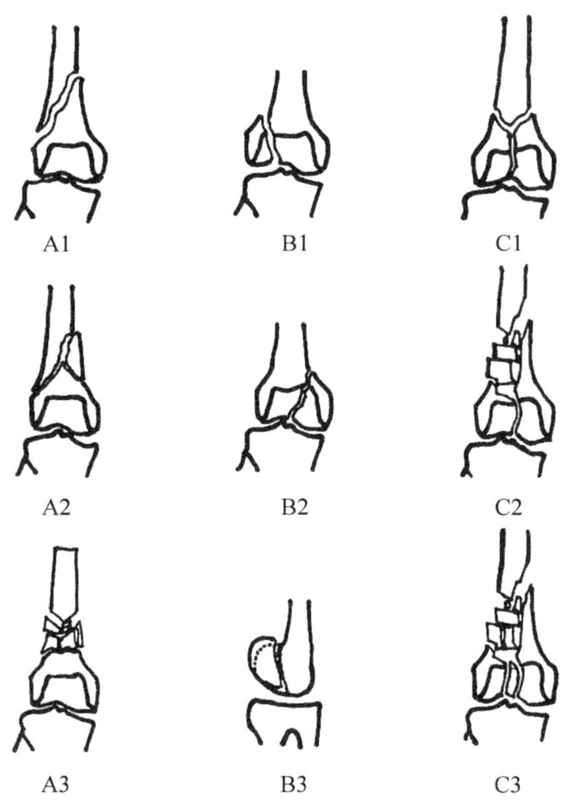

图2-7-66　股骨远端骨折的AO分类

感染的报道，在20世纪60、70年代，多数学者仍主张保守治疗，有不少报道称保守治疗的满意率高于手术治疗。随着对骨折认识程度的提高以及内固定材料和固定技术的发展和进步，股骨远端骨折的手术治疗得以长足发展。从钉板系统的改进和发展，到更符合生物力学要求的髓内固定系统，从大创伤、大切口追求解剖复位到小创伤、功能复位的微创概念的引入，股骨远端骨折的治疗方式有了广泛的选择余地。

1. *非手术治疗*　单纯非手术治疗主要有牵引、手法复位后石膏或夹板固定、功能支具及中西结合治疗等，但是股骨远端骨折的复位、稳妥固定及尽早关节功能锻炼是其获得骨折愈合和良好功能的基础，然而这些传统方法大都存在复位难，维持复位更难；固定不确实，超关节固定时间长；长期卧床，并发症发生率高等问题。所以，非手术治疗主要考虑用于嵌插型，无移位或无明显移位的稳定型股骨远端骨折；存在明显手术禁忌的老年股骨远端骨折等，而对于儿童股骨远端骨折的治疗价值则明显优于成人。此外，可利用电刺激，电磁效应，超声波，体外冲击波，利用功能支具部分负重等手段刺激骨折处来促进骨折愈合。

2. *手术治疗*　手术指征包括开放性骨折、伴有血管神经损伤的骨折、不稳定型骨折、关节内骨折移位>2mm。随着内固定材料的不断改进和发展以及内固定技术普及，目前股骨远端及涉及关节面骨折的内固定术已被广泛应用。虽然内固定物品种繁多，固定方式各异，但总体可分为偏心负荷型的钢（钛）板系统和均分负荷型的髓内钉系统。

（1）钢板系统：早期主要采用的有普通钢板、“T”形钢板等，固定强度差，并发症高。95°角钢板虽然安放时定位较困难，定位不良易造成膝关节内翻畸形，对C型骨折及老年骨质疏松骨折的固定强度也不够理想。但95°角板宽大的刃表面为骨折提供了很好的固定，并具有较好抗弯和抗扭转能力，是股骨髁上、髁间骨折的良好适应证。股骨外侧髁支撑钢板则为股骨远端广泛粉碎骨折及严重粉碎的股骨C3型骨折提供了良好的治疗手段。这种钢板硬度较低，可塑形，能与骨面贴附较好。对于内侧不稳者可加用螺丝钉固定，内侧皮质缺损才可同时植骨，以减少内翻及骨不连的发生。动力髁螺钉（DCS）由于钢板和螺丝钉是非一体的各自独立部件，安装时可在矢状面（屈－伸）平面上调整，操作技术较角板容易，也是被广泛应用于治疗股骨远端

骨折的有效内固定材料之一。DCS适用于股骨内侧髁至少有4cm完整内侧皮质的股骨髁上和髁间骨折，如果粉碎严重者还是选用髁支撑板为好。应用95°角钢板，DCS和髁支撑板等治疗股骨远端骨折，虽然增加了固定稳定性，减少了并发症，提高了治疗效果。但对于广泛粉碎性骨折及关节内严重骨折者的固定仍存在各自的缺陷，而且手术创伤大，不能很好地解决良好复位固定与减少创伤、尽量保留局部血供之间的矛盾。为了保护好骨端血供，一些学者从力学角度对钢板进行了改良，如限制接触加压钢板，桥式钢板等。同时亦有学者着重关注生物学固定的要求，主张应用间接复位的微创技术。目前临床常用于解决此类问题的锁定钢板能将螺丝钉锁定于钢板上，从而解决了钢板与螺丝钉界面运动的缺点，加强了内固定结构的稳定性。这种技术的关键不要求解剖复位，而是恢复肢体长度，纠正成角及旋转畸形。钢板与骨面不需直接接触，能最大限度地保护好血供，其骨膜外的插入也有利于减少周围软组织损伤，同时，钢板与螺钉之间的自锁结构亦为骨折提供了良好的稳定。

(2)髓内系统：传统的V形针或梅花针因固定的稳定性差，并发症多，现基本不使用。可屈性Ender钉和半屈曲性Zickel钉，不能有效地控制股骨远端骨折段的旋转、分离或重叠移位，治疗效果不理想，但对于股骨髁上稳定型骨折或不能耐受切开复位的老年患者仍有一定的应用价值。

带锁髓内钉有扩髓和不扩髓两种置钉方式，在骨折远、近端加用锁钉，使骨组织与髓内钉有效地连为一体，能有效地预防骨折端的旋转，手术创伤小，不破坏骨折端血供，且属均分负荷型固定，目前已广泛用于临床。单纯股骨髁上骨折可行顺行髓内钉固定，但由于股骨远端髓腔增大，顺行钉工作力臂长，固定的牢固性差，不建议使用。逆行交锁钉有效工作力臂短，明显提高固定力学的稳定性，对于股骨髁上骨折，髁间的C_1、C_2型骨折有较好的稳定作用。如果采用闭合复位，小切口置钉的微创操作技术，能更好地发挥逆行髓内钉的治疗优势。此外，逆行还能用于带开放切迹的全膝假体上方骨折的治疗。如果将胫骨钉用于倒打，可提高股骨髁上粉碎骨折的稳定性，髁部的交叉锁定则增强了髁部骨折固定的可靠性。但对于股骨远端冠状面骨折，股骨髁间粉碎性骨折(C_3型)，倒打钉固定往往很难奏效。对于是否扩髓仍存在一定争议，虽然扩髓有扩髓的优点，但扩髓所造成的血供破坏甚至扩髓后的碎屑可能滞留于关节内亦不能不考虑，所以，建议能不扩髓时尽量减少手术操作。

(3)外固定架系统：外固定架固定术骨外固定技术是介于手术和非手术之间的一种固定方式，目前市场上外固定产品繁多，其中以单侧单平面及半环式或环式外固定器更适合于股骨远端骨折的使用。其主要适用于因各种原因而不宜行内固定的患者提供有效固定。主要优点是：操作简单，创伤小；钢针分布合理者，能提供骨折端的加压、牵伸和中和力固定；病情不稳定或不能耐受手术者可于局麻下穿针；通过对严重开放性骨折、感染性骨折损伤或感染部位的旷置，有利于伤口愈合和感染的控制；允许患者进行适当关节功能练习等。但是，由于外固定术后的针道感染，术后护理不便，外固定器本身笨重等而使外固定器并非广泛应用于临床。外固定架固定术的主要适应证：严重的Ⅱ、Ⅲ型开放性骨折，合并其他部分损伤无法进行其他固定的骨折，无法耐受手术甚至于麻醉的老年股骨远端骨折，严重粉碎性骨折或骨缺损需要维持肢体长度者，需要延长肢体长度者。

(六)特殊的股骨远端骨折

1. 股骨冠状位单髁骨折　又称Hoffa骨折。此骨折在股骨外髁的发生率较内髁多2～3倍。在膝关节部分屈曲时，股骨后侧突起部受到胫骨平台撞击所造成，骨折线在冠状位呈垂直。骨折块含有股骨内髁或外髁后部突起的关节面。外髁骨折块可呈向后外旋转移位，仍可有膝前交叉韧带和腘肌腱附着。内髁骨折块可能无膝后交叉韧带附着。术前CT扫描很有价值，应切记，两个髁部都有累及的可能。由于骨折块累及全关节面因此无法用钢板固定，只能通过螺钉固定。

2. 全膝关节置换术后假体周围骨折　全膝置换术后的髁上骨折较为复杂，存在许多潜在的并发症。这类骨折可能完全改变全膝假体的完整性。将此类骨折定义为全膝置换术后膝关节髁上区域15cm以内的骨折，其易患因素包括：手术侵及股骨远端的前侧骨皮质(即切迹)，既往有神经疾患，骨量减少，导致骨量减少的疾病(如类风湿、使用激素等)，有股骨远端缺损的全膝关节翻修等。

当遇到全膝置换术后股骨髁上骨折的病人时，医生首要的任务是评估骨一假体界面完整性，但只有在术中才能获得完全正确的评估。因此，医生必须寻找限制性更强的膝关节假体来准备翻修。对于伴有假体不稳定、关节僵硬、松动或假体损坏的病人，或严重的远端或粉碎骨折合并股骨干骺端骨质疏松的病人，推荐使用髓内稳定假体进行翻修。若假体和髁部稳定，远端又有充足的骨量固定，可使用内固定物。

（七）并发症

1. 血管神经损伤　股骨远端骨折的致伤暴力常较大，多为高处坠落伤或车祸等高动能损伤，骨折常为粉碎性，股动静脉穿出收肌管后紧贴股骨干后侧向下方入腘窝移行为腘动静脉，骨折后易被骨折端压迫或被骨折碎块刺破血管壁。对于股骨远端骨折患者应常规检查患肢足背动脉及胫后动脉、足趾感觉运动情况。

2. 膝关节韧带、半月板损伤　股骨远端骨折后疼痛干扰，临床查体很困难，容易漏诊韧带损伤，对于此种骨折，应常规行膝关节 MRI 检查以明确韧带损伤情况。

3. 延迟愈合及假关节形成　原因为内固定方法不得当或错误导致骨折端出现间隙、松动乃至内固定物折断。

4. 畸形愈合　包括内外翻及前后成角。

5. 膝关节功能障碍　系感染或长期制动造成髌股间、股骨髁与胫骨平台间及股四头肌粘连，肌纤维变性；关节囊周围粘连所致；然而在一般情况下，有效的手术治疗，允许患肢早期活动，可以防止膝关节功能障碍的发生，或将膝关节功能障碍减少到最小程度。

6. 创伤件关节炎　来自骨折复位不良或骨折端轴线上偏差造成。

7. 内固定物折断　骨折愈合不良，内固定物承受不了负重时产生的应力时发生折断。因此，应注意选择符合生物学固定方式，如髓内钉或外固定支架，并注意植骨促进骨折愈合。

8. 膝关节不稳定　由残留的韧带松弛造成，在初次手术时，损伤的韧带未予修复加上术后出现内、外翻畸形可加重韧带的松弛，导致膝关节不稳定。

七、髌骨骨折

（一）概述

髌骨骨折占全身骨折的 1%，男女比例约为 2∶1，可发生在任何年龄段，以 20～50 岁多见。常为低能损伤所致，在高能损伤时可同时伴有同侧的股骨干、股骨远端、胫骨近端骨折或髋关节后脱位。髌骨是人体最大的籽骨，作为支点它是伸膝装置的重要组成部分。从膝前面看它似三角形，从髌骨的关节面看似椭圆形。髌骨共有 7 个关节面，内外侧关节面间有一纵嵴，嵴两侧各有 3 个成对的关节面，最内侧是第 7 个关节面，称为单面。髌骨与股骨关节面在伸直位接触很少，只有当屈膝 45°时，才有最大面积的接触。在完全屈曲位，髌骨的单面与股骨接触。股四头肌在髌骨上缘处形成混合的股四头肌肌腱，共同附着与髌骨并形成薄膜跨越髌骨表面加入进髌腱。

（二）损伤机制

1. 直接损伤　可发生不完全骨折、简单骨折或粉碎骨折，表面可有挫伤或开放伤口，两侧支持带保留，膝关节仍可主动活动。

2. 间接损伤　膝关节半屈位股四头肌剧烈收缩，超过髌骨强度，发生横形骨折，下极粉碎支持带撕裂，主动伸膝丧失。

3. 高能损伤　可由复合机制引起。

（三）临床表现

1. 体征　膝关节软组织肿胀，髌前皮下淤血明显；髌骨压痛、异常活动；能够摸到骨折凹陷区；不能主动伸膝。

2. 影像学检查　X 线平片投照位置包括膝关节正位、侧位、斜位。侧位虽然对判明横断骨折以及骨折块分离最为有用，但不能了解有无纵形骨折以及粉碎骨折的情况。斜位可常规采用外旋 45°位，以避免与股骨髁重叠；既可显示其全貌，更有利于诊断外侧的纵形骨折。如怀疑内侧有损伤时，则可取内旋 45°位，如临床高度怀疑有髌骨骨折而斜形及侧份 X 线片均未显示时，可再照髌骨切位 X 线片。

3. 临床上怀疑有髌骨骨折而 X 线片阴性者，还应考虑有股四头肌的髌骨附着部或髌韧带的髌骨附着部损伤可能。这两类损伤可以不带有骨折片，但局部应有显著的压痛，伸膝困难。

4. 在鉴别诊断中应注意除外二分髌骨，它多位于髌骨外上极（约占 75%），位于外缘及下缘者少见。副髌骨与主髌骨之间的间隙较整齐，临床上局部无压痛。但如有髌骨的应力骨折则与副髌骨或其损伤较难区别。

（四）骨折分类

髌骨骨折可分为 4 个基本类型，即横断、粉碎、纵形和撕脱型。横断者包括斜形，约占所有髌骨骨折的 2/3，这种类型骨折的受伤机制为间接暴力。粉碎骨折包括星形者，约占所有髌骨骨折的 1/3，主要为直接暴力。纵形者及撕脱者均较少见,纵形者多在外侧,当屈膝位同时有外翻动作时,髌骨被拉向外侧,在股骨外髁上形成支点而造成。撕脱者多在髌骨下极,不涉及关节面。

AO/OTA 分类:

A 型:关节外骨折。

A1 撕脱骨折。

A2 单纯体部骨折。

B:型部分关节内骨折。

B1 外侧垂直骨折。

B2 内侧垂直骨折。

B3 粉碎骨折(星状)。

C 型:完全关节内骨折,伸膝装置断裂

C1 横形骨折。

C2 横形骨折伴有其他骨块。

C3 复杂关节面骨折。

(五)治疗

髌骨骨折的治疗原则是:尽量保留髌骨,充分恢复其关节面的平整,修复股四头肌扩张部分的横形裂伤,保持伸膝装置完整性,早期锻炼股四头肌,在可能条件下早期练习膝关节伸屈运动,避免并发症。

1. *非手术治疗* 以10°屈膝位长腿石膏前后托和各种抱膝固定装置制动4～6周。固定期间可练习股四头肌收缩,去除固定后开始练习膝屈伸活动。适用于无移位、移位(前后、远近)<2mm者,及有手术禁忌证患者。

2. *手术治疗* 关节面台阶>2mm,骨块分离>3mm,及开放性骨折适合采取手术治疗者。

(1)切开复位内固定术:常用的内固定术方式有①克氏针加张力带;②克氏针加骨松质拉力螺钉;③钢丝固定;④骨松质拉力螺钉;⑤形状记忆骑缝钉;⑥抓髌器。固定牢固者术后24～48h可以开始练习膝屈伸活动。

(2)切开复位缝合固定术:以钢丝或粗丝线行环形缝合。再修补缝合两侧的扩张部及髌前腱膜。以长腿石膏前后托制动4～6周。固定期间可练习股四头肌收缩,去除固定后开始练习膝屈伸活动,适用于粉碎严重的星形骨折。

(3)髌骨部分去除术:适用于髌骨下极粉碎骨折未波及软骨面,近折段大而完整者。取髌前横切口,清除无法复位的碎骨块,保留与腱髌相连的骨块;钢丝通过近折段的横行钻孔(钻孔应靠近髌骨软骨面,以防止近折端骨折面向后反转),远端通过髌腱与骨块交界处,收紧钢丝。修补撕裂的关节囊及伸膝扩张部。术后石膏固定4周左右,固定期间可练习股四头肌收缩,去除固定后开始练习膝屈伸活动。

(4)髌骨切除术:仅适用于严重粉碎性骨折而且用任何办法都无法保留髌骨的病例。仔细将髌骨碎块完全切除后将股四头肌腱与髌腱重叠缝合或直接缝合。对吻合口紧张度的判断是:术中将吻合口拉紧之前,膝关节至少能够被动屈曲90°;若术中被动屈膝达120°,会造成术后伸膝延缓、外力。术中应注意修补内外侧支持带。术后石膏制动3～6周,逐步练习膝关节功能。

(六)并发症

包括感染(少见)、固定失败、再骨折(1%～5%)、不愈合(2%)、缺血坏死、创伤性骨关节炎、膝关节活动度减小、伸膝力减弱、髌骨不稳定等。

八、胫骨平台骨折

(一)应用解剖

胫骨是下肢的主要承重骨之一,而腓骨承受体重之1/6。胫骨近端向内、外侧增宽,组成了胫骨髁。近端关节面自前向后倾斜约10°。两髁之间有胫骨棘,是交叉韧带和半月板附着的区域。在胫骨近端还有两个骨性隆起,一是胫骨结节,位于胫骨嵴前方,膝关节水平以下2.5～3cm,有髌腱附丽;二是Gerdy结节,位于胫骨外髁的前外侧面,是髂胫束的止点。胫腓之间组成上胫腓关节,位于胫骨髁的后外侧。腓骨对胫骨近端有支撑作用,并且为外侧副韧带、腘肌腱和股二头肌腱提供了附丽位置。

胫骨平台由透明软骨覆盖,内侧平台的软骨约有3mm厚,而外侧约有4mm厚。内侧平台呈凹面,较大;而外侧平台呈凸面,较小。每一平台的周边部分均由半月板纤维软骨覆盖。外侧半月板覆盖的区域比内侧多,胫骨平台边缘和半月板之间由半月板胫骨韧带相联系。内侧和外侧副韧带(MCL、LCL)和前、后交叉韧带(ACL、PCL)以及关节囊提供了膝关节的稳定。

(二)损伤机制

胫骨平台骨折是强大外翻应力合并轴向载荷的结果。有文献统计表明,55%～70%的胫骨平台骨折是胫骨外髁骨折。此时,股骨髁对下面的胫骨平台施加了剪切和压缩应力,可导致劈裂骨折,塌陷骨折,或二者并存。而内翻应力是否造成胫骨内髁骨折文献中有不同的意见，一种意见认为仍然是外翻应力时股骨外髁对胫骨内髁产生剪切应力而发生胫骨内髁骨折，另一种意见则认为存在内翻应力所致之胫骨内髁骨折。

(三)骨折分类

AO/ASIF 对胫骨平台骨折的早期分类是将其分为楔形变、塌陷、楔变和塌陷、"Y"形骨折、"T"形骨折以及粉碎骨折。1990 年，AO 又提出了一种新的胫骨近端骨折的分类，将其分为 A、B、C 3 种，每一种骨折又分 3 个亚型，代表了不同程度的损伤。

现在，比较合理、临床上应用也最广泛的一种分类是 Schatzker(1993)分类，它归纳总结了以前的分类方法，将其分为 6 种骨折类型。

Ⅰ型：外侧平台劈裂骨折，无关节面塌陷。大多数发生在松质骨致密，可抵抗塌陷的年轻患者。

Ⅱ型：外侧平台的劈裂塌陷，是外侧屈曲应力合并轴向载荷所致。常发生在 40 岁左右或年龄更大的年龄组。

Ⅲ型：单纯外侧平台塌陷。关节面的任何部分均可发生，但常常是中心区域的塌陷。根据塌陷发生的部位、大小及程度，外侧半月板覆盖的范围，可分为稳定型和不稳定型。后外侧塌陷所致的不稳定型比中心性塌陷为重。

Ⅳ型：内侧平台骨折，因内翻和轴向载荷所致，比外侧平台骨折少见得多。常由中等或高能量创伤所致，常合并交叉韧带、外侧副韧带、腓神经或血管损伤。

Ⅴ型：双髁骨折，伴不同程度的关节面塌陷和移位。常见类型是内髁骨折合并外髁劈裂或劈裂塌陷。

Ⅵ型：双髁骨折合并干骺端骨折。常见于高能量损伤或高处坠落伤。X 线像检查常呈"爆裂"样骨折以及关节面破坏、粉碎、塌陷和移位，常合并软组织的严重损伤，包括出现筋膜间室综合征和血管神经损伤。

(四)诊断

患者膝部疼痛、肿胀，不能负重。有些患者可准确叙述受伤机制。最为常见的是外翻损伤所致，如足球运动损伤或高处坠落伤。体检可发现主动活动受限，被动活动时膝部疼痛，胫骨近端和膝部有压痛。应注意检查软组织情况、筋膜室张力、末梢脉搏和下肢神经功能状态。

(五)影像学检查

除了一些轻微的关节损伤之外，膝关节正位和侧位 X 线像常可以清楚地显示平台骨折。也可拍摄内旋 40°和外旋 40°X 线像。内旋斜位像可显示外侧平台，而外旋斜位像可以显示内髁。当不能确定关节面粉碎程度或塌陷范围，或考虑采用手术治疗时，可行 CT 或 MRI 检查。

当末梢脉搏搏动有变化或高度怀疑有动脉损伤时，可考虑行血管造影术，特别是对高能量损伤、骨折脱位型损伤、无法解释的筋膜间室综合征，以及 SchatzkerⅣ、Ⅴ、Ⅵ型骨折，更应特别注意。

(六)治疗

1. *保守治疗*　保守治疗包括闭合复位、骨牵引或石膏制动。尽管避免了手术治疗的危险，但却常常造成膝关节僵硬和对线不良。主要适用于低能量损伤所致的外侧平台骨折。相对适应证包括：①无移位的或不全的平台骨折；②轻度移位的外侧平台稳定骨折；③某些老年人骨质疏松患者的不稳定外侧平台骨折；④合并严重的内科疾病患者；⑤医师对手术技术不熟悉或无经验；⑥有严重的、进行性的骨质疏松患者；⑦脊髓损伤合并骨折患者；⑧某些枪伤患者；⑨严重污染的开放骨折(Gustilo ⅢB 型)；⑩感染性骨折患者。

2. *手术治疗*　一般认为关节面"台阶"超过 2mm 即应采取手术治疗，其绝对指征包括：①开放胫骨平台骨折；②胫骨平台骨折合并筋膜间室综合征；③合并急性血管损伤。相对指征包括：①可导致关节不稳定的外侧平台骨折；②多数移位的内髁平台骨折；③多数移位的胫骨平台双髁骨折。

(1)手术切口：根据骨折累及内髁或外髁的情况，可采用内侧或外侧的纵切口。应避免使用"S"或"L"形以及三向辐射状切口("人"字形)。对于双髁骨折，建议用膝前正中纵形切口。偶尔在特殊复杂的病例，采用 2 个切口：第一个在正前方，第二个在后内或后外方。前正中纵形切口的优点是暴露充分，对皮瓣的血供损伤小，而且若需晚期重建，亦可重复使用此切口。

(2)手术方法：下面按 Schatzker 分类阐述手术方法。

Ⅰ型：术前可行 MRI 检查，亦可用关节镜来直视骨折或外侧半月板。若其边缘撕裂，或卡在骨折端内，应行切开复位和半月板修补；若半月板保持完整，亦可行闭合复位，经皮空心拉力螺钉固定，可用关节镜或 X 线监测复位情况。

Ⅱ型：多数塌陷发生在偏前或偏中心部位，可采取外侧直切口。将前间室肌肉小心自胫骨近端剥离，通过半月板下方的横切口显露关节，用半月板拉钩帮助直视关节腔。尽量保留或修补半月板。可在折块下方用嵌入器将塌陷的折块向上顶起，并用植骨支撑。若外髁骨折保持完整，可用松质骨螺钉固定；若骨折粉碎，或骨质疏松，则必须用支撑钢板固定。

Ⅲ型：外侧平台塌陷骨折，无外髁劈裂。塌陷部位在中心或边缘区域。CT和MRI可确定塌陷部位和深度。传统方法是行外侧入路，采用皮质开窗，顶起塌陷的关节面。也可用关节镜直视关节面复位程度和用C臂影像增强器间接监测，在前外侧行小切口，行皮质开窗，其大小应足以将关节面顶起，并以植骨支撑，并经皮置入平行于关节面的6.5mm或7.0mm空心拉力螺丝钉。

Ⅳ：只有无移位骨折才考虑保守治疗。即使骨折轻度移位，若采取保守治疗，亦可发生严重的、不可接受的内翻畸形愈合。若骨质良好，且属中低度能量损伤，可采用闭合复位、经皮穿刺空心钉内固定。高能量损伤者，骨折移位较大，且常合并外侧韧带复合体撕裂或腓骨头骨折，使腓神经或腘血管受到牵拉损伤。可采用正中切口或内侧纵形直切口，骨膜外显露骨折块进行复位，并用支撑钢板固定。若主要骨折块在后方，可行后内侧切口。

Ⅴ型和Ⅵ型：包括了一组复杂损伤，特点是双侧平台骨折，常是伸膝位遭受轴向载荷所致，常合并严重的软组织损伤，许多病例属开放骨折。极少采用非手术方法。传统的手术治疗是采取广泛暴露，双钢板内固定，但并发症较多，如伤口裂开和感染等。

为减少外科软组织剥离和改善对线、固定，可用1个或2个股骨牵开器进行间接复位，通过韧带整复作用常可改善胫骨髁的对线，根据关节塌陷和骨折粉碎的部位，可在胫骨近端行局限的正中、内侧或外侧切口，通过劈裂的胫骨髁前方部分或小的皮质窗口，用弯曲的嵌入器或捣棒将关节面自下向上顶起复位，并且用植骨支撑。完成关节面重建后，用2或3枚空心拉力螺钉固定。若患者骨质良好，中度或轻度软组织损伤，可在外侧骨膜外用支撑钢板固定。多数病例中，亦可用比较坚强的胫骨髁钢板来桥接干骺端与骨干的粉碎区域，在少数病例也可在后内侧骨膜外放置一块小的支撑钢板来固定内髁骨折。

若干骺端粉碎程度高，软组织损伤重，一般不宜在内侧放置钢板。在这种情况下，放置钢板所需要的软组织剥离可增加伤口坏死和感染的危险。在某些病例，外侧用支撑钢板，内侧以简单的只穿透一侧皮质的超关节外固定架固定，足可以替代内侧支撑钢板固定。

若软组织损伤非常严重，则不能进行外侧暴露和钢板固定。此时可采用混合型外固定架固定。

近年来AO组织推出的锁定钢板可通过微创操作对胫骨平台骨折进行固定(LISS)，对此种骨折的治疗有其独特优势。

(七)开放骨折

需急诊手术治疗。对骨折和伤口进行彻底的冲洗和清创是预防感染的最重要步骤。对许多GustiloⅢ型开放性骨折，可能需要几次清创术。应用抗生素必须个体化，一般对Ⅰ、Ⅱ型开放性骨折可用头孢菌素48h，对Ⅲ型开放损伤应另加用氨基糖苷类抗生素。除非极个别情况，如关节或髌腱裸露，一般对伤口不宜进行一期闭合。若伤后立即行内固定治疗，则手术切口可以一期闭合，而开放骨折的伤口应保持开放和二期闭合。

(八)血管损伤

最基本的临床检查是评估末梢脉搏情况。动脉造影术的指征是：脉搏缺如或减弱，出现膨胀性血肿和血管杂音，肢体进行性肿胀，持续性动脉出血，与解剖相关的神经损伤等。若对血管的完整性存在怀疑，应行血管造影术，以除外隐匿性血管损伤。血管损伤的治疗取决于缺血的严重程度和骨折后的时间。若末梢脉搏搏动良好，应首先固定骨折。若动脉损伤严重，或伤后时间超过了6h，则应首先重建血循环，进行临时性的动脉血流转路或行血管修补术，常需静脉移植或人工血管移植来进行动脉修补。无论何时，均应同时修补受损的静脉。不要把修补的血管置于移位的骨折端，可使用股骨牵开器或外固定架维持长度或对线。对所有缺血时间超过6h，再灌注后筋膜间室内张力增加或有广泛软组织损伤者，应行筋膜切开减张术。若患者有许多开放的伤口并合并严重的血管损伤，则存在一期截肢的适应证，特别是在合并胫后神经损伤更具截肢指征。

(九)关节镜的作用

关节镜在治疗胫骨平台骨折中的作用分为两类，其一是作为诊断工具，评估半月板、交叉韧带及关节面受损的程度，明确骨折本身的解剖情况；其二是它可以作为治疗手段，通过关节镜可将关节内积血和颗粒碎屑彻底冲洗出来，亦可在镜下行半月板部分切除和修补术，评估平台骨折复位和固定的情况。关节镜对某些低能量损伤所致的外侧平台骨折很有用处，但对内髁或双髁骨折，特别是高能量损伤者，不太适宜于关节镜检查。使用关节镜也有并发症，包括：感染、深静脉栓塞、肺栓塞、液体外渗进入软组织可导致筋膜间室综合征等。避免在压力下灌洗可以减少筋膜间室综合征。

（十）并发症

分为两类，一类是早期并发症，包括：复位丧失、深静脉血栓形成、感染；另一类是晚期并发症，包括：骨不愈合，内置物失效，创伤后骨关节炎等。

1. *感染*　最常见也是最严重的并发症之一。常常因对软组织损伤的程度估计不足，通过挫伤的皮肤进行不合时宜的手术切口，并做广泛的软组织剥离来放置内固定物，导致伤口早期裂开和深部感染。谨慎地选择手术时机，骨膜外操作，对粉碎折块行有限剥离，可减少感染的发生率。采用股骨牵开器行间接复位，或通过韧带复位法经皮夹持固定置入较小的内固定物或中空拉力螺钉，也可减少软组织血供进一步的丧失，降低伤口裂开和深部感染的发生率。

对伤口裂开或渗出应行积极的外科治疗，将坏死的骨质和软组织进行彻底清创和冲洗。有时感染可累及膝关节，为防止软骨破坏，应对膝关节进行全面评估和灌洗。深部感染伴有脓肿形成时，应保持伤口开放，二期闭合。若有小窦道形成，但无明显的脓液流出，可彻底清创和冲洗，放置引流管，闭合伤口。应根据具体情况，静脉给予适当的抗生素。若有软组织缺损，不能进行局部转移皮瓣覆盖时，可行腓肠肌内侧头或外侧头皮瓣移位。少数病例可能需要游离组织移植。在发生感染时，若内固定仍能提供稳定，应予保留；若已发生松动，则可考虑取出，行胫骨远端骨牵引或外固定架固定。感染症状消退后，若骨折延迟愈合，可行植骨术。在发生感染后对内固定行翻修手术，则需要慎重地考虑。

2. *不愈合*　低能量损伤所致的平台骨折极少发生不愈合，这归因于骨松质有丰富的血液供应。常见的不愈合发生在 SchatzkerⅥ型损伤的骨干与干骺端交界区域，常因骨折严重粉碎、内固定不稳定、植骨失败、内固定力学失效、感染以及其他一些因素所致。因其部位接近于膝关节，原来就存在骨质疏松或进行过手术处理，再次治疗则比较困难。若属无菌性不愈合，骨质较好，可行植骨术，根据情况决定是否同时行内固定翻修术；若患者有严重的骨质疏松，可将内固定与外固定架结合起来治疗，一般也应行植骨术。感染性不愈合伴骨缺损的主要治疗包括使用抗生素，转移皮瓣移植和外固定架固定等。

3. *创伤后关节炎*　在已发表的文献中，远期研究不多，故平台骨折后创伤性关节炎的发生率仍不十分清楚。但已有多位学者证实，关节面不平滑和关节不稳定可导致创伤后关节炎。遗憾的是许多青年和壮年患者在骨折后出现退行性关节炎，但并不是人工全膝关节置换的理想适应证。若关节炎局限于内侧室或外侧室，可用截骨矫形来纠正；若是两个室或三个室的严重关节炎，则需行关节融合或人工关节置换术。在决定是否手术治疗时，年龄、膝关节活动范围及是否有感染等因素起着重要作用。

4. *膝关节僵硬*　胫骨平台骨折后膝关节活动受限比较常见。这种难治的并发症是由于伸膝装置受损、原始创伤致关节面受损以及为内固定而行的外科软组织暴露所致。而骨折术后的制动使上述因素进一步恶化，一般制动时间超过 3～4 周，常可造成某种程度的关节永久僵硬。

对多数平台骨折来讲，早期行稳定的内固定，仔细地处理软组织，术后立刻行膝关节活动，可望最大限度地恢复活动范围。一般在术后 4 周，屈膝应达 90°，否则应在理疗师和临床医师指导下进行积极的功能锻炼。若在术后 8～10 周时，屈膝仍未达 90°，可在关节镜下松解粘连带，并结合轻柔的手法操作，尽可能恢复膝关节活动范围，但应避免暴力操作。

九、胫腓骨骨折

（一）应用解剖

胫骨体呈三棱柱形，有 3 个嵴或缘和 3 个面。其前方的嵴及前内侧面从胫骨结节至内踝上仅位于皮下，易触及，而且骨质坚硬。在闭合复位及使用外固定架进针时可以利用上述特点。胫骨干髓腔纵向较直，横断面呈三角形，在远近干骺端髓腔逐渐扩大，临床上如使用不锁定直髓内针则较难控制旋转稳定。

腓骨头及远 1/3 腓骨仅有皮肤覆盖，可触及。其余部分有肌肉和韧带附着。腓骨体对胫骨有支持作用，无负重功能。临床上切除一段腓骨一般不影响负重。腓骨远1/4与胫骨远端共同构成踝穴，目前认为腓骨的完整性对踝穴稳定有重要作用。

胫骨的血供有3个来源：即滋养动脉系统、骨膜血管系统和干骺端血管系统。

腘动脉进入小腿在腘肌下缘分为胫前、胫后动脉。胫前动脉穿过骨间膜后沿其前方走行于小腿前间隔内，其体表标志为两踝中点至腓骨头与胫骨结节中点间连线。胫前动脉过两踝中点后的终支移为足背动脉。胫前动脉在从腘动脉穿骨间膜处易受损伤。它在小腿中1/3处的分支常与腓动脉及胫后动脉相吻合，故有时胫前动脉虽已受损，但是足背动脉搏动仍可及。胫后动脉在小腿后方中线下行于比目鱼肌深层，至内踝与跟结节之间，终支为足底内、外侧动脉。

腓总神经分为腓浅和腓深神经。腓浅神经支配腓骨长、短肌。腓深神经支配足及踝的伸肌。腓总神经损伤常由腓骨颈骨折、贯通伤、石膏压迫、下肢止血带使用时间过长，蹲位姿势时间过长等造成。腓总神经损伤后伸肌瘫痪，马蹄足畸形，行走呈跨越步态。

胫神经支配所有小腿后侧肌群，它行走于深浅两层肌间隔中。

小腿有致密的深筋膜，它将小腿的肌肉分为4部分，形成4个筋膜间隔。①小腿前间隔：前间隔的内侧是胫骨前方，外侧是腓骨，后侧是骨间膜，前方是坚韧的筋膜。胫腓骨骨折时，易发生前间隔的筋膜间隔综合征。此时由于损伤出血使间隔内压力增加，组织灌注减少，肌肉组织缺氧，如果缺血6～8h以上将造成不可逆的肌肉坏死。②外侧间隔：外侧间隔内有腓骨长、短肌两条肌肉。腓浅神经走行于伸趾长肌与腓骨肌之间支配此二肌，主要作用为使足跖屈外翻。单独腓浅神经损伤少见。外侧间隔发生筋膜间隔区综合征者较前间隔少。③浅后间隔：腓肠肌、比目鱼肌、腘肌及跖肌位于浅后室内。腓肠肌跨越膝、踝关节、主要作用为屈膝关节及跖屈踝关节。比目鱼肌在小腿远1/3处加入腓肠肌，组成小腿三头肌，远端形成跟腱。腘肌能屈膝关节，内旋胫骨。跖肌无实际作用，但可作为肌腱移植之供体。浅后室内还包括腓肠神经和大、小隐静脉。浅后室也可发生筋膜间隔综合征，临床检查易发现。腓肠肌可作为肌瓣治疗小腿近、中1/3处之缺损。④深后间隔：深后室内包括胫后肌、趾长屈肌、𧿹长屈肌，胫后神经，胫后动脉和腓动脉。此组肌群主要作用为屈趾、内翻及跖屈足，受胫后神经支配。

（二）损伤机制

导致胫腓骨骨折的损伤形式有3种：超越骨自身能力的损伤即疲劳骨折（应力骨折）；低能量暴力导致的较稳定的轻度移位骨折；高能量暴力造成的严重软组织合页破坏、神经血管损伤、粉碎骨折、骨缺损，这种高能量暴力常导致肢体多种组织严重创伤，肢体存活困难。

（三）骨折分类

1. AO/ASIF分类　将胫骨分为3个区，即近、中、远端。A、B、C三个字母表示粉碎程度逐步加重。A组表示简单骨折，不粉碎；B组表示有蝶形块的骨折，骨干一侧折断一次而另一侧折断数次；C组表示所有骨皮质折断多次，例如多段严重粉碎骨折。数字1、2、3表示出直接或间接暴力造成的骨折形态。1型骨折指间接暴力或旋转应力造成的所有螺旋形骨折，这样A1表示简单螺旋形骨折，B1表示有蝶形骨块的螺旋形骨折；C1表示有多个蝶块的螺旋形骨折。2和3型骨折包括由直接暴力或弯曲应力（三点或四支点）造成的骨折。A组简单的弯曲外力骨折分为A2型，骨折线＞30°，A3型，骨折线为横行（＜30°）。有蝶形块的B组骨折中，B2型表示有一个蝶形骨折块，B3型表示有多个蝶形块。在C组骨折中，C2表示多段骨折，其中有环形完整的骨折块。C3型是无完整环形骨折块的类型。胫骨全长以1、2、3分别代表近、中、远骨块。这样胫骨干骨折可用42A，42B，42C表示，近端关节外骨折用41A1，41A2表示简单骨折，41A3表示粉碎骨折；远端关节外干骺端骨折以43A1表示简单骨折，43A2干骺端楔形骨折及43A3代表干骺端复杂骨折。上述以Müller分类为基础建立的分类方法已被美国骨创伤协会分类法采用。

2. 软组织损伤分类　不仅要注重骨折的X线表现，更应注意软组织损伤程度，Tscherne和Gotzen提出的软组织损伤分类是：0级表示没有或轻微软组织损伤，通常为间接暴力伤，如滑雪损伤；1级表示有表浅皮擦伤或由骨折块从内向外暴力造成的软组织挫伤；2级表示由于直接暴力造成的深在的、有污染的挫伤并伴有局部皮肤或肌肉挫伤，筋膜间隔综合征包括在此级中；3级代表严重皮肤挫伤或捻压伤并伴严重肌肉损伤，包括失代偿性的筋膜间隔综合征及闭合骨折有主要的动脉损伤。

(四)开放性骨折 Gustilo 分类法

Ⅰ型:伤口不到 1cm 长,一般为比较干净的穿刺伤,骨尖自皮肤内穿出,软组织损伤轻微,无碾挫伤,骨折较简单,为横断或短斜形,无粉碎。

Ⅱ型:伤口超过 1cm,软组织损伤较广泛,但无撕脱伤亦未形成组织瓣,软组织有轻质或中度碾挫伤,伤口有中度污染,中等程度粉碎骨折。

Ⅲ型:软组织损伤甚广泛,包括肌肉、皮肤及血管、神经,有严重污染。

ⅢA 型:尽管有广泛的撕裂伤及组织瓣形成,或为高能量损伤,不管伤口大小,骨折处有适当的软组织覆盖。

ⅢB 型:广泛的软组织损伤和丢失,伴有骨膜剥脱和骨暴露,这种类型的开放性骨折常伴有严重污染。

ⅢC 型:伴有需要修复的动脉损伤。

(五)治疗

对于闭合胫骨骨折的治疗有下列方法:①闭合复位以石膏、支具等制动;②外固定架固定;③切开复位内固定;④闭合复位髓内针内固定。对于开放性骨折,选用上述 4 种方法之一固定骨折,开放伤口则遵循下面原则:彻底反复清创,合理应用抗生素,早期关闭伤口(包括使用肌瓣及游离皮瓣),早期植骨治疗。

1. 非手术治疗 对于不稳定型和开放的胫骨骨折,由于内固定的发展,手术治疗取得了较好的结果。但对于低能量造成的移位小的简单胫腓骨骨折,非手术闭合复位使用石膏外固定能有效地治愈骨折。

2. 外固定架治疗

(1)适应证:①Ⅱ或Ⅲ度(Gustilo 分类)开放性骨折损伤;②骨折伴肢体严重烧伤;③骨折后需进一步行交腿皮瓣、游离皮瓣和其他重建过程;④骨折后有严重骨缺损或需维持肢体长度;⑤肢体延长;⑥关节融合;⑦骨折后有或怀疑有或骨折不愈合。

(2)优越性:①可在远离损伤、骨病或畸形的局部固定骨折;②Ⅰ期或Ⅱ期均可较易接近伤口;③对各种骨或软组织损伤,包括多个邻近肢体的固定能显示较大灵活性;④安装外固定架后可进行对骨折固定对位对线、长度及力学特性的调节;⑤可同时和(或)随后进行内固定;⑥对邻近关节影响小;⑦可早期使肢体或病人活动,包括完全负重。

(3)主要并发症:①针道感染;②穿针造成神经、血管损伤;③穿针造成肌肉、肌腱损伤;④可形成骨折的延迟或不愈合;⑤筋膜间隔区综合征;⑥再骨折;⑦因针道感染而可使骨固定困难。

3. 带锁髓内针治疗 分为扩髓和不扩髓两种。同意扩髓腔的作者认为扩髓腔有着重要意义:①扩髓腔后,可以使用足够粗度的髓内针来替代骨折部位的功能。②扩髓腔可以增加针与髓腔内壁的接触面积和接触精确度,使得力学稳定性提高,同时也避免插针困难和骨劈裂。③扩髓后的骨屑在骨折处有植骨作用。支持不扩髓的作者认为,用不扩髓技术不仅简化了扩髓的复杂步骤,更重要的是,它避免了扩髓造成的对营养血管的破坏;使髓腔内压力增高;扩髓产生的热造成的骨坏死;脂肪或骨屑造成的血管栓塞等不良影响。由于锁定作用,使扩髓腔带来的力学稳定性并未显示出应有的优势。

(1)适应证:由于髓内针及其器械的不断改进,治疗骨折的适应证越来越扩大。最初髓内针只适用于股骨干及胫骨髓腔最为规则和狭窄的中 1/3 部位骨折。使用锁定螺钉后,在髓腔较宽的近、远 1/3 骨干的稳定性也能获得。所以,髓内针可适用于骨干全长。其适应证为:①胫骨非感染性骨折不愈合;②胫骨的病理骨折;③闭合的有移位的胫骨骨折;④腓骨完整的胫骨骨折;⑤开放的胫骨骨折;⑥需要延长肢体,纠正短缩、旋转、成角等畸形愈合的截骨后固定。

(2)禁忌证:①感染性骨折不愈合;②近端 1/4 胫骨骨折;③Gustilo 三度开放性骨折。对开放性骨折的髓内针固定是有异议的。在使用扩髓髓内针时,因扩髓而使本来就受损的骨内膜血循环进一步破坏,增加了形成死骨的机会,使得骨不愈合率和感染率增高。此外,由于开放性骨折常伴有严重的软组织损伤、缺损,污染较重,故使用扩髓髓内针感染的危险较大。

(3)并发症:感染、筋膜间隔综合征、骨折延迟或不愈合、锁定螺钉及针折断、畸形愈合等。

4. 钢板螺丝钉治疗 随着对骨折周围软组织更加重视以及对内置物特性的深入研究,钢板螺钉固定骨折趋向于有限地显露骨折而间接复位,尽量地减少紧密接触骨而造成的坏死以及促进骨痂形成。

胫骨远近干骺端部以及涉及膝、踝关节内有移位的骨折,大多数学者主张使用加压钢板和螺钉做内固定。此外纠正畸形愈合及治疗不愈合也是使用钢板螺钉的适应证。对胫骨骨折行钢板螺钉内固定可选用前外侧切口。

胫骨骨折行切开复位钢板螺钉内固定的缺点一般认为有皮肤易坏死从而形成伤口感染，过长时间地限制负重。

5. 开放骨折　应遵循下列 5 项原则：第一，多次彻底清创和充分灌洗以稀释细菌浓度，切除可作为细菌繁殖培养基的坏死组织。第二，尽量减少进一步地破坏软组织而对骨折进行固定，为软组织修复提供稳定的力学环境。第三，合理应用抗生素。第四，尽可能地在 4～7d 以各种方法关闭伤口，皮肤覆盖的完整对防止细菌污染有重要作用。第五，早期功能恢复及早期植骨以延长内、外固定物的疲劳寿命。

(六)并发症

1. 骨折延迟愈合和不愈合　局部疼痛和反常活动是骨折延迟愈合和不愈合病人的临床症状。X线片上显示骨折线清楚，无连续骨痂通过骨折线。在肥大型不愈合的患者 6 个月时 X 线片可显示骨折端有硬化和骨痂生长；在萎缩型则骨端骨质减少无骨痂生长。骨折延迟愈合和不愈合的原因很多，但主要决定骨折本身，例如高能量的骨折，有皮肤、软组织缺损的开放性骨折，有 100%移位的骨折，这些骨折比低能量损伤造成的骨折更易形成延迟和不愈合。如果有感染发生，形成不愈合的可能性大。骨折端分离移位或有完整的腓骨均能阻碍负重时骨端接触，可形成延迟或不愈合。不稳定的内或外固定使骨折端过量的活动得不到控制，易形成延迟和不愈合。

胫骨骨折不愈合可分为生物性和力学性。对生物性不愈合患者可采用植骨、扩髓、电刺激，软组织或带血管的组织转移，或者按 lizarov 法进行骨延长再生骨。如果骨不愈合与开放伤口有关，或者皮肤条件差，可行局部皮瓣或游离带血管蒂的皮瓣移植促进愈合。如果胫骨骨折纤维愈合对线、对位良好，通过骨折周围植骨可有利于骨愈合。使用电刺激治疗骨折延迟愈合，呈不愈合仍有争议，目前电刺激仅用于有手术禁忌证的病人。有明确假关节及明显折端有＞1cm 间隙的病人不能使用电刺激。如果胫骨髓腔连续性存在，使用不植骨闭合扩髓带锁髓内针方法治疗不愈合取得满意效果，如果行切开复位髓内针固定则应加自体骨松质植骨，若有旋转不稳定则使用静力锁定，否则使用动力锁定较好。

2. 感染　胫骨骨髓炎及感染性不愈合是胫骨骨折最为严重的并发症，常导致截肢。感染易发生于下列情况下抬小腿骨折型式，高能量损伤，有皮肤坏死的，开放损伤或切开复位内固定术后有皮肤缺损或皮瓣失败。术前、术中及术后使用抗生素是降低深部感染有效的方法。然而最重要的预防感染措施还是彻底的清创、灌洗和尽可能地保护骨膜。治疗感染的一般原则包括感染局部切开引流，扩创清除所有无血供的骨及软组织，稳定固定骨折，选择合适时间关闭伤口，合理应用抗生素，断层 X 线法有助于确定死骨，窦腔 X 线片有助于确定感染范围。放射性核素扫描也可有效地用于感染程度的判断。MRI(磁共振)技术是最有效和特异性的放射诊断方法，但往往内固定物妨碍了使用 MRI。

使用内固定后感染者若内固定仍稳定，则可以保留内固定物到骨愈合实现，然而去除内固定同时切除坏死组织。如内固定已失效则需尽早取出并使用外固定架固定骨折。

3. 骨缺损　自体骨松质植骨仍是治疗骨缺损的有效方法，也可采取 llzarov 技术治疗骨缺损。

4. 畸形愈合　对于胫骨干畸形愈合需要手术矫正的标准至今尚无明确定义。有很多没有解剖复位的骨折同样获得满意功能恢复和外观结果。没有一个明确的移位比例来判断畸形愈合。完全移位的骨折可以牢固愈合，对线良好无成角，肢体功能恢复佳，但肢体外观有问题，这种情况往往不需手术治疗以获得解剖复位。判断畸形时需考虑下面 4 个方面：矢状面和冠状面上的成角畸形，旋转畸形和移位。＞15°～20°的畸形且临床上膝踝关节有症状时常需手术纠正畸形。外旋畸形比内旋畸形更能接受，例如 10°内旋畸形可以造成行走困难，而 20°的外旋畸形将不造成明显步态异常。

胫骨近端 1/3 处骨折使用带锁髓内针固定易形成成角畸形，这常与近端胫骨髓腔宽而只用一个锁定钉，进钉入点偏内，髓内针方向指向后外方有关。因此近端 1/3 胫骨骨折使用髓内针应注意成角畸形问题。

胫骨骨折后短缩较为常见，特别在早期负重时，短缩后骨折端相接触、加压，促进了骨折愈合。

截骨、内固定和植骨是治疗造成功能障碍的畸形愈合的方法。加压钢板和髓内针是最为常用的内固定方法。

5. 皮肤缺损　胫骨前内侧仅位于皮下，所以骨折往往造成皮肤损伤或缺损。首先应对皮缘和骨折周围软组织清创。对Ⅱ度和Ⅲ度开放性骨折，需要多次扩创来确定失活坏死软组织范围，此时往往开放伤口以便引流，3～5d后关闭伤口。常用皮肤移植、局部皮瓣或带血管蒂游离皮瓣覆盖创面，较少使用交腿皮瓣。在暴露胫骨上直接植皮很少成功。如果Ⅰ期使用内固定稳定骨折，则＞7～10d关闭伤口感染率较高。

6. 血管损伤　高能量损伤所致粉碎、移位的开放胫骨骨折、特别是近1/3处的胫骨骨折，常易造成血管损伤，这是由于在胫骨近端胫前动脉从后方穿过骨间膜。动脉损伤常由于骨块直接刺伤，或由于骨块压迫及软组织肿胀阻塞血管。不可修复的动脉损伤将导致在损伤平面水平的截肢。下肢骨折时都应注意是否有血管损伤。有时我们只注意明显的骨折畸形或开放伤口而忽略血管损伤，所以应注意足背和胫后动脉的检查。可用局部修补或大隐静脉移植来修补动脉，但是否进行治疗取决于肢体的血供情况，因为只损伤胫前和胫后动脉中的一条肢体仍能存活，应注意胫前动脉与腓动脉有交通支，所以胫前动脉损伤后足背动脉搏动仍然可及，此时应检查足趾是否有颜色变化，毛细血管充盈情况等。有时可用血管造影来判断。胫后动脉不易损伤，小腿后室内压力的增高可导致胫骨动脉的阻塞。后室肌肉缺血可造成爪形趾畸形。如果胫前动脉完全阻塞，而胫后动脉正常，肢体仍可存活，但前室肌，肌肉可有坏死。一般来讲骨折先予固定后再行血管修复，但如受伤时间较长，则应先修复血管再对骨折进行内或外固定，同时应做筋膜减张术。

7. 筋膜间隔综合征　闭合骨折中前室筋膜间隔综合征发生率较高，在开放性骨折中也可发展成此症。其发生是由于在密闭的前室中因出血、软组织水肿而压力增高，使得静脉回流受阻，进而供应肌肉的小动脉和毛细血管阻塞。密闭的前室壁是由胫骨、筋膜、腓骨和骨间膜构成。病人在受伤后的24h常无症状，在此期间受伤肢体常有石膏外固定，更加重了前室压力的增加。有报道说使用髓内针治疗骨折后可出现筋膜间隔综合征。如怀疑有筋膜间隔综合征可用压力测定仪测量前室内压力，明确诊断后应立即行筋膜减张术，因为肌肉组织只能耐受6～8h的缺血，减张要彻底，皮肤待Ⅱ期关闭，骨折则以外固定架或不扩髓髓内针固定。

后室发生筋膜间隔综合征率比前室低，但后果同样严重，特别是深后室。病人小腿后方剧痛，跖侧感觉减弱，足趾跖屈力弱，被动背伸疼痛加剧。后室的筋膜间隔综合征将造成足爪形畸形。后室压力测量与前室相同，一旦确诊后应彻底减张，常使用内侧切口，切断筋膜和间隔。

前外室筋膜间隔综合征常与其他室同时发生，单独出现很少。对于筋膜间隔综合征，最重要的是早期诊断和及时处理。

8. 神经损伤　在小腿由于创伤造成的原发神经损伤不常见。高能量损伤造成的胫腓骨近端骨折伴有严重内翻畸形或直接暴力作用于腓骨颈可以损伤腓神经。继发的神经损伤较为常见，例如严重软组织肿胀，石膏压迫腓骨颈部，应认真检查胫后、腓深和腓浅神经的功能，让病人做主动背伸和跖屈动作，检查第1、2趾间区域的皮肤感觉，骨折复位石膏固定时应在腓骨头颈部加软垫以防腓总神经受压。石膏固定后48h内每隔4h应检查足趾背伸和跖屈活动，确定没有石膏压迫情况。神经受压1h将出现功能障碍，但如及时解除压迫则神经功能可以恢复。神经受压6～12h将出现永久性损害。当怀疑有腓总神经受压时应立即拆除石膏并在腓骨颈处加软垫，如神经功能已出现损害，则足踝应以石膏后托固定维持中立位以等待神经功能的恢复，6周后开始定期行肌电图检查已明确神经恢复情况，如10～12周无恢复迹象，例如Tinel征无变化，肌电图无改变，则应考虑行神经探查和松解或切除腓骨头以减压。如果足背伸活动完全丧失，行胫后肌前移能获得满意的功能恢复，而大多数病人可使用踝足支具。

9. 关节僵硬和强直　胫骨骨折后产生关节的骨性或纤维性强直较少见，但膝、踝及距下关节僵硬可见。关节僵直的病因有人认为是由于固定时间过长所致。另外有人认为是由于原始软组织损伤或继发感染造成。往往上述病因共同作用，因为原始软组织损伤重的或感染的需要更长的关节固定时间。踝关节较膝关节更易强直。手术内固定的优点就是让病人尽早主动活动关节防止其僵硬。

创伤性关节炎：除非涉及关节内骨折，胫骨骨折后形成创伤性关节炎者少见。目前仍无法确定对线畸形与膝、踝关节创伤性关节炎的关系。

10. 反射性、交感性萎缩（Sudek′s atrophy）　Sudeck萎缩多见于胫骨骨折后不能早期负重及石膏固定过长的病人，这些病人往往骨折及软组织损伤严重。其临床表现为早期肢体肿胀、疼痛，后期发生肢体萎缩，X线表现为足和胫骨远端斑点状脱钙。治疗Sudek萎缩的方法首先应消除肿胀和疼痛，可采用弹力绑带包扎肢体，间断抬高患肢，肌肉主动收缩的方法，随后拄拐部分负重，用支具、矫正器来纠正足畸形，如马蹄内翻足。随着负重逐渐增加，Sudek萎缩现象逐步消失。早期活动关节及负重可以减少Sudek萎缩的发生。

11. *再骨折* 再骨折发生于石膏固定过早拆除或过大应力作用于胫骨强度未完全恢复的病人，常见于喜爱运动的年轻人。坚强固定的钢板下骨质疏松是钢板螺钉固定的并发症，去除内固定后9个月内在此薄弱区域内可发生再骨折，此外螺钉及钉孔可成为应力集中点而造成再骨折，螺钉孔往往需要6个月的时间才能充填以正常骨。大多数再骨折可采取石膏外固定并早期负重，如果出现延迟愈合则需内固定及植骨。

12. *爪形趾畸形* 后室肌肉缺血可以造成较严重的爪形趾畸形，胫骨前方的伸肌粘连一般不造成爪形趾畸形。无论治疗方法如何，应鼓励病人伸屈足趾活动，被动活动也应每日至少1次。

十、踝部骨折

【解剖】 踝关节由3块骨构成：距骨体、滑车(上关节面)及内外侧关节面；胫骨远端关节面(穹窿及内踝)；腓骨远端关节面(外踝)。

胫骨远端包括穹窿(关节的负重面)、内踝、前后结节及内侧面。穹窿在矢状面上凹陷，而在冠状面上扁平甚至轻度凸起。内踝由向远端轻度突出的前丘及相对宽大的后丘构成，中间为丘间沟。胫骨远端外侧面位于胫骨前结节(Tillaux-Chaput结节)和后结节(Volkmann结节)之间，为一三角形凹陷，与腓骨远端相应部分构成下胫腓韧带联合并包含有骨间膜。胫骨穹窿及内外踝构成踝穴，距骨体部恰好与其嵌合。

距骨包括头部、颈部和体部。距骨头部与舟骨形成关节。从上面观，距骨体部的滑车关节面呈楔形，前宽后窄(平均变宽2.4mm，最高达6mm)。从前面观，距骨滑车轻度凹陷。从侧面观，滑车面凸起。内外侧关节面有不同程度的凹陷或凸起，使得滑车呈锥形。

踝穴与距骨的形状严格匹配，同时上述结构在整个运动弧中均严格匹配。尸体研究中，仅在距骨背屈时见到外踝不超过2mm的旋转或侧向移位，这取决于距骨滑车的楔形程度。因此仅在下胫腓韧带联合螺钉固定过紧时才会发生踝穴过窄。

现已明确，80%的踝关节围绕连接内外踝尖连线的单一轴线运动，该轴线可有一定的变异。

在踝关节负重及休息过程中，共有9组韧带及关节囊协助维持关节稳定性。在胫骨外侧，由胫腓前韧带、骨间韧带、骨间膜、胫腓后韧带及下横韧带共同构成下胫腓韧带联合。

三角韧带提供强大的内侧支撑。三角韧带包括两部分(两层)：三角韧带浅层大多起自胫骨前丘，根据其止点位置可明确分为三部分，即止于舟骨的胫舟韧带、止于跟骨载距突的胫跟韧带、止于距骨内侧结节前方的胫距韧带浅层。三角韧带深层起自胫骨后丘及丘间沟，分为两部分，较窄部分位于后丘和距骨内侧结节之间(胫距前韧带深层)，位于三角韧带浅层下方；较宽较强部位是主要的稳定结构，作用是维持距骨在踝穴内的位置。

外侧副韧带位于踝关节外侧，包括前后距腓韧带及前后跟腓韧带，跨越踝关节和距下关节，维持外侧稳定性。

足筋膜包绕穿过踝关节的肌腱。共有4组韧带加强足筋膜并发挥滑车作用：前方为横韧带和十字韧带；内侧为齿状韧带；外侧为腓骨肌支持带。这些韧带通过将肌腱固定于骨，间接稳定踝关节。

穿过踝关节前方的肌腱由内向外依次是胫骨前肌、蹞长伸肌、趾长伸肌、第三腓骨肌。走行于外侧的肌腱包括：腓骨长肌和腓骨短肌。走行于后方的肌腱包括：蹞长屈肌、趾长屈肌、胫骨后肌及跟腱。

足踝的血供来自足背动脉、胫后动脉及腓动脉，以及相伴行的静脉。隐静脉位于踝关节前内侧。

穿过踝关节前方的神经是腓神经的深支和浅支；后内侧是胫神经，后外侧是腓肠神经。

【踝关节损伤的病理机制】 目前大部分学者认为踝关节间接骨折脱位的原因是不同作用力或多种作用力共同作用于正常解剖结构，特别是距骨的结果。

为使上述作用力导致距骨的病理活动，距下关节必须将足锁定于不同的位置。锁定距下关节的作用力使距骨进一步向特定方向运动。距骨的上述运动都是病理性的，会造成相关韧带及胫腓骨的损伤。上述运动未见于正常踝关节的负重过程中。很明显，在体重传递至踝足的过程中，距骨的受力会增加。

为了锁定距骨，足需要旋前或旋后，而这种运动应当包括在特定损伤的描述当中。

可以观察到以下病理运动：

外展(abduction)，指距骨无内倾，通过三角韧带紧张来维持距骨位置。

内收(adduction)，已知某些个体中距骨内倾可达 20°～30°，外侧副韧带拉紧距骨，由此继发损伤。外侧副韧带松弛使距骨内倾并撞击内踝，造成典型的垂直骨折。

外旋(external rotation)，只有当踝关节完全背屈时才能有 1°～2°的外旋。除此之外的外旋均是病理性的。

内旋(internal rotation)，正常踝关节中无这种运动。

这些运动是踝关节损伤的功能分型(Lauge-Hansen 分型)的结构基础。

【踝关节间接骨折的分型】　有关踝关节间接骨折脱位的分型系统很多，主要差别在于分型的实用性方面。最常采用的是骨创伤学会(OTA)的 AO 解剖分型系统和 Lauge-Hansen 提出的功能分型系统。二者均有一定的实用性，但都过于复杂，不适合临床广泛使用。

1. OTA/AO 分型　OTA/AO 分型根据外侧骨韧带复合体的损伤水平以及腓骨受累的水平分为 A、B、C 3 型，随后根据各型骨折的特点分为 3 个亚型及 3 个亚亚型。它们反映出踝关节间接骨折脱位的不同特点。尽管分型系统略显复杂，但它是按一定的体系和逻辑来分型的，因而便于理解和使用。

2. Lauge-Hansen 分型及其改良　Lauge-Hansen 分型的依据是损伤机制，共分为 4 大类。每一类型均有不同的损伤分期及各自的特点。主要类型包括：旋后－外旋型(SE)、旋前－外旋型(PE)、旋后－内收型(SA)及旋前－外展型(PA)。其他类型临床实践中较少遇到。

3. 特殊类型的病变　无论采取哪种分型，都必须了解见于各种类型的典型病变。基本的韧带结构是韧带复合体，包括韧带本身及其两端的附着点。韧带复合体损伤时，病变可发生在 5 个部位：韧带体部部分或完全撕裂、韧带附着点处撕脱、韧带及其附着骨一并撕脱。特殊的撕脱骨折包括以下类型：

(1)Tillaux-Chaput 骨折。下胫腓前韧带撕脱造成的胫骨前结节撕脱骨折。

(2)Wagstaffe 骨折或 Le Fort 骨折。下胫腓前韧带撕脱造成的腓骨前结节撕脱骨折。

(3)Volmann 骨折。下胫腓后韧带撕脱造成的胫骨后结节撕脱骨折。

另一种需要认识的骨折是后踝骨折。骨折块很大，常常占到胫骨穹窿的后 1/3。这种病变是由踝关节跖屈时距骨的垂直剪切力造成的。后踝骨折常导致踝关节不稳定，易发生向后半脱位或踝关节脱位。必须将后踝复位并固定于解剖位置。

【诊断及初步治疗】

1. 病史及体格检查　创伤病史作用不大，因为患者很难描述出损伤外力的方向。体格检查时，可见踝关节前内侧及后内侧，以及整个腓骨全长的淤血、肿胀及压痛。需要检查皮肤状况。皮肤往往合并挫伤甚至裂伤。轻柔的手法检查即可大致判断踝关节的稳定性。

2. Ottawa 规则　急诊室中可见到大量的踝关节损伤，但其中只有 15%～20%合并骨折。很明显许多病例的影像检查是阴性的。Ottawa 组织的目标是建立特异的诊断流程，即通过体格检查排除存在骨折表现的病例，进而减少不必要的影像检查(30%～40%)。尽管影像学检查阴性的比例显著下降，但仍较高(40%～50%)。这一诊断流程也称为 Ottawa 规则，强调需要接受影像检查的患者应具备：踝关节部位疼痛明确，同时至少满足以下一点：外踝后缘或外踝表面压痛(包括应检查腓骨全长有无压痛，寻找有无腓骨近端骨折)；内踝后缘压痛；损伤后至检查期间，患肢无法负重。

该方法对排除无骨折踝关节损伤的准确率可达 100%，因此显著降低急诊室内影像检查阴性的数量，同时具有较高的可信度。尽管结果使人信服，但 Ottawa 规则仍未广泛应用，这与一定程度的不确定性、部分检查者需要影像检查确认以及潜在的法律风险有关。

3. 影像检查　标准的 X 线检查包括前后位像、侧位像及踝穴像。踝穴像或真正的踝关节正位像是指拍片时踝关节内旋 20°。阅片时应注意以下 6 点：

(1)内踝及内踝丘有无骨折以及骨折的类型。

(2)外踝有无骨折、骨折的类型及部位。骨折的方向通常反映损伤机制。此外，腓骨骨折的水平也提示损伤的程度，例如，下胫腓联合水平以上的骨折提示更严重的损伤及下胫腓联合不稳定。

(3)三角韧带及其深层的情况，特别是初始正位像显示内踝间隙无明显增宽时。腓骨为旋前型骨折，提示三角韧带撕裂。腓骨为旋前型骨折且内踝完整，则三角韧带可能撕裂，也可能完整。此时需要拍摄应力像。

(4)存在内踝韧带复合体损伤而无外踝骨折时，应拍摄腓骨全长像，确定有无高位腓骨骨折。

(5)应当识别其他相关损伤，如有无后踝骨折、胫骨前后结节骨折、腓骨前结节骨折。

(6)检查距骨穹窿有无骨软骨骨折。

应力像　踝穴像上踝穴表现正常，但若存在三角韧带撕裂的征象，就应拍摄外旋应力位像。此时，患足轻轻内旋，随后拍摄踝穴像。测量胫骨穹窿与距骨外侧缘之间透亮带的宽度。同样，测量胫骨穹窿与内踝交界处和距骨内角之间透亮带的宽度。两处宽度之差超过 3mm 提示三角韧带撕裂。

4. *其他检查方法*　断层像、CT、MRI 及关节造影对于评估踝关节的间接骨折脱位作用不大，主要用于评估有无相关的软组织损伤、有无骨性连接，以及隐匿骨折的部位。

5. *初步治疗*　对半脱位及关节脱位者行手法复位。踝关节用夹板制动并抬高及冷敷。上述方法能显著改善患肢的淤血、肿胀及张力性水疱。伤后 4～7d 进行手术。

稳定的无移位骨折采用夹板治疗，并允许离开急诊室。损伤严重者，应在夹板制动后收入院准备手术。

【相关损伤】　相关的血管神经损伤罕见，但必须通过细致查体方可排除。偶尔发生筋膜隔综合征。如果临床检查存在疑问，应行筋膜室测压。

【最终治疗】　最终手术方法的选择取决于对每一损伤特性的评估。必须考虑以下因素：

骨折是否稳定？有些无移位骨折在本质上也是不稳定的。最具欺骗性的是下胫腓联合以上的腓骨 PE 型骨折，平片上似乎仅仅是单纯的腓骨骨折且并无明显移位，但合并三角韧带撕裂和下胫腓联合不稳定。由于距骨最终发生移位，因此管型石膏基本无效。另一方面，下胫腓联合以上的腓骨 SE 型骨折可以是稳定的，原因是内侧及下胫腓复合体后方结构完整。应力像是识别不稳定的有效方法。管型制动的指征是内侧结构稳定。一般来说，双踝骨折或三角韧带撕裂等常见病变都是稳定，需要手术复位固定。

绝大多数有移位的腓骨骨折，特别是伴有短缩的病例，即便内侧结构完整，都应手术切开复位内固定。腓骨骨折部位短缩提示远端外踝关节面丧失一致性。同时远端骨块向前或向后移位都会影响关节的一致性。

内踝骨折，无论有无移位，都会在管型内发生移位，因此均应固定。腓骨骨折采取切开复位内固定后，应同期固定无移位的内踝骨折，以免数周以后内踝移位，需要二次手术。对有移位的内踝骨折行闭合复位并不可取，原因是再移位和不愈合的发生率较高。保守治疗后不愈合的高发生率与骨折块间嵌有骨膜及踝关节滑膜液的抑制作用有关。无移位的孤立前丘骨折有时可以不固定，但考虑到前丘也是内踝关节面的一部分，因此任何继发的移位均应固定。内踝的垂直骨折极度不稳定，均需内固定。后丘骨折罕见且多无移位，因受到走行于后踝沟内屈肌腱的限制，多表现为大的无移位骨折块。小的 Tilluax-Chaput 骨折块或 Volkmann 骨折块极少需要固定。大的后内侧或后外侧骨折块需要解剖复位内固定。

Wagstaffe-Le Fort 骨折通常是外踝粉碎骨折的一部分，应和主要骨折一道复位固定。

在所有下胫腓联合水平以上的骨折及部分下胫腓联合以下的旋后—外旋型骨折(外踝为斜形骨折)中，均有下胫腓联合损伤。有些合并内踝骨折并损伤下胫腓后韧带的骨折中，下胫腓前韧带仍可保持完整。该型中，孤立的移位骨折罕见。下胫腓联合不稳定也可见于某些灾难性的踝关节韧带损伤病例，此时三角韧带、下胫腓联合及骨间膜均受损。病变是后前方损伤的第二期。下胫腓联合不稳定是完全损伤的一部分，需要在术中识别。目前认为腓骨持续不稳定是骨间韧带、众多骨间前后纤维以及腓骨骨折或更高水平骨间膜完全撕裂的结果。下胫腓联合的所有韧带均可能发生撕裂，但必须在固定全部骨折块后才能考虑修复韧带。可通过术中用器械抓住腓骨并将其向前后或向外推拉来判断下胫腓联合不稳定，但大多数医生认为术中拍摄应力像显得更客观些。下胫腓联合不稳定需要采用 3.5mm 骨皮质螺钉(体格健壮者用 4.5mm 骨皮质螺钉)贯穿固定腓骨并抓住胫骨内侧皮质。经胫腓骨贯穿固定时，应保持踝关节最大限度的背屈，以防腓骨相对胫骨过度上移。距骨滑车前方的宽度较大，如踝关节背屈不足，会造成踝穴过紧。腓骨高位骨折(Maisonnerve 损伤)未行内固定时，尽量使用 2 枚 4.5mm 骨皮质螺钉。

三角韧带断裂大多可以愈合且很少残留显著的不稳定，因而极少修复。存在修复指征时，常将其固定于距骨或内踝，方法是在相应骨上钻孔，并部分去除附着点的骨皮质。

【手术技术】

1. 切开复位　手术时最好使用止血带。

(1)切口及显露：一个切口位于腓骨外侧。实践中，常将其向远端或前方延伸，以显露下胫腓联合。如果腓骨骨折位置较高，可在下胫腓联合水平做一小的辅助切口。内侧切口以踝穴前内角为中心弧行切开，也可以内踝为中心做直切口。注意保护皮肤，避免进一步损伤。从腓骨止点上剥离十字筋膜，并任其回缩。有时还要松解肿胀的肌腱及肌肉，以利于复位被十字韧带拉向前方的腓骨骨折。检查十字韧带、胫腓前韧带及距腓韧带复合体。检查关节内有无游离的骨软骨块，将其夹出或冲出。一定不能忽略常见的关节面缺损，特别是距骨关节面的缺损，此时应行清理或钻孔，以利于修复及软骨再生。

(2)固定腓骨骨折：标准方法是采用折块间螺钉固定。如果腓骨骨折过于粉碎，根据需要临时使用环扎钢丝或克氏针固定，以复位骨折块并将其固定在一起。随后在腓骨后外侧放置 1/3 管型支持接骨板。此外，更偏后方放置的 1/3 管型板可发挥防滑作用，并提供良好的稳定性。

(3)下胫腓螺钉的使用：位置 AO 组织建议在踝关节水平间隙上方 2～3cm，Griend 等(1996)。

认为应在胫骨的腓骨切迹的顶端，即踝关节水平间隙上方 3～4 cm。方向：意见基本一致，即平行于胫距关节面且向前倾斜 25°～30°。加压与否：使用下胫腓螺钉的目的是维持下胫腓联合的正常位置，不应对其加压，因为加压螺钉会使下胫腓联合变窄，从而导致踝关节背伸受限，而且如果固定过紧，负重时容易发生螺钉的折断。穿透皮质的层数：一般来讲，穿透 3 层皮质(腓骨 2 层胫骨 1 层)螺钉顶端位于胫骨髓腔内。也有学者认为最好穿透 4 层皮质，原因是可提供更好的稳定性。

(4)固定内踝骨折：内踝复位后，用点式复位钳临时固定，插入导针，拧入 4.0mm 的空心螺钉。内踝骨折块不粉碎时，极少需要 2 枚螺钉固定。术前影像评估时不应忽略前丘骨折。术中必须细致操作，以防该骨块碎裂。插入导针后拧入一枚 4.0mm 的空心螺钉即可。避免尝试拧入 2 枚螺钉，以防骨块粉碎，妨碍骨折的复位及固定。较小的骨折块最好用克氏针张力带固定。

(5)修复三角韧带：存在修复指征时，要求将三角韧带固定于距骨或内踝。方法是在相应骨上钻孔，并将附着点周围部分做去皮质处理。

(6)固定后踝骨折：较大的后内侧或外侧骨折块需要解剖复位内固定。根据骨折块的大小、可在骨折块复位后采用由前向后的拉力螺钉固定。许多病例中，也可直接显露、复位并固定。最后，检查下胫腓联合处腓骨的稳定性，参照前面介绍的方法来固定。

(7)植骨：内踝或外侧平台的压缩骨折需要植骨，可选择同侧股骨或胫骨远端自体骨、异体骨或市售的骨替代物。仔细评估复位效果，避免关节面不完整，预防创伤后的关节炎。

(8)术后治疗：术后用短腿夹板制动，出院时更换为管形石膏。术后 2 周去除管形石膏，拆去缝线，更换为市售的可拆卸管形支具，开始活动范围锻炼。如骨折非粉碎且三角韧带完整，此时即可停止制动。术后 6 周完全负重。

2. 闭合复位　因再移位发生率较高且预后不确切，对移位骨折很少采用闭合复位。闭合复位的指征是局部条件不适合切开复位，如局部感染性蜂窝织炎或深层组织挫伤。闭合复位最好在全麻或局麻下施行。方法是在牵引足部恢复踝关节长度后，通过旋后来复位内踝，或使距骨回到踝穴内，也可推挤外侧韧带，使腓骨复位至下胫腓联合。腓骨骨折的少许移位通常难以避免。应在透视下完成复位。术后及石膏制动后，均应复查 X 线片。发现复位丢失，可重复复位。如仍未能复位，可在数日后或肿胀消退后手术复位。闭合复位后使用长腿管型石膏，并根据需要更换或调整。石膏制动 8～10 周。骨折愈合后方可完全负重。

不复位直接石膏制动：任何水平的无移位或移位很少的单纯腓骨骨折，均可在确认下胫腓联合及三角韧带稳定之后，采用石膏制动。也可当时或数周后更换为市售的管型支具继续制动。2～3 周局部疼痛消退后，开始活动范围锻炼及负重锻炼。4～6 周，观察到骨膜骨痂形成即可停止制动。

【并发症】　踝关节间接骨折的并发症包括创伤后关节炎、感染及不愈合。

创伤后关节炎在踝关节间接骨折后并不少见，原因包括未能识别并治疗胫骨穹窿骨折、创伤同时累及踝关节的关节软骨、关节面的粉碎性骨折(即便骨折已解剖复位)。随着对切开复位内固定获得骨折解剖复位的优点的深入了解，骨折复位不充分即获愈合情况现已少见。

术后感染罕见，多见于外侧。表现为外侧接骨板表层的皮肤破溃。应用抗生素并局部处理伤口。任何感染均可控制。尽管伤口开放，腓骨骨折仍能愈合。骨折愈合后取出接骨板，伤口将很快愈合。慢性骨髓炎罕见。

腓骨骨折不愈合极为少见，局部植骨效果良好。切开复位内固定术后内踝不愈合极少见。

踝关节骨折的治疗目的与其他关节骨折一样，即骨折愈合于解剖位置且关节稳定。应告知患者，通过手术能够获得良好复位固定、无并发症并可早期活动，但残留的疼痛及关节僵硬仍会破坏最终结果。

（危 杰 周 方 蒋协远 张保中 王金辉）

十一、跟骨骨折

跟骨骨折是一种很常见的骨折，约占全身骨折的2%，占跗骨骨折的60%，而跟骨关节内骨折约占跟骨骨折的75%。跟骨骨折经常作为多发骨折的一部分，常常合并脊柱及下肢近端的骨折。除了骨折本身所带来的不良影响之外，其在社会经济方面导致的负面影响也是巨大的，表现在患者不得不长时间地离开工作，长时间内不能应付日常活动。跟骨骨折的预后一直不好，近年来由于影像学及手术技术的进步，其预后有了一定改观，然而我们还得对跟骨进行更进一步的研究。

(一)实用解剖

跟骨的骨与X线解剖。跟骨是最大的一块跗骨，作为足纵弓的后侧部分，固定而有弹性地支撑体重，为小腿肌肉提供一个很强的杠杆支点。跟骨远端支撑距骨传来的身体负荷。除跟骨结节以外，跟骨的外侧壁骨皮质很薄，它的外表很像一个不规则长方体，共有6个面及4个关节面：3个与距骨相关节，一个与骰骨相关节。跟骨的上表面有3个关节面，分别为前、中、后关节面，它们互为角度。后关节面最大而孤立，呈向外凸出的椭圆形，其纵轴与矢状面约成45°，它有自己的关节腔，承载距骨体。中关节面位于载距突上，轻度内凹。前关节面亦轻度内凹，在侧位片上很难看到，然而因为它位于跟骨前突上，所以在临床上跟骨前突的骨折就变得很有意义。前、中关节面经常融为一体。在中后关节面之间有一个骨间沟为跟骨沟，它的外侧开口较大，与距骨沟共同组成跗骨窦，跟骨的3个关节面与距骨的关节面组成复杂的距下关节(图2-7-67)，这3个关节面都位于跟骨的前1/2，后1/2的

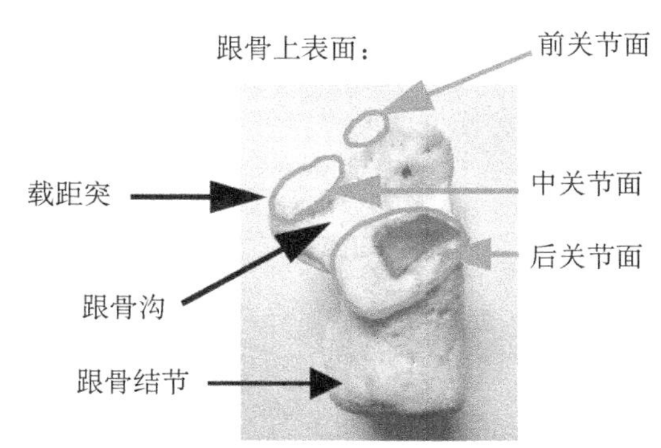

图2-7-67 跟骨上表面：跟骨前中后关节面，载距突，跟骨沟及跟骨结节

最后部分是跟骨结节，跟腱附着于其下2/3处。从跖侧面上可见两个突起即内侧突及外侧突。它们作为跖筋膜和足底小肌肉的止点。跟骨的外侧面有一浅沟，腓骨肌腱在此走行。内侧表面向内凹陷，结构坚固，可以看见一个较大的突起，称载距突，在跟骨轴位片上可以清楚地看到，载距突的上表面是跟骨中关节面，下表面是宽大的屈踇长肌腱沟。由于载距突骨质坚硬，而且骨折时常为内侧骨块的一部分，故此在复位时常作为复位的标志，并可以提供牢固的固定。跟骨的前面是马鞍形的关节面与骰骨相关节。

跟骨的周围有许多重要的软组织结构。其外侧面的腓骨肌腱位于腓骨的后下方，腓骨短肌腱位于腓骨长肌腱的前上方，止于第五跖骨基底，腓骨长肌止于第一跖骨基底，两个肌腱走行于同一腱鞘内，跟腓韧带位于其深层，跟腓韧带与距腓前韧带交为70°～140°。腓肠神经位于腓骨肌腱的后方，其固定位置为外踝尖上10cm的跟腱外缘深筋膜浅层，它在第五跖骨基底处分为两个终末支。跟骨的内侧面覆盖着致密的筋膜脂肪层、踇收肌和跖方肌内侧头，浅筋膜与支持带覆盖跟腱内缘与胫后肌之间的间隙，组成跗骨管的顶，其前方为胫骨与内踝，跗骨管的底为跟骨内侧壁。胫后神经跟骨支分出两个分支负责足及足跟内侧的感觉，在行跟骨内侧入路时很容易伤及这些跟骨分支。在神经血管束的后方是屈踇长肌腱，前方是屈趾长肌腱，屈趾长肌腱的前方是胫后肌腱。三角韧带位于肌腱和神经血管束的深层(图2-7-68，图2-7-69)。

跟骨的血液供应较为丰富，跟骨10%的血液供应来自跗骨窦动脉，45%来自跟骨内侧动脉，45%来自跟骨外侧动脉。跟骨内侧动脉一般由胫后动

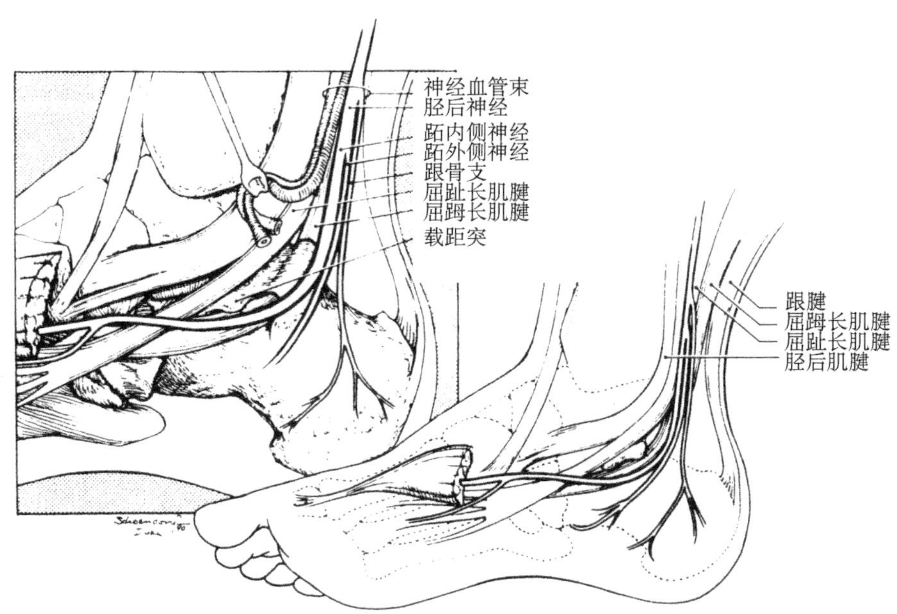

图 2-7-68 跟骨内侧软组织结构

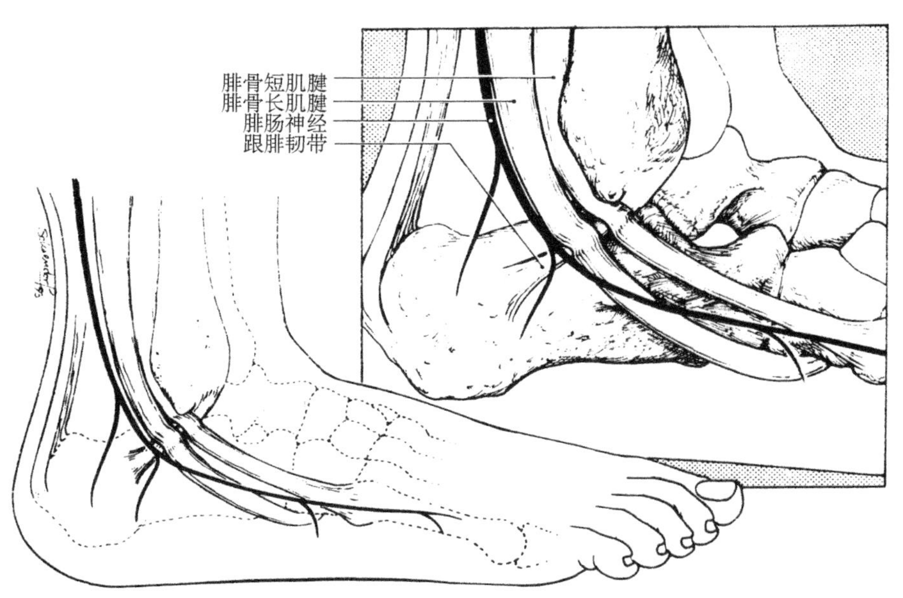

图 2-7-69 跟骨外侧软组织结构

脉的分支组成，而跟骨外侧动脉大多由胫后动脉组成，偶尔来自腓动脉。由于跟骨为骨松质而且血供丰富，因此临床上跟骨的缺血坏死并不多见。

跟骨内骨小梁的走行反映了跟骨所受到的压力和张力。张力骨小梁放射自下方骨皮质，压力骨小梁汇聚在一起支撑前后关节面。Soeur 和 Remy 将后关节面下骨小梁的浓聚部分称为跟骨丘部。在跟骨侧位片上可以见到两个角，一个是结节关节角(Böhler's angle)，另一个是交叉角(Gissane's angle)(图 2-7-70)。Böhler 角由两条线相交而成：一条线是后关节面最高点到跟骨结节最高点的连线，另一条线是后关节面最高点到跟骨前突的最高点连线，两者组成的锐角范围是 25°～40°，常需与对侧对照，它反映骨折时跟骨畸形和塌陷的程度。Gissane 角由后关节面及跟骨沟至前突的连线组成，范围在 120°～145°。侧位片上组成 Gissane 角的骨质非常坚硬，由后关节面软骨下骨及前中关节面软骨下骨构成，负载距骨外侧突，骨折时往往变大。在轴位片上(Harris view)只能看到后关节面的中央部分，为了看到后关节面的每一部分，则需

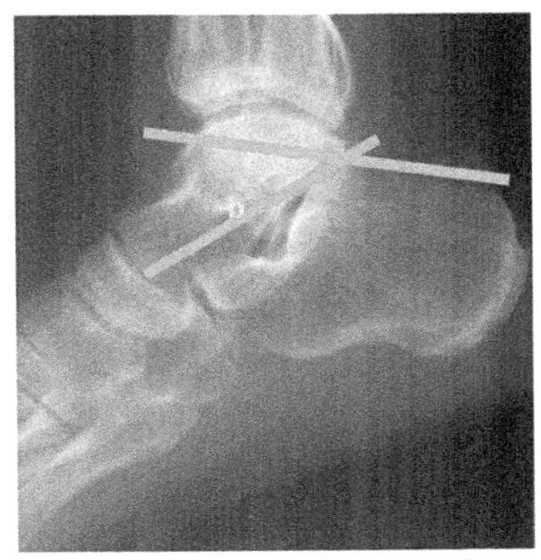
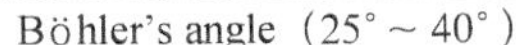
Böhler's angle（25°～40°）

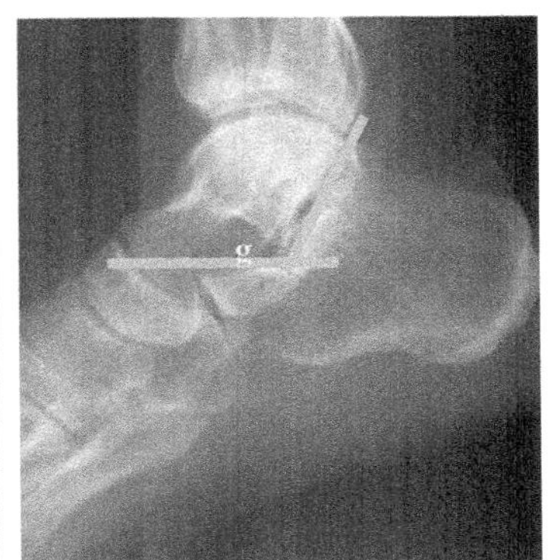
Gissane's angle(120°~145°)

图 2-7-70 跟骨侧位所示 Böhler 角及 Gissane 角

要拍摄不同角度的 Bröden 位片。

(二)损伤机制

扭转暴力是导致许多跟骨关节外骨折的原因，尤其是跟骨前突、载距突和内侧突的骨折。而跟骨结节骨折大多由于肌肉牵拉暴力所致，撕脱骨块大小各不相同。直接暴力可以导致跟骨任何位置的骨折。

轴向应力是导致跟骨关节内骨折的原因。跟骨有一个很好的外形来承受每日的应力。它的重量和宽度使它可以承受很高的张力、弯曲应力及压应力而不至于疲劳。然而瞬间的高负荷，如从较高的地方坠落，却经常导致跟骨骨折。跟骨与距骨的特殊关系，是发生常见骨折的基础，剪切与压缩应力可以产生两个不同的骨折线，它们在骨折产生的早期出现，而且可以在微小移位的骨折中单独发生。

在剪切应力骨折时，正如 Palmer 所述，作用于距骨的负荷导致距骨的反常移位，并将跟骨剪切为内外两部分。骨折线可以向前延伸至跟骨前关节面及骰骨关节面，骨折线的位置与受伤时足内翻和外翻位有关。如果受伤时足处于外翻位，则骨折线偏外，反之则偏内。内侧骨块由一部分后关节面、中关节面及跟骨的内侧壁组成。由于跟距内侧韧带及骨间韧带很坚韧，所以内侧骨块常维持在原位，而外侧半骨块因缺乏这些坚固的韧带，常常维持压缩状态，向跖侧移位并旋转。

在压缩应力骨折中，由于距骨前外侧突在坠落时传导压缩应力至跟骨，作用于 Gissane 角处，形成初级骨折线，骨折线可以横行延伸至内侧并劈裂中关节面和上内侧骨块。暴力继续作用又可导致继发骨折线的发生，继发骨折线的走行有助于从平片上判断骨折类型。

多数情况下，跟骨骨折后跟骨内翻加重，跟骨短缩，跟骨关节面的塌陷导致跟骨的高度变小，由于后关节面嵌入跟骨体中，导致跟骨外侧壁骨折及跟骨增宽，使跟腓间距变小，成为跟腓撞击综合征腓骨肌腱卡压的病理基础。需要注意的是，有时由于载距突的骨折，可以导致屈䠀长肌腱嵌入骨折端，使得骨折难以复位。

值得注意的是压缩应力不仅可以导致跟骨骨折，而且可以引起身体近侧如脊柱和骨盆的骨折，据 Cave 报道，有 10％的跟骨骨折患者同时合并腰椎压缩骨折，26％合并下肢其他损伤。另外一些作者报道的这一比率更高。

(三)跟骨骨折分类

广义上讲，跟骨骨折分为涉及距下关节面的关节内骨折及不涉及距下关节面的关节外骨折。跟骨关节外骨折相对简单，大致包括跟骨前突、内侧突、跟骨体、跟骨结节(鸟嘴样或撕脱)的骨折，占所有跟骨骨折的 25％～30％。跟骨关节内骨折占所有跟骨骨折的 70％～75％，由于跟骨关节内骨折的表现形式千差万别，骨折移位多种多样，因此要将其满意分型较为困难。

基于广泛的共识，跟骨关节内骨折的结局主要由受伤当时关节面的损害程度而决定。然而由于自放射学获得的资料有限及因缺乏一种有用的分类系统使我们不能全面评估、了解和比较跟骨骨折。

根据 Crosby 和 Kamins 的报道，跟骨骨折的分类始自 Malgaigne，他第一次描述了两种类型的跟骨骨折，而 Böhler 是第一位介绍这一分类法的人，他着重分析了不同骨折类型的预后。

最为广泛应用的分类法是 Essex-Lopresti 在 1952 年提出的，已经应用了将近 30 年，他将跟骨骨折分为舌型和关节塌陷型（图 2-7-71）。这一分类法因为比较简单而得到广泛应用。它的最大缺点是关节塌陷型包含了太多的骨折。这为评价不同的骨折类型与临床预后带来困难。有几位作者在这一分类法的基础上通过加入损伤机制，基础骨折线和骨块大小等指标，对此分类法进行了改良。

CT 的发明和使用，特别是跟骨距下关节后关节面垂直位和水平位扫描的使用，使得跟骨关节内骨折的分型和治疗进入了一个新的起点，Crosby 和 Fitzgibbons 较早地在 CT 的基础上对跟骨骨折进行分类，他们根据后关节面的损伤形式将关节内骨折分为三种类型。Crosby 和 Fitzgibbons 将此分类与长期的临床预后结合了起来。

Soeur 和 Remy经研究创立了后关节面的三柱理论，Sanders 在这一理论的基础上创立了分类，并根据初级与继发骨折线的位置分为若干亚型，它根据跟骨距下关节后关节面骨折线和骨折块数，将跟骨关节内骨折分为四型：Ⅰ型，无移位骨折（<2mm）；Ⅱ型，有 1 条骨折线 2 个骨折块，骨折明显移位（≥2mm）；Ⅲ型，有 2 条骨折线 3 个骨折块；Ⅳ型，有 3 条骨折线和 4 个骨折块及以上（见图 2-7-72 Sanders 分型）。

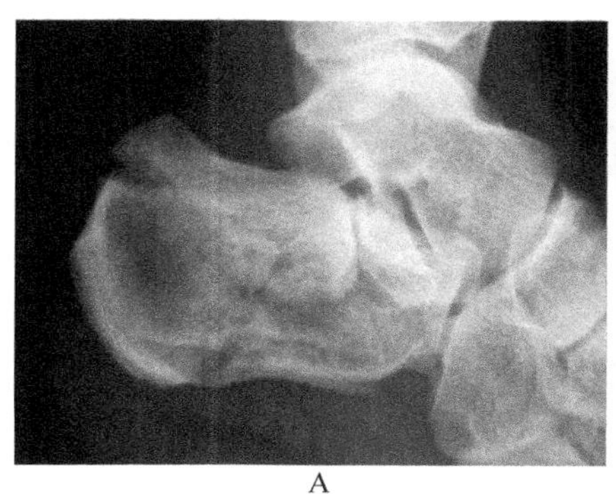
A

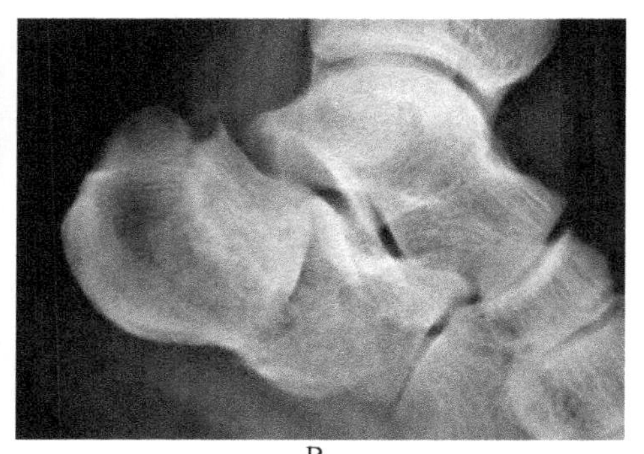
B

图 2-7-71　跟骨舌型(A)与关节塌陷型骨折(B)

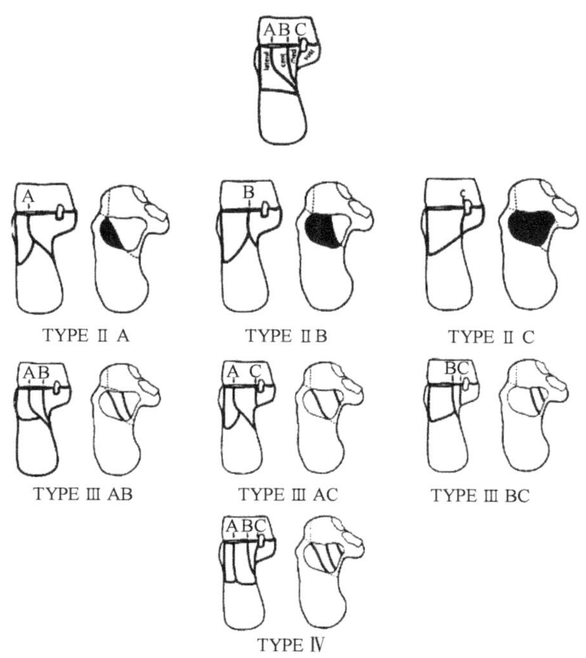

图 2-7-72　跟骨关节内骨折 Sanders 分型

基于 CT 的分型还有，Eastwood 等人提出的一种基于 3 个主骨块的破坏的分型。Carr 提出的分型则将跟骨分为内外侧柱，并且同时考虑到跟骨后关节面及跟骰关节。Levin 和 Nunley 则以软组织情况建立了 6 个不同的分型组。Zwipp 等人将跟骨划分为 5 个主骨块及 3 个关节，这一分型考虑到了损坏骨块及关节的数量以及软组织损伤的程度。

原则上讲，一种好的分型系统应当是简单的，能指导治疗，能预见结果，可以作为比较不同治疗方法的基础。上述的方法中没有一种能完全满足这些要求。作为临床应用，Essex-Lopresti 的分型方法很简单，但它却不能很好地指导治疗和预见结果。相比而言，Sanders 等人的分型比较全面而简单，对不同的骨折类型能够指导治疗及预后。而 Zwipp 等人的分型是描述典型的复杂跟骨骨折的最好方法。

（四）诊断

对于跟骨骨折的诊断有赖于详细的询问病史、

物理检查及必要而全面的放射学检查。自以为是的诊断或过多地依赖于辅助检查都是不恰当的。跟骨骨折的患者都有明显的外伤史,通常为高处坠落伤,亦可偶见于交通伤或爆炸伤。物理检查一般为足跟部的肿胀压痛或叩痛,踝关节或距下关节活动受限,足跟不能着地,足跟增宽,足跟内外翻畸形,足弓塌陷等。检查时应注意是否同时合并足筋膜间隔综合征的可能,如若存在,须及时手术减张。在诊断跟骨骨折时,X线平片很重要,近年来,CT的出现为跟骨骨折的诊断与治疗带来了革命性的改变,跟骨骨折后的CT检查尤其对于跟骨关节内骨折的分型、治疗及预后评估变得非常必要。

跟骨骨折的X线评价。对于跟骨骨折的评估,应当具有如下资料:双跟骨侧位片,轴位片,患侧踝正位片,患侧足正位片,患侧跟骨距下关节后关节面垂直位及水平位CT。

跟骨的侧位片应用最为广泛,可以发现大多数的跟骨骨折,诸如:关节外的跟骨结节骨折、跟骨体骨折、跟骨前突骨折及内侧突骨折等。关节内的跟骨骨折,通常都有跟骨高度的丢失,如果全部后关节面与载距突分离,在侧位片上表现为Böhler角变小和Gissane角变大。如果仅仅是外侧半关节面塌陷,则在侧位片上Böhler角是正常的,而跟骨后关节面下方骨质密度增高,经常可以在跟骨体中找到旋转了90°的关节面骨块,另外从侧位片上可以区分骨折是舌型或是关节塌陷型。足正位片可以发现跟骰关节的受累情况和跟骨外侧壁的膨出。跟骨轴位片可以发现跟骨的增宽,看到后关节面骨折,载距突骨折及成角畸形的结节骨块,然而,由于急诊时患足非常疼痛,所得到的轴位片往往不满意,现今,它已被冠状位CT取代。在踝关节正位片上除了可以避免合并的踝关节骨折以外,也可以发现由于跟骨外侧壁的增宽导致的跟腓间距变小。

跟骨轴位片可以更清晰地看到跟骨内外侧突骨折和载距突骨折,另外,跟骨轴位时X线与跟骨后关节面的前1/3相切,因此可以清楚地看见,若想看见后2/3则需要进一步拍摄几个角度的Bröden位片。拍片方法是:患者平卧位,X线片盒置于足下,小腿内旋30°～40°,射线中心对准外踝,分别拍摄向头侧成角40°,30°,20°,10°X线片,40°位片可见后关节面的前部,10°位片可见后关节面的后部(图2-7-73)。

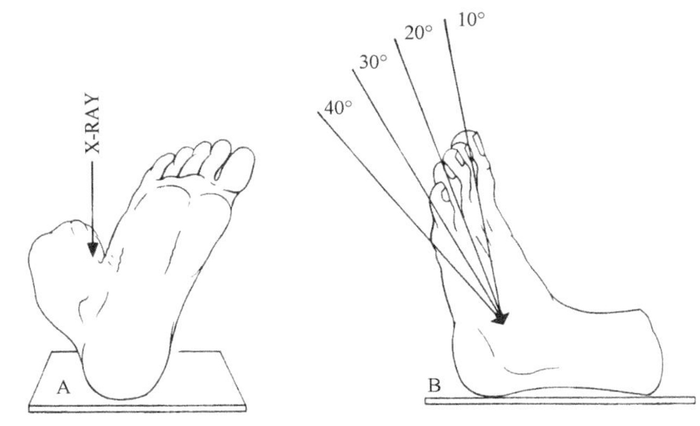

图2-7-73　Bröden位片(Broden's view)的拍摄方法

跟骨CT扫描可以清楚地判断跟骨骨折的部位及移位程度,为骨折的分型和指导手术治疗带来很大帮助。检查时,患者只需要平卧屈髋屈膝足底置于台上,调整扫描平面直到其真正与后关节面垂直为止,每3mm间距扫描跟骨,之后,调整扫描平面至与后关节面平行,以3mm的间距扫描。在冠状位CT片上,可以清楚地看到后关节面、载距突、足跟的外形以及屈踇长肌腱和腓骨肌腱的位置。在水平位CT片上,应注意观察跟骰关节、跟骨的外侧壁、载距突及后关节面的前下部。因水平位CT片与后关节面平行,所以不能清楚地分析后关节面。

(五)治疗

跟骨关节外骨折的治疗。对于大多数关节外骨折,都可以采取保守治疗的方法,加压包扎并免负重6～8周。但是对于明显移位的跟骨结节骨折应予切开复位内固定。如果关节外骨折导致Böhler角<10°,并且跟骨明显增宽时,也可以辅以穿针牵引手法复位。跟骨关节外骨折的预后大多很好。

跟骨关节内骨折的治疗。跟骨关节内骨折的治疗方法很多,总体说来包括保守治疗和手术治疗。保守治疗包括:①原位石膏固定;②手法整复＋石膏固定;③功能疗法。近来跟骨关节内骨折的保守治疗更倾向于不用石膏的功能治疗。手术治疗包括:撬拨复位＋石膏固定;撬拨复位＋多根针固定;有限切开复位内固定;切开复位内固定。切开复位又包含仅使用螺钉和克氏针的有限内固定方法及使用跟骨钢板的固定方法两种。

由于跟骨关节内骨折是一种很复杂的骨折,手术治疗跟骨骨折又通常容易出现骨折复位不良、皮坏死、感染、骨髓炎、术后足跟部疼痛仍需再次手术等合并症,常常导致预后不满意,这也使得众多手术医师对于跟骨骨折更多地选择保守治疗或是撬拨复位，即便如此，患者也经常抱怨由于持续的患足疼痛，不能恢复正常的负重及行走功能。近年来随着手术技术的进步及内固定材料的改进，对于跟骨关节内骨折予以切开复位内固定的手术效果越来越好。

1. 保守治疗（非手术治疗）

（1）保守治疗指征：对于大多数跟骨关节外骨折（有移位的跟骨结节骨折除外），后关节面骨折移位小于 2mm 的患者，因有严重的心血管疾病和严重的糖尿病而不能承受麻醉和手术的，不适合进行关节重建包括不能行走的老人以及半身不遂者，不能与医生配合者（比如吸毒者），都可以保守治疗。另外对于有生命危险的多发创伤患者和不能进行有限切开手术的的患者，也应进行保守治疗。

（2）保守治疗的方法：传统的保守治疗方法是应用短腿石膏前后托或管型固定患足至伤后 4～6 周。石膏去除后进行踝关节及距下关节的功能锻炼，伤后 3 个月完全负重，此种方法已经基本被废弃。现代功能治疗标准的步骤包括受伤后抬高患肢、休息、应用冰袋和使用非甾体抗炎药，患足加压包扎。小腿被置于软夹板中踝关节置于中立位。伤后第 2 天在疼痛允许的情况下小心地进行背屈和跖屈，应用持续被动关节练习器练习踝关节，从中立位至跖屈 20°位每天 2 次。在伤后第 6 天，改加压包扎为弹力包扎，大多数患者疼痛和水肿明显消退，因此可以进一步进行内翻和外翻的练习。在足中立位主动的踏板练习，可以练习足的内在肌和外在肌的等长收缩。标准的理疗包括等长收缩练习和小心的手法按摩以运动足的各个关节。4～10d 疼痛和水肿完全消除以后，开始令患者拄拐下地患肢允许 15kg 的部分负重（有作者建议伤后 3 周）。伤后 6 周允许增加负重。理疗持续到伤后 12 周。患者须穿着特殊定做的气垫鞋。对于严重后足畸形的患者应使用矫形鞋。

2. 手术治疗

（1）手术治疗指征：根据 Sanders 的分类，所有移位大于 2mm 的Ⅱ型和Ⅲ型骨折患者，估计软组织条件不会增加发生合并症的风险，而且患者可以配合术后康复治疗的，都是手术治疗的指征。手术之前一定要有相关的放射学资料，包括：患足的侧位和轴位片，有条件时拍摄 Bröden 位片，跟骨距下关节后关节面垂直位和水平位 CT 片，同时健足的侧位片也是必需的，以利比较复位情况。

（2）手术时机及方法：由于骨折后，足跟部往往明显肿胀，不宜急诊手术，一般在伤后早期令患者严格卧床，患肢抬高，足部冰敷及加压包扎，5～6d 后肿胀消退，此时手术，出现软组织问题的概率明显降低。

手术方法大致包括以下几种，闭合复位多根针内固定（撬拨复位），有限切开复位内固定（semi-open），切开复位内固定（ORIF）包括有限内固定（螺钉＋克氏针）和钢板螺钉内固定（minimal plate）等。

①闭合复位多根针内固定（撬拨复位），对于舌型骨折都可以通过闭合复位的方法治疗，手术中注意恢复距下关节的对合关系，恢复 Böhler 角以及跟骨的宽度。这种方法已普遍应用，手术的关键是注意选择好位于跟骨结节处的入针点，在透视下监视打入斯氏针的方向及深度，无误后即行撬拨，有时如能在跟骨结节处打一临时牵引针，则使复位变得更容易。复位后以直径 1.5mm 多根针经或不经距下关节固定，术后不予石膏固定，克氏针于术后 6 周拔除。

②有限切开复位内固定术（semi-open）：适用于关节塌陷型骨折或 Sanders Ⅱ型骨折，患者为多发创伤，或软组织条件差，或是开放骨折，或有足筋膜间隔综合征，或是骨折移位较小的患者。首先以一 Schanz 针或是斯氏针打入跟骨结节牵引复位，在透视下于跟骨外侧切一小口（1.5～2cm），切口位于外侧骨块的基底部，掀开外侧壁，将后关节面外侧半顶起，横向以 1～2 枚直径 3.5mm 空心钉或普通松钉固定，若跟骨前突移位明显，则用 AWL 将前突复位，在跟骨结节上方，后关节面下方打入 2 枚克氏针穿入骰骨。在持续不稳定的病例可以 2 枚直径 2.0 mm 克氏针自跟骨结节穿经后关节面打入距骨。如果前突有骨折，可以经皮复位，再以螺钉或克氏针固定。此种手术方法的优点是在跟骨关节内骨折不具备应用切开复位内固定术条件的情况下，最大限度地恢复后关节面的对合关系，同时将发生手术合并症的机会降到最小。

③切开复位内固定术（ORIF）：对于 Sanders Ⅱ、Ⅲ型骨折，软组织条件好，估计不会出现软组织合并症，患者与医生能合作的病例，采取切开复位内固定治疗。近十年来，跟骨骨折切开复位通常采取 Regazzoni 和 Benirschke 提出的外侧“L”形入路（extended lateral approach）结合牢固的内固定。采用这一入路的目的是：便于显露跟骨；有利于骨

折解剖复位;避免应用内侧入路。该入路为"L"形,起于外踝尖上4cm,位于腓骨后缘及跟腱之间,切口在足跟与外踝中点处弯作圆弧形延伸走行于外踝与足底之间,到达第五跖骨基底。掀起跟腓韧带,腓骨肌腱连同腱鞘被一同掀起,腓肠神经位于皮瓣之内,以几枚细克氏针打入距骨及外踝用以牵开皮瓣,显露距下关节。以Schanz针或斯氏针打入跟骨结节,牵引并外翻内移以利复位,撬起外侧壁骨片,以骨凿将关节面外侧半骨块顶起,临时以克氏针固定后术中拍片,关节面复位满意后,根据情况选择有限内固定或是"Y"形或"H"形钢板固定,在骨折固定较为牢固时缺损处可以不植骨。有时为了跟骨内侧壁的复位,也联合应用内侧入路或开一后内侧窗,在跟骰关节面较难复位的情况下,也可在"L"形切口上方开一前外侧窗,直视下复位跟骰关节。由于跟骨切开复位内固定,很容易出现伤口问题,加之跟骨在不负重的情况下,所受应力较小,因此采用有限内固定加植骨的方法,其结果也很好(图2-7-74)。有时为了便于手术切口的愈合,术后可以短时间应用石膏外固定。

Sanders Ⅳ型骨折通常暴力较大,关节面粉碎,而且移位明显,若不手术则预后很差,对于Sanders Ⅳ型骨折的治疗,目前还有争论,有人建议行有限切开复位,以尽量解决足跟增宽、平足、骨折明显移位等问题,有作者建议行Ⅰ期或延迟Ⅰ期距下关节融合,Ⅰ期距下关节融合虽然不失为一种有效的办法,但是经常不为患者接受。需要注意的是,这类骨折术后很容易出现软组织问题,其预后也经常较差。笔者认为,对于Sanders Ⅳ型骨折,应当采取较为积极的手术方法治疗,无论是切开复位还是Ⅰ期距下关节融合。

(3)术后处理:术后第2天,去除敷料,开始冰敷治疗。从术后第3天或第4天,对于骨折已进行

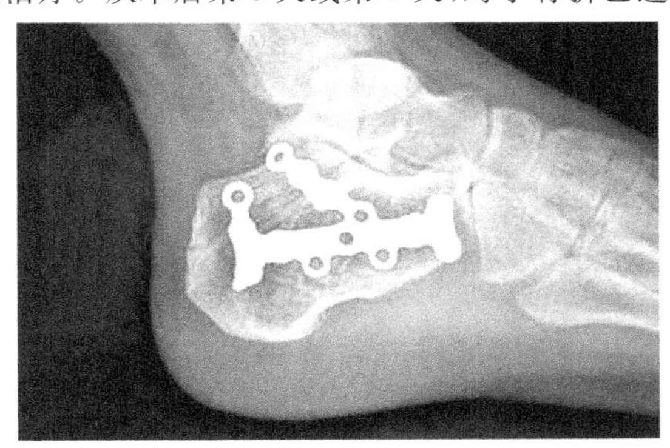

图2-7-74　切开复位钢板内固定

钢板牢固固定的病人,可令其拄拐下地,患足部分负重15kg直到第6周。到第10～12周,令患者增加负重,如果患者能够承受,可以让其完全负重。为了术后的部分或完全负重,患者更愿意使用类似篮球鞋那样的拥有软垫和高邦的鞋。与膝下的行走支具相比,这种鞋的好处是它有更好的关节活动度。然而对于那些不能配合及严重粉碎骨折的患者,石膏固定则是必要的。对于有大的植骨块的患者,部分负重应延长到3个月。康复练习包括等长收缩练习,协同练习,本体感受的神经肌肉及筋膜组织练习和步态控制。手法治疗距下关节以及所有相邻关节对于增加总的活动度是很重要的。对于有经距下关节和跟骰关节克氏针固定的病人,要在术后第6周去除克氏针,此后加强负重练习,直至术后3个月允许完全负重。

(六)跟骨骨折的并发症

1. 保守治疗的并发症　保守治疗虽然可以免除手术带来的不利影响,但是,也可以发生一些并发症,诸如足跟增宽,腓骨长短肌腱卡压综合征,距下关节及跟骰关节创伤性关节炎,腓肠神经炎,创伤后平足,创伤后足内翻,创伤后肢体变短及跟腱短缩等。

2. 手术并发症

(1)感染:一旦发生感染,必须进行反复的清创。如果感染比较浅表则钢板及螺钉可以保留。创面冲洗干净后采取游离组织移植覆盖创面,并且静脉抗感染6周。如果发生了骨髓炎则应将感染及坏死骨与钢板螺钉一并去除。经过反复的清创及6周的培养药敏试验,基于残存跟骨进行相应的保留,融合或截肢。

(2)腓骨肌腱撞击综合征:同保守治疗一样,手术病人也可以出现腓骨肌腱撞击综合征。由于手术中没有恢复跟骨的长度、高度及对线,跟骨外侧壁依然增宽,与外踝和腓骨肌腱发生撞击卡压而出现。向腓骨肌腱鞘内注入麻醉药可以明确诊断。腓骨肌腱造影可以显示肌腱撞击及卡压的情况。

(3)腓肠神经炎:通常发生在应用外侧入路时,因为它伴随腓骨肌腱走行,所以在使用标准的Kocher入路时,它经常被牵拉、碾挫,甚至被切断。解决的方法只有一个,那就是应用外侧"L"形入路(extended lateral approach)。如果发生了有症状的神经瘤时,则应采取近端切除的方法。在采取了广泛外侧入路以后,很少有发生腓肠神经炎或神经

瘤的情况。

(4)距下关节炎：多数发生在关节复位不好的情况下，而在关节对位好但在受伤当时有软骨坏死时亦可以发生。对于发生了距下关节炎的病人，通常是先采取保守的方法，诸如：调整活动，使用特殊的鞋子，抗感染治疗。如果这些方法没有效的话，可以通过距下关节内注射来改善局部的疼痛，如果注射是成功的，那么就可以避免采取距下关节或三关节融合术。

(5)软组织问题：有研究表明，影响跟骨术后伤口愈合的因素有：①BMI 指数，即体重-体表面积比(kg/m^2)，它增高则伤口愈合时间延长。②创伤至手术时间，时间越长越容易出现伤口问题。③全层缝合，全层缝合使伤口坏死增加。④术前吸烟也影响伤口愈合。⑤骨折严重程度，越重越容易出现问题。同时病人的年龄，植骨的种类，制动的种类，全身疾患(包括糖尿病)以及是否应用引流都不影响伤口愈合。

如果手术时伤口不可能闭合，可以采取延迟的一期闭合。在这一区域单纯植皮是不会成功的，而应采取游离组织移植。伤口裂开最迟可以发生在术后 4 周，常见于切口拐角处。此时应换药治疗，如果不成功，则应尽快采用游离组织移植覆盖以避免发生骨髓炎。根据我们的经验，跟骨骨折切开复位较易出现切口拐角处的皮缘坏死，但大多数情况下，经过换药就可愈合，而不会发生严重情况。

(6)跟骨缺血性坏死，出现的情况不多，但是文献上有报道。

(七)预后评估

我们对跟骨骨折施行手术治疗的目的是为了最大限度地减少跟骨关节内骨折对患者的影响，使患者最大限度地恢复足部功能，无痛地返回到生活和工作中去。值得提出的是，医患双方都要有充分的心理准备，这一手术是一个有较大风险的手术。对于跟骨骨折的预后，从 Essex-Lopresti 的分型可见，舌型骨折经过治疗后一般较关节塌陷型好，在 Sanders 分型，分型越高预后越差，即 Sanders Ⅳ型最重。为了评价足部的功能情况并将之量化，目前有不少足部评分方法，根据这些足部评分系统我们可以更清楚地了解到患者的功能情况，将骨折的分型与预后联系起来，并可以评价治疗效果，从而起到指导治疗的作用。我们发现美国足踝骨科协会的足踝临床评分系统比较全面和实用，现简单介绍如下：

美国足踝骨科协会之足踝临床评分系统

疼痛(40 分)

功能(50 分)

- 活动受限及支撑情况(10 分)
- 最大行走距离(5 分)
- 行走路面(5 分)
- 步姿异常(8 分)
- 矢状面运动(跖屈及背屈)(8 分)
- 后足运动(内旋及外旋)(6 分)
- 踝及后足稳定性(前后向及内外翻)(8 分)

对线(10 分)

很好 90～100，好 80～89，一般 70～79，差≤69

对于跟骨骨折进行恰当的治疗，有赖于全面的病理解剖知识，丰富的手术经验，以及对于可能的手术并发症的了解，否则将导致严重的后果。因此，Calhoun 指出："事实上，不好的复位还不如不复位。"对于跟骨骨折的治疗，我们在最初就应当注意到它的分型，预见它可能的预后，从预后的角度来选择合适的治疗方法，我们既不能为了追求完美的 X 线片，而忽略了主体的人，手术越做越大，而预后并不很好，也不能畏缩不前，唯恐避之不及。跟骨骨折毕竟是一个很复杂而难以治疗的骨折，很容易发生一些诸如皮坏死、术后感染等并发症，对于它的治疗还在进一步的探讨之中，有人提出了如下的建议(表 2-7-12)：

表 2-7-12　治疗建议

参数	保守治疗	有限切开治疗	切开复位内固定
骨折	微小骨折(≤2mm)	Sanders Ⅱ，Ⅳ型	移位骨折 Sanders Ⅱ、Ⅲ型(>2mm)
病人	卧床，不配合	老人，多发创伤	可配合
软组织	无限制	严重损伤	轻度损伤
其他	有手术禁忌	医生技术熟练	医生技术熟练

根据经验，对于有手术指征的新鲜跟骨关节内骨折，手术时间一般选择在伤后5～10d进行，对于舌型骨折，可以采取撬拨复位多根针固定。对于Sanders Ⅱ型，Ⅲ型骨折，软组织条件好的，采用广泛外侧入路，切开复位钢板螺钉或螺钉加克氏针固定。对于软组织条件差的或全身情况不允许行广泛切开复位的，则予以有限切开复位。对于Sanders Ⅳ型骨折，可以进行Ⅰ期或延迟Ⅰ期距下关节融合。

第五节 脊柱骨折与脊髓损伤

一、颈椎骨折脱位

(一)概述

颈部脊柱特别容易发生创伤。7个颈椎的特殊小关节结构可以使颈椎在屈、伸、侧弯和旋转几个平面运动。颈椎在上方与颅骨及其结构相连。当头部和颈部所受的力超过其保护结构所能分散的能力时，颈椎将受损伤。许多颈椎损伤是由患有脊椎炎的老年患者或先天性椎管狭窄的年轻患者过伸动作所引起。

Jefferson发现创伤引起颈椎损伤涉及两个特殊区域：C_1到C_2和C_3到C_7。Meyer确定C_2和C_5是颈椎损伤最常见的两个区域。脊椎损伤中大约有40%的患者产生神经损伤。大约有10%的创伤性脊髓损伤患者无明显脊椎损伤的X线证据。

(二)受伤机制与病理

1. *颈椎屈曲型损伤* 由于颈椎受到轻重不等的屈曲暴力所致，重者常表现泪滴型骨折。

(1)颈椎向前脱位：观察X线片时需注意后方关节的对应关系。单侧关节全脱位时，椎体可移位达椎体前后径的25％，双侧全脱位至少移位50%。半脱位时照前屈和后伸位像对比，可以决定前纵韧带及椎间盘的破坏程度。寰椎后方横韧带断裂或松弛时，常发生寰枢半脱位或全脱位，重者引起脊髓损伤。双侧后关节突向前全脱位交锁时，其后部的稳定复合结构全被破坏，关节突也可骨折，常伴发脊髓损伤。

(2)单纯椎体楔形压缩骨折：前后稳定结构损伤极轻，比较稳定。X线像上应与爆裂型骨折椎体同时可见纵裂相鉴别。

(3)屈曲泪滴型骨折：此型因在椎体前下方出现挤压碎裂的三角形骨块而命名。临床能出现颈髓前部损伤综合征。椎间盘及前后纵韧带和其他稳压结构可全部破坏，所以极不稳定。

(4)侧方压缩型损伤：椎体单侧受挤压、椎弓根及关节柱部位的椎间孔受挤压，关节突骨折，一般较稳定，但也可表现脊髓半侧损伤综合征及神经根刺激现象。

2. *屈曲旋转型损伤* 旋转以健侧为轴心，致关节囊破裂，韧带、椎间盘损伤，关节突交锁。此类损伤应照斜位像观察以决定有无关节突骨折。

3. *伸展型损伤*

(1)伸展泪滴型骨折：重者常出现四肢麻痹，椎体前下方软骨板附着处可见有被撕脱的小骨片，呈现典型的泪滴型骨折。椎体后缘和黄韧带向前皱褶相对挤压脊髓，加重脊髓损伤。

(2)伸展型骨折脱位(颈$_{3\sim7}$)：暴力可集中在侧块或同侧的后方稳定结构，使后关节部位骨折粉碎或椎弓根椎板部骨折。暴力继续使颈椎强力过伸，椎体可向前移位，使前纵韧带部分或全部断裂。正位像可见颈椎两侧波浪形的骨质边缘断裂，侧位过伸像可见椎体前移；关节突也可骨折。合并旋转暴力时，骨折脱位可更明显，不可误认为屈曲损伤。骨折脱位破坏了前后双方的稳定结构，因此属于不稳定型骨折。

(3)寰椎后弓骨折：因其仅在后弓故与Jefferson骨折有别。骨折多无神经损伤，韧带无断裂，所以是稳定的。

(4)枢椎椎弓根部骨折：因类似绞刑骨折，所以有人称其为绞刑骨折。实际绞刑时脊髓主要是受牵拉伤而死亡。由于颈颅整体坚强连结，颈$_{2\sim3}$交界则相对成为薄弱区之一而易致枢椎根部骨折。骨折后头部重力与肌肉收缩造成颈椎屈曲，椎体前移，不可误认为屈曲型骨折。因椎间盘破裂属于不稳定型。患者可有枕区疼痛，脊髓损伤少见。

4. *伸展旋转损伤* 颈椎的伸展旋转型损伤又称单侧伸展损伤。损伤暴力集中在颈椎中部和下部的骨突关节上(apophyseal joint)，使侧块发生垂直骨折即关节柱骨折，照相时患者仰卧，头尽量转向健侧，避免下颌及面部与颈椎重叠，X线球管向尾端倾斜35°，中心光线应投射到患侧距中线2cm甲状软骨的水平处拍照。同样方法摄对侧X线像。

5.垂直压缩骨折

(1)寰椎挤压分离骨折:骨折暴力通过枕骨群到寰椎侧块,撞击关节使侧块向两侧分离以致发生前后弓骨折,同时也破坏了寰椎横韧带,此种骨折采用开口位及CT摄影可更易明确移位情况。

(2)爆裂型骨折:垂直挤压使颈椎爆炸裂开,多在颈中段及下部。髓核受挤进入椎体时可使其炸开粉碎,但纤维环多未破坏。脊柱后方韧带无损,所以爆裂型骨折是稳定的。此种骨折常伴有脊髓损伤的症状。

6.火器伤　脊柱火器伤的后果和类型依高速与低速暴力而异,无一定规律。高速弹伤或猎枪,玩具枪弹伤等若正穿过椎管中心时,常同时合并脊髓损伤。由于冲击爆炸使椎体粉碎以及脊柱前后稳定结构的完全破坏,使其丧失稳定性。但是低速或仅是贯通伤并通过非重要部位时很少会影响脊柱的稳定性。

(三)临床表现

1.上颈椎骨折脱位　寰椎骨折以颈部僵硬和枕下区域疼痛是寰椎椎弓骨折的主要临床表现。有时出现咽后血肿,但通常不会引起呼吸困难和吞咽障碍。颈$_2$神经根受到压迫或刺激,可出现枕大神经分布区域放射性疼痛或感觉障碍。如果单侧脱位可能致头部向外侧倾斜或斜颈,并伴有颈肌痉挛。合并脊髓损伤,表现严重四肢瘫痪和部分脑神经损伤症状,呼吸困难常常是损伤初期的致命原因。寰枢椎半脱位的典型的临床表现为头颈部倾斜,并有颈部疼痛和僵直、枕大神经痛等,但脊髓压迫症状和体征极少发生。Hangman骨折的局部症状表现为枕颈部疼痛和压痛,头部活动受限。颈神经受损伤表现为枕大神经分布区域疼痛,合并颜面部及颈部损伤是另一个具有明显特征性的临床表现。软组织损伤多为下腭或颏部,表现为皮下淤血和皮肤撕伤。合并脊髓伤多为严重的四肢瘫痪和呼吸困难,存活者极少。齿状突骨折可导致颈项疼痛,是损伤后早期突出的表现。疼痛的部位限于上颈椎。头颈运动功能受限,尤其是旋转活动受限最明显。早期神经症状多数比较轻微,主要表现为四肢无力,或肢体深反射活跃,枕部感觉减退或疼痛。迟发性脊髓病多见。创伤性寰枢椎不稳定主要表现为颈枕部的疼痛和脊髓压迫的症状。

2.下颈椎骨折脱位　下颈椎骨折脱位主要表现为外伤后的颈部疼痛,活动障碍及畸形,颈部肌肉痉挛,可伴有神经根痛。在有旋转和单侧关节突关节脱位时可有头颈倾斜及旋转弹性固定。合并脊髓损伤时可伴有四肢瘫、下肢瘫及二便的功能障碍,合并神经根损伤时神经根支配的感觉运动及反射减弱,多合并头颅外伤等。

(四)诊断评估与鉴别诊断

1.诊断评估

(1)诊断:完整的诊断应当包括以下几点。①解剖部位:根据临床检查所怀疑的损伤部位,进行必要的X线摄影,如正侧位、两侧斜位、颈椎开口位,颈椎CT及MRI检查等。借以确定脊柱的具体损伤部位、范围和椎管内实际情况等。②损伤机制:根据病史及X线片显示的骨折情况,可以推测其为直接暴力或间接暴力而导致前屈、后伸、侧屈或垂直压缩、牵开、剪力及旋转移位等,根据暴力方向及骨折的形态可再推断其哪些稳定结构遭受损伤以及骨质韧带等的创伤病理变化。③骨折类型:从X线片上所见骨质破坏的程度,可以推断其为单纯椎体楔形压缩、垂直压缩、撕脱或为泪滴型骨折、爆裂到骨折、旋转脱位、椎弓及关节突骨折、齿状突骨折等。④脊髓损伤:有无脊髓损伤、完全或不完全型,可根据神经检查来判定。有脊髓神经损伤时,脊柱也可无影像学的异常,如颈椎过伸损伤引起的无骨折脱位的颈脊髓损伤。⑤稳定与不稳定型骨折:根据其损伤部位,如附件骨折或轻度爆裂型骨折,轻度楔形压缩,无移位的椎体椎板水平骨折等皆属稳定型。而严重楔形、爆裂、骨折脱位、关节突跳跃、屈曲泪滴型骨折,棘突间隙明显增宽合并背部血肿形成者皆属不稳定型。如怀疑为不稳定型又难以决定时,可摄前屈后伸位片对比考虑。然后再根据X线片、暴力机制推断其前后方及中柱等处稳定结构破坏的程度。

(2)上颈椎骨折脱位诊断评估

①寰椎骨折:一般分为三种类型。第一型:寰椎后弓骨折;第二型:寰椎侧块骨折;第三型:寰椎前后弓双骨折,即通常所称的Jefferson骨折(图2-7-75)。最初的X线检查是非常重要的,其侧位片可清晰地显示寰椎后弓的骨折,前弓的骨折虽不易辨认,但明显增宽的咽后部软组织阴影(正常$<5mm$)可提示前弓的骨折或其他前部结构的损伤,如齿状突骨折;开口位片能清晰地显示侧块的移位,典型的Jefferson骨折两侧块的外移呈对称性,而侧块骨折则表现为极不对称的侧方移位。正位和侧位的断层片可以清楚地显示寰椎前后弓的骨

折线，甚至连侧块内侧的被横韧带撕脱下来的游离小骨折片也能显示出来。CT的运用使人们对寰椎骨折有了更多的了解，它能精确地显示骨折的部位和形态、移位的方向和程度，即使微小移位的骨折亦能清晰地显示出来。评估的关键在于必须对损伤后的稳定程度作出判断，许多作者认为寰椎骨折的稳定程度主要取决于横韧带和翼状韧带是否完整，寰齿间距和寰椎侧块向外移位的距离常为重要的诊断依据、正常人的寰齿间距为3mm，如损伤后测得的数值大于它，则提示合并齿状突骨折或横韧带断裂，在开口位片上测得的两侧块移位距离之和达到7mm，则提示横韧带完全断裂，为不稳定型骨折(图2-7-76)。有作者认为某些寰椎骨折横韧带虽未断裂，但由于骨性结构的破坏，寰椎仍存在潜在的脱位的可能性，也应属于不稳定型骨折。

②寰椎横韧带断裂：寰椎横韧带附着于两侧块前方，与前弓构成骨纤维结构，包绕并限制齿状突过度活动，保持寰枢椎稳定。它的断裂是一种严重的创伤，有作者其分型如下：Ⅰ型为韧带本身的断裂，分两个亚型：ⅠA为为韧带中部的断裂，ⅠB为韧带附着部的断裂；Ⅱ型为韧带附着部骨性的断裂，亦有两个亚型：ⅡA位有寰椎侧块的粉碎骨折，ⅡB则不伴有侧块的骨折，此种分型有助于临床治疗的选择。此种损伤的诊断比较困难，因韧带组织在普通X线片上不能显影，且创伤后不能任意活动颈部，故只能根据间接影像加以辨别。通常可从X线侧位片上测量寰齿间距，如＞5mm则说明横韧带断裂；开口位片可测量两侧块移位的距离之和，如达到7mm则说明横韧带断裂，有时还可看到横韧带附着处撕脱下来的骨片；正侧位的断层片可得到更清晰的影像；CT片上也可以得到类似的结果，但仅凭这些是不足以得出诊断的。许多作者认为颈椎屈伸动力侧位片能准确地反映寰枢椎的稳定程度，可以此来判断损伤情况，但有时病人的情况不允许做此检查，现在MRI的应用，可直观地看到横韧带损伤的情况，为诊断和治疗提供了方便。

③寰枢椎半脱位：对于寰枢椎半脱位的诊断，尤其是遇到小儿颈椎时，应高度警惕，因小儿上颈椎损伤不多见，在首次就诊时很容易漏诊和误诊，我们认为，根据患者有明确的外伤史，枢椎棘突压痛或有C_1，C_2神经根刺激症状即枕颌部疼痛、麻木等症，应高度怀疑寰枢椎半脱位，而X线照片检查是诊断寰枢椎半脱位的主要手段和依据，X线检查能确定脱位的方向、程度有无合并骨折等。上颈椎的常规X线检查应包括正、侧位和开口位片，张口

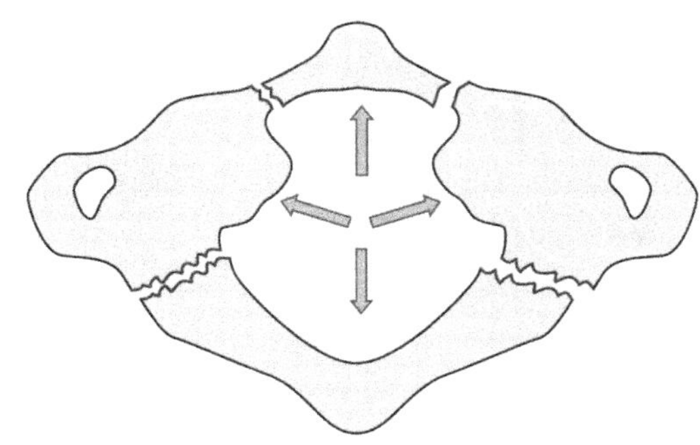

图2-7-75　寰椎Jefferson骨折

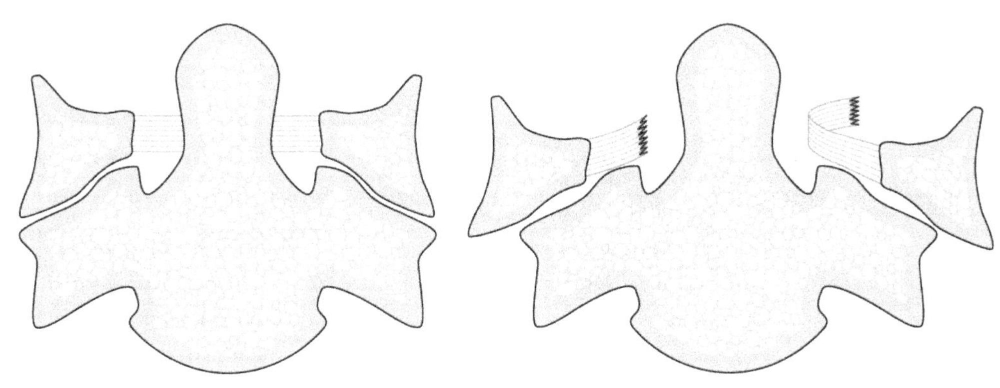

图2-7-76　寰椎骨折合并横韧带断裂为不稳定型骨折

前后位可见齿状突与寰两侧块距离不对称，脱位的椎体棘突由于椎体扭转而偏离中线。侧位片可知寰椎向前或向后滑脱，而寰齿间距的变化，是临床上诊断寰枢半脱位的主要依据。

④枢椎骨折：齿状突骨折根据 Anderson-D'Alonzo 分类共分为 3 型（图 2-7-77）：Ⅰ型为齿状突尖部斜形骨折；Ⅱ型为齿状突和枢椎椎体结合部骨折；Ⅲ型为经枢椎椎体的骨折，Hadley 等发现有 5%的Ⅱ型骨折在齿状突基底前后伴有小骨折片，并常伴有与齿状突相关的韧带损伤，比典型的Ⅱ型骨折更不稳定，故将此类骨折命名为ⅡB 型骨折。

Hangman 骨折，也被称为创伤性枢椎滑脱，Levine 和 Edwards 将此类骨折分为 3 型（图 2-7-78）：Ⅰ型包括所有的无移位骨折和无成角且移位＜3mm 的骨折；Ⅱ型为双侧关节突骨折合并＞3mm 的向前移位且成角，Ⅱa 型是它的亚型，为轻度移位但有严重的成角；Ⅲ型骨折有严重的成角和移位，椎弓断裂伴随单或双侧小关节脱位。

枢椎椎体骨折分为 3 型：Ⅰ型指冠状面的骨折；Ⅱ型为矢状面的骨折；Ⅲ型是水平面的骨折，此型与状突骨折的Ⅲ型相同。

清晰颈椎的侧位片和开口位片足以判明齿状突骨折和椎弓骨折的位置及移位情况，如能得到这两个位置的断层片则更为理想，这些影像学资料还有助于判明寰椎后弓的完整性，以备行寰枢椎固定术。CT 检查和 MRI 检查对椎体骨折的诊断是必须的，它们能清晰地显示骨折移位的方向和程度、椎管的变化及脊髓的损伤情况，对治疗有指导意义。

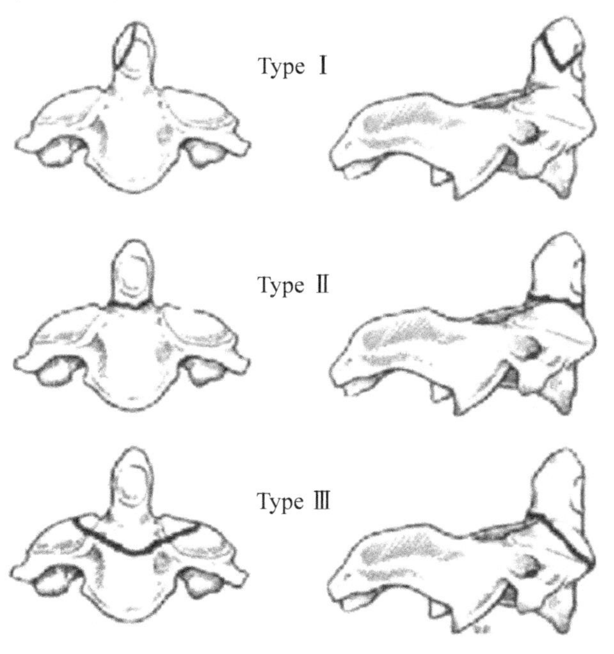

图 2-7-77　齿状突骨折分型

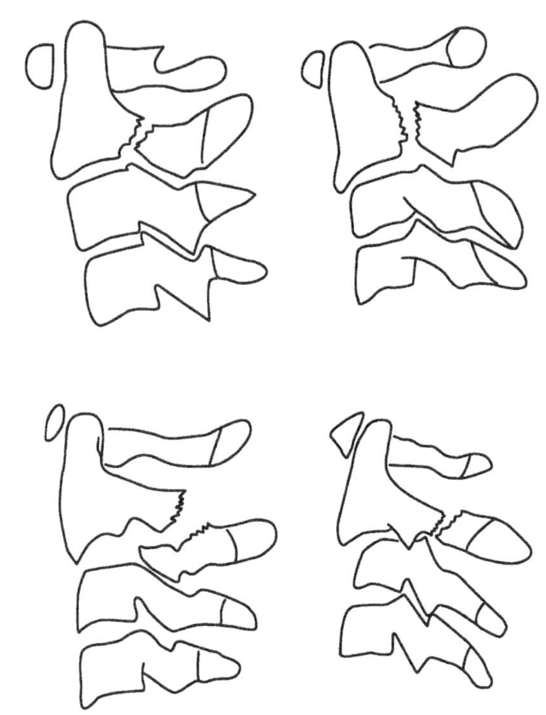

图 2-7-78　Hangman　骨折分型

(3)下颈椎骨折脱位评估

①AO 分型：1994 年 Magerl 等基于两柱理论提出了脊柱骨折的 AO 分型。通过 AO 分型，脊柱损伤不仅根据损伤机制，而且根据影像学表现和伴发的脊柱软组织损伤，将其分为 3 个大类，每个大类中又分 3 个亚型。骨折分型由 A 到 C 损伤逐渐加重。A 型为轴向的不稳定，B 型则增加了矢状面的不稳定，而 C 型骨折则为 3 个面的不稳定，由于其分型是根据骨性和软组织结构损伤的程度进行逐级分类，故其可以评估脊柱的稳定性，故对临床的指导意义较大。但 AO 分型较烦琐，记忆困难，可重复性稍差（图 2-7-79）。

A 型：由压缩损伤引起，仅前柱的损伤，无后柱损伤。根据前柱损伤的程度又分为 A1、A2、A3 3 型。A1：压缩型骨折；A2：劈裂型骨折；A3：爆裂型骨折（图 2-7-80）；B 型：由牵张性损伤引起，为双柱损伤。

B 型：为牵张性损伤引起，累及前后两柱，且以损伤邻近椎体间的牵张为特点，多表现为椎体间解剖结构分离和间距增大。根据损伤的程度分为

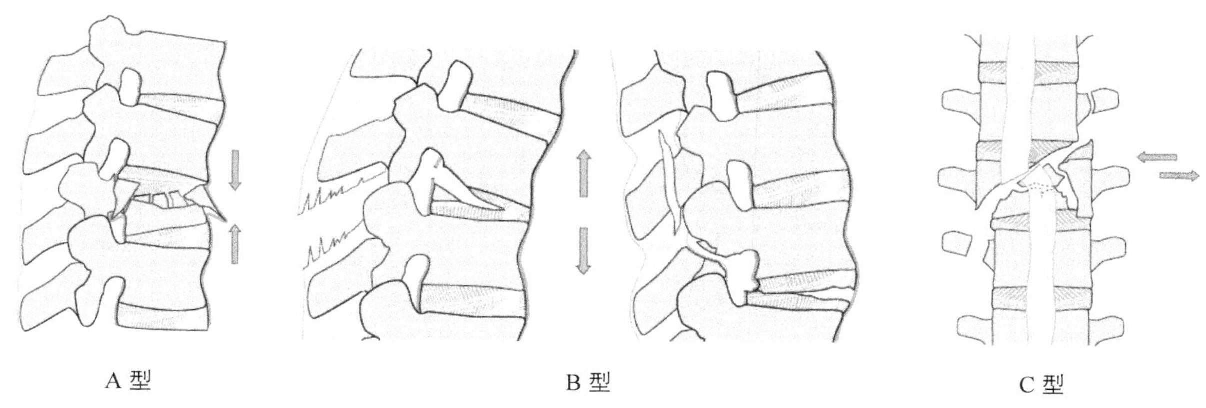

图 2-7-79 AO 分型的 A、B、C 三个大类

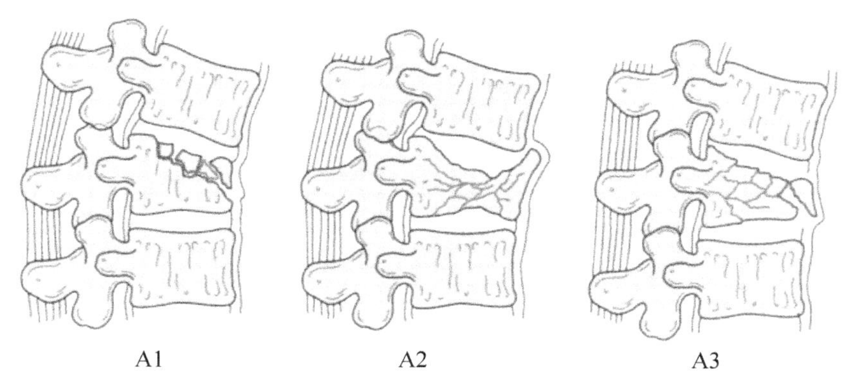

图 2-7-80 A 型的亚型

B1、B2、B3 3 个亚型。B1 型：屈曲牵张损伤造成后方韧带结构断裂，向前经过关节突关节囊造成椎间盘的损伤；B2 型：屈曲牵张损伤造成后方韧带结构断裂，向前经过椎弓和椎体等骨性结构；B3 型：为过伸型牵张型损伤造成，损伤经过前柱椎间盘，并发生完全断裂，伴或不伴有后方韧带结构的损伤（图 2-7-81）。

C 型：为旋转暴力引起，多合并压缩的损伤机制。3 个亚型：C1：A 型损伤伴有旋转，即压缩伴有旋转；C2 型：B 型损伤伴有旋转；C3 型：剪切损伤伴有旋转（图 2-7-82）。

②颈椎损伤程度评分系统

2006 年，Moore 等报道了一种新的下颈椎损伤的分类方法，颈椎损伤程度评分系统（Cervical Spine Injury Severity Score System）。这个系统将颈椎分为 4 个柱，前柱、后柱和 2 个侧柱。前柱由椎体、椎间盘、前后纵韧带组成；后柱包括棘突、椎板和项韧带、黄韧带等骨韧带复合结构；两个侧柱各包括一侧的侧块和关节突关节及关节囊。在 CT 三维重建上，每柱都根据骨折移位和韧带断裂情况进行评分，根据损伤程度的加重分值由 0～5 逐渐升高，1 分代表无移位骨折，5 分表示骨折移位＞5mm 或韧带完全断裂。总分最高 20 分。损伤涉及多节段时以最严重的节段进行计算。Anderson 等对这个分类方法进行了分析，发现的可信度和可重复性均较高，平均的 Kappa 值分别为 0.977 和 0.883。作者发现总分≥7 的 14 个患者中，11 人存在神经功能的损害，并在总分≥7 时推荐手术治疗。此评分系统将颈椎损伤的程度进行了量化，但其没有引入颈椎 MRI 的数据，也没有将神经功能的状态考虑进去，存在一定的不足之处（图 2-7-83）。

③下颈椎脊柱脊髓损伤分类系统

最近，美国脊柱损伤研究小组制定了一套下颈椎脊柱脊髓损伤分类系统（Subaxial Cervical Spine Injury Classification System SLIC），此分类系统包

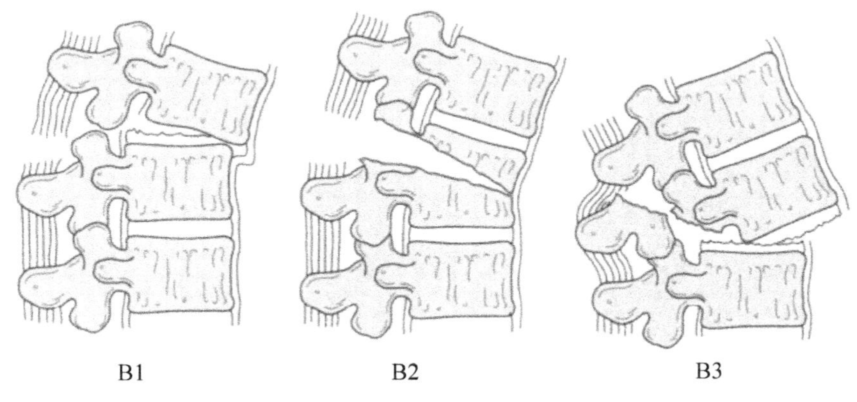

图 2-7-81　B 型的亚型

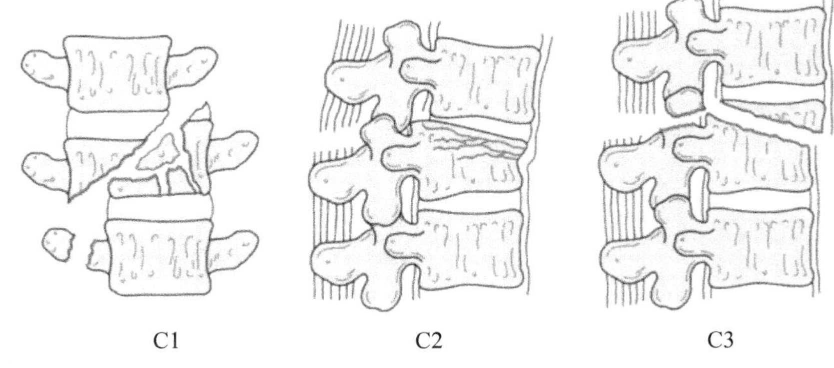

图 2-7-82　C 型的亚型

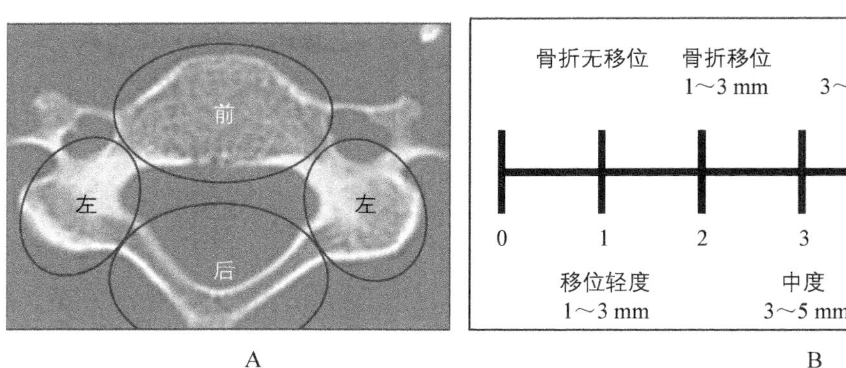

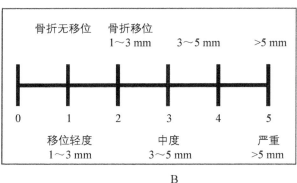

图 2-7-83　颈椎损伤程度评分系统(Cervical Spine Injury Severity Score System)

注:A. 下颈椎四柱;B. 骨折移位程度对应的评分

括 3 个方面:损伤形态、间盘韧带复合体(Disco-ligamentous complex,DLC)、神经功能状态。根据损伤情况评分,最后将 3 个方面的分值相加,其总分可用于治疗选择(表 2-7-13)。Vaccaro 等分析了此方法的可信度,按照损伤形态、DLC 状态、神经功能状态分别为 0.49、0.57、0.87,可重复性分别为 0.66、0.75、0.90,为中度可信和一致性,治疗推荐符合率为 93.3%。此分类方法将神经功能和骨性、间盘、韧带结构的损伤相结合,并将间盘韧带复合体的概念引入到颈椎损伤,试图用具体的分值来决定是否进行手术治疗,为颈椎损伤的评估提供了一个系统全面的方法。间盘复合体包括:椎间盘、前后纵韧带、黄韧带、棘突间韧带、棘突上韧带和关节囊。

表 2-7-13 下颈椎损伤分类系统(SLIC)

参数	分值
骨折形态	
无异常	0
压缩型	1
爆裂型	2
牵张型(关节突跳跃、过伸伤)	3
减力及旋转型(关节突脱位、不稳定泪滴型骨折)	4
间盘韧带复合体(DLC)	
无损伤	0
不确定(单纯棘突间隙增大及 MRI 信号改变)	1
断裂(椎间隙增宽、关节突跳跃脱位)	2
神经损伤状态	
无损伤	0
神经根损伤	1
脊髓/圆锥损伤	
完全性	2
不完全性	3
持续脊髓压迫(影像学)	+1

治疗选择:总分≤3分 保守治疗;总分=4分 保守/手术治疗;总分≥5分 手术治疗

2.鉴别诊断

(1)颈$_7$至胸$_1$节段骨折脱位:在此部位的骨折脱位常因X线片投照不良或因伸展损伤的暂时性脱位已自行复位,所以易被误诊。在这部位的损伤应当照穿胸斜位片、游泳者位片。部分短颈的颈$_{6\sim7}$节段也曾经发生过漏诊的情况,颈椎CT及三维重建可以做到对类患者的诊断。

(2)寰枕及颈椎部位的先天性畸形如寰椎发育不良造成的两侧寰齿间距不等宽,齿状突先天性缺如、先天性不连接、寰枕融合、Klipple-feil综合征等,这类先天畸形较多,因此在诊断颈部损伤时应仔细鉴别。

(五)治疗

1.上颈椎骨折脱位的治疗

(1)寰椎骨折:寰椎骨折的治疗目的在于恢复枕寰部的稳定性及其生理功能,解除神经压迫和防止迟发性损伤。多数作者主张非手术治疗,认为不管骨折是否稳定,均能获得满意的疗效。单纯的寰椎后弓骨折仅需颈托固定便可愈合,值得注意的是这种骨折常伴有其他颈椎的损伤,最常见的是向后移位的Ⅱ型齿状突骨折和Ⅰ型创伤性枢椎前滑脱,在这种情况下,治疗主要针对这些损伤。对侧块骨折和Jefferson骨折,运用轴向牵引使骨折复位并维持4～6周,然后Halo-vest支架外固定稳定,仍有作者主张采取手术治疗,通常采用寰枢椎固定术和枕颈融合术,前者更符合生理要求,包括前路或后路的寰枢椎融合术、经关节螺钉固定术等;后者可于损伤早期施行,且可确保枕寰枢椎的稳定,但颈椎的运动功能丧失较多。

(2)寰椎横韧带损伤:对横韧带断裂的治疗,多数作者认为应采取手术治疗,早期的手术治疗可以稳定寰枢椎,以避免迟发性神经损伤。手术多采用后路寰枢椎固定术,主要是Gallie法和Brooks法,术后给予Halo-vest支架外固定,多可获得良好治疗效果。枕颈融合术较少用于此类损伤中,只有当寰椎后弓缺损或骨折不愈合时才被采用。有作者认为Ⅱ型断裂,通过非手术治疗,大部分可获愈合,但ⅡB型不愈合的可能性很大,仍需手术治疗。

(3)寰枢椎半脱位:对寰枢椎半脱位的治疗,在急性期如病人清醒可采取单纯颅骨牵引,也可手法整复以达到复位,一般用Halo环控制旋转并牵引,对咽部后方进行局部麻醉,整复过程中可听到复位的弹响,复位的情况可通过经口对寰椎前弓进行触诊来判断,复位后可用Halo-vest支架进行固定。对整复失败的和陈旧性脱位的病人,则需采取手术治疗,一般以后路寰枢椎融合术较为适宜。

(4)枢椎的骨折:一般认为对齿状突的Ⅰ型和没有移位的Ⅲ型骨折可采用非手术治疗,包括Halo-vest支架、Minerva石膏等,而Ⅱ型及不稳定的Ⅲ型骨折保守治疗则有较高的不愈合率,故许多作者认为应采取手术治疗。过去常采用后路寰枢椎固定术,最具代表性的有Gallie法和Brooks法等,在寰椎后弓和枢椎棘突之间进行植骨、钢丝固定,术后辅以Halo-vest支架外固定,均可获得良好的治疗效果。其后出现的Magerl经关节螺丝钉寰枢椎固定术,利用两枚经关节突关节向前的螺丝钉和寰椎后弓达到确实的三点固定,可视为一种良好的融合技术。自20世纪80年代初Nakanishi等开始经前路用加压螺丝钉内固定治疗齿状突骨折,创伤小,固定效果确实,术后仅需短期颈领保护,不需要植骨且术后不影响枕颈部活动,被认为是对后路融合术的一种转变。但该术式技术操作复杂,对齿状突的斜形骨折和伴有横韧带断裂的骨折,并不能使寰枢椎间获得理想的稳定性,因此在临床上还不能完全替代后路寰枢椎融合术。

枢椎椎弓骨折的治疗通常采用非手术治疗。Ⅰ型骨折中韧带和间盘组织无严重损伤,为稳定型骨折,一般用颈托固定12周可获愈合。Ⅱ型骨折程度较轻的(移位3～6mm),用Halo牵引矫正成角,然后用Halo-vest支架固定可获愈合;程度较重的(移位>6mm),需持续牵引4～6周以矫正成角和移位并达到初步骨性愈合,再用Halo-vest支架固定6周方可愈合。值得注意的是Ⅱa型骨折,虽然发生率很低,但由于创伤机制的不同,牵引会加大成角,故此型骨折应用Halo-vest支架固定,在透视下给予温和的轴向压力以减小成角,复位后固定12周可以愈合。Ⅲ型骨折常伴有神经损伤,通常需要手术固定治疗,可行后路$C_{1\sim3}$固定术和双侧$C_{1\sim2}$的斜形钢丝固定术,亦可行前路$C_{2\sim3}$融合钢板固定术。

2. 下颈椎骨折脱位的治疗

(1)手术适应证:颈椎结构的破坏造成机械稳定性受到严重影响。骨折及骨折脱位后,椎管形态的改变及骨折片进入椎管内使得大多数病例伴有颈脊髓损伤,亦即所谓的神经不稳定。治疗的目的在于彻底减压、纠正畸形、恢复椎管的解剖形态及重建颈椎的稳定性。下颈椎骨折脱位是否采用手术治疗,可依据SLIC评分系统来决定。

(2)手术入路和方式选择:手术入路的选择应根据脊髓神经受压的方向及结构稳定重建的因素来考虑。脊髓受压可分为前方受压、后方受压及前后受压等类型。因椎体高度丢失,间隙变窄,钩椎关节(Luschka关节)骨折或小关节突骨折脱位可造成神经根出口的狭窄及神经根的受压,针对这种情况,目前手术的入路主要有前路、后路及前后联合3种方式。

(3)前路手术

适应证:前路手术的适应证包括:①椎体爆裂型骨折,骨折块突入椎管;②椎间盘损伤突出;③椎间不稳定;④后凸畸形。

前路手术有以下优点:体位改变少,减少体位变动造成的脊髓进一步损伤;对于来自脊髓前方凸入椎管的椎间盘、椎体后缘造成的压力,可进行直接、彻底地减压;前路手术可恢复颈椎正常的椎间高度和生理曲度,且融合节段少,术后颈痛发生率低,颈椎活动影响较小;前路手术入路简单、出血少、手术时间短,术后恢复快,有利于患者的早期康复训练。

(4)后路手术

适应证及优点:虽然前路手术在治疗下颈椎骨折脱位方面有诸多优势,并不能完全取代后路手术。后路手术治疗难以复位的颈椎脱位仍是一种有效的复位方法。主要适应证:①后方结构受损,椎板、棘突、关节突、椎弓等骨折;②小关节突交锁;③脊髓后方受压;④椎管狭窄;⑤椎间盘损伤轻微者。通过后路手术可直接解脱关节绞锁,清除凸入椎管内的椎板、关节突碎片及断裂的横韧带,尤其适合于合并有多节段椎管狭窄病例。后路手术对新鲜的下颈椎骨折脱位关节突关节的复位是极有价值的。如发生椎板骨折内陷压迫脊髓、关节突骨折致神经根损伤、椎间关节绞锁、创伤性节段性不稳定伴发育性椎管狭窄等情况时,必须采用颈后路切开复位减压术。

(5)前后路手术

适应证:①颈椎骨折脱位合并椎间盘突出或脱出者;②术前骨折脱位未发现合并椎间盘突出或脱出,闭合或后路切开复位时并发脊髓神经功能恶化;③颈椎前方骨折脱位伴后方关节突关节绞锁;④颈椎前、中、后三柱严重损伤,单纯前路或后路手术均不能达到减压和稳定的要求;⑤骨折脱位时间>2周,复位较为困难或复位过程中易并发脊髓神经损害者。

前后路手术优点:①颈椎骨折后先后路减压植骨再前路减压植骨融合钢板内固定术,一方面前、后路同时减压,减压彻底,有利于脊髓神经功能的恢复。②前后路同时植骨,植骨充分,加上钢板的固定,植骨融合率高,稳定性好。避免了手术后椎间高度的丧失和因椎间隙塌陷造成的后突畸和继发性神经损害。③颈椎骨折后,颈髓明显受压,缺血水肿,椎管容积明显变小。如果单纯从前路减压,由于手术入路深,操作器械对脊髓的任何刺激,都会加重脊髓的损伤,引起术后症状加重的可能。先从后路行椎管减压,使绞锁的关节突关节复位,可明显扩大椎管的有效容积,增大了颈髓的缓冲空间,提高了再从前路手术的安全性。

下颈椎骨折脱位的手术治疗目前仍存在很多的争议,不管选择哪种手术入路,最终的目的是获得脊髓的彻底减压,畸形矫正,并重建颈椎的稳定性,应根据每个病人的实际情况选择最适合该病人的治疗方法。

二、胸腰椎骨折脱位

(一)概述

胸腰椎骨折脱位是临床常见的脊柱损伤之一。由于脊柱的解剖结构、功能及损伤机制复杂,损伤的并发症严重,因而在诊断治疗上具有特殊性。胸腰段是指$T_{11}\sim L_2$这一节段。在胸段与腰段骨折中临床上有意划分出胸腰段骨折来,这是有其解剖上的特点的。如果把胸廓看成是相对固定的话,那么胸腰段就是胸与腰的接合部。T_{11}和T_{12}的肋骨，可以看成是大而长的横突，实际上参与了腰部的活动。胸腰段也是脊髓圆锥的终止处。因此，合并脊髓损伤就不足为奇。据Aebi等统计，在1 445例胸椎与腰椎骨折中胸腰段占了62.4%（901例），其中T_{12}和L_1又占了44.8%（648例）。可见胸腰段骨折在脊柱骨折中的重要地位。

胸腰段的应用解剖

（1）胸腰段脊柱：一般指T_{11}～L_2四节脊椎，此段结构有3个特点。

①其上为较为固定的胸椎，胸腰段成为活动的腰椎和固定的胸椎之间的转换点，躯干活动应力集中于此。

②胸椎生理后凸，腰椎生理前凸，胸腰段为此两曲度的衔接点，肩背负重应力易集中于此。

③关节突关节面的朝向在胸腰段移行。

Simger对161例胸腰椎损伤，行214个CT检查，发现小关节的移行集中在3个层面，在$T_{11\sim12}$者占52%，T_{12}至L_1者占24%，其他在$T_{10\sim11}$或$L_{1\sim2}$。有75%的胸腰椎损伤发生在$T_{11\sim12}$与T_{12}～L_1。试验研究表明，小关节由冠状面转变为矢状面处，易遭受旋转负荷的破坏。胸腰段脊柱在结构上的3个特点，构成了胸腰段脊柱损伤发生率高的内在因素。

（2）胸腰段脊髓：具有两个特点。

①以胸$_{12}$至腰$_1$骨折脱位为例，脊髓圆锥终止于胸$_{12}$至腰$_1$及腰$_1$上1/3者，是下神经元损伤，表现为弛缓性瘫痪。如圆锥终止于腰$_{1\sim2}$椎间隙者，在脱位间隙下可有数节脊髓，系上神经元损伤，下肢特别是膝关节以下表现为痉挛性截瘫。同一水平的骨折脱位，由于圆锥的水平不同，而出现不同的截瘫。

②由于圆锥多终止于腰$_1$椎体中上部，如T_{10}脊椎下缘相当于L_1脊髓节段，则T_{11}至L_1下缘处，就集中了L_2至S_5脊髓及其相应的神经根，即胸腰段为脊髓与神经根混在的部位，骨折脱位即损伤了脊髓，又损伤了神经根。脊髓对损伤的抵抗力较低，而神经根则相对抵抗力较强，不存在脊髓损伤进行性病理过程的特点，脊髓损伤未恢复者，其神经根损伤可能恢复，是以胸腰段骨折脱位合并截瘫者，其神经根损伤常有一定的恢复。

（3）马尾神经：T_2以下为马尾，了解马尾的结构是修复马尾损伤必备的基础知识。周长满和胥少汀报道了马尾的解剖要点，在后续章节中详细阐述。

（二）受伤机制与病理

1.受伤机制

（1）屈曲压缩损伤：是最常见的损伤机制例如在前屈腰体位，背部受砸伤则发生脊柱的屈曲压缩损伤，轻者椎体前楔形压缩骨折，重者发生骨折脱位，即脊柱前部压缩，后部分离。此型损伤属前柱损伤，由于压缩暴力导致椎体高度丧失，最常见的部位为T_{12}和L_1。椎体前部压缩＜50%，前纵韧带大都完整，后柱承受张力，X线片显示椎体后侧皮质完整，高度不变；压缩＞50%，后柱的棘上、棘间韧带可断裂。

（2）屈曲牵张损伤：由严重屈曲暴力产生通过椎体的水平骨折，在张力作用下，三柱均发生损伤，X线片表现为小关节脱位，椎间隙和棘突距离均增宽，后柱连续性分离。依据损伤平面的不同，屈曲分离型骨折又可分为4个亚型：Chance骨折，经椎体、椎弓根、椎板和棘突水平面的劈裂；经韧带、椎间隙的损伤；后柱损伤通过骨组织，而前、中柱的损伤通过椎间隙；后柱损伤通过韧带组织，而前、中柱的损伤经椎体。如安全带损伤，躯干被安全带固定，头颈及上半身向前屈曲，致脊柱损伤，发生骨折或脱位，由于上部并无受压及砸力，故为分离损伤（图2-7-84）。

（3）垂直压缩：如重物砸于头部或肩部，或高处落下，足着地或臀部着地，脊柱受垂直方向的压力，导致椎间盘髓核突入椎体中致椎体发生骨折如爆炸状，故称为爆裂骨折。

（4）旋转及侧屈：脊柱由小关节及椎体等连接，由于小关节的方向不同，侧屈时常伴有旋转、旋转侧屈或前屈可发生单侧关节脱位，常见于颈椎损伤；侧屈可导致椎体侧方压缩骨折。

（5）伸展损伤：常发生于颈椎，例如向前摔倒时，头或前额撞击于物体上致颈向后过度伸展，从而导致伸展损伤，坐在汽车前座，突然撞车，头面撞于前挡风玻璃上致颈后伸损伤。常无骨折或脱位，有时可见棘突挤压骨折或椎体前下缘撕裂小骨折片，称泪滴样骨折。

（6）剪力损伤：方向相反的暴力同时作用于脊柱相邻的节段，造成相邻节段脊柱的骨性及韧带间盘结构的断裂，常常为三柱的损伤，明显不稳定，多合并严重的脱位，损伤近端可脱位于前方、后方、侧方等。

上述损伤暴力亦可为复合的，如屈曲合并垂直压缩，屈曲旋转等。

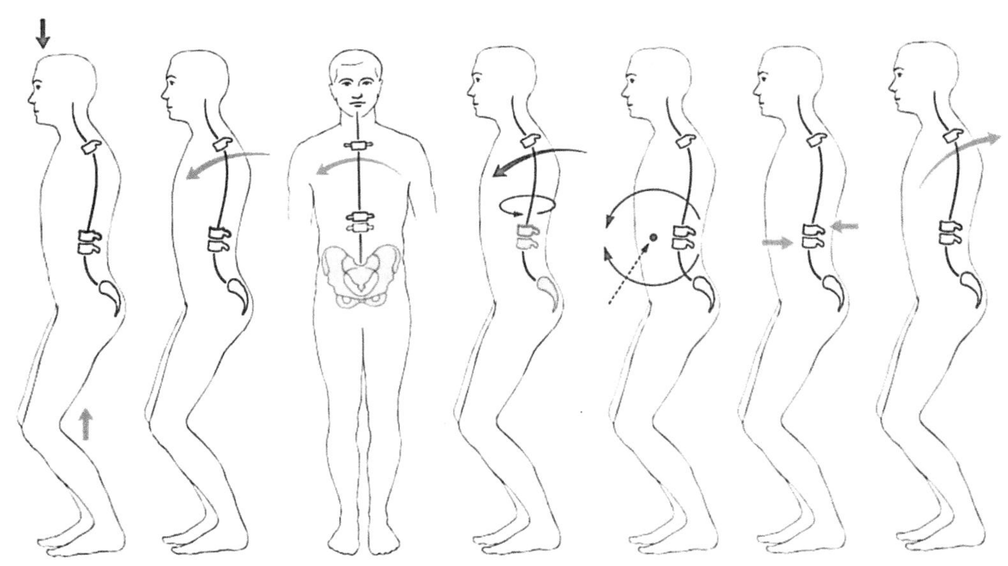

图 2-7-84　胸腰椎骨折脱位受伤机制

自左往右分别为：垂直压缩、屈曲压缩、侧屈、屈曲旋转、屈曲牵张、剪力、过伸。

2.病理

(1)后凸畸形：绝大多数胸腰椎骨折脱位为屈曲应力，往往造成前柱的缩短，后柱不变或牵张，从而造成胸腰段的后凸畸形。前柱短缩的越重，后凸畸形越重。屈曲牵张型损伤常合并有棘上、棘间韧带损伤，甚至黄韧带和关节囊撕裂以及小关节的骨折脱位，导致棘突间隙增大，从而造成后凸畸形继续加重。

(2)椎体骨折块对神经结构的压迫：在爆裂骨折椎体的后上部及后壁，在暴力作用的瞬间，突破后纵韧带向后方侵及椎管，造成脊髓及马尾神经的损伤。由于有些骨片比较锐利，有造成硬膜破裂的可能，所以此类患者杜绝使用硬膜外麻醉，以防止全脊麻的发生。

(3)损伤的椎间盘对神经结构的压迫：由于髓核的生理特点，在遭受暴力时可引起纤维环和髓核向椎管内突出。屈曲牵张暴力时可导致纤维环的牵张甚至断裂，造成纤维环和后纵韧带断裂，髓核组织进入椎管后造成了神经压迫，所以应行 MRI 检查以明确骨折相邻椎间盘的状态，以指导减压手术。

(4)来自脊髓后方的压迫：骨折的椎板和牵张断裂的黄韧带，及打褶的黄韧带可引起神经结构后方的压迫。

(5)椎管容积减小：骨折块向椎管内突入，加之椎体间的脱位，造成椎管容积的减小，从而造成神经结构的压迫，图 2-7-85。

(6)椎间孔区域容积减小：由于骨折块刺激及椎体高度减小，或者小关节突的脱位绞锁，造成了椎间孔容积减小，从而造成对神经根的损伤，对于胸腰椎骨折脱位伴有完全性脊髓损伤的患者，也应尽快恢复其椎体及椎间高度，以早期接触对于损伤节段神经根的压迫，从而带来对病人有意义的神经恢复。

(7)骨折血肿刺激：胸腰段骨折脱位周围损伤出血，渗透入肌肉组织形成血肿，机化后产生瘢痕，造成肌肉萎缩和粘连，降低了其收缩特性，影响脊

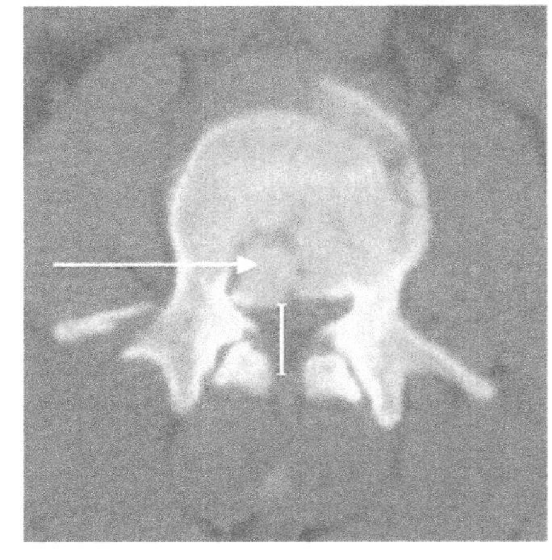

图 2-7-85　爆裂骨折块造成椎管容积减小

柱的正常功能,导致腰背痛。前方的出血可以渗透至腹膜后,血肿可压迫自主神经或刺激内脏神经,从而导致了伤后腹胀和便秘。

(8)脊柱慢性不稳定:胸腰段的后凸畸形及脱位,以及椎间盘、后方韧带复合体等难愈合的软组织的断裂破坏了胸腰段正常的生物力学特性。长期的非生理状态造成了脊柱的慢性不稳定,从而引起神经结构的刺激和腰背部的疼痛。

(三)临床表现

1.外伤史 有严重的伤病史,如从高空坠落,或弯腰工作时,头颈部及胸背部被重物打击,或有严重的交通、工伤事故等;目前,交通事故是导致脊柱脊髓损伤的首要原因,占46.9%。

2.脊柱损伤表现

(1)症状:局部剧烈疼痛,不能站立,翻身困难,骨折部分均有明显的压痛及叩击痛。若棘突骨折、棘突间韧带断裂,可触及棘突间距增大;若为单纯压缩性骨折,则压痛不明显,叩击痛较为明显;骨折脱位可引起胸腰椎后凸畸形。

(2)体征:可见后凸畸形甚至局部肿胀和皮下淤血,伤段压痛及叩击痛,后方韧带复合体断裂可导致棘突间距增大;腰背部活动受限、腰背部肌肉痉挛也是重要体征(图2-7-86,图2-7-87)。

3.神经症状

(1)神经症状:胸腰椎病人可能同时损伤脊髓和马尾。其主要症状是损伤平面以下的感觉、运动和膀胱、直肠功能均出现障碍,其程度随脊髓损伤的程度和平面而异,可以是部分的,也可以是完全损伤,有时可为单纯的马尾神经损伤。总之神经损伤的差异较大,需仔细查体。

(2)腹膜后自主神经症状:腹胀、腹痛,胸腰椎损伤后,常因腹膜后血肿刺激自主神经,致肠蠕动减弱,常出现损伤以后数日内腹胀、腹痛、大便秘结等症状。

4.合并伤 胸腰段损伤可导致胸腹腔脏器的损伤。车祸伤患者多为多发伤,在关注四肢损伤的同时,应注意脊柱尤其是胸腰椎的查体。

5.截瘫平面与骨折平面的关系 通常脊椎骨折或骨折脱位损伤其同平面的脊髓与神经根,截瘫平面与脊椎损伤平面是一致的。虽然在病理学上,损伤节段脊髓内出血可以向上向下累及1~2个脊髓节段,但因脊髓节段比同序数脊椎的平面为高,例如对应胸$_{12}$脊椎的脊髓节段为腰$_{2\sim4}$,其脊髓内出血一般不会高于胸$_{12}$节段,故截瘫平面与脊髓损伤平面一致。但下列情况截瘫平面可以高于脊椎损伤2个脊髓节段。

(1)胸腰段脊椎损伤:在完全性脊髓损伤中约

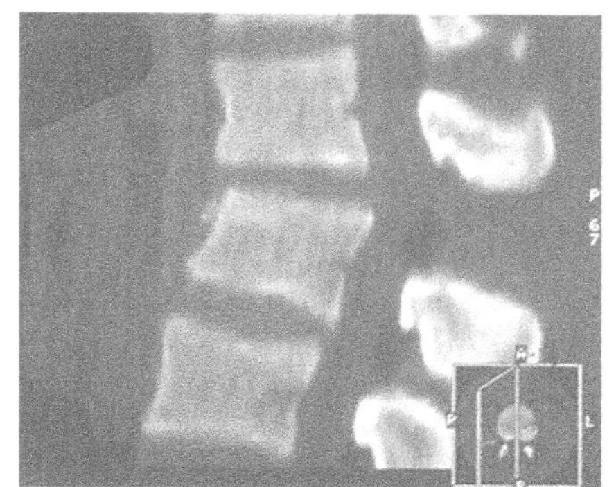

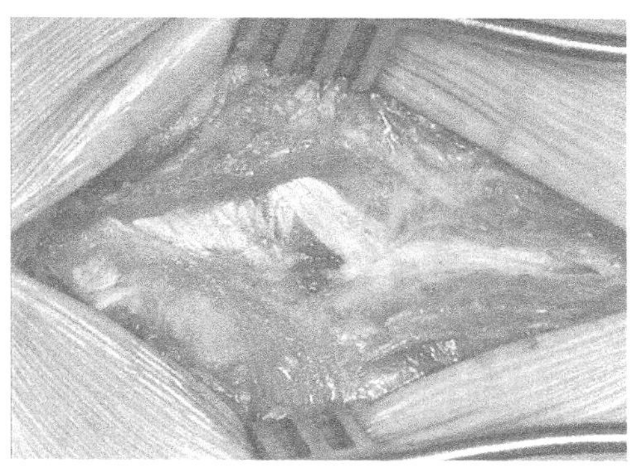

图 2-7-86 CT矢状位重建显示棘突间距增宽术中发现腰背筋膜及后方韧带复合体断裂

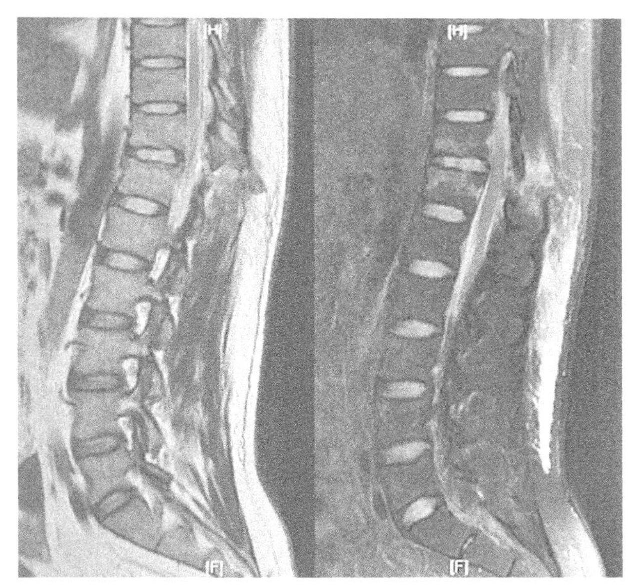

图 2-7-87 MRI T_2 像发现后方韧带复合体断裂,右图为抑制序列显示更为清晰

有 1/3 可出现截瘫平面高于脊椎损伤平面的表现，根据 45 例具备此体征的手术探查中，发现脱位上方脊髓发生缺血性坏死占 33.3%，脊髓横断 29.3%，严重挫裂伤 27.3%，脊髓液化囊肿与硬膜外血肿各 6%，说明脱位上方的脊髓损伤严重，缺血坏死的原因可能系位于胸腰段的根大动脉损伤所致(图 2-7-88)，因其常供应下胸段脊髓。因此，出现截瘫平面高于脊椎损伤平面，表示脊髓遭受严重损伤，恢复得可能性甚小，现在 MRI 检查可证明此种损伤情况。

(2)胸腰段神经根损伤：腰椎侧方脱位，可牵拉损伤神经根，当上位腰椎向右脱位时，则牵拉对侧即左侧的神经根，可以是同平面神经根，亦可为上位椎神经根，则截瘫平面高于脊椎损伤平面，神经根损伤较脊髓损伤恢复之机会为多，如有恢复则此体征消失。

(四)诊断与分类

根据患者外伤史及影像学检查，做出胸腰椎骨折脱位的诊断并不困难，如何根据患者骨折类型进行分类，判断脊柱的稳定性，以选择合适的治疗方法，是诊断及分类中的重点。

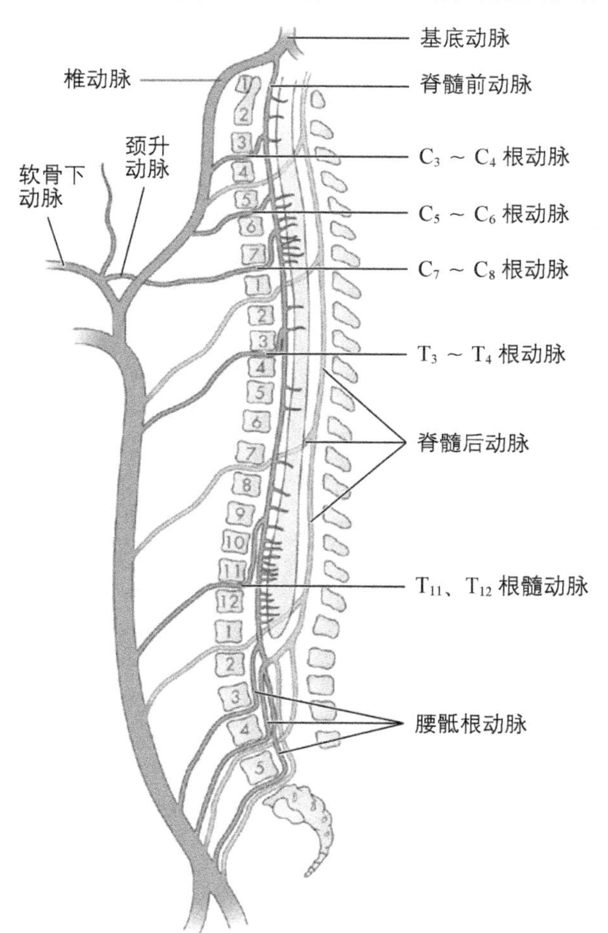

图 2-7-88　根大动脉(Adamkiewicz artery)吻合支及支配脊髓的区域

骨折分类

(1)脊柱稳定性和 Denis 三柱理论：早在 1949 年 Nicoll 首先改变了对所有脊椎骨折均需复位固定的传统观点，提出将胸腰椎损伤分为稳定型和不稳定型损伤两种类型，认为腰$_4$ 以上椎板骨折及单纯的椎体前方、侧方楔形骨折是稳定型损伤，不必进行复位固定治疗，而合并棘间韧带破裂的骨折和腰$_4$ 以下的椎板骨折是不稳定性，必须进行复位和固定。以后 1963 年 Holdsworth 修改和补充了 Nicoll 的分类方法，主张胸腰椎损伤的暴力分为屈曲型、屈曲旋转型、伸直型和压缩型，每型可以独立也可以两种以上同时存在，是否稳定视后方韧带复合结构(Posterior Ligament Complex)的完整性而定，此种观点成为以上新的分类方法的基础。

第二代的分类方法是根据脊椎解剖的两柱学说，1968 年 Kelly 和 Whitesides 认为胸腰椎分为两个负重柱，即空心柱(神经管)和实柱(椎体)两部分。前柱为脊柱负重部分，包括前后纵韧带、椎体和椎间盘，后柱为脊柱抗张力部分，包括椎弓、棘上、棘间韧带、黄韧带和椎间关节等。外科治疗应以是否侵犯神经管而定，不稳定爆裂骨折并有椎体后壁突向椎管内与单纯椎体前方压缩的治疗是完全不同的。Whitesides 用列表评分诊断方法判别胸腰椎损伤的程度，其方法马尾神经损伤 3 分，骨折脱位超过 25%为 2 分，脊椎前柱破坏 2 分，脊柱后柱破坏 3 分，估计存在负重危害 1 分，总分超过 5 分者为不稳定型骨折。

随着 CT 技术和病理机制的研究发展，出现了三柱分类学说，1983 年 Denis 根据 400 多例胸腰椎损伤的治疗经验，提出一种新的三柱分类的概念，其前提是脊椎的稳定性决定于重柱的状况，而非决定于后方韧带复合结构。

三柱分类即将胸腰椎分成前、中、后三柱，前柱包括前纵韧带、椎体前 1/2、椎间盘的前部，中柱包括后纵韧带、椎体后 1/2、椎间盘的后部，后柱包括椎弓、黄韧带、椎间小关节和棘间韧带。脊柱的稳定性依赖中柱的完整性，当前柱遭受压缩暴力，产生椎体前方压缩者为稳定性，而爆裂骨折、韧带损伤及脊椎骨折脱位，因其为三柱均损伤，则属于不稳定性(图 2-7-89)。

Denis分类将胸腰段骨折分为压缩型骨折，爆

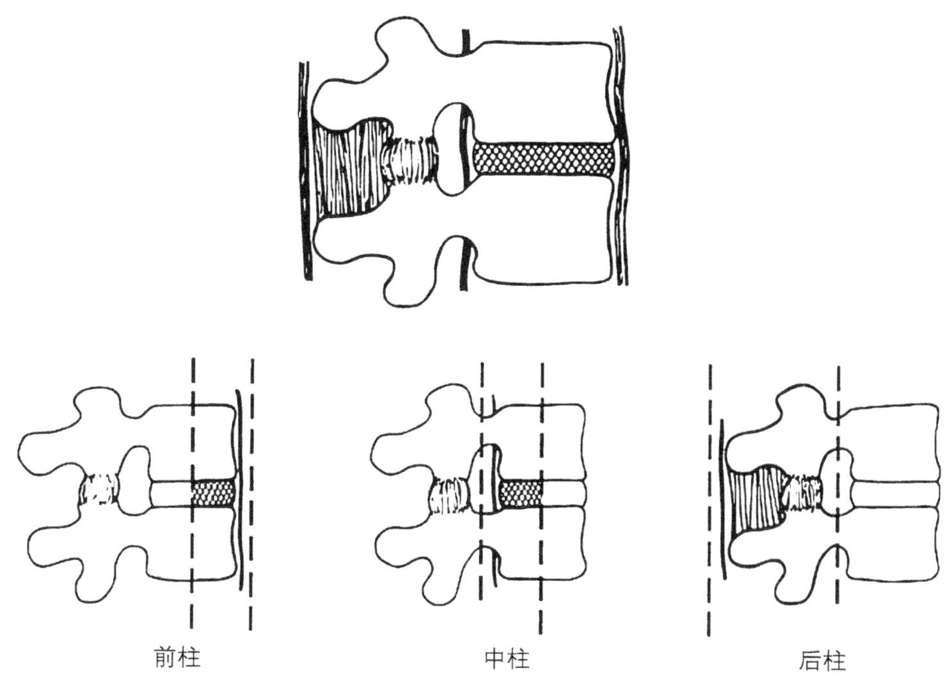

图 2-7-89 脊柱三柱理论中三柱的划分

裂型骨折，屈曲牵张型损伤（安全带损伤），骨折脱位型 4 大类。

①压缩型骨折：主要涉及椎体前柱，中柱后柱无损伤。椎体前方压缩骨折，压缩程度以椎体前缘的高度占后缘高度的比值进行计算。其再分为 4 个亚类（图 2-7-90）。A 型：骨折累及上下终板；B 型：骨折单纯累及上终板；C 型：骨折单纯累及下终板；D 型：骨折不累及上下终板，为椎体前方的压缩。

②爆裂型骨折：骨折累及中柱，椎体后壁骨折，骨折可向两侧移位，导致两侧椎弓根间距增宽，严重的爆裂型骨折可伴有后方椎板的骨折，爆裂的骨折块可突入椎管对神经结构形成压迫。其再分为 5 个亚型（图 2-7-91）。A 型：爆裂型骨折，累及上下终板；B 型：爆裂型骨折，仅累及上终板；C 型：爆裂型骨折仅累及下终板；D 型：A 爆裂型骨折同时伴有旋转损伤，造成一定程度的椎体侧方移位或椎体间的倾斜；E 型：由于侧方应力的存在，中柱爆裂骨折的同时合并椎体两侧非对称性的压缩。

③屈曲牵张型（安全带损伤）：屈曲牵张型损伤最常见于车祸导致的安全带损伤，以前柱作为支点，造成后柱和中柱的牵张型损伤，可分为累及单节段和双节段。其再分为 4 个亚型（图 2-7-92）。A 型：累及单节段，且损伤经过完全经过脊椎的骨性结构，也就是常说的 Chance 骨折，此类型骨折移位不大，脊髓损伤较少见；B 型：累及单一节段，仅经过间盘和韧带结构；C 型：累及两个节段，累及中柱的骨性结构；D 型：损伤经过两个节段，累及中柱的间盘韧带结构。

④骨折脱位型：骨折脱位是由压缩，牵张，旋转，剪切等暴力机制造成了三柱断裂，形成了椎体间的相对移动，即引起了脱位，此型极不稳定，常伴有神经结构的损伤，绝大多数病人需要手术治疗。此型包括 3 个亚型（图 2-7-93）。A 型：受伤机制为屈曲牵张型，损伤可经过骨性结构也可经过椎间盘，三柱完全断裂，常常仅残留前纵韧带，前纵韧带常常打折并扭曲在损伤节段以下。此型损伤常伴有下方脊椎上关节突的骨折。B 型：受伤机制为前切损伤。比如伐木工人，坠落时腰部横亘于树干造成的剪切损伤。上位椎体向前移位时，可造成关节突的骨折，而向后移位时往往不会造成关节突的骨折。C 型：屈曲牵张应力引起的双侧关节突脱位，三柱完全断裂，前柱断裂可发生在椎间盘也可发生在椎体。

（2）AO 骨折分类（在颈椎骨折脱位中已详述）。

（3）胸腰椎损伤及脊柱骨折分类系统的进展：目前关于脊柱脊髓损伤的分类都是将脊柱及脊髓分开评定，如脊柱损伤 Dennis 和 AO 分类，脊髓损

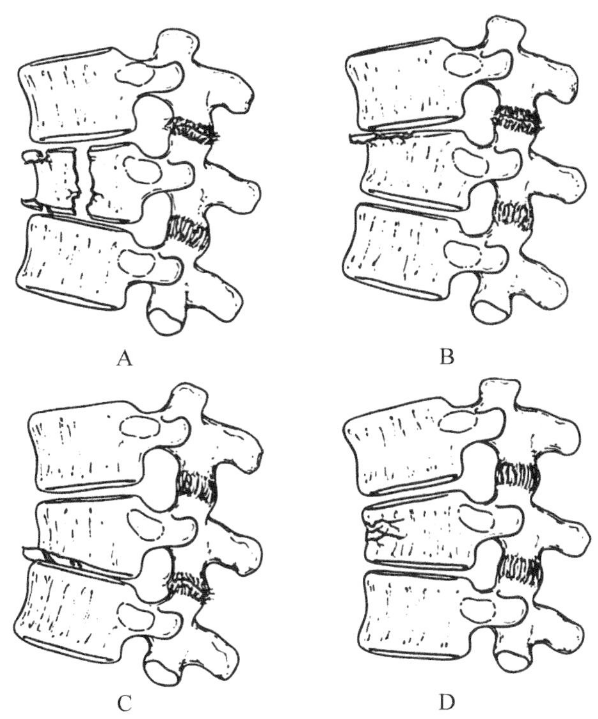

图 2-7-90　压缩性骨折亚型

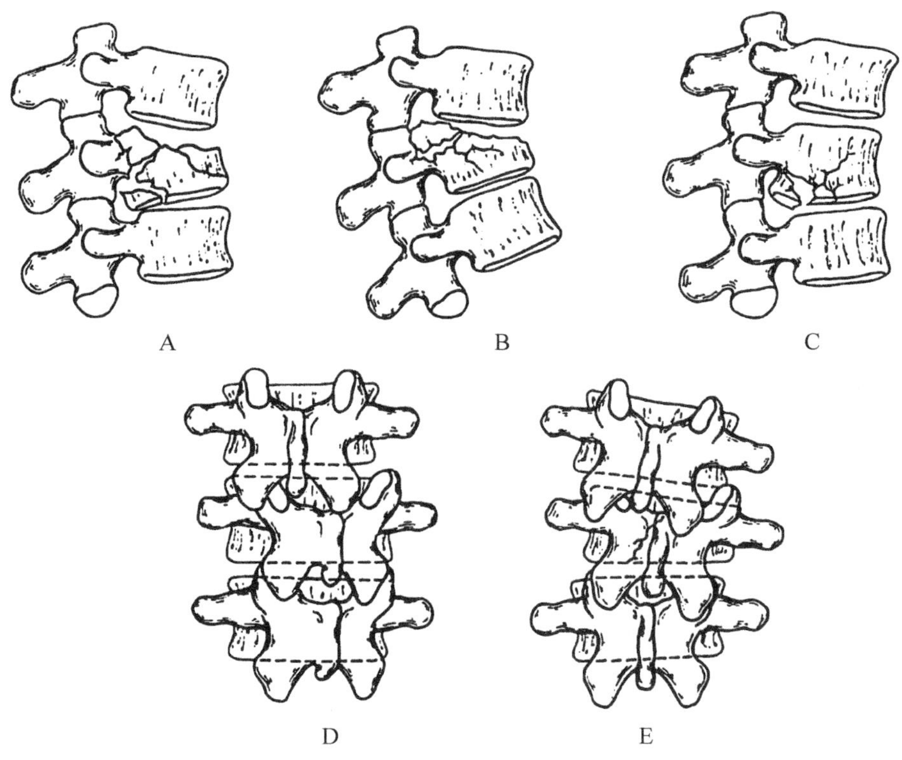

图 2-7-91　爆裂骨折亚型

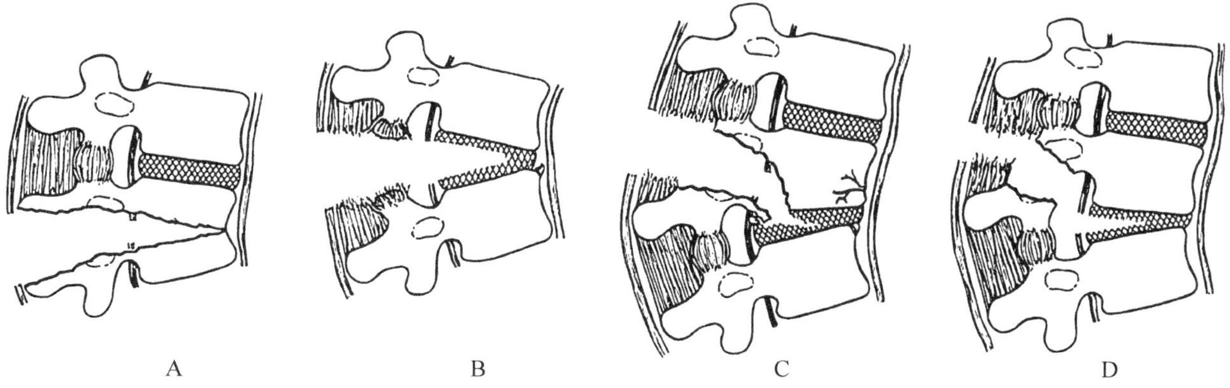

图 2-7-92　屈曲牵张型亚型

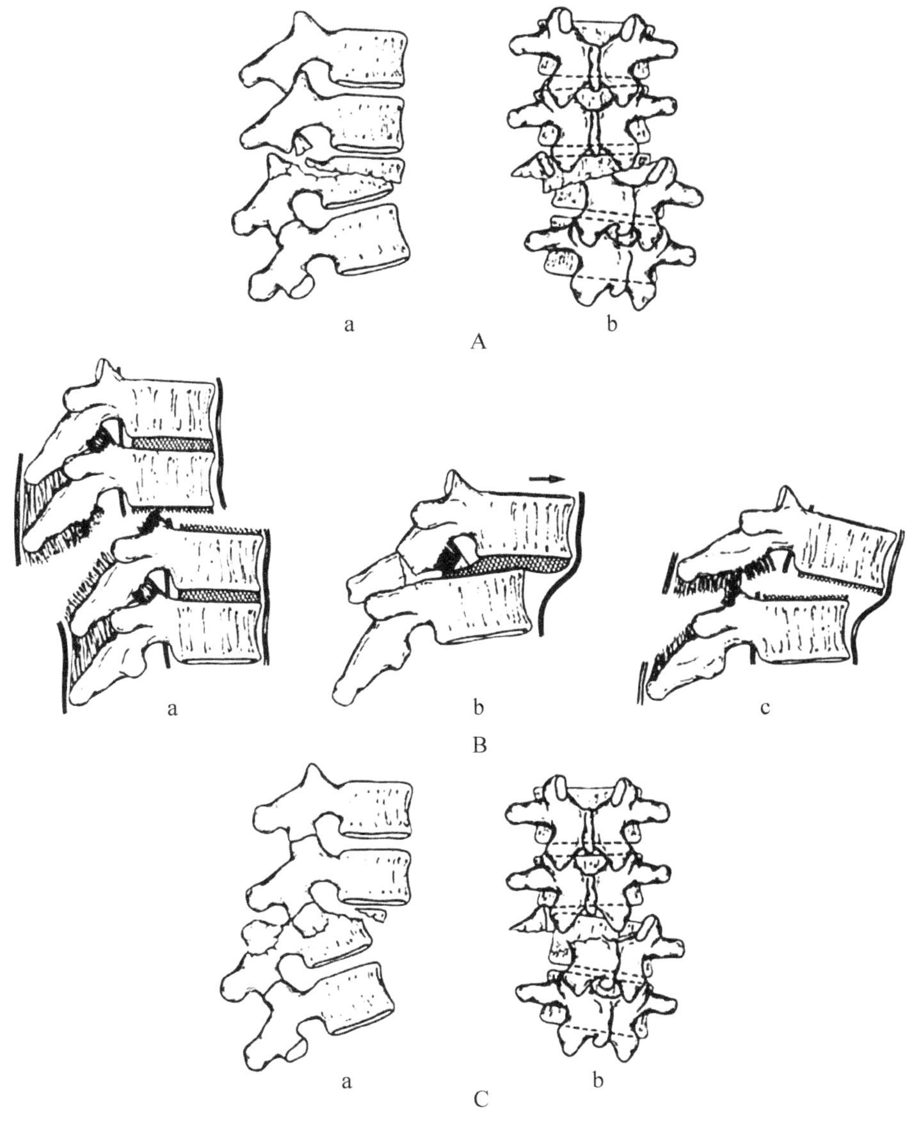

图 2-7-93　骨折脱位亚型

伤的 ASIA 分类，没有将脊柱和脊髓损伤结合起来进行综合评定；其治疗主要是根据脊柱稳定性来选择，稳定性脊柱损伤大部分选择保守治疗，不稳定的选择手术治疗，以预防神经功能的恶化和继发脊柱畸形发生，而事实上对脊柱稳定性判断同样存在着很大争议。

①胸腰段脊柱脊髓损伤程度的评分系统（TLICS）：美国脊柱损伤研究小组制定了一套胸腰段脊柱脊髓损伤程度的评分系统（Thoracolumbar Injury Classification and Severity Score，TLICS），TLICS 系统也分为 3 个方面：骨折形态、后方韧带复合体（Posterior ligamentous complex）的完整性、神经功能状态，分项目评分后算总分（表 2-7-14）。TLICS 应用的最大的难点在于后纵韧带复合体损伤状态的判断。后方韧带复合体包括棘上韧带、棘间韧带、黄韧带及小关节囊。后方韧带复合体的损伤容易造成脊柱的不稳定，且由于其愈合能力较骨性结构差，往往需要手术干预。损伤后的典型表现为棘突间距增宽（图 2-7-94）和小关节脱位或半脱位，可通过触诊棘突间隙、X 线片或三维 CT 重建来判断。MRI 可大大提高诊断的敏感性，如 T_2-脂肪抑制像呈高信号可说明后方韧带复合体损伤。当缺乏后方韧带复合体完全断裂的征象（棘突间隙增大），但 MRI 又存在损伤表现时可定义为不确定性损伤（图 2-7-95）。TLICS 在临床应用时，要注意修正，如骨折部分明显的后凸畸形，椎体明显的塌陷，并发多根肋骨骨折，胸骨骨折，有强直性脊柱炎，弥漫特发性骨质增生（DISH），骨质疏松等情况，同时注意年龄、心肺功能等全身情况，选择合适的治疗。

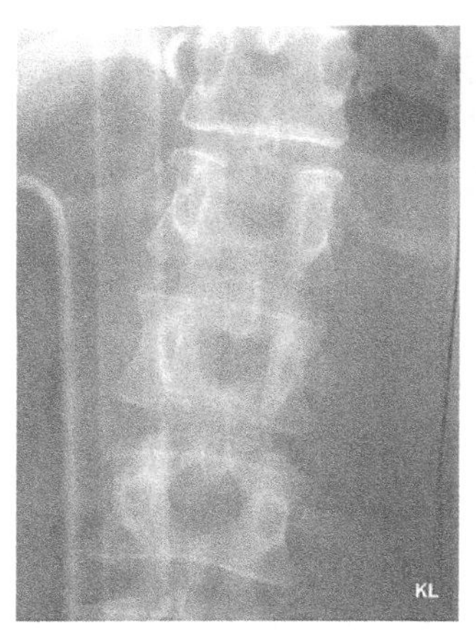

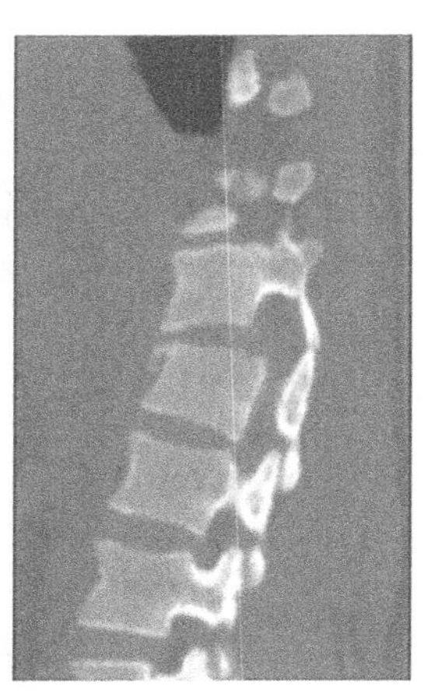
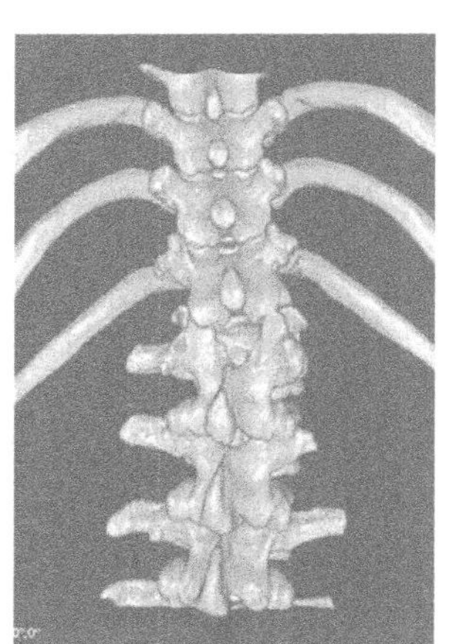
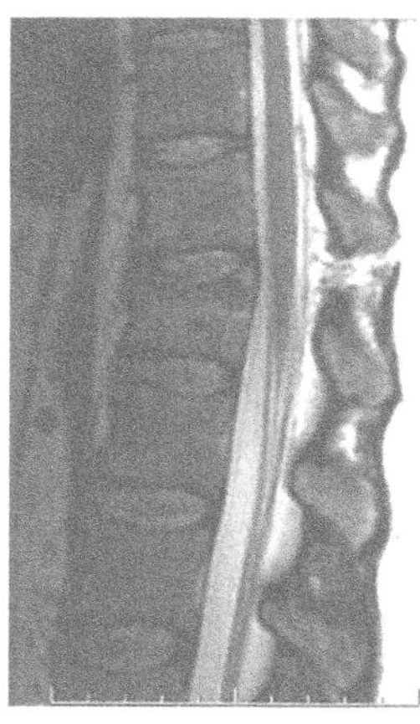
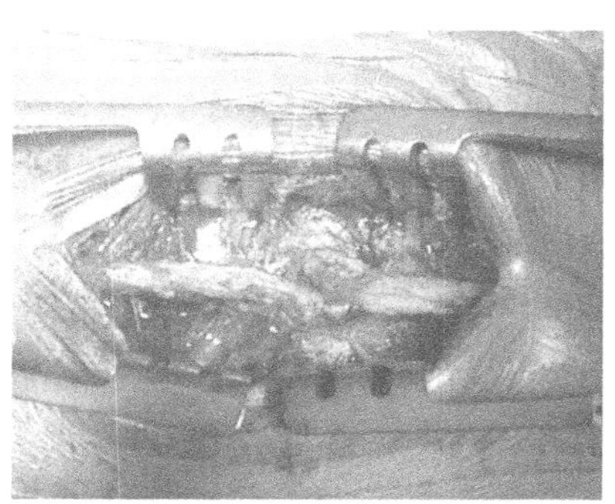

图 2-7-94　后方韧带复合体完全断裂的平片、CT、MRI 及术中表现，可见棘突间距增大，棘间韧带断裂

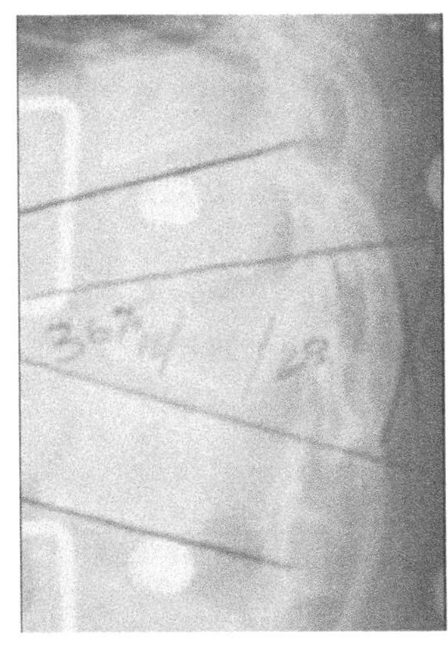
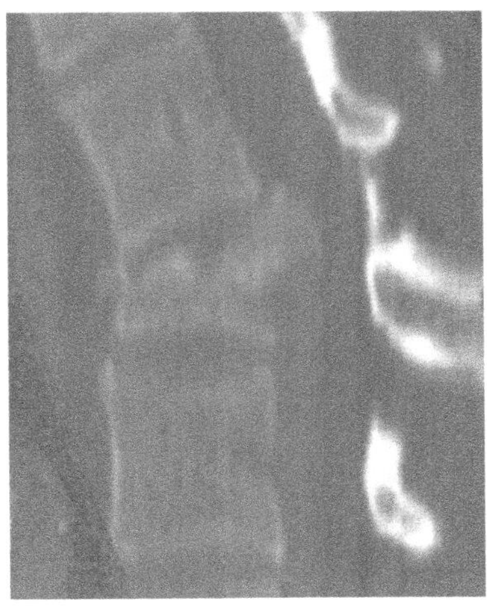
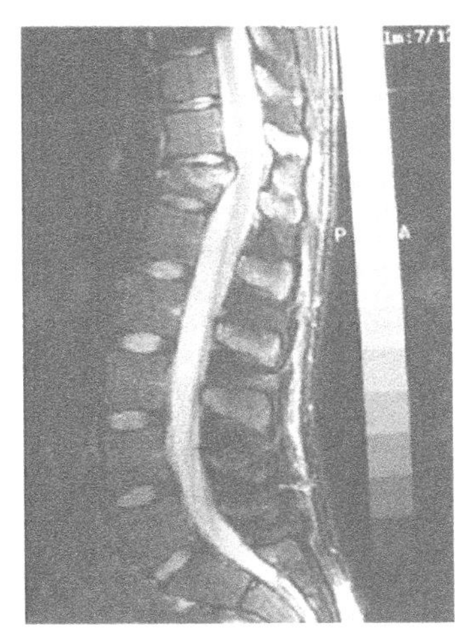

图 2-7-95　PLC 不确定损伤:缺乏 PLC 完全断裂的征象,但 MRI 又存在损伤的表现

表 2-7-14　胸腰椎损伤分类及损伤程度评分系统(TLICS)

参数	分值
骨折形态	
压缩型	1
爆裂型	2
减力及旋转型	3
牵张型	4
神经损伤状态	
无损伤	0
神经根损伤	2
脊髓/圆锥损伤	
完全性	2
不完全性	3
马尾神经损伤	3
后方韧带复合体	
无损伤	0
不确定	2
断裂	3

治疗选择:总分≤3 分　保守治疗;总分=4 分　保守/手术治疗;总分≥5 分　手术治疗

②载荷分享法(Load Sharing Classification)

脊柱及脊髓损伤手术入路的选择争议较大,问题也较多,一般的原则是压迫来自前方的选择前路,压迫来自后方的选择后路。但在脊柱的不同节段选择单一的入路往往可以解除前后方的压迫,在这种情况下,合理选择单一入路,减少患者创伤,缩短恢复期。在前后路选择上胸腰段的争议更为突出。在临床中可以发现一些后路手术病人,取出内固定后出现了椎体塌陷和后凸畸形,引起疼痛和神经功能障碍,这些病人入路选择是否正确? McCormack 等提出载荷分享分类法(Load Sharing Classification),其是基于椎体粉碎程度和后凸的严重程度进行分类并量化,根据评分判断是单纯的后路减压固定还是同时进行前路重建。该评分系统基于平片和 CT,分为 3 部分:骨折累及范围、骨折移位程度、后凸畸形大小。侧位片观察骨折累及椎体头侧<30%时为 1 分,累及 30%~60%为 2 分,>60%为 3 分;骨折移位程度(轴位 CT)分为小:移位<2mm 为 1 分,中:移位≥2mm,累及椎体周径<50%为 2 分,大:移位≥2mm,累及周径>50%为 3 分;后凸畸形:≤3°为 1 分,4°~9°为 2 分,≥10°为 3 分。当胸腰段骨折无脱位时,≤6 分选择后路;≥7 分选择前路;但存在脱位时≤6 分选择后路;≥7 分选择前后路联合。Wang 运用生物力学的方法验证了载荷分享分类法。虽然这种分类方法在国内并没有在临床广泛使用,但在国外应用较多,它至少为胸腰段损伤手术入路的选择提供了一定的依据(图 2-7-96)。

(五)治疗

对胸腰段脊柱骨折采用手术或非手术治疗一直存有争议。近年来,越来越多的学者对不稳定胸腰段脊柱骨折或伴有神经损伤者,多主张及时手术。手术治疗的目的包括恢复脊柱的正常序列、为神经恢复提供理想环境、减少并发症、增加可逆脊髓损伤的恢复率,有利于康复。

1. *手术治疗的适应证*　对于不稳定的胸腰椎骨折脱位,尤其是伴有神经损伤时多采用手术治疗。但如何确定骨折脱位的稳定性,在学术界一直存有争议。孙天胜等对 TLICS 分类方法进行了临床应用及初步评估,研究发现TLICS分类系统具

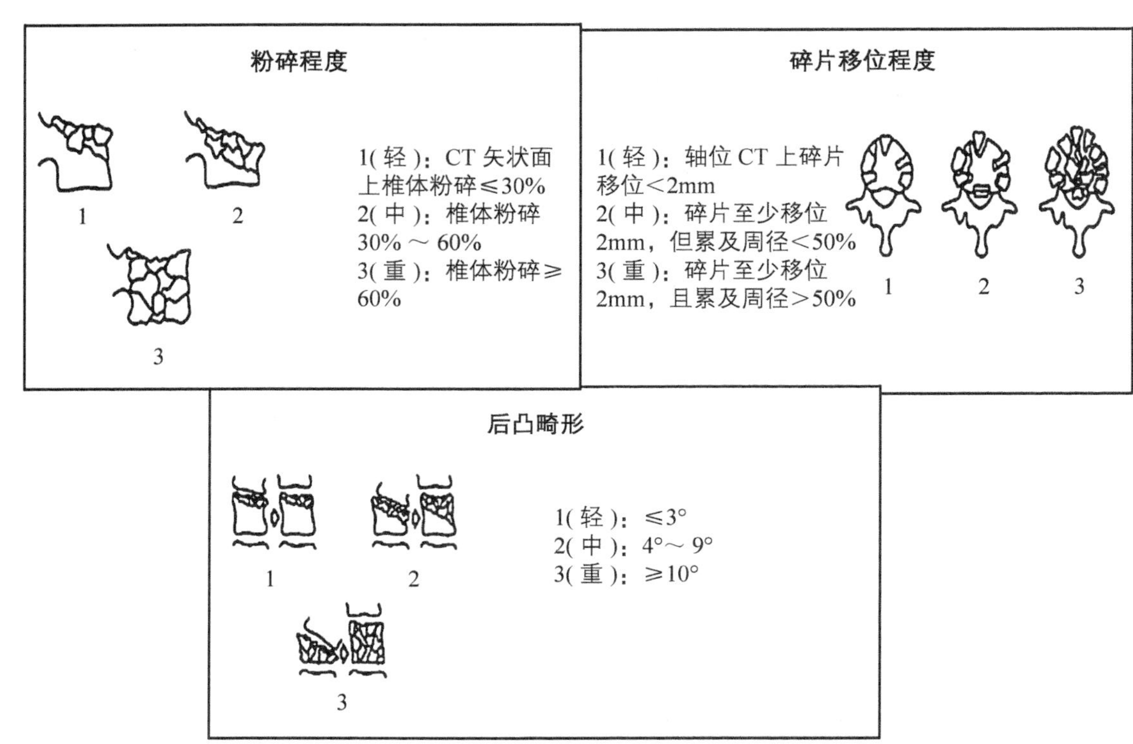

图 2-7-96　载荷分享分类法

有较高的可靠性和可重复性，且使用简单，易于掌握。此方法对胸腰椎损伤的评估较全面和准确，可以作为患者临床治疗选择的依据。TLICS 最大的优点在于将神经损伤和后纵韧带复合的状态融入到评估体系，分项目评分后算总分，总分≤3 分选择保守治疗；总分＝4 分选择保守或手术治疗；总分≥5 分选择手术治疗，试图用具体分值来回达“保守还是手术”的问题。

2. 手术入路选择　手术入路的选择取决于骨折的类型、骨折部位、骨折后时间及术者对手术入路的熟悉程度。

(1)后路手术：后路手术创伤小、出血少、操作容易，早期后路器械固定复位，可间接椎管减压。随着后路椎弓根侧前方减压方法的不断改进，减压效果有了明显提高，且后路短节段固定技术已相当成熟，同时行后外侧融合，可使患者早期活动，减少住院时间，减少神经损伤的危险。Been 的研究表明后路减压植骨融合与前路减压植骨融合的临床效果无显著差异。因此，只要适应证选择恰当，后路减压内固定仍不失为脊柱手术内固定的重要方法。

(2)前路手术：前路手术可在直视下充分进行椎管前侧减压，同时矫正畸形和固定融合。但前路手术创伤大、出血多，因此，必须严格掌握前路手术的适应证。我们认为前路手术的指征为：脊髓损伤后有前脊髓损伤综合征者；2 周以上的爆裂骨折并不全瘫者；后路手术后，前方致压物仍残存受压者；前方致压的不全瘫患者(图 2-7-97)。

(3)手术入路选择：在前后路选择上胸腰段的争议更为突出。在临床中可以发现一些后路手术病人，取出内固定后出现了椎体塌陷和后凸畸形，引起疼痛和神经功能障。载荷分享分类法，其是基于椎体粉碎程度和后凸的严重程度进行分类并量化，根据评分判断是单纯的后路减压固定还是同时进行前路重建。

(4)手术时机：手术时机与脊髓神经功能恢复的关系仍存争议，惟一公认的是胸腰椎骨折伴进行性脊髓损伤应急诊手术。文献中尚缺乏急诊手术与择期手术的疗效比较研究的资料。有学者主张，对完全性截瘫或稳定性不完全性截瘫的患者，延缓数天手术，待脊髓水肿消退后手术，可防止手术导致损伤加重。

(5)骨折脊椎内空隙的填充：随着临床资料的积累，发现脊柱爆裂性骨折经椎弓根器械撑开复位

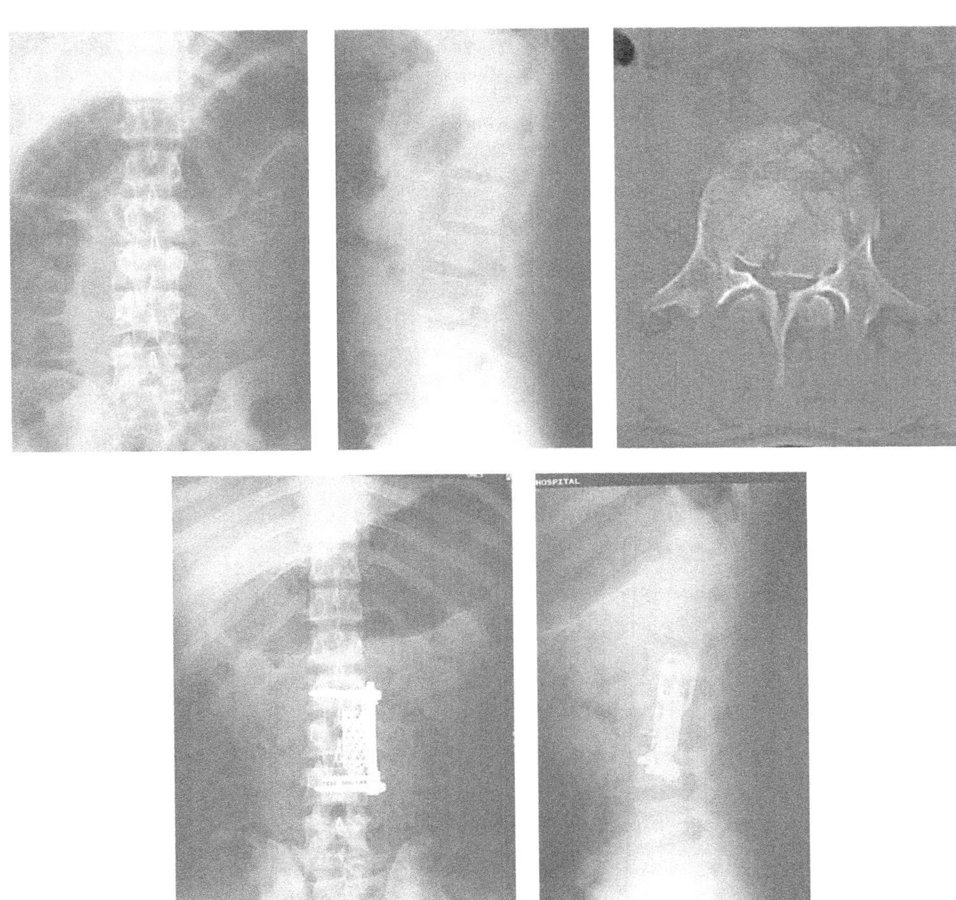

图 2-7-97　TLICS 和载荷分享分类法应用

注：L_2 爆裂骨折（2 分），马尾神经损伤（3 分），PLC 未见明显损伤（0 分），TLICS 总分 5 分，建议手术治疗。载荷分享法得分 7 分，无脱位，故建议前路手术

后，椎体高度恢复，但椎体内骨小梁支架结构并未同时恢复，椎体内存在空隙使椎体空壳样变，内固定取除后会出现塌陷和矫正度丢失近年来向椎体内注入具有凝固特性材料（如自固化磷酸钙人工骨）立即重建椎体强度的椎体成形术引起了人们的关注，但如何防止灌注材料渗漏，是需解决的问题。

三、脊髓损伤

（一）概述

脊髓损伤患者常发生截瘫或四肢瘫，给家庭和社会造成极大负担。患者积极要求治疗，医师也为治疗脊髓损伤，修复损伤的脊髓进行着不懈的努力，并取得很大进展，特别是近年来干细胞和嗅鞘细胞移植，更引起医学界和患者的关注。

近年来，脊髓损伤发病率呈现逐年增高趋势，交通事故是导致脊柱脊髓损伤的首要原因占 46.9%。其次是坠落、砸伤、挤压等所致，占 33.1%。脊椎退行性改变、脊柱或椎管内肿瘤、脊柱结核、血管性疾患、先天性疾病非外伤性原因引起的脊髓损伤居第 3 位，占 9.8%。从事跳水、跳伞、悬吊式滑翔、冲浪、绳滑、攀岩、滑雪、山地自行车等体育娱乐活动导致的脊髓损伤亦有增加趋势。自杀、火器伤等其他原因导致的脊髓损伤各占 5.1%。

对伤员年龄和性别的分析显示，青年人是脊髓损伤高发人群，其中 21～30 岁发病人数最高，占 23.6%。男性致伤人数高于女性，男女比例为 2.34∶1。这与青年人和男性从事危险性活动较多有关。

（二）致伤因素与病理

1. 致伤因素　根据影像及病理解剖学研究，脊髓神经损伤致伤因素主要来自伤椎骨折片或部分椎间盘突入椎管内所致，而实际在骨折形成时，对脊髓致伤的外力有两种，一是在受伤瞬间，骨折移位对神经组织的撞击，对脊髓及神经根造成的牵拉或挫伤;另是骨折片或椎间盘组织对神经组织的持续压迫。前者是瞬间已形成的,不可逆性的动态损伤,因而外科复位减压对这类损伤并无确切的意义。而后者是持续的压迫,则需要尽早解除。试验研究表明:在骨折形成中脊髓所受的瞬间动态损伤远比静止状态的压迫损伤为大。而临床上影像学检查显示的均为静态下的椎管改变,故它不能完全反映脊髓神经受损的程度。尽管如此,椎管受压,外力在继续作用于脊髓神经,是阻碍神经功能恢复的一个重要因素,必须尽早解除对脊髓的压迫,整复固定重建脊柱的稳定性,为脊髓神经恢复创造条件。

2. 病理　急性脊髓损伤分为原发性损伤和继发性损伤两个阶段。原发性损伤是指受伤时由于骨折的移位、脱位引起椎间盘脱入椎管及骨折片刺入脊髓而造成的急性脊髓压迫、冲击、撕裂、挫裂及剪切伤,是在受伤的一瞬间由外力产生的决定性的、不可逆的损伤,无法针对其进行有效的治疗。继发性损伤是脊髓原发性损伤之后由于各种因素引起的脊髓再损伤,所产生的脊髓损害远远超过了原发性损伤。

(1)原发性损伤:可分为 4 级。最严重者为脊髓横断,见于严重的脊柱骨折脱位、火器性椎管贯通伤、锐器伤割断等。其次为完全性脊髓损伤,创伤本身决定了脊髓损伤程度严重,大多数在最初6～8h,脊髓虽然中心出血、水肿,但尚未坏死,周围白质尚好,为治疗之黄金时期。完全性脊髓损伤的继发损伤,如水肿、微循环障碍、自由基、神经递质改变是进行性的,直至脊髓坏死。早期治疗有可能抑制继发损伤的进展,从而获得某些恢复。再次为不完全性脊髓损伤,虽然在组织学上也是脊髓中心出血、水肿等但损伤本身较轻,其继发损伤也较轻,非进行性,具有可逆性自行恢复,但灰白质中可有部分坏死软化灶,故不能完全恢复。对其继发损伤的治疗,特别是较重的不全瘫,是更有益的。最轻为脊髓轻微损伤,临床为脊髓震荡,组织学上可见灰质中有小灶性出血及神经组织退变,但不形成坏死灶,可自行完全恢复,在组织学上,不遗留异常。

(2)继发损伤:Allen 当时认为继发性损伤是由于出血及组织坏死后释放的毒性物质造成。近十几年来,随着对脊髓损伤研究的不断深入,大量有关继发性损伤病理生理机制的学说被提出。这些学说成为脊髓损伤急性期治疗的理论基础。Tator 等总结急性继发性脊髓损伤机制为:①血管机制。血管自动调节障碍,全身低血压(神经源性休克),出血,微循环障碍,血流减少(血管痉挛、血栓形成)。②电解质改变。钙内流增加,钾外流增加,钠通透性增加。③生物化学机制。神经递质聚集(儿茶酚胺、兴奋性氨基酸),花生四烯酸释放,自由基产生,前列腺素产生,过氧化脂质、内生阿片样物质产生。④水肿。⑤能量代谢障碍。ATP 产生减少。

(三)临床表现及分类

1. 症状

(1)脊柱损伤:表现为伤部疼痛,活动受限,骨折脊椎棘突常有压痛,在明显的压缩骨折或骨折脱位,常见伤椎和上位椎的棘突后凸和压痛,有后方韧带复合体损伤断裂,或有棘突间韧带撕裂脱位者,该棘突间距增宽,严重者棘上韧带同平面的筋膜撕裂,可见皮下淤血,明确伤情,需要 X 线、三维 CT 重建、MRI 及其抑脂序列等影像学检查。

(2)脊髓损伤:脊髓损伤的主要表现为四肢瘫或截瘫。四肢瘫 (tetraplegia)指由于椎管内的脊髓受损而造成颈段运动和(或)感觉的损害或丧失。四肢瘫导致上肢、躯干、下肢及盆腔器官的功能损害,但不包括臂丛损伤或者椎管外的周围神经损伤。截瘫是指(paraplegia)指脊髓胸段、腰段或骶段(不包括颈段)椎管内脊髓损伤之后,造成相应节段的运动和(或)感觉功能的损害或丧失。

胸腰段脊髓损伤主要表现为截瘫。截瘫患者上肢功能保留,根据相应的损伤平面,躯干、下肢及盆腔脏器可能受累。截瘫也包括马尾神经和圆锥损伤,但不包括腰骶丛病变或者椎管外周围神经损伤。胸腰段脊髓损伤可引起脊髓圆锥损伤和马尾神经损伤造成大小便的功能障碍。同一水平的骨折脱位,由于圆锥的水平不同,而出现不同的截瘫,可表现为痉挛性截瘫或弛缓性截瘫。另外脊髓损伤后还可以引起体温异常,消化功能减退,呼吸功能减退,电解质紊乱,营养不良,压疮及泌尿系感染等表现。

(3)合并伤:颈脊髓损伤可合并颅脑的挫裂伤,胸腰椎脊柱脊髓损伤可合并其他部位的损伤。如安全带损伤可合并胸腹部的损伤,经脊髓损伤常合并头颅损伤,胸脊髓损伤有时合并肋骨骨折、血气胸等胸部损伤表现,骶骨骨折有时合并直肠肛门的损伤等。由于现代交通的复杂和高速,脊髓损伤多合并肢体的损伤。

2. 分类

(1)按照脊髓损伤的程度分类

①不完全性脊髓损伤：如果在神经平面以下包括最低位的骶段保留部分感觉或运动功能，则此损伤被定义为不完全性损伤。骶部感觉包括肛门黏膜皮肤交界处和肛门深部的感觉。骶部运动功能检查是通过肛门指检发现肛门外括约肌有无自主收缩。

②完全性脊髓损伤：指最低骶段的感觉和运动功能完全消失。

(2)按照脊髓损伤的部位分类

①中央型脊髓损伤：不完全脊髓损伤，主要见于颈椎后伸损伤或爆裂型骨折，其特征是上肢瘫痪重，下肢瘫痪轻，感觉不完全丧失，括约肌可无障碍或轻度障碍，此乃因中央脊髓损伤的范围，主要是中央灰质，对白质的影响，近灰质者重，离开灰质近周边者轻，而皮质脊髓侧束和前束中的神经纤维排列，上肢者近中央，下肢者远离中央，故下肢神经纤维受累轻，其预后较好。

中央型脊髓损伤的平面并不一致，在爆裂型骨折所致者，截瘫平面与骨折平面一致，在后伸损伤所致者，常累及中下颈椎，如三角肌麻痹，但麻痹最重者为手肌，特别是手内在肌，可完全瘫痪。中央型脊髓损伤可与半脊髓损伤并存，即上下肢均为中央脊髓损伤表现，但可半侧重，而另半侧轻。

②半脊髓损伤：常由后关节单侧脱位或横脱位引起。脊髓半侧遭受损伤，系不完全性损伤，伤侧平面以下运动障碍，对侧感觉障碍，括约肌功能多存在，因同侧皮质脊髓束下行受损，而肢体感觉传入脊髓后，交叉至对侧上行，故出现对侧感觉障碍。

③前脊髓损伤：脊髓前部遭受损伤，见于颈椎爆裂骨折，骨折块移位突然进入椎管，损伤压迫脊髓前部，亦可见于颈椎过伸型损伤。为何颈椎过伸型损伤即可引起中央型脊髓损伤又可引起前脊髓损伤呢？作者的研究是与椎管的矢状径有关。当椎管较狭窄时，后伸损伤使椎管进一步变窄，前后挤压脊髓发生中央脊髓损伤；同理，爆裂骨折时，骨折块自前方损伤脊髓，后方因椎管狭窄对脊髓避让的空间减小，使脊髓受前后应力的损伤，成为中央型脊髓损伤。当椎管较宽时，后伸损伤时脊髓向后弯曲，后方未受挤压而前方被牵拉损伤成为前脊髓损伤。爆裂骨折致伤脊髓前部，因椎管较宽而后方无对冲损伤(图 2-7-98)。

前脊髓损伤的主要表现损伤平面以下大多数运动完全瘫痪，括约肌功能障碍而深部感觉位置觉保存。此乃因薄束和楔束保存之故。其损伤机制除直接损伤脊髓前部外，还可有中央动脉损伤，其供养脊髓前 2/3，与临床表现一致，这也是前脊髓损伤运动功能恢复困难的原因之一。

(3)后脊髓损伤(posterior cord injury)：很少见，可见于椎板骨折下陷压迫脊髓后部，感觉障碍包括深感觉丧失较运动障碍严重(图 2-7-99)。

(4)特殊类型的脊髓损伤

①创伤性上升性脊髓缺血损伤(traumatic ascending ischemic cord injury)：多见于下胸椎损伤，伤后截瘫平面持续上升，有 2 种表现，笔者之 7 例，3 例为胸$_{10}$骨折脱位，4 例为胸腰段损伤，熊恩富、饶书城等报道 12 例，胸腰椎损伤部位是胸$_{4,5}$，胸$_{10}$，胸$_{11\sim12}$各 1 例，胸$_{12}$至腰$_{1}$ 共 9 例。伤后截瘫平面与骨折脱位一致。伤后 2～3d 截瘫平面开始上升，其中 3 例上升至颈$_{2\sim4}$平面，因呼吸衰竭死亡，其余截

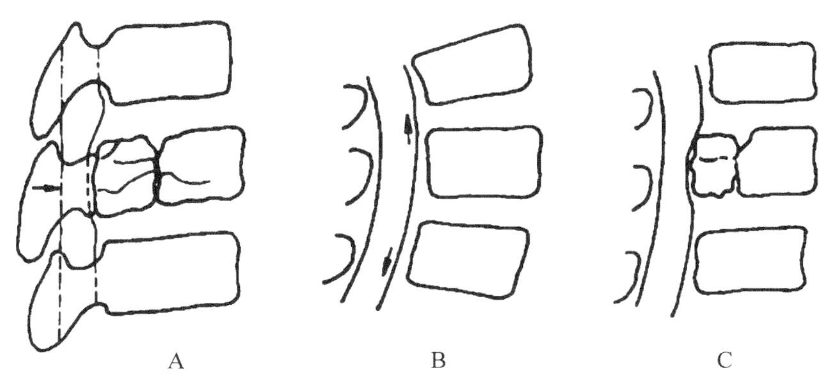

图 2-7-98 椎管狭窄与脊髓损伤类型的关系

注：A. 椎管狭窄，爆裂骨折，挤压脊髓；B. 椎管较宽，后伸牵拉脊髓前部；C. 爆裂骨折损伤前脊髓

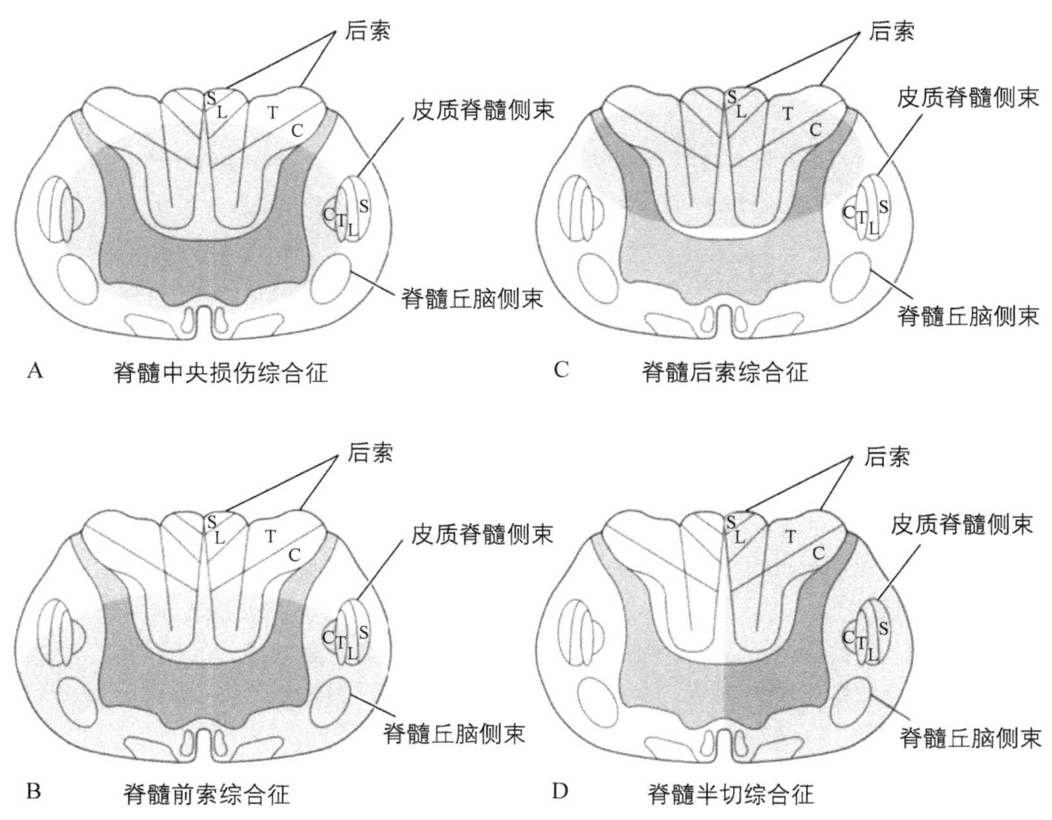

图 2-7-99　不同脊髓损伤区域

A. 中央型脊髓损伤；B. 后脊髓损伤；C. 前脊髓损伤；D. 半脊髓损伤

瘫平面上升 3～5 节段，大多数在胸$_{7\sim8}$平面停止上升，停止时间最晚在伤后 23d，死亡之 1 例解剖见整个脊髓自颈$_2$-骶髓软化坏死，另 2 例于伤后 4 周至 6 个月手术探查见胸髓自胸$_4$ 以下坏死软化或呈瘢痕化。病人下肢截瘫一直呈弛缓而非痉挛性。其原因有二，笔者的 1 例截瘫平面上升至颈脊髓致死者，系胸$_{10}$伤段脊髓血管（前后动静脉）血栓，逐渐扩大向上向下蔓延至颈脊髓和骶髓，致整个脊髓缺血坏死。另一种为胸腰段的大髓动脉（GMA）即过去称根大动脉（Adamkewicz）受损，至其供应之脊髓段缺血坏死（图 2-7-100）。

②无骨折脱位脊髓损伤（Spinal cord injury without fracture-dislocation，SCIWOFD or Spinal cord injury without radiographic abnormality，SCIWORA）：其发病率有日渐增多之趋势，可分为 4 型。

A. 儿童颈椎 SCIWORA：见于 6 个月至 16 岁儿童，8 岁以下者过半，多因车祸，高处坠落、牵拉等严重损伤，由于脊柱弹性较大，可发生脊髓损伤而无骨折脱位，脊髓中央损伤约占一半，其次为完全性脊髓损伤，不完全性脊髓损伤，个别为 Brown Sequard。其一个特点是约一半病例在伤后至脊髓损伤出现有一个潜伏期，时间自数小时至 4d。

B. 中老年人 SCIWOFD：以 50 岁以上多见。轻微损伤如摔倒，碰伤等后伸损伤占大多数，亦可发生于交通事故或高处坠落伤等，伤后即发生截瘫。中央型脊髓损伤约占 70%，其他为完全脊髓损伤，不全脊髓损伤，Brown Sequard 和神经根损伤。X 线片、CT、MRI 等影像学检查，发现椎管狭窄占 70%，前纵韧带损伤，椎间盘突出者过半，后纵韧带出血，棘上韧带断裂等，个别有椎体骨折但无移位，故在 X 线片上未能显示。脊髓改变有受压、软化、断裂等与临床表现一致。

C. 胸椎 SCIWORA：主要发生在儿童和青壮年，儿童组之年龄在 1～11 岁，青壮年为 18～38 岁。致伤原因系车祸，轧压伤，碾轧伤等严重砸压伤，成人伤后立即出现截瘫，截瘫平面在上部胸椎

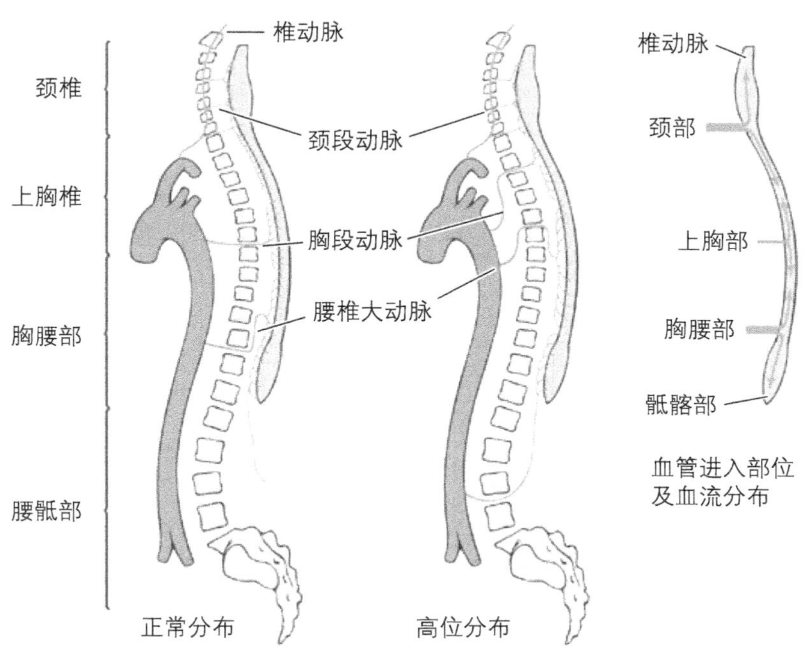

图 2-7-100 大根动脉的进入的部位

者占1/3，在下部胸椎者占2/3，绝大多数为完全截瘫，且系弛缓性软瘫，此乃因大段脊髓坏死所致。

胸椎SCIWORA还有一个特点即胸部或腹部伴发损伤较多，可达半数以上，胸部伤主要为多发肋骨骨折和血胸，腹部伤则主要为肝脾破裂出血。胸椎SCIWORA的损伤机制可能有A大髓动脉(GMA)损伤，B由于胸腹腔内压力剧增所致椎管内高严，小动静脉出血至脊髓缺血损伤，部分病例表现为脑脊液中有出血，例如18岁女性，乘电梯发生故障，被挤于电梯与顶壁之间达4h，经救出后发现胸$_{12}$以下不全瘫，胸锁关节前脱位，右第6、7、8肋骨骨折，骨盆骨折，肉眼血尿，胸腰椎无骨折脱位，腰穿中RBC 150°说明胸腹腔被挤高压，可致脊髓损伤。

D. 一过性腰椎SCIWOFD：少见，笔者和Macmillan共报道5例，青壮年男性，致伤原因有背部撞伤，冰上摔倒，车上摔下，倒立过伸位摔倒等，伤后双下肢不全瘫。X线检查，4例腰椎椎管狭窄，可能是发病的基础因素，经非手术治疗，截瘫完全恢复。

(四)诊断

临床检查

(1)神经学检查：评估脊髓损伤后感觉及运动等神经功能的障碍，临床上最常用的即《脊髓损伤神经学分类国际标准》(ASIA)。2006年对标准进行了修改。AISA标准通过对皮节(指每个脊髓节段神经或神经根内的感觉神经元轴突所支配的相应皮肤区域)和肌节(指受每个脊髓节段神经或神经根内的运动神经元轴突所支配的相应的一组肌群)进行系统的检查，就能判定脊髓损伤所涉及的脊髓节段，可确定神经学损害的各项指标并对其进行评定，这包括神经损伤水平、感觉损伤平面、运动损伤平面(左右侧)、感觉评分(针刺和轻触)、运动评分以及部分保留区的评定，最后确认患者的A-SIA残损分级。

①感觉检查：

检查身体两侧各自的28个皮节的关键点。每个关键点要检查2种感觉，即针刺觉(使用针头)和轻触觉(使用棉花)，并按3个等级分别评定打分。0分：缺失；1分：障碍(部分障碍或感觉改变，包括感觉过敏)；2分：正常；NT：无法检查。在针刺觉检查时，不能区别钝性和锐性刺激的感觉应评为0级。

两侧感觉关键点的检查部位如下图所示(图2-7-101)。除对这些两侧关键点进行检查外，还要求检查者做肛门指检测试肛门外括约肌。感觉分级为存在或缺失。肛门周围存在任何感觉，都说明患者的感觉是不完全性损伤。

感觉评分和感觉平面确定

A. 感觉评分：每个皮节感觉必查项目有4种情况。右侧针刺觉、右侧轻触觉、左侧针刺觉和左

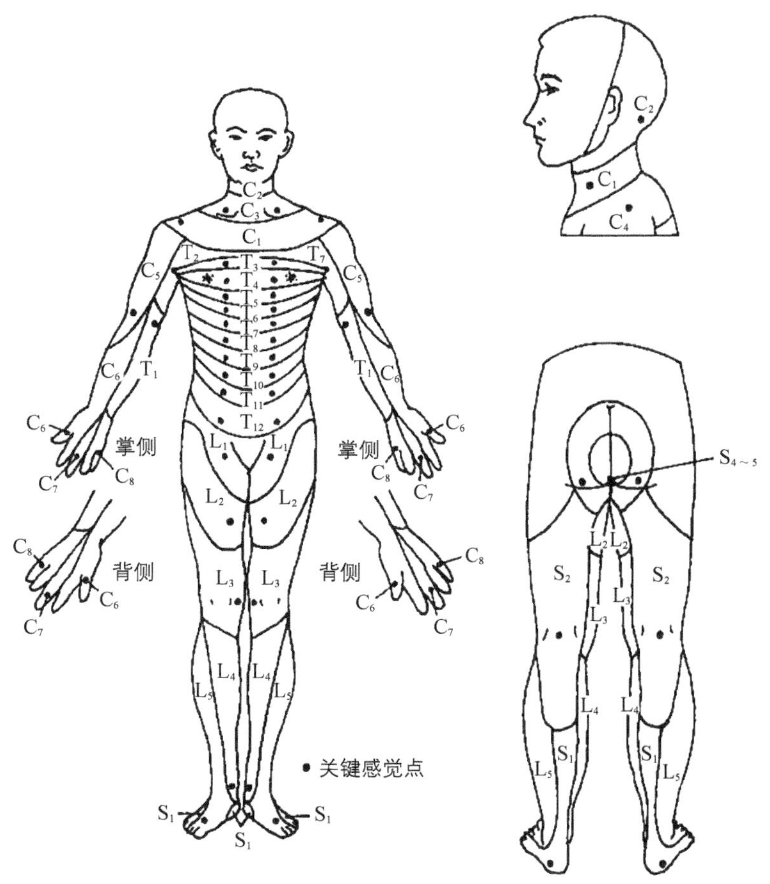

图 2-7-101　感觉检查

注：•. 为皮节关键点

侧轻触觉。如图所示，把身体每侧的皮节评分相加，即产生 2 个总的感觉评分，即针刺觉评分和轻触觉评分，并用感觉评分量化评定感觉功能的变化。

B. 感觉平面确定：感觉平面是指身体两侧具有正常感觉功能的最低脊髓节段。通过必查项目可以用于判断感觉平面、部分保留区和残损分级。

②运动检查

检查身体两侧 10 对肌节关键肌，左、右侧各选一块关键肌。检查顺序为从上而下，C_5 屈肘肌（肱二头肌、肱肌）；C_6 伸腕肌（桡侧伸腕长和短肌）；C_7 伸肘肌（肱三头肌）；C_8 中指屈肌（指深屈肌）；T_1 小指外展肌[小指外展肌；L_2 屈髋肌（髂腰肌）]；L_3 伸膝肌（股四头肌）；L_4 踝背屈肌（胫前肌）；L_5 长伸趾肌（蹈长伸肌）；S_1 踝跖屈肌（腓肠肌和比目鱼肌）。肌力为 6 级分法。

运动评分和运动平面确定

A. 运动评分：必查项目是指各肌节按左、右两侧做运动评分，将两侧肌节得分相加。得出一个总的运动评分并用这一评分量化评定运动功能的变化。

B. 运动平面确定：运动平面指身体两侧具有正常运动功能的最低脊髓节段。通过该运动部分项目的检查，可以判断运动平面、部分保留区和残损分级。

每个节段的神经（根）支配一块以上的肌肉，同样大多数肌肉接受一个以上的神经节段支配（通常为 2 个节段），因此，用一块肌肉或一组肌肉（关键肌）代表一个脊神经节段支配目的是简化检查。我们可以认为一块肌肉在丧失一个神经节段支配但仍有另一神经节段支配时肌力减弱。按常规，如果一块肌肉肌力至少在 3 级以上，则该肌节的上一个肌节存在完整的神经支配。在确定运动平面时，相邻的上一个关键肌肌力必定是 5 级，因为预计这块肌肉受 2 个完整的神经节段支配。例如，C_7 支配的关键肌无任何活动，C_6 支配的肌肉肌力为 3 级，若 C_5 支配的肌肉肌力为 5 级，那么，该侧的运动平面在 C_6。

对于那些临床应用徒手肌力检查法无法检查的肌节，如 $C_{1\sim4}$、$T_2 \sim L_1$ 及 $S_{2\sim5}$，运动平面可参考感觉平面来确定。如果这些节段的感觉是正常的，则认为该节段的运动功能正常；如果感觉有损害，则认为运动功能亦有损害。

③神经平面确定：神经平面，指身体两侧有正常的感觉和运动功能的最低脊髓节段。根据前面一和二的步骤确定的感觉和运动平面的最高的部分。

④确定脊髓损伤的完全性：主要根据骶段脊髓感觉及运动功能存留情况进行判断。如果没有肛门的自主收缩，$S_{4\sim5}$感觉评分为 0，且无任何肛门感觉，损伤为完全性，否则为不完全性。

⑤确定 ASIA 残损分级(AIS)

A 完全性损伤：在骶段 $S_{4\sim5}$ 无任何感觉或运动功能保留。

B 不完全性损伤：在神经平面以下包括骶段 $S_{4\sim5}$ 存在感觉功能，但无运动功能。

C 不完全性损伤：在神经平面以下存在运动功能，且平面以下一半以上的关键肌肌力<3 级(0～2 级)。

D 不完全性损伤：在神经平面以下存在运动功能，且平面以下至少一半的关键肌肌力≥3 级。

E 正常：感觉和运动功能正常。

补充说明：当一个患者被评为 C 或 D 级时，必须是不完全性伤，即在骶段 $S_{4\sim5}$ 有感觉或运动功能存留。此外，该患者必须具备如下两者之一：①肛门括约肌有自主收缩；②运动平面以下有 3 个节段以上有运动功能保留。

⑥确定 ASIA 残损分级的步骤

A. 确定损伤是否完全？完全性损伤 AIS＝A 级，ZPP 记录每侧最低皮节或肌节的部分残留。

B. 确定运动损伤是否完全？不完全性损伤的患者如果其运动损伤是完全的，则 AIS＝B 级。如果患者有肛门自主收缩或检查侧运动平面下运动功能多于 3 个平面，则为运动的不完全损伤。

C. 是否神经平面下至少一半以上的关键肌肌力在 3 级或 3 级以上？运动不完全损伤的患者，若神经平面下少于一半以上的关键肌肌力在 3 级或 3 级以上，则 AIS＝C 级，若存在至少一半在 3 级以上，则 AIS＝D 级。

D. 如果所有节段感觉及运动都正常，则 AIS＝E 级。

E. AIS E 级仅用于脊髓损伤患者的随访评估中，表示患者脊髓神经功能恢复至正常。如果初始检查没有发现神经功能缺损，则患者神经功能是完整的，ASIA 残损分级不适用。

(2)影像学检查：X 线平片是最常用最基本的检查方法，对于判断脊椎损伤类型提供可靠的依据。对爆裂骨折，CT 可明确显示椎管被骨折块突入所侵占的面积，作为估价脊髓受压迫的参考及手术减压入路选择的依据。有条件做磁共振 MRI 检查的，可对脊髓损伤提供最直接而有价值的资料。在脊椎方面可显示椎间盘突出压迫脊髓、后纵韧带、黄韧带损伤及出血情况、骨折脱位情况。在脊髓方面，急性脊髓损伤分为出血型(伤段内低信号，周围高信号)、水肿型(伤段高信号)及混合型(低高信号混杂)，以水肿型预后较好。脊髓损伤晚期，MRI 以 T_1 加权像为主要参考，脊髓信号正常，但受压迫者，为不全截瘫，减压后常恢复良好；脊髓混杂信号(不匀)，髓内囊腔者常为不全截瘫，前者减压后可进一步恢复，而后者多无恢复；低信号增粗，较低信号，脊髓变细萎缩，脊髓断裂皆为完全截瘫，且无恢复。

(3)诱发电位检查：可对脊髓损伤程度提供有价值的参考。完全脊髓损伤的体感诱发电位(SEP)皆引不出(97.8%)。不全脊髓损伤的 SEP 表现为潜时延长与波幅降低。在急性脊髓损伤，伤后 12h SEP 引不出者，多为完全截瘫。而可引出 SEP 者，则预后较佳。在颈脊髓损伤，C_4 平面完全损伤正中、尺、桡神经 SEP 皆引不出。C_5 节段存在，正中神经 SEP 可引出，但潜时延长，波幅降低。C_6 节存在，正中神经 SEP 可引出，有 1/3 正常，桡神经 SEP 可引出，但不正常。C_7 节存在则尺、桡神经 SEP 可引出，但不正常，正中神经 SEP 半数以上正常。中央脊髓损伤的 SEP 皆可引出，但尺神经者受累严重。

胸腰段($T_{12} \sim L_1$)脊髓与腰骶神经根混在，脊髓、圆锥与神经根的损伤程度常不一致。脊髓与神经根皆完全损伤者，股、胫、腓神经 SEP 皆引不出。脊髓与神经根二者皆不全损伤，则三神经 SEP 可引出，但不正常。而脊髓完全损伤，腰神经根不全损伤者，胫、腓神经 SEP 消失，而股神经 SEP 可引出，但不正常，可为临床诊断及预后提供参考。

SEP 仅代表脊髓感觉通道是否受损，MEP 则代表锥体束运动通道的功能，在多数脊髓损伤病例，感觉与运动的缺失是一致的。SEP 检查结果，可代表脊髓损伤程度，在感觉与运动通道受损不一致者，则需补充 MEP 检查，引不出者为完全截瘫，不正常但可引出者为不全截瘫，MEP 较 SEP 恢复为快。其他如腰穿奎克试验、脊髓造影等检查，并非常规检查，可根据个例需要而定。

（五）治疗

脊髓损伤的治疗方法分为手术和非手术治疗。而非手术治疗旨在临时稳定脊柱，防止二次损伤，减轻脊髓继发性损伤（secondary tissue damage），促进神经功能的恢复或再生。手术治疗的目的是外科治疗的目的：一是重建脊柱的稳定性，使患者的早期活动，减少并发症，并为全面康复训练创造条件；二是为脊髓神经恢复创造宽松的内环境。因而外科治疗包括对骨折的整复、矫形、椎管减压或扩容，同时进行坚强内固定与植骨融合。目前更多的学者对脊柱不稳定骨折特别是伴有神经损伤者，主张及时手术治疗。

1. 非手术治疗

（1）迅速明确诊断：有效稳定脊柱，避免二次损伤。

脊髓损伤发生后不仅脊柱节段的畸形压迫脊髓，而且脱位的脊椎进一步压迫脊髓，脊柱任何明显的运动都将引起进一步损伤。因此，必须进行临时稳定治疗。患者在转运过程中应避免生理性的载荷，常采用卧位，采取一切措施稳定脊柱。这些措施包括采用硬质的颈托和背板。患者仰卧时应在颈肩部位放置沙袋，将患者固定在背板上防止运动。患者的运动都应维持脊柱的整体性，任何情况下都应维持头和躯体在一条直线上。

（2）药物治疗

①大剂量甲泼尼龙（MP）

用法：30 mg/kg 体重，于 15min 内静脉输入，45min 后 5.4 mg/(kg · h)，连续 23h 静脉滴入。

适应证：较严重的不全截瘫、四肢瘫与非脊髓横断性完全截瘫病人。伤后 8h 以内应用，超过 8h 的脊髓损伤为应用的禁忌证。穿透性脊髓损伤并不推荐使用大剂量 MP 治疗，在应用大剂量 MP 时应严格掌握治疗时间和治疗剂量的计算。

②神经节苷脂：神经节苷脂在正常神经元的发育和分化中起重要作用，在试验研究中，外源性神经节苷脂能促进神经突生长，增加损伤部位轴突存活数目。有报道：在临床对急性脊髓损伤 72h 内给予神经节苷脂（GM1）100mg/d 持续 18～32d，有助于神经功能恢复。

（3）康复治疗：脊髓损伤后，除积极地为防止或减少继发性损伤开展药物治疗外，而外科治疗则是为脊髓神经恢复创造一个宽松稳定的内环境，为早期康复创造条件，减少脊髓损伤患者由于长期卧床所致的并发症。然而如何最大限度地恢复肢体残存功能，提高患者的生活质量，建立站立或行走功能等，使其能尽快回归社会，则是全面康复治疗的重要内容，也是对脊髓损伤患者治疗的重要环节。美国最大的 SCI 中心（Shep herd 中心）1997 年的临床研究表明，损伤后 2 周开始康复的患者，住院时间较短，运动功能评定最高为功能独立性评测（functional independencemeasure，FIM）41 分；而伤后 3 个月才开始进行训练的患者，住院时间相对较长，FIM 最高仅为 22 分。因此，SCI 后越早进行康复训练，患者的住院时间就越短，治疗费用越少，而运动功能恢复却相对较快，并发症也相应减少。所以 SCI 患者应尽早开始康复训练。

让骨科医生兼顾手术治疗和康复治疗很困难，关键是找寻一种合理的合作模式，如何让康复医师尽早的介入患者的治疗。针对各科室实际情况，可以每年指定一名医师专门接受康复训练，作为康复医师，采取轮转制度，保证每年都有一名骨科医生专门负责病人的康复训练。另外，应详细制定康复指南，教给病人自己如何进行康复训练，告知其康复注意事项、康复方法等；下颈椎康复训练，可加入手功能的重建，增加对脊髓损伤后功能重建的问题的关注。

2. 手术治疗　目标是完成脊髓的彻底减压，稳定脊柱，牢固融合。减压：椎体骨折脱位，特别是爆裂型骨折的骨折块突入椎管，可压迫脊髓造成损伤，持续时间过长，还可导致脊髓缺血，因此应尽早进行减压。颈椎脊髓损伤，特别是无骨折脱位脊髓损伤，常伴有椎管狭窄，当脊髓损伤而肿胀时，则压迫脊髓，应尽早减压。减压的目的是消除肿胀，改善血供，但仅给予药物治疗，达不到减压消肿的目的。

（1）手术适应证：对于外伤性截瘫，是否需对脊髓进行手术治疗，是一个有争论的问题。手术适应证的掌握各家不尽相同，凡影像学检查对脊髓有压迫者，减压是治疗中的最重要措施。根据脊椎脊髓损伤的病理，需对脊髓进行减压或处理的选择如下：

①椎管内有骨折块压迫脊髓者，如椎板骨折下

陷压迫脊髓者，需行椎板切除减压；椎体骨折自前方压迫脊髓者，行侧前方减压。

②患者为完全截瘫，估计脊髓并未横断，而为完全性脊髓损伤者，或者严重不全截瘫，拟对脊髓进行探查治疗者。

③腰椎严重骨折脱位，完全截瘫，估计马尾横断，拟手术缝合修复者。

④不完全截瘫，伴有严重神经根疼痛，表示神经根被压者，或者神经症状进行性加重者。不完全截瘫，已行复位，但截瘫无恢复者，应进一步检查并手术探查。

(2)手术时机：总的说手术应当愈早愈好，但亦应根据不同情况，对伴有重要脏器损伤的患者，应首先救治危及生命的损伤，在此基础上尽早治疗脊髓损伤。

①对于非横断的完全性脊髓损伤，手术应当愈早愈好，在伤后6h内为黄金时期，病人入院迅速检查确定，并在全身条件允许下，即行手术。

②对于马尾断裂伤，于伤后24～48h手术。

③对于不完全截瘫，具有以上手术适应证者也应尽快手术。

(3)手术入路选择：手术入路选择取决于骨折的类型、骨折部位、骨折后时间以及术者对入路熟悉程度而定。

①后路手术：解剖较简单，创伤小，出血少，操作较容易。适用于大多数脊柱骨折，对来自管前方的压迫<50%胸腰椎骨折，如正确使用后路整复器械，可使骨块达到满意的间接复位。椎管后方咬除椎弓根可获得椎管后外侧减压，或行椎体次全切除获得半环状或环状减压。后路手术器械可用于各种类型的胸腰椎骨折脱位。目前常用的整复固定器械：如经椎弓根螺钉固定系统其固定节段短，复位力强，特别是RF、AF固定系统可达到属三维、6个自由度的整复与固定。

②前路手术：长期以来施行后路手术，并形成一种传统观念，似乎椎管减压只有通过椎板切除来完成。即使椎板切除后脊柱稳定性受到破坏也在所不惜。然而由于现代影像学的进步，可为临床提供脊柱脊髓损伤后的三维形态改变及准确依据。影像学显示：绝大多数脊柱骨折造成的脊髓损伤或脊髓受压多来自椎管前方，因而采用椎管后壁解除对脊髓的限制行椎板切除，并未解除来自椎管前方的压迫。特别是当脊柱的前、中柱已然受到破坏(爆裂型骨折、严重压缩骨折)的情况下，如再人为地将仅存的脊柱后柱的稳定性进一步破坏，常使术后脊柱后凸畸形进一步加重(无论有无内固定)，使椎管前方受压进一步恶化，这是过去某些后路手术效果不佳的重要因素，也是近年一些学者提倡前路手术的重要原因。另外，如爆裂骨折累及中柱，致脊髓前方受压、特别是椎管压迫超过50%，或椎管前方有游离骨块者，由于神经组织被覆盖在突出骨块的后方，间接复位如不能使骨块前移，而采用后路过伸复位或“压中间撬两头”的复位方法，会造成脊髓的过度牵拉或进一步损伤。因而在以下情况下应考虑前路手术。脊髓损伤后有前脊髓综合征者；有骨片游离至椎管前方的严重爆裂骨折；陈旧性爆裂骨折并不全瘫；后路手术后，前方致压未解除者；前方致压的迟发性不全瘫患者。脊柱脊髓损伤前路手术是近10余年的新进展，它可在直视下充分进行椎管前侧减压，同时完成矫正畸形和固定融合。

前路器械：后路手术主要为间接减压，即椎管内骨折块的复位主要靠在轴向撑开力的作用下，借助于后纵韧带的伸展，使附着在椎体上的纤维环及其周围软组织牵引骨折块来完成的。而前路手术的优点在于：手术可通过椎管前方直视下直接去除致压物，彻底减压，较满意的恢复椎管的矢状径，同时矫正畸形恢复脊柱生理曲线，大块骨在椎体间支撑植骨融合，以恢复椎体高度，进行内固定，使融合区可得即刻稳定。

(4)脊髓损伤修复研究：全世界有多位学者开始从事细胞移植治疗人类脊髓损伤的临床研究，目前全世界接受OEG移植的脊髓损伤患者超过400人，接受移植的大多数病例表现为脊髓中进化低的结构的修复如：脊髓损伤平面以下的温度、颜色和膀胱功能和肠道功能的改善(自主神经功能)，肌张力的下降(脊髓小脑的联结)，这些功能的恢复在临床中不易测定或常常被忽略，部分患者还表现为感觉功能(触觉和痛觉)有明显的恢复，感觉平面下降3～10个脊髓节段，使感觉评分明显增加。极少数病例出现了脊髓损伤平面的运动恢复，表现为损伤平面的关键肌肌力的增加，而损伤平面以下的运动功能无任何恢复，使运动评分增加不明显。

脊髓损伤患者接受嗅鞘细胞移植后仅可获得轻度至中等程度的功能改善，功能恢复程度和可能性由高到低为：①皮肤营养状况；②痉挛；③膀胱和肠道功能；④浅感觉(最长达10个节段)；⑤运动(仅限于ZPP区域)。但我们不能轻率否定嗅鞘细胞移植对脊髓损伤的修复作用，只是离我们的期望值还有很长的距离。

脊髓以及脊髓损伤的复杂性决定了任何单一的治疗干预，都不可能解决所有问题，因此尽管细胞具备桥接、支持、分泌生长因子、替代等作用，在脊髓损伤修复中发挥的作用是多方面的，可以说基本涵盖了脊髓损伤修复的各个环节，可还是越来越多的学者强调包括细胞移植在内的多种治疗方法的综合干预。

（孙天胜）

第六节　骨盆骨折

一、概　　述

（一）解剖

骨盆环由 2 块无名骨和 1 块骶骨组成。后方由左右骶髂关节连接，前方由耻骨联合连接，无名骨由髂、耻、坐骨通过三面放射软骨融合而成。从侧面看髋骨成插座样，由髂、耻、坐三骨共同组成。

由骨性骨盆围成的腔可分为 2 个亚腔，由一条弓形连线区分，这条线后方与骶骨岬连接，前方与耻骨上部连接而形成骨盆的一个缘。真骨盆（小骨盆）是在此缘之下，包含了真正的盆腔脏器，假骨盆（大骨盆）是在此缘之上，并组成了部分腹腔。

骨盆的一个功能是在站立时将体重由脊柱转导至髋臼，并在坐位时将体重由脊柱转导向坐骨结节。骨骼在负重线上加厚，体重由第 5 腰椎传至骶骨上 3 个节段，跨越骶髂关节后到达髂骨的厚支柱部分，此处形成坐骨大切迹的顶部，然后传至髋臼顶部或坐骨结节。

1. 骨盆环的骨性部分

（1）髂骨：作为半骨盆的主要组成部分，是在直立位将体重由脊柱传至下肢的主要结构元素。此骨在由与骶骨上 3 节段关节结合部分向前延续构成坐骨大切迹的顶部，再到达髋臼软骨下顶部以及向后至髂、坐骨交界处，这一部分最厚。

（2）坐骨：是在坐位时体重传递的终点，并构成髋臼的不到 2/5。坐骨大结节作为最远端，是腘绳肌的起点（半膜肌、半腱肌、股二头肌的一头）。在坐骨大结节之上的坐骨部分构成坐骨小切迹的边缘。小切迹在坐骨棘处与大切迹分开，其内有闭孔内肌走行。坐骨的最上端部分构成了坐骨大结节与髂骨相联处的下部边缘。坐骨是参与髋关节的活动的各肌肉的起点，它是髋外旋小肌的近端附着点，包括孖上下肌、闭孔外肌和股方肌。内收大肌起于几乎坐骨耻骨支的全长。除髋关节活动涉及的这些肌肉外，尾骨肌和肛提肌亦止于坐骨棘的内侧面。

（3）耻骨：耻骨体构成了闭孔前内侧边缘，耻坐骨支是下肢内收肌的起点。耻骨内侧缘是耻骨联合，在此一侧耻骨通过一纤维软骨盘与对侧耻骨相连接。在上方，耻骨内侧部有一个清晰的边，此棘是腹直肌的远端止点。此棘向外侧止于突出的耻骨结节，此结节为腹股沟韧带的内侧附着点。

（4）骶骨：骶骨构成骨盆环的一部分，并是负重时体重由躯干传至下肢或坐骨的传导路径的一部分。正如前描述，体重由躯干传至骶椎的上三节，此三节椎体与髂骨相关节。骶骨是一块大的三角形骨，像一个楔子一样插于两块髂骨间。它的上部或基底部与腰$_5$相关节；它的顶端与尾骨相关节。从侧面看，当骨盆环处于解剖位置时，骶骨相对于髂骨是倾斜的。

骶骨有前后 2 个侧面及上面（基底）和下面（顶端）。前面在纵轴及横轴上皆为凹陷状。有 4 条棘横行穿越骶骨体，指示原先骶骨为分开的 5 个椎体。在每条棘的末端，与椎间盘相类似，是骶前孔（每侧 4 个），这与椎体间孔相类似并指向前外侧。孔之外侧为外侧块，上有 4 条沟，此为骶前孔之延续，其内走行骶前神经。

骶骨后面为凸起状，并较前面窄一些。后面的中线标志是已退化棘突的结节，第一个最突出，最远端的一个常参与构成骶棘的内侧。前三节的后板常发育的很好，而后二节则不完全。骶骨外侧面近端宽远端窄而形成一个薄边或一点。外侧面关节部分为一条曲线，耳状面上覆有关节软骨；此大约代表了上三节骶骨并与髂骨相关节。在“关节面”之后的余下的骶骨外侧部分，与后方的一个深在而不平的平面形成一个边，为骶髂韧带提供一个附着点。

其上面是基底部，由上面观，其中心部分形似一个腰椎的体部，外侧结构（外侧部或翼）的上部在此投射方向上显著。

（5）尾骨：常由 4 节融合的椎体构成，事实上已退化，无椎板并且有很小的突。在最头侧节段通过一个小盘与骶骨尾侧部分相关节，并有一个角，相当于椎弓根。其上关节突向上方突出，通过韧带与骶骨角相连接。尾骨第一节段可能有一个小的已退化之横突。

2. 韧带　骨盆环的韧带参与 2 个功能：通过 L_5～S_1 关节连接脊柱和骨盆环以及与骨盆环相关节的一些直接相关的功能。与骨盆环相关节的直接相关的韧带将骨盆各骨连接在一起，并被分为 4 组：连接骶骨和髂骨；连接骶、坐骨；在耻骨联合处连接 2 个耻骨；连接骶骨与尾骨。尽管这些结构在功能上与连接 L_5～S_1 关节的韧带相似，并且对骨盆环完整性的维持无决定性作用。

骶髂关节的韧带有前（腹侧）和后（背侧）骶髂韧带以及骨间韧带。骨间韧带在后骶髂韧带深面并且接连骶骨结节与髂骨。Tile 与其他作者认为骨间韧带是后韧带结构组合体的一部分，因二者皆位于关节面的后方。骶髂后韧带形成骶骨与髂骨间主要连接带，此韧带位于骶髂骨间凹陷处，它由向不同方向跨越骨的几束组成；上部几乎是水平方向；下部或远端是斜行的，在骶$_3$ 水平与髂后上棘间穿行，骶髂前韧带（腹侧韧带）由许多细条索组成，这些条索连接骶骨外侧前方平面与髂骨的相应面。

骶结节韧带与骶棘韧带连接骶、髂骨，他们对骨盆环结构的完整性非常重要，由此对其功能和位置的理解对骨盆骨折的正确诊断与治疗至关重要。骶结节韧带是一个平的扇形的纤维组合体，附着于骶、尾骨外侧面的尾部（并且有部分附于髂后下棘），止于坐骨结节之内侧。此韧带在骶、坐骨处的连接呈扇形，但末端向中心会集而形成一个较厚的索带。此韧带的最尾侧部分“延续为股三头肌起点之肌腱，并且许多人都认为此部分是股二头肌腱的近端止点，其间有坐骨结节突出其内”。此韧带近端纤维与骶髂后韧带的长斜部分的一些纤维相邻。此韧带的后方平面是臀大肌的部分起点；在前方，它与骶髂后韧带的后部平面直接相接触。它的上面形成了坐骨大小孔的后方边界。

和骶结节韧带相似，骶棘韧带亦为一个平坦的结构。此两条韧带共同附着于骶、尾骨的外侧缘。骶棘韧带以相对较窄的索条向远端止于坐骨棘。它在前方与尾骨肌、在后方与骶结节韧带紧密相接触。它的上缘形成坐骨大孔的底边，它的下缘形成坐骨小孔的部分边缘。

耻骨联合韧带维系该关节并使之成为可动关节，并也维持整个骨盆环结构的完整性。其韧带结构是耻骨间盘、耻骨上韧带和耻骨弓韧带（耻骨下韧带）。耻骨间盘是连接两侧耻骨关节面的无滑膜的纤维软骨性结构。耻骨上韧带在外侧连接耻骨的上面与耻骨结节。耻骨下韧带连接耻骨的下部与下耻骨支，由此形成耻骨弓的边界。

（二）骨盆的生物力学

骨盆为一个纯环形结构。很明显，如果环在一处骨折并且有移位，在环的另一侧肯定存在骨折或脱位。前方骨盆骨折可以是耻骨联合和单侧或双侧耻骨支骨折。

1. 骨盆的稳定　骨盆的稳定可以被定义为在生理条件下的力作用于骨盆上而无明显的移位。很明显，骨盆的稳定不仅依赖于骨结构，而且也依赖于坚强的韧带结构将三块骨盆骨连接在一起，即两块无名骨、一块骶骨。如果切除这些韧带结构，骨盆会分为三部分。

骨盆环的稳定依赖于后骶髂负重复合的完整。后部主要的韧带是骶髂韧带、骶结节韧带和骶棘韧带。

复杂的骶髂后韧带复合是非常巧妙的生物力学结构，它可承受从脊柱到下肢的负重力的传导。韧带在骨盆后部稳定中扮演了重要的角色，因为骶骨在拱形中并不形成拱顶石的形状，它的形状恰恰相反。因此，骶髂后骨间韧带为人体中最坚固的韧带以维持骶骨在骨盆环中的正常位置。同样，髂腰韧带连接腰$_5$ 的横突到髂棘和骶髂骨间韧带的纤维横行交织在一起，进一步加强了悬吊机制。骶髂后复合韧带如同一个吊桥的绳索稳定骶骨。

粗大的骶棘韧带从骶骨的外缘横行止于坐骨棘，控制骨盆环的外旋。骶结节韧带大部分起于骶髂后复合到骶棘韧带和延伸至坐骨结节。这个粗大韧带在垂直面走形，控制作用于半骨盆的垂直剪力。因此，骶棘韧带和骶结节韧带相互成 90°角，很好地控制了作用于骨盆上的两种主要外力，即外旋外力和垂直外力，并以此种方式加强骶髂后韧带。

骶髂前韧带扁平、粗大，虽然没有骶髂后韧带强大，但可控制骨盆环外旋与剪力。

致伤外力作用在骨盆上的类型

作用在骨盆上的大部分暴力为：外旋；内旋（侧方挤压）；在垂直水平上的剪力。

外旋暴力常常由于暴力直接作用在髂后上棘致单髋或双髋强力外旋造成，并引起“开书型”损伤,即耻骨联合分离。如外力进一步延伸,骶棘韧带与骶髂关节前韧带可以损伤。

内旋外力或外侧挤压力可由暴力直接作用在髂嵴上而产生,常常造成半骨盆向上旋转或所谓“桶柄”骨折,或外力通过股骨头,产生同侧损伤。

在垂直平面上的剪力通过后骶髂复合骨小梁,而侧方挤压力引起骨松质嵌压,通常韧带结构保持完整,此种情况在侧方挤压型骨折中由于注重耻骨支的骨折,较易使骶骨压缩性骨折漏诊。剪式应力可造成骨的明显移位和广泛软组织结构移位。这个力持续作用于骨盆,超出了软组织的屈服强度,可产生前后移位的骨盆环不稳定。

2. 分类　骨盆骨折可分为3种类型:稳定型、不稳定型和其他型。其他型又分为复杂类型骨折,合并髋臼骨折以及前弓完整的骶髂关节脱位。

不稳定的定义为骶髂关节和耻骨联合的活动超出了生理的活动范围,即后骶髂复合由于骨和韧带的移位所造成的不稳定。不稳定损伤有2种:其一为外旋外力造成的开书型或前后挤压型损伤。其二为内旋外力造成的侧方挤压型损伤。应牢记外旋外力造成的开书型损伤在外旋位是不稳定的,而侧方挤压型损伤在内旋时是不稳定的。但两者在垂直平面上是稳定的,除非存在剪式应力将后侧韧带结构撕裂。同样,任何超过软组织屈服强度的外力都会造成骨盆的不稳定。

骨盆环稳定型骨折:此种骨折多为低能量骨折。例如髂前上棘和坐骨结节撕脱骨折,因骨盆环完整,称为骨盆环稳定型骨折。

骨盆环部分稳定型骨折

开书型骨折(前后挤压型骨折)

外旋外力作用于骨盆造成耻骨联合分离,但是前部损伤亦可是耻骨联合附近的撕脱骨折或者通过耻骨支的骨折。它们分为3个阶段:

第一阶段。耻骨联合分离<2.5cm,可保持骨盆环的稳定。这种情况与妇女生产时不同,骶棘韧带和骶髂前韧带完整。因此,CT扫描无骶髂关节前侧张开。

第二阶段。外旋外力到达极限,后部髂骨棘顶在骶骨上。在这种特殊情况下,骶棘韧带和骶髂前韧带断裂,骶髂后韧带完整。因此,外旋时此种损伤是不稳定的,但只要外力不持续下去而不超过骶髂后韧带的屈服强度,通过内旋可使稳定性恢复。要充分认识到持续的外旋外力超过骶髂后韧带的屈服强度可导致完全的半骨盆分离。这不再是开书型损伤而是最不稳定的骨折。

第三阶段:耻骨联合分离并波及骨盆内软组织损伤,例如阴道、尿道、膀胱和直肠。

侧方挤压骨折

根据损伤位置的前和后,侧方挤压损伤有几种类型前或后部损伤可以在同侧(Ⅰ型),或者对侧,产生所谓“桶柄”型损伤(Ⅱ型)。“桶柄”型损伤有2种类型:前后相对的损伤或四柱或骑跨骨折,即双耻坐骨支均骨折。

Ⅰ型:同侧损伤。

双支骨折:内旋暴力作用在髂骨或直接外力撞击大粗隆可造成典型的半骨盆外侧挤压或内旋骨折。上下支均骨折在骶髂关节前可造成挤压,通常骶骨后部韧带结构完整。在暴力的作用下,整个半骨盆可挤压到对侧,造成骨盆内膀胱和血管撕裂。组织的回弹可使检查者误诊,因为在X线上骨折无明显移位。

耻骨联合交锁:这种少见的损伤是同侧侧方挤压类型的一种形式。当半骨盆内旋时,耻骨联合分离和绞锁,使复位极为困难。

不典型类型:在年轻妇女中常常可见到不典型的外侧挤压型损伤。当半骨盆向内移动发生耻骨联合分离和耻骨支骨折,常常波及髋臼前柱的近端。暴力继续使半骨盆内旋,耻骨上支可向下内移位进入会阴。此种损伤实际上是骨盆的开放性损伤,临床上极易漏诊。

Ⅱ型:桶柄型损伤。

桶柄型损伤通常由直接暴力作用在骨盆上造成。前部骨折后常常伴对侧后部损伤或全部前侧四支骨折,亦可存在耻骨联合分离伴两支骨折。这种损伤有其特殊的特征,患侧半骨盆向前上旋转,如同桶柄一样。因此,即使后部结构相对完整,病人会存在双腿长度的差异。通常后侧结构嵌插,在查体时很易察觉畸形。在复位这种骨折时需要纠正旋转而不是单纯在垂直面上的牵引。

随着持续内旋,后侧结构受损,产生某些不稳定。但前方的骶髂嵌插通常很稳定,使复位极为困难。

完全不稳定型骨折。

不稳定型骨折意味着骨盆床的断裂,其中包括后侧结构以及骶棘韧带和骶结节韧带。此种损伤可为单侧,波及一侧后骶髂复合或可为双侧都受累。X线显示腰$_5$椎体横突撕脱骨折或骶棘韧带附丽点撕脱骨折。CT可进一步证实这种损伤。为明确诊断，建议所有病例都应用CT检查。

其他类型骨折。

复杂损伤：许多严重类型的骨盆骨折和脱位由于其损伤暴力很复杂，使准确的分类很困难。在这些病例中，骨盆环可发生非常特殊方式的损伤。由于高能量暴力，骨盆环通常不稳定。

双侧骶髂关节脱位伴前弓完整：这种少见的损伤通常是由于双腿过度屈曲造成。此时造成的特殊的情况是前复合仍然完整而双侧骶髂关节脱位。

骨盆断裂合并髋臼撕脱骨折：如果骨盆环断裂合并髋臼撕脱骨折，预后截然不同。预后很大程度上依赖于髋臼部分的骨折而不是骨盆环的断裂。这些复杂的损伤并不罕见。髋臼的CT扫描可发现相当一部分的髋臼骨折可合并骶髂关节损伤和骨盆环的断裂。

Young与Burgess基于原始损伤机制将Tile分类改良。此分类将损伤分为侧方挤压（LC），前后挤压（APC），垂直剪力与联合损伤4个范畴。

APC与LC每型有3种损伤程度。

APC Ⅰ型损伤为稳定型损伤，单纯耻骨联合或耻骨支损伤。

APC Ⅱ型损伤为旋转不稳定合并耻骨联合分离或少见的耻骨支骨折，骶结节、骶棘韧带及骶髂前韧带损伤。

APC Ⅲ型损伤常合并骶髂后韧带断裂，发生旋转与垂直不稳定。

LC Ⅰ型损伤产生于前环的耻坐骨支水平骨折以及骶骨压缩骨折。所有骨盆的韧带完整，骨盆环相当稳定。

LC Ⅱ型损伤常合并骶髂后韧带断裂或后部髂嵴撕脱。由于后环损伤不是稳定的嵌插，产生旋转不稳定。骨盆底韧带仍然完整，故相对垂直稳定。

LC Ⅲ型损伤又称为所谓“风卷样”骨盆（wind swept）。典型的滚筒机制造成的损伤首先是受累侧骨盆因承受内旋移位而产生LC Ⅱ型损伤。当车轮碾过骨盆对侧半骨盆时其产生外旋应力（或APC）损伤。前方损伤可以是不同方式。典型的损伤方式为重物使骨盆滚动所造成。

垂直剪力损伤（VS）为轴向暴力作用于骨盆，骨盆的前后韧带与骨的复合全部撕裂。髂骨翼无明显外旋，但其向上和向后移位常见。

混合暴力损伤（combined mechanical injury，CMI）为由多种机制造成的损伤。

Letournel分类法是以损伤的解剖位置分类，他将骨盆环分为前、后两个区域。前环损伤包括：单纯耻骨联合分离；垂直骨折线波及闭孔环或邻近耻骨支；髋臼骨折。后环损伤的特征为：经髂骨骨折未波及骶髂关节；骶髂关节骨折脱位伴有骶骨或髂骨翼骨折；单纯骶髂关节脱位；经骶骨骨折。

Dennis等人基于骶骨的解剖区域将其分为3区：

Ⅰ区。从骶骨翼外侧到骶骨孔，骨折不波及骶孔或骶骨体。

Ⅱ区。骨折波及骶孔，可从骶骨翼延伸到骶孔。

Ⅲ区。骨折波及骶骨中央体部，可为垂直、斜行、横形等任何类型，全部类型均波及骶骨体及骶管。

此种分类对合并神经损伤的骶骨骨折很有意义。据Pohleman报道，Dennis Ⅲ区骶骨骨折与Tile C型骨盆环损伤其神经损伤发病率最高。

总之，Letournel分类系统集中在损伤的解剖位置以判断是否需要手术来稳定骨盆。Young和Burgess分类系统与判断急救时的液体输入量、合并脏器损伤情况、伤者当时外力的传导、骨盆环损伤后有无活动性出血及病人的监测有密切的联系。APC Ⅲ型、LC Ⅲ型与垂直剪力损伤皆为高能量损伤，APC Ⅲ型损伤需输血量最多。这些分类系统为外科医生提供了许多在治疗上有用的数据。

（三）骨盆骨折的临床诊断

骨盆环损伤的物理检查是非常重要的，无论是在急诊室或手术室，其基本判断是相同的。视诊可了解出血的情况，例如腹股沟和臀部的挫伤及肿胀说明存在非常严重的损伤，其下方有出血。阴囊出血常伴前环的损伤。骨盆的触诊可揭示较大的出血或骨折脱位区域的损伤。骨盆骨折的潜行剥脱，Morel-Lavallee损伤（大粗隆部软组织损伤）在损伤初期并不明确，但随时间延长可变明显。骨盆前环损伤要高度怀疑尿道损伤。

在潜在骨盆环损伤病人的初诊首先要证实潜在的不稳定和畸形。诊断骨性的稳定要用双手按两侧髂嵴给予内旋、外旋、向上及向下的应力，任何超量的活动均视为异常。病人清醒时由于疼痛检查时非常困难，最好在麻醉下或镇静药下检查。一旦检查证实骨盆环存在不稳定，禁忌重复检查，因为反复检查可造成进一步出血。存在半骨盆不稳定而有活动性出血的病人，需尽快手术使其达到稳定,对清醒病人耻骨联合与骶髂关节的触诊可证实其真实损伤。同时还要检查畸形情况,包括肢体的长度差异和双侧髋关节旋转不对称。

不要漏诊开放的骨盆骨折。重视会阴及直肠部的软组织检查以及骨盆后部的软组织缺损。对不稳定型损伤推荐使用肛镜,对妇女有移位的前环损伤有必要使用阴道镜检查。骨盆的开放骨折有很高的致残率和病死率,早期积极治疗,即刻清创,稳定骨盆及开腹探查是治疗的基本原则。

APC Ⅲ型损伤、垂直剪力、LC Ⅲ型损伤为高能量损伤,常伴有其他脏器的损伤,75%的病人存在潜在出血,腹部损伤发生率达25%,腰从损伤达8%～10%,并且60%～80%的病人合并其他骨折。因此对这些骨折要给予充分的重视。

(四)盆骨折的X线诊断

波及骨盆带结构的骨折通常由交通事故或高处坠落伤所致。尽管这些损伤较少见,但其致残率和病死率很高。由于骨盆骨折的临床体征不明显,所以X线诊断相当重要。X线诊断包括平片和CT,其他辅助技术如血管造影,膀胱造影,骨扫描及MRI等可用于判断伴随的软组织损伤及骨盆内器官的损伤。

作为全面了解骨盆损伤的正位X线片在急诊复苏时常用。然而单独依靠正位X线片可造成错误判断,因为骨盆的前后移位不能从正位X线片上识别。一个重要的解剖特点是在仰卧位骨盆与身体纵轴成40°～60°倾斜。因此骨盆的正位片对骨盆缘来讲实际上是斜位。为了多方位了解骨盆的移位情况Pennal建议采用入口位及出口位X线片。

骨盆骨折标准的X线评估包括:正位,入口位,出口位,Judet位和轴向CT。

1. 正位　正位的解剖标志为:耻骨联合,耻坐骨支,髂前上、下棘,髂骨嵴,骶骨棘,SI关节,骶骨岬,骶前孔及L_5横突。前弓主要诊断耻坐骨支骨折,耻骨联合分离或二者并存。后弓则存在骶骨骨折,髂骨骨折及骶髂关节脱位,其骨折移位的程度可作为判断骨折稳定与否的指标。其他骨折不稳定的情况也应注意,如L_5横突骨折常伴有骨盆垂直不稳定。如存在移位的坐骨棘撕脱骨折,说明骶棘韧带将其撕脱,骨盆存在旋转不稳定。正位相可评价双侧肢体长度是否一致,这可通过测量骶骨纵轴的垂线至股骨头的距离来判断。除此之外,亦可见骨盆的其他骨性标志,如髂耻线,髂坐线,泪滴,髋臼顶及髋臼前后缘。

2. 出口位　病人仰卧位,X线球管从足侧指向耻骨联合并与垂线成40°。这种投射有助于显示骨盆在水平面的上移,也可观察矢状面的旋转。此位置可判断后半骨盆环无移位时存在前半骨盆环向上移位的情况。出口位是真正的骶骨正位,骶骨孔在此位置为一个完整的圆,如存在骶骨孔骨折则可清楚地看到。通过骶骨的横形骨折,L_5横突撕脱骨折及骶骨外缘的撕脱骨折亦可在此位置观察到。

3. 入口位　病人仰卧位,X线球管从头侧指向骨盆部并与垂直线成40°。为了充分了解入口位,认识骶$_1$前方的骶骨岬(即隆起)非常重要。在真正的入口位,X线束与S_2、S_3的骶骨体前方在同一条线上。在此条线上S_2、S_3的前侧皮质重叠,在骶骨体的前方形成一条单独的线,此线在骶骨岬后方几毫米代表骶髂螺钉的最前限。

入口位显示骨盆的前后移位优于其他投射位置。近来研究表明,后骨盆环的最大移位总是出现在入口位中。外侧挤压型损伤造成的髂骨翼内旋,前后挤压造成的髂骨翼外旋以及剪式损伤都可以在入口位中显示。同时入口位对判断骶骨压缩骨折或骶骨翼骨折也有帮助。沿着骶骨翼交叉线细致观察并与对侧比较,可发现骶骨的挤压伤及坐骨棘撕脱骨折。

4. 骨盆骨折的CT检查

CT可增加诊断价值。例如CT诊断后侧骨间韧带结构非常准确,这对于判断骨盆是否稳定非常有意义。CT对判断旋转畸形和半骨盆的平移也很重要。例如骶骨分离、骶孔骨折及L_5至S_1区域损伤等只有在轴位CT上才能发现。骶髂关节前后皆分离的损伤可通过平片证实,但对于开书型骨折骶髂关节前方损伤而后方完整的情况,只能通过CT来诊断。CT检查亦可诊断伴随的髋臼骨折,如耻骨支骨折可影响髋臼下面的完整性。最后,CT检查对于识别骶骨翼骨折及嵌插骨折也有非常重要的意义。

(五)盆骨折的治疗

对多发创伤病人的总体评估的详细讨论不在本节的讨论范围之内。由于多发创伤合并骨盆骨折病人的病死率为10%～25%,故而对之的治疗对于骨科医生来说具有很大挑战性的说法是不为过的。由此,对多发创伤病人制定治疗计划必要性的强调从来不会有过度的时候。病人从损伤初始直到骨折固定的治疗必须始终在适当的监护病房中进行。系统治疗的计划的执行应在复苏抢救的同时而不是序列进行。

在基本内容里涉及气道，出血和中枢神经系统的问题应优先得到处理。迅速的复苏抢救应同时针对保持气道通畅和纠正休克。在骨盆创伤中，休克会因后腹膜动静脉出血而难以纠正。

基本复苏处理之后的进一步处理包括对气道，出血，中枢神经系统，消化系统，内分泌系统以及骨折的进一步检查。

1. 急救　由于后腹膜出血和骨盆后出血是骨盆创伤的主要并发症，我们将把讨论重点放在这个问题上。

伴发此并发症的病人需要大量液体输注。休克的早期处理应包括抗休克充气衣（PSAG）。PSAG的优点大于缺点，惟一较显著的缺点是无法进行腹部操作。充气衣不能立即放气。在逐步放气的同时应仔细监测血压。收缩压下降>10mmHg以上是进一步放气的禁忌证。其他重要指示包括充气时先充腿部后充腹部而放气是顺序相反。

骨折固定属急诊复苏期处理范畴之内。越来越多的证据表明应用简单的前方外固定架即可实现其他介入性疗法很少达到的减少骨盆后静脉出血及骨质出血的作用。因此应早期进行骨盆骨折的固定。目前有一种可在急诊室应用的、不论是否进行骨盆直接固定的骨盆钳。希望此器械能通过使骨盆恢复正常容积从而发挥骨性骨盆的压塞效应以帮助停止静脉出血来减低病死率。对于骨盆骨折早期固定的详细方法将在下面讨论。

Tile发现对此类病人的治疗方法中骨盆血管栓塞的价值很小。在他的创伤中心只限于出血主要来源于诸如闭孔动脉或臀上动脉等小口径动脉的病人应用此方法。此方法对于那些存在髂内血管系统中主要血管大量出血的血流动力学不稳定的病人无甚价值，因为血管栓塞并不能控制此种类型的出血并且病人可能在施行过程中死亡。同样，他对静脉性及骨性出血亦无价值。

当病人在应用了上述措施如输液，抗休克充气衣和早期骨盆骨折固定后休克得以很好地控制，但当输液量减少时，又重新回到休克状态时，应考虑小口径动脉出血的可能。在这种情况下，当病人达到血流动力学稳定后将病人转移至血管中心进行动脉造影，若发现小口径动脉存在破裂则用栓塞材料栓塞。

直接手术方法控制出血一般很少应用并且常不成功。手术的主要适应证是开放骨盆骨折合并主要血管损伤而导致低血容量休克的极危重病人。

开放骨盆骨折的病死率很高，但是开放骨盆骨折的类型，是后侧还是外侧对于预后的判断十分重要。由此开放骨盆骨折并不能如此笼统地放在一起讨论。必须看到一些骨盆骨折实际上相当于创伤性半骨盆切除，并且在极少数情况下完成此半骨盆切除可能挽救生命。

若病人处于重度休克状态（即血压低于60mmHg并对输液无反应），我们必须采取紧急措施以节省时间。若排除了胸腔、腹腔出血则应怀疑后腹膜出血。腹腔镜探查及镜下主动脉结扎可为进行正确方法的止血和血管修复争取时间。

2. 临时固定　临时固定只用于潜在增加骨盆容积的骨折，即宽开书型损伤或不稳定型骨盆骨折。对于占骨盆骨折总数60%的LC型损伤则很少需要临时固定。

可在急诊室应用骨盆钳（Ganz钳）以解决无法立即应用外固定架的问题。否则必须急诊应用前方外固定架以获取临时固定。应用前方外固定架可减少骨盆容积从而减少了静脉性和骨性出血。另一个优点是显著缓解疼痛并能使病人处于直立位而保持良好的肺部通气。鉴于这些病人的一般状况极差，简单的外固定架构型即足够经皮在每侧髂骨内置入两根互相成45°角的外固定针，一根置于髂前上棘另一根置于髂结节内，在前方以直角四边形构型连接。

生物力学研究表明应用简单构型外固定架即可对开书型骨折提供可靠的稳定性。但是对于不稳定型骨盆骨折，若要使病人能够行走则不论应用多么复杂的外固定架也不能完全地固定骨盆环。复杂的外固定架需要对髂前下棘做过多的解剖显露，而这与急诊期处理原则相抵触。它们在生物力学上有一些优点，但不足以抵消由于手术操作而带来的风险而不值一用。

3. 最终固定　对肌肉骨骼损伤的最终固定依靠对骨折构型的准确诊断。对于稳定的和无移位或微小移位的骨盆骨折，不论骨折类型如何只需对症治疗。此型损伤病人可短期内恢复行走功能，骨盆骨折的影响可以忽略。但有移位的骨盆骨折则需要仔细检查和考虑，如下述。

(1)稳定型骨折

①开书型（前后挤压型）骨折

Ⅰ型：开书型骨折Ⅰ型中耻骨联合增宽＜2.5cm时不需特殊治疗。一般此型损伤病人无后方破坏并且骶棘韧带保持完整。因此这种情况与妊娠时耻骨联合所发生的变化相似。在诸如卧床休息等对症治疗后骨折常能彻底愈合并且极少残留任何症状。

Ⅱ型：当耻骨联合增宽＞2.5cm时，医生面临以下几种选择。

外固定：如上文所述我们推荐应用简单的前方外固定架固定骨盆。保持外固定针6～8周；然后松开外固定架摄骨盆应力像以判断耻骨联合是否愈合及其稳定性。若已完全愈合则在此阶段去除外固定针。若未愈合则再应用外固定架固定4周。若不合并垂向移位则病人可很快恢复行走。

可通过在侧卧位或仰卧位时令双下肢充分内旋以达到复位。

内固定：若病人合并内脏损伤而需进行经正中旁或Pfannenstiel切口（耻骨上腹部横行半月状切口）手术时，应用4.5mm钢板即可维持稳定性。这一步骤需在结束腹部手术后关腹之前进行。在这种情况下，应用被推荐用于在不稳定骨折中固定耻骨联合的双钢板并非必需，因为开书型损伤存在与生俱来的稳定性。

髋人字石膏或骨盆吊带：开书型损伤病人亦可通过应用双腿内旋状态下的髋人字石膏或骨盆吊带来治疗。这两种方法较适用于儿童及青少年，Tile主张应用外固定架作为最终治疗方法来治疗此型骨折。

②外侧挤压型骨折（LC型骨折）

外侧挤压型骨折一般较为稳定，故一般不需手术切开固定，而只应用于需要纠正复位不佳或纠正下肢不等长的情况。由于此型损伤常导致后方结构的压缩以及一个相对稳定的骨盆，只有在病人的临床情况允许的情况下才能进行去压缩和复位。这会因病人的年龄，总体情况，半骨盆旋转的程度以及下肢长度变化的多少的不同而各不相同。对于年轻病人，下肢长度不等＞2.5cm可作为外侧挤压型损伤复位的适应证。这尤其适用于桶柄状损伤。但是我们必须再次强调大部分外侧挤压型损伤可通过单纯卧床治疗而不需任何外固定或内固定治疗。

如果由于上述原因而需要复位，则可通过用手或借助置入半骨盆内的外固定针使半骨盆外旋来完成。通过安装在连接杆上的把手施与外旋外力，可使桶柄状骨折通过向外侧和后方的去旋转而使后方结构去压缩，从而使骨折得以复位。在一些情况下无法获得满意复位，医生必须决定是否需要选择切开复位这个惟一可选择的手段。

如果在外固定针的帮助下获得复位，则应该在复位后应用一个简单的直方形前方外固定架来维持半骨盆的外旋位置。

内固定方法极少用于治疗外侧挤压型损伤，但在骨折突入会阴部（尤其见于女性）的非典型类型的情况下除外。在此特殊情况下，应用一个小的Pfannenstiel切口即可实现上耻骨支的去旋转，并能通过应用带螺纹针而达到充分的固定。在稳定型损伤中此针可于6周后拔除。

注意：外侧挤压型和垂向剪式不稳定损伤是应用骨盆吊带的禁忌证，因为他会导致进一步的骨折移位。

（2）不稳定型骨折：应用简单的前方外固定架作为治疗不稳定剪式骨折的最终固定方法是不够的，因为这会在试图使病人行走时导致再次移位。因此有两种选择摆在医生面前：一是附加股骨髁上牵引，一是内固定。

①骨牵引加外固定

单纯的不稳定型剪式损伤可通过应用前方外固定架固定骨盆并附加股骨髁上牵引的方法而得到安全而充分的治疗。通过临床回顾调查发现，对病人特别是那些存在骶骨骨折，骶髂关节骨折脱位或髂骨骨折的病人应用此方法治疗得到了满意的长期随访结果。即使发生骨折再移位也是很微小并常无临床意义。由于对后方骨盆结构采用内固定的治疗方法会导致很多并发症，所以对于骨科医生处理骨盆创伤特别是单纯骨盆创伤应用此方法要比设计错误的切开复位手术方法安全得多。

牵引必须维持8～12周并应用前后位平片和入口像以及必要时的CT扫描来监测病人骨折情况。过去主要的问题是过早的活动，这类病人需要更长时间的卧床以获得坚固的骨性愈合。

②切开复位内固定

实际上在1980年以前没有对骨盆骨折尤其是后方骶髂结构应用内固定方面的报道，并且除了零星的个例报道外几乎没有有关这方面的论著。曾有应用钢板和钢丝固定前耻骨联合的报道，但对后方结构的处理方面的报道几乎没有。过去的十几年中骨盆骨折切开复位内固定的方法风行一时，因此我们必须检查其是否合理。从自然病史来看占病例总数60%～65%的稳定型骨折几乎没有应用内固定治疗的适应证。对于不稳定型骨折，很多病人可通过外固定和牵引的方法得到安全而充分的治疗。由此可见，骨盆后方内固定的方法不应如此频繁应用，而只在显示出明显适应证的病例中应用。从另一角度看，骨盆骨折多为高能量损伤，除四肢多发伤外往往合并内脏损伤。在急诊病情不稳定的情况下很难完成内固定手术，而病情稳定后因时间过长或腹部造瘘管的污染又很难实施二期手术。因此，骨盆骨折的内固定的前提是必须具备高素质、高水平的急救队伍。

优点与缺点

骨盆骨折内固定的治疗存在如下优点：解剖复位与坚固固定可维持良好的骨盆环稳定性，从而使多发创伤病人的无痛护理更容易进行。

现代内固定技术（尤其是加压技术）应用于骨盆大面积骨松质面上可帮助防止畸形愈合和不愈合。

缺点包括：压塞作用丧失和大出血可能。骨盆创伤常伤及臀上动脉（其也可能在手术探查时再次损伤），但由于动脉内血凝块形成而未被发现。由于此类病人需大量输血，因此术后第5天至第10天时会出现凝血机制缺陷。术中探查骨折时若再次伤及此动脉，到时会导致大出血。

急性创伤期采用后侧切口常导致不能接受的皮肤坏死高发生率。尽管未采取后侧切口，亦在很多严重的垂向剪式不稳定损伤病人中发现皮肤坏死。由于手术中将臀大肌由其附着点上剥离，从而破坏了皮肤下方筋膜等营养皮肤的组织。尽管采取精细的手术操作，供给病人充足的营养以及术前抗生素应用，皮肤坏死的发生率仍很高。

神经损伤：固定骶髂关节的螺钉可能误入骶孔造成神经损伤。因此后方跨越骶髂关节的螺钉的置入一定要十分精确以防止此类并发症的出现。

适应证

前方内固定

耻骨联合分离：如果一个合并耻骨联合损伤的病人先由普外，泌尿科或创伤科医生进行了腹腔镜手术或膀胱探查术，此时应用钢板固定已复位的耻骨联合将大大简化处理过程。对于稳定型的开书型骨折，在耻骨联合上方平面应用短2孔或4孔钢板固定即可获得稳定。如果耻骨联合损伤是不稳定型骨盆骨折的一个组成部分，应用双钢板固定以避免垂向与矢状面上移位的方法是可取的。当其与外固定架固定结合则可保持骨折的稳定性。但是在有粪便污染或有耻骨联合上管（suprapubic tube）置入的情况下不宜应用钢板固定，此时采取外固定。

会阴区的有移位骨折：对于在外侧挤压型损伤的非典型类型中那些上耻骨支旋转经耻骨联合进入会阴区的损伤，经一个局限的Pfannenstiel切口进入将骨折块去旋转复位并用带螺纹固定针固定骨折直至骨折愈合。也可采用长3.5系列螺钉从耻骨结节逆行向前柱方向固定，但操作要在透视下进行，以免螺钉进入关节。

合并前柱的髋臼骨折：如果合并髋臼前柱骨折或横形骨折合并耻骨联合破坏，骶髂关节脱位或髂骨骨折，则可采取髂腹股沟入路以固定骨折的各个组成部分。

后方内固定

后方骨折内固定的适应证如下。

后骶髂结构复位不良：有时对后方骶髂结构（尤其是单纯骶髂关节脱位的病例）的闭合复位不能达到满意而常会导致后期慢性骶髂关节疼痛。但是其中有些病例是由于骨折特点而无法闭合复位，因此需要切开复位。

多发创伤：现代外科治疗要求对多发创伤病人的护理在直立体位进行以便改善肺部通气。如果骨盆骨折的不稳定性使之无法满足此要求，切开复位可作为创伤后处理的辅助治疗手段。由于应用前方外固定架固定骨盆可以在最初的几天满足直立体位护理的要求，此适应证应为相对性而并非绝对性。

开放的后方骨盆骨折：对于那些后骶髂结构破坏并且后方皮肤由内向外撕裂的少见损伤类型，适用于其他开放性骨折的处理方法亦在此适用。对于已存在开放伤口的损伤，医生应选择时机按本节后面所描述的方法固定后方结构。有时根据情况可开放伤口等待二期闭合。但是如果伤口位于会阴区，则是所有类型内固定的禁忌证。必须仔细检查直肠和阴道有无皮肤裂伤以排除潜在的开放性骨盆骨折。涉及会阴区的开放性骨盆骨折是非常危险的损伤并且病死率很高。开放性骨盆骨折的治疗应包括彻底仔细的清创以及开放伤口换药。骨折应首先应用外固定架固定。实施结肠造漏、膀胱造口以进行肠道、膀胱分流亦是基本的治疗方法。

骨盆骨折合并后柱的髋臼骨折：切开复位固定骨盆后方结构及髋臼对于一部分骨盆骨折合并横形或后方髋臼骨折的病例来说是适应证。这要求谨慎的决定和周密的术前计划。只有在骨盆骨折复位后才能将髋臼骨折解剖复位。

4. 手术方法

(1)总体方面

①手术时机:一般来讲应等待病人的一般情况改善后,即伤后第 5 天与第 7 天予行骨盆切开复位。在这个初始阶段应用外固定架来维持骨盆的相对稳定性。

例外的情况是已经进行了腹腔镜或膀胱探查术而显露了耻骨联合;此时应进行一期内固定。另外,在骨盆骨折合并股动脉损伤需要进行修补的少见病例,骨科医生应与血管科医生协作仔细商讨切口的选择使之能在修补血管的同时亦能进行前方耻骨支的固定。

正如上文所提及的,后方的开放性骨盆骨折可能是切开复位内固定的一个不常见的适应证。

②抗生素应用:对这些手术病人因手术较大常规术前预防性应用抗生素是必要的。一般在术前静脉注射头孢菌素并持续 48h 或根据需要持续更长时间。

(2)内固定物

①钢板:由于普通钢板很难被预弯成满足骨折固定所需的各个方向上的形态,我们推荐 3.5mm 和 4.5mm 的重建钢板进行骨盆骨折固定。这种钢板可在两个平面上塑形并且是最常用的。一般对大多数女性和体格较小的男性应用 3.5mm 钢板而对体格较大的男性应用 4.5mm 钢板。对于前柱骨折可应用预定形重建钢板(preshaped reconstruction plate)。

②螺钉:与两种型号的标准拉力螺钉(4.0mm 和 6.5mm)一样,3.5mm 和 6.5mm 全螺纹骨松质螺钉亦是骨盆骨折固定系统的基本组成部分。骨折固定过程中还需要超过 120mm 的特长螺钉。

③器械:手术中最困难的部分就是骨盆骨折块的复位,因此需要特殊的骨盆固定钳。这些包括骨折复位巾钳和作用于两螺钉间的骨折复位巾钳。还有一些其他特殊类型的骨盆复位巾钳,可弯曲电钻和丝攻以及万向螺丝刀在骨盆骨折切开复位内固定手术中也是必需的。这些器械扩大了操作范围,尤其方便了对肥胖病人的耻骨联合做前方固定时的操作。需要强调的是如果没有骨盆骨折内固定的特殊器械,手术必须慎重。

(3)前方骨盆固定

①耻骨联合固定

手术入路:如果已进行了经正中线或旁正中线切口的腹部手术,则可简单地通过此切口对耻骨联合进行固定。如果在进行耻骨联合固定手术之前未进行其他手术,采用横形的 Pfannenstiel 切口可得到良好的显露。在急诊病例中腹直肌常被撕脱而很容易分离。医生必须保持在骨骼平面上进行操作以避免损伤膀胱及输尿管。

复位:急诊病例的耻骨联合复位常较容易。应显露闭孔内侧面而后将复位钳插入闭孔内以达到解剖复位。夹紧复位钳时要小心避免将膀胱或输尿管卡在耻骨联合间。

内固定:对于稳定型开书型骨折,在耻骨联合上方平面应用两孔或四孔 3.5mm 或 4.5mm 的重建钢板即可得到良好的稳定性。对此类型损伤不需应用外固定架。

对于耻骨联合损伤合并不稳定型的骨盆损伤我们推荐应用双钢板固定技术。通常用 4.5mm 的两孔钢板置于耻骨联合上方平面,在靠近耻骨联合两侧处用两个 6.5mm 骨松质螺钉固定耻骨联合。为防止垂向移位的发生,常在耻骨联合前方应用钢板(在女性应用 3.5mm 重建钢板,在男性应用 4.5mm 重建钢板)以及相应的螺钉固定会增强稳定性。保持这个前方的张力带,当夹紧复位钳时外旋半骨盆可使原先应用的前方外固定架对后方结构产生加压作用。由此可获得良好的稳定性并使病人能够采取直立体位。

②耻骨支骨折

尽管存在技术上的可行性,我们不提倡对耻骨支骨折的直接固定。如果骨折位于外侧,固定此骨折常需采用双侧髂腹股沟入路进行分离显露。假如耻骨支骨折合并了后方骨盆损伤我们认为采用后侧入路更为恰当,固定此部位骨折的水平要比前方固定的水平高。因此在这种情况下我们很少进行耻骨支骨折的固定。

(4)后方骨盆固定:后骶髂结构可通过经骶髂关节前方或后方的入路得以显露。目前选择哪种入路仍存在很多争论,但以下几项原则可供参考。第一,采取后方切口的病人在创伤后阶段并发症的发生率很高。在处理的病人中尤其是挤压伤的病人,伤口皮肤坏死的发生率是不能接受的。后方部位的皮肤常处于易损状态下,即使未行手术也可因为下方臀大肌筋膜的撕脱而导致皮肤坏死。因此目前有对骶髂结构进行前方固定的趋势。从前方应用钢板固定可以维持骨盆的稳定性。目前这一更为生理性的入路被越来越多的医生所采用。

因此推荐对于骶髂关节脱位和其他一些骨折脱位采用前侧入路进行内固定，对于一些髂骨骨折和骶骨压缩采用后侧入路进行固定。

(5)前方固定骶髂关节

手术入路：由髂嵴后部至髂前上棘上方做一长切口。显露髂嵴后沿骨膜向后剥离髂肌以显露包括骶骨翼在内的骶髂关节。若要进行进一步的显露，可将切口沿髋关节手术的髂股切口或 Smith-Peterson 切口扩展。为保护坐骨神经必须清晰地显露坐骨大切迹。

L_5 神经根由 L_5 和 S_1 之间的椎间孔内穿出并跨越 L_5～S_1 间盘到达骶骨翼，与由 S_1 椎间孔穿出的 S_1 神经根汇合。手术过程中易伤及这些神经，因此在应用复位巾钳或骶骨部分所用钢板超过两孔时要特别小心。

由于此部位十分靠近神经，因此此手术方法不适于骶骨骨折，而只用于治疗骶髂关节脱位或髂骨骨折。复位可能十分困难，可在纵轴方向上牵引以及用复位巾钳夹住髂前上棘而将髂骨拉向前方的帮助下进行。应在坐骨大切迹处由前方检查复位情况。

应用两孔或三孔 4.5mm 钢板及 6.5mm 全螺纹骨松质螺钉固定即可获得良好的稳定性。轻度的钢板过度塑型会对复位有帮助，因为外侧螺钉的紧张有使髂骨向前复位的趋势。在耻骨联合未做内固定时可应用直方形外固定架作为后方结构固定的辅助。关闭伤口并做引流。

如果病人较年轻且骨折固定的稳定性良好，则可采取直立体位但在骨折愈合之前避免负重，大约需 6 周时间。

(6)后方固定骶髂关节：如前所述，骶髂关节的后侧入路较为安全和直观但易出现诸如伤口皮肤坏死及神经损伤等并发症，因此在操作时应十分小心。其指征包括未复位的骶骨压缩，骶髂关节脱位和骨折脱位。鉴于目前对采用骶髂关节前侧还是后侧入路并无明确的适应证，医生可根据个人喜好做出选择。

手术入路：在髂后上棘外侧跨越臀大肌肌腹做纵行切口。医生在选择切口时应避开骨骼的皮下边缘，尤其是在这个区域。经切口显露髂后上棘及髂嵴区。臀大肌常存在撕脱，沿骨膜下剥离之显露臀上切迹。必须保护经此切迹穿出的坐骨神经。在不稳定型骨折中应用此切口时可用手指经此切迹探查骶骨前部。只有通过此方法才能证实是否获得解剖复位。C 形臂的作用非常重要，尤其对使用跨骶髂关节螺钉时和避免螺钉误入骶孔方面帮助很大。

(7)髂骨骨折：髂骨后部骨折或骶髂关节的骨折脱位适于应用切开复位一期内固定的标准手术操作，即在骨折块间使用拉力螺钉固定后再应用作为中和钢板的 4.5mm 或 3.5mm 的重建钢板固定骨折。通常应用两块钢板固定以防止发生移位。

(8)骶髂关节脱位：应用螺钉做跨越骶髂关节的固定可获得可靠的固定。螺钉可单独使用亦可经过充当垫片作用的小钢板使用(尤其适用于老年病人)。应用螺钉固定骨折的操作必须十分精细，否则因误入脊髓腔或 S_1 孔而损伤马尾神经的情况十分常见。此方法应在 C 形臂两平面成像的辅助下进行。

上方的螺钉应置入骶骨翼内并进入 S_1 椎体内。先用一根 2mm 克氏针暂时固定并在 C 形臂下检查复位情况。当需要做跨越骶髂关节的固定时应使用 6.5mm 骨松质拉力螺钉固定。

对于骶髂关节脱位，螺钉长度 40～45mm 即足够。但对于骶骨骨折或骶骨骨折不愈合来说，螺钉长度必须足以跨越骨折线并进入 S_1 椎体。在这种情况下必须应用 60～70mm 的长螺钉，因此螺钉的位置变得至关重要。术者必须将手指跨越髂棘顶部并置于骶骨翼上作为指导，电钻和导针的方向、位置必须在 C 形臂透视下得以明确。

第二枚螺钉在 C 形臂指导下应在 S_1 孔远端置入。为避免损伤孔内的神经结构，尽管因骨质较薄而致操作极为困难，最后这枚螺钉仍需置于 S_1 孔远端。此孔可通过 C 形臂下显影或可因后方结构破坏和解剖显露而能直接观察到。常用的方法是近端两枚螺钉远端一枚螺钉。

(9)骶骨压缩骶骨棒固定：对于急性骶骨压缩需要经后侧入路行切开复位时，应用骶骨棒可获得既安全又充分的固定。用于固定物并不穿越骶骨而不会导致神经结构的损伤。应用两根骶骨棒固定后方结构可维持良好的稳定性。附加应用前方外固定架会使固定更充分。

切口的选择如上文所述在髂后上棘的外侧。显露一侧后嵴后在其上钻滑动孔，将带螺纹的骶骨棒穿入直至抵到对侧髂后上棘。利用骶骨棒的尖端插入后嵴直至透过髂嵴外板。安装好垫圈和螺帽后将骶骨棒尾部齐螺帽切断。在远端置入第二根骶骨棒。此方法的绝对禁忌证是髂后上棘区域存在骨折。若不存在此损伤，则通过固定可对骶骨压缩产生加压作用而无损伤神经结构的危险。对于需要治疗的骶骨压缩我们推荐应用此方法。

双侧骶髂关节损伤：对于双侧骶髂关节损伤不能应用骶骨棒固定，除非用螺钉固定至少一侧骶髂关节以防止后方移位的发生。

5. *术后处理*　完全依骨质情况和骨折固定情况而定。假如骨质良好并且骨折固定稳定，在双拐帮助下行走是可能的。但是从大多数病例来看术后一定时期的牵引是明智的并且能防止晚期骨折移位的发生。

6. *骨折不愈合与畸形愈合*　骨盆骨折不愈合并不罕见，发生率约为3%，因此，对这一难题运用上述方法来处理可能是有效的。医生在治疗骨折不愈合之前尤其是那些骨折复位不良的病人，应熟悉上述所有方法。处理这些复杂的问题需要因人而异，而且应认真制定术前方案。纠正垂向移位可能需要行后方髂骨截骨术。若所需矫正的畸形很大(超过2.5cm)，可分步进行。第一步治疗包括清理不愈合的骨折端及前方或后方的矫正性截骨。而后给予病人重量为30～40lb(14～18kg)的股骨髁上牵引。在病人清醒的状态下运用放射学方法监测矫正进程。在清醒状态下亦检查有无坐骨神经的问题。在第一次手术后的2～3周行第二次手术固定骨盆。

Matta采用一次手术三阶段方法治疗骨折畸形愈合。首先仰卧位松解骨盆前环的耻骨联合，然后俯卧位使骶髂关节复位固定之，再使病人仰卧位固定耻骨联合，达到较好的效果。

骨盆骨折是一种病死率很高的严重损伤。其早期处理按多发创伤的处理原则进行。此损伤的并发症很多，包括大出血，空腔脏器破裂尤其是膀胱、输尿管和小肠，以及会阴区的开放伤口。在损伤处理的过程中不应抛开肌肉骨骼系统损伤的处理，而应与其他损伤的处理同时进行。创伤科或骨科医生应认真制定包括骨盆骨折固定在内的早期治疗计划。了解骨盆骨折的各种类型是做出合理决定的基础。

骨折外固定在不稳定骨盆骨折时作为临时固定方法是挽救生命的手段。应迅速而简单地运用之。外固定亦可作为稳定型开书型骨折(前后方向挤压)和外侧挤压损伤中需要通过外旋复位的骨折类型的最终固定方法，并可与股骨髁上牵引或切开复位内固定联合应用。

由于大多数骨盆骨折应用简单牵引的方法即可得到良好的结果，所以内固定的作用并不十分明确。但是的确存在经前侧或后侧入路对前方的耻骨联合及后方的骶髂关节结构应用内固定的适应证。对于骶髂关节脱位和髂骨骨折可采用前侧入路显露骶髂关节，而对髂骨骨折和其他一些骶髂关节的骨折脱位采用后侧入路。应用两根位于后方的骶骨棒固定骶骨骨折，在前方应用钢板固定治疗骶髂关节脱位，应用拉力螺钉和钢板固定的标准操作技术固定髂骨骨折。

最重要的是合并这些骨折的病人多为非常严重的多发创伤病人，并且骨折情况极为复杂。因此不应教条地处理问题而应因人而异。

二、髋臼骨折

(一)介绍

髋臼骨折为高能量损伤。髋臼骨折的诊断和治疗对于大多数骨科医生来说仍然具有挑战性。髋臼骨折在诊断、分类、治疗方法的选择(保守还是手术)、手术操作技术以及并发症的处理等诸多问题上仍有待进一步研究和发展。

髋臼骨折是全身最大负重关节的关节面的损伤，所以治疗上也应和其他关节内骨折的处理原则一样，尽可能达到解剖复位，牢固固定及早期的关节功能锻炼。但对于髋臼骨折来说，由于其解剖复杂，手术暴露困难，骨折的粉碎程度严重以及复位和固定困难等原因，使得髋臼骨折的治疗水平远远落后于其他关节内骨折的治疗。而且，髋臼骨折常常合并有严重的多发损伤，使得最终的治疗结果往往不满意。

大量基础及临床研究证实：髋臼关节面轮廓的完整是获得长期功能良好的基础；髋臼骨折最终功能恢复的判断主要依靠股骨头和髋臼顶的对合关系来决定，头和顶得匹配关系越好，最终的结果就会越好。所以，如果骨折移位大，头臼关系对合差，则应进行切开复位内固定，但切开后，只有获得解剖复位及避免并发症发生时，才会得到良好的结果。所以，髋臼骨折的治疗需要有相当经验的医生才能获取良好的结果。

(二)功能解剖

髋臼包含在髋骨之中，髋骨是由髂骨、坐骨和耻骨3块骨组成，这3块骨在14岁以前由Y形软骨相连(图2-7-102)，16～18岁，Y形软骨愈合，3

块骨合成为一体，称为髋骨(innominate bone)。

髋臼为一半球形深窝，占球面的170°～175°。正常情况下，髋臼向前、向下、向外倾斜。将整个髋臼球面分为5份，髂骨约占顶部的2/5，坐骨占后方及下方的2/5，耻骨占前方的1/5。

髋臼并非整个覆以关节软骨，其关节面呈半月状，因其后部和顶部承受应力最大，所以，此处的关节软骨也相应宽而厚。半月软骨面在髋臼切迹处中断，此处附以髋臼横韧带(图2-7-103)。

髋臼的底凹陷，和髋臼切迹相连续，无关节软骨覆盖，称为髋臼窝，其内被股骨头圆韧带所占据。

1. 髋臼的柱　从外观上看，髋臼好似位于一个弓形之中，这个弓形包括两个臂，前方称为前柱，后方称为后柱。为了更好地理解髋臼骨折的病理解剖，就必须建立并理解这种解剖结构。前柱和后柱

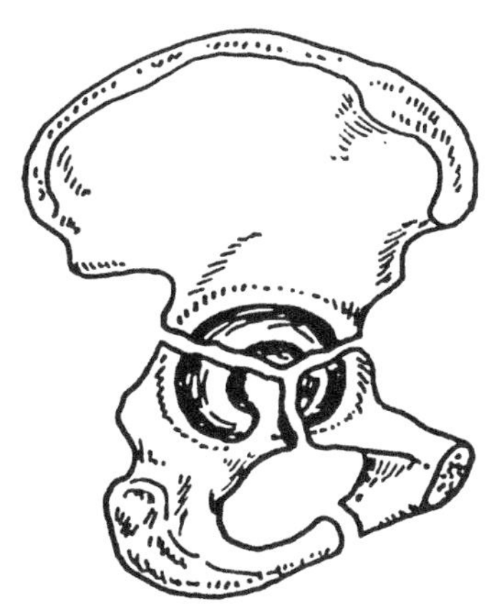

图2-7-102　在骨骺闭合之前，髂骨、坐骨和耻骨之间由Y形软骨相连

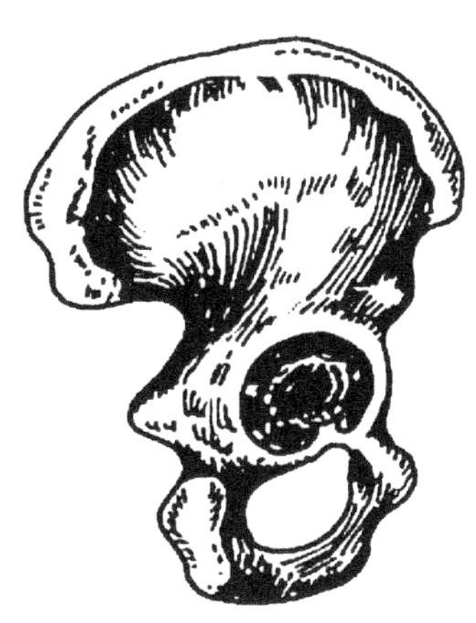

图2-7-103　髋臼的外面观

形成一个倒置的Y形结构，通过"坐骨支柱"和骶髂关节相连(图2-7-104)，两个柱之间形成的夹角约为60°。前柱高，从髂嵴的顶点到耻骨联合；后柱低，其上方和前柱的后部相连(图2-7-105)。

(1)后柱：后柱也称为髂骨坐骨柱，它的上部由部分髂骨组成，下部由坐骨组成。后柱比较厚实，可为内固定提供较坚实的骨质；它的横断面为三角形。后柱有三个面，分别为内侧面，后面及前外侧面。

(2)前柱：前柱又称为髂骨耻骨柱，它从髂嵴的前方一直到耻骨联合，形成一个向前、向内凹的弓形结构，它的两端由腹股沟韧带连接。前柱从上到下可分为3个节段：髂骨部分；髋臼部分；耻骨部分。

髋臼顶是指髋臼上部的负重区，关于它的概念尚不统一，传统意义上是指水平面和股骨头相接触的关节面部分，在骨盆正位X线片上，髋臼顶是一条厚约3mm的致密线，它是髋臼顶在此位置下的

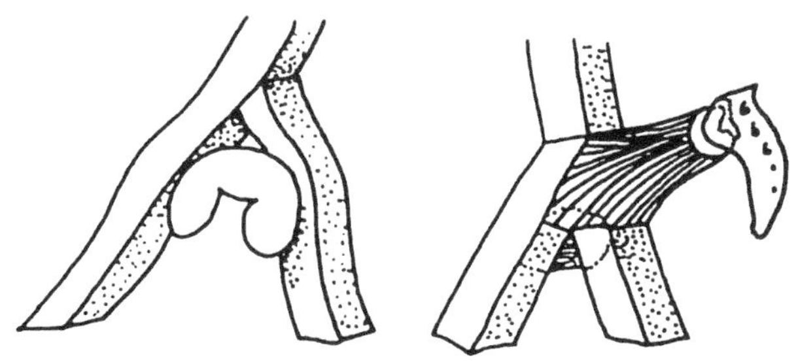

图2-7-104　两个柱通过"坐骨支柱"和骶髂关节相连

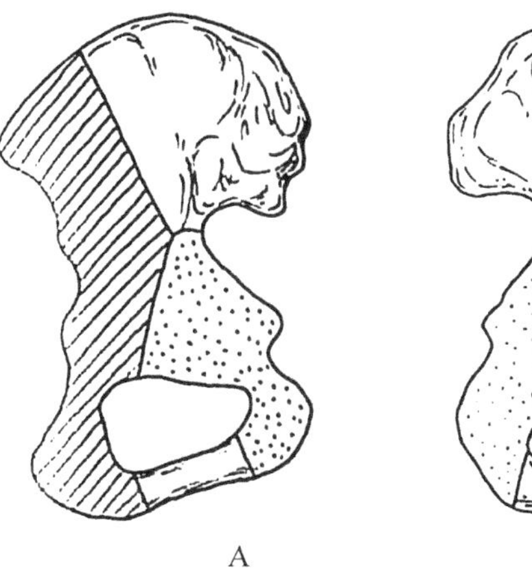

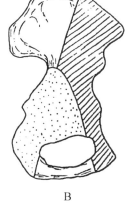

图2-7-105　前后柱的外面(A)和内面(B)观(斜线为前柱，格线为后柱)

一个切线表现。而广义上是指整个负重区的关节面，即还应包括部分前柱和大部分后柱的关节面，占髋臼上方圆周的 50°～60°(图 2-7-106)。从两个斜位片上对髋臼顶进行观察，更能全面反映髋臼顶的情况，骨折是否涉及髋臼顶对于治疗方法的决定及预后的判断很重要。

2. 髋骨结构和负重的关系　髋骨的内部结构和从股骨头到脊柱的应力传导之间有密切联系。Rouviere 于 1940 年提出，应力的传导是沿着髋臼的髂骨关节面的切线方向的高密度骨质部位上行，他还将这一骨质密度高度集中的部位称为坐骨支柱。1967 年，Campanacci 通过放射学研究，区分出了髋骨内的三组骨小梁系统，即：骶骨-髋臼；骶骨-坐骨；骶骨-耻骨。后柱包含髋臼后下方的骶骨-髋臼及骶骨-坐骨骨小梁；而前柱包含髋臼前方的骶骨-髋臼及骶骨-耻骨骨小梁以及髂骨-髋臼骨小梁(图 2-7-107)。

由于坐骨支柱处的骨小梁非常厚实，所以可以解释为什么在所有类型的髋臼骨折中，这一部位很少被涉及。

3. 髋臼的血液供应　髋臼周围有广泛的肌肉附着，它们提供着丰富的血液供应。另外，在髋骨的内外均有大量的血管分支围绕着髋臼走行(图 2-7-108)。对于手术中有关血管的解剖和保护，在手术入路一节中会详细介绍。尽管髋臼的血供很丰富，但手术中仍要避免骨膜下剥离，以减少缺血性骨坏死的发生。

(三)放射学表现

对于从事髋臼骨折治疗的骨科医生来说，一定要熟练掌握髋部的 X 线学表现，这对于理解和判断骨折类型，做好术前计划，选择手术入路都很重要。

1. 髋臼的 X 线表现　对于髋臼骨折，常规应拍摄 4 张 X 线平片，骨盆前后位，患髋前后位，以及髂

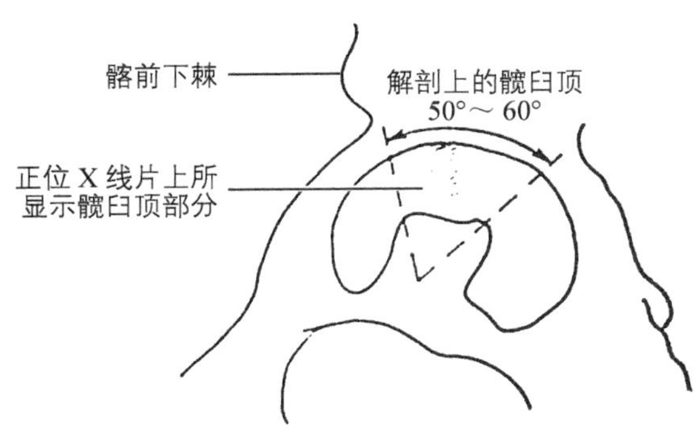

图 2-7-106　放射学髋臼顶和解剖学髋臼顶的区别

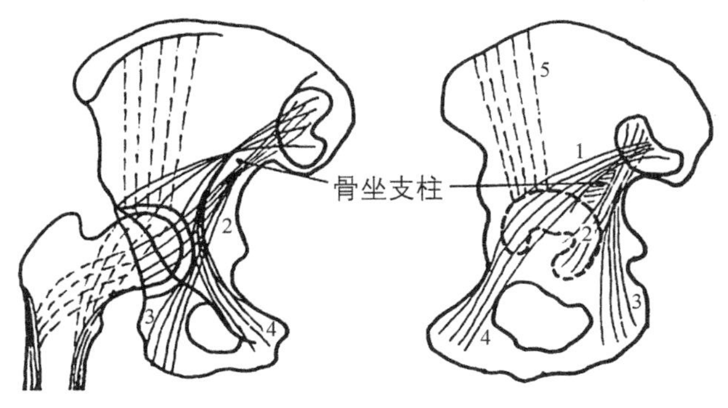

图 2-7-107　髋骨内部骨小梁结构

注：1、2. 骶骨-髋臼；3. 骶骨-坐骨；4. 骶骨-耻骨；5. 髂骨-髋臼

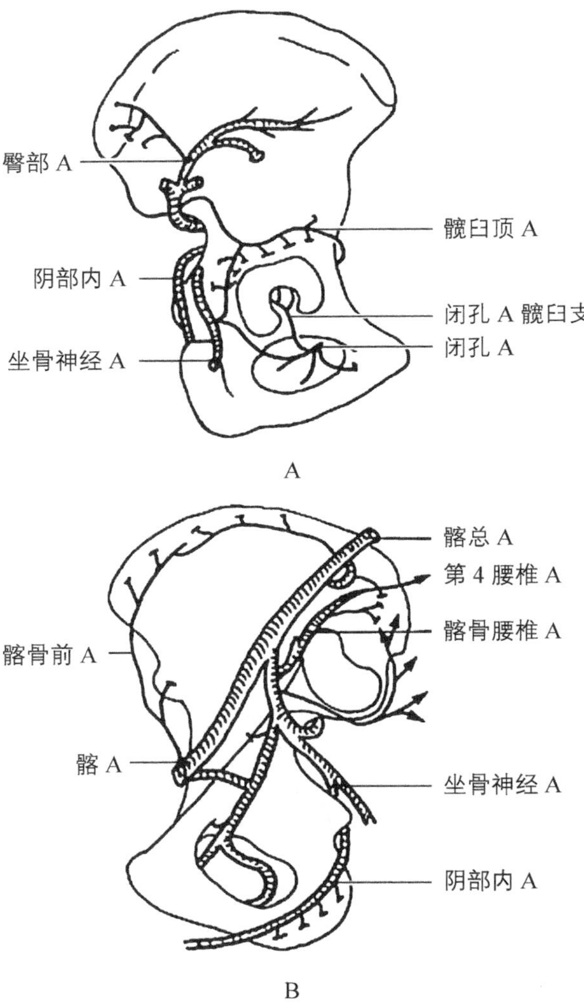

图 2-7-108　A、B. 髋骨的血液供应

注：A. 外面观；B. 内面观(Louis and Bergouin 1960)

骨斜位和闭孔斜位片。为了更清楚地显示髋臼骨折的形态，Judet 等经过长期研究，对各种斜位片进行观察比较，总结出两个最佳斜位片，即和冠状面成 45°角的两个斜位。在正常情况下，闭孔环和冠状面约成 45°夹角，而和髂骨翼前 2/3 所在平面接近垂直。在拍摄斜位片时，因为患者要移动骨盆而产生疼痛，对难以配合的患者可考虑麻醉下拍摄，以确保 X 线片的拍摄质量。以下对每个位置上的 X 线具体表现特点分别介绍如下：

(1)骨盆前后位片。拍骨盆前后位片时，患者取仰卧位，X 线球管中心对准耻骨联合，将骨盆所有结构完整拍摄下来。在骨盆前后位片上，主要观察以下内容：

①少见的双侧髋臼骨折。

②独立于髋臼骨折以外的骨盆环其他部位的骨折，如髂骨翼骨折、骶骨骨折、闭孔环骨折等。

③骨盆环上一处或多处关节脱位。

(2)髋臼前后位片。大多数情况下，一张骨盆前后位片可以作为患侧髋臼的前后位片来看待，但有时需要拍患侧髋的前后位片，拍摄患侧髋关节前后位片时，X 线球管的中心对准患侧髋臼中心(图 2-7-109)。在正常髋臼的前后位片上，可看到以下 6 个基本放射学标记(图 2-7-110)：

①髋臼后壁的缘；

②髋臼前壁的缘；

③髋臼顶；

④泪滴；

⑤髂骨坐骨线；

⑥髂骨耻骨线。

牢记这 6 个基本放射学标记，对于我们阅读和理解髋臼骨折的 X 线片，以及判断骨折类型都很重要。

(3)髂骨斜位。拍摄此斜位片时，患者向患侧倾斜，即健侧抬起 45°(和拍摄台面之间的夹角)，X 线管球中心对准患侧髋臼中心(图 2-7-111)。

在髂骨斜位片上主要观察以下内容(图 2-7-112)。

①髋骨的后缘(后柱)或髂坐线；

②髋臼的前缘；

③髂骨翼。

(4)闭孔斜位。患者向健侧倾斜，即患侧抬高 45°，X 线管球中心对准患侧髋臼中心。如果拍摄准确，则应该显示尾骨的尖位于髋臼窝中心的上方(图 2-7-113)。

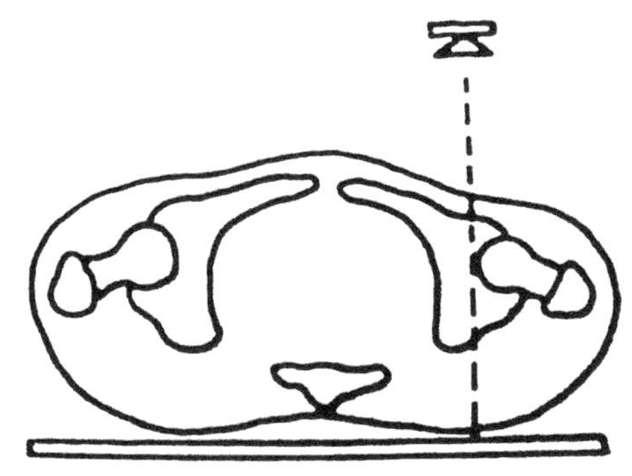

图 2-7-109 拍摄患侧髋关节前后位片时，X 线球管的中心对准患侧髋臼中心

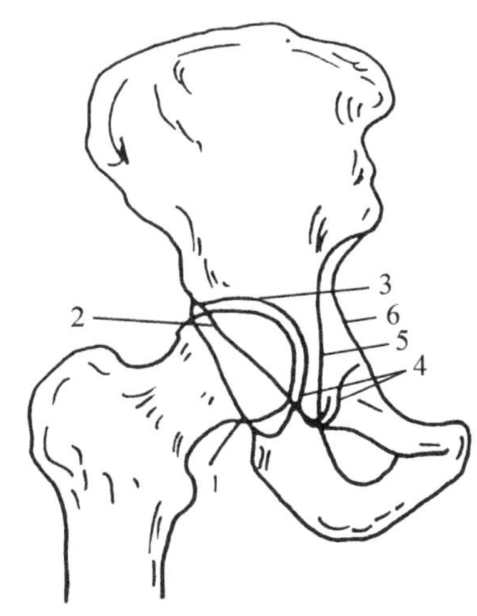

图 2-7-110 髋臼正位 X 线片上显示的 6 个基本放射学标记

注：1. 髋臼后壁的缘；2. 髋臼前壁的缘；3. 髋臼顶；4. 泪滴；5. 髂骨坐骨线；6. 髂骨耻骨线

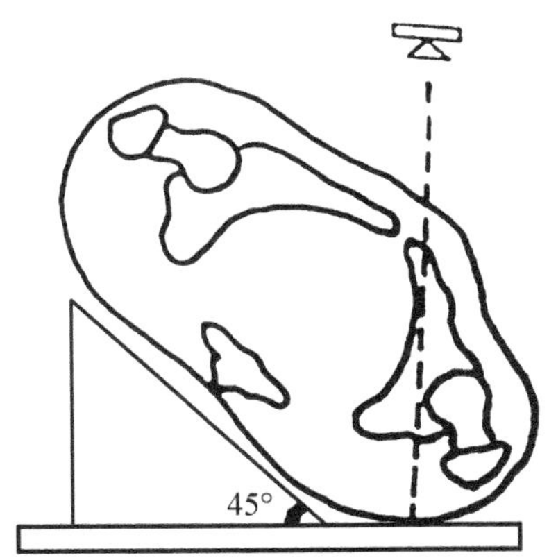

图 2-7-111 髂骨斜位的投照方法

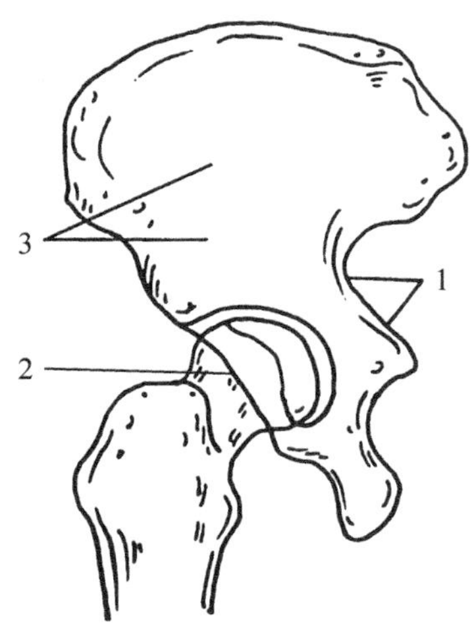

图 2-7-112　髋臼的髂骨斜位片显示内容

注：1. 髋骨的后缘（后柱）或髂坐线；2. 髋臼的前缘；3. 髂骨翼

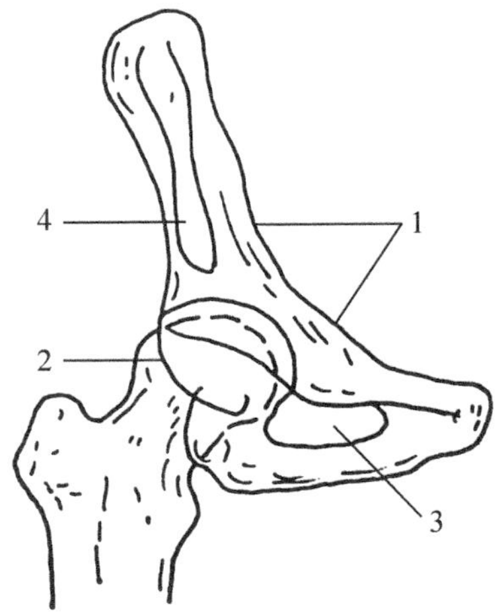

图 2-7-114　髋臼闭孔斜位片显示内容

注：1. 髂耻线；2. 髋臼的后缘；3. 整个闭孔环；4. 髂骨翼的切线位

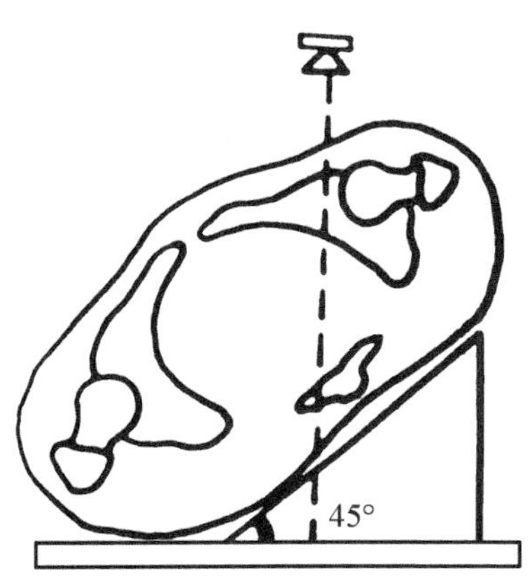

图 2-7-113　闭孔斜位的投照方法

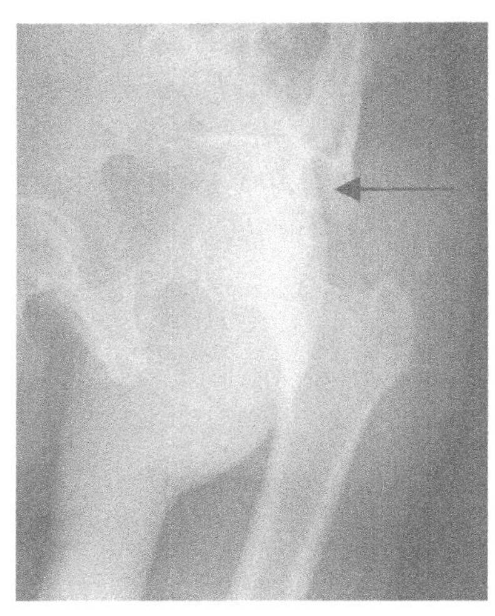

图 2-7-115　箭头所示为“马刺”征

在闭孔斜位片上可看到：(图 2-7-114)

①骨盆入口缘（前柱的基本线）或髂耻线；

②髋臼的后缘；

③整个闭孔环；

④髂骨翼的切线位；

⑤前壁及前缘。

另外，对于双柱骨折，在闭孔斜位上有一个典型的征象称为“马刺”征（图 2-7-115），在髋臼顶上方髂骨翼的骨折处，由于远折端向内移位，使近折端的外侧骨皮质明显向外“刺”出而形成此征象。

2. 髋臼的 CT 表现　计算机断层扫描（CT）可更详细地显示髋臼骨折的某一层面，尤其在以下几方面可显示出 CT 的优点：前后壁的骨折块大小及粉碎程度；是否存在边缘压缩骨折；股骨头骨折；关节内游离骨折块；髋关节是否有脱位；骶髂关节损伤情况。

3. 三维 CT 扫描　应用计算机软件可以将 CT 扫描片转换为三维立体图像，这样便可从整体角度反映骨折的形态，而且当把股骨头从图像中取出，可进一步显示整个髋臼关节面的形态。所以，尽可能多的、详细的放射学资料对我们作出合理的治疗计划有帮助（图 2-7-116）。

(四)髋臼骨折的分型

任何骨折分型的目的都要满足两个用途：①对治疗和判断预后有指导作用；②不同作者之间便于

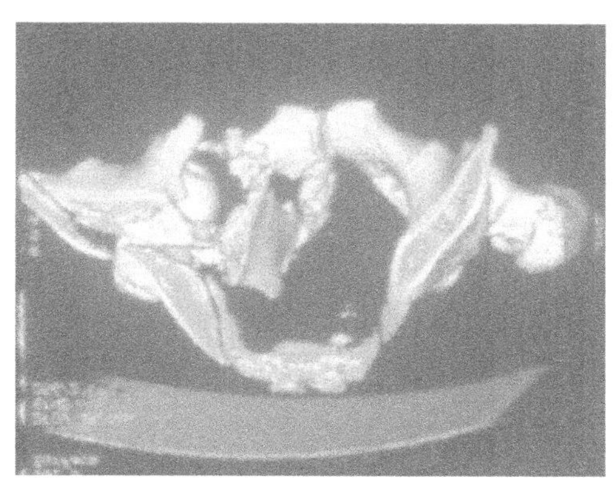

图 2-7-116 三维 CT 扫描可从立体角度了解髋臼骨折的形态

进行结果比较的标准。所以，一种成熟的骨折分型必须要有实用性和被广泛接受性。

髋臼骨折比较复杂，骨折类型繁多，所以，进行分型很困难。目前被广泛采用的分型系统是 Letournel & Judet 分型和 AO 分型，有时也有作者采用 Marvin Tile 分型。

1. Letournel & Judet 分型 Letournel 和 Judet 于 1961 年首次发表了他们的髋臼骨折分型系统，并在 1965 年做了部分修改，到现在，这一分型系统一直被广泛地接受和应用。此分型系统主要是从解剖结构的改变来分，而不是像大多数骨折分型那样，要考虑骨折移位的程度，粉碎程度，是否合并脱位等因素。而正是由于从解剖角度来分型，使得其容易被理解和接受。

根据髋臼前后柱和前后壁的不同骨折组合，Letournel 和 Judet 将它们分为两大类，十个类型的骨折。

(1)单一骨折：涉及一个柱或一个壁的骨折，或一个单一骨折线的骨折（横断骨折）。共有 5 个单一的骨折类型。

①后壁骨折。

②后柱骨折。

③前壁骨折。

④前柱骨折。

⑤横断骨折。

(2)复合骨折：至少由以上两个单一骨折组合起来的骨折称为复合骨折，共包括 5 个类型（图 2-7-117）。

①T 形骨折。

②后柱伴后壁骨折。

③横断伴后壁骨折。

④前方伴后方半横形骨折。

⑤双柱骨折。

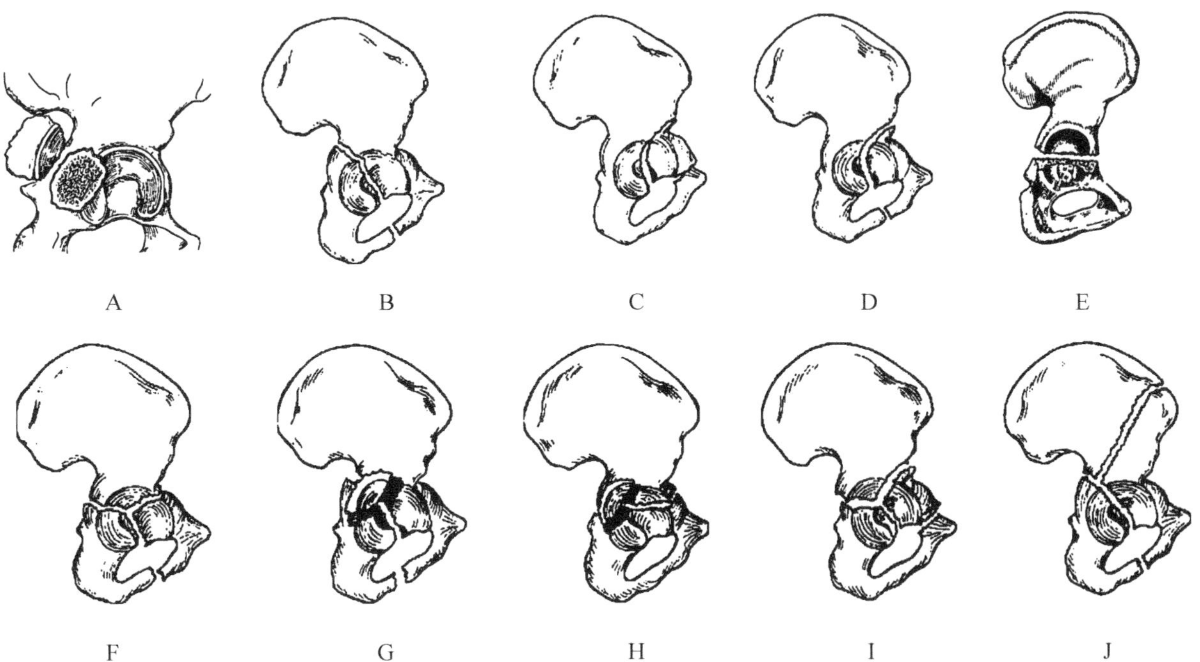

图 2-7-117 A～E. 为 5 个单一骨折；F～J. 为 5 个复合骨折

2. AO 分型　AO 组织将髋臼骨折分为 A、B、C 3 型。

A 型：骨折仅波及髋臼的一个柱(图 2-7-118)。

A1：后壁骨折。

A2：后柱骨折。

A3：前壁和前柱骨折。

B 型：骨折波及两个柱，髋臼顶部保持与完整的髂骨成一体(图 2-7-119)。

B1：横断骨折及横断伴后壁骨折。

B2：T 形骨折。

B3：前壁或前柱骨折伴后柱半横形骨折。

C 型：骨折波及两个柱，髋臼顶部与完整的髂骨不相连(图 2-7-120)。

C1：前柱骨折线延伸到髂骨嵴。

C2：前柱骨折线延伸到髂骨前缘。

C3：骨折线波及骶髂关节。

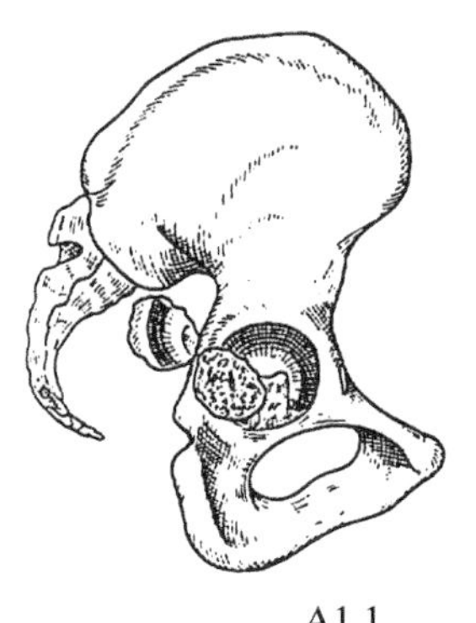

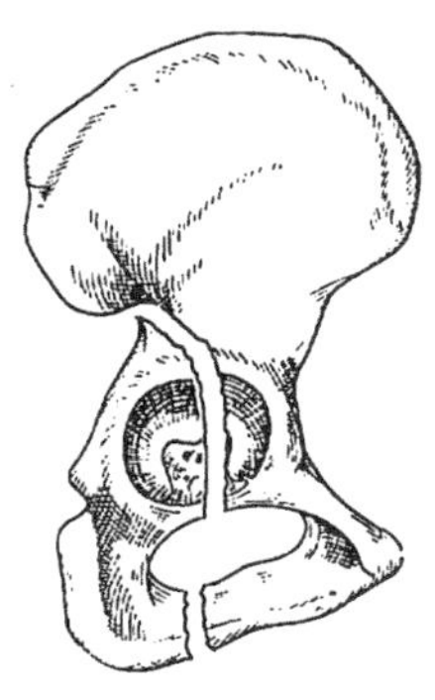

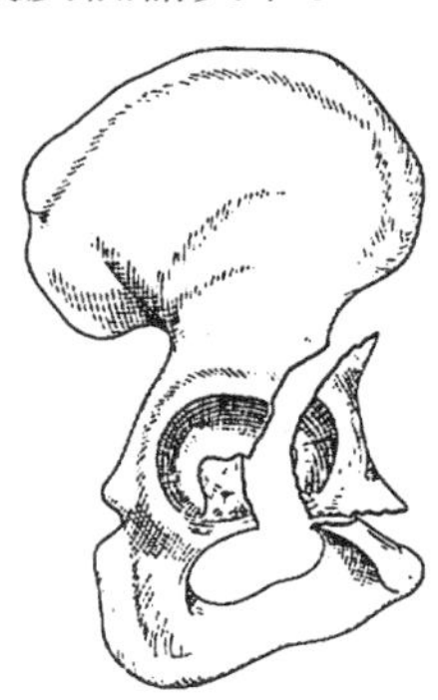

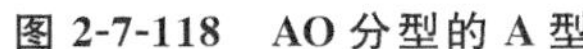
图 2-7-118　AO 分型的 A 型

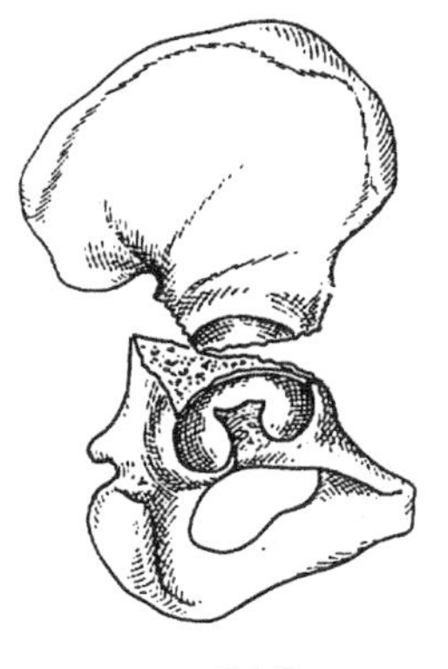

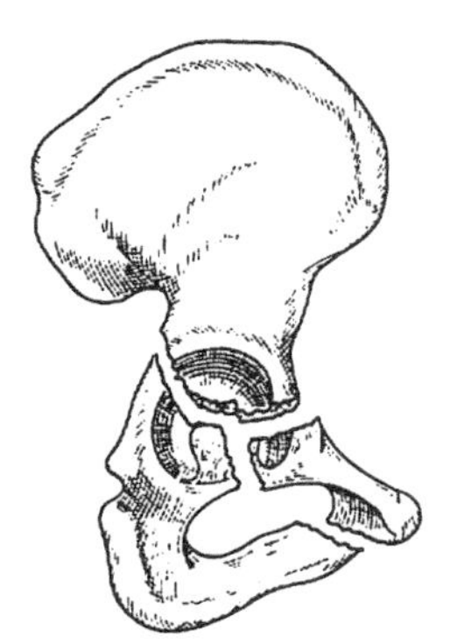

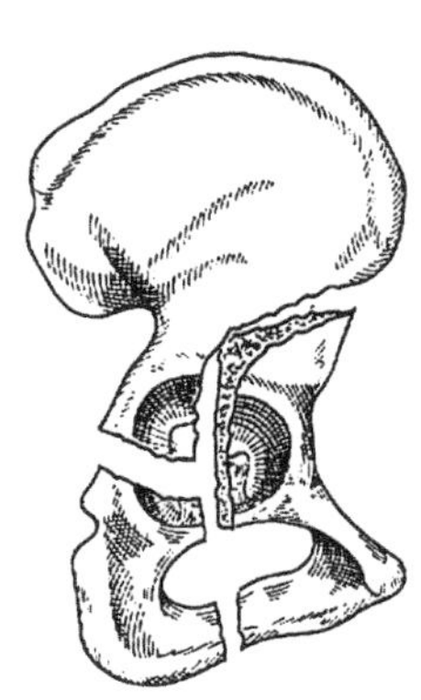

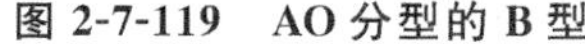
图 2-7-119　AO 分型的 B 型

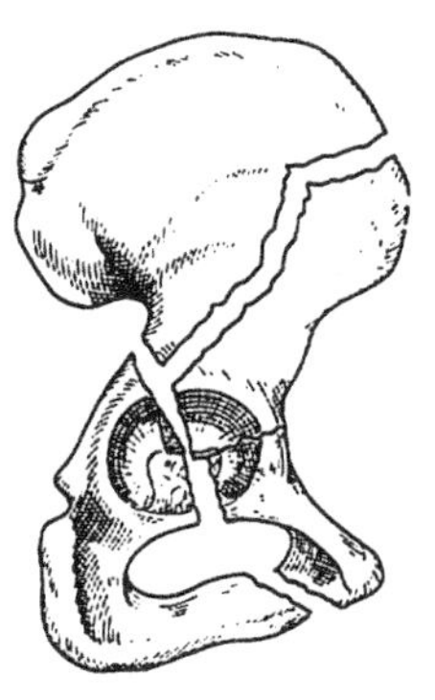

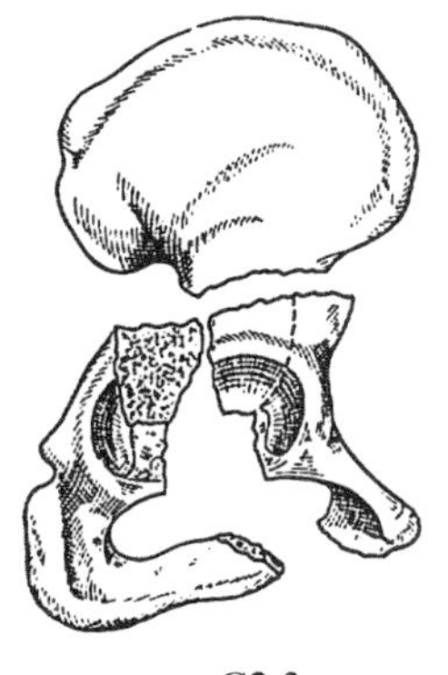

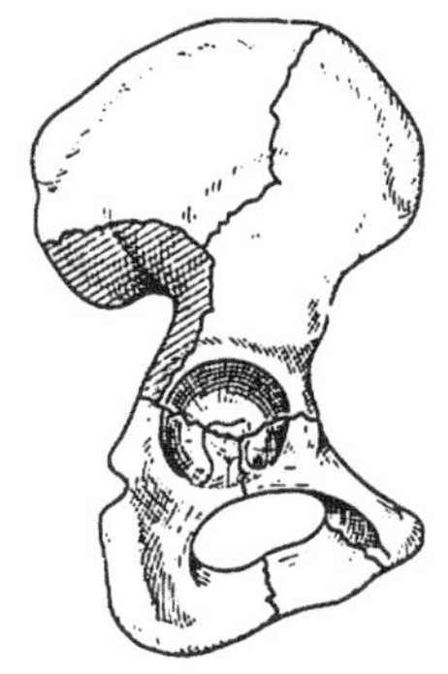

图 2-7-120　AO 分型的 C 型

3. Marvin Tile分型 Marvin Tile将髋臼骨折分为两大类：

A:所有无移位的髋臼骨折。

B:有移位的髋臼骨折。

进一步将有移位的髋臼骨折分为以下三型：

a. 后部骨折±后脱位

b. 前方骨折±前脱位

c. 横形骨折±中心性脱位

(五)治疗

对于一个髋臼骨折，在治疗以前，需要对患者的个人情况和骨折的特点进行详细的评估，这些评估包括以下内容：

1. 骨折的特点 首先对患侧肢体总体状况进行判断，包括是否合并其他骨折，皮肤软组织情况，血管神经情况等，再根据前后位及两个斜位的X线平片，CT扫描片以及三维CT影像资料，仔细判断骨折的形态和类型。

2. 患者的一般情况 包括患者的年龄、身体状况、是否合并有全身其他部位的损伤以及骨质情况等。

3. 医疗提供情况 现有医疗人员及设备和器械能否完成这种骨折的治疗。

结合以上的具体评估，再做出是保守治疗还是手术治疗的决定。

1. 保守治疗

(1)适应证：有以下因素存在可考虑进行保守治疗。

①有医疗禁忌证者，如年老、体弱及合并有全身系统性疾病的患者，手术可能会给患者带来巨大的风险，对于这些患者，则考虑保守治疗。

②局部感染，由于骨牵引针或其他原因造成手术切口范围有感染存在者，则应采取保守治疗。

③伴有骨质疏松症的患者。关于骨质疏松症，目前还没有明确的测量标准，大多数情况下需要综合判断。因为髋臼骨折术中复位时的牵拉力很大，所以，骨质疏松的患者很难用复位器械进行把持复位，而且内固定也难以获得牢靠固定。

④无移位或移位<3mm的髋臼骨折。

⑤低位的前柱骨折或低位的横断骨折。

⑥粉碎的双柱骨折经闭合处理而恢复髋臼完整性者，可采取保守治疗。

(2)保守治疗的方法：患者取平卧位，最好置于屈髋屈膝位，以使患者感到舒服。通常采用股骨髁上或胫骨结节骨牵引，牵引重量不可太大，以使股骨头和髋臼不发生分离为宜。持续牵引5～7d后，每天可小心被动活动髋关节数次。牵引时间为6～8周，去牵引后，不负重练习关节功能；8～12周后开始逐渐负重行走。

保守治疗的目的是防止骨折移位进一步增加。所以，想通过保守治疗使原始骨折移位程度得到改善的想法是不现实的。因此在决定采取保守治疗前，我们就应对最后的结果有所预料，这一点也应向患者交代清楚。

Letournel认为，对于无移位及稳定的髋臼骨折，可以不做牵引，患者平卧位5周，从伤后3～4d开始，每天进行几小时的被动活动，7周后扶拐下地并逐渐开始部分负重。

2. 手术治疗 Letournel和Judet强调，手术治疗是获得长期良好功能的基础，其中解剖复位的患者中，90%的结果为优良。Marvin Tile对220例髋臼骨折进行总结指出，在不考虑并发症的前提下，治疗结果的好坏和医生的经验有直接关系。Matta强调，对于有移位的髋臼骨折，通过闭合的方法不能获得解剖复位，骨折移位超过3mm，尤其是通过顶部的骨折，是切开复位内固定的适应证。Matta提出的顶弧角测量方法对于判断未涉及骨折的髋臼顶部分的大小以及决定治疗方案很有指导意义。在标准的前后位、髂骨斜位和闭孔斜位片上，以髋臼的几何中心为中点，分别向上画一垂线和向髋臼顶的骨折线画一连线(图2-7-121)，然后测量这两条线的夹角，如果角度>45°，则说明有相当大的髋臼顶部分未涉及骨折，也就是髋关节比较稳定，可以考虑采取保守治疗；如果此角<45°，则说明髋臼顶已涉及骨折，最好行切开复位内固定，恢复股骨头和髋臼顶的正常接触。

(1)手术适应证：任何有移位的髋臼骨折在伤后3周以内均可手术治疗，但需除外以下条件。

①有明确的手术禁忌证。

②有明确的髂骨骨质疏松症。

③低位的前柱骨折或低位的横断骨折。

④粉碎的双柱骨折经闭合处理而恢复髋臼完整性者。

手术治疗的目的：同所有关节内骨折的治疗原则一样，做到解剖复位，牢固固定，早期进行关节功能锻炼。

(2)手术时机：髋臼骨折后，由于骨折端和周围组织容易出血，暴露相对较困难，所以最好是在病情稳定，出血停止后进行手术，最佳手术时机一般

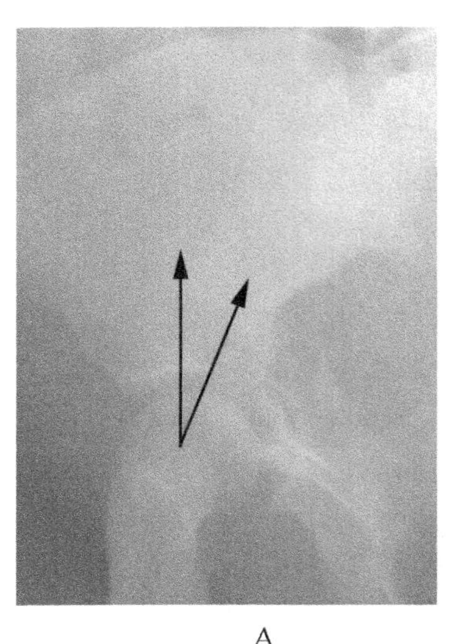

A

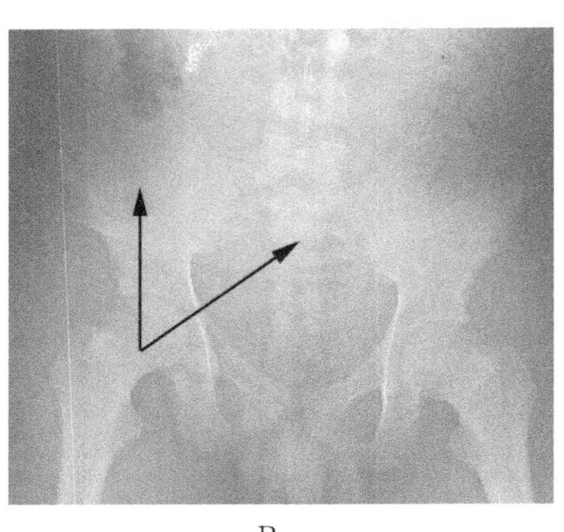

B

图 2-7-121　两个髋臼骨折患者的正位片

注:A. 的顶弧角均<45°,说明骨折涉及到髋臼顶;B. 的顶弧角>45°,表示骨折未涉及髋臼顶

认为在伤后 4～7d,但是有以下几种情况时,建议急诊手术:

①难复性的股骨头脱位。

②复位后难以维持(不稳定)的髋脱位。

③髋关节后脱位同时伴有股骨头骨折。

有以下合并损伤时,建议急诊先行合并损伤手术,4～7d 在进行髋臼骨折的手术。

①合并同侧股骨颈骨折,先急诊行股骨颈骨折闭合复位,空心钉内固定术。

②合并同侧股骨干、膝关节、胫腓骨、踝关节骨折,急诊先处理这些骨折,并做到牢固固定,以利于髋臼骨折手术时对同侧肢体的活动不受影响。

(3)手术入路

①髋臼骨折手术入路的选择:没有一个理想的手术入路适应于所有的髋臼骨折。由于髋臼的解剖特点,使其不同部位的暴露需要不同的入路,如果手术入路选择不当,则可能无法对骨折进行复位和固定。手术前要全面仔细地分析患者的 X 线片、CT 片及可能有的三维 CT 扫描片,并在此基础上做出正确的分型。如果有条件,最好在一块髋骨上将所有的骨折线画出。通过这些全面的分析并结合主刀医生对手术入路的掌握情况,最后再做出恰当的入路选择。

一般来说,骨折类型是选择入路的基础:

A. 后壁骨折、后柱骨折及后柱伴后壁骨折,一定是选择后方的 Kocher-Langenbeck 入路。

B. 前壁骨折、前柱骨折及前方伴后方半横形骨折,需要选择前方的髂腹股沟入路。

C. 对于横断骨折,大部分可选用 Kocher-Langenbeck 入路,如果前方骨折线高且移位大时,可选髂腹股沟入路。

D. 对于横断伴后壁骨折,大部分可选用 Kocher-Langenbeck 入路,如果前方骨折线高且移位大时,可选前后联合入路。

E. 对于 T 形骨折和双柱骨折则进行具体分析,每一种入路都可能被选择,大部分 T 形骨折可经 Kocher-Langenbeck 入路完成,大部分双柱骨折可经髂腹股沟入路完成。

②各手术入路的要点:髋臼骨折的手术入路分为后方入路(Kocher-Langenbeck 入路),前方入路(Ilioinguinal Approach 入路),髂骨股骨入路,扩展的髂骨股骨入路,前后联合入路以及放射状入路。

Kocher-Langenbeck 入路:患者通常置于俯卧位(图 2-7-122)。俯卧位可以提供以下几个优点:股骨头处于一个复位的位置,即它向内侧移位的趋势被限制;在骨折手术台上可以很好地控制牵引;可允许膝关节屈曲以松弛坐骨神经。需要强调的是,术中始终有一位助手负责保持膝关节处于屈曲位。对于合并股骨头骨折、术中需要进行髋关节脱位时,应考虑采取侧卧位,以便允许术中髋关节的屈伸。

对于骨折涉及髋臼顶部范围大时,可行大粗隆截骨,以扩大暴露。

A. 始终注意保护坐骨神经,完成固定关闭伤口前,要仔细检查坐骨神经,以防压迫或活动范围受到限制。

B. 注意保护臀上血管和神经,臀上血管出血后。

C. 术后口服吲哚美辛,以预防异位骨化。

髂骨腹股沟入路

开创髂腹股沟入路是 Letournel 等对髋臼骨折治疗的最大贡献之一,该入路从肌肉和血管神经间隙进入,对软组织损伤小,通过 3 个窗口,可以暴露整个前柱,而且通过第二个窗口可以显露后柱,因此,该入路可以对几乎所有新鲜的双柱骨折进行复位和固定。

髂腹股沟入路的三个窗口分别是:经过髂外血管的内侧可进入耻骨后间隙(第三窗);通过髂腰肌和髂外血管之间可暴露四边体表面和髋臼前壁(第二窗);经髂腰肌的外侧可达到髂窝和骶髂关节(第一窗)(图 2-7-123)。

髂骨股骨入路

患者仰卧位,切口沿髂嵴前 1/2 或 2/3 向下,经髂前上棘,再沿缝匠肌外缘向下延长 15cm(图 2-7-124)。将腹前部的肌肉及髂肌从髂嵴上游离下来并向内翻,向下可将腹股沟韧带和缝匠肌起点切断,以暴露髋臼的前壁。此切口仅仅适用于高位的前柱骨折,如果前柱的骨折波及到髋臼下方的耻骨梳处,则此切口就不适用。

扩展的髂骨股骨入路

扩展的髂骨股骨入路也是由 Letournel 创出的,它可同时暴露髋臼的两个柱。但由于该入路损伤大,并发症多,所以渐渐很少使用(图 2-7-125)。

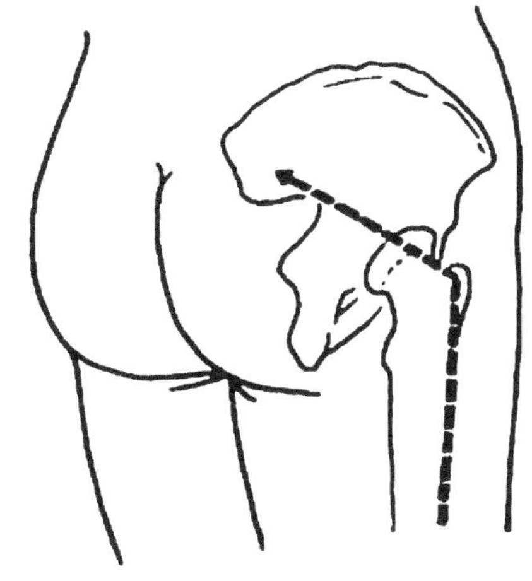

图 2-7-113　Kocher-Langenbeck 入路的皮肤标志

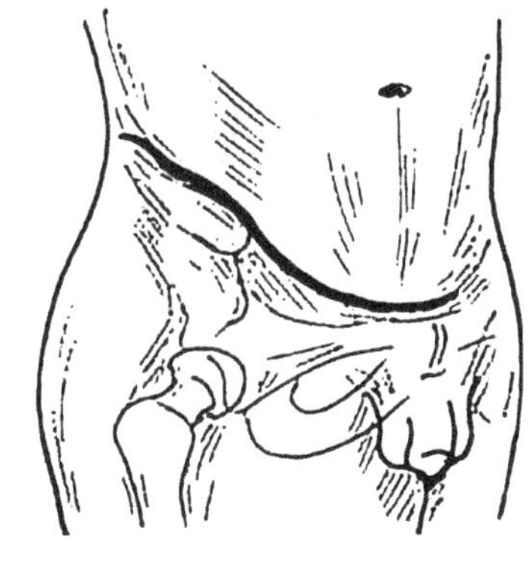

A

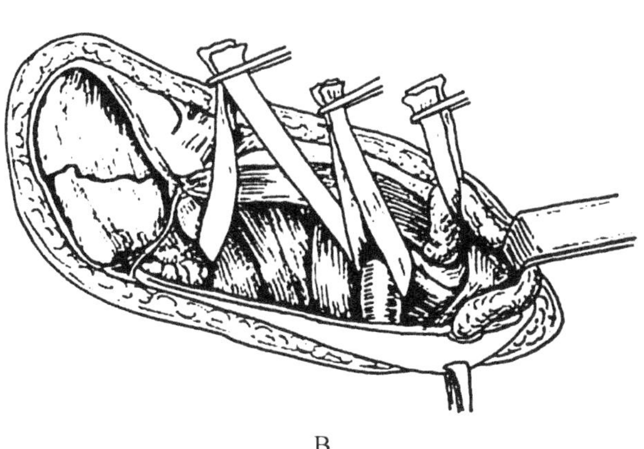

B

图 2-7-123　A. 髂腹股沟入路皮肤切口;B. 暴露完成后所显示的 3 个窗

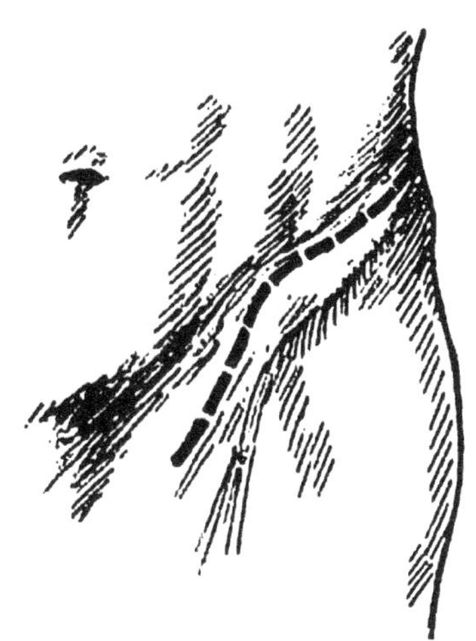

图 2-7-124　髂骨股骨入路切口

放射状入路

放射状切口是由 Dana Mears 首创的,它是由前后两个分支切口组成。患者取侧卧位,先做切口的后支，即 Kocher-Langenbeck 入路，在此基础上，从大粗隆到髂前上棘切开，此即切口的前支，前后支的夹角约为 120°，此切口进一步的操作同扩展的髂骨股骨入路大体相同(图 2-7-126)。

前后联合入路

对于一个切口不能完成对侧骨折复位和固定时，可采用前后联合入路。前后联合入路就是后方的 Kocher-Langenbeck 入路和前方的髂骨腹股沟入路相结合。患者取侧卧位，前后术区同时消毒，因此，又将此体位称为“漂浮体位”。最后铺完无菌单后，患者像活页一样可在仰卧位和俯卧位之间自由变换。对于前后联合入路来说，最重要的是选择第一切口，即先前入路还是先后入路，一般原则是选择骨折移位大、粉碎程度严重的一侧作为第一切口，因为往往通过第一切口就能将对侧的骨折进行复位和固定。另外在两个切口转换时，要注意无菌。

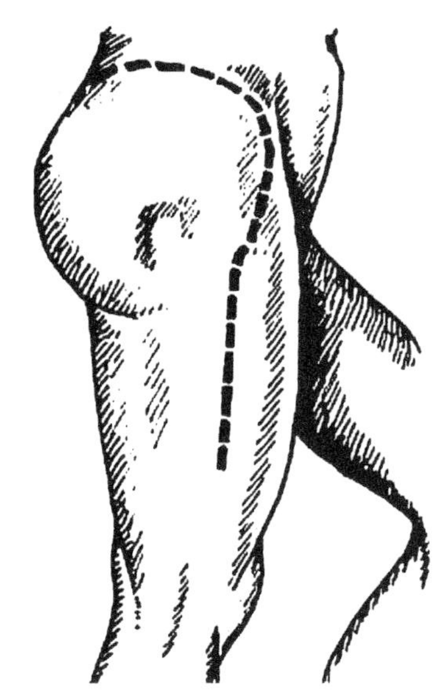

图 2-7-125 扩展的髂骨股骨入路切口

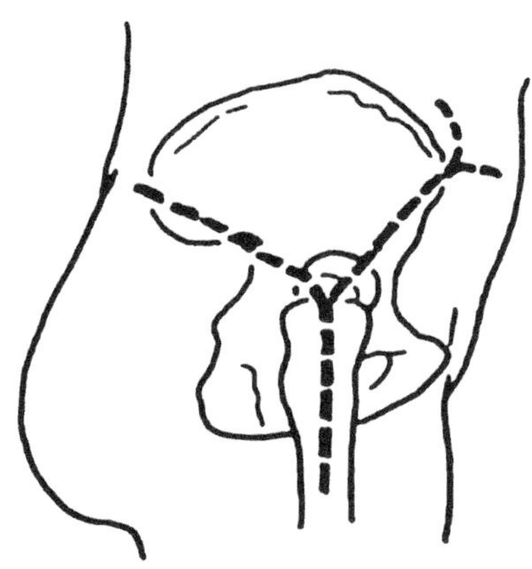

图 2-7-126 放射状入路的切口

(4)复位及固定：复位和固定是髋臼骨折手术中最复杂、最困难的环节。由于髋臼部位的解剖结构独特，所以在复位的概念、方法上也不同，不但需要专用的骨盆髋臼复位器械和内固定物，还要有熟练的助手相配合。

①专用器械及内固定物：由于骨盆的特殊结构，所以，对骨盆髋臼骨折进行复位和固定的概念和方法波同于骨干骨折，它需要专用的器械，尤其对粉碎、旋转移位大、陈旧型骨折，常规骨折复位器械很难完成复位和固定。

②复位技术：髋臼骨折的复位没有固定的原则，每一具体的骨折类型所采取的方法各不相同。但是，应像所有其他部位的骨折复位一样，一定要保护和骨块相连的软组织，尽可能减少对骨膜的剥离。

术中首先将所有的骨折都暴露，仔细清理骨折端肉芽组织，判断清楚各个骨折线之间的关系，有无压缩骨折，有无关节内游离骨块等。

在对所有骨折完全了解后，便可开始进行复位。首先对那些容易复位且复位后对其他骨折的复位不会造成影响的骨折进行复位和固定，使一个复杂骨折逐渐简单化，但必须做到绝对解剖复位，如果第一步达不到解剖复位，则接下来的骨折就不会达到解剖复位。如果复位后不能进行最终的固定，则可先用克氏针或复位钳暂时固定，待所有骨折都复位后再整体固定。

在整个的复位过程中，可能始终需要对髋关节进行牵引和活动，如果有专用手术牵引台最好。通常由一位助手负责患肢的屈伸和牵引；用一带 T 形手柄的 Schanz 螺钉拧入股骨颈可获得更直接更有效的牵引(图 2-7-127)。还可将 Schanz 螺钉拧入坐骨大结节以控制骨折端的旋转(图 2-7-128)。对于张力大的主骨折端，可采用螺丝钉帽复位方法(图 2-7-129)，它可对骨折端进行加压、牵开、水平移位以及旋转。顶棒在髋臼骨折复位中是最常用的器械，尤其是对骨块的复位。

髋臼骨折中最复杂最难掌握的是对骨折端旋转移位的判断和复位，一定要通过触摸和术中 C 形臂透视来判断是否获得解剖复位。如果柱和壁均骨折时，先复位(和固定)柱的骨折，再复位和固定壁的骨折。

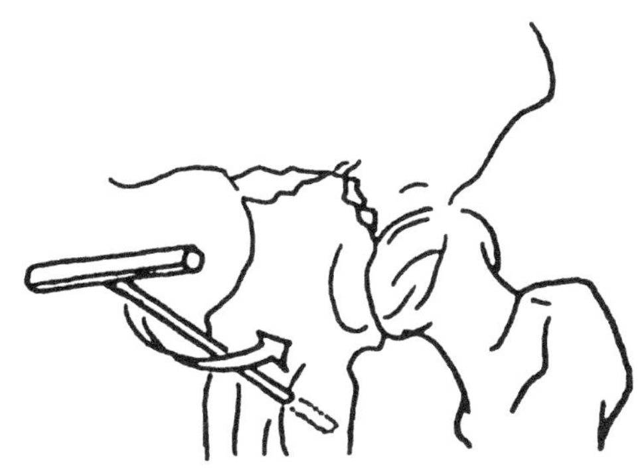

图 2-7-127 用 Shanze 螺钉拧入股骨颈可有效地牵引股骨头

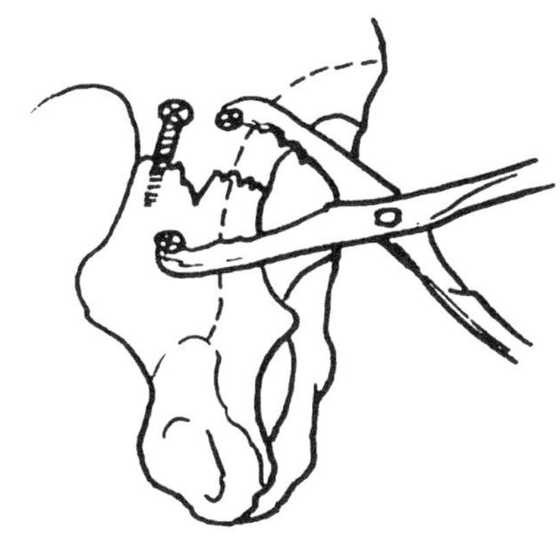

图 2-7-128 如图显示用一枚 Shanze 螺钉拧入坐骨结节来控制后柱旋转及移位

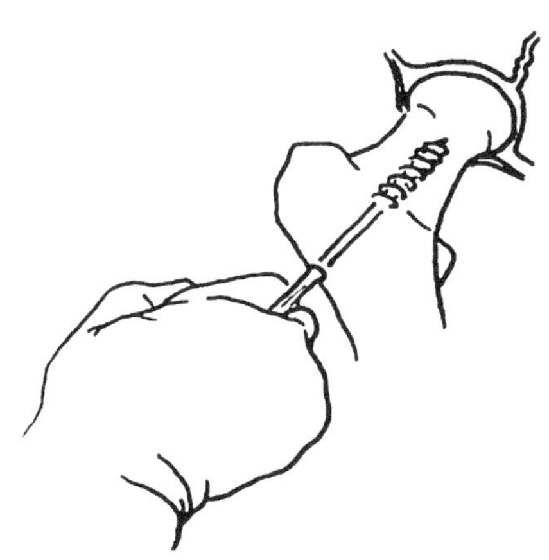

图 2-7-129 螺丝钉复位方法

③固定技术：髋臼骨折的固定和其骨折的固定一样，也应一步一步地进行。最有效的内固定就是折块间拉力螺丝钉（lag screw）固定，通常用3.5mm 系列骨皮质螺丝钉。无论有无拉力螺丝钉固定，最终都要用钢板进行固定。钢板选用3.5mm 系列的骨盆重建钢板。当复位钳占据并影响了钢板置放的位置时，可用螺丝钉或克氏针暂时固定以替代复位钳，当完成钢板固定后再取出克氏针。钢板在置放前一定要仔细塑形，以适应髋骨的表面轮廓。骨折的解剖复位以及钢板的准确塑形，可使固定后骨折端的应力最小。

在所有固定完成后，应各个方向活动髋关节，同时仔细辨听和感觉是否有异常声音或摩擦感，如有异常，则说明可能有螺丝钉进入关节内，需检查并重新固定。当然，如果术中有影像监控，则可安全地固定。但需要强调的是，术中影像监控应多角度查看，以确保螺丝钉未进入关节。

（5）术后处理

①抗生素使用：术后抗生素使用 5～7d。对于盆腔及腹部有损伤者，可联合使用抗生素。

②伤口引流：伤口引流持续 48h。前方髂腹股沟入路，有时需放置 2 根引流管，分别置于耻骨后方和髂窝。

③预防异位骨化：许多文献报道指出，吲哚美辛具有防止异位骨化发生及减少其发生的作用。所以，对于 kocher-langenbeck 入路和扩展的髂骨股骨入路，术后第 2 天开始口服吲哚美辛，预防异位骨化，每次 25mg，每天 3 次，持续 4 周。有些作者报道，术后放疗对防止异位骨化的发生也有效。

④术后牵引：如果复位和固定牢靠，术后不需要牵引；对于陈旧股骨头后脱位的髋臼骨折，如果术中发现股骨头向后向上移位的力量很大，则术后牵引 2～4 周，以减轻股骨头的压力，保护内固定。

⑤术后活动：术后患肢置于屈髋屈膝位，第 2 天开始股四头肌的主动收缩锻炼及髋关节的屈伸锻炼（主动或被动），术后 1 周，在患肢不负重的情况下，鼓励患者站立位主动锻炼髋关节的屈曲，外展及后伸（对于扩展的髂骨股骨入路，术后 4 周内禁止患髋主动外展和被动内受）。

⑥负重：术后 4～12 周，根据具体情况，可开始逐渐部分负重。如果骨折较简单，固定牢固，部分负重的时间可提早，如果骨折粉碎程度严重，固定不是很牢固，则部分负重的时间向后拖延。部分负重一定要逐渐增加，从最小量（5kg）开始，并严密观察。一般在 13 周以后，逐渐恢复完全负重。

⑦功能锻炼：不管是在部分负重期还是恢复完全负重期以后，髋关节的功能锻炼应始终坚持，尤其是髋外展肌，臀大肌及股四头肌的锻炼。

⑧术后X线检查:术后应定期复查3个常规体位的X线片,必要时加CT扫描,以便判断骨折的固定和愈合情况,并对指导进一步的功能锻炼。

(6)手术并发症

①早期并发症

A.死亡:大多是由于循环和呼吸系统的并发症而引起。Letournal报道,569例伤后3周以内手术的患者中有13例(2.28%)发生死亡,其中7例为60岁以上的老年患者。

B.感染:髋臼骨折通常合并有多发损伤,如腹部及盆腔脏器、同侧肢体的损伤等。如果有肠道、膀胱及阴道的破裂,或同侧下肢的开放骨折等,均会增加伤口感染的机会。另外,手术区域软组织的损伤(Morel-Lavalle损伤)、术中淋巴组织的损伤(髂腹股沟入路)、伤口血肿形成等也是容易造成感染的因素。

一旦伤口发生感染,应立即拆除缝线或切开而进行引流,使用有效的抗生素,待局部炎症得到控制,尽快手术彻底扩创,术后放置尽可能多的有效引流进行灌洗治疗;如果感染严重,骨折端相对稳定时,则需取出内固定;如果波及关节内,还要做关节囊切除,关节内扩创术。关于感染的预防,可参考以下几点:对于发热、白细胞增高的患者,在其体温和化验检查恢复正常前不能手术;术前对Morel-Lavalle损伤及其他皮肤软组织损伤要及时处理;术后充分引流,必要时放置多个引流,以防止伤口内血肿形成;术前1～2d预防性使用抗生素,术后如有必要可延长使用时间。

C.神经损伤

坐骨神经损伤:大部分坐骨神经损伤是由于术中牵拉所致,而且以腓总神经损伤为主。Letournal报道术后坐骨神经损伤率约为6.3%(36/569),经长达3年的恢复后,除1例留有感觉障碍外,其余患者均恢复正常。Marvin Tile报道手术引起的坐骨神经损伤为5.9%(6/102),而且最终都恢复。手术当中小心保护,尤其是采用kocher-langenbeck入路时,膝关节始终要屈曲60°～90°,以松弛坐骨神经,从而减少损伤。

股神经损伤:主要发生在髂腹股沟入路,发生率很低。

股外侧皮神经:髂腹股沟入路和扩展的髂骨股骨入路很容易损伤该神经,Letournal报道,在涉及此神经的351例手术中,有45例术后存在不同程度的感觉障碍。

臀上神经:臀上神经经坐骨大切迹出盆腔而支配髋外展肌,kocher-langenbeck入路在暴露和处理坐骨大切迹处骨折时可能会伤及此神经,臀上神经会造成髋外展肌力弱或无力,通过功能锻炼可逐渐恢复。

D.血栓栓塞:髋臼骨折后,容易发生深静脉血栓以及肺栓塞,有报告指出,术前磁共振静脉成像检查显示,肢体近端血栓形成可达33%。为了防止血栓形成,术后可使用肝素抗凝药,出院后继续使用新双香豆素来抗凝,一般用到术后3～4周,患者可拄拐行走为止。

②晚期并发症

A.不愈合或假关节形成:Letournal报道569例伤后3周以内手术的髋臼骨折中,共有4例发生了假关节形成,其中2例最终进行了人工关节置换术,另2例经重新切开内固定,均于6个月后愈合。

B.骨坏死:主要是股骨头缺血性坏死,在Letournal的569例髋臼骨折手术中,共有22例(3.9%)发生股骨头坏死,而其中17例伴有股骨头后脱位,在所有伴有后脱位的髋臼骨折中(227例),股骨头坏死率增加为7.5%。在所有股骨头坏死中,大概有60%最终需要全髋关节置换。Marvin Tile报道一组高能量损伤的髋臼骨折中,股骨头坏死率为18%,且主要发生在后方类型中。

Letournal报道髋臼前柱和后壁也可发生缺血性坏死,这主要是由于术中广泛剥离骨膜而造成的。

C.创伤后骨性关节炎:Letournal将创伤后骨性关节炎分为5期。

Ⅰ期:在股骨头周围的髋臼缘有骨赘形成,关节其余部分均正常,临床上无症状;

Ⅱ期:骨赘明显增大,髋臼顶密度增高,临床上无症状或轻度症状;

Ⅲ期:在Ⅱ期的基础上,关节的上间隙变窄,出现临床症状;

Ⅳ期:在Ⅲ期的基础上出现囊性变;

Ⅴ期:关节间隙消失,有骨性融合。

可能造成创伤后骨性关节炎发生的因素有:不良复位;螺丝钉进入关节内;合并股骨头损伤;术前存在骨性关节炎;感染。其中不良复位是创伤后骨性关节炎发生的主要因素。在Letournal的569例髋臼骨折手术中,共有97例发生了创伤后骨性关节炎,其中解剖复位者中有43(10.3%)例发生了骨性关节炎,而非解剖复位者中有54(35.7%)例发生了骨性关节炎，由此可看出，解剖复位可以明显减低骨性关节炎的发生。

D. 异位骨化形成：异位骨化的病因仍不清楚，在扩展的髂骨股骨入路以及 kocher-langenbeck 入路中，异位骨化的发生率很高，而髂腹股沟入路及女性患者几乎没有异位骨化的发生。Brooker 将异位骨化分为 4 型。

Ⅰ型：<1cm 的游离骨岛；

Ⅱ型：骨岛>1cm，但距髋骨和股骨的距离均超过 1cm；

Ⅲ型：骨化相互连成片状，距髋骨和股骨的距离<1cm；

Ⅳ型：骨化将髋骨和股骨桥接，髋关节骨性粘连。

关于髋臼骨折术后异位骨化的发生率，文献报道各不相同(3%～69%)，Letournal 报道 569 例髋臼骨折手术中，有 139 例发生异位骨化，异位骨化发生率为 24.4%；Marvin Tile 报道 102 例中有 18 例，发生率为 17.6%。

如果要手术切除异位骨化，有两个因素必须考虑：其一，异位骨化严重影响髋关节的活动；其二，异位骨化已经成熟。一般认为伤后 15～18 个月才可考虑手术切除异位骨化，但有时几年内，异位骨化仍没有停止发展。

为了防止异位骨化的发生，手术入路选择时，尽量避免扩展的髂骨股骨入路，许多情况下，髂腹股沟入路可以代替扩展的髂骨股骨入路。

许多研究报告已经证实，术前及术后服用吡罗昔康类药可有效地降低异位骨化的发生，有的报告还指出，术后服用吡罗昔康类药结合放疗对防止异位骨化的发生有明显的作用。

（王满宜）

第七节　骨不连和骨折畸形愈合

一、骨　不　连

【概述】　骨不连是严重的骨折并发症之一，骨科医生为之沮丧，病人也承受巨大的心理压力。90%～95%的骨折都会获得正常的愈合，仅有少数病例出现不愈合。

骨折经过治疗后，超过正常愈合所需要的时间(4～8 个月)，仍未出现骨折端的连接，称之为骨折延迟愈合。普通 X 线检查会发现骨折端出现排列紊乱的云雾状的刺激性骨痂，骨痂量较少，骨折线仍清晰可见，骨折端轻度脱钙，但是无骨硬化表现。除营养不良和全身性疾病等影响骨折愈合的因素外，骨折复位不良、固定不牢固引起的骨折端异常活动，或者骨折端存在剪力、旋转应力、过度牵引引起的骨折端分离，都是骨折延迟愈合的病因。针对上述原因适当处理，去除影响骨折愈合的不合理因素，骨折仍能继续愈合。

骨不连是指骨折经过治疗后，超出了愈合时间没有愈合，再度延长治疗时间(8 个月)仍未愈合，称之为骨不连。

【病因】　导致骨不连的原因很多，其中血管营养障碍和骨折断端固定不稳定是骨不连的重要因素。此外，骨折的类型，骨折的部位，感染及全身状态等均影响骨折的愈合。

1. 血供　影响骨折断端血供的主要因素有两方面，一是高能量损伤、开放伤等造成的骨折及其周围软组织重度损伤，骨折区域的血供破坏严重；二是手术过分显露，人为地破坏了骨折愈合的生物环境，特别是骨膜的过度剥离，进一步减少了骨折端的血供，可谓雪上加霜。要知道，所有骨折都必然导致骨骼和周围软组织的血供受到不同程度的破坏，损伤越大，破坏越重。骨折的暴力和部位，是影响骨折区血供的两个主要因素。直接暴力易造成骨折及其周围软组织严重损伤，经常发生开放性骨折，甚至引起血管和周围神经损伤，骨折区血供受到严重破坏。特定的骨折部位也会影响骨折端的血供。骨的营养血管多为双向供应，部分特殊部位的骨骼为单向血管供应，如股骨颈等部位，骨折后一端的血供势必受到影响，影响骨折愈合。

2. 固定　固定不牢固导致骨折端产生机械性不稳，骨折端过度活动，引起骨不连。这些机械性不稳的因素包括：钢板螺钉等内固定选择不当；过早活动导致内固定失效；不同材质的内固定联合使用产生电解性骨吸收，导致内固定不稳；骨缺损导致的内固定失效等。当骨折端血供良好时，骨折端存在活动，骨增生形成软骨样组织，骨折端之间形成脆性骨痂，并逐步增生肥大，形成肥大性骨不连或杵臼样假关节。如果骨折端血供差，将发生缺血性骨不连，即萎缩性骨不连。

3. 骨折端过度分离和骨折端软组织嵌入　骨

折端过度分离，造成骨痂不能跨越骨折间隙，导致骨不愈合；软组织嵌入骨折间隙，阻隔骨折断面，导致骨不愈合。

4. 感染　感染并不是致使骨不连的直接原因。感染可使内植物松动，导致骨折端固定不稳或失效，影响骨折愈合；局部炎症性充血，以及感染形成的肉芽组织等，可导致骨折端吸收萎缩，形成萎缩性骨不连；严重感染者，甚至导致局部血管的栓塞，致使骨缺血坏死，影响骨愈合。

5. 其他因素　吸烟不利于骨愈合。试验证明，烟草中的尼古丁会抑制新生骨的早期血管化，并减弱骨细胞的功能，从而延长了骨的愈合周期；特殊药物可以影响骨的愈合。非类固醇类抗炎药物(NSAID)可影响骨愈合，据推测环丙沙星、抗凝药等有可能影响骨愈合；全身性疾病，如糖尿病、营养不良、代谢性骨病、神经性疾病等也是影响骨愈合的不利因素；酗酒、肥胖等也影响骨的愈合。

【病理】　Judet、Muller 等骨折端的血供情况将骨不连分为 2 种类型：

1. 血供丰富型骨不连，又称肥大型骨不连，骨折端富有生命力，能产生明显的生物学反应。

(1)象足型骨不连：骨折端肥大，骨痂形成丰富，有活力。骨折端制动不充分，或负重过早引起。

(2)马蹄型骨不连：骨折端轻度肥大，骨痂较少。骨折端固定不牢，有骨痂形成，但不足以完成骨连接，并且有时骨折端伴随着少量硬化。

(3)营养不良型的骨不连：骨折端不肥大，缺少骨痂。骨折端分离、明显移位或内固定后骨折端对位不佳所致(图 2-7-130)。

2. 缺血型骨不连，又称萎缩型骨不连。骨折端缺少血供，没有活力，生物反应差。

(1)楔形骨不连：骨折端夹杂一个楔形骨块，可与一端骨折愈合，而与另一端没有连接。主要见于钢板螺钉内固定的胫骨骨折。

(2)粉碎型骨不连：特点是骨折端存在一个或多个死骨片，X 线显示无任何骨痂形成。

(3)缺损型骨不连：特点是骨干存在骨缺损，骨折端虽然有活力，但却不能完成骨连接，后期可发生骨折端萎缩。多见于开放性骨折、创伤后继发骨髓炎等。

(4)萎缩型骨不连：骨折端的骨片缺失，由瘢痕填充，骨折端出血萎缩或骨质疏松(图 2-7-131)。

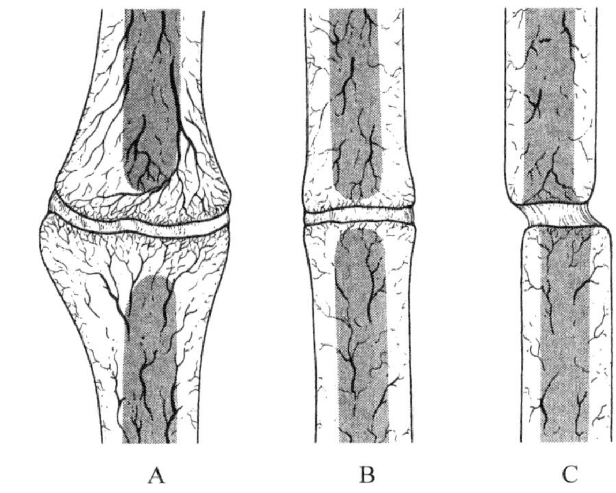

图 2-7-130　血管丰富型骨不连

注：A. 象足型骨不连；B. 马蹄型骨不连；C. 营养不良型骨不连

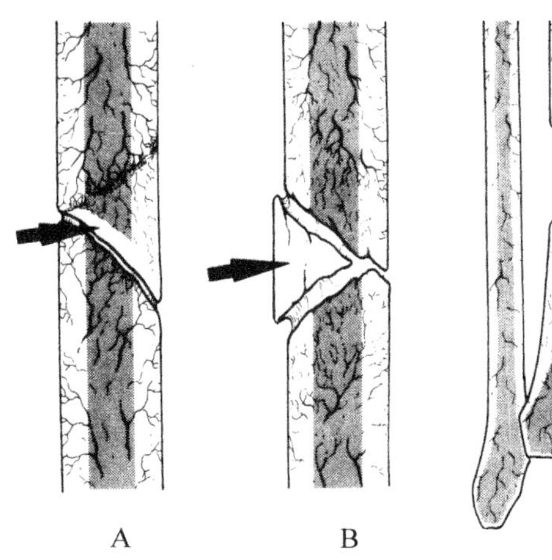

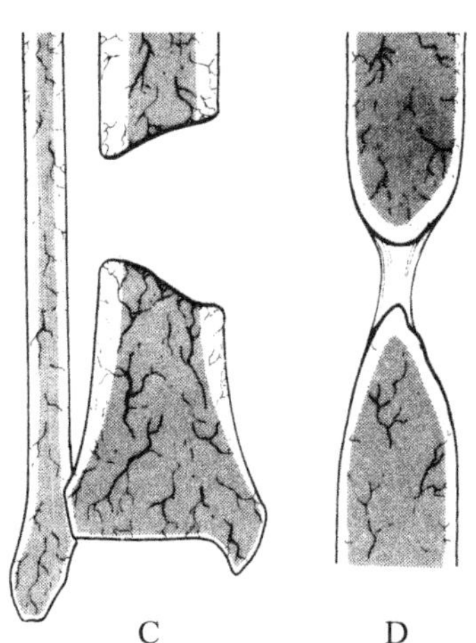

图 2-7-131　缺血性骨不连

注：A. 楔形骨不连；B. 粉碎型骨不连；C. 缺损型骨不连；D. 萎缩型骨不连

【诊断】

1. 临床表现

(1)疼痛:患者负重,移动肢体或活动关节时,骨折处出现疼痛,但与新鲜骨折比较,疼痛较轻。

(2)反常活动:骨折治疗8个月后,检查骨折端仍有异常活动,可以诊断为骨不连。

(3)畸形和肌肉萎缩:骨折未愈合,固定不可靠或失效,导致成角、短缩或旋转畸形。疼痛、长期制动等因素可以导致肌肉组织失用性肌萎缩。“肌肉泵”的作用不能有效发挥,因而出现肢体水肿。

2. 影像学检查

(1)X线检查:骨折端存在间隙;骨折端明显硬化,骨髓腔封闭,骨折面光滑清晰;骨折端间隙进行性增宽,伴随骨质疏松;骨折端萎缩,呈尖锥状或子弹形,是萎缩型骨不连的一种表现;骨折端增粗,骨痂形成较多,但无骨小梁通过骨折线,是增生性骨不连的一种表现。

(2)CT检查:可以显示骨不连的具体情况,特别是三位CT重建,可以更精确地观察骨折的移位和愈合情况。髓内钉、钢板等内固定物可能会产生伪影,影响观察效果。

【治疗】 根据骨不连的类型,选择适当的治疗方法。血供丰富型骨不连(肥大型)通过纠力线,骨折断端加压,坚强的内固定,即可获得愈合;而对于缺血型的骨不连(萎缩型),则需要切除硬化骨、打通髓腔、进行坚强的内固定、大量植骨或通过肢体骨延长恢复骨原来的长度,才能获得愈合。骨不连的治疗原则为准确的复位、坚强的固定和充分的植骨。此外,大量的研究表明,骨折局部电磁刺激、超声波等治疗手段,也能辅助骨不连的治疗。

1. 骨折复位 切除骨断端的瘢痕组织,松动骨折端,使骨折端获得良好的对合。术中应尽可能减少正常骨组织表面的软组织损伤,保护血供,切除钝圆的失去活力的硬化骨组织,增加骨的接触面积,促进骨愈合。

2. 坚强固定 内固定应用的原则是固定坚强,但不过分钢硬。稳定的内固定是骨不连处纤维软骨钙化的必要力学因素。内固定的选择应考虑骨不连的种类、软组织和骨的情况,以及骨折块的大小、位置和骨缺损的程度等。接骨板固定是骨不连最常用的内固定技术。与新鲜骨折一样,要求接骨板置放在骨骼的张力侧,通过接骨板可以完成骨端的加压,促进骨愈合。髓内固定在下肢长管状骨骨不连的治疗中突现优势。不显露骨折端而扩大髓腔,同步完成髓内植骨,以及髓内钉动力化等优点,可促进骨愈合。上肢髓内钉较细,提供的稳定性不足,应慎重使用。与钢板和髓内钉固定相比,外固定架的强度较差。但是,对于伴随软组织条件差、骨缺损、畸形、感染等情况时,外固定架成为骨不连的最佳选择。

3. 充分植骨 在骨不连的治疗中,骨折断端间植骨非常重要。对于肥大型骨不连,可根据骨折端的接触情况选择植骨或不植骨,而对于萎缩型骨不连,骨折端往往接触较差,可根据骨缺损的情况选择适宜的植骨方法。植骨材料的来源很多,如自体髂骨、自体腓骨、异体骨、脱钙骨基质、人工合成骨替代物等。无论从生物学,还是生物力学角度看,自体骨移植都是“金标准”。它具有成骨活性(富含活的骨细胞)、骨诱导性(募集间充质细胞)和骨传导性(新骨长入的支架)。自体骨移植的缺点是供区损害和来源有限。腓骨血供丰富、形态笔直、质地坚硬、有足够的长度可供采用,并能嵌入长管状骨的髓腔内,因此带血管蒂的腓骨移植适于节段性骨缺损的治疗。目前经常采用的植骨方法有覆盖植骨术、嵌入式植骨术、大块骨滑移植骨术、游离的腓骨移植术、带血管蒂的腓骨移植术等。术者可根据骨缺损的具体情况选择合适的植骨方法。

4. 骨延长技术解决感染性骨不连和节段性骨缺损 感染性骨不连和节段性骨缺损的治疗难度非常大,是骨科医生面临的巨大挑战。传统的清创植骨以及大块骨移植等技术失败率非常高,部分病人甚至经过几次手术,才能勉强获得愈合。然而,这种骨愈合后的力学强度并不高,发生再骨折的概率很高。Ilizarov等结合肢体延长技术,治疗严重骨感染和长节段的骨缺损,得到了非常好的治疗效果。解放军总医院骨科张群等也在国内率先开展了该项技术,并总结出了一系列治疗经验。该技术的核心是切除感染或坏死硬化失去活力的骨组织,在干骺端等骨质量好的部位截骨,通过外固定支架逐步完成骨段的转运,最终达到骨延长、骨折端愈合(图2-7-132)。对于感染很轻和无死骨的肥大型骨不连,可以通过骨折端单纯加压来促使骨痂增生和血管化,获得骨折的愈合(图2-7-133)。这种方法获得的骨愈合强度高,再骨折的概率明显降低(图2-7-134)。

5. 电磁刺激和超声波等辅助治疗 骨不连的病理特征是骨折端间充满了纤维组织,这些纤维组织缺乏血管侵入,很难完成骨化,从而阻隔了骨的

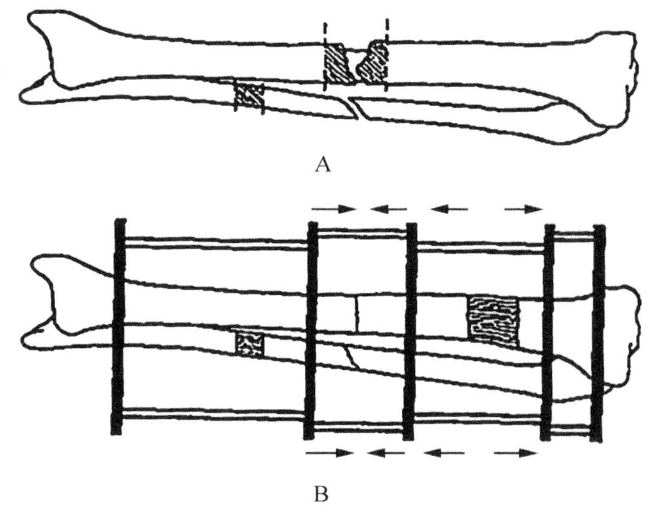

图 2-7-132　A. 截除骨折端的纤维组织、坏死和失去活力的硬化骨组织;B. 骨折端加压,干骺端截骨延长

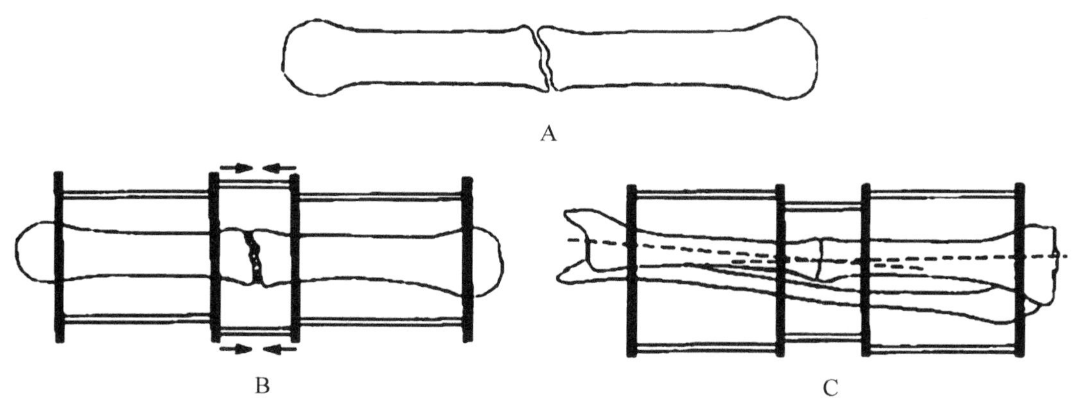

图 2-7-133　A. 肥大型骨不连的模型;B. 骨折端直接加压;C. 骨折愈合

连接。电磁场可使纤维软骨细胞的钙含量增加,激发纤维软骨的钙化,因此促进骨愈合。电磁治疗的前提是骨折端必须实施有效的固定,且骨折间隙<5mm,骨折间隙>10mm 或骨折间隙大于骨的半径者,电磁刺激治疗是不合适的。低强度的超声波可刺激炎症基质和骨的再生,并使毛细血管扩张增加血流,可改善骨折部位的营养,促进骨愈合。

二、骨折畸形愈合

骨折畸形愈合是指骨折在非解剖位置上的错位愈合,其结局是影响或潜在影响肢体的功能。侧方移位、短缩、成角以及旋转移位等是常见的骨折畸形愈合方式。骨折治疗初期复位不良,或复位后内固定失效导致再移位等是骨折畸形愈合的主要因素。骨折畸形愈合引起功能障碍时,需要外科手术干预。

1. 常见的骨折畸形愈合

(1)关节内骨折的畸形愈合:关节内骨折畸形愈合后,致使关节面失去平整性,应力承载不均,最终导致创伤性的骨性关节炎,引起关节疼痛和活动受限。

(2)旋转或成角畸形愈合:骨折旋转或成角畸形愈合后,会不同程度地影响肢体的功能。如前臂骨折的畸形愈合,可影响前臂的旋转功能;下肢骨折的成角或旋转畸形愈合,可导致步态异常。

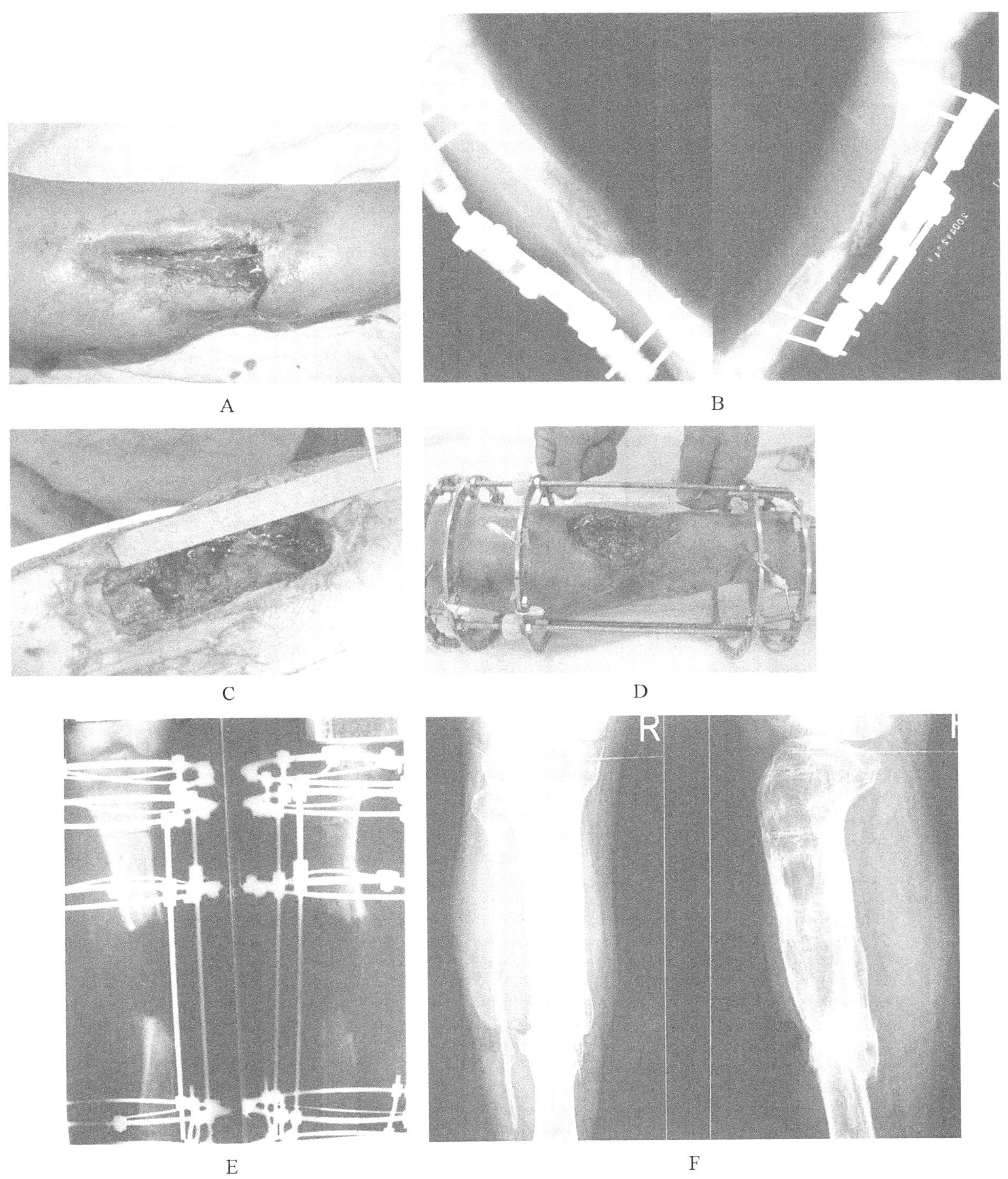

图 2-7-134 Ilizarov 骨搬移技术治疗感染性骨缺损

注：A. 患者，男性，34 岁。胫骨开放性骨折继发慢性骨髓炎，皮肤缺损、骨外露；B. 术前 X 线片显示骨感染缺损；C. 术中切除死骨炎性瘢痕组织，骨缺损 10cm；D. 胫骨近端截骨，Ilizarov 环形外固定架固定，创面开放换药；E. 术后 2 周开始搬移骨块；F. 术后 4 个月，完成骨搬移，骨折端接触良好并逐渐愈合，延长段骨生长钙化良好

(3)短缩畸形愈合：骨折端重叠或骨缺损后愈合，可导致肢体短缩。下肢短缩＜2cm 者，功能影响较小。但短缩超过 2.5cm 时可出现跛行。上肢短缩 3～5cm，对功能无明显影响。

(4)关节周围骨折的畸形愈合：关节周围骨折畸形愈合后，可导致关节的轴线异常，严重影响关节的活动。如膝关节周围骨折可导致膝内翻或膝外翻，继发骨性关节炎；肘关节周围骨折的畸形愈合，可继发尺神经炎；桡骨远端骨折的畸形愈合，可影响腕关节的活动和手的抓、握等功能。

2. *骨折畸形愈合的矫正*　骨折畸形愈合的矫正目的在于恢复肢体的功能。尽管畸形矫正后可以明显地改善外形，但是很少为了单纯改变外观而实施手术。骨折畸形愈合矫正前必须做好充分的评估，如下情况需仔细考虑：首先是骨折的对线情况，其次是骨折的旋转畸形，然后是肢体的短缩情况，最后是骨折的部位。发生在关节内的骨折或关节周围骨折，轻度的畸形也会引起严重的功能丧失。此外，年龄因素也非常重要，儿童骨折畸形愈合后自我矫正的能力很强，尤其是发生在长骨干的成角畸形，不超过 30°，在生长塑形中可以自我矫正。旋转畸形的自行校正能力较弱，而关节内骨折应尽早手术矫正。截骨矫正不一定在原骨折部位，有时骨折部位存在硬化或血供差，不但截骨困难，而且存在骨不连的可能，此时可选择干骺端处截骨，在达到矫正的同时能缩短骨愈合的时间。术前还应当对软组织和骨质疏松情况进行详细的评估，同时要明确术后是否能尽早功能康复锻炼。有些病例，疼痛可能是最主要的症状，关节融合可能是解决疼痛的有效办法。

（唐佩福）

参考文献

[1] 吴在德，吴肇汉.外科学.北京：人民卫生出版社，第 7 版，2008：731-737

[2] Ruedi TP, Buckley RE, Moran CG. AO principles of fracture management. Second expanded edition. Thieme, Stugard, 2nd ed, 2007

[3] Browner BD, Jupiter JB, Levine AM, Trafton PG, Krettek. Skeletal trauma: basic science, management, and reconstruction. Sunders Elsevier, Philadelphia, 4 ed. 2009

[4] J. Schatzker, M. Tile. Open Fractures. In: The Rationale of Operative Fracture Care. 2nd ed. Springer, Berlin Heideberg, 2005: 45-54

[5] Behrens FF, Sirkin MS. Fractures with soft tissue Injuries. In: Browner BD, Jupiter JB, Levine AM, Trafton PG. Skeletal Trauma. 3rd ed. Piladephia: Saunders, 2003: 293-391

[6] 荣国威，王承武，主编.骨折.北京：人民卫生出版社，2004：158-185

[7] 胥少汀，葛宝丰，徐应坎.实用骨科学.第 3 版.北京：人民军医出版社，2005：821-828

[8] Kouraklis G, Spirakos S, Glinavou A. Damage control surgery: An alternative approach for the management of critically injured patients. Surg Today, 2002; 32: 195-202

[9] Abbott LC, Lucas DB. The function of the clavicle: Its surgical significance. Ann Surg, 1954; 140: 583-599

[10] Harnroongroj T, Tantikul C, Keatkor S. The clavicular fracture: A biomechanical study of the mechanism of clavicular fracture and modes of the fracture. J Med Assoc Thai, 2000; 83: 663-667

[11] Robinson CM. Fractures of the clavicle in the adult. Epidemiology and classification. J bone Joint Surg Br, 1998; 80: 476-484

[12] Rockwood CA: Don't throw away the clavicle. Orthop Trans, 1992-1993, 16: 763

[13] Neer CS II. Shoulder reconstruction. Philadelphia: Saunders, 1990

[14] Gerber C, Warner JJP. Alternatives to hemiarthroplasty for complex proximal-humeral fractures. In: Warner JJP, Iannotti JP, Gerber C, eds. Complex and revision problems in shoulder surgery. Philadelphia, Lippincott-Raven, 1997

[15] Court-Brown CM, Garg A, McQueen MM. The epidemiology of proximal humeral humeral fractures. Acta Orthop 2001; 72: 365

[16] 姜春岩，王满宜，荣国威.肱骨近端骨折经皮穿针固定的生物力学研究[J].中华外科杂志，2004；42(6)：343-346

[17] Bucholz RW, Heckman JD. Rockwood and Green' sFractures in Adults, 5th ed. Lippincott: Williams & Wilkins, 2001

[18] Cabenela ME, Morrey BF. Fractures of the olecranon. In: BF Morrey ed. The Elbow and its Disorders, Philadelphia: WB Saunders Co, 2000

[19] Bailey CS, MacDermid J, Patterson SD, et al. GJ Outcome of plate fixation of olecranon fractures. J Orthop Trauma, 2001; 15: 542-548

[20] Molloy S, Jasper LE, Elliott DS, et al. Biomechanical evaluation of intramedullary nail versus tension band fixation for transverse olecranon fractures. J Orthop Trauma, 2004; 18: 170-174

[21] Didonna ML, Fernandez JJ, Lim TH, et al. Partial olecranon excision: the relationship between triceps insertion site and extension strength of the elbow. J Hand Surg Am, 2003; 28: 117-122

[22] Kamineni S, Hirahara H, Pomianowski S, et al. Partial posteromedial olecranon resection: a kinematic study. J Bone Joint Surg Am, 2003; 85: 1005-1011

[23] Morrey BF. Radial head fracture. In: Morrey BF, 2nd ed. The elbow and its disorders. Philadelphia: WB Saunder, 2000: 341-364

[24] Herbertsson P, Josefsson PO, Hasserius, R. Uncomplicated Mason type-II and type-III fractures of the radial head and neck in adults: a long-term follow-up study. J Bone and Joint Surg, 2004; 86A: 569-574

[25] 梅国华，张长青，罗从风，等. Mason

Ⅰ型、Ⅱ型桡骨小头骨折非手术治疗的比较研究. 中华手外科杂志, 2005; 21(3):151-153

[26] Charalambous CP, Stanley JK, Siddique I, et al. Radial head fracture in the medial collateral ligament deficient elbow; biomechanical comparison of fixation, replacement and excision in human cadavers. Injury Int, 2006,37: 849-853

[27] Burkhart KJ, Mueller L P, Krezdorn D, et al. Stability of radial head and neck fractures: a biomechanical study of six fixation constructs with consideration of three locking plates. J Hand Surg,2007; 32A:1569-15

[28] Tan JW, Mu MZ, Liao GJ, et al. Pathology of the annular ligament in paediatric Monteggia fractures. Injury, 2008; 39(4):451-455

[29] Strauss EJ, Tejwani NC, Preston CF, et al. The posterior Monteggia lesion with associated ulnohumeral instability. J Bone Joint Surg Br, 2006; 88 (1):84-89

[30] Geiderman JM. Rosen′s emergency medicine - concepts and clinical practice. 6th ed. Philadelphia (USA):Mosby Elsevier, 2006:549-576

[31] Price CT, Flynn JM. Lovell and Winter s paediatric orthopaedics. 6th ed. Philadelphia: Lippincott Williams and Wilkins, 2005:1429-1525

[32] King RE. Fractures in children. 3rd ed. Philadelphia: JB Lippincott, 1996: 415-508

[33] Konrad GG, Kundel K, Kreuz PC, et al. Monteggia fractures in adults: long-term results and prognostic factors. J Bone Joint Surg Br, 2007; 89 (3): 354-360

[34] Perron AD, Hersh RE, Brady WJ, et al. Orhtopedic pitfalls in the ED: Galeazzi and Monteggia fracture-dislocation. Am J Emerg Med, 2001; 19 (3):225-228

[35] Mital RC, Beeson M. Emergency Radiology. New York: McGraw-Hill, 2000; 47-75

[36] Gunes T, Erdem M, Sen C. Irreducible Galeazzi fracture-dislocation due to intra-articular fracture of the distal ulna. J Hand Surg Eur Vol, 2007; 32 (2):185-187

[37] Eberl R, Singer G, Schalamon J, et al. Galeazzi lesion in children and adolescents: treatment and outcome. Clin Orthop Relat Res, 2008; 466 (7): 1705-1709

[38] Giannoulis FS, Sotereanos DG. Galeazzi fractures and dislocations. Hand Clin, 2007; 23(2):153-163

[39] Crenshaw AH Jr. Campbell's operative orthopaedics. 11th ed. St. Louis: Mosby, 2008:3431-3441

[40] Gao H, Luo CF, Zhang CQ, et al. Internal fixation of diaphyseal fractures of the forearm by interlocking intramedullary nail: shortterm results in eighteen patients. J Orthop Trauma, 2005;19(6):384-391

[41] Weckbach A, Blattert TR, Weisser Ch. Interlocking nailing of forearm fractures. Arch Orthop Trauma Surg, 2006; 126(5):309-315

[42] Hong G, Cong-Feng L, Hui-Peng S, et al. Treatment of diaphyseal forearm nonunions with interlocking intramedullary nails. Clin Orthop Relat Res, 2006; (450):186-192

[43] Lee YH, Lee SK, Chung MS, et al. Interlocking contoured intramedullary nail fixation for selected diaphyseal fractures of the forearm in adults. J Bone Joint Surg Am, 2008; 90 (9): 1891-1898

[44] Simic PM, Weiland AJ Fractures of the distal aspect of the radius: changes in treatment over the past two decades. Instr Course Lect, 2003; 52: 185-195

[45] Shih JT, Lee HM, Hou YT, et al. Arthroscopically-assisted reduction of intra-articular fractures and soft tissue management of distal radius. Hand Surg, 2001; 6(2):127-135

[46] Peine R, Rikli DA, Hoffmann R, et al. Comparison of three different plating techniques for the dorsum of the distal radius: a biomechanical study. J Hand Surg [Am], 2000; 25(1):29-33

[47] Jupiter JB, Ring D, Weitzel PP. Surgical treatment of redisplaced fractures of the distal radius in patients older than 60 years. J Hand Surg [Am], 2002;27(4):714-723

[48] Konrath GA, Bahler S. Open reduction and internal fixation of unstable distal radius fractures: results using the trimed fixation system. J Orthop Trauma, 2002; 16(8):578-585

[49] Browner BD, Jupiter JB, Levine AM, Trafton PG. Skeletal Trauma. Basic Science, Management, and Reconstruction. 3rd ed. Philadelphia: W. B. Saunders Company, 2003

[50] Jupiter JB, Ring DC(著). 顾玉东, 劳杰(主译). AO手及腕部骨折处理手册. 上海:世界图书出版公司, 2006: 144-189

[51] Frangakis EK. Intracapsular fractures of the neck of the femur. Factors influencing non-union and ischaemic necrosis. JBJS, 1966;48B:17-30

[52] Pauwels F. Der Schenkelbalsbrucb: Ein mecbaniscbes problem. Stutt: Ferdinand Enke Verlag, 1935

[53] Garden. R. S. :Malreduction and Avascular Necrosis in Subcapital Fractures of the Femur J. Bone Joint Surg, 53B: 183-179. 1971

[54] Boyd HB. Acute fracture of the femoral neck: internal fixation or prosthesis? JBJS, 1964;46A:1066-1068

[55] Asnis, S. E, Wanek-Sgaglione, L. Intracapsular fractures of the femoral neck: Results of Cannulated screw fixation. JBJS, 76A:1793, 1994

[56] Fradson, P. A, Anderson, E, Madsen, F, et al. Garden's classification of femoral neck fractures: an assessment of inter-observer variation. JBJS, 70B: 588:1988

[57] Eliasson, P, Hansson, L. I, karrholm, J. Displacement in femoral neck fracture: a numerical analysis of 200 fractures. Acta Orthop Scand, 59: 361, 1988

[58] Moore. AT, GreemJ. T. Fractures of the Neck of the Femour Treated by Internal Fixation With Adjustable Nails. End Result Studies. South. Surg, 9: 684-689. 1940

[59] Delee, J. C. Fractures of the neck of the femur, in Rockwood and Green′s Fractures in Adults, . pp. 1659, Edited

by Rockwood, C. A., 4th ed, Lippincott-Raven, 1996

[60] Meyers MH. The muscle pedical bone graft in the treatment of displaced fractures of the femoral neck: indications, operative technique, and results. Orthp Clin North Am, 1974; 5: 779-792

[61] Nagy, E., Manninger, J. et al. Data for the importance of intraarticular pressure and the. tear of the capsule in fractures of the neck of the femur. Acta Traumatol, 5: 15, 1975

[62] Catto. M. A histological study of avascular necrosis of the femoral head after transcervical fracture. JBJS(Br) 47 (4): 749, 1965

[63] Cassebaum WH. Predictability of bony union in displaced intracapsular fractures of the hip. J Trauma, 1963; 3: 421-424

[64] Asnis, S. E., Wanek-Sgaglione, L.: Intracapsular fractures of the femoral neck: Results of Cannulated screw fixation. JBJS, 76A: 1793, 1994

[65] Phemister, D. B.: Treatment of the necrosis of the femur in adults. JBJS, 31A: 55, 1949

[66] Stromqvist, B., Nilsson, L. T. et al.: Intracapsular pressures in undisplaced fractures of the femoral neck. JBJS, 70B: 192, 1988

[67] Ficat, R. P., Arlet, J.: necrosis of the femur head. In ischaemia and necrosis of bone, pp. 53. edited and adapted by Williams, D. S. H. and Wilkins, B, 1980

[68] 危杰，毛玉江：中华创伤杂志，2000，16(3)：142-144

[69] 王亦璁，主编. 骨与关节损伤. 第3版. 北京：人民卫生出版社，2001

[70] 张英泽，潘进社，主编. 临床创伤骨科学. 石家庄：河北科学技术出版社，2003

[71] 创伤骨科学/(美)布朗(Browner, B. D.)等主编；王学谦等主译. 天津：天津科技翻译出版公司，2007. 1

[72] 冯传汉，张铁良，主编. 临床骨科学. 第2版. 北京：人民卫生出版社，2004

[73] 荣国威，王承武，主编. 骨折. 北京：人民卫生出版社，2004

[74] 王亦璁，主编. 骨与关节损伤. 第3版. 北京：人民卫生出版社，2001

[75] 张英泽，潘进社，主编. 临床创伤骨科学. 石家庄：河北科学技术出版社，2003

[76] (美)布朗(Browner, B. D.). 等，主编. 创伤骨科学. 王学谦，等. 主译. 天津：天津科技翻译出版公司，2007

[77] 冯传汉，张铁良，主编. 临床骨科学. 第2版. 北京：人民卫生出版社，2004

[78] 荣国威，王承武，主编. 骨折. 北京：人民卫生出版社，2004

[79] Thermann H, Krettek C. Management of calcaneal fractures in adults. Clinical Orthopaedics and Related Research, 535: 107-124

[80] Nicholas AA, Sushil D, Gary SG. Wound-healing risk factors after open reduction and internal fixation of calcaneal fractures, Foot and Ankle International, 1998, 19: 856-862

[81] Jonas A, Hans JH, Klaus ER, et al. The vascularization of the OS Calcaneum and the clinical consequences. Clinical Orthopaedics and related research, 363: 212-218

[82] Robert SA, Complex Foot Ankle Trauma. Philadelphia: Lippincott-Raven, 1999: 127-135

[83] Levin LS, Nunley JA. The management of soft-tissue problems associated with calcaneal fractures. Clin. Orthop. 1993; 290: 151-156

[84] Buddecke DE. Calcaneal fractures. Clin Pediatr Med Surg 1999, 16 (4): 769-791

[85] Rockwood, CA. Fractures in Adults, 4th ed. NewYork: Lippincott-Raven, 1996: 2325-2354

[86] 门振武，跟骨骨折. 王亦聪，孟继懋，郭子恒主编. 骨与关节损伤. 北京：人民卫生出版社，1980：750-755

[87] 崔甲荣，跟骨骨折. 李世民，党耕町主编. 临床骨科学. 天津：天津科学技术出版社，1998：355-357

[88] Ross SD, Sowerby MR. The operative treatment of fractures of the os calcis. Clin Orthop, 1985, 199: 132-143

[89] Stephenson JR. Treatment of displaced intra-articular fractures of the calcaneus using medial and lateral approaches, internal fixation and early motion. J Bone Joint Surg, 1987, 69A: 115-130

[90] Stephenson JR. Surgical treatment of displaced intra-articular fractures of the calcaneus. Clin Orthop, 1993, 290: 68-75

[91] Warrick CK, Bremmer AE. Fractures of the calcaneum. J Bone Joint Surg, 35B: 33-35

[92] Crosby LA, Fitzgibbons T. Computerized tomography scanning of intra-articular fractures of the calcaneus. J Bone Joint Surg, 72A: 852-859

[93] Soeur R, Remy R. Fractures of the calcaneus with displacement of the thalamic portion. J Bone Joint Surg, 1975, 57B: 413-421

[94] Eastwood DM, Gregg PJ, Atkins RM. Intra-articular fracture of the calcaneum. J Bone Joint Surg, 1993, 75B: 183-188

[95] Eastwood DM, Langkamer VG, Atkins RM. Intra-articular fractures of the calcaneum-Part 2: Open reduction and internal fixation by the extended lateral transcalcaneal approach. J Bone Joint Surg, 1993, 75B: 189-195

[96] Zwipp H, Tscherne H, Thermann H, et al. Osteosynthesis of displaced intraarticular fractures of the calcaneus: Results in 123 cases. Clin Orthop, 1993, 290: 36-40

[97] Carr JB. Surgical treatment of the intra-articular calcaneus fracture. Orthop Clin North Am, 1994, 25: 665-675

[98] Sanders R, Fortin P, DiPasquale A, et al. Operative treatment of 120 displaced intra-articular calcaneal fractures: Results using a prognostic computed tomography scan classification. Clin Orthop, 1993, 290: 87-95

[99] Sanders R, Swiontkowski M, Nunley J, et al. The management of fractures with soft tissue disruptions. J Bone Joint Surg, 1993, 75A: 778-789

[100] Reginald L, Hall, Michael JS. Anatomy of the calcaneus. Clinical Orthopaedics and Related Research, 290: 27-35

第8章

关节脱位

第一节 概 述

关节脱位是指组成关节的各骨关节面失去正常的生理对合，多发生在肩、肘、髋等活动范围较大的关节。所有关节周围都有关节囊、韧带和肌肉等软组织附着。一旦发生关节脱位，这些维持关节稳定的软组织，根据损伤暴力的大小，可发生部分或完全损伤，有时还可损伤关节软骨面。上述这些损伤在普通X线片上往往是看不到的，特别在某些关节半脱位或脱位后又自动复位的情况下，这些软组织损伤(包括软骨面损伤)更容易被忽视。而关节脱位的治疗效果，不仅取决于即使正确地恢复关节的正常生理对合，更重要的是恢复维持关节稳定的周围软组织的正常结构和功能。

【应用解剖】 关节由相邻两骨骨端的关节软骨及周围的关节囊和韧带所组成。关节囊外为纤维层，内为滑膜层，分泌滑液，以供给关节软骨的营养并保持其润滑性。关节的稳定靠骨骼、周围韧带和肌肉来维持，但关节经常处于运动状态，故关节的稳定是相对的平衡和稳定，单纯骨骼维持是远远不足的，应从运动状态重视韧带和肌肉的稳定作用。关节由于骨骼发育的缺陷、韧带的松弛或肌肉瘫痪，其稳定性可受到不同程度的破坏。关节处于不稳定状态，可有脱位倾向，发生半脱位；或稍受外力，即可反复脱位，称为复发性脱位。

【病因与病理】 外伤性关节脱位多由直接暴力或间接暴力引起，其中的间接外力所致者多见。由于暴力的方向、大小、作用点、肢体所处位置的不同，关节脱位的类型也各异。

暴力作用使构成关节的骨端突破了关节囊的薄弱处而发生两骨端的位置改变。常见的关节脱位有肩关节的前脱位、肘关节后脱位、髋关节的后脱位、膝关节后脱位等。导致关节脱位的暴力常较大，首先是两骨端关节面的碰撞，相应的关节面彼此相反的作用力可以冲击对方导致关节软骨、关节内软骨盘、韧带损伤，或因周围韧带的牵拉合并撕脱性骨折。若此时暴力未显著衰减，则可使一侧骨端突破关节囊的薄弱处而发生半脱位或完全脱位。关节脱位常伴有关节囊撕裂，韧带、肌肉、肌腱和血管神经损伤，骨膜下血肿还可发生骨化。

因此，关节脱位时，早期处理、即时进行复位、一定时间的固定、适当的康复治疗可使损伤组织得到良好修复，不遗留并发症。若处理不当，损伤组织修复不良，可发生关节僵硬。在脱位或习惯性脱位，若损伤早期未能作出明确诊断，使关节脱位一直存在，超过2～3周的关节脱位则称为陈旧性脱位，手法复位难以成功。

此外，关节脱位还与关节解剖结构和力学特点有关，如肩关节，肱骨头大，而关节盂浅而小，关节活动范围大，在其活动过程中，易受杠杆外力作用而发生脱位。

【关节脱位的分类】

(一)按病因分类

1. 外伤性脱位 正常关节受到暴力而发生脱位。

2. 病理性脱位 关节结构遭受破坏而发生的脱位。

3. 先天性脱位 因胚胎发育异常而发生关节发育不良所致的脱位。

4. 复发性脱位 反复多次发生的脱位。

(二)按脱位程度分类

1. 完全脱位 组成关节的各关节面已完全失去正常对合。

2. 不完全脱位　组成关节的各关节面部分失去对合，如半脱位及关节错缝（骨错缝）。

（三）按脱位方向分类

1. 前脱位。

2. 后脱位。

3. 上脱位。

4. 下脱位。

5. 中心性脱位。

（四）按脱位时间分类

1. 急性关节脱位：发生在 2～3 周的脱位。

2. 陈旧性未复位的关节脱位：超过 2～3 周仍未复位者。

（五）按脱位是否有伤口与外界相通分类

1. 闭合性脱位。

2. 开放性脱位。

【临床表现】　外伤性关节脱位多发生于青壮年，儿童和老人较少见。上肢脱位较下肢多见，儿童常合并骨骺分离。

（一）一般症状

1. 疼痛明显　活动患肢时加重。

2. 肿胀　因出血、水肿使关节明显肿胀。

3. 功能障碍　关节脱位后关节面之间的对应关系失常，关节周围肌肉因疼痛而反射痉挛，关节失去正常活动功能。

（二）特殊表现

1. 畸形　关节脱位后肢体出现旋转、内收或外展和外观变长或缩短等畸形，与健侧不对称。关节的正常骨性标志发生改变。移位的骨端突出于关节以外部位，可以用手摸到。如肩关节前脱位出现典型的方肩畸形，肘关节后脱位出现靴样畸形，肘后三角正常关系改变，髋关节脱位患肢全屈曲、短缩、内收内旋畸形等。

2. 弹性固定　关节脱位后，未撕裂的肌肉和韧带可将脱位的肢体保持在特殊的位置，被动活动时有一种抵抗和弹性的感觉，被动活动停止后，脱位关节又恢复原来的特殊位置。

3. 关节盂空虚　最初的关节盂空虚较易被触知，但肿胀严重时则难以触知。

【诊断与鉴别诊断】　根据病史、一般症状和特有的体征，即可作出脱位的诊断。在诊断关节脱位的同时还应注意有无伴发血管神经和骨骺的损伤，在儿童注意有无骺板的损伤。X 线摄片有助于明确脱位的程度、方向和有无合并骨折等。

【治疗】

（一）关节脱位的治疗原则为早期复位，有效固定和积极的功能锻炼

1. 早期复位　早期复位包括手法复位和切开复位。手法复位要在适当的麻醉下进行，这样不仅可以使肌肉松弛，有利于获得复位成功，而且也减少或消除因疼痛而施加暴力手法造成的继发损伤，如骨折、血管和神经损伤等。复位必须达到解剖复位。切开复位一般在手法复位失败后，关节腔内有骨折碎片及软组织嵌顿影响复位、脱位合并血管神经损伤和明显移位的骨折，陈旧性骨折手法复位失败等情况下进行。

2. 有效固定　复位后及时正确的固定是保证软组织损伤修复和防止再脱位的重要措施。一旦脱位获得整复，关节应固定于稳定的位置，使损伤的关节囊、韧带和肌肉等软组织得以修复。一般固定时间为 3 周左右。陈旧性脱位复位后固定时间适当延长。

3. 积极的功能锻炼　固定期间应指导病人进行关节周围肌肉的张力锻炼。解除固定后，应进行积极的关节被动活动，同时可辅以各种理疗，使关节功能得以早日恢复。

（二）急性关节脱位切开复位的适应证

1. 患者在全身麻醉下，通过轻柔的闭合手法复位技术无法达到解剖性复位和同性复位，关节间软组织或骨软骨碎片的嵌入可能是关节无法复位的原因。

2. 复位后，关节的稳定不能维持者。关节内骨折通常为不稳定型骨折，必须复位和固定，以保证复位后的稳定性。

3. 闭合整复复位前，经仔细检查证明神经功能正常，而复位后，出现明确的完全性的运动和感觉神经损伤者。

4. 在闭合复位前检查证实关节损伤的远端有血管损伤，复位后这种损伤仍存在着。此时必须做进一步的循环检查，包括动脉造影。但缺血持续存在时，应手术探查并对损伤的血管进行适当的处理。

（三）开放性关节脱位的处理

应争取在 6～8h 进行清创术，在彻底清创后，将脱位整复，缝合关节囊，修复软组织，缝合皮肤，橡皮条引流 48h，外有石膏固定于功能位 3～4 周，并选用适当抗生素以防感染。

（四）脱位的并发症及其防治

1. 骨折　多发生于邻近关节的骨端或关节盂缘，如肩关节脱位合并肱骨大结节骨折、肱骨外科颈骨折，肘关节后脱位合并喙突骨折等。一般在关节脱位被整复后骨片也能获得较满意对位，如果骨片对位不良嵌入关节间隙，影响关节功能，则需切开复位。同一骨干既有脱位又有骨折时，应在脱位整复后再处理骨折。

2.神经、血管损伤　一般多因压迫或牵拉所致。一般随着关节复位，多能逐渐恢复。神经功能恢复需时3个月左右。若能证明脱位时神经完全断裂者，应立即施行神经探查吻合术。老年患者因血管壁挫伤易形成血栓。大血管破裂者少见，应做急症处理，一期修补。

3.感染　开放性脱位如不及时彻底清创，可引起关节与创口化脓性感染，或发生破伤风，气性坏疽等特异性感染，应特别注意预防。

4.关节僵硬　由于关节内、外的血肿机化后形成关节内滑膜反折处粘连，关节囊及关节周围组织粘连或挛缩，导致关节活动受限。以早期预防为主。正确的治疗手法、固定及功能锻炼是减少关节僵硬的关键。

5.骨的缺血性坏死　由于脱位破坏了骨端的血供，导致骨的缺血性坏死，引起关节疼痛、功能障碍。多见于髋关节脱位后股骨头缺血性坏死，故髋关节脱位后一定要注意患肢休息，避免过早负重，定期拍X线片检查观察2年以上。一旦发生股骨头缺血性坏死，早期可考虑血供重建。晚期只能做关节置换或关节融合。

6.骨化性肌炎　脱位时损伤了关节周围的骨膜，随着血肿机化和骨样组织的形成，可引起骨化性肌炎，多见于肘关节和髋关节脱位后。复位时不要用粗暴手法，勿加重损伤出血。尤其在关节功能恢复期间，更应坚持无痛性功能活动的原则。

7.创伤性关节炎　由于脱位损伤了关节软骨或整复不当，关节面对合不良。当活动、负重后，久之引起关节的退行性改变。疼痛剧烈造成病变时，可考虑关节融合或关节置换。

（姜保国　张殿英）

第二节　上肢关节脱位

一、肩锁关节脱位

【概述】　肩胛上肢带通过锁骨与躯干相连，在锁骨两端分别形成了肩锁和胸锁关节，在肩胛和锁骨外侧1/3尚有另一连接结构，喙锁韧带。胸锁关节是连接上肢带和躯干的惟一滑膜关节结构。

【病因与病理】

肩锁关节及其运动

1.肩锁关节构成　肩锁关节位于皮下，由肩胛骨的肩峰关节面和锁骨外侧端的锁骨关节面构成。肩锁关节由肩峰端和锁骨端关节面、关节滑膜及纤维关节囊构成。在两个相邻的略呈扁平的关节面之间有关节软骨盘结构，软骨盘增加了两个关节面相互的适应性。Urist根据关节面解剖形态和排列方向，把肩锁分为3种形态。Ⅰ型，冠状面关节间隙的排列方向自外上向内下，即肩锁关节面斜行覆盖肩峰端关节面；Ⅱ型，关节间隙呈垂直型排列，两个关节相互平行；Ⅲ型，关节间隙由内上向外下，即肩锁关节面斜行覆盖锁骨端关节面。Ⅲ型的结构属于稳定型，Ⅰ型属于不稳定型。在水平面上，肩锁关节的轴线方向由前外指向后内。两关节结构之间有完整的关节囊包绕并有肩锁韧带加强，其关节囊的上下壁有肩喙韧带的部分纤维加入，和关节囊共同起到防止锁骨远端脱位的作用。肩锁关节的前方有斜方肌和三角肌的腱性部分加强。此外，喙锁韧带包括圆锥韧带和斜方韧带，前者起于喙突基底的内侧面，向上行于冠状面内，止于锁骨喙突粗隆下面，后者偏外，起于喙突基底内侧和上面，向外上行走于矢状面内，止于锁骨下面，控制锁骨前移，和锁骨外侧端的滑动，两条韧带协同作用可以防止肩胛骨的后移，同时对维持肩锁关节的稳定性起着重要的作用。

2.肩锁关节的活动范围　肩锁关节在功能上属微动关节，参与肩关节的联合运动。当上肢上举超过120°，肩锁关节除了有外展，关节面相互靠拢等运动外，锁骨端关节面随锁骨旋后而发生旋转运动。这些运动虽然范围不大，但对肩锁关节产生了较强的挤压、分离和扭转等应力作用。

(1)轴向的旋前与旋后活动：肩峰（即肩胛骨）于锁骨外侧端上的旋前和旋后角度之和一般为30°，由于肩锁关节和喙锁韧带的协同作用，肩胛骨旋前时锁骨长轴与肩胛冈之间夹角增大，旋后时两者之间夹角减小。

(2)肩锁关节的外展和内收活动：由于肩锁关节和喙锁韧带位于该运动的同一平面内（冠状面）所以肩锁关节的外展活动受到喙锁韧带（特别是圆

锥韧带)的限制。内收运动则因喙突碰撞锁骨外端而受到限制。肩锁关节的内收和外展活动范围之和一般接近10°。

(3)钟摆样运动:肩锁关节的钟摆样运动是指在肩胛骨表现为自后内向前外的旋转和摆动,范围为60°～70°,其运动轴心刚好和肩锁关节面相垂直,这种活动受到肩关节周围肌肉的良好控制和肩锁关节囊、韧带和喙锁结构的限制。

【临床表现】　肩锁关节脱位一般均有明确的外伤史。肩部外侧触地或患侧手臂撑地的间接暴力损伤是肩锁关节脱位的主要暴力形式。依据损伤和脱位程度的不同,可表现为肩部疼痛,患侧上肢上举或外展时疼痛加重。肩锁关节局部压痛或出现畸形,肩峰外侧端隆起,往下推压出现反弹性的"琴键征"(Piano Sign)。"琴键征"阳性意味着肩锁关节的完全性脱位。部分患者出现斜方肌前缘的肿胀和压痛。

X线检查做前后位水平投照,而双侧对比有助于作出正确诊断。对于部分脱位病例,如在对照时双上肢采取下垂负重位,将有助于加强患侧肩锁间分离,使诊断更加明确。

【诊断与鉴别诊断】

分类

1. Allman分类法　肩锁关节脱位常常由于肩峰外侧受到直接冲撞所致。肩锁关节脱位占肩部损伤的12%左右,Allman把肩锁关节损伤分为3度:Ⅰ度,指肩锁关节的挫伤,并无韧带断裂或关节脱位。Ⅱ度,是肩锁关节半脱位,肩锁关节囊和肩锁韧带已破裂,喙锁韧带中的斜方韧带部分也有断裂,肩锁关节分离或部分性脱位。Ⅲ度,是肩锁关节完全脱位,喙锁韧带二个组成部分即斜方韧带和锥状韧带均断裂,肩锁关节完全分离,锁骨外侧端向上后方隆起,有浮动感,所谓琴键征阳性(piano sign)。通常还合并三角肌和斜方肌部分肌纤维断裂。

对于Ⅰ、Ⅱ度损伤,一般采用非手术治疗。Ⅲ度的肩锁关节完全脱位是手术治疗的适应证。Ⅲ度损伤因关节结构及周围软组织损伤较重,关节稳定装置均遭破坏,即使手法复位成功也极难维持复位后的位置。

2. Rockwood分类法(图2-8-1)　Rockwood把肩锁关节的损伤分为6类。

第Ⅰ型,Ⅱ型与Ⅲ型分别与Allman分类中的三型一致。Ⅰ型是肩锁关节挫伤,并未形成肩锁间的脱位,Ⅱ型为喙锁韧带被牵拉,可能有部分韧带纤维的断裂,但二组韧带的连续性仍然保持。Ⅲ型为肩锁间的完全性脱位,缘于喙锁韧带的组成部分——圆锥韧带和斜方韧带已完全断裂所致。Ⅳ型是较少见的一种完全性脱位,锁骨端向肩峰的后方移位,在前后位上肩峰与锁骨外侧端形成重叠移位,此型脱位原则上需要手术复位与固定,手法复位难以成功也难以维持位置。Ⅴ型的肩锁关节脱位锁骨外侧端向头端翘起,难以使肩峰与锁骨外端对合,原因是锁骨外侧端往往插入斜方肌前缘,导致二分离骨端间的肌肉阻隔。手术治疗是其适应证,而且往往要修复斜方肌的前缘。Ⅵ型的肩锁脱

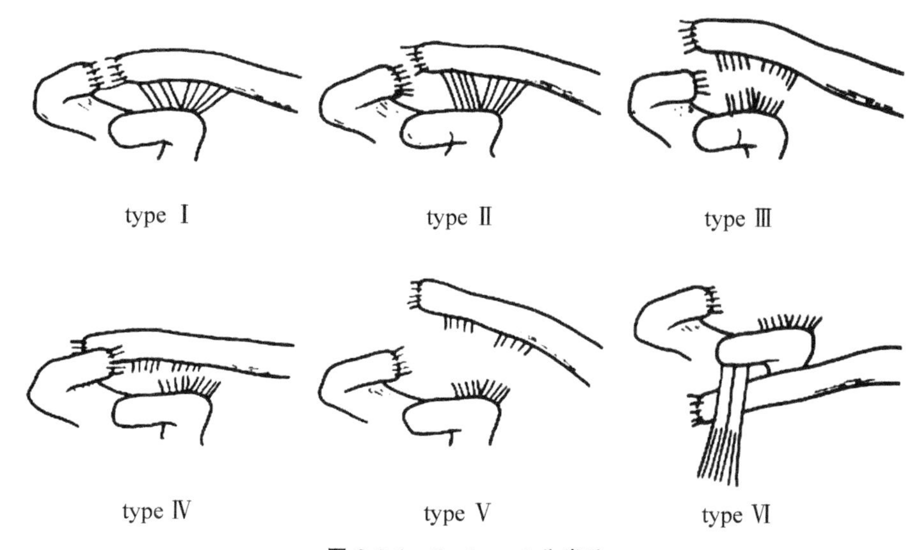

图2-8-1　Rockwood分类法

位是最为少见的一种类型，完全脱位的锁骨外侧端移位至喙尖下方，喙肱肌和肱二头肌短头联合肌腱的后方。此型脱位有可能伴有臂丛或腋血管的伴发损伤，应引起重视。也是手术治疗的指征。

【治疗】

治疗方法的选择

1. *非手术疗法* 即Zero位固定，它的原理是利用Zero位时上臂外展与上举达到155°，使肩胛骨的肩峰端与锁骨外侧端靠拢，达到肩锁关节的复位与固定，使受伤的韧带、关节囊得到修复（图2-8-2）。

患者仰卧，患臂上举，使上肢轴线与躯干轴线的夹角在冠状面与矢状面各成155°，患侧上肢做持续性皮肤牵引，重量约3kg。维持牵引3～4周。然后改用外展支具或肩“人”字石膏固定，再保持Zero位固定3～4周。治疗后第7或第8周去除外固定，开始肩部功能锻炼及肌力康复练习，时间一般4～6周。

患者在临床牵引3～4周后，能继续完成3～4周的支具或肩“人”字石膏固定。但约有1/4患者对这种固定牵引位置缺少耐受性，认为是一种负担。心理上的耐受能力低于生理上的耐受能力。女性及年龄较大的患者的耐受能力优于男性和年轻患者。

患肢位于Zero位时，能使分离的肩锁关节肩峰端与锁骨端相互接近、靠拢，并使肩锁关节达到正常的解剖学复位。Zero位固定有利于已撕裂的喙肩韧带、肩锁关节囊得到修复。

Lizaur等认为在肩锁关节完全性脱位的病例中，手术中发现约有93.5%的病例存在三角肌或斜方肌的损伤或两者同时存在，因此他主张在切开复位的同时，对上述肌肉进行缝合修补。Zero位固定使三角肌和斜方肌也处于松弛状态，有利于这两组肌肉的修复。为了韧带和肌肉的修复，固定持续时间一般不少于6～8周。不完全性脱位患者固定后8周内都能达到并保持解剖复位，完全性脱位患者固定8周后，2例达到完全复位，4例达到部分复位。被修复的韧带主要为瘢痕性纤维组织连接，其力学性还不能满足肩锁关节间解剖关系所需要的强度。因此治疗后8～12个月随访发现，AllmanⅢ度完全脱位型仅50%病例能保持部分复位（改善）；50%病例在重力作用下修复的韧带重新松弛，肩锁关节又回复到完全性脱位状态。不完全脱位型（Ⅱ度）病例70%能保持完全复位，30%仍有部分脱位。不完全脱位患者的喙锁韧带组成之一斜方韧带虽已完全损伤，但圆锥韧带仍得到保存，在韧带低张力的松弛状态下断端间靠拢接触，使修复较容易；而且在日后的生活中圆锥韧带的完整对修复中的斜方韧带起减张作用。由此可见，Zero位固定治疗肩锁关节脱位的效果与肩锁关节脱位程度、喙锁韧带的损伤程度密切相关。

Zero位固定方法对AllmanⅡ度的不完全脱位有较好疗效，1年以上的复位保持率70%临床效果评定优良率高。但对Ⅲ度完全性脱位，本方法随访1年以上，仅50%的病例能达到并维持部分复位，另50%病例复发完全性脱位，临床效果评定有33%的病例疗效差。

此方法的适应证：3周以内的肩锁关节部分脱位或部分不能接受手术的完全性脱位患者；患臂上举或外展范围能达到130°以上；能耐受较长时间（3周以上）的卧床牵引者。适应证选择恰当，治疗方法正确，可以获得预期的治疗效果。

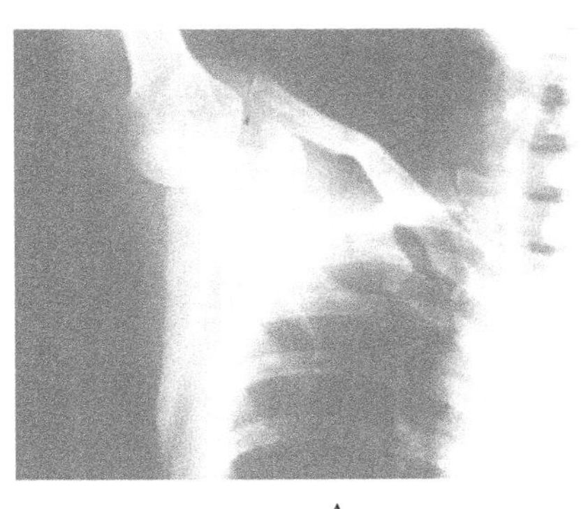
A

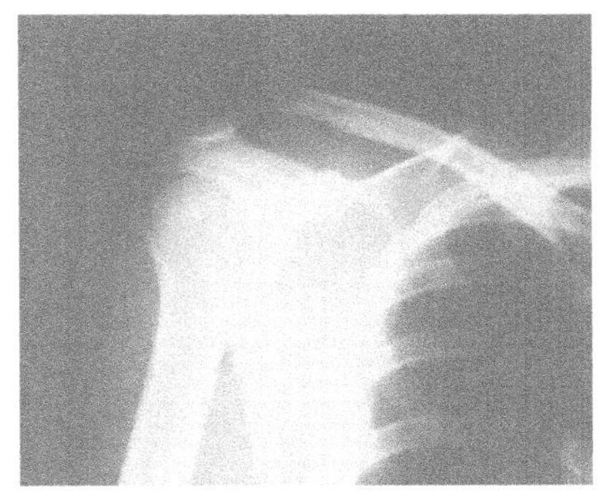
B

图2-8-2 Zero位固定法

注：A. 上举位肩锁靠近；B. 放回后肩锁分离

Zero 位固定的注意事项

卧床达 3 周以上，易使老年患者并发呼吸系统感染。患臂上举持续牵引应注意手部血运及神经功能障碍。本组病例虽未发生并发症，但黑田曾报道在 Zero 位牵引中出现腋神经麻痹。一旦发现血管、神经症状，应找出原因并中止 Zero 位牵引。

2. *手术疗法*　肩锁关节脱位手术修复的方法很多(图 2-8-3)有肩锁间或喙锁间内固定及喙锁韧带缝合术，韧带移植修复法，锁骨外侧端切除以及比较符合力学要求的动力性肩锁稳定结构重建的方法。

(1)Phemister 法：于 1942 年由 Phemister 首先采用。以克氏针交叉固定肩锁关节，维持位置，同时缝合、修复喙锁韧带和肩锁韧带。

本方法在理论上使肩锁关节达到解剖学复位。存在的缺点是：肩锁关节用克氏针固定期间，锁骨的旋转功能受限，限制了上臂的上举活动范围，可发生继发性盂肱关节僵硬。拔除克氏针后，肩锁关节本身因克氏针损伤发生退变和肩锁关节骨性关节炎。如过早拔除克氏针，又容易发生脱位复发。由于肩锁关节受到较强的应力作用，克氏针向外滑脱和向内游走也不少见。不缝合喙锁韧带，只用克氏针固定肩锁关节是导致日后肩锁脱位高复发率的原因之一。

(2)Bosworth 法：喙锁间加压螺丝钉内固定和喙锁韧带缝合术(图 2-8-4)。

与 Phemister 法不同处在于采用加压螺丝钉自锁骨向喙突体部垂直加压固定，使肩锁关节复全并得到固定，同时必须做喙锁韧带缝合修复。本法也有因加压螺钉松动滑出，肩锁关节脱位复发的报道。对老年人存在喙突骨质疏松者慎用。

(3)Henry 法：克氏针内固定和采用阔筋膜重建喙锁韧带术。适用于 2 周之内的肩锁关节完全脱位。由于移植的阔筋膜替代物随时间推延而出

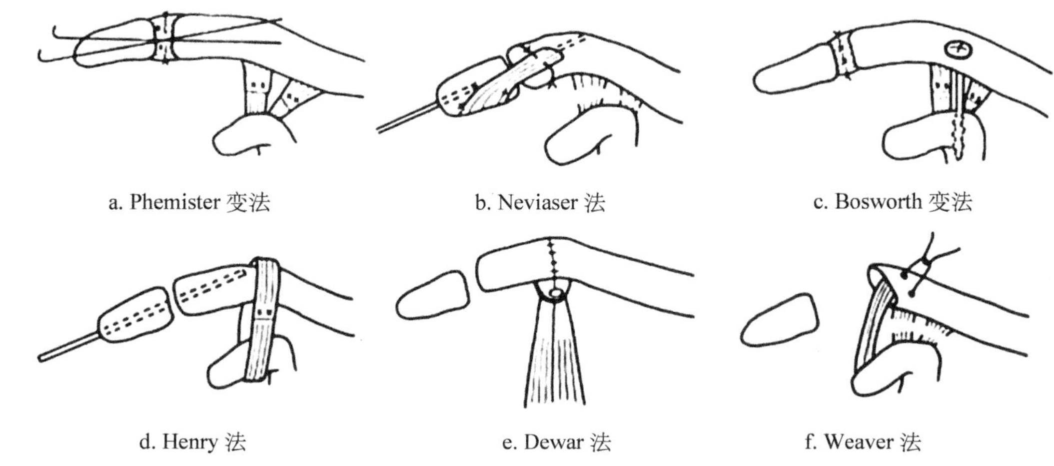

图 2-8-3　锁关节脱位手术修复法

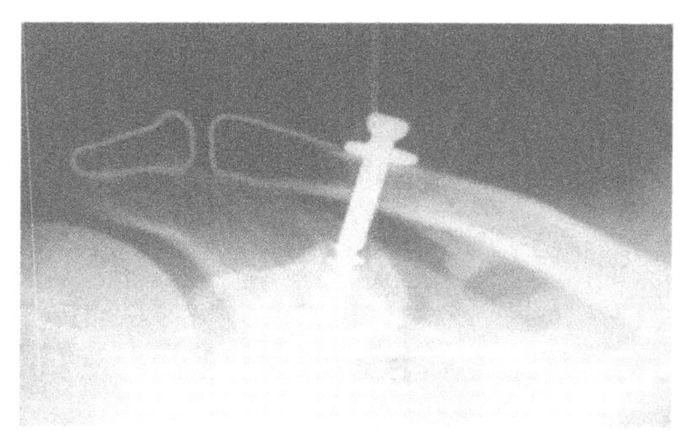

图 2-8-4　Bosworth 法

现退变，筋膜条松弛，失去固定作用。20 世纪 70 年代 Bargren 和 Harrison 改用 Dacron 人造编织物代替阔筋膜作为移植物，但也存在人造编织物的异常反应；以及 Dacron 人造编织物缺乏弹性，使固定部位发生骨质吸收；而且手术操作也比较复杂，故而未得到广泛应用。

(4)Neviaser 法和 Weaver 法：利用韧带移位修复方法重建肩锁间结构，恢复喙锁间稳定性。由 Neviaser 于 1952 年首先报道。1972 年 Weaver 报道了将喙肩韧带的肩峰端切断、游离后移位到锁骨上，重建喙锁韧带的方法。操作简单，不需要任何内固定。仅适用于新鲜的肩锁关节脱位病例。

(5)锁骨外侧端切除术：锁骨外侧端切除长度，原则上以不超过喙锁韧带在锁骨上的止点，即锥状韧带结节为宜。适用于：50岁以上，肩锁关节完全性脱位的患者；时间过长，难以复位的陈旧性肩锁关节完全脱位；经非手术治疗无效，仍有症状的Ⅱ度脱位；陈旧性肩锁关节脱位伴喙锁韧带部分广泛骨化，影响肩关节上举活动，切除锁骨外1/3及骨化灶，有利于改善肩的功能。锁骨外侧端切除术的优点是方法简单，可以在局部浸润麻醉下完成。但术后三角肌前方部分失去了锁骨外侧部的附丽，使肌力减弱，肌肉萎缩，对举臂和持重功能带来一定影响。而且肩胛带前支（锁骨）短缩，会造成肩胛骨的旋前和内收，形成轻度翼状肩畸形。故慎用。

(6)Dewar重建术：动力性肩锁稳定结构的重建术。

1965年Dewar设计用带肱二头肌短头腱和喙肱肌联合腱的喙突骨块，向上移位固定于锁骨前方的方法（图2-8-5）用于治疗陈旧性肩锁关节脱位。之后，Baeeington用本法治疗新鲜的肩锁关节脱位，也取得较好的疗效。显露喙突时应在三角肌胸大肌间沟仔细分离，保护头静脉，连同三角肌向外侧牵开。自上而下分离肌肉的深面间隙时，应避免损伤喙肱肌内缘来自肌皮神经的肌支。该二肌腱自上而下游离的长度不宜超过4～5cm。适用于：成人陈旧性肩锁关节完全脱位；成人新鲜的肩锁关节完全脱位。

肱二头肌短头和喙肱肌肌腱本身的张力足以维持喙锁、肩锁间的解剖关系。而上肢本身的重力以及肢体负重时该二肌肉收缩所产生的向下牵引力，又具有促使肩锁和喙锁间相互靠拢的动力性复位作用。因而Dewar的重建术对稳定肩锁间结构有静力学和动力学的双重作用。

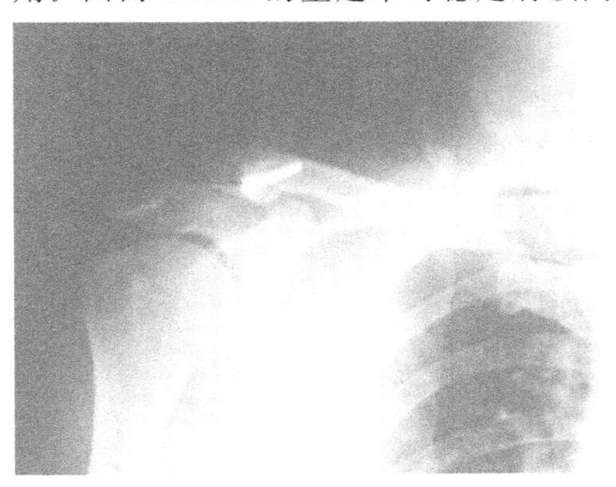

图2-8-5 Dewar法

改良的Dewar手术是在原Dewar手术操作的基础上，同时切除锁骨外侧端1cm，形成肩一锁间的假关节。对陈旧性肩锁关节完全脱位，肩锁关节损伤较重，存在关节内碎片及破碎软骨盘等，肩锁关节结构破坏较严重病例，改良法能避免术后发生锁骨端与肩峰端的撞击并出现继发性骨关节炎。

二、肩关节脱位

盂肱关节是肱骨头与肩盂构成的关节，通常也称为肩关节。人类对于肩关节脱位的认识和记述已有两千余年，更早可以追溯至四千余年以前人类最古老的书籍中就有记载。两千余年以前，Hippocrates对肩关节脱位的创伤解剖、类型和有关复发性肩脱位的一些问题做过详细的记述，并介绍了世界上最早的复位方法和手术治疗方法。

肩关节脱位有的报道占45%～50%，北京积水潭医院资料统计占全身四大关节（肩、肘、髋、膝）脱位的40.1%。

【病因与病理】

（一）解剖及盂肱关节的稳定机制

肩关节是全身活动范围最大的关节，而且在正常的活动中又能保持其相对的稳定性。这与盂肱关节的结构特点以及与肩锁、胸锁关节和肩胛胸壁间的活动密切相关。

盂肱关节的骨性结构是由肱骨头与肩盂组成。是盂肱关节稳定的因素之一。肱骨头外形近于半圆形，约占圆周的2/5。冠状面肱骨头颈的轴线与肱骨干纵轴成角130°～135°。横断面肱骨头颈有向后20°～30°的倾斜角，称为肱骨头的后倾角。后倾角的改变与关节的稳定性有一定的关系。

肩盂关节面呈梨形、凹窝状，与肱骨头相吻合。垂直径大于横径。肩盂关节面相当于肱骨头关节面的1/4～1/3。肩盂纵径与肱骨头直径比值，或横径与肱骨头直径比值<0.75，皆说明肩盂发育不良，会影响盂肱关节的稳定性。盂的纵径及横径与肱骨头直径的比值称为盂肱关节指数。

当创伤性肩关节前脱位时，如发生盂前缘的压缩骨折，或肱骨头后侧的压缩骨折时，均可影响盂肱关节的稳定，成为复发脱位的病理基础。

盂的关节面在75%的正常人中有平均7.4°(2°～12°)向后倾斜角度。后倾角减小也是盂肱关节不稳定的因素之一。

此外肩峰及喙突也可限制肱骨头向后上及前

上方向的过度移位。

维持盂肱关节稳定的另一因素是关节囊及韧带结构。盂肱关节的关节囊较大而且松弛，容许肱骨头有足够大的活动范围。肩关节的韧带有喙肱韧带，前方的上、中、下盂肱韧带，以及后下盂肱韧带。盂肱韧带是关节囊增厚的部分。由于在肩胛骨止点部位有不同的变异，因此其稳定关节的作用也不相同。附丽点距肩盂越远，关节囊越松弛，稳定关节的作用越差。在通常活动范围情况下，由于关节囊松弛，因此不能发挥防止盂肱关节移位的作用。只有当关节活动到一定的活动范围时，当关节囊韧带处于张力状态下，才能发挥其限制肱骨头过度移位的稳定作用。关节囊韧带对盂肱关节的稳定作用是诸稳定因素中最后的防线。

盂唇是一纤维性软骨的边缘。是盂缘骨、骨膜、关节软骨、关节囊及滑膜组织的相互连接的结构。可以加深盂窝，增加对肱骨头的稳定作用。同时也是连接盂肱韧带和二头肌长头肌腱到肩盂的附丽结构。试验切除盂唇软骨后，肩盂防止肱骨头移位的稳定作用减少 50％以上。创伤性肩关节前脱位时，大多数病例发生盂唇软骨分离，称为 Bankart 病变。在复发性肩关节前脱位的病例中，Bankart 损伤是重要的病因之一。

肩部的肌肉对于肩关节的活动和动力的稳定作用都是非常重要的。肱二头肌长头和组成肩袖的诸肌肉是盂肱关节的主要动力稳定因素。借助于这些肌肉的选择性收缩或协调收缩，可以通过肌腱与盂肱关节囊韧带的交织结构主动地调节这些结构的张力，从而可以提供一动力韧带的作用。同时也可抵消其他动力肌肉收缩活动时引起的影响肱骨头稳定的活动。

Depalma 等通过尸体试验和手术观察，证明肩胛下肌是防止肱骨头向前脱位的重要动力因素。

表现为肩关节的活动实际为盂肱关节、肩锁、胸锁关节以及肩胛胸壁间活动的总合。盂肱关节本身只有 90°的主动外展活动。如果上臂内旋位，只有 60°的外展活动。在上举活动中，冈下肌和小圆肌协调收缩使肱骨外旋，避免大结节与肩峰相顶撞，从而才可产生进一步的外展活动。没有肩胛骨的活动，盂肱关节只有 120°的被动活动范围，超过此范围肩峰可与肱骨颈相抵触。因此在充分上举肩时，需有肩胛骨向外旋转 60°的活动。肩胛骨的活动连带锁骨、肩锁关节及胸锁关节活动。完全上举活动是以盂肱关节与肩胛胸壁间 2∶1 的活动范围来完成的。在此活动中锁骨抬高 30°～40°，锁骨向上旋转 40°～50°。肩锁关节有 20°的活动范围，胸锁关节为 40°活动范围。

肩关节的活动与相对的稳定与上述的解剖结构和功能活动密切相关。肌肉的稳定作用也称为主动稳定因素。骨结构、关节面的形状、关节囊韧带、盂唇软骨等静力稳定作用也称为被动稳定因素。

除了上述与解剖有关的静力与动力稳定因素之外。盂肱关节的稳定还与物理学中一些力学规律有关。

盂肱关节囊是一个封闭的有限关节腔。正常时关节内有约 1ml 的游离关节液分布在滑膜及关节软骨表面。当肱骨头与肩盂之间发生相对的移位时，关节内产生的负液压会阻止进一步的关节之间的分开，同时使关节囊贴近关节间隙，使关节囊的纤维受到牵拉，阻止关节移位。

正常的关节内存有负压，这是由于组织间隙内的渗透压和关节内渗透压存有差异所致。关节内的负压使关节不易发生分离，有利于关节的稳定。

大气压对于肩关节的稳定作用已经得以肯定。悬挂的尸体肩关节标本，当切除肩部肌肉后，肩关节没有向下半脱位的现象，但是当用注射器针头穿刺关节囊，有空气进入到关节腔内时，则立即会发生肱骨头向下半脱位的现象。

维持盂肱关节稳定的另外一种力学机制是肱骨与肩盂之间的黏滞力。物理学中当两种物体表面之间接触紧密时，两种物体分子之间会产生一种相互吸附的力，物理学中称之为黏带力。在正常关节内，肱骨头与盂光滑软骨面的衔接以及滑液的作用，恰似两片湿的玻片贴在一起，彼此之间可以滑动，但不易被分开。

临床上当肱骨近端骨折时，关节腔内可有出血或反应性渗液，从而使上述的稳定作用减弱，X 线片可显示有肱骨头有向下半脱位的现象。

(二)盂肱关节不稳定的分类及外伤机制

盂肱关节不稳定可有很多不同的分类方法。根据造成脱位的原因可分为创伤性盂肱关节不稳定和非创伤关节不稳定两类。创伤性关节不稳定是正常的肩关节遭受外力损伤后使其变得不稳定。占关节不稳定发生率的 95％～96％。

非创伤性肩关节不稳定约占 4％，一般没有外伤诱因，或由极轻微的外力引起。此类疾患原始肩关节多有骨发育异常，如肱骨头过度后倾、肩盂发育不良或盂的畸形。也可患有神经、肌肉系统疾患。非创伤性盂肱关节不稳定的患者常表现双肩不稳定或肩关节多方向的不稳。有的患者可以随意控制肩关节的脱位和复位。此类患者常合并有感情上和精神病学的问题。此类患者一般不宜采用手术治疗,应以康复治疗为主。

根据关节不稳定的程度可以分为盂肱关节脱位和半脱位,关节脱位是指肱骨头与肩盂关节面完全分离,不能即刻自动复位。而盂肱关节半脱位是肩关节活动至某一位置的瞬间,肱骨头与盂的关系发生一定程度的错位,产生一定的症状,并可自动恢复到正常的位置。患者有时可感到肩关节有暂时的错动不稳的感觉,此种疾患可发生于原始肩脱位治疗后、手术治疗后。也可伴发于复发性肩脱位。

根据关节脱位的时间及发作的次数可分为新鲜脱位、陈旧脱位和复发脱位等。文献中有的将脱位时间超过24h者称为陈旧性脱位。但从创伤病理变化以及治疗方法考虑,将脱位时间超过2～3周者称为陈旧性脱位较为合理。

复发性肩脱位是指原始创伤脱位复位后的一段时间内(一般在伤后2年以内),肩部受轻微的外力或肩关节在一定位置活动中即又发生脱位。而且在类似条件下反复发生脱位时称为复发性脱位。

根据盂肱关节不稳定的方向可分为前脱位、后脱位、上脱位及下脱位等。

前脱位是最为常见的盂肱关节脱位类型,占盂肱关节脱位的95%以上。直接外力虽可造成肱骨头脱位,但主要发生机制是肩外展、后伸伴外旋的外力,由于肱骨头的顶压,造成前关节囊和韧带以及盂唇软骨的损伤,外力继续作用可使肱骨头脱向前方。常伴有肱骨大结节或肩袖的损伤。根据肱骨头脱位后的位置不同,前脱位又可分为如下几种类型:喙突下型:肱骨头脱位至喙突下方;盂下型:肱骨头脱向前下,位于盂下缘;锁骨下型:肱骨头脱位后向内侧明显移位,至喙突的内侧、锁骨下方;胸内脱位型:是较为少见的类型。肱骨头移位通过肋间进入胸腔。常合并肺及神经、血管损伤。

后脱位是较为少见的损伤。发生率占肩关节脱位的1.5%～3.8%。当肩关节在内收、内旋位肱骨遭受由下向上的轴向外力时,可造成盂肱关节后脱位。

此外当癫痫发作、电休克治疗时,由于肌肉痉挛收缩也可造成关节脱位。肩部内旋肌群的肌力(胸大肌、背阔肌及肩胛下肌)明显强于外旋肌群的肌力(冈下肌、小圆肌),因此发生后脱位的概率高于前脱位。

直接外力作用于肩前方也可造成后脱位。后脱位造成后方关节囊以及盂唇软骨的损伤,常合并小结节骨折。后脱位又可分为肩峰下脱位(占后脱位的98%)、后方盂下脱位及肩胛冈下脱位。

盂肱关节下脱位是罕见的脱位类型。1962年Roca复习世界文献仅收集到50例。发生机制为肩部遭受过度外展的外力,使肱骨颈与肩峰顶触并形成一个支点,将肱骨头自关节囊下方撬出关节。使肱骨头关节面顶端向下,头绞锁于盂窝下,肱骨下端竖直向上。因此也称为垂直脱位。常合并有严重的软组织损伤。

上脱位是更为罕见的脱位类型。1912年Stimson复习文献仅有14例报道。外伤机制是肩在内收位遭受向上方的外力引起。肱骨头向上移位,可造成肩峰、锁骨、喙突或肱骨结节的骨折,以及肩锁关节、肩袖和其他软组织损伤。

【临床表现】

对疑为盂肱关节不稳的患者应详细询问有关的病史。应了解是否为第一次发作,以及首次发作的时间。首次脱位年龄越小者,以后成为复发脱位的发生率越高。年龄20岁以下的患者,首次脱位以后变成复发脱位的发生率为80%～95%。其次应询问致伤外力的大小以及外伤机制。Rowe指出复发脱位发生率与原始损伤程度成反比。轻微外力即造成脱位者,说明盂肱关节稳定因素有缺陷,易转化为复发不稳定。而严重外伤引起脱位者,由于软组织损伤较重,经修复形成瘢痕组织,可使盂肱关节变得更为稳定。

外伤的原因、外伤时肩关节的位置以及外力作用的方向,有助于对以往脱位方向的分析。此外有无原始脱位的病历资料、X线检查,是否易于复位,都有助于对盂肱关节不稳定的分析判断。

急性前脱位的临床表现为肩部疼痛、畸形、活动受限、患者常以健手扶持患肢前臂、头倾向患侧以缓解疼痛症状。上臂处于轻度外展、外旋、前屈位。肩部失去圆钝平滑的曲线轮廓,形成典型的方肩畸形。患肩呈弹性固定状态位于外展约30°位。试图任何方向的活动都可引起疼痛加重。触诊肩峰下空虚,常可在喙突下、腋窝部位触到脱位的肱骨头。患肩不能内旋、内收。当患肢手掌放在对侧肩上,患肢肘关节不能贴近胸壁。或患肘先贴近胸壁,患侧手掌则不能触及对侧肩,即所谓Dugas阳性体征。

诊断脱位时应注意合并肱骨颈骨折和结节骨折的可能。合并大结节骨折的发生率较高，文献中报道为15%～35%。此外应常规检查神经、血管。急性脱位合并腋神经损伤的发生率为33%～35%。

陈旧性肩脱位的体征基本同新鲜脱位，惟肿胀、疼痛较轻，依脱位时间长短和肢体使用情况不同，肩关节可有不同程度的活动范围。肩部肌肉萎缩明显，尤以冈上肌及三角肌为著。

陈旧性肩关节前脱位的病理改变是在新鲜脱位病理损伤基础上，随着时间的迁延，一些损伤组织得到修复，一些组织由于废用和挛缩发生了相应的继发病理改变：

1. 关节内和关节周围血肿机化，形成大量纤维瘢痕组织填充肩盂，并与关节囊、肩袖结构和肱骨头紧密粘连，将肱骨头固定于脱位的部位。

2. 关节周围肌肉发生失用性肌肉萎缩，关节囊、韧带和一些肌肉发生挛缩并与周围组织粘连。以肩胛下肌、胸大肌及肩袖结构尤为明显。

3. 原始损伤合并肱骨大结节骨折者，可发生畸形愈合。骨折周围可有大量骨痂以及关节周围骨化。

4. 关节长期脱位后，肱骨头及肩盂关节软骨发生变性、剥脱、关节发生退行性改变。

5. 肱骨上端、肱骨头以及肩盂由于长期失用，可发生骨质疏松，骨结构强度降低。

以上病理改变增加了闭合复位的困难，脱位时间越久，粘连牢固程度越重，越不容易复位。强力手法复位，不但易于造成肱骨上端骨折，而且由于臂丛神经及腋部血管与瘢痕组织紧密粘连，也易造成损伤。即使采用切开复位，也需由有经验医生谨慎操作。

急性后脱位的体征一般不如前脱位那样明显、典型。很容易造成误诊。有的报告误诊率可高达60%。因此肩关节后脱位有“诊断的陷阱”之称。容易形成误诊或漏诊有如下几方面的原因：

1. 肩后脱位绝大多数为肩峰下脱位，而这种类型的脱位没有前脱位时那样明显的方肩畸形以及肩关节弹性绞锁现象。患侧上臂可靠于胸侧。

2. 只拍摄前后位X线片时，X线片中肱骨头没有明显脱位的表现。骨科医师只依赖于正位片表现排除了脱位的可能是造成误诊的主要原因。

3. X线片上发现一些骨折，并主观认为这些损伤就是引起肩部症状的全部原因，从而不再认真检查主要的损伤。

4. 肩关节后脱位是较为少见的损伤，一些医师缺乏体检和诊断的经验，因此易于误诊。

下方脱位的临床体征非常明显、典型。上臂上举过头，可达110°～160°外展位。因此也称为竖直性脱位。肘关节保持在屈曲位，前臂靠于头上或头后。疼痛症状明显。腋窝下可触及脱位的肱骨头。常合并神经、血管损伤。在老年人中多见。

上方脱位时上臂在内收位靠于胸侧。上臂外形变短、肱骨头上移，肩关节活动明显受限。活动时疼痛加重。易合并神经、血管损伤。

【诊断与鉴别诊断】

外伤后怀疑有肩关节脱位时，需拍X线片确定诊断。以明确脱位的方向、移位的程度、有无合并骨折。更为重要的是明确有无合并肱骨颈的骨折。不能只根据临床典型的体征做出脱位的诊断，更不能不经X线检查就采取手法复位治疗。否则不仅复位会遇到困难，也有可能造成医源性骨折，使治疗更为复杂、困难，形成医疗上的纠纷。

由于肩胛平面与胸壁平面有30°～45°成角，因此通常的肩正位片实际是盂肱关节的斜位片。肱骨头与盂面有6/8～7/8相重叠，肩峰下后脱位时肩正位X线片常常给以正常表现的假象。从而使经验不足或粗心大意的医生落入“诊断的陷阱”之中。实际在肩关节正位X线片中肱骨头与肩盂大部分相重叠，形成一椭圆形阴影。肱骨头关节面与盂前缘的影像均为光滑弧形曲线，彼此成平行关系。肱骨头关节面影像与盂前缘影像之间的距离较小。

而肩峰下后脱位时，由于肱骨头内旋并移向盂的后外上方，因此在正位X线片上的影像发生一定的改变。肱骨头与肩盂重叠的椭圆形阴影明显减少或消失。由于上臂内旋畸形，大结节影像消失，小结节影像突向内侧，因此肱骨头关节面内缘的影像不再是光滑的弧形曲线，与盂前缘弧形失去平行关系。头关节面与盂前缘距离增宽。给以盂窝空虚的外形。Ar ncf和Sears指出，头关节面与盂前缘距离>6mm时，则高度可疑为后脱位。后脱位时，由于上臂处于内旋位，颈干角的投影减少或消失，从而使头、颈的轴线在一条直线上。

肱骨头后脱位时，肱骨头的前内侧被盂后缘嵌压形成压缩骨折。在X线上显示为一平行于盂后缘的密度增高的弧形线，其内侧为相对密度减低区，后脱位时有75%的发生率。

由于普通肩前后位X线片易于漏诊肩关节后脱位的诊断，因此在无CT等先进设备的单位，建议对肩部骨折脱位采用创伤系列X线片投照，即肩胛面正位、肩胛侧位和腋位。

肩胛面正位片投照时，将片匣与肩胛骨平面平行放置，X线垂直投照，中心指向喙突。正常肩关节的影像表现为头的关节面与盂关节面相平行，显示有关节的间隙。盂肱关节脱位时，头盂之间的间隙消失，出现重叠影像。

肩胛侧位像是盂肱关节的真正侧位投影。正常肩关节影像为肱骨头位于盂窝中央。肱骨头脱位时，在肩胛侧位上可清楚显示前、后的移位。

腋位X线片也是盂肱关节的侧位投影，对于盂肱关节的骨折或脱位可以提供更为清晰、明确的影像。可清楚显示头与盂的前后关系以及肱骨头、结节的骨折。

新鲜肩部损伤患者因为疼痛往往不能使患肩外展达到需要的角度，因此影响腋位片的拍摄。可采用改良腋位投照。不需外展上臂，可仰卧位拍照，也可采用站立位，身体向后仰斜30°位拍照。也称为Velpeau腋位。

有时也可采用穿胸位X线片用为诊断盂肱关节的损伤。拍片时患肩侧方贴近片匣，健侧上臂上举过头，X线自健侧通过胸廓投照。所得影像为肩关节的斜位片。肩胛骨腋窝缘与肱骨上端后内缘的影像形成一光滑的弧形曲线，称为Moloney线，肱骨头前脱位时，由于头向前移，肱骨头外旋，使颈干角及肱骨颈的轮廓充分显现，因此在穿胸位X线片上Moloney顶端弧线增宽。而后脱位时，由于肱骨头及颈向后上方移位，因此使Moloney弧形变窄，顶上变尖。

CT断层扫描对肱盂关节横断面的解剖关系能清晰显示，对于脱位方向、脱位程度及是否合并骨折等骨结构状态起提供重要的信息作用（图2-8-6）。在断层扫描基础上的三维图像重组更能立体地显示脱位与骨折状态，对于脱位合并骨折病例更有价值图。

CT-A：指CT断层扫描与关节造影相结合。注入双重对比造影剂后再做CT扫描，除了显示骨性结构外还能显示关节囊及盂唇等结构，对病理状态的了解优于单纯的CT扫描方法。

MRI：对于脱位同时合并的软组织创伤的分辨具有优势。关节囊、韧带、盂唇、肩袖肌腱以及新鲜骨折都能从图像与信号提供的信息予以分辨。新鲜损伤在骨与软组织内的出血，MRI即可反映出信号的异常，在鉴别诊断方面十分有价值。

【治疗】

（一）肩关节脱位治疗方法的选择

1. 新鲜肩脱位　新鲜肩脱位的治疗原则应当是尽早行闭合复位。不仅可及时缓解患者痛苦，而且易于复位。一般复位前应给予适当的麻醉。复位手法分为以牵引手法为主或以杠杆方法为主两种。一般以牵引手法较为安全。利用杠杆手法较易发生软组织损伤及骨折。

新鲜前脱位常用如下几种方法复位：

Hippocratic复位法：是最为古老的复位方法，至今仍被广泛应用。只需一人即可操作。患者仰卧位，术者站于床旁，术者以靠近患肩的足蹬于患肩腋下侧胸壁处，双手牵引患肢腕部，逐渐增加牵引力量，同时可轻微内、外旋上肢，解脱头与盂的绞锁并逐渐内收上臂。此时常可感到肱骨头复位的滑动感和复位的响声。复位后肩部恢复饱满的外形。此时复查Dugas征变为阴性，肩关节恢复一定的活动范围。

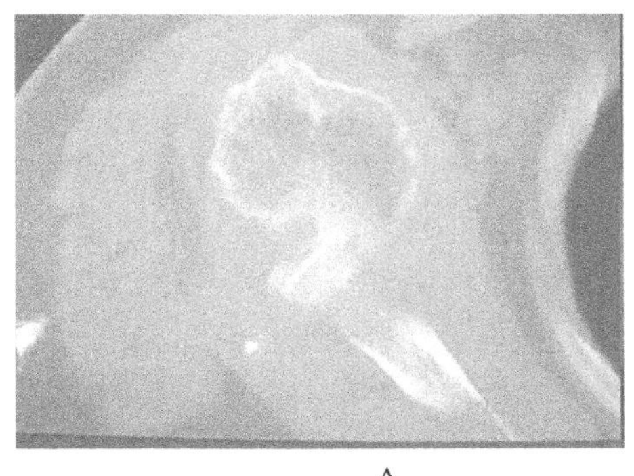

A

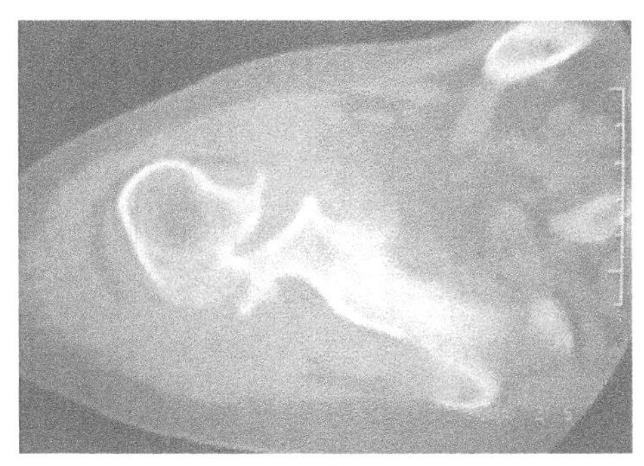

B

图2-8-6　肩关节脱位之CT扫描

注：A. 前脱位，显示前脱位及后方Hill-Sacks畸形；B. 后脱位

Stimson 牵引复位法：患者俯卧于床上，患肢腕部系一宽带，悬 5 磅重物垂于床旁。根据病人体重及肌肉发达情况可适当增减重量。依自然下垂位牵引约 15min。肩部肌肉松弛后往往可自行复位。有时需术者帮助内收上臂或以双手自腋窝向外上方轻推肱骨头，或轻轻旋转上臂，肱骨头即可复位。实践体会此种方法是一种安全、有效、以逸待劳的复位方法。一般不需麻醉即可实行。

Kocher 方法：是一种利用杠杆手法达到复位的操作。需有助手以布单绕过患者腋部及侧胸部行反牵引，然后术者沿患肢上臂方向行牵引，松脱肱骨头与肩盂的嵌压。然后使肱骨干顶于前侧胸壁形成支点，内收、内旋上臂，使肱骨头复位。操作时手法应轻柔，动作均匀缓慢，严禁采用粗暴、突然的发力，否则易于造成肱骨颈骨折或引起神经、血管损伤。

Otmar Hersche（1994 年）报道 7 例肩脱位患者行闭合复位时造成医源性肱骨颈部骨折。其中 3 例原始损伤没有骨折。因此在复位前应仔细阅片后再行复位。合并有结节骨折的病例，发生颈部骨折的概率较大。

盂肱关节脱位合并外科颈骨折时，可先试行闭合复位。手法复位后应常规再拍 X 线片，以证实肱骨头确已复位，同时也可观察有无新的骨折。此外应复查肢体的神经、血管情况。

患肩复位后，将患肩制动于内收、内旋位。腋窝垫一薄棉垫。可以颈腕吊带或三角巾固定。制动时间可依患者年龄而异。患者年龄越小，形成复发脱位的概率越大。30 岁以下者可制动 3～5 周。年龄较大的患者，易发生关节功能受限，因此应适当减少制动的时间。早期开始肩关节功能锻炼。

新鲜脱位闭合复位不成功时，有可能是移位的大结节骨块阻挡或关节囊、肩袖、二头肌腱嵌入阻碍复位。此时需行手术复位。此外当肱骨头脱位合并肩盂大块移位骨折、肱骨颈骨折时，多需手术切开复位。

对新鲜盂肱关节后脱位的复位时，患者仰卧位，沿肱骨轴线方向牵引，如肱骨头与盂后缘有绞锁，则需轻柔内旋上臂，同时给予侧方牵引力以松脱开头与盂缘的嵌插绞锁。此时从后方推肱骨头向前，同时外旋肱骨即可复位。复位成功的关键是肌肉应完全松弛，因此应在充分的麻醉下进行。复位手法力求轻柔，避免强力外旋，以免造成肱骨头或颈部骨折。

复位后如较为稳定，可用吊带或包扎固定于胸侧。将上臂固定于轻度后伸旋转中立位 3 周。如复位后肱骨头不稳定，则需将上臂置于外旋、轻后伸位以肩人字石膏或支具固定。也可在复位后以克氏针通过肩峰交叉固定肱骨头。3 周后去除固定开始练习肩关节活动。

闭合复位不成功时，或合并小结节骨折头复位后骨折仍有明显移位、复位后不稳，需行切开复位固定。肱骨头骨折缺损较大时，可用肩胛下肌或连同小结节填充缺损处。

盂肱关节下脱位时应先行闭合复位。沿上臂畸形方向向外上方牵引，以折叠的布单绕过患肩向下方做反牵引。术者自腋窝部向上推挤肱骨头，同时逐渐内收上臂以达复位。有时由于肱骨头穿破关节囊不能闭合复位时，则需切开复位。

盂肱关节上脱位更为少见，一般采用闭合复位治疗。如合并肩峰骨折使关节复位后不稳时，则需手术治疗，固定移位的骨折。

2. 陈旧性肩关节脱位　陈旧性肩关节脱位的治疗方法是难以确定的。一般应根据患者的年龄、全身状况、脱位的时间、损伤的病理、症状的程度以及肩活动范围等因素综合分析决定。首先确定脱位是否还需要复位。如需复位，能否行闭合复位。如需手术治疗采用何种手术方式。如下几种治疗方法可供治疗参考：

（1）功能治疗首先提出功能治疗作为一种治疗方法，是因为很多病例经过一段时间的功能锻炼后，肩部功能活动可以得到明显的改进。因此在陈旧性肩脱位时，医生和患者不要把脱位的复位作为惟一目的，而应以最后的功能恢复结果作为治疗的目的。不要把功能治疗看成是一种消极的、无能为力的方法。在一定条件下，对于一些病例，功能锻炼可能是较为合理、有效的治疗方法。

功能锻炼适于年老、体弱、骨质疏松者。脱位时间超过 2 个月以上的中年患者或半年以上的青年病例，由于软组织粘连，关节软骨的退变，难以手术复位并取得满意的手术治疗效果。一般通过 2～3 个月的功能锻炼，肩关节的功能活动可得到明显改进，可胜任日常的生活和工作。

（2）闭合复位一般适用于脱位时间在 1 个月以内，无神经、血管受损的青壮年患者。合并有骨折者一般应行手术复位。脱位时间在 1～2 个月者也偶有闭合复位成功的机会。脱位时间越长，闭合复位越困难。

陈旧脱位行闭合复位时，必须在麻醉下进行，以使肌肉完全松弛。复位时先行手法松动肱骨头周围的粘连。一助手固定住肩胛骨，另一助手握住患肢前臂行轻柔牵引。术者握住患者上臂轻轻摇动并旋转肱骨头，逐渐增大活动范围松解开肱骨头周围的粘连。在牵引下经证实肱骨头已达到肩盂水平，且头与盂之间无骨性嵌插阻挡时，可根据不同脱位的方向试行复位的手法。推挤和旋转肱骨头使其复位。复位中禁用暴力和杠杆应力，以免造成骨折。如肱骨头达不到松动程度，或试行1～2次操作仍不能复位时，则应适可而止，放弃复位或改行切开复位。不要把复位的力量逐步升级反复整复，以免造成骨折或引发神经、血管损伤。

Schulz报道61例陈旧肩脱位患者，40例试行闭合复位，其中20例复位成功，但脱位时间超过4周者仅有1例。

(3)切开复位适用于脱位时间半年以内的青壮年患者，或脱位时间虽短，但合并有大、小结节骨折或肱骨颈骨折者。

陈旧性脱位后，由于软组织损伤、瘢痕粘连，使肱骨头固定。腋动脉及臂丛神经变位并与瘢痕组织粘连，因此陈旧性盂肱关节脱位切开复位的手术是困难而复杂的手术。很容易造成神经、血管的损伤。行切开复位时应靠近肱骨头处切断肩胛下肌肌腱和关节囊，松解出肱骨头。复位后如不稳定，可用克氏针交叉固定。

(4)人工肱骨头置换术适用于脱位时间较长，关节软骨面已软化，或肱骨头骨缺损＞30%～40%的病例。由于人工关节置换术的进展，目前已很少采用单纯肱骨头切除术和肩融合术来治疗陈旧性肩脱位。

(二)盂肱关节脱位的并发症

1. 肩袖损伤前脱位时合并肩袖损伤较为多见。后脱位时则较少发生。Petterson报道创伤性肩脱位患者，经关节造影证实有肩袖撕裂者高达31.3%。Tijmers报道前脱位合并肩袖损伤率为28%。并指出随年龄增加，发生率有增加趋势。肩袖损伤时肩外展、外旋活动受限，活动时疼痛。超声波检查及关节造影或关节镜检查有助于诊断。症状明显时需行手术治疗。

2. 血管损伤肩脱位可合并腋动脉、静脉或腋动脉分支的损伤。常见于老年人，血管硬化者。可发生于脱位时，或闭合复位时，也可发生于手术切开复位时，陈旧性脱位切开复位时，由于血管解剖位置移位和粘连，更易遭受损伤。

腋动脉依其与胸小肌的解剖关系可分为三部分

第一部分位于胸小肌内侧。第二部分位于胸小肌后方。胸小肌的外侧为腋动脉的第三部分。腋动脉行径胸小肌下缘时，受到该肌肉的束缚作用。肩关节脱位后，肱骨头顶压腋动脉向前移位，使腋动脉在胸小肌下缘受到剪式应力的作用。因此在该处易受损伤。可造成血管断裂、撕裂或血管内膜损伤而致栓塞。

腋动脉损伤时肩部肿胀明显。腋窝部尤甚。患肢皮肤苍白或发绀，皮肤温度低，桡动脉搏动消失，肢体麻痹。腋部有时可听到动脉搏动性杂音。严重时可有休克表现。血管造影可诊断损伤的部位。

确定诊断后必须行手术治疗。多需行人造血管移植或大隐静脉移植修复。不宜采用血管结扎治疗。否则可造成上肢的功能障碍甚至坏死。

3. 神经损伤肩关节前脱位合并神经损伤比较常见。有的报道发生率为10.5%～25%。最常见为腋神经损伤。1994年有报道101例肩脱位及肱骨颈骨折患者，根据临床及电生理检查，发现有45%患者有神经损伤的表现。损伤的发生率依次为腋神经(37%)，肩胛上神经(29%)，桡神经(22%)及肌皮神经。并指出老年患者以及局部有明显血肿形成时发生率较高。

肩部骨折、脱位合并神经损伤容易漏诊。尤其在老年患者，关节的功能活动受限往往归因于制动引起关节僵直所致。只根据皮肤感觉障碍来诊断有无神经损伤是不准确的。一些患者有皮肤感觉丧失，但肌肉运动正常。也有的患者有肌肉运动丧失，但相应支配区的皮肤感觉正常。因此神经损伤诊断主要应以肌肉运动和肌电图检查来确定诊断。

由于腋神经的局部解剖特点，其损伤多为牵拉伤。大多数病例在4个月内可恢复。神经损伤应早期诊断，密切观察，积极进行理疗。腋神经损伤完全恢复可迟至伤后1年。如果伤后10周仍无恢复迹象，则预后不好。

4. 肩关节复发脱位是急性创伤性肩脱位的常见并发症。尤其多见于年轻患者。一般报道20岁以下者复发脱位发生率为80%～92%，40岁以上复发率为10%～15%。

创伤性盂肱关节脱位后，使关节囊、盂唇软骨撕脱、肱骨头发生嵌压骨折，从而改变了关节的稳定性,形成了复发脱位的病理基础。

创伤性原始脱位复位后的制动时间及制动方式与复发脱位发生率的关系仍有不同观点。一些作者认为制动时间与复发脱位发生率没有关系。一些作者报告制动时间短于 3 周者复发率高。一般认为根据患者不同年龄,复位后采用不同时间的制动,对损伤的软组织的修复,对恢复肩关节的稳定性是有益的。

5. 肱二头肌腱滑脱肱骨头向前脱位时可使连接大、小结节的肩横韧带损伤,造成二头肌腱滑向头的后外侧。有时可成为阻碍肱骨头复位的因素。常需手术切开复位,修复肩横韧带。如果肩横韧带不能正常修复,可形成晚期复发性二头肌腱长头滑脱,肩关节屈伸、旋转活动时二头肌腱反复脱位与复位可造成弹响及疼痛,需行手术治疗。

6. 合并肩部骨折

(1)大结节骨折:盂肱关节前脱位有 15%~35%的病例合并有肱骨大结节骨折。可由肩袖撕脱或肩盂撞击引起。绝大多数病例当脱位复位后,骨块也得到复位。因此可采用非手术方法治疗。如肱骨头复位后,大结节仍有明显移位(>1cm),则会明显影响肩关节功能,应行手术复位,以螺钉或张力带钢丝固定。

(2)小结节骨折:常合并于后脱位时发生,由撞击或肩胛下肌牵拉所致。一般脱位复位后骨折也即复位,不需特殊处理。如骨块较大或复位不良时,需行手术复位固定。

(3)肱骨头骨折:前脱位时头后外侧与盂前缘相撞击可形成头的压缩骨折,称为 Hill-Sacks 损伤。有的报道新鲜前脱位的发生率为 27%~38%。但在复发性盂肱关节前脱位的病例中,头骨折的发生率可高至 64%~82%。肱骨头压缩骨折是肩脱位的并发症,同时又可成为复发脱位的因素。

后脱位时可发生肱骨头前内侧的压缩骨折,可形成肩后方不稳,可行肩胛下肌腱及小结节移位治疗。

(4)肩盂骨折:肱骨头脱位时可造成盂缘的压缩骨折、片状撕脱骨折,也可造成大块的肩盂骨折。压缩骨折可影响盂肱关节的稳定,形成复发脱位的因素。大块的肩盂骨折,如有移位,可影响肱骨头的稳定,应手术复位固定。

(5)肩峰骨折:由肱骨头脱位撞击引起,当肱骨头脱位合并肩峰骨折时,应复位以内固定物固定肩峰骨块,以防止肱骨头继发脱位。

肱骨头上移撞击肩峰造成骨折时,尚应考虑到夹于其间的肩袖也有可能被损伤,应及时诊断并给予治疗。

(6)喙突骨折:前脱位合并喙突骨折少见,多因肱骨头撞击引起。一般移位不大,不需特殊处理。

(7)外科颈骨折:肱骨头脱位合并外科颈骨折是少见的严重损伤。可见于外伤后,也可发生于复位治疗时、肩脱位合并外科颈骨折应与单纯外科颈骨折合并肱骨头假性脱位鉴别。肩脱位合并外科颈骨折多需切开复位。手术操作时应注意减少软组织剥离,尽力保留肱骨头的血循免受进一步损伤。

(8)解剖颈骨折:是少见的严重损伤。只能依 X 线片与外科颈骨折合并脱位相鉴别。因肱骨头失去血循供应,易发生缺血坏死。治疗宜采用人工肱骨头置换术。

(9)肩脱位合并肱骨干骨折:此种损伤组合较为少见。常由机器绞伤、交通事故、重物砸伤所致。由于肱骨干骨折后局部的疼痛、肿胀畸形,掩盖了肩部的症状及畸形。因此容易造成肩脱位诊断的漏诊。为防止盂肱关节脱位的漏诊,应重视全面体检的重要性,重视骨折相邻关节的检查和拍 X 线片,以减少漏诊的发生。

肱骨干骨折合并肩脱位时,肩关节脱位多可行闭合复位治疗。肱骨干骨折采用切开复位内固定,以利于早期开始肩关节功能锻炼。

(三)复发性肩关节脱位

1. 概述　一般是指在首次外伤发生脱位之后,在较小的外力作用下或在某一特定位置使盂肱关节发生再脱位。此类脱位与随意性脱位不同,再次脱位时一般均伴有程度不同的疼痛与功能障碍,并且不能自行复位。

2. 病因与病理　依据脱位方向可分成前方脱位、前下脱位及后方脱位三类,以前方脱位最常见。依据脱位程度又可分成完全性脱位或不完全性脱位(半脱位)。

首次盂肱关节脱位常常导致关节囊松弛或破裂,盂唇撕脱(Bankart lesion),若是前方脱位则合并盂肱中韧带的损伤。这种关节稳定性复合结构的损伤导致了关节稳定装置的破坏,使脱位容易再次发生。此外股性结构的损坏,包括肱骨头后上方压缩骨折形成的骨缺损(Hill-Sachs 畸形),及肩盂骨折缺损,也导致了盂肱关节不稳定和复发性脱位倾向。上述关节囊复合结构及骨性结构的缺陷是首次外伤脱位或反复脱位损伤叠加的结果，而非原始病因。在这些病理性结构缺陷形成后，将加重盂肱关节不稳定和增强再脱位的倾向性。

（四）复发性肩关节前方脱位

1. 临床表现　好发于青壮年，25岁以下占80%，40岁以上较少见。男女之比为4～5∶1，右侧明显多于左侧。绝大部分患者有明确外伤史和首次脱位史。

2. 脱位机制　在上臂外展、外旋及过度后伸位，当肘部受到自后向前撞击性暴力时导致肱骨头向前方脱位，首次外伤的巨大暴力可以使肱骨头后上方与肩盂的撞击过程中发生压缩骨折，甚至使肩盂前缘或前下缘发生骨折。前方关节囊松弛，盂唇撕裂，盂肱中韧带松弛，肱骨头自盂肱中、下韧带间向前方脱出。盂唇和关节囊的剥离，及盂肱中韧带的松弛是难以重新愈着和愈合的。前方关节囊稳定结构的破坏，与肱骨头的缺损，使病人在患臂重复上述位置时极易再次向前脱出。

3. 诊断

（1）首次外伤性肩关节脱位史或反复脱位史。

（2）肱骨头推挤试验：存在前方不稳定征象。被动活动关节各方向活动度一般不受限。

（3）向下牵拉，存在下方不稳定表现。

（4）肩盂前方存在局限性压痛。

（5）恐惧试验阳性：当被动外展，外旋及后伸患臂时患者出现恐惧反应。

（6）X线诊断：在脱位时摄取前后位和盂肱关节轴位X线片可以明确显示肱骨头的前方或前下脱位。肱骨的内旋位做前后位X线片能显示肱骨头后上方缺损（Hill-Sachs畸形）（图2-8-7），轴位X线片可以显示肩盂前方骨缺损。

（7）CT及CT-A检查：CT断层扫描能清晰显示肱骨头骨缺损或肩盂骨缺损，并能测量肩盂后倾角，及肩盂横位和肱骨头横位比值（肩盂指数），以及肱骨头后倾角有助于确定是否存在盂肱关节的发育不良因素。在鉴别前方脱位或后方脱位方面CT扫描无疑是有确定性诊断意义的方法。CT-A，在用双重对比盂肱关节造影的同时做CT扫描能更清晰显示关节囊前壁撕裂、扩张、盂唇剥脱的情况，其临床诊断价值由于X线平片和单纯CT断层扫描。

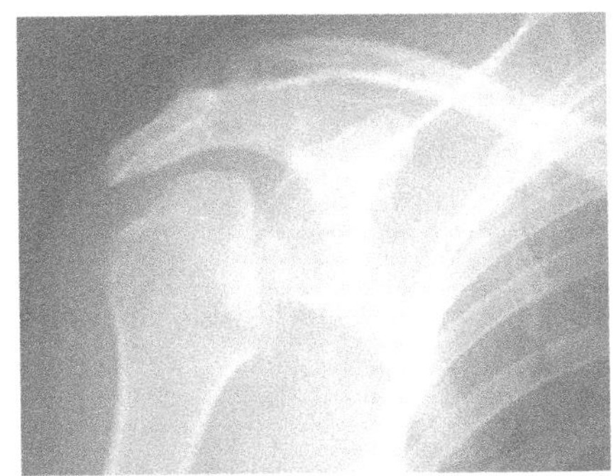

图2-8-7　复发性脱位肱骨头后上凹陷骨折（Hill-Sachs畸形）

（8）关节镜诊断：镜下可以观察肩盂、盂唇、肱骨头及关节囊前壁状况，并在牵引，内、外旋等不同位置作动态观察。在关节内镜检查确定诊断，了解病理变化的同时，还能在内镜引导下做一些相应的镜下手术治疗。

4. 治疗　复发性肩前方脱位诊断一旦确立，非手术治疗一般难以获得长期疗效。应当针对病因和主要病理改变进行手术修复或盂肱关节稳定结构的重建。对于复发性肩前方不完全脱位，宜采用康复训练包括加强三角肌、肩袖肌群、肱二头肌及肱三头肌以及胸大肌肌力，使盂肱关节稳定性增强，可以得到较好的疗效。

手术治疗方法

（1）前关节囊紧缩或成形术：例如Bankart手术，紧缩前壁关节囊，并使外侧端缝合于肩盂前缘上。NeerⅡ的前关节囊紧缩加固成形术。使前壁关节囊成倒T形切开，形成上、下两个关节瓣，并使上、下两瓣交叉重叠缝合，达到前关节囊紧缩加固的目的。

（2）前关节囊及肩胛下肌重叠缝合，加固前关节囊的Putti-platt方法，Magnuson方法是用肩胛下肌自小结节附着部切离重新固定到大结节下方，使肩胛下肌张力增高，并限制肱骨头过度外旋。上述两种方法在术后都会造成肩关节外旋度数的丢失，是以牺牲一定的活动范围达到关节稳定重建的方法。

（3）利用骨挡阻止肱骨头向前方脱位：Qudard-山本手术，利用喙突部垂直植骨，形成盂肱关节前方骨挡，阻止肱骨头脱出。Eden-Hybbinette法是肩盂前方的直接植骨形成骨挡，并修复肩盂骨性缺损。植骨形成骨挡，长期确诊结果发现部分患者植骨块发生吸收，影响手术疗效。

（4）利用肌腱移植构筑防止肱骨头脱位的动力性结构。如Boythev法和Bristow法（图2-8-8），是肩前内侧稳定结构动力性重建方法。一方面增加了肩胛下肌张力，另一方面在上臂外展后伸位时，联合肌腱在盂肱关节前方张应力增强，并形成肌腱性阻挡，并压迫肱骨头向后，防止肱骨头向前脱出。

(5)肩盂或肱骨头下截骨术用于治疗存在肩盂发育不良，或肱骨头前倾角过大的发育畸形的矫正术。存在这些骨性发育不良因素者，盂肱关节稳定性差，有易脱位倾向。应依据脱位程度、时间及病理改变状态决定术式，必要时可行联合性手术。

近年关节镜下微创手术得到长足发展。前关节囊及盂唇的修复可在镜下用锚钉(anchor)固定来完成(图 2-8-9)。也有采取激光或热灼方法使前关节囊的胶原纤维紧缩使之重新得到稳定的一些新技术，对部分轻度光节囊松弛与半脱位病例有一定效果。其长期疗效还有待较长时间的随诊、观察方可得出结论。

(五)复发性肩关节后方脱位

1. 概述　肩关节后脱位占肩脱位的 4%～5%，Kessel 及 Rockwood 都认为肩的后脱位最易漏诊，所以又被称作忽略性见后脱位。Kessel 的一组 38 个肩关节后脱位患者中复发性后脱位占 8 个肩，而随意性后脱位占 18 个肩。前者有明确外伤史，后者无创伤史，能由意志控制脱位及自动复位且无疼痛症状。

2. 病因与病理　一般由于上臂内收位，肘部直接撞击暴力传达到肱骨头使肩关节后关节囊及后方盂唇从肩盂及肩胛颈部撕脱，肩盂后缘与肱骨头前内侧冲撞，二者均可发生骨折。肩盂后缘可嵌入肱骨头内侧压缩骨折形成的凹陷之中，可形成顽固性后脱位，手法整复不易得到满意的效。

3. 临床表现　肩盂前方成空虚感。肩关节的前举，外展仅有部分受限，后伸无明显受限，内旋、外旋受限较明显。原因是肩盂后缘压入肱骨头凹陷处形成了鞍状结构的假关节，使肱骨头与肩盂后缘之间仍能在冠状位及水平位保持一定的上举、后伸、内收、外展的活动范围。复发性后脱位病例，三角肌及冈下肌变薄，挛缩，患臂前举及内旋位易复发脱位，并伴有疼痛，脱位后不能自行复位。患臂前举 90°时肩后方可扪及脱出肱骨头。被动前举 90°并内旋肱骨头时出现恐惧感。

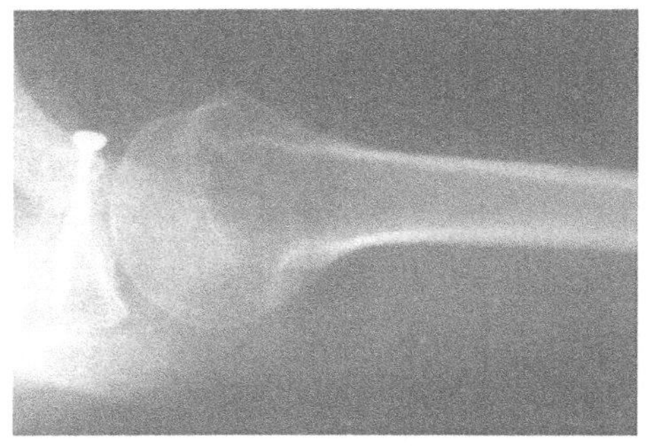
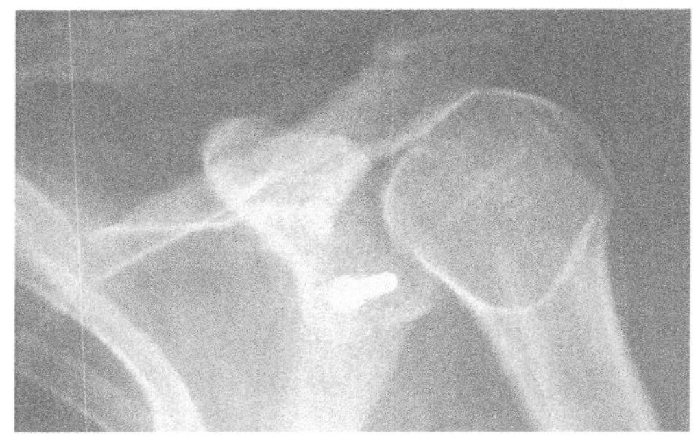

图 2-8-8　Bristow 手术

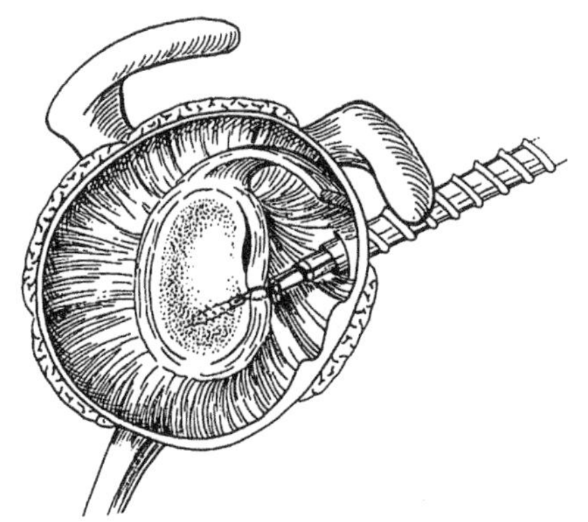
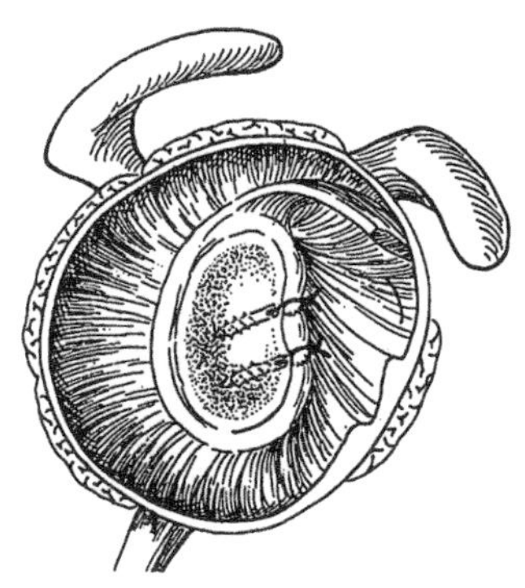

图 2-8-9　镜内剥离盂唇锚钉固定法

4. 诊断

(1)损伤性后脱位病史。

(2)复发性脱位伴疼痛,不能自行复位。

(3)肩盂前方空虚感,后方可扪及突出的肱骨头。

(4)肩部轴位 X 线片可显示肱骨头后脱位及肱骨头凹陷性缺损。

(5)CT 断层扫描更能清晰显示并确定肱骨头后脱位的诊断。

5. 治疗

(1)后方软组织修复及关节囊紧缩成形术(类似前光节囊紧缩成形术)。

(2)后方肩盂骨挡手术　取髂嵴或肩胛冈骨块植于肩盂后方形成骨挡,防止肱骨头向后脱出。

(3)肩盂切骨成形术　切骨后植骨可增大肩盂下方及后方面积。使肩盂向外、向前上的倾斜角加大,增加了盂肱关节稳定性。

(4)Neer 的改良 Melaughlin 手术　将肩胛下肌腱连同小节结移植到肱骨头前内侧骨缺损处用螺丝固定。

术后应与肱骨外旋 20°位做右肩固定 3 周,3 周后开始做康复训练,增强肌力及改善关节活动范围。创伤性复发性后脱位术后内旋功能会有不同程度减少。如能进行系统的康复训练,日常生活活动都能得到满足。

6. 鉴别诊断　外伤性复发性肩关节脱位应与非损伤性脱位作出鉴别。

(1)先天性或发育性

骨骼因素:包括肩盂发育不良及肱骨头发育异常。

软组织因素:中胚叶发育缺陷全身性关节囊及韧带松弛症(Ehlers-Danlos syndconme)。

Saha(1971)指出:肩盂纵径与肱骨头直径比值<0.57,肩盂横径与肱骨头直径比值<0.57,属于肩盂发育不良。正常肩盂略呈后倾,平均后倾角 7.5°,Sala 发现肩关节不稳定病例中 80%的患者肩盂呈前倾。肩盂臼面过深,凹面曲率大于肱骨头球面曲率,头盂间呈周边接触,极易发生脱位。软组织发育异常从详细询问病史,仔细的体格检查及明确的阳性体征提供鉴别诊断依据。先天性或发育性肩关节不稳定病例的发病年龄较轻,均出现于青少年时期。

(2)麻痹性盂肱关节不稳定及脱位。

(3)特发性肩松弛症。

原因不明,好发于青少年,表现为多方向性盂肱关节不稳(multidirectional unstable shoulder)。可发生于单侧或双侧,无明显外伤诱因。临床检查可发现肱骨头与肩盂间存在上下、前后,及轴向不稳定。患臂上举时肱骨头在肩盂上发生滑脱现象(slipping),在牵引患臂向下时,肱骨头极易向下松弛移动(loosening)。被认为是局限于盂肱关节腔内的不稳定。该病发生完全脱位者较少见,一般为半脱位和关节失稳。与创伤性复发性肩脱位不难做出鉴别。

(4)随意性肩关节脱位(voluntray dislocation or subluxation)。是随患者自身意志控制在特定体位和姿势是盂肱关节脱位并能自动进行复位的一种病理现象。本病在 10～20 岁年龄段多见,四肢关节、韧带较松弛。可能并存精神异常因素。其诊断要点如下:

①随意性脱位及自动整复的特点。

②脱位及复位时均无关节疼痛感。

③盂肱关节松弛,在前、后方向及下方的不稳定。

④全身其他关节与韧带结构的过度松弛。

⑤合并存在精神异常,对诊断有一定参考意义。

随意性肩脱位是一种完全性脱位,与创伤性复发性肩脱位应当认真作出鉴别。本病是以非手术疗法为主,增强肌力,康复训练,必要时由精神科医师配合治疗,而手术治疗的效果极差,至今尚无手术成功病例组的指导。值得引起外科医师的警惕和重视。

三、肘关节脱位

肘关节是人体内比较稳定的关节之一,但创伤性脱位仍不少见,其发生率约占全身四大关节(髋、膝、肩、肘)脱位总数的一半。10～20 岁发生率最高,常属运动伤或跌落伤。

新鲜肘关节脱位经早期正确诊断和及时处理后,一般不遗留明显功能障碍。但若早期未得到及时正确地处理,则可导致晚期出现严重功能障碍,此时无论何种类型的治疗都难以恢复正常功能,而仅仅是获得不同程度的功能改善而已。所以对肘关节脱位强调早期诊断、及时处理。

(一)肘关节后脱位

【病因与病理】　因肘关节后部关节囊及韧带较薄弱,易向后发生脱位,故肘关节后脱位最为常见。多由传达暴力和杠杆作用所造成。跌倒时用手撑地，关节在半伸直位，作用力沿尺、桡骨长轴向上传导，使尺、桡骨上端向近侧冲击，并向上后方移位。当传达暴力使肘关节过度后伸时，尺骨鹰嘴冲击肱骨下端的鹰嘴窝，产生一种有力的杠杆作用，使肘关节囊前壁撕裂。肱骨下端继续前移，尺骨鹰嘴向后移，形成肘关节后脱位。由于暴力方向不同，尺骨鹰嘴除向后移位外，有时还可向内侧或外侧移位，有些病例可合并喙突骨折。

多数急性脱位是累及尺桡骨的后脱位。后脱位、后外侧脱位及后内侧脱位之间很难进行区分，对治疗影响不大。而其他类型的脱位如内、外侧脱位、前脱位及爆裂脱位，在临床上很少见，治疗也与后脱位有所不同。

【临床表现及诊断】　肘部明显畸形，肘窝部饱满，前臂外观变短，尺骨鹰嘴后突，肘后部空虚和凹陷。关节弹性固定于120°～140°，只有微小的被动活动度，肘后骨性标志关系改变。X线检查：肘关节正侧位片可显示脱位类型、合并骨折情况。

【治疗】

(1)闭合复位：诊断明确并对神经血管系统进行仔细评价之后，应及时行闭合复位。在局麻或臂丛麻醉下，2名助手分别托住前臂和上臂进行对抗牵引，有侧移位者应先矫正侧移位，而后术者一手握上臂的下端，另一手握前臂，双手用力，在牵引下屈曲肘关节，一般屈曲达60°～70°时，关节即能自动复位。复位后用长臂石膏托固定肘关节在屈肘90°的位置，3～4周去除外固定，逐渐练习关节自动活动。

(2)切开复位：很少需要切开复位。但对于超过3周的陈旧性脱位及合并有鹰嘴骨折、或内上髁骨折块嵌入关节腔、或并有血管、神经损伤的新鲜脱位需行切开复位术。陈旧性脱位切开复位的疗效取决于手术时间的早或迟，手术愈早，疗效愈好。

手术方法：仰卧位，肘关节置于胸前。伤肢上臂用充气止血带，取肘关节后侧手术入路。先分离和保护尺神经，然后在肱三头肌腱膜上做舌形切开下翻，以备缝合时延长肌腱。再在肱骨下段的后正中线上纵行切开肱三头肌，直达骨膜，并于骨膜下剥离肱骨下端前、后面附着的肌肉、关节囊和韧带。由于尺神经已经分离和拉开，后面和侧面的剥离比较安全，但剥离前面时，须注意勿损伤肱动、静脉和正中神经。

分离肱骨下端后，肱骨与鹰嘴即已完全分开。如为新鲜脱位，只需清除血肿、肉芽及少量瘢痕，再将移位的骨折块复位即可。而陈旧性脱位在肱骨下端后面有大量骨痂形成，从外表看与肱骨干的骨皮质相似。如脱位时间较短，这些骨痂可用骨膜剥离器剥去；如时间过长，则须用骨刀切除。用同样方法清除尺骨半月状切迹，肱骨冠状窝的瘢痕组织，一般这些部位多为瘢痕组织，较易清除。清除骨痂过程中，如软骨面损伤严重，应考虑行关节成形术或融合术。如骨痂及瘢痕组织清除彻底，复位较易。助手将前臂屈曲并牵引，术者将鹰嘴向前推，待冠状突滑过肱骨滑车，即可复位。复位前即应松开止血带，彻底止血。复位后，将肘关节做全程伸屈活动数次，测试复位后的稳定性。肱三头肌挛缩者，应将肱三头肌腱膜延长缝合。术后用石膏托将肘关节固定于屈曲90°位。3～4周去除外固定，逐渐练习关节自主活动。

(二)肘关节前脱位

【病因与病理】　单纯肘关节前脱位在临床上非常少见。常因跌伤后处于屈肘位，暴力直接作用于前臂后方所致；或跌到后手掌撑地，前臂固定，身体沿上肢纵轴旋转，首先产生肘侧方脱位，外力继续作用则可导致尺桡骨完全移位至肘前方。由于引起脱位的外力较剧烈，故软组织损伤较重，关节囊及侧副韧带多完全损伤，合并神经血管损伤的机会也增多；肘部后方受到打击，常合并鹰嘴骨折。

【临床表现】　肘关节前脱位可合并肱动脉损伤。复位前，肢体短缩，前臂固定在旋后位，肱二头肌腱将皮肤向前顶起绷紧。

【治疗方法】　基本的复位手法是反受伤机制，对前臂轻柔牵引以放松肌肉挛缩，然后对前臂施加向后、向下的压力，并同时轻柔的向前挤压肱骨远端，即可完成复位。复位后亦应仔细检查神经血管功能。肱三头肌止点可发生撕脱或剥离，应注意检查主动伸肘功能。复位后应屈肘稍＜90°固定，根据局部肿胀和三头肌是否受损决定。若合并鹰嘴骨折，则需要切开复位内固定。

(三)肘关节内侧和外侧脱位

【病因与病理】　侧方脱位分为内侧和外侧脱位两种。外侧脱位是肘外翻应力所致，内侧脱位则为肘内翻应力致伤。此时，与脱位方向相对的侧副韧带及关节囊损伤严重，而脱位侧的损伤反而较轻。

【临床表现】　肘关节增宽，上臂和前臂的长度相对正常。在正位X线片上，单纯肘外侧脱位可表现为尺骨的半月切迹与小头—滑车沟相"关节",允许有一定范围的肘屈伸活动,非常容易造成误诊,特别是在肘部肿胀明显时。

【治疗方法】 复位方法:在上臂采取对抗牵引,轻度伸肘位牵引前臂远端,然后对肘内侧或外侧直接施压,注意不要使侧方脱位转化为后脱位,否则会进一步加重软组织损伤。肘内侧脱位常常是一个半脱位,而不是一个完全的脱位,合并的软组织损伤不如肘外侧脱位那样广泛、严重。Exarchou(1977)认为在肘外侧脱位中,肘肌可嵌入脱位的关节间隙,并阻挡关节复位,故外侧脱位有时需要手术切开复位。

(四)肘关节爆裂脱位

临床上非常罕见。其特点是尺桡骨呈直向分开,肱骨下端位于尺桡骨之间,并有广泛的软组织损伤。除有关节囊及侧副韧带撕裂外,前臂骨间膜及环状韧带也完全撕裂。分为两种类型;前后型和内外型。

1. 前后型 比内外型多见。尺骨及冠状突向后脱位并停留在鹰嘴窝中,桡骨头向前脱位进入冠状突窝内。尸体研究表明,此脱位是在 MCL 发生撕裂之后,前臂强力旋前所造成的,即前臂在外力作用下被动旋前和伸直,再加上施加于肱骨远端向下的应力,将尺桡骨分开,环状韧带、侧副韧带以及骨间膜都发生了撕裂。临床上此种脱位类似于肘后脱位,不同之处是可在肘前窝触及桡骨头,手法复位和复位肘后脱位类似,应首先对尺骨进行复位,然后对桡骨头直接挤压以完成复位。

2. 内外型 非常少见,属罕见病例。肱骨远端像楔子一样插入外侧的桡骨和内侧的尺骨之间。多为沿前臂传导的外力致伤,环状韧带及骨间膜破裂后,尺桡骨分别移向内侧及外侧,而肱骨下端则处在二者之间。容易诊断,肘部明显变宽,很容易在肘后方触及滑车关节面。复位手法应以伸肘位牵引为主,同时对尺桡骨施加"合拢"之力即可获得复位。

(五)单纯尺骨脱位

在前、后方向上均可发生单纯尺骨脱位。首先,桡骨头作为枢轴,MCL 发生断裂,而 AL 及 LCL 保持完整。损伤机制中还需有肱骨及前臂的成角和轴向分离。正常情况下,尺骨近端在前臂旋后位稳定,只有前臂远端与桡骨之间发生旋转,而在此种损伤中,尺骨近端的固定作用丧失,允许整个前臂、包括尺骨近端与桡骨一起发生旋转。在前臂内收和旋后时,冠状突可发生移位至滑车后方。此时患肘保持在被动伸直位,前臂正常提携角消失,甚至可变为肘内翻。在伸肘和前臂旋后位进行牵引可获得复位,对前臂施加外翻应力有助于完成复位。单纯尺骨前脱位更为少见,此种损伤中,尺骨向前旋转,前臂外展,桡骨仍作为一个固定的枢轴,鹰嘴被带向前方,并且与冠状突窝发生锁定。此时患肘保持在屈曲位,提携角增加。在前臂内收和旋前位,直接向后挤压尺骨近端可获得复位。

四、桡骨头脱位

(一)单纯桡骨头脱位

临床上非常少见。若桡骨头向前脱位,应首先怀疑是否是 Monteggia's 骨折脱位损伤的一部分:若向后脱位,则更像是肘关节后外侧旋转不稳定。推测前臂强力旋前和撞击极可能是创伤性单纯桡骨头后脱位的受伤机制。有 2 篇报道认为在前臂旋前位桡骨头可获得复位并且稳定,但其他学者认为在旋后位固定更好。急性损伤采取闭合复位一般能够获得成功。闭合复位失败者,可能有环状韧带等软组织嵌夹在肱桡关节间隙,需手术切开复位,应尽可能早期诊断、早期复位,避免切除桡骨头,以利于后期功能康复。Salama(1977)报道了 1 例由于电休克致肘部组织极度挛缩造成的桡骨头后脱位,也是因为延误了诊断,采取了桡骨头切除。应注意除外 Monteggia's 骨折脱位和先天性桡骨头脱位才能诊断创伤性单纯桡骨头脱位。伤后,前臂旋前和旋后受限;侧位 X 线片上,桡骨头轴线在肱骨小头下方通过即可作出诊断。应与先天性桡骨头脱位鉴别,与后者相比,前者更少见。成人先天性桡骨头脱位在跌伤后可感到肘部疼痛,但前臂旋转仍勉强与伤前一样;由于桡骨的生长板发育延迟,腕部 X 线片上可发现下尺桡不平衡,类似于急性下尺桡关节分离,并且桡骨头呈"穹窿"状,肱骨小头发育平坦,无腕部不稳定,也没有前臂肿胀和疼痛。

(二)桡骨小头半脱位

多见于 1~4 岁小儿,因为儿童肘关节的韧带、肌肉、骨骼发育不完全,关节囊较松弛,若肘部处于过伸位牵拉,肘关节内负压增加,将松弛的前关节囊及环状韧带吸入关节腔内,嵌于桡骨头与肱骨小头之间,桡骨头向桡侧移位,即形成半脱位。

临床表现及诊断:有被他人牵拉史,肘部疼痛,并保持于半屈曲位,前臂呈旋前位,肘部无明显肿胀，患儿拒绝用患肢取物。X线检查多无明显改变。

治疗一般不需麻醉，手法复位即可。术者一手用拇指向后内方压迫桡骨小头，另一手持患手，屈曲肘关节，将前臂稍加牵引，并前后旋转，可感到或听到复位时的轻微弹响声，疼痛立即消失，患肘功能恢复。

（姜保国　张殿英）

第三节　下肢关节脱位

一、髋关节脱位

髋关节脱位在大关节脱位中发生率较高，其致伤原因以交通事故多见，其次为高处坠落伤，偶可见体育运动伤。多见于20～50岁男性，由于致伤暴力强大，患者常并发其他部位严重损伤，早期救治中容易遗漏而延误治疗。脱位后的并发症，例如股骨头缺血性坏死、创伤性关节炎、坐骨神经损伤、异位骨化、再脱位等比较常见。髋关节脱位属于较严重损伤，需要急诊及时处理，力争尽早恢复关节对应关系，减少脱位带来合并损伤的影响程度。

髋关节脱位可以分为：前脱位、后脱位和中心性脱位。髋关节前后脱位主要依据Nelaton线（髂前上棘与坐骨结节的连线）诊断，脱位后的股骨头若位于该线后方者是后脱位，反之为前脱位。

（一）髋关节后脱位

【概述】　髋关节后脱位在创伤性髋关节脱位中最为多见。

【病因与病理】　多由间接暴力引起。特别是当髋关节屈曲并内收时股骨头已超越髋臼边缘而抵于关节囊上，此时经膝部沿下肢纵轴的暴力可使股骨头穿破关节囊。如髋关节内收角度较大常导致单纯的后脱位，而内收角度小时则除脱位外还可同时造成髋臼后缘的骨折。如车辆高速行驶中突然刹车或碰撞时，膝部或骨盆受到撞击即可发生后脱位。而屈髋弯腰时对骨盆由后向前的撞击也可使股骨头相对后移而发生脱位。

髋关节后脱位的主要病理变化是关节囊后下部的撕裂和股骨头向髂骨翼后上部的移位。绝大部分病例股骨头脱位位于坐骨切迹前的髂骨翼上，少数脱位位于坐骨部位。髋关节前部关节囊和髂股韧带多保持完好，股骨圆韧带和髋关节囊后上部血管全部或部分损伤。髋关节损伤的同时多伴有其他脏器损伤或骨盆的损伤。多表现为内出血及创伤性休克。髋关节后脱位或髋臼的骨折移位可造成坐骨神经损伤，晚期可并发股骨头缺血性坏死和创伤性关节炎。

【临床表现】　患者伤后患侧髋部出现剧烈疼痛，活动障碍，无法站立和行走。患侧下肢表现为屈曲、内收、内旋、短缩畸形。患者髋部疼痛，关节功能障碍，并有弹性固定。在臀部可触及上移的股骨头。大粗隆上移是诊断髋关节后脱位的重要依据，除大粗隆顶点上移超过Nelaton线之外，还可测量下述标志。Bryant三角：患者仰卧位，由髂前上棘向地平面做一垂线，再由大粗隆顶点向此线做一垂线，两线相交点与髂前上棘、大粗隆顶点形成一直角三角形，即Byrant三角。如三角形底边较健侧缩短即为大粗隆上移。Shoemaker线：自两侧大粗隆顶端与髂前上棘之间各做一连线，正常时两线延长相交于脐或脐上正中线。如一侧大粗隆上移，则交点位于脐下或偏离中线。X线片检查显示患侧股骨头位于髋臼的外上方。髋关节后脱位可伴有同侧的坐骨神经损伤，多为一过性或不完全损伤。患者因损伤暴力较大，如车祸致伤可存在髋臼、股骨干等部位的骨折。因出血、疼痛等原因可合并创伤性休克。

【治疗】　新鲜髋关节后脱位，应在全麻或腰麻下手法整复。复位要求迅速、及时、有效。闭合复位前后均应检查并记录有无坐骨神经损伤症状。复位成功后应拍X线片。

1. 闭合复位的方法

（1）Allis手法复位：病人仰卧位，助手压住双侧的髂前上棘协助固定骨盆。术者先沿正对畸形的长轴方向牵引，然后在牵引下双手套住患肢腘窝部，使髋、膝关节各屈曲90°，配合内、外旋髋关节直到股骨头滑入髋臼内。在复位时，术者多可听到或感到弹响。患肢伸直容易且畸形消失，检查内收、外展、旋转等被动活动，并与健侧比较下肢长度相等均表示复位成功。

（2）Bigelow手法复位（问号法）：病人仰卧位，助手协助固定骨盆。术者一手握住患肢踝部，另一前臂置于患侧屈曲的膝关节下方，在持续牵引下，使患髋外展、外旋、伸直。

（3）Stimson重力复位法：此方法取俯卧位，利用肢体重量和外加压力使脱位复位。患者俯卧于手术台或平车之上，患侧屈髋屈膝90°，一助手协助固定骨盆，术者手握屈曲的患肢小腿，持续向下加压直到肌肉松弛和股骨头滑入髋臼为止。在复位过程中可配合内外旋转髋关节有助于复位。该方法对于合并其他损伤的患者不宜使用。

(4)Bohler复位法：患者俯卧于地面的木板之上，助手协助固定骨盆或用宽布带将骨盆固定于木板上。患髋及膝屈曲90°位，用另一条宽布带结成圈，套于患肢的腘窝下。术者一膝跪于患侧地面，另一脚立于地面。术者膝关节屈曲成直角并置于患肢腘窝下方。术者将布带圈套于自己颈部，一手握住患肢踝部，另一手扶住患肢膝部。术者伸直躯干和颈部使布带圈向上牵引患肢，同时对患侧踝向下加压，牵引缓慢而有力，且可配合左右旋转患髋直至复位成功。

2. *切开复位术* 急性单纯性后脱位需切开复位者很罕见。一般用于脱位合并坐骨神经损伤或为陈旧性脱位使用手法闭合复位失败的病例。手术多采用全麻侧卧位，取髋关节后侧切口。切开皮肤、皮下、臀大肌筋膜，沿肌纤维方向分开臀大肌并将其牵开。应首先寻找并保护坐骨神经。切断梨状肌、上下孖肌、闭孔内肌，探查髋关节囊损伤的情况及股骨头脱位的位置。根据复位需要纵向切开撕裂关节囊，清除血肿、撕裂的臼唇及骨软骨碎片，进一步暴露并探查清理髋臼。术者与助手协同在屈膝屈髋90°位下牵引，可用手引导股骨头还纳。术中应注意保护股骨头残留的血液供应。尽量保持股方肌的完整性不被破坏，以避免损伤旋股内侧动脉的终末支。保留附着于股骨颈的关节囊，以保存滑膜下支持带血管。术后处理同手法闭合复位。合并坐骨神经损伤者，在脱位复位后的1～3个月内神经功能多少恢复，如果坐骨神经损伤在复位后3个月以上神经功能未见恢复，可进行神经探查与神经松解术。若有腓神经损伤且无法修补恢复原神经功能，可行踝关节固定或肌腱转位术，以重建下肢运动功能。

(二)髋关节前脱位

【概述】 髋关节前脱位较为少见，在创伤性髋关节脱位中占10%～12%。

【病因与病理】 多由间接暴力引起。当髋关节处于外展、外旋及屈曲位，股骨颈抵于髋臼而大粗隆与髂骨相抵，此时来自大腿后方的暴力可使股骨颈撞击髋臼而大粗隆与髋臼上缘相碰撞形成杠杆作用，使股骨头穿破关节囊，由髂股韧带与耻股韧带之间的薄弱区脱出。而经膝关节的暴力沿股骨纵轴自下而上亦可造成髋关节前脱位。

髋关节前脱位时关节囊前下方撕裂，而髂股韧带多保持完整。髋关节前脱位根据股骨头脱位时所处的位置分为耻骨位、闭孔位和会阴位。随着股骨头所处的不同部位而可能引起相应的血管、神经损伤。

【临床表现】 患肢疼痛，活动障碍。患肢呈外展、外旋和屈曲畸形，弹性固定但肢体短缩不明显甚至可变长，腹股沟区肿胀并可扪及股骨头。耻骨型脱位外展畸形多不明显，但外旋可超过90°，还应注意有无闭孔神经及股神经损伤的体征，有无下肢血液循环障碍。X线片显示股骨头位于闭孔内或耻骨上支附近。

【治疗】

1. *非手术治疗* 闭合复位应在全麻或腰麻下进行。患者仰卧，一助手协助固定骨盆，另一助手握患肢小腿屈曲膝关节至90°，沿股骨纵轴方向牵引并使下肢外展。术者站在对侧两手掌用力将股骨头从大腿根部由内向外推按股骨头，助手在牵引同时将大腿轻度旋转摇晃并内旋下肢，使其转为伸直位。手法复位后应以下肢皮牵引或石膏固定下肢于伸直及轻度内收内旋位，3周后可拄拐下地活动，并逐渐开始负重。

2. *手术治疗* 髋关节前脱位的手法复位通常比后脱位容易成功。当闭合复位失败或关节腔内有骨折片或软组织嵌入时，应行手术治疗。手术多选全麻仰卧位，术侧髋部垫高少许。切口选择Smith-Peterson入路，自髂嵴中部开始，沿髂前上棘转向髌骨方向并略转向外后方止于大腿中上1/3处。先于骨膜下剥离髂骨内、外板。在髂前下棘的下方显露并保护骨外侧皮神经。在距髂前上棘约1cm处切断缝匠肌，显露其下的股四头肌直头和反折头。同样留约1cm的肌止切断股直肌及其反折部，反转并游离股直肌近侧至股神经进入股直肌的分支，游离并结扎旋股外动、静脉的分支和横支，即可显露脱位于闭孔或耻骨上支附近的股骨头，探查髋关节囊裂口。试行髋关节复位时可先缓慢内收大腿，患肢牵引下用手按压股骨头向髋臼内推动，直至使股骨头复位。术后同样维持中立位皮牵引3～4周。

(三)髋关节脱位合并骨折

【概述】 随着致伤暴力的增大，车祸伤的增多以及伤员受伤时所处的体位不同,临床上出现伴有股骨头或髋臼骨折的髋关节脱位患肢逐渐增多,由于损伤类型复杂,并发症增多,因此治疗也较单纯性髋关节脱位困难且疗效较差。

【病因与病理】 髋关节脱位典型的损伤机制为纵向暴力沿股骨头传导并作用于屈曲的髋关节。损伤发生时,若髋关节处于内收位,多发生单纯性髋关节脱位,而当髋关节处于中立位或外展位时,则多发生伴有髋臼骨折或股骨头骨折的脱位。

Thompson 和 Epstein 将髋关节后脱位分为五型:

Ⅰ型 脱位伴有或不伴有微小的骨折。

Ⅱ型 脱位伴髋臼后缘孤立大块骨折。

Ⅲ型 脱位伴髋臼后缘粉碎性骨折。

Ⅳ型 脱位伴髋臼底部骨折。

Ⅴ型 脱位伴股骨头骨折。

Pipkin 将 Thompson-EpsteinⅤ型的髋关节脱位伴股骨头骨折又细分为 4 个亚型:

Ⅰ型 髋关节后脱位伴股骨头中央凹尾端骨折。

Ⅱ型 髋关节后脱位伴股骨头中央凹头端骨折。

Ⅲ型 Ⅰ型或Ⅱ型后脱位伴股骨颈骨折。

Ⅳ型 Ⅰ、Ⅱ型或Ⅲ型后脱位伴髋臼骨折。

【临床表现】 临床上对于此类损伤应保持高度警惕,遇有髋关节脱位病例时应进行细致全面的 X 线检查,最好应对比两侧髋关节 X 线正位片,如怀疑并发骨折时应加摄斜位 X 线片,并尽可能行 CT 检查。由于髋关节解剖结构的特殊性,CT 检查可反映出 X 线片所不能观察到的一些信息,从而决定哪些患者因髋臼内残留骨折碎块,关节不匹配,髋臼骨折属于不稳定骨折或髋臼骨折移位超过关节内骨折所能容许范围等,这些情况不难诊断且均需手术治疗。

【治疗】

1. *Ⅰ型后脱位* 基本上等同于单纯性髋关节后脱位的治疗方法,早期闭合复位,若伴有微小骨折而致髋关节非同心圆复位,应考虑切开复位,取出嵌于髋关节内的微小骨折块。

2. *Ⅱ、Ⅲ、Ⅳ型后脱位* 其治疗应早期尽快复位。脱位超过 12h,股骨头发生缺血性坏死的可能性明显增高。合并的髋臼骨折手术治疗目的在于解剖修复髋臼穹窿及其下方股骨头的同心圆复位。

3. *Ⅴ型后脱位伴股骨头骨折*

(1)PipkinⅠ型、Ⅱ型骨折脱位:首选闭合复位;复位后复查 X 线片及 CT 检查股骨头复位后在髋臼内的同心性,股骨头骨折块复位的情况及髋臼复位后的稳定情况。若属同心圆复位且股骨头骨折块复位良好,髋关节稳定,说明复位成功。可行下肢骨牵引维持 6 周。早期活动、晚期负重为治疗原则。否则,闭合复位失败,应进行切开复位。

(2)PipkinⅢ型、Ⅳ型骨折脱位:较少见,处理上暂无统一标准。根据患者具体情况及影像学资料具体分析。PipkinⅢ型脱位对于年轻患者可考虑切开复位内固定治疗。对老年患者可首选假体置换。PipkinⅣ型脱位应参照髋臼骨折治疗原则进行。强调髋关节复位的同心圆对位。

(四)陈旧性髋关节脱位

【概述】 相对少见,其中多数为多发伤员。

【病因与病理】 由于伤后意识障碍以及存在其他部位严重创伤,可能使髋关节脱位被掩盖而漏诊。

【临床表现】 髋关节脱位超过 3 周或更长时间,血肿在髋臼内及关节囊裂隙中已由肉芽逐渐变为结实的纤维瘢痕组织,关节周围的肌肉发生挛缩,加之患肢长期不负重出现骨质疏松。

【治疗】 一般认为脱位未超过 2 个月者仍存在闭合复位的可能,可先行大重量牵引 1~2 周,然后再行手法复位。对于脱位时间在 3 个月之内的年轻患者一般应行手术切开复位,术前需行下肢骨牵引,术中将股骨头周围及髋臼内的瘢痕组织彻底切除。当脱位时间较长而失去闭合或手术复位机会时,可行关节成形手术以改善或重建髋关节功能。以往多施行关节融合或粗隆下截骨术。对无法复位的陈旧髋关节脱位尤其是年龄大者可考虑人工关节置换术。

(五)小儿髋关节脱位

【概述】 创伤所致髋关节脱位在小儿中非常少见,其损伤特点及治疗方法在不同年龄组有其特殊性。

【病因与病理】 6 岁以下儿童由于髋臼发育较浅,仅较小外力即可引起髋关节脱位。6~10 岁年龄组中导致脱位的暴力多较强大,关节腔内常有软组织嵌入或股骨头穿破关节囊。

【临床表现】 6 岁以下儿童髋关节脱位手法复位相对容易成功,亦很少有并发症发生。6~10 岁年龄组髋关节脱位手法复位不易成功,而手法复位又容易使股骨头骨骺血供收到破坏,从而导致股骨头缺血性坏死，故宜行开放复位。11～14 岁小儿髋关节脱位在全麻下手法复位多较容易。

【治疗】 有 15%～20%的小儿脱位并发有髋臼或股骨头骨折，但其股骨头缺血性坏死的发生率要高于成年人。因此小儿创伤性髋关节脱位患者应强调尽早复位。复位后 6 岁以下小儿应以下肢皮牵引或石膏固定 1 个月。6 岁以上小儿下肢制动时间应相应延长。一般认为复位后 2～3 个月应避免负重，3 个月后可拄拐下地活动并逐渐负重。

(六)髋关节中心性脱位

【概述】 髋关节脱位股骨头穿入骨盆者为中心性脱位。

【病因与病理】 髋关节中心性脱位是一种传统描述股骨头因外力撞击髋臼内侧壁并致髋臼内侧壁骨折，股骨头有一种向骨盆内移的趋势或影像学上存在这种移位。

【临床表现】 髋关节中心性脱位其创伤改变主要为髋臼骨折，常常涉及髂骨、耻骨损伤，其治疗主要针对髋臼骨折。其脱位多在处理骨折后而获得纠正。

【治疗】 髋臼骨折可呈线形、星状形或粉碎性。可采用牵引治疗。牵引可选用股骨髁上牵引＋侧方股骨转子牵引。尽管这类患者未行手术切开复位内固定，可长期随访患肢功能恢复良好率达 80%。对于牵引达不到股骨头同心圆复位且患者无手术禁忌者仍按严格的标准切开复位内固定。

(七)髋关节脱位并发症

1. 坐骨神经损伤 发生率为 8%～19%，发生于后脱位，多因收到移位股骨头或骨折块的牵拉、卡压所致。其预后不够满意，且判断影响恢复的因素不确切。Epstein 曾报道 43%的恢复率，Gregory 报道 40%的完全恢复和 30%部分恢复。Fassler 报道 14 例随访 27 个月，13 例获得功能性恢复。此类损伤，应当注意保护皮肤避免出现压疮，采用支具置踝关节于功能位，定期复查肌电图，了解神经功能恢复趋势。急诊接治病人应认真仔细全面查体，避免漏诊，对于坐骨神经损伤，尽快复位解除牵拉和卡压是最好的治疗。更多病例表现为腓总神经部分损伤，如果超过 1 年仍无恢复迹象，可以考虑肌腱移位。但若为包括胫神经功能障碍的全坐骨神经损伤，则建议长期使用支具，不建议行其他矫形手术。而坐骨神经探查手术，收效帮助不大。

2. 股骨头坏死 主要发生于后脱位病例中，尽早复位有利于减少坏死概率。股骨头坏死大多出现在伤后最初 2 年，但 5 年后发生的亦不罕见。与其他非创伤性因素导致的全股骨头坏死不同，股骨头坏死相对局限，骨关节炎出现晚，采取改变负重面的各种截骨矫形手术有一定效果。病变早期者，可以限制负重活动，以减少塌陷程度。

3. 创伤性关节炎 这是髋脱位最常见的并发症，国内陈斌等介绍的 1～5 年随访病例中，有 32.6%出现骨关节炎。Upadhyay 报道 74 例简单后脱位病例，随访 14.5 年，包括继发于股骨头坏死的患者，创伤性关节炎比例达 24%。Epstein 统计了 292 例，均伴有不同类型骨折，随访 6.5 年，发生各类程度创伤性关节炎的比例为 65%。发生创伤性关节炎原因取决于相对应的关节面是否平整。再有是否股骨头坏死及塌陷的速度和程度。创伤特点对于预后的判断有一定参考意义，就一般规律而言，后脱位＞前脱位，合并骨折者＞单纯脱位，超过 12h 复位＞伤后及时复位。创伤性关节炎临床上表现无特异性，可以有关节周围疼痛、肌肉痉挛、活动受限，严重者晚期可以形成关节强直。X 线片表现为关节间隙狭窄、软骨下骨硬化或伴囊性变、关节面边缘骨质增生等。

4. 异位骨化 更多见于髋关节后脱位，尤其是切开复位后的病例。可能同脱位时后方肌肉组织牵拉损伤以及手术本身的创伤有关。如果骨化的范围较小，多数对关节功能影响不大，不需特殊处理。钙化范围广，严重影响髋关节活动者，可以考虑手术清理。伤后给予口服吲哚美辛等治疗，对预防异位骨化有作用。

二、膝关节脱位

【概述】 膝关节外伤性脱位虽不多见，但其损伤的严重程度和涉及组织之广，却居各类骨关节损伤之前茅，是一种极为紧急和严重损伤的脱位，因而被视为骨科急诊，仍需十分注意。既往文献报道有限，且多侧重其合并损伤，特别是有关血管损伤的诊治。近年来的文献则反映出其发生率有明显增长趋势，而且多为高能量创伤所致。作者结合国内外近年来外伤性膝关节脱位的资料分析，认为有必要对以往的论点重新认识，并加以充实。

【病因与病理】 由于膝关节周围及关节内的特殊韧带结构维持着关节的稳定性，因此，膝关节外伤性脱位并不多见。而在胫骨上端遭受强大的直接暴力下，如车祸、剧烈对抗的运动等，可造成某些韧带结构的严重撕裂伤，当暴力超出稳定结构提供的保护力量时，膝关节将发生脱位。因此，可认为膝关节脱位一定伴有膝关节稳定结构的创伤。在某些情况下，暴力还可能在造成韧带结构损伤的同时，造成胫骨髁的骨折，导致膝关节骨折-脱位。但膝关节稳定损伤但尚不致引起膝关节完全脱位时，可发生股骨在胫骨上的异常移动而导致所谓的半脱位。而胫股关节半脱位严格来说只是膝关节不稳的表现。

交通事故是最常见的原因，往往导致高能量损伤。膝关节脱位也可发生于坠落伤或运动损伤，但多为低能量损伤。

传统的分类是依据胫骨髁针对股骨髁的移位方向而定的，分为前、后、内、外及旋转移位。以后有人将旋转移位再分为前内、前外、后内和后外，共八个类别。分类的主要目的是指导治疗，应尽可能地反映出各类的特点。从国内外的资料分析，其前、后、内、外区别显著；而在旋转脱位中，仅后外旋转脱位具有显著特点，其他三类实际上均可归入前或后脱位中，并无单独存在的必要。此外，尚有一类完全不同于单独脱位的骨折-脱位，即股骨髁或胫骨髁骨折，或二者同时骨折合并膝关节完全脱位。因此，将外伤性膝关节脱位分为 6 类更为实际。

1. 前脱位　最常发生于向后的暴力作用于脚着地时大腿前面的情况下。这种暴力造成过伸，前交叉韧带、后交叉韧带同时断裂最为常见。内侧副韧带、外侧副韧带也多为同时断裂。合并腘部血管或腓总神经损伤者也有所见。在尸体标本上，平均过伸 50°时发生腘动脉断裂。

2. 后脱位　后脱位的典型损伤方式是“仪表盘式损伤”，由屈曲的膝关节遭受作用于胫骨前面的向后的暴力而造成。除前交叉韧带、后交叉韧带同时断裂仍占大多数外，也有仅后交叉韧带断裂者，而内侧副韧带及外侧副韧带均断裂这较少见。髌韧带断裂、腘部血管及神经损伤、半月板损伤者也有一定比例。

3. 外脱位　胫骨固定，大腿内收时遭受外翻应力可导致外侧脱位。主要特征为前、后交叉韧带和内侧副韧带断裂，但少有神经血管损伤。可合并髌骨向外脱位。

4. 内脱位　可因大腿受到内翻暴力而造成，但常合并旋转机制。

5. 后外旋转脱位　前、后交叉韧带同时断裂或前交叉韧带单独断裂约各占一半。可合并神经血管损伤。

6. 骨折脱位组　仅包括股骨或胫骨髁，或二者同时骨折，合并股胫关节完全脱位者。至于胫骨隆突、腓骨头撕脱骨折，或当脱位过程中，股骨髁、胫骨平台边缘受撞击而发生的局限性骨折，或骨软骨骨折，均不属此类。骨折脱位皆为高能量损伤，脱位以后向居多，而合并损伤除交叉韧带断裂外，无显著的规律性。

前脱位与后脱位占所有脱位的 50%～70%，前脱位的发生率是后脱位的 2 倍，但后脱位更易伤及腘动脉，内脱位约是前脱位的 1/8。由于致伤能量高，20%～30%的脱位是开放性的。

【诊断】　全脱位的诊断无论从查体或 X 线片，均无困难。但某些原因会导致膝关节脱位被漏诊，如事故发生时自发性复位可能就已发生等。对涉及的韧带损伤、并发的血管神经损伤的诊断，则存在若干问题。

1. 涉及韧带损伤

(1)根据脱位的类型，对韧带损伤的组合可作出初步诊断。

(2)额状面及矢状面的稳定试验，只能在脱位整复后才能进行。

(3)当发现有血管损伤可疑迹象时，不稳定检查应视为禁忌。

(4)因疼痛、肌紧张以及局部严重的肿胀，会大大影响稳定试验的准确性。

由于上述情况，在急诊就诊时往往难以对涉及的韧带损伤作出确切和全面的判断，或估计不足。有时需要在病情稳定后，或在闭合复位后，暂时保护数日再行复查。另一方面，对畸形膝关节外伤而无脱位，但明确有交叉韧带断裂者，应考虑有脱位后自行复位的可能，应慎重对待。

2. 涉及血管损伤　膝关节脱位的风险来自可能的血管损伤。根据报道，腘动脉损伤在膝关节脱位中的发生率为 5%～30%。腘动脉在进入腘窝时被内收肌裂空束缚，在出腘窝时被比目鱼肌腱弓束缚，故前脱位、后脱位时腘动脉损伤最常见。由于动脉的近、远端被固定，故明显的胫骨移位对动脉是有危险的。全脱位导致的腘部血管损伤已引起了高度重视，但失误率仍较高，在诊治上值得重视。

(1)文献报道中腘部血管损伤的发生率相差甚大。

(2)合并腘部血管损伤的脱位类型，依发生率的高低为后、前、旋转。因此，对后脱位者尤其应加以注意。

(3)主要症状是缺血,肢端麻木疼痛;主要体征则是足背动脉无搏动,足部温度降低,足趾感觉减退和腘部进行性肿胀。

(4)足部动脉可触及和足部温暖,决不能排除血管损伤,而足趾的感觉消失则是明确的缺血征象。

(5)当存在任何可疑情况时,均需做进一步检查。Doppler 监测仪测定和动脉造影可更确切地反映供血状态。有报道指出,可触及足背动脉的膝关节脱位,造影时可能发现血管狭窄和血管内膜破损。

(6)在掌握血管造影的尺度上有较大的差别。不同学者对于进行动脉造影的指征看法不一,有人主张动脉造影仅需用于有缺血史和临床体征者,而另有学者则认为,双交叉韧带断裂,无论是否有真正的脱位,均应行 Doppler 监测仪检查和动脉造影。作者认为动脉造影虽无需作为常规检查,但尺度应放宽,尤其对后脱位者更是如此。至少可以先做 Doppler 监测仪检查。等待、拖延往往会导致无可挽回的后果。

(7)部分病例在闭合复位后即可恢复循环,有些则需在复位后持续观察其转归,但决不能超过6h。无明显改进者必须立即探查。

3. 涉及神经损伤　膝关节脱位伴腓总神经损伤的发病率据报道为 14%～35%。这种损伤通常是广泛损伤区域的轴突断伤,预后差。但感觉和运动障碍是神经本身损伤,抑或缺血所致,在急性期难以区别。

(1)并发神经障碍多发生于后脱位,而前、外、后外及骨折脱位组也有发生。在后脱位组中,并发腘部神经损伤者也占较大比例。因此,至少应考虑到其中一部分为缺血所致。

(2)当肢体无血运障碍而仅神经障碍时,可明确为神经本身损伤。

(3)存在神经障碍并不急于探查,可在复位后观察其转归。

【治疗】　诊断基本明确后,即应对治疗全面衡量。既要考虑治疗的步骤、主次,也要权衡手术的必要性和时机。

1. 复位　闭合复位是治疗的首要步骤,而且应尽快施行。记录肢体的血管神经症状十分重要,即使是在肢体有明显血供障碍时,也需先行闭合复位,审视血供的变化。

(1)充分麻醉,使肌肉松弛,同时有利于血供的改善。

(2)纵向牵引是复位的基本手法。前脱位时,牵引肢体,抬起股骨远端以达到复位;后脱位的复位则需牵引胫骨,伸直并向前抬起胫骨近端。有一个重要原则是,避免任何力量直接作用于腘窝,以免加重可能的血管损伤。内外侧脱位通过纵向牵引和适当移动股骨、胫骨复位。

(3)脱位的两端间有软组织嵌夹,是妨碍复位的重要原因,这在后外旋转脱位最为典型。后外旋转脱位曾被称为“不可复位的脱位”,临床上可以观察到内侧线有“酒窝征”,这是由于内侧关节囊和侧副韧带内陷,股骨内髁穿过软组织裂口形成纽扣作用而造成的,使其无法成功复位。在复位困难时,禁忌采用暴力一再整复,以免造成更为严重的合并伤。应立即全麻下切开复位。

(4)髌骨鹰嘴化固定。Grammout 于 1984 年首先提出:对于后脱位者,闭合复位以斯氏针纵向穿过髌骨内半,经髌韧带后方向下,钉入胫骨平台前部。不仅可维持复位,而且可进行 0°～90°的活动。Rouvillain 等认为虽然 X 线应力片仍显示后抽屉试验阳性,但较手术修复者恢复显著加快。应注意防止穿针误入关节。

任何复位前后都要注意记录神经与血管状况。复位后,膝关节制动于 20°～30°屈曲位,以待进一步评估,禁止管型石膏固定或过紧的包扎。

2. 血管损伤的处理　腘动脉穿行于腘窝之中,近侧固定于股部的内收肌管,远侧固定于腓肠肌上缘的纤维弓。这一解剖特点决定了其损伤部位即在此两固定点之间,而且概率很大。

(1)在闭合复位后,如血供有所改变,则可以长腿石膏托将下肢维护于屈 15°位,密切观察其进展。

(2)如血供无任何改善,则应通过 Doppler 监测仪或动脉造影检查,明确血管损伤后,毫不迟疑地立即手术探查腘部。

(3)单纯切除动脉内的血栓几乎不起任何作用。动脉结扎虽有少数病例得以保存肢体,但造成截肢的机会更多。腘动脉有 5 条穿支与胫前回返动脉相吻合,但不能供应足够的血供,以维持小腿及其下的存活,何况这些交通支也有损伤的可能。因此,动脉结扎术已渐渐被摒弃。

(4)近年越来越多的报道表明,利用隐静脉倒置移植修复腘动脉,大多数肢体得以挽救。损伤的腘静脉也应做相应的处理。

(5)所有腘动脉修复者,均必须同时行筋膜切开术。

3. 神经损伤的处理 神经损伤不急于立即处理,在血供改善后神经也随之改善者显然可以继续观察。肯定为神经本身损伤者,可以在病情稳定后再做进一步的诊治。一期探查修复术或移植术效果不佳,不推荐采用。完全性损伤在3个月后行二期手术探查及神经移植的疗效也不好。所造成的肌肉功能障碍常需要支具或肌腱移植术来改善足的位置和步态。

4. 韧带损伤的处理 全脱位的韧带损伤是在所有膝关节韧带损伤中最广泛、最严重者,必须予以修复或重建。但修复的时机和修复的范围,在认识上却有很大的差别。多数作者近来倾向于手术治疗所有的韧带损伤,术后早期活动,辅以功能性支具保护,以提高手术疗效。韧带修复的时机取决于全身及局部情况。手术的先后次序应遵循血管修复第一,骨折固定第二,韧带修复第三的原则。如果已行血管修复术,韧带修复术最多可延迟至2~3周,以待血管情况稳定及软组织的初步愈合。

手术入路应根据准确的韧带检查和不稳定的模式来选择。前内侧纵行入路可显露交叉韧带、内侧半月板及内侧关节囊韧带复合体。若后外侧间隙也有撕裂,可在外侧副韧带处做第二个纵向切口。由于关节囊和韧带都已严重撕裂,显露一般没有困难,而且一期修复会比单纯韧带损伤时更容易些。按序进行半月板、交叉韧带和侧副韧带的修复重建。

一种常用的策略是先缝合或重建交叉韧带,但并不马上进行最终的固定。后交叉韧带从股骨处撕脱是十分常见的,可以用 Marshall 技术缝合。前交叉韧带往往需用自体移植物或同种异体移植物重建。一般先明确所有的损伤结构并做好标记,然后先修复后侧、深部的结构,再修复前侧、浅部的结构。半月板撕脱予以缝合,无法缝合的部分予以切除。后内侧和后外侧关节囊的损伤,若为实质部撕裂则予以缝合,若为附着部撕脱则用锚式缝合法固定于胫骨上。侧副韧带也做类似处理。检查髂胫束、双头肌腱和髌韧带是否有部分性或完全性撕裂,并予以修复。软组织修复牢固的话,一般没有使用穿关节针保持复位的必要。

5. 术后处理 膝关节全脱位往往遗留显著的功能障碍或不稳定。如膝关节活动范围可以满足生理运动的要求(主要是行走,其次是上、下楼),晚期再做重建术以解决或改善不稳定较易达到目的。其关键在于充分掌握晚期重建的原则和技术要领。反之,如遗留严重的功能障碍,不稳定必然被掩盖。行松解术后活动范围得以改善,但关节不稳定却往往会得以显现,而给患者带来另一方面的功能欠缺。因此,从预防来反顾治疗,原则上应在防止不稳定的前提下,兼顾功能的保护。在具体措施上,即如何解决韧带修复和功能锻炼之间的矛盾,关键在于术后处理。

(1)闭合复位后,在石膏固定中进行充分的肌肉收缩,和固定以外部分的等张收缩。病情稳定后或伤后2~3周,可短时间多量次地部分负重练习(骨折脱位者例外)。6周去石膏后进行全面康复。

(2)早期修复韧带者,伤后3周可在限制支具的保护下,进行30°~60°的小范围活动。Monteggomery 曾主张修复后立即进行40°~70°的被动运动。过大范围的活动则会使修复组织被动牵拉而松动。术后铰链式支具有利于早期制动、伤口愈合及早期的受控活动。开始活动锻炼的速度决定于修复的可靠性,但一般可望在术后6~8周达到完全被动活动。保护下的负重可在4~6周开始。

6. 可能被忽略的问题 膝关节全脱位容易引起血管损伤日渐被认识,因而已很少被人忽略。髌-股关节紊乱及伸膝装置的损伤则仍需加以注意。上胫腓关节脱位也很少被提及。

(1)髌-股关节紊乱:膝关节外脱位者很难避免同时引发髌骨的向外脱位,既有可能存在内侧肌和内侧韧带撕裂,也有可能因撞击而发生的关节软骨损伤。探查关节及修复韧带时需给予处理,并在预后方面加以评估。

(2)伸膝装置损伤:后脱位合并伸膝装置损伤较为常见,可能发生髌韧带断裂、髌骨骨折、股四头肌断裂等,在闭合复位后务必注意检查,并给予处理。

(3)上胫腓关节脱位:由于损伤较重,早期很难顾及是否存在,而在主要的治疗基本结束后,会偶尔发现上胫腓局部的疼痛和滑动。晚期处理并不困难。

(4)半月板损伤:相当常见。由于它在全脱位的早期处理中几乎处于无足轻重的地位,所以易被忽略。偶尔妨碍复位,特别是骨折复位者,需考虑及此。在预后的评估中也应考虑这方面的因素,并给予必要的处理。

三、踝关节脱位

【概述】 踝关节是人体重量最大的屈戌关节，是由胫腓骨下端的内外踝和距骨组成，距骨由胫骨的内踝、后踝和腓骨的外踝所组成的踝穴所包绕，由韧带牢固地固定在踝穴内。距骨的鞍状关节面与胫骨下端的凹面形成关节，腓骨下端的顶点较内踝长0.5cm且向后2cm。踝关节内侧的三角韧带起于内踝下端，呈扇形展开，附着于跟骨、舟骨等处，主要作用是避免足过度外翻。外侧韧带起于外踝尖，止于距骨和跟骨，分前、中、后3束，主要作用是避免足过度内翻。下胫腓韧带紧密联系在胫骨与腓骨下端之间，把距骨牢牢控制在踝穴内，此韧带常在足极度外翻时断裂，造成下胫腓联合分离，致踝距变宽，失去生理稳定性。当踝关节遭受强力损伤时，常常合并踝关节的脱位，因距骨体处于踝穴中，周围有坚强的韧带包绕，牢固稳定，故单纯踝关节脱位极为罕见，多合并有骨折。以脱位为主，合并有较轻微骨折的踝部损伤，称为踝关节脱位。

【病因和病理】 踝关节脱位多为间接暴力所致，如扭伤等。常见由高处跌下，足部内侧或外侧着地，或行走不平道路，或平地滑跌，使足旋转，内翻或外翻过度，往往形成脱位。踝关节脱位并不少见，而单纯的踝关节脱位是很少见的。由于生理解剖特点，踝关节脱位常伴内、外踝和胫骨前唇和后唇骨折。损伤时，依据距骨在胫骨下端关节面脱出的不同，分为外脱位、内脱位、前脱位、后脱位、分离扭转脱位。根据有无伤口和外界相通，分为开放性和闭合性脱位。根据脱位性质，分为急性脱位和复发性脱位。一般以内侧脱位较多见，其次为外侧脱位，后脱位和前脱位少见，分离扭转脱位更少见。

1.踝关节内脱位常因间接暴力所引起，如有高处坠落，足踝误入坑道内，此时踝关节处于相对的内翻位，常常首先发生内踝骨折，其后暴力继续延续，致使外踝骨折，距骨连同双踝骨折一起向内侧移位，也可由过度的外翻、外旋暴力引起，如跌伤时以足内侧先着地，内侧韧带未断裂，而内踝发生骨折，外翻应力继续作用，距骨连同内踝骨块一起向内侧移位，不合并骨折的单纯内侧脱位很少见。

2.踝关节外脱位常因间接暴力引起，当有高处坠落或扭伤时，足内缘着地，足踝呈过度外翻，内侧韧带断裂，外翻应力继续作用，继而外踝骨折，距骨连同外踝骨折远端骨块一起向外脱位。如果内侧韧带无断裂，亦可发生内踝骨折，同样是外翻应力作用的结果，使外踝发生骨折，距骨连同内、外踝骨折块一起向外脱位。

3.踝关节前脱位常因直接或间接暴力所引起，如由高处坠落，足跟着地，踝关节处于背屈位，或由于足踝在背屈位，暴力来自跟后侧，胫骨下端向后相对移动，造成踝关节前脱位。踝关节背屈时，踝关节较稳定，前脱位时常合并胫骨下端前缘骨折；而踝跖屈时，距骨后部狭窄区属于踝穴内，且两侧韧带处于松弛状态，故这种姿势造成的前脱位，很少合并骨折，但临床也较少见。

4.踝关节后脱位 常因直接或间接暴力所引起，当高处坠落或误入坑道时，足踝部处于跖屈位，身体后倾，胫骨下端向前方撅起，而距骨向后上方冲击胫骨后踝，造成后踝骨折，关节前方韧带较软弱，又无像跟腱一样的肌腱保护，骨折后暴力继续作用，致使距骨向后移位，脱至踝穴的后方。也可由于直接暴力作用于胫骨下端后侧，足前端受向后的暴力，两者剪力作用，造成距骨在踝穴内向后脱出，但这种损伤较少见；如足踝部处于跖屈位，遭受外旋外翻应力时，在发生三踝骨折的同时，距骨也可向后脱位。

5.踝关节分离旋转脱位常因直接暴力引起，从高处垂直方向坠落，踝关节处于略外翻、外旋位，踝关节下胫腓韧带断裂，踝内侧韧带断裂，距骨被夹于分离的下部胫腓骨之间，常有旋转，有时距骨体发生嵌压性骨折，也常合并胫骨下端外缘粉碎性骨折，或腓骨下段骨折。

6.踝关节复发性脱位或半脱位常见病因为踝关节初次损伤后，撕裂的韧带、关节囊等未经痊愈，有反复多次发生创伤性脱位或半脱位；也可由于先天性肌松弛或肌力不协调，关节力线异常等为其诱发因素。

【临床表现】 踝关节脱位患者有踝关节外伤史，踝关节肿胀、疼痛、瘀斑、甚或起水疱，踝关节功能丧失。

1.踝关节内脱位者足呈内翻内旋畸形，内踝高突，局部皮肤紧张，外踝凹陷，畸形明显，常合并有内踝及外踝骨折，或下胫腓韧带撕裂。有合并骨折时，可触及骨擦音，并有内或外踝部压痛。

2.踝关节外脱位者足呈外翻外旋，外踝下高突，皮肤紧张，内踝下空虚，踝关节屈伸功能丧失，合并骨折时，可触及骨擦音，严重的损伤，可有内踝部的开放伤口。

3.踝关节前脱位者踝关节呈极度背屈位，跟骨前移，跟腱区紧张，其两侧可触及胫腓骨下端向后突，跟骨向前移，前足变长，距骨体位于前踝皮下，踝关节背屈受限。

4.踝关节后脱位者足踝呈跖屈位，或伴有不同程度的外旋、外翻畸形，踝关节功能丧失，踝关节前方高起，能触及胫骨下端前方，其下方空虚，胫骨前缘至足跟的距离增大，前足变短。后踝部突起，跟腱前方空虚，有时可触及内外踝骨擦音。

5.踝关节分离旋转脱位者外观可见伤肢局部短缩，踝关节剧痛，弹性固定，踝关节内外踝距离增宽，内踝下方有空虚感。足有外旋或轻度外翻畸形，皮肤可出现张力性水疱。有时可合并胫骨下端外缘，或腓骨下端骨折。

6.踝关节复发性脱位或半脱位者有踝部受伤史，并有多次复发病史。患者诉感到走路时踝关节不稳，尤其道路不平整时，易发生突发性内翻扭伤，伤后踝关节肿胀、疼痛，以外踝下方和前外侧明显，局部压痛，并有明显的沟状凹陷。用一手握住患足，另一手握住小腿，将踝关节内翻、足前部内收时，出现踝关节不稳现象。

【诊断与鉴别诊断】　踝关节外伤史，疼痛明显，踝关节局部肿胀、畸形和触痛。内脱位者足呈外翻外旋畸形；外脱位者足呈内翻内旋；前脱位者踝关节呈极度背屈位，跟骨前移；后脱位者足踝呈跖屈位，胫腓骨下端在皮下突出明显，并可触及，胫骨前沿至足跟的距离增大，前足变短；分离旋转脱位者外观可见伤肢局部短缩。常规X线片能够确诊，并可判断踝部骨折移位情况。CT扫描可发现细微骨折。

【治疗】

1. 正确治疗的基础是对损伤机制及特点的充分理解，选择闭合复位外固定和切开复位根据每个病例的特点而定。不宜一律首选闭合复位，失败后再考虑切开复位，这反而会加重损伤。治疗应遵循以下原则。

(1)闭合复位成功后，可用石膏夹板或小夹板固定，固定的位置应与其发生损伤的机制相反。

(2)损伤的侧方韧带或撕脱的内、外踝骨折，闭合复位对合后不能完全恢复原有张力，应充分考虑切开手术修复及固定。

(3)下胫腓分离往往伴有内、外踝均损伤，应同时修复内、外踝损伤。

(4)内踝固定以拉力螺钉为宜，腓骨固定以接骨板为宜，后踝的骨片如较小通常不需固定，复位后即可获得好的治疗效果。

2.手法整复方法

(1)内侧脱位：患者仰卧位，稍屈膝，一助手固定小腿，将小腿抬起，术者一手握住足踝部，术者与助手做相对拔伸牵引，此时畸形容易矫正，如仍有内踝部或内踝下方凸起，则术者在保持牵引下，用双拇指按压高突区向外其余各指握住足做内翻动作，内外踝恢复原形后，将足踝背屈、跖屈数次，然后固定。

(2)外脱位：患者仰卧位，患者在下，助手固定小腿，术者两手握住足踝部，加以拔伸牵引，此时用双拇指按压内踝部向下，其余各指扣扳外踝，将足做内翻。检查内外踝复原平整后，使踝关节背屈，跖屈活动后，然后固定。

(3)前脱位：患者仰卧位，稍屈膝，助手固定小腿，将小腿抬起，术者一手握住足背，另一手握住后踝近侧，术者与助手做相对拔伸牵引，牵引同时，术者一手将后踝上提，另一手将足背下按，使之跖屈，即可复位。必要时再于前踝区向后推按，以巩固复位效果。

(4)后脱位：患者仰卧位，膝关节屈曲90°，以放松跟腱，一助手握住小腿，另一助手握足跖部和足跟部，两助手先行扩大畸形的牵引，在牵引的同时，术者以两拇指下压踝前侧高起的胫腓骨下端，余指持足跟部上提，并令助手改变牵引方向，逐渐背屈，直至畸形消失，即告复位。

(5)分离旋转脱位：患者仰卧位，一助手握住小腿，另一助手握住足跖部，两助手做相对拔伸牵引，在牵引的同时，术者以双手掌，各置内外踝侧，在助手保持牵引下，两手掌做向中央挤压动作，并令助手做轻度内旋和内翻，畸形矫正后，在术者两手掌仍在挤压下，做踝关节背屈、跖屈活动后，即告复位。

3.固定方法　踝关节内脱位整复后以超关节夹板固定，保持踝关节外翻位4～5周；外侧脱位整复后以超关节夹板固定，踝关节中立位或略内翻位固定4～5周；前脱位整复后以石膏托板固定，踝关节保持跖屈中立位4～5周；后脱位用石膏托固定，保持膝关节屈曲及踝关节背屈中立4～6周；分离旋转脱位以超踝夹板固定踝于中立位4～5周。

4.药物治疗　伤后踝关节肿胀明显，局部皮下组织少，皮肤张力高，易有张力性水疱，早期可予脱水药物及活血化瘀中成药物治疗，尽快消除肿胀。若疼痛明显，可予对症止痛治疗。

5.康复锻炼　踝关节固定解除后，需进行康复锻炼6～8周，并可配合理疗等方法，积极恢复踝关节功能。

6.手术治疗　伴有骨折的踝关节脱位大部分需要手术治疗，其适应证为：①手法复位失败；②内踝骨折块大，累及胫骨下关节面1/2之上；③外展、外旋型骨折，内踝的撕脱骨折，其间隙有软组织卡压，影响骨折愈合；④胫骨下段前缘大块骨折；⑤胫骨下段后缘骨折复位失败；⑥下胫腓关节部分或完全分离；⑦三踝骨折；⑧开发骨折经彻底清创后；⑨陈旧性骨折愈合不良；⑩对于踝关节复发性脱位或半脱位，若对症治疗无效者，应采用手术治疗，并同时行外踝韧带重建术。

【预后】　踝关节脱位治愈后，由于周围韧带损伤，伴有不同程度的关节不稳，通常晚期出现骨关节炎，效果欠佳。

（姜保国　张殿英）

参考文献

[1] 吴阶平，裘法祖主编. 黄家驷外科学. 第6版. 北京：人民卫生出版社，2002：1902

[2] Canale & Beaty：Campbell's Operative Orthopaedics，11th ed. - 2007 - Mosby，An Imprint of Elsevier，3575

[3] Canale & Beaty：Campbell's Operative Orthopaedics，11th ed. - 2007 - Mosby，An Imprint of Elsevier，3603

[4] 王亦璁主编. 骨与关节损伤. 第4版. 北京：人民卫生出版社，2007：388

[5] 胥少汀，葛宝丰，徐印坎主编. 实用骨科学. 第3版. 北京：人民军医出版社，2005：396-397

[6] 戴尅戎主编. 现代关节外科学. 第1版. 北京：科学出版社，2007：86-87

[7] Canale ST. Campbell's operative orthopaedics. 9th ed. Singapore：Harcourt Publishers，1998，3456-3460

[8] Wilson PD. Fractures and dislocation in the region of the elbow. Surg Cynecol Obstet 1933；56；335

[9] Brotzman SB. Clinical Orthopaedics Rehabilitation［M］. USA：Anne S. Patterson，1995：316

[10] Gupta R. Intercondylar faractures of the distal humerus in adults. Injury，1996，27（8）：569-572

[11] Bopp F，Tiele mann FW，Holz U. Elbow dislocation with fracture of the coronoid process and comminuted fracture of the radius head. Unfallchirurg，1991，94（6）：322

[12] 姜保国，傅中国，张殿英，等. 创伤骨科手术学. 北京：北京大学医学出版社出版，2003，107035

[13] 胥少汀，葛宝丰，徐印坎. 实用骨科学. 北京：人民军医出版社，1998：445

[14] 郭士绂主编，临床骨科解剖学. 天津：天津科学技术出版社，1988：476-478

[15] 刘沂，刘云鹏，骨与关节损伤和疾病的诊断分类及功能评定标准. 北京：清华大学出版，2002：205

[16] 赵定麟. 现代骨科学. 北京：科学出版社，2004：428-432

[17]（美）Browner，B. D. 等主编；王学谦等主译. 创伤骨科学. 天津：天津科技翻译出版公司，2007：2003-2008

[18] 王亦璁. 骨与关节损伤. 第4版. 北京：人民卫生出版社，2006：1194-1416

[19] Lonner，J. H.；Dupuy，D. E.；Siliski，J. M. Comparison of magnetic resonance imaging with operative findings in acute traumatic dislocations of the adult knee. J Orthop Trauma，14：183-186，2000

[20] Martinez，D.；Sweatman，K.；Thompson，E. C. Popliteal artery injury associated with knee dislocation. Am Surg 67：165-167，2001

[21] 冯传汉，张铁良主编. 临床骨科学. 第2版. 北京：人民卫生出版社，2004：1004-1014

[22] 侯树勋主编. 现代创伤骨科学. 北京：人民军医出版社，2002：1064-1072

[23] Upadhyay SS，Moulton A，Strikrishnamurthy K. An analysis an the late effects of traumatic posterior dislocation of the hip without fractures. J Bone Joint Surg，1983，65（B）：150-157

第 9 章

儿童骨骺损伤

第一节 概 述

骨骺是儿童骨骼所特有的解剖结构，也是未成熟骨骼中最为“柔弱”的区域。骨骺损伤是涉及骨骺纵向生长机制损伤的总称，包括骺板（physis，growth plate）、骨骺（epiphysis）、骺板周围环（Ranvier 区），以及与之相关的关节软骨及干骺端的损伤（图 2-9-1）。骨骺骨折是最常见的骨骺损伤，但并不是骨骺损伤的全部。废用、射线、感染、肿瘤、血运障碍、神经损伤、代谢异常、冻伤、烧伤、电击伤、激光损伤、应力损伤都可以造成骨骺损伤。不同部位的骨骺对损伤之反应也不尽相同，实际上每一例骨骺损伤都是包含诸多内容的独特个体（患儿年龄、损伤部位、损伤类型、移位程度、受伤区域的生长潜力以及伤后受治的时间等）。因此，针对任何骨骺的治疗行为应尽可能地采用“温柔”的手段，对损伤预后的判断都应推迟到生长紊乱期渡过之后，还应记住的是：骨骺损伤并发症的处治既困难又复杂。

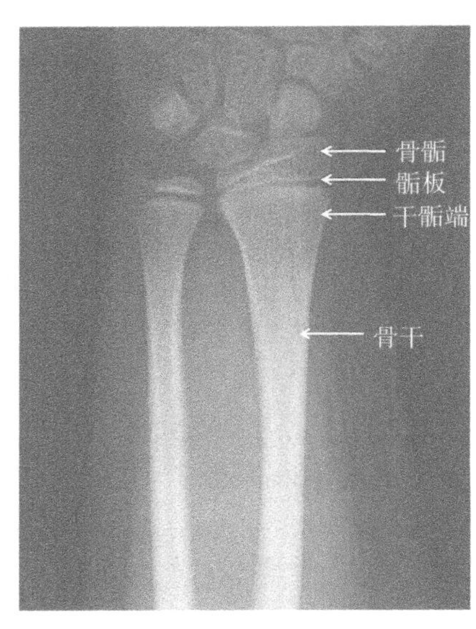

图 2-9-1 骨骺 X 线片解剖图

【相关基础理论】 骨骺是一团能快速增殖分化的软骨细胞。扁平状骨骺主骨骼的纵向生长，圆球状骨骺则司骨骼的周径扩张。长骨骨骺的生长方向对着干骺端。男性大约在 20 岁时身体所有的骨骺完全闭合，女性一般提前 2 岁。按功能划分骨骺有 2 个生长带：主导纵向增长的骺板软骨细胞柱，与司职横向增殖的软骨细胞膜。依承受的应力骨骺可划分为 2 种类型：形成关节面的压力性骨骺与提供肌肉附丽点的牵张性骨骺。上肢的生长潜力主要在两端，即肱骨近端与尺、桡骨远端，下肢的生长潜力集中在膝关节上下，即股骨远端与胫骨近端。

骺板是通过 Ranvier 区域和 LaCroix 软骨周围环连接于骨骺和干骺端之间的薄层软骨板。骺板划分为 4 个区域，静止细胞层或原始区、增殖细胞层、肥大细胞层和软骨内骨化层，后者与干骺端相连接（图 2-9-2）。前两个区域有丰富的细胞外基质，可对抗剪切应力。第三层肥大细胞层仅含很少的细胞外基质，机械结构减弱。在肥大区的干骺端侧，有一个临时的钙化区，该区域内软骨内骨化，增强了对抗剪切力的强度。因此，在临时钙化区上部的肥大区是骺板最薄弱的区域，骺板的大多数损伤发生在这里，而生发细胞层保持完整并黏附于骨骺，如果该层没有血液供应的损害或骨折线通过，这种损伤将会恢复而不出现生长障碍。骨骺损伤机制还与年龄密切相关，随年龄增长，骨骺抗张力强度会随之增大，而附着于骨骺周围的软骨膜则相

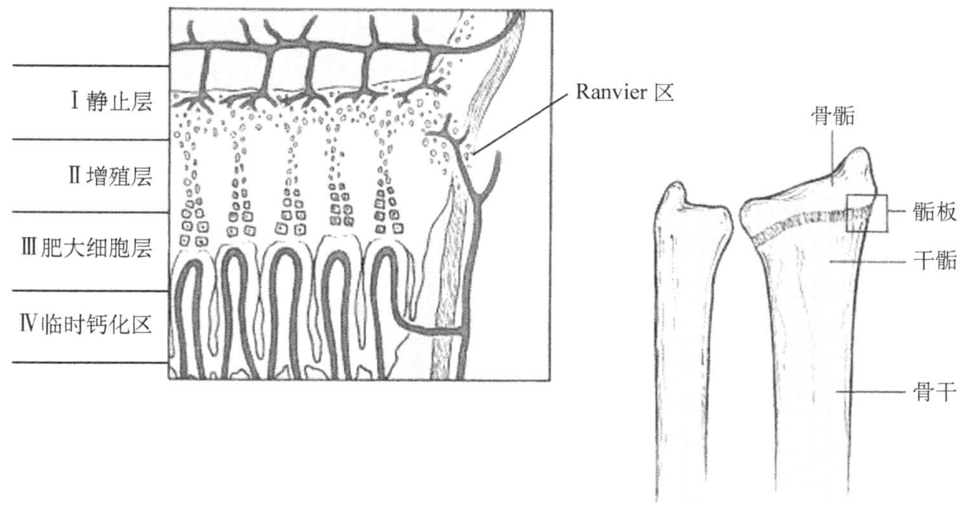

图 2-9-2　骺板组织结构

反，抗张力、剪力之能力随年龄的增长而下降。一般而言，婴幼儿因骨骺偏厚受剪切性或撕脱性损伤较多；青少年则以骨骺骨折伴分离的损伤较为常见(剪切力与角向力的联合作用)；接近生长末期时因部分骨骺已有闭合，当关节内承受剪力时(伴有或不伴有角向力)，往往导致关节内骨折的发生。

在儿童骨折中，有 15%～30%发生骨骺损伤。长骨远端骨骺损伤的概率多于近端骨骺。常见的骨骺损伤部位是桡骨远端、胫骨远端和指骨。男孩是女孩的 2 倍。骨骼损伤的易发年龄男孩是 12～15 岁，女孩是 9～12 岁。

第二节　分　　类

【骨骺损伤的分型】　骨骺损伤的分型方法很多，如 Salter-Harris，Foucher，Poland，Aitken，Ogden 以及后来的 Peterson 分类方法。Salter-Harris 分型是目前应用最广泛的分型方法，分为 5 型(图 2-9-3)。后来，Salter 的同事 Rang 又补充了一型损伤，即软骨周围环的损伤，称之为 Salter-Harris Ⅵ型损伤。

(一) Salter-Harris 骨骺损伤分型

1.单纯骨骺分离　多发生于婴幼儿，占骨骺损伤的 15.9%。骨骺沿全部骨骺线从干骺端分离，分离发生在骺板肥大细胞层，不伴有任何干骺端骨折。如骨膜仍然完整，则无移位或很少移位，除了骨骺线可轻微增宽外，在 X 线片上很难做出诊断(图 2-9-4)。分离较大则会有骨膜破裂，如已经部

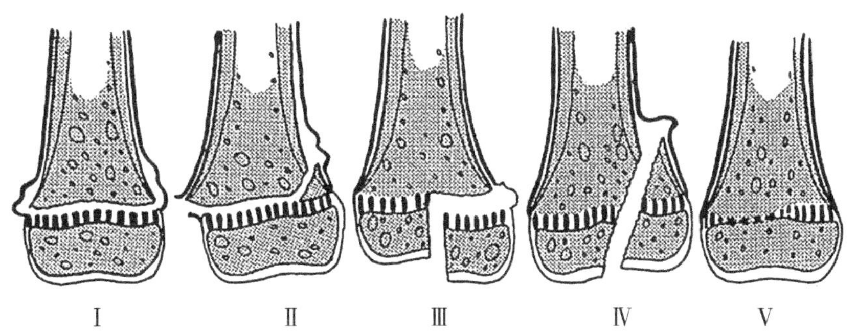

图 2-9-3　Salter-Harris 骨骺损伤分型

分或完全的自行复位，容易漏诊。损伤常由于剪切力或扭转力所致，多见于产伤骨折。X线片上可见骨化中心移位，如在骨骺骨化之前发生，临床诊断较X线片诊断更有意义，此外可用关节造影或超声影像协助诊断。如未伤及骨骺的血管，此种类型骨骺损伤整复容易，预后良好，多不引起生长障碍。但股骨头骨骺分离时骨骺动脉破坏，预后不佳。Ⅰ型的骨骺分离也可见于坏血病、佝偻病、骨髓炎等。

2. Salter-Harris Ⅱ型　骨骺分离伴干骺端骨折，是最常见的类型，占骨骺损伤的48.2%。骨折线通过肥大细胞层延伸一定距离后斜向干骺端，累及干骺端一部分，产生一个三角形干骺端骨块（图2-9-5）。Ⅱ型损伤常见于7～8岁以上的儿童，骨折端成角的凸侧有骨膜撕裂，而在三角形干骺端骨块侧的骨膜完整。骨折容易整复，且完整的骨膜可防止再移位。偶尔，因干骺端被撕裂的骨膜呈纽扣样套住而需切开复位。Ⅱ型骨骺损伤预后良好，多见于桡骨远端、肱骨近端、胫骨远端的骨骺损伤。

3. Salter-Harris Ⅲ型　骨骺骨折，属于关节内骨折。关节内的剪力使骨折线从关节面垂直延伸到骺板，然后经骺板肥大细胞层至骺板边缘，骨折块可能移位或无移位（图2-9-6）。Ⅲ型骨骺损伤占骨骺损伤的4%，最多见于胫骨远端内、外侧和肱骨远端外侧。对于移位超过2mm者，需切开复位以恢复关节面的完整性。若骨骺血供完整、骨折无移位、关节面平整并能维持对位，则预后尚好。

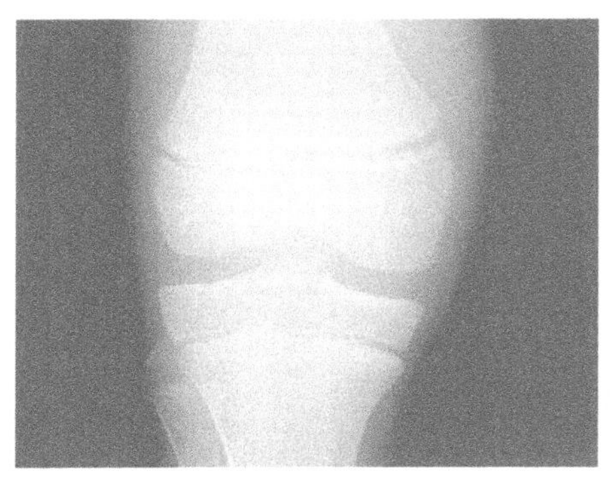

图2-9-4　Salter-Harris Ⅰ型骨骺损伤：股骨远端骺板内侧间隙增宽

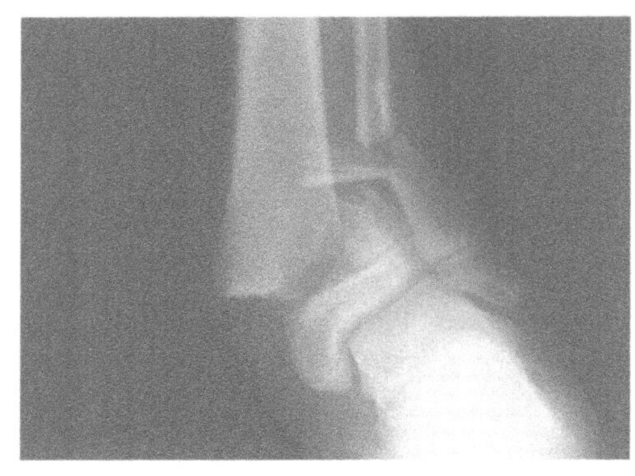

图2-9-5　Salter-Harris Ⅱ型骨骺损伤：胫骨远端骨骺分离骨折

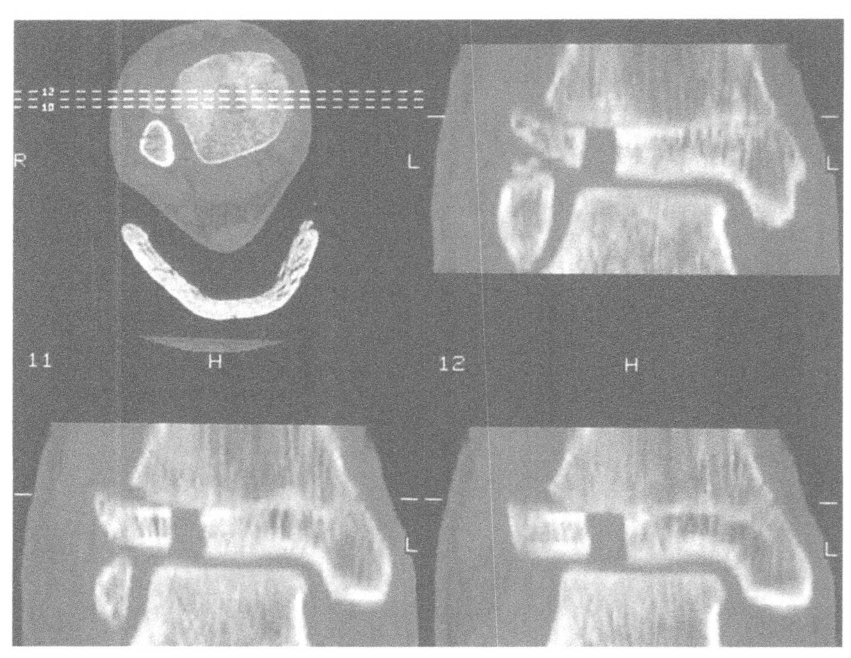

图2-9-6　Salter-Harris Ⅲ型骨骺损伤：CT示胫骨远端骨骺骨折（Tillaux骨折）

4. Salter-Harris Ⅳ型　骨骺和干骺端骨折，属于关节内骨折。多见于 10 岁以下儿童，占骨骺损伤 30.2%。骨折线从关节面延伸斜行贯穿骨骺、骺板及干骺端，此型骨骺损伤易引起生长障碍和关节畸形（图 2-9-7）。最常见于肱骨远端、肱骨小头骨骺和较大儿童的胫骨远端，需切开复位及内固定，以防畸形愈合或骺板早期闭合。

5. Salter-Harris Ⅴ型　骨骺板挤压性损伤，发生于严重暴力情况下，相当于骨骺板软骨压缩骨折，仅占骨骺损伤的 1%，但是结果很严重。这种骨骺损伤在早期 X 线片上无阳性表现。Ⅴ型损伤多见于膝关节、踝关节等单向活动的关节，骺板软骨细胞严重破坏，骨骺营养血管广泛损伤，结果导致骺板部分早闭、生长停止、骨骼变形、关节畸形。因该型骨骺损伤难于发现，故常常属于回顾性诊断，即已经出现畸形才做出诊断（图 2-9-8A，图 2-9-8B）。干骺端骨髓炎或骨骺缺血性坏死也可造成相似的结果。

（二）Peterson 骨骺损伤分型

Peterson（1994）通过对 951 例骨骺损伤的回顾研究，提出两种 Salter-Harris 分型中没有涉及的损伤：干骺端骨折骨折线延伸至骺板，即 Peterson Ⅰ型骨骺损伤；开放损伤造成的骨骺、骺板、干骺端部分缺损，即 Peterson Ⅵ骨骺损伤。Peterson 分型是根据对骺板损伤的严重程度，从轻到重，将骨骺损伤分为 6 型，此种分型方法较为合理，但没有包括软骨周围环 Ranvier 区的单纯损伤，是其不足之处。

Peterson Ⅰ型骨骺损伤：骨折线延伸到骺板的干骺端骨折，有时可伴有既不附着于干骺端又不附着于骨骺的骨皮质折块，是由纵向压力所致，此型损伤通常并无明显的骺板分离，只有骨皮质骨折块离心移位时，才可见到微小的骺板分裂，但不存在骨骺在干骺端上的移位，占 15.5%（图 2-9-9，图 2-9-10）。

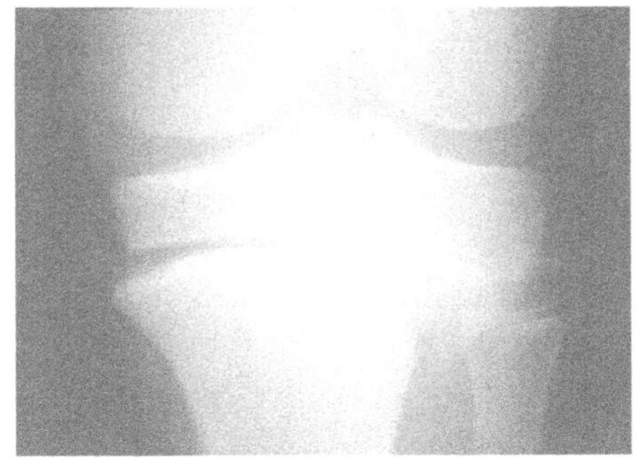

图 2-9-7　Salter-Harris Ⅳ型：胫骨近端骨骺干骺端骨折

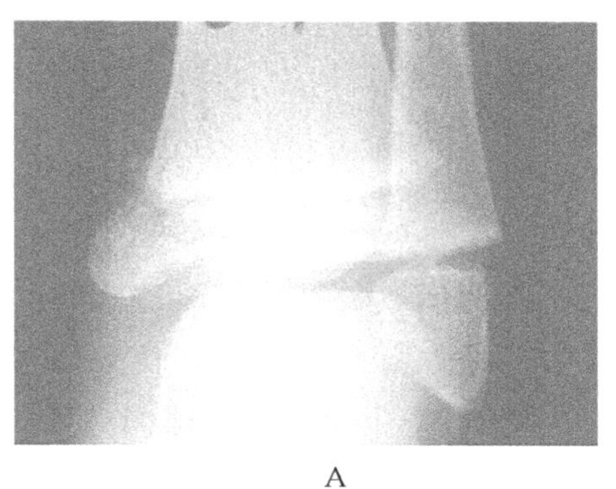

A

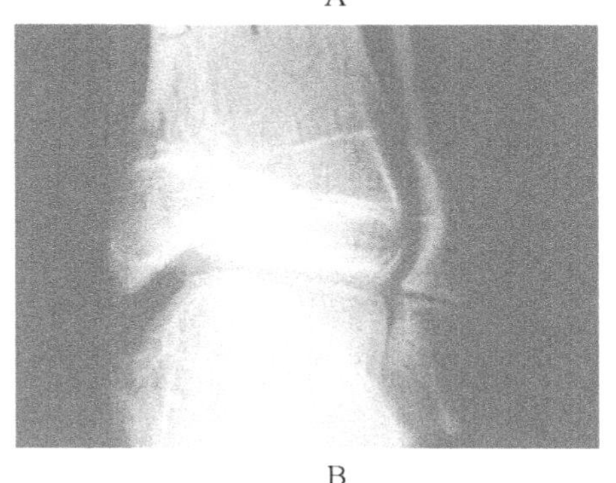

B

图 2-9-8　Salter-Harris Ⅴ型

注：A. 患儿踝关节受到明显挤压和内翻暴力，高度可疑有骺板压缩骨折；B. 随访 X 线片可见 Park-Harris 生长障碍线不对称，内侧骺板部分早闭，提示骺板内外侧生长不均衡，证明既往存在骺板挤压伤

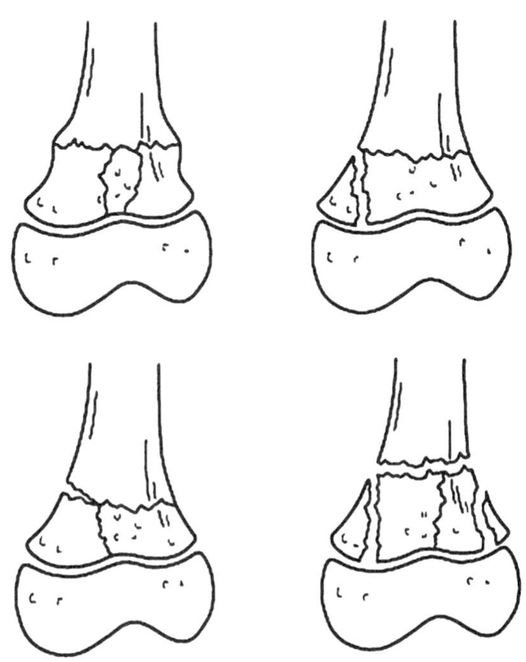

图 2-9-9　Peterson Ⅰ型骨骺损伤：干骺端骨折累及骺板

Peterson Ⅵ型骨骺损伤：部分骺板缺失，常伴有部分干骺端、骨骺的缺失，占 0.2%（图 2-9-11，图 2-9-12）。

其他 Peterson 骨骺损伤与 Salter-Harris 分型基本相同。

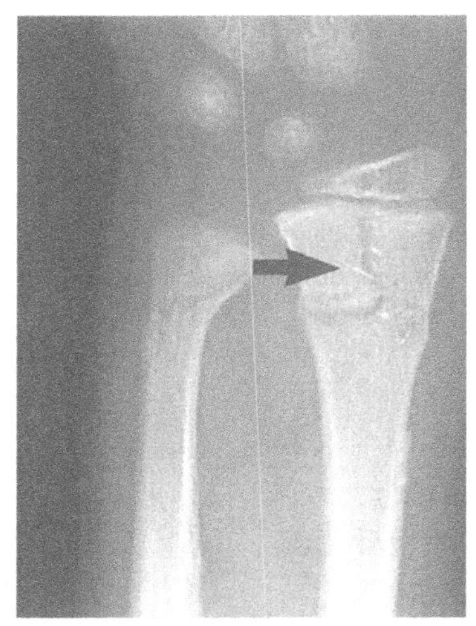

图 2-9-10　Peterson Ⅰ型骨骺损伤 X 线片：干骺端骨折累及骺板

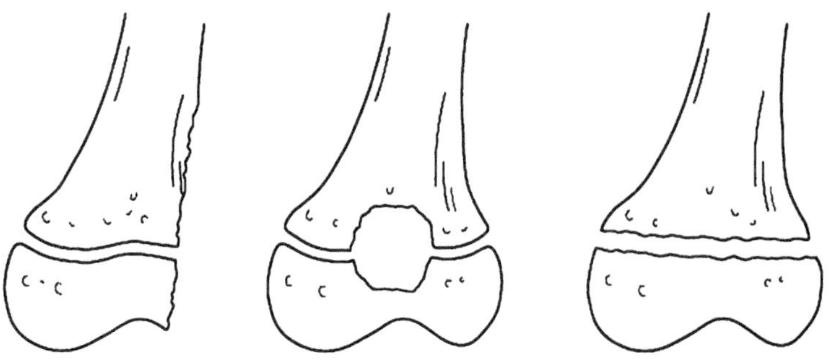

图 2-9-11　Peterson Ⅵ型骨骺损伤：骺板部分缺失

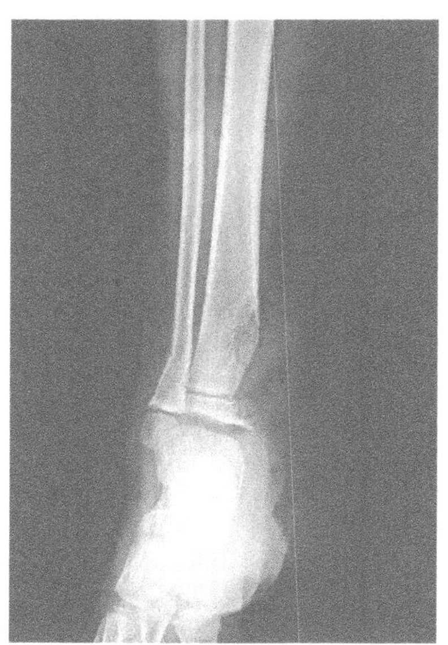

图 2-9-12　Peterson Ⅵ型骨骺损伤 X 线片

注：7 岁男孩，摩托车拖伤致开放性胫骨远端骨骺、骺板和干骺端部分缺损

第三节　诊断和治疗

【诊断】　骨骺损伤约占小儿骨折的 1/5。儿童关节韧带的强度是骺板的 2～5 倍，所以儿童邻近关节部位的损伤应当首先考虑骨骺损伤，而非韧带损伤，这不仅适用于小龄儿童，也适用于大龄儿童。如青少年运动员股骨远端Ⅰ、Ⅱ型骨骺损伤，若骨折无移位，则酷似关节韧带损伤，只有在应力下拍 X 线片方可证实。再如旋后内翻型踝关节损伤，腓骨远端骨骺分离就诊时可自行复位，只表现局部肿胀与压痛，除非内翻应力下拍 X 线片否则无法得到证实。小儿骨骺损伤常见，罕有韧带损伤。

X 线片是诊断骨骺损伤的重要依据，但必须仔细询问病史，询问家长孩子的受伤机制，仔细检查局部肿胀的范围、压痛部位、关节位于何种畸形位置，再结合 X 线片方可做出诊断。当 X 线片可疑时，或 X 线所见与临床症状有矛盾时，拍照对侧肢体在相同位置的对比片，有助于明确诊断，特别是有助于区别骨骺骨折与变异的骨化中心。

肱骨远端骨骺分离、肱骨外髁骨折易发生在小龄儿童，而肱骨内髁骨折、尺桡骨远端、股骨远端、胫骨远端的骨骺损伤以及掌、指骨骺骨折易发生于大龄儿童。绝大多数骨骺损伤发生在骨骺二次骨化中心出现以后。带有干骺端三角骨块的骨骺分离是最常见的骨骺损伤，所以识别骨骺二次骨化中心位置的变化与发现干骺端的骨折块是诊断骨骺损伤的重要依据。有时干骺端的三角骨块非常小，常规正侧位 X 线照片上并不显现，需拍照斜位 X 线片方可识别。

磁共振成像，除了可以判断骨骺二次骨化中心未出现前未累及干骺端的骨骺损伤外，还有助于诊断骨骺软骨骨折，也有助于决定某些特殊类型骨骺损伤的治疗。如 X 线平片显示的肱骨外髁无移位Ⅰ度骨折，往往在外固定过程中发生移位而不得不延期切开复位内固定，或接受不太理想的愈合结果；那么哪些病例可以只给外固定就可以最终得到满意的结果，哪些必须及时经皮或切开复位克氏针内固定，方可以保证骨折块在外固定过程中不发生再移位，磁共振成像就可以提供依据：如果骨折后关节面软骨保持连续，外固定过程中通常不会发生移位；相反，如果关节面软骨已破裂，就有可能在外固定过程中出现再移位，必须积极手术处理。

关节造影对髋关节与肘关节部位的损伤有特殊的诊断价值，而也有学者报道利用 B 超诊断新生儿肱骨近端骨骺分离和肱骨远端的经骺骨折。

幼儿肘部骨骺损伤的诊断有时非常困难。认真观察关节近、远端骨干排列关系，有助于做出正确诊断。如肱尺关系正常、上尺桡关系正常，而肱桡关系异常，首先要考虑肱骨外髁骨折；如肱尺、肱桡关系异常而上尺桡关系正常，则应考虑肱骨远端全骺分离；如肱桡与上尺桡关系正常而肱尺关系异常，则要考虑肱骨内髁骨折。如果同时还合并有尺桡骨近端骺损伤或肘关节脱位，诊断往往更为困难，此时对比双侧肢体的顺列关系相当必要(图 2-9-13)。

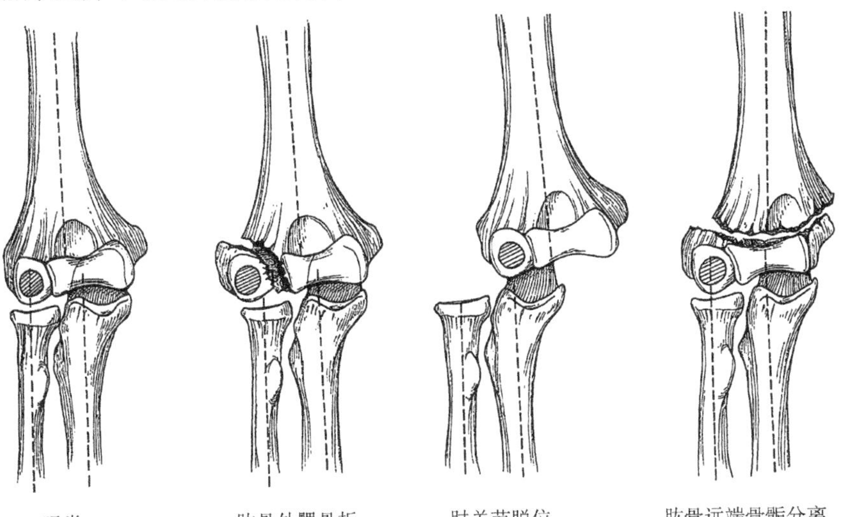

图 2-9-13　肘部损伤关节近、远端骨干排列关系

骨骺损伤还可以是其他多种原因导致的后果：感染、先天性畸形、代谢性疾病、肿瘤等。个别部位的骨骺其正常的生长形式就好似骨骺分裂骨折，如第一足趾的近节趾骨骨骺的裂隙状态。

【骨骺损伤的治疗】

（一）治疗原则

骨骺损伤治疗的基本原则是早期解剖复位。Salter-Harris Ⅰ、Ⅱ型损伤通常采用闭合复位外固定或牵引治疗。闭合复位手法必须轻柔，要在充分牵引下进行，粗暴复位有造成医源性骨骺再损伤的危险，必须禁止。闭合复位时间越早越好，复位后不稳定者，可经皮克氏针固定。如果损伤已超过1周，应慎行手法复位，因为此时虽然可能改善对位，但多数效果不理想，且可加重软组织损伤，往往会导致关节活动受限。对闭合复位失败者，应考虑切开复位。满意的X线照片并不等于最终的治疗结果优良，能保留骨骺的生长特性并有满意的功能才是最佳的治疗。骨骺损伤后已开始畸形愈合的病例，等待骨折愈合后二期截骨矫形也是合理的治疗选择。

绝大多数的 Salter-Harris Ⅲ、Ⅳ型损伤，为关节内骨折，需要切开复位内固定。只有切开复位才可能恢复关节面良好的对位，才能准确、紧密地对合骺板的骨折线。甚至对这两种类型的陈旧损伤也应积极切开复位内固定，否则，不仅不能恢复关节的形态，而且将丧失软骨的生长发育功能。

Salter-Harris Ⅴ型损伤多数属回顾性诊断，对于可疑此型损伤者，可行简单外固定治疗，但不良预后不可避免。

（二）切开复位内固定的手术原则

1. Salter-Harris Ⅲ、Ⅳ型损伤须解剖复位，不要过多的寄希望于生长塑形。不能达到解剖复位，断端间隙将被纤维组织、甚至骨桥所替代，软骨骨折不能一期愈合。

2. 直径不超过2mm光滑的克氏针穿过骺板，不会导致骨桥形成。若选用螺纹针或螺钉做内固定，一定不能穿过骺板（图2-9-14）。倘若克氏针如能经干骺端至骨干，达到固定目的，就不要穿过骺板。如果必须穿过才能达到固定目的时，应选用细克氏针。克氏针最好与骺板垂直方向或斜形方向穿过，不宜平行穿针，以减少对骺板的干扰面积。胫骨棘骨骺撕脱骨折应选用缝线内固定，缝线不要穿过胫骨近端骺板。

3. 术中显露干骺端、骨骺时，应将围绕骨骺的骨膜切开以供术野暴露清楚、复位准确，但不能使骨块完全脱离软组织的附着。骨膜切开可从骨骺两边进行，各切开1cm，预防骨骺与干骺端之间形成骨桥。经过骺板的内固定通常采用光滑的克氏针而不能是螺钉。

4. 内固定针不要穿入关节腔，避免诱发软骨溶解之可能。生长发育期的儿童骨骺损伤，慎用可降解内固定物。

5. 对开放性骨骺损伤如 Peterson Ⅵ型损伤（骨骺有部分缺损），除彻底清创、应用皮瓣一期闭合创面外，一定要小心处理骺板的软骨缺损面，对其邻近的干骺端与骨骺骨折面充分止血，用骨蜡封闭创面，争取不发生或延缓发生边缘性骨桥，为二期骨骺再开放术（骨桥切除术）准备条件。

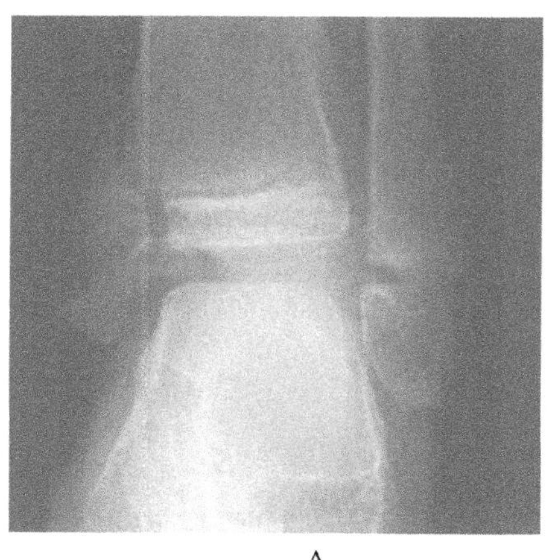

A

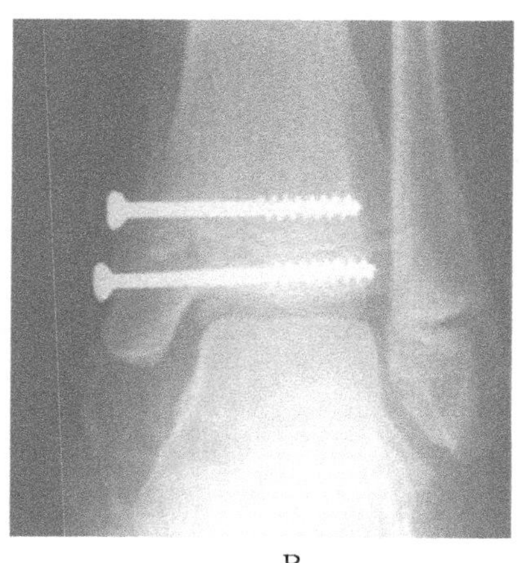

B

图2-9-14 胫骨远端 Salter-Harris Ⅳ型骨折，闭合复位、经皮拉力螺钉分别固定于骨骺和干骺端，避免经骺板固定

6. 接近发育成熟的大龄儿童的张力性骨骺损伤为了达到坚强的内固定、早期练习关节活动的目的,可以选用拉力螺丝钉内固定,但一定要注意勿损伤邻近尚未闭合的骺板,以防止继发畸形。

(三)常见部位骨骺损伤的特征与治疗

1. *股骨近端* 髋关节内股骨头骨骺分离(股骨头骨骺滑脱)无论是否伴有移位,也无论是否得到治疗,日后发生股骨头缺血坏死的比例相当大。对10岁以上的儿童,闭合复位加克氏针固定,是受伤当时可以采用的方法,但骨骺闭合前会有轻微的下肢不等长。

股骨头骨骺创伤性分离,不会发生在股骨头骨骺二次骨化中心出现以前,因为此时股骨头骨骺与大转子骨骺是连为一体的,软骨性骨骺吸收应力的能力很强。如有损伤,只能是纵向挤压而不是头骺分离。纵向挤压会导致随生长发育出现短颈与髋内翻。伤后若出现骨折通常是应力传导造成股骨干骨折,而不是头骺分离。创伤性股骨头骨骺分离好发于学龄儿童。

2. *股骨远端* 股骨远端的Salter-Harris Ⅱ型骨折,预后不佳。因为连着干骺端骨块部分的骨骺不会早期融合,而是骺板分离部分的骨骺易出现早闭,导致继发性的生长障碍。股骨远端的Salter-Harris Ⅲ型或Ⅳ型骨折易形成骨桥,通常遗留明显的肢体短缩或成角畸形。

3. *胫骨远端* 胫骨远端Salter-Harris Ⅲ型损伤即Tillaux骨折(胫骨远端前外侧1/4的骨骺骨折)只发生在大龄儿童,是因为胫骨远端骺板的生理闭合过程不是同步的,中央与内侧先闭合、而前外侧后闭合,其间可能长达1~2年。在此年龄段,当受到外旋应力损伤时,附丽于胫骨远端骨骺前外侧与腓骨远端干骺端之间的胫腓前韧带就会将胫骨远端前外1/4的骨骺撕脱。

内踝的骨骺损伤,以Salter-Harris Ⅲ型或Ⅳ型骨折多见。克氏针可以斜行或横行穿越骨骺-骺板-干骺端,拉力螺钉只能平行于骺板,横行固定骨骺或干骺端。胫腓骨远端骨折后发生踝内、外翻畸形的概率很高,其机制可能是Salter-Harris Ⅲ型或Ⅳ型或Ⅴ型损伤所产生的内收旋后应力对骺板形成了挤压。

4. *肱骨近端* 与该部位所发生的骨骺损伤最多见的是Salter-Harris Ⅱ型骨折,尤其是幼年儿童,除非有软组织(三角肌或肱二头肌腱)嵌入,大多数病例不需要开放复位或经皮内固定,并且预后良好。

5. *桡骨远端* 绝大多数的Salter-Harris Ⅰ型或Ⅱ型骨折能靠骨膜铰链的作用得以复位,很少有手术必要。前臂远端双骨骨折,如完全移位多需手术治疗。桡骨远端骨骺的Salter-Harris Ⅱ型损伤,远端骨折块主要向背侧移位,而背侧并无肌肉附丽,只有关节囊附丽,因此闭合复位并不困难。个别情况远骨折块向掌侧移位时,由于骨骺掌侧除关节囊外还有旋前方肌的附丽,嵌入骨折端之间的肌肉就有可能成为闭合复位的障碍。

6. *牵张性骨骺* 作为肌腱或肌群附丽点的骨突型骨骺,能承受很强的牵拉力,一旦受伤通常是经骺骨折或撕脱而不会是肌腱从附着点上剥脱,也有因反复的微创致使骨骺出现炎症或部分撕脱,这种情况多见于8~15岁年龄段的青少年,主诉为关节周围疼痛。常见的骨突损伤有胫骨结节、髌骨下极、跟骨结节、肱骨内上髁、坐骨结节和脊柱。早期X线片上仅显示骨骺前方有软组织肿胀,后期才可能有局部钙化阴影。一般不需要复位固定,如果是急性撕脱且分离>2cm,开放复位内固定也是必要的。

第四节 预 后

骨骺损伤后最常见与灾难性的结果是骨纵向生长的紊乱。完全性生长障碍将产生明显的肢体长度差异且伴有功能受限,部分性生长障碍会使肢体出现成角畸形或进行性的肢体短缩。此外,还有伤后不愈合(如肱骨外髁骨折)、畸形愈合、缺血性坏死(如股骨头滑脱)等并发症。

(一)完全性生长障碍

骨骺受伤后出现完全性生长抑制的概率并不高,而且生长抑制的表现结果与患者的年龄有很大关系,对一个接近骨骼生长末期的青少年来说,骨骺受伤后基本上不会出现外观与功能的异常;而对一个年幼儿童则不然,肢体长短不齐可能呈进行性加重。

(二)部分性生长障碍

肢体成角畸形与短缩畸形，源自于骨骺和干骺端之间的骨桥。骨桥的大小与位置决定临床体征的表现。股骨远端、胫骨近远端、桡骨远端是最容易出现畸形的部位。虽然产生骨桥最常见的原因是骨折，但是感染、肿瘤、放射线、热灼伤以及穿越骨骺板的金属物也都可造成骨桥的形成，甚至神经血管的异常也会改变骨骺的生长。在所有能导致骨桥产生的原因中惟一可以避免的是医源性破坏。以细小而光滑的克氏针垂直穿过骺板中心并留置2～3周，很少引起生长异常；螺纹钉斜行穿越骺板并留置数周，则常常会导致骨桥形成。

第五节　常见并发症

骨骺损伤并发症—部分骺板早闭、骨桥形成的诊断与处理。

骨骺损伤主要的并发症就是部分骺板早闭、骨桥形成。因创伤或各种疾病导致的骺板在生长发育结束之前，提前闭合称为骺板早闭，临床多见的是部分骺板早闭即部分骺板消失。骺板部分早闭的常见形式，是在骨骺与干骺端之间有替代正常骺板的骨骼形成，即骨桥形成。骨骼未发育成熟之前，骺板全部或部分早闭、骨桥形成是骨骺损伤特有的并发症，是造成生长发育畸形的主要原因。临床所见的肢体成角和短缩畸形均源于骨桥的栓系效应。病儿的年龄(生长潜力)、骨桥的位置与大小直接关系到成角和短缩畸形的程度。骨桥常见的部位是股骨远端和胫骨近、远端。

1. 影像诊断　X线平片可见骺板线狭窄；骺板线中断或硬化；Harris生长障碍线不对称。多螺旋三维CT重建、MRI对骨桥的大小、范围，决定手术方案均有明显的临床应用价值(图2-9-15)。

Bright(1982)将骨桥分为3种类型，周围型、中央型及线型骨桥(图2-9-16)。

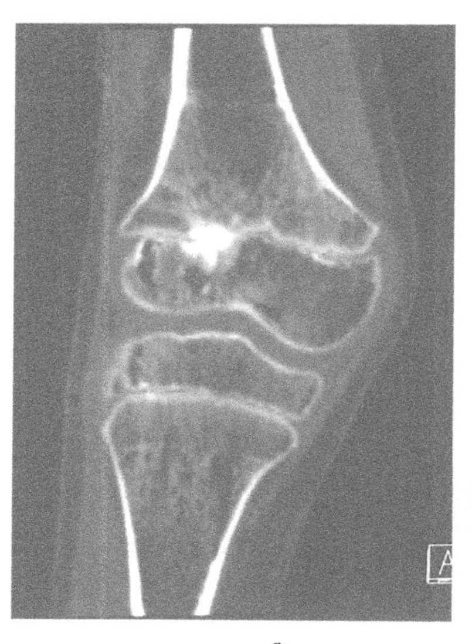

a

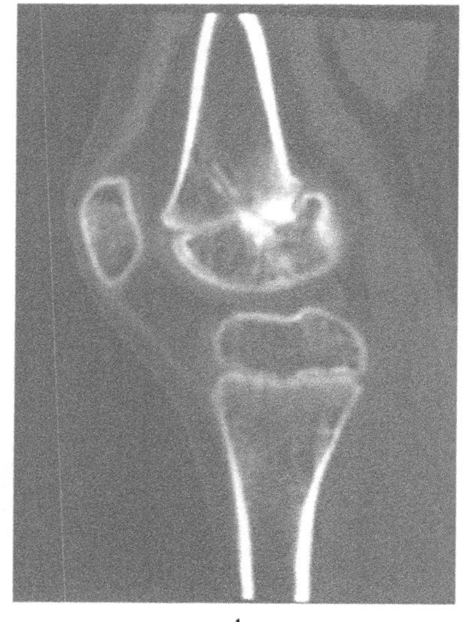

b

图2-9-15　股骨远端骨桥CT正(图15a)、侧位(图15b)片

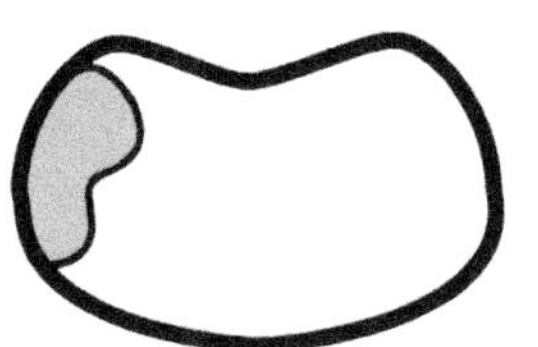
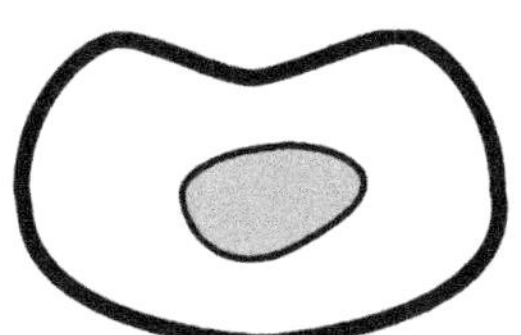
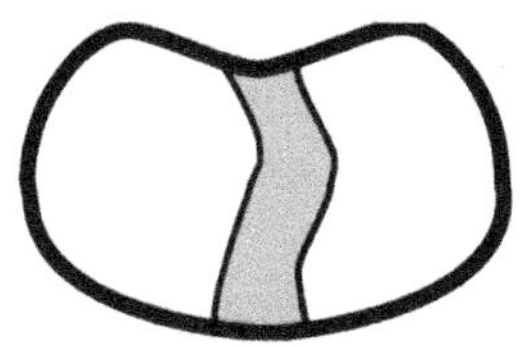

图2-9-16　Bright骨桥分型

2. *治疗原则与方法选择* 部分骺板阻滞术适于大龄年长儿童、轻度成角畸形、预期肢体不等长不明显者；部分骺板阻滞加局部张开性或闭合性楔形截骨，适于大龄儿童；阻滞受累骺板加对侧相应骺板加邻近伴随骺板适于尺桡骨与胫腓骨的骨桥；延长或短缩受累侧的骨干（短缩仅限于股骨）；对侧相应骨骼和伴随骨骼的缩短，但不阻滞保留的部分骺板；骨桥切除术（骺开放术）加填入某种间置物，恢复受累骺板的生长，必要时可加楔形截骨术；以上术式的组合应用。

肱骨短缩6cm以上，可考虑肱骨延长手术；桡骨或尺骨远端骺板完全早闭，通常需要实施伴随骨骼的骺板阻滞，或延长受累的骨骼；预测股骨发育成熟后股骨不等长的程度，选择患侧延长或健侧缩短；胫骨近端或远端骺板完全早闭，患侧延长或健侧骺板阻滞，但不考虑健侧缩短。

年幼儿童≤15°的内翻、外翻成角畸形，不需截骨术，仅切除骨桥即可；邻近关节面的≥20°的成角畸形，需行骨桥切除加截骨术。

3. *骨桥切除术指证*

（1）骨桥面积小于所在骺板的50%。

（2）患儿有2年以上的生长时间，或者预测该骺板还有2cm以上的生长潜力。

（3）如伴有>20°的成角畸形，需要一期或择期行截骨矫形术。

4. *骨桥切除术入路与技术*

（1）周围型骨桥：直接手术入路或从边缘入路开窗显露并切除骨桥。

（2）中央型骨桥：经干骺端骨隧道（开窗）显露并切除骨桥。

骨桥切除术的方法是显露骨桥后，在C形臂电视X线机透视下用高速磨钻，磨除骨桥，直至各个方向均达正常组织。骨桥磨除后形成的空腔，充填某种物质，是保持骺板开放、恢复生长、防止骨桥再形成的前提。充填物可选择自体脂肪组织、无钡剂骨水泥、自体髂嵴骺软骨、骨蜡（图2-9-17）。

5. *骨桥切除术预后* 骨桥切除术的预后，主要是指恢复生长的潜力。它与骨桥的解剖部位、骨桥面积和类型以及病儿的年龄密切相关。例如，骨桥占所在骺板的50%或>50%，预后不佳；中央型骨桥及Ranvier软骨膜环完整者，预后较好。

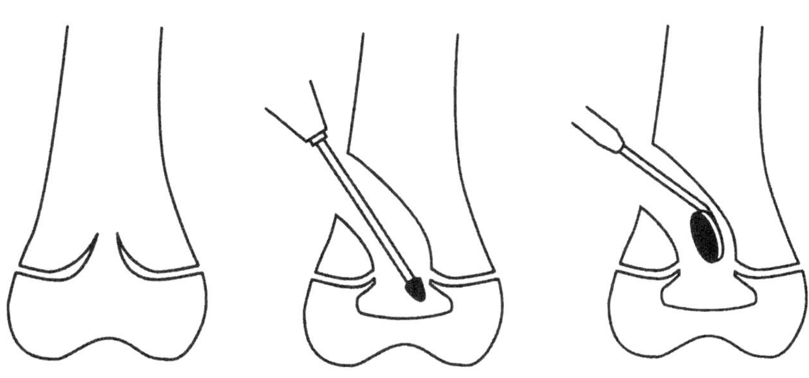

图2-9-17 中央型骨桥切除

（杨建平）

第10章

肌腱、韧带、软骨损伤

第一节 肩袖撕裂

【概述】 肩袖撕裂是造成肩部疼痛和功能障碍的常见原因。近年来，随着人口老龄化趋势加剧及老龄人群参加体育运动的比例不断增加，肩袖撕裂的发生率逐渐增加。据文献报道，在肩部病变中，肩袖病变占约60%。60岁以下人群中，肩袖全层撕裂的发生率低于6%，60岁以上人群中达到20%～30%，70岁以上人群中达到50%。Fukuda统计肩袖全层撕裂的发生率为7%，部分撕裂的发生率则是13%。

【解剖】 肩袖由冈上肌、冈下肌、小圆肌和肩胛下肌共同组成。各肌腱与前后关节囊紧密贴合。冈上肌腱被喙肱韧带所加强。过去，人们认为冈上肌、冈下肌、小圆肌三者的腱纤维在接近止点处相互融合，但它们与肩胛下肌的止点是分开的。近年的研究发现，肩胛下肌腱除一部分止于小结节外，尚有一部分纤维越过二头肌腱沟，与冈上肌止点纤维相互融合，形成纤维鞘，在二头肌腱沟近端包绕二头肌腱。Ellman认为正常肌腱的厚度是10～12mm。Dugas的尸体研究显示，冈上肌、冈下肌和小圆肌在肱骨大结节止点的面积分别是1.55cm^2、1.76cm^2和2.22cm^2，总面积6.24cm^2。肩胛下肌在肱骨小结节止点的面积是2.41cm^2。在冈上肌中部，其止点的宽度为14.7mm，肱骨头软骨边缘到腱止点的距离<1mm。Ruotolo认为冈上肌止点宽度为2.5cm，肌腱厚度11.6～12.1mm，软骨边缘到腱止点的距离为1.5～1.9mm。

肩袖对于肩关节的稳定性和运动有重要作用。冈上肌可以压抑，稳定肱骨头，协助三角肌外展肩关节；冈下肌和小圆肌主要功能是外旋肩关节，防止肱骨头上移及后移；肩胛下肌主要功能是内旋肩关节，同时对肩关节前方的稳定有重要意义。肩关节外展的力量中，肩袖占1/3～1/2，而在外旋的力量中，肩袖占80%。生物力学研究证实，肩袖对于保持肩关节周围肌力的平衡非常重要。1944年，Inman提出冠状面肌力平衡学说。这一理论中，达到平衡的一方是三角肌，另一方是冈下肌、小圆肌和肩胛下肌，肩关节外展时，肩袖作用力线只有在肱骨头旋转中心的下方，才能达到与三角肌的平衡，这种平衡为肩关节运动提供了一个稳定的支点。Burkhart则提出了水平面平衡论，即肩胛下肌与冈下肌，小圆肌之间的平衡关系，当这种平衡被打破时，肱骨头会出现异常的前移或后移。

【病因及损伤机制】 肩袖撕裂的原因包括严重创伤、反复微小创伤、外撞击、内撞击和肩袖组织退变等。

1. *肩峰下撞击学说* Neer认为肩关节前屈、外展时，肱骨大结节部与肩峰前1/3和喙肩韧带发生撞击，导致肩峰下滑囊炎症，甚至肩袖撕裂。他认为95%的肩袖撕裂是肩峰下撞击造成的。Bigliani认为Ⅱ、Ⅲ型肩峰更易出现肩峰下撞击，导致肩袖撕裂。这种撞击被称为原发性撞击。改变肩峰的形状，切断喙肩韧带可以消除喙肩弓对肩袖组织的撞击。

Morrison认为随着年龄的增加，与三角肌相比，肩袖肌力的下降更为明显。肩部外展时，肩袖对肱骨头的压抑力量下降，肱骨头上移，肩峰下间隙变窄，肱骨头与喙肩弓反复撞击，导致肩袖撕裂。这种撞击称为继发性撞击。Deutsch发现正常人在正常状态下，肱骨头处于正常位置，而处于疲劳状态时，肱骨头也出现上移。由此可以推测除了年龄因素外，长年的体育训练，尤其是肩部运动为主的项目，会导致肩袖肌力的下降，出现继发性撞击。

2. 内撞击学说　近年来，一些人发现肩关节外展 90°并极度外旋时，肩袖关节侧近止点部与后上盂唇发生撞击，导致两者的损伤。Jobe 的尸体研究证实了这一现象。这种撞击被称为后内撞击。该病变主要见于投掷等项目运动员，其原因仍有争论。有人认为潜在的关节不稳是主要原因，也有人认为这种撞击是生理性的，只是由于运动员不断重复上述动作，才导致病理改变。Payne 对 29 例关节侧部分撕裂运动员进行手术治疗，发现单纯关节不稳者 8 例，关节不稳合并肩峰下滑囊炎者 12 例，单纯肩峰下滑囊炎者 9 例。

Valadie 在尸体研究中发现当肩关节前屈、内旋时，肩袖关节侧近止点部与前上盂唇发生撞击。这种撞击被称为前内撞击。Struhl 的临床研究证实了这种撞击，该研究 10 例患者都不是运动员，无关节不稳。

3. 退变学说　Codman 指出肩袖撕裂最常发生于距肱骨止点 1cm 区域(critical zone)，此区域正好是来自肌腹的肩胛上、下动脉的分支和来自大结节的旋肱前动脉的分支交界的部位，缺乏血供。有人发现冈下肌近止点部同样存在乏血管区域。而乏血管区域与肌腱发生退变、撕裂的区域是一致的。Lohr 证实，此区域肌腱的关节侧几乎没有血管，组织血供很少，他认为这就是肌腱损伤后难以自行修复，进而出现撕裂的原因。Codman 认为肩袖组织退变导致肩袖撕裂，而撕裂起始于关节侧，并逐渐发展为全层撕裂。Wilson 发现随年龄增加，组织退变加剧，肩袖撕裂的发生率随之增加。

4. 创伤学说　创伤是造成肩袖撕裂的外部因素。严重的创伤可引起正常肩袖的撕裂，而已有退变的肩袖，轻微的创伤即可能导致撕裂。Neviaser 认为创伤导致的撕裂多见于老年人。但有人发现许多患者并没有外伤。Neer 认为创伤并非撕裂的始动因素，它的作用是加重了本已存在的撕裂。

由于体育训练、职业等原因而过度使用肩关节，不断重复肩上水平动作，是造成运动员等特定人群发生肩袖撕裂的常见原因。

许多作者认为肩袖撕裂是多种因素作用的结果。Hashimoto 认为在发生退变的基础上，微小创伤会导致肩袖撕裂。孙常太认为引起肩袖撕裂的内在因素包括肩袖肌腱的乏血管区和冈上肌的特殊位置和功能，外在因素包括肩关节反复应用、肩峰下撞击和不同程度的肩部外伤。Morrison 认为导致肩袖撕裂的原因中，撞击占 75%，过度使用占 10%，组织退变占 10%，急性损伤占 5%。

与冈上肌撕裂相比，肩胛下肌全层撕裂的发生率较低，但有人发现其部分撕裂的发生率并不低。多数人认为肩胛下肌撕裂是由创伤造成的。损伤机制主要为肩关节处于外展位时，强烈后伸或外旋。Sakurai 的尸体研究发现，所有肩胛下肌腱撕裂都始于其肱骨止点的最上部的关节侧，该部位也是肌腱退变最明显的区域，提示撕裂与肌腱退变有关。Gerber 提出喙突下撞击理论，认为肩关节前屈、内收、内旋时，肩胛下肌腱与喙突发生撞击，导致肩前部疼痛。任何导致喙肱间隙狭窄的因素都可能引起喙突下撞击。Friedman 研究 75 例喙突下撞击患者，喙肱间隙均<6mm，而 50 例正常者平均为 11mm。

【病理】　Hashimoto 在撕裂的肩袖组织内发现 7 种病理改变，包括胶原纤维变细及排列紊乱、黏液样变、玻璃样变、软骨化生、钙化、血管增生和脂肪浸润。前 3 种病变见于所有 80 例组织样本中，多见于肩袖的中层和关节侧，是退变的早期表现。血管增生和纤维脂肪组织则主要位于滑囊侧，是损伤组织修复的表现。路奎元发现滑囊侧血管增生明显，中间层胶原纤维排列紊乱，关节侧则存在广泛的玻璃样变和软骨样细胞。Gigante 则在所有 34 例急，慢性撕裂的肩袖样本中均发现了纤维软骨成分。

Hashimoto 发现软骨化生只出现于乏血管区域，且不与血管增生并存，认为软骨化生发生在撕裂出现之后。Uhthoff 认为组织缺血缺氧使得腱纤维转化为纤维软骨组织。Gigante 则认为纤维软骨的出现使肌腱对抗牵张的力量下降，容易导致肩袖撕裂。

【损伤分类】　Neer 将肩袖损伤分为 3 度，一度为肩袖组织出血、水肿；二度为肩袖纤维化；三度为肩袖撕裂。肩袖撕裂分为部分撕裂和全层撕裂。Ellman 将部分撕裂分为 3 类，即滑囊侧部分撕裂、肌腱内撕裂、关节侧部分撕裂。每一类根据撕裂深度又分为Ⅲ度，Ⅰ度深度<3mm，Ⅱ度深度介于3～6mm，Ⅲ度深度>6mm 或超过肌腱全厚的 50%。全层撕裂根据撕裂长度分为 4 类，<1cm 为小型撕裂，1～3cm 为中型撕裂，3～5cm 为大型撕裂，>5cm 为巨大撕裂。Burkhart 根据撕裂形状将全层撕裂分为 4 类，即新月形，U 形，L 形和巨大的挛缩的撕裂。

上述分类主要针对后上部肩袖。肩胛下肌腱撕裂可分为部分撕裂和全层撕裂。

【症状及诊断】　肩袖撕裂经常与其他疾患同时存在,如冷冻肩、骨性关节炎、慢性不稳等,其诊断应综合临床特点及X线、B超、MRI等辅助检查进行分析。

年龄、性别等因素对诊断有帮助。过去,肩袖全层撕裂主要发生在40岁以上人群中,而现在,越来越多的人参加体育运动,肩袖撕裂在年轻人中的发病率不断提高,特别是那些从事肩部动作训练的运动员。绝大多数撕裂发生在患者的优势肩。

肩袖撕裂的常见症状包括肩部疼痛、力弱和活动受限,有些人会出现弹响、交锁、僵硬等症状。其中疼痛最为普遍,通常位于肩峰前外侧,但也可位于后侧,可以放射至三角肌止点区域。如伴有二头肌腱病变,疼痛可以放射至肘关节。存在喙突下撞击者,疼痛通常位于喙突周围。疼痛随肩部运动而加重,许多人出现静息痛和夜间痛。但许多肩部其他结构甚至肩部以外的病变都会引起肩部疼痛,需仔细鉴别。由于撕裂的程度不同或三角肌肌力强弱不等,肩部力量差别很大。区分真正的力弱和因为疼痛导致的力弱非常重要,因为这有助于鉴别肩袖全层撕裂和其他病变。由于疼痛、力弱等原因,肩部主动运动往往受限。

全面的体检对于诊断至关重要,包括视诊、触诊、活动范围、肌力、撞击诱发试验及其他特殊试验。

大型或巨大撕裂,病程较长,冈上肌甚至冈下肌可出现明显萎缩。压痛主要位于肱骨大结节和肩峰前外缘。详细检查各方向主、被动活动范围,除非合并冰冻肩等病变,被动活动往往不受限。检查肩袖肌力的主要方法包括:冈上肌试验(Jobe test),用以检查冈上肌肌力;Lift off Test和Belly Press test,用来检查肩胛下肌肌力;肩外展0°及90°位外旋抗阻试验检查冈下肌和小圆肌肌力。撞击诱发试验包括Neer撞击征和Hawkins撞击征。对于年轻患者,需仔细检查有无关节不稳。Lyons对42例肩袖全层撕裂病人的研究表明,临床检查的敏感性达91%,与B超及MRI检查敏感度相当。

X线:应常规拍摄肩关节正位及冈上肌出口位X线片。典型改变包括肩峰下表面硬化和骨赘形成、大结节硬化及囊性变;肱骨头上移、肩峰下间隙变窄提示存在较大撕裂。通过冈上肌出口位可以评价肩峰的形状和厚度。Bigliani将肩峰形状分为3型,Ⅰ型为平直形肩峰,Ⅱ型为弧形肩峰,Ⅲ型为钩状肩峰。Snyder根据肩峰厚度将肩峰分为3型,Ⅰ型<8mm,Ⅱ型8～12mm,Ⅲ型>12mm。上述分类对于决定术中切除肩峰骨质的数量有重要作用。

过去,人们主要依靠肩关节造影诊断肩袖撕裂,尽管诊断全层撕裂的准确率很高,但该检查为有创检查,对部分撕裂敏感性较低,无法判断撕裂的大小,并可能出现感染,过敏等不良反应。近年来,B超和MRI已成为检查肩袖撕裂的主要方法。B超具有无创伤、省时、费用低、可动态观察等优点。不足之处在于操作者须具有丰富的经验。文献报道对肩袖全层撕裂诊断的准确性在90%以上,但对诊断部分撕裂评价不一。Hedtmann报道1 227例,对全层和部分撕裂分别达到97%和91%,Teefey报道对全层撕裂准确性为98%,对部分撕裂只有68%。Bryant认为B超可以准确估计全层撕裂的大小,为手术提供依据。

与B超比较,MRI的优势在于可以提供肩关节三维立体图像,观察关节内其他结构,显示肌腱断裂后的回缩程度和肌肉脂肪变性的程度,为决定手术方式提供依据。MRI也存在一定不足,如费用较高,对部分撕裂的准确性不高。Teefey报道对全层撕裂准确性达100%,但部分撕裂只有63%。一些对比研究发现,对于撕裂的宽度,B超和MRI具有相似的准确率。

【鉴别诊断】

1. *肩周炎*　多见于40～60岁女性。大多数患者起病缓慢,少数于肩部扭伤后出现。主要症状为疼痛及活动受限。与肩袖损伤患者相似,可出现静息痛及夜间痛,但疼痛部位比较广泛。查体肩关节各个方向主、被动活动均受限,而肩袖损伤的患者由于疼痛、力弱等原因,肩部主动运动往往受限,但被动活动通常是正常的。X线检查无异常。B超及MRI检查肩袖结构是正常的。

2. *肩袖钙化性肌腱炎*　常见的发病年龄为30～60岁,女性多见。多数患者起病缓慢,疼痛可持续多年,但也会出现急性发作,表现为无诱因或轻微外伤及过劳后出现肩关节剧烈疼痛、活动受限。X线检查通常可以确诊。MRI可以准确显示钙化灶的大小、部位,同时可以准确判断肩袖损伤的程度。

【治疗】　肩袖撕裂的治疗包括非手术治疗和

手术治疗两大类。Gartsman 认为应依据下列五个方面选择治疗方式:①撕裂的原因(撞击和不稳);②撕裂的程度;③关节内其他损伤;④骨性异常;⑤病人的运动水平。

非手术治疗包括休息、冰敷、理疗、口服消炎止痛药物、肩袖肌力训练、肩峰下间隙封闭等,成功率 62%~83%。Mclaughlin 的尸体研究发现 25%的人有肩袖撕裂,但多数人生前并无症状。他的临床研究表明,50%的患者可以恢复正常生活,无明显疼痛。Wirth 对 60 例进行 2 年以上随访,优良率 62%,UCLA 评分由 13.4 分增至 29.4 分。Itoi 对 54 例平均随访 3.4 年,优良率为 82%,但超过 6 年者效果明显下降。他认为应严格掌握适应证。Bokor 对 53 例平均随访时间超过 7 年,80%的病人疼痛明显缓解,但病程超过 6 个月的病人,满意率只有 56%。

手术治疗肩袖撕裂已经有 90 多年的历史,历经切开修复、关节镜辅助小切口修复和镜下修复三个阶段。近年来,随着关节镜技术的提高和关节镜器械的发展,特别是锚钉(Anchor)技术的出现,肩袖撕裂的修复已逐渐向全镜下技术发展。Neer 指出手术目的包括:①关闭肩袖缺损;②消除撞击;③保护三角肌止点;④以不损害肌腱愈合为前提,通过细致的康复,防止粘连。

【手术适应证与禁忌证】 如果患者症状明显,影响日常生活或运动,经正规保守治疗 3~6 个月效果不佳,应采用手术治疗。应该认识到,手术的主要目的是缓解疼痛,肌力和活动范围的恢复是次要的。手术效果受很多因素影响,包括撕裂大小,肌腱回缩程度,组织质量以及病人的全身状况等。

镜下修复肩袖的禁忌证较少,包括活动性感染,各脏器功能严重损害,肩关节退变严重或肌腱严重回缩,肌肉脂肪变性,无法缝合者。

第二节 股四头肌腱和髌韧带损伤

一、股四头肌腱和髌腱断裂

【概述】 伸膝装置断裂相对于骨折、韧带和半月板损伤较少见。主要是股四头肌腱和髌腱断裂。股四头肌腱断裂中约 88%发生于年龄>40 岁的患者,而髌腱断裂则有 80%的患者年龄<40 岁,男性和女性发生率为 5∶1。伸膝装置断裂可以是创伤性,也可以因全身系统性疾患如类风湿关节炎、痛风、糖尿病、长期服用激素类药物等引起肌腱病变而导致自发性断裂。断裂发生后将出现伸膝功能障碍和关节不稳,需要及时修补以恢复功能。而该病的误诊和漏诊容易发生,转为陈旧性断裂,则手术难度、手术效果和预后较急性期修补差。因此,早期诊断和治疗是关键。

【解剖】 股四头肌的四个头于髌骨上极汇成一个肌腱止点止于髌骨上极,近髌骨上极的止点分为四层:浅层来自股直肌腱,其走向与股骨轴线成 7°~10°,向下延续为髌前筋膜及髌腱,主要在 90°~150°起伸膝作用;中层为股内侧肌腱和股外侧肌腱,止于髌骨上极内外侧,其腱纤维斜向下走行并相互交织,在髌腱两侧亦形成斜束,使髌骨位于中央而不向内外侧脱位。股内侧肌走向与股骨轴线成 50°,主要在 0°~15°起伸膝作用,如出现无力等功能异常时,将出现髌骨外侧压力增加或髌骨轨迹异常。股外侧肌走行与股骨轴线成 30°,外侧与髂胫束间也有起稳定作用的纤维连接,主要在 15°~90°起伸膝作用;深层为股中间肌,起自股骨前方,止于髌骨。

髌腱起自髌骨下极,同时接受来自髌骨两侧支持带的纤维,向下止于胫骨结节和胫骨前嵴,近止点处还接受来自髂胫束和髌骨支持带的纤维。

髌腱在伸直位较屈曲位松弛。在上楼时髌腱承受 3.2 倍体重的力量,在运动中起跳发力时髌腱的受力可达数百千克。在受力超过 17.5 倍体重时,髌腱将可能发生断裂。膝关节伸直时股四头肌腱受力稍弱于髌腱,屈曲时其受力要明显大于髌腱,而且随屈曲角度增加股四头肌腱的受力明显增加,因此在一定受力和屈膝角度下就可以发生股四头肌腱断裂。

【病因与病理】

1.病因 伸膝装置断裂的创伤因素包括直接暴力和间接暴力两种。

股四头肌腱或髌腱受到暴力直接作用而导致肌腱断裂,如砸伤、刀割伤及跪地伤等。间接暴力伤分为高速伤和低速伤。高速伤系指高处坠落或机动车祸伤,常伴膝关节内外翻和旋转伤等所致的联合伤和脱位。低速伤系指运动中或日常生活中落地或滑倒时受伤。如屈曲时股四头肌突然猛力收缩，使伸膝装置受到很大的张力，当受力超过肌腱的耐受程度，将导致股四头肌腱或髌腱断裂。

还有一些危险因素可以诱发伸膝装置断裂，例如激素注射、髌尖末端病、既往手术史、以及类风湿关节炎、慢性肾功能衰竭和糖尿病等能导致胶原变性、强度减弱的疾病等。

2.病理　股四头肌腱断裂包括完全断裂和部分断裂。断裂部位多在髌骨上极上方2cm以内的股直肌腱。如果急性完全断裂未及时处理超过2周以上成为陈旧断裂，则近端回缩将可能＞5cm，并与股骨瘢痕粘连，远端多位于髁间窝。陈旧部分断裂局部断端瘢痕形成，伴肌肉变性坏死。可以发生髌前滑囊炎或瘢痕处髌上囊滑膜炎。

髌腱断裂一般有以往肌腱的累积微小创伤，显微镜下可见肌腱的缺氧改变、黏液变性、脂质样变和钙化。髌腱断裂多发生于近端止点，其次为实质部，可能与止点部胶原纤维的强度较弱和受到拉力较大有关。陈旧损伤则可以伴随髌腱的挛缩和粘连、股四头肌和关节囊的挛缩及关节粘连，治疗困难。

【诊断】　伸膝装置断裂很容易漏诊，漏诊率高达39%～67%，原因在于伤后患者不能负重，局部血肿，断端凹陷不易触及，往往又合并其他损伤如交叉韧带、侧副韧带和半月板损伤，此时容易忽视伸膝装置完整性的检查而漏诊，结果造成肌腱回缩，断端瘢痕粘连，使修补困难，严重影响关节的功能。

1.创伤史　无论是起跳、落地、跪地伤，还是膝关节屈曲扭伤，都可能发生包括股四头肌腱或髌腱在内的伸膝装置断裂，根据断裂的位置不同，相应有不同位置的肿痛。

2.临床表现　出现断裂时，伤者当时可能听到或感觉到伤处响声。局部发生血肿，伴疼痛、肿胀及活动障碍。患者不敢用力伸膝和抬腿。查体伤处可见肿胀、淤血，局部压痛明显，可以触及断端凹陷，有时因为肿胀严重，凹陷触摸不清，但这并不意味着没有断裂，髌腱断裂时屈膝位检查更容易触及凹陷。股四头肌腱断裂者可以发现髌骨位置下移。髌腱断裂者可以发现髌骨上移。直抬腿检查非常重要，尤其在触不到凹陷而又怀疑有断裂发生时更是主要的诊断依据之一。有两种做法：一是患者平躺，做直抬腿动作，如不能，应考虑伸膝装置断裂。部分患者因为髌骨周围支持带或髂胫束尚完好，而可以完成直抬腿，此时检查者稍用力下压小腿，患者即无力抬腿而落下，也意味着伸膝装置断裂。二是让患者坐在检查床边，伤腿屈膝约90°，主动做伸膝动作，如果不能完全伸直膝关节，也应考虑伸膝装置断裂。伸膝装置部分断裂的患者可以做伸膝动作，但不能完全伸直膝关节，因此务必以完全伸膝为评价指标。也有的患者伸膝装置完好而膝关节有其他损伤，因疼痛不能做伸膝动作，可以先抽取膝关节积液和局部麻醉后再做检查。

X线侧位片显示股四头肌腱断裂时可有低位髌骨，髌腱断裂时可见高位髌骨。但如果有少数肌腱纤维未断裂，与髌骨相连，则X线可能没有明显异常。因此X线检查只能作为辅助检查。超声检查可以发现肌腱断裂、血肿以及测量断端的距离，可作为参考。磁共振检查(MRI)可以清晰显示肌腱的断裂部位和距离，对诊断帮助较大，但因费用较高，作为常规检查比较困难。

【治疗】　股四头肌腱断裂和髌腱断裂后都应该及时手术修补，急性期伤后1周内修补预后良好，如超过2周以上修补效果不满意。因此，及时诊断和手术修补是治疗的关键。手术方式依断裂部位积急性期或慢性期有所不同。

1.股四头肌腱断裂

(1)急性断裂

Scuderi法：将断端修整，拉紧重叠缝合，由近侧取三角形肌腱瓣翻转缝合于髌骨表面，以加固缝合处。三角形肌腱瓣底边约5cm宽，边长约8cm。可加用减张钢丝牵拉固定。

Haas-Callaway法：清理断端后，近侧断端用不可吸收粗线Kessler缝合法缝合3针，髌骨由上极向远端纵向钻数个骨孔，将线穿过骨孔，两两拉紧打结，同时缝合两侧支持带，再用减张钢丝牵拉固定。

McLaughlin法：缝合断端后，胫骨结节处横行钻骨道，穿过一枚克氏针，股四头肌腱断端近侧穿过钢丝，两端向下拉紧于皮外固定于克氏针上。也可以经胫骨结节处横行钻孔，将钢丝穿过骨孔打结，减少因克氏针留于皮外可能引起的感染。

Dunn法：缝合断端，用粗线或钢丝穿过断端近侧肌腱，经髌骨两侧，穿过髌骨下极，并结扎。术中放置减张钢丝有利于减少断端缝线的张力，在以后的康复中避免肌腱再断裂。在屈膝练习达一定角度后，减张钢丝可能也会影响屈膝功能，如果此时肌腱已经坚强愈合，则可考虑取出钢丝后再继续康复。

(2)陈旧断裂:股四头肌腱断裂超过2周以上,断端将回缩5cm以上,而且可能会有膝关节粘连存在,因此,需要首先恢复膝关节的伸屈角度,达接近正常角度后再行手术。术中需肌腱延长和(或)肌腱转移重建。

股四头肌腱V-Y延长术:先松解肌腱周围粘连,断端新鲜化处理,然后倒"V"形切开断端近侧全层肌腱,缝合断端,可将"V"形肌腱瓣翻转加固断端,再侧侧缝合近侧肌腱切口。

肌腱成型和肌腱转移:当股四头肌腱回缩较多、粘连较重,单纯V-Y延长和翻转不能修补缺损时,可取股外侧肌瓣2~5cm厚旋转修补缺损,同时缝合取肌瓣区。如缺损更大,甚至股四头肌腱、髌骨和髌腱均缺损,则可取缝匠肌旋转覆盖修补。

2. 髌腱断裂

(1)急性断裂:一旦诊断髌腱断裂应立即进行手术缝合修补。术中除修补断端外,还要放置钢丝减张,钢丝上方经股四头肌腱或髌骨骨道,下方经胫骨骨道,于屈膝30°位拉紧打结。髌腱长度不宜过长,避免伸膝无力,也不能过短,防止髌骨低位和屈膝受限。钢丝打结后应屈膝至90°左右,测试钢丝的减张作用和对屈膝的影响,务必使钢丝在屈膝90°以内不影响屈曲,而且起到减张作用,以利于术后早期康复,防止膝关节粘连的发生。术后夹板固定,30°内练习主动屈膝,被动伸膝练习,术后6周内屈膝练习角度控制在30°内。术后6周后可开始负重,并增加屈膝练习角度,可以开始主动伸膝训练。8周后去除减张钢丝,增加屈膝练习角度。术后4~6个月可酌情恢复运动。

(2)陈旧断裂:髌腱陈旧断裂需考虑到断端回缩粘连和膝关节粘连两个方面。首先是练习屈膝功能,达到接近正常角度后才可以进行手术。其次,髌骨上移明显并粘连者,手术困难较大,应先应用克氏针穿过髌骨做向下骨牵引数天至数周。二者应同时进行,当膝关节活动正常,且髌骨达到正常位置后可以进行手术重建髌腱。手术包括股四头肌延长、肌腱转位和(或)筋膜或人工材料移植重建术。

半腱、股薄肌腱重建术:游离两肌腱,并于近侧切断,髌骨钻双骨道,胫骨结节钻单骨道,半腱肌腱穿过胫骨和髌骨骨道,股薄肌腱经髌骨骨道,拉紧并相互缝合,另做钢丝减张。

腓肠肌内外侧头肌瓣旋转重建术:将腓肠肌肌瓣游离旋转至膝前,近端与髌腱或股四头肌腱缝合,远端与髌腱残端缝合。

人工材料:Mersilene编织带、人工韧带(Leeds-keio、Dacron或Gortex)及碳纤维材料替代重建髌腱。

由于陈旧伸膝装置断裂的手术治疗难度高、创伤大、预后不理想,这就要求医师及时正确地诊断该创伤,并在伤后1周内手术修补,以达到最佳治疗效果,这是治疗成功的关键。

二、髌腱腱围炎及髌尖末端病

【概述】 髌腱由股四头肌腱延续而来,传导力量并起伸膝作用,腱及其周围组织的疲劳损伤可以导致髌腱部损伤性病变而引发疼痛等症状。该病被称为"髌腱腱病""髌腱炎""跳跃膝"等。我们根据损伤部位和损伤病理将该病分类,损伤发生在髌腱体部称为髌腱腱围炎,发生于髌尖腱止点处称为髌尖末端病。该病多发于篮球、排球、田径中的跳跃项目、足球、橄榄球、网球和滑雪等项目中,男性发病率大于女性。

【解剖】 髌腱上起自髌骨下极,下止于胫骨结节,约3cm宽,4~5mm厚,受股四头肌腱直接控制,起伸膝作用。髌腱的血供来自膝降动脉、膝内下动脉、膝外侧动脉和胫前动脉返支。位于髌周及胫骨结节上方的血管网为髌腱的上下止点提供了丰富的血供。髌腱腱组织的血供也来自上下极血管,在肌腱中部形成吻合支。

【病因与病理】

1. 病因

(1)过度劳损:髌腱在运动中受力可达数百千克,同时股四头肌在屈膝时力量超过髌腱,这些力量经髌骨作用于髌腱,因此,髌腱的受力是相当大的,这对髌腱本身的病变有着直接作用。当髌腱受到过度牵张力时,将发生微小损伤,使腱内胶原间的滑动连接失效,而牵张力所致损伤超过肌腱的修复能力时,微小损伤累积。肌腱内胶原和基质的代谢率较低,损伤后血液供应障碍,修复缓慢,将造成肌腱细胞的死亡,进一步影响肌腱的自身修复功能,引发恶性循环,导致肌腱变性和无菌性炎症的发生。

(2)髌腱撞击:人发现髌骨内侧支持带损伤造成髌骨轨迹异常的患者中髌尖末端病的发生率较高,因此提出髌骨下极撞击可能是病因之一。

(3)髌腱拉伤:急性拉伤损伤髌腱或引起微小撕脱骨折也可以引起该病。

2. 损伤病理　肉眼可见髌腱病变区变软，呈黄褐色，组织松散，病变进展后病变局部组织可变粗变硬。腱周组织充血、水肿，与腱组织有粘连。

显微镜所见，髌腱失去紧密平行排列的束状胶原纤维结构，胶原纤维松散、不连续，可见裂隙和坏死纤维。胶原变性，有不同程度的纤维变、玻璃样变或脂肪浸润，新生血管形成。末端病的腱止点显示骨髓腔纤维变，髓腔开放(潮线与钙化软骨层消失或变得不规则、断裂)。可见潮线推进，新生骨化骨现象。有时可见纤维结缔组织包裹小骨折片，形成坏死骨，即所谓“镜下骨折”。纤维软骨带有毛细血管增生、小动脉化，或出现透明软骨岛或透明软骨骨化。

【诊断】

1. 症状　起病隐袭，与一段时间内运动量增加有关。通常表现为膝前疼痛，位于髌腱局部或髌尖部，运动或长时间屈膝后加重。轻症患者仅于运动后出现轻度疼痛。症状加重可以出现专项训练时疼痛，在训练开始阶段明显，训练进行中则症状减轻或缓解，训练强度增加到某一程度时加重。严重患者整个运动过程中均有疼痛，影响训练比赛。可伴半蹲痛和打软腿。

2. 体征　髌腱病变局部压痛明显，位于髌尖或髌腱体部。可伴跪地痛和伸膝抗阻痛。可有股四头肌萎缩。

3. X 线检查　多数患者 X 线检查无明显改变。严重者可以看到腱内钙化或骨化影。超声检查病变区髌腱组织呈局部高回声，组织增厚。钙化区显示超高回声。彩色超声和高能多普勒超声可以探查到腱内新生血管形成和血流增加，与肌腱变性成正相关。MRI 可以显示髌腱病变局部增厚，信号增高。T_2 加权像可显示髌腱部分断裂。值得注意的是，超声和磁共振显示髌腱有变性表现与临床表现并不相符，二者显示病变可能临床并无症状，而临床有症状者检查可能显示正常。因此，这两种检查结果异常只能是助诊断的一种辅助手段，无单独确诊意义。

【鉴别诊断】　髌股关节病和脂肪垫撞击容易与该病混淆。

1. 髌股关节病　疼痛部位位于髌骨后方，很难在膝前方找到明确压痛点，伸膝抗阻疼痛范围比较广，多于 30°左右明显。影像学检查可以发现软骨损伤退变表现和骨赘形成。

2. 脂肪垫撞击　脂肪垫区疼痛、肿胀，触之可有发硬感，被动伸膝时疼痛，这点与本病有明显区别。

【治疗】

1. 保守治疗

(1)去除危险因素：本病与运动员训练量和训练强度有关，一旦患有本病，需适当调整训练计划。另外训练场地过硬容易诱发本病，因而更换训练场地的地面材料也有助于减少本病发生。增强股四头肌和腘绳肌柔韧性练习可以减少本病发生，柔韧性训练主要是肌肉牵拉练习。此外，胫骨内翻、膝内外翻畸形、髌股关系异常、足异常等生物力学异常可能是诱发本病的内在危险因素。矫正这些异常不一定是必须的，但通过动力性调整训练如改变起跳角度可以起到治疗作用。

(2)对症治疗：适当减少训练量和训练强度有利于过劳损伤的修复。非甾体类消炎药可以减轻疼痛，但对肌腱的病变本身并未发现有任何益处。局部应用激素注射治疗需慎重，虽然此法可以缓解症状，但仅有短期疗效，且多次注射容易引起肌腱断裂。注射方法也非常重要，需将药物注射于肌腱周围及腱围组织内。如将药物强行注射于肌腱内，则易造成肌腱变性。应用低温治疗如冰疗可以减轻疼痛，使腱内新生血管收缩，减少血液和蛋白的渗出。局部理疗如电磁疗、超声和激光等有利于胶原合成和增加腱组织张力，可以适当应用。体外震波治疗可以止痛、刺激组织再生和机械性裂解钙化灶，具有治疗效果。

2. 手术治疗　如果本病症状较明显，且引起功能障碍，保守治疗 6 个月无效则需手术治疗。手术治疗方式很多，包括切开或关节镜下肌腱切开，变性坏死组织切除，髌骨下极钻孔或切除，经皮髌腱纵行切开或经皮髌腱穿刺术等。但效果均不确切。

三、股四头肌腱止点末端病

【概述】　股四头肌腱在髌骨上极止点区域是末端结构，此处因劳损伤引起疼痛称为称为股四头肌腱末端病。多发生于跳跃、篮球和排球等运动员。

【诊断】

1. 症状　发病较隐袭，发病前可能有训练方式和训练习惯的改变。发病时髌骨上缘股四头肌腱止点处疼痛，跳跃时出现，严重者上下楼也会引起疼痛。

2. 查体　髌骨上缘有压痛点，局部可有肿胀，伸膝抗阻试验髌骨上极疼痛，可有半蹲痛。

3. X 线检查　很少阳性发现，少数可发现有钙化影。MRI 病变区可见局部信号增高，对定位诊断帮助较大，也有助于排除其他病变。

【鉴别诊断】

1. 髌骨软骨病　可有髌骨周缘疼痛，伸膝抗阻试验阳性，但股四头肌腱止点末端病痛点明确位于髌骨上缘的股四头肌腱止点处，伸膝抗阻时疼痛也集中于此，压髌和磨髌试验阴性，诊断不困难。

2. 髌上滑膜皱襞综合征　疼痛部位也位于髌上区域，伸膝抗阻痛也存在，但痛点较深在，肌肉收缩后疼痛减轻。痛点封闭有助于诊断。磁共振可以发现髌上滑膜皱襞，对肌腱变性也能显示，对鉴别诊断有帮助。

【治疗】

1. 非手术治疗　包括运动方式改进、休息、康复训练、静蹲练习、冰疗、按摩、超声治疗、药物治疗和局部封闭治疗等。与髌腱腱围炎和末端病的非手术治疗相似。

2. 手术治疗　本病很少采用手术治疗，在长期非手术治疗无效的情况下可以应用。手术切除变性组织和钙化，重建剩余肌腱在髌骨上缘的止点。

第三节　膝关节韧带损伤

【概述】　为了方便检查及记录韧带的损伤，1968 年，美国医学会运动医学委员会出版了《运动创伤的标准命名法》一书，书中将韧带的损伤定义为三度。韧带的Ⅰ度损伤为有少量韧带纤维的撕裂，伴局部压痛但无关节不稳；韧带的Ⅱ度损伤有较多韧带纤维的撕裂，并伴有更重的功能丧失和关节反应，并有轻度至中度关节不稳；韧带的Ⅲ度损伤为韧带的完全撕裂，并伴有明显的关节不稳。Ⅲ度损伤的关节不稳可以根据应力试验中表现出的不稳定程度进一步分级，1＋不稳定为关节面分离 5mm 以下；2＋不稳定为关节面分离 5～10mm；3＋不稳定为关节面分离 10mm 或更多。

一、内侧副韧带损伤

【解剖】　内侧副韧带呈扁宽三角形，平均长度 10cm 左右，基底向前，为关节囊纤维层加厚部分。分为浅深两层。深层较短，即关节囊韧带。浅层较长，起自股骨内上髁顶部的内收肌结节附近，止于胫骨上端的内侧面，距胫骨关节面 3～4cm，前部纤维纵形向下，称为直束，其后方还有后上斜束、后下斜束部分。内侧副韧带的主要功能：①防止外翻。②限制胫骨外旋。③辅助限制胫骨前移。④限制内侧半月板活动。⑤韧带紧张时通过神经肌肉反射，加强膝关节稳定性。而其中浅层部分主要限制胫骨外翻及胫骨外旋，而深层可防止胫骨极度外旋。

【病理】　MCL 中细胞（杆状或纺锤状）类似成纤维细胞，ACL 中细胞类似纤维软骨细胞。正常 ACL 的延展能力是 MCL 的延伸及短缩能力的 1/2 左右。

内侧副韧带损伤的病理分期如下：

（1）炎症期：伤后 3d 左右开始，炎症介质促使成纤维细胞产生Ⅲ型胶原和蛋白多糖。

（2）修补及再生期：伤后 6 周开始，Ⅲ型胶原减少，Ⅰ型胶原增加。胶原纤维沿 MCL 长轴排列，成纤维细胞于伤后 6 周成熟。

（3）塑形期：韧带的塑形期将延续到伤后 1 年后，MCL 在 1 年左右恢复其弹性及力量的 50%～70%。

【临床分型】　急性损伤（0～3 周）；亚急性损伤（4～6 周）；慢性损伤（7 周以上）。

【临床表现】　患者有外翻伤史，常见损伤动作为外翻应力动作：如足球中对脚、铲球、棒球中铲垒、跳箱落地膝外翻伤等。膝关节内侧疼痛，关节外肿胀，能负重行走。

1. 物理检查

（1）望：肿胀（注意关节是否肿胀）、瘀斑。

（2）触：压痛（内侧副韧带全长的压痛、上下止点的压痛）、内侧副韧带张力（注意与对侧对比）。

（3）动：关节屈伸活动、开口感、抽屉试验、挤压痛、屈膝抗阻等。

（4）量：关节的屈伸角度、内侧开口距离。

2. 特殊检查

（1）内侧副韧带张力检查：仰卧、屈膝 70°～80°位，患足撑床，检查者一手按压膝关节外侧使髋关节内旋，另一手示指沿内侧关节隙由前向后触摸，在关节隙后侧可及扁片状张紧的韧带，即为内侧副韧带，注意比较双膝韧带张力。急性损伤者可无张力；慢性患者韧带可触及，但张力明显减弱或韧带宽度明显变窄。同时可检查韧带上、下止点及体部的压痛。

(2)外翻应力试验：患者仰卧位，膝关节伸直，检查者一手抵于膝关节外上方股骨外髁处，一手握持足踝部向外侧搬推小腿。如内侧疼痛即为膝内侧副韧带损伤，如同时松动则为该韧带断裂；如有明显开口感（关节隙开大超过 10mm 以上）应考虑交叉韧带断裂的可能性。检查内侧副韧带因其为扇形，有纵束、斜束两部分，需伸直位 0°（纵束）及屈曲 30°（斜束）分别检查记录。屈曲 30°位外翻检查时可将患侧小腿垂在床边进行，避免肌肉紧张，影响检查结果。在外翻检查中，另一重要因素是终末抵抗感，如抵抗感明显，韧带仅为损伤或部分撕裂，如抵抗感弱或无抵抗感，则考虑韧带完全撕裂。

【辅助检查】

1. X 线　正位、内侧应力正位、侧位、髌骨轴位。以排除骨折及关节内骨软骨骨折、髌骨脱位。根据膝关节应力位正位片，按内侧关节间隙的宽度分级：Ⅰ级，0～5mm；Ⅱ级，6～10mm；Ⅲ级，11～15mm；Ⅳ级，16～20mm。

2. MRI　可以帮助排除关节内损伤。内侧副韧带损伤分为：Ⅰ度皮下水肿；Ⅱ度韧带撕裂在 T_2 加权像显示为韧带内有高信号、侧副韧带滑囊中有液体。韧带表面有水肿或者与邻近的脂肪分界不清；Ⅲ度韧带的连续性中断。

3. 关节镜检查（同时除外关节内其他损伤）　建议手术治疗患者同时检查关节内，重点确认关节囊有无损伤，注意修补。

【诊断及鉴别诊断】

1. 交叉韧带损伤　关节肿胀明显，不能下地负重行走，前或后抽屉试验阳性，MRI 可帮助鉴别。

2. 半月板损伤　尤其是内侧半月板损伤，内侧同样存在压痛但压痛点位于关节膝，外翻试验无开口感、内侧不痛，但内侧挤压试验及摇摆试验阳性。

3. 骨软骨骨折　关节积血，穿刺有油滴漂浮于积血上，X 线及 MRI 可帮助鉴别。

4. 髌骨脱位　股骨内上髁也可有压痛，外翻试验会出现内侧疼痛甚至开口感，但髌骨脱出史和恐惧试验阳性可明确诊断，MRI 显示关节内积血、髌骨内侧支持带损伤或撕裂、髌骨内下象限骨软骨损伤或缺损、关节内游离体、股骨外髁外侧骨挫伤等髌骨脱位特异征象。

【治疗】

1. 急性损伤的治疗原则

Ⅰ、Ⅱ度损伤主要采取保守治疗，早期活动，早期进行股四头肌肌力练习，早期康复。

Ⅲ度单纯内侧副韧带损伤亦可采取保守治疗。

Ⅲ度损伤合并交叉韧带损伤者应考虑急诊修复损伤的内侧副韧带及关节囊，条件允许时可同时重建前交叉韧带。

下止点损伤的患者，Ⅲ度单纯内侧副韧带损伤，但患者为足球、跆拳道、柔道等对膝关节侧方稳定性要求高的运动员，膝关节外翻患者。

2. 手术方法　急性期手术治疗时机最迟不能超过伤后 2 周。

手术时屈膝 30°位，沿内侧副韧带走形（从股骨内上髁至胫骨结节最高点下方 2cm、内侧 2cm 方向）做斜形切口，根据 MRI 结果选择相应切口长度。仅上止点撕裂时切口可位于关节线上方即可，下止点撕裂时切口位于关节线下方即可，而体部及关节囊横裂者手术切口可以关节线为中心而不暴露上下止点，并可适当向后方倾斜，以方便暴露后关节囊。

上止点撕裂者可实施端端缝合，如缝合困难可以用缝合锚钉缝合加固。而体部及关节囊横裂者端端缝合的同时应移植同侧鹅足肌腱或部分半膜肌腱加固。下止点损伤应行止点重建术（由于内侧副韧带下止点位于鹅足下方，通常其撕裂后韧带断端会翻折至鹅足外，必须手术治疗，而手术时由于其止点位于鹅足下方，而且其骨床为皮质骨面，无法直接缝合，通常需要重建下止点在横行切开鹅足止点后，在胫骨骨面上做骨隧道，将编织缝合好的韧带断端埋入骨隧道内，以便于其腱骨愈合）。

慢性期手术可考虑选择内侧副韧带上止点深埋术（适用于松弛＜8mm 内的患者）、上止点前上移术（可同时拉紧内侧副韧带前束及后关节囊）、下止点陈旧撕裂患者如能分离出明显断端仍可行下止点重建术。如松弛明显，可选择鹅足肌腱移植加固。

3. 术后康复　手术后伸膝位支具固定，术后即开始股四头肌肌力练习。早期开始下地负重行走。术后 5d 至 3 周，被动屈膝练习控制于 60°，手术后 4～6 周被动屈膝角度练习 60°～120°，手术后 8 周达到最大屈膝角度。术后 12 周可开始慢跑练习。

术后 16 周如患肢功能达到以下要求可开始正式的对抗练习或比赛（内侧副韧带走形无压痛；外翻试验无开口感及疼痛；肌力达到对侧的 95%；短

跑 50m 冲刺跑患膝无肿胀及疼痛感；长跑1 500m 患膝无肿胀及疼痛感）。

二、外侧副韧带损伤

【解剖】 外侧副韧带为圆形索条样结构，长约 5cm，其上止点附着于股骨外上髁，下止点位于腓骨小头尖的前部。外侧副韧带与外侧半月板间隔以关节囊与腘肌腱。膝关节外侧稳定结构除外侧副韧带及外侧关节囊外，还有髂胫束、股二头肌腱及腘肌腱。外侧副韧带更像腱性结构，可视为腓骨长肌向上的上延部分，是抵抗膝关节伸直时内翻应力的主要稳定结构。而当屈膝时外侧副韧带与腘肌腱及髂胫束相互交错，以加强外侧稳定。

【临床分型】 急性损伤（0～3 周）；亚急性损伤（4～6 周）；慢性损伤（7 周以上）。

【临床表现】 患者有胫骨内翻受伤史，膝关节外侧疼痛。无关节外肿胀，能下地负重行走。

1. 物理检查

（1）望：肿胀（注意关节是否肿胀）、瘀斑。

（2）触：压痛（外侧副韧带走形压痛，需注意区分压痛点位于股骨外上髁、关节间隙、腓骨小头上方）、外侧副韧带张力（注意与对侧对比）。

（3）动：关节屈伸活动、开口感、抽屉试验、挤压痛、屈膝抗阻等。

（4）量：关节的屈伸角度、外侧开口距离。

2. 特殊检查

（1）外侧副韧带张力检查："4"字征体位可用于检查外侧副韧带张力，一手按压屈曲固定的膝关节内侧，另一手的示指沿腓骨头向上可在外侧间隙后触及一圆柱状韧带，向上移行股骨外髁处，对比两侧张力。如韧带明显变细，张力差或消失，则考虑外侧副韧带断裂；如仅有外侧疼痛，则考虑外侧副韧带损伤或部分撕裂。

（2）内翻应力试验：与外翻试验相反，检查者一手抵住膝内侧，一手向内搬小腿，外侧疼痛并松弛为阳性。也应该在两个不同位置上检查：0°及 30°内翻。如 0°位有明显开口感，应考虑外侧侧副韧带及交叉韧带断裂；如仅 30°位有开口感，则可能仅为外侧副韧带断裂。

【辅助检查】

1. X 线检查　可帮助除外膝关节的其他骨折损伤。外侧副韧带下止点损伤时可伴有腓骨小头附着处的撕脱骨折，应注意与前交叉韧带断裂时的特异性征象 Segond 征（又名外侧关节囊征，lateral capsular sign）鉴别，腓骨小头皮质不光滑，而 Segond 征为关节囊韧带在胫骨外侧附着处的撕脱，腓骨小头皮质光滑，胫骨外侧皮质缺损。MRI 可帮助进一步鉴别。

2. MRI　MRI 中外侧副韧带损伤的分级类似内侧副韧带损伤分级，外侧副韧带损伤的水肿和出血在 T_1 加权像上呈低信号，在 T_2 加权像上呈高信号。完全撕裂表现为纤维的连续性中断，断裂的韧带呈波浪状或匍匐样改变。根据其表现分为：Ⅰ度皮下水肿；Ⅱ度韧带撕裂在 T_2 加权像显示为韧带内有高信号、侧副韧带滑囊中有液体。韧带表面有水肿或者与邻近的脂肪分界不清；Ⅲ度韧带的连续性中断。

【诊断及鉴别诊断】 患者有内翻伤史，关节内无肿胀表现，内翻试验阳性，MRI 显示外侧副韧带有损伤表现，基本即可明确诊断。

应注意通常外侧副韧带断裂时多合并后交叉韧带的断裂，在仔细坚持前后抽屉试验及 MRI 帮助下可排除关节内的韧带损伤。

由于腓总神经从股二头肌腱及腓骨小头处经过，而其位置恒定周围组织坚韧，在内翻伤时，可能会导致腓总神经牵拉伤，特别应注意检查腓总神经支配的肌肉的肌力情况及感觉区情况。

【治疗】 Ⅰ、Ⅱ度损伤以保守治疗为主，康复方法与 MCL 损伤相同，支具保护需达 8 周以上。

Ⅲ度损伤手术治疗为首选。外侧副韧带上下止点损伤，可应用缝合锚钉来帮助达到缝合效果。而外侧副韧带体部断裂手术治疗时，两侧断端直接的端端缝合常会遇到困难，可采用取股二头肌腱部分缝合加固的方法以达到满意效果。

手术后屈膝 30°位前后石膏夹板固定 4 周。术后 4 周开始，去石膏前托，每日被动屈膝练习控制于 60°。手术后 5～8 周，去石膏固定，带支具保护下开始负重行走练习，被动屈膝角度练习 60°～120°，手术后 12 周达到最大屈膝角度。

陈旧损伤患者如松弛不明显，可采用外侧副韧带及腘肌腱股骨外上髁附着点上移术来达到外侧稳定的目的。如外侧松弛并无质地较好的组织可以拉紧，可用股二头肌腱移位加强或重建外侧副韧带，或应用自体半腱肌腱移位重建。

三、前交叉韧带损伤

【概述】 膝关节前交叉韧带损伤是较为常见而又严重的运动损伤，治疗不当将会导致膝关节功能性不稳，并可引起一系列的后遗病变而严重影响膝关节的运动功能。

【流行病学】 前交叉韧带损伤原常见于从事竞技体育的运动员中，并多发生于篮球、足球、滑雪、摔跤、柔道等体育专项中，但就现在的临床及运动创伤流行病学研究表明，前交叉韧带损伤在喜爱以上活动的一般人群中同样发生率较高，同时交通意外伤引起的前交叉韧带损伤也逐渐增多。

【解剖】 前交叉韧带起自胫骨可见前内侧部，由髁间棘前方稍偏内侧部斜向后上方抵止于股骨外髁髁间侧面后上部，胫骨端呈前后长的卵圆形，较为粗大，附着面积约为 3.0cm²，股骨端呈扇形相对细小，附着面积 2.0cm²；长度平均 37～41mm，宽度 10～12mm。前交叉韧带分为两束。①前内束。屈膝时紧张，伸膝时相对松弛。②后外束。伸膝时紧张，屈膝时相对松弛。前交叉韧带与胫骨平台保持一定的角度，屈膝 90°时夹角为 30°，伸膝时为 40°～45°。

前交叉韧带是膝关节重要的静力稳定结构，其基本功能是防止胫骨前移。前交叉韧带与后交叉韧带共同作用，保持胫股关节的正常活动，限制胫骨在股骨上的前后活动，并协助胫骨在股骨上的内外旋。内旋可使交叉韧带松弛，而外旋则是交叉韧带紧张。

前交叉韧带的主要功能：①屈膝时防止胫骨前移。②阻止膝关节过伸。③在一定程度上控制膝关节旋转。④不同屈膝角度时继发控制膝关节内外翻。⑤参与膝关节最后的锁扣动作，具有稳定作用。

【病理】 前交叉韧带断裂后不仅会导致关节的前后向不稳、旋转不稳，目前的生物力学研究表明前交叉韧带断裂会导致关节的左右侧方移位增加，从而导致关节出现个方向的异常活动，并可导致髌股关节的活动异常。

前交叉韧带断裂后继发的软骨损伤明显高于单纯半月板损伤后引起的软骨损伤，关节镜探查中发现其主要软骨表现发生在髌股关节、股骨髁软骨及胫骨平台软骨，但以股骨髁软骨损伤居多(67.2)。有研究表明急性前交叉韧带断裂并发软骨损伤发生率为 26%，而陈旧损伤并发软骨损伤的发生率为 75%，其中以股骨内髁负重区软骨损伤中的“垄沟状”病损为前交叉韧带继发关节软骨损伤的特征性病理改变。

前交叉韧带断裂同时还会导致继发的半月板损伤，半月板损伤率由急性期至崖慢性期至慢性期都有显著增加，其中外侧半月板得损伤率随时间延长无明显变化，主要为内侧半月板损伤率显著增加，由急性期的 31.1%升至亚慢性期的 48.2%，又至慢性期的 78.8%。

【临床分型】 急性期，伤后 1d 至 6 周；亚慢性期，伤后 7 周至 12 个月；慢性期，伤后 12 个月以上。

【临床表现】 前交叉韧带损伤有特殊症状，伤者的主诉和损伤史十分重要。如果患者有膝关节损伤史，无论是运动伤还是交通伤，如患者有关节肿胀、积血、功能障碍，均需考虑有无前交叉韧带损伤，在认真地体格检查后应行 X 线检查除外骨折并行 MRI 检查确认交叉韧带、侧副韧带及关节内有无骨软骨骨折或半月板损伤。

慢性患者及时伤后肿胀消退能步行或慢跑，但关节不能做急停急转动作，不敢变速跑，不敢参加对抗性运动，关节会出现反复扭伤。

特殊检查

(1)前抽屉试验：患者仰卧位，屈膝 90°，放松，检查者以臂部因定患者双足，双手握住小腿上段做前拉动作，如胫骨平台相对于股骨明显前移(移位>5mm)，则为前交叉韧带断裂。

(2)Lachman 试验：患者仰卧位，放松，检查者以同侧手握持同侧患肢胫骨上段内侧，另一手握股骨远端外侧，微屈膝 15°～20°，双手反向用力(使胫骨向前股骨向后)，如见胫骨明显向前移位则试验阳性，考虑前交叉韧带断裂可能。

韧带检查时尤其是前交叉韧带检查时，终末抵抗感(end point)的体会尤其重要，一般分为强抵抗，弱抵抗，无抵抗。弱抵抗及无抵抗多为前交叉韧带断裂。有一定移位后的强抵抗分以下情况：如患者双侧一致则正常，如移位较对侧大，则前交叉韧带有部分损伤或损伤后与交叉韧带等组织粘连，或半月板桶柄状撕裂卡于髁间窝内(内侧多见)。MRI 检查可助区分。

Lachman 检查较前抽屉检查阳性率高，原因如下：①患者易于放松；②许多患者尤其是急性伤患者屈膝困难；③屈膝 90°位时圆凸的股骨内髁在相对较厚的内侧半月板的楔形阻挡下使移位不明显，而伸膝 15°～20°位时股骨髁平滑的一面使半月板间楔形阻挡作用减弱，易于检查出前向移位。

(3)外侧轴移试验：以右膝为例，患者仰卧，检查者右手握持患肢足踝使小腿内旋，伸直膝关节，左手置于腓骨小头下方，双手施加外翻力，并逐渐使患膝逐渐屈曲。此时由于股骨后沉及髂胫束等的前向牵拉作用（此时髂胫束位于股骨外髁瞬时中心前侧）造成胫骨外侧髁的前向半脱位。当屈膝到20°～30°时，由于髂胫束移到股骨外髁瞬时中心后侧，对胫骨外髁产生强烈的后向牵拉力，迫使半脱位的关节复位，检查者可感觉或者看到复位时的弹跳及错动，患者因其与平时的产生症状的错动感一致，常有恐惧、疼痛，拒绝多次重复检查。

【辅助检查】

1. X线检查　可帮助除外骨折，并可发现有无前交叉韧带下止点附着处的髁间前棘撕脱骨折；如有明显的Segond征表现，可直接帮助诊断前交叉韧带断裂。注意与外侧副韧带下止点撕脱骨折鉴别。MRI可明确显示该骨折片位于髂胫束及外侧副韧带间的关节囊韧带附着处。

2. MRI　可将前交叉韧带损伤分为部分撕裂和完全撕裂，前交叉韧带完全撕裂的主要直接征象：前交叉韧带连续性中断、前交叉韧带扭曲呈波浪状改变。前交叉韧带完全撕裂的主要间接征象：膝关节外侧部骨挫伤或骨软骨骨折即外侧胫骨平台和股骨外髁的挫伤或骨软骨骨折。78%的前交叉韧带损伤会合并其他韧带、半月板、骨软骨损伤，因此在发现有前交叉韧带损伤是应注意观察其他结构是否正常。

前交叉韧带部分撕裂的主要征象：韧带内的信号增高，但仍然可见到连续性好的纤维束；前交叉韧带变细；在某一个序列中见到交叉韧带撕裂的征象，但另一个序列中看到完整的前交叉韧带。

3. KT-1000，KT-2000等关节测量器的检查　其检查方法同Lachman试验，但可以其刻度中明确读出前向移位的距离，有利于客观地对比韧带及关节松弛的程度。

【诊断及鉴别诊断】　应注意与髌骨脱位相鉴别。有文献报道10%的前交叉韧带断裂与髌骨脱位相混淆。恐惧试验及MRI可帮助诊断。

应注意与后交叉韧带断裂相鉴别，尤其是陈旧后交叉韧带断裂。由于胫骨近端塌陷，在做前抽屉试验时由向后塌陷位置回到中立位易造成向前方移位的假象。

【治疗】　有移位的髁间前棘撕脱骨折可关节镜下固定。

治疗方法的选择：对于前交叉韧带断裂是否需要手术治疗的观点基本一致，只要是对运动与行走要求较高的患者，无论年龄均需要主张积极的手术治疗。对于老年人或运动要求较低的患者可以采取保守治疗，加强肌肉力量锻炼和使用关节稳定保护装置。

移植物的正确选择很重要，目前有自体、异体和人工韧带三大类。自体的肌腱组织（腘绳肌腱、骨髌腱骨等）移植仍然是金标准，首次前交叉韧带重建一般多选择自体韧带移植。异体及人工韧带主要应用于多韧带损伤的复杂病例或韧带翻修手术。目前还没有一种完美，移植物的选择仍然需要根据手术者的经验、习惯和患者的情况、意见、经济条件以及当前的手术情况综合决策。

前交叉韧带重建应该在关节镜微创手术下进行，既重建韧带又能同时处理关节内的其他损伤。正确的骨道定位是手术成功的关键，并合理选择移植物的固定方法。为促进愈合，帮助恢复关节的位置觉及运动觉，主张保护关节内结构，在不影响骨道定位的同时应小心保留韧带残端并施行鞘膜内的韧带重建手术。

目前前交叉韧带解剖重建的理念得到很大的推广，随之而来的是应用股骨及胫骨双骨道双束重建前内侧束及后外侧束以达到控制前后移位及控制旋转的功能。在试验研究中前交叉韧带双束重建的效果优于单束重建，但其临床效果基本与单束重建相同。同时由于其手术操作复杂，而且对患者肌腱的要求及残端面积的要求相对较严格，目前仍未得到广泛应用，但通过解剖重建前交叉韧带来完全恢复膝关节功能仍然是骨科医生努力的目标。

影响手术效果的其他因素，还包括对关节内的其他损伤如软骨损伤及半月板损伤的处理，及手术后根据病人情况合理安排康复。

四、后交叉韧带损伤

【解剖】　后交叉韧带位于膝关节后侧，起自胫骨髁间后窝后部关节面下约10mm处，沿胫骨平台后缘斜向前内上方抵止于股骨内髁髁间侧面前上部，呈圆弧形附着。后交叉韧带平均长38mm，宽13mm，强度是前交叉韧带的2倍，是膝关节屈伸及旋转活动的主要稳定结构，并起膝关节旋转轴心的作用。

后交叉韧带分为前外与后内两束。前外束位于胫骨附着部的外侧、股骨附着部的前方，该束比较粗大；后内侧束位于胫骨附着部的内侧、股骨附着部的后方，相对细小。膝关节从伸直到屈曲位过程中，后交叉韧带沿纵轴发生时钟样旋转，前外束从前方移向后上方，韧带趋于垂直状态。后交叉韧带周围有广泛的滑膜覆盖、血运良好，周围有半月板股骨韧带等支撑结构，故其自身愈合能力可能强于前交叉韧带。半月板股骨韧带(Wrisberg 韧带和 Humphery 韧带)占解剖足迹的 30%，占后抽屉抵抗的 30%～35%，在手术重建时要注意保护半月板股骨韧带。

后交叉韧带的主要作用：①限制胫骨后移。尤其是在屈膝位是这一作用更为重要。后交叉韧带断裂不单纯引起胫骨后向不稳，还可出现后侧方旋转不稳。②限制膝关节过伸，辅助前交叉韧带起作用。③限制小腿内旋。后交叉韧带在小腿内旋时紧张，使胫股关节面密切接触。④协同内外侧副韧带和前交叉韧带限制膝关节的内收和外展。

【临床分型】　单纯后交叉韧带损伤；后交叉韧带损伤合并其他关节囊韧带损伤。

【临床表现】　单纯后交叉韧带损伤：屈膝坠落伤、膝关节过屈伤、膝关节过伸伤、胫骨上端前方撞击伤，中度疼痛，受伤当时不能恢复运动，关节 12～24h 出现轻至中度肿胀。

特殊检查

(1)塌陷试验(drop back test)：患者仰卧位，屈髋 90°屈膝 90°检查者托持其足踝部，观察双侧胫骨前缘曲线，如患侧腹骨结节塌陷则显示后交叉韧带撕裂。

(2)后抽屉试验：检查体位同前抽屉试验，检查者向后推胫骨，如有移位，则支持有后交叉韧损伤。前后抽屉试验检查时体位一致，有时易造成偏差，如后交叉韧带断裂的病人，因胫骨后移，做前抽屉时可出现假阳性，而前后交叉韧带均有损伤的患者更易发生，故检查前应尽量先使双侧肢体位置一致，使胫骨及股骨回复正常位置，再前后推动检查，以免误诊。

(3)俯卧位胫骨外旋试验：此检查可在 30°及 90°位上分别进行。俯卧位后，以中它位足的内缘作为外旋起点，用力外旋足部，通过测量足内缘及大腿角衡量外旋角度。双膝角度相差 10°，可确定为异常。如 30°(＋)90°(－)则提示单纯后外侧角损伤(外侧副韧带、弓形韧带、腘肌腱等)；如 30°(＋)、90°(＋)收提示后交叉韧带和后外侧角均有损伤。

【辅助检查】　X 线检查可以除外关节骨折，并发现有无后交叉韧带下止点损伤引起的髁间后棘撕脱骨折。

MRI 后交叉韧带完全撕裂的直接征象：后交叉韧带连续性中断、残余的交叉韧带退缩而扭曲；未显示交叉韧带。

【诊断及鉴别诊断】　注意与前交叉韧带损伤、内侧副韧带损伤、外侧副韧带损伤鉴别。

【治疗】

1. *后交叉韧带断裂的治疗选择*　后交叉韧带损伤后体格检查发现，直接后向松弛度＜10mm，胫骨内旋后(相对股骨)后向松弛度减小(平均 4mm)，旋转松弛度异常＜5°，没有明显的内外翻松弛度异常，无明显过伸异常。该类患者非手术治疗成功率较高。

后交叉韧带损伤后体格检查发现，直接后向松弛度＞10mm，胫骨内旋后(相对股骨)后向松弛度减小不明显，旋转松弛度异常 5°～7°，没有明显的内外翻松弛度异常，0°～5°过伸异常。该类患者需要手术治疗，重建后交叉韧带。

后交叉韧带由股骨或胫骨止点撕脱可以通过股骨或胫骨钻孔缝合修补。

2. *后交叉韧带重建术目前主要分为全关节镜下重建及后方镶嵌重建技术*　后交叉韧带全关节镜下重建也同样可应用单束重建及双束重建。全关节镜下重建时其上、下止点位置确认尤为重要，其胫骨止点位于胫骨平台中央关节面下方 1～1.5cm 处，为能清晰观察到该点，应加用后内侧入路，关节镜自后内侧间室观察，必要时还可加用后外侧入路以帮助清理下止点韧带残端。股骨止点位于其原止点残端的弧形的顶部。目前单束及双束重建的临床效果无明显差别。

后交叉韧带镶嵌技术重建(inlay technique)重建可以避免全内镜下技术带来的后方死角磨损，但需应用股四头肌腱或髌腱重建，会出现相对较多的取腱区并发症，对膝关节伸膝装置的干扰较大，同时手术中需要变换体位，手术操作繁琐。

3. *后交叉韧带重建术后康复程序*　0～4 周膝关节伸直位制动、部分至完全负重练习、等长股四头肌练习，被动屈膝练习至 60°；4～8 周辅助下主动活动度练习，等张股四头肌练习，被动屈膝练习至 90°～100°；8～12 周闭链练习、平衡练习，被动屈膝练习达到正常。注意术后 3 个月内避免主动的屈膝练习。12～20 周快走练习，开始灵活性训练，注意戴支具练习，伸直限制为 0°。20～28 周跳跃-跑步练习，停用支具；术后 1 年后恢复全量训练、比赛。

五、膝关节多向不稳

【概述】 膝关节不稳包括膝关节的单向不稳及膝关节的多向不稳。单向膝关节不稳是指由于膝关节内、外侧副韧带及前、后交叉韧带单独断裂造成的膝关节侧方或前后不稳，在前面已详细叙述。而膝关节多向不稳包括旋转不稳及混合旋转不稳，主要为多个单向不稳及关节囊韧带的联合损伤。

膝关节旋转不稳分为膝关节外侧旋转不稳和膝关节内侧旋转不稳，然后根据其前后向再细分为膝关节外侧向前旋转不稳和向后旋转不稳，膝关节内侧向前旋转不稳和向后旋转不稳。而混合旋转不稳则主要包括膝关节内侧向前及向后旋转不稳、膝关节外侧向前及内侧向前旋转不稳、膝关节外侧向前及向后旋转不稳等。

【分类】 前面介绍的体格检查方法再加上以下特殊检查可以帮助诊断膝关节多向不稳。

1. 前内侧旋转不稳检查 前内侧抽屉试验：前内侧旋转不稳多是由于前交叉韧带损伤复合侧副韧带损伤或内侧半月板损伤所致。检查方法：患者仰卧位，屈膝 90°，检查者以臀部固定患足于外旋位，双手紧握小腿上段，向前抽拉小腿近端，如膝关节前内侧胫骨有明显移位，则为阳性(故又称之为足外旋位时的前抽屉试验)。

2. 前外侧旋转不稳检查

(1)前外侧抽屉试验：(足内旋位的前抽屉试验)体位同前抽屉试验，但患肢足位于旋位，观察腔骨在关节前外侧方有无旋转不稳的移动。因该体位髂胫束明显紧张，故体征多不太明显。

(2)轴移试验：Macintosh 外侧轴移试验、Jerk-lest(Hughston 外侧轴移试验)、Solcum test、屈曲旋转抽屉试验(Flexion-rotation drawer test)。

3. 后内侧旋转不稳(足内旋后抽屉试验) 小腿内旋后抽屉试验：仰卧位，屈膝 90°，小腿内旋，同时行后抽屉试验，如果向后松弛推动，表示膝内侧后向旋转不稳，多见于内侧副韧带、后内侧关节囊损伤合并后交叉韧带损伤。

4. 后外侧旋转不稳

(1)后外抽屉试验：(小腿外旋后抽屉试验)仰卧位，屈膝 80°，固定患足于外旋位，同时行后抽屉试验，如果向后松弛推动，表明膝外侧后方旋转不稳，提示后交叉韧带、腘肌腱，弓形韧带、后外侧关节囊可能有联合损伤。

(2)反向轴移试验：以检查右膝为例，检查者以右手握住患者足踝部并将其固定于自己骨盆右侧，左手掌在胫骨近端轻托小腿，屈膝 70°～80°，同时外旋小腿(在此位置上造成外侧胫骨骨平台向后半脱伤)这可以从胫骨结节的塌陷上明显看出，逐渐伸膝，并施加轴向压力及外翻力，当屈膝接近 20°～30°时，可听到关节复位回到正常旋转状态时的错动感，此试验阳性提示后交叉韧带、弓形韧带、外侧副韧带完全断裂。

(3)俯卧位胫骨外旋试验：前面已介绍。

MRI 可以帮助进一步明确诊断，具体治疗根据相对应的单根韧带损伤治疗再加上附加损伤的治疗即可，最主要的是要恢复膝关节的解剖结构，现在多根韧带同时重建技术已日趋成熟，再加上组织库管理规范化的推广，应用同种异体组织重建断裂的多根韧带恢复关节的稳定性已成为可能。

第四节 膝关节半月板损伤

半月板损伤是膝关节最常见的运动损伤之一，伤后引起关节的疼痛、肿胀、交锁及活动受限，严重影响运动员的训练和比赛。多见于足球、篮球、体操、技巧等运动项目中。

一、半月板撕裂

【概述】 半月板撕裂在运动创伤中很多见，男女发病率之比约为 2.5∶1。欧洲内侧半月板损伤多于外侧，而国人外侧半月板损伤更多见。在前交叉韧带断裂中半月板损伤的发生率为 34%～92%。急性前交叉韧带断裂者外侧半月板损伤率高，而慢性前交叉韧带断裂更容易损伤内侧半月板。

【解剖】 半月板位于胫骨平台表面，为软骨组织，分为内侧半月板和外侧半月板。半月板周边厚，中央薄，截面呈三角形，周边附着于关节囊，中部游离，上表面凹陷，与股骨髁形成相对面，下表面平，位于胫骨表面。

内侧半月板呈“C”形，分为前、后角和体部，前角附着于前交叉韧带前方，后角附着于后交叉韧带前方，前角发出半月板横韧带与外侧半月板前角连续，后角比前角宽大。内侧半月板前角与关节囊和脂肪垫之间不连接，体部与后角与关节囊紧密相连，内侧半月板与内侧副韧带深层（关节囊韧带）和半膜肌相连，又借半月板髌骨韧带与髌骨相连，因而活动度小，易于损伤。

外侧半月板呈“O”形，也分为前角、体部和后角。前后角止点很接近，前角止于前交叉韧带后方，并与其相延续，后角止于内侧半月板后角止点的前方。外侧半月板与胫骨平台结合并不紧密，体部与后角交界处又有腘肌腱裂孔，因而外侧半月板活动度相对较大，较内侧半月板不易损伤。外侧半月板后角可发出两根韧带，分别走行于后交叉韧带前、后方，走行前方的称为 Humphery's 韧带，走行后方的是 Wrisberg's 韧带。正常人群中 36%具有 Humphery's 韧带，60%～70%具有 Wrisberg's 韧带，约 4%两者皆有。

有一种特殊类型的半月板，为盘状半月板（盘状软骨），半月板呈盘状，较厚，内、外侧均可见，国人外侧较多。盘状半月板分为 3 型：Ⅰ型，不全型；Ⅱ型，完全型；Ⅲ型，Wrisberg 型。Ⅲ型最易出现弹响，因 Wrisberg 型盘状半月板除半月板股骨韧带外，无其他止点。盘状半月板较正常半月板更易受损伤而出现症状。

半月板的主要功能为减震缓冲，填充关节隙，使膝关节更易于活动，防止股骨髁前滑，防止过度屈伸，调节关节内压力和分布滑液。

半月板的血供来自膝内外侧动脉，前后角还接受来自膝中央动脉的血供。内侧半月板近滑膜缘 10%～30%宽度和外侧半月板近滑膜缘 10%～25%宽度有血管分布，其余部分为无血管区。半月板红区（即近滑膜缘血供丰富区）撕裂可愈合，红白区（血管分布可达范围的边缘）撕裂理论上可通过血管增生修复，白区（无血管区）撕裂无法愈合。

【损伤机制与损伤病理】　半月板损伤多分为创伤型和退变型两种。创伤性半月板损伤分为纵裂、水平裂、斜裂、放射状撕裂（横裂）、瓣状裂、复合裂等 6 种。纵裂指半月板裂口沿纵轴走行，可为部分撕裂或全层撕裂。半月板滑膜连接部纵裂又称为边缘分离。如果半月板游离缘出现皱褶，可能属正常表现，但应警惕有靠近边缘纵裂或边缘分离存在，以内侧半月板尤甚。另一种较大纵裂，分裂部如桶柄样分离，嵌于股骨髁和胫骨平台间，称为桶柄样撕裂。水平裂为半月板裂为上下两层，类似鱼口，又可称为“鱼口状撕裂”。斜裂均为全层撕裂，裂口由游离缘斜行走向边缘，在前角称为前斜裂，在后角称为后斜裂。放射状裂与斜裂类似，其走行由游离缘垂直走向滑膜缘，即横裂，部分撕裂和全层撕裂均可能出现。瓣状裂指损伤处半月板残端如片状悬挂于半月板上，可继发于水平裂。复合裂指半月板同时出现上述几种损伤类型，表明损伤较严重。创伤性半月板撕裂多为运动损伤所致，主要是间接暴力引起。通常的损伤机制是在膝负重时屈伸旋转扭伤造成。在伸屈运动中，半月板与胫骨平台关系密切。膝关节伸直时，半月板向前移动。屈曲时向后。而在膝关节旋转内外翻时，它又和股骨髁一起活动，使半月板与胫骨平台间摩擦。因此，在膝关节伸屈过程中如果同时又有膝的扭转内外翻动作，则半月板本身就出现不一致的活动，即所谓膝关节半月板的“矛盾运动”，引起半月板撕裂而产生症状。这种动作在篮球的切入转身上篮、足球运动的跑动中急转急停和体操运动翻转落地时膝晃动中容易发生，内外侧半月板均可出现。举重运动中挺举的膝外翻位发力易造成外侧半月板损伤。膝过伸伤也可以造成半月板前角的挤压造成损伤，如踢球时漏脚。

退变性半月板损伤常继发于半月板退变、关节不稳致半月板长期磨损及退行性骨关节病。此时半月板组织变性，其含水量下降，脆性增加，则容易在受到小的扭伤力或因股骨髁关节面不平而磨损时发生撕裂，以内侧半月板较多见，与慢性劳损伤有关。

还有一种损伤类型为半月板内撕裂，仅在损伤部位半月板质地变软，切开后可见半月板内有不同程度的撕裂。半月板损伤后经过一段时间可以发生纤维软骨变性，甚至钙化。盘状半月板因其形态容易损伤而出现撕裂。

【诊断】　仔细询问病史和查体可以诊断 75%的半月板撕裂。但急性损伤因疼痛、肿胀影响检查，因此很难通过临床检查来确诊，需通过辅助检查和排除其他外伤来诊断。

1. *病史*　半月板撕裂一般均有膝关节外伤史。急性伤后关节疼痛、肿胀、活动受限。关节积液一般较轻，多发生在外伤次日，为损伤后牵扯滑膜引起的炎症反应，如果合并关节内韧带损伤和断裂则肿胀比较明显，出现时间也比较早。陈旧半月板损伤病例疼痛往往不重，也可以无明显疼痛，疼痛于活动多后出现，休息后能缓解。有些患者在关节一侧可有弹响，为损伤后半月板不稳定造成。有的半月板撕裂可以出现交锁，交锁后关节无法伸屈活动，伴剧痛，为撕裂的半月板组织移位至股骨髁和胫骨平台中部或前方，或者移至髁间窝所致。

2. 查体

(1)活动度检查：一般无明显限制，或仅轻度的屈伸受限，但如有交锁则活动度明显受限。

(2)浮髌试验和积液诱发试验：可以检查出关节积液，在急性损伤时或陈旧伤症状较明显时可检查出关节积液。

(3)股四头肌萎缩：应用皮尺测量双侧髌上10cm处的股四头肌周径。一般陈旧伤者会有萎缩，以内侧头为主。

(4)关节隙凸和压痛：损伤侧关节隙可有突出感，为半月板损伤后不稳突出，以及损伤半月板周围滑膜发炎肿胀所致，有明显压痛。突出特别明显的应考虑到半月板囊肿的可能。

(5)麦氏征(McMurray试验)：将小腿内外旋同时做屈伸动作，如出现关节隙疼痛和弹响视为阳性。此检查敏感性不高，约60%，因此阴性并不意味着没有半月板撕裂存在。此检查实际是重复损伤动作，操作时注意不要加重损伤。

(6)摇摆试验：屈膝30°左右，一手握小腿，一手拇指按压关节隙，做内外翻摇摆动作，如果感到半月板进出或痛响者为阳性，提示半月板损伤后松动。

(7)半月板研磨试验(Apley试验)：俯卧位，屈膝90°，用力沿小腿轴向下压足底或向上提拉足背，同时做极度内外旋转动作，如牵拉出现疼痛很可能为韧带损伤，如加压出现疼痛不适则为半月板损伤。

(8)过伸和过屈痛：半月板前角或后角损伤在过伸或过屈时会产生挤压疼痛。

所有体征的敏感性和特异性都不高，因此需要检查者从病史到查体综合判断。

3. 影像学检查

(1)关节造影：向关节内注射碘油造影剂，如果半月板有撕裂则可显示撕裂的形态和部位。准确率约85%。

(2)MRI：可以有效诊断半月板损伤，诊断准确率为90%。半月板在磁共振上显示的异常信号分为3度：Ⅰ度，半月板内点状信号；Ⅱ度，半月板内线状信号，不达上下关节面和边缘；Ⅲ度，半月板内线状信号，达关节面或边缘。Ⅱ度信号提示半月板变性，Ⅲ度信号提示半月板撕裂。关节磁共振检查除了能发现半月板损伤外，同时还能发现关节内韧带、软骨以及关节外的病损，能有效减少漏诊机会。

【鉴别诊断】 典型的半月板撕裂通过以上检查往往可以正确的诊断，但在临床上有的半月板撕裂症状与体征不特异，需要和以下疾患鉴别。

1. 关节侧副韧带损伤　韧带损伤部位有压痛，体部损伤时压痛可能就位于关节隙周围，此时应仔细检查压痛点，做侧搬试验和半月板检查，如果侧搬开口感明显且半月板损伤的体征阴性，则可排除半月板损伤。磁共振检查有助于鉴别。

2. 交叉韧带损伤　交叉韧带损伤时多合并半月板损伤，在诊断半月板损伤的同时一定要检查韧带。前后抽屉试验和Lachman试验阳性则提示前后交叉韧带有损伤。一般鉴别不难，但容易被忽略而造成漏诊。

3. 髌骨软骨病及内外侧间室软骨病或急性软骨损伤　可以引起假交锁，容易混淆。髌骨软骨病有自身的一系列检查为阳性，而麦氏征、摇摆试验为阴性，可以以此排除。内外侧间室软骨损伤可以有关节隙压痛，但半月板损伤体征多阴性，同时借助关节造影和磁共振可以发现软骨损伤的情况。

4. 慢性滑膜炎　可以因为滑膜增生肥厚嵌入关节隙而出现疼痛、交锁等类似症状。查体也容易混淆，磁共振检查多可以鉴别，少数需关节镜检查最终诊断。

5. 关节游离体　有交锁症状，易与半月板损伤混淆。鉴别要点是游离体交锁的部位不固定，多为游走性，而半月板损伤的交锁为一侧关节隙的固定性交锁。X线检查可以显示骨性游离体，磁共振可以显示半月板形态，均有助于鉴别。

6. 半月板变性或半月板周围炎　病史及查体不易鉴别，需关节造影和磁共振检查来诊断。

7. 膝外侧疼痛综合征　为膝外侧结构的微小损伤，常在局部形成滑囊炎。仔细检查压痛点及局部封闭可以鉴别。

8. 膝内侧副韧带滑囊炎　内侧副韧带周围可以形成滑囊炎，引起膝关节屈伸痛。通过触诊检查局部压痛点和局部封闭可以区分。

【治疗】 半月板撕裂的治疗应强调个性化，根据患者损伤部位、程度，患者的职业、要求不同，选择合适的治疗方案与时机。随着半月板研究的不断深入，目前对半月板治疗的原则是早期发现，早期治疗，尽量保留半月板组织及半月板功能。

1. 非手术治疗

(1)急性期：急性损伤后一般有疼痛和轻度肿胀，如果没有交锁，可以应用棉花夹板包扎固定2～

3周，服用非甾体类消炎药止痛，加强股四头肌力量训练。如不再出现症状，可以继续保守治疗和康复训练，逐渐恢复训练比赛。如果肿痛反复发生或伤后有交锁症状，一般考虑手术治疗。关节交锁可以通过手法解锁，但此类患者容易发生再交锁，软骨损伤的可能性将增大，应该予以手术治疗。

(2)慢性期：一般稳定型半月板纵裂，裂口＜10mm，或者非全层撕裂(＜50%)多无症状，可以保守治疗。陈旧损伤如果症状不明显者可以训练比赛，但如果从事的运动项目需做扭转动作较多，应该考虑早期手术治疗，以免损伤加重，甚至造成软骨的严重磨损。症状明显者则更应尽早手术治疗。

2. *手术治疗* 随着关节镜技术的进步，半月板撕裂的治疗手段也得到了加强。关节镜技术不仅损伤小，而且视野更佳，不会有残留损伤。目前基本所有的半月板疾病均可在关节镜或关节镜辅助下进行手术治疗。由于半月板组织撕裂后愈合能力差，且关节镜手术创伤小，恢复快，可以早期进行半月板缝合，避免后期不必要的半月板切除以及减少半月板损伤后的继发病损，现在半月板撕裂后大部分医师选择早期手术治疗，进行保守治疗的半月板撕裂已越来越少。

通常采用常规关节镜前外和前内入路。在关节隙的上缘髌腱旁0.5～1cm做纵或横行切口，长约1cm，切开皮肤及皮下组织，用锐的套管针穿透深筋膜及关节囊，感觉有突破感即可，不可穿刺过伸，容易伤及关节内组织，然后用钝的套管针连同套管穿刺入关节，抽出钝的套管针置入关节镜。根据损伤类型的不同对半月板进行切除、缝合等处理。目前为了避免半月板切除后的软骨继发损伤，半月板移植也在临床上逐渐采用，短期临床效果尚可。

(1)半月板新鲜化处理和穿刺：对于稳定的非全层撕裂和纵裂口宽度不到10mm，撕裂部位位于红区或红白区者，可以采用新鲜化处理和穿刺。在关节镜下用半月板锉和刨刀将裂口磨平，制造新鲜创面，同时用穿刺针在裂口处垂直半月板走行穿刺数针，达滑膜缘，以利于出血形成纤维素粘连和边缘血管的增生，促进愈合。

(2)半月板缝合：经典的半月板缝合指针是位于红区或红白区＞10mm的单纯纵裂，半月板组织没有变性或形态异常。现在对于血供丰富区域的横裂或层裂也有作者进行缝合。年龄轻的患者愈合率高，但年龄也不是绝对的影响因素。手术可以切开或者在关节镜下完成。早年由于器械和关节镜技术的原因多切开，现在绝大多数的修补都在镜下完成。关节镜下缝合技术分为由内向外、外向内和全内缝合三类。

由内向外技术是在关节镜下由关节内向外将缝线的两端分别经裂口穿出皮外，并另做小切口将缝线于皮下关节囊外打结固定。缝合外侧半月板后角时需另做后外切口，并保护血管神经后进行。

由外向内技术是在关节镜下将缝线经穿刺针穿入裂口两端，再由另一穿刺点用双股引导线将缝线拉出，另做小切口在关节囊外打结固定。此法适用于半月板前角和体部缝合，对于后角，特别是外侧半月板后角，因容易损伤神经血管，不宜采用。

全内缝合技术是在缝合材料和关节镜下缝合技术发展后建立起来的。目前全内缝合的器械较多，有半月板箭、T-Fix、Rapid-Lock、Fast-Fix等，半月板箭操作方便，半月板箭的螺纹为倒刺状，使半月板裂口的固定较牢固。T-Fix是缝线的一端连有微型可吸收棒，经裂口纵向穿入半月板滑膜缘，拉紧时可吸收棒横行卡住，穿入第二根缝线后两线拉紧，镜下打结，即完成一次缝合。Fast-Fix缝合技术在生物力学特性方面基本等同于垂直褥式缝合，缝合强度很高，操作也比较简便。

使用任何一种缝合方法前，需要用半月板锉和刨刀将裂口新鲜化处理，以提高愈合率。缝合后须再探查损伤缝合处的稳定性，如缝合张力仍差，须再增加缝合针数。

(3)半月板部分切除：半月板撕裂较局限，周缘组织结构稳定，可以进行部分切除，适用于未达红区的横裂、斜裂、水平裂、瓣状裂、半月板变性和不可修补的纵裂。目前对于层裂切除较薄层的组织后，如果剩余部分的张力好，也可以进行保留。部分切除后的剩余的半月板一定要再检测一下半月板的张力与稳定性。保留部分完好的半月板对减少生物力学改变和继发软骨损伤有一定作用。

(4)半月板全切除或次全切除：严重复杂裂、退行性撕裂或范围广泛的层裂到了半月板滑膜缘，破坏了半月板的稳定性时半月板往往难以进行保留，须进行全切或次全切除。全切时要尽量将不稳定的半月板组织切除完全，勿残留不稳定前、后角等。外侧半月板全切时注意勿伤及腘肌腱。进行半月板成型或切除时可以使用篮钳逐步修整半月板组织，也可以使用钩刀或推刀大块切除半月板组织，使用后者进行操作时可以提高效率，但因容易造成误损伤，所以需要对关节镜技术熟练掌握后才能使用。

(5)半月板移植：在半月板被部分或完全切除后如果早期开始出现负重疼痛时，为防止关节软骨损伤的进一步加重可以采用半月板移植。膝关节骨关节炎或大面积的软骨损伤；股骨髁或胫骨平台半月板区超过 10～15mm 的全层软骨缺损；股骨髁变形；关节不稳；力线不正；年龄＞50 岁或过度肥胖的患者不适合半月板移植。合并下肢力线异常或关节不稳的可以先进行力线矫正或韧带修复重建再行半月板移植，目前也有同时进行大面积软骨修复与半月板移植的报道。移植的半月板可以是人工半月板(胶原半月板，CMI)，也可以采用同种异体半月板。人工半月板多应用于内侧半月板部分切除术后。同种异体半月板可应用于内外侧半月板切除后。移植时采用关节镜下或切开半月板缝合技术。目前已有不少成功应用于人体的报道，移植排斥反应很低。近年来，很多学者开始尝试组织工程半月板来移植重建半月板，即通过骨髓干细胞在体外诱导分化为软骨细胞并种植于支架(一般采用胶原支架)，形成纤维软骨样组织，类似半月板组织，再移植入体内，达到重建缺失半月板的效果。此方法正处于动物实验阶段，相信不久后可应用于临床。

3. 康复

(1)半月板缝合：术后即开始股四头肌练习，如直抬腿和肌肉收缩练习。四周内避免主动活动，被动屈膝练习保持在 90°范围内，减少对半月板的应力。4 周后练习主被动屈膝，尽快达 120°以上，术后 8 周后开始负重练习。在活动度、肌力和柔韧性达健侧的 90％以上后恢复运动。

(2)半月板部分或切除术：半月板部分切除、全切除术后即可负重，可进行股四头肌力量练习，出血期后即可活动度练习，4～6 周酌情恢复正常活动和运动。

二、半月板变性和半月板周围炎

【概述】　系指半月板无明显撕裂而半月板组织变性或半月板周围组织慢性炎症。在运动中轻微反复扭伤、挤压和震动引起半月板及其周围组织退变和炎症反应。

【病理】　半月板变性和周围炎病理表现为半月板肿胀、增厚，质地变硬，色黄，局部呈银白色斑点或条状“石棉样变”。半月板周围血管增生，组织增殖，伴水肿和慢性炎症。可波及脂肪垫，形成脂肪垫炎和粘连。

【临床表现】　关节隙疼痛、肿胀、弹响，也可以有绞锁。关节隙有压痛和挤压痛。影像学无撕裂表现，磁共振半月板呈Ⅱ度变性。

【治疗】　主要是半月板周围痛点局部激素封闭治疗，多可缓解，少数变性严重者需手术切除变性的半月板。

三、盘状软骨损伤

【概述】　盘状软骨是半月板的特殊解剖学变异，外侧多于内侧，分为完全型、不完全型和 Wrisberg 型。也可分为原始型、中间型和婴儿型。

【损伤病理】　盘状软骨较正常半月板宽大而且厚，完全充填了股骨和胫骨间的关节隙，使二者不能接触，受力集中于股骨髁和盘状软骨及胫骨平台和盘状软骨间，在屈伸过程中容易发生弹响，运动时也容易受到损伤。

【临床表现】　可以有膝关节创伤史，也可以无明显创伤。关节一侧疼痛、弹响或交锁。查体时可以发现屈伸膝关节有弹拨现象。麦氏征有钝响。MRI 显示 3 个或 3 个以上层面半月板呈宽厚盘状，而非三角形。

【治疗】　主要是盘状软骨切除，有的也可以进行成型手术。盘状软骨损伤多为较大层裂，且损伤多靠近腘肌腱间隙处，或合并前后角的边缘分离，因此很多损伤的盘状软骨难以保留。盘状软骨的成型要谨慎，对于损伤较轻，撕裂局限的患者可以进行成型，成型时一定要仔细探查，避免遗留损伤，由于盘状软骨较厚，开始时难以探查清楚，可以先进行部分切除待间隙显露后再详细探查，同时还要确认盘状软骨的前后角止点完整，滑膜缘连接完整，坚强。除了盘状软骨体部修整外，还要对前后角进行修整，使前后角宽度适当。另外成形后要进行屈伸测试，如果仍有弹响，说明半月板仍较厚或不稳定，须将剩余半月板组织削薄。盘状软骨切除后因该侧空虚，患者有不适感，需 1～3 个月才能适应。目前对于不可避免的盘状软骨全切的患者，可以一期进行半月板移植，也可以在患者出现负重疼痛但软骨未出现大面积损伤前进行二期的半月板移植。

四、半月板囊肿

【概述】　半月板囊肿发病年龄主要为年轻人，多数发生在外侧半月板，与内侧之比为 5∶1～10∶1。

【病因】 病因至今未能肯定。有人认为是先天异常，也有部分作者认为是由损伤引起。作者观察发病这中大多数是从事体育训练者。目前多数学者认为与半月板损伤和半月板变性有关，以半月板层裂居多，在半月板缝合术后也可以发生，可能为滑膜细胞存留于囊内分泌黏液所致。囊肿与关节内通路的阀门机制也被广泛接受。

【病理】 半月板囊肿病理特点为纤维囊性肿物，可呈单房或多房性，其内为黄色胶胨样黏液，与半月板相连，多数伴半月板损伤，以水平裂为主。内侧半月板囊肿以体后部居多，外侧半月板囊肿以前体部及腘肌腱裂孔区居多。

一般分为四类：

1. *半月板内囊肿*　半月板内的液体聚集，多见于外侧半月板前体部。

2. *半月板周围囊肿*　最常见的半月板囊肿，表现为半月板周围的囊腔或液体聚集，多伴有半月板的水平撕裂。

3. *滑膜性囊肿*　多与遗传或先天因素有关，表现为关节囊的小袋状突起，不伴有半月板撕裂。

4. *半月板关节囊分离*　多为内侧半月板与内存关节囊及内侧副韧带深层分离，内有液体，并非严格意义上的半月板囊肿。

【诊断与鉴别诊断】 半月板囊肿常发生于20～30岁男性，外侧较内侧更容易发生。发病原因尚存争议，膝关节疼痛，发现肿物是最常见的症状。可能伴有半月板损伤症状，有个案报道外侧半月板囊肿压迫腘动脉导致下肢缺血，并有报道腓总神经受压导致垂足。

查体在关节线附近可明显触及肿物，尤其是前外侧，肿物可以有压痛，但无红肿。Pisani征(+)：肿物在关节伸直或稍屈曲时明显，完全屈曲时消失。

有时症状和体征均不明显，须通过辅助检查B超、MRI等检查才可确诊。超声检查可以发现液性暗区，MRI检查是诊断半月板囊肿的最佳手段，一般囊肿在 T_1 加权像上呈均匀的低信号，在 T_2 加权像上呈明显的均匀高信号，其内液体的信号与关节液相近，有时由于水分吸收后囊液黏稠或有血性液体，T_2 加权像上信号强度可能呈中等或中高信号。磁共振同时可以显示半月板的损伤和与囊肿的关系，以及与周边组织的相关性。

半月板囊肿分为半月板内囊肿和半月板周围囊肿。注意与腘窝囊肿、脂肪瘤、纤维瘤及滑囊炎鉴别。

【治疗】 半月板囊肿的主要治疗方法是手术。

1. *半月板内囊肿*　关节镜下部分切除半月板及囊肿，并尽可能多保留半月板。关节镜采用常规前外及前内入路即可。

2. *半月板周围囊肿*　单纯切开行囊肿切除常忽略半月板损伤的处理，容易遗留症状或复发，囊肿切除后须同时处理伴随的半月板损伤及其他关节内损伤。目前膝关节半月板周围囊肿的治疗有以下几种方法。

(1)切开手术：切除半月板囊肿及损伤的半月板。由于半月板在正常膝关节活动中的重要作用，半月板切除后关节软骨会发生严重的退变，同时切开手术创伤大，不利于术后的恢复，目前多不提倡。但对严重的半月板撕裂及巨大的半月板囊肿，仍不失为可选方法之一。根据囊肿所在部位行髌旁内侧或外侧纵或斜切口，切口向下延伸时注意隐神经皮下支。关节线水平的横行切口也可采用，但限制了关节内其他结构的探查。

(2)关节镜手术：目前最常用。可以同时处理囊肿及关节内的伴随损伤。关节镜入路同前，根据关节镜探查的半月板损伤情况，修整、缝合或切除半月板(尽可能保留半月板组织)，开放囊肿在关节囊上的通道口，可见有囊液(黄色胶胨样或血性)流出，并可用刨削器伸入其中抽吸囊液，或用篮钳伸入其中将内容物及囊壁切除。如囊肿消除不满意，可以辅以外侧挤压或经皮针刺抽吸。术后优良率可达89%。

(3)切开手术辅助关节镜手术：如囊肿较大，可至关节镜下处理关节内损伤完毕后，切开直接切除囊肿，并用可吸收线缝合囊肿与关节腔的通道，以防其复发。

3. *滑膜性囊肿*　操作方法同半月板周围囊肿。

4. *半月板关节囊分离*　在关节镜下处理关节内损伤完毕后，需镜下或切开缝合内侧半月板边缘与内侧关节囊及内侧副韧带深层之间的间隙，以消除症状。

术后康复：利用棉花夹板或其他加压包扎方法固定患膝1周，早期即开始股四头肌舒张收缩练习。术后2d可以开始下地负重行走。1周后去棉花夹板，改用弹力绷带固定，并逐步开始关节屈伸练习。4型囊肿术后4周屈膝达90°。根据半月板切除情况及关节软骨损伤情况，2～3个月完全恢复日常活动及训练。

第五节　踝关节韧带损伤

踝关节韧带损伤是非常多见的运动损伤，在关节韧带损伤中发病率最高，其中又以外侧副韧带损伤最常见。

一、外侧副韧带损伤

【解剖】　外侧副韧带由 3 束组成，由前向后分别是距腓前韧带、跟腓韧带和距腓后韧带。主要作用为限制距骨前移和内翻。距腓前韧带起自外踝前缘，向前下斜行止于距骨颈外侧面，厚 2～2.5mm，中立位时距腓前韧带与足的长轴平行，与小腿的长轴垂直；主要作用是限制距骨前移。跟腓韧带起自外踝尖，向后下斜行止于跟骨外侧面，位于腓骨长短肌腱的深方；主要作用是限制跟骨的内翻。距腓后韧带起自外踝后部的外踝窝，水平向后止于距骨后外侧突，是 3 束中最强壮的 1 束；主要作用是限制距骨后移，很少发生损伤。

【损伤机制】　旋后损伤是最常见损伤机制。踝关节的旋后损伤时距腓前韧带断裂最先断裂；如果损伤暴力持续，跟腓韧带随后断裂；距腓后韧带很少发生断裂。单纯内翻损伤也可导致外侧副韧带断裂。急性损伤如果诊治不当，就会导致韧带松弛，踝关节容易反复扭伤。

【损伤病理】　由于韧带实际是关节囊的增厚部分，又构成腓骨肌腱纤维鞘的底部，所以韧带断裂多同时合并踝关节和腓骨肌腱鞘内积血。当韧带完全断裂时，关节腔与腓骨肌腱鞘相通，按压积血的关节腔会导致腓骨肌腱鞘膨起，此点对韧带完全断裂具有诊断意义。根据韧带断裂程度不同，可将损伤分为 3 度。Ⅰ度损伤是指韧带拉伤，关节无不稳定。Ⅱ度损伤是指韧带部分断裂，轻度不稳定；韧带完全断裂为Ⅲ度损伤，同时合并明显的不稳定。

【诊断与鉴别诊断】

1. 症状　踝关节扭伤后外侧软组织肿胀、疼痛，严重时有瘀斑，伴有不同程度的活动受限。严重者患侧不能负重行走。

2. 体征

(1)压痛：压痛点主要在踝关节外侧，即距腓前韧带和跟腓韧带所在的部位。寻找压痛点时应注意联合伤的检查。压痛点的检查应包括：距腓前韧带、跟腓韧带、距腓后韧带、跗骨窦韧带、跟骰韧带、跖骰韧带、距后三角骨、副舟骨及距胫前韧带。触诊标志是先找到跟距关节外侧的凹陷，即跗骨窦。跗骨窦外上缘与外踝尖的连线即距腓前韧带；趾短伸肌肌腹的深方即为跟骰关节；第 5 跖骨底为腓骨短肌的止点，找到此点即可触到跖骰关节。主要标志找到后，韧带是否损伤就容易确诊(图 2-10-1)。

(2)足旋后试验：重复损伤动作，将足被动旋后，外侧相应的损伤部位即出现疼痛。如果踝内侧疼痛，提示副舟骨损伤，或内侧三角韧带损伤。

(3)前抽屉试验：目的是检查外侧副韧带是否完全断裂。检查者一手握住小腿远端，一手握住足跟，使距骨向前错动。两侧对比，如果伤侧错动范围较大即为阳性。此试验通常在踝关节轻度跖屈位最容易进行。也有文献认为踝关节中立位抽屉试验阳性说明距腓前韧带完全断裂，跖屈位抽屉试验阳性则说明跟腓韧带完全断裂(图 2-10-2)。

(4)内翻试验：将踝关节被动内翻，如果伤侧踝关节在外侧关节隙的“开口”程度较大即为阳性。说明距腓前韧带和(或)跟腓韧带完全断裂。

3. 合并损伤　外侧副韧带损伤常同时合并足踝部其他组织损伤，包括跗骨窦韧带损伤、三角韧带损伤、副舟骨损伤、距后三角骨损伤、距骨骨软骨切线骨折以及跟骰关节损伤等。

4. 辅助检查　包括踝关节 X 线、关节造影和 MRI。

(1)X 线：包括踝关节前后位、侧位、踝穴位和应力位。前后位和侧位用来除外踝关节骨折、韧带

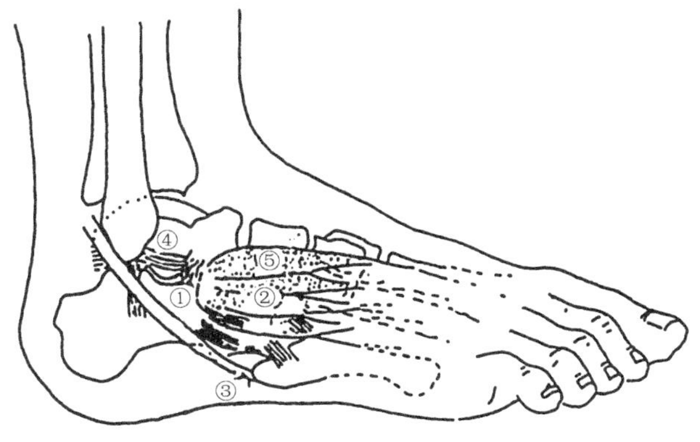

图 2-10-1　踝关节外侧的解剖标志

注：①跗骨窦及其韧带；②趾短伸肌；③腓骨短肌止点；④距腓前韧带；⑤趾短伸肌肌腱

止点的撕脱骨折，踝穴位可除外下胫腓韧带损伤，应力位可用来判断外侧副韧带损伤的程度。内翻应力位X线检查可测量距骨倾斜角，Cox和Hewes认为如果倾斜角较对侧＞5°，提示外侧副韧带断裂。前抽屉应力位X线检查可测量距骨前移距离，Sellicson等发现正常踝关节距骨前移距离不超过3mm。如果距骨前移距离＞3mm，提示外侧副韧带断裂。前抽屉应力位X线可显示距骨是否有前向半脱位的表现，这比测量距骨前移距离是否＞3mm具有更大的诊断意义。由于急性损伤时关节肿痛，应力位X线检查多用于慢性损伤的诊断（图2-10-3）。

（2）关节造影或腱鞘造影：用以诊断韧带是否完全断裂。距腓前韧带完全断裂时，注入关节腔的造影剂会渗漏至皮下组织。由于跟腓韧带参与构成腓骨肌腱鞘的底部，因此在跟腓韧带完全断裂时关节内的造影剂会进入腓骨肌腱鞘；反之，如果将造影剂注入腱鞘，跟腓韧带断裂时造影剂会进入关节腔。由于这些检查均为有创性检查，而且假阳性率和假阴性率较高，所以不需要常规进行。

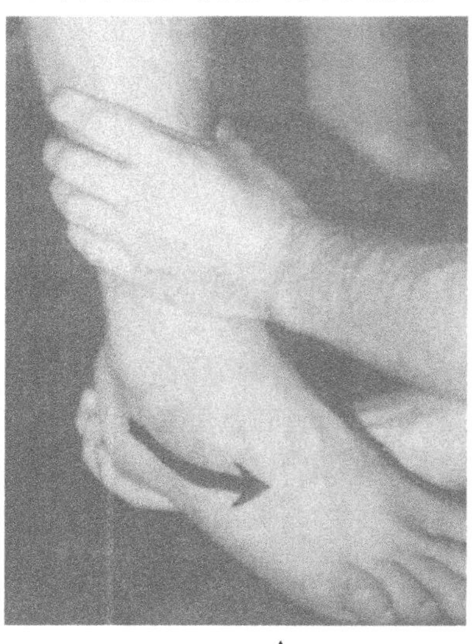

A

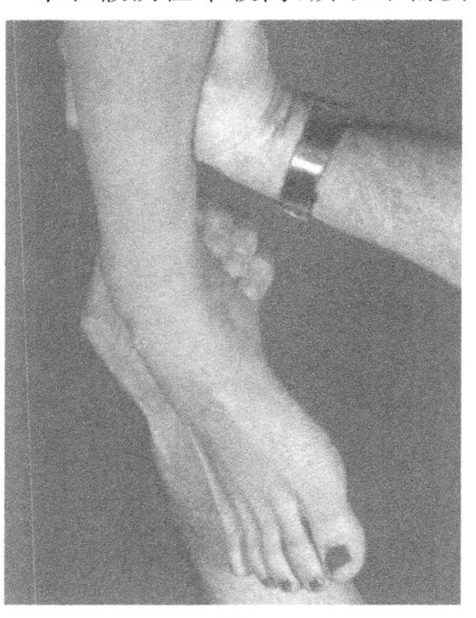

B

图2-10-2　踝关节前抽屉试验和内翻试验的检查方法

注：A. 前抽屉试验；B. 内翻试验

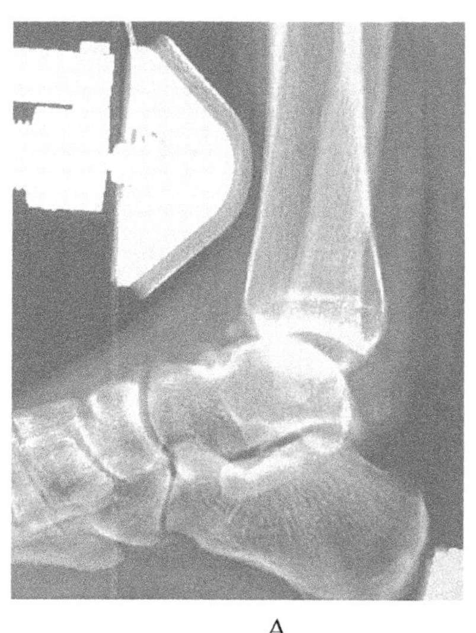

A

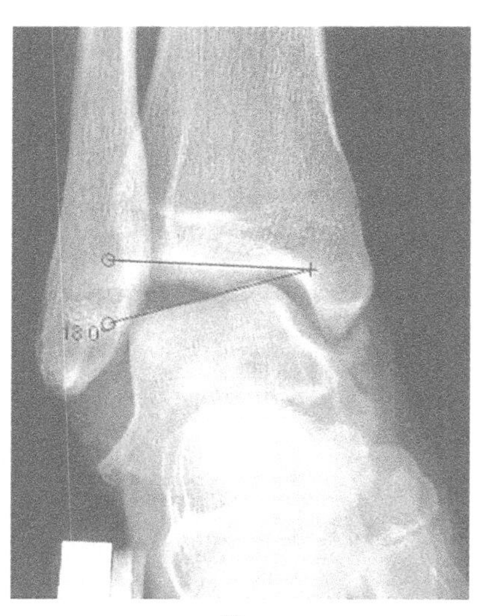

B

图2-10-3　踝关节前抽屉应力位和内翻应力位X线

注：A. 前抽屉应力位显示距骨前移距离＞5mm，有前向半脱位，提示外侧副韧带断裂；B. 内翻应力位显示距骨倾斜角为18°

(3)MRI：踝关节中立位或背伸 10°位轴位片可清晰地显示距腓前韧带和距腓后韧带。正常距腓前韧带的 MRI 影像为条索状均一的低信号，而距腓后韧带则为较宽厚的略呈扇形、不均一的信号。跟腓韧带在踝关节跖屈位的轴位片或冠状位片最清晰，表现为低信号的条带。急性损伤期可发现低信号的韧带中出现片状高信号、韧带连续性中断、周围软组织水肿以及关节腔积液等。慢性期的表现为韧带缺失、变细、松弛弯曲或由于瘢痕增生、血肿机化而增粗(图 2-10-4)。

5. 鉴别诊断　注意与外踝骨折、距骨骨软骨损伤、跟骨前突骨折、腓骨肌腱断裂或脱位相鉴别。

【治疗】　根据关节的稳定性确定治疗方案。治疗的目的是使患者尽快地、在最大限度上恢复到伤前运动水平。

1. 保守治疗　适用于踝关节无不稳定或轻度不稳定的病例。急性期应予以冰敷、加压包扎、休息(患肢制动)和抬高患肢；疼痛减轻后可尝试踝关节主动活动，逐渐负重行走，并进行肌力练习；疼痛消失后可进行肌力练习和各种功能性运动，例如直

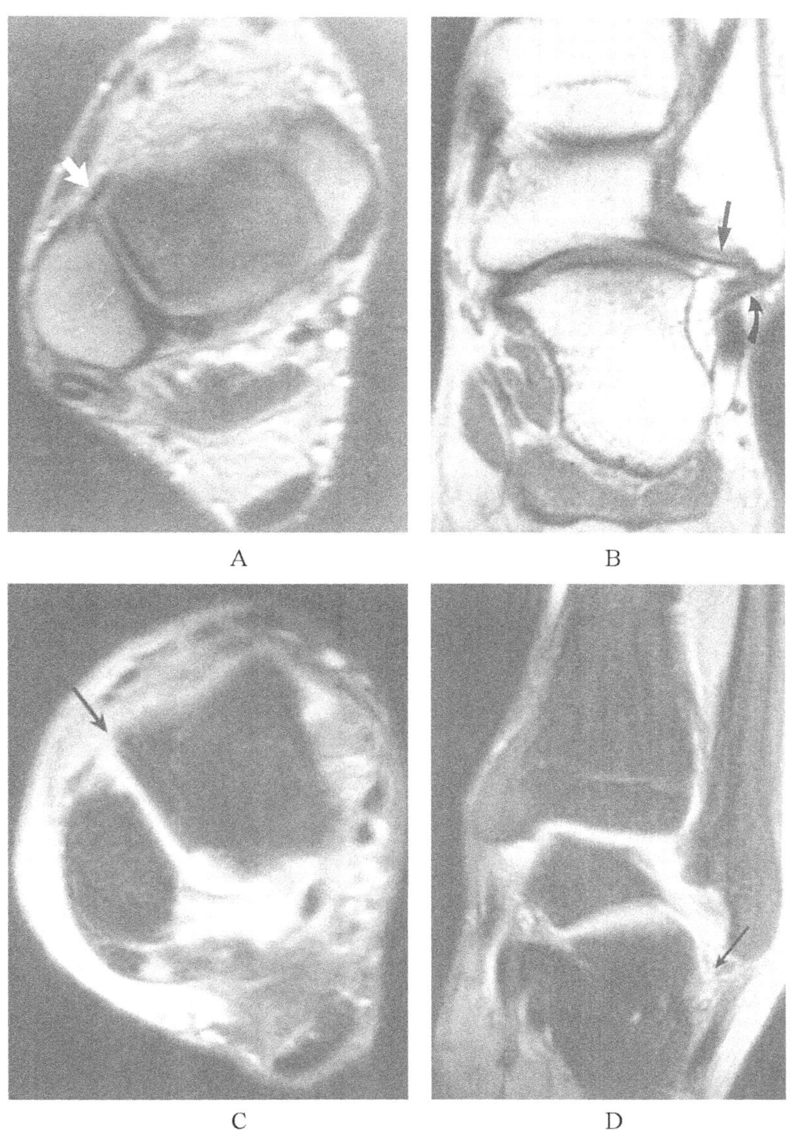

A　B　C　D

图 2-10-4　踝关节外侧副韧带的 MRI 图像

注：A. 箭头指示正常的距腓前韧带；B. 直箭头为正常的距腓后韧带，弯箭头为正常的跟腓韧带；C. 箭头指示从距骨颈部撕裂的距腓前韧带；D. 箭头指示断裂的跟腓韧带

线跳、"Z"形跳、"8"字跳等。伤后 3 个月内进行体育运动时应使用护踝或绷带保护踝关节。

2. 手术治疗 适用于踝关节明显不稳定或保守治疗失败的患者。Staples 研究发现，距腓前韧带和跟腓韧带均发生断裂时，保守治疗约 58%的患者疗效满意，而手术治疗满意率可达 89%。

(1)急性韧带损伤：应将撕裂的韧带断端缝合在一起；当韧带从止点撕脱，难以直接缝合时，应进行韧带止点重建术。怀疑有关节内骨软骨损伤时，应进行关节镜探查，取出关节游离体。

(2)慢性韧带损伤：手术方法有多种，可分为 3 大类。

①韧带短缩术：例如改良 Broström 法，在距离外踝止点 2mm 处切断距腓前韧带和跟腓韧带，然后重叠短缩缝合，并将伸肌支持带缝合到外踝上加固修补韧带。

②韧带止点前上移位术：例如 Karlsson 法，暴露距腓前韧带和跟腓韧带在外踝的附着点，将韧带附着点连同骨膜切下，向远端分离距腓前韧带和跟腓韧带瓣，在韧带原止点的后侧和近侧钻孔，将距腓前韧带拉向后侧、将跟腓韧带拉向近侧固定。

③肌腱移植重建韧带：可使用腓骨短肌腱、跖肌腱重建外侧副韧带。例如 Watson- Jones 法。

二、三角韧带损伤

【概述】 三角韧带损伤在踝关节扭伤中所占比例<5%，通常和其他损伤同时存在。

【损伤机制】 外翻或旋前损伤是其损伤机制。

【损伤病理】 单纯的三角韧带损伤很少见，损伤程度较轻。严重的三角韧带损伤常伴有腓骨远端或近端骨折，下胫腓分离以及下胫腓前后韧带完全断裂。

【诊断与鉴别诊断】

1. 症状 踝关节内侧软组织肿胀、疼痛，严重时有瘀斑，伴有不同程度的活动受限。慢性损伤患者踝关节有不稳感，容易反复外翻扭伤，尤其在不平的地面或进行体育运动时。

2. 体征

(1)压痛：内踝尖下方压痛最明显。

(2)足旋前试验：重复损伤动作，将足被动旋前，内侧相应的损伤部位即出现疼痛。

3. 辅助检查 包括踝关节 X 线、关节造影和 MRI。

(1)X 线：包括踝关节前后位、侧位、踝穴位和应力位。注意距骨是否外移，如果踝穴位内侧关节间隙>4mm，可诊断三角韧带断裂。外翻应力位 X 线检查可测量距骨倾斜角，如果倾斜角>10°，可诊断韧带断裂。

(2)关节造影：三角韧带完全断裂时，踝关节造影剂会溢出关节外。但此检查为有创性检查，不需要常规进行。

(3)MRI：踝关节背伸 10°轴位片可显示构成三角韧带的 4 部分，而冠状位可显示三角韧带的浅层和深层(图 2-10-5)。冠状位三角韧带呈扇形，由于纤维束之间含有脂肪组织而显示不均一的信号。急性损伤时表现为低信号的韧带中出现片状高信号、韧带消失、连续性中断、周围软组织水肿以及关节腔积液等。慢性期的表现为韧带缺失、变细、松弛弯曲或由于瘢痕增生、血肿机化而增粗。

4. 鉴别诊断 单纯的三角韧带损伤非常少见，

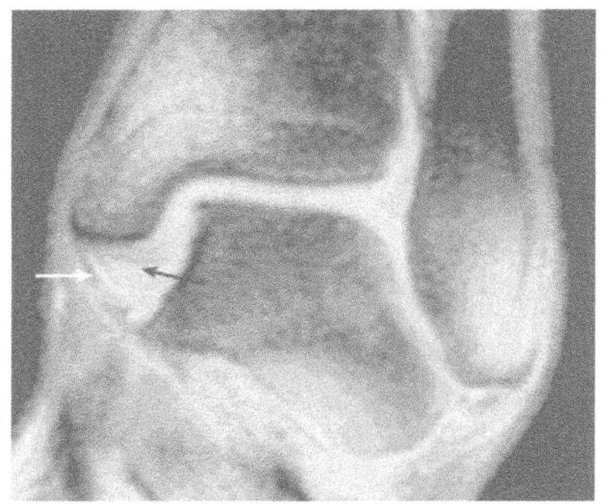

A

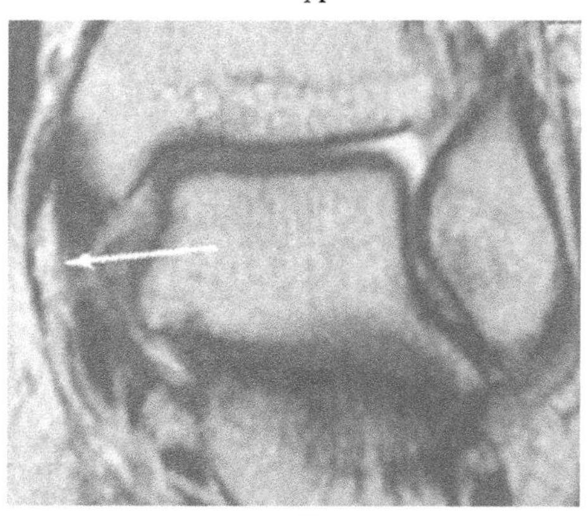

B

图 2-10-5 三角韧带的 MRI 图像

注：A. 踝关节冠状位 T_2 加权像显示正常的三角韧带浅层(白箭头)和深层结构(黑箭头)；B. 踝关节冠状位 T_2 加权像显示三角韧带浅层断裂

Staples报道的110例踝内侧三角韧带损伤中，只有2例是单纯的三角韧带损伤。注意是否合并外踝骨折、距骨后突骨折、下胫腓分离等损伤。

【治疗】

1.保守治疗　单纯的内侧副韧带损伤非常少见，通常损伤较轻，仅需保守治疗，包括休息、冰敷、加压包扎和抬高患肢等方法。合并下胫腓分离时，如果闭合复位后踝穴恢复正常，并且无弹性抵抗，可将踝关节维持于轻度跖屈、内翻位石膏固定3周。然后换用中立位石膏再固定3周，此期间可部分负重。整个过程中需进行X线复查，确保下胫腓联合无分离。陈旧损伤以肌力练习为主，包括胫骨后肌、胫骨前肌、屈踇长肌等。

2.手术治疗　如果合并下胫腓分离，闭合复位失败则需手术治疗。手术包括下胫腓分离复位、横向螺钉固定下胫腓关节、缝合撕裂的三角韧带等。如果陈旧损伤保守治疗无效，则应手术治疗。包括韧带紧缩术以及肌腱移植韧带重建术。Du Vries法是将三角韧带十字形切开，再将其重叠缝合，达到紧缩韧带的目的，方法简单，效果较好。石膏固定原则同外侧慢性不稳定。

三、下胫腓联合韧带损伤

【概述】　下胫腓联合韧带急性损伤的发生率要比我们临床印象中的高，但通常是不完全断裂，并且和其他踝关节损伤同时存在。多数在踝关节合并损伤得到治疗后，下胫腓联合韧带损伤也随之治愈。

【损伤机制】　下胫腓联合韧带损伤一般是由外旋或背伸损伤导致。在踝关节骨折、脱位合并下胫腓关节分离的治疗中忽视下胫腓关节的处理而造成陈旧性下胫腓关节分离。

【损伤病理】　下胫腓联合韧带断裂多同时合并内踝骨折、外踝骨折或三角韧带断裂。有时表现为下胫腓联合韧带的胫骨侧止点撕脱骨折。

【诊断与鉴别诊断】

1.症状　类似踝关节侧副韧带损伤，表现为关节周围软组织肿胀、疼痛，严重时有瘀斑，伴有不同程度的活动受限。但疼痛、肿胀最重的位置在踝关节前方下胫腓联合处，而不在侧方。慢性期踝关节有不稳感，反复外旋扭伤，局部肿胀、疼痛。尤其容易在不平的地面或进行体育运动时发生。

2.体征

(1)压痛：踝关节前方下胫腓联合处压痛最明显。

(2)活动度减小：急性损伤因疼痛导致关节活动度受限，而陈旧损伤通常因瘢痕增生导致踝关节背伸范围减小。

(2)足外旋试验：屈膝90°、踝关节中立位，将足被动外旋，下胫腓联合部位即出现疼痛。灵敏性和特异性高。

(3)小腿横向挤压试验：在小腿的中上部将腓骨向胫骨横向挤压，如果下胫腓联合处出现疼痛即为阳性。

(4)Cotton试验：手握足跟，横向移动距骨，如果距骨的横向移动度增大为阳性。

(5)腓骨移位试验：对腓骨远端施以前后方向的应力，如果下胫腓联合处出现疼痛即为阳性。

3.辅助检查

(1)X线：包括踝关节前后位、侧位和踝穴位。下胫腓联合分离的X线表现有：踝关节前后位片上腓骨和胫骨远端的重叠部分＜10mm；踝穴位片上腓骨和胫骨远端的重叠部分＜1mm；踝关节前后位片上内侧关节间隙＞3mm。

(2)MRI：轴位片可清楚地显示下胫腓前、后韧带的损伤情况(图2-10-6)。

4.鉴别诊断　三角韧带损伤时也会发生踝关节内侧间隙增宽，但压痛点在内侧。

【治疗】

1.保守治疗　单纯的下胫腓联合韧带急性损伤，无关节不稳定时，予以冰敷、加压包扎和制动。如果下胫腓联合分离在手法复位、石膏固定后关节稳定，则不需手术治疗。石膏固定关节于中立位8周，患肢逐渐负重。

2.手术治疗

(1)急性损伤：闭合复位失败则需手术治疗。手术包括下胫腓联合分离复位、横向螺钉固定下胫腓关节、缝合撕裂的三角韧带等。术后非负重石膏固定2～3周，然后换用行走石膏，患肢可以部分负重；术后6～8周去除横向螺钉。如果下胫腓联合前韧带撕脱骨折，则应切开复位内固定撕脱的骨块。近来有学者使用纽扣—缝线装置(例如Endon-Button)固定下胫腓关节，具有术后不需长期石膏固定，患者可以早期负重，不需二次手术取内固定物等优点，但需进一步的临床研究来证实其长期疗效。

(2)慢性损伤：陈旧性下胫腓联合韧带损伤，下胫腓关节内瘢痕组织增生难以直接复位固定，通常

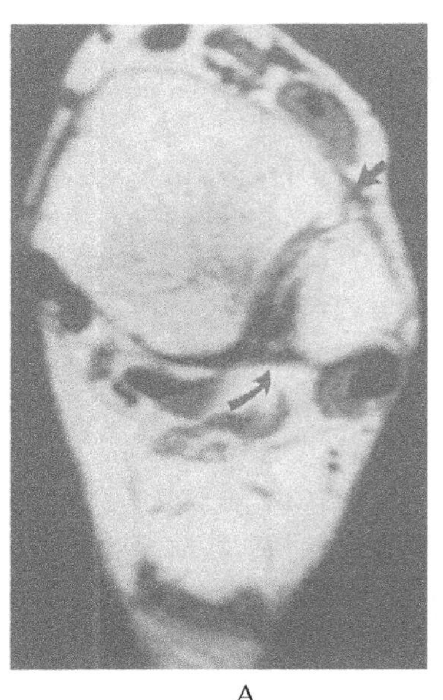
A

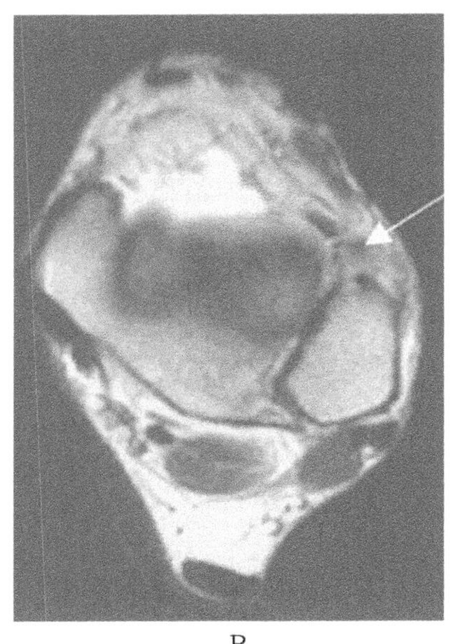
B

图 2-10-6　下胫腓联合韧带的 MRI 表现

注：A. 轴位片显示正常的下胫腓联合前韧带（直箭头）和下胫腓联合后韧带（弯箭头）；B. 轴位片显示断裂的下胫腓联合前韧带

需要切开进入下胫腓关节清理瘢痕组织才能进行复位。同时由于踝穴增宽，关节内侧间隙也会出现软组织增生而影响复位。可于关节镜下清理下胫腓关节和踝关节内侧间隙的瘢痕组织，使分离的下胫腓关节复位，再用横行螺钉固定。U 形石膏固定踝关节于中立位 6 周，然后去除内固定，进行康复练习。

第六节　跟腱损伤

一、跟腱腱病

【概述】　该病是指跟腱组织变性及跟腱腱围组织的炎症，腱围炎多与跟腱炎同时发生但也可单独出现。在运动员及演员中较多见。是运动创伤中病期长且治疗困难的创伤之一，对训练影响很大。

【病因与病理】

1. *病因*　大部病例系跑跳过多，跟腱局部劳损致伤。在一次激烈运动中出现跟腱疼痛者（一次拉伤）较少。一次激烈运动后经 1～3d 出现跟腱疼痛者（一次练习劳损）或动作练习过多受伤原因不明者（逐渐劳损）较多。运动鞋的局部磨损也可以引起此症。其他易发因素还包括血液循环不良、腓肠肌和比目鱼肌功能不良、体重增加、后足外翻、踝关节不稳等。使用喹喏酮类抗生素如环丙沙星会抑制跟腱内 PGE2 的生成，影响细胞活动的调节作用，引起跟腱腱病。

跟腱的基质是高分子聚合物，劳损以后，基质结合的水分下降，即成此症。长时间跑步后跟腱组织中的黏多糖增加，被认为是疼痛的原因。

由于跟腱的血流下降和其“第二腱束”新陈代谢降低（第二腱束中无血管，其营养是依靠弥散作用），早期出现跟腱的脂肪沉着。此后，在腱束中出现腱动脉的粥样硬化（因腱细胞核及细胞结构的破坏产生的），进一步因脂肪变及血管硬化形成的局部缺血引起钙质沉着，产生钙化性跟腱炎。

腱围的变化主要是血管受损所致，即反复牵拉撕裂腱围各层与结缔组织之间的血管，液体溢至层间，破坏了各层之间的正常弥散功能，影响黏多糖的吸水与放水作用，致润滑力降低，摩擦力增加。且血管破坏时，血浆与蛋白积聚于各层之间也可增加摩擦力，甚至引起粘连。

作者认为腱的变性，营养障碍学说（血供及淋巴)还是有道理的，其发生可能是腱围血管破坏影响跟腱，也可能是血管本身被反复牵扯劳损所引起内膜增厚或局部运动过劳反复不断的长时血流加速加大，小动脉壁负担加重结果引起内膜增厚、管腔狭窄，以至供血不足，弥散供应作用不充分，渐渐继发跟腱纤维变性(特别是玻璃样变性)。至于腱围的肥厚及粘连则为不断劳损或外伤撕裂及出血后结缔组织增生或机化的结果。至于跟腱钙化与骨化的发生可能是腱或血管壁的组织细胞或中胚叶细胞，由于外伤后酶或某些生长因子(如骨形态蛋白等)的作用“返老还童”，加上局部缺氧，使其分化成软骨岛，再进一步钙质沉着(钙化)，然后再化骨(骨化)。

特殊因素，如跟骨后上突过度突出，与跟腱形成撞击，造成跟腱局部慢性损伤，引发病理改变也是原因之一。该病可同时合并跟腱下滑囊炎，称为 Haglund 病。

2. 病理　跟腱腱病可以被认为是细胞基质对创伤适应的失败、细胞基质的合成和降解失衡造成的。

(1)大体标本所见：跟腱腱围肥厚充血，有的呈黄褐色，与腱组织紧密粘连，该部都可见横行血管，有的充血非常明显。跟腱本身也较粗大，硬韧，失去亮白色色泽，变成灰褐色，形态不规则，呈弥漫性、纺锤形和结节形增厚。

(2)显微镜下所见：腱围组织都有血管增生及管壁肥厚(硬化)，纤维结缔组织也增多。腱围组织中及小血管周围有小圆细胞浸润。腱组织缺少炎性细胞浸润，愈合反应很小，有跟腱呈玻璃样变，有的呈纤维变，有的出现截段变，也有的腱纤维之间出现脂肪组织。也有的腱纤维中出现钙质沉着，或出现软骨岛，继发钙化和骨化。除上述变化外，腱组织中还可见到增厚的血管数增加，其中有的是从腱围侵入的。

(3)电镜下所见：胶原纤维变细，纤维间存在黏液斑和空泡，纤维内可见脂肪堆积，纤维失去正常的结构层次。

【临床表现】　该病患者的疼痛程度可以反映病变的严重程度，早期疼痛于剧烈运动后出现，病变加重后运动时也出现疼痛，严重情况下，日常生活中行走和伸屈踝关节时也会发生疼痛。

查体时，急性期跟腱弥漫肿胀，压痛多位于中 1/3，有时可触及捻发音，踝背伸时肿痛位置不随之而改变。实际上急性期更多是腱围炎症表现。慢性期肿胀和捻发音明显减轻，跟腱局限压痛，可及结节性局限增粗、肿胀，结节有明显压痛，随踝屈伸而位置改变。

关于跟腱炎及腱围炎产生疼痛的原因：作者认为是腱及腱围组织中的感觉神经被压迫所致。例如，有的病例主动屈或伸踝关节时都痛。背伸痛很容易理解，即由于：①腱纤维被牵扯压迫神经末梢产生痛。②腱与腱围的粘连被牵扯产生疼痛。而跖屈时跟腱痛则很难理解，作者认为，主要是粘连在腱上的腱围被牵扯所致。至于为什么病的早期只引起运动前后痛而运动中不痛，其原因可能与踝屈伸运动改善了部血液及淋巴循环有关。第二级腱组织中无滋养血管，其营养是依靠淋巴的流动交换而获得，消除了局部肿胀，减少了对感受器的压迫刺激，疼痛即减轻。③生物化学因素如某些化学刺激物和神经递质如谷氨酸盐可引起疼痛，P 物质和硫酸软骨素也参与疼痛的形成。

【诊断与鉴别诊断】

1. 诊断　根据长期大量或高强度运动史，运动中或运动后跟腱区疼痛、肿胀、活动受限，查体跟腱可及肿胀、压痛或结节，屈伸踝时疼痛，多可诊断。

辅助检查包括超声检查、X 线或磁共振(MRI)。超声检查急性期可显示跟腱周围积液，慢性期可见腱围增厚、粘连，边界不清晰，跟腱纤维不连续，局部低回声区，局部跟腱水肿、增厚。X 线在跟腱跟骨止点区腱病(或称末端病)时显示止点区钙化和骨化。MRI 显示跟腱增粗，腱内高信号，跟腱下可以有高信号的滑囊炎，止点区有可能存在钙化或骨化。

2. 鉴别诊断

(1)跟腱断裂：本病急性期跟腱肿痛，MRI 可显示腱内高信号，与跟腱断裂有相似之处。区别在于跟腱断裂患者俯卧位患侧跟骨结节较健侧明显延长，局部可及凹陷即明显压痛，Thompson 征(捏小腿三头肌试验)阳性。

(2)腓骨肌腱和胫后腱病：由于两肌腱与跟腱位置接近，故可能混淆。诊断腓骨肌腱和胫后肌腱腱病的关键在于触及正确的解剖位置，两肌腱位于跟腱两侧，内外踝后方，分别触诊如有压痛诊断成立。查体时足分别做旋前或旋后抗阻，诱发疼痛则为腓骨肌腱或胫后肌腱腱病。

【治疗】　根据病理改变及发病机制，作者认为，其治疗应根据病情的缓急分别对待。

1. 急性期　减少致伤活动或运动。冷疗(冰敷)可减少水肿,减少血管增生,降低腱内代谢,减轻疼痛。非甾体类消炎药可短期应用,减轻疼痛,促进康复锻炼,长期使用效果不明。支持带或穿高跟鞋可以避免再伤。类固醇激素局部注射不推荐使用,存在增加跟腱断裂概率的可能。跟腱内注射小剂量肝素、透明质酸酶和抑肽酶可治疗腱内病变。其他如超声、激光、电刺激等理疗均可使用。

2. 慢性期　治疗应以改善血液及淋巴循环为主,如用理疗及按摩等,但更重要的是安排训练,包括小腿三头肌的离心肌肉力量锻炼。慢速全脚掌着地跑是有效的锻炼方法,对跟腱起较轻的牵扯作用,可以促使血液回流,改善局部的血液和淋巴循环,也可以将粘连的瘢痕拉长或松解,对消除疼痛肯定也有一定作用。对慢性病例经以上各种处理仍不能治愈者或已变成腱硬化症者,应手术治疗。

3. 手术治疗　手术治疗主要是切除粘连的腱围组织,切除结节,纵形切开病变区跟腱,将变性组织切除。如果切除的病变腱组织较多,可取腓肠肌腱瓣翻转加固缝合。Haglund 病需同时切除跟骨后上突较突出的部分。对于末端病止点处的骨化不可切除过多,以免保留的正常跟腱组织过少而发生术后断裂。手术满意率为 75%～100%。

二、跟腱急性断裂

【概述】　跟腱是人体最强大的肌腱之一,能承受很大的张力,除有个别疾病外,在日常生活中很少发生断裂,但是学生,运动员及演员中却非罕见。近年来由于体育运动及群众性文艺活动的广泛开展,跟腱断裂的发生有增多的趋势,其中以体操运动员及武打演员更为多见。

【病因与病理】　病因根据受伤机制的不同一般可分为两类。

1. 直接外力

(1)开放性:跟腱为锐器切割伤,运动员中少见。

(2)闭合伤:一般是当跟腱处于紧张状态,再受外力撞击而断裂。

2. 间接外力　运动中发生跟腱异常受力,造成跟腱断裂。关于因间接外力而发生的跟腱断裂,不少作者认为,跟腱本身多先有疾病或受伤,再因另一次牵扯而发生断裂。但也有些作者认为,在运动员中跟腱断裂前都无任何跟腱疾病。跟腱无外伤病史者只占少数。局部或全身激素的应用、喹喏酮类药物的使用与跟腱断裂的发生相关。此外跟腱断裂也多发生于疲劳或训练不良的运动员,可能和此时的小腿三头肌本体感觉不好有关。

关于跟腱因间接外力发生断裂的损伤机制系踝在背伸位突然用力蹬地所致。例如,体操运动员的跟腱断裂均在后手翻落地时踝背伸20°～30°位踏跳,再接各种空翻转体暴发式用力时发生。按解剖分析司踝跖屈(即踏跳动作)的肌肉有 4 组,即小腿三头肌(下端为跟腱),胫后肌、腓骨肌及屈趾肌群。但在踝的跖屈过程中,各个肌组所负职责不同,当踝在背伸 20°～30°角发力跖屈时,小腿三头肌负主责。因为由跟骨结节到踝的轴心半径大,由踝尖到踝的轴心半径小,因而跟腱这是必然处于极度紧张状态,但胫后肌及腓骨肌则较松弛。这时如突然用力踏跳,已紧张的跟腱容易发生断裂。相反,当踝跖屈位踏跳则不然,跟腱因间距变短而肌张力相应减低,相对之下胫后肌,腓骨肌及屈趾肌群则承力较多,跖屈踏跳动作由 4 组肌肉分担,跟腱断裂的可能即大大降低。

综上所述,在间接外力引起的跟腱断裂中,已患跟腱炎及腱围炎的人更易断裂,但在运动员中跟腱断裂更重要的因素是踝于过度背伸位(背伸 20°～30°)暴发式发力。因而不应认为,发生跟腱炎及腱围炎之后就不敢做跑跳动作。重要的是应当避免过多或过早的(肌力不足)练习踝背伸位发力动作。疲劳会使肌张力异常增加,弹性下降,协调性破坏也是发生此伤的重要因素,应引起注意。

跟腱断裂后腱的断端都呈马尾状,断端间隙有血肿,但出血很少,腱围多同时破裂,但跖肌腱却常常完好无损。如伤前已有跟腱炎及腱围炎,术中多可见跟腱组织有变性,腱围组织肥厚充血,并于跟腱紧紧粘在一起,有时跟腱下滑囊也有炎症,其组织检查见前。跟腱断裂修补后偶可发生再断裂。这时由于粘连,可同时有皮肤裂伤。

【临床表现】　直接外伤与间接外伤引起的症状不同。

1. 直接外伤所引起的开放性跟腱断裂　伤部皮肤往往裂开出血,伤口内有时可见跟腱组织。多数病人断腱上缩不易察觉,因而很易漏诊,误为单纯皮肤裂伤,仅将伤口清创处理。这类病人以后多因提踵无力跛行而再诊。检查可发现跟腱紧张时腱的外形消失,可触到凹陷及退缩的跟腱残端。踝关节背伸范围加大,跖屈抗阻无力。捏小腿三头肌试验阳性。

2. 间接外力所引起的跟腱断裂　病人于受伤

当时顿觉跟腱部疼痛，有被踢或棒击感（但能完成腾空动作，如后手翻落地再踏跳时跟腱已断，但可完成直体或转体空翻动作），随即足踝动作失灵，不能站立或行走，腓肠肌部位也疼痛或伴有麻木，发胀感。多数患者于受伤当时自己或别人听到"啪"的响声。此时检查可发现踝关节不敢自动伸屈，跟腱外形消失下陷，触之（最好将踝背伸）有一凹陷，该部压痛敏锐，但皮下肿胀并不显著。为时较久，间或可见轻度肿胀或皮下淤血，以跟腱上 1/3 断裂时较为明显。虽然如此，但临床工作中却很易漏诊。

【诊断于鉴别诊断】

1. 诊断　通过临床检查大部分跟腱断裂都能明确诊断，如果有疑问，可通过超声波或 MRI 来帮助确诊。

2. 鉴别诊断

(1)跟腱部分断裂：可有明确的外伤史，跟腱区肿痛，易致误诊，其原因，是跖肌腱多不同时断裂，易误为跟腱部分断裂；而且跟腱断裂后由于胫后肌及腓骨肌的作用仍可屈踝，也易误为部分断裂，延误治疗。最重要的检查方法是捏小腿三头肌试验（Thompson test）。做法是令病人俯卧，两足置床沿外，然后用手捏小腿三头肌肌腹，健侧踝于捏肌肉时立即跖屈，而跟腱完全断裂时，捏肌腹时踝不动。这个试验不仅有诊断意义，术中对检验断端缝合的松紧度也很有使用价值。另外也可在此卧位检查踝的"休息位"改变，仔细观察可见患侧踝背伸角较健侧增大，足跟外形突出。对陈旧断裂可用来估计跟腱延长的长度。此外站位不能单足提踵也说明跟腱较对侧长，也是手术指征之一。

(2)跟腱腱病：见前文。

(3)踝关节扭伤：踝关节扭伤后部分患者因创伤性关节炎出现后踝疼痛，易产生误诊。但后方关节炎症的疼痛位置深在，同时前踝也会存在疼痛，压痛位于跟腱两侧深方，跟腱无压痛，踝关节活动度受限，X 线或 MRI 可协助确诊。

【治疗】　如果伤后早期处理正确，康复与训练安排适当，完全可以恢复运动项目的正规训练与原有成绩，甚至对跟腱负担最重的体操或武打动作中的"空翻腱子"等也能完成。

1. 非手术治疗　近年来有人提倡跟腱断裂后不手术，而用长腿石膏将踝固定于自然跖屈位 8 周，再垫后跟走路 4 周的方法治疗跟腱闭合断裂。Jalea 报道了 55 例，53 例有效，仅 2 例不良。作者也有一些非手术治疗的病例，收到良好的效果。但对于运动员及演员的跟腱断裂仍应持谨慎态度。因为保守治疗相比于手术治疗，具有更高的再断率及更多的小腿三头肌力的损失。而且对运动员及演员来说，治疗跟腱断裂的成败在于手术缝合时，准确地掌握好缝合的松紧度。非手术治疗不易做到此点，即使钢丝牵拉缝合法也不易做到。这对一般人来说是可以的，而对运动员及演员则不同，仅此一点即可完全丧失运动寿命或演出寿命。因此，我们认为，在无条件进行手术或局部皮肤有感染不宜手术的情况下，可采取非手术治疗法；反之以手术为宜。

2. 手术治疗　跟腱割裂伤。由于腱的断端较齐，组织缺损较少，手术缝合较易。间接外伤断端多参差不齐，呈马尾状，缝合困难，如将残端切除又势必影响踝的伸屈功能，因而，其修补原则是断端纤维重叠，稍加缝合，同时用腓肠肌腱瓣加固。腱瓣加固能增加跟腱的强度，减少再断的可能。跟腱断裂同时伴有跟腱炎及腱围炎者，腱瓣修补后症状多完全消失。术后需长腿石膏后托固定 3 周，短腿石膏后托固定 3 周，术后 4 周开始屈伸踝和滚筒练习，术后第 7 周开始垫跟穿鞋行走，术后 4～5 个月进行提踵练习、慢跑过度至快跑，术后 6 个月恢复运动。

跟腱部分断裂者在急伤期应冰敷。再将踝跖屈以石膏托固定 4～6 周。陈旧病例影响成绩者，应手术切除病变组织，再以石膏固定 5～6 周。恢复时间需 10～12 周。完全恢复训练至少需 4～6 个月。

三、陈旧性跟腱断裂

【概述】　陈旧跟腱断裂往往是急性跟腱断裂后保守治疗失败，或医生误诊，或处理不当造成的。其中又以误诊所致的陈旧跟腱断裂最多。国外文献报道的误诊率为 20%～30%。国内对陈旧跟腱断裂的报道中，误诊率最高达 66.7%。

目前，划分急性跟腱断裂和陈旧跟腱断裂的分界线还不清楚。Carden（1987）等认为，对于跟腱断裂发生在 1 周以内的患者，手术治疗和非手术治疗的疗效均比 1 周以上的好。他们经过 5 年的随访发现，断后 1 周内接受手术治疗的患者，平均跖屈力是健侧的 91%，而断后 1 周以上接受手术的患者的跖屈力只有健侧的 74%。所以，他们把 1 周作为分界线。也有作者把 4 周作为分界线，他们认为断裂时间超过4周断端回缩较明显，此时采取端端缝合的手术方式往往有困难。

【病因及病理】

1. 病因　跟腱断裂后未及时就诊或接诊时出现漏诊或误诊，耽误病情后发展为陈旧跟腱断裂。

2. 病理

(1)大体标本所见：陈旧跟腱断裂的患者的术中观察可见皮下脂肪、跟腱腱围和跟腱之间均存在广泛粘连，而且均有腱围、腱和断处的变性改变以及断端间的瘢痕连接。断端与跟腱下止点间的距离不等，多位于跟腱下止点上2～6cm。跖肌腱可完整。腱的缺损长度不等。部分跟腱断端见断端滑囊。断端滑囊的产生原因还不清楚，可能与陈旧跟腱处的断端积血所致。跟腱断裂后，断端的跟腱及其周围组织发生局限性的缺血坏死，坏死组织被包裹而且合并周围组织的渗出可能是形成断端滑囊的另一原因。

(2)显微镜所见：对陈旧跟腱断裂处的组织标本进行显微镜观察发现腱组织和瘢痕组织中的大量毛细血管增生，在增生的血管中，有一些血管的内皮细胞增生，导致管腔狭窄，还可见到毛细血管的动脉化现象。腱纤维结缔组织增生、玻璃样变、纤维截段变和局灶性坏死。腱纤维间脂肪变性和黏液变性。腓肠肌亦可见肌纤维结缔组织增生，肌纤维断面失去正常轮廓，肌细胞排列紊乱，肌纤维发生局灶性变性、坏死改变以及肌纤维出现严重的脂肪变性等改变。

(3)电镜观察：电镜下可见，组成跟腱的部分Ⅰ型胶原纤维发生溶解，较多的胶原纤维发生弯折、扭曲，同一平面的胶原纤维有横向断面和纵向断面共同出现，胶原纤维束的排列完全紊乱，而且还可见到腱纤维间有钙质沉着。邻近断端的小腿腓肠肌的肌纤维中，与大致正常肌纤维电镜比较，肌原纤维和肌小节的结构完全紊乱。

从显微镜和电镜观察结果来看，跟腱断裂后，病理变化不仅仅局限于跟腱处，还会累及到小腿三头肌的肌肉部分，肌肉部分也出现了局灶性变性、坏死和肌纤维间大量纤维结缔组织增生等改变。因此，跟腱断裂后，小腿三头肌的变化不仅仅是失用性萎缩这一适应性改变，而且还存在着变性、坏死的破坏性改变。这可能是术后小腿三头肌萎缩较难恢复的原因，也与跟腱术后跖屈力下降、耐力下降有关。

【临床表现】　患者表现为提踵无力及跛行，上下楼及上下坡时更明显。查体患者有跟腱延长、俯卧位时患侧踝关节休息位跖屈角度减小，跟腱断端间可及凹陷，或为增粗发硬的瘢痕连接，患肢提踵无力、跖屈抗阻无力。Thompson试验(捏小腿三头肌)多为阳性，但部分病人该试验可疑或为阴性。

【诊断与鉴别诊断】　凭上述检查往往就能对陈旧跟腱断裂进行确诊。MRI可以了解陈旧断裂的瘢痕情况和范围，B超检查可以清楚显示断端滑囊的情况。

鉴别诊断见“跟腱急性断裂”。

【治疗】　陈旧跟腱断裂需手术治疗。手术治疗的方法很多，有V-Y短缩术、腓肠肌腱瓣翻转加固缝合术、跖肌腱加固术、腓骨短肌腱加固术、屈趾长肌腱加固术、阔筋膜加固术、腓肠肌的肌腱联合瓣加固术、涤纶片加固术、碳纤维条加固术、蛋白多糖线加固术、聚乙烯网加固术等。

通常，陈旧跟腱断裂的治疗一般遵循以下基本原则：①充分利用腓肠肌腱瓣和跖肌腱，尽量不用其他部位的自体腱或人工材料。②如断裂距跟腱止点较远，多用V-Y短缩缝合术；如断端在中部，且有均匀厚实的瘢痕组织连接，多用“Z”形缩短缝合术；如断端距跟骨结节较近，则同冠状劈开夹持近端短缩术；如断端的上外侧、下内侧或上内侧、下外侧腱组织较多，则用斜形短缩术；如清理掉断端的变性组织后，断端残留的可供利用的组织较薄弱，则用横断后重叠短缩术。③在进行短缩术时，如有跖肌腱存在，均用加固缝合，如无跖肌腱存在，则翻腓肠肌腱瓣进行加固缝合，如短缩缝合已很牢固，又无跖肌腱存在，也可不翻瓣加固。

术后康复与急性跟腱断裂类似，由于陈旧跟腱愈合较慢，我们把石膏固定的时间由6周延长为8周。然后逐步开始垫跟行走、慢跑和快跑，半年后根据情况可恢复剧烈活动。

(熬英芳)

参考文献

[1] Neer CS 2nd. Impingment lesions. Clin Orthop Relat Res, 1983,(173):70-78

[2] Bigliani LU, Morrison DS. The morphology of the acromion and its relationship to rotator cuff tears. Orthop Trans, 1986,10:216-228

[3] 肖健，崔国庆，王健全，等. 关节镜肩峰下间隙减压术治疗肩峰下撞击综合征. 中华创伤杂志，2006，22：171-

174

[4] 崔国庆，敖英芳，于长隆，等. 肩峰下撞击综合征 38 例临床症状体征分析. 中华骨科杂志，2000，20(8)：467-469

[5] 林发俭，崔国庆，张武，等. 肩袖撕裂的超声诊断. 中国超声医学杂志，2001，17(3)：224-226

[6] 郑卓肇，谢敬霞，范家栋，等. 肩袖损伤的影像学诊断方法. 中华骨科杂志，2001，21(8)：412-416

[7] Park JY, Chung KT, Yoo MJ. A serial comparison of arthroscopic repairs for partial- and full-thickness rotator cuff tears. Arthroscopy, 2004, 20(7)：705-711

[8] 曲绵域，于长隆，主编. 实用运动医学. 第 4 版. 北京：北京大学医学出版社，2003：736-832

[9] 曲绵域，四小明，于长隆，等. 腱尖末端结构及药物注射局部影响的实验研究[J]. 中国运动医学杂志，1984，(03)

[10] 于长隆，曲绵域，田得祥，等. 人髌尖末端结构及其生物学意义[J]. 北京大学学报(医学版)，1983，(04)

[11] Siwek CW, Rao JP. Rupture of the extensor mechanism of the knee joint. J Bone Joint Surg Am, 1981, 63：932-937

[12] Konrath GA, Chen D, Lock T, et al. Outcomes following repair of quadriceps tendon ruptures. J Orthop Trauma, 1998, 12：273-279

[13] Zeiss J, Saddemi SR, Ebraheim NA. MR imaging of the quadriceps tendon：normal layered configuration and its importance in cases of tendon rupture. Am J Roentgenol, 1992, 159：1031-1034

[14] Yu JS, Petersilge C, Sartoris DJ, et al. MR imaging of injuries of the extensor mechanism of the knee. Radiographics, 1994, 14：541-551

[15] Orthner E, Herbst F, Wruhs O, et al. Tendon injuries of the knee joint extensor mechanism. Aktuelle Traumatol, 1990, 20：20-23

[16] 曲绵域，于长隆主编. 实用运动医学，第 4 版. 北京：北京大学医学出版社，2003，786-793

[17] 敖英芳主编. 运动创伤手术操作与技巧. 北京：人民卫生出版社，2008：121-123

[18] 于长隆主编. 常见运动创伤的护理和康复. 北京：北京大学医学出版社，2006：177-181

[19] 曲绵域，田得祥. 运动创伤检查法，北京医科大学出版社，1999

[20] 曲绵域，高云秋. 现代运动创伤诊疗手册，1997

[21] 毛宾尧，等. 膝关节外科. 北京：人民卫生出版社，1987

[22] 王亦璁：骨与关节损伤. 第 3 版. 北京：人民卫生出版社，2001

[23] Richard J. Hawkins. Musculoskeketak Examination, Mosby, 1995

[24] Jerrold H. Mink, et al. MRI of the knee, Ravon Press, 1993

[25] James A. Nicholas, et al. The Lower Extremity & Spine (second edition), Mosby, 1995

[26] S. Terry Canale, et al. CAMPBELL'S Operative Orthopaedics (9th edition), Mosby, 1998

[27] Bruce D. Briwner, et al. Skeletal Trauma (second edition), W. B. Saunders, 1998

[28] S. Zaffagnini, et al. Arthroscopic collagen meniscus implant results at 6 to 8 years follow up. Knee Surgery Sports Traumatology Arthroscopy (2007) 15：175-183

[29] Nicholas A. Sgagline, et al. Arthroscopy：The Journal of Arthroscopic and Related Surgery, (2003) 19：161-188

[30] J. Richard Steadman, et al. Tissue-Engineered Collagen Meniscus Implants：5- to 6-year Feasibility Study Results, (2005) 21：515-525

[31] T. G. Tienen, et al. A porous polymer scaffold for meniscal lesion repair-A study in dogs. Biomaterials, 2003 (24)：2541-2548

[32] M. Ronga, et al. Short-term evalution of collagen meniscus implants by MRI and morphological analysis. Journal Orthopaedic Tranmatology, 2003 (4)：5-10

[33] P. Buma, et al. Tissue engineering of the meniscus. Biomaterials, (2004) 25：1523-1532

[34] Rath E, Richmond JC. The menisci：basic science and advances in treatment. Br J Sports Med, 2000, 34(4)：252-257

[35] 曲绵域，于长隆主编. 实用运动医学. 第 4 版. 北京：北京大学医学出版社，2003：736-832

[36] Duri, Zaid A A. Meniscal cysts. The Knee, 1996, 3：61-64

[37] Buma P, Ramrattan NN, van Tienen TG, et al. Tissue engineering of the meniscus. Biomaterials, 2004, 25：1523-1532

[38] 王健全，敖英芳，余家阔，等. 关节镜下半月板全切手术方法探讨. 中国微创外科杂志，2001，1(1)：18-21

[39] Morgan-Jones R. The meniscal "pseudocyst". A clinical sign of a torn meniscus. Am J Sports Med, 2001, 29(5)：543-544

[40] Tudisco C. Arthroscopic treatment of lateral meniscal cysts using an outside-in technique. Am J Sports Med, 2000, 28(5)：683-686

[41] Fu FH, Thompson WO. Knee Meniscus：Basic and Clinical Foundations. Raven Press. New York, 1992：p75

[42] Noyes FR, Barber-Westin SD. Irridiated meniscus allografts inthe human knee. Orthop Trans, 1995, 19：417

[43] 余家阔，于长隆，敖英芳，等. 关节镜辅助下的同种异体半月板移植(附 4 例术后 20 个月以上的随访报告). 中国运动医学杂志，2007，26(3)：261-265

[44] 曲绵域，于长隆主编. 实用运动医学. 第 4 版. 北京：北京大学医学出版社，2003：860-901

[45] S. Terry Canale 主编. Campbell's Operative Orthopaedics. 第 9 版. Harcourt Publishers Limited, 1998：1079-1112，2042-2066

[46] James A. Nicholas, Elliott B. Hershman 主编. The Lower Exremity and Spine in Sports Medicine. 第 2 版. Mosby, 1995：317-494

[47] 毛宾尧主编. 人工踝关节外科学. 北京：人民军医出版社，2005：102-179

[48] Masato Takao, Kazunori Oae, Yuji Uchio 等. Anatomical Reconstruction of the Lateral ligaments of the Ankle with a Gracilis Autograft. Am J Sports Med, 2005, 33(6)：814-823

[49] Wes Jackson, William McGarvey. Up-

date on the Treatment of Chronic Ankle Instability and Syndesmotic Injuries. Current Opinion in Orthopaedics, 2006,17:97-102

[50] Paavola M, Kannus P, Jarvinen TAH, et al. Achilles tendinopathy. J Bone Joint Surg Am. 2002, 84(11):2062-2076

[51] Luscombe KL, Sharma P, Maffulli N. Achilles tendinopathy. Trauma, 2003, 5: 215-225

[52] Tallon C, Coleman BD, Khan KM, et al. Outcome of surgery for chronic Achilles tendinopathy : a critical review. Am J Sports Med, 2001, 29: 315-320

[53] Maffulli N, Kader D. Tendinopathy of tendo Achilles. J Bone Joint Surg Br, 2002, 84(1):1-8

[54] 龚熹，胡跃林，焦晨，等. 跟腱再断裂的手术治疗 15 例报告. 中国运动医学杂志，2007, 26(2):172-174

[55] Maffulli N, Ajis A. Management of chronic ruptures of the Achilles tendon. J Bone Joint Surg Am,2008, 90: 1348-1360

第三篇　脊柱外科

第11章

脊柱畸形

第一节　脊柱侧凸

一、概　　述

（一）定义

国际脊柱侧凸研究学会（scoliosis Research Society，SRS）对脊柱侧凸定义如下：脊柱偏离中线，并且应用Cobb法测量站立正位X线像的脊柱侧方弯曲，如角度>10°则定义为脊柱侧凸。

（二）分类

脊柱侧凸分为结构性脊柱侧凸和非结构性脊柱侧凸。

1．非结构性脊柱侧凸　非结构性脊柱侧凸在侧方弯曲像或牵引像上可以被矫正。非结构性侧凸的脊柱及其支持组织无内在的固有的改变，弯曲像表现对称，累及椎体未固定在旋转位。包括姿势不正、癔症性、神经根刺激等，如髓核突出或肿瘤刺激神经根引起的侧凸。还有双下肢不等长、髋关节挛缩以及某些炎症引起的侧凸。病因治疗后，脊柱侧凸即能消除。

2．结构性脊柱侧凸　结构性脊柱侧凸是指伴有旋转的结构固定的侧方弯曲，即患者不能通过平卧或侧方弯曲自行矫正侧凸，或虽矫正但无法维持，X线片可见累及的椎体固定于旋转位，或两侧弯曲的X线片表现不对称。

（1）特发性脊柱侧凸。

（2）先天性脊柱侧凸。

（3）神经肌肉型脊柱侧凸。

（4）神经纤维瘤病合并脊柱侧凸。

有高度遗传性，约占总数的2%。特点是皮肤有6个以上、直径≥1cm的咖啡斑，有的有局限性橡皮病性神经瘤。其特点是畸形持续进展，甚至术后仍可进展；假关节发生率高，往往需要多次植骨融合，治疗困难。

（5）间充质病变合并脊柱侧凸。Marfan综合征及Ehlers-Danlos综合征均属于间充质病变。Marfan综合征的患者中，有40%～75%的患者合并脊柱侧凸。特点是侧弯严重、常有疼痛，有肺功能障碍，临床表现为瘦长体型、韧带松弛、细长指（趾）、漏斗胸、鸡胸、高腭弓、扁平足，常伴有主动脉瓣、二尖瓣闭锁不全等。Ehlers-Danlos综合征的临床特征为颈短，侧凸柔韧性好。

（6）骨软骨营养不良合并脊柱侧凸，包括弯曲变形的侏儒症、黏多糖贮积症，脊柱骨髓发育不良等。

（7）代谢性障碍合并脊柱侧凸，如佝偻病、成骨不全、高胱氨酸尿症等。

（8）脊柱外组织挛缩导致脊柱侧凸，如脓胸一侧肺叶切除或烧伤后等。

（9）其他为继发性脊柱侧凸：创伤，如骨折、椎板切除术后，胸廓成形术，放射治疗后引起脊柱侧凸；脊柱滑脱，先天性腰骶关节畸形等；风湿病、骨感染、肿瘤等。

（三）病理

各种类型的脊柱侧凸的病因虽然不同，但是其病理变化相似。

1. 椎体、棘突、椎板及小关节的改变　侧凸凹侧椎体楔形变，并出现旋转，主侧弯的椎体和棘突向凹侧旋转。凹侧椎弓根细长，凸侧椎弓根短粗，椎板略小于凸侧。棘突向凹侧倾斜。在凹侧，小关节可见增生、肥大、硬化而形成骨赘。

2. 肋骨的改变　椎体旋转导致凸侧肋骨移向背侧，使后背部突出，形成隆凸（Hump），严重者形成“剃刀背”（razor-back）。凸侧肋骨互相分开，间隙增宽。凹侧肋骨互相挤在一起，并向前突出，形成胸部不对称。

3. 椎间盘、肌肉及韧带的改变　凹侧椎间隙变窄，凸侧增宽，凹侧的小肌肉可见轻度萎缩。

4. 内脏的改变　严重胸廓畸形使肺脏受压变形，由于肺泡萎缩，肺的膨胀受限，肺内张力较大，引起循环系统梗阻，严重者可引起肺源性心脏病。

（四）临床表现

1. 病史　详细询问与脊柱畸形有关的一切情况，如患者的健康情况、年龄及性成熟状态等。还需注意既往史、手术史或外伤史。脊柱畸形的患儿应了解其母亲妊娠期的健康情况，妊娠头3个月内有无服药史，妊娠及分娩过程中有无并发症等。家族史中应注意其他家庭成员有无脊柱畸形的情况。

2. 体格检查　首先应暴露充分，注意皮肤的色泽，有无咖啡斑及皮下组织肿物，背部有无异常毛发及肿物。检查乳房情况，胸廓是否对称，有无漏斗胸、鸡胸及肋骨隆起及手术瘢痕。检查者应从前方、后方及两侧仔细观察。

前屈试验：患者面向检查者，双手掌合齐下垂向前弯腰，检查者从水平位观察其背部是否对称，若一侧隆起说明肋骨及椎体有旋转畸形（图3-11-1）。

检查者从患者的背侧观察其腰部是否对称，腰部是否存在旋转畸形。同时，注意两肩是否等高。并在颈7棘突置铅垂线，测量臀部裂缝至垂线的距离，以明确畸形程度（图3-11-2）。

检查脊柱的活动范围以及有无过度活动，例如腕关节过屈，表现为拇指与腕可接触，手指过伸；膝、肘关节的反曲等。

神经系统查体以及患者的身高、体重等项目的检查是必不可少的。

（五）辅助检查

1. X线检查　借助X线片了解脊柱侧凸类型、位置、大小、范围和柔韧度等。根据不同需要，做一些特殊的X线检查。通过X线检查以初步确立诊断，观察畸形进展情况，发现并发的畸形，以便制定治疗计划，或作出疗效评价。

（1）站立位脊柱全长正侧位片是最基本的X线检查。

（2）仰卧位/站立位左右弯曲（Bending）像以确定其柔韧度。

弯曲像需要患者的主动配合，其影响因素较多，患者的年龄、文化程度等都可能影响其检查的效果，尤其对于存在有精神疾患或神经肌肉系统疾患的患者，其可信度不高。

弯曲像适用于评价侧凸的柔韧性，判断腰弯的椎间隙的活动度，以确定融合范围以及远端固定椎。

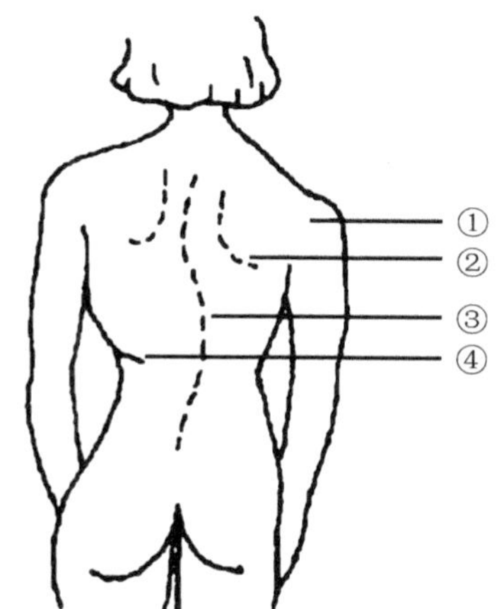

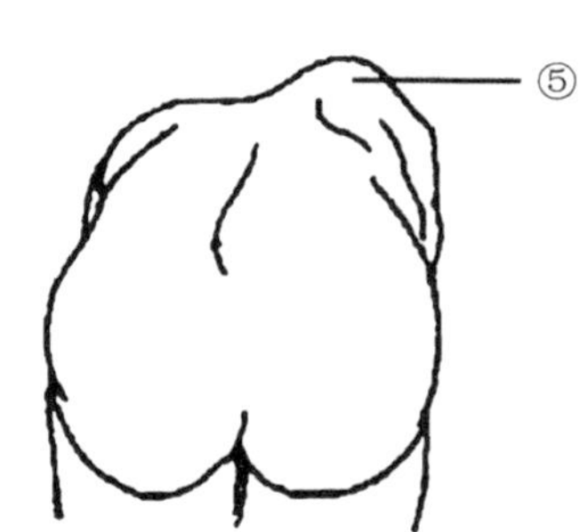

图3-11-1　脊柱畸形体征

注：①一侧肩低；②一侧肩胛压低；③脊柱侧弯；④对侧腰部皮皱；⑤剃刀背

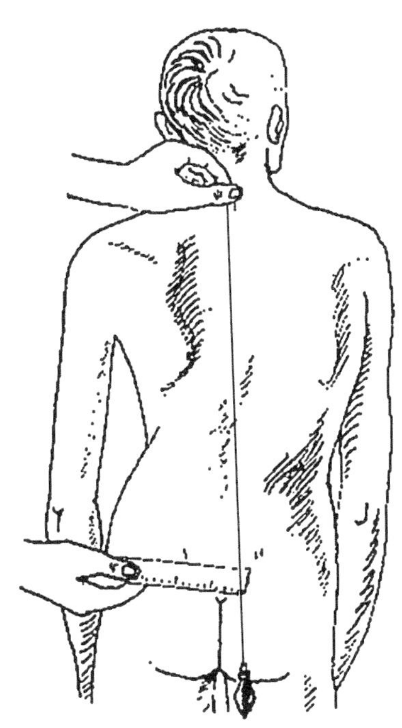

图 3-11-2 颈 7 棘突置铅垂线

(3)悬吊牵引(traction)像。

悬吊牵引像的作用:①提供全脊柱的在矫形力下的矫形情况;②适用于神经肌肉功能有损害的患者以及僵硬的脊柱侧凸畸形,用于明确融合固定范围。

注意事项:在检查前,应仔细询问每一个患者是否合并有颈椎疾患。

禁忌证:老年人或骨质疏松患者、体重过大以及有颈椎疾病患者不宜做此种检查。

(4)支点弯曲像(fulcrum bending radiograph)。

支点弯曲(Fulcrum)像的特点:易于操作,弯曲力量为被动力量,重复性好。它能真实反映侧弯的僵硬程度,预测侧弯的矫正度数;也可以用于确定某些病例是否需要前路松解术;Fulcrum 像对僵硬的侧弯患者更为有效。

(5)Stagnara 像:用于严重脊柱侧凸患者,尤其是伴有后凸、椎体旋转者。由于椎体旋转,普通 X 线片很难观察到肋骨、横突及椎体的畸形情况。因此,采用此方法可消除椎体旋转,观察脊柱畸形情况。

2. 特殊影像学检查

(1)脊髓造影:脊柱侧凸不仅要了解脊柱或椎骨的畸形,同时还要了解椎管内有无伴发畸形。脊髓造影可作为排除伴发椎管内畸形,如脊髓纵裂或椎管内肿瘤等的一种检查手段。

(2)电子计算机断层 X 线扫描(CT):CT 扫描在脊椎、脊髓、神经根病变的诊断上具有明显的优越性,尤其对普通 X 线像显示不清的部位(枕颈、颈胸段等)更为突出。它能清晰地显示椎骨、椎管内、椎旁组织的细微结构。特别是做脊髓造影 CT 扫描(CTM),可以更好地了解椎管内的真实情况以及骨与脊髓、神经的关系,为手术治疗提供必要的客观资料。

(3)磁共振成像(MRI):MRI 是一种无损伤性多平面成像检查,对椎管内病变分辨力强,不仅能提供病变的部位和范围,并可对其性质如水肿、压迫、血肿、脊髓变性等方面进行辨别。但尚不能代替 CT 或脊髓造影。

3. 肺功能检查 肺功能检查包括 4 组:静止肺容量;动态肺容量;肺泡通气量;放射性氙的研究。脊柱侧凸的患者常规使用前三种检查。

静止肺活量包括肺总量、肺活量和残气量。肺活量用实测值与预测正常值的百分比来表示。80%~100%为肺活量正常,60%~80%为轻度限制,40%~60%为中度限制,低于 40%为严重限制。

动态肺活量中最重要的是第 1 秒肺活量(FEV1),将其与总的肺活量比较,正常值为 80%。

脊柱侧凸患者的肺总量和肺活量减少,而残气量都正常,除非到晚期。肺活量的减少与侧弯的严重程度相关。

4. 电生理检查 电生理检查对了解脊柱侧凸患者有无并存的神经、肌肉系统障碍有着重要意义。

(1)肌电图检查:肌电图可以了解运动单元的状态,评定及判断神经肌肉功能。

(2)神经传导速度测定:神经传导速度可分为运动传导速度与感觉传导速度。运动传导速度测定是利用电流刺激,记录肌肉电位,计算兴奋沿运动神经传导的速度。即:运动神经传导速度(m/s)=两点间距(mm)/两点潜伏时差(ms)。感觉神经传导速度测定是以一点顺向刺激手指或足趾,在近体端记录激发电位,也可逆向刺激神经干,在指或趾端记录激发电位,计算方法同上。传导速度测定影响因素较多,如为单侧病变,以健侧对照为宜。

(3)诱发电位检查:体感诱发电位(SEP)对判断脊髓神经损伤程度,估计预后或观察治疗效果有一定的实用价值。近年来,在脊柱外科手术中采用直接将刺激和记录电极放置在蛛网膜腔或硬膜外记录脊髓诱发电位(SCEP),对脊髓进行节段性监测,其波形稳定清晰,不受麻醉及药物影响,可为脊柱外科提供较好的监测工具。

5. 脊柱侧凸的X线测量

弯曲度测量(图3-11-3)

Cobb法:最常用。头侧端椎上缘的垂线与尾侧端椎下缘的垂线的交角即为Cobb角。

Ferguson法:很少用,用于测量轻度脊柱侧凸(小于50°),为上、下端椎的中心与顶椎中心连线的交角。

6. 椎体旋转度的测量　通常我们采用Nash-Moe法(图3-11-4):根据正位X线片上椎弓根的位置,将其分为5度。

0度:椎弓根对称。

Ⅰ度:凸侧椎弓根移向中线,但未超过第1格,凹侧椎弓根变小。

Ⅱ度:凸侧椎弓根已移至第2格,凹侧椎弓根消失。

Ⅲ度:凸侧椎弓根移至中央,凹侧椎弓根消失。

Ⅳ度:凸侧椎弓根越过中线,靠近凹侧。

7. 发育成熟度的鉴定　发育成熟度的评价在脊柱侧凸的治疗中尤为重要。必须根据生理年龄、实际年龄及骨龄来全面评估。主要包括以下几方面:

(1)第二性征:男童的声音改变,喉结发育。女孩的月经初潮,乳房及阴毛的发育等。

(2)骨龄

①手腕部骨龄:20岁以下患者可以摄手腕部X线片,根据Greulich和Pyle的标准测定骨龄。

②髂棘骨骺移动(excursion of iliac apophyses):Risser将髂棘分为4等份,骨化由髂前上棘向髂后上棘移动,未见骨骺为0度,骨骺移动25%内为Ⅰ度,50%内为Ⅱ度,75%内为Ⅲ度,移动到髂后上棘为Ⅳ度。骨骺与髂骨融合为Ⅴ度(图3-11-5)。

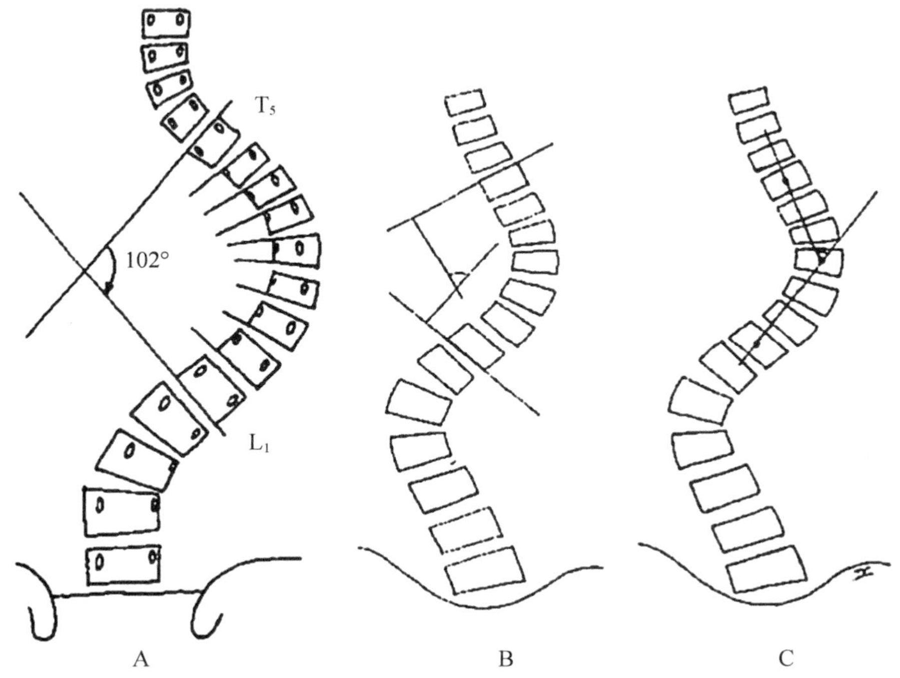

图3-11-3　弯曲度的测量

注:A. B为Cobb测量法,图A中,T_5为上末椎,L_1为下末椎;图B示两线在X线片上不相交,则测量其两垂直线的交角;图C为Forguson测量法,先定出顶椎和上、下末椎各椎体的中心点,测量其连线的夹角

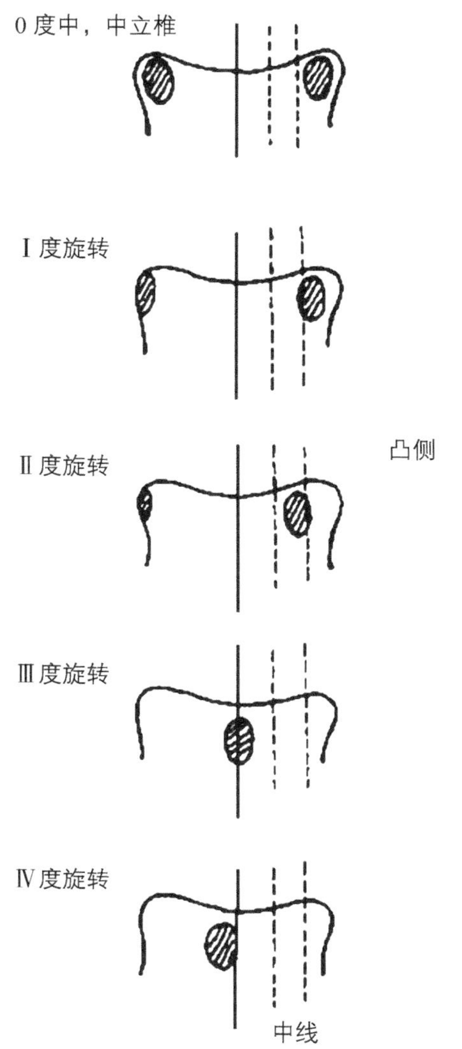

图 3-11-4　Nasb 和 Moe 的脊椎旋转度观察法

注：着重观察正位 X 线片上顶椎凸侧椎弓根在椎体影像上的位置。先划出椎体中线，并可将椎体凸侧半再做三等份，无旋转时椎弓根位于外 1/3

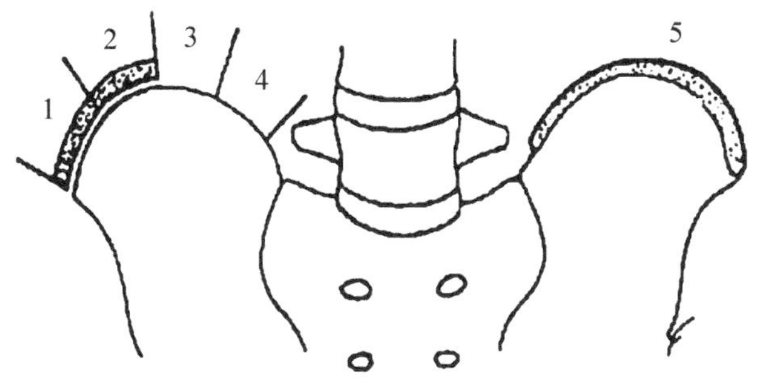

图 3-11-5　髂棘骨骺移动

③椎体骺环发展侧位 X 线片上骨骺环与椎体融合，说明脊柱停止生长，为骨成熟的重要体征。

（六）脊柱侧凸评估参数

对于每一个脊柱侧凸的患者都必须在术前仔细设计手术方案。首先需要确定关键椎体，如：稳定椎、顶点、上下端椎、上下中间椎、顶点偏距、骶骨中心垂线（CSVL）等，分清主要弯曲和次要弯曲。其次，根据上述评估指标以及柔韧度等选择手术入路、内置物、融合范围、植骨方法等。

端椎（EV）：脊柱侧弯的弯曲中最头端和尾端的椎体。

顶点（AV）：弯曲中畸形最严重、偏离骶骨中心垂线最远的椎体或椎间隙。

中间椎（IV）：顶椎与端椎之间的椎体，一般为顶点上方或下方第 1 或第 2 椎体。

主侧弯（原发侧弯）：是最早出现的弯曲，也是最大的结构性弯曲，柔软性和可矫正性差。

次侧弯（代偿性侧弯或继发性侧弯）：是最小的弯曲，弹性较主侧弯好，可以是结构性也可以是非结构性。位于主侧弯上方或下方，作用是维持身体的正常力线，椎体通常无旋转。当有 3 个弯曲时，中间的弯曲常是主侧弯，有 4 个弯曲时，中间两个为双主侧弯。

中立椎（neutral vertebrae）：是全脊柱站立正位像上无旋转且保持中立的椎体。

稳定椎（stable vertebrae）：是骨盆水平后，骶骨中心垂线通过并平分的距头侧最近的椎体。如果某一椎间隙被平分，那么其尾侧的下一个椎体可作为稳定椎。

摄片后标记稳定椎、顶点、端椎、中间椎、顶点偏距、骶骨中心垂线（CSVL）等（图 3-11-6）。

二、特发性脊柱侧凸

特发性脊柱侧凸指原因不明的脊柱侧凸，最常见，占总数的 75%～80%。根据其发病年龄又分婴儿型（0～3 岁）、少儿型（3～10 岁）及青少年型（10 岁后）。以下分别介绍。

（一）婴儿型特发性脊柱侧凸（infantile idiopathic scoliosis）

婴儿型特发性脊柱侧凸是在 3 岁内发现的一种结构性脊柱畸形。在欧洲，此型相对常见，而在美国，此型占特发性脊柱侧凸患者不到 1%。婴儿型特发性脊柱侧凸的早期诊断十分重要，家长及儿科医生对此应严密观察。因为早期的治疗会影响

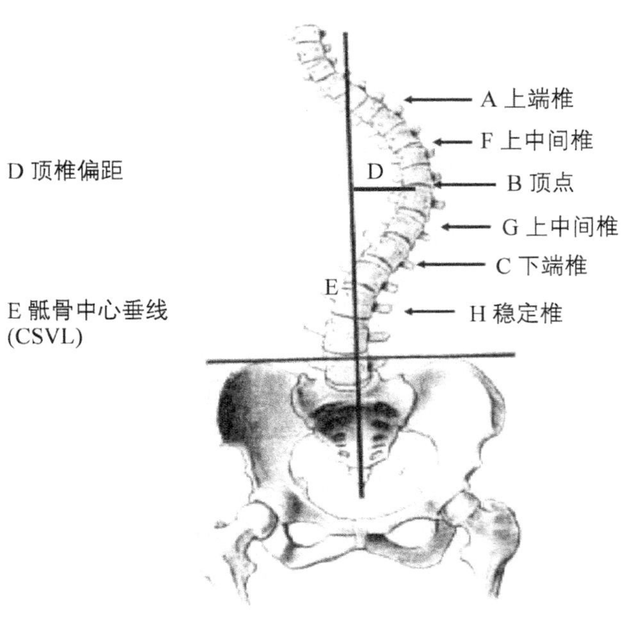

图 3-11-6 稳定椎 H、顶点 B、端椎 AC、中间椎 GF、顶点偏距 D、骶骨中心垂线 E

预后，所以应尽早治疗。

1. *特点* 1954 年 James 首先将婴儿型脊柱侧凸作为一个独特的整体来认识，发现其自然病程存在两种情况，并据此分为两型：自限型和进展型。大量研究证实，婴儿型特发性脊柱侧凸的特点如下：

(1)一般男婴多见，通常侧弯凸向左侧。

(2)侧弯一般位于胸段和胸腰段。

(3)多数侧弯在出生后 6 个月内进展。

(4)自限性婴儿型特发性脊柱侧凸占所有婴儿型特发性脊柱侧凸的 85%。

(5)双胸弯易进展并发展为严重畸形，右侧胸弯的女性患者通常也预后不良，并且常常伴发畸形(扁头畸形、蝙蝠耳畸形、先天性斜颈以及进行性髋关节发育不良等)。

2. *发病机制* 目前，存在两种理论解释婴儿型侧凸的发病机制：①宫内畸变学说；②压力致畸学说。Browne 首先提出了宫内畸变可能是病因之一，其理论依据为：83%患者合并有斜颈畸形和髋外展受限；50%患者存在肋骨畸形。然而，这一学说不能解释为什么出生后侧弯与其他畸形并不是同时出现，而且斜颈畸形、侧弯凸侧及髋发育不良常在一侧。为此，Mau 提出了出生后外部压力致畸理论。但是，直到目前为止，婴儿型脊柱侧凸的真正病因尚未清楚。

Wynne-Davies 在其研究中从遗传学、临床、流行病学等方面分析了婴儿型脊柱侧凸的病因。在 134 名婴儿型侧凸患儿中，97 名在生后 6 个月内出现侧弯，同其他研究结果一致，每例斜头畸形的扁平侧与侧弯的凹侧一致的。在进展性侧弯男婴中，13%存在智力迟缓，髋发育不良的发病率为 3.5%，先天性心脏病的发病率为 2.5%，7.4%男婴中存在腹股沟疝。同时，此型患者中臀位分娩和生后低体重的比率高。多数侧弯出现在冬天出生的婴儿。左侧胸弯占绝大多数。侧弯进展最快的时间通常在生后 1～6 个月；出生后即发病很少见。家系调查表明，婴儿型侧凸有一定遗传倾向，但病因是多因素的。出生时诊断婴儿型侧凸很困难，一般情况下，都是生后 6 个月内由其父母发现的。

3. *诊断* 婴儿型侧凸需与以下疾病相鉴别：先天性脊柱侧凸、神经肌肉型脊柱侧凸及继发于椎管内病变的侧凸，因此，必须进行详细的体格检查，并且记录下是否存在斜头畸形和四肢畸形。

首诊时应摄脊柱全长正侧位，初步评价 Cobb 角和肋椎角差（RVAD, Rib-Vertebral Angle Difference)，同时除外先天性椎体畸形。在婴儿能站立之前，可采用卧位脊柱全长正位像检查，以除外颈椎是否存在融合及不稳定，除外腰骶部和髋部是否存在先天畸形和髋关节发育不良。

绝大多数诊断为侧凸的婴儿都会有细微的神经系统症状，这些症状能提示我们进一步检查。例如，诊断 Chiari 畸形的惟一线索可能是腹壁反射的缺失。事实上，真正的特发性婴儿型侧凸很少见，由于神经系统畸形发生率较高以及治疗的需要，即使这一年龄段的患者的神经系统体格检查正常。但是也应常规进行全脊柱 MRI 检查。对于需要积极治疗的所有婴儿应行脑及脊髓的 MRI。

1972 年 Mehta 发现进展性侧凸与消退性侧凸在椎体与肋骨之间的所成角度上存在差异。测量方法被称为肋椎角差(RVAD)，计算方法为：胸椎顶椎凹侧肋椎角减去凸侧肋椎角，如果 RVAD＞20°，侧凸易进展；如 RVAD＜20°，则侧弯有可能消退。

Mehta 根据侧弯顶椎与其相对应的肋骨头颈的相互关系，制定了一种新的分类方法：正位 X 线像上，凸侧顶椎肋骨未与顶椎椎体重叠，为Ⅰ期；当侧弯加重后，凸侧顶椎肋骨头与顶椎椎体重叠，定义为Ⅱ期，它通常出现在非消退性侧弯。无需测量

RVAD。RVAD的测量仅仅有助于判断侧弯是否会进展，它并不能替代随访，因此应建议患者每4～6个月随访一次，常规行体格检查和影像学检查。

Mehta和Morel又进一步将进展性婴儿型特发性脊柱侧凸分为良性（benign）和恶性（malignant）两个亚型。两个亚型的共同特点是：在出生后头5年侧弯加重，在少儿期缓慢进展，最后在青少年期明显恶化。如果在出生后头5年进展更重，治疗更困难，则将其定义为恶性型。

4. 治疗　首先根据Mehta标准来确定脊柱侧凸的预后，然后选择正确的治疗方法。

非进展型婴儿型特发性脊柱侧凸无须治疗。

如果Cobb角<25°及RVAD<20°，可以观察，每4～6个月进行一次体格检查和X线检查。如果侧弯自行消退，可以每1～2年，随诊一次；如果侧弯进展，则需进行详细的临床和神经系统检查以除外其他病因，这些患者必须随诊至发育成熟，以防止青春期生长发育时，侧弯复发、加重。

侧弯Cobb角为20°～35°时，RVAD有助于预测是否进展，RVAD一旦>20°，提示侧弯进展的可能性大。对于此类患者可以先观察，每4～6个月复查一次，详细进行临床及X线检查，如果Cobb角或RVAD增加5°～10°，应考虑非手术治疗。

进展型婴儿型特发性脊柱侧凸在治疗上可以应用石膏矫形固定，然后应用Milwaukee支具维持矫形。常需在全麻下行石膏矫形固定，石膏固定6～12周，连续更换石膏，直至获得最佳矫形效果，通常在出生后18个月更换石膏改行支具固定。支具应该全天配戴（洗浴时去除）。Milwaukee优于胸腰部支具，它不会使胸廓变形而使肺功能下降，常规配戴支具2～3年。如果已维持矫形，可以逐渐去除支具。如果侧弯不复发，可以去除支具后观察至发育成熟。Mehta和Morel认为，如果侧弯在青春期生长发育前已完全矫正，那么在青春期一般不会复发；如果侧弯进展，应重新开始全天配戴支具治疗。如果侧弯继续加重，应重新检查神经系统，行MRI检查除外是否存在其他病变。

少儿型和婴儿型的手术适应证大致相同，我们将在少儿型脊柱侧凸的手术治疗中同时讨论婴儿型的手术治疗。

（二）少儿型特发性脊柱侧凸（juvenile idiopathic scoliosis）

少儿型特发性脊柱侧凸是4～10岁发现的脊柱侧凸畸形，它占特发性脊柱侧凸的12%～21%，其病因不明。

相对于婴儿型和青少年型特发性脊柱侧凸而言，少儿型特发性脊柱侧凸的特点是它在脊柱生长相对静止期进展，学者们对它的侧弯类型及自然史所知甚少，仅仅通过发现畸形的年龄而不是通过症状、体征等来诊断，因而如何诊断少儿型特发性脊柱侧凸已成为讨论焦点。被诊断为少儿型患者很可能是晚期发病的婴儿型特发性脊柱侧凸或早期发病的青少年型特发性脊柱侧凸，而很可能被人为地以年龄诊断为少儿型。

少儿型多见于女孩，女与男比例为2～4∶1。3～6岁儿童中，女与男比例大约为1∶1；而在6～10岁年龄段中，女与男8∶1，这一数值与青少年型特发性脊柱侧凸基本相同。

少儿型侧凸类型多为右侧胸弯和双主弯。右侧胸弯占少儿型IS的2/3，双主弯约占20%，胸腰段侧凸15%。左胸弯在少儿型中不常见，如出现这一种侧弯，常提示存在椎管内病变，应对其进行全面的神经系统检查。

青少年型自然史相对较佳，但是少儿型则更具侵害性，它可以进展为严重畸形，损害肺功能。大约70%少儿型特发性脊柱侧凸的弯曲进行性加重，需要给予一定形式的治疗。由于少儿期的脊柱仍存在生长潜能，因此在理论上侧弯必然进展，然而Mannherz等的研究发现左胸弯或左腰弯最有可能自行消退。这也说明，某些少儿型脊柱侧凸也可以自行消退或进展缓慢，但是相对于婴儿型而言，其自行消退的比率不高。

1. 诊断　少儿型特发性脊柱侧凸分为以下几类：①晚发消退型婴儿型；②良性进展型婴儿型；③症状性脊柱侧凸；④脊髓空洞性脊柱侧凸；⑤早期发现的青少年型。

在明确诊断前，必须查清侧弯的原因。应仔细检查神经系统。有时腹壁反射消失是诊断Chiari畸形的惟一线索。虽然少儿型IS多数神经系统查体正常，但是由于其椎管内病变相对高发，因此，一些作者建议对所有的少儿型脊柱侧凸患者常规进行MRI检查。Gupta的研究发现，无症状的少儿型特发性脊柱侧凸的神经轴畸形的发生率在18%～20%。在这一年龄段，脊柱侧凸可能是潜在的神经轴畸形的最初体征之一。

连续的Cobb角测量可以确定侧弯是否进展。与少儿型IS侧弯进展有关的因素还有主弯顶椎RVAD的增加、胸后凸小于20°以及男孩的脊柱左侧凸。kahanovitz 等认为侧弯发现时的 Cobb 角＞45°是侧弯加重的一个危险因素。连续测量 RVAD 有助于预测支具治疗的远期疗效。

2. 治疗

(1)治疗原则

①侧弯＜20°：观察。因其每月进展很少超过1°，并且侧弯进展＞10°才较明显，所以每 6～8 个月随诊一次即可。

②侧弯 20°～25°：密切观察。随访 6 个月，如果侧弯进展超过 5°，应进行临床和放射线检查，并予以治疗。

③侧弯＞25°的进展性侧弯：早期治疗。由于＞25°的脊柱侧弯进展可能性较大，所以一旦发现应积极治疗。＜6 岁的少儿型脊柱侧凸的治疗与婴儿型的治疗大致相同(参见前文)。

(2)非手术治疗

支具治疗的指征为：首诊时，侧弯 Cobb 角＞25°；观察期间侧弯进展明显。

Milwaukee 支具适用于柔韧性好的脊柱侧凸，少儿型脊柱侧凸需要长期固定，而胸腰支具可能压迫胸廓影响肺功能，因此在治疗中应首选 Milwaukee 支具；如果侧弯比较僵硬，应用连续石膏矫正。

连续测量 RVAD 有助于预测脊柱侧弯的进展趋势。如果侧弯进展迅速，应详细进行神经系统检查及 MRI 检查以确定是否存在颅脑或椎管内病变。侧弯如超过 50°，应放弃支具治疗。少儿型侧弯中的 25%～65%及全部的进展型婴儿型侧弯需要手术治疗。

(三)婴儿型及少儿型脊柱侧弯的手术选择

手术方法的选择主要依据脊柱侧凸患者侧弯加重时的年龄。首先应考虑脊柱生长潜能。研究表明，单纯后路脊柱融合，侧弯仍可加重并且椎体的旋转畸形增加。多数作者认为，年龄小的患者如果单纯行脊柱后路融合，其前方脊柱仍然继续生长，导致前方椎体高度增加，并导致融合区椎体旋转畸形加重，产生曲轴现象(Crankshaft effect)。我们将在下面内容探讨年龄小的脊柱侧凸患者的手术治疗及如何避免出现上述问题。

1. 无须融合的脊柱内固定　年龄＜8 岁的脊柱侧凸患者可以考虑采用不植骨融合的脊柱内固定，这一方法仅适用于小部分侧弯畸形患儿，因此在选择适应证上一定严格把握其指征。

2. 脊柱内固定及植骨融合　如上所述，为防止曲轴现象，有学者建议在婴儿和儿童患者不宜单纯行后路脊柱融合。因此，最佳的方案是一期前路手术防止脊柱前方过度生长，二期行后路脊柱矫形固定融合。这种方法的优点在于它可以消除曲轴现象，但是这种方法的并发症也较多。

如何选择前路脊柱生长阻滞的时机和适应证是困扰脊柱外科医生的一大难题。几乎所有的婴儿型和大部分少儿型脊柱侧凸的 Risser 征都为 0 度，因此在确定哪些患者可能出现曲轴现象时，Risser 的作用实际上并不大。我们推荐脊柱前路手术的指征为：年龄＜10 岁；Y 形软骨未闭；Risser 征＜0°所有 Risser 征 0 或 1 级的患儿必须随访 Cobb 角变化。如果临床及影像学检查提示曲轴现象，那么应考虑前路顶椎生长阻滞。

3. 脊柱融合术对身高的影响　临床上，经常遇到患者或其家属咨询这样的问题：如果行脊柱融合术对儿童的身高最终会有多少影响。Winter 就此设计了简便公式用于计算出脊柱融合术后的脊柱短缩长度。此公式假定条件为：脊柱后路融合术后的生长完全停止；每个脊柱节段每年增长大约 0.07cm；女孩大约在 14 岁时终止生长，男孩在 16 岁时终止。简易公式如下：

0.07cm×脊柱融合节段数×剩余生长年龄数(14 或 16－现在年龄)

例如，一名 5 岁婴儿型脊柱侧凸男性患者行 T_5～T_{11} 脊柱融合，经计算脊柱预测短缩高度为 6.16cm(0.07×8×11)。

总之，婴儿型及少儿型特发性脊柱侧凸的诊断与治疗具有一定难度，需要早期诊断与治疗，严密随访。如果支具治疗无效，应建议手术治疗。但是单纯行脊柱后路固定融合容易产生曲轴现象，为防止这一现象通常需采用前路脊柱生长阻滞。

(四)青少年型特发性脊柱侧凸(adolescent idiopathic scoliosi，AIS)

特发性脊柱侧凸相对较常见，10～16 岁年龄组青少年有 2%～4%的发病率，多数侧弯的度数较小。在 20°左右的脊柱侧弯患者中，男女比例基本相等；而在＞20°的脊柱侧弯人群中，女∶男比例超过5∶1。女性脊柱侧凸患者较严重这一事实提示：女性脊柱侧凸可能更易进展，她们比男孩更需治疗。

绝大多数 AIS 患者可以正常生活，在一定情况下，AIS 侧弯的进展常伴有肺功能下降和后背痛。胸弯如果＞100°，用力肺活量(forced vital capacity)通常下降到预期值的 70%～80%，肺功能下降通常继发于限制性肺疾患，如果严重脊柱侧凸损害肺功能，那么患者早期有可能死于肺心病(cor pulmonale)。一些作者统计严重侧弯患者的死亡率是一般人群的2倍，吸烟患者的死亡危险性增高。中度脊柱侧弯(40°～50°)的间歇性后背痛的发病率与一般人群大致相同，重度腰椎侧凸的腰病发病率高，而且当顶椎明显偏移时发病率更高。

正是由于脊柱侧凸可以引起上述并发症，所以应早期积极治疗，以阻止侧弯进展。Nachemson等研究证实脊柱侧凸的进展概率(表3-11-1)。

表3-11-1 不同年龄组和不同Cobb角的脊柱侧凸进展概率

侧弯Cobb角	10～12岁	13～15岁	16岁
<19°	25%	10%	0%
20°～29°	60%	40%	10%
30°～59°	90%	70%	30%
>60°	100%	90%	70%

Lonstein和Carlson研究了侧弯大小与Risser征、年龄及侧弯进展危险性的关系，侧弯均在20°～30°。研究证实，侧弯大小分别与上述三者相关，多数侧弯是稳定的而无须治疗(表3-11-2)。他们的研究表明：假如一个12岁的患者，Risser征0或1级，右侧胸凸，Cobb角20°～29°，其侧弯平均进展危险性为68%。

表3-11-2 Risser征、侧弯大小与侧弯进展概率关系

Risser征 \ 侧弯大小	5°～19°	20°～29°
0～1	22%	68%
2～4	1.6%	23%

WeinStein和Ascani分析了AIS在成人后进展的危险因素(表3-11-3)。他们分别证实胸椎侧弯<40°的已接近成熟的患者在成人后很少进展，而>40°(尤其>50°)的胸椎侧弯在成熟后仍然进展，一般情况下，成人脊柱侧凸进展很难被发现，通常以每年1°～2°的速度进展，例如，一名18岁患者已发育成熟，目前胸椎侧弯55°，那么到50岁时可以发展到100°。

表3-11-3 发育成熟后侧弯(大于30°)进展的危险因素

胸弯	腰弯	胸腰弯	双弯或多弯曲
Cobb角>50°	Cobb角>30°	Cobb角>30°	Cobb角>50°
顶椎旋转>30%	顶椎旋转>30%	顶椎旋转>30%	
Mehta角>30°	侧弯凸向		
	L_5与CSVL的关系躯干偏移		

总之，多数学者认为：第一，不是所有的脊柱侧凸都进展，也不是所有的脊柱侧凸都需治疗；第二，当患者已发育成熟，其脊柱侧凸不一定停止进展。

(五)特发性脊柱侧凸治疗原则

尽管第三代脊柱侧凸矫形系统的研制，节段性内固定系统如CD、USS、TSRH等相继推出已有多年，但是脊柱侧凸的治疗原则并未改变，脊柱侧凸的治疗目的不变：①矫正畸形(to gain correction)；②获得稳定(to achieve stability)；③维持平衡(to maintain balance)；④尽可能减少融合范围(to fuse as few segments as possible)。

总的治疗原则为观察、支具治疗和手术治疗。

具体治疗原则如下：

1. 侧弯Cobb角<25° 应严密观察，如每年进展>5°并且Cobb角>25°，应行支具治疗。

2. Cobb角在25°～40°的脊柱侧凸 应行支具治疗，如每年进展>5°且>40°可采取手术治疗。

3. Cobb角40°～50°的脊柱侧凸 由于侧弯>40°，进展的概率较大，因此如果患者发育未成熟，应建议其手术治疗。对于发育成熟的患者，如果侧弯发展并>50°且随访发现侧弯有明显进展的患者，也应手术治疗。

4. Cobb角>50° 手术治疗。

(六)特发性脊柱侧凸的非手术治疗

非手术治疗包括理疗、体疗、表面电刺激、石膏及支具。但最主要和最可靠的方法是支具治疗。

1. 支具治疗的适应证

(1)20°～40°的轻度脊柱侧凸，婴儿型和早期少儿型的特发性脊柱侧凸，青少年型的脊柱侧凸超过40°时，不宜支具治疗。

(2)骨路未成熟的患儿宜用支具治疗。

(3)长节段的弯曲，支具治疗效果佳，如8个节段40°侧凸支具治疗效果优于5个节段的40°脊柱侧凸者。

(4)40°以下弹性较好的腰段或胸腰段侧凸，波士顿支具效果最佳。

2. *支具治疗方法及注意事项*　支具治疗后应摄站立位脊柱全长正侧位X线片，配戴支具摄片观察侧弯矫正率是否超过50%，如超过50%，说明支具治疗效果满意；支具治疗后，通常需要2～3周才能适应支具，应鼓励患者尽快地增加配戴支具时间。每4～6周复查一次支具情况，以防止因患者身长增高而出现支具无效。复查时，应去除支具2h后摄站立位脊柱全长正侧位X线片，根据X线片表现评价侧弯的进展情况。

注意：两个结构性弯曲到50°或单个弯曲超过45°时，不宜支具治疗；合并胸前凸的脊柱侧凸，不宜支具治疗。因支具能加重前凸畸形，使胸腔前后径进一步减少。

3. *支具治疗方案*　如果支具治疗有效，女孩应配戴至初潮后2年、Risser征4级；男孩配戴至Risser征5级，然后可逐渐停止支具治疗，继续随访几年。

骨骼发育未成熟患者，支具治疗下侧弯仍然进展并超过40°，那么需要手术治疗。如果侧弯超过40°但发育已接近成熟的患者，例如一个初潮后1年、Risser征3级的女孩，出现这种情况，最佳处理是先观察6个月以确定侧弯是否进展，如果侧弯超过50°，应行脊柱侧凸矫形及脊柱融合。

(七)特发性脊柱侧凸的手术治疗

手术分两个方面：矫形和植骨融合。近年来矫形方法发展很快，但基本上分两大类：一为前路矫形，如前路松解、支撑植骨、Dwyer、Zielke、TSRH、CDH内固定矫形等；另一种为后路器械矫形，如Harrington、Luque、Galveston及C.D、TSRH、Isola等。有时需要两种或两种以上手术联合使用。要维持矫形，必须依靠牢固的植骨融合。

1. *后路矫形手术*　Harrington从1947年开始试图寻找一种既能提供内在稳定又能起到矫形作用的方法治疗脊柱侧弯，并研制了Harrington系统，应用它治疗了大量的继发于脊髓灰质炎脊柱侧弯患者。此后对设计进行了多次改进。1962年，他进一步证实随着手术技术的提高和内固定器械的改良，手术效果得到改善。Harrington系统的最重要的进步在于它增加了脊柱融合率。1962年以后最有意义的改良是改变了下撑开钩位置，将其从邻近关节突移到椎板下，这样减少了脱钩发生率。在此后20的年间，Harrington系统的使用一直没有明显的变化。由于Harrington系统在脊柱侧凸矫形的历史中的功绩，人们习惯上将它称为"第一代脊柱内固定系统"。

虽然Harrington技术是侧弯手术治疗乃至脊柱外科史上的一大革命，然而它也存在一些不容忽视的问题，如内固定物的脱出、不能控制矢状面结构以及术后需要配戴石膏和支具等。

1973年，墨西哥Luque采用椎板下钢丝增加Harrington棍的固定，即所称的第二代脊柱内固定系统。它通过将固定点分散到多个椎体，增加了内固定的稳定性。手术后病人一般可以不用石膏外固定。后来，Luque发现并不需要金属钩来固定，因此他发明了"L"形的光滑的Luque棍系统，它用椎板下钢丝在每个节段上固定L形棒。Luque系统最初用来治疗神经肌肉性侧弯，而后广泛地用于治疗特发性侧弯。

椎板下穿钢丝技术要求较高，而且容易发生一些神经系统的并发症，甚至有发生瘫痪的报道。这些问题的出现，客观上需要有一种既能节段性固定脊椎、又没有椎板下穿钢丝的危险性的新技术。在此历史背景下，Drummond于1984年发明了Wisconsin系统。这一系统联合使用Harrington棍、Luque棍和通过棘突行节段钢丝固定。Wisconsin系统用钢丝固定至棘突，比椎板下穿钢丝容易得多，而且更安全，但是其稳定性和脊柱畸形的矫形远远不如椎板下穿钢丝的Luque技术，且这一系统的旋转控制差，术后仍需要外固定。

随着生物力学研究的深入，对脊柱侧弯也有进一步的认识。脊柱侧凸是一种立体的三维的畸形。然而，前两代矫形系统最多只能达到"二维矫形"。为此，法国Cotrel和Dubousset于1984年研制了可以放置多个位置、既能产生加压又能撑开的多钩固定系统，并且可以附加横向连接系统增强其稳定性。这一设计既提供了节段性固定，又能达到"三维矫形"。由于C-D系统不仅仅是器械的改进，而且在侧弯的矫形理论方面产生了一次"革命"，它的出现使侧弯的矫形进入了"三维矫形"的新时代，人们将它及其衍生出的内固定系统称为"第三代脊柱内固定系统"。

尽管C-D系统对脊柱侧弯矫形功勋卓著，但是它本身仍存在设计上的缺陷，为了弥补这些缺点，学者们相继研制了Isola、Moss Miami、TSRH以及CDH等改良系统，它们已成为当前国内外运用最广泛的治疗脊柱侧弯的内固定物。

2. 前路手术　众所周知，具有明显旋转畸形的结构性侧弯，轴向畸形的75%位于椎体中，仅25%在椎间盘内。后路内固定系统仅能在椎间盘中去旋转，因此有时需要前路去旋转。所谓三维矫形的后路手术，并不能代替前路手术。

1969年Dwyer设计了前路矫正脊柱侧凸的手术装置。但此手术有缺点：无去旋转作用；矫正侧凸时容易造成腰后凸畸形；此外随着躯干的扭动，椎体间融合不牢固，容易形成假关节。

1970年Zielke改良了此手术，其优点是：矫正旋转畸形的同时矫正侧后凸。所以又称腹侧去旋转脊柱融合术，简称VDS。其优点还有固定节段少、对畸形节段加压、无撑开的作用，因此神经性损伤的发生率低等。然而，此手术断棍的发生率较高。

目前，前路TSRH、Isola及CDH等克服了上述缺点。

3. 融合范围选择　融合区的选择非常重要，太短将导致弯曲弧度变长。融合太长使脊柱活动不必要地受限。

近年来，随着对脊柱侧凸的认识加深，学者们更加强调腰椎活动度以及生活质量等，因而在选择融合范围上，对部分侧弯提倡选择性融合。

(八)前路矫形固定融合范围选择

前路融合范围选择主要有两个方法：一是端椎到端椎融合的Zielke法；二是John Hall的短节段融合原则，通常适用于柔韧性好的轻中度侧凸(＜50°)。根据站立位像和Bending像决定融合范围。

1. 站立位相　若侧凸顶椎为椎体，融合顶椎上下各一个椎体；若侧凸Cobb角＞50°，则融合上下各2个椎体；若侧凸顶椎为椎间盘，融合上下各2个椎体。

2. Bending相　弯向凸侧时，端椎处第一个张开的椎间盘不需融合，以便使上下节段对过度矫正代偿；弯向凹侧时，远端椎体应当与骶椎平行。当二者不一致时，选择最长节段进行固定融合。

(九)后路固定融合范围选择

脊柱融合后，脊柱的平衡由未融合的能活动的节段来保持，并非由融合处来保持以后的平衡。根据上述原则来评估动态的或弯曲的X相，从而决定脊柱融合的范围。对于脊柱侧凸总体融合原则如下：一般而言，所有的结构性弯曲都应融合，矢状面上所有异常的节段应包括在融合范围之内。有许多病例一个侧弯弧中仅部分是结构性的，这可由动态X相来决定；融合端椎应该在各个方向都能活动，最重要是远端融合椎，也就是说远端融合椎的远端椎间隙在弯曲相中应能活动，远端融合椎终板在凹侧弯曲相中是与骨盆平行的，弯曲相的轴状面中应达到中立位。

就特发性脊柱侧凸而言，多根据Lenke或PUMC分型决定融合范围。

三、先天性脊柱畸形

先天性椎体畸形可分为分节不良型、形成障碍型、混合型，这些畸形多因畸形椎体生长发育所致，可以出现在椎体环的任一部分(前部，前外，外侧，后外侧，或后侧)。

这些畸形出生后即发病，因而患者出现弯曲畸形较特发性脊柱侧凸早。早期发病使先天脊柱畸形患者很少能接受到早期的最佳治疗。由于所形成的弯曲易于进展，并且患者仍有较长的生长时期，所以易产生较严重的畸形。先天性脊柱畸形通常较僵硬，难于矫形。所谓半椎体不是额外的椎体，而是椎体的一部分未形成，正是这一缺失的骨组织导致了畸形的产生。畸形区生长潜能缺失，而椎环的其他部分仍能继续生长，因此产生畸形，椎环生长潜能丧失的区域不同，产生的畸形有侧凸畸形、后凸畸形、腰前凸畸形、侧后凸或侧前凸畸形。椎体畸形的生长方式、发展速度及最终的严重程度决定于畸形类型和畸形区椎体的生长潜能。

(一)病因

目前尚不清楚先天脊柱畸形的病因。Wynne Davies分析了337例先天性脊柱畸形患者，发现绝大多数是散发的，并且其同胞或后代多无发病危险，而多发畸形患者的同胞出现脊柱畸形可能性为5%～10%。但是，Lonstein分析了1 200例先天性脊柱畸形，否认上述结论，他发现其中只有1%患者的亲属有脊柱畸形。多数研究证实，双胞胎中如果一个患者出现先天畸形，另一个多数没有畸形。双胞胎同时存在先天性脊柱畸形的报道极为少见。

目前，仅有一种类型先天性脊柱畸形呈家族性发病，这一综合征包括多节段的双侧分节不良、多发肋骨融合以及节段缺失等。国内外对这一综合征的称谓尚未统一，多称为胸椎发育不良、脊椎肋骨发育不良或Jarcho－Levin综合征。一些儿童早期死于呼吸衰竭，这一疾病的显性遗传和隐性遗传的病例都有报道。

（二）临床表现

首先要对早期轻型脊柱侧凸的征象有所认识：①两肩不等高；②肩胛一高一低；③一侧腰部皱褶皮纹；④腰前屈时两侧背部不对称，即“剃刀背征”；⑤脊柱偏离中线。此外，有下述情况时，应怀疑有先天性脊柱畸形存在：生后就有下肢畸形或大小便不正常；背部皮肤（特别是脊柱区皮肤）有色素沉着、异常毛发或有包块时；小儿上半身短，与身体长度不成比例者。对有可疑征象者应行X线片检查，即可发现有脊柱或肋骨畸形表现，并可测量及记录下脊柱畸形的程度。先天性脊柱侧凸的X线表现有以下两个“S”特点，即脊柱侧弯较短（short curve）和侧弯角度较锐（sharp curve）。

先天脊柱畸形患者常伴有其他器官、系统的先天性畸形，因此对先天脊柱畸形的评估不应仅仅局限于脊柱，应包括以下系统：

1. *先天性泌尿生殖系统畸形*　先天性泌尿生殖系统畸形是先天性脊柱畸形最常见的合并畸形。MacEwen等对先天性脊柱侧弯患者常规进行静脉肾盂造影，发现20%患者存在尿道畸形，Hensinger等发现颈椎畸形的患者中尿道畸形发生率高达33%。这种现象可以用从组织胚胎学的观察来解释。脊柱与泌尿系统起源于同一种未分化间充质。

有些泌尿系统畸形（例如单侧肾、异位肾）是具有正常肾功能的解剖变异，它们并不需要治疗。然而，MacEwe研究发现，先天性脊柱侧凸研究患者中6%存在危及生命的泌尿系畸形，例如阻塞性泌尿系疾病。因此，所有先天脊柱畸形患者必须进行泌尿系检查，过去常采用静脉肾盂造影，目前多采用肾脏B超或MRI，一旦发现梗阻性泌尿系疾患，必须及时给予相应治疗。

2. *先天性心血管畸形*　先天性心血管畸形是先天脊柱畸形的另一种常见合并畸形，有10%～15%的先天性脊柱侧凸患者合并有先天性心脏病。体格检查时，一旦发现杂音，应进一步检查。

3. *神经系统畸形*　先天性脊柱侧凸患者脊柱纵裂发生率高。McMaster报道20%先天脊柱畸形有一定形式的脊柱裂，例如脊髓栓系、硬膜外纤维束带、脊髓或硬膜内脂肪瘤等，以上这些神经系统病变常伴发以下问题：①皮肤变化（毛发生长，凹陷，皮肤色素沉着或血管瘤）；②下肢畸形：包括（扁平足、弓形足、垂直距骨、马蹄内翻足）；③其他轻微的改变，例如，小腿轻度萎缩、一侧足较对侧小或两侧反射不对称。同时，必须对椎弓根间距增宽的患者详细检查。MRI检查有助于诊断脊柱裂，MRI检查主要应用于以下几种情况：①神经系统查体有异常；②足畸形；③膀胱功能障碍；④脊柱区的皮肤改变。躯干与四肢体格检查主要目的是除外隐匿的神经系统疾患，神经系统畸形可以仅仅表现为上腹壁反射的缺失，所以对于脊柱畸形应常规全面体格检查。

（三）影像学检查

由于多发脊柱畸形常合并存在，而且常位于脊柱相对的两端（例如：颈椎，腰骶部），因此需常规检查脊柱全长正侧位。根据正侧位结果，再决定何种检查：悬吊像、支点弯曲像、侧方弯曲像等，以了解脊柱侧凸的可矫正度、代偿侧凸的度数及旋转的变化，这样有利于选择融合范围，并预计手术矫正程度。对于Klippel-Feil综合征的患者应详细评价颈椎X线片。

对不能坐立的患者和年龄较大的儿童应进行仰卧位X线片，以便于观察椎体结构。正如前文所述，脊柱畸形凸侧生长相对重要，因此必须检查凸侧的骨组织和椎间隙的情况。如果椎间隙存在，凸侧椎弓根界限清楚，那么仍存在凸侧生长能力，预后不良；如果凸侧间盘不清，凸侧椎弓根难于辨认，那么凸侧生长潜能小，预后相对较好。

严重的脊柱畸形病例中，由于脊柱的旋转重，普通前后位不易区分先天性脊柱畸形还是特发性脊柱侧凸，需要做脊柱去旋转像（Stagnara像）。

X线检查后，在X线片上准确地标记顶椎、端椎，以便保证术后评估的可信度。对于先天性脊柱畸形而言，这些标记尤为重要。因为它的正常解剖已破坏，使测量弯曲变得更困难，而这种畸形往往造成测量上出现较大误差。

（四）先天性脊柱侧凸

先天性侧凸根据脊柱发育障碍分三种类型：①形成障碍，有半椎体和楔形椎。②分节不良，有单侧未分节形成骨桥和双侧未分节（阻滞椎 bloc vertebrae）两种。③混合型。

通常侧凸常伴有矢状面上的畸形，即为侧前凸与侧后凸畸形。虽然理论上讲，某种畸形常常对应一定的预后，但是这仅仅是从多数患者总结出来的一般规律，也就是说仍存在特殊情况。因而，分析侧凸应首先从其总的特征考虑，然后再看它产生什么问题,以及是否进展。

【自然史】 先天脊柱畸形的自然史主要涉及其预后和治疗,正因为如此,许多学者对先天性脊柱侧凸患者的自然史进行大量研究,研究表明绝大多数侧凸为进展性的,只有10%～25%患者不进展。McMaster和Ohtsuka对202例患者进行研究,发现仅有11%为非进展性,14%为轻度进展,75%显著进展。畸形进展速度取决于畸形类型和受累脊柱长度。单侧未分节骨桥伴单/多发凸侧半椎体的胸弯预后最差。McMaster复习59例患者发现胸腰段侧凸预后最差。2岁以前CObb角已大于50°,预后最差。以下依次为单侧未分节骨桥、双凸侧半椎体、单个凸侧半椎体,而阻滞椎(bloc vertebra,即双侧分节障碍)预后最佳。某些畸形(例如单侧骨桥)一定进展。因此,此类患者不要等其发展,应早期融合。单侧骨桥使弯曲凹侧生长缺乏,如果凸侧继续生长,产生严重畸形,一旦形成畸形,只有采用非常规的手术,否则难于矫形僵硬的畸形。因此,治疗上应以预防畸形进展为原则。

半椎体可以是单发的或多发的,也可以是平衡的或不平衡的。此外,根据半椎体与邻近椎体关系,分为嵌合型、非嵌合型。嵌合型半椎体像楔子一样被塞入两个椎体间,并不改变脊柱轮廓,因而不会产生严重的畸形,而非嵌合型则常可产生严重的畸形,它与邻近椎体的关系很重要(完全分节型、半分节型、不分节型),因为这可以判定侧弯凸侧的生长潜能。对称半椎体通常不会影响躯干的平衡,一般不需治疗。单发半椎体,是最常见畸形,存在进展与不进展两种可能,临床上很难预测其预后。患者应密切随访,一旦畸形发生,则需手术治疗。在腰骶段的半椎体由于其下方无代偿节段,通常会产生明显躯干失代偿,这些患者可能出现严重躯干倾斜,这种倾斜最终将导致产生难以矫正的畸形;另一种易出现失代偿的椎体畸形在颈胸段,由于颈椎平衡颈胸段侧弯的能力有限,因而患者易出现头倾斜。

【非手术治疗】

1. 观察 先天性脊柱侧凸最常用的非手术治疗是观察,其目的主要是观察侧凸畸形是否发展。观察仅适用于自然史不清楚的病例,在半椎体或混合畸形中观察可起到一定作用,而对于一侧骨桥形成的患者则不适宜观察。

观察方法:每4～6个月随诊一次。常规行站立位脊柱全长正侧位X线检查,对不能站立的婴幼儿可行卧位X线检查。一般来说,人发育过程中有两次快速生长期:出生后头四年和青春期生长发动期。在这两个期间内观察尤为重要。临床上,我们常见到不少患儿由于失随访,在青春期内迅速生长,产生严重的僵硬的畸形,造成难以挽回的后果。

2. 支具治疗 先天性脊柱侧凸的畸形在骨骼而不是肌肉,侧弯非常僵硬,难于像特发性脊柱侧凸那样行支具治疗;另外,对于自然史差的患者是支具治疗的禁忌证。

先天性脊柱畸形支具治疗的禁忌证是:

(1)短节段僵硬侧凸。

(2)一侧未分节骨桥。

(3)先天性后凸。

多数学者推荐使用Milwaukee支具,因为腋下支具虽然也可以有效地控制侧凸,但是却易引起胸部受压、肺活量下降等副反应。Winter等的研究表明,仅有少数患者对Milwaukee支具治疗效果良好,并且能够坚持支具治疗的患者较少。预后较好的是柔软的混合畸形和具有代偿性弯曲的畸形,支具对柔软的畸形有效而对僵硬的畸形无效。

Milwaukee支具对进展性代偿弯曲控制效果最佳,并且可治疗冠状面的失平衡以及头部倾斜等。对于单发或多发畸形引起的冠状面失代偿,Milwaukee支具可以矫正畸形,使脊柱可以在平衡状态下生长。对于颈胸段或上胸段畸形的引起头部倾斜,如果患者年龄较小可以用带枕垫的Milwaukee支具来矫正。

在使用支具时,必须正视它的作用并密切观察其效果,这样才能达到治疗的目标。我们这里所指的支具治疗目标是在保证可接受的脊柱对线条件下,控制侧弯发展。在治疗中必须从临床以及影像学两方面严密观察。如果支具治疗中侧弯仍然加重,那么应行手术治疗。支具治疗仅在可以有效地控制侧弯时才能继续采用。

在先天性脊柱侧凸的治疗中应防止两种倾向:第一,试图用Milwaukee支具治疗本应该手术的病人。第二,支具控制侧凸已无效而任其发展。因此,在阅X线片时必须将最新的X线片与上次及最早的X线片相比较,这是因为侧凸每年进展慢,平均每年5°～7°,如果仅与上一次X线片比较,则有可能把细小的差别当做测量误差,漏诊了侧弯进展。

【手术治疗】 严重或进展性先天性脊椎侧凸通常需手术治疗,有多种手术方式可以选择,因而在手术治疗前,我们常常需要面对以下问题:哪种方法最佳?最佳手术年龄是多少?在治疗先天性脊椎侧凸的过程中,对上述问题尚不可能简单回答,手术方法选择必须根据患者的具体情况来量体裁衣,主要应考虑患者年龄、畸形的种类(侧凸,后凸,前凸,或联合畸形)、畸形的位置、弯曲类型、畸形自然史以及是否合并其他系统先天性畸形。对于进展性弯曲,特别是如果支具治疗无效,应该行手术治疗。不少医生和患者家属有这样一种误解,都认为患者年龄小,如果手术担心会影响生长。但是事实上,如果患者行弯曲融合会长得更高,因为在畸形部位缺乏纵向的生长能力。

先天性脊柱侧凸的手术方法主要有以下四种:凸侧骨骺阻滞(前路凸侧半骺板阻滞;后路凸侧小关节融合);后路脊柱融合;前后路联合脊柱融合;半椎体切除;以及生长阀技术。

小　结

先天性脊柱畸形的诊断与治疗有以下特点:

1. 病因尚未清楚。

2. 先天性脊柱畸形的自然史多较差,绝大多数畸形都进展且预后差。

3. 需要详细的体格检查和影像学检查,除外神经系统、心血管系统以及泌尿生殖系统的畸形。

4. 应仔细分析,周密制定治疗计划。

5. 非手术治疗(观察、支具等)多无效,因而多需手术治疗。

6. 治疗原则为:三维矫正畸形;平衡或减少畸形生长;矫正并维持躯干平衡。

四、神经肌肉型脊柱侧凸

神经肌肉型脊柱侧凸是指人体神经-肌肉传导通路的病变所导致的脊柱冠状面上的畸形。多种疾病可以导致神经肌肉型脊柱侧凸畸形,这些疾病的共同特点是神经整合通路(脑,脊髓,周围神经,神经-肌肉,肌肉)中的任一环节中断。这些患者通常表现为头颈及躯干平衡的丧失。这些疾病虽然病因各不相同,但是它们在临床特点、自然史、评价以及处理等存在许多相同的特点和模式。疾病最终表现为肌肉的异常,表现方式为肌张力降低(弛缓性),肌张力增高(痉挛性)等。

(一)分类

国际脊柱侧凸研究协会(scoliosis research society,SRS)将神经肌肉型侧凸按以下分类:

1. 神经源性疾病(neuropathic)

(1)上神经元病变(upper motor neuron)

大脑瘫(cerebral palsy)

脊髓小脑变性(spinocerebellar degeneration)

Friedreich 共济失调

Charcot-Marie-Tooth 病

Roussy-Levy 病

脊髓空洞症(syringomyelia)

脊髓肿瘤(spinal cord tumor)

脊髓外伤(spinal cord trauma)

(2)下神经元(Lower motor neuron)

脊髓灰质炎(Poliomyelitis)

其他病毒性脊髓炎(other viral myelitides)

创伤(traumatic)

脊髓性肌萎缩(Spinal muscular atrophy)

Werdnig-Hoffmann 病

Kugelberg-Welander 病

Riley-Day 综合征

2. 肌源性疾病(myopathic)

(1)多发性关节挛缩(arthrogryposis)

(2)肌营养不良(muscular dystrophy)

Duchenne 肌营养不良

Limb-girdle 肌营养不良

面-肩胛-肱骨营养不良

(3)纤维比例失调(fiber-type disproportion)

(4)先天性肌张力低下(congenital Hypotonia)

(5)肌萎缩性肌强直病(myotonia dystrophica)

(二)病因

神经肌肉型脊柱侧凸病因不同,其疾病模式也随患者的不同而不同。目前多数脊柱外科医生已对特发性脊柱侧凸的诊断与治疗较为熟知,而与特发性脊柱侧凸不同的是,神经肌肉型脊柱侧凸无固定的畸形模式。一些神经肌肉型脊柱侧凸与特发性脊柱侧凸的模式类似,而另一些则表现为“C”形侧凸,并且扩展至骶骨。

后凸畸形是神经肌肉型脊柱畸形中的一个重要模式,造成后凸畸形的原因主要是肌肉对脊柱稳定性的动力性支持下降。脊柱稳定性动力支持的下降产生头颈部的姿势性脊柱侧弯,而这种姿势性脊柱侧弯随着生长发育逐渐加重。根据 Heuter Volkmann 法则,小的侧弯使椎体终板生长不对称,而这正是椎间盘、椎体、小关节等产生严重畸形的病理基础。侧凸或后凸的凹侧的终板的压应力增加导致生长速度减慢，而畸形凸侧的终板由于压应力的下降导致生长速度的增加，正是这种生长速度的不平衡使椎体产生楔形变畸形，这种畸形出现的越早，畸形进展的可能性越大。

（三）疾病特征

神经肌肉型脊柱侧凸总体特点为生长期发病并且快速进展，骨骼发育成熟后持续性、进行性加重。侧弯通常较长，弯曲延伸至骶骨，并且伴有骨盆倾斜，常常合并其他器官、系统的功能下降。

神经肌肉病变出现越早，疾病越严重，侧凸进展的可能性越大。急性婴儿型脊柱肌肉萎缩的平均发病年龄小于2岁，慢性病例平均发病年龄为3岁。Duchenne's肌营养不良的患者一般情况下10岁以前还可以行走，但随着侧凸畸形的加重，逐渐形成轮椅依赖生活。研究表明，Cobb角大于50°的大脑瘫型成人脊柱侧凸患者平均每年进展1.4°。

神经肌肉型脊柱侧凸常常伴发骨盆倾斜，这是由于神经肌肉型脊柱侧凸患者的骨盆在轴状面上不能与水平面保持水平，也不能在冠状面上维持与脊柱垂直。有关骨盆方面，最令学者们困惑同时也是了解最少的是腰骶连接处的旋转畸形，对这种畸形认识上的不足，使某些骨融合固定失败。

骨盆倾斜通常伴有坐位时负重的不均衡，使表面压力不对称，这可以使感觉正常的患者坐位时疼痛，而不能耐受坐姿。同时，骨盆倾斜使躯干在直立时不稳，患者需要用手来支撑脊柱。

如何理解与分析骨盆倾斜的原因是鉴别神经肌肉型脊柱侧凸与其他脊柱畸形的关键。起止于骨盆附近的肌肉的收缩可以使骨盆产生倾斜、旋转，由于肌肉众多，因此充分了解它们在畸形产生中的如何起作用，将有助于脊柱畸形的矫形。

（四）非手术治疗

神经肌肉型脊柱侧凸的治疗原则为：在冠状面和矢状面上将脊柱维持于平衡位置。在治疗中，应注意防止直立状态下姿势性脊柱侧凸的加重。同时，必须明确非手术治疗的目标不是矫正脊柱畸形，而是在脊柱生长期有效地控制脊柱生长。这种控制可以推迟手术时间，非手术治疗不是对所有患者有效。而仅适用于多数少年患者。

随着青春生长期的发动，非手术治疗逐渐失去作用，此时就需要手术治疗的介入，支具的作用主要是延缓侧弯进展的速度，直到儿童可以接受脊柱手术为止，这样可以获得最佳的手术时机。支具可以保留患者的心肺等系统的功能，但是它不能阻止畸形进展。对于Duchenne肌营养不良患者，Wikins和Gibson认为，此类患者中的绝大多数麻痹性脊柱畸形在前凸位置上更稳定。为降低支具对胸廓过高的压力，部分学者建议采用软壳支具，以较舒适的方式提供矫正力量。在这里需要注意的是，支具治疗绝对不应作为神经肌肉型脊柱侧凸的最终的治疗手段。

（五）手术治疗

手术治疗是治疗神经肌肉型脊柱畸形的主要方法。由于存在其他干扰因素，因此神经肌肉型脊柱畸形的手术治疗复杂。这些干扰因素包括：营养不良、骨质量差、肺功能差、健康状况差。不能行走的患者需要融合整个脊柱直至骨盆，这就造成神经肌肉型脊柱侧凸的手术非常复杂，而且时间长。术后由于患者不能咳嗽和深呼吸，因此呼吸道管理也较复杂。

另外，由于手术时间长、患者身体状况差，所以失血较多，输血量较大。术前应评估患者是否能耐受脊柱重建手术，术前应详细地对患者询问病史和进行体格检查，此外还包括：心肺功能评价；泌尿系统状况；可能的进食困难；代谢性骨病；癫痫疾病等。

对于不能配合肺功能检查的患者，所测得的肺功能的结果通常不准确，应该结合病史，考虑其是否有肺功能下降病史，例如，肺炎或哮喘的反复发作。术前的动脉血气分析的结果常显示静息状态下二氧化碳潴留。

对于能配合做肺功能检查的患者，主要注意其第一秒呼出的气体量，尽力呼气后肺内残留的气体称为残气量。患者的肺活量（vital capacities）如果小于预期值的30%，术后应考虑辅助呼吸（包括气管切开等）。

某些神经肌肉性疾病常常累及心肌，并出现心功能不全，例如，Duchenne肌营养不良的心肌病变与骨骼肌病变几乎平行进展。肺功能的损害通常重于心功能损害，Duchenne肌营养不良的患者在行脊柱重建术之前，应首先评价呼吸系统疾病是否能耐受手术。

Friedreich共济失调和肌萎缩性肌强直的患者术前也应检查是否存在心功能损害。

神经肌肉性疾病的患者通常存在营养不良，易产生围术期的并发症，蛋白丢失与以下预后密切相关：死亡率增加、伤口愈合不良、体液及细胞免疫功能下降导致的伤口感染/脓肿。Jevsevor 和 Karlin 的研究证实，血清白蛋白如低于 3.5mg/dl，患者的术后感染率相对较高，气管插管时间较长，住院时间较相对较长。合并营养不良的患者可以通过术前改进食谱或术后鼻饲行营养纠正。

代谢性骨病是神经肌肉型脊柱畸形患者的常见和重要的合并症，多见于营养不良患者。同时，由于活动减少造成失用性骨质疏松，这进一步使骨质量下降。在任何情况下，都应该治疗活动性代谢性骨病，但是需要注意的是，第一，由于骨质量差可能增加术中出血量；第二，需要节段性固定以分散力量防止出现内固定相关并发症。

(六)手术原则

手术治疗的原则是在稳定而平衡的骨盆上维持脊柱在矢状面和冠状面的稳定与平衡。这样可以改善肺功能、提高坐立能力以及维持头颈平衡等。

五、成人脊柱侧凸

成人脊柱侧凸(adult scoliosis)指年龄大于 20 岁，生理和骨年龄均成熟，且冠状面上侧凸的 Cobb 角超过 10°者。包括两种类型：一类病人在 20 岁骨发育成熟前即已出现脊柱侧弯，20 岁以后病变仍可能继续发。另一类病人为 20 岁前无畸形或畸形小于 10°，20 岁以后由于脊柱退行性变而引发脊柱侧弯，常发生在腰椎。成人脊柱侧凸的治疗比青少年侧凸的治疗更困难，手术并发症风险更高。与年龄相关的骨质疏松、吸烟史、椎间盘退变及继发关节炎、脊柱僵直和其他疾病是成人脊柱侧凸治疗中更重要的因素。

(一)成人侧凸的发病及预后

成人脊柱侧弯不少见，Vanderpool 等调查发现平均年龄 60 岁以上人群中，6%有大于 7°的侧弯；而在骨质疏松病人中，有 36%有脊柱畸形(侧弯为其中 30%多)。成人侧弯可源于骨折或退行性变而逐渐加重，目前普遍认为退行性脊柱侧凸系脊柱椎间盘、双侧椎间小关节等严重退变引起的，Kostuik 等在该院 5 000 例肾盂造影病人 X 线片中发现 3.9%合并有 10°以上脊柱侧弯。腰部成人脊柱侧凸 86%为原发性。Perennou 等报道了成人下腰背痛患者中退行性腰段侧凸的发病率和特点，发病率为 7.5%，并且发病率随年龄增长而增加：45 岁以下为 2%，60 岁以上为 15%。在首发症状为腰背痛的患者中，86%的患者最终被发现有脊柱侧凸。一项随访研究成人侧弯 40 年的研究发现，脊柱侧弯大多会逐渐加重，50°～70°胸椎侧弯，大多会发展加重，平均每年 10°左右，胸腰段平均加重 22°，但其中也有一些不加重或仅加重 1°～2°。

在腰椎侧弯中如果 L_5 在髂嵴连线上方，侧弯顶椎旋转大于Ⅱ度时，侧弯会发展加重；腰椎或胸腰段侧弯平衡失代偿者也多会加重。腰侧弯顶椎落在 $L_{2\sim3}$ 或 $L_{3\sim4}$ 且有Ⅲ度旋转者，预后更差，其代偿侧弯在 $L_{4\sim5}$，或 L_5～S_1 处者，应及早处理。

(二)治疗

1. *非手术治疗*　非手术治疗方法与其他慢性疼痛性脊柱疾病类似。包括理疗、非甾体抗炎药、低强度有氧锻炼以及神经根和关节突关节的封闭。以上任何一种治疗方法都不能改变成人脊柱畸形的自然病程；它们的作用仅在于缓解症状。对于女性，还可采用雌激素和钙，预防绝经后骨质疏松很重要。对于不需要手术但其他保守治疗都不能缓解疼痛的患者，可以采取支具治疗。

2. *手术治疗*　成人脊柱侧凸手术指征包括以下几种。

(1)胸弯逐渐加重，每年超过 10°或腰弯超过 45°的年轻患者(<35 岁)应考虑手术固定。

(2)背痛经常发作且侧凸角度超过 50°～60°，非手术治疗无效者。

(3)躯干失平衡超过 4cm 且主弯>40°或弯曲节段在 L_3 或 L_4，同时伴有 L_4、L_5 或 S_1 代偿弯，也是固定的适应证

(4)有神经系统症状和体征者。

(5)有强烈美容要求者。

没有显著退行性变的年轻患者的融合节段选择原则与青少年侧凸相似。考虑矢状面情况的重要性与青少年侧凸相同。成人侧凸的腰椎代偿弯曲的矫形能力是妨碍冠状面平衡的一个因素，合并旋转性半脱位、椎管狭窄和由于既往椎板切除或双侧峡部裂而导致的后柱不稳的椎体应包含在融合范围中。然而，一般情况下轻度退变的腰椎如果没有中央、侧隐窝或椎间孔的狭窄则不需要进行融合。有神经系统症状者，术前应作脊髓造影及 CT 检查，了解椎管狭窄情况，做后路内固定术时应先做彻底减压。

成人脊柱侧凸有其一定病理特点，矫正效果不如青少年侧弯矫正的效果好，且并发症较多，术前应仔细做好术前病人评估及充分术前准备，选择好合适手术方法。

(邱贵兴)

第二节 脊柱后凸

一、先天性脊柱后凸

(一)病因与病理

先天性后凸是脊椎胚胎发育异常所导致的前方或侧前方纵向生长不对称导致的以脊柱矢状面畸形为主的脊柱畸形。胚胎期脊柱发育的关键时期是妊娠第5、6周，这是脊柱分节的时间，先天性脊柱畸形发生于妊娠的前6周。先天性后凸潜在的危险很大，后凸的进展迅速，不仅导致严重的外观畸形，而且最终可能会出现脊髓的受压和神经损害。

先天性脊柱后凸常伴随的病理改变有：①神经系统。胸腰段先天性脊柱后凸畸形常伴随脊髓的发育性畸形，临床检查需要密切关注背部中线皮肤颜色、有无毛发、有无突起凹陷，有无双下肢的感觉运动异常、有无肛门尿道括约肌的异常。因为这类患者伴发脊柱脊髓裂、脊膜膨出、脊髓栓系、皮下脂肪瘤和血管瘤的比例很高。②脊柱的旋转脱位。旋转脱位通常发生在侧凸和旋转方向不同的两个弯曲的交界性后凸区域。旋转脱位最多见的部位是上胸段或胸腰段，常伴有脊柱成角后凸，脊椎间的剪切力使得脊柱处于明显的不稳，同时脊髓有一定的扭转，这类患者神经并发症的发生率很高。③循环和呼吸系统。可伴发先天性心脏发育畸形，对呼吸系统的损害主要是胸段严重的后凸畸形，肋骨的畸形、膈肌抬高以及无效腔通气的增加导致肺功能受损。肋骨通常横行走向，这样减少了呼吸运动时正常的胸廓活动度，再加上先天性并肋畸形，以及膈肌的活动受限，肺活量会受到一定影响。肺泡的发育到9岁才达到正常的数量(约4百万个)和体积，先天的脊柱畸形会影响正常的肺泡发育从而会出现无效腔样无效通气。

(二)胸腰段先天性后凸畸形分型

先天性后凸畸形按照畸形的性质可以分为分节不良和形成障碍两种。Winter等总结130例先天性脊柱后凸病人的畸形特征将其分为三种类型：Ⅰ型，先天性椎体形成障碍；Ⅱ型，先天性椎体分节障碍；Ⅲ型混合性。这个分类法在预测先天性脊柱后凸畸形的自然病程上很重要因此被广为采用(表3-11-4)。

表3-11-4 胸腰段脊柱先天性畸形的分类

胸腰段脊柱先天性畸形的分类
分节不良
单侧
单侧骨桥
单侧骨桥伴对侧半椎体
双侧
大块状椎体
形成障碍
单侧完全型
半椎体：完全分节，半分节，未分节，嵌入
单侧不完全型
楔形椎
混合型或无法分类的畸形

1. *形成障碍型* 由脊椎形成障碍所致的胸腰段先天性后凸畸形可分为：①部分形成障碍、椎管连续性良好。这类患者通常有前柱或对称的形成障碍，脊柱成角后凸，后柱通常发育良好且畸形进展缓慢，每年进展5°～7°。前柱缺损区的组织学特性单纯从X线片上很难判断究竟是软骨、髓核还是纤维组织。X线片上有时会看到蝴蝶椎或双核型的对称性的发育畸形。如果是侧前方的形成障碍，通常会同时合并侧后凸畸形，此时侧凸畸形的进展判断需要根据侧方半椎体的分节情况，如果分节良好，侧后凸进展可能性较大，后凸和侧凸的平均进展达到3°～5°/(年·节段)；若半椎体没有完全分节，进展潜能则较低。在青少年快速生长期畸形进展达最高点10°/年。这类患者的神经并发症风险和后凸的角度成正比，发生在胸腰段或胸段这些特殊区域预后更差。②部分形成障碍伴脱位。这一类型有时被称为“先天性脊柱脱位”，这种脊柱的脱位使得神经并发症的发生率很高，而且神经损害的发生会很突然，比如轻微的外伤导致瘫痪。矢状面和冠状面都可以发现脱位的节段，有时会出现明显的刺刀样改变，X线上两侧椎弓根间距缩短，水平面会发现继发性的椎管狭窄。这类畸形通常有脊椎后柱的发育不良，由于关节突发育不全，脊柱处于明显的不稳定。但是脊柱的动力屈伸位摄片不一定会发现这种不稳定，而只有在轻微的外伤后出现了神经损害才发现这种不稳定，所以称之为“隐性不稳定”。这类后凸畸形的进展很明显(如1岁

时 45°,15 岁时达到 135°)。此类患者的神经损害可以存在很大差异,可完全没有任何神经损害,有的出现一侧下肢受损导致马蹄内翻足的出现,有的则以及发生严重的完全性瘫痪。神经损害可以是缓慢进展也可能由于轻微的暴力或创伤导致症状出现。③椎体完全发育障碍,最多见于腰段,可累及 1 至数个节段。X 线检查可见脊柱活动度明显加大。这类患者畸形的严重程度并不一致,有轻微的单节段椎体发育障碍直到严重的合并腰骶部发育不良,所以神经损害也不完全一致,如痉挛性或迟缓性瘫痪,下肢皮肤感觉缺失,肛门尿道括约肌功能异常等,先天性截瘫在这类病人中并不罕见。

总之,Ⅰ型畸形(形成障碍)比Ⅱ型畸形更常见,多见于胸腰段。上胸椎畸形容易出现神经并发症。Winter 等强调四肢瘫仅见于Ⅰ型畸形病人。畸形进展的程度和前柱缺损的程度有关。此类后凸畸形若不治疗,结局就是瘫痪,瘫痪的出现可能在幼儿期,也可能在青春发育高峰期,还有些临界瘫痪者轻微的外伤就可能导致瘫痪。

2. 分节不良型　该型不太常见。一个或多个椎体前部骨骺和椎间盘缺失导致前部骨桥。脊柱后凸的程度与有缺陷的脊柱节段前后部生长潜能的差异成比例。分节不良型后凸畸形通常发生于中胸段或胸腰段,累及 2～8 个脊椎,所导致的后凸畸形通常弧度比较规则,没有尖锐的成角,这种后凸畸形发生瘫痪的概率也较小。患者的临床症状主要是由于腰椎过度前凸导致的腰痛。Mayfield 等报道这种类型畸形每年加重 5°,不像Ⅰ型畸形那样严重。组织学观察发现病变区上下有两个骨化中心,中间缺乏椎间盘组织。Dubousset 报道这类患者有明显的家族遗传倾向,7 例患者出现在 2 个家庭,1 个家庭 4 例,另一个家庭出现 3 例。

3. 自然病程　McMaster 和 Ohtsuka 对 216 例未经治疗的病人进行了 5 年跟踪随访,发现侧凸的进展速度和最终的严重程度决定于畸形类型和发病部位。在所有畸形中最易加重的是既有凸侧半椎体,又有凹侧一侧末分节骨桥畸形。其次是一侧骨桥型,最后是凸侧双半椎体型。对于每一种畸形,如果发生在上胸椎,则进展的速度一般不是很快.胸段比较严重,而胸腰段最为严重。Nasca 和 Winter 的研究发现,侧凸加重的速度并不是恒定的,如果侧凸在 10 岁以前出现,则侧凸常常加重,尤其是在青少年快速生长期。

脊柱形成障碍引起的畸形比脊柱分节障碍引起的畸形更难预测。半椎体通过脊柱受累侧椎体楔形不断增大导致脊柱侧凸,而单侧骨桥则是阻碍受累侧的生长,所以这种畸形的进展最为严重。半椎体可以嵌入相邻正常椎体而不引起相应的畸形,称此为"嵌入性半椎体"。不过,如果半椎体与任何一个相邻的椎体之间有椎间盘,这个半椎体就是一个节段性的半椎体,两面各有一个具有生长潜能的骨骺,很容易使侧凸逐渐加重。分析生长状况在预测这些先天性畸形进展的可能性方面是最重要的。Dubousset 强调在三维平面上对脊椎的生长进行考虑的重要性。对侧凸两侧的生长潜能的分析有助于估计预后。例如,如果估计凸侧正常生长而凹则可能生长不完全,则畸形将加重。如果凸侧和凹侧生长均停止,则可能不出现进行性侧向畸形。当多个节段的两侧生长均停止,躯干就可能缩短而不出现侧凸畸形。

(三)临床表现

先天性脊柱后凸的临床检查特别要注意神经系统的检查。这些病人中泌尿生殖系统异常、心脏异常、Klippel-Feil 综合征和椎管内异常很常见。

1. 生长的评估　先天性脊柱畸形的生长不平衡需要三维评估,不管是半椎体、蝴蝶椎、骨桥还是双侧椎体发育不对称。发育障碍的空间位置决定了畸形的类型,前柱发育不良导致后凸畸形;后柱发育不良导致前凸畸形;同时有侧方发育不对称会导致侧凸畸形的发生。脊柱的生长潜能决定了畸形的进展,但是这种生长潜能有时很难判断,比如前柱发育不良时很难从 X 线片上判断前柱充填的是软骨板还是纤维组织,此时只能通过的密切的随访观察患者的生长趋势。

2. 神经功能评估　对神经功能预后的判断依赖下面 3 个因素。

(1)神经损害的时间越长、损害的程度越重,神经功能恢复的可能性越小。有些神经损害出生前就已经存在,有些是继发于神经发育异常,有些则是畸形的压迫。只有最后一种情况下神经损害才有可能恢复。缓慢出现的神经损害比突然出现的预后好,不完全瘫痪比完全性瘫痪预后好,年幼者比年长者预后好。发生在上胸段的脊髓损伤预后最差。

(2)病理解剖因素:如后凸区在过伸位试验中显示较僵硬,牵引复位有较高的风险;如后凸畸形较为柔软,牵引的效果会较好。

(3)"静息"治疗:有时对新近出现神经损害的

患者采用制动治疗会取得良好的效果，如石膏或适当牵引，如果症状逐渐缓解再采取手术治疗进行前后路融合固定，此时并不一定需要椎管减压。

3. 脊柱的稳定性判断　如果脊柱的前柱缺乏足够的骨性组织填充而处于"真空"状态，即使后方结构发育良好，后凸的进展也是不可避免。如果同时伴有后方结构异常，脊柱的稳定性大大降低，轻微创伤会导致脊髓受压。很显然脊柱前后柱同时出现发育障碍时脊柱的稳定性最差，这些患者伴有脊髓发育畸形的可能性也较大。一旦发现脊柱不稳定的存在，需要立刻手术稳定和融合脊柱的前后柱。

(四)诊断与鉴别诊断

1. 诊断

(1)X线：胸腰椎后凸/侧后凸畸形，伴椎体形成障碍，分节不良。

(2)MRI：脊髓纵裂、马尾终丝栓系等脊髓的发育性畸形。

(3)体格检查：①胸腰椎后凸畸形，背部皮肤有"藏毛窦"。②可伴不同程度的神经损害。

2. 鉴别诊断　有些分节不良型后凸畸形在儿童期的晚期发病，并且逐渐出现前方椎间隙的钙化，早期这类患者与Scheuermann后凸畸形难于鉴别，但Scheuermann后凸畸形的影像学特征为后凸顶端至少3个相邻椎体的楔形变超过5°，终板不规则，Schmorl结节等，可以做鉴别诊断。

(五)治疗

非手术治疗对胸腰段先天性后凸畸形没有作用，包括支具。惟一有效的方法就是手术。

1. 单纯后路融合术　这类手术在单纯后路植骨融合的基础上通过术后矫形石膏或支具达到矫形的目的。若患者年龄小于5岁，后凸畸形小于50°，单纯的后路融合手术可能取得良好的效果，术后过伸位矫形石膏3～4个月。后路融合停止了脊柱后部的过度生长，但允许前部继续生长。Winter和Moe报道后路融合成功的病人术后脊柱后凸角度有所减小。手术可以达到平衡脊柱的生长而非脊柱矫形。单纯的后路融合的优点是手术简单、安全、可靠。不利方面包括手术后需用石膏矫形、假关节发生率增高、可能发生畸形加重、"曲轴"现象和矫形程度较小。单纯后路融合一般用于估计发展较慢的轻度侧凸。

这类手术常见的错误有：①植骨量不足；②术后未能使用合适的石膏或支具；③未到骨愈合时就拆除了石膏或支具；④未能及时发现和修补假关节。Dubousset曾建议术后6个月常规探查融合情况，一方面再植骨加强融合，另一方面可确定有无假关节的存在。

但是尽管后路融合很好，也可能发生侧凸继续弯曲，如不对称骨桥或有对侧半椎体的不对称骨桥，这些侧凸应该进行联合的前路和后路融合。

2. 后路脊柱内固定加融合术　对于5岁以上的Ⅰ型畸形患儿，如果后凸超过50°，可进行单纯后路融合和使用内固定进行短节段矫形固定。先天性脊柱侧凸病人使用器械内固定的优点：①适度地增加矫正度；②可减少假关节形成率；③适当避免术后石膏或矫形支具的使用。采用内固定手术并不能改变融合，同时仍然需要进行椎间关节融合、椎板去骨皮质、大量植骨等及术后外部支具或石膏。

通常，内固定手术主要用于弯曲较严重而年龄较大且单纯使用石膏和支具难于奏效的患者。侧凸要有一定的柔软度，否则矫形效果不佳。内固定手术只能用于提高融合率和作为稳定支撑，而不是追求多大的矫正效果。

3. 前后路联合脊柱矫形融合术　目前前后路联合脊柱融合手术逐渐成为治疗先天性脊柱侧凸畸形的主要手段之一，其目的是：纠正矢状面上的畸形；通过切除椎间盘增加侧凸脊柱的柔韧性；除去椎体上下的终板软骨，预防前柱继续生长引起的畸形加重("曲轴"现象)。前路手术包括去除椎间盘、软骨终板，和碎骨屑植入椎间隙进行融合。前路融合后，进行后路手术。是否使用内固定决定于多种因素，如侧凸的严重程度。Dubousset建议对Risser征在0级前、Y软骨未闭合、女性初潮未至、年龄小于10岁的患者有必要行前路融合手术，以预防单纯后路手术致术后发生"曲轴"现象。对于Bending片上残留侧凸＞30°、旋转＞10°的严重畸形的年轻病人，进行前路松解加后路矫形融合术。某些低龄患者也可先行后路矫形内固定加植骨融合术，术后观察一段时间，待生长高峰来临前再行前路骨骺阻滞手术。

4. 前后路凸侧骨骺阻滞术　前路加后路凸侧骨骺阻滞术曾经是进展型先天性脊柱侧凸的治疗手段之一。手术通常可以在同一麻醉下进行，该术式适用于5岁以下符合下列标准的病人：①脊柱侧凸明显进展；②侧凸＜60°；③侧凸累及少于6个节段；④凹侧具有生长潜力；⑤无明显后凸或前凸畸形。即使凹侧停止生长,对畸形的后续自动纠正有限,前路与后路凸侧融合也可使畸形获得相对稳定。应该对整个侧凸区域,而不是仅对侧凸顶端进行骨骺阻滞手术。凸侧骨骺阻滞手术的缺点就是见效慢以及对患者后续畸形纠正或加重的不确定性。在融合牢固前,进行严格的脊柱制动,包括支具或矫形石膏的使用,通常至少需要 6 个月。

Dubousset 等强调术前计划的重要性,他将每个椎体看成是一个由四部分组成的立方体,每一部分都以椎管为中心对称生长。当生长不平衡时,术前应该明确需要进行融合以重建生长平衡的部分。后路手术入路是一个标准的骨膜下显露方式.但通常在侧凸的凸侧。侧凸显露后,分别在前路和后路插入钢针或其他标记物,通过 C 臂机进行定位。不能准确定位融合将使结果很差。一旦确定了适当的部位,切开椎体前骨膜,向前分离至前纵韧带边缘,向后至椎弓根基部。在椎间盘上下缘切开纤维环,去除髓核的浅表部分。仔细去除在儿童很厚的软骨板,至少去掉骨骺的 1/3,但不要超过一半。软骨板去除后,用刮匙去除直达皮质。在椎体的侧面开槽,将自体肋骨块植入槽中。使用骨松质增加自体肋骨的体积。如果无自体肋骨,可用髂骨或库存异体骨。后路手术包括标准的单侧骨膜下显露融合区。去除所有的小关节面软骨,去除拟融合处骨皮质并植骨。术后石膏固定 6 个月,根据需要更换石膏,待融合改用 Milwaukee 支具治疗,随访至生长发育结束。术后前几年效果良好,但在生长快速期可能有侧凸加重,所以密切随访非常重要。

5. *半椎体切除术*　半椎体切除的最佳适应证是半椎体位于侧凸顶端的成角弯曲,而且半椎体单纯孤立,尤其适用于治疗腰骶部半椎体畸形伴骨盆倾斜的病人,因为 L_4、$_5$ 的半椎体缺乏下方脊柱的代偿,出现半椎体通常会导致严重的躯干倾斜。单纯的半椎体切除融合术适应证相对较窄,目前倾向于半椎体切除加短节段内固定手术。在腰段行半椎体切除可以改善躯干的平衡。脊髓圆锥下方的 L_3、L_4 或腰骶水平,半椎体切除最安全。半椎体切除在胸椎最危险,因为这一区域的椎管最狭窄,脊髓血供最差。

Winter 则将半椎体切除术看成是侧凸顶端凸侧的截骨术。必须融合整个侧凸的前后部。因为半椎体切除术从前后两侧接近椎管,所以产生神经损害的几率大大增加。Dickson 报道了同时行前路半椎体切除并后路融合手术的严重并发症。他们建议将手术分为二期进行,即先行前路椎体切除,而后行后路切除融合术。

6. *后路经椎弓根半椎体切除,短节段内固定技术*　Heinig 首先报道了一种用刮匙通过椎弓根去除前方椎体骨松质的方法。一般认为,这种“蛋壳”术式可避免前方入路。半椎体切除术的最佳年龄为 3～10 岁,因为此年龄阶段半椎体已显示出其生长潜能且结构性代偿弯尚未形成。年龄稍大的患者即使代偿弯僵硬,仍可采用半椎体切除术,但此时该手术必须同时对代偿弯进行更为广泛的内固定及融合。

(1)适应证:半椎体切除的最佳适应证是单一半椎体位于侧凸顶端的成角弯曲,尤其适用于腰骶部半椎体畸形伴骨盆倾斜的病人,因为 L_4、$_5$ 下方的半椎体缺乏下方脊柱的代偿,出现半椎体通常会导致严重的躯干倾斜。单纯的前方半椎体切除融合术适应证相对较窄,目前倾向于半椎体切除加短节段内固定手术。在腰段行半椎体切除可以改善躯干的平衡。脊髓圆锥下方的 L_3、L_4 或腰骶水平,半椎体切除最安全。半椎体切除在胸椎最危险,因为这一区域的椎管最狭窄,脊髓血供最差。腰骶部半椎体伴骨盆倾斜和腰椎侧凸是适合切除半椎体的绝对手术指征,因此处的半椎体可导致腰椎倾斜和脊柱不平衡,但对侧亦有半椎体则为手术禁忌证,因为若切除一个半椎体会导致脊柱不平衡加剧,并使畸形加重。

(2)禁忌证:左右互补性半椎体虽有侧凸畸形,但脊柱平衡良好。

(3)手术:直接切除术或后路经椎弓根切除,直接切除术可采用一期后路手术完成。若患者年龄小于 3 岁,通常在半椎体上下各一个节段行椎弓根内固定,若患者大于 3 岁,则可能需在半椎体上下各 2 个节段行椎弓根内固定。具体的手术方法为:全麻俯卧位,根据术前确定的节段小心显露椎板、横突和椎间关节,在胸椎凸侧尽可能向外显露至肋骨头的近端。术中透视确定半椎体位置,于半椎体头尾侧椎体两侧置入儿童椎弓根螺钉,并于凹侧预置临时棒。切除半椎体的棘突、椎板,于椎弓根入点用开口器入口,磨钻或粗头电钻扩大椎弓根通路,其间,反复利用克氏针查椎弓根内壁的完整性,保持内壁完整。用髓核钳取出半椎体骨松质,直至前方半椎体上下的软骨终板出现,利用刮匙清除上下软骨终板和椎间盘结构。磨薄椎弓根内壁,并从局部破口处利用枪式咬骨钳或刮匙去除内壁和后壁，直至骨性终板。明胶海绵止血。对胸段半椎体，肋骨头会阻挡加压操作，因此在半椎体切除完成后，于肋横突关节处用咬骨钳将肋骨咬除直至肋骨小头。放松凹侧钉棒连接，凸侧置棒并节段间加压，关闭截骨间隙。完成内固定后，用切除的骨松质行椎板、关节突及横突间植骨融合。切口放置引流，逐层关闭。术后支具保护6～8个月。

先天性胸腰椎后凸畸形的手术策略取决于畸形的严重程度。若畸形发现早，后凸角度不大可以考虑单纯后路融合术，融合的范围包括病变脊椎的上下各一个脊椎。可以用施加压缩力和缩短脊柱后部的器械内固定和后路融合来稳定轻中度的胸腰椎畸形。若畸形发现晚而且后凸畸形严重，需要前后路联合手术，包括切开所有节段的前部骨桥和前后路融合术，前路松解术和椎间植骨应包括后凸的畸形的全长。二期利用短节段压缩型内固定行后路融合，使脊柱后部缩短。后路融合应超出后凸两端1～2个节段。利用这个术式使脊柱前部加长，后部缩短，中柱起铰链作用。若脊柱前方骨化明显，则需先行前方脊柱松解，术后牵引2周再行后路截骨矫形内固定。目前后路全脊椎截骨更多地应用于临床，虽能获得更好的后凸畸形矫正，但需警惕其高神经并发症。

二、强直性脊柱炎

(一)概述

强直性脊柱炎(ankylosing spondylitis，AS)在我国的发生率为3%，主要发生于20～40岁的男性患者，男女比例10∶1。与人体组织相容性抗原HLA-B27有关，AS患者中的阳性率＞90%；疾病的分布与HLA-B27抗原在人群中的分布直接有关，并有家族发病倾向。AS病变通常起始于骶髂关节和腰椎，呈头向渐进性累及胸腰椎、胸椎和颈椎。由于腰椎生理前凸减小、胸椎后凸增加伴头、颈前伸而导致僵硬的胸腰椎后凸畸形。患者不能平视，站、坐、平躺等日常活动明显受限。畸形严重的病例因肋骨边缘压迫内脏可引起腹内脏器的并发症，而且由于外观因素限制了人际交往，可产生不良的心理影响。其自然史可分为4个阶段：腰痛期、后凸畸形缓慢性进展期、加速进展期及稳定期。①腰痛期的主要特征为腰部酸胀、晨僵、活动受限、活动后加重，卧床休息后缓解。②出现胸腰椎后凸畸形后，有一段畸形进展相对缓慢的时期(缓慢性进展期)此期患者的直立姿势、水平视线无明显受限。③后凸畸形呈线性进展(加速进展期)，患者外观畸形非常明显，日常活动明显受限，部分患者出现腰痛加重，行走后腰痛加剧，半卧位时，腰痛明显减轻。④后凸畸形不再进展就进入了稳定期，此期的主要特征为形成僵硬、固定的胸腰椎后凸畸形，腰痛停止/消失，但出现颈部僵硬，活动受限。

(二)病理

AS基本病变为纤维组织与骨的附着端炎症。原发部位在韧带和关节囊附着部，早期局部充血、水肿、慢性炎症细胞浸润、肉芽组织形成，并很快纤维化和骨化，继发的骨化导致骨质硬化和关节强直。椎间盘前外侧纤维环外层形成的韧带骨赘不断向深部发展，致相邻椎体形成骨桥；破坏小关节软骨及椎体终板软骨和新骨形成，造成小关节强直和椎体方形变，随病情进展，椎体前方变短，后方相对延长，脊柱前屈后凸，正常的生理弧度破坏。

(三)临床表现

AS患者不能平视，站、坐、平躺、行走、个人卫生等日常活动明显受限。站立时呈弯腰体位，骨盆向后方旋转，髋关节过伸，膝关节屈曲，呈疲劳性站立位。畸形严重的病例，躯干塌陷，肋骨边缘对腹腔脏器形成压迫，可引起腹内脏器的并发症。

(四)诊断与鉴别诊断

1. 诊断

(1)X线特征：①椎体方形变，由于椎体前部上、下缘韧带附着处骨及韧带炎症所致，增生的新骨造成椎体方形变，正常椎体前缘的生理凹陷消失，此病理改变主要见于病变早期。②脊柱的竹节样变，纵行的三条骨化带(两侧骨化的关节突和中间的棘突及骨化的棘上、棘间韧带)贯穿整个脊柱，此为典型的后期病理改变。③胸腰椎/腰椎后凸伴矢状面失平衡。

(2)CT表现为：①胸椎椎体、肋椎关节、肋横突关节及胸锁关节的骨性融合，胸廓体积的变小。②关节突关节增生，关节囊及黄韧带肥厚及骨化。

(3)MRI可见：①胸腰椎后凸畸形，椎体方形变。②因异常纤维组织取代了正常髓核，T_2加权像上，髓核信号降低，而邻近椎体边缘破坏区内的信号强度增加，椎间隙狭窄，脊椎周围的软组织信号强度无变化。

(4)实验室检查：HLA-B27阳性。

(5)患者站立时呈弯腰体位，不能平视，站、坐、平躺等日常活动明显受限，可合并髋关节屈曲挛缩畸形等临床表现。

2. 鉴别诊断

(1)休门病后凸畸形：又称青少年后凸畸形，常于青春期前后开始，出现胸或胸腰段驼背，伴明显的背痛，会因站立、坐、剧烈的体力活动而加剧。影像学特征为至少连续3个椎体前方的5°的楔形变、Schmoral结节及终板碎裂和椎间隙狭窄。

(2)软骨发育不全后凸畸形：后凸畸形常发生在胸腰段，且年幼时即出现，椎体呈扁平状改变，同时常伴骨盆和四肢的骨关节发育异常。

(五) AS病理性骨折

AS病史较长的患者，因韧带、椎间盘及椎旁组织骨化，引起脊柱融合及功能活动降低而形成僵硬、固定的畸形。由于脊柱运动节段僵硬、生物力学的改变及骨质疏所致的脆性增加，轻度的创伤、甚至无外力作用即可产生脊柱骨折。AS脊柱骨折最常见于下颈椎，其次为胸腰椎和腰椎。

AS颈椎骨折的机制主要是过伸损伤，X线片表现为经椎间隙的骨折或邻近终板的椎体发生水平骨折。

典型的AS胸腰椎应力骨折X线片特征为，骨折累及三柱；骨折平面可见破坏性病损(邻近椎间盘的椎体-终板侵蚀性改变)，表现为椎间隙狭窄、骨破坏、周围伴有骨质硬化，假关节形成及局部后凸畸形；部分骨质吸收而出现断端分离，类似于长管状骨骨不连的X线片征象。

CT平扫可提供骨结构的细节，多平面重建可提供是否存在前、后纵韧带断裂，关节突骨折，棘突骨折等信息。CT平扫主要表现为椎体的骨皮质连续性中断、椎板骨折及椎板边缘不整。矢状面重建的主要特征为：前纵韧带断裂、椎体中央破坏、溶骨性腔隙、椎管内骨赘形成及关节突骨折。

MR可以了解脊髓是否被增生的骨赘及假关节压迫，此外，MR对评估韧带及软组织的损伤等非常有价值。AS假关节的MR表现有两种模式：T_1、T_2加权像均为低信号；T_1加权像低信号，T_2加权像高信号。

(六)治疗

1. *内科治疗*　早期诊断及规范的药物治疗，并指导患者进行功能锻炼，这样即使患者脊柱发生强直，也能保存最佳功能位置。

2. *手术治疗*

(1)手术适应证：由于AS后凸畸形主要影响生活质量和造成外观失美，因此没有绝对的后凸畸形角作为手术指征，只要病人存在不能接受的背部外观、不能满意平视和生活质量降低或自信心严重受损就可考虑手术。当然为了给决定手术指征时有一个相对的量化指标，也有人提出胸椎后凸超过70°、整个脊柱后凸超过55°，腰椎后凸超过15°，就需要手术矫正。

(2)术前评估：为了减少AS胸腰段后凸畸形围术期并发症，必须对患者进行全面的术前临床评估，包括全身情况的评估和与疾病有关的特殊情况(如炎症的活动状态)的评价。

AS患者由于肋椎关节骨化致胸壁的扩张运动减小、后凸畸形所产生的肺换气功能受损而严重影响肺功能，因此必须行肺功能测定以评价患者的呼吸储备能力。术前需根据血气分析及肺功能检查的结果，有针对性地采取有效措施，避免并发症的发生。

与疾病有关的特殊情况评价主要包括：颈椎评估、髋关节功能评估。颈椎评估包括是否存在寰枢椎脱位和半脱位、颈椎后凸畸形。AS患者的颈椎坚固融合，导致颈枕连接应力增加、横韧带骨性炎症反应和骨性附着点的充血也易导致寰枢椎脱位和半脱位，因此在全麻插管或摆放体位移动颈部时，必须警惕医源性并发症的产生。髋关节功能评估的意义在于：①预测脊柱畸形的进展，髋关节关节炎是畸形进展的危险因素之一，且青少年时期即出现症状的患者髋关节易受累，全髋关节置换率高。②若AS胸腰椎后凸畸形伴髋关节的固定屈曲畸形，应先行全髋关节置换，因为髋关节有足够的活动度能部分代偿躯干畸形。

(3)手术策略

1)截骨水平的选择：理论上，只有在后凸畸形的顶椎区截骨才能达到最大的后凸纠正和最好的外观改善，但由于在胸椎区截骨存在较高神经并发症可能、操作难度大、肋椎关节强直、内固定相对困难、骨质疏松更为明显、截骨面较难满意闭合等问题，应尽可能少在胸椎截骨。临床上可把胸椎后凸畸形分为两种类型：①胸椎后凸伴腰椎前凸消失或减少，如果腰椎呈僵硬平背，即可在腰椎截骨；②胸椎后凸伴正常腰椎前凸，理想的截骨水平是在胸椎。而对于胸腰椎或腰椎后凸畸形，则可以在顶椎区截骨，对于颈椎或颈胸椎后凸畸形，则可在C_7～T_1间进行截骨。

2)截骨术式的选择(以胸腰椎/腰椎后凸畸形为例)

就避免术中神经并发症而言，一个理想的后路截骨方法，应达到：在闭合截骨面时不需施加大的突然外力，如顶椎区的加压力或躯干上下对抗牵引力；在后凸畸形矫正中，脊柱前柱不发生明显的延长；截骨不造成术中脊柱明显失稳。因此目前使用最多的后路截骨方法为经关节突多节段“V”形截骨和单节段经椎弓椎体截骨。

①Smith-Peterson 截骨及改良术式

理论上选择椎间盘骨化最轻的节段行截骨，以使脊柱前柱在截骨闭合时能在此处发生足够的张力，但考虑到马尾比脊髓对外力有更好的耐受力，一般在 $L_{3\sim4}$ 椎板间行单节段截骨。

截骨量由颏眉垂线角决定，即截骨的效果首先考虑恢复平视，矫形截骨角的顶部位置在 $L_{3\sim4}$ 椎间盘的后份，因而该方法属脊柱“伸长型”截骨，截骨量包括构成这种角度的两边线交叉内的脊椎结构，一般需截去 2.5～3cm 的脊柱后份结构。据报道单水平截骨可获 60°的矫正，用手加压使截骨闭合时，常可听到前柱折断的轻微噼啪声。为了减少前柱在后方截骨闭合时的延长以及避免神经根嵌压，不同学者对此标准截骨方法做了改进，如对椎弓根部分或完全切除，或使用骨刀对椎间盘截骨并去除部分椎体上部，尽量使截骨楔形的顶点前移和减少前柱的伸长。该术的优点是相对简单，但并发症高，早期报道的严重并发症多发生于该类截骨，并且在大多数情况下，张开楔形截骨后，椎间盘间隙开大，形成脊柱前柱的骨性缺损。尽管脊柱矢状位垂线轴被移到后方截骨处，仍存在纠正丢失和畸形复发的可能，因而有时还需辅加前路支撑植骨。

②经关节突多节段“V”形截骨

从椎板间隙中央开始暴露椎管，沿关节突关节向椎间孔方向扩展，截骨与水平线成 30°～40°夹角，截骨槽宽度 5～7mm，如伴有脊柱侧凸，凸侧的截骨面则可略为加宽，截骨槽底部的骨皮质必须切除，以免闭合矫形时压迫神经根，但尽可能保持下位椎弓根的完整，以不影响内固定强度。

该截骨方法既可用腰椎也可用于胸椎，由于在闭合后份截骨面时，前方椎间隙产生不同程度的张开，因而要求脊柱前柱骨化轻、椎间隙无明显狭窄、无病理性骨折。该截骨方法使后凸畸形的矫正分布在多个节段，更有利于恢复矢状面圆滑的生理曲线。由于不发生椎管在矢状面上的成角，因而神经并发症可能性小，且纠正度数大，可根据纠正的要求增加或减少截骨节段，术中也不会发生脊柱的失稳，术后背部外形改善好，它另有技术易掌握和出血少的优点。其缺点是截骨前难于预料截骨面的闭合程度，截骨面过窄，则操作困难和纠正不足，截骨面过宽，则不能完全闭合，特别是在胸椎甚至发生截骨面完全不能闭合，另一值得注意的问题是有时截骨面稍为扩大或偏向尾侧，椎弓根螺钉的置入可发生困难或造成椎弓骨折，另外假如椎体骨质疏松太严重，在闭合截骨面时，脊柱前柱的张开不发生在椎间隙，而是造成椎体骨折。

③单节段经椎弓根椎体截骨

先按前述的经关节突“V”形截骨方法在预计截骨椎的上下进行关节突关节截骨，确定“V”形截骨槽不能闭合而无法进行后凸矫形后，切除双侧椎板和整个椎弓根，用气动磨钻钻入椎体产生一个可以允许髓核钳进出的隧道，以逐步切除部分椎体内松质骨，此时出血较多，一般不需特殊止血，因为截骨椎体闭合后就自动止血。在闭合截骨前必须切除脊髓前方的椎体后壁，也可用剥离器把椎体后壁压向椎体内，用骨刀对双侧椎体侧壁进行截骨，最后潜行修整上位椎板下缘和下位椎板上缘，确认神经根上缘无残留椎弓根皮质，即可对截骨处进行加压，造成截骨椎的压缩骨折。

该截骨方法在闭合截骨面时，由于椎体发生塌陷而完全避免了脊柱前柱的延长，因而可防止发生主动脉并发症，适合于严重大动脉粥样硬化，广泛腹侧软组织挛缩的病人。由于后凸纠正并不依赖于前方椎间隙的张开，因而即使椎间盘完全骨化脊柱呈严重竹节样改变，后凸也可纠正。其缺点是技术难度大、出血多。理论上，脊柱在畸形中不延长可降低神经并发症，但该截骨方法由于可造成椎管在矢状面上的成角、硬膜囊屈曲变形和术中脊柱失稳，神经并发症的可能性仍然存在，因而截骨节段一般选在 L_3 或 L_2，以增加脊髓对椎管局部变形的耐受性。

对于以上两种截骨方式选择的主要决定因素是脊柱前柱是否完全骨化。当脊柱前柱骨化严重时，如采用经关节突“V”形截骨，则矫形效果差，前柱延长可致椎体骨折和神经血管并发症。相反，当脊柱前柱骨化不严重时，如采用经椎弓根椎体截骨，则可发生截骨椎体塌陷不完全，上下椎间隙前方开口增大等，失去多节段“V”形截骨的优点。

3）截骨范围的选择：对于多节段经关节突“V”形截骨，在腰椎一般每个截骨水平可产生约 10°的后凸纠正。但在胸椎，由于肋横肋椎关节融合和椎管代偿空间小，纠正度数要小得多，且截骨面的闭合具有不可预测性。因而可根据需要纠正的度数和颈椎代偿的功能状态决定截骨范围。一般可先截四个间隙，估计可纠正的程度，再决定是否增加截骨节段，如后凸顶椎为 L_2 或以上，截骨可选在 T_{12}、L_1 和 L_4、L_5 之间。如顶椎低于 L_2，截骨范围可低一个节段。截骨宜从尾侧间隙向头侧间隙进行，因为截骨后的可矫正性从尾侧向头侧依次降低。对于经椎弓根椎体截骨，则一般只在一个节段进行，通常在 L_3 或 L_2，L_3 以远的椎体截骨困难，且矫形差，而 L_2 以近的椎体截骨并发症相对高。

(七)AS 合并脊柱骨折治疗

对于不稳定性颈椎骨折应积极手术治疗，因其可以恢复颈椎即刻稳定性，实现神经即刻减压及获得最佳的功能恢复。手术方法可采用后路、前路及前后路联合手术。对于颈椎矢状面形态良好、前柱轴向承载功能良好的骨折可采用后路内固定植骨融合；若椎体的结构完整性显著破坏，骨折部位出现后凸畸形，则采用前后路联合手术。

AS 胸腰椎后凸畸形患者的胸腰段易受剪切或牵张力的作用，在应力集中部位发生骨折，由此产生的力矩较大，故骨折难于自发性愈合，因此必须积极采用手术治疗，目的在于促进骨折愈合、恢复脊柱稳定性及矢状面平衡。AS 胸腰椎骨折可以采用前路、后路或前后路联合手术治疗。前路手术的优点在于直接清除假关节、理想的生物力学环境，但前路手术不能纠正后凸畸形。后路手术可采用后路经椎弓根椎体截骨内固定。该术式可实现：①将剪切应力转变为压缩力，将负重力线从上位椎体后移至骨折/假关节部位，产生一个平衡的脊柱，有利于骨折愈合；②若假关节在后凸畸形区域内，且为后凸畸形的促成因素，畸形纠正可促进假关节的融合；③恢复矢状面平衡，重建脊柱的稳定性。前后路联合手术是为了避免后路术后椎间隙前方张开，导致显著的前柱缺损，而行补充性前路植骨融合，以支撑前柱、避免矫形失败及清除假关节。

三、休门氏病

(一)概述

休门氏病(Scheuermanns Disease)又称休门氏后凸畸形(Scheuermann's kyphosis)，是青少年脊柱后凸畸形最常见的原因。该病在 1920 年由丹麦的 Scheuermann 医生报道，国外文献报道其发生率在 1%～8%，男女发生比例报道从男女相似到7∶1。常出现于青春期前后，典型的发病年龄在 8～12 岁，在 12～16 岁临床表现尤为明显，如果不加治疗，会残留严重的外观畸形，并可能导致下腰痛等不适。

(二)病因学

病因学尚不清楚。有学者认为青少年骨质疏松是该病的病因，但 Ashton 认为休门氏病患者的骨密度甚至要稍高于同龄对照组。Ascani 等发现这种身高的增加和血浆中的生长激素水平增加有关。只有极少数报道研究了休门氏病的组织学改变，Ippolito 等研究认为脊柱的生长板存在软骨缺失，导致了椎体前方的垂直生长受限，进而导致后凸畸形的出现。Scoles 等发现休门氏病存在椎体终板的软骨内骨化紊乱、胶原含量下降和黏多糖成分增加，但是这些改变是原发的还是继发于异常负荷而引起尚不明确。Kewalramani 等首次报道了一例同时伴有 Marie-Charcot-Tooth 综合征的家族性休门氏后凸畸形，他认为这可能说明休门氏病是常染色体显性遗传。Halal，Findlay，McKenzie，Nielsen 等也均发现休门氏病家族中存在显性遗传规律。Axenovich 等采用遗传概率模型对 90 个休门氏病的家系进行了研究，在大多数家系中发现存在明显的常染色体显性遗传。Carr、Sorensen，Graat 等均报道了同卵双生的双胞胎同时患有休门氏病，Damborg 对丹麦的35 000对双生子进行回顾性分析，发现其中休门氏病的发生率为 2.8%，其中男性为 3.6%，女性为 2.1%。其中单卵双生子同时发病为 0.19%，而异卵双生子中仅为 0.07%，他们认为遗传因素在其中起着主要作用，提示休门氏病的发生存在着易感体质。绝大多数学者都同意力学影响是休门氏病发病的重要因素。Ogden 认为该病的发生是由于机体对异常载荷的反应，他认为是因为后凸畸形导致前柱受力增加，从而出现楔形变。

(三)临床表现

典型休门氏病，常表现为胸椎区疼痛和外观畸形。休门氏患者的后凸畸形通常为角状后凸，伴有代偿性的腰椎前凸和颈椎前凸增加。患者的头部常位于身体的前方(即所谓的鹅颈畸形)。患者向前弯腰时通常会加重后凸畸形，出现角状后凸。由于休门氏病的后凸比较僵硬，过伸位不能纠正，因此腘绳肌和髂腰肌紧张常见，但通常不伴神经症状。

(四)诊断及鉴别诊断

1. 诊断　休门氏病常常发病于青少年快速生长期，主诉是下胸背痛或者胸背后凸畸形。疼痛主要位于畸形部或下背部，活动后加重，通常随生长结束而减轻。如果疼痛位于腰部，而畸形在胸部，则应该考虑可能存在的下腰椎椎弓崩裂。休门氏病的疼痛通常出现在后凸畸形对应的区域，一般是在顶椎的远端，同时向脊柱的两旁蔓延。疼痛随着活动的增加而加重，随着休息得到缓解。

临床体格检查可见胸椎或胸腰椎后凸成角，腰椎代偿性前凸加大。后凸角度增大，过伸位试验不能矫正。脊柱后凸部下方的腰椎前凸通常较柔软，向前弯腰即可矫正。腘绳肌紧张很常见，有轻度结构性脊柱侧凸的病人多达30%，特征是在后凸畸形的下部。

诊断休门氏病的标准是后凸顶端至少3个相邻椎体的楔形变超5°，椎体终板不规则，Schmorl结节以及胸椎后凸超过45°。

2. 鉴别诊断　要与Scheuermann氏病相鉴别的最重要和最常见的疾病是姿势性圆背畸形。这种畸形的特点是胸椎后凸轻度增加，临床检查时活动性好，很容易用仰卧过伸试验矫正。X线片显示椎体轮廓正常，无椎体楔形变。姿势性圆背后凸与休门氏病常见的成角后凸相比更平缓。

如果症状是疼痛，应该考虑到椎间隙感染，但经临床和实验室检查、CT、MRI或骨扫描通常可以排除。有时，轻度的脊柱骨折使鉴别诊断复杂化，但压缩性骨折引起的楔形变常常只累及一个椎体，而不是Scheuermann氏病脊椎后凸的3个或以上的椎体受累。在鉴别诊断时还应该考虑到骨软骨发育不良，如Morquio和Hurler综合征以及肿瘤和先天性畸形，尤其是先天性脊柱后凸。对于年轻男性，还必须排除强直性脊柱炎。

(五)治疗

青少年休门氏病的治疗包括临床随访、功能锻炼、配戴支具和手术。确诊休门氏病并不意味着马上就要采取治疗措施，治疗方案的确定需要量体裁衣，根据患者的年龄、症状的严重程度、畸形的发展趋势采取措施。

1. 观察　青少年不足50°的脊柱后凸如无进展的证据，可以每4～6个月拍一次站立位侧位X线片随访观察。生长停止后，定期随访。

2. 物理治疗　虽然物理治疗并不能够改变休门氏病的自然进程，但是背伸锻炼和全身的体育锻炼有助于患者症状的缓解，有助于保持脊柱的柔韧性、矫正腰椎前凸和增强脊柱伸肌的力量。对于青少年伴发的疼痛可以通过适当的物理康复治疗和适量的消炎止痛药达到较好的效果。如果患者有反复难治的疼痛又没有手术适应证可以用保护性支具缓解患者的疼痛。

3. 消炎止痛药物　适当的消炎止痛药物可以缓解某些后凸畸形不严重患者的疼痛症状，但是长期服药者需要接受定期的肝肾功能检查。

4. 支具　如果畸形在加重或有症状出现，则必须采取积极的治疗手段，如支具。对于进展性的青少年后凸畸形可采用Milwaukee支具治疗，这种支具不影响胸廓的发育。青少年在他们生长发育高峰到来前以及后凸角度达到45°这一阈值前进行支具治疗具有良好的效果。

Milwaukee支具治疗休门氏病后凸畸形，每日配戴20～22h(开始配戴时22h/d)，根据Risser征和月经等发育指标判断患者成熟度，可逐步减少支具的配戴时间，至Risser征，月经来潮2年时可以去除支具，采用这一治疗策略大部分后凸畸形可以控制在满意的范围而避免手术治疗。

5. 手术治疗　手术适应证：>80°的僵硬性后凸畸形而骨骼发育尚未成熟(Risser<3)；成人后凸>75°伴持久性疼痛，经6个月以上的保守治疗无效；关注外形美观者也可考虑手术治疗。

(1)后路矫形植骨融合术：融合节段的选择远端不但要包括后凸远端的终末椎，而且要包括其下第1个呈前凸状椎间隙的椎体，如果融合节段达不到这节段，则易发生融合节段下出现后凸畸形。决定融合节段的另一方法是从腰$_5$骶$_1$椎间盘的后缘画一条垂直线，即侧位垂直骶骨线，融合的远端应在垂直骶骨线之前，以免产生融合固定交界性后凸。

在顶椎以上3～6个节段置入椎弓根螺钉，在顶椎以下的3～4个节段置入椎弓根钉，在近端和远端插入两根短棒，使之重叠，然后用多米诺连接器先插入一根棒上，再将两棒相互靠拢，将另1根短棒再固定于多米诺连接器上即可纠正后凸畸形。如后凸畸形柔软，则可使用双侧单棒从近端至远端，利用杠杆原理矫形固定。如果后凸畸形较为僵硬，可预先在顶椎区上下行3～4个节段“V”形截骨。

(2)前路松解和融合术:对于僵硬的后凸畸形,可一期行前路松解融合术,一期或二期行后路矫形术。松解范围通常包括以脊柱后凸顶椎为中心的7～8个椎间隙。根据融合节段选择适当的前路入路,如果不伴有脊柱侧凸,则选择右侧入路。如果伴有脊柱侧凸,则自凸侧进入。切除的肋骨留作植骨材料,松解前纵韧带、切除整个椎间盘和软骨终板。用肋骨碎屑作椎体间植骨融合。休门氏病后凸畸形的患者肋骨较为水平,因此在前路手术选择所要切除的肋骨节段时需要术前精确的定位。前路松解后如情况可,可一期后路矫形,否则可1～2周后再后路矫形,在此期间,如畸形僵硬可进行牵引。

手术后患者需要接受定期的随访,进行临床和X线评估。术后支具治疗3个月。一般术后4～6周患者就可以恢复正常的生活,3～4个月可以更多的活动。术后的X线随访通常为6周、3个月、6个月、1年和2年。

(邱 勇)

参考文献

[1] Bohring A, Lewin SO, Reynolds JF, et al. Polytopic anomalies with agenesis of the lower vertebral column. Am J Med Genet 1999 Nov 19, 87 (2):99-114

[2] Copley LA, Dormans JP: Cervical spine disorders in infants and children. J Am Acad Orthop Surg 1998 Jul-Aug, 6(4):204-214

[3] Goldberg BS, Shah BA, Wysoki MG, et al. Lumbar agenesis with sacral sparing: a case report. J Neuroimaging 1999 Jul, 9(3):184-187

[4] Hohl M: The atlanto-axial joint. J Bone Joint Surg 1964, 46A:1739-1746

[5] Jones KL: Smith Recognizable Patterns of Human Malformation. 5th ed. WB Saunders Co; 1997

[6] Letts M, Slutsky D: Occipitocervical arthrodesis in children. J Bone Joint Surg Am 1990 Sep, 72(8):1166-1170

[7] Lonstein JE: Congenital spine deformities: scoliosis, kyphosis, and lordosis. Orthop Clin North Am 1999 Jul, 30 (3):387-405

[8] Lonstein W, Bradford O: Moe Textbook of Scoliosis and Other Spinal Deformities. 3rd ed. WB Saunders Co; 1995

[9] Marks DS, Sayampanathan SR, Thompson AG, et al. Long-term results of convex epiphysiodesis for congenital scoliosis. Eur Spine J 1995, 4(5):296-301

[10] Morrisy RT, Weinstein SL. Lovell and Winter Pediatric Orthopedics. 4th ed. Lippincott-Raven Publishers; 1996

[11] Berven SH, Deviren V, Smith JA, et al. Management of fixed sagittal plane deformity: results of the transpedicular wedge resection osteotomy. Spine, 2001, 26:2036 - 2043

[12] Van Royen BJ, De Gast A. Lumbar osteotomy for correction of thoracolumbar kyphotic deformity in ankylosing spondylitis. A structured review of three methods of treatment [J]. Ann Rheum Dis, 1999, 58 (7):399-406

[13] Chang KW, Chen YY, Lin CC, et al. Closing wedge osteotomy versus opening wedge osteotomy in ankylosing spondylitis with thoracolumbar kyphotic deformity. Spine, 2005, 30: 1584-1593

[14] Robertson LP, Davis MJ. A longitudinal study of disease activity and functional status in a hospital cohort of patients with ankylosing spondylitis Rheumatology 2004, 43:1565 -1568

[15] Carette S, Graham D, Little H, et al. The natural disease course of ankylosing spondylitis. Arthritis Rheum, 1983, 26:186-190

[16] Willems KF, Slot GH, Anderson PG, et al. Spinal osteotomy in patients with ankylosing spondylitis: complications during first postoperative year. Spine, 2005, 30:101-107

[17] Exner G, Botel U, Kluger P, et al. Treatment of fracture and complication of cervical spine in ankylosing spondylitis. Spinal Cord, 1998, 36:377-379

[18] 邱勇,朱泽章,吕锦瑜.强直性脊柱炎胸腰椎后凸畸形两种截骨矫形术式的疗效比较.中华骨科杂志,2002,22:719-722

[19] 钱邦平,邱勇,王斌.强直性脊柱炎胸腰椎后凸畸形的手术矫形时机选择.中华风湿病学杂志,2007, 11: 101-104

[20] Scheuermann H: Kyfosis dorsalis juvenilis. Ugeskr Laeger 1920, 82:385-393

[21] Scoles PV, Latimer BM, DiGiovanni BF, et al. Vertebral alterations in Scheuermann's kyphosis. Spine 1991, 16:509-515

[22] Lowe TG: Scheuermann's disease. In Bridwell KH, DeWald RL (eds): Textbook of Spine Surgery. Philadelphia, Lippincott-Raven, 1997, 1173-1198

[23] Murray PM, Weinstein SL, Spratt KF: The natural history and long-term follow-up of Scheuermann kyphosis. J Bone Joint Surg Am 1993, 75:236-248

[24] Scoles PV, Latimer BM, Di Giovanni BF, et al. Vertebral alterations in Scheuermann's kyphosis. Spine, 1991, 16:509-515

[25] Sorensen KH. Scheuermann's Juvenile Kyphosis: Clinical Appearances, Radiography, Aetiology and Prognosis. Copenhagen: Munksgaard, 1964

[26] Bradford D. Vertebral osteochondrosis (Scheuermann's kyphosis). Clin Orthop 1980, 122:83-90

[27] Gutowski WT, Renshaw TS. Orthotic results in adolescent kyphosis. Spine 1988, 13:485-489

[28] Stoddard A, Osborn JF. Scheuermann's disease or spinal osteochondrosis: Its frequency and relationship with

spondylosis. J Bone Joint Surg [Am] 1979,61:56-58

[29] Lowe TG. Scheuermann Disease. J Bone Joint Surg [Am] 1990,72:940-945

[30] Wenger DR. Roundback. In: Wenger DR, Rang M, eds. The Art and Practice of Children's Orthopaedics. New York: Raven Press, Ltd, 1993: 422-454

[31] Blumenthal SL, Roach J, Herring JA. Lumbar Scheuermann's: A clinical series and classification. Spine 1987, 12:929-932

第 12 章

退变性脊柱疾病

第一节 颈 椎 病

【概述】 颈椎病是一种常见病，它严重地影响着患者的身体健康和生活质量。人类对颈椎病的认识也经历了一个漫长的历史过程。在我国渊源流长的祖国医学中，虽没有颈椎病这一提法，但其症状早已为历代医学所重视。中医关于痹证、痿证、头痛、眩晕、项强、颈肩痛等方面的论述，是对颈椎病病理、症状及治疗方面的认识。

西医对颈椎病的认识早期也很模糊。常与神经科疾患相混淆。1817 年 Parkinson 曾详细描述 1 例颈部不适，有疼痛扩散到上臂、前臂内缘及手指的患者，并把这种根性症状归结为风湿病。19 世纪末期及 20 世纪初，Stookey 等发现椎体可以生出骨性或软骨性赘生物压迫脊髓和神经根，将其取出后病愈。1934 年 Peet Echois 提出上述所见为椎间盘。1948 年 Brain 及 Bull 等首先将骨质增生、颈椎间盘退行性改变及其所引起的临床症状综合起来称之为颈椎病，在国际上得到公认。他们还注意到，神经根的受压，既有骨性因素，也有软组织因素。1951 年 Frykholm 对颈椎间盘的退变进行了较为详尽的描述；1952 年 Brain 等将颈椎病初步分为脊髓病及神经根病两型。1957 年 Poyn 和 Spillane 从解剖学和病理学角度对其进行研究，发现椎管狭窄对颈椎病的发病有重要作用。1960 年 Wilkinson 根据尸体解剖结果，对颈椎病所引起的脊髓、神经根的病理变化做了详细描述。

颈椎前路手术自 1958 年 Cloward（神经外科医师）用圆钻及 Smith-Robison 植骨方法获得成功后，颈椎病的手术治疗开始被广泛开展。1962 年 Smith-Robinson 首次报道颈椎前路椎体融合术的远期效果，虽有疗效，但由于不敢切除直接压迫脊髓的骨性致压物，手术效果尚不理想。但毕竟开创了前路手术的途径。由于从颈椎前方采用圆钻无法确切地掌握进入的深度，使手术的风险非常大，或者因为操作上的保守而不能取得良好疗效。在国内，对颈椎病的研究也是从 20 世纪 60 年代开始的，刚开始都是个别医生的少数病例研究，其中有北京的杨克勤、天津的王宝华、四川的吴祖尧、上海的汪道兴和徐印坎，其中上海长征医院徐印坎教授发明了可掌握进入深度的环锯后，国内的颈椎病治疗才真正进入了前路手术时代。利用徐氏环锯开展以切除骨刺为目的的颈前路扩大减压植骨融合术，获得显著疗效。20 世纪 90 年代，颈椎前路钢板在国际上被采用，保留椎体终板的椎间隙减压或椎体次全切除，受到广泛的认同，并在 1997 年后被引入国内，颈椎前路手术减压理论更为完善。

颈椎后路的减压是颈椎病最早采用的方法。由于后路的减压对于脊髓前方的压迫，是一种间接的减压，因此后路手术的效果一直受到怀疑。目前的观点是只有在前路手术不能达到较好效果，致压物存在于多个平面或脊髓后方也存在压迫时，后路手术才具有适应证。

由于 CT、磁共振成像等影像学技术的发展，对颈椎病的认识日益加深，使得颈椎病的概念、诊断、手术指征的确立、术前评估以及预后判断均提高到一个新的水平。

颈椎病是国内约定俗成的一个术语。其定义是因颈椎间盘退变本身及其继发性改变刺激或压迫邻近组织、并引起各种症状和（或）体征者，称之为颈椎病。这一名称由于不能很好地反映脊髓功能，目前也有争论。

从颈椎病的定义可以看出，本病首先属于以退行性变为主的疾患，但又与多种因素有密切关系。它起源于颈椎间盘的退变，颈椎间盘的退变本身就可以出现许多症状和体征，加之合并椎管狭窄，有可能早期出现症状，也可能暂时无症状，但遇到诱因后，出现症状。大多数患者在颈椎原发性退变的基础上产生一系列继发性改变。这些继发性改变包括器质性改变和动力性异常。器质性改变有髓核突出和脱出、韧带骨膜下血肿，骨刺形成和继发性椎管狭窄等。动力性改变包括颈椎不稳，如椎间松动、错位、曲度增加。这些病理生理和病理解剖的改变，构成了颈椎病的实质。然而，临床上并未将颈椎退变和颈椎病简单地画等号。在门诊经常发现有些人颈椎骨性退变很严重，但并无症状或仅有轻微症状。因此，颈椎病的诊断除有病理基础外，还需包括一系列由此而引起的临床表现，以有别于其他相似的疾患。

【病因与病理】

(一)病因

目前发现同颈椎病发病相关的因素有退变、创伤、劳损、颈椎发育性椎管狭窄、炎症及先天性畸形等诸多方面。

1. 退变

(1)椎间盘：一般认为椎间盘是人体最早最易随年龄增长而发生退行改变的组织，与劳损、外伤有重大关系。正常椎间盘髓核含水80%、纤维环含水65%，随年龄的增大，含水量逐渐减少，因而逐渐失去弹性和韧性。当椎间盘破裂或脱出后，含水量更少，椎间盘软弱，失去了支撑重量作用，椎间隙狭窄，脊椎弯曲时椎体前后错动，产生椎体间不稳。纤维环外层有神经根后支分出来的窦椎神经分布，当纤维环受到异常压力，如膨出、错动等可刺激窦椎神经而反射到后支，引起颈肩痛，项肌痉挛等症状。在正常椎间盘内注入生理盐水不产生症状，而向退变的椎间盘内注入水后会立刻产生典型的颈肩痛症状，可见颈肩痛和椎间盘病变有密切关系。椎间盘破裂脱出向后方可以压迫脊髓，引起症状。这是颈椎病常见的原因之一。

(2)椎体：椎体后缘骨赘的形成首先是由于椎间盘变性后椎节不稳。而椎节不稳后，该椎节上下椎体出现异常活动，瞬时旋转中心改变，椎体所受应力加大，椎体发生代偿性肥大，主要表现为椎体前后缘应力集中点骨质增生。由于长期多次应力改变所形成的骨赘往往质地坚硬。骨赘的形成也可由韧带-椎间盘间隙的肉芽组织在反复创伤、劳损刺激下机化、骨化或钙化而不断增大变硬。

(3)小关节：多为继发性改变。由于椎间盘的形态和功能的变化，颈椎应力发生重新分布，关节面压力方向及大小均发生改变，小关节发生两个方面的变化。一是关节囊所受牵引力加大，产生充血水肿和增生，二是关节软骨损害退变，进而波及软骨下，形成损伤性关节炎。晚期导致关节间隙变窄和小关节增生，椎间孔前后径及上下径均变窄，可刺激脊神经根和脑脊膜返支窦椎神经产生临床症状。

(4)黄韧带：黄韧带的退变是在颈椎椎节稳定失常时的一种代偿性表现。早期韧带松弛，后期增生、肥厚，也可钙化或骨化。增生的黄韧带可突入椎管内，构成对脊髓的压迫。

(5)钩椎关节的增生：钩椎关节并非生来就有，它是在生长发育及退变过程中，由于颈部的生物力学需要而形成的。但钩椎关节的过度增生可刺激神经根。

(6)前纵韧带和后纵韧带：这两个韧带对颈椎的稳定起保护作用。在外伤或劳损后可反应性增生和肥大，甚至钙化和骨化。最近有研究表明，个别患者OPLL前期主要表现为后纵韧带肥厚。

(7)项韧带和颈部肌肉：项韧带和颈部肌肉参与颈椎的力学平衡作用。随着年龄的增长，颈部神经肌肉的反应性降低，肌肉的劳损和痉挛可影响颈椎屈曲度，长期的不良屈曲度可加速椎间盘及其他骨性结构的退变。

2. 慢性劳损　慢性劳损是指超过正常生理活动范围最大限度或局部所能耐受时值的各种超限活动所引起的损伤。但它明显有别于意外创伤，而是一种长期的超限负荷。常见的慢性劳损因素有以下几个方面。

(1)睡眠姿势不良：主要是枕头过高。在睡眠状态下，长时间的不良体位使椎间盘内部受力不均，影响涵水作用。其次，颈部肌肉和关节亦因此平衡失调，加速退变。

(2)日常生活习惯不良：长时间低头玩麻将、打扑克、长时间看电视，尤其是躺在床上高枕而卧都是不良习惯。以上习惯的共同特征是颈椎长时间处于屈曲状态，颈后肌肉及韧带组织超时负荷，容易引起劳损。

(3)工作姿势不良：涉及计算机、显微镜、雕刻、刺绣等工作人员的亦需长时间低头工作。在屈颈状态下，椎间盘压力大大高于正常体位。这种体位易加速颈椎间盘的退变和颈部软组织的劳损。

3. 创伤　主要为头颈部的外伤，头颈部的外伤与颈椎病的发生和发展有明显的关系，根据损伤的部位、程度可在各个不同阶段产生不同的影响。

(1)垂直压缩暴力常致颈椎椎体压缩性骨折，造成颈椎生理前屈消失或弧度减小，受损节段椎间盘受力加大，加速颈椎退变。

(2)颈椎伤对不同阶段的患者可有不同的影响。对于颈椎已有退变且合并颈椎椎管狭窄者来说，颈椎伤可造成以下三种情况。

①急性脊髓前中央动脉综合征：因脊髓前中央动脉受压后阻塞，造成脊髓前方缺血出现四肢突发性瘫痪。这种损伤见于过屈时，骨赘压迫脊髓前方的脊髓前中央动脉。

②急性沟动脉综合征：颈椎过屈时，椎体后缘骨赘或突出的椎间盘组织压迫脊髓前中央动脉的分支沟动脉。主要表现为上肢重、下肢轻的肢体瘫痪。

③急性脊髓中央管综合征：过伸伤时，由于退变增厚的黄韧带突向椎管，造成脊髓中央管周围水肿和出血。表现为上肢瘫痪重于下肢、温痛觉消失和在X线片上椎体前间隙阴影增宽等三大特点。

(3)暴力导致颈椎间盘突出：表现为程度不等的神经损害症状及颈部疼痛。

(4)前纵韧带撕裂：虽不直接损伤脊髓和神经根，但由于造成颈椎不稳，加速受损节段椎节的退变。临床上许多颈椎病患者早期曾有颈部外伤史。

(5)一过性颈椎脱位：过屈暴力使得颈椎椎节前脱位，当暴力消失后，脱位的椎节可回复至原来位置。但由于局部软组织的损伤，损伤部位存在颈椎不稳，若不及时处理，日后颈椎不稳加重，椎体后缘骨质增生，构成对脊髓的刺激和压迫。

4. 颈部炎症　颈部有急性和慢性感染时，炎症可直接刺激邻近的肌肉和韧带，致使韧带松弛、肌张力减低，椎节内外平衡失调，破坏了其稳定性，加速和促进退变的发生和发展。

5. 发育性椎管狭窄　临床上经常可以看到，有些人颈椎退变严重，骨赘增生明显，但并不发病，因为患者颈椎椎管矢状径较宽。而有些患者退变并不严重，但很早就出现症状。从影像资料可以看到，颈椎实际矢状径的大小决定了症状的出现与否。椎管狭窄者在遭受外伤后容易损伤脊髓，甚至轻微的外伤也易于发病，且症状严重。椎管大者则不仅不易发病，且症状亦较轻。

6. 先天性畸形　颈椎的先天性畸形对颈椎病发病的影响主要表现在以下两个方面：一是应力改变；二是神经血管的刺激和压迫。

(1)先天性椎体融合：以颈$_{2\sim3}$和颈$_{3\sim4}$多见，其次为颈$_{4\sim5}$，多为双节单发。由于椎体融合，两个椎体间的椎间关节的活动度势必转移至相邻的椎间关节。邻近椎间盘的应力集中使得退变加剧，甚至出现损伤性关节炎。除先天性椎节分节不全以外，临床上常见到由于手术融合后相邻节段椎间盘退变加剧，产生临床症状和体征。

(2)棘突畸形：主要影响椎体外在结构的稳定性，因而间接地构成颈椎病发病的因素。

(3)颈肋和第7颈椎横突肥大：这两种异常虽不引起颈椎病，但当刺激臂丛神经下干时，可出现上肢症状和颈部不适，必须与颈椎病相鉴别。

(二)病理

从病理角度看，颈椎病是一个连续的病理反应过程，可将其分为三个阶段。

1. 椎间盘变性阶段　椎间盘的变性从20岁即已开始。纤维环变性所造成的椎节不稳是髓核退变加速的主要原因。可见纤维变性、肿胀、断裂及裂隙形成；髓核脱水、弹性模量改变，内部可有裂纹形成，变性的髓核可随软骨板向后方突出。若髓核穿过后纵韧带则称为髓核脱出。后突之髓核既可压迫脊髓，也可压迫或刺激神经根。从生物力学角度看，此期的主要特征是：椎间盘弹性模量改变、椎间盘内压升高、椎节间不稳和应力重新分布。

2. 骨刺形成阶段　骨刺形成阶段也是上一阶段的延续。骨刺形成本身表明所在节段椎间盘退变引起椎节应力分布的变化，从生物力学看，骨赘的形成以及小关节、黄韧带的增生肥大均为代偿性反应。其结果是重建力学平衡。这是人体的一种防御机制。从病理角度看，多数学者认为骨赘来源于韧带——椎间盘间隙血肿的机化、骨化或钙化。病程较久的骨刺坚如象牙。

骨刺见于两侧钩突、小关节边缘及椎体后上缘。椎体后下缘及椎体前缘亦不少见。后期可有广泛的骨质增生，黄韧带、后纵韧带亦可同时增生。位于椎体后缘的骨赘主要刺激脊髓和硬膜。钩突、小关节等侧方骨赘主要刺激根袖而出现根性症状。椎体前缘的骨刺十分巨大时，才有可能刺激食管。

由于颈$_{5\sim6}$处于颈椎生理前屈的中央点，椎间盘所受应力较大，所以颈$_{5\sim6}$椎间盘的骨赘最多见，其次为颈$_{4\sim5}$及颈$_{6\sim7}$。

3.脊髓损害节段　前面已述及，单纯的退变不一定产生临床症状和体征，这也是颈椎病和颈椎退变之间的区别。只有当以上两个病理节段的变化对周围组织产生影响而引起相应变化才具有临床意义。

脊柱对脊髓的压迫可来自前方和后方，也可两者皆有。前方压迫以椎间盘和骨赘为主。前正中压迫可直接侵犯脊髓前中央动脉或沟动脉。前中央旁或前侧方的压迫主要侵及脊髓前角与前索，并出现一侧或两侧的锥体束症状。侧方和后侧方的压迫来自黄韧带、小关节等，主要表现以感觉障碍为主的症状。

脊髓的病理变化取决于压力的强度和持续时间。急性压迫可造成血流障碍，组织充血、水肿，久压后血管痉挛、纤维变、管壁增厚甚至血栓形成。脊髓灰质和白质均萎缩。以脊髓灰质更为明显。出现变性、软化和纤维化，脊髓囊性变、空腔形成。

对脊神经根的压迫主要来源于钩椎关节及椎体侧后缘的骨赘。关节不稳及椎间盘侧后方突出也可造成对神经根的刺激和压迫。早期根袖处可发生水肿及渗出等反应性炎症。继续压迫可引起蛛网膜粘连。蛛网膜粘连使神经根易于受到牵拉伤，发生退变甚至华勒变性。

椎动脉狭窄真正由于增生和压迫导致很少见。由于MRI及血管减数造影(DSA)技术的发展。目前发现椎动脉在颈椎退变过程中常发扭曲，甚至螺旋状。椎节活动时刺激椎动脉，使之发生不同程度的痉挛，使颅内供血减少，产生眩晕甚至猝倒。后方小关节的松动和变位，关节软骨的破坏和增生，关节囊的松弛和肥厚均可刺激位于关节周围的末梢神经纤维，产生颈部疼痛。颈椎间盘后壁也有神经末梢支配，纤维环及后纵韧带的松弛和变性均使末梢神经受刺激产生颈部疼痛和不适。

【临床表现】　由于颈椎病的病理变化较多样化，因此各型颈椎病产生不同的临床表现并呈现不同的影像学特征。反之，由于病变后期，椎节弥漫性退变，颈椎椎管狭窄和颈椎病同时并存，又可表现为混合型颈椎病的症状。下面将分述各型的临床表现，并结合影像学资料进行综合分析。

(一)颈型颈椎病

1.年龄　以青壮年居多。颈椎椎管狭窄者可在45岁前后发病、个别患者有颈部外伤，几乎所有患者都有长期低头作业的情况。

2.症状　颈部感觉酸、痛、胀等不适。这种酸胀感以颈后部为主。而女性患者往往诉肩胛、肩部也有不适。患者常诉说不知把头颈放在何种位置才舒适。部分患者有颈部活动受限，少数患者可有一过性上肢麻木，但无肌力下降及行走障碍。

3.体征　患者颈部一般无歪斜。生理曲度减弱或消失，常用手按捏颈项部。棘突间及棘突旁可有压痛。

4.X线片　颈椎生理曲度变直或消失，颈椎椎体轻度退变。侧位伸屈动力摄片可发现约1/3病例椎间隙松动，表现为轻度梯形变，或屈伸活动度变大。

(二)神经根型颈椎病

1.根性痛　根性痛是最常见的症状，疼痛范围与受累椎节的脊神经分布区相一致。与根性痛相伴随的是该神经分布区的其他感觉障碍，其中以麻木、过敏、感觉减弱等为多见。

2.根性肌力障碍　早期可出现肌张力增高，但很快即减弱并出现肌无力和肌萎缩征。在手部以大小鱼际肌及骨间肌萎缩最为明显。

3.腱反射异常　早期出现腱反射活跃，而后期反射逐渐减弱，严重者反射消失。然而单纯根性受压不会出现病理反射，若伴有病理反射则表示脊髓本身也有损害。

4.颈部症状　颈痛不适，颈旁可有压痛。压迫头顶时可有疼痛，棘突也可有压痛。

5.特殊试验　当有颈椎间盘突出时，可出现压颈试验阳性。脊神经牵拉试验阳性。方法是令患者坐好，术者一手扶住患者颈部，另一手握除患者腕部，两手呈反方向牵拉，若患者感到手疼痛或麻木则为阳性。这是由于臂丛受牵、神经根被刺激所致。

6.X线所见　侧位片可见颈椎生理前凸减小、变直或成“反曲线”，椎间隙变窄，病变椎节有退变，前后缘有骨刺形成。伸屈侧位片可见有椎间不稳。在病变椎节平面常见相应的项韧带骨化。

7.CT检查　可发现病变节段椎间盘侧方突出或后方骨质增生并藉以判断椎管矢状径。磁共振检查也可发现椎体后方对硬膜囊有无压迫。若合并有脊髓功能损害者，尚可看到脊髓信号的改变。

(三)脊髓型颈椎病

1.病史　患者40～60岁多见，发病慢，大约20%有外伤史。患者开始往往不会想到颈椎，而先就诊于神经内科。常有落枕史。

2.症状　患者先从下肢双侧或单侧发沉、发麻开始，随之出现行走困难，下肢肌肉发紧，抬步慢，不能快走，重者明显步态蹒跚，更不能跑。双下肢协调差，不能跨越障碍物。双足有踩棉花样感觉。自述颈部发硬，颈后伸时易引起四肢麻木。有时上肢症状可先于下肢症状出现，但一般略迟于下肢。上肢多一侧或两侧先后出现麻木、疼痛。早期晨起拧毛巾时感双手无力，拿小件物体常落地，不能扣衣服纽扣。严重者写字困难、饮食起居不能自理，部分患者有括约肌功能障碍、尿潴留。除四肢症状外，往往有胸以下皮肤感觉减退、胸腹部发紧，即束带感。

3.体征　最明显的体征是四肢肌张力升高，严重者稍一活动肢体即可诱发肌肉痉挛，下肢往往较上肢明显。下肢的症状多为双侧，但严重程度可有不同。上肢肌张力亦升高。但有时上肢的突出症状是肌无力和肌萎缩，并有根性感觉减退，而下肢肌萎缩不明显，主要表现为肌痉挛、反射亢进，出现踝阵挛和髌阵挛。

皮肤的感觉平面检查常可提示脊髓真正受压的平面。而且根性神经损害的分布区域与神经干损害的区域有所不同，详细检查手部和前臂感觉区域有助于定位，而躯干的知觉障碍常左右不对称，往往难以根据躯干感觉平面来判断。

四肢腱反射均可亢进，尤以下肢显著。上肢Hoffmann征阳性（从上扣指或从下弹中指而引起拇指屈曲者为阳性），或Rossolimo征阳性（快速叩击足趾的趾面引起足趾趾屈为阳性）。Hoffmann征单侧阳性更有意义，这是颈脊髓受压时的重要体征，严重时往往双侧均为阳性。下肢除腱反射亢进外，踝阵挛出现率较高。Babinski、Oppenheim、Chaddock、Gordon征亦可阳性。腹壁反射、提睾反射可减弱甚至消失。

4.影像学检查

（1）X线侧位片多能显示颈椎生理前曲消失或变直，大多数椎体有退变，表现为前后缘骨赘形成，椎间隙变窄。伸屈侧片可显示受累节段不稳，相应平面的项韧带有时可有骨化。测量椎管矢状径，可小于13mm。由于个体差异和放大效应，测量椎管与椎体矢径比更能说明问题，小于0.75者可判断为发育性椎管狭窄。断层摄片对怀疑有后纵韧带骨化者有意义。

（2）CT检查则对椎体后缘骨刺、椎管矢状径的大小、后纵韧带骨化、黄韧带钙化及椎间盘突出的判断比较直观和迅速。而且能够发现椎体后缘致压物是位于正中还是有偏移。CT对于术前评价，指导手术减压有重要意义。三维CT可重建脊柱构象，可在立体水平上判断致压物的大小和方向。有条件时，应积极采用这些先进的手段。

（3）MRl分辨能力更高，其突出的优点是能从矢状切层直接观察硬膜囊是否受压。枕颈部神经组织的畸形也可清晰显示。脊髓型颈椎病在MRI图像上常表现为脊髓前方呈弧形压迫，多平面的退变可使脊髓前缘呈波浪状。病程长者，椎管后缘也压迫硬膜囊，从而使脊髓呈串珠状。脊髓有变性者可见变性部位也即压迫最重的部位脊髓信号增强。严重者可有空洞形成。脊髓有空洞形成者往往病情严重，即使彻底减压也无法恢复正常。值得注意的是，X线片上退变最严重的部位有时不一定是脊髓压迫最严重的部位，MRI影像较X线片更准确可靠。

（四）椎动脉型颈椎病

1.眩晕　头颅旋转时引起眩晕发作是本病的最大特点。正常情况下，头颅旋转主要在寰枢椎之间。椎动脉在此处受挤压。如头向右旋时，右侧椎动脉血流量减少，左侧椎动脉血流量增加以代偿供血量。若一侧椎动脉受挤压血流量已经减少无代偿能力，当头转向健侧时，可引起脑部供血不足产生眩晕。询问发作时头颅的转向，一般头颅转向健侧，而病变在对侧。眩晕可为旋转性、浮动性或摇晃性，患者感下肢发软站立不稳，有地面倾斜或地面移动的感觉。

2.头痛　由于椎-基底动脉供血不足，使侧支循环血管扩张引起头痛。头痛部位主要是枕部及顶枕部，也可放射至两侧颞部深处，以跳痛和胀痛多见，常伴有恶心呕吐、出汗等自主神经紊乱症状。

3.猝倒　是本病的一种特殊症状。发作前并无预兆，多发生于行走或站立时，头颈部过度旋转或伸屈时可诱发，反向活动后症状消失。患者摔倒前察觉下肢突然无力而倒地，但意识清楚，视力、听力及讲话均无障碍，并能立即站起来继续活动。这种情形多系椎动脉受刺激后血管痉挛，血流量减少所致。

4.视力障碍　患者有突然弱视或失明，持续数分钟后逐渐恢复视力，此系双侧大脑后动脉缺血所致。此外，还可有复视、眼睛闪光、冒金星、黑矇、幻视等现象。

5.感觉障碍　面部感觉异常，口周或舌部发麻，偶有幻听或幻嗅。

6. 影像学特征　椎动脉造影可发现椎动脉有扭曲和狭窄，但一次造影无阳性发现时不能排除，因为大多数患者是一过性痉挛缺血，当无症状时，椎动脉可恢复正常口径。

【诊断和鉴别诊断】

(一)颈型颈椎病

1. 诊断标准

(1)颈部、肩部及枕部疼痛，头颈部活动因疼痛而受限制。因常在早晨起床时发病，故被称为落枕。

(2)颈肌紧张，有压痛点，头颅活动受限。

(3)X 线片上显示颈椎曲度改变，动力摄片上可显示椎间关节不稳与松动。由于肌痉挛头偏歪，侧位 X 线片上出现椎体后缘一部分重影，小关节也呈一部分重影，称双边双突征象。

2. 鉴别诊断

(1)颈部扭伤：俗称落枕，系颈部肌肉扭伤所致。其发病与颈型颈椎病相似，多系睡眠中体位不良所致。主要鉴别在于：

①压痛点不同　颈型压痛点见于棘突部，程度也较强；颈部扭伤压痛点在损伤肌肉，急性期疼痛剧烈，压之难以忍受。

②扭伤者可触摸到条索状压痛肌肉，而颈椎病只有轻度肌紧张。

③牵引反应　对颈部进行牵引时，颈型颈椎病者其症状多可缓解，而落枕者疼痛加剧。

④对封闭反应　用 1%奴夫卡因 5ml 做痛点封闭，颈椎病患者对封闭疗法无显效，而落枕者其症状可在封闭后消失或缓解。

(2)肩周炎：多于 50 岁前后发病，好发年龄与颈椎病相似，且多伴有颈部受牵症状，两者易混淆。其鉴别点在于：

①有肩关节活动障碍，上肢常不能上举和外展，而颈椎病一般不影响肩关节活动。

②疼痛部位不同：肩周炎疼痛部位在肩关节，而颈型者多以棘突为中心。

③X 线表现：肩周炎患者多为普通的退变征象，而颈椎病患者生理前曲消失，且有颈椎不稳。有时两者不易区别。

④对封闭疗法有效，而颈椎病无效。

(二)神经根型颈椎病

1. 诊断要点

(1)具有典型的根性症状，其范围与受累椎节相一致。颈肩部、颈后部酸痛，并沿神经根分布区向下放射到前臂和手指，轻者为持续性酸痛、胀痛，重者可如刀割样、针刺样疼痛；有时皮肤有过敏，抚摸有触电感；神经根支配区域有麻木及明显感觉减退。

(2)脊神经根牵拉试验多为阳性，痛点封闭疗法对上肢放射痛无显效。

(3)X 线正位片上显示钩椎关节增生。侧位片生理前曲消失或变直，椎间隙变窄，有骨刺形成。伸屈动力片示颈椎不稳。

2. 鉴别诊断

(1)尺神经炎：尺神经由颈$_{7、8}$和胸$_{1}$脊神经根组成。易与颈$_{8}$脊神经受累的症状相混淆。两者均可造成小指麻木和手内在肌萎缩。但尺神经根炎患者多有肘部神经沟压痛，且可触及条索状变性的尺神经。而且两者感觉障碍分布不尽相同。颈$_{8}$神经根支配范围较大，常有前臂尺侧麻木，而尺神经炎无前臂麻木。

(2)胸廓出口综合征：由于臂丛、锁骨上动脉、锁骨上静脉在胸廓上口或在胸小肌喙突止点区受压，可引起上肢麻木、疼痛、肿胀；锁骨上窝前斜角肌有压痛并放射至手。两者鉴别在于胸廓出口综合征 Adson 试验阳性。使患肢过度外展，肩抬平，出现桡动脉音减弱或消失者，也是阳性体征。X 线片检查可发现颈肋或第 7 颈椎横突过大。

(3)颈背部筋膜炎：可引起颈背痛或上肢麻木感，但无放射症状及感觉障碍，也无腱反射异常。如在痛点局部封闭或口服抗风湿药物，症状即见好转。颈椎病局封无效。

(4)肌萎缩型侧索硬化症：患者一般先出现两手明显肌萎缩，逐渐发展至肘部和肩部，但无感觉障碍，神经纤维传导速度正常。侧索硬化症发展较快，不可贸然手术。

(5)锁骨上肿瘤：肺尖部的原发性肿瘤或转移癌，与臂丛神经粘连或挤压臂丛神经，可产生剧烈疼痛。行胸部平片或行活检即可诊断。

(6)腕管综合征：为正中神经通过腕管时受压所致，其主要特点如下：

腕中部加压试验阳性，1～3 指麻木或刺痛，而颈椎病无此征。腕背屈试验阳性，即让患者腕背屈持续 0.5～1min，如出现拇、示、中指麻木或刺痛即属阳性。封闭试验有效，而颈椎病局封则无效。

(7)心绞痛：第 7 颈神经根受压可引起同侧特别是左侧胸大肌痉挛和疼痛而出现假性心绞痛。

检查胸大肌有压痛点，局部封闭后疼痛即可消失。若为真性心绞痛，心电图常有改变，局封无效，但口服硝酸甘油类药物则有效。

（三）脊髓型颈椎病

1. 诊断要点

（1）自觉颈部无不适，但手动作笨拙，细小动作失灵，协调性差。胸腹部可有束带感。

（2）步态不稳，易跌倒，不能跨越障碍物。

（3）上下肢腱反射亢进，肌张力升高，Hoffmann征阳性，可出现踝阵挛和髌阵挛，重症时Babinski征可能呈阳性。早期感觉障碍较轻，重症时可出现不规则痛觉减退。感觉丧失或减退区呈片状或条状。

（4）X线片显示病变椎间盘狭窄，椎体后缘骨质增生。

（5）MRI检查示脊髓受压呈波浪样压迹，严重者脊髓可变细，或呈念珠状。磁共振还可显示椎间盘突出，受压节段脊髓可有信号改变。

2. 鉴别诊断

（1）脊髓肿瘤：可同时出现感觉障碍和运动障碍，病情呈进行性加重，对非手术治疗无效，应用磁共振成像可鉴别两者。脊髓造影显倒杯状阴影。脑脊液检查可见蛋白含量升高。

（2）肌萎缩型侧索硬化症：以上肢为主的四肢瘫是其主要特征，易与脊髓型颈椎病相混淆。目前尚无有效疗法，预后差。本病发病年龄较脊髓型颈椎病早10年左右，且少有感觉障碍，其发病速度快，很少伴随自主神经症状，而颈椎病病程缓慢，多有自主神经症状。另外，侧索硬化症的肌萎缩范围较颈椎病广泛，可发展至肩关节以上。

（3）脊髓空洞症：多见于青壮年，病程缓慢，早期影响上肢，呈节段性分节。其感觉障碍以温、痛觉丧失为主，而触觉及深感觉则基本正常，此现象称感觉分离。颈椎病无此征。由于温、痛觉丧失，可发现皮肤增厚、溃疡及关节可因神经保护机制的丧失而损害，即夏科关节。通过CT及磁共振成像，可以发现两者的差异。

（4）后纵韧带骨化症：可出现与颈椎病相同的症状和体征。但侧位X线片可发现椎体后缘有线状或点线状骨化影，CT可显示其断面形状和压迫程度。

（5）颈椎过伸伤：是颈椎外伤中的一种，在临床上易同颈椎病基础上遭受过屈暴力后脊髓前中央动脉综合征相混淆。其鉴别如下：

①损伤机制不同：过伸伤可发生于高速行驶车辆急刹车时，头颈呈挥鞭样损伤，也可发生于跌倒时面额部的撞击伤。过伸伤的病理特点是脊髓中央管周围的损害。脊髓前动脉综合征是颈椎过屈运动时，突出的椎间盘或椎体后缘骨赘压迫血管，出现脊髓的供血不全症状。

②临床表现不同：过伸伤最先累及上肢的神经传导束，故上肢症状明显，表现为上肢重下肢轻；感觉障碍明显，表现为感觉分离现象。而前脊髓动脉综合征则是下肢重于上肢，且感觉障碍较轻。

③X线表现不同：过伸伤可见脊椎间隙前方增宽，椎前阴影增厚。颈椎病表现为椎管狭窄，颈椎退变重，广泛骨刺形成。

（四）椎动脉型颈椎病

1. 诊断要点

（1）颈性眩晕（即椎-基底动脉缺血征）和猝倒史，且能除外眼源性及耳源性眩晕。

（2）个别患者出现自主神经症状。

（3）旋颈诱发试验阳性。

（4）X线片显示椎节不稳及钩椎关节增生。

（5）椎动脉造影及椎动脉血流检测可协助定位但不能作为诊断依据。

2. 鉴别诊断

（1）耳源性眩晕：即Meniere综合征，系内耳淋巴回流受阻引起。本病有三大临床特点：发作性眩晕、耳鸣、感应性进行性耳聋。而颈性眩晕症同头颈转动有关，耳鸣程度轻。

（2）眼源性眩晕：可有明显屈光不正，眼睛闭上后可缓解。

（3）颅内肿瘤：第四脑室或颅后凹肿瘤可直接压迫前庭神经及其中枢，患者转头时也可突发眩晕。但颅内肿瘤还合并头痛、呕吐等颅内压增高征，血压可升高。头颅CT扫描可鉴别。

（4）内耳药物中毒：链霉素对内耳前庭毒性大，多在用药后2～4周出现眩晕症。除眩晕外还可出现耳蜗症状、平衡失调、口周及四肢麻木，后期可有耳聋。做专科前庭功能检查可资鉴别。

（5）神经官能症：患者常有头痛、头晕、头昏及记忆力减退等一系列大脑皮质功能减退的症状，女性及学生多见，主诉多而客观检查无明显体征。症状的变化与情绪波动密切相关。

（6）锁骨下动脉缺血综合征：也可出现椎-基底动脉供血不足的症状和体征。但其患侧上肢血压较健侧低，桡动脉搏动减弱或消失，患侧锁骨下动脉区有血管杂音。行血管造影可发现锁骨下动脉第一部分狭窄或闭塞，血流方向异常。

【治疗】　颈椎病是一种慢性退变性疾病，其治疗也需要根据不同的病程以及不同的病理类型而有所不同。总之，颈椎病的治疗分手术与非手术两大方面。但两者并不完全独立，非手术疗法既是颈椎病治疗的基本方法，又是手术疗法的基础；手术疗法是非手术疗法的继续，术后仍有一部分患者行非手术疗法以求康复。

(一)非手术疗法

1．非手术疗法的基本原则

(1)非手术疗法应符合颈椎的生理解剖学基础，由于颈椎的解剖结构和生理功能的特殊性，要求在治疗上严格遵循这一原则。不然的话，粗暴操作，超过颈部骨骼和韧带的强度，患者可突然出现神经症状，甚至完全瘫痪。

(2)非手术疗法应随时观察患者的反应，超过颈椎骨关节生理限度的操作，往往会造成局部创伤性反应。轻者局部水肿，渗出增加、粘连形成；重者可使韧带撕裂、不稳加重。长期推拿可使骨赘形成加速。因此，如推拿后患者感到不适或牵引后颈部疼痛加重，应立即停止这种疗法。

(3)非手术治疗的目的应是纠正颈椎伤病的病理解剖状态，停止或减缓伤病的进展，有利于创伤的恢复及病变的康复，预防疾病的复发。

2．非手术疗法的要求

(1)明确目的：不同的疗法可达到不同的目的。推拿按摩可使局部痉挛获得缓解；气管推移训练可使颈前路手术顺利进行。

(2)循序渐进：必须采用系统的方法，按程序进行，必须保证治疗的连续性。

(3)多种疗法并用：对一个颈椎病患者，在早期应以牵引和按摩为主，当有外伤时应以制动为主。

3．颈椎非手术疗法的适应证

(1)轻度颈椎间盘突出症及颈型颈椎病。

(2)早期脊髓型颈椎病。

(3)颈椎病的诊断尚未肯定而需一边治疗一边观察者。

(4)全身情况差，不能耐受手术者。

(5)手术恢复期的患者。

(6)神经根型颈椎病。

4．非手术治疗的方法

(1)颈椎牵引疗法

①颈椎牵引的作用：颈椎牵引能限制颈椎活动，解除颈部肌肉痉挛，减轻神经根及突出物的充血水肿。通过牵引可增大椎间隙及椎间孔，减轻其对神经根的压迫，也可减轻椎间盘的压力，有利于已经突出的纤维组织消肿或回缩。后方小关节的嵌顿和错位也可因牵引而得到纠正。

②牵引的方法：目前牵引的器械较多，但大致分为三种方式，即坐式牵引、卧式牵引和携带式牵引。从生物力学的角度看，卧式牵引效果较好。卧式牵引的方法为：患者卧床，床头放置滑轮，后枕及上颌部用枕领带兜住，牵引绳通过滑轮，牵引重量为1.5～2.5kg。此牵引法优点是患者可以充分休息，可以在睡眠时牵引。坐式牵引也是用枕颌带，但牵引绳绕过头顶上方的滑轮，再经另一滑车下垂进行牵引，牵引重量为6.5～7.5 kg。携带式牵引是利用患者双肩做对抗牵引。用一个拱形架，下方用肩托支住两肩，此架两侧是可以螺旋升降的支柱，有调节螺丝可以调节高低，也就是调节牵引力，枕领带固定在拱架顶部，自己调节好牵引力，感到下颌部不痛，颈部舒适即可。其优点是患者可以坐，也可走动。缺点是两肩施加压力，部分患者感觉不适。

(2)制动法

①制动的目的和作用：使颈部肌肉获得充分休息，缓解因肌痉挛所致的疼痛；减少突出的椎间盘或骨赘对脊髓、神经根及椎动脉的刺激；减少颈椎间盘的劳损、延缓退变；颈椎术后的制动是为了使手术部位获得外在稳定，有利于手术部位的早日恢复。

②颈椎制动的种类和方法：颈椎制动包括颈围、颈托和支架三类。颈围制动范围小，但可以自由拆卸。颈围可用石膏也可用塑料加垫制作而成，比较轻便，容易携带。颈托上面托住下颌和枕骨，下面抵住双肩，前面胸部和后面背部稍延长以阻止前后活动。颈托的活动度较颈围小，制动效果好。支架是用皮革和钢条制作，前面两钢条上端为下颌托，下为胸部护片；后面两钢条上端为枕骨托，下为背部护片，各有三条皮带前后联系，中间皮带通过肩部两块垫片，收紧皮带可使枕颌与两肩距离加大而增加牵引力。颈椎制动效果最好是牵引，应根据患者具体情况而定。轻度颈部不适，用塑料颈围即可；术后患者宜牵引，或用石膏颈围，以保持较长时间的相对制动。

(3)理疗：理疗是治疗颈背痛的传统方法，对多数患者有治疗作用。其作用是增强局部的血液循环,缓解肌肉痉挛,从而使局部的疼痛和不适得以缓解。常用的颈部理疗方法有离子导入疗法、超短波、短波、石蜡疗法等。应用直流电导入各种中西药,如醋、普鲁卡因等,经临床证明,确实行之有效。电疗法主要是深部电热作用,但需不断地调节。各种理疗不可长期不间断地应用,颈部肌肉长期充血反而可使症状加重。14d 为一个疗程,每个疗程结束后宜停 1 周后再行治疗。

(4)推拿按摩:对颈椎进行大力的推拿和旋转,是很危险的一种操作。从颈椎病的病因学和病理学角度看,超乎颈椎生理范围的推拿只会加速椎间盘的退变,增加颈部创伤,严重者可使症状加重,甚至截瘫。笔者认为,颈椎的推拿按摩应当遵循合乎中医理论的原则,即不超越生理极限;操作手法,不应千篇一律;操作人员应经严格培训,整复性操作应与临床医师密切配合并得到临床医师的许可;操作次数以 3～5 次为准,不可长期接受推拿按摩。

(5)针灸和穴位封闭:根据经络走行正确取穴,可缓解颈肩痛症状。将丹参、当归等制剂注射于颈夹脊穴、风池、曲池、合谷等是常用的方法。其治疗机制有待于进一步研究。

(6)家庭疗法:家庭疗法是一个综合性的治疗方法,集康复、预防于一体,方法也较多。家庭疗法的主要内容包括:纠正和改善睡眠及工作中的不良体位,牵引及使用颈围等。家庭疗法是正规治疗的基础,对颈椎病的预防和康复具有重要作用。

①改善与调整睡眠状态:由于每个人有将近1/3的时间在睡眠中度过,若睡眠姿势不当,容易引起或加剧颈椎病。睡眠状态应包括枕头的高低和软硬、睡眠体位及床铺选择等三个方面。枕头是维持头颈正常位置的重要工具。在睡眠时,应维持头颈段本身的生理曲线。这种生理曲线不仅是颈椎外在肌群平衡的保证,而且对保证椎管内的生理解剖状态也是必不可缺的条件。如果枕头选择不当,也可造成积累性损伤。若头颈部过度前屈,颈椎后方肌群与韧带易引起劳损,此时椎管内硬膜囊后壁被拉紧,并向前方移位而对颈脊髓形成压力。在一般情况下可能并无症状,但如果椎体后缘有髓核突出或骨刺形成,特别是伴有椎管发育性狭窄者,很容易压迫脊髓,或压迫脊髓前中央动脉而出现症状。若枕头过低,头颈部过度后仰,致使前凸曲度加大,不仅椎体前方的肌肉与前纵韧带易因张力过大而出现疲劳,甚至引起慢性损伤,椎管后方的黄韧带也可向前突入椎管。这种过伸状态,因椎管缩短而容积变小,脊髓及神经根反而变短,以致椎管处于饱和状态,易因各种病理因素(如髓核突出、骨刺形成)而出现症状。

以运动障碍为主的患者,若其椎管前方有髓核脱出或突出,或在 X 线片上证实椎体后缘有骨性致压物,可能构成对脊髓前方直接压迫。故其枕头可稍低,以缓解椎管前方骨刺对脊髓的压迫。以四肢麻痛等感觉障碍症状为主者,常有椎管后方黄韧带肥厚、内陷,对脊髓后方形成压迫,其枕头可稍高,既可防止黄韧带内陷,又可增加椎管有效容积而改善症状。发育性颈椎椎管狭窄伴有椎体后缘骨刺形成者,表明椎管内容积无论是在前方或后方均达到饱和状态,故枕头不宜过高或过低,以生理位为佳。此外,枕头的形状以中间低、两端高为佳。此种形态可利用中间凹陷部来维持颈椎的生理曲度,对头颈部可起相对制动与固定作用,以减少在睡眠中头颈部的异常活动。

理想的睡眠体位应该是使整个脊柱处于自然曲度,髋、膝关节呈屈曲状,使全身肌肉放松。根据不同习惯,可采用仰卧和侧卧,但不宜俯卧。患者晨起的感觉是判断睡眠状态的标准之一。若感觉晨起时颈腰部不适,应考虑睡眠质量,及时调整。当然,除枕头和体位外,床铺的选择也影响睡眠,硬板床并垫以透气柔软的垫子比较合理。

②纠正与改变工作中的不良体位:屈颈状态下,颈椎间盘内所承受的压力及对颈背部肌纤维组织的张应力较自然仰伸位为高。如果在此状态下增加活动度或增加负荷,则局部应力更大,从而成为颈椎退变及纤维织炎等加剧的主要因素。工作中常见的职业性不良体位有电脑操作员、打字员、绣花工、会计等长时间低头动作,交警的转头动作、流水线装配工的低头转颈动作等。有效的措施并不是消极地调换工作,而是定时改变头颈部体位,定期远视,调整桌面或工作台的高度或倾斜度。工厂要有工间活动并形成制度。从事文书工作的人员应有定时工作的习惯。

(7)药物:药物治疗应在医师的指导下使用。常用的药物有硫酸软骨素 A、复方软骨素片、丹参片或复方丹参片、维生素 E、维生素 B、颈痛灵及抗炎药物。但各种药物的应用均须经临床医师反复调整并观察疗效,避免千篇一律。

(二)手术治疗

当颈椎病发展到一定程度,必须采用手术治疗方可中止对神经组织的进一步损害。颈椎病的手术治疗经历了后路椎板切除间接减压到前路直接减压的过程。但后路椎板切除减压并不因前路手术的出现而丧失其应用的治疗地位。多数情况下，前路手术更合理，它是手术治疗颈椎病的一大进展，而后路手术现在降为前路手术的补充治疗手段。不过，当有后纵韧带骨化时，脊髓广泛受压，宜采用后路手术。

颈椎病手术的适应证和禁忌证　如何选取手术病例，也是手术疗效好坏的前提，从国内外资料看，各家指征的选择及松紧度的掌握不尽相同。从笔者的实践出发，目前国内手术指征把握得较严，又因很大一部分患者因条件所限，未能及时手术，以致病情进一步发展，造成神经功能的不可逆性损害。另一部分患者则出于对手术的恐惧，延误手术时机。

(1)手术适应证

①颈椎病发展至出现明显的脊髓、神经根、椎动脉损害，经非手术治疗无效即应手术治疗。

②原有颈椎病的患者，在外伤或其他原因的作用下症状突然加重者。

③伴有颈椎间盘突出症经非手术治疗无效者。

④颈椎病患者，出现颈椎某一节段明显不稳，颈痛明显，经正规非手术治疗无效，即使无四肢的感觉运动障碍，亦应考虑手术治疗以中止可以预见的病情进展。

(2)禁忌证：颈椎病手术不受年龄的限制，但必须考虑全身情况。若肝脏、心脏等重要脏器患有严重疾病、不能耐受者，应列为手术禁忌证。此外，颈椎病已发展至晚期，或已瘫痪卧床数年，四肢关节僵硬；肌肉有明显萎缩者，手术对改善生活质量已没有帮助时，也不宜手术。若颈部皮肤有感染、破溃，则需在治愈这些局部疾患后再考虑手术。

(三)手术方法及其选择

临床最严重的就是脊髓型颈椎病和神经根型颈椎病，尤其是前者。手术治疗的基本概念包括：①脊髓、神经组织的减压。②受累节段的稳定。③恢复椎间隙的高度。④获得与脊髓相适应的椎管容积。

1．减压

(1)前路减压

适应证：①脊髓压迫来自前方，主要是退变的椎间盘组织、椎体后缘形成的骨赘、增厚或出现骨化的后纵韧带以及可能增生的钩椎关节内侧部分。②病变累及 1～2 个节段(这里所指节段是一个椎间盘加上相邻的椎体)。

优点：①符合颈椎病的病理生理特点。②直接清除致压物，并可于椎间隙植骨或植入人工材料。③术中及术后的并发症少。④患者术后病残率低。

经典的手术操作是切除突出的椎间盘、致压的椎体后缘骨赘及部分相邻椎体，必要时切除增厚或骨化的后纵韧带，有时可以同时做神经根减压，然后于椎间植骨融合。近 10 多年来，又逐渐发展了许多新的术式，主要是椎体的次全切除、多间隙减压等，可以获得更加彻底、广泛的减压，并可扩展到更多的节段，手术适应证有所扩大。

手术中是否有必要切除后缘骨赘迄今仍有争议。有报道认为在发生融合的节段，增生的骨赘可以自动吸收，但至今只有影像学证据，还无确切临床证据。贾连顺等认为即使有吸收可能，也要等待漫长时间，所以手术还是彻底减压为妥。Cloward 等强调手术中彻底减压的必要性。Bohlman 等最初在手术中不做骨赘的切除，但后来的实践使他们改变了做法。现在，越来越多的外科医生在手术中切除增生或至少是比较明显的骨赘，并认为这样能确保避免手术后由于椎间隙高度的降低而带来的神经根压迫。

(2)后路减压

适应证：①病变累及多个节段(一般是 3 个以上)。②伴有发育性椎管狭窄(Pavlov 比值＜0.8 或中央椎管矢状径＜11mm)。③同时存在后方黄韧带肥厚，褶入椎管，构成压迫。

优点：能直接显露神经组织，允许手术中直接松解神经根周围的粘连、压迫，并扩大椎间孔减压。

缺点：①通常是一种间接性减压。②容易造成术后进一步不稳定。

减压通常要涉及广泛的椎板切除，常常是颈$_{3\sim6}$甚至至颈$_7$。如有神经根痛存在，加行椎间孔切开扩大术、减压神经根，有时减压甚至达到颅颈交界段。

后路手术常见的包括椎板切除术、椎间孔扩大术、单/双开门椎管成形术等。椎板切除术扩大了椎管的容积，但是并没有减少脊髓压迫的动力学因素，事实上反而可能加重椎体间的异常活动，采取的措施是尽量减少对小关节突的切除(不超过 50%)或加用后路植骨、内固定等有助于减少这些并发症。椎间孔扩大术在椎间孔切除过大时也可能造成颈椎后凸畸形的发生。

2．融合　曾经存在争议，主要集中在对单间隙减压后有无必要做植骨。椎间盘是前柱结构，切除椎间盘后，必然会改变颈椎的力学特性，造成或多或少的生理前曲的丢失。有研究表明34%的病例可以发生自动融合，而66%的病例则形成纤维连接。临床实践证实，植骨有利于恢复椎间隙高度，防止前柱塌陷，维持生理曲度，融合后有利于维持颈椎的稳定性。长征医院对许多外院因手术效果不佳的患者再手术结果表明，忽视植骨是影响疗效、造成症状复发的重要因素之一。目前临床常用的植骨方式有很多，主要是椎体间植骨，包括自体骨、异体骨、人工骨等，目前应用最多的还是保留三面皮质的自体髂骨。植骨时要适当撑开椎间隙，对上下终板去皮质以提供良好的植骨床非常重要。为了提高植骨融合率、减少供区的并发症，近年来国内外陆续开展了颈椎间融合器的术式，效果满意，但存在椎间隙塌陷、植骨床面积不够、融合器移位等并发症，因此远期疗效尚需观察。

3. 内固定　在传统的颈椎病手术基础上加用内固定，近来得到提倡，认为能提高手术节段即刻的稳定、有助于术后早期活动、减少植骨块的移位率、提高融合率、降低住院费用和时间等。对于单节段减压、融合后有无必要使用前路钢板，目前还有争议。有学者提出加用内固定后会带来类似四肢手术一样的应力遮挡效应，不利于植骨融合。Andrew等的生物力学研究表明在单节段前路钢板固定时，钢板起到的更多的是应力分担作用，植骨块上下界面仍然能承受足够的压应力。对于颈前路手术减压范围比较广，多节段融合，手术后稳定性的保持值得怀疑时，推荐使用颈前路带锁钢板，采用单皮质螺钉固定。对于超过3个节段的植骨，采用传统的桥接钢板技术跨植骨块固定，容易引起松动和假关节的形成，这时要采取支撑钢板技术。后路手术广泛切除椎板后，是否加用内固定，主要取决于颈椎侧位像及小关节的切除程度。如果术前即有生理前曲的丢失，术后可能进一步加剧，则植骨、内固定是必要的，可以使用关节突钢丝、侧块钢板等。

4. 颈椎前路手术　1958年Cloward及Smith-Robinson分别报道了颈椎前路手术减压的方法和效果。以后Bailey又有改进，三者进路基本一致(图3-12-1)，但椎间盘切除和椎体间融合各有不同。Smith-Robinson法是清除病变椎间盘和上下椎体的软骨板，保留软骨板下骨密质，以利植骨块的稳定，能维持椎体间不会塌陷变窄。Cloward手术方法是使用一种特殊的钻孔器，钻入椎间盘直达椎体后缘骨皮质，用刮匙清除孔底椎间盘残余和骨嵴，再用撑开器将骨孔扩大，植入从自体髂骨取下的骨块。而Bailey法是在椎体前方，椎间盘上下软骨板开槽切除，槽深也可达后纵韧带，然后植骨融合。这三种方法的减压范围仅限于切除椎间盘及其软骨板或部分椎体，对椎管前壁的骨嵴并不做过多处理，并认为椎体间固定后，骨赘可以部分吸收。但单纯切除椎间盘和软骨板周围的增生骨质，在许多情况下减压是不够彻底的，即使有吸收功能，也要等待漫长的时间。故理想的手术应当是前路扩大减压，将椎管前壁增生或突入椎管内的骨赘刮除，或用特制的冲击式咬骨钳咬除，可以及早解除压迫神经根和脊髓的致压物，又可扩大椎管容积，特别是扩大椎管矢状径。

原则上是哪里有压迫，哪里就应该减压，但过多节段的减压和融合，势必在一定程度上影响颈椎的力学稳定性和活动度。邻近节段的椎节由于应力加大会出现过度活动，久之会出现新的退变造成新的压迫。如果融合达4～5个椎体，则意味着除枕颈和颈$_{1,2}$间以外，其他运动节段都做了融合固定，经过一定时间后，因为劳损和长期运动的损伤常可引起未固定的节段产生脱位或半脱位。一般融合2个间隙或3个间隙即可获得充分减压的目的。近年来在环锯钻孔的基础上，采用椎间盘和椎体上连续钻孔开窗减压，窗底四周骨壁、骨性突出物和增生物均咬除，即椎体次全切除术。窗的上下壁均为椎体骨质，再取长的髂骨条或腓骨条，修成带盖形，且略大于骨窗，在做颈椎牵引下将骨块植入窗内。带盖的移植骨可以防止骨块滑入过深，植骨块深度比椎体前后径短3～5mm，以保证减压后椎管矢状径的长度。

前路手术的植骨方法较多，目的是既能达到骨性融合使植入骨块牢固而不致松动，又要使术后颈椎椎骨纵轴长度不至缩短。故植入骨块的形状与方法因人而异。

5. 侧前方手术　1968年Verbist率先报道了颈椎侧前方进路，切除椎体侧方骨质以松解椎动脉和神经根。其进路和前路相同，暴露椎体和两侧颈长肌，外侧以横突结节为标志，沿横突前板向中间剥离颈长肌并游离之，伸入弯头血管钳导入2根中号丝线，于远近端分别结扎后切断该肌。

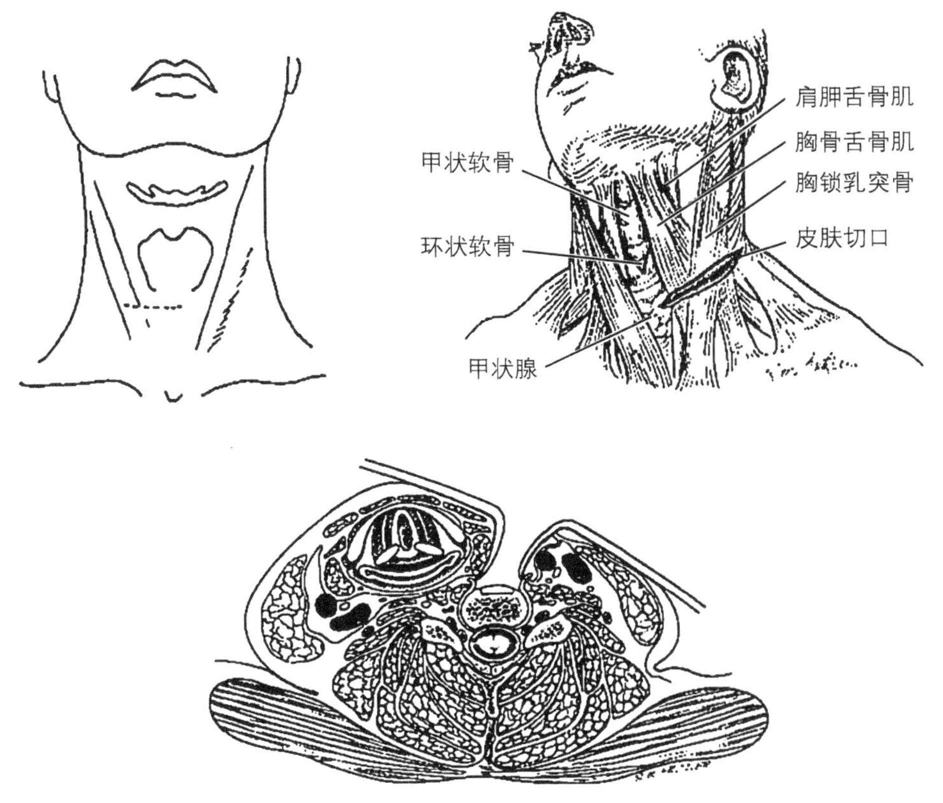

图 3-12-1　颈前路横切口

向上下翻开颈长肌暴露钩椎关节和横突孔的前壁。此后有两种操作方法，一种是先在椎间盘上钻孔，直达椎管前壁，然后切除钩椎关节，切开椎间孔；另一种为先切除横突孔前壁。这两种操作均需十分细致，在切除或咬除骨质时不应暴力撕拉，以免大出血，Verbist 称此手术为钩椎关节切除椎间孔切开术(uncoboraminectomy)。若能应用微型电钻，手术安全性会增大。

这种手术治疗椎动脉型和神经根型等混合型颈椎病有是效的，但它也有一定局限性，因为暴露手术野范围较小，不能随意扩大，一次手术只能做一侧。在咬除钩椎关节快到椎间孔时，椎间孔内有根动脉根静脉通过，咬骨钳若不慎撕拉该血管，即可大出血。一旦出现出血切忌慌张，立即用明胶海绵压迫可以止血，切忌盲目钳夹。

6. *后路手术*　颈椎后路手术是通过椎板切除恢复椎管腔容积来达到解除脊髓压迫的目的；除椎板切除术以外，还有椎管成形术，其结果也是扩大椎管容积。减压术及成形术将分述如下：

(1)颈椎椎板切除减压术：颈椎椎板切除减压术包括半椎板切除术，扩大半椎板切除术及全椎板切除减压术。全椎板切除减压属于间接性减压，优点是可以直视下探查椎管、脊髓，有时也探查神经根，可以切除限制脊髓活动的骨性组织、黄韧带和齿状韧带等。半椎板切除术有其优点，它能保存棘突和一侧椎板，保证颈椎的稳定性不受破坏。

(2)椎板成形术：也即椎板开门手术。通过外科手术，将椎板一侧或两侧切开，使椎板向后侧移位以扩大椎管。本手术最早由日本人平林和中野报道，后经许多作者在实践中加以改进，并以此为基础设计和实施各种形式的手术。

颈椎椎板单侧开门成形术是将椎板一侧切开，并将所有拟成形椎节的棘突自基底部剪除，也可不做切除，应用电钻或气钻将另一侧铰链侧椎板外侧缘骨皮质磨除，保留骨松质和内层皮质。将棘突或游离侧椎板加压并向绞链侧用力，使颈椎板内层皮质骨造成折断状，但仍有部分皮质连续。使椎板形成开门状态。椎板切开间隙扩张越大，椎管矢状径增加越多，若每增加 1mm，直径则增大 0.5mm。

双侧椎板开门成形术是指椎板两侧均作为绞链侧，自棘突中央及椎板处切开并翻向两侧作为开门减压。将椎板和关节突显露后，用自动拉钩牵开固定。拟行成形的椎节棘突切除或仅切除末端分叉部。切除棘间韧带，达棘突基底部。自远侧椎节棘突基底分离黄韧带使之与椎板下缘分离。用电钻、气钻或冲击式咬骨钳将棘突自正中逐次咬开，并用同法依次将各椎节棘突正中切开。选择两侧椎板外侧缘与关节突关节内侧的交界处，切开椎板的外层骨皮质。使用扩张器，自劈开的棘突基底椎板分别向两侧分离，并造成椎板两侧的绞链侧不全骨折，椎板即向两侧分开，呈双侧开门状。取自体髂骨或用剪下的棘突，将其修剪成 1.0cm 长的骨块，将骨块置入已分离的棘突之间，用钢丝或丝线固定。

(3)颈椎后路手术的并发症：后路手术由于直接探查椎管，有可能损伤脊髓；全椎板切除减压术会破坏颈椎稳定性，产生“鹅颈畸形”，即上颈椎椎节前凸，下颈椎椎节后凸，又会产生脊髓压迫症状；椎板成形术在理论上是一种比较理想的手术方式，实际操作中除脊髓损伤外，绞链侧椎板可完全骨折，椎板呈游离状态，使成形术失败；创口缝合前，若止血不彻底，局部出血形成血肿，该血肿如发生在开门部的硬膜外可引起压迫，使临床症状加剧；其次，开门后如固定不牢固，已经开门的椎板有可能再度关闭，若开门侧椎板关门后椎板边缘陷入关节突内侧，进入椎管，则使椎管狭窄加剧，甚至变成新的致压物。

（袁 文）

第二节 颈椎管狭窄症

【概述】 构成颈椎管各解剖结构因发育性或退变因素造成骨性或纤维性退变引起一个或多个平面管腔狭窄，导致脊髓血液循环障碍、脊髓及神经根压迫症者为颈椎管狭窄症。在临床上，腰椎管狭窄最常见，其次为颈椎管狭窄，胸椎管狭窄最少见。椎管狭窄首先见于 1900 年 Sachs 和 Fraenkel 描述采用两节椎板切除术治疗腰椎管狭窄的报道，颈椎管狭窄是后来逐渐认识到的概念。

Arnold 等于 1976 年将椎管狭窄分为先天性和后天性两类。先天性椎管狭窄系患者出生前或生后椎弓发育障碍造成的椎管狭窄，以仅限于椎弓发育障碍的发育性椎管狭窄最常见，亦称特发性椎管狭窄。后天性椎管狭窄的主要病因是脊柱退行性改变。根据病因将颈椎管狭窄症分为四类：①发育性颈椎管狭窄；②退变性颈椎管狭窄；③医源性颈椎管狭窄；④其他病变和创伤所致的继发性颈椎管狭窄，如颈椎病、颈椎间盘突出症、后纵韧带骨化症、颈椎结核、肿瘤和创伤等所致的颈椎管狭窄，但上述各疾患均属不同颈椎疾患类别。

【病因与病理】

(一)发育性颈椎管狭窄症

是指颈椎在发育过程中，因某些因素致椎弓发育过短，椎管矢状径较正常狭窄，导致脊髓及脊神经根受到刺激或压迫，并出现一系列临床症状者。Mayfield 提出颈椎管狭窄是脊髓压迫的前置因素。Rafael 等强调先天性颈椎管狭窄在脊髓压迫症中的作用。颈椎管狭窄症是以颈椎发育性椎管狭窄为其解剖特点，以颈脊髓压迫症为临床表现的颈椎疾患。

在早期或在未受到外来致伤因素的情况下，可不出现症状。但随着脊柱的退行性改变(如骨刺、突出的椎间盘、节段不稳等)；或是头颈部的一次外伤后均可使椎管进一步狭窄，引起脊髓受压的一系列临床表现。由于椎管狭窄时，其储备间隙减少或消失，脊髓在椎管内更加贴近椎管前后壁，这样即使在正常的颈椎伸屈活动中，亦可能有刺激、挤压而致脊髓病损。当遇某些继发性因素，如外伤、节段不稳，髓核突出或脱出等，特别是头颈部受到突然的外力时可能引起椎间关节较大的相对位移，椎间盘突出或破裂，黄韧带向椎管内皱褶以及脊髓矢径的变化。这些瞬间的变化必然导致椎管矢状径的改变，发育性椎管狭窄的储备间隙本来极少，脊髓或神经根不能耐受这种微小的内径变化而引起损伤。20 世纪 70 年代以来，认为发育性椎管狭窄是颈椎病性脊髓病的重要发病因素。临床资料表明脊髓型颈椎病中发育性颈椎管狭窄者占 60%～70%。

(二)退变性颈椎管狭窄症

该病是颈椎管狭窄中最常见的类型。人到中年以后，颈椎逐渐发生退变。退变发生的时间和程度与个体差异、职业、劳动强度、创伤等有密切关系。颈椎位于相对固定的胸椎与头颅之间，活动较多。所以中年以后易发生颈椎劳损。首先是颈椎间盘的退变，其次是韧带、关节囊及骨退变增生。椎间盘退行性改变，引起椎间隙不稳，椎体后缘骨质增生，椎板增厚、小关节增生肥大、黄韧带肥厚，造成脊髓前方突出混合物压迫脊髓，肥厚的黄韧带在颈后伸时发生褶折，从后方刺激、压迫脊髓。如此导致椎管内的有效容积减少，使椎管内缓冲间隙大大减少甚至消失，引起相应节段颈脊髓受压。此时如遭遇外伤，则破坏椎管内骨性或纤维结构，迅速出现颈脊髓受压的表现，因退行性改变的椎间盘更易受损而破裂。

（三）医源性颈椎管狭窄症

该症是因手术而引起。主要因：①手术创伤及出血瘢痕组织形成，与硬膜囊粘连并造成脊髓压迫；②椎板切除过多或范围过大，未行骨性融合导致颈椎不稳，引起继发性创伤性和纤维结构增生性改变；③颈椎前路减压植骨术后，骨块突入椎管内；④椎管成形术失败，如绞链断裂等。

（四）其他病变和创伤

如颈椎病、颈椎间盘突出症、颈椎后纵韧带骨化症（OPLL）、颈椎肿瘤、结核和创伤等。但这类疾病是独立性疾病，颈椎管狭窄只是其病理表现的一部分，故不宜诊断为颈椎管狭窄症。

【临床表现】　颈椎管狭窄症多见于中老年人。好发部位为下颈椎，以颈$_{4\sim6}$节段最多见，发病缓慢。

（一）临床表现

1. 感觉障碍　主要表现为四肢麻木、过敏或疼痛。大多数患者具有上述症状，且为始发症状。主要是脊髓丘脑束及其他感觉神经纤维束受累所致。四肢可同时发病，也可以一侧肢体先出现症状，但大多数患者感觉障碍先从上肢开始，尤以手臂部多发。躯干部症状有第 2 肋或第 4 肋以下感觉障碍，胸、腹或骨盆区发紧，谓之“束带感”，严重者可出现呼吸困难。

2. 运动障碍　多在感觉障碍之后出现，表现为锥体束征，为四肢无力、僵硬不灵活。大多数从下肢无力、沉重、脚落地似踩棉花感开始，重者站立行走不稳，易跪地，需扶墙或双拐行走，随着症状的逐渐加重出现四肢瘫痪。

3. 大小便障碍　一般出现较晚。早期为大小便无力，以尿频、尿急及便秘多见，晚期可出现尿潴留、大小便失禁。

4. 体征　颈部症状不多，颈椎活动受限不明显，颈棘突或其旁肌肉可有轻压痛。躯干及四肢常有感觉障碍，但不很规则，躯干可以两侧不在一个平面，也可能有一段区域的感觉减退，而腰以下正常。浅反射如腹壁反射、提睾反射多减弱或消失。深感觉如位置觉、振动觉仍存在。肛门反射常存在，腱反射多明显活跃或亢进，Hoffmann 征单侧或双侧阳性，这是颈$_6$以上脊髓受压的重要体征。下肢肌肉痉挛侧可出现 Babinski 征阳性，髌、踝阵挛阳性。四肢肌肉萎缩、肌力减退，肌张力增高。肌萎缩出现较早、且范围较广泛，尤其是发育性颈椎管狭窄的患者，因病变基础为多节段之故，因而颈脊髓一旦受累，往往为多节段。但其平面一般不会超过椎管狭窄最高节段的神经支配区。

（二）影像学表现

1. X 线平片检查　颈椎发育性椎管狭窄主要表现为颈椎管矢状径减少。因此，在标准侧位片行椎管矢状径测量是确立诊断的准确而简便的方法。椎管矢状径为椎体后缘至棘突基底线的最短距离。凡矢状径绝对值<12mm，属发育性颈椎管狭窄、绝对值<10mm 者，属于绝对狭窄。用比率法表示更为准确，因椎管与椎体的正中矢状面在同一解剖平面，其放大率相同，可排除放大率的影响。正常椎管/椎体矢状径比率（Pavlov 比值）为 1∶1，当比率<0.82 时提示椎管狭窄，当比率<0.75 时可确诊，此时可出现下关节突背侧皮质缘接近棘突基底线的情况（图 3-12-2）。

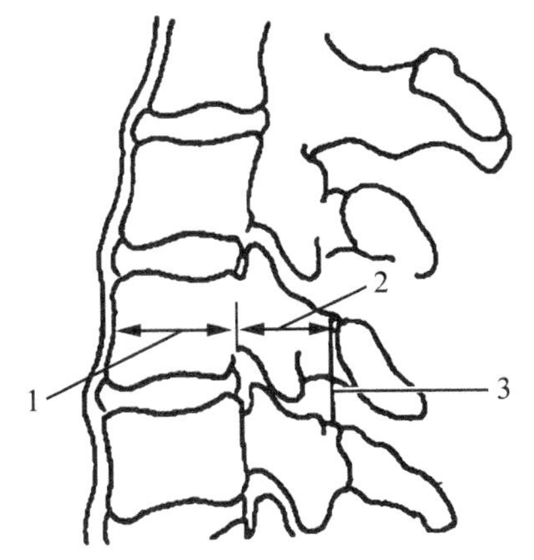

图 3-12-2　颈椎矢状径测量

注：1. 椎体矢状径；2. 椎管矢状径；3. 棘突基底连线

退行性颈椎管狭窄一般表现为，颈椎生理曲度减小或消失，甚至出现曲度反张。椎间盘退变引起的椎间隙变窄，椎体后缘骨质局限或广泛性增生，椎弓根变厚及内聚等。若合并后纵韧带骨化则表现为椎体后缘的骨化影。呈分层或密度不均匀者，与椎体间常有一透亮线，这是因韧带的深层未骨化所致。如果合并黄韧带骨化，在侧位片上表现为椎间孔区的骨赘，自上关节面伸向前下方，或自下关节面伸向前上方。脊椎关节病时表现为椎体边缘硬化及骨赘形成，而后侧方的骨赘可伸入椎间孔压迫神经根。小关节退行性变表现为关节突增生肥大，关节面硬化、边缘骨赘、关节间隙狭窄及关节半脱位等。

2.CT 扫描检查　CT 可清晰显示颈椎管形态及狭窄程度。能够清楚地显示骨性椎管，但对软性椎管显示欠佳。CTM(CT 加脊髓造影)可清楚显示骨性椎管、硬膜囊和病变的相互关系，以及对颈椎管横断面的各种不同组织和结构的面积及其之间的比值进行测算。发育性颈椎管狭窄突出表现为，椎弓短小、椎板下陷致矢状径缩短，椎管各径线均小于正常。椎管呈扁三角形，硬膜囊及脊髓呈新月形，脊髓矢状径小于正常，颈椎管正中矢状径小于 10mm 为绝对狭窄。退变性颈椎管狭窄，CT 显示椎体后缘有不规则致密的骨赘，并突入椎管，黄韧带肥厚、内褶或钙化。脊髓萎缩则表现为脊髓缩小而蛛网膜下腔相对增宽。脊髓囊性变于 CTM 检查时可显影，囊腔多位于椎间盘水平。后纵韧带骨化表现为椎体后缘骨块，其密度同致密骨，形态各异。骨块与椎体后缘之间可见完全的或不完全的缝隙。黄韧带骨化多两侧对称。明显骨化可造成脊髓受压，其厚度多超过 5mm，呈对称的山丘状，骨化的密度常略低于致密骨，骨块与椎板间可有一透亮缝隙。黄韧带的关节囊部骨化可向外延伸致椎间孔狭窄。

3.MRI 检查　MRI 可准确显示颈椎管狭窄的部位及程度，并能纵向直接显示硬膜囊及脊髓的受压情况，尤其当椎管严重狭窄致蛛网膜下腔完全梗阻时，能清楚显示梗阻病变头、尾侧的位置。但是 MRI 对椎管的正常及病理骨性结构显示不如 CT，因骨皮质、纤维环、韧带和硬膜均为低信号或无信号。骨赘、韧带钙化或骨化等也为低信号或无信号，因此，在显示椎管退行性病变及脊髓与神经根的关系上不如常规 X 线平片及 CT 扫描。主要表现为 T_1 加权像显示脊髓的压迫移位，还可直接显示脊髓有无变性萎缩及囊性变。T_2 加权像能较好地显示硬膜囊的受压状况。

4.脊髓造影检查　作为诊断椎管内占位性病变和椎管形态变化及其与脊髓相互关系。能早期发现椎管内病变，确定病变部位、范围及大小。发现多发病变，对某些疾病尚能作出定性诊断。

【诊断和鉴别诊断】

解剖学和影像学上的颈椎管狭窄，并非一定属于临床上的颈椎管狭窄症，只有当其狭窄的管腔与其内容不相适应，并表现出相应的临床症状时，方可诊断为颈椎管狭窄症。研究表明发育性颈椎管狭窄症患者之所以出现临床症状，通常的原因是合并有颈椎间盘退变。颈椎管狭窄症可合并各种颈椎伤病，故颈椎管狭窄无论是发育性还是退变性的，都可能是与一种和几种颈椎伤病共存的病理变化。当具有这种病理解剖基础的患者出现临床症状时，常由某一其他病因所诱发。如果病因是颈椎间盘退变和继发性椎间关节退变而压迫颈脊髓或神经根出现临床症状，则为颈椎病。也即颈椎病是同退变性颈椎管狭窄和(或)发育性颈椎管狭窄共存的。发育性或退变性颈椎管狭窄都可能同慢性颈椎间盘突出症共存。应明确：①骨性或纤维性增生引起一个或多个平面的管腔狭窄可确定为颈椎管狭窄；②只有当狭窄的颈椎管腔与其内容物不相适应并表现出相应的临床症状时，方可诊断为颈椎管狭窄症；③椎间孔狭窄亦属于椎管狭窄的范畴，临床表现以根性症状为主；④颈椎管狭窄和颈椎病并存时，诊断上应同时列出。对颈椎管狭窄症的诊断主要依据临床症状、查体和影像学检查，通常不难。

(一)诊断

1.病史　患者多为中老年，发病慢，逐渐出现四肢麻木、无力、行走不稳等脊髓受压症状。往往从下肢开始，双脚有踩棉花的感觉、躯干部“束带感”。

2.体征　查体见患者有痉挛步态，行走缓慢，四肢及躯干感觉减退或消失，肌力减退，肌张力增高，四肢腱反射亢进，Hoffmann 征阳性，重者出现髌、踝阵挛及 Babinski 征阳性。

3.X 线平片　目前公认的诊断发育性颈椎管狭窄方法主要有两种：①Murone 法，即利用颈椎标准侧位 X 线平片测量椎体后缘中点与椎板、棘突结合部之间的最小距离即椎管矢状径，＜12mm 为发育狭窄，＜10mm 为绝对狭窄。此径又称发育径，因颈$_{2\sim7}$，的所有径线中，此径最小，它更能表明椎管的发育状况。②比值法，即利用椎管矢状中径和相应的椎体矢状中径之比值，3 节以上的比值均<0.75 者为发育性颈椎管狭窄。退行性颈椎管狭窄者，颈椎侧位片显示颈椎变直或向后成角，多发性椎间隙狭窄，颈椎不稳，关节突增生等。

4. CT 扫描　发育性颈椎管狭窄者椎管各径线均小于正常，椎管呈扁三角形。CT 见硬膜囊及颈脊髓呈新月形，颈脊髓矢状径<4 mm（正常人6～8 mm），蛛网膜下腔细窄，椎管正中矢状径<10mm。退行性颈椎管狭窄者见椎体后缘有不规则致密的骨赘，黄韧带肥厚可达 4～5 mm（正常人 2.5mm）、内褶或钙化，椎间盘不同程度膨出或突出。颈脊髓受压移位及变形，颈脊髓萎缩表现为颈脊髓缩小而蛛网膜下腔宽度正常或相对增宽。颈脊髓内可出现囊性变。CT 尚可通过测量椎管与脊髓的截面积来诊断椎管狭窄，正常人颈椎管截面积在 200 mm^2 以上，而椎管狭窄者最大为 185mm^2，平均要小 72 mm^2，椎管与脊髓面积之比值，正常人为 2.24∶1，而椎管狭窄者为 1.15∶1。

5. MRI 检查　表现为椎管矢状径变窄，颈脊髓呈蜂腰状或串珠样改变。T_2 加权像上可见象征伴随着颈椎管狭窄的软组织水肿或颈脊髓软化的髓内信号强度增强。T_1 加权的横切面图像上定出颈脊髓正中矢状径距和左右最宽横径，求积仪测算出颈脊髓横截面积等均小于正常值。

6. 脊髓造影　发育性颈椎管狭窄表现为，蛛网膜下腔普遍狭窄，背侧、腹侧的多水平压迹于正位片上碘柱呈“洗衣板样”。退变性颈椎管狭窄表现为，蛛网膜下腔部分或完全梗阻。不完全梗阻者呈现“串珠状”改变，颈后伸时梗阻更明显，前屈时可有不同程度的缓解。完全梗阻较少见，正位像碘柱呈现“毛刷状”，侧位像呈现“鸟嘴状”改变。

对颈椎管狭窄症的确诊，影像学检查占有极为重要的位置，而 X 线平片是最基本、最常用的，故强调对颈椎侧位片测定的完整资料应包括：①发育性椎管矢状径；②椎体矢状径；③功能性矢状径Ⅰ；椎体后下缘到下位脊椎棘突根部前上缘的距离；④功能性矢状径Ⅱ：下一椎体后上缘至自体棘突根部前上缘的距离；⑤椎管矢状径/椎体矢状径的比值；⑥动态测定颈椎过伸、过屈位功能矢状径Ⅰ和Ⅱ值。功能矢状径反映颈椎管退变状况。

（二）鉴别诊断

1. 脊髓型颈椎病　主要由于颈椎间盘突出或骨赘引起的脊髓压迫症状，多发于 40～60 岁。下肢先开始发麻、沉重、随之行走困难，可出现痉挛性瘫。颈部僵硬，颈后伸易引起四肢麻木。腱反射亢进，Hoffmann 征、Babinski 征阳性。感觉常有障碍，多不规则。浅反射多减弱或消失，深感觉存在。重者大、小便失禁。正侧位 X 线片颈椎变直或向后成角；多个椎间隙狭窄；骨质增生，尤以椎体后缘骨刺更多见；颈椎侧位过屈过伸片，可有颈椎不稳表现。CT 及 MRI 可观察到椎管狭窄及颈脊髓受压、病损表现。

2. 颈椎后纵韧带骨化　病程缓慢，颈部僵硬，活动受限，临床表现同颈椎病有许多相似之处，仅以临床症状和体征难以确诊，必须借助影像学检查。X 线平片 80% 患者可确诊，表现为颈椎管前壁呈条状或云片状骨化阴影，必要时加摄断层片多可确诊。CT 扫描可确诊，并可观察和测量骨化物形态分布及其同颈脊髓的关系。对本病的诊断 MRI 从影像学角度上其图像不如 CT 扫描。

3. 颈脊髓肿瘤　表现为脊髓进行性受压，患者症状有增无减，从单肢发展到四肢。小便潴留，卧床不起。感觉障碍及运动障碍同时出现。X 线平片可见椎间孔扩大，椎弓根变薄、距离增宽，椎体或椎弓破坏。如瘤体位于髓外硬膜下，脊髓造影可见杯口样改变。脑脊液蛋白含量明显增高。CT 或 MRI 检查对鉴别诊断有帮助。

4. 脊髓空洞症　好发于青年人，病程缓慢。痛温觉与触觉分离，尤以温度觉减退或消失更为突出，脊髓造影通畅。MRI 检查可确诊，见颈脊髓呈囊性改变、中央管扩大。

5. 肌萎缩型脊髓侧索硬化症　系运动神经元性疾病，症状先上肢后下肢，呈进行性、强直性瘫痪。无感觉障碍及膀胱症状。椎管矢状径多正常，脊髓造影通畅。

【治疗】　对轻型病例可采用理疗、制动及对症处理。多数患者非手术疗法往往症状获得缓解。对脊髓损害发展较快、症状较重者应尽快行手术治疗。手术方法按照入路不同可分为：前路手术、前外侧路手术、后路手术。手术入路的选择，应在临床的基础上充分借用 CT、MRI 等现代影像技术。术前应明确椎管狭窄、颈脊髓受压部位，做到哪里压迫在哪里减压，有针对性地进行致压节段的减压是原则。对椎管前后方均有致压物者，一般应先行前路手术，可有效地去除脊髓前方的直接或主要致压物，并植骨融合稳定颈椎，达到治疗效果。如无效或症状改善不明显者，3～6 个月后再行后路减压手术。前路及后路手术各有其适应证，两者不能互相取代，应合理选择。

(一)前路手术

前路减压手术分为两类：一类为摘除椎间盘突出物，把突向椎管的髓核及纤维环彻底刮除；另一类是摘除硬性突出物减压，把突向椎管或根管的椎间盘连同骨赘一起切除，或将椎体开一骨槽，并同时植骨。

(二)后路手术

全椎板切除脊髓减压术：可分为局限性椎板切除椎管探查减压和广泛性椎板切除减压术。

1. *局限性椎板切除椎管探查减压术*　一般切除椎板不超过 3 个，术中切断束缚脊髓的齿状韧带。脊髓受挤压较为明显时，可以不缝合硬脊膜，使它形成一个光滑而松懈的脊髓包膜。

2. *广泛性椎板切除减压术*　适用于发育性的或继发性的颈椎管狭窄患者，其颈椎管矢状径小于 10 mm，或在 10 ～12 mm 而椎体后缘骨赘大于 3mm 者，或脊髓造影显示颈脊髓后方有明显压迹且范围较大者。一般切除颈$_{3\sim7}$的椎板，必要时还可扩大切除范围。如关节突增生明显压迫神经根时，则应切除部分关节突。本术式可直接解除椎管后壁的压迫，减压后颈脊髓后移可间接缓解颈脊髓前方的压迫。但由于术后瘢痕广泛形成和挛缩，导致术后早期功能恢复满意，而远期常可症状加重；还可因颈椎后部结构切除广泛而发生颈椎不稳，甚至前凸或后凸畸形。

3. *一侧椎板切除脊髓减压术*　该手术目的在于既能解除颈脊髓压迫、扩大椎管，又能保留颈椎后路大部分稳定结构。手术要点：椎板切除范围从棘突基底部至外侧关节突基底部保留关节突。纵向切除长度为颈$_{2\sim7}$。该术式能保证术后颈椎的静力和动力性稳定。有效持久地保持扩大的椎管容积。CT 检查证实，术后硬膜囊从椎体后缘向后移动，脱离椎管前方的致压物。术后形成的瘢痕仅为新椎管周径 1/4。

4. *后路椎管扩大成形术*　鉴于颈后路全椎板切除的许多弊病，各国学者进行了各种椎板成形术。由于日本后纵韧带骨化症发病率较高，成人 X 线普查为 1.5%～2%，所以日本的学者在这方面做了大量的工作。1980 年岩崇洋明提出了一种改良的椎板减压术，称之为椎板双开门椎管扩大术。1984 年宫崎在此基础上提出椎板双开门及侧后方植骨术。实验研究证明，开门术后椎管矢状径增大而呈椭圆形，瘢痕组织较少与硬膜粘连，故不至压迫脊髓。由于保留了椎板，可以进行植骨融合术，使椎管的稳定性增加。

(1)单开门法：将椎板向一侧翻开门并将其悬吊于下位棘突尖部，即所谓“单开门法”。开门的方向根据症状而定。通常取颈部后正中切口，暴露颈$_{3\sim7}$椎板，剪去下两个棘突，每个棘突根部打一孔，在铰链侧小关节内缘的椎板处用磨钻(或用尖鸭嘴钳)做一纵形骨槽，保留底部骨质厚约 2mm。对侧椎板相应位置全层咬开椎板，向绞链侧开门约 10mm，将每个棘突用丝线悬吊缝合固定于绞链侧的肌肉和关节囊上，用脂肪片盖住骨窗。

(2)双开门法：切除所有要减压的颈椎棘突，而后在正中部切断椎板，在两侧关节内缘，用磨钻或尖鸭嘴钳去除外层皮质做成骨沟，保留底部骨质厚约 2mm，两侧均保留椎板内板，做成双侧活页状。棘突中间劈开向两侧掀开，扩大椎管将咬除的棘突或取髂骨，用钢丝固定在两侧掀开的中间部。

5. *棘突悬吊法*　显露方法同前，首先咬除部分棘突，使棘突部分缩短，在小关节内缘做双侧全层椎板切开，把最下端的棘上和棘间韧带去除，黄韧带亦去除。在靠近最下端的邻近棘突上做一骨槽。在最下端的棘突上用钢丝或丝线，同邻近棘突上骨槽缝合在一起，使之成为骨性融合。两侧放上脂肪。

（袁　文）

第三节　颈椎间盘突出症

【概念及发病机制】　颈椎间盘突出症系指在外力作用下颈椎椎间盘的纤维环部分或完全破裂，髓核组织由破损处连同纤维环突出或疝出。突出物对邻近组织(如脊髓、神经根或椎动脉等)造成压迫或刺激，并由此引发一系列临床症状及体征。临床表现颈椎间盘突出症与颈椎病十分相似，二者的区别在于颈椎间盘突出症一般发生于年轻人尚未出现明显退变的颈椎，且多以外伤为诱因。发病呈相对急性的过程，受伤之前一般并无神经受损的临床症状。而颈椎病则以颈椎退变为重要发病基础，发病过程常常比较缓慢，其中少数可以有轻微外伤后突然出现症状加重的病史，但受伤之前多已有神经受损症状。尽管在少数情况下确实很难将颈椎间盘突出症与颈椎病的诊断截然区分清楚，少数学者也因此提出过应将二者诊断统一的观点。然而，多数学者认为颈椎间盘突出症和颈椎病在临床特点，影像学表现，以及治疗策略方面仍存在一定不同之处，故仍应将二者分别诊断，以便于施行合理治疗。

【临床表现】　颈椎间盘突出症一般发病年龄较轻，多为40岁以下的年轻患者，少数可为超过40岁以上的中年人。

1. 症状　根据突出物所累及的组织结构不同，可出现不同症状。

(1)颈肩痛及颈部活动受限：如颈椎间盘突出较轻，尚未造成脊髓或神经根的损害，可仅表现为颈部、肩背部的疼痛，并因疼痛刺激而使颈部活动受限。

(2)上肢及手部疼痛、麻木或无力：常因神经根受到压迫而引起，疼痛可从颈肩部向上肢及手部放射，严重时可出现上肢肌肉力量减弱。出现肌肉萎缩则是神经根或脊髓前角细胞受损较重的征象。

(3)下肢无力及胸腹部束带感：脊髓受到压迫所致。轻者行走感觉力弱，不稳，足底如踩棉花，重者可出现瘫痪及大小便功能异常。

急性颈椎间盘突出也有以突然性四肢瘫痪为首发症状来就诊者。

2. 体征

(1)椎间盘突出节段的棘突间有时可有压痛。颈部活动常受限。

(2)压颈试验(Spurling′s test)阳性。患者头部略呈后仰并偏向患侧，用双手自患者头顶部向下施加压力(从而使椎间孔变窄)，出现肩臂部放射性疼痛。

(3)上肢牵拉试验(Eaton′s test)，也称臂丛神经牵拉试验。患者端坐，检查者一只手扶于患者颈外侧部，另一只手握住患侧手腕，缓慢地向外下方牵拉上肢。出现颈肩至上肢的放射性疼痛即为阳性。

(4)神经根损伤表现：根据椎间盘突出的节段及受到累及的神经根，可出现相应神经根损害体征，如神经根支配区感觉过敏或减退，肌肉力量减弱，肱二头肌、肱三头肌、桡骨膜反射或尺骨膜反射减弱或消失等。

(5)脊髓损伤表现：常表现为以上运动神经元损害特征为主的躯干和下肢(有时也可包括上肢)的感觉及运动功能障碍。如胸腹部出现异常感觉平面，膝腱及跟腱反射亢进，并可出现四肢病理反射(如 Hoffman′s sign，Babinski′ssign，踝震挛阳性等)。

应当注意的是，有时椎间盘同时对颈脊髓和神经根(或脊髓前角细胞)产生压迫，此时可表现为下肢呈现上运动神经元损害的征象，而上肢呈现下运动神经元损害的征象。

3. 影像学检查所见

(1)X线片：颈椎正、侧位片多无异常所见。有时可见到颈椎曲度僵直等表现。病程较长者可出现病变椎间隙变窄的现象。

颈椎侧位屈及伸动力位片对判断颈椎是否存在不稳定具有重要意义。但对有明显外伤史的患者，颈椎动力位片应在对患者颈部加以保护的情况下拍摄。

(2)CT：可显示椎间盘突出及颈椎管受到侵占的征象。

(3)MR：可直接观察到椎间盘突出的形态、方向和程度，以及脊髓或神经根受到压迫的情况。此外。从MR图像上还可以观察到受压迫水平脊髓内信号的改变，如 T_2 加权像显示信号，常是脊髓组织可能出现变性的征象。

【诊断与鉴别诊断】　根据上述病史、临床症状、体征，并结合影像学检查所见，颈椎间盘突出的诊断一般并不难确立。需要进行鉴别诊断的疾病主要包括以下几种。

1. 各种类型颈椎病，包括神经根型颈椎病，脊髓型颈椎病及交感型颈椎病等。事实上从临床症状和体征方面，颈椎间盘突出症与颈椎病很难区分。比较有价值的鉴别点在于：①按照疾病定义，颈椎病均为在退变基础上产生，故影像学上颈椎病多存在明显退变的征象，且病变常表现为多节段性，并可伴有异常韧带骨化等病例改变。颈椎间盘突出症则一般为单节段，多发生于尚未出现明显退变的颈椎。②颈椎间盘突出症发病年龄相对较轻并多伴有或轻或重的外伤史。

2. 运动神经元病：也以肢体神经功能障碍为主要临床症状。但该类疾病较少伴有感觉异常，肌肉萎缩，尤其手内在肌的萎缩常常比较显著。如同时出现脑神经损害的表现，则更易与颈椎间盘突出症相鉴别。肌电图检查发现舌肌和胸锁乳突肌的异常也很有助于诊断的明确。

3. 可造成颈脊髓或神经根损害的其他疾病：如颈椎肿瘤、结核等。

【治疗】

1. 非手术治疗　凡影像学上显示颈椎间盘突出程度不重，同时临床表现神经功能损害较轻的患者均可先试行非手术治疗。治疗方法同颈椎病的非手术治疗相似。

2. 手术治疗

(1)手术指证：①颈椎间盘突出显著并造成明显脊髓或神经根功能损害者；②神经功能损害较轻，但经非手术治疗3个月以上仍然无效，或好转后又反复发作者；③影像学检查显示颈椎受伤节段显著不稳定并伴有相应临床症状者

(2)术式选择：一般可行经前路受损节段颈椎间盘摘除、椎体间植骨融合及钢板螺钉内固定。如颈椎稳定性较好，患者年纪较轻，也可采用颈椎人工椎间盘置换术。如患者存在显著发育性颈椎椎管狭窄，且MR显示硬膜囊在椎管内充盈欠佳时，则应考虑施行颈椎椎管扩大的必要性。

颈椎前路及后路手术的各种方法及技术同颈椎病章节所介绍的内容。

（刘忠军）

第四节　颈椎后纵韧带骨化症

【概念】

1. 后纵韧带解剖学特点：位于椎体和椎间盘的后方，垂直走向，头侧起自枢椎，沿各椎体后面止于骶管。在颈椎，后纵韧带可分为两层，其浅层为一坚强韧带，自颅底垂直下行，在侧方延伸达椎间孔。其深层呈齿状，椎体钩椎关节的部分关节囊即始于此层。

2. 此韧带组织可有新生异位骨结构形成乃至最后骨化，导致椎管椎间孔狭窄，引起对脊髓及神经根的慢性压迫，临床出现脊髓损害及神经根刺激症状，称为后纵韧带骨化症(ossification of Posterior Longitudinal Ligament，简称为OPLL)。此病以颈椎多见，胸椎次之，腰椎鲜见。

3. Key，Polger分别于1838年和1921年以“后纵韧带钙化”为题进行过报道，Tsukimoto于1960年从尸解病理证实为后纵韧带骨化性改变，1964年寺山等将其命名为后纵韧带骨化。因其在日本发病率较高，因而有人称之为“日本人病”。

【发病率】　颈椎OPLL在东亚地区发病率较高。20世纪70到80年代日本进行了系列调查显示大于30岁的人群中发病率1.9%～4.3%。文献报道韩国发病率为3.6%，中国台湾地区为2.8%。中国大陆地区发生率为0.54%～8.8%。此病在高加索人种发病率较低，Resnick估计OPLL在北美白种人的发病率为0.12%。OPLL在男性发病较高，男女比例为1.25:1～5.3:1，但尚未发现性别与预后有关。

【病因】　颈椎OPLL的发生有全身因素和局部因素，全身因素包括年龄、饮食、糖及钙代谢异常、激素功能障碍和基因突变及多态性等；局部因素包括椎间盘退变，椎体不稳等。

1. 遗传因素　流行病和家族史的研究提示颈椎OPLL发病机制中可能存在基因易感性。自1981年日本公共健康福利部调查了347个家庭，发现颈椎OPLL与年龄相关，并推测有基因遗传倾向。有直系亲属间发病率为23%，为一般人群发病率的6倍(3.7%)。1998年Koga等学者研究认为颈椎OPLL的基因可能位于第6对染色体上HLA复合体附近，与编码Ⅺ型胶原α2链的基因COLL11A2的多态性相关。2003年Tanaka等的研究发现编码Ⅵ型胶原α1链的基因COLL6A1的多态性与OPLL发病相关，此基因位于染色体21q。Yamazakim对手术切除的后纵韧带用组织化学方法分析，发现OPLL患者Ⅺ型胶原含量显著高于对照组。一些学者的研究表明，或许Ⅺ型胶原和Ⅵ型胶原的过度表达，引起细胞外基质增加，为成骨细胞及软骨细胞提供了适宜的支架，从而导致软骨内成骨发生，最终产生韧带骨化。

2. 细胞因子、生长因子及转录因子的作用　颈椎OPLL的发病是连续过程，Ono通过病理研究发现其演变过程为后纵韧带内间叶细胞对各种生长因子反应而增殖，引起纤维性和非纤维性组织(主要是蛋白多糖)增加，分化为软骨，然后钙化，血管长入后进而骨化，形成成熟的板层骨。细胞因子在颈椎OPLL发生中的作用倍受重视，BMP-2可诱导脊柱韧带成纤维细胞分化为软骨细胞，在手术切除的OPLL标本中，检测到BMP-2、4、7和相关BMP受体，并成功提取BMP-2 mRNA，而在对照

组并未发现。TGF-β在异位骨化的晚期阶段刺激骨形成。另外一些研究表明，胰岛素样因子、结缔组织生长因子、生长激素结合蛋白、血小板趋化生长因子及转录因子Msx2、锌指蛋白145等也可能与OPLL的发病有关系。目前多以双足鼠(the tiptoe walking mouse, ttw mouse)为脊柱韧带骨化的动物模型，从出生后第6周开始自发脊柱韧带骨化，其组织学及骨代谢变化与人类OPLL相似。核苷酸焦磷酸酶(NAPPS)是一种跨膜蛋白，主要作用是抑制组织的钙化和骨矿物质的沉积。研究发现双足鼠的NAPPS的表达较正常低1/3以上。目前发现人类NAPPS有3种异构体，其中NPP1与OPLL有关，加速OPLL的进展，但可能与OPLL的发生无关。

3. *局部因素* 间盘退化可能引起OPLL。Epstein等人研究发现韧带骨化与椎间盘异常应力分布密切相关，骨化进展通常发生在后纵韧带拉伸作用下的椎间盘变形区。他分析了50例脊髓、神经根受压的患者病因为进展型颈椎退变合并发育性后纵韧带骨化，在CT可以看到有节段性标点样骨化钙化灶。这种早期后纵韧带常和进展型颈椎退变结合在一起，说明后纵韧带骨化可能由颈椎退变所致。慢性反复的对颈椎机械刺激也是OPLL发展的重要因素之一，可以引起诸多生长因子、信号转导酶、转录因子等在mRNA水平的增加。

4. *全身及环境因素* OPLL逐渐被认识到其发生、发展受全身性疾病的影响，在非胰岛素依赖糖尿病、甲状腺功能低下症、肥胖症、钙代谢异常患者中发病率较高。著名的遗传性肥胖、高脂血症、高胆固醇血症和高胰岛素血症的动物模型Zucker胖鼠，同样也是OPLL的动物模型，可能与Leptin受体分子多样性有关。不健康的节食同样是OPLL的潜在风险。在日本及中国台湾地区，已经证实高盐-低蛋白饮食的人群中OPLL的发病率增高。同时OPLL也受到全身激素水平的影响，如甲状旁腺激素、前列腺素2、降钙素等。Ishida研究证明降钙素在体外可直接刺激后纵韧带骨化患者的韧带细胞成骨分化。有些研究还发现过短的睡眠(<5h)可增加患OPLL的风险，而未发现其与吸烟及饮酒的关系。

总之，OPLL发病机制比较复杂，是全身因素与局部因素、遗传因素与环境因素共同作用的结果。

【病理】 颈椎后纵韧带骨化的主要病理改变包括以下几个方面：

1. 后纵韧带内有异常的骨化组织骨化多呈连续性，但在椎间盘水平骨化组织常有中断现象，由纤维软骨组织连接。

2. 骨化的后纵韧带增宽增厚，使椎管变窄，对脊髓或神经根产生不同程度的压迫性损害；骨化的后纵韧带也可能首先压迫脊髓前动脉。

3. 骨化的后纵韧带与硬脊膜常发生粘连，有时粘连很紧，甚至骨化。后纵韧韧带骨化区的颈椎节段稳定不动，但骨化间断处及非骨化区的颈椎节段活动代偿性增强，产生节段性不稳，退行性改变发生早而且明显。

4. 脊髓发生病理性改变。脊髓受压变扁，呈新月形。神经组织数量减少，前角细胞数量也减少。白质中可见脱髓鞘现象。在脊髓诱发电位(SCEPs)的研究中发现，OPLL可产生波幅改变、传到速度下降和局部损伤的表现，并与疾病预后有关。

Suo Nakama等通过高倍光镜和电镜观察OPLL患者颈椎黄韧带超微结构，可见这些韧带组织弹性明显降低、内部的微纤维减少、消失，胶原纤维排列紊乱，在韧带细胞内可见质膜消失、细胞核周围的细胞器变性导致吞噬能力减退，在细胞外可见残留较多无法被吞噬的基质小泡。

【临床表现与影像学表现】

1. *自然史* 颈椎后纵韧带骨化的发生及发展均缓慢。后纵韧带肥厚是骨化的前提条件。因此，颈椎OPLL压迫脊髓的主要原因是骨化组织下方的非骨化韧带组织肥厚，引起后纵韧带骨化灶向椎管内横向和纵向生长，使椎管容积变小，压迫脊髓和神经根，甚至阻断脊髓前动脉。Joji I认为没有脊髓压迫症状的手术并不必要，一般患者比较高龄而且OPLL相对进展缓慢。Matsunaga等随访167名OPLL患者，其中70名平均随访时间11.2年，在这70名患者中32名骨化灶厚度增加大于2mm，另外38名小于2mm。37名患者随着影像学进展，有新出现的脊髓压迫症状或原有症状加重。椎板切除术或椎板成形术后OPLL可继续进展，一些随访10年以上的研究表明，术后骨化灶发展的速度：厚度0.3mm/年，长度1mm/年。可能与发病时间早晚、疾病分型和颈椎活动有关。但在大部分随访中，仅有10%出现的脊髓压迫症状或原有症状加重，而这些患者又多有颈部外伤和胸椎OPLL或OYL的原因。前路漂浮法为避免脑脊液漏和脊髓损伤的风险，有意在硬膜前方留一薄层骨化灶，Matsuoka对一组36名施行前路漂浮术的患者进行了10年以上的随访研究，发现有13名OPLL有所进展。一般认为前路融合减少颈椎活动或破坏韧带血供，或许会降低OPLL进展的频率。

临床表现上，颈椎OPLL与椎管狭窄症十分相似，其症状通常是逐渐发展并加重。椎管减少20%（有人认为40%）以上是出现脊髓症的前提，椎管减少50%可产生严重脊髓症状。故而，OPLL患者发病多在中年以上。我们应该认识到，并非所有OPLL患者都一定会出现脊髓压迫症状。此病多在中年以后出现症状。

2. 临床表现

（1）局部症状：患者颈部局部症状多不重，活动度正常或受限，多以后伸受限为明显。

（2）发病特点：多数患者出现脊髓压迫症状才来就诊。起病多隐匿，其特征是不同程度的慢性进行痉挛性四肢瘫痪，多从下肢开始出现症状，典型主诉为“行走不稳，踩棉花感”，进而出现上肢无力，麻木，手笨拙等症状，表现为中央颈髓综合征，严重者可有括约肌功能障碍，出现排尿困难或小便失禁，腹胀或大便潴留。

也有一些患者先从上肢出现症状，向下肢发展。部分患者有明显的外伤后病情加重史，在摔倒、坠落伤或挥鞭伤后，病情迅速进展，甚至出现四肢瘫痪。

颈椎OPLL患者神经根症多与脊髓症混合出现，鲜有单独神经根症者。

（3）查体：可出现上肢受损相应节段感觉减退，肌力下降，反射低下，其以下节段出现病理反射如Hoffman征阳性。有截瘫表现者可出现感觉障碍平面。下肢肌力可增高，腱反射亢进，Babinski征可为阳性。有括约肌功能障碍者其肛周反射减低。

3. X线表现　颈椎后纵韧带骨化在颈椎侧位表现为沿着椎管前缘走行、粗细不均、长度不一的骨化致密影，典型者骨化影前缘与椎体后缘间有宽窄不等的间隙。根据侧位放射学表现，将其分型为四型（图3-12-3）：

（1）连续型：骨化灶跨越数个椎体，在间盘水平前方略凹陷，后方稍隆突。此型最多见，可占半数以上。

（2）间断型：骨化灶不连续，在椎间盘水平呈中断现象。

（3）混合型：骨化灶呈连续型与间断型两种表现。

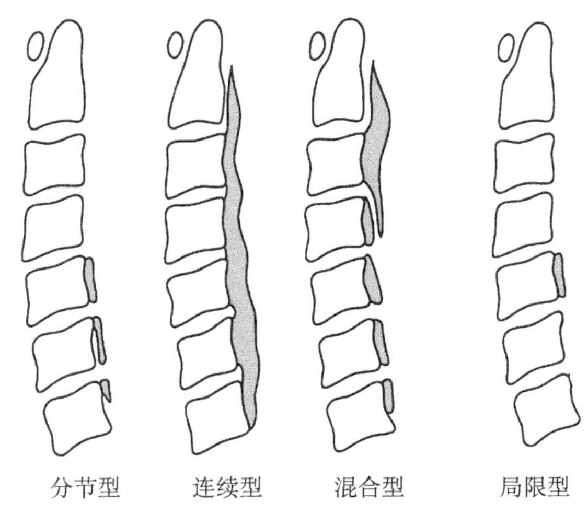

图3-12-3　颈椎后纵韧带骨化症X线分型

（4）孤立型：也称局限型，此型最少见。

4. CTM（椎管造影后CT）　椎管造影后的CT对于OPLL不仅有确诊作用，而且可对脊髓受压情况进行测量。骨化灶表现为椎体后缘正中或偏侧凸起的骨化影，其形状可呈圆形，椭圆形，平台形，甚至不规则的菜花形。同一病人在不同层次上其形状也可改变。骨化影与椎体后缘可风低密度的间隙，不同层面骨化块的厚度也不同。同时通过此中方法可以发现是否合并发育性椎管狭窄，对术式的选择提供依据。通过CTM可测量脊髓扁平率（脊髓纵径与横径之比），如小于0.40其预后较差。另外通过计算机软件测量脊髓横断面积，也可以评价脊髓压迫程度及推测预后。鉴别OPLL及CSM的可靠方法为CTM或CT（图3-12-4）。

5. MRI　OPLL表现为椎体后方与硬膜囊前方T_2WI低信号区，相应的脊髓有压迫与变形。MRI可直观地观察脊髓的整体观，约25%OPLL髓内有信号改变，出现髓内高信号（intra-medullar high signal intensity，IMHSI）和“蛇眼征”（snake-eye appearance，SEA）。髓内高信号指在T_2WI矢状位中较大范围的压迫性脊髓病变，从脊髓水肿到空洞形成。“两点征”指呈两点分布的高信号灶，由于脊髓受机械压迫和慢性缺血引起囊性坏死所造成。这些对于诊治与预后评价很有价值（图3-12-5）。

【鉴别诊断】

1. 颈椎病（脊髓型）　仅凭临床表现可能无法区分CSM与OPLL，均是在颈椎水平对脊髓的压

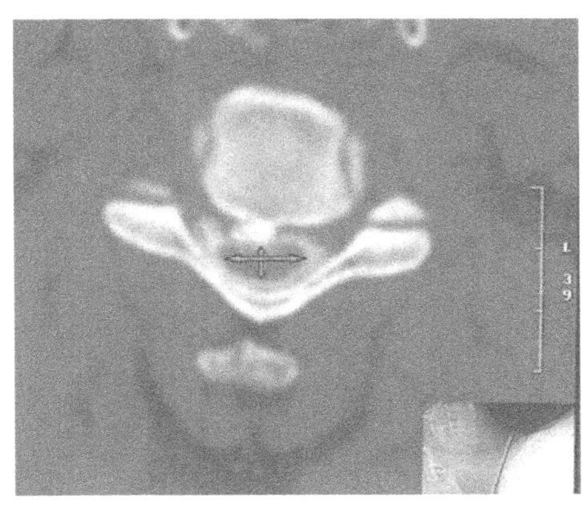

图 3-12-4　颈椎后纵韧带骨化症 CTM 及脊髓扁平率测量

纵径为 a，横径为 b，脊髓扁平率为 a/b

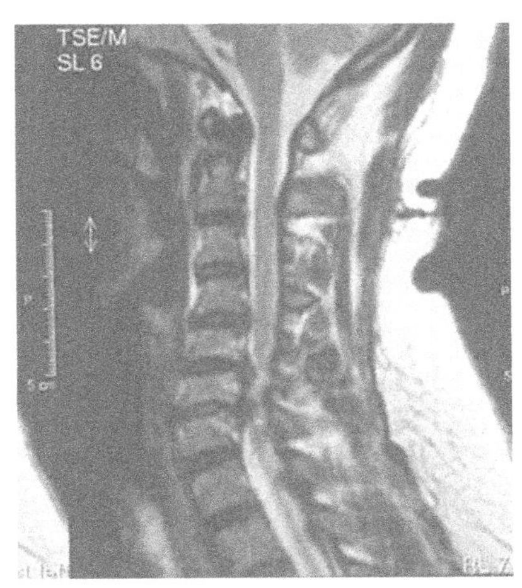

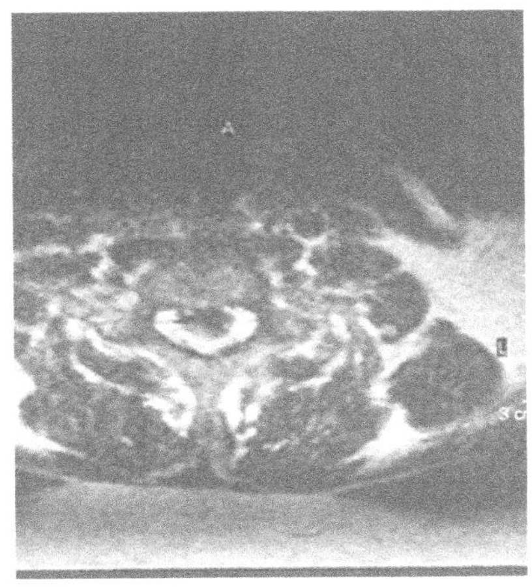

图 3-12-5　颈椎后纵韧带骨化症 MRI 表现，可见脊髓内信号改变

迫所产生的症状。严重的 OPLL 可以在 X 线侧位片上看到骨化灶，CTM 及 CT 可以作为二者区分的良好办法。

2. 后纵韧带肥厚（Hypertrophy of the PLL）　目前对此诊断尚无明确定义，在 MRI 中观察到肥厚的后纵韧带压迫脊髓，而 X 线片及 CTM/CT 并未发现骨化灶。HPLL 有可能会发展为 OPLL，故有人将 HPLL 归为 OPLL 进展型。

3. 韧带骨化症　全身性疾病，多发韧带骨化。可变现为颈椎、胸椎多发 OPLL、OYL、OALL 及其他韧带骨化。

【治疗】

1. 仅影像学诊断，而无脊髓受损症状者，可不予治疗，但要告知患者避免受伤，临床随诊。

2. 手术指征　有脊髓压迫症状者和体征，呈进行性加重者，应尽早手术减压。对于 OPLL 患者出现急性脊髓损伤的情况下，是否需尽快手术治疗，目前存在争议。Chen 等做的一项前瞻性研究表明，不完全脊髓损伤 37 例患者中，早期手术在伤后 1～6 个月随访中效果优于保守治疗组。Izumi K 的一组 28 例不完全脊髓损伤患者研究表明，手术时机与预后无关。

3. 术式

（1）颈后路椎管扩大成形术，间接解除压迫，可保持可动性。其适应证为多阶段压迫者。基本目的是通过椎板减压间接解除对脊髓的压迫。适于压迫节段超过两节段的后纵韧带骨化症。常见的术式包括平林法（图 3-12-6），黑川法（图 3-12-7）。北京积水潭医院在后者的基础上做了改进，用珊瑚人工骨桥替代了取自体骨，术式简称 SLAC（splitting laminoplasty using coral bone）. 典型病例见（图 3-12-8）

①平林方法：切除棘突，将一侧椎板根部切开，对侧椎板根部用咬骨钳咬薄形成合叶，将椎板向一侧翻开并用线悬吊。方法简单，但是椎板开大的多少不好掌握。容易出现神经根减压综合征，轴性痛比较常见。

②黑川方法：保留棘突，使用细钻头将棘突从中线劈开，在椎板两侧的根部用微型磨钻制作纵沟，形成合叶。将椎板向两侧分开棘突间置入髂骨快用钢丝绑缚固定。

③SLAC 手术：1995 年开始，北京积水潭医院脊柱外科使用了 SLAC（splitting laminoplasty using carol bone）手术的方法。首先使用特殊线锯一次性将 5 个棘突全部切开，使用微型磨钻制作两侧合叶，制作楔形珊瑚人工骨块置入棘突之间用 10

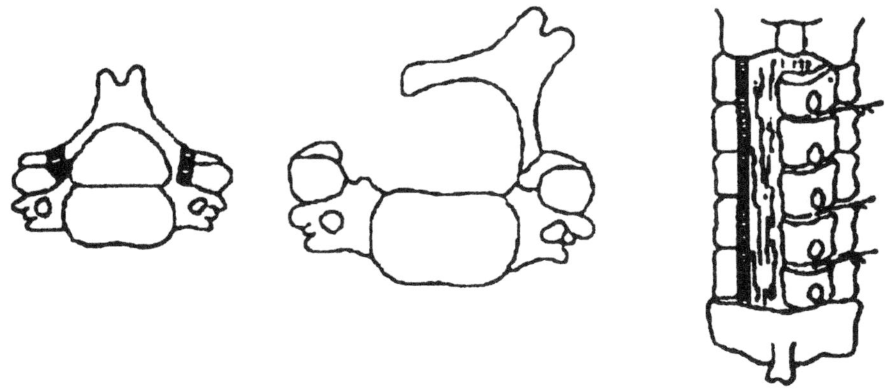

图 3-12-6　颈椎后路平林法椎板成形术

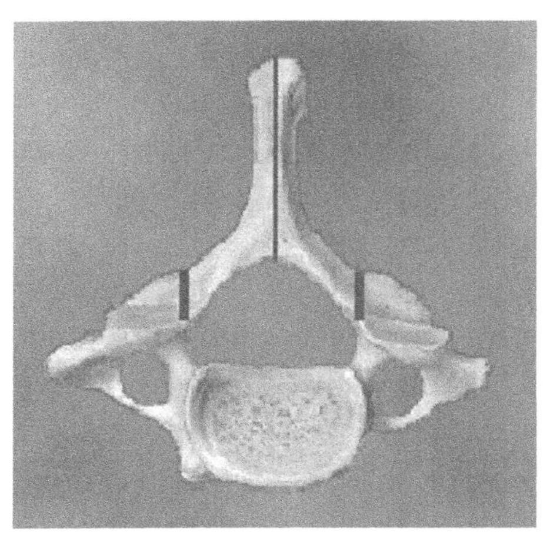

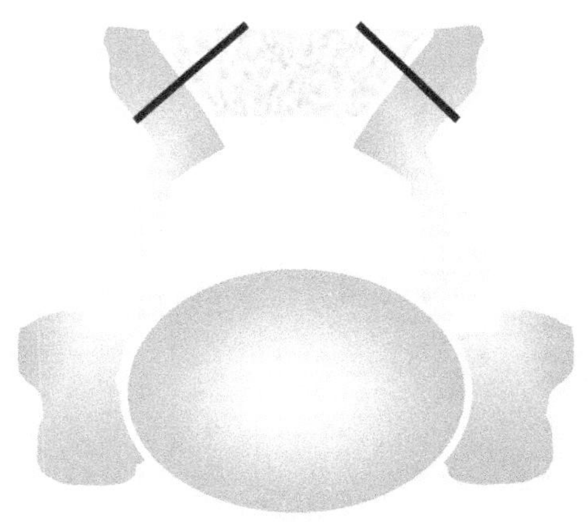

图 3-12-7　颈椎后路黑川法椎板成形术

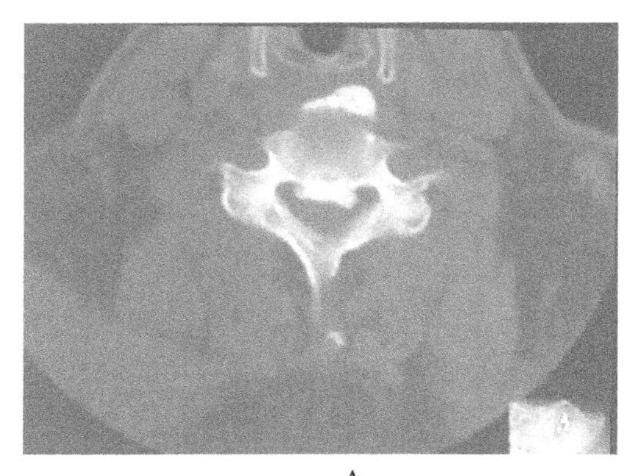

A

图 3-12-8A　66 岁男性患者，因行走不稳，双手不能持物半年，加重 1 个月入院，诊断为：颈椎 OPLL

号丝线绑缚固定。此术式优点：椎管由正中扩大，近似椎管生理形状，扩大程度可控制。CHA 人工骨桥撑开棘突，防止再关门，并封闭椎管。最大限度地保留棘突长度。正确处理颈后肌肉，将半棘肌缝合至 C_2 棘突，有利于颈肌发挥作用。我们随访中发现扩大的椎管保持良好，无再关门发生。颈髓减压效果好。颈前凸角术后有降低，但随时间推移有所恢复，复查时无后凸畸形存在。临床效果好。为了减少轴性头痛，我们采用 SLACⅡ型方法——将颈$_3$ 椎板单纯切除以保障颈半棘肌不被破坏；颈$_7$ 棘突很重要予以保留，只进行椎板拱形潜行切除。效果很好。术后颈托 2 周固定，第 2 天起床锻炼。

(2)颈前路减压，骨化灶漂浮或切除，植骨固定融合术。其适应证为孤立型单节段压迫者(图 3-12-9)。

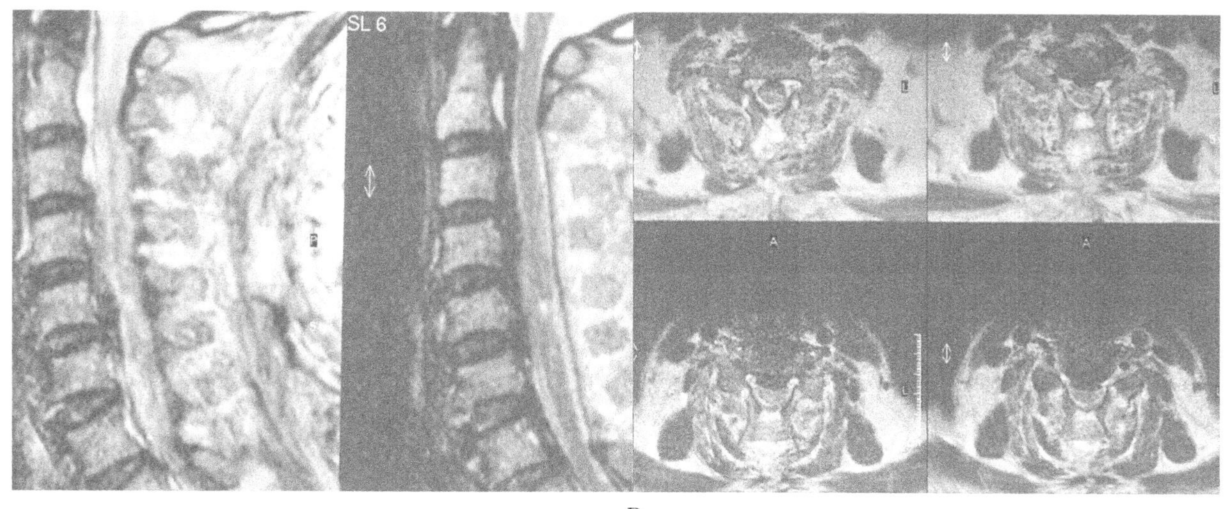

B

图 3-12-8B　行 SLAC 术后 3 个月复查，症状部分缓解，MRI 示颈椎管扩大良好，但脊髓内异常信号仍然存在

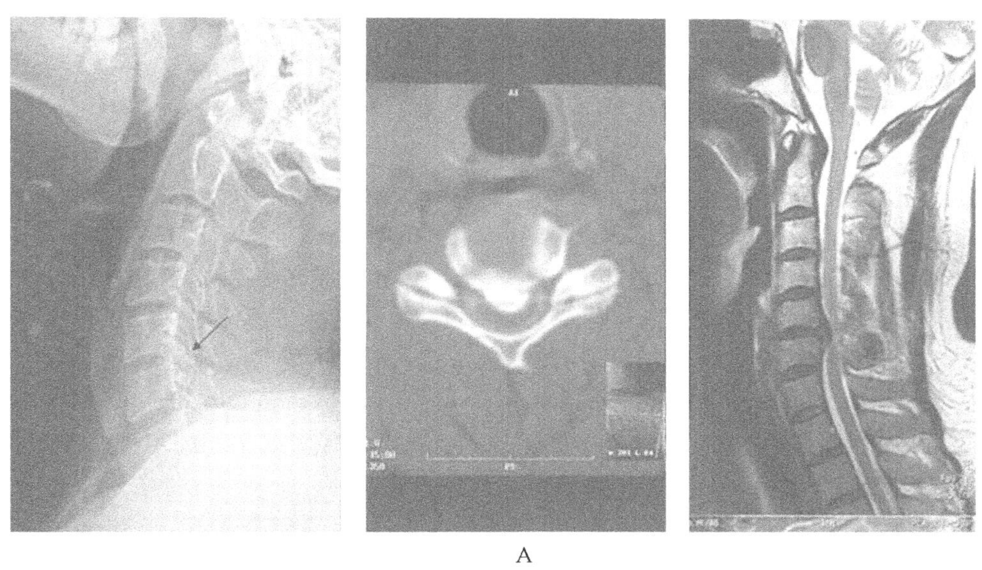

A

图 3-12-9A　46 岁男性患者，主诉手笨拙 1 年，入院诊断为局限型 OPLL（箭头所示），从 CTM 可见其硬膜也有骨化

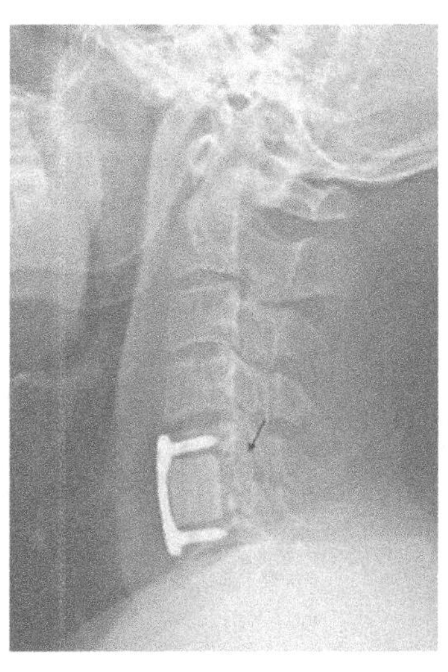
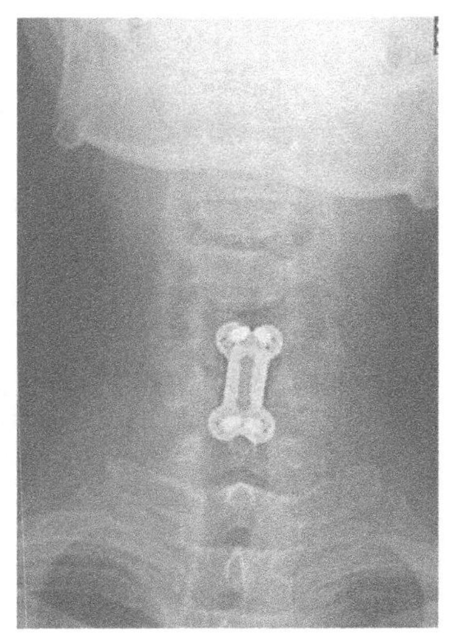

图 3-12-9B　行颈椎前路减压,骨化灶切除,植骨内固定,箭头可见部分浮起的骨化硬膜,术后症状部分缓解

（田　伟）

第五节　胸椎管狭窄症

【概述】　胸椎管狭窄症是由于发育性因素或由椎间盘退变突出、椎体后缘骨赘及小关节增生、韧带骨化等因素导致的胸椎管或神经根管狭窄所引起的相应的脊髓、神经根受压的症状和体征。导致胸椎管狭窄症的原因,80%以上与胸椎黄韧带骨化(ossification of ligamentum flavum, OLF)有关,其次为胸椎间盘突出、后纵韧带骨化(ossification of posterior longitudinal Ligament, OPLL)等。尽管早在 1911 年 Teacher 通过尸检证实胸椎间盘突出可以引起脊髓损害,1912 年 Le Double 发现胸椎 OLF 现象。但是长期以来该病不为人们所知而被认为罕见,并在很长一段时间把 OLF 描述为椎板肥厚或双椎板结构。近 20 余年来,随着影像诊断技术的提高和对该病认识的不断深入,发现胸椎管狭窄症并不少见,虽然其中只有很小一部分患者产生脊髓压迫的临床症状。但是由于其能够严重影响人们正常生活与工作,致瘫率高,而临床诊断困难,手术治疗风险大,因而必须予以高度重视。

【病因与病理】

(一)病因

胸椎管狭窄症的病因主要有 3 种,即前面提到的 OLF、OPLL 和胸椎间盘突出。其中 OLF 是最常见病因。OLF 病患的分布有明显的地域性,东亚地区发生率较高,日本最常见,而欧美地区白种人极罕见。Kudo 等以胸椎平片普查了1 744人后发现 5.3%发生 OLF。胸椎 OLF 多见于男性,主要发生于中年以后,并有随年龄增长发病率增高的趋势。陈仲强等总结了 72 例胸椎 OLF,平均年龄为 52.3 岁(30～67 岁)。与 OLF 相比,胸椎 OPLL 的发生率相对较低,Ono 利用侧位 X 线片对一组固定人群进行了 10 年的研究,发现本病的发生率为 0.6%。大部分报道认为有症状的胸椎间盘突出症的患病率约为百万分之一,占脊柱所有椎间盘突出的 0.15%～4.00%,发病无明显的种族差异。

胸椎 OLF 和 OPLL 均属于韧带结构的异位骨化,其病因及发病机制尚不清楚。可能的相关因素包括全身性因素和局部性因素。全身性因素有:①弥漫性特发性骨肥厚症(diffused idiopathic skeletal hyperostosis, DISH),已有大量的临床病例报道发现 OLF 与这种全身性骨代谢异常有密切关系,胸椎 OLF 病例中有 20%～30%的病例与 DISH 有关。②氟中毒,高氟地区的胸椎异位骨化发生率相对较高,动物实验亦发现氟在异位骨化的化学诱导中起重要作用。③遗传因素。胸椎 OLF 在亚洲特别是东亚地区发病率较高,欧美仅有个案报道,OLF 的发病可能与遗传因素有关,如 HLA 抗原系统等。异位骨化可能与编码原纤维蛋白基因(位于 15 号染色体上的单基因)的突变有关。Koga H 等的研究发现了在 6p 染色体上临近 HLA 位点的一个 OPLL 基因位点，并证明了其与 OPLL 有强相关性。④代谢因素/内分泌紊乱，如肥胖、糖代谢、雌激素、生长激素的分泌等。局部因素包括：①胸椎退行性改变。②局部应力作用，胸椎 OLF 好发于下胸椎和胸腰段，而该部位是脊柱屈伸负荷与扭转负荷最大的受累部位，各种使黄韧带骨附着部负荷异常增加的因素都有可能损伤黄韧带，而反复的损伤累积和反应性修复过程将导致黄韧带变性肥厚，直至骨化。实验研究方面亦证实骨化与应力相关。③生长因子的作用。根据目前的研究，可能有多种生长因子参与了韧带异位骨化的过程，公认的有 BMP、TGF-β 等。总之，目前胸椎 OLF 及 OPLL 的病因和发病机制不明，可能是多种因素共同作用的结果。

胸椎间盘突出的病因见本章第六节。

（二）病理

胸椎各节段、左右两侧的 OLF 骨化程度可不一致，关节囊韧带部骨化常最严重。骨化块多位于椎管的后侧和后外侧，病变平面椎管狭窄，形态不规则。根据其形态特征，王全平将其分为三种，即棘状（齿状）、板状和结节状。棘状 OLF 系黄韧带由上及下，或上下同时由椎板向韧带中间方向骨化，如齿状，中间部分骨化最迟；板状 OLF 系黄韧带原位骨化；结节状 OLF 系黄韧带向椎管内增生肥厚骨化，形成占位，压迫硬膜囊，有时粘连，甚至硬膜囊也骨化。周方等根据胸椎侧位平片表现将其分为结节样、棘状、线样、鸟嘴样。

OLF 的范围有的局限，有的广泛，甚至跳跃存在。陈仲强等根据其病变节段的分布特点将其分为三种类型。局灶型：骨化局限在两个节段间；连续型：骨化连续 3 个或 3 个以上节段的；跳跃型：局灶或连续 OLF 间断地分布在各段胸椎，之间为无骨化的节段，并总结分析 72 例胸椎黄韧带骨化症，其中局灶型 15 例（占 20.8%），连续型 41 例（占 56.9%），跳跃型 16 例（占 22.2%）。胸椎 OPLL 亦可按上述方法分类。

Ono 等将黄韧带骨化根据病理组织学表现分为成熟型与不成熟型两种，成熟型骨化主要结构为板层骨，无编织骨结构，移行区无或仅有少量散在的软骨细胞，韧带区无纤维软骨细胞。不成熟型骨化即软骨钙化区有编织骨结构，移行区有大量增殖的软骨细胞，韧带区有增殖的纤维软骨细胞。周方等通过对 OLF 的病理改变与影像学表现（X 线平片、CT、MRI）进行对照研究，结果发现 X 线片与病理分型无对应关系，而 CT 表现密度高且均匀、MRI 表现无信号的骨化对应病理上的成熟型骨化，CT 表现密度不均匀、MRI 表现等信号、低信号、高信号对应病理上的不成熟型骨化，为临床通过影像学判断骨化的病理改变及发展趋势提供了依据。两型骨化代表了骨化的不同生长节段，成熟型骨化静止，体积不再增大，不会对脊髓产生进一步的压迫；不成熟型骨化则会继续进展，体积可能逐渐增大，从而产生对脊髓的压迫。

【临床表现】

（一）症状和体征

各种原因导致的胸椎管狭窄症都是表现为胸脊髓或神经根受累的相应的症状和体征，相互间并无显著区别。疼痛是胸椎间盘突出症最常见的症状和体征。胸椎 OLF 和 OPLL 是由于韧带逐渐肥厚、骨化而引起的慢性脊髓压迫性疾病，因而疼痛症状不突出。大多数胸椎管狭窄症患者年龄在 40 岁以上；隐匿起病，逐渐加重；早期仅感觉行走一段距离后，下肢无力、发僵、发沉、不灵活等，休息片刻又可继续行走，我们称之为脊髓源性间歇性跛行。这与腰椎管狭窄症中常见的以疼痛、麻木为主要特征的神经源性间歇性跛行有显著不同。随病情进展，出现踩棉花感、行走困难，躯干及下肢麻木与束带感，大小便困难、尿潴留或失禁，性功能障碍等。临床查体可见以脊髓上运动神经元性损害为主的表现，即躯干、下肢感觉障碍；下肢肌力减弱，肌张力升高；膝、跟腱反射抗进；病理征阳性等。但当病变位于胸腰段时，则可能表现为以下运动神经元性损害为主的征象，即广泛下肢肌肉萎缩，肌张力下降，膝、跟腱反射减弱或消失，病理征不能引出；或者同时存在有脊髓上下运动神经元性损害的特征，如又有肌张力下降，又有病理征阳性等。我们曾统计一组 72 例胸椎 OLF 的神经损害特点，发现为上运动神经元损害的占 87.5%，下运动神经元损害的占 12.5%，合并神经根性损害的占 9.7%。了解胸椎管狭窄症的上述特征，详细询问病史和查体，对于准确判定病变部位和应用影像学检查、正确诊断至关重要。

（二）影像学检查

1. 胸椎 X 线平片（图 3-12-10）　由于复杂的胸椎结构，仅能发现不到 50% 的 OLF 或 OPLL 病变。但是作为一项基本检查仍能提供许多重要信息。如发现有椎体楔形改变或 Scheuermann 病，则

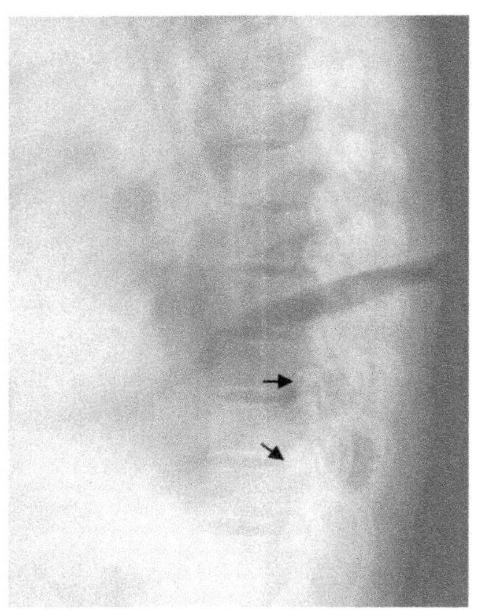

图 3-12-10　X 线片显示胸椎多节段 OLF

有可能有椎间盘突出；发现有 DISH、强直性脊柱炎、氟骨症，则可能有 OLF；如发现有下颈椎连续性 OPLL，则可能有胸椎 OLF 等。

2. MRI 检查(图 3-12-11)　可清楚显示整个胸椎病变及部位、病因、压迫程度、脊髓损害情况，是确诊胸椎管狭窄症最为有效的辅助检查方法。此外，临床上有 10%以上的胸椎管狭窄症的病例是在行颈椎或腰椎 MRI 检查时偶然发现了 OLF 或胸椎椎间盘突出。

3. 脊髓造影检查(图 3-12-12)，因其有创性、只能间接反映胸椎病变及脊髓的压迫，在不具备 MRI 设备的医院可以选择此方法。

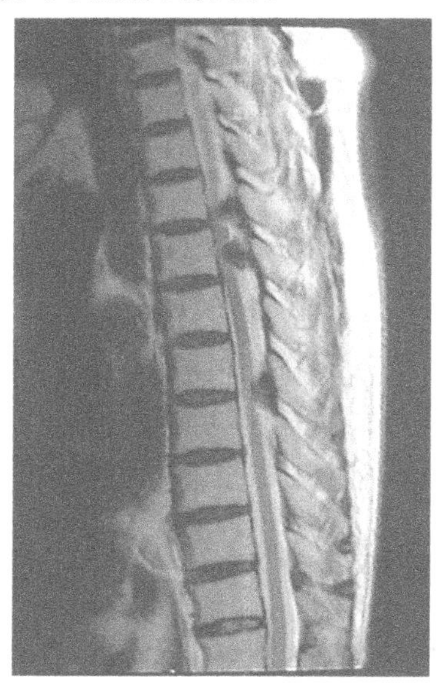

图 3-12-11　术前 MRI 显示胸椎 OFL，胸脊髓受压

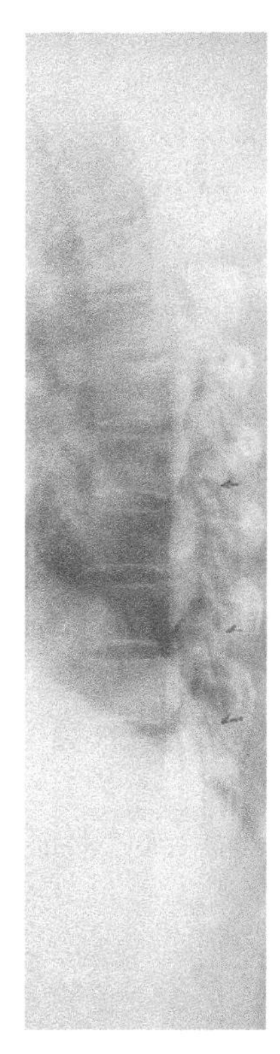

图 3-12-12　脊髓造影显示胸椎 OFL

4. CT 检查(图 3-12-13、图 3-12-14)，可以清晰显示骨性椎管及骨化韧带的结构，对手术治疗提供有效信息，多用于病变局部重点检查。

【诊断与鉴别诊断】　由于胸椎管狭窄症早期容易漏诊，因此在诊断上一定要遵循诊断流程。第一步，详细询问病史及查体，判定问题来自胸脊髓损害，这是所有环节中最为重要的一步。可以说，掌握了胸椎管狭窄症的特征后诊断并不困难。但是临床上误诊、漏诊仍然时有发生。只看影像学资料，潦草问病史及查体就做诊断，甚至导致错误手术。第二步，在第一步的基础上，首选 MRI 检查，判定病变的类别、部位、范围、脊髓压迫的程度，必要时加做 CT 检查。如不具备 MRI 设备，可行脊髓造影，在有压迫的部位加做 CT 检查。第三步，分析临床表现与影像学所见有明确对应关系并与主要相关疾病鉴别后即可确定诊断。遵循这样的工作流程，一般都可以准确、快速地做出正确诊断。

胸椎 OLF 可同时合并颈、胸、腰椎其他病变，陈仲强等总结 72 例胸椎 OLF，结果发现 37.5%合并颈椎 OPLL 与脊髓型颈椎病，19.4%合并胸椎 OPLL，9.7%合并胸椎间盘突出，9.7%合并腰椎间盘突出，1.4%同时合并颈、胸、腰椎 OPLL，还可合

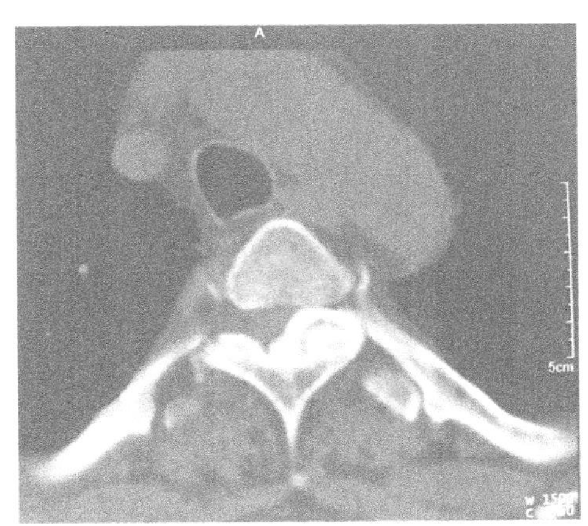

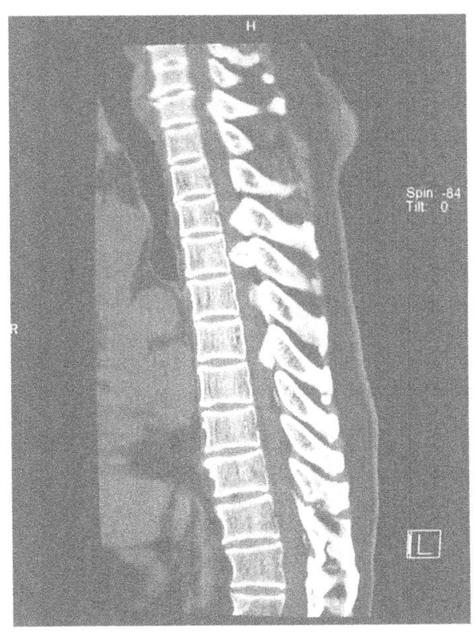

图 3-12-13　CT 显示胸椎 OFL

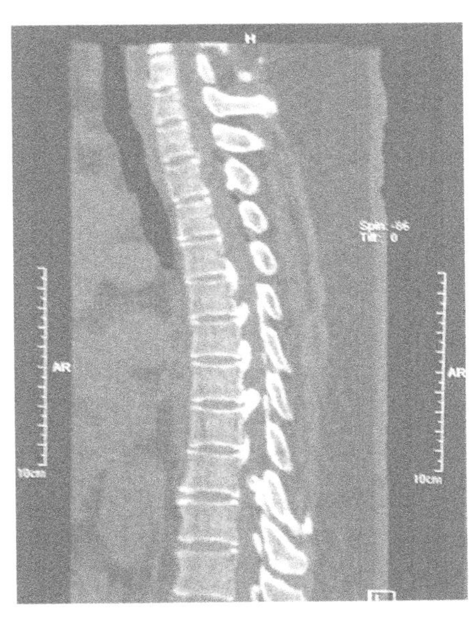

图 3-12-14　CT 显示胸椎多节段 OPLL

并全身代谢性疾病，如强直性脊柱炎、弥漫性特发性骨肥厚病(DISH)、氟骨症等，使临床表现复杂多变，易误诊、漏诊。此外，胸椎 OLF 及 OPLL 可能表现为跳跃型，因此要仔细查阅 MRI 或 CT 影像，避免漏诊。

胸椎 OLF 合并颈椎 OPLL 时，颈椎 OPLL 引起的脊髓损害往往掩盖了胸椎 OLF 同时对脊髓造成的损害，故在诊断时常常注意了前者而忽视了后者，造成漏诊。本症并非罕见，周方报道其收治的 318 例颈椎 OPLL 中有 19 例合并胸椎 OLF，占 5.99%。当颈椎 OPLL 患者出现以下几种情况时应怀疑合并胸椎 OLF 的可能：既往有上肢损害症状，就诊时却只有明显的双下肢的上运动神经元损害症状、体征；颈椎减压术后，上肢神经功能逐渐恢复正常，而下肢神经损害症状不变或加重；合并 DISH 病时；连续型颈椎 OPLL 或累及多个节段的混合型颈椎 OPLL，尤其是累及到下颈椎时。

【治疗】

(一)治疗原则

对在临床中发现的 OLF、OPLL、胸椎间盘突出等确定无脊髓损害者可予密切观察，同时避免搬运重物等可引起胸椎外伤的活动。对有神经损害的各种原因所致的胸椎管狭窄症，无有效非手术治疗方法，应尽早手术治疗。

脊髓在胸脊柱生理后凸状态下略微贴附于椎管前壁，在其他因素导致的后凸状态下，就更为接近椎管前壁。这一特点决定了对来自胸椎前方的压迫不能够像在颈椎一样通过切除椎板或椎板成形术使脊髓向后漂移而达到理想的解除脊髓压迫的效果。此外，胸脊髓$_{4\sim10}$髓节为血液供应薄弱区，负责脊髓血液供给的血管主要为椎体节段血管分支吻合构成的脊前动脉。因而在行胸椎手术时要避免过多结扎椎体节段血管，同时要保持较为充分的血容量、避免较长时间的低血压状态，以免胸脊髓供血不全。

由于胸椎管狭窄症诊断的困难性和复杂性，决定了对胸椎管狭窄症的治疗必须兼顾考虑到脊柱其他部位的病变而制定系统综合的治疗方案，最终才能使患者获得满意的结果。为此对胸椎管狭窄症的外科治疗应掌握如下原则：

1. 特别注意本病与颈椎病、腰椎管狭窄症等疾病的鉴别诊断，确定引发脊髓损害的主要部位，并在此基础上制定手术先后顺序和方案。

2. 对于胸椎 OLF，应采用"揭盖式"椎管后壁切除的方法，对于连续型 OLF，上下减压应至 OLF 对脊髓无压迫的节段；对于跳跃型 OLF，对脊髓构成压迫损害的节段都应切除；对于合并胸椎 OPLL 的 OLF，后方减压的范围应该超过 OPLL 上下各一个节段。

3. 对于胸椎间盘突出症，应主要采用经椎体侧前方的入路切除突入椎管的椎间盘；对于胸椎短节段 OPLL，可以采取经椎体侧前方入路减压的方式切除 OPLL，对于长节段 OPLL，由于风险太大目前只能选择"揭盖式"椎管后壁切除减压的方式治疗；对于 OLF 合并胸椎同节段短节段 OPLL 或胸椎间盘突出时，应先行后方减压，再行前方突出胸椎间盘或 OPLL 的切除。

4. 胸椎 OLF 合并颈椎病的手术治疗，如果病变部位局限或与颈椎接近，可以一期手术；如果 OLF 病变部位广泛，可以分期手术，或先解决对脊髓损害重的胸椎或颈椎的问题，二期再解决另外部位的问题。

5. 对于胸椎管狭窄症合并腰椎管狭窄症时，原则上应先处理胸椎管狭窄的问题。

我们按上述诊断、处理原则，手术治疗 200 余例 OLF，对手术后至少 2 年以上的 82 例随访，优良率为 74%，总有效率为 92%，结果证实针对 OLF 确定的治疗原则十分有效可靠。

(二)手术方法

1."揭盖式"胸椎管后壁切除减压术　20 世纪 80 年代以前主要采取"蚕食样"椎板切除、广泛椎板切除等方法治疗胸椎 OLF，疗效差、脊髓损伤并发症高。北医三院自 20 世纪 80 年代末以来采用"揭盖式"椎管后壁切除减压方法治疗此病，取得很好的效果。目前，此概念已经得到广泛认可。所谓"揭盖式"椎管后壁切除是指将覆盖脊髓硬膜囊的后方结构—椎板、椎间关节内侧 1/2、椎板间及小关节前方的骨化黄韧带整体的切除(图 3-12-15)。

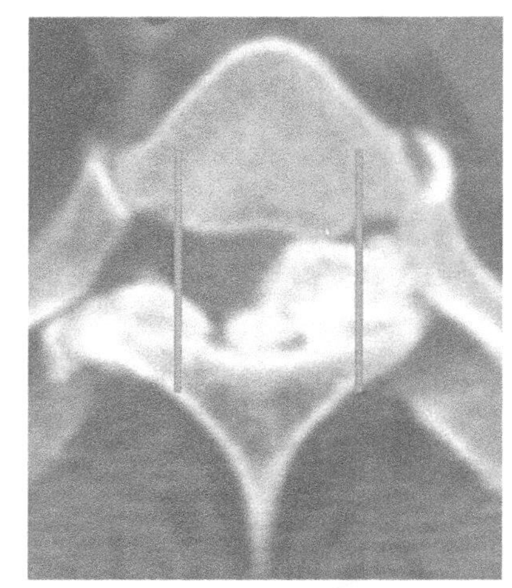

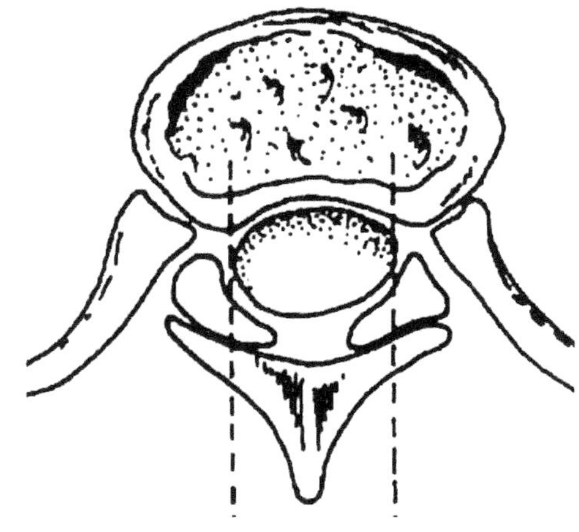

图 3-12-15　显示椎管后壁切除范围

(1)适应证：胸椎 OLF 压迫脊髓并产生相应临床症状体征者；胸椎 OPLL 压迫脊髓并产生相应临床症状体征者，尤其是超过 3 个以上椎体节段的较长节段和较宽的 OPLL；其他原因如椎板肥厚等主要来自后方压迫的胸椎管狭窄症患者。

多数胸椎 OLF 病变广泛，有的甚至累及 12 节胸椎，平均累及节段 4～5 节，有时难以界定手术减压的范围。我们的经验是对下面几种情况的 OLF 都应考虑切除：对脊髓形成压迫的；虽未压迫脊髓但对硬膜囊已有明显压迫，影像学显示骨化块密度不均，提示骨化不成熟有可能继续生长的。

(2)手术步骤：一般采用全麻，俯卧位，胸部及双侧髂嵴部垫软枕以免腹部受压。取脊柱后正中入路，显露手术节段的棘突、双侧椎板及关节突至横突根部。咬除棘突，切除上下端的椎板间黄韧带。先用咬骨钳沿双侧关节突内、外缘的中线，由下向上咬出一条骨槽，然后改用高速磨钻逐层磨透椎板全层、关节突及骨化的黄韧带，直致硬脊囊侧壁外露。用巾钳夹住下端椎板的棘突，轻轻向后上提拉，切断最下端的椎板间黄韧带，用神经剥离子分开骨化韧带与硬脊膜间的粘连，边轻柔提拉，边剥离 OLF 与硬脊膜间的粘连，最后切断最上端的椎板间黄韧带，将椎板连同内侧半关节突及骨化的韧带整体切除。用枪式椎板咬骨钳切除残存的向内压迫脊髓侧方的关节突及骨化黄韧带。对于少数病人，由于严重骨化的黄韧带与原椎板一起形成“双层椎板”样结构，或关节囊部韧带严重骨化挤入椎管内，或长节段连续韧带骨化，有时难以做到整体经典的“揭盖式”椎板切除。此时可以用分节段“揭盖式”的方法切除椎管后壁，然后用枪式椎板咬骨钳、刮匙切除残存的关节突及骨化的黄韧带，直至硬膜囊完全膨起。

应用高速磨钻的要点：应双手把持磨钻，一方面控制磨钻的深度，避免失控而钻入椎管；另一方面来回摆动磨钻磨除椎板，避免固定在一点磨削而钻入椎管；同时用冰盐水冷却钻头。避免任何震动或粗暴操作，由于病变范围较广，手术时间一般较长，一定要保持注意力高度集中、耐心操作，对于避免手术并发症至关重要。

冲洗伤口，于硬脊膜外放置明胶海绵或皮下脂肪薄片，放置负压引流管，分层关闭切口。术后常规使用预防剂量抗生素。术后引流 48～72h，如 24h 内引流量少于 60ml 可拔除引流管，否则应延长置管时间。拔除引流管后即可下地活动，逐渐增加运动强度。

(3)手术并发症的防治

1)神经损伤的预防与处理：禁用咬骨钳“蚕食”法咬除椎板的方法，这很容易导致脊髓损伤；正确掌握磨钻使用技巧；沿关节突中线磨透或咬开椎板、关节突、及骨化的黄韧带，不但保证减压充分，也能使在万一器械操作失误的绝大多数情况下仅影响硬膜囊的外侧缘，不致发生严重的脊髓损害；胸椎 OLF 范围一般较广，手术创伤较大，术中应注意仔细止血，同时注意保持正常血容量，以免脊髓缺血性损害；由于 OLF 大多与硬脊膜囊有紧密粘连，掀起椎管后壁时一定要轻柔缓慢，避免脊髓的牵扯损伤。

2)硬脊膜损伤和脑脊液漏的预防及处理：①OLF 与硬脊膜间往往紧密粘连，甚至硬脊膜也发生骨化。故切除椎管后壁时，一边要轻轻向后上提拉椎管后壁，同时用神经剥离子小心分开 OLF 与硬脊膜间的粘连，可减少硬脊膜的损伤，但有时则必须将骨化的硬脊膜切除才能充分减压。有报道对 OLF 施行椎管后壁切除减压术，硬脊膜损伤的发生率为 29.13%，而术后脑脊液漏的发生率也高达 21.36%。②对术中发现的硬脊膜损伤或脑脊液漏者，积极设法缝合或修补。对于硬脊膜缺损较大术中无法修补者，则在术毕时严密缝合切口各层，尽量减少硬脊膜外无效腔。③对于术后脑脊液漏的处理可以采用体位治疗，即拔出引流管后，保持俯卧位或侧俯卧位 5～7d，绝大多数可以解决此问题。④对极少数仍有脑脊液漏或有明显脑脊液囊肿形成者或已影响伤口愈合者，可考虑手术治疗。沿原切口进入，清理伤口创面，尽可能修补硬脊膜漏口。对修补困难者，用明胶海绵覆盖漏口。放置引流管或行硬脊膜外腔对口冲洗引流，紧密缝合肌肉层以缩小硬脊膜外空腔。术后持续俯卧位，缓慢持续冲洗引流 5d，停止冲洗后再引流 2d 后拔管，即可以解决脑脊液漏的问题。也有学者报道在腰椎采用蛛网膜下腔置管持续引流的办法可有效治疗脑脊液漏。

3)硬脊膜外血肿的预防与处理：①关闭伤口前仔细止血，及术后保持伤口引流管的通畅对防止血肿的形成非常重要。②术后密切观察，一旦发现患者神经症状体征进行性加重，就要高度怀疑硬脊膜外血肿，应当紧急探查伤口，清理血肿、止血、用冰盐水冲洗伤口、放置引流管，术后给予静脉脱水、使用甲基泼尼松龙等药物，只要处理及时多能恢复。关键在于早发现，早处理。

4)病变节段漏切及减压不充分的预防于处理：一旦发生病变节段漏切及减压不充分的情况只能再次手术解决，给患者带来不必要的痛苦和负担，可通过如下环节避免之。①胸椎节段长，放射科医生报错 OLF 节段也在所难免，因而术者必须亲自依据影像资料确定病变节段。②术前放置金属标志拍片定位或术中依据第 12 肋骨标志定位确定手术部位。③椎管后壁切除后，进一步探查确定椎管硬脊膜外腔隙通畅；探查减压节段硬脊膜囊侧后方，确定已无残留的椎管后壁的压迫。④以上多种手段综合应用可有效避免病变节段的漏切。

2. 经胸腔侧前方入路椎体次全切除，椎间固定融合术

(1)适应证：<2 个椎体长度的短节段 OPLL；椎体后缘较大骨赘或椎间盘脱出游离于椎体后方并压迫脊髓需要切除减压者。

(2)麻醉与体位：经气管双腔插管全麻。取 90°侧卧位，手术侧在上，将该侧上肢前屈上举 90°平放

于托板上。手术对侧胸壁腋部下方垫枕，使腋动脉、腋静脉及臂丛神经免受压迫。分别用挡板加棉垫固定于髂前上棘及骶尾部以维持体位。两腿膝部之间垫软枕，上侧下肢呈屈曲状。

(3)手术步骤：常规胸椎和胸腰段的显露途径。拟行 T_{10} 以下椎体切除并内固定者，可根据需要行经胸腹联合切口，切开膈肌。切开胸膜壁层并向前推开，电凝烧结椎体节段血管，剥离椎前筋膜至椎体前缘，并填塞纱条止血同时将椎前大血管推开以保护。根据需要显露出拟切除的椎体数其相邻椎间盘。透视或术中拍片确定节段无误后，先分别切除与 OPLL 或较大骨赘相对应的椎体上、下的椎间盘。自椎体前中 1/3 交界处，用骨刀由浅入深切出一骨槽，深度超过椎管对侧壁。然后沿骨槽向后逐层切削椎体至接近椎体后壁的骨皮质。用神经剥离子探及椎体后壁，或咬除椎弓根显露出椎体后壁。在 OPLL 或骨赘的上下缘用骨刀切断椎体后壁，并用窄骨刀将 OPLL 或骨赘连同椎间盘由后向前撬拨，同时小心剥离 OPLL 或骨赘与硬脊膜间的粘连，直至其大部被撬拨入骨槽内并用椎间盘钳取出，使椎管前壁敞开，显露出硬脊膜囊。用小号刮匙刮除残留骨化块或骨赘，彻底解除脊髓的压迫。为减小震动，进行这一步骤时也可先用高速磨钻逐层向后磨除至椎体后部仅留一薄层皮质，然后采取前述步骤切除 OPLL 或骨赘(图 3-12-16)。修整切下的肋骨，或另行切口取髂骨，行椎体间植骨，同时行侧前方内固定，并于固定螺钉间加压，防止植骨块滑脱。按常规方法关闭伤口。

(4)术后处理：术后常规使用预防剂量抗生素。闭式胸腔引流管持续引流 48～72h，如 24h 内引流量少于 60ml，且拍片证实无肺不张及胸腔积液后则可拔除。拔除引流管后即可下地活动。

(5)其他应注意的问题：①骨化的后纵韧带质地硬如象牙，因此不能用骨刀直接切除骨化块，否则可能因振动过大引起脊髓损伤；用高速磨钻直接磨除骨化块也是十分困难的。正确的方法是在骨化块两端与正常韧带的交界处切断椎体后壁，然后由后向前刮除骨赘或骨化的韧带。②骨化的后纵韧带常与硬膜粘连甚紧，切除过程中易导致硬膜撕裂及脑脊液漏，并且难于修补。此时可采用明胶海绵或切取一条肌肉组织剪成肉泥状，覆盖于硬膜漏口或缺损处，缝合椎前筋膜，分层严密关闭伤口。术后采用伤口侧在上的侧卧或仰卧位。如术后 48h 引流量仍较多，且引流液清淡，则可减小负压或常压引流，3～5d 后拔除引流管。拔除引流管后，如胸腔内仍有较多脑脊液存留，可在超声引导下穿刺抽出。经过上述方法处理，一般都能解决问题。③合并胸椎 OLF 时，应先行后方减压，再行前方减压。④本手术风险大，技术要求高。只有在熟练掌握椎体侧前方减压技术的基础上方可应用。

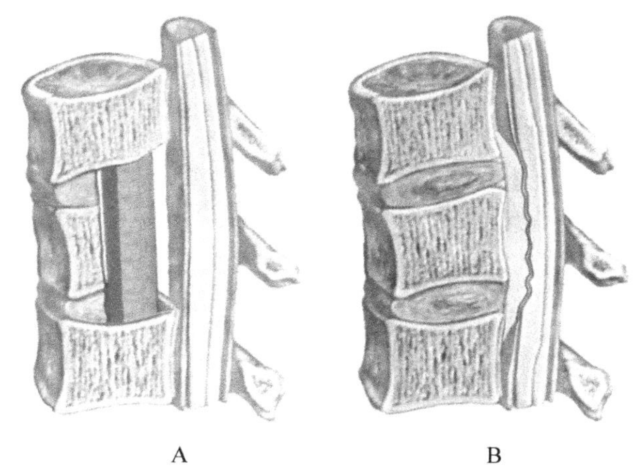

图 3-12-16　侧前方入路切除胸椎 OPLL

注：A. 胸椎 OPLLA，OPLL 切除术前；B. OPLL 切除术，椎间植骨术后

（陈仲强）

第六节　胸椎间盘突出症

【概述】　早在 1838 年 Key 就报道了一例因胸椎间盘突出引发的脊髓损害病例。1911 年，有学者通过尸检证实了胸椎间盘突出可以导致脊髓损害。大部分报道认为有症状的胸椎间盘突出的患病率约为百万分之一，占脊柱所有椎间盘突出的 0.15%～4%；北医三院的病例占同期所有胸椎、腰椎椎间盘突出症的 2.5%。由于 MRI、CT 等影像技术的发展及对本病认识的提高，实际数字可能还要高一些，表明胸腰段椎间盘突出并不罕见。国内近 10 年文献报道 189 例胸椎间盘突出症平均年龄为 51.4 岁，北医三院的病例平均年龄为 44.8 岁，40 岁以上的占 65%，男性患者多于女性患者，脑力

劳动者患病年龄大于体力劳动者。文献报道显示胸腰段椎间盘突出症的发病年龄大于腰椎间盘突出症小于胸椎间盘突出症；多数文献资料显示男性患者更易受到伤害。而 Wood 等通过对由一组 40～69 岁占 80%的无症状人群组成的受试者所进行的 MRI 调查发现，无症状性胸椎间盘突出的发生与年龄没有关系。这表明胸椎间盘突出发生的年龄可能更早，除了椎间盘的突出，还要有其他因素的参与才能导致脊髓的损害。

【病因与病理】

(一)病因

胸椎间盘突出症的病因目前尚不明确，可能与积累性力学损伤、慢性退行性变、创伤及脊柱后凸畸形等因素有关。其发病机制主要包括以下几个方面。

1. 积累性力学损伤　一些学者认为，虽然胸椎间盘突出症理论上可以发生在任一节段，但是大多数的文献都报道主要发生在下胸椎。国内近 10 年文献报道 189 例中 70.9%位于下三节胸椎，北医三院则为 70.4%。这主要与下胸椎是应力集中部位，容易遭受损害有关。胸腰段脊柱一般确定为 T_{10}～L_2，为胸椎与腰椎交界部位，应力较为集中，容易受到损害。由于胸腰段活动度大，在此处的椎间盘受到较大的应力而致慢性积累损伤，反复的损伤、修复，最终导致椎间盘突出。同时也可以解释为什么这一部位的病变发病年龄要早于上胸椎。

2. 慢性退行性变　临床研究表明：胸腰段椎间盘突出症好发于中老年人，该病病史较长、逐渐加重、卧床休息可以缓解症状，多数病人没有明确的诱因，部分患者同时存在颈椎、腰椎的椎间盘突出，下胸段椎间盘突出更为多见；常伴有脊柱韧带骨化、小关节肥大、椎体增生等，这些特点与慢性退变一致；同时发现，部分脊柱退行性变病例中胸腰段椎间盘突出发生率高。病理学研究也发现，同颈椎的椎间盘突出一样，胸腰段椎间盘突出是在椎间盘退变基础上发生的。具体表现为：在退变过程中髓核含水量减少，越来越多的应力作用在纤维环上，最终出现纤维变性、分离或者断裂、强度减弱、椎间隙变窄，弹力纤维减少、大量胶原纤维增生，在此基础上逐渐发生软骨样改变、甚至出现椎间盘钙化。一般椎间盘内钙化的胸腰段椎间盘突出常为有症状突出。但是，该观点很难解释为何上胸椎椎间盘突出极为少见。

3. 创伤因素　国外有相当多的文献报道该病与创伤有直接关系，根据我们的临床观察，真正能够追问出有受伤历史的病例极少。北医三院追访的一组 57 例患者中仅 3 例有明确的外伤或扭伤史，10 例合并有腰椎间盘突出，7 例合并有颈椎间盘突出，7 例合并有后纵韧带骨化、黄韧带骨化、椎体后缘离断，5 例为休门氏病(Scheuermann)。尚有将近 50%的病例为单独发生的胸腰段椎间盘突出，这提示我们在这一疾病过程中很可能还有其他因素的参与。

4. 胸腰段椎间盘突出症与脊柱后凸　胸腰段脊柱常常是脊柱后凸、脊柱创伤的好发部位。我们对一组 57 例胸腰段椎间盘突出症患者进行了研究后发现，胸腰段椎间盘突出患者的脊柱后凸显著大于正常人群，其中确诊为 Scheuermann 病的仅 5 例，多数可见一节椎体有轻度的楔形改变。对于后凸的脊柱来讲，脊髓通常移向前方，此时若有椎间盘突出而脊柱后凸又是加重的，则会产生或加重对脊髓的压迫。Wood 等的研究发现受到胸椎间盘压迫变形的脊髓，在受试者平卧时脊髓形态恢复正常。虽然脊柱后凸与椎间盘突出发生的先后关系尚不能确定，Riaz 等报道后凸病人中的神经压迫症状是由于胸腰段椎间盘突出引起的。我们发现，多数胸腰段椎间盘突出症患者的椎体都有楔形改变，在发育期所形成，或已经存在很长时间，因而很可能为青年时期椎体后缘环状骨骺异常或因胸腰椎过度活动与损伤时引起骨骺断裂，髓核组织经此裂侵入骨骺与椎体间，将骨骺连同纤维环一同入椎管内。随着生长发育成熟，病损的骨骺骨化，或与椎体相连，或与椎体分离。与椎体相连的骨块亦可因纤维环或韧带的牵扯及髓核的挤压而再次断裂。从而造成椎管狭窄，并可因轻微的退行性改变而引起马尾或神经根的压迫。Leroux 也认为：椎体发育欠佳、楔形改变，骺环破裂，后缘离断，很可能导致脊柱后凸并加速了椎间盘的退变。此外该病的发生是否与其他疾病相关还不清楚。

(二)病理

由于胸椎椎管相对较小，脊髓在椎管内的缓冲间隙也小，胸椎生理后凸使脊髓前间隙相对较小，因此较小的间盘突出即可产生压迫。胸椎间盘突出可通过对脊髓的直接压迫和影响脊髓的血供而产生一系列症状，而侧方突出可直接压迫神经根，中心型突出亦可向后压迫推移硬膜囊牵拉神经根。胸腰段脊柱为胸椎与腰椎交界部位，应力较为集中，容易受到损害。脊髓腰膨大(T_{10}～T_{12})、圆锥

(T_{12}～L_1)、大量的马尾神经位于胸腰段的椎管部位。腰膨大有大量的脊髓前角运动细胞，还有脊髓传导束，因而局部压迫既可以表现为上运动神经元损害；也可以同时表现为下运动神经元损害；或仅表现为较为广泛的下运动神经元损害；并有不规则的感觉障碍平面，及括约肌功能的障碍。了解这一特点有助于帮助我们比较准确的确定脊髓损害部位。

【临床表现】

(一)症状与体征

胸椎间盘突出症的自然病程尚不清楚，但大部分起病缓慢，病史较长，逐渐加重。临床症状呈突发的少见。神经根受损常出现放射痛，而脊髓损害常出现上运动神经元损害，并出现相应症状和体征。有临床症状的胸椎间盘突出症并不常见，其中最常见的临床症状是局部疼痛或胸部放射痛。疼痛常位于间盘突出节段的背部和(或)双侧神经根走行区域。神经受压的表现是下肢无力和麻木，有的患者表现为下肢发僵、不灵活，常主诉整个下肢麻木。此外疼痛和大小便困难也较常见。极少数患者甚至表现为腰椎间盘突出症的神经根性损害的症状与体征。

若椎间盘突出位于胸腰段，由于可能受到累及的神经是脊髓腰膨大、脊髓圆锥或马尾神经，使得临床表现复杂多样，具有不确定性。当椎间盘突出位于 $T_{10\sim11}$ 节段时，临床主要表现为上运动神经元损害，即下肢的生理反射亢进，病理反射阳性，肌张力增高等；当椎间盘突出位于 $T_{11\sim12}$ 或 T_{12}～L_1 节段时，则可以同时出现上运动神经元与下运动神经元损害的表现，即下肢又可能有生理反射的减弱，又可能引出病理反射；当椎间盘突出位于 $L_{1\sim2}$ 节段时，主要表现为马尾神经损害的表现。北医三院的一组65例病例统计显示：躯体感觉障碍89.2%、下肢无力感83.1%。单纯上运动神经元损害占9.2%，47.7%表现为下运动神经元损伤，上运动神经元与下运动神经元混合损害占43.1%。

(二)影像学表现

影像学检查是诊断的重要手段。X线检查常常没有明显异常。椎间隙正常，也不能排除胸椎间盘突出，有时即使是很小的突出，也可产生很严重的临床症状。X线平片虽无特异性，但必须作为常规检查，可用它进行初步定位及排除其他疾病。有时可见胸腰段后凸增大，呈休门氏病征象，即椎体呈楔形变；有时可发现椎体后缘骨赘等。还可以发现患者是否存在DISH、强直性脊柱炎、氟骨症及肿瘤等。

脊髓造影是以往诊断该病惟一较可靠的方法，曾被作为金标准。通过造影可以了解蛛网膜下腔全貌及椎管通畅程度，并且可以排除来自脊髓后方的黄韧带增厚、骨化或后外侧小关节突增生、内聚所造成的脊髓压症。但较小的和侧方的间盘突出容易漏诊。由于脊髓造影操作复杂，为侵入性检查，易造成感染等并发症，而阳性率较低，难以定性，因而不易被患者接受，现已少用。

CT扫描可清楚显示椎管横截面的骨性结构、软组织块影以及二者之间的相互关系。可以显示椎间盘突出的部位及方向，如中央、中央偏侧、侧方和极外侧的微小突出，还可见到突出部位邻近的硬膜外脂肪消失、硬膜囊受压变形、神经根位移、增粗、变形、及突出髓核钙化等变化。CT分辨率较高，对钙化敏感性强，并且对鉴别小关节骨质增生或髓核突出导致椎间孔狭窄有独到之处。还可显示出黄韧管或后纵韧带肥厚、骨化所造成的椎管狭窄，便于与之鉴别。

MRI是诊断TDH的最有效方法。MRI可以清楚的看清间盘突出部位大小、程度以及神经受压移位情况，同时还可了解脊髓本身的变化，可鉴别脊髓空洞症、侧索硬化、脊髓肿瘤等脊髓病变，并能对致压物做出确切的诊断。如可对间盘部位的脊膜瘤、甚至钙化的脊膜瘤做出诊断。近年研究表明，MRI成为髓核突出疾病的首选诊断方法。但MRI也有其局限性，断层厚度不如CT精细，扫描时间较长，价格较贵，脊柱侧弯或体内带有顺磁性金属如人工关节、血管夹、起搏器等不能做此检查。更为重要的是钙化会使MRI信号降低，使得对骨性结构的显示没有CT清晰，间盘突出和骨刺不易区分。

【诊断与鉴别诊断】　胸椎间盘突出症由于发生率相对较低，而且临床表现较为复杂，因此易于误诊和漏诊。临床上，要仔细询问病史，认真进行查体，如果怀疑胸椎脊髓受压，应及时进行相关影像学检查。

对于胸腰段椎间盘突出症而言，诊断难度较大。因为胸腰段间盘突出压迫的神经为圆锥，即可表现为上运动神经元损害，即下肢的腱反射活跃、病理反射阳性、肌张力增高；又可表现为下运动神经元损害，即下肢的腱反射减弱、病理反射阴性、肌张力降低；还可以同时出现上运动神经元与下运动神经元损害的表现，如下肢腱反射减弱，却能引出病理反射。有时患者只表现为一侧的足下垂，没有其他症状，有时易被误诊为腰椎间盘突出症或是周围神经损伤(腓总神经麻痹)。因此，临床诊断一定要强调症状、体征与影像学相符。此外，上述的症状与体征并非胸腰段椎间盘突出所特有，在临床上胸腰段的压迫性疾患都可以有上述表现，如胸腰段OPLL、OLF、后凸畸形等。了解这一特点，通过仔细物理检查，将有助于我们比较准确判断出病变部位。如果X线平片显示患者胸腰段脊柱后凸加大，呈现典型的Scheuermann病征象；或一节或两节椎体楔形改变；或发现椎体后缘骨赘等，就要高度怀疑为胸腰段椎间盘突出，进一步通过MRI检查即可确诊。但是经MRI检查显示有胸椎椎间盘突出的病例中可以有高达15%的人没有神经症状与体征，所以一定要结合临床症状综合考虑，才能确诊。

【治疗】

(一)非手术治疗

在胸椎间盘突出病人中，一些病人无症状，而影像学特点与神经系统查体的关系并不确切，亦不能预测患者是否会出现症状。没有症状的病人不需手术治疗。对于轻微疼痛且药物治疗有效的患者，或无症状的影像学显示的胸椎间盘突出，应采取保守治疗。可嘱患者卧床休息、避免过渡负重如搬运重物、剧烈体育活动等，注意保护，避免外伤等。轻微疼痛且药物治疗有效的患者可进行定期随访，如果症状继续发展或加重，就应建议患者手术治疗。

(二)手术治疗

对于下列情况可采取手术治疗：①经非手术治疗3个月症状无缓解或加重；②症状发展迅速；③肌力减退、肌肉有萎缩；④括约肌功能障碍；⑤影像学证实椎间盘突出巨大，脊髓压迫明显，虽然症状轻微，也可考虑手术治疗。

1. 手术术式

(1)后路椎板切除减压及椎间盘切除术(1930s)：虽然方法简单，但是容易损伤脊髓。将脊髓牵向一侧以显露和切除病变间盘，操作中难免振动和牵拉胸脊髓，尤其遇中央型和(或)钙化的间盘突出，手术难度大，风险亦较高。Arce等报道(1985)119例术后28%加重，11%无效。

(2)侧后方入路椎间盘切除术：Hulme(1960)采用此方法治疗胸椎间盘突出症，2/3的患者获得改善，但是入路的局限性，只适用于极外侧椎间盘的突出，对于中央或旁中央的椎间盘突出仍然要牵拉脊髓才能彻底减压。

(3)侧前方入路椎间盘切除术：该术式视野清晰，于脊髓的腹侧进行减压对脊髓的干扰较小，相对安全。Craford于1958年首次经胸腔手术。Otani报道(1988)经胸膜外手术改善率为78%。近年来，有人借助胸腔镜切除椎间盘，虽然减少了创伤，但技术要求高，目前未被广泛采用。1998年Mulier报道了324例胸椎间盘突出三种术式的比较结果，经前方、侧后方、及后方入路的改善率分别为93%、87%、80%；胸腔并发症分别为7%、5%、0%。经前方入路已经被公认是比较好的途径。

经典的经前方入路局部切除椎间盘的方法是切除椎弓根，显露出椎管的侧壁，然后再逐步切除间盘连同部分椎体。北医三院的方法是先切除椎间盘大部，用神经剥离子探及椎体后壁作为定位，除然向后楔形切除相邻椎体后角，逐层向后切削，最终连同部分椎体及椎间盘一同切除，之后进行植骨固定。采用该术式治疗取得了良好的疗效。

关于胸腰段椎间盘突出切除后是否需要固定问题有争议。有学者认为由于胸椎有胸廓的保护相对比较稳定，切除椎间盘后不会引起显著不稳定问题，因而不必植骨融合。但是生物力学研究结果(Odda)证实切除胸椎单侧肋椎关节和肋骨横突关节、或单侧关节突关节、双侧关节突关节后局部稳定性均有所下降。胸腰段受到胸廓的保护减弱，故这些结构的损害将产生更为明显的作用。此外，椎间盘切除术后，椎体间隙狭窄，将加重脊柱的后凸而影响减压的效果。经前方入路椎间盘切除很难避免这些结构的损害，因而我们主张减压后进行固定融合。北医三院近年来对胸腰段椎间盘突出症患者减压后常规进行固定融合取得了很好的效果，而且患者可以早期活动进行功能锻炼。

综上所述，我们认为对于胸腰段椎间盘突出症的外科治疗应首选以前方入路的侧前方减压手术方式为主，同时进行固定融合；对于少数极外侧椎间盘突出病例可以考虑选择经后外侧入路切除椎间盘；经后方椎板切除入路切除椎间盘的方式应视为禁忌。

2. 侧前方入路胸椎间盘切除术　手术入路包括经胸膜和经胸膜外两种方式。两种术式大体相同，但是前者在术野开阔清晰、操作方便、对脊髓无牵拉、相对安全等方面更具优点，而后者较前者创伤干扰小且术后无须放置胸腔闭式引流管。两者均为目前临床上最常被采用的术式(图 3-12-17)。

(1)手术步骤:气管内双腔插管全身麻醉,患者取侧卧位。对于中、下段胸椎,为避免对下腔静脉和肝脏的干扰,建议从左侧行切口进入。而对于上胸椎,可从右侧行切口进入,以避开心脏及颈部、锁骨下血管的影响。通常沿比拟切除椎间盘高两个节段的肋骨做切口进入。常规胸椎和胸腰段的显露途径。切开胸膜壁层并向前推开,电凝烧结拟切除椎间盘相邻两椎体节段血管,剥离椎前筋膜至椎体前缘,并填塞纱条止血同时将椎前大血管推开以保护。先切除椎间盘及软骨板大部。然后使用长柄窄骨刀楔形切除相邻的椎体后角,即上位椎体的后下缘和下位椎体的后上缘(图 3-12-18),深达椎管对侧壁,然后逐层由前向后切削至接近椎体后缘。用神经剥离子探及椎体后壁及椎间盘后缘,以指导用骨刀切骨的方向和进刀深度。于椎间盘纤维环在椎体上、下附着点以远切断椎体后壁,用窄骨刀或配合应用长柄刮匙,将部分椎体后壁连同椎间盘组织由后向前撬拨切除或刮除,用刮匙刮除残存椎管内的椎间盘或骨赘,直至后纵韧带或硬脊膜囊完全清晰地显露出来。也可以先咬除椎弓根,显露出硬脊膜囊侧壁和椎体后外侧缘,再用刮匙由后向前逐步将椎间盘刮除。于椎体间植自体肋骨或髂骨之后于两椎体间安放螺钉和固定棒并加压固定。按常规方法逐层缝合伤口。

(2)术后处理:预防应用抗生素 3～5d。密切观察胸腔引流量和性状,若 24h 内引流总量少于 60ml 时,拍摄胸片核实无误后可去除胸腔闭式引流管。术后 7d 复查胸椎 X 线平片了解椎间植骨和内固定情况,并开始下床活动。

(3)并发症防治及处理:①术中出血的预防与处理,电凝烧结切断椎体节段血管时应避免过于靠近椎体前方,以免损伤大血管。有时节段血管较为粗大,此时最好予以结扎而不用电凝。若为椎管内静脉丛出血,可填以明胶海绵压迫止血。如果是骨壁渗血,则可用骨蜡涂抹进行止血。②术中脊髓损伤的预防与处理:确定椎体后壁的位置,控制骨刀进入的方向及避免显著震动,于骨赘上下端与椎体交界部切断椎体后壁,用骨刀或刮匙由后向前将骨赘连同椎间盘切除而不要试图从椎间隙内去切除突出的椎间盘等都是避免神经损伤的重要步骤。

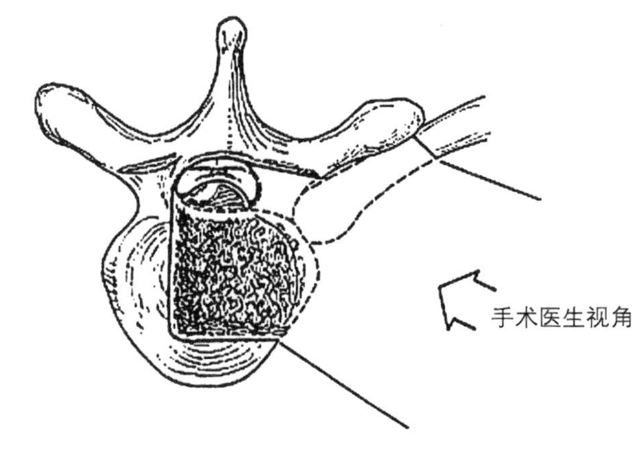

图 3-12-17　侧前方经胸腔途径

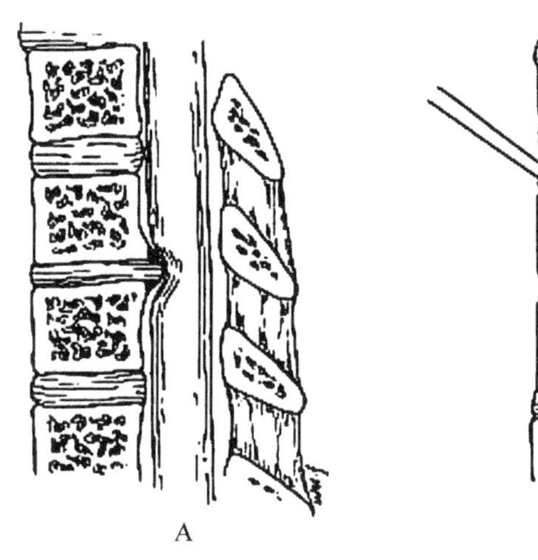

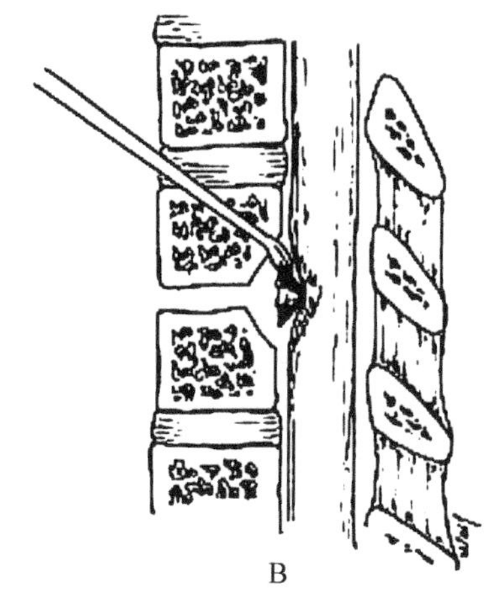

图 3-12-18　胸椎间盘切除减压范围

注:A. 减压前;B. 减压后

一旦发生神经损伤，可予以脱水、激素和神经营养药物等。③硬脊膜撕裂及脑脊液漏的预防与处理：参见本章第五节。

3. 经肋横突关节切除途径　该术式为侧后方经胸膜外的一种显露方法（图 3-12-19）。可广泛地适用于 T_1～T_{12} 的外侧型间盘突出。但对于中央型和旁中央型来说，由于术野和视野角度的限制，若要彻底切除椎间盘则很难以避免不对脊髓造成牵拉和干扰，即存在着损伤神经的风险，故建议不选用此入路。

全身麻醉，患者取侧卧位。根据间盘突出节段不同，所取皮肤切口略有变化。通常为脊后正中线旁开 2～3cm 的纵切口。若突出节段在 T_7 以上，其切口远端应拐向肩胛骨的下缘顶点并向前上。使用电刀切开上方的斜方肌和菱形肌，切开下方的斜方肌外侧缘及背阔肌内侧缘，此时便可见到清晰的肋骨。将椎旁肌牵向背侧进而显露肋横突关节和横突。切开肋骨骨膜，并沿其走向行骨膜下剥离接近肋横突关节处。切断肋横突间的前、后韧带，然后将该段肋骨和横突分别予以切除。上述操作始终在胸膜外进行。通常需在椎体水平结扎肋间血管，并可借助肋间神经的走行来确定椎间孔的位置。撑开器撑开肋骨，用“花生米”或骨膜起子将胸膜壁层及椎前筋膜推开，使用拉钩将胸膜和肺牵向前侧，显露出椎体的侧方。将椎旁肌向背侧进一步剥开，显露出同侧的椎板。将同一侧椎板、关节突切除后，即可显露出突向外侧或极外侧的椎间盘，小心剥离硬脊膜与突出椎间盘之间的粘连，切除突出的椎间盘组织。冲洗伤口后，用明胶海绵覆盖硬脊膜囊。留置伤口负压引流管，常规方法逐层关闭伤口。

4. 经胸骨或锁骨内侧切除途径　适用于其他术式难以显露的 $T_{1\sim4}$ 的间盘突出。

$T_{1\sim4}$ 的椎间盘突出很少见。经后方或经后外侧入路损伤脊髓的风险极大，只有经前方入路切除椎间盘。对于颈部细长患者，采用低位颈前右侧切口有可能显露出 $T_{1\sim2}$ 椎间盘并切除；对于消瘦患者，有可能采用经胸腔经椎体前外侧入路显露出 $T_{3\sim4}$ 椎间盘并切除，但是创伤极大。其他情况的椎间盘突出只有采用经胸骨或内侧锁骨切除途径。该手术显露复杂、创伤大、术野深在，只应在专门的脊柱中心开展。

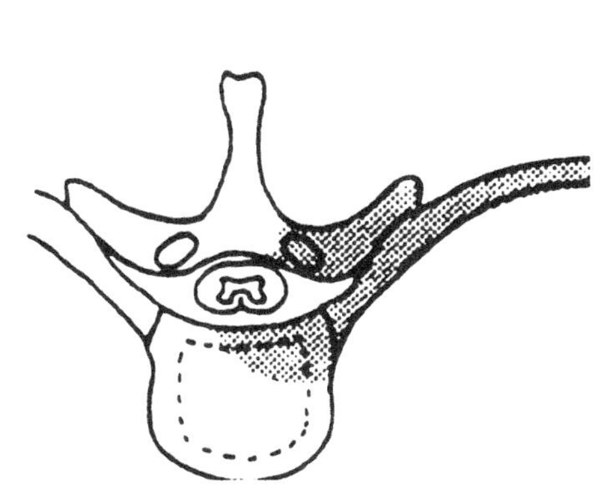

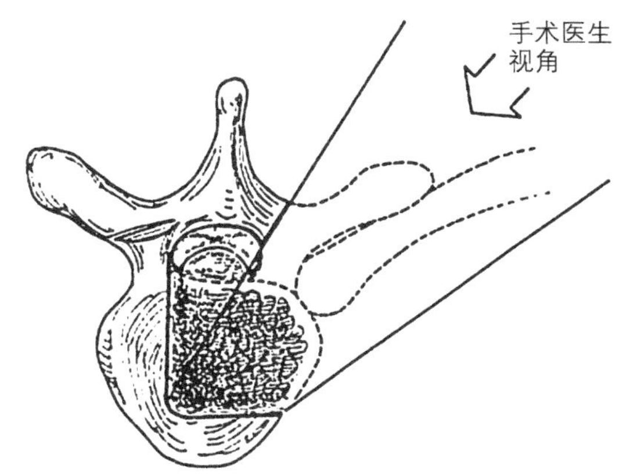

图 3-12-19　侧后方入路胸椎间盘切除术

（陈仲强）

第七节　腰椎间盘突出症

【概述】　腰椎间盘突出症（lumbar disc herniation，LDH）是骨科常见病和多发病，是指由于腰椎间盘发生退行性改变或遭受外力后引起腰椎间盘髓核向后方的椎管突出，压迫神经根、硬膜囊或马尾，主要表现为腰痛和（或）下肢放射性神经痛及神经功能障碍的一种疾病，是腰腿痛的常见及重要原因。

【病因与病理】　腰椎间盘退变是腰椎间盘突出症的基本病因，腰椎间盘突出症可与下列因素有关：

1. 外伤　是椎间盘突出的重要因素，尤其是儿童及青少年的发病与之密切相关。

2. 职业　驾驶员及从事重体力的劳动者如煤矿工人或建筑工人等，过度负荷造成椎间盘早期和严重退变。

3. 妊娠　脊柱韧带处于松弛状态，后纵韧带松弛易于使椎间盘膨出。

4. 遗传易感因素　有家族发病的报道，可能与Ⅸ型胶原基因变异、维生素 D 受体 Taql 基因多态性有关。

5. 腰骶部先天异常　腰椎骶化或骶椎腰化等，使下腰椎承受异常应力。

6. 吸烟　吸烟可引起血液流变学的改变。长期吸烟可以导致椎间盘营养不足、细胞功能不良及酶的降解，促进椎间盘的退变。

7. 疾病　如糖尿病。

由于椎间盘组织承受人体躯干及上肢的重量，在日常生活及劳动中，劳损较其他组织重。一般认为从 18～20 岁椎间盘开始退变，引起腰椎间盘退变的因素有力学、生物化学、年龄、自身免疫与遗传易感因素等，具体退变机制尚不完全清楚。

腰椎间盘是连接于腰椎各椎体的纤维软骨盘，由髓核、纤维环、上、下软骨终板构成，其生化主要成分是水、胶原和蛋白多糖。髓核中水分出生时约占 90%，30 岁时占 70%，并保持稳定至老年。胶原约占椎间盘干重的 50%，正常情况下纤维环中含有 60%Ⅱ型胶原和 40%Ⅰ型胶原。Ⅰ型胶原抗张力强，主要分布在纤维环外层；Ⅱ型胶原对抗压缩力，主要分布在髓核内。蛋白多糖是椎间盘中主要的大分子结构：包括硫酸软骨素、硫酸角质素和透明软骨素三种糖胺多糖分子，它们的主要作用是保持正常椎间盘水分、电离子浓度及渗透压，维持正常代谢和均匀分布椎间盘应力。随着年龄的增加和椎间盘的退变，椎间盘中的蛋白多糖含量明显减少，其中硫酸软骨素含量下降而硫酸角质素增加。椎间盘中Ⅰ型胶原增加而Ⅱ型胶原减少。退变的椎间盘由于髓核蛋白多糖降解，聚合水减少，其抵抗压力的能力降低；胶原蛋白成分改变使其缓冲压力、抵抗张力的能力减弱，二者共同作用会降低椎间盘吸收负荷，分散应力的力学功能。在椎间盘生化组成退变的基础上，生物力学功能丧失或减弱导致纤维环发生诸如出现裂隙、断裂甚至破裂等一系列变化，最终导致髓核突出，压迫和刺激脊髓、神经根，产生腰腿痛症状和体征。另外，腰椎间盘的大部分结构无直接血供，椎间盘细胞的营养物质只能依赖纤维环外周和椎体内血管通过基质弥散供应。机体在生长老化过程中供应血管数量逐渐减少，软骨终板逐渐硬化、增厚，这又妨碍椎间盘营养物质的供应和废物排除。因此，椎间盘组织的修复和再生能力差，发生退变后不易修复。

椎间盘构成整个脊柱高度的 20%～30%，在生物力学上，椎间盘是脊柱功能单位的负载活动中心。脊柱负载时，载荷通过终板作用于椎间盘的髓核和纤维环，髓核内部产生的液压使纤维环向外扩张、膨胀，外层纤维环承受最大的张应力，而后部纤维环的张应力最大，因此髓核多向后外突出。椎间盘退变导致脊柱功能单位应力分布异常，引起椎间隙狭窄，运动节段失稳，小关节退变，椎间孔狭窄，进而引起脊神经卡压和刺激，出现下腰痛和腰腿痛等症状。

腰椎间盘退变可使后方小关节成为抵抗应力的主要部位。长期的异常应力作用使小关节逐渐出现滑膜炎性反应、软骨侵袭、关节间隙变窄、软骨下骨硬化，继之小关节增生、关节囊肥厚、骨赘形成甚至半脱位，在部分病人还可发生脊柱序列异常，脊柱不稳、滑脱、侧弯等分，而这反过来又加剧了腰椎间盘退变。

目前有关椎间盘突出压迫神经根引起疼痛机制的主要理论有：①机械压迫学说。机械压迫神经根是引起腰背痛与坐骨神经痛的主要原因，受压迫的神经根处于牵张状态易损伤，继而发生神经根炎症与水肿，导致神经内张力增高，神经功能障碍逐渐加重。②化学性神经根炎学说。髓核从纤维环破口中溢出，沿着椎间盘和神经根之间的通道扩散，神经根无束膜化学屏障，髓核的蛋白多糖对神经根有强烈的化学刺激，激活纤维环、后纵韧带等中的伤害感受器，因而产生化学性神经根炎。③椎间盘自身免疫学说。椎间盘髓核组织是体内最大的、无血管封闭组织，与周围循环无接触，因此髓核组织被排除在机体免疫机制之外。当椎间盘退变、髓核突出，在修复过程中新生的血管长入髓核组织，髓核与机体免疫机制发生接触，髓核中的多糖蛋白成为抗原，产生免疫反应。

国际腰椎研究会（ISSLS）和美国矫形外科学会（AAOS）将 LDH 分为退变型、膨出型、突出型（后纵韧带下）、脱出型（后纵韧带后）及游离型。退变型是早期改变，一般不会与突出型相混。椎间盘突出的病理分型对于判断预后和选择治疗方法有重要指导意义。一般将腰椎间盘突出分为四种病理类型。①膨隆型：椎间盘局限性隆起，内层纤维环断裂，髓核向内层纤维环薄弱处突出，但外层纤维环仍然完整。这一类型经保守治疗大多数可以缓解或愈合。②突出型：纤维环完全破裂，髓核突向椎管，仅有后纵韧带或一层纤维膜覆盖，可位于神经根的外侧、内侧或椎管前方正中处。常需要手术治疗。③脱垂游离型：椎间盘髓核穿过完全破裂的纤维环和后纵韧带、游离于椎管内甚至位于硬膜内蛛网膜下腔，压迫马尾神经或神经根，非手术治疗往往无效。④ Schmorl 结节及经骨突出型：见下文。

根据椎间盘髓核突出方位可以分为骨内突出、经骨突出、后方突出（中央型、中间型、后外侧型、极外侧型）等。

1. 骨内或椎体内突出，称为软骨结节或 Schmorl 结节，是指髓核经软骨板的发育性或后天性裂隙等突入椎体的骨松质内。此症多发生于青年期，男性多于女性。

2. 经骨突出。髓核沿椎体软骨终板和椎体骨之间的血管通道突出，造成椎体边缘离断，侧位 X 线片可见有三角形游离骨块，称为椎缘离断症或椎缘骨。

3. 椎体后方突出。中央型、中间型、后外侧型突出均在椎管内，极外侧型突出在椎间孔或椎间孔外。

腰椎间盘突出与神经根的关系　腰骶神经根离开硬膜囊的水平，各作者报道不完全一致。Armstrong 报道 L_4 神经根发自 $L_{3\sim4}$ 椎间盘的上缘，L_5 和 S_1 神经根分别发自 $L_{4\sim5}$ 和 L_5S_1 椎间盘的上方，认为突出的椎间盘在椎管内主要压迫下一条神经根硬膜外部分。周秉文解剖发现 L_4 以上神经根都发自同序数椎体的后面，在椎管内并不与椎间盘相邻；L_5 神经根多在椎间盘下缘以下水平发出，仅少数在椎间盘水平发出。由于神经根穿过相应椎间管上部之管道，在椎间盘上方与同名椎体后面相邻，直到穿出椎间管外口或以后，才跨越同名椎间盘。因此，突出的椎间盘多不会压迫同序数神经根，而是压迫在此处跨越或刚从硬膜囊发出的神经根，或即将离开硬膜囊的下一神经根。当突出较大或突出点偏内是，可压迫下两条神经根，如 $L_{4\sim5}$ 椎间盘突出可同时压迫 L_5 和 S_1 神经根。但如果椎间盘突出在椎间孔外侧时（极外侧型），则可压迫同序数神经根，如 $L_{4\sim5}$ 椎间盘突出压迫 L_4 神经根，而非 L_5 神经根。马尾神经根在硬膜囊内一般比较松弛和游动，除突出为中心型或突出较大外，一般不易受压；但当进入硬膜囊最外侧，即进入神经根袖前，由于一端比较固定，特别当侧隐窝矢径变窄及黄韧带肥厚时，突出的椎间盘可将其压于椎管后外侧壁，因此神经根在离开硬膜囊前亦可受压。

腰骶神经根的排序是：腰神经根在最外侧，自外向中线依次为 $S_{1\sim5}$。如椎间盘自正中向后突出，可引起完全性神经马尾综合征，表现为括约肌障碍、鞍区麻木，双侧坐骨神经痛及肢体麻木，但直腿抬高试验常呈阴性；如椎间盘自最外侧向后突出，则只压迫腰神经根，直腿抬高试验常呈阳性；如椎间盘突出在上二者之间，者表现为半侧马尾综合征，以上这些现象只在 L_2 以下发生，在此平面以上可出现截瘫或单瘫。

【临床表现】　因人而异，但腰背痛与下肢放射痛仍是椎间盘突出症的主要症状。

1. 症状

(1) 腰痛和坐骨神经痛：95%的腰椎间盘突出症发生在 $L_{4\sim5}$ 或 L_5S_1 椎间盘，故病人多有腰痛和坐骨神经痛。坐骨神经痛多为逐渐发生。疼痛常为放射性神经根性痛，部位为腰骶部、臀后部、大腿后外侧、小腿外侧至跟部或足背部。少数病例可由下向上放射。为了减轻坐骨神经受压所承受的张力而取弯腰、屈髋、屈膝位，以减轻疼痛。因此，病人主诉站立疼痛重而坐位时轻，多数病人不能长距离步行，但骑自行车远行无明显的困难。因为取此位置时，可使神经根松弛，缓解疼痛。有关的实验结果证实：在腰椎前屈时，椎管内容积增大。当咳嗽、喷嚏、排便等腹压增高时，则可诱发或加重坐骨神经痛。少数病史较长者，可有坐骨神经伴腹股沟区疼痛，此系交感神经受刺激引起的牵涉痛。腰椎间盘突出症的病人，在后期常表现为坐骨神经痛重于腰背痛或仅有坐骨神经痛。

(2) 下腹部痛或大腿前侧痛：在高位腰椎间盘突出，$L_{1\sim4}$ 神经根受累，可刺激这些神经根与神经根之间的交通支及椎窦神经中的交感神经纤维出现下腹部、腹股沟区或大腿前内侧疼痛。

(3) 麻木：当椎间盘突出刺激了本体感觉和触觉纤维，引起肢体麻木而不出现下肢疼痛，麻木感觉区按受累神经区域皮节分布。

(4) 间歇性跛行：病人行走时，随着距离的增多而出现腰背痛或患侧下肢放射痛或麻木加重。行走距离短者仅十余米，多为数百米。取蹲位或坐位休息一段时间症状可缓解，再行走症状又复出现，称为间歇性跛行。这是因为椎间盘组织压迫神经根或椎管容积减小，使神经根充血、水肿及炎性反应。当行走时，椎管内受阻的椎静脉丛逐渐扩张，加重了对神经根的压迫，引起缺氧而出现症状。这在老年人尤为明显，因为老年人腰椎间盘突出症多伴有不同程度的腰椎管狭窄，容易引起间歇性跛行，而且症状明显。

(5) 马尾综合征：出现于中央型腰椎间盘突出症。病人可有左右交替出现的坐骨神经痛和会阴区的麻木感。有些病人在重体力劳动后或在机械牵引和手法“复位”后，突然出现剧烈的腰骶部疼痛，双侧大腿后侧疼痛，会阴区麻木、排便和排尿无力或不能控制，出现严重的马尾神经受损的症状。以后疼痛消失出现双下肢不全瘫，括约肌功能障碍，大、小便困难，男性出现阳痿，女性出现尿潴留和假性尿失禁。

(6) 肌瘫痪：神经根严重受压时使神经麻痹，肌瘫痪。$L_{4\sim5}$椎间盘突出，L_5神经根麻痹，胫前肌、腓骨长、短肌、跨长伸肌及趾长伸肌瘫痪，出现足下垂。其中以踇长伸肌瘫痪，表现踇趾不能背伸最常见。L_5S_1椎间盘突出，S_1神经根受累，腓肠肌和比目鱼肌肌力减退，但小腿三头肌瘫痪罕见。

2. 体征

(1) 脊柱外形：腰椎前凸减小或消失或后凸，$L_{4\sim5}$椎间盘突出，常出现腰椎侧凸，L_5S_1侧凸不明显。腰椎侧凸与腰椎间盘突出组织和相邻神经根的部位有关。突出物在神经根内侧——腋部，腰椎突向健侧使神经根松弛，减轻神经根所受突出椎间盘的压力。突出物在神经根的外侧——肩部，腰椎凸向患侧使患侧纤维环紧张和髓核部分还纳，达到减轻椎间盘对神经根的压迫。腰椎侧凸也受到骶棘肌痉挛的影响。但腰椎棘突偏歪不能作为腰椎间盘突出症的特有体征。约50%的正常人有棘突偏歪。

(2) 压痛点：在后侧椎旁病变间隙有深压痛，压痛点多在病变间隙的棘突旁，有时向同侧臀部和下肢沿着坐骨神经分布区放射。深压痛刺激了骶棘肌中受累神经的背根神经纤维产生感应痛。压痛点在$L_{4\sim5}$椎间盘突出较L_5S_1椎间盘突出更为明显，但也有部分病人可仅有腰背部压痛而无放射痛。

(3) 腰椎运动：在腰椎间盘突出症时，腰椎各方向的活动度都会降低。有腰椎侧凸时，腰椎向凸侧侧弯受限。根据椎间盘突出的类型，腰椎的前屈后伸运动受限程度也不同。纤维环在未完全破裂时，腰椎后伸受限。因为腰椎前屈时，后纵韧带紧张及椎间隙后方加宽，使突出的髓核前移，从而减轻了对后方神经根的压迫。而在后伸时，后方间隙狭窄而突出物更为后突，加重了对神经根的刺激与压迫。纤维环完全破裂时，腰椎前屈受限。因为腰椎前屈时，促使更多的髓核物质从破裂的纤维环向后方突出，加重了神经根的压迫。

(4) 肌萎缩与肌力的改变：受累神经根所支配的肌，如胫前肌、腓骨长、短肌、踇长伸肌及趾长伸肌、腓肠肌等，皆可有不同程度的肌萎缩与肌力减退。$L_{4\sim5}$椎间盘突出症，踇趾背伸肌力明显减弱。严重时胫骨前肌瘫痪表现踝关节背伸无力。L_5S_1椎间盘突出症时，可见小腿三头肌萎缩或松弛，肌力亦可改变但不明显。

(5) 感觉减退：感觉障碍可表现为主观麻木与客观的麻木。神经感觉障碍按受累神经根支配区分布。其中以固有神经支配区尤为明显。L_4神经根受损，大腿内侧和膝内侧感觉障碍；L_5神经根受损，足背前内方、踇趾和第2趾间感觉障碍。S_1神经根受损，足外侧及小趾感觉障碍。

(6) 腱反射改变：$L_{3\sim4}$椎间盘突出时，膝反射减弱或消失；$L_5\sim S_1$椎间盘突出跟腱反射改变。

不同部位的腰椎间盘突出症，其临床症状和体征表现不一，因此具有定位意义，见表3-12-1及表3-12-2。

表3-12-1　常见部位的腰椎间盘突出症的症状和体征

突出部位	$T_{12}L_1$椎间盘	$L_{1、2}$椎间盘	$L_{2、3}$椎间盘	$L_{3、4}$椎间盘	$L_{4、5}$椎间盘	L_5S_1椎间盘
受累神经	L_1神经根	L_2神经根	L_3神经根	L_4神经根	L_5神经根	S_1神经根
疼痛部位	下腹部、腹股沟区	大腿前外侧	大腿前内侧	骶髂部、髋部、大腿前内侧、小腿前侧	骶髂部、髋部、大腿和小腿后外侧	骶髂部、髋部、大腿、小腿足跟和足外侧
麻木部位	腹股沟区	大腿外侧	膝内侧	小腿前内侧	小腿外侧或足背，包括踇趾	小腿和足外侧包括外侧三足趾

（续　表）

突出部位	$T_{12}L_1$ 椎间盘	$L_{1,2}$ 椎间盘	$L_{2,3}$ 椎间盘	$L_{3,4}$ 椎间盘	$L_{4,5}$ 椎间盘	L_5S_1 椎间盘
肌力改变	无明显改变	屈髋无力	大腿内收	伸膝无力	踇趾背伸无力	足屈及屈踇无力
反射改变	下腹壁反射、提睾反射减弱或消失	内收肌反射减弱	膝反射减弱或消失	膝反射减弱或消失	无改变	踝反射减弱或消失

表 3-12-2　中央型腰椎间盘突出症的临床表现

突出部位	多系 $L_{4,5}$ 和 L_5S_1 椎间盘，高位者亦不少见
受累神经	马尾神经
疼痛部位	腰背部、双侧大、小腿后侧
麻木部位	双侧大、小腿及足跟后侧、会阴部
肌力改变	膀胱或肛门括约肌无力
反射改变	踝反射或肛门反射

【诊断】　诊断腰椎间盘突出症应将病史、临床表现与影像学检查相结合。

影像学检查：诊断腰椎间盘突出症的重要手段，但正确诊断腰椎间盘突出症，必须将临床表现与影像学检查相结合。仅以影像学检查为依据或片面强调影像学检查的诊断是不正确的。仅有影像学检查证实而无相应腰椎间盘突出的临床表现，则不能诊断腰椎间盘突出症。

1.腰椎 X 线平片　腰椎间盘突出症病人，在腰椎 X 线片可示完全正常，但也有一部分病人可示以下征象：①腰椎正位片腰椎可呈侧弯，髓核位于神经根内侧，则腰椎侧弯凸向健侧；髓核位于神经根外侧，则腰椎侧弯凸向患侧。②腰椎侧位片对诊断腰椎间盘突出症有较大参考价值。正常腰椎间盘呈前宽后窄的楔形，这样可以保持腰椎的生理前凸弧度。正常的腰椎间隙宽度、除 L_5～S_1 间隙以外，均是下间隙较上一间隙宽。在腰椎间盘突出症时，除 L_5～S_1 间隙以外，可表现下一间隙较上一间隙为窄。腰椎间盘突出时，腰椎生理前凸变小或消失，严重者甚至反常后凸。

2.CT 检查　CT 诊断椎间盘突出，主要是观察椎管不同组织密度的变化。表现为椎间盘组织在椎管内前方压迫硬膜囊，使硬膜囊向一侧推移，或前外侧压迫神经根，使神经根向侧后方向移位。在大的椎间盘突出，神经根由突出椎间盘影所覆盖，硬膜囊受压变扁。将水溶性造影剂如脊髓造影与 CT 检查结合（CTM），能提高诊断的准确性。CT 除观察椎间盘对神经的影响外，亦可观察到骨性结构及韧带的变化。前者能清晰地了解到腰椎管的容积，关节突退变、内聚、侧隐窝狭窄以及黄韧带肥厚与后纵韧带骨化等。

3.磁共振成像（MRI）检查　从 MRI 图像上所表现的信号，大体上分为高、中和低强度。通常在 T_1 像条件下，骨皮质、韧带、软骨终板和纤维环为低信号强度；椎体、棘突的松质骨因含骨髓组织，故表现中等信号，正常椎间盘在 T_1 像图像上显示较均匀低信号。T_2 像对椎间盘组织病变显示更明显，在 T_2 像图像上正常椎间盘呈高信号，退变椎间盘呈中度信号，在严重退变呈低信号，称为黑色椎间盘。由于 T_2 像脑脊液信号强而发亮，椎间盘突出压迫硬膜囊显示更加清楚。

MRI 对诊断椎间盘突出有重要意义。通过不同层面的矢状像及所累及椎间盘的轴位像可以观察病变椎间盘突出形态及其所占椎管内位置。

【鉴别诊断】

1.纤维组织炎　中年人发病最多。多因肌肉过度运用，或因剧烈活动后出汗受凉而起病。亦可因直接受寒或上呼吸道感染之后而出现症状。病人主要感觉脊背疼痛，常见部位在附于髂嵴或髂后上棘的肌群，如骶棘肌和臀肌。其他部位的肌和肌筋膜、腱膜等也可受累。腰骶部纤维组织炎时，窦椎神经受到刺激，可引起局部疼痛和下肢牵涉痛。检查时因腰背痛肌肉保护性肌痉挛而出现侧弯和运动受限。多数病人能扪到痛性结节或条索感，这在俯卧位检查时更为清晰。腰背部痛性结节常在第 3 腰椎横突尖部、髂嵴部和髂后上棘处等。压迫痛性结节，特别是肌中的痛性结节，可引起局部疼痛并放射至其他部位如下肢牵涉痛。用 2% 普鲁卡因局部封闭则疼痛消失。此种现象称为“扳机点”。引起的放射痛不按神经节段分布。

2.腰椎关节突关节综合征　多为中年女性。既往无明显外伤史。多在正常活动时突然发病，病人常诉准备弯腰取物或转身取物，突然腰部剧痛，不敢活动。这种疼痛第 1 次发作后可经常发作，1 年或 1 个月可发病数次。检查时脊椎向痛侧侧弯，腰段骶棘肌出现痛侧保护性肌痉挛。在 $L_{4,5}$ 或 $L_{3,4}$

棘突旁有压痛点，直腿抬高试验为阴性。

3．腰椎结核　腰椎结核病人可有全身结核中毒症状，常有较长期的腰部钝痛，休息好转，但无完全缓解的间歇期而呈持续疼痛。下肢痛通常较腰痛症状为晚，因腰椎病灶部位而异，表现为一侧或两侧下肢痛。检查可见腰部保护性强直，活动受限，活动时疼痛加重。腰椎可出现后凸畸形。髂窝部或腰三角处能扪及寒性脓肿。有区域感觉运动障碍，腱反射改变，肌萎缩。化验检查血沉增快。X线片示两椎体相邻缘破坏，椎间隙变窄，腰大肌影增宽或边缘不清，腰椎向后成角畸形。CT和MRI示椎体破坏，腰大肌增宽和异常信号。

4．腰椎肿瘤　腰椎或腰骶椎的原发或继发性肿瘤以及椎管肿瘤可出现腰痛和下肢痛，此种疼痛不因活动和体位改变而变化，疼痛呈持续性逐渐加重，并可出现括约肌功能障碍，影像学检查无退行性改变，椎骨可有破坏，椎管造影和MRI检查可见椎管内有占位性病变。

5．椎间盘源性腰痛　椎间盘源性痛是指纤维环退变形成内裂症，但表层没有破裂，没有神经根受损的症状和体征，以慢性腰骶部疼痛为主，坐位时加重。MRI示椎间盘有退变表现，T_2加权像显示椎间盘后方有高信号区，提示纤维环后方有裂隙。因裂隙处含有椎间盘的液体及局部炎症反应，椎间盘造影可诱发相应的疼痛，并可见椎间盘裂隙延伸到了纤维环的外1/3层，通常是与髓核相连的边缘性撕裂。同时其他相邻的椎间盘可无退变，椎间盘造影无复制的疼痛，结合临床症状和体征方可诊断为椎间盘源性痛。该症确诊后主要应用非手术疗法，近年多采用椎间盘内热疗法和臭氧髓核溶解疗法，这些新的治疗方法近来发展迅速，但远期疗效有待观察。

6．其他　梨状肌综合征、坐骨神经出口狭窄症、腓总神经卡压综合征、腓浅神经卡压综合征、脊髓神经根病变等神经系统疾病。

【治疗】

1．非手术治疗　非手术治疗是腰椎间盘突出症的基本治疗方法，有80%～90%的病人可以通过非手术治疗缓解或治愈。理论基础：通过休息及药物治疗促使受刺激的神经根炎性水肿加速消退，从而减轻或缓解疼痛；通过突出髓核的吸收减轻神经根压迫。其适应证为：①初次发作或病程较短者；②病程虽长，但症状及体征较轻者；③休息后症状可自行缓解者；④影像学检查无严重突出者；⑤全身性疾病或局部皮肤疾病等，不能手术者。

具体方法：包括绝对卧床休息、持续牵引、理疗、推拿、按摩、口服消炎止痛药物、病灶注射治疗等。

(1)卧床休息：是基本的保守疗法，是非手术疗法的基础。它可以减少椎间盘承受的压力，缓解原先突出椎间盘组织对神经根局限性的压迫，达到临床症状减轻或消除。一般卧床3～4周症状大多能缓解。

(2)牵引：可使椎间隙增大及后纵韧带紧张，有利于突出的髓核部分还纳。推拿、按摩可缓解肌痉挛，松解神经根粘连，或者改变突出髓核与神经根的相对关系，减轻对神经根的压迫。

(3)药物治疗：消炎止痛药可以减轻疼痛，协助病人休息治疗；可减轻神经根炎症反应和水肿，是非手术治疗的重要方法。

(4)手法治疗：手法较多，各家有独到之处。但暴力推拿可导致腰部软组织损伤或瘫痪等并发症。

(5)硬膜外封闭：硬膜外腔注入少量激素和麻醉药物，可抑制神经末梢的兴奋性，同时改善局部血供，减轻局部酸中毒，从而起到消炎作用，阻断疼痛的恶性循环，达到止痛目的。1周注射1次，共3～4次。

2．手术治疗　临床诊断腰椎间盘突出症后，有10%～20%的病人需经手术治疗。一般认为，手术指征主要为：①腰椎间盘突出症病史超过半年，经过严格保守治疗无效；或保守治疗有效，经常复发且疼痛较重者；②首次发作的腰椎间盘突出症疼痛剧烈，尤以下肢症状为著者，病人因疼痛难以行动及入眠，被迫处于屈髋屈膝侧卧位，甚至跪位；③出现单根神经麻痹或马尾神经受压麻痹的症状和体征；④中年病人，病史较长，影响工作或生活；⑤病史虽不典型，经影像学检查，CT、MRI或造影证实椎间盘对神经或硬膜囊有明显严重压迫；⑥腰椎间盘突出症并有腰椎椎管狭窄。手术禁忌证：对工作、生活影响不明显者；首次或多次发作，未经保守治疗或有广泛的纤维组织炎、风湿等症状者；临床疑为本病，但影像学检查无明显征象；高度神经衰弱、精神神经症状明显过敏者，应慎重考虑，作为相对禁忌证；心肺功能、肝肾功能障碍不能耐受手术者。

(1) 微创手术治疗

1)髓核化学溶解疗法：经皮穿刺将木瓜凝乳蛋白酶或胶原酶注入椎间盘内，溶解髓核组织，消除髓核对神经根的压迫。这些药物存在如过敏反应、神经炎等并发症，尤以胶原酶为重，应慎用。髓核化学溶解术是应用胶原酶的水解作用，导致髓核或突出物的降解，通过缓解神经根的刺激和压迫达到治疗目的。该技术主要用于突出型和脱出型腰椎间盘突出症。适应证：临床诊断明确、保守治疗无效的慢性腰椎间盘突出症；急性和亚急性腰椎间盘突出症；突出型和脱出型 LDH；突出物中央钙化、周围未钙化的 LDH；合并轻度骨性椎管狭窄未出现神经卡压和马尾神经综合征。禁忌证：合并骨性椎管狭窄出现神经卡压和马尾神经综合征；严重的双侧的侧隐窝狭窄或病变同侧的侧隐窝狭窄；突出物严重钙化者；有严重药物过敏史病人，存在明显的忧虑；严重的代谢性疾病如肝硬化、活动性结核、重症糖尿病患者；孕妇及 14 岁以下的儿童。

2）经皮穿刺椎间盘髓核切吸术：通过去除椎间盘组织降低椎间盘压力，从而减弱或消除神经根损害的张力机制。

3）经皮激光椎间盘减压术：它是利用激光产生热能，使椎间盘组织汽化，干燥脱水，减轻髓核组织对神经根产生的张力和压力，缓解根性症状。该手术同样为非直视微创手术，其安全性，有效性和价效比有待进一步观察。

4）内镜下椎间盘切除术：按入路分三种类型：①后外侧经椎间孔入路椎间盘镜；②前路腹腔镜；③后路椎间盘镜：即标准椎板间椎间盘入路。适用于单节段旁中央突出、脱出，并可同时进行侧隐窝扩大等椎管减压术。由于成像系统的良好监控，避免了盲目性，具有精确定位，适量切除和有效减压，创伤小，恢复快，脊柱稳定性好，近期优良率高的优点。但因显露局限，技术要求高，难度大，难彻底切除，远期疗效有待进一步观察。

其他有椎间盘内电热疗法、射频消融髓核成形术等。要掌握好各种微创手术疗法的适应证与禁忌证。

（2）常规手术治疗：经椎板间开窗减压术：腰痛伴单侧下肢痛，累计一个间隙者。半椎板切除：腰痛伴单侧肢体疼痛，累计两个间隙者或原诊断为某一间隙突出，术中发现该间隙的病理变化不足以解释术前症状而需要探查邻近间隙者。全椎板切除：①巨大的中央型腰椎间盘突出伴急性马尾神经损伤症状者。②髓核摘除术后复发，经保守治疗无效，需二次手术者。③极外侧型或合并椎管狭窄者。可采用关节突部分切除或关节突切除达到椎管和神经根管，彻底减压是获得满意疗效的根本保证。对腰椎间盘突出症以及合并椎管狭窄者，大多可以单侧显露，可以半椎板（或开窗）切除，但要防止遗漏间盘突出及狭窄处减压不充分。对于有广泛的多节段两侧的间盘突出和椎管神经根管狭窄或中央型突出、有括约肌功能障碍者可采用多节段和两侧开窗或全椎板减压术根管扩大神经根探查松解术。对全椎板切除术，要求保留棘上韧带、棘间韧带和不破坏小关节突关节，仅切除造成狭窄的增生部分。

对于高位腰椎间盘突出症、腰椎管狭窄症合并椎间盘突出需行全椎板切除并关节突切除者、3 个节段以上的椎间盘突出、再次手术、极外侧型腰椎间盘突出经关节突切除入路、合并有腰椎不稳或退行性滑脱者可并行腰椎内固定植骨融合术。

各种手术治疗效果的优良率报道为 80%～98%。常见的手术并发症可分为术中并发症（定位错误、神经根损伤、硬膜外血肿、硬膜破裂、大血管损伤及脏器损伤等）；术后短期并发症（椎间隙感染、脑脊液漏等）；远期并发症（腰椎失稳、神经根粘连、硬膜外假性囊肿、椎间盘突出复发与再发等）。

（3）重建技术：腰椎融合后相邻节段椎间盘退变加速，融合节段假关节形成等导致术后顽固性腰腿痛已经引起人们关注。旨在重建椎间盘生理功能的异体椎间盘移植、人工椎间盘置换、人工髓核技术的尝试以及干细胞及基因治疗用于延缓和逆转椎间盘退变的试验研究是治疗椎间盘疾病的新课题。

人工髓核及人工腰椎间盘置换术尚处于研究性试用阶段，应在严格掌握适应证的前提下，以科学谨慎的态度，采用循证医学的方法进行临床应用。

（4）特殊类型的腰椎间盘突出症治疗

1）高位腰椎间盘突出症：高位腰椎间盘突出是指腰椎上三个间隙椎间盘（$L_{1\sim2}$、$L_{2\sim3}$、$L_{3\sim4}$）突出。高位腰椎间盘突出早期确诊困难，往往在突发截瘫症状后才可确诊。如反复发作，且有马尾神经症状者，应手术治疗。手术取后路半椎板或全椎板入路，亦可采用前路术式。在 L_1 椎间盘突出手术时，要防止损伤脊髓圆锥。

2）中央型椎间盘突出症：椎间盘向后正中突出，不但可压迫神经根，产生腰痛和下肢放射痛及下肢肌力感觉的广泛影响；还可压迫马尾，出现鞍区感觉减退或消失，大小便功能障碍，男性患者可出现性功能障碍。对无截瘫表现者，采用椎板部分切除，保留关节突的方法最理想，既可取出髓核又可保持脊柱稳定。合并截瘫者则应采用棘突椎板全切除，这样不仅手术视野清楚且直视下止血彻底，摘除髓核方便。

3)极外侧型椎间盘突出症：常发生于上位腰椎和老年患者。由于它们压迫的是带有脊神经节的出口处神经根，临床表现常为撕裂性腿痛，而下腰痛往往为轻或中度。由于常累及 L_4 以上神经根，股神经牵拉试验往往阳性。对于初次发作，或虽时间较长但症状较轻者，或因局部病变不宜手术者，可先保守治疗，但常因神经疼痛严重，难以奏效，多需要手术摘除突出的椎间盘组织。常用手术入路如下：小关节内侧经峡部椎板间开窗术、小关节切除术、小关节外侧开窗术、外侧入路(椎旁肌劈开)术及内镜下手术等。

4)伴腰椎峡部不连或滑脱的腰椎间盘突出症：峡部不连使相邻节段劳损退变加重，可在同一平面或上一平面产生椎间盘突出。无滑脱者应先开窗摘除髓核，然后探查同侧神经根。有滑脱者应视神经根的受累程度，取半椎板甚至全椎板暴露，连同部分关节突切除，既切除髓核又使硬膜囊、神经根充分减压。为使脊柱稳定，可做椎板融合或椎间融合。有退行性脊柱滑脱和相对腰椎管狭窄的患者，如在屈-伸 X 线片上无严重不稳，推荐采用减压结合后外侧融合；对于有客观不稳的患者，适用于腰椎融合，尤其是高度滑脱或被证明为进行性滑脱的患者，或有症状的低度滑脱保守治疗无效，融合加椎弓根内固定将有助于防止滑脱进展。

5)椎间盘突出所致急性马尾神经综合征：典型表现为腰腿痛及直肠膀胱功能障碍。应早期手术，取出占位病变，椎板彻底减压，争取在 6h 内手术。

6)硬膜内型腰椎间盘突出症：硬膜内腰椎间盘突出极为少见，其发病机制目前仍不明确，诊断较困难，术前很少能明确诊断。病史包括慢性下腰痛、急性神经根性疼痛和进行性神经损害，约有 2/3 伴有马尾综合征。脊髓造影尤其是脊髓 CT 造影，可精确描述病理，典型表现为造影剂完全阻滞，MRI 可显示突出的椎间盘，突出的位置和粘连以及炎症改变。从治疗考虑，迅速的手术治疗是完全康复的关键，多采用全椎板切除术。术前已确定诊断的，应根据突出物与后纵韧带的关系采取硬膜外或经硬膜后壁切开摘除。手术疗效取决于突出时马尾神经损伤的程度、病程及手术技术。早期诊断及时手术者，一般效果较好。

7)椎间盘突出症术后再发：广义再发包括原手术的同一间隙或不同间隙的椎间盘突出；狭义的再发是指不同间隙的椎间盘突出，而同一间隙的椎间盘突出称为复发。椎间盘突出再发下肢或下腰痛较轻，无功能残废者最好以非手术方法治疗。再手术的适应证主要为：严重或持续性神经根疼痛保守治疗无效；椎管狭窄者；马尾神经粘连者；腰椎失稳者。再手术方式为：后路半椎板或全椎板减压，有不稳或手术造成不稳者，应予以椎弓根内固定及后外侧融合术；前路融合术。

8)其他类型腰椎间盘突出症　儿童及青少年型腰椎间盘突出症急性期需要绝对卧床休息，经保守治疗无效者，应选择手术治疗，多不需要植骨融合。老年腰椎间盘突出症多需要手术治疗，但要注意治疗老年并发症。

(杨惠林)

第八节　腰椎管狭窄症

【概述】　1949 年英国 Verbiest 提出椎管、神经根管和神经孔狭窄的概念，称为腰椎管狭窄(the lumbar canal stenosis)。腰椎管狭窄症是指各种原因引起的骨质增生或纤维组织增生肥厚，导致椎管或神经根管的内径较正常狭窄，刺激或压迫由此通过的脊神经根或马尾神经而引起的一系列临床症状。

【病因与病理】　依据其病因可分先天性、发育性椎管狭窄和继发性椎管狭窄。

发育性椎管狭窄是指椎管在成长的过程中内径发育偏小，当椎管内结构发育成熟时椎管已无缓冲间隙，致其中的神经组织出现功能障碍。发育性椎管狭窄症的主要特点是：①中央径 10mm 或以下；②多个椎骨发病；③椎板头侧缘矢径与椎板尾侧缘矢径的比值大于或等于 1(正常小于 1)。

继发性椎管狭窄症：继发于其他病理状态的狭窄，包括退行性变所引起的椎体后缘增生、黄韧带肥厚、纤维环膨出、小关节增生及关节囊肥厚、退变性滑脱或椎弓峡部裂滑脱、医源性、创伤性和其他疾病如氟骨症等所致椎管狭窄。临床上多见的为退行性腰椎管狭窄症。

腰椎椎孔形态自上而下由卵圆形逐渐变为三角形，各椎孔相连成椎管。可以把脊柱每一运动节段的脊椎管道由头向尾端分为 3 个水平（横断面）分区和由中线到侧方 3 个矢状断面分区。横断面上从头端到尾端的 3 个区为：椎弓根水平、椎体水平（中间水平）和椎间盘水平。椎弓根水平从椎弓根的上缘到其下缘，中间水平从椎弓根的下缘到椎体终板的下缘，椎间盘水平从终板下缘延伸到下一椎弓根上缘。从中线到侧方矢状面的 3 个区域分别为中央区、侧隐窝区和椎间孔区，中央区介于脊髓中线和硬膜囊侧缘之间，侧隐窝区位于硬膜囊的外侧缘与椎弓根内侧缘的两个纵轴线间，椎间孔区位于椎弓根内外侧缘之间的纵轴线间。矢状断面分区可从不同矢状断面观察病变。椎间孔的上部位于椎体水平（中间水平）而下部位于椎间盘水平。不同横断面分区结合矢状面分区可以较准确判断引起椎管狭窄的部位，从而指导治疗，提高手术减压准确性。腰脊神经走行的路径称为脊神经根管，为一重要的解剖学概念，对理解腰椎管狭窄症的病理机制非常重要。脊神经根管入口区指脊神经离开硬膜囊到椎体峡部上缘处；中区为侧隐窝；出口区为椎间孔。入口区和中区位于椎管三分区的侧隐窝区。侧隐窝呈上下走行，在椎弓根上缘处前后径最窄，若＜3mm 为狭窄。判断脊神经根管的部位对理解椎管狭窄症的病理机制和诊断有重要意义。

腰椎椎孔的形态决定腰椎管的形状，儿童腰椎椎孔为卵圆形。成人 L_1、L_2 椎孔为卵圆形，而 $L_{3\sim5}$ 椎孔因为关节突向外及侧隐窝形成，多为三角形或三叶草形。下腰椎椎孔的形状使腰椎管的容积较卵圆形减少。当因腰椎退变发生椎间盘膨出，黄韧带皱褶，椎体后缘骨赘形成，关节突关节增生、内聚等，使椎管容积缩小，导致椎管内压力增加，马尾缺血。神经根受压或腰椎活动时，使神经根被增生组织摩擦充血，同时椎管内硬膜外静脉丛回流障碍和椎管内无菌性炎症，引起马尾神经症状或神经根症状。神经受压后神经传导障碍，此障碍与神经受压的强度和受压的时间成正比，压迫时间越长，神经功能的损害越重。由于神经根受压和静脉受压充血和水肿，以及炎性介质释放缓激肽、组织胺、前列腺素 E1 和 E2 以及白三烯等，可发生炎性反应产生疼痛。由于退行性变所致的椎管容积减小系缓慢发生的过程，神经组织开始能适应和耐受此变化，当超过神经耐受的极限则出现症状。然而绝大多数生理性退变即使影像学检查有较重的椎管狭窄，亦可无神经症状。

分型　依据腰椎管狭窄的部位分为：①中央型椎管狭窄，即椎管中矢径狭窄，当矢状径＜10mm 为绝对狭窄，10～13mm 为相对狭窄。②神经根管狭窄，腰神经根管指神经根自硬膜囊根袖部发出，斜向下至椎间孔外口所经的管道。各腰神经发出水平不同，故神经根管长度与角度各异。③侧隐窝狭窄，侧隐窝分为 3 个区：入口区、中间区和出口区。侧隐窝是椎管向侧方延伸的狭窄间隙。侧隐窝存在于三叶形椎孔内，下位两个腰椎即 L_4 和 L_5 处。侧隐窝前后径正常为 5mm 以上，前后径在 3mm 以下为狭窄。腰椎管狭窄症通常是指中央椎管（主椎管）狭窄症，对侧椎管或椎间孔处的狭窄，常称为“侧隐窝狭窄”或“神经根管狭窄症”、“椎间孔狭窄症”。

腰骶神经根疼痛的机制

1. 背根神经节的作用　背根神经节为引起神经根疼痛的重要结构，其可在椎管内或椎间孔外，以 L_5 背根神经节最大。神经根由周围结缔组织如 Hoffmann 韧带固定，可因体位变动而移动。神经肽主要为 P 物质与降钙素基因相关肽，通过轴突输送系统传送。神经根本身的内在神经，躯体和交感神经能调节各种感觉，正常背根神经节能自发产生异位电流和反射脉冲。在神经末梢和脊髓的轴突，伤害感受器作用下经复杂的机制产生疼痛物质。

2. 伤害感受器的激活　组织损伤后，化学物质包括非神经源性和神经源性介质激活伤害感受器。非神经源性介质由乳突状细胞释放蛋白溶解酶而激活，这些物质包括缓激肽、血清素、组胺、前列腺素 E1、E2、白介素、TNF-α 和白三烯等；神经源性介质如 P 物质、血管收缩肠多肽、胆囊收缩素样物质等。这些物质有协同作用，使血浆渗出、水肿和组胺释放。

3. 伤害感受器的作用　伤害感受器是接受疼痛刺激传导的游离神经末梢。在关节突、关节突关节囊、棘上韧带、棘间韧带、后纵韧带和纤维环外层均有伤害感受器。伤害感受器对神经肽起到传递疼痛刺激的作用。此外，肌有 Aδ 和 C 纤维，有似伤害感受器纤维。慢性炎症，力学刺激特别是Ⅲ型和Ⅳ型胶原纤维对力学刺激较为敏感，此种伤害感受器的功能导致椎旁肌持续痉挛，引起腰背痛。

【临床表现】　发病隐匿，逐渐进展，主要表现为腰痛、腿痛及间歇性跛行。由于椎管狭窄多为退行性椎管狭窄，故发病以中老年及从事重体劳动者为多。

1. 腰痛及腿痛　退行性腰椎管狭窄症患者大多数有下腰痛的病史多年，且常伴有较广泛的下肢痛，常涉及骶部。劳累后加重，卧床休息后减轻，反复发作。可出现一侧或两侧下肢痛，每因站立、行走后疼痛加重。$L_{1\sim3}$神经根管狭窄可出现大腿前内侧和小腿前内侧疼痛或麻木。由于侧隐窝狭窄位于下位两腰椎，故多表现为L_5神经和S_1神经受累之症状，出现小腿、足背、足底之疼痛，亦可感下肢麻木。中央型椎管狭窄可为腰骶部痛、双下肢疼痛、麻木、会阴麻胀感，排尿费力。病人为了缓解疼痛常呈前屈位行走，即姿势性跛行，以减少伸直位时腰椎黄韧带增厚突入椎管内，从而使腰椎管容积增加。实验表明，腰椎屈曲位的容量比伸直位容量平均增加4.85ml。同时硬膜内压力由屈曲位为伸直位时至完全伸直位时可达11.8～22.8kPa。而马尾神经静脉回流在4kPa时消失，8～9.3kPa时动脉供血停止。这就是病人喜侧卧屈曲位，不愿仰卧的原因。

2. 间歇性跛行　腰椎管狭窄症患者的典型临床表现：患者行走后(通常为数百米，严重时可为数十米)，出现一侧或双侧腰酸、腰痛、下肢麻木无力，以至跛行、被迫改变姿势或停止行走；但若蹲下或坐下休息片刻，症状即可缓解或消失，患者继续行走，上述症状又会出现。如此情况反复出现，即为间歇性跛行。间歇性跛行的表现可逐渐加重，即能坚持行走的距离越来越短，需要休息的时间越来越长，常仅表现在步行过程中，骑自行车一般不受影响。另一部分病人表现行走活动中肌痉挛性疼痛，多为小腿前外侧肌，而不因体姿改变有所缓解，此与下肢血氧张力降低有关，称为缺血性跛行。

3. 体格检查　主诉的症状与体征常不相符，视狭窄的程度不一。检查时表现为症状重，体征轻，腰椎无侧弯，但腰椎前凸减小，腰椎前屈正常、背伸受限，腰椎后伸时，可感腰骶部痛，骶部痛或下肢痛并麻木。轻者卧床检查可无明显异常，直腿抬高试验阴性，肌力及反射正常。重者可出现下肢肌或臀肌可萎缩，一般无感觉障碍，亦可有L_5或S_1神经分布区痛觉减退，踇背伸力正常或减弱，跟腱反射减弱或不能引出。

椎间孔狭窄症的早期表现为不同程度的腰痛及腿痛，可出现单侧神经根性间歇性跛行。腰痛轻，腿痛重而有放射。体检时可有腰椎活动受限，特别是伸腰受限，直腿抬高试验阳性，受累的神经根支配区运动减弱，皮肤感觉减低和反射减弱。

【诊断与鉴别诊断】　腰椎管狭窄症的诊断应将病史、临床表现与影像学检查相结合，其中临床表现是基本的诊断手段。仅有影像学上的狭窄只能称为腰椎管狭窄，不能称为腰椎管狭窄症。只有当其合并明确的临床症状，如伴有间歇性跛行者才能称为腰椎管狭窄症。

1. 病史与临床表现　如上所述。

2. 影像学检查

(1) X线平片检查：X线片可见椎体后缘增生、增大且向椎管中线偏移的关节突关节、下关节突间距变小及椎板间隙狭窄等骨性结构退变后的一些表现。发育性椎管狭窄者，正位片可见两侧椎弓根间距小，小关节肥大且向中线移位，椎板间隙窄；侧位片表现为椎弓根发育短，关节突大，椎间孔小。

通过X线片测量往往不易定位，尤其是测量椎管矢状径困难(骨性标志的相互重叠，取测量点困难，且靶一片距不一样，X线片的影像放大率也不一样)，难以达到准确测量的目的；不能反映出神经根管骨性侧隐窝的情况；对椎管内软组织的病理性改变，X线片也不能显示。

(2)椎管造影：将造影剂注入蛛网膜下腔，从正位、侧位、斜位多方位摄片，通过硬膜囊和神经根袖的形态，观察狭窄椎管的部位、范围、程度，不仅可明确诊断，也可除外其他引起马尾间歇性跛行的椎管内病变。尽管MRI、CT和CTM等广泛应用，许多学者仍认为椎管造影是腰椎管狭窄诊断和指导手术治疗的重要方法之一。通常正位影柱为节段性两侧对称性压迫，边缘不整齐或完全梗阻，表现为椎间层面，提示黄韧带存在对称性肥厚。完全梗阻时断面影呈“梳齿状”，与椎间盘突出的梗阻相似，不同的是梗阻平面以上往往同时表现有多节段性狭窄。侧位椎间层面可见影柱较细，多平面的整体表现为囊前、后缘呈波浪形改变。硬膜囊矢径值<8 mm即可诊断椎管狭窄，硬膜囊前缘压迹为椎间盘突出(膨出)造成，后缘压迹为增厚黄韧带或增生肥大关节突关节造成。

(3) CT检查：能清晰地显示腰椎各横截面的骨性和软组织结构，尤其是关节突、侧隐窝、椎间盘和椎管内外等结构。骨性增生退变、上下关节突的增生和肥大、黄韧带增厚或骨化及结构重叠、椎间盘突出压迫脊神经及手术后残留的椎间盘组织均可显示出来。近年利用CT对腰椎管横截面扫描，以计算机图像测算技术测量椎管横截面积(CSAC)和硬膜囊横截面积(CSADS)的变化来评估椎管狭窄症，认为CSADS减小是椎管狭窄的可靠征象，CSADS＜100 mm时诊断为椎管狭窄，100～130 mm时表明有椎管狭窄。CT扫描对侧隐窝狭窄的诊断有重要的参考价值，它可以从横截层面观察侧隐窝形态和结构的变化并能测量矢状径大小。侧隐窝是指下腰椎(尤指$L_{4,5}$)椎孔两侧形成的特殊解剖结构，实为椎孔两侧方凹陷处，前方为椎体，后壁为关节突，外侧为椎弓根。根据测量结果，侧隐窝前后径＞5 mm者为正常，4～5 mm为临界状态，＜3 mm为狭窄。但这是纯骨性标志的距离，因为未考虑软组织因素，故当患者表现有神经根性受累的临床表现，侧隐窝前后径＞5 mm时，应考虑其上椎间层面的椎管前外侧角盘黄间隙因软组织退行性改变导致间隙狭窄，挤压神经根的可能性。这种由非骨性根管段挤压并引发的根性受累症状与体征多有随体位变化的特点。此外，神经根粗细也是应被考虑的因素。

(4)磁共振成像检查：MRI用以判断腰椎病变，如椎间盘退变或突出，椎间盘突出物的大小、位置和方向，甚至纤维环破裂与否，以及与硬膜囊和神经根之间的关系等；还可用来判断椎管后结构变化、椎管矢状径大小及其形态变化等。MRI检查能够对骨性椎管、硬膜囊外脂肪、硬膜囊、脑脊液、脊髓等结构作出影像区别。MRI对腰椎椎管狭窄症的临床检查效果，可与CT扫描和椎管造影相比，且其影像显示的组织结构清晰度和组织结构间的关系远比后两者效果好。研究表明，MRI诊断符合率达82%～91%。MRI对人体无害，已有代替椎管造影的趋势，是目前影像学常用的诊断方法。

3. 需要与下列疾病鉴别诊断

(1)腰椎间盘突出症：腰椎管狭窄症和腰椎间盘突出症相似，主要鉴别在于体征上较腰椎间盘突出症少，直腿抬高试验和Laseque征常为阴性，CT检查腰椎间盘膨出而非突出，并有关节突关节增生、内聚。临床上常有腰椎管狭窄并腰椎间盘突出。

(2)腰椎关节突关节综合征：此种腰痛和下肢痛多见于中年女性，无明显外伤史，轻微腰部动作即引起突发腰痛和下肢痛，活动困难，而无下肢间隙行性跛行。行按摩可立即恢复正常，一般2～3周恢复正常，影像学检查无特殊征象。

(3)纤维组织炎：多因肌过度活动出汗后受凉或因上呼吸道感染后发病，常见疼痛部位在斜方肌、冈上肌、骶棘肌和臀肌。腰骶部纤维组织炎时神经脊膜支受刺激可致腰痛和下肢牵涉痛。病程数天至数年，但无下肢间歇性跛行。检查时腰背部肌保护性痉挛，皮下组织增厚，扪之有痛性结节或条索感，可致腰痛或下肢痛，痛性结节封闭则症状消失。影像学检查示正常。

(4)马尾神经源性间歇性跛行：腰椎中央椎管狭窄或椎管内占位性病变所致，累及多数马尾神经，在行走时马尾神经负荷增加、需养增加、神经血管扩张而导致的挤压加重和缺氧功能障碍，出现下肢较广泛的功能障碍。

(5)神经根性间歇性跛行：多发生于腰椎间盘突出症。单条神经根受压缺血、缺氧及炎症导致的疼痛，被迫停步休息。

(6)脊髓源性间歇性跛行：为颈胸椎退变性疾病压迫脊髓，使供血障碍、缺氧所致。步行时出现胸腹部、下肢的束带感，以致不能行走，待休息几分钟后又可行走。此类患者有锥体束征表现，平时走路即有步态不稳，足底踩棉花感，想到此症时容易鉴别。早期锥体束征不明显，在出现间歇性跛行期查体可发现。鉴别意义在于出现颈腰狭窄时，如何确定病变部位。大体上颈椎管狭窄以产生锥体束征为主，下肢麻木无力，但不痛；腰椎管狭窄属于周围神经性损伤，以疼痛及腱反射减弱为主。MRI有助于诊断。

(7)闭塞性脉管炎的血管性间歇性跛行：表现为小腿部发凉、疼痛，腓肠肌压痛，足背动脉摸不到；与腰椎管狭窄症产生的间歇性跛行不同之处，在于血管性疼痛以足为主，夜间重。

【治疗】　随着影像学的发展，许多不伴任何症状的椎管狭窄患者被发现。对于无症状的影像学上的腰椎管狭窄不需要手术治疗，确诊为腰椎管狭窄症者也应首先非手术治疗和观察3～6个月以上，要严格把握手术适应证。

1. 非手术疗法　对于症状轻又无明显体征者，应先保守治疗。非手术治疗目前仍以休息、消炎止痛、理疗、骨盆牵引、腰背肌锻炼、应用支具保护和硬膜外激素封闭等为主，近年来活血化瘀中药用于腰椎管狭窄症，获得一定疗效。物理疗法、热敷、冷敷、按摩、超声波及中药等，可有效缓解患者症状和提高患者生存质量。

(1)卧床休息:急性期卧硬板床静养可减少椎间盘等致压因素对硬膜囊和神经根的压迫,利于局部炎症的消退,从而缓解疼痛。

(2)现代药物疗法:①肌注降钙素:可减轻疼痛,增加行走的距离。降钙素的作用机制可使动脉血产生分流,减少骨骼系统血流而改善马尾神经血循环。②骶管封闭:该方法用于治疗本病存在争议。激素、麻醉药品、神经营养剂为骶管封闭时的常用药物,但部分患者多次治疗后出现视神经萎缩、局部感染、皮肤鳞状损害、股骨头坏死等多种医源性疾病。

(3)功能锻炼:①直腿抬高时,神经根在椎间孔的移动距离可达 2～5mm,这一距离足以使粘连松解;②仰卧起坐、仰卧半起及背伸肌锻炼等可增强脊柱外源性稳定因素,改善或矫正腰部生物力学失衡带来的脊柱不稳定。也有研究认为,多数腰椎管狭窄的患者坚持进行长期有氧运动,能改善整体功能并减轻体重,同时增加内源性吗啡肽,有助于减轻疼痛和增进良好感觉。

(4)中医药疗法:①辨证施治:补肾活血汤,以补肾为主,标本兼治,扶正与祛邪兼顾,达到治疗目的。②针灸按摩:针灸治疗腰椎管狭窄症一般选用大肠俞、环跳、承扶、殷门、委中、承山、阳陵泉、昆仑等穴位,行平补平泻法,得气为度,均留针 30 min。推拿多用揉法、弹拨法、滚法、按压法,并配合斜扳法、屈膝屈髋法等可有效缓解症状。

非手术疗法虽然不能消除椎管的骨与纤维结构增生,但可消除神经根、马尾、硬膜及硬膜外组织的炎症水肿,从而解除压迫,并使症状缓解,且相对安全,副作用小,患者易于接受。也有的学者认为理疗、非甾体类抗炎药的应用可以缓解临床症状、改善功能,但根本的病理变化没有改变,只能延缓症状的进展。

2. 手术治疗

(1)手术适应证:退变性腰椎管狭窄多指退变的病理状态,而退变性腰椎管狭窄症指临床发病,其中 15%～25%患者的临床症状有自限性。对此类患者首先仍应采用非手术治疗,相当多的患者经卧床休息、理疗和药物治疗症状缓解。出现下述情况时可考虑手术治疗:①经正规的非手术治疗无效;②自觉症状明显并持续加重,影响正常生活和工作;③明显的神经根痛和明确的神经功能损害,尤其是严重的马尾神经损害;④进行性加重的滑脱、侧凸伴相应的临床症状和体征。

(2)手术治疗目的:研究发现,并非所有的腰椎管狭窄均源于构成椎管的骨性结构增生退变。部分患者可表现为以骨性组织增生退变为主要因素,纤维结缔组织退变(如椎间盘退变、黄韧带增生肥厚)等为次要因素的中央椎管或腰骶神经根管狭窄;部分则以椎管、神经根管的纤维结缔组织退变为主导致的狭窄,而骨性结构可正常,或虽有一定程度退变,但并不足以引起临床症状。因此,术前若不加以区分,术中以单节段或多节段全椎板或半椎板切除来实现减压目的,势必会导致腰椎稳定性的大范围破坏。即使部分患者的神经组织得到充分减压,但随之出现的许多新的临床问题使治疗更加棘手。手术治疗的目的是对受压的马尾和神经根组织进行充分、有效的减压。

(3)手术治疗原则:近年来多强调针对不同病因采用不同手术方法和手术有限化原则,不主张单一横式大范围减压的手术方法。在确保疗效的前提下,应尽量减小减压范围,以尽可能少地影响脊柱的稳定性,并非减压范围越大,切除结构越多就越彻底。

椎管减压是否达到要求,可参照以下标准:①受压硬膜完全膨胀;②神经根无紧张状态;③侧隐窝完全开放;④必要时神经根自硬膜囊发出至椎间孔完全显露。

对单纯侧隐窝狭窄者多数只需要采用椎板间单纯开窗减压术,不必内固定和融合;对中央椎管狭窄者可采用全椎板切除减压或较大的开窗减压术。不明显影响椎间关节的椎板切除减压术对脊柱的稳定性影响较小,如术前无腰椎不稳现象,其术后发生腰椎不稳的患者也较少见,此类病人往往只需单纯减压而不必融合。对于腰椎管狭窄合并退变性腰椎不稳、滑脱或脊椎侧凸者可考虑在椎管减压后予植骨融合。椎管狭窄范围广泛,减压后将产生腰椎不稳者,如两个或两个以上平面的椎管狭窄需行较为广泛的椎板切除,或者双侧关节突均需切除较多(>1/3～1/2)时,减压的同时予内固定和融合。

(4)手术方法:全椎板切除术主要适用于多种原因造成单一平面的严重中央椎管狭窄,硬膜囊需要足够的减压;多节段、多平面的严重椎管狭窄;狭窄节段腰椎不稳,需要行植骨融合内固定。然而,全椎板切除破坏了腰椎后部结构,影响了脊柱的稳定性,瘢痕挛缩可引起狭窄,出现临床症状,远期疗效常下降，且有腰椎不稳等并发症。越来越多的医师倾向于用有限减压进行治疗。

半椎板切除术适用于单侧的侧隐窝和神经根管狭窄及关节突肥大及中央型狭窄对侧无症状者。椎板间扩大开窗术适于单一侧隐窝狭窄者。有限减压可以对单一平面或单一神经根进行减压，保留较多后部骨及韧带结构，较多地保留了脊柱后部的骨韧带结构。该术式可减少发生术后脊柱不稳定。据报道其中、远期疗效优于全椎板减压，术式包括多节段椎板切开术、选择性椎板切除术、选择性单侧或双侧单节段或多节段椎板切开术以及多种椎板成形术。随着对腰椎管侧隐窝狭窄的解剖、病理研究的深入，以及CT、磁共振等影像学的发展，人们对腰椎管侧隐窝狭窄症有了更多的了解。近年来，国内外已陆续有不少小切口微创减压治疗侧隐窝狭窄症的报道。手术的目的是解除神经根的压迫，尽可能地减轻手术损伤、减少术后硬膜粘连等并发症，更多地保留腰椎的生物力学结构，提高手术疗效。

显微外科技术的应用。应用显微内镜技术治疗单纯腰椎侧隐窝狭窄症也是一种较好的选择。但显微技术有其严格的适应证，一般认为适宜于单节段开窗手术治疗的单纯侧隐窝狭窄症，而对于中央椎管狭窄、椎板间隙过度狭窄和严重的小关节增生、移位的患者禁用。

中央椎管段狭窄的手术治疗。中央椎管骨性狭窄的主要病理变化是腰椎椎弓根层面椎管段中央径减小，属恒定性狭窄；而中央椎管非骨性狭窄的病理变化则表现在椎间层面以软组织构成的椎管段，其中矢径狭小多为非恒定性的。通常对骨性椎管狭窄的症状与体征表现在双下肢的患者，应在狭窄节段做全椎板、黄韧带切除，保留后关节突。对部分关节突关节显著肥大并向椎管中线内聚者，可将关节突关节的内侧部切除，以更好地扩大中央椎管，直至因减压而切除的组织缘与硬膜囊间关系正常，囊色及搏动好为止。由于全椎板切除后马尾神经完全失去骨性覆盖，可形成半环形瘢痕组织压迫神经，须慎重考虑手术指征。构成椎管的软性组织增生肥厚是中央椎管非骨性狭窄的主要病因，手术治疗方案应与骨性椎管狭窄有所不同，大范围切除骨性构造的作法欠妥。手术时可保留棘突、棘上韧带，再适当切除构成椎板间隙的上下椎板，扩大显露椎板间黄韧带后，行椎板下行潜行分离，可完整剥离并去除增生退变的黄韧带，再轻柔牵开硬膜囊探查并摘除突出（膨出）的椎间盘。如此可有效扩大椎间层面非骨性椎管段的矢径，增加管腔内容量，达到对神经组织减压的目的。对存在下腰椎失稳（腰骶角度偏大）或有轻度椎体滑脱者，经上述方法处理后，撑开保留的上下棘突后于其间放置髂骨骨块植骨，以维持椎管屈曲位的扩大，并使下腰椎稳定。

神经根管段狭窄的手术治疗。神经根自硬膜囊发出后向下走行直至穿出椎间孔的这一行程中途经两种不同组织性质的区段：①椎间层面段，又称腰骶神经根管非骨性段（此段横截面表现为“盘黄间隙”）；②椎弓根层面段，又称腰骶神经根管骨性段（骨性侧隐窝）。此两段均可由自身的增生退变或以合并的存在形式导致途经的神经根发生嵌压，引发相应临床症状和体征。由于病变的部位和病变组织的性质不同，手术方法也不同。以往一些文献报道，对椎管狭窄症的处理不够满意，优良率仅为60%～80%，其原因可能是对上述神经根管不同节段狭窄的认识不足。因此，强调术前认真、细致的检查并加以识别是确保手术效果的关键。

（5）植骨融合、内固定术：应根据不同的临床表现及其病变特点决定手术方式。手术减压是对致压物而言，广泛切除椎板和关节突关节已不可取，但必须的减压是必要的。植骨融合是治疗原有腰椎不稳和减压后可能出现不稳的重要措施，尤其对较为广泛的减压术后，植骨融合术是维持疗效的重要措施。小关节切除过多影响腰椎稳定性，伴有退行性椎体滑脱或脊柱侧凸或后凸在减压的同时应行植骨融合术。

内固定术的目的是：增强脊柱稳定性；提高融合率；纠正下腰椎退变后的畸形；维持椎管容量和形态，并保护神经组织；缩短术后康复时间。植骨融合的同时是否应行内固定术，目前仍有争议，对以下情况可考虑行内固定术：退变性畸形者，稳定或纠正侧凸或后凸畸形；复发性腰椎管狭窄且伴有医源性椎体滑脱或不稳；对两个或两个以上平面行较为广泛的椎板切除并有可能发生继发性不稳者；腰椎不稳，腰椎伸屈位X线片示椎体平移超过4mm，成角＞10°。内固定方法以短节段椎弓根固定为宜，可提高融合率，避免长范围固定。大量的不同类型内置物的出现，使下腰椎疾患的治疗获得进步，但我们务必严格掌握手术指征，不宜盲目、不加选择地滥用，以免引起不应出现的并发症。

（杨惠林）

第九节　腰椎滑脱症

【概述】

1. 定义　脊椎滑脱症是指某个脊椎在其下位脊椎上向前滑动产生的病理过程。Taillard将脊椎滑脱症定义为“由于关节突间连续性断裂或延长而引起椎体与其椎弓根、横突和上关节突一同向前滑移。”

脊椎滑脱的现象在1782年由比利时妇产科医生Herbiniaux最先发现。1854年Kilian首先使用“spondylolisthesis”一词来描述因过度肥胖导致腰$_5$脊椎相对于S_1发生逐渐移位的现象。Robert zu Coblenz首先发现完整的神经弓对防止腰$_5$脊椎发生滑移的重要性。美国在1866年由Blake首次报道了1例脊椎滑脱的病例。Spondylolisthesis一词来源于希腊语，其中“spondylo”代表脊椎；而“listhesis”则是滑移的意思。脊椎滑脱常见的原因是椎弓不连或称峡部裂(spondylolysis)，它由脊椎(spondylo)和溶解(lysis)两个字组成，表示上下关节突间部断裂。

2. 自然病史　Fredrickson通过对500名正常儿童的长期随访发现，在6岁时出现峡部裂的概率为4.4%，而成年后为6%。男性发病的概率是女性的2倍。只有15%峡部裂的患者最终发展为脊柱滑脱。滑脱在青春期进展最明显，16岁后进展缓慢。在长达45年的随访中，作者发现在30例峡部裂的病例中无滑脱超过40%者。而通过调查问卷和SF-36量表评价，作者发现峡部裂患者腰痛的程度与正常对照人群无明显差别。与滑脱进展有关的危险因素包括滑脱超过50%和腰骶部后凸。轻度的峡部裂型脊椎滑脱在成年后也会有所进展，但这种进展有可能与继发的间盘退变有关，而不一定来自于峡部裂。

【病因与病理】

1. 病因及分类　腰椎滑脱以及峡部裂的发病率有种族差异，美国白人男性发生率为6.4%，女性发病率2.3%；黑人男性发病率为2.8%，女性发病率1.1%；而爱斯基摩人的发生率可高达50%。而患者中有家族史者占27%～69%，比一般人口的发病率4%～8%要高出许多。腰椎滑脱的具体病因不清，研究表明先天性发育缺陷和慢性劳损或应力性损伤是两个可能的重要原因，一般认为以后者为主。在研究脊椎滑脱自然史和病因的基础上，许多学者对滑脱进行了进一步的分类。脊椎滑脱症的临床分型和准确分类不仅仅是病因学的需要，也是实际工作中的需要。对每个病例进行正确的分类有助于了解病人的严重程度，选择合适的治疗方法，正确的判断患者的预后。

(1) Wiltse-Newman-MacNab分型：这是目前应有较为广泛的分类方法，将脊椎滑脱分为5类，分别是发育不良性、峡部性、退变性、创伤性和病理性5种。

1)发育不良性(先天性)脊椎滑脱：常见于L_5S_1之间。此型占所有脊椎滑脱症的14%～21%。主要是由于S_1上关节突和L_5椎弓及关节突发育异常所引起。由于二者之间的支撑作用减弱，导致L_5脊椎相对于S_1发生前滑移。峡部一般可保持完整，但会表现为发育不良或延长。按发育异常的程度可分为3个亚型。A型：关节突排列方向偏于水平位。此型常可合并隐性脊柱裂，且滑脱出现早且较严重。B型：关节突排列方向倾向于矢状位。但由于椎弓常保持完整，故多数滑移程度较轻。C型：腰骶关节其他发育异常引起的滑脱。

2)峡部性脊椎滑脱：此型是由于峡部病变引起的脊椎滑脱，常见于$L_{4\sim5}$节段。所谓峡部是指上下关节突之间的部分及相应部位的椎板。根据峡部病变的不同特点又可分为3个亚型。A型：峡部应力骨折。持续应力造成局部慢性或疲劳性骨折。由于局部的异常活动导致很少有骨痂形成，且一旦发生不易愈合。此型出现年龄早，有遗传倾向。B型：峡部延长型。由于反复的微骨折及骨折愈合造成峡部延长，但未发生断裂和分离。C型：峡部急性骨折。严重创伤造成小关节之间的急性骨折，滑脱多为轻度。

3)退变性滑脱：最常出现的节段依次为$L_{4,5}$，$L_{3,4}$和L_5、S_1。退变性滑脱常见50岁以上的人群，女性发病率高于男性。腰椎骶化者发病率是普通人群的4倍。多数学者认为椎间盘退变导致的椎间不稳是出现滑脱的主要原因。继发小关节肥大和黄韧带肥厚以阻止脊椎的进一步滑脱。脊椎后部结构的这些变化导致了椎管狭窄，患者常以间歇性跛行为首发症状就诊。退变性滑脱一般不超过33%。

4)创伤性滑脱：急性创伤造成的非小关节间部

(椎弓根、椎板、关节突)的急性骨折。

5)病理性滑脱:继发于全身性骨代谢性疾病(如骨质疏松、成骨不全)或局部病变(如脊柱肿瘤、感染)。

在上述分型的基础上,又有学者将脊柱手术后出现的滑脱也归入其中,称为医源性滑脱。

(2)Marchetti-Bartolozi 分型:Wiltse-Newman-MacNab 分型虽简明易懂,但未明确阐述病因。意大利学者 Marchetti 和 Bartolozi 于 1982 年提出新的分型系统,并于 1994 年补充完善后发表(表 3-12-3)。该分型涵盖面广,临床知道意义重大,有逐渐取代 Wiltse-Newman-MacNab 分型的趋势。

表 3-12-3　腰椎滑脱的 Marchetti-Bartolozi 分型(1994 年)

Ⅰ 发育性滑脱	Ⅱ 获得性滑脱	
A 高度发育不良	A 外伤性	C 病理性
a 峡部崩裂	a 急性骨折	a 局部病变
b 峡部延长	b 应力骨折	b 系统病变
B 高度发育不良	B 医源性	D 退行性医源性
a 峡部崩裂	a 直接手术	a 原发性
b 峡部延长	b 间接手术	b 继发性

2. 病理　椎体滑脱的病理特征主要是腰椎解剖结构破坏刺激或挤压神经,引起不同的临床症状。根据病变部位不同,产生腰痛、下肢痛、下肢麻木、甚至大小便功能障碍等症状。

发育不良性滑脱压迫多来自于骶骨上部和后方的 L_5 椎板之间。由于椎弓是完整的,因此发育不良性滑脱比峡部型滑脱更容易发生骶神经根的损害,同时患者就诊的时间也更早。

峡部型腰椎滑脱时神经根的压迫可来自神经根的直接牵拉、前方椎体纤维环以及后方椎板的压迫,而最常见的压迫部位是峡部形成的瘢痕、骨痂及纤维软骨。正常情况下,L_5S_1 滑脱累及 L_5 神经根,$L_{4,5}$ 滑脱累及 L_4 神经根。但患者症状与滑脱程度并不成正比。如果滑脱节段或其他节段有间盘的退变和突出,患者下肢症状不一定与脊柱滑脱节段相一致。

退行性腰椎滑脱的病程可分为如下几个阶段:腰椎不稳(尤以 $L_{4,5}$ 节段最为明显);过度活动;保护性过度肌痉挛;关节突负荷增加,骨质增生,关节松弛(伴关节磨损);脊柱滑脱。滑脱多发生于 L_4 平面,因为 L_4 承受了较大的前滑应力。滑脱可致椎管矢径容量变小,黄韧带肥厚,关节突周围增厚及骨赘形成,卡压硬脊膜及神经根。由于退行性滑脱椎板及椎体移位皆在相邻两个椎骨间,峡部型滑脱多有一个节段的缓冲,因而退行性滑脱程度虽小,但椎管狭窄程度远较下部崩裂滑脱严重。

【临床表现】

1. 临床症状　并非所有的滑脱都有临床症状,除了与脊柱周围结构的代偿能力有关外,还取决于继发损害的程度,如关节突增生、椎管狭窄、马尾及神经根的受压等腰椎滑脱的主要症状是下腰痛和下肢痛。

(1)儿童及青少年期:发育性脊柱滑脱患者常较早出现临床症状,典型主诉为下腰部僵硬和疼痛,并伴有臀部及大腿的放射痛,畸形严重时疼痛可放射到足底。患者还可表现出椎旁肌、腘绳肌痉挛,腰前凸增大,躯干短缩,前腹出现皱褶,心形臀部,蹒跚步态等典型表现。

(2)成年期:峡部型滑脱一般要到成年晚期才出现腰痛,同时由于滑脱节段或其近端发生椎管狭窄的病理改变,老年患者可出现间歇性跛行的症状。除疼痛外,部分患者会出现神经损害症状,包括感觉异常、下肢无力、直肠和膀胱功能障碍。前二者常见于累及 L_5 神经根的峡部型性脊椎滑脱,而直肠和膀胱功能障碍常见于先天性脊椎滑脱引起的马尾综合征。退变性滑脱一般在 50 岁以后发病,多见于女性患者,主要症状也是腰痛和坐骨神经痛,因严重退变引起椎管狭窄者可出现间歇性跛行的临床表现。患者症状与局部退变和椎管大小有关,而与滑脱的程度不一定成正比。

2. 体格检查　由于腰痛、椎旁肌痉挛,患者腰部活动常明显受限;Ⅱ度以上滑脱者局部触诊可有台阶感。80%有疼痛症状的脊椎滑脱患者可出现腘绳肌痉挛。一般认为,腘绳肌痉挛是机体对 L_5S_1 不稳所做出的适应性改变,同时也是为了维持矢状位平衡而将骨盆置于更为垂直的位置上。下腰椎和骨盆之间的后凸畸形使髂骨翼增宽,臀部扁平。而腰椎的前向滑移和胸腰段代偿性前凸则使得肋弓下缘明显凸向前方。患者由于腘绳肌痉挛、骨盆垂直、腰前凸代偿性增大以及屈髋屈膝可出现明显的步态异常。体检可见腰前凸增大,躯干短缩,前腹出现皱褶,腘绳肌痉挛,心形臀部,蹒跚步态等典型表现。

伴有神经损害者体检时可出现相应的体征。对于有神经损害症状的患者记录下肢的神经症状是很重要的。无峡部裂的发育性脊柱滑脱患者压迫多来自骶骨上部或后方的 L_4 及 L_5 椎板。因此如果滑脱程度相同，无峡部裂的发育性脊柱滑脱比峡部裂性滑脱患者更容易出现骶神经损害的症状和体征。峡部裂性滑脱最常见的致压原因是峡部的纤维软骨，因此正常情况下的 L_5S_1 滑脱常累及 L_5 神经根，$L_{4、5}$ 峡部裂性滑脱累及 L_4 神经根。但如果滑脱节段或其他节段的椎间盘突出，其下肢症状不一定与脊柱滑脱相一致。

3. 辅助检查

(1)X 线片：X 线表现对于腰椎滑脱的诊断及治疗方案的制定十分重要。凡疑诊本病者均应常规拍摄站立位的前后位、侧位、左右斜位及动力性 X 线片。

1)前后位 X 线片：不易显示峡部病变。通过仔细观察，可能发现在椎弓根阴影下有一密度减低的斜行或水平裂隙，多为双侧，宽度为 1～2 mm。明显滑脱的患者，滑脱的椎体因与下位椎体重叠而显示高度减小，椎体倾斜、下缘模糊不清、密度较高，与两侧横突及骶椎阴影相重叠，称为 Brailsford 弓。滑脱腰椎的棘突可向上翘起，也可与下位椎体之棘突相抵触，并偏离中线。

2)侧位 X 线片：能清楚显示峡部裂形态。可见椎弓根上下关节突之间后上斜向前下的透明裂隙，边缘常有硬化征象。有些病例由于反复愈合的细微应力骨折，峡部变细，拉长，苏格兰"狗颈"断裂不明显，而显示出长颈犬征。侧位片除可显示腰椎滑脱征象外，还可测量滑脱的程度。国内常用的是 Meyerdin 分度(图 3-12-20)，按照患椎在下位椎体上滑移的程度分为 4 度。Ⅰ度：指椎体向前滑动不超过下位椎体前后径的 25%。Ⅱ度：超过 25%，但不超过 50%。Ⅲ度：50%～75%。Ⅳ度：超过 75%。若大于 100%，则称为脊椎前移(spondyloptosis)。

由于描述脊柱滑脱的其他指标包括滑脱角、骶骨倾斜角、骶骨水平角及腰椎指数等。滑脱角为通过骶骨近端后缘的垂线和 L_5 下终板的平行线所成的夹角。骶骨倾斜角为躯干垂线和骶骨近端后缘的平行线所成的角。骶骨水平角为水平线与 S_1 上终板的水平线所成的角。

3)斜位片：可清晰显示峡部病变。在峡部裂时，局部可出现一带状裂隙，称为苏格兰(Scotty)狗颈断裂征或长颈犬(Greyhound)征，犹似犬颈系一圈带，边缘常有硬化。

(2)CT 扫描：CT 对峡部病变的诊断率较高。采用薄层 CT 轴向扫描可清晰显示峡部裂的部位，敏感性高于 X 线片。腰椎滑脱的典型 CT 表现主要有：①双边征；②双管征；③椎间盘变形，即出现滑脱水平的纤维环变形，表现为前一椎体后下缘出现对称的软组织影，而下一椎体后下缘无椎间盘组织；④峡部裂隙出现在椎弓根下缘平面，走行方向不定，边缘呈锯齿状。

(3)磁共振检查(MRI)：可观察腰椎神经根受压情况及各椎间盘退变程度，有助于确定减压节段和融合范围。

【诊断】　诊断腰椎滑脱的标准主要包括以下几点。

1. 临床症状和体征。

2. X 线片包括正、侧及左右斜位，必要时加摄动力位片。

3. 合并有严重神经症状时，应做 CT、MRI 检查椎间盘退变情况以及了解腰椎椎管情况。

4. X 线片清晰、摄影位置正确即可诊断本病，但应注意其可能伴发的椎管狭窄和腰椎不稳等情况。

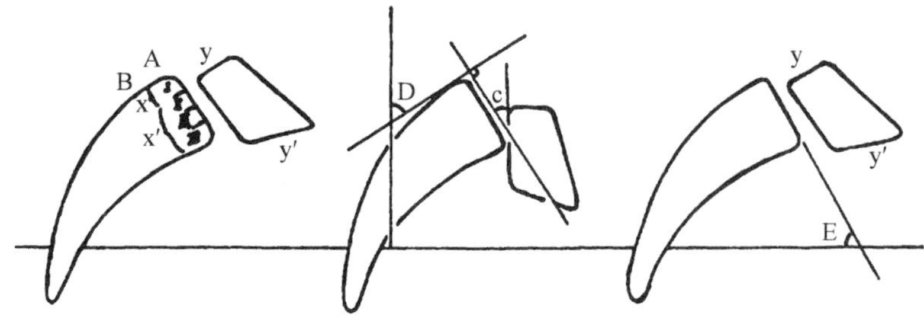

图 3-12-20　描述滑脱的指标

注：A. Meyerdin 分度；B. 滑脱百分率 X/X'；C. 滑脱角；D. 骶骨倾斜角；E. 骶骨水平角；F. 腰椎指数 Y/Y'

【治疗】

1. 观察随访　Wiltse建议对年轻的峡部裂和脊柱滑脱患者要进行密切随访。具体建议如下：①10岁前发现有峡部裂，开始每4个月检查一次，之后每半年检查一次，直到15岁。之后每1～2年检查一次，直到骨骼发育成熟。②滑脱小于25%、无症状峡部型儿童，不必限制患儿活动，应建议避免重体力劳动。③滑脱<50%、无症状儿童，每半年检查一次，直到骨骼发育成熟。适当限制活动，应建议避免重体力劳动。④滑脱<50%、有症状脊柱儿童，建议保守治疗，包括围腰、支具、功能训练、限制活动等。15岁前每半年检查一次，之后每年检查一次，直到骨骼发育成熟。建议避免重体力劳动。⑤滑脱超过50%，建议手术治疗。

2. 保守治疗　脊柱滑脱的治疗目前仍存在较大争议。对于症状轻微的腰椎峡部裂和Ⅰ～Ⅱ度滑脱或病程较短者宜首选手术治疗。包括制动、休息、各种物理治疗、非甾体类抗炎药、腰背肌锻炼和围腰保护，必要时进入疼痛治疗中心接受专科治疗。对儿童、青少年单纯峡部裂可取得较好的疗效。急性峡部骨折，若能早期诊断，通过制动大部分可愈合。

3. 手术治疗

(1)手术适应证：手术治疗的目的在于减轻疼痛，解除神经压迫，矫正脊柱畸形，加强脊柱稳定性。手术适应证主要为：①经功能训练和制备动后腰部和下肢疼痛症状无明显改善或症状复发者；②腘绳肌痉挛、步态异常或姿势异常，通过功能训练无法改善；③坐骨神经痛性脊柱侧凸；④出现马尾神经受压症状或神经损害进展性加重者；⑤进行性滑脱>40%且处于生长发育期的青少年患者；⑥生长发育期的儿童患者，滑脱角>50°，有可能畸形进展；⑦成年患者滑脱>50%者；⑧腰骶部后凸>25°，矢状面失平衡或伴姿势、步态异常者；⑨因严重滑脱影响外观并引起心理问题者。滑脱的手术原则为：减压、复位、融合和稳定脊柱。术前要准确判断好症状来源的原因、部位和范围，术中在减压、固定、融合等几个步骤中有所侧重。间歇性跛行和下肢无力与椎管狭窄和节段性不稳有关；神经性麻痛与侧隐窝狭窄、神经根压迫有关；而顽固性的腰背痛又与节段的失稳有关；再结合相关的影像学检查制定出一个合理的手术方案。

(2)手术方法：对于Ⅱ度及Ⅱ度以内的滑脱，主要的手术治疗方法包括腰椎双侧峡部融合术、椎板切除减压术、脊柱融合术、复位内固定术以及上述方法的联合应用。

1)峡部修补融合术：对于双侧峡部裂、不伴或伴有不超过Ⅰ度的滑脱、腰椎无明显退变、年龄<30岁的年轻患者可考虑应用上述方法。对于考虑做峡部修补的成人，应明确患者疼痛产生的原因。如果峡部封闭后疼痛明显缓解，则考虑峡部裂为患者疼痛的原因。在峡部修补的同时辅助应用内固定如经峡部螺钉、节段性经横突钢丝以及钩状螺钉有助于促进峡部融合。最常用的方法是清除缺损处纤维结缔组织及断端硬化的骨质，并植以骨松质，安装椎弓根螺钉和椎板下钩，并连接椎板钩与同侧椎弓根螺钉。文献报道满意率可到80%以上，融合率可到90%。术中注意必须清除缺损处纤维结缔组织及断端硬化的骨质，并植以骨松质。

2)椎板切除减压术：对于有神经根或马尾神经受压者应考虑行椎管减压。因单纯行椎板切除有加重术后脊柱滑脱以及残留腰背部疼痛的风险，因此对于青少年脊柱滑脱患者，以及以下腰痛为主要表现或存在椎间盘退行性改变的年轻(年龄<40岁)患者，在椎板切除减压的同时应行脊柱融合术。

3)脊柱融合术：目前的观点认为，脊柱融合率与脊柱滑脱的治疗效果密切相关。脊柱融合的方法很多，可分为后侧融合，后外侧融合和椎间融合。

脊柱后侧融合的范围包括椎板、小关节和棘突，1911年由Albee和Hibb首创。后侧原位融合术是最早用于治疗脊柱滑脱的手术方法，虽然文献报道的融合率可达40%～85%，症状改善率可达60%～100%，但因其适应证窄，植骨融合率低，假关节发生率高，目前已经很少单独使用。后外侧融合的范围包括横突基底部、小关节外侧以及椎板。与单纯后侧融合相比，后外侧融合的植骨部位距腰椎屈伸活动轴较近，融合后可起到更好的生物力学效果。且周围血液循环丰富，植骨融合率较高。

与后外侧融合相比，椎间融合的优点在于植骨面积大；植骨块处于压应力作用下，融合率高；通过恢复椎间高度可对椎间孔起到间接减压的作用；恢复腰前凸；切除椎间盘，也就是去除了可能引起疼痛的根源。椎间融合可以通过后路(经椎间孔或外侧椎间融合)途径，也可以通过前路途径。经后路椎间融合的优点在于可对神经压迫实现直接减压，并可进行椎弓根钉内固定，加强脊柱稳定性。缺点是在切除椎间盘以及放置椎间融合器的过程中，因牵拉硬膜有可能损伤神经结构及硬膜。而前路椎间融合可更好的实现滑脱的复位，但术后有可能出现逆行性射精和血管方面的并发症。关于这两种入路的手术治疗效果各有相关文献支持。也可将后路椎间融合与后外侧融合同时使用，做 360°融合。

4)复位与固定：与原位融合相比，复位固定的优点在于：防止畸形进展；减轻术后疼痛；允许对神经进行充分的减压；提高植骨融合率；减少融合节段；恢复身体的姿势和力学性能；改善外观。

在进行复位固定之前应考虑如下问题：拟复位节段的柔韧性；内固定节段骨骼的大小及质量。在充分考虑上述因素后，如果医生能熟练掌握复位技术，那么目前认为的复位固定的指征包括：临床表现出马尾综合征的患者；儿童患者滑脱角超过 30°和(或)滑脱大于 40%，成年患者滑脱大于 50%；畸形引起失代偿或心理问题；以疼痛和神经损害为主要表现，外加下述 8 条中的 2 条者：①滑脱角超过 25°；② L_5 椎体梯形变；③骶椎终板变圆；④ L_2 至 S_1 前凸角大于 50°；⑤ L_5 根性症状明显；⑥青少年女性；⑦腰骶部活动度过大；⑧骶神经根牵拉症状。

对于大多数青少年和成人患者可行后路内固定器械复位。手术复位应在充分减压的基础上进行，减压后神经无压迫、椎间结构松弛，使复位更简单。坚强的内固定不但有助于防止畸形进展，提高早、中期临床疗效；还能增加植骨融合率。椎弓根钉可达到三柱固定，可进行撑开、提拉复位，其抗旋转、剪切性能很强。现代的椎弓根钉连接准确、操作简单、结构牢固、易于复位，有较高抗拔出强度和抗疲劳强度，是后路手术主要使用的内固定物。

多数文献的报道都显示融合对临床症状的缓解程度比减压更为重要。而内固定的作用就在于提高植骨融合率。虽然也有学者指出，与原位融合相比椎弓根钉内固定并没有提高临床疗效，而且还延长了手术时间，增加了出血量，但是考虑到椎弓根钉对提高植骨融合率以及融合对临床疗效的影响，多数学者在减压时还是建议行内固定。

5)重度滑脱的处理：对于重度滑脱(滑脱大于50%)或腰骶段后凸患者的处理要相对复杂。重度滑脱的常见原因是骨钩发育不良，而椎弓结构保持完整，因此在发生滑脱时是脊椎整体前移，而不像峡部裂一样只有椎体结构发生滑移。此时发生椎管狭窄的可能性更大。即使单纯做原位融合，对重度滑脱的患者来说也是有风险的。对儿童重度脊柱滑脱以及对保守治疗无效的成人患者应考虑做稳定手术。因重度脊柱滑脱患者常有 L_5 横突发育不良，且植骨区是处在张力作用下，因此融合范围应延长至 L_4。

因内固定器械的改进，对重度滑脱目前更倾向于复位。对于滑脱角超过 45°；腰骶段后凸；滑脱进行性加重；融合术后出现滑脱进展；患者无法接受目前外观的情况下应考虑手术复位。对需手术减压或者单纯融合失败，滑脱进展的患者虑切开复位。切开复位时首先进行广泛减压，于 L_3 至骶骨之间放置临时撑开棒。近端固定 $L_{4,5}$ 节段，远端固定骶骨，骶骨螺钉方向应尽可能朝向骶骨岬，以提高螺钉把持力。切除 $L_{4,5}$ 椎间盘以及骶骨穹窿将有助于复位。复位过程中除要注意神经损伤的风险外还应该注意防止尾端螺钉拔出。一旦复位成功后应考虑是否行椎间融合。标准的椎间融合应使用填充自体骨的 Cage 或腓骨段行腰骶间融合。也可采用分期手术的方法，先行前路松解及融合，再做后路复位及固定。

对于重度脊柱滑脱的长期随访结果显示，各种方法均可取得良好的治疗效果。在一组后路减压以及行腰骶间腓骨段植入治疗重度脊柱滑脱的 14 例患者中，术后无神经损伤加重者，除 1 例外其余患者均获得骨性融合。而另一组类似病例中也得到相似结果，除 1 例患者对外观改善不满意，1 例患者因不融合而出现持续腰痛外，其余患者均取得满意结果。

对于脊柱前移，特别是发生在 L_5 节段的患者，可考虑通过前后路联合途径切除 L_5 椎体并且做 L_4 到 S_1 的复位和固定。虽然这种方法的出发点是通过脊柱短缩避免神经损伤，但文献报道神经损伤的发生率高达 76%，不过最后的长期随访显示，出现神经症状的 30 例患者中只有 2 例需借助下肢支具才可实现独立行走。

6)微创技术治疗腰椎滑脱：随着手术技术和操作器械的发展，微创技术被应用于脊柱外科，以最小的损伤达到最佳的治疗效果。微创技术可减少椎旁软组织的损伤，减少出血，减轻切口疼痛，缩短住院天数，被患者接受。应用于治疗腰椎滑脱的微创技术主要有：前路小切口腹膜后椎体间融合；前路小切口经腹腔椎体间融合；腹腔镜下前路椎体间融合；通道管下后路椎体间融合；通道管下经椎间孔入路椎体间融合；经皮椎弓根钉内固定；经通道管椎弓根钉内固定。但微创手术也有其缺点：学习曲线长，难掌握；对手术者技术要求高，手术难度大；要求手术者有良好的三维解剖知识；需要专用器械，增加手术成本；暴露不充分，视野小手术时间长；并发症高。应当在条件充分的情况下谨慎开展微创脊柱手术。

7）动态稳定系统：动态稳定系统可改变脊柱运动节短的负荷传递方式，组织产生疼痛的运动方向和运动平面的脊柱运动，但全部保留其他正常的腰椎活动度。目前治疗腰椎疾患的动态稳定系统主要有四类：棘突间内固定撑开装置、经椎弓根固定的动力稳定装置、经椎弓根固定的半坚固装置和人工椎间盘置换装置。动态稳定系统目前主要用于治疗下腰痛、退变性滑脱和腰椎管狭窄症。

Schnake 进行了一项前瞻性研究，观察动态稳定系统（Dynesys）是否可以提供足够的稳定性以阻止退变性滑脱减压术后滑脱的进展。在对 26 例患者最短 2 年的随访后发现，所有患者的症状都有明显改善，影像学未发现滑脱有进展。作者认为减压术后应用动态稳定系统（Dynesys）可提供足够的稳定性阻止滑脱进展及脊柱不稳，并且可以取得与减压和椎弓根钉固定相似的治疗效果。棘突间内固定撑开装置可在手术节段产生相对的后凸，使褶皱的黄韧带反向张开以减少其对椎管的侵入。Anderson 使用 X-STOP 棘突间撑开装置治疗有间歇性跛行症状的退变性脊柱滑脱患者 42 例，经过 2 年随访作者发现 X-STOP 棘突间撑开装置可取得比保守治疗更好的治疗效果（63%：13%）。虽然关于动态稳定系统的初期临床结果令人鼓舞，但大多数还处在发展完善阶段和临床实验研究中，有关其确切的临床效果还有待长期的随访结果。

（王以朋）

第十节　脊柱不稳定

【概述】“脊柱不稳”在临床上相当常见，但长期以来一直未引起充分重视，对其认识亦较为混乱，目前尚无统一的定义。一般认为这一概念应包括以下两方面的内容：①在生物力学上，脊柱不稳是指运动节段的刚度下降、活动度增加，脊柱在生理载荷作用下发生超过正常程度的位移；②在临床上，脊柱在生理状态下的过度活动可导致疼痛，产生临床症状。这两方面的概念可以分别命名为“脊柱不稳”和“脊柱不稳征”。

引起脊柱不稳的原因很多，本章主要讨论由退变导致的脊柱不稳。

【病理机制】　正常情况下，维持脊柱稳定的基本单位是运动节段，即脊柱的功能单位（function of spinal unit，FSU），包括相邻的两节椎骨及其椎间盘、关节突关节和韧带结构等。Pope 及 Pajabi 于 1985 年提出，脊柱的稳定性反映了载荷与脊柱功能单位所发生位移的相互关系。在生理条件下，脊柱的活动受各种外部载荷（外力）以及内部载荷（应力）的共同作用，由此产生相应部位的生理变形（应变）和脊柱的生理活动。在同样的载荷下，位移越小，稳定性就越强。正常的脊柱在生理载荷范围内，FSU 不会出现异常应变，因而保证了脊柱的稳定。脊柱不稳意味着在正常载荷下即出现了异常活动、应变和变形。生物力学的试验表明，正常人体脊柱的稳定性由两大部分来维持：一是内源性稳定，包括椎体、椎弓及其突起、椎间盘和相连的韧带结构，为静力性平衡；二是外源性稳定，主要为脊柱两侧肌肉的调节与控制，它是脊柱运动的原始动力，为动力性平衡。上述任何一个环节遭受破坏，均可能引起或诱发脊柱正常结构及平衡功能的丧失，当脊柱功能单位（FSU）的刚度降低，导致在生理载荷范围即可出现过度活动和（或）异常活动时，称为脊柱不稳，当由此引起一系列相应临床表现时，称为脊柱不稳征。

在引起脊柱不稳的诸多病因中，退行性变最为常见。退行性变是人体生长发育停止后出现的自然规律。椎间盘是整个脊柱承载系统中最为关键的部分，不仅可吸收振动、减缓冲击，而且能将所承受的载荷向不同方向均匀分布。椎间盘承载量大，因而容易发生损伤并在体内最先发生退行性改变。一般将脊柱退行性变分成 3 个阶段。①早期退变期：也称功能障碍期。椎间盘退变程度较轻，纤维环及髓核刚开始脱水、体积变小、弹性降低，前、后纵韧带及小关节囊稍松弛。椎体间活动范围开始增大，刺激后纵韧带及根管周围的窦椎神经引起局部症状，临床症状多表现急性发作亦多很快恢复正常。②不稳定期：髓核明显脱水，甚至出现破裂或移位，表现为椎间盘高度减低，关节囊及韧带松弛，椎节间出现异常活动，严重者可呈半脱位状态，临床上所见椎间盘突出亦多发生于此阶段。此期的临床表现视椎管矢状径不同而有所差异。椎管大者，患者可仅表现为窦椎神经、交感神经刺激的症状，椎管小者，可因为椎节移位、间盘突出压迫脊髓或神经根而表现出相应的神经症状。③固定畸形期：由于脊柱的过度活动引起韧带牵拉周围骨质导致椎体边缘牵扯性骨赘增生，椎间盘高度明显减低，小关节受力增加引起代偿性增生，从而使脊柱倾向于重新获得稳定，这是人体自然的代偿性防御机制，但骨赘的出现则可能导致中央椎管及神经根管的狭窄。若椎管较大，增生的骨赘、小关节可以不压迫脊髓或者神经根，脊柱重新获得稳定后临床症状可以减轻甚至消失；若椎管较小，即使脊柱重新获得稳定，则增生的骨赘也可以压迫脊髓或神经根而持续表现相应的神经症状，此时由于脊柱不稳导致的症状可以消失，临床上诊断为颈椎病、腰椎管狭窄症等疾病更为合适，这些疾病将在有关章节予以单独讨论。上述临床分期并无特定的界限，而是一个连续的过程，病理表现、影像学表现及临床症状可以交叉并存。

需要注意，应当把退变、不稳和不稳症区别开来。退变是普遍的，但只有当退变发展到出现异常位移时才称为不稳，而发展到出现临床症状时才称为不稳症。

【分类】

1. 按病因分类　除了本章讨论的退变性脊柱不稳外，尚有创伤性、医源性、病理性脊柱不稳。

2. 按解剖部位分类　分为颈椎不稳、胸椎不稳、腰椎不稳。颈椎不稳又可进一步分为枕颈部不稳、寰枢椎不稳、下颈椎不稳。临床上颈椎不稳及腰椎不稳较多见，而胸椎不稳罕见，这与胸廓的相对稳定作用有关，胸椎不稳的发生多存在外伤及病理性因素。

【临床表现】　脊柱不稳常常是各种脊柱疾病病理过程的一个发展阶段，故其临床症状比较复杂且多无特异性，物理检查也难以发现脊柱的异常活动。

1. 疼痛　常常是脊柱不稳征的常见和首发症状，可以表现为活动后疼痛加重，活动受限，休息可缓解，但无特异性。脊柱不稳引起疼痛的主要原因是脊柱的过度活动引起肌肉、筋膜和韧带的过度疲劳，从而导致肌肉、筋膜和韧带的功能不全，继而进一步加重脊柱不稳，形成恶性循环。

2. 神经损害症状　有学者把神经系统的损害作为脊柱不稳的最重要表现，必须强调脊柱不稳的神经损害应该与脊柱的动态活动相关，也就是说脊柱的动态活动可以诱发或加重神经损害的症状，如果脊柱仅在静止状态下表现为神经损害，而动态活动对神经损害无明显影响，则不能将其作为脊柱不稳的表现。

3. 体格检查　静态临床检查可发现局部压痛，但多无明显神经损害症状，且缺乏特异性。

【辅助检查】

1. X线检查　可作为诊断脊柱不稳的主要依据。静态X线没有特殊征象，可以表现为椎间隙变窄、骨刺、脊柱序列异常。临床上最常用的是过伸、过屈脊柱侧位X线片。对于上颈椎有时需要拍摄张口位片以及特殊体位X线片。对于腰椎，有时需要分别拍摄立卧位X线片以比较在重力影响下脊柱的稳定情况。

2. CT、MRI检查　对于诊断脊柱不稳也有重要价值，采用动力位CT、MRI或者加压CT、MRI对于疑难病例的诊断有特殊价值。大多数脊柱不稳定只有在活动或直立状态下才有临床症状，普通CT、MRI解除了重力的影响因素，往往没有任何异常发现，但是采用直立位、动力位或者加压CT、MRI检查，则可能出现异常表现，必要时可与卧位CT、MRI进行对比，更有诊断价值。

【诊断及鉴别诊断】

1. 诊断　脊柱不稳及脊柱不稳征的诊断必须依靠影像学检查。必须明确，由于存在着个体差异以及年龄、职业和日常训练等方面的影响，确定脊柱的正常活动范围非常困难，而读片者间的观察误差也是一个不容忽视的因素，另外迄今为止尚未发现临床症状与X线征象之间的相关性，因此，影像学检查只能作为诊断脊柱不稳的依据，如果要诊断脊柱不稳征，还必须存在肌筋膜疼痛或者脊柱动态活动下的神经损害症状的临床表现。

此外，可进行支具等局部制动，若症状减轻或消失，则强烈提示脊柱不稳定的存在。

2. 鉴别诊断　脊柱不稳主要是和各种退变性疾病及引起脊柱不稳的各种原发性疾病进行鉴别，很多退变性疾病在早期阶段常常首先表现为脊柱不稳定，例如颈椎病、腰椎管狭窄症等，脊柱不稳可以作为这些疾病的并发症存在。

【治疗原则】　脊柱不稳定的治疗应该遵循以下原则：①使脊柱重新获得稳定；②防止不稳定的脊柱对周围脊髓或神经根造成继发性损害；③防止

脊柱不稳定或脊柱畸形的进一步发展；④结合患者的发病因素、发病程度、发病部位及社会因素，选择个体化治疗方案。

【特殊部位的脊柱不稳】

1. 枕颈部不稳

(1)概述：颅骨与颈椎之间的连结主要凭借枕髁与寰椎上关节凹所构成的寰枕关节完成，除关节囊外，尚有枕骨与寰椎之间的前、后寰枕膜和寰枕外侧韧带，枕骨与枢椎之间的覆膜、翼状韧带和齿突尖韧带等参与维持枕颈部的稳定。

枕颈部不稳多见于创伤、炎症及先天畸形，由退变引起者少见。外伤引起者多见于青壮年，炎症引起则多见于儿童。

(2)临床表现：多数具有神经症状，表现为四肢锥体束征阳性，肌张力增高，反射亢进等，以下肢为重。上肢主要表现为手部精细动作障碍，四肢可有麻木、疼痛及过敏等感觉障碍。

(3)影像学特点：枕颈部不稳主要根据 Power 的测量标准进行诊断。如图 3-12-21 所示：枕骨大孔前缘至寰椎后弓距离(BC)与枕骨大孔后缘至寰椎前弓距离(OA)之比值(BC：OA)，正常值为 0.77，当该比值＞1 时提示寰枕关节脱位。也可测量齿状突尖至枕骨大孔前缘距离，成人＞5mm，小儿＞10mm 时应怀疑有脱位(图 3-12-22)。

(4)治疗：应以非手术疗法为主，可采用牵引、石膏制动等方法，后期仍存在不稳时可考虑行枕颈融合术。

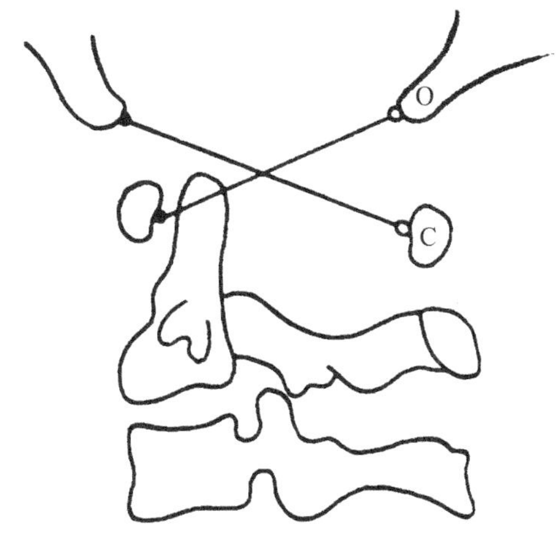

图 3-12-21 枕骨大孔前缘至寰椎后弓距离(BC)与枕骨大孔后缘至椎前弓距离(OA)之比值(BC. OA)，正常值为 0.77，当该比值大于 1 时提示寰枕关节脱位

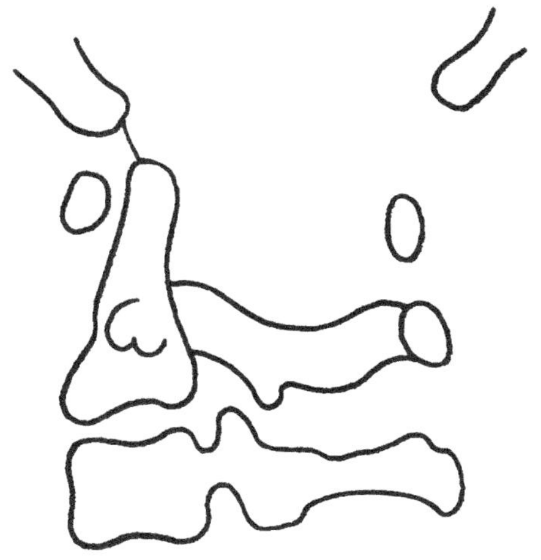

图 3-12-22 齿状突尖至枕骨大孔前缘距离(BD)，成人＞5mm，小儿＞10mm 时应怀疑有脱位

2. 寰枢椎不稳

(1)概述：寰枢椎为头颅与脊柱的移行部位，在整个脊柱中结构最为复杂和特殊。枢椎齿状突是枕骨与寰枢椎连接结构的骨性中轴，而将其束缚于寰椎前弓内的横韧带是维持寰枢椎稳定的最重要结构。

正常情况下，寰椎椎管矢状径大多超过 20mm，其中前 1/3 为齿突占据，中 1/3 容纳脊髓，后 1/3 为代偿间隙，寰枢椎不稳的临床表现与不稳引起的寰枢椎移位程度及寰椎椎管大小直接相关。

创伤引起的寰枢椎不稳比较常见，其主要类型包括：①寰椎椎弓骨折(Jefferson 骨折)，可以同时合并齿突骨折或寰椎横韧带断裂。②寰枢关节脱位和半脱位：一般认为 X 线片上寰齿间距(atlanto-odontoid interspace，ADI)成人大于 3mm，小儿大于 4mm 时说明有寰椎向前脱位或半脱位(图 3-12-23)。如大于 5mm 则可诊断横韧带断裂。③齿状突骨折：根据其骨折部位分成三型(图 3-12-24)，其中Ⅰ型骨折稳定性较好，但不常见，Ⅱ型骨折最多见但稳定性差，晚期易发生骨不连。④枢椎椎弓骨折(Hangraan 骨折)。

此外，先天性畸形及类风湿关节炎也可导致寰枢椎不稳，多见于儿童和青少年。退变导致的寰枢椎不稳较少见。

(2)临床表现：根据不稳发生的原因、类型及程度而多变。由器质性原因如外伤引起的寰枢椎不稳其症状较多而重，且多具有脊髓压迫症状。由动力性原因引起的颈椎不稳，症状较轻，有时可仅表

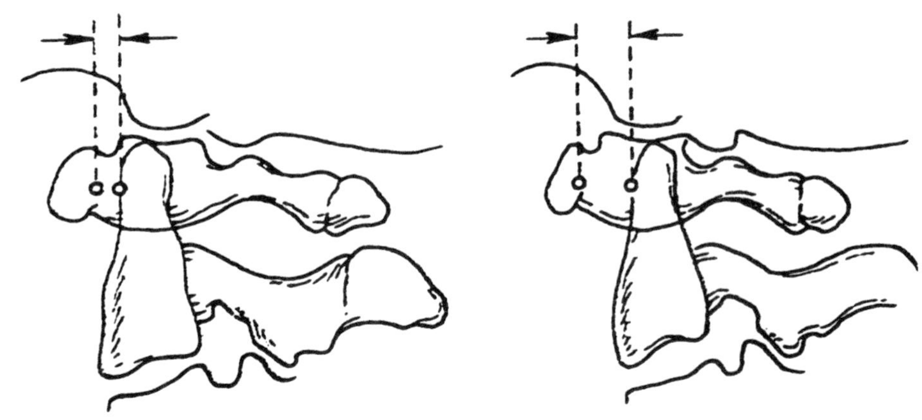

图 3-12-23　寰齿间距(atlantoodontoid interspace, ADI)成人＞3mm,小儿＞4mm 时说明有寰椎向前脱位或半脱位

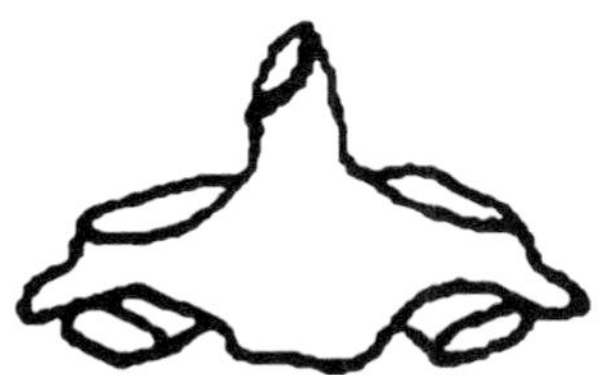
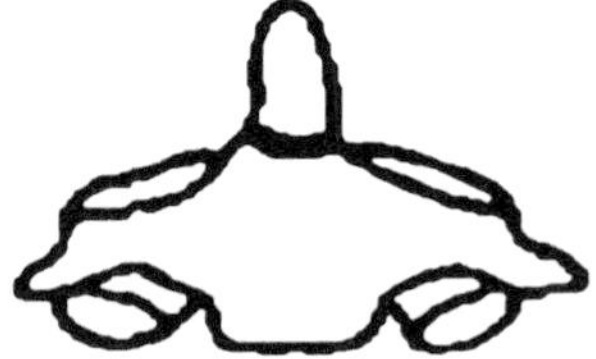
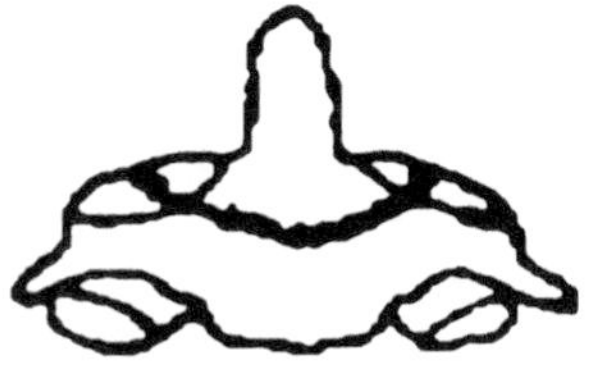

图 3-12-24　齿状突骨折

现为椎-基底动脉供血不足症状。

常见颈部症状有强迫体位,颈部僵硬、活动减少,局部压痛,有时可出现电击样感觉。

神经症状多表现为锥体束征阳性。上肢手部精细动作障碍,下肢肌张力增高,四肢反射亢进。四肢感觉障碍、麻木及疼痛,Hoffmann 征阳性、Babinski 征阳性。

(3)诊断:主要依据既往病史(先天发育畸形、外伤、咽部炎症等)、临床表现及 X 线检查。

常规矢状位 X 线上测量寰齿间距(成人＞3mm,小儿＞4mm 提示寰椎向前脱位或半脱位。如＞5mm 则可诊断横韧带断裂),张口正位 X 线上可测量双侧枢椎侧块与齿突距离,正常应左右对称,若不对称可能存在旋转半脱位或脱位,若增大可能存在枢椎骨折。常规 X 线还可发现骨折征象。

对于骨折无移位或可疑骨折 X 线不能明确诊断、或者为了明确脊髓受压情况时,可行 CT 或 MRI 检查。

(4)治疗

①非手术治疗:可选用颅骨牵引、头颈胸石膏、Halo 石膏或支架等,对于症状较轻的非急性患者,疗效较好。

②手术治疗:对于存在脊髓压迫或外伤引起的患者,常需行手术治疗。常用的手术方法有枕颈融合术或寰枢椎融合术。若存在脊髓压迫,应先行减压,常用减压方法有枕骨大孔后缘切除、寰椎后弓切除等。近年来,随着内固定材料及技术的发展,枕颈融合及寰枢椎融合的方法很多。常用的有后路 Brooks 法和 Gallie 法及其各种改良方法。部分Ⅱ型齿突骨折可采用前路手术,方法是在齿突基底部直接置入 1 枚螺钉至骨折的齿突内进行固定。

3. 下颈椎不稳

(1)概述:颈 2～3 椎节以下的颈椎节段不稳定,称为下颈椎不稳。临床上较为常见,多由退变引起,外伤及病理性因素也可以导致下颈椎不稳。

由退变导致的颈椎不稳存在典型的三期病变。①早期退变期:此期可由于颈椎的过度活动刺激窦椎神经引起局部疼痛症状。②不稳定期:此期的临床表现视椎管的矢状径不同而有所差异。椎管大者,椎节过度活动不会对脊髓造成压迫,仅表现为颈椎过度活动刺激窦椎神经、椎动脉或交感神经引起局部疼痛症状、椎动脉痉挛脑供血不足或交感神经症状,表现为颈性或交感型颈椎病的症状;椎管小者,椎节的过度活动除颈椎局部症状和交感症状外，还可对脊髓或神经根造成压迫，引起相应的脊髓型或神经根型颈椎病的表现。③固定畸形期：脊柱获得重新稳定，此期可能在影像学上不表现出明显不稳的征象，由颈椎过度活动刺激窦椎神经、椎动脉及交感神经引起的症状可能减轻或消失，临床上主要表现为脊髓或神经根受压的脊髓型或神经根型颈椎病的症状。

外伤、感染、肿瘤等因素也可以引起或加重下颈椎不稳。

(2)影像学特征：X 线前屈后伸位片椎间位移大于 3.5mm 或相邻椎体间成角超过 11°（图 3-12-25，图 3-12-26），提示下颈椎不稳，其中椎体间成角应与相邻椎间隙进行比较。此外，还需注意在常规侧位片尚有无棘突间隙增宽、有无颈椎前凸曲线减小等征象的出现。

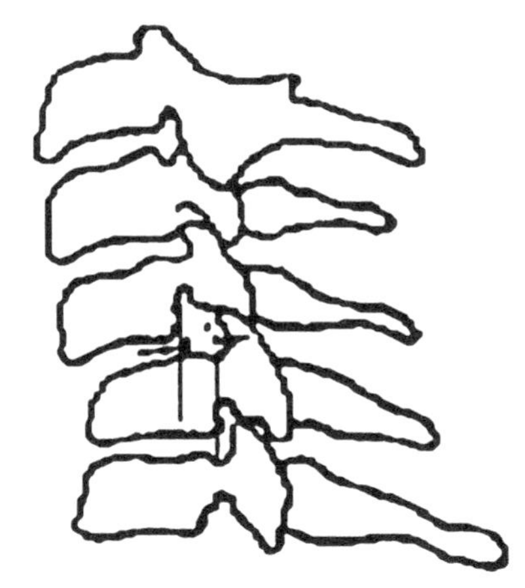

图 3-12-25　椎体前移位

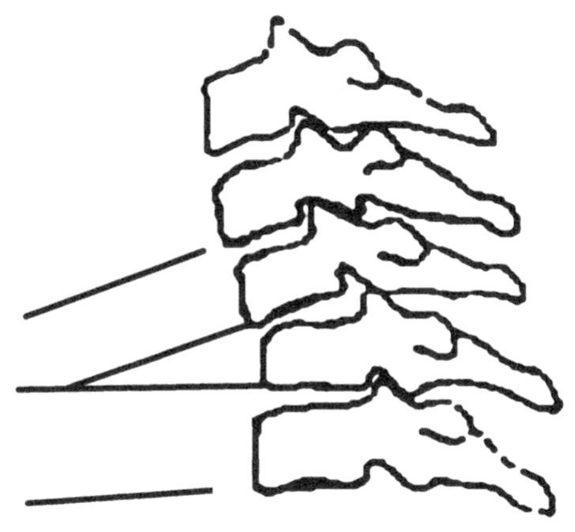

图 3-12-26　相邻椎体间成角

当怀疑存在脊髓或神经根受压时，应拍摄 CT 或者 MRI。如果静态 CT、MRI 未发现异常，而患者存在颈椎活动诱发症状发作或神经损害表现时，拍摄动态或加压 CT、MRI 并与静态 CT、MRI 进行对比可能有助于诊断。

(3)临床特征：临床症状的出现与否与多种因素有关，不稳的程度、椎管矢状径大小、受累节段位置、发展速度均影响临床表现。需要注意，影像学上不稳的严重程度与临床症状的表现并不一定相符。

①疼痛：颈肩部疼痛往往是下颈椎不稳的最常见和首发症状。严重时可有活动受限。疼痛多可通过休息缓解。

②交感神经及椎动脉供血不足症状：如头痛、头晕、眩晕，尤其在头部转动时诱发或加重，有时伴有恶心、呕吐；其他尚可有面部或四肢潮红、出汗、心律不齐等表现。一种观点认为眩晕是由于颈部过度活动刺激支配椎动脉的交感神经兴奋，导致椎动脉一过性痉挛引起脑部暂时缺血所致，但目前尚没有确切的试验证实。还有观点认为颈椎的过度活动直接刺激颈部的交感神经引起交感神经症状。临床上交感症状及椎动脉供血不足症状有时很难截然分开，常伴随出现。

③脊髓或神经根压迫症状：病变中后期，过度活动的颈椎导致椎体边缘骨赘增生，视椎管先天大小及骨赘增生程度，可对脊髓或神经根造成压迫引起神经症状。若椎体后缘增生为主造成脊髓受压，表现为锥体束征阳性，可有四肢肌力、感觉下降，反射亢进，Hoffmann 征阳性，Babinski 征阳性等症状。若钩椎关节增生为主则可对神经根孔狭窄压迫单一神经根，表现为相应神经根支配的放射性麻木、疼痛，该神经所支配肌肉力量减弱。若病变后期，增生的骨赘、骨桥使不稳定的颈椎重新获得稳定，则脊髓或神经根压迫的症状可保持相对稳定，不随颈椎的活动出现明显的改变，若此时颈椎仍有明显不稳定，则随着颈椎的活动，脊髓或神经根受压的症状可以出现明显的加重或减轻。

(4)治疗

①非手术治疗：颈椎不稳首先应考虑保守治疗，尤其在早期没有脊髓或神经根损伤的阶段。具体治疗措施包括卧床休息、牵引、石膏或支具制动、推拿按摩以及药物治疗等。具体选择哪种治疗方案最合适，应根据患者颈椎不稳定的部位、发病因素、严重程度等做出个体化选择。大多数患者采用

保守治疗可以获得满意的疗效。

药物主要有非甾体类抗炎药、肌肉松弛药、抗眩晕药、镇静药等，可用于缓解相关症状。

卧床、牵引及制动的主要目的是为了限制颈椎的活动，为颈椎稳定性的修复提供条件，这既是治疗措施，同时也可以作为鉴别诊断的手段。若制动无效，则需慎重考虑颈椎不稳的诊断是否准确。

②手术治疗：如果患者已经出现颈椎静止状态下脊髓或神经根受压的症状、或者颈椎活动可明显诱发或加重神经损害症状，则不适合继续采取保守治疗措施，应考虑手术治疗。近年来，由于内固定器械及相关理论的发展，颈椎的手术治疗获得很大发展，各种手术方案已非常成熟。

目前针对颈椎的手术可分为固定融合手术或非融合手术（如颈椎间盘置换术），对于存在明显颈椎不稳定的患者不适合采用椎间盘置换等非融合手术，而应选择固定融合手术以重建颈椎的稳定性。

根据手术入路，颈椎手术可分为前路手术和后路手术。

一般来说由退变引起的颈椎不稳，多采用前路减压、椎体间植骨融合术。对于病变超过 3 个节段以上的患者，可以考虑选择后路减压、侧块或椎弓根螺钉内固定。

无论哪种手术方案都必须强调，只有当颈椎不稳引起神经血管障碍、且保守无效时才可选择手术治疗。

4. 腰椎不稳

(1)概述：与脊柱其他节段相比，腰椎所承受的载荷最大，其屈伸活动范围也较大，至腰骶关节处可达到 20°。其关节突关节的关节面与水平面几乎成直角，而与冠状面成 45°，各节腰椎的下关节突被下一节椎骨的上关节突所环抱，从而使腰椎几乎无法轴向旋转。骶骨与骨盆组成的复合体则相对固定，这样就在下腰椎及腰骶关节处产生应力集中，容易发生退变与损伤。

美国 AAOS 对腰椎不稳定的定义是：在正常生理负荷下，腰椎运动节段超过正常限制范围并出现异常反应，即由于脊柱功能单位的稳定性降低，导致在一定负荷下运动节段的运动范围增加或异常。Frymoyer 及 Krag 又对腰椎不稳做了进一步阐述：即脊柱运动节段的硬度下降，使作用在运动节段上外力产生的位移大于正常，从而产生腰痛、进行性畸形和压迫神经结构的危险。Panjabis 通过尸体研究发现，腰椎矢状面不稳定至少需要后纵韧带从椎间盘后缘与髓核附着处到髓核的纤维完全撕裂才可能发生；侧方不稳定则需要椎间所有纤维连接完全分裂才有可能，单纯韧带、椎间盘或小关节断裂并不会产生不稳定。

退变性腰椎不稳具有典型的三期病变：早期退变期、不稳定期、固定畸形期。

(2)临床表现：一般认为腰椎不稳是腰椎退行性改变的早期表现之一，临床上缺乏特异性的临床表现。

①疼痛多为常见和首发症状。Farfan 等认为当给腰椎轻微刺激（如压、触、扭等）即可诱发剧烈下腰痛时，应怀疑存在腰椎不稳定。病人可表现为腰部活动突然受限，但多数情况下，休息可缓解腰痛。

②神经损害症状：腰椎不稳是否出现神经损害症状有赖于椎管本身的大小、腰椎不稳的严重程度。

如果椎管先天发育较小，椎体后缘骨赘增生、椎间盘膨出或突出易对硬膜囊及神经造成压迫，表现出下肢放射性麻木、疼痛症状，严重时可有相应神经支配区肌力下降，甚至马尾神经症状，尤其存在腰椎不稳的情况下，相邻椎体的前后移位将进一步加重压迫，造成腰椎动态活动时神经症状加重或减轻。

如果椎管先天发育较大，较小的骨赘、椎间盘突出及轻度的腰椎节段移位不会对硬膜囊及神经造成压迫，可不出现相应的神经症状。

③体格检查：有时可发现椎旁肌压痛，可能是腰椎的过度活动导致椎旁肌过度负荷所致。需要注意疼痛是否与体位有关，由腰椎不稳引起的疼痛，站立位活动及体位变换时，腰部肌肉负荷增加，骶棘肌紧张疼痛会加重，卧位时解除肌肉负荷，肌肉松弛疼痛会减轻。偶可见轻度腰椎侧弯和(或)轻中度神经刺激症状，但对腰椎不稳定的诊断意义尚不十分明确。

如果存在神经压迫，体格检查可发现相应神经支配区感觉减退和(或)肌力下降，且可随腰椎活动加重或减轻。

如果疼痛及神经刺激症状与腰椎活动有关，采用支具制动疼痛可缓解或消失，则可强烈提示腰椎不稳定的存在。

(3)影像学检查

①静态 X 线：腰椎不稳定在静态 X 线上没有

特殊征象。有些征象可有一定提示作用。

椎间隙狭窄：椎间隙狭窄是腰椎退变的间接证据，小关节改变与椎间隙狭窄直接相关，椎间隙狭窄导致小关节应力增加。

小关节增生：小关节受力增加，早期退变表现为关节软骨表面粗糙不平、硬化，后期出现代偿性增生肥大。

牵拉性骨刺：牵拉性骨刺是由于腰椎不稳时相邻椎体出现异常活动，使椎间盘纤维环的外层纤维受到牵张性劳损所致。其临床意义不同于常见的爪形骨刺。小的牵张性骨刺意味着腰椎不稳的存在，大的牵张性骨刺提示该节段曾存在不稳，当腰椎重新获得稳定后，牵张性骨刺可逐渐消失。

Frymoyer 认为这些征象只有随时间表现出动态变化，且伴有疼痛及神经症状时，才有诊断意义。

②动态 X 线：目前多数学者更倾向于采用动态 X 线对腰椎不稳进行诊断，但尚缺乏统一的诊断标准。Panjabis 提出前屈-后伸位 X 线上腰椎不稳的诊断标准：一个运动单位的上位椎体后缘前后位移角度＞11°；上位椎体向前移位＞4.5mm；关节对称性消失；小关节突接触面丢失＞50％；棘间韧带增宽，上位棘突与下位棘突之间旋转＞8°；CT 扫描显示一侧小关节后缘张开（图 3-12-27）。但多数学者倾向于采用 Hanley 提出的诊断标准：前屈-后伸位 X 线椎体位移＞4mm 或角度变化＞10°即可诊断为腰椎节段性不稳。

③CT、MRI 检查：临床上主要通过动态 X 线对腰椎不稳做出诊断，当合并出现神经损害症状时，应该进行 CT 或 MRI 检查明确椎管内情况。CT 对骨性结构比较敏感，MRI 对椎间盘等软组织结构更敏感。腰椎不稳随着发展将出现椎间盘进行性退变及骨赘增生、黄韧带增厚等，CT、MRI 可清楚显示骨赘增生、黄韧带增厚及神经受压迫的程度。目前常规 CT、MRI 为卧位检查，当病变早期或病变较轻时，常规 CT、MRI 可以没有任何病理发现，必要时可行动态或加压 CT、MRI 检查，在动力位或腰椎受力时腰椎出现不稳定移位，可以出现常规 CT、MRI 无法发现的征象，比较腰椎活动或受力情况下 CT、MRI 的表现是否有变化，对腰椎不稳的诊断更有价值。

（4）退变性腰椎不稳的分类：根据 Frymoyer 提出的分类系统，退变性腰椎不稳定可分为原发性和继发性不稳定两大类。原发性不稳定患者一般没有手术史，而继发性不稳定患者多有既往腰椎手术史。

①原发性腰椎不稳定

Ⅰ型　旋转不稳定：在动物实验中，旋转不稳定可以加速退变，Fanfan 的退变性病理标本也可以见到旋转畸形。旋转不稳定的破坏作用在理论模型中，无论静态还是周期性扭转负荷均可引起纤维环放射状撕裂，这种不稳定最多见于 $L_{4\sim5}$ 节段，因为 $L_{4\sim5}$ 节段在解剖上缺乏足够的保护性结构，同时又承担了腰椎最主要的活动功能。

Ⅱ型　前移性不稳定：是典型的退变性不稳定，如退变性腰椎滑脱，也多发生于 $L_{4\sim5}$ 节段，其次是 $L_5\sim S_1$ 节段，且伴随相应得临床症状和体征。

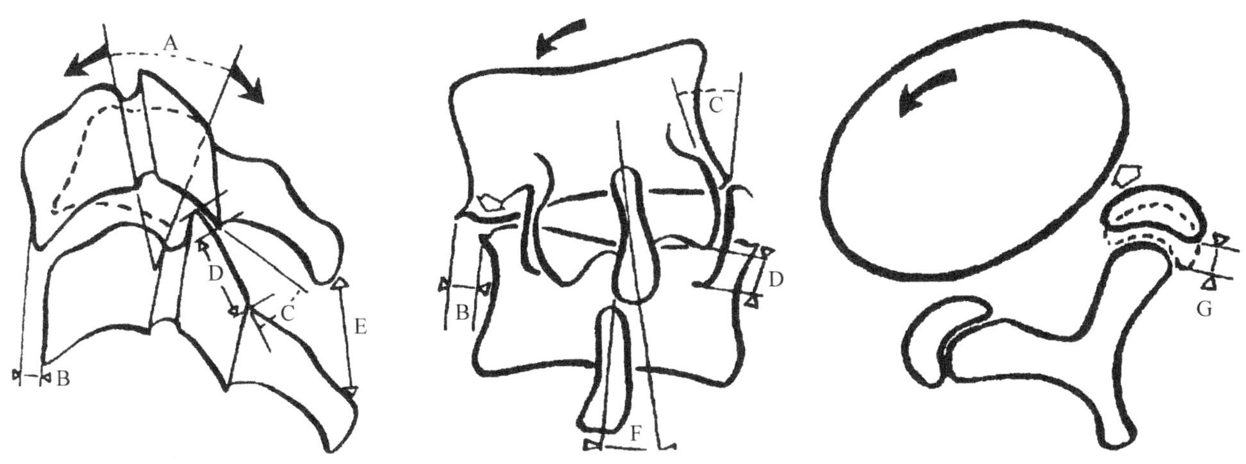

图 3-12-27　Panjabis 法测量腰椎不稳

注：A. 上位椎体后缘位移＞11°；B. 上位椎体向前移位＞4.5mm；C. 上下关节突接触面丢失＞50％；D. 小关节突接触面丢失＞50％；E. 棘间韧带张开，呈楔形；F. 棘突旋转；G. CT 扫描一侧小关节间隙后缘张开

Ⅲ型 后移性不稳定：可见于任何腰椎节段，常引起侧隐窝狭窄而影响神经根，典型的变化是X线上同时伴有明显的椎间盘退变。

Ⅳ型 进行性退变性侧凸：最常见的形式是侧凸伴有侧方移位和旋转畸形，常以$L_{4\sim5}$为中心。

Ⅴ型 椎间盘内部破裂：采用理论模型分析椎间盘破裂的原因包括超负荷轴向压力引起软骨终板的破裂和新生血管长入椎间盘内。目前对于这种损伤究竟是否属于节段性不稳定还有争议。

②继发性腰椎不稳定

Ⅰ型 椎间盘切除术后：椎间盘切除术后腰背痛很常见，其原因目前尚缺乏统一的认识。从力学角度分析，切除椎间盘髓核后间隙狭窄、韧带松弛，会加重腰椎不稳定的发展。文献报道椎间盘切除术后10年以上的患者至少20%在X线上符合腰椎不稳定的诊断，严重时可表现为退变性腰椎滑脱。

Ⅱ型 椎板切除术后：椎板切除术后不稳定的发生与切除小关节的多少有关。行全椎板切除的患者，不稳定发生率较高，且常伴有椎管狭窄或神经根粘连症状。目前随着认识的深入，临床中已较少进行全椎板切除，而注意对小关节进行保留，减少不稳定发生的风险。

Ⅲ型 假关节：假关节与临床症状及体征有明确的相关性，但确定假关节的诊断，目前尚比较困难。常用的方法包括局部阻滞麻醉、椎间盘造影术、X线检查、CT扫描及手术检查等，采用支具制动也可以作为一种诊断性的治疗措施。

(5)治疗

①非手术治疗：对于退变性腰椎不稳症，应首先进行非手术治疗。包括卧床、牵引、石膏固定和配戴支具、背肌锻炼等，大多数病人经非手术治疗可获得满意疗效。保守治疗应强调腰背肌和腹肌的功能锻炼。

②手术治疗：尽管非手术治疗大多有效，仍有一部分病人需手术治疗，手术应遵循重建脊柱稳定的原则。

融合原则：传统的观点认为脊柱融合术是治疗脊柱不稳的金标准。需要强调的是，腰椎退变性不稳定的正确治疗取决于对构成稳定的各种解剖结构的生物学及生物力学的全面理解，而不应片面地认为只有融合才能恢复稳定。事实上，融合术所获得的稳定是以牺牲脊柱的正常活动功能为代价的，融合术改变了正常的解剖关系，因此不能恢复生理状态下的稳定。对于腰椎退变性不稳定，采用融合治疗目前争议很大，因为在脊柱被融合的节段上、下两端将产生应力集中，又可导致脊柱新的不稳.对于这一问题目前尚无理想对策。

非融合手术：由于脊柱融合术是以牺牲脊柱的正常运动功能为代价的，且会加重临近节段的退变，为了克服融合术的这些不利方面，近年来，各种脊柱非融合技术相继被提出，希望在保持脊柱运动功能的前提下恢复脊柱的稳定性，但由于其临床应用时间较短，脊柱非融合技术的长期疗效还有待进一步检验。

手术方法：融合手术：从入路主要可分为前路和后路手术，无论前方融合还是后方融合，目前都常常和内固定联合使用。近年来，随着后路椎弓根螺钉内固定材料及相关技术的发展，通过后方入路既可以进行后外侧融合，还可以进行前方椎体间融合，同时可以对椎管内压迫进行减压，使得后路手术日益盛行，而前路手术由于解剖复杂、视野有限、不适合长节段手术等缺点逐渐减少。

根据融合范围，可分为后外侧横突间融合及360°融合。从融合的角度而言，采用后路椎弓根螺钉固定＋前方椎体间植骨的融合效果更确切，但创伤也较大。而后外侧融合创伤较小，但形成假关节的概率较高。另外，如果存在椎管内神经压迫，在固定融合同时尚需要进行减压手术。

需要注意，无论采用哪种融合方法，总的原则是在稳定的前提下尽可能减小固定和融合范围。

非融合手术：目前临床上有多种可供使用的非融合技术，主要可分为经椎弓根动力固定(Graf，Dynesys，FASS)、棘突间动力固定(DIAM，X-STOP，ExtenSure，Wallis)以及人工椎间盘/髓核置换术。腰椎的人工椎间盘/髓核置换术目前发现长期并发症较多，争议较大。而经椎弓根和棘突间动力固定近年来方兴未艾，但其对退变性脊柱不稳定的疗效尚有待进一步检验。

(6)预防与康复

①从退变的角度而言，脊柱稳定性下降是不可抗拒的，退变是一种自然规律，脊柱不稳的预防首先在于病因的预防：首先应保持良好的生活工作习惯，避免长时间低头工作、操作电脑等不良习惯，避免久坐，工作一段时间适当活动锻炼；避免外伤，运动时加强保护，避免不正确的搬运重物姿势；对于有先天畸形及肿瘤、结核等病理因素时，早期诊断、早期治疗，避免后天退变加重疾病发展。

②脊柱不稳症的康复，需要强调合理的心理治疗和积极的功能锻炼。心理治疗对于颈椎不稳存在交感神经症状的患者以及手术失败综合征的患者尤为重要，这部分患者好发于中老年女性患者，有时很难与绝经期症状及其他功能性疾病进行鉴别，治疗上也非常棘手，良好的心理治疗往往对治疗效果起到决定作用。

（王以朋）

参考文献

[1] Kaiser MG, Haid RW Jr, Subach BR. Anterior cervical plating enhances arthrodesis after discectomy and fusion with cortical allograft. Neurosurgery, 2002,50(2):229-236

[2] Singh A, Crockard HA, Platts A. Clinical and radiological correlates of severity and surgery-related outcome in cervical spondylosis. J Neurosurg, 2001, 94(2 Suppl):189-198

[3] Gok B, Sciubba DM, McLoughlin GS, et al. Surgical treatment of cervical spondylotic myelopathy with anterior compression: a review of 67 cases. Neurosurg Spine, 2008,9(2):152-157

[4] Wada E, Suzuki S, Kanazawa A, et al. Subtotal corpectomy versus laminoplasty for multilevel cervical spondylotic myelopathy: a long-term follow-up study over 10 years. Spine, 2001, 26(13):1443-1447

[5] 贾连顺. 颈椎病的手术时机与手术方案选择. 中国脊柱脊髓杂志, 2007, 17 (2). 90-91

[6] 袁文, 王新伟, 贾连顺. 颈椎病手术治疗的相关问题探讨. 中国脊柱脊髓杂志, 2006, 16(5):325-329

[7] Witwer BP, Trost GR. Cervical spondylosis: ventral or dorsal surgery. Neurosurgery, 2007, 60 (1 Supp1 1): S130-S136

[8] Fouyas IP, Statham PF, Sandercock PA. Cochrane review on the role of surgery in cervical spondylotic radiculomyelopathy. Spine, 2002, 27 (7): 736-747

[9] Lee MJ, Cassinelli EH, Riew KD. Prevalence of cervical spine stenosis. Anatomic study in cadavers. J Bone Joint Surg Am, 2007, 89(2):376-380

[10] Ratliff JK and Cooper PR. Cervical laminoplasty: a critical review. J Neurosurg, 2003, 98(3 Suppl):230-238

[11] Rao R. Neck Pain, Cervical radiculopathy, and cervical myelopathy: pathophysiology, natural history, and clinical evaluation. Instr Course Lect, 2003, 52:479-488

[12] Rieger A, Holz C, Marx T, et al. Vertebral autograft used as bone transplant for anterior cervical corpectomy: technical note. Neurosurgery, 2003, 52(2):449-453

[13] Baptiste DC, Fehlings MG. Pathophysiology of cervical myelopathy. Spine J, 2006, 6(6 Suppl):190S-197S

[14] Tani S, Isoshima A, Nagashima Y, et al. Laminoplasty with preservation of posterior cervical elements: surgical technique. Neurosurgery, 2002, 50 (1):97-101

[15] Yue WM, Tan SB, Tan MH, et al. The Torg--Pavlov ratio in cervical spondylotic myelopathy: a comparative study between patients with cervical spondylotic myelopathy and a nonspondylotic, nonmyelopathic population. Spine, 2001, 26(16):1760-1764

[16] 袁文, 徐盛明, 王新伟, 等. 前路分节段减压植骨融合术治疗多节段颈椎病的疗效分析. 中国脊柱脊髓杂志, 2006, (16), 2;95-98

[17] Goto k, Yamazaki M. Involvement of insulinlike growth factor lin development of ossification of the posterior longitudinal ligament of the spine Calcif Tissue Int. 1998, 62(3):158-344

[18] Epstein NE. The Advanced cervical spondylosis with ossification into the posterior longitudinal ligament and resultant neurologic sequelae. J Spinal disord, 1996, 9(6):477-484

[19] Onari K, akiyamaN, Kondo S. Long term follow-up results of anterior interbody fusion applied for cervical myelopathy due to ossification of the posterior longitudinal ligament Spine, 2001, 26:488-493

[20] Kawano H, Handa Y, Ishii H. Surgical treatment for ossification of the posterior longitudinal ligament of the cervical spine. J Spinal disord, 1995, 8: 145-150

[21] Matsuyama Y, Kawakami N, Yanase M, et al. Cervical myelopathy due to OPLL: clinical evaluation by MRI and intraoperative spinal sonography. J-Spinal-Disord-Tech, 2004 Oct, 17(5): 401-404

[22] Koyanagi I, Imamura H, Fujimoto S, et al. Spinal canal size in ossification of the posterior longitudinal ligament of the cervical spine. Surg-Neurol, 2004 Oct, 62(4):286-291; discussion 291

[23] Ogawa Y, Toyama Y, Chiba K, et al. Long-term results of expansive open-door laminoplasty for ossification of the posterior longitudinal ligament of the cervical spine. J-Neurosurg-Spine, 2004 Sep, 1(2):168-174

[24] Matsunaga S, Sakou T, Taketomi E, et al. Clinical course of patients with ossification of the posterior longitudinal ligament: a minimum 10-year cohort study. J-Neurosurg-Spine, 2004 Mar, 100(3):245-248

[25] Chen TY, Dickman CA, Eleraky M, Sonntag VKH. The role of decompression for acute incomplete cervical spinal cord injury in cervical spondylosis. Spine, 1998, 23:2398-2403

[26] Izumi Koyanagi, Yoshinobu Iwasaki, Kazutoshi Hida, et, al. Acute cervical cord injury associated with ossification of the posterior longitudinal ligament. Neurosurgery, 2003 Oct, 53(4):887-891; discussion 891-892

[27] Matsuoka T, Yamaura I, Kurosa Y, et al. Long-term results of the anterior floating method for cervical myelopathy caused by ossification of the posterior longitudinal ligament. Spine, 2001, 26;241-248

[28] Koga H, Sakou T, et al. Genetic mapping of ossification of the posterior

longitudianal ligament of the spine. Am J Hum Genet 1998, 62:1460-1467
[29] Joji Inamasu, M. D, Bernard H, et al. Ossification of the posterior longitudinal ligament: An update no its biology, epidemiology, and natural history. Neurosurgery, 2006, 58:1027-1039
[30] Kudo S, Ono M, Russel W. Ossification of thoracic ligamentum flavum. Am J Roentgenol. 1983, 141(1):117-121
[31] 李方财,陈其昕.胸椎黄韧带骨化症研究进展.国外医学·骨科学分册,2003,24(2):93-95
[32] 陈仲强,党耕町,刘晓光,等.胸椎黄韧带骨化症的治疗方法选择.中华骨科杂志,1999,19(4):197-200
[33] Ono M, Russell WJ, Kudo S, et al. Ossification of the posterior Longitudinal ligament in a fixed population. Radiology, 1982, 43:469-474
[34] Russel T. Thoracic intervertebral disc protrusion: experience of 67 cases and review of the literature. Br J Neurosurg, 1989, 3:153-160
[35] K. Iwasaki, K.-I. Furukawa, M. Tanno, et al. Uni-axial Cyclic Stretch Induces Cbfa1 Expression in Spinal Ligament Cells Derived from Patients with Ossification of the Posterior Longitudinal Ligament. Calcified Tissue International. 2003:9
[36] Moon SH, Park SR, Kim H, et al. Biologic modification of ligamentum flavum cells by marker gene transfer and recombinant human bone morphogenetic protein- 2. Spine, 2004, 29:960- 965
[37] 王全平.胸椎黄韧带骨化的诊断治疗和发病机理研究.颈腰痛杂志,2000,21(3):177-178
[38] 周方,党耕町.胸椎黄韧带骨化影像学与病理学对照研究.中华骨科杂志,2004,24(6):346-349
[39] Ono K, Yonenobu K, Miyamoto S, et al. Pathology of ossification of the posterior longitudinal ligament and ligamentum flavum. Clin Orthop. 1999 Feb;(359):18-26
[40] Koga H, Sakou T, Taketomi E, et al. Genetic mapping of ossification of the posterior longitudinal ligament of the spine. Am J Hum Genet 1998, 62:1460-1467
[41] 周方,党耕町.颈椎后纵韧带骨化症合并胸椎黄韧带骨化症的诊断.中华骨科杂志,1995,15(9):575-577
[42] Key C. On paraplegia depending the ligaments of the spine. Guys Hosp Rep, 1838, 7:1737-1739
[43] Benjamin V. Diagnosis and management of thoracic disc disease. Clin Neurosurg, 1983, 30:577-605
[44] Russel T. Thoracic intervertebral disc protrusion: experience of 67 cases and review of the literature. Br J Neurosurg, 1989, 3:153-160
[45] 陈仲强.胸腰段椎间盘突出症的诊断和治疗.医师进修杂志(外科版),2004,27:3-6
[46] Wood KB, Blair JM, Aepple DM, et al. The natural history of asymptomatic thoracic disc herniations. Spine, 1997, 22:525-529; discussion 529-530
[47] Wakefield AE, Steinmetz MP Benzel EC, Biomechanics of thoracic discectomy. Neurosurg Focus, 2001, 11:E6
[48] Gray LR, Vandemark R, Hays M. Thoracic and lumbar spine trauma. Semin Ultrasound CT MR, 2001, 22:125-134
[49] Raininko R, Manninen H, Battie MC, et al. Observer variability in the assessment of disc degeneration on magnetic resonance images of the lumbar and thoracic spine. Spine, 1995, 20:1029-1035
[50] Paolini S, Ciappetta P, Guiducci A, et al. Foraminal deposition of calcium pyrophosphate dihydrate crystals in the thoracic spine: possible relationship with disc herniation and implications for surgical planning. Report of two cases. J Neurosurg Spine, 2005, 2:75-78
[51] Sato K., Nagata K, Park JS. Calcified intervertebral disc herniation in a child with myelopathy treated with laminoplasty. Spinal Cord, 2005, 43:680-683
[52] Riaz S, Lakdawalla RH. Neurologic compression by thoracic disc in a case of scheuermann kyphosis - an infrequent combination. J Coll Physicians Surg Pak, 2005, 15:573-575
[53] 陈仲强,党耕町,张凤山.腰椎椎体后缘离断症.中华骨科杂志,1996,16:750-752
[54] 齐强,刘宁,陈仲强,等.胸腰段椎间盘突出症诊断的临床研究.中国微创外科杂志,2006,6:125-128
[55] Arce CA, Dohrmann GJ. Thoracic disc herniation. Improved diagnosis with computed tomographic scanning and a review of the literature. Surg Neurol, 1985, 23:356-361
[56] Hulme A. surgical approach to thoracic intervertebral disc protrusions. J Neurol Neurosurg Psychiatry, 1960, 23:133-137
[57] Crafoord C Hiertonn T, Lindblom K, et al. Spinal cord compression caused by a protruded thoracic disc. Report of a case treated with antero-lateral fenestration of the disc. Acta Orthop Scand, 1958, 28:103-107
[58] Otani K., Yoshida M, Fujii E, et al. Thoracic disc herniation. Surgical treatment in 23 patients. Spine, 1988, 13:1262-1267
[59] Mulier S. Thoracic disc herniations: transthoracic, lateral, or posteaolateral approach? A review. Surg Neurol, 1998, 49:599-606
[60] Leboeuf-Yde C, Kyvik KO. At what age does low back pain become a common problem? A study of 29 424 individuals aged 12-41 years. Spine, 1998, 23(2):228-234
[61] 夏仁云,俞猛,夏侃,等.腰椎间盘退变的机制及基因治疗.继续医学教育,2007,21(l4):25-28
[62] 李金光,杨惠林,牛国旗.腰骶部移行椎与腰椎间盘突出症的关系探讨.中华外科杂志,2006,44(8):556-558
[63] 郭炯炯,唐天驷,杨惠林.开窗腰椎间盘切除再手术的远期疗效.中华外科杂志,2005,43(8):1075-1079
[64] 杨惠林,马宏庆,王根林,等.全国腰椎退行性疾患座谈会会议纪要.中华骨科杂志,2006,26(10):711-716
[65] 吴健,唐天驷,王根林,等.针刺抽吸法诱导建立椎间盘退行性变的动物模型.中国组织工程研究与临床康复,2007,11(45):9116-9119
[66] 周秉文主编.腰背痛.第2版.北京:人民卫生出版社,2005,161-228

[67] 陶天遵主编. 新编实用骨科学. 第 2 版. 北京：军事医学科学出版社，2008，1382-1426

[68] S. TERRY CANALE 主编，卢世璧主译. 坎贝尔骨科手术学. 第 9 版. 济南：山东科学技术出版社，2001，2945-3006

[69] 高金亮，孙刚，刘新宇. 腰椎管狭窄症的解剖学基础与病理机制研究. 医学综述，2007，13(4)：285-287

[70] 贾连顺，杨立利. 退变性腰椎管狭窄症的现代外科学概念. 中华骨科杂志，2002，22(8)：509-512

[71] 杨惠林，马宏庆，王根林，等. 全国腰椎退行性疾患座谈会会议纪要. 中华骨科杂志，2006，26(10)：711-716

[72] 周秉文主编. 腰背痛. 第 2 版. 北京：人民卫生出版社，2005，358-368

[73] 陶天遵主编. 新编实用骨科学. 第 2 版. 北京：军事医学科学出版社，2008，1426-1439

[74] Hu SS, Tribus CB, Diab M, et al. Spondylolisthesis and spondylolysis J Bone Joint Surg Am. 2008 Mar, 90(3): 656-671

[75] Beutler WJ, Fredrickson BE, Murtland A, et al. The natural history of spondylolysis and spondylolisthesis: 45-year follow-up evaluation Spine. 2003 May 15, 28(10): 1027-1035

[76] Wiltse LL, Newman PH. Macnab I Classification of spondylolisis and spondylolisthesis Clin Orthop Relat Res. 1976 Jun, (117): 23-29

[77] Carragee EJ. Single-level posterolateral arthrodesis, with or without posterior decompression, for the treatment of isthmic spondylolisthesis in adults. A prospective, randomized study J Bone Joint Surg Am. 1997 Aug, 79(8): 1175-1180

[78] Bono CM, Lee CK Critical analysis of trends in fusion for degenerative disc disease over the past 20 years: influence of technique on fusion rate and clinical outcome Spine. 2004 Feb 15, 29(4): 455-463

[79] Gaines RW. L_5 vertebrectomy for the surgical treatment of spondyloptosis: thirty cases in 25 years Spine. 2005 Mar 15, 30(6 Suppl): S66-S70

[80] Remes V, Lamberg T, Tervahartiala P, et al. Long-term outcome after posterolateral, anterior, and circumferential fusion for high-grade isthmic spondylolisthesis in children and adolescents: magnetic resonance imaging findings after average of 17-year follow-up Spine. 2006 Oct 1, 31(21): 2491-2499

[81] Schnake KJ, Schaeren S, Jeanneret B. Dynamic stabilization in addition to decompression for lumbar spinal stenosis with degenerative spondylolisthesis. Spine 2006, 31: 442-449

[82] Konno S, Kikuchi S: Prospective study of surgical treatment of degenerative spondylolisthesis: Comparison between decompression alone and decompression with graf system stabilization. Spine, 2000, 25: 1533-1537

[83] Kornblum MB, Fischgrund JS, Herkowitz HN, et al. Degenerative lumbar spondylolisthesis with spinal stenosis: A prospective long-term study comparing fusion and pseudoarthrosis. Spine 2004, 29: 726-734

[84] 李家顺，贾连顺主编. 颈椎外科学. 上海：上海科学技术出版社，2004，251-160

[85] 邱贵兴，荣国威主编. 高级医师案头丛书：骨科学. 北京：中国协和医科大学出版社，2002，300-305

[86] 胥少汀. 脊柱临床不稳定. 中华外科杂志，1998，18(12)：758-760

[87] Alyas F, Connell D, Saifuddin A. Upright positional MRI of the lumbar spine. Clin Radiol, 2008, 63(9): 1049-1050

[88] DiPaola CP, Molinari RW. Posterior lumbar interbody fusion. J Am Acad Orthop Surg, 2008, 16(3): 130-139

[89] Leone A, Guglielmi G, Cassar-Pullicino VN, et al. Lumbar intervertebral instability: a review. Radiology, 2007, 245(1): 62-77

[90] Liu JK, Das K. Posterior fusion of the subaxial cervical spine: indications and techniques. Neurosurg Focus, 2001, 10(4): E7

[91] Christie SD, Song JK, Fessler RG. Dynamic interspinous process technology. Spine, 2005, 30(16 Suppl): S73-S78

[92] Vaccaro AR, Lim MR, Lee JY. Indications for surgery and stabilization techniques of the occipito-cervical junction. Injury, 2005, 36(Suppl 2): B44-B53

第 13 章

脊柱肿瘤

第一节 概 论

一、概 述

脊柱肿瘤是一种危害性很大的疾病。由于肿瘤组织可直接破坏脊椎骨质，导致脊柱生物力学结构损毁，并常殃及脊髓、神经根等重要结构，造成神经功能障碍，故使脊柱肿瘤的致残和致死率均较高。与四肢肿瘤相比，脊柱肿瘤所处解剖部位比较特殊，毗邻器官或组织结构复杂，给临床诊断和手术切除带来很大困难，以往疗效一直欠佳。近年来随着医学整体水平的提高，特别是外科手术技术的显著进步，脊柱肿瘤诊断和治疗的状况得到较大改观，但总体而言，在脊柱肿瘤诊断和治疗领域尚未解决的难题仍然较多，有待大力研究及逐步解决。

关于脊柱肿瘤的发生情况，因国内外不同作者所研究的病例来源不同，故所报道的数据和结果也相差较大。一般认为，原发性脊柱肿瘤约占原发性全身骨肿瘤的近 10%。而脊柱转移性肿瘤发生率相对更高，若干对因肿瘤死亡的病人进行尸检的观察结果表明，高达 30%～40%的病例已发生脊柱转移，由此可见脊柱肿瘤尚有一定罹病人群，诊断与治疗问题不容忽视。

二、分类与分期

脊柱肿瘤按其来源可划分为原发性和转移性。原发性脊柱肿瘤因其性质不同又可划分为良性和恶性。然而，由于肿瘤细胞生物学行为的差异以及脊柱肿瘤生长部位的特殊性，无论用原发性或转移性的概念，还是用良性与恶性的概念，都难以准确描述脊柱肿瘤的实际危害和临床预后，除恶性程度以外，肿瘤所在节段、侵犯范围大小及软组织或椎管受累情况等都是疾病转归至关重要的影响因素。因此，采纳现有的临床分类系统或重新研究制定新的临床分类系统，以便于对脊柱肿瘤的存在状况做出准确评估和判断，并进而选择正确的治疗策略和适宜的治疗方法，具有重要临床意义。

Enneking 外科分期系统已在四肢骨肿瘤的临床分期中被广泛应用，在指导四肢肿瘤的临床诊断和治疗方面发挥重要作用。该分期系统基于 3 个因素对骨肿瘤进行描述。

1. *肿瘤分级* Grade，用 G 表示。从组织学上区分，良性肿瘤为 G_0，低度恶性肿瘤为 G_1，高度恶性为 G_2。除根据组织学的划分而外，还可结合临床及放射线资料（如血管造影、骨扫描、CT、MRI 等）对肿瘤的特性作出判断。

2. *肿瘤的解剖学位置* Site，用 T 表示。T_0 为良性肿瘤，由成熟纤所维形成的囊或由骨组织完全包绕；T_1 是一种靠短的指状突穿透（良性）或在周围的反应层中（假膜）有许多小的卫星结节（恶性肿瘤），其发生在解剖学上的间室内，但并不破坏间室的自然屏障；T_2 是一种发生在间室外或由于自身生长、创伤（病理骨折）或与手术有关的创伤（病灶内或边缘切除活检）而超越原有间室的屏障向外扩散的肿瘤。这里所说的间室（compartment）是指：在骨膜内的骨，囊内的关节，未穿透筋膜外的皮下组织，肌肉等。一般而言，骨膜、关节囊及筋膜等结构可以被看作是阻止肿瘤侵袭的保护屏障。

3. *肿瘤的转移情况* Metastasis，用 M 表示。无转移者为 M_0，有局部或远处转移者为 M_1。Enneking 借助对上述三种因素的研究，制定出骨与软组织良性和恶性肿瘤的分级（表 3-13-1，表 3-13-2）。

需要强调，无论将良性肿瘤区分为 1、2 或 3

表 3-13-1 良性肿瘤分期(Enneking,1983)

分期	1.(静止)	2.(活动)	3.(扩散)
级别	G_0	G_0	G_0
解剖部位	T_0	T_0	$T_{1\sim2}$
转移	M_0	M_0	M_0
临床病程	无症状 不生长 趋向自愈	有症状 逐渐增大 向周围组织扩张	扩散 侵蚀周围组织
放射线分级	Ⅰ	Ⅱ	Ⅲ
骨扫描	阴性	阴性病灶	病灶边缘及远处阳性
血管造影	无反应性新生血管	中等反应性新生血管	多量反应性新生血管
CT,MRI	边界清楚 壁厚 均质	边界清楚但有扩张 壁薄 均质	边界不清 无囊壁 质地不均

表 3-13-2 恶性肿瘤分期(Enneking1983)

期别	Ⅰ A	Ⅰ B	Ⅱ A	Ⅱ B	Ⅲ A	Ⅲ B
级别	G_1	G_1	G_2	G_2	$G_{1\sim2}$	$G_{1\sim2}$
解剖部位	T_1	T_2	T_1	T_2	T_1	T_2
转移	M_0	M_0	M_0	M_0	M_1	M_1
临床病理	慢	慢	快	快	(—)	(—)
骨扫描	阳性	阳性	X 线病灶外阳性	X 线病灶外阳性	(骨转移)	
X 线级别	Ⅰ	Ⅱ	Ⅲ	Ⅲ	Ⅱ	Ⅲ
血管造影	中等量反应性新生血管	中等量反应性新生血管(累及其边缘)	大量反应性新生血管	大量反应性新生血管(累及其边缘)	血管丰富的淋巴结	
CT 及 MRI	边缘不清但在间室内	间室外来源或扩散	边缘不清但在间室内	间室外来源或扩散	肺结节或转移至淋巴结	

期,还是将恶性肿瘤区分为 G_1 和 G_2 级,除了组织学检查,临床及放射学资料亦同样具有重要价值。

应用 Enneking 外科分期系统对脊柱肿瘤进行描述虽在一定程度上也能提供很多有用信息,但鉴于脊柱肿瘤的诸多自身特点,其在许多情况下很难依照 Enneking 系统进行划分。比如:“间室”在四肢肿瘤分期乃至手术切除方式的确定中是一个十分重要的概念,但在脊柱肿瘤的分期和切除范围确定上则很难实际应用。如当脊柱肿瘤侵入椎管时,间室外切除就意味着连同整个硬膜一并切除,这在临床实际中难以做到,也不必做到。由此可见,Enneking 分期系统在很大程度上尚不能满足脊柱肿瘤外科分期的需要。

WBB(Weinstein-Boriani-Biagini)分期系统着重于描述肿瘤在脊椎局部的侵占情况,旨在据此来确定手术切除的范围与方式。该系统首先将脊椎在横断面上按时钟的形式分成 12 个扇形区域,其中 4～9 区为前方结构,其余区为后方结构;然后根据解剖结构从脊椎周围至椎管分成 A～E 五个不同层次,A 为脊椎周围软组织,B 为骨组织浅层,C 为骨组织深层,D 为椎管内硬膜外部分,E 为硬膜内;最后再记录肿瘤侵占脊椎的节段。采用这一系统,可以从横向、矢向和纵向三个角度对肿瘤的病变范围作出清楚判断,继而确定相应手术方案(见图 3-13-1)。如,根据肿瘤所侵占的“时区”来确定是行椎体切除、后方结构切除,还是矢状半脊椎切除。

Tomita 评分系统则主要用于对转移性脊柱肿

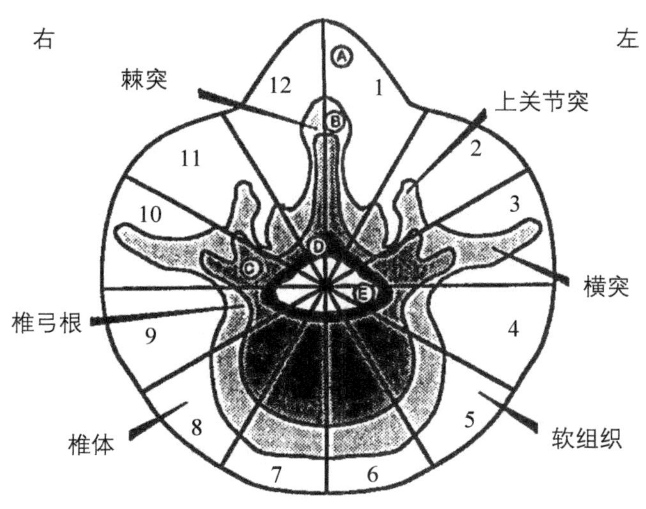

图 3-13-1　WBB 脊柱肿瘤分区

瘤的临床评估。该系统以 3 种因素作为评分依据。①原发性肿瘤的组织学分级：生长缓慢 1 分，生长中度 2 分，生长迅速 4 分；②全身脏器转移情况：可治疗者 2 分，不可治疗者 4 分；③骨转移情况：单发或孤立性 1 分，多发性转移 2 分。参照以上评分系统，如病人预计生存期长，评分为 2～3 分者，行肿瘤的广泛性或边缘性切除；预计生存期中等，评分为 4～5 分者，行肿瘤的边缘性或病变内切除；预计生存期短，评分为 6～7 分者，仅行姑息性肿瘤切除；而对于肿瘤晚期病人，评分达 8～10 分者，宜放弃手术，选择非手术支持疗法。

综合应用上述几种分期或分级方法可从不同角度对脊柱肿瘤的性质、部位或预后做出一定判断，并以此作为确定治疗方案的重要依据。但应当指出，由于脊柱肿瘤的特殊性和复杂性，现行使用的上述方法均存在各自的局限性，尚需要研究更完善的临床分类系统。

第二节　脊柱肿瘤的诊断

一、临床表现

1. *疼痛*　背部疼痛往往是脊柱肿瘤的最初症状，有时是病人就诊时的惟一症状。据有关统计，脊柱肿瘤病人中 70% 以上存在不同程度的背部疼痛。疼痛主要由肿瘤侵犯局部组织造成组织内张力增高所致。当肿瘤侵及邻近神经根时则可出现相应神经根支配部位的疼痛，如颈椎肿瘤可引起上肢疼痛，胸椎肿瘤可引起肋间神经痛，腰椎肿瘤可引起下肢疼痛等。此种情形下，除疼痛症状外，还可伴随出现麻木及肌肉力量的改变。

2. *神经功能障碍*　除疼痛以外，脊柱肿瘤最常见的临床症状。主要由肿瘤组织压迫脊髓或神经根所引起，少数情况源自肿瘤(如瘤栓)造成的脊髓血液循环障碍。颈椎及胸椎肿瘤压迫脊髓后多表现为病变水平若干椎节以下的截面性或节段性感觉消失或减退，同时出现运动功能的改变，甚至瘫痪，临床体征多以肌张力增高、肌腱反射亢进等上运动神经元损害的表现为特点。而胸、腰椎交界区和腰椎肿瘤多因压迫神经根、马尾神经或圆锥结构，引起以神经根或马尾损害为特点的下运动神经元损害表现。当然，括约肌功能障碍也是脊柱肿瘤病人临床症状之一，可表现为大、小便潴留或失禁。性功能障碍较少引起重视，但实际上也可出现于脊柱肿瘤病人。统计结果表明，胸椎肿瘤病人较早出现神经功能障碍者明显多于颈椎和腰椎肿瘤，这可能同脊柱胸段椎管相对狭窄，脊髓周围缓冲空间较小及胸椎段脊髓血液供应相对较少，脊髓易出现缺血等因素有关。

3. *局部肿块*　多见于位于脊柱后方结构上的较大肿瘤。可于背部看到皮肤和软组织隆起并触及包块。根据肿瘤性质不同，局部温度可为正常或升高，肿物压痛常较轻或不明显。

4. *脊柱畸形*　可由于肿瘤造成的局部神经根刺激出现脊柱侧弯，也可由于椎体病理性骨折而出现脊柱后凸。

5. *全身恶液质表现*　同其他系统恶性肿瘤一样，在脊柱肿瘤晚期出现消瘦、乏力、贫血及低热等全身消耗症状。

二、影像学诊断

影像学检查是脊柱肿瘤最重要的诊断手段。脊柱肿瘤在出现相关症状之前，于常规身体检查过程中或因其他疾病就诊并行影像学检查时偶然发现的病例并不鲜见。此外，通过影像学检查对脊柱肿瘤部位及范围的判定，也是制定治疗策略，尤其是手术切除方案不可或缺的依据。

1. *X 线检查*　X 线平片是绝大多数脊柱肿瘤

最基本，也是最必要的检查，无论是否需要进行其他影像检查，X线正位和侧位平片都不可缺少。多数脊柱肿瘤均可在X线片上得到显像。通过X线片可以观察到脊椎骨质结构被破坏的部位、范围及其密度等，为分析病变的性质提供大量有用信息。同时还可以较准确地了解椎体病理骨折和脊柱侧弯等伴随情况。对于怀疑有椎弓、关节突或椎间孔区病变的病例，还应加摄脊柱相应节段的X线双侧斜位片。

2. *CT断层扫描* 在目前所有影像学检查技术中，CT仍是对骨质结构分辨率最高的一项检查。其从横断面上可清晰显示脊椎骨质密度和被破坏的情况，对于判断肿瘤的性质、边界等有很高应用价值。如用三维成像技术对CT图像进行重建，则能更好地观察到肿瘤侵占脊柱的范围，及其对椎管的影响。

3. *MRI检查* 对脊柱周围软组织和椎管内的破坏情况显示较清晰。该成像技术的优势在于，在使脊椎骨质和相邻软组织病变得到良好显像的同时，能很好显示肿瘤同脊髓和神经根的相互关系，以及神经组织受损害的程度。附以特殊成像技术，如加用增强剂等，还能在一定程度上对肿瘤性质作出进一步判断。

4. *全身骨扫描* 应用放射性核素技术对全身骨骼系统进行显像，对了解脊柱肿瘤为单发或多发，以及对转移性肿瘤进行评估，均有重要意义。尽管该项检查存在假阳或假阴性现象，但在很多情况下仍是对脊柱肿瘤诊断较具参考价值的检查。

5. *血管造影* 对血管性肿瘤的诊断有一定临床价值。对于了解肿瘤的血液供应以及在某些情形下进行选择性肿瘤血管栓塞时具有实际意义。该项技术有时也可用于手术前肿瘤血管栓塞或肿瘤血管的灌注化疗。

三、组织学检查

尽管综合临床症状、体征和影像学特点可以对某些脊柱肿瘤提出初步临床印象，但在实际中，多数肿瘤病例很难通过上述常规方法得到组织学意义上的肯定性诊断。而另一方面，脊柱肿瘤的组织学诊断在很大程度上影响着治疗策略，特别是手术切除方案的制定。因此，采用某些特殊技术，设法在脊柱肿瘤治疗前就能明确其组织学类型甚为重要。肿瘤的活组织检查无疑是最为准确的诊断手段，但对于脊柱这样的特殊部位，切开活检损伤太大，常规穿刺又带有较大难度和风险。

近几年来逐渐用于临床的CT监测下经皮穿刺进行脊柱病变活检的技术较好地弥补了切开活检和常规穿刺活检的不足，在脊柱肿瘤术前诊断中发挥着重要作用。该技术的主要步骤包括：先对脊柱肿瘤的病变节段进行CT扫描；根据肿瘤所在部位的解剖学特点选择适宜穿刺路径，旨在避开重要器官或组织；根据肿瘤的硬度选择穿刺活检器械（骨组织穿刺套管或软组织穿刺套管）；然后在CT图像的监测下实施穿刺并取得所需肿瘤组织。

CT监测下穿刺技术总体而言是一项实用且安全的技术。国内已有超过600例在CT监测下进行脊柱病变穿刺活检的临床经验报道，病例涉及的病变节段几乎包括从寰枢椎至骶椎的所有椎节。结果显示，穿刺与手术后病理诊断的符合率接近95%，未发生严重并发症，也未发现种植性转移等情况。当然严格掌握穿刺活检应用指征和相关技术是保证其安全性和有效性的重要前提。穿刺活检毕竟是一种有创检查，因此对于体质显著虚弱和伴有严重心、脑血管疾患的病人，以及具有明显出血性倾向的病人不宜贸然采用；对于血管性肿瘤应慎重使用；出、凝血时间检查应作为穿刺活检前的常规化验项目。在穿刺活检取材技术方面，应尽量切取比较靠近肿瘤边缘的组织，并且最好能在肿瘤的不同部位切取2～3块以上组织块，以提高肿瘤组织学诊断的阳性率和准确性。国外有学者指出，穿刺活检造成组织内种植的可能性仍应高度重视，建议在实施脊柱肿瘤切除术应注意将穿刺活检时穿刺通道的组织也一并予以切除。

四、实验室检查

某些血或尿的化验检查指标有助于对脊柱肿瘤性质的判断。如：碱性磷酸酶升高常提示成骨性肿瘤转移的可能性；酸性磷酸酶升高则常提示前列腺癌转移；而本-周氏（Bence-Jones）蛋白异常出现为骨髓瘤较具特征性的反应。此外，血中钙和磷的变化，以及一些肿瘤相关抗原的出现，也可对某些类型脊柱肿瘤的诊断起到提示或辅助作用。

第三节　脊柱肿瘤的治疗

脊柱肿瘤的外科治疗

1. 手术目的和指征　对于不同类型或同一类型但处于不同时期的脊柱肿瘤，手术治疗的目的和指征可能会有很大差别。手术治疗的主要目的包括：①彻底切除肿瘤组织并建立脊柱的长久稳定性，最终使病人得到治愈。此为脊柱肿瘤治疗的最高目标。不少良性肿瘤，某些侵占较局限的低度恶性肿瘤可通过彻底性手术切除达到这样的临床效果。近年来的一些临床研究表明，少数同时侵及脊椎前、后部结构的肿瘤也有可能得到彻底性切除。②保持或恢复脊髓及神经根功能，并有效延长病人的生存期。对于大多数转移性肿瘤和恶性程度较高、侵及范围较广或复发倾向明显的原发性肿瘤，当彻底性切除已较难实现时，可争取行肿瘤的次全切除或大部切除，解除其对脊髓或神经根的压迫；同时用内固定技术使脊柱重新获得稳定，从而使病人的神经功能得到保护，生存期得以延长。③减轻痛苦，改善病人生存质量。对于肿瘤晚期，肿瘤组织已无法被全部或大部切除，而病人又存在剧烈疼痛或严重神经功能障碍者，仍可考虑行姑息性手术，使脊髓和神经获得减压，从而使病人在短时间内的生存质量得到改善。但无论出于上述何种目的，手术指征均应以病人全身状况能够耐受手术作为重要前提。否则应视为手术禁忌。

2. 手术前准备和手术中注意事项　常规准备同其他外科手术。由于脊柱肿瘤往往手术创伤较大，手术时间较长，术中出血亦较多，而脊柱肿瘤病人的一般状况又常常较差，故于手术前应注意纠正病人的贫血及恶液质等情况，尤其应注意病人的凝血功能，脊柱肿瘤因术中失血多出现DIC的病例时有所见。故术前备血应充足。对于某些血管性肿瘤及血供极为丰富的肿瘤，必要时还应考虑采用肿瘤血管栓塞等手段，以减少术中出血。鉴于脊柱肿瘤切除手术的复杂性，手术前应制定比较周密的方案，尽量考虑到术中可能出现的各种情况及相应对策。

考虑到手术中有可能出现短时间内大量失血的情况，开放两条以上较大静脉供输液用，以及术中进行动脉压监测应作为常规，以应付术中及时、快速输血的需要。

在条件允许的情况下，尽量争取做肿瘤组织术中冷冻病理切片的机会。尽管术前穿刺活检的准确度相对较高，但由于取材较少，仍存在一定误差。明确病理诊断将有助于实施或调整手术方案。

3. 脊柱肿瘤手术切除的相关概念

(1) 刮除(currettage)：是一种于病灶内(intralesional)将肿瘤分块切除(piecemeal)的方式。适用于某些膨胀性生长的良性肿瘤切除或姑息性肿瘤切除。对于侵袭性生长的肿瘤，刮除往往难以达到彻底清除肿瘤组织的目的。

(2) 彻底性切除：所谓彻底性切除，是指通过外科手术将肿瘤组织彻底清除干净的方法，其所包含的主要手术技术包括：

①边界性切除(marginal resection)，将肿瘤包膜或肿瘤周围反应区组织进行切除。

②广泛性切除(wide excision)，将肿瘤连同其周围的部分正常组织进行切除。

③整块切除(en bloc excision)，意指将肿瘤及其周围部分正常组织以整体的形式进行切除。按照整块切除的概念，切除之组织不应有任何肿瘤外露，于该切取物周围取活检不应发现肿瘤细胞。事实上该技术在很多情况下难以施行，在颈椎部位则更难实现。Tomita在切除胸腰椎肿瘤时，采用经后方入路显露脊椎后方结构并由两侧向前游离椎体，然后用线锯将椎弓根锯断，从而使脊椎成为前、后两大块后取出。他也称该方法为"整块(en bloc)切除"。

④根治性切除(radical resection)对于四肢肿瘤，根治性切除系指将肿瘤连同其所在间室一并切除。由于在脊椎部位所谓"间室"常涉及硬膜结构，故肿瘤根治性切除的概念须谨慎使用。

(3) 椎体切除术(corporrectomy或somectomy)：是指将一或数节椎体做全部切除。该技术适合于位于椎体内的肿瘤。

(4) 全脊椎切除术(total spondylectomy或vertebrectomy)是指将一节或数节脊椎做全部切除。该技术主要用于那些脊椎前、后方结构均遭肿瘤破坏的病例，旨在彻底清除肿瘤组织。该种手术大多采用前、后方分别入路的方式施行。也有人采用单一后方入路，从两侧肋骨与横突包绕至前方切除椎体的方式。目前进行全脊椎切除的方式包括将脊椎分成数块切除的做法，也包括像Tomita那样将脊椎分成前、后两块切除的做法。

(5)脊柱稳定性重建(reconstruction of spinal stability):是指应用脊椎间植骨及内固定技术,使因肿瘤切除后出现结构缺损的脊柱重新获得力学结构和功能的方法。对于侵及范围较广,严重破坏脊柱结构的肿瘤,稳定性重建是肿瘤切除手术必不可少的组成部分。关于内固定技术的应用指征也可参考下述脊柱稳定性的判断标准。

4. 脊柱稳定性的判断　尽管一些脊柱肿瘤已经能够用手术切除的方法进行彻底性根治,但无法根治或失去彻底性切除机会者仍为数不少,对这些病例中存在显著脊柱不稳情况者,往往需要行稳定性手术,恢复脊柱的力学支撑功能,使脊髓和神经根得到保护,并使病人维持一定的活动能力。而对脊柱稳定性的判断则在一定意义上成为选择脊柱稳定性手术的重要依据。

Bridwell 评估系统对脊柱肿瘤时脊柱稳定性的判断具有一定参考价值。Bridwell 认为脊柱稳定性有赖于以下 3 种脊椎结构的完整:中线复合体(包括椎板、棘突及其连接韧带);双侧关节突复合体;椎体后壁、椎间盘及纤维环复合体。上述复合体当中的两个或上述结构中的 50%遭到破坏时,脊柱应被视做不稳;当椎体压缩超过 50%、脊柱出现滑椎、脊柱后凸角超过 20°,或脊椎的前、后方结构均受累时,也可判定脊柱为不稳。

5. 脊柱肿瘤行全脊椎切除的技术要点　脊柱肿瘤手术治疗所涉及的基本问题包括手术入路的选择、肿瘤的显露、肿瘤彻底性切除的方法、以及肿瘤切除后脊柱稳定性重建技术的应用。因施行全脊椎切除术的过程中将不可避免地遇到上述所有相关内容,故本节拟在介绍颈椎、胸椎与腰椎的全脊椎切除技术的同时对上述问题进行扼要讨论。

对于脊椎前、后部结构均遭肿瘤破坏的病例,通过一期手术,分别经前方及后方入路将病变组织彻底切除并应用内固定技术重建脊柱稳定性,是脊柱全脊椎切除术的最常见方式。当然,遇病人全身情况难以耐受两侧入路手术,或遇一侧入路手术出血过多、时间过长的情况,也可采用分期手术的方式,于 1～2 周通过两次手术完成全脊椎切除。

(1)颈椎肿瘤的全脊椎切除术

手术显露与肿瘤切除:肿瘤病变组织的充分显露是手术能够将其彻底切除的重要前提。后路显露一般并不困难,但要求在实施切除之前将棘突、椎板及关节突等均暴露无遗,并将关节突及横突周围附着的肌肉和韧带进行剔除或剥离。如肿瘤已突破骨皮质侵及软组织,则应于肿瘤的假包膜外面分离,避免瘤组织外露。然后将肿瘤连同其所占据的骨性椎节一并切除。最好能以大块切除的方式将欲切除的椎板及关节突侧块整体或分成几大块进行切除。此外,应于后方从椎体后缘切除椎弓根骨质,为颈椎前方的椎体切除提供便利条件。

颈椎前路显露的要点在于尽可能充分地游离胸锁乳突肌前缘与中线结构(包括气管、食管等)之间的间隙,在纵行切开椎前筋膜后,向两侧暴露出颈长肌。先于欲切除椎体的横突水平切断颈长肌并将颈长肌向两侧剥离,显露并分块切除横突后使两侧椎动脉得以游离,然后在保护好椎动脉的情况下再行整个椎体切除,一般对椎动脉进行游离并不十分困难,如万一在手术过程中将椎动脉损伤,可予以节扎。实践结果表明,一侧椎动脉节扎很少造成脑供血障碍。将椎体以整体方式切除无疑最为理想,但在较困难的情况下也不必强求,在将周围组织加以良好保护的前提下,分块切除椎体同样能够做到完全彻底。

植骨及内固定:颈椎整个椎节被切除后,后方尚无很好的植骨融合方法,故一般多采用前路椎体间的植骨融合。可选择的椎体间植入材料包括自体骨块、同种异体骨块或人工椎体(人工椎间融合器)等。取自自体髂骨的骨块融合能力和可靠性最强;异体骨使用简便,但融合能力不如自体骨;而人工椎间融合装置(例如填充以自体骨松质的圆柱状钛网)能提供较好的力学支撑作用,据临床观察融合率也较高,故在条件允许时应鼓励使用。颈椎后方的内固定目前以侧块钛板及螺钉固定技术应用最为普遍,如病变部位在上颈椎,可替代以枕骨与下颈椎侧块之间的钛板及螺钉固定。颈椎椎弓根螺钉技术或许能提供更为理想的力学固定强度,但手术操作的难度与风险也随之增加。也有研究报告称,颈椎椎弓根螺钉与侧块螺钉的固定强度及临床效果并无显著差别。颈椎前方的内固定目前多采用钛板与螺钉技术(图 3-13-2 颈椎全脊椎切除手术前后的影像学资料)。

手术注意事项:①行颈椎全脊椎切除手术前应常规做 MRI 检查,以了解颈部两侧椎动脉的解剖部位与形态,为术中椎动脉的显露与处理提供参

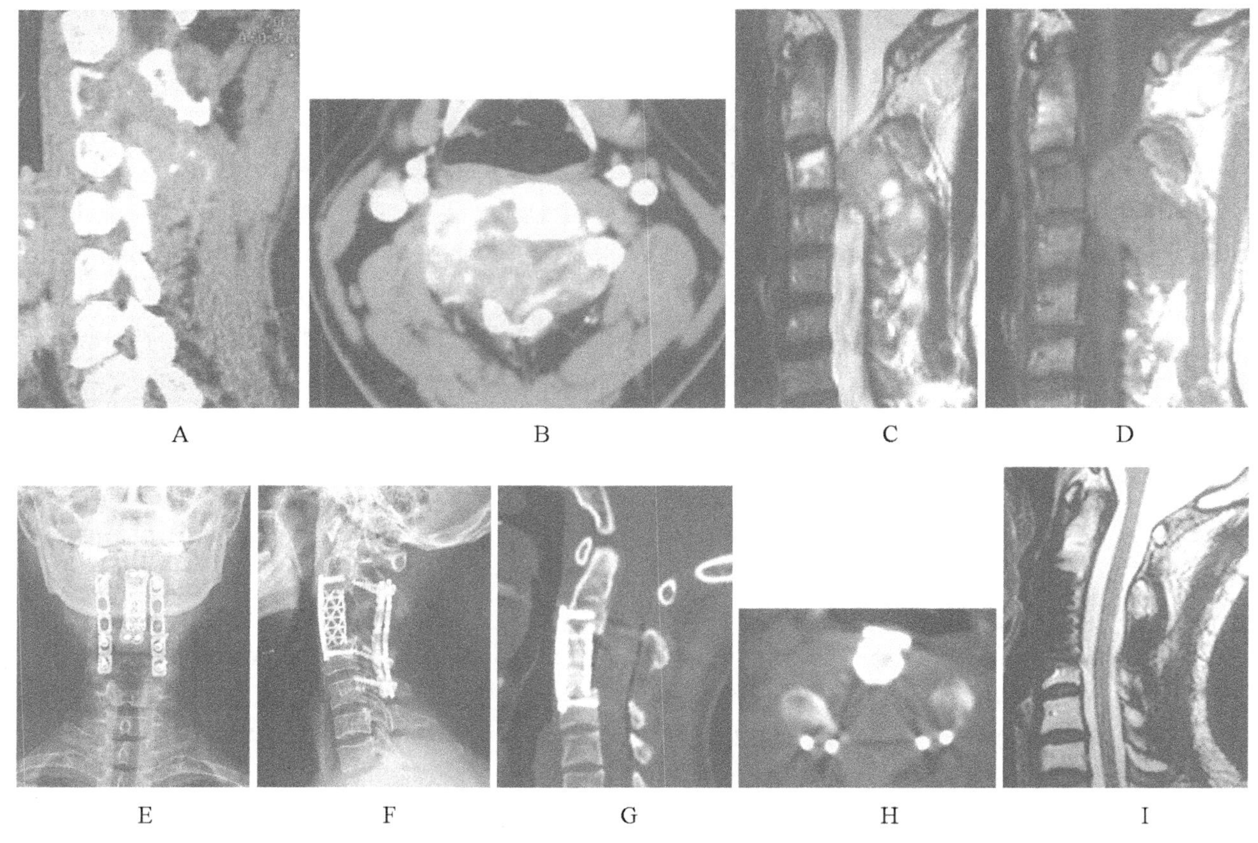

图 3-13-2　颈椎全脊椎切除术前后

注：A～D. 男 31 岁，双上、下肢无力 2 个月。CT 及 MRI 示 C_3 椎体及附件结构破坏。CT 监测下经皮穿刺活检病理报告为原始外胚层细胞恶性肿瘤（PNET）；E～I. 一期手术，分别经后方及前方入路行 C_3 全脊椎切除术。前路采用 $C_{2\sim4}$ 椎体间圆柱状钛网（充填以自体骨）植入及钛板与螺钉内固定，后方采用关节侧块钛板及螺钉内固定，术后 18 个月，X 线片及 CT 示植骨融合，MRI 示脊髓压迫已完全解除，病人神经功能完全恢复正常

考依据。②经颌下入路行上颈椎肿瘤的全脊椎切除术时，须先进行前方的手术，如先做了后方的枕-颈内固定，则无法再使颈部过度仰伸，致前方几乎无法显露。鉴于上颈椎尚缺乏坚强可靠的前路内固定技术，上颈椎的全脊椎切除术可在头-胸外固定架（Halo-Vest）保护下完成。C. 位于上颈椎前部的肿瘤如采用经口腔入路完成，应常规行气管切开，以利于手术后早期呼吸道的护理。

（2）胸椎肿瘤的全脊椎切除术

手术显露与肿瘤切除：胸椎肿瘤的后路显露及切除与颈椎相仿，不同之处在于胸椎的关节突侧块的大小、形状与颈椎不甚相同，横突与肋骨之间形成肋骨-横突关节。一般地说，横突更容易经后路切除，另外，在行胸椎后部结构切除时，往往需要将肋骨小头做全部或部分切除。胸椎手术的出血也似乎更多。在切除胸椎后部结构时，应注意将关节突与横突周围的肌肉、韧带以及前方的胸膜进行剥离。与颈椎后路手术一样，应尽量从靠近椎体后缘处切除椎弓根，以便于前路的椎体切除术。

胸椎椎体的切除多采用经胸腔途径进行，一般从侧前方暴露椎体。如椎体病变偏向一侧，宜从病变较重的一侧进行切除。如两侧病变相同，则依个人见解选择左侧或右侧经胸腔入路。由于心脏及主动脉略偏于左侧，因此右侧胸腔空间显得更宽敞些，便于手术操作，故不少人习惯经右侧胸腔入路。而喜欢左侧入路者认为，动脉虽偏于左侧，但因其管壁较厚，比较易于保护，在右侧胸腔操作反而容易损伤静脉及胸导管。显露椎体侧前方并切开壁层胸膜后，首先应小心游离并牢固节扎横行于椎体中央的节段动、静脉血管。病椎头端及尾端相邻椎体上的节段血管也应做同样处理，以备做内固定之用。然后沿壁层胸膜下方做病椎椎体游离。于彻

底切除病椎头及尾侧相邻的椎间盘后，行椎体切除。能将病椎椎体完整切除最为理想，如有困难，可采用分成几块切除的方式。一般如病椎对侧缘骨皮质如破坏不显著，多可经手术入路侧切除干净，但如果对侧椎旁软组织已被侵蚀，则有可能造成切除困难，必要时，可考虑经对侧胸腔入路予以切除。上述手术操作也可采用经胸膜外途径进行，此时需要将胸膜充分游离并推向前方，其余操作相同。

日本Tomita的做法是采用经后方入路显露脊椎后方结构并由两侧向前游离椎体，然后用线锯将椎弓根锯断，从而使脊椎成为前、后两大块后取出。该方法即所谓："整块全脊椎切除术(en bloc total spondylectomy)"。此种做法可以作为全脊椎切除术的一种选择，但与分别经后方及前方分别入路的术式相比是否更为优越尚难做定论。经后路方显露并切除椎体的优点是只需后方一个切口，缺点为需向病变节段的头侧和尾侧端做较大范围剥离并切断多根肋骨，创伤并未减小。当椎体骨皮质已被肿瘤破坏时，该方法也较难保证病变组织的彻底性切除。

植骨及内固定：与颈椎情况相同，行全脊椎切除后，胸椎后方尚无适宜植骨融合方法，一般依靠前方椎体之间植骨进行融合。胸椎后方常用的内固定方式包括椎弓根内固定及Luque棒＋椎板下钢丝内固定。因椎弓根内固定强度相对较高，可实现短节段固定，故多被采用。前方椎体之间的植骨可用取自髂骨的骨块，但最好使用充填以松质骨的人工椎体，尤其在负重较大的下胸椎，人工椎体可以提供足够强度的支撑力。因人工椎体自身并无足够固定作用，所以同时还应行相邻椎体间的内固定。一般在已从后方拧入两枚椎弓根螺钉的椎体侧方仍可再拧入一枚固定螺钉(图3-13-3)。

手术注意事项：如无特殊情况，行胸椎全脊椎切除术时，宜先经后路行脊椎后部结构的切除及固定。因为胸椎后方内固定，尤其椎弓根内固定，具有抗屈伸和抗旋转的双重作用，先行后路固定后脊柱获得可靠稳定性，使前路手术相对更为安全

(3)腰椎肿瘤的全脊椎切除术

手术显露与肿瘤切除：腰椎肿瘤的后路显露与切除与胸椎类似，所不同的是，在腰椎节段，神经根必须受到保护，否则将会引起永久性感觉或运动功能丧失。为便于经前路手术切除椎体，同样应在靠近椎体的部位切除椎弓根。

腰椎椎体的显露与切除一般经腹膜后椎体侧前方入路进行。腰椎节段血管的处理及椎体切除的方式与胸椎相同。但在L_2水平以下，腰大肌明显覆盖并附着于椎体侧前方，故在剥离或切开过程中需格外小心，以免损伤走行于腰大肌之内的神经根。如行L_4或L_5的椎体切除，侧前方入路恐较困难，可采用前侧切口及入路，经腹膜后到达椎体前方。此时除保护腹主动脉及静脉外，尤其应注意保护髂部血管。

植骨及内固定：腰椎后方常规以椎弓根螺钉进行固定。与胸椎相同，需采用椎体间植骨融合。鉴于腰椎比胸椎负重更大，故更宜选择充填以骨松质的人工椎体做为椎体间植入物，以防止脊椎塌陷。如为L_5椎体切除，前方内固定较为困难，有时只能行单纯的椎体间植骨或人工椎体植入，此种情况下，手术后需要病人卧床6～8周以上，并建议佩戴支具(图3-13-4)。

6. 脊柱肿瘤的放射治疗　放射治疗是脊柱肿瘤的重要辅助治疗方法之一。此种疗法主要用于那些对射线敏感的肿瘤类型，如血管性肿瘤、骨髓瘤、淋巴瘤、嗜酸细胞性肉芽肿以及来源于肺、肾、前列腺、乳腺等的多种转移性肿瘤。巨细胞瘤被认为放疗后有肉瘤变可能，但实际上发生率很低。脊索瘤过去被认为对放疗不敏感，而现在不少人发现对脊索瘤行放疗后仍可取得一定疗效。

放射治疗的应用指征：

(1)对某些放疗敏感性肿瘤行手术前放疗，以使肿瘤体积缩小并减少其血运，为肿瘤的彻底性切除提供更有利条件。放疗还可在一定程度上减少肿瘤复发的机会。因放疗后早期肿瘤周围组织会出现水肿等不良反应，影响手术和伤口愈合，故一般应于放疗结束2周后再行手术。

(2)对于已失去手术治疗机会的患者，放射治疗可在一定程度上起到延缓病情进展的作用，并有可能通过放疗暂时减轻脊髓压迫症状及神经根性疼痛。

(3)对放疗敏感性肿瘤进行手术后放疗的目的主要是为了减少肿瘤的术后复发。放疗最严重的并发症为放射性脊髓病，为减少此种并发症的发生，需严格控制放疗剂量。

采用放射性粒子置入进行局部放疗也是一项比较有前途的技术。该技术最早被应用于前列腺癌的治疗并取得成功经验。将该技术应用于复发性或丧失手术机会的脊柱肿瘤同样可取得较好疗

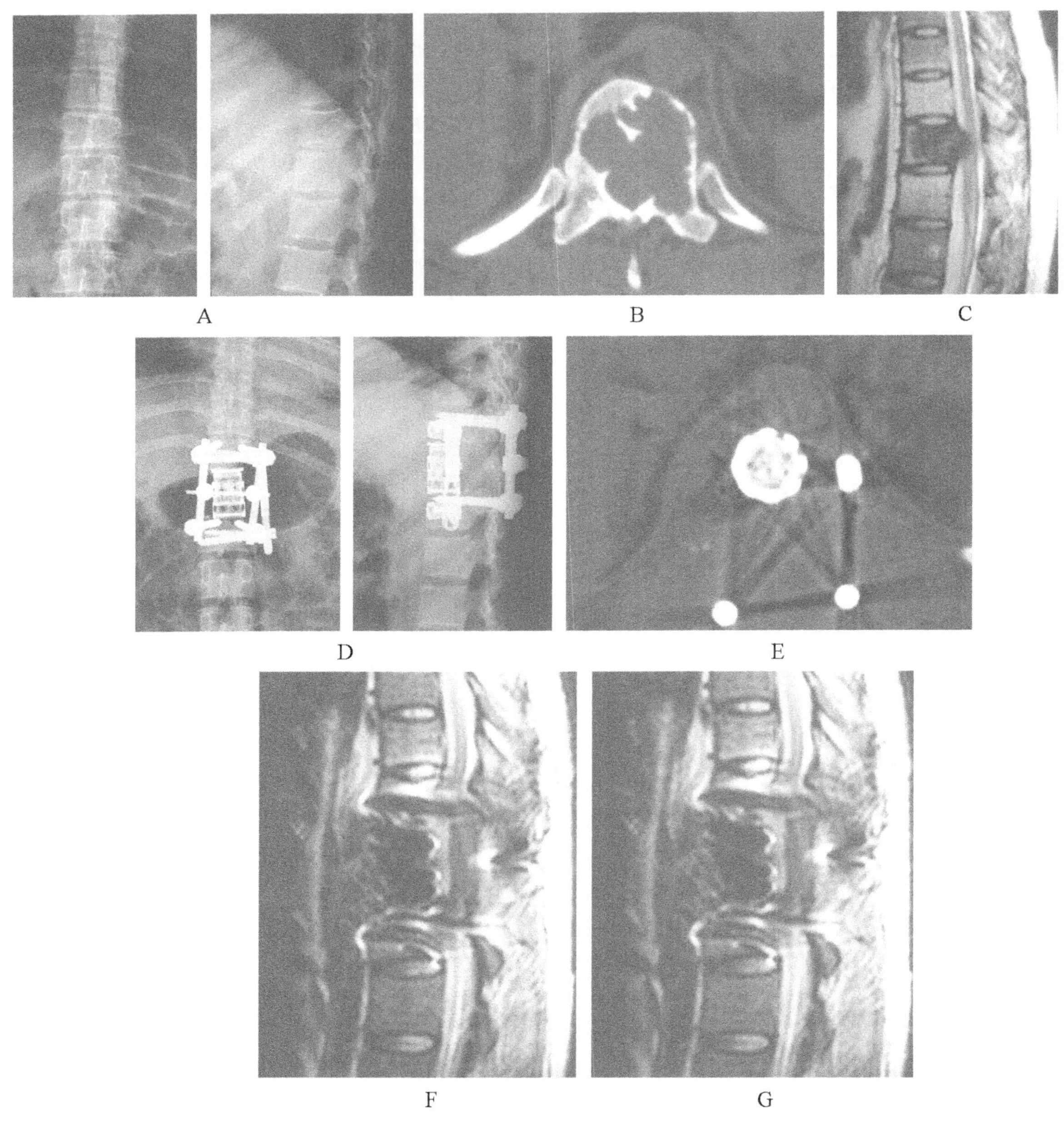

图 3-13-3　胸椎全脊柱切除前后

注：A～C. 女性，29 岁，双下肢无力 2 个月，X 线片、CT 及 MRI 示 T_{11} 椎体及附件结构破坏，CT 监测下经皮穿刺活检病理报告为巨细胞瘤；D～G. 一期手术分别颈后路和前路行 T_{11} 全脊椎切除术。手术后 1 年，病人神经功能完全正常。X 线片示 $T_{10\sim12}$ 后路椎弓根螺钉固定和前路 $T_{10\sim12}$ 间人工椎体植入及采用 VentroFix 单棒系统行内固定情况；CT 横断面扫描示肿瘤已切除彻底，人工椎体位置良好；MRI 示全脊椎切除后脊髓获得充分减压

效。放射性粒子可采用经皮穿刺的方法进行植入，主要步骤为在影像（如 CT）监测下通过经皮穿刺技术将放射性粒子放置于肿瘤组织内，其优点在于放疗部位比较限局，避免了全身放疗的弊端。现行常用的放射性粒子多为 ^{131}I 或 Sr，其直径 0.6mm，放射半径为 5～10mm，有效放射性周期 3～6 个月。为达到预期疗效，应根据肿瘤大小，确定所需置入的粒子数量，并力求根据粒子放射性作用半径将其均匀植入。

7. 脊柱肿瘤的化学治疗　作为脊柱肿瘤的治疗方法之一，化学疗法适用于那些对化学药物敏感的肿瘤，应当认识到，在某些肿瘤，如骨髓瘤、淋巴

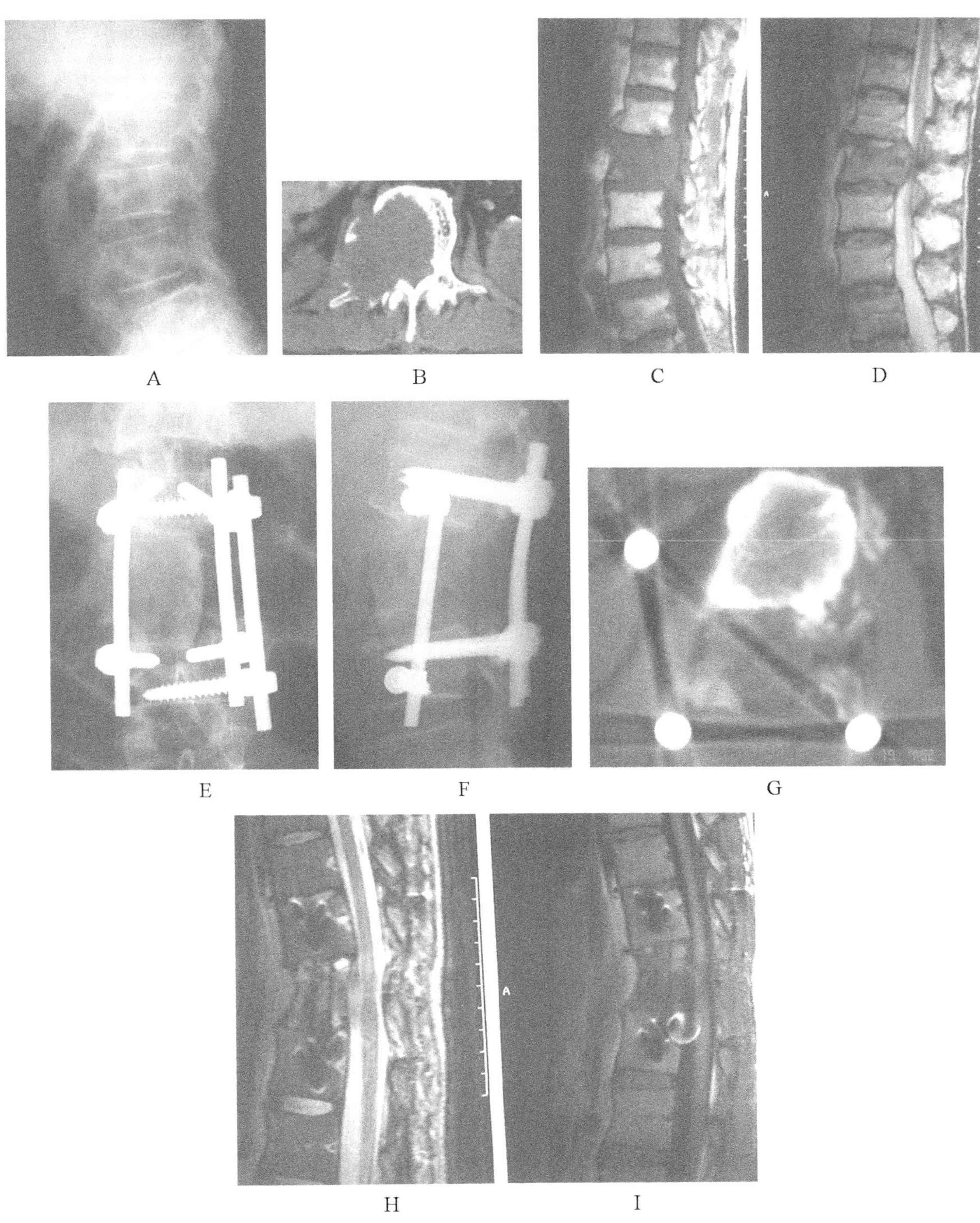

图 3-13-4 腰椎全脊柱切除前后

注：A～D. 男性，26 岁，右下肢无力伴疼痛 3 个月，X 线片及 CT 示 L_2 椎体和附件破坏，椎管被侵占，MRI 示 L_2 椎体病变之软组织团块向后压迫硬膜囊，CT 监测经皮穿刺活检病理报告为巨细胞瘤；E～G. 一期手术分别经后路及前路行 L_2 全脊椎切除、$L_{1\sim3}$ 椎体间自体髂骨块植骨。后方采用 $L_{1\sim3}$ 椎弓根内固定，前路采用 VentroFix 单棒系统行内固定，手术后 3 周病人右下肢无力及疼痛症状缓解，术后 4 年 X 线片示植骨及内固定情况，CT 示肿瘤切除情况及植骨块位置，经几年内骨组织改建，植骨块已显著粗大；H～I. 手术后 1 年，病人神经功能完全正常，MRI 检查示 L_2 全脊椎切除后脊髓减压情况

瘤及成骨肉瘤等的治疗中，化疗甚至比手术切除更为重要，在很大程度上决定着肿瘤的最终疗效。对于不少转移性肿瘤，化疗也发挥着十分重要的作用。因化疗药物具有一定特异性，往往作用于不同肿瘤细胞或肿瘤细胞的不同周期，且常需联合用药，加之不良反应比较大，故应在有经验的肿瘤学专家指导下应用。

第四节　脊柱肿瘤各论

一、良性肿瘤

发生于脊柱的良性肿瘤约占全身良性骨肿瘤的8%，根据不同资料的统计，在所有脊柱肿瘤（包括转移性肿瘤）中，20%～40%为原发性良性肿瘤。60%的良性脊柱肿瘤发生于20～40岁人群，但发生于骶骨的肿瘤例外，骶骨肿瘤以恶性居多。原发性脊柱肿瘤的另一特点为，良性肿瘤多位于脊椎后方，而位于脊椎前方者则以恶性为多。

1. *骨样骨瘤*（osteoid osteoma）　骨样骨瘤由Jaffe于1935年最先报道。骨样骨瘤可见于全身骨骼，发生于脊柱者约40%，多见于20～30岁人群，发病以男性较多。肿瘤绝大多数位于脊椎后方，鲜见位于椎体者。发生节段以腰椎最多，其次为颈椎和腰椎。骨样骨瘤生长为非侵袭性，一般直径不超过2cm，直径大于2cm者则诊断为骨母细胞瘤。

（1）临床表现：80%以上病人以疼痛为主要症状，疼痛以夜间为重，严重时可使病人痛醒。因肿瘤常位于椎弓与关节突部位，故除背部疼痛外，部分病人可出现神经根性疼痛。阿司匹林可使不少病人的疼痛缓解为骨样骨瘤的特点之一。另外，骨样骨瘤病人中约1/3可出现脊柱侧弯，其特点为痛性、进展快、脊柱僵硬，但一般不伴有旋转，据此可与特发性脊柱侧弯进行鉴别。肿瘤多位于侧弯的凸侧。

（2）诊断：因病变早期不容易在X线片上被发现，使诊断比较困难。病变明显时可见到椎弓根处硬化性表现，X线斜位片有助于观察椎弓根、椎弓及关节突结构。CT可显示病变中央低密度区及周边的硬化。放射性核素检查有助于确定病变部位。

（3）治疗：对症状不缓解或脊柱侧弯逐渐加重者应行手术切除。疼痛消失可视为治疗有效的标志。对于存在脊柱侧弯者，术后不一定能够得到恢复。尤其在青春期患者，约1/4术后脊柱侧弯仍可遗留。除手术外，也有人尝试用高频电波、高温电凝等方法治疗，但疗效尚未得到认可。

2. *骨母细胞瘤*（osteoblastoma）　骨母细胞瘤约占所有脊柱肿瘤的10%。同骨样骨瘤相仿，20～40岁患者多见，男女发病比例为2∶1，几乎所有病变均发生于椎弓根和脊椎后方结构，可累及相邻的两节脊椎。好发部位依次为颈椎、腰椎、胸椎和骶椎。肿瘤一般直径大于2cm，此为与骨样骨瘤的重要区别之一。

（1）临床表现：局部疼痛及神经根性疼痛为最多见的症状，与骨样骨瘤有相似之处。

（2）诊断：X线可显示伴有骨质破坏的膨胀性病变，周边为薄层皮质骨壳。一半病例呈现溶骨性改变，20%左右表现为成骨。MRI有助于显示软组织团块，但有时易使病变同恶性肿瘤相混淆。放射性核素骨扫描的阳性率常很高，对诊断较有用。而在确定病变形态及范围方面，CT最具价值。

（3）治疗：在可能的情况下进行广泛性手术切除是治疗骨母细胞瘤的最佳选择。据有关资料报告，对骨母细胞瘤以病变内切除方式行切除的病例，术后复发率达10%～20%，术后9年仍有出现复发的可能。骨母细胞瘤对放射治疗敏感性较低，一旦复发，手术切除仍应作为主要治疗手段。

3. *骨软骨瘤*（osteochondroma）　最常见的原发性良性肿瘤之一。年轻人多见，20岁以下患者占一半以上。男性发病为女性的3倍。脊柱骨软骨瘤一般生长于脊椎附件部位，发生于颈椎和上胸椎者达90%以上，发生于腰椎和骶椎者不足10%。

（1）临床表现：发生于颈椎和上胸椎者多因脊髓及神经根压迫而出现相应症状。而发生于腰椎和骶椎者常因未引起症状而难以得到早期诊断。少数病人也可因无痛性包块为最先症状。

（2）诊断：X线片可发现脊椎附件上与正常骨质无明显界限的突起物，但不能显示突起顶端的软骨帽。CT可显示肿物的实际大小。MRI则可进一步显示肿物压迫神经组织的情况。

（3）治疗：出现临床症状者可行肿瘤切除。切除范围应包括与肿物相连的部分正常骨组织。骨软骨瘤恶变率不到1%，原肿物突然迅速增大或软骨帽大于1cm则提示恶变的可能性，应积极行手术切除。

4. 动脉瘤样骨囊肿(aneurysmal bone cyst) 所有动脉瘤样骨囊肿中约20%发生于脊柱。发病以20岁以下年轻人居多,男性略多于女性。动脉瘤样骨囊肿多位于脊椎后部结构,少数可位于椎弓根及椎体。

(1)临床表现:95%以上以背部疼痛为主要症状,有时可影响脊髓或神经根并引起相应症状。多起病缓慢,少数可伴随背部包块和脊柱侧弯等表现。

(2)诊断:X线片可显示气球样膨胀性改变,囊内为多房分隔的透亮区,囊壁为反应性硬化骨。病变可累及相邻节段。动脉造影可见多房分隔内为血液灌注。CT和MRI能行清晰显示病变范围,如采用增强的MRI同样可显示囊内血液灌注的情况。

(3)治疗:动脉瘤样骨囊肿对放射治疗比较敏感,约50%可经放疗得到良好疗效。经放疗未能获得预期效果者,应行手术进行病灶刮除及植骨,对于发育未成熟者,还应考虑单节段融合手术。经病灶刮除手术后的复发率据报告约为10%。也有人对动脉瘤样骨囊肿做血管栓塞治疗,或将血管栓塞作为手术前准备,以减少术中出血。

5. 血管瘤(hemangioma) 血管瘤比较常见,据尸体解剖观察结果,其发生率高达10%以上。血管瘤可发生于整个脊柱,但在下胸椎和上腰椎相对较多。血管瘤可累及单或多节脊椎,以发生于椎体者占大多数,有10%～15%发生于脊椎后部结构,多为侵袭性病变。偶可见硬膜外海绵状血管瘤,其可造成脊髓损害。

(1)临床表现:大多数血管瘤并无临床症状,常为在检查其他疾病时被偶然发现。少数可引起疼痛,侵袭性血管瘤或病变椎体出现病理骨折时可造成脊髓或神经根损害症状。

(2)诊断:X线片显示病变椎体内粗大骨小梁形成纵行条纹,呈现所谓"栅栏"样改变。侵袭性血管瘤则会出现膨胀性变化。横向CT扫描可见"圆点花纹"图案。而在MRI图像,典型的血管瘤无论在T_1还是T_2加权像上,均呈高信号改变。侵袭性血管瘤则表现为T_1像高信号及T_2像低信号。放射性核素骨扫描似诊断作用并不重要,因核素在血管瘤病变中可呈浓聚,也可不浓聚。

(3)治疗:大多数血管瘤不需要治疗。对少数出现症状的病例可进行放疗、血管栓塞、椎体成形或手术治疗。放疗对2/3以上病例有效。对于侵袭性血管瘤,应用血管栓塞技术或采用向病变椎体体内注射骨水泥行椎体成形术均有可能获得较好疗效。对于神经损害持续加重及出现病理骨折者应考虑行手术治疗,手术前行血管栓塞有利于减少术中出血。

6. 嗜酸细胞肉芽肿(eosinophilic granuloma) Lichtenstein和Jaffe于1940年最早报告嗜酸细胞性肉芽肿。该病被认为是一种瘤样病变,多发病于10岁以下儿童,可单发或多发,男女之比为2∶1,全身骨均可发病,而发生于脊椎者约为10%。

(1)临床表现:脊柱患部疼痛及活动受限为多见症状,少数可由于病变组织压迫或局部脊柱后突等因素影响脊髓及神经根而引起相应症状,一般不很严重。

(2)诊断:X线侧位片显示椎体内为溶骨性病变,出现圆形或类圆形透亮区,椎体整体塌陷后则形成扁平椎。MRIT_2加权像上可出现"火焰样"反应,并因此而易与恶性肿瘤相混淆。放射性核素骨扫描无浓聚现象。影像学诊断困难时应行活组织检查。血液化验,部分病例可出现嗜酸细胞计数增多。

(3)治疗:经确诊后,可行制动并观察随访。不少病人经过一段时间后可自愈,扁平椎体的高度可部分恢复。对于放射治疗的应用尚存在某些争议,多数人认为有效并主张应用。病变造成脊髓损害或脊柱不稳者可行病变组织刮除及植骨融合术,术后很少复发。但鉴于患病者多为尚未发育成熟的儿童,手术应慎重。

7. 巨细胞瘤(giant cell tumor) 最常见的原发性脊柱肿瘤之一。占全身骨巨细胞瘤的10%左右,占脊柱原发性肿瘤的近20%。该肿瘤以溶骨性病变为主,一般被归类为良性,但其常破坏骨皮质及周围软组织,具有侵袭性等恶性肿瘤特征。过去习惯依据肿瘤组织中基质的多少将巨细胞瘤分为Ⅰ、Ⅱ、Ⅲ级,认为Ⅰ、Ⅱ级偏向良性,Ⅱ、Ⅲ级偏向恶性,实践表明这种分级与临床实际情况并不完全符合,故现在已很少有人再做分级。巨细胞瘤可侵及脊柱各个节段,以侵及骶骨者相对较多,脊椎前后部结构均可受累,部分病例仅见椎体病变。据报告,巨细胞瘤有出现转移或转变成骨肉瘤的可能性,然发生率较低。

(1)临床表现:疼痛为最常见的症状,因肿瘤侵及椎管引起脊髓及神经根损害症状者也不少见。

(2)诊断:X线片显示椎体内膨胀性破坏,典型者呈“肥皂泡样”改变,边缘无硬化,一般不出现骨膜反应。发生于骶骨者多为偏心性生长。CT和MRI可清晰显示肿瘤范围、软组织团块及神经组织受压情况。放射性核素骨扫描显示病变部位为浓聚区,且浓聚多分布于病变周围部。

(3)治疗:边界外切除为治疗脊柱巨细胞瘤比较可靠的方法。而采用刮除手术往往复发率很高,甚至有报道复发率可高达50%者。巨细胞瘤对放射性治疗敏感,故有人认为在肿瘤难以完全切除干净或彻底性切除会造成较大功能障碍时可作为一种治疗选择,放射剂量以3500～4500cGY为宜。手术前或手术后行放疗也有利于减少肿瘤复发。手术前进行肿瘤血管栓塞则可减少手术中出血。

8. 骨纤维异常增殖症(fibrous dysplasia of bone)　也称骨纤维结构不良,一般被归类于瘤样病变。以大量增殖的纤维组织取代正常骨组织为病理特征。多发生于四肢长骨,少数发生于脊椎,位于颈椎者常累及上颈椎。好发于青少年。个别可恶变。

(1)临床表现:多表现为轻度疼痛,病程一般较长,也可因病理骨折影响神经而出现相应症状者。

(2)诊断:X线片可见椎体呈多囊性膨胀改变,其内可见,溶骨区呈磨砂玻璃样外观。CT或MRI可显示病变范围,在病理骨折病例还可显示病变与脊髓或神经根之间的关系。

(3)治疗:一般行病灶刮除及植骨即可。对少数复发者,可再次手术。

二、恶性肿瘤

1. 骨肉瘤(osteosarcoma)　也称成骨肉瘤,原发于脊柱者占全身骨肉瘤的2%～3%。10～20岁青少年好发,发病率男略多于女。肿瘤侵犯椎体者占95%,也可侵及脊椎附件结构。

(1)临床表现:开始为间歇性局部疼痛,随病情迅速进展,疼痛转为持续性,并出现脊髓或神经根受累症状。患病局部可有叩痛,常伴有乏力、消瘦、低热及贫血等全身症状。

(2)诊断:X线片可显示病变中存在成骨、溶骨或混合性骨质破坏。典型者可见日光射线征及骨膜反应。CT及MRI可同时清晰显示骨破坏和软组织侵蚀范围,以及脊髓与神经根受压迫情况。放射性核素骨扫描显示病变区浓聚。血化验检查可见血沉增快,碱性磷酸酶升高(该化验指标还可作为治疗有效性的监测指标)。

(3)治疗:骨肉瘤对放疗及化疗均较敏感,应作为基本治疗。边界外切除可使治疗效果提高,而采取病变内切除的方式很容易造成肿瘤局部复发。已有人报道对骶骨骨肉瘤行全骶骨切除及稳定结构重建取得成功的病例。也有人用血管灌注化疗治疗骨肉瘤取得一定疗效。

2. 软骨肉瘤(chondrosarcoma)　发生于软骨细胞的恶性肿瘤,恶性程度不一。脊柱各个节段均可发病,椎体及附件均可受累。多为成年人发病,男性多于女性。

(1)临床表现:局部疼痛或脊髓、神经受累症状。

(2)诊断:X线片可见骨质呈溶骨性破坏,其内可见不规则钙化影。CT及MRI可确定病变骨质与软组织破坏的范围,以及椎管或脊髓受侵及的情况。放射性核素扫描可见病变区核素浓聚。但影像学检查有时难以完全确定诊断,CT监测下经皮穿刺活检较有助于确定诊断。

(3)治疗:彻底性切除术是软骨肉瘤治疗最有效的手段。鉴于软骨肉瘤切除后容易复发的特点,力求以广泛性或边界外切除的方式进行手术,对于降低复发率具有实际意义。关于放疗和化疗对软骨肉瘤的作用目前尚存在不同看法,有采用放疗或化疗取得较好疗效的报道。于手术前、后辅以放疗或化疗,可能有利于提高疗效。

3. 尤因肉瘤(Ewing sarcoma)　Ewing于1921年首先报道该肿瘤。肿瘤组织及细胞来源不明,多发生于青少年,原发于脊柱者占全身相同肿瘤的5%左右,约半数发生在骶骨。

(1)临床表现:开始为轻度疼痛,渐转为剧烈疼痛及夜间痛,常伴有较严重的脊髓或神经受损症状及全身消耗症状。

(2)诊断:X线片显示广泛性溶骨性破坏,呈虫蚀样,可同时破坏多个椎体或附件,骨膜反应少见。CT及MRI可显示软组织侵蚀范围,MRI还可显示脊髓与神经根受压情况。放射性核素骨扫描示病变区核素浓聚。化验检查可见贫血、血沉增快、血乳酸脱氢酶升高及尿儿茶酚胺呈阳性等现象。

(3)治疗:Ewing肉瘤对放疗及化疗均敏感。一般认为手术行肿瘤切除结合放疗及化疗是该肿瘤比较有效的治疗方法。对脊髓及神经压迫症状显著者宜先行手术,然后行放疗及化疗,如神经损害症状不明显,则可先行放疗及化疗,然后行肿瘤切除。

4. 脊索瘤(chordoma)　脊索瘤起源于胚胎时期残留的脊索组织。均发生于中轴骨。脊索瘤为常见的原发性脊柱肿瘤之一,可发生于脊椎各个节段,但以发生于骶骨和上颈椎者居多,为其特点。该病多见于中老年人,但发生于儿童者常具有更强的侵袭性。男性发病略多于女性。脊索瘤可发生血行转移,但发生率很低。

(1)临床表现:起病缓慢,位于骶尾骨者可先出现伴有轻度疼痛的局部肿物,直肠指诊可触及骶前肿物。随肿瘤生长及对骶神经的影响可出现相应症状。位于上颈椎者早期多出现局部疼痛和颈部活动受限,当肿瘤侵及椎管后可出现脊髓压迫症状。

(2)诊断:X线片显示骨质膨胀区内大片状不规则的溶骨性破坏,可伴有成骨硬化或钙化。CT可更清楚地显示骨质破坏的情况,而MRI对软组织受累及脊髓或神经受压迫的情况能提供最丰富的信息。放射性核素骨扫描往往为阴性。

(3)治疗:迄今,手术切除仍然是脊索瘤最有效的治疗方法。但脊索瘤是一种复发性很强的肿瘤,行病变内切除后的复发率甚高。因此,发生于骶骨者应争取行肿瘤的整块性切除。一般而言,如能完整保留双侧 S_2 神经及一侧 S_3 神经,大小便功能可维持。发生于其他部位者,也应力争行肿瘤的边界外切除,以减少肿瘤的复发机会。脊索瘤对放疗似不甚敏感,但近年来不少临床研究则显示,放疗对脊索瘤有明显疗效,手术结合放疗可提高脊索瘤的5年生存率。

5. 多发性骨髓瘤(multiple myeloma)　骨髓瘤也称浆细胞瘤(plasmacytoma),起源于骨髓造血细胞,一般为多发性,单一部位发生病变者据报道仅有3%～5%,且存活者数年后多又逐渐转变成多发性。骨髓瘤发病以40～60岁人群居多,男性发病多于女性。于脊椎发病者占全身发病的15%,胸及腰椎为好发部位。几乎不发生于骶骨。

(1)临床表现:逐渐加重的背部疼痛,并常伴有贫血、乏力、消瘦等全身症状。合并病理骨折时可产生脊髓压迫症状。

(2)诊断:X线片可见病椎骨质疏松和溶骨性破坏,病变可累及多个椎体。椎体压缩骨折的情况也较常见。CT可显示肿瘤的大小及轮廓,MRI于早期能显示骨髓内的变化,当肿瘤生长后可显示其侵及软组织及脊髓的情况。化验检查可见贫血、血沉增快球蛋白含量升高,A/G比例倒置及出现本-周蛋白(Bence-Jones)等异常,骨髓涂片则可见多量浆细胞(超过10%)。放射性核素骨扫描有助于显示多发性病变的数量和具体部位。

(3)治疗:近年来化疗已显示出对骨髓瘤的可靠疗效。鉴于骨髓瘤从本质上为多发性,化疗应视为基本治疗。对于脊柱骨髓瘤,放疗也能获得较好疗效。而对于出现脊髓和神经损害症状者、出现病理性骨折者或仅发现单个病变部位者,则应积极行手术清除肿瘤组织,术后再辅以化疗及放疗。

三、转移性肿瘤

脊椎骨为转移瘤易累及的部位。脊柱转移瘤占全身骨转移瘤的20%,其多见于中老年人,40～60岁人群组占发病的50%以上。男性发病多于女性。常见的转移瘤来源包括乳腺、肺、前列腺、肾、胃肠、及甲状腺等。其中女性脊柱转移瘤的50%以上来源于乳腺。脊柱从上颈椎至腰骶椎均有受累机会,但以胸腰椎受累者相对多见。据一份1585例有症状脊柱转移瘤病例的调查,发生于胸椎及胸腰椎者占70.3%,腰椎及骶椎占21.4%,颈椎占8.1%。一般认为转移瘤到达脊柱的途径包括:腔静脉系统,肝门静脉系统,肺静脉系统及脊椎静脉丛系统。

1. 临床表现　胸背部、腰背部及项背部疼痛是脊柱转移瘤最常见的症状。起初疼痛多为轻度,随病程进展疼痛可逐渐转为持续性及夜间痛。当肿瘤增大压迫脊髓及神经时可产生相应神经损害症状。如病椎出现病理性骨折,上述疼痛或神经损害症状也可突然出现或加重。

2. 诊断　脊柱转移瘤在X线片上多表现为溶骨性破坏,前列腺癌转移等少数情况也可表现为成骨性病变。CT及MRI除显示骨质破坏的不同特点外,还可清晰显示软组织受累及脊髓受压的程度。CT在判断骨质疏松性椎体压缩性骨折和转移瘤破坏所致的椎体压缩骨折方面具有较高价值,前者在CT图像上表现为受累椎体骨皮质破坏不显著,骨质密度相对均匀,病变范围较局限,且周围无软组织团块。MRI在显示软组织、神经组织和椎体病变方面具有更多优势。转移性脊柱肿瘤典型特征为,在MRI的 T_1 与 T_2 加权像以及增强扫描图像上均呈现为低信号。然而,依转移瘤的性质与来源不同,影像学检查可表现为多种多样的病变特征,单纯依靠影像学检查在很多情形下很难判断出病变的性质及转移瘤的来源。此时，恶性肿瘤的患病史会成为重要诊断依据。对于无恶性肿瘤患病史者，CT 监测下经皮穿刺活检则具有重要诊断价值。不过，脊柱转移瘤最终也未能找到转移来源者并不少见。放射性核素骨扫描对脊柱转移瘤的阳性显像率较高，除发现脊柱病变的部位和数量外，还可显示全身骨转移的情况，对制定治疗策略及判断预后有较高价值，应常规应用。

3. *治疗*　脊柱转移瘤根据转移来源及其肿瘤细胞生物学特性，在危害程度和临床转归方面存在较大差别。因此，对于不同类型的脊柱转移瘤，或虽然类型相同但处于不同时期的脊柱转移瘤，在治疗方法的选择上也不尽相同。随着医学水平的不断提高，特别是外科学技术的不断进步，越来越多的脊柱转移瘤已能够通过手术干预取得显著疗效，但尽管如此，为数不少的脊柱转移瘤病例目前还只能以非手术方法加以控制。现行脊柱转移性肿瘤非手术治疗的手段主要包括放射治疗、化学治疗、激素治疗及生物治疗。无论采用手术或非手术治疗，总体治疗目标均旨在控制肿瘤进展，延长病人的生存期限，以及减少病人痛苦，改善其生存期的生活质量。

(1)放射治疗：大多数转移性脊柱肿瘤对放疗比较敏感。放疗可以通过减少肿瘤血供、直接杀伤肿瘤细胞等作用使肿瘤体积缩小，减轻由肿瘤软组织团块对脊髓和神经根所产生的压迫或刺激，从而使疼痛与神经损害症状得到不同程度缓解。因此，在椎管受侵占以软组织团块因素为主时，放疗多可取得良好疗效。但应注意，放疗可以引起肿瘤骨的坏死并有进而造成其塌陷的潜在可能性。故在选择放疗时须考虑到脊柱的稳定性，并在必要时采取相应措施(如佩戴支具、行手术内固定等)。肿瘤骨坏死后形成新骨需要 2 个月，转变为编织骨需要 4 个月，而改建为较成熟的骨组织需要 6～12 个月。

(2)化疗及激素治疗：不少脊柱转移瘤对化疗药物具有较高敏感性，如乳腺癌、肺癌转移等，对这类肿瘤应积极发挥化疗的应用。某些肿瘤则对激素治疗比较敏感，如甲状腺癌转移可通过应用甲状腺素得到控制，而前列腺癌转移可通过去势或雌激素治疗等取得效果。

(3)手术治疗：对于原发肿瘤已得到很好控制，而脊柱转移瘤仅局限于单一部位者，仍不应放弃彻底性切除肿瘤的机会。选择手术治疗的其他指征包括：病理性骨折造成脊柱不稳、疼痛及椎管内侵占者；对化疗不敏感的脊柱转移瘤，如消化道或肾脏来源的转移瘤等；已做过放疗，或其他辅助性治疗神经损害症状仍继续加重者；脊柱有潜在不稳定倾向者。

脊柱转移瘤的切除手术往往创伤较大，出血较多，因此在决定施行手术之前，必须对病人的全身状况能否耐受手术作出评估。对于以姑息性神经组织减压或脊柱稳定目的为主的病人，则应预测其可能的生存时间。如预期存活时间短于 6 周，一般不倾向于再行手术治疗。另外，对于预期生存时间较长者，肿瘤切除后的缺损应以植骨填充为宜，手术后如需放疗，应在 3 周以后再开始，以尽量减小放疗对植骨融合的影响。而预期生存时间较短者，也允许用骨水泥代替植骨块来填充肿瘤切除之后的缺损。有关研究显示，骨水泥平均于 6 个月后会发生松动。鉴于此，一般主张预期生存时间超过 3～6 个月者，仍应以植骨作为缺损区的填充材料。

对于需要进行脊髓减压的脊柱转移瘤，减压手术入路应视具体压迫情况而定。当脊髓压迫主要来自前方肿瘤团块时，椎板切除并不能有效地使脊髓得到减压，相反还会加重脊柱不稳的程度。因此椎板切除术仅适用于肿瘤从后方压迫脊髓者。而在大多数情况下，应行脊椎前部椎体肿瘤的切除，使来自脊髓前方的压迫得到解除。当然，在脊髓前后方均存在压迫时，也可根据需要，采用前、后方联合入路进行肿瘤切除及减压。

椎体成形术是治疗转移性脊柱肿瘤的另一种选择。该方法的主要作用是通过向被肿瘤破坏的椎体内注入骨水泥或类似物质，恢复椎体的支撑功能，从而在一定程度上改善脊柱的稳定性，防止椎体塌陷及脊椎后凸畸形。通过该种治疗，往往能使病人的疼痛症状得到明显缓解。椎体成形术的优点在于其手术操作可采用经皮穿刺技术完成，创伤比较小，见效比较快。但从其特点上不难理解，此种治疗为姑息性，旨在于有限时间内减轻病人的疼痛症状，并在一定程度上改善活动功能。应注意，当椎体后缘骨皮质已遭到破坏时，不宜再行椎体成形术，因在此种情况下，骨水泥有被注入椎管造成脊髓损伤的危险。

(刘忠军)

第14章

脊柱感染和结核

第一节 化脓性脊椎炎

【概述】 化脓性脊椎炎比较少见，临床上有两种类型，一种为椎体化脓性骨髓炎，另一种为椎间隙感染。所有年龄均可发病，但以41～60岁成年人多见。追溯病史则多可发现引起感染的危险因素，如吸毒、静脉注射或身体某部位感染史。不同年龄的人群感染源也不相同，老年人多由血管内留置物及泌尿系感染引起——甚至有报道泌尿系统感染病史者占52%。而年轻人中则以静脉注射、心内膜炎或结核病接触史居多。

化脓性脊椎炎常见的致病菌是金黄色葡萄球菌、白色葡萄球菌、链球菌和铜绿假单胞菌等。感染途径以血源性感染为多见。其次为脊柱手术、腰椎穿刺、局部开放性损伤等直接引起脊椎感染，少数为邻近脊椎的感染灶，如脓肿、压疮等蔓延而来。由于临床表现不一，受累部位不同，出现症状及体征各异，所以化脓性脊椎炎常会被误诊或漏诊。因此，此病症需引起人们和医护人员的重视。

【病因与病理】 按细菌学分析，化脓性脊椎炎的致病菌以革兰阳性菌最多见，如金黄色葡萄球菌所占比例超过50%。革兰阴性菌如埃希肠杆菌、铜绿假单胞菌和变形杆菌属，主要是泌尿生殖系统操作后的感染菌。铜绿假单胞菌是静脉内滥用药物的感染菌；沙门菌性骨髓炎并不常见，主要发生于急性肠道感染后；厌氧菌的感染不多见，一般伴随有穿透性损伤、异物和糖尿病。

感染途径包括血行感染、邻近感染的直接蔓延和术后感染。通过血液循环发生的感染，首先发生于椎体的干骺部分。椎体前表面有营养小动脉，来自于后方的滋养动脉使干骺区具有丰富的血供。干骺区一旦发生感染，能通过血管扩散到椎间盘的周缘，或破坏终板进入椎间盘，感染邻近的椎体终板及椎体。椎间盘是无血管的，一旦发生感染，就像化脓性关节炎中的软骨，很快就被细菌产生的酶破坏。这同结核感染不同，后者虽然椎体终板和邻近椎体被破坏，但椎间盘往往得以保留，在手术中常可以看到结核腔中残留的椎间盘。儿童间盘存在血管，因而其感染可通过血行途径。椎间盘手术也可以直接引发椎间盘感染，进一步蔓延至相邻椎体。

化脓性感染未经治疗，将形成脓肿，感染扩散至椎旁邻近的组织或进入椎管。在颈椎，咽后部脓肿会破入纵隔；在胸椎，椎旁脓肿会导致邻近的肺不张；在腰椎，可能形成巨大的腰大肌脓肿。亦有报道，脓液能通过坐骨大结节进入梨状窝、肛周，甚至腘窝。脓肿进入椎管会引起硬膜外脓肿，甚至引起脑膜炎、硬膜下脓肿。化脓性感染易蔓延，致病变很少侵犯单一椎体，这一点与结核有所不同。

椎间盘和椎体的破坏，使脊柱的稳定性下降，形成脊柱后凸及塌陷，威胁着脊髓和神经。骨和邻近的脓肿会直接压迫脊髓，引起瘫痪，也有可能是脓栓引起脊髓的缺血性改变或是硬脊膜的炎性渗出所致。

【临床表现】 化脓性脊椎炎的临床表现主要取决于感染病菌的能力与机体的抵抗力，表现为急性、亚急性或隐匿性慢性。现代抗生素的应用降低了暴发性感染的发生与死亡率。

在急性感染病人中，典型症状包括高热、局部剧痛感和脊柱活动障碍等，也可以出现放射痛和神经根痛。若腰椎受累，可表现为直腿抬高试验阳性，负重时疼痛加重，腰椎生理前凸消失。若腰大肌受累，则引起屈髋受限。颈椎感染的病人可能仅表现为斜颈、吞咽困难或发热。在亚急性病人中，其病史模糊，症状也不典型，可有发热、中等程度疼痛和轻微的不适。在隐匿性低毒性感染的病人中，疼痛可能是仅有的症状。

腰椎是感染多发部位，据统计达 48%，其次为胸椎 35%，颈椎 6.5%，胸腰段和腰骶段各 5%，跳跃性脊柱感染是极少的。同腰椎相比，颈椎和胸椎更容易形成脓肿。脓肿容易发生于咽后部、胸腔或腰大肌。约 1/3 化脓性感染可见脊椎旁组织肿胀，而结核病人中约 2/3 出现椎旁软组织肿胀。与成年人不同，婴儿和儿童则表现为高热、败血症等急性症状。

【诊断】

1. 实验室检查　化脓性脊椎炎患者白细胞并不一定升高，若并发硬膜外脓肿则升高比例明显增加。而在确诊的化脓性脊椎炎患者中红细胞沉降率（ESR）总是升高的，表明 ESR 在诊断化脓性脊椎炎中的价值较大。Hadjipavlou 等报道确诊病例白细胞升高率 42%，若并发硬膜外脓肿则 89% 升高，同时全部合并 ESR 增快。ESR 还可以用于疗效评价，在治疗过程中监测 ESR 变化，从而用以指导抗生素治疗的时间以及治疗措施的调整。但 ESR 并非特异性指标，应慎重解释 ESR 持续升高和单独升高，以排除合并其他疾病的可能性。

C 反应蛋白（CRP）是反映化脓性脊椎炎的另一敏感指标，且升高幅度与感染程度呈正相关。常于感染后 6～8 h 开始升高，24～48 h 达高峰，峰值为 300 mg/L，或者更高。随着病情好转，其恢复速度较白细胞和 ESR 更快。CRP 亦可用于抗生素治疗及手术疗效的监测。随着抗生素的应用 CRP 在 1 d 内可降至原有浓度的 50%。手术患者若术后出现感染，则可长时间居高不下。ESR 与 CRP 同时应用即可作为验证感染存在的标志。

血培养的敏感性比较低，文献记载仅 16%～24%病人血培养阳性。尿培养的可信度不高，因为化脓性脊椎炎的病人常伴有其他细菌引起的尿路感染。

2. 影像学检查　由于骨质破坏通常从感染开始需 14d，且破坏达 35%～40%以上 X 线片上方可体现，故而典型的 X 线改变在发病后 2～3 周才可能出现。但也有一些病例骨破坏出现更早，这可能与细菌毒力及机体免疫有关。最早期的表现包括终板模糊不清、椎间隙高度降低、相继发生相邻椎骨的破坏等。发病后 12～16 周病变周围骨密度增高和边缘骨硬化，病变愈合侧骨再生，相邻椎体间发生纤维性或骨性连接。病程 4～6 个月的慢性感染可出现进行性脊柱侧凸、后凸畸形或两者皆有。

CT 检查对诊断化脓性脊椎炎很敏感，且其影像学改变明显早于 X 线片检查，但并非特异性。Cahill 等报道 10 例老年化脓性脊椎炎患者全部有典型的 CT 影像学改变，但均被误诊为其他疾病。发病早期行 CT 检查可在椎体内发现小的低密度区，也可清楚地显示终板的轮廓和相邻椎体骨髓质的破坏以及椎旁和椎管内的病变，包括椎骨周围软组织肿胀、脂肪层消失和椎骨终板的虫蚀样破坏、甚至破裂。

MRI 检查是诊断化脓性脊椎炎首选的方法，尤其在发病早期可提供冠状、矢状和轴面多平面影像改变，极好地显示解剖学的结构。脊椎炎的 MRI 改变出现先于 X 线检查。经研究表明 MRI 诊断脊椎感染的敏感性为 96%，准确性为 94%。典型的 MRI 影像学改变在急性期 T_1 加权像为椎间盘和相邻椎体的低信号，同时伴有相邻椎体和终板的轮廓消失；T_2 加权像椎间盘和相邻椎体高信号；注射造影剂后椎间盘和椎体信号增强，椎旁和硬膜外环状增强信号则与蜂窝织炎和脓肿有关。

3. 核医学检查　放射性核素检查是重要的早期检查手段之一，多数受累椎体放射性物质浓聚，这有助于了解感染部位，增加诊断准确性。椎间隙感染时可显示终板部位放射性同位素浓集和椎间高度变小。虽然 ^{99m}Tc 骨扫描诊断脊椎炎是非常敏感的，但遗憾的是 ^{99m}Tc 骨扫描对于骨髓炎和脊柱退行性病变以及转移性病变的表现缺乏特异性，难以作出鉴别，而 ^{67}Ga 扫描可弥补这缺陷。有文献报道 ^{67}Ga 配合 ^{99m}T 骨扫描可提高特异性，达到 100%。受体显像在 20 世纪 90 年代开始用于临床，发展至今已在多个领域取得进展。Lazzeri 等报道使用 ^{111}In-biotin 显像法帮助诊断化脓性脊椎炎，其敏感性可达 94.12%，特异性达 95.24%。此法具有非常好的发展空间和应用前景。

4. 活组织检查　CT 引导下经皮穿刺活检和手术活检为确诊的最可靠方法。组织病理可明确诊断，细菌培养可明确致病菌。但不同文献报道活检提供的阳性率有差异。Sapico 在文献回顾中发现穿刺活检有 30% 为阴性结果，开放活检 14% 阴性，可能与活检针的大小决定的所取标本的多少有关，但也可能与活检前应用抗生素或感染发生时间至活检时间间隔长短有关。因此有学者推荐用大孔活检针，而不是抽吸获取病变中心标本，可提高阳性率。

综上所述，诊断化脓性脊椎炎必须对各种临床资料进行综合分析，需要从以下6个方面作出判断：①病理活检；②穿刺活检细菌培养；③血培养（至少2瓶）；④局部疼痛或神经症状；⑤至少1项影像学检查（X线、CT、MRI、骨扫描等）；⑥存在急性炎症反应的证据（满足CRP≥30μg/L，ESR≥30 mm/h，T≥38℃）。明确诊断需同时满足①和②项，或者同时具备⑤和①②③中至少1项；若同时满足⑥和①②⑤中任何1项则高度怀疑此病；若④和③或⑤两者之一并存也存在此病的可能性。

【鉴别诊断】

1. 脊椎结核　为慢性进行性破坏性病变，病程长，一般有肺结核史。椎体呈破坏性改变，椎间隙狭窄，椎体可塌陷，并有软组织阴影，也可见死骨，骨质增生不多。

2. 伤寒性脊椎炎　一般有伤寒史，血清肥达反应阳性，病程有急性到慢性，可能有胃肠道并发症。

3. 强直性脊椎炎　全身和局部症状没有化脓性脊椎炎那么剧烈，疼痛范围广，从腰骶椎开始，HLA-B27阳性。

【治疗】 对急性化脓性脊椎炎早期诊断常有一定困难，易与败血症、腰部软组织化脓性感染相混淆，凡疑有化脓性脊椎炎者，均应按本病尽早治疗，边治疗边进一步检查，以免延误有效的治疗时机。

1. 抗生素治疗　在确诊或疑为急性化脓性脊椎炎时，应及时给以有效广菌谱抗生素治疗，待细菌培养及找出敏感抗生素后，再及时调整。如细菌培养阴性用药3d无明显效果，应更换抗生素，其疗程应持续到体温恢复正常、全身症状消失后两周左右。停药过早，易使炎症复发或使局部病变继续发展而变为慢性炎症。

2. 全身支持法　在早期应用大剂量有效抗生素的同时，患者应严格卧床休息，加强营养给予高蛋白，高维生素饮食。或输液纠正脱水，防止水电解质紊乱或维持其平衡。根据需要可少量多次输血，给予适量镇静药、止痛药或退热药。对中毒症状严重者或危重患者应同时配合激素治疗。

3. 外科治疗

(1)椎旁脓肿引流术：化脓性脊椎炎，经椎旁穿刺抽得有脓液或CT扫描显示有椎旁有脓肿者，应及时行脓肿切开引流，以控制病变发展，减轻全身中毒症状。

(2)椎板切除硬膜外脓肿引流术：急性化脓性脊椎炎，一旦出现脊髓压迫症状，如下肢无力、感觉改变或尿潴留等症状，应紧急行CT扫描检查。如显示为硬膜外有脓肿压迫脊髓时，立即行椎板切除、硬膜外脓肿引流，以防止截瘫加重，或脊髓营养血管栓塞、脊髓软化、坏死等。术后常放管负压引流，或置管行冲洗吸引疗法。待体温正常、症状好转，引流液清净后拔除。

(3)窦道切除及病灶清除术：慢性化脓性脊椎炎，有窦道形成，经久不愈，保守治疗不能治愈，应根据不同病变部位采用不同切口。首先切除窦道及其周围瘢痕，再显露病灶，扩大骨瘘孔，凿除硬化骨，充分显露病变，吸尽脓液，刮除骨腔内死骨、肉芽组织，坏死组织及纤维包膜等。将病灶彻底清除后，反复用生理盐水冲洗和清理病灶。病灶内放置引流管，或置管行闭式冲洗吸引疗法。术后再给以抗生素治疗。

（全大地）

第二节　脊柱结核

【概述】 结核病一直是发展中国家较严重的传染病。据流行病学调查，肺结核患者中，多于50%的人合并有骨、关节结核。脊柱结核约占骨、关节结核的48%，好发于儿童及青少年，致残率极高，严重影响青少年的健康成长。近代结核病的防治史上有两个重要里程碑：一是Robert Koch发现了结核杆菌，就病原学而言，Koch的认识水平达到他所处时代的顶峰。二是Selman Waksman发现了可杀死结核杆菌的链霉素，并因此分别荣获诺贝尔医学奖（1905年和1952年）。链霉素的问世以及随后异烟肼、对氨基乙酸、利福平、乙氨丁醇及其他抗结核药相继应用于临床，结核病的治愈率也大大提高，死亡率及感染率急剧下降。在我国骨、关节结核的防治史上，以方先之教授为代表的老一辈骨科学者独创了在化疗基础上结合应用结核病灶清除术治疗骨、关节结核的外科疗法，取得了世人瞩目的成就，并因此获得1978年全国科学大会奖。

据报道，目前全世界有结核病人2 000万，每年新增结核病人800万～1 000万，每年因结核病死亡人数约300万。我国的结核病疫情也相当严重，据我国第9次全国结核病流行病学抽样调查，我国有4亿多人感染过结核，现有肺结核病人500万，其中传染性肺结核病人200万，结核病死亡率为98/10万，在传染病中居第一位。因此，1993年世界卫生组织史无前例地宣布全球进入"结核病紧急状态"，1998年又重申遏制结核病的行动刻不容缓。近年来，脊柱结核发病率逐年增加，患者人群分布也从落后地区向发达地区转移，致残率也大幅度上升。随着HIV感染患者和免疫系统缺陷患者的增加，结核感染者在全球亦呈明显回升趋势。

骨、关节结核防治中近年出现的一些新的情况应予以重视。①骨、关节非结核分枝杆菌（Nontuberculous Mycobacteria，NTM 或 Mycobacteria Other Than Tuberculosis，MOTT）病的发病率呈逐年上升趋势，其发病率达11.6%。骨、关节NTM病的临床表现、X线特征与骨结核极其相似，临床很难鉴别。目前临床诊断为骨、关节结核的病例中，相当一部分病例实质上是NTM病。NTM的病例耐药率高或对抗结核药呈天然抗药性，这给临床治疗带来了困难，值得引起同道高度重视。②结核菌耐药问题日趋严重。研究证实，目前耐药结核病人多，耐药率高达27.8%。其中初治耐药率为18.6%，获得性耐药率高达46.5%。结核菌耐药问题使得结核病治疗雪上加霜，耐药结核病人对大多数一线抗结核药物耐药，采用目前标准的化疗方案治疗，疗效不佳，成为难治、复发结核病人。③临床上骨、关节结核的诊断缺乏病原学诊断依据。④结核疫情长期缓解，使临床医师，特别是年轻医师缺乏对结核病的全面认识。

【病理改变】　脊柱结核为骨、关节结核中最常见者，约占其48%。国内外有关材料的统计皆表明，20～30岁发病率最高，占36.5%；初生至10岁者次之；30岁以后则随年龄的增长而其发病率逐渐降低。脊柱结核发病部位，以腰椎结核最多见，颈椎、胸椎、胸腰椎、腰椎及腰骶椎之发病比例依次为1∶3.1∶2.5∶7.1∶1.5。颈椎结核所以少见，可能与颈椎血运丰富、丰富肌肉覆盖以及负重较少有关。脊柱结核大多累及椎体，而脊柱附件结核少见，仅占脊柱结核的1.2%～2.0%。

1. 脊柱结核的病理　脊柱结核的病理改变与其他组织结核一样具有渗出、增殖和变性坏死三种基本病理变化。这三种变化往往同时存在，在不同阶段以某一变化为主，而在一定条件下可相互转化。

（1）以渗出为主的病变：多出现在脊柱结核炎症早期，细菌量大，毒力强，组织处于较强的变态反应状态之下。病灶表现为浆液性或纤维性炎症，血管通透性增加。开始是中性粒细胞浸润，以后很快为巨噬细胞所取代（图3-14-1）。在渗出液和巨噬细胞内易于查到结核杆菌。此时临床症状较明显，可有发热、关节疼痛、肿胀、脓肿急剧增大等。机体抵抗力强时，一些渗出性变化可渐渐吸收，甚至不留痕迹而自愈，而另一些则可能转变为以增殖为主的病变或转变为以变性坏死为主的病变。

（2）以增殖为主的病变：结核杆菌入侵后引起的机体内中性粒细胞浸润仅能起到局限感染的作用，以后即由主要来源于血液中单核细胞的巨噬细胞所取代，吞噬和杀灭结核杆菌。在结核杆菌体破坏及释放的磷脂作用下，巨噬细胞逐渐转变为类上皮细胞。类上皮细胞相互融合成郎汉细胞（Langhans cell），与周围聚集的淋巴细胞、类上皮细胞和少量反应增生的纤维母细胞构成具有特异性的结核结节（Tubercle）（图3-14-2）。在海绵质骨骨髓的结核病灶区内的骨小梁逐渐被吸收、侵蚀，并被结核性肉芽组织替代，而无死骨形成（图3-14-3）。以增殖为主的病变，因机体抵抗力较强，对结核菌产生了一定的免疫力，因此临床反应较轻，患者一般状况较好。

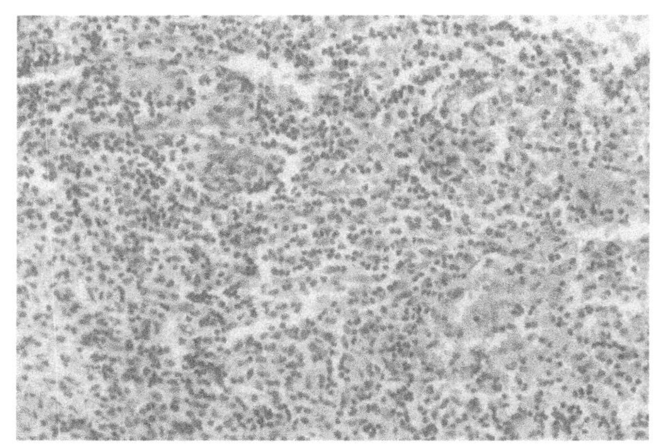

图3-14-1　病灶表现为浆液性炎症，中性粒细胞浸润，H-E染色，×100

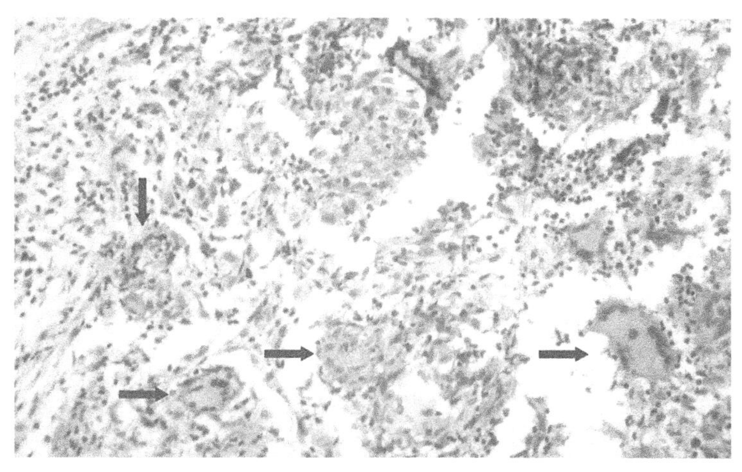

图 3-14-2　大量郎汉细胞聚集，形成结核结节，H-E 染色，×100

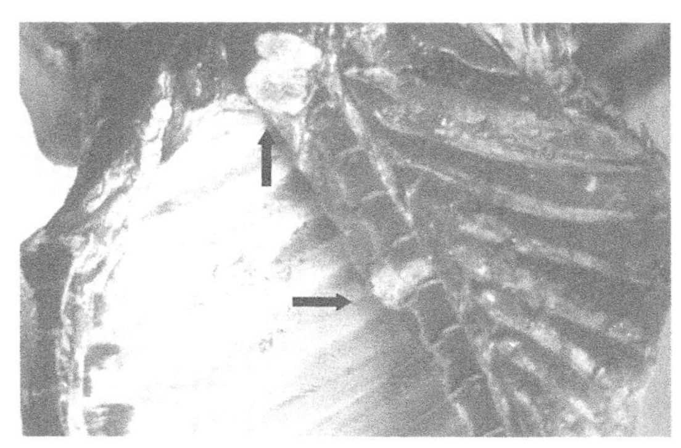

图 3-14-3　增殖性脊柱结核，椎体骨质破坏，结核性肉芽组织形成

(3)以变性坏死为主的病变：在结核杆菌数量多、毒力强、机体抵抗力低或变态反应强烈的情况下，上述渗出性病变或增殖性病变均可继发为干酪坏死性病变，而病变一开始便呈干酪坏死的则十分少见。病灶呈干酪坏死时，由于坏死组织含脂质较多(脂质来自破坏的结核杆菌和脂肪变性的单核细胞)而呈淡黄色，均匀细腻，质地较厚实，状似奶酪，故称为"干酪样坏死"。干酪坏死灶内含有大量抑制酶活性的物质，故干酪坏死物不发生自溶，也不易被吸收。但有时因炎症引起的大量中性粒细胞浸润，中性粒细胞破坏后释放出大量溶蛋白酶和巨噬细胞所含的蛋白分解酶和脂酶的作用，使干酪样坏死物液化或形成半流体(图 3-14-4)。病灶发生的结核性骨髓炎，可引起骨质疏松、钙丢失和骨小梁坏死，出现空洞、死骨等。干酪坏死物的液化及软组织炎症渗出物和死骨渣等，在骨旁及周围软组织内形成结核性脓肿，即所谓的冷脓肿或寒性脓肿。脓肿的形成使干酪坏死物得以排出，但同时也造成结核杆菌在体内蔓延扩散。

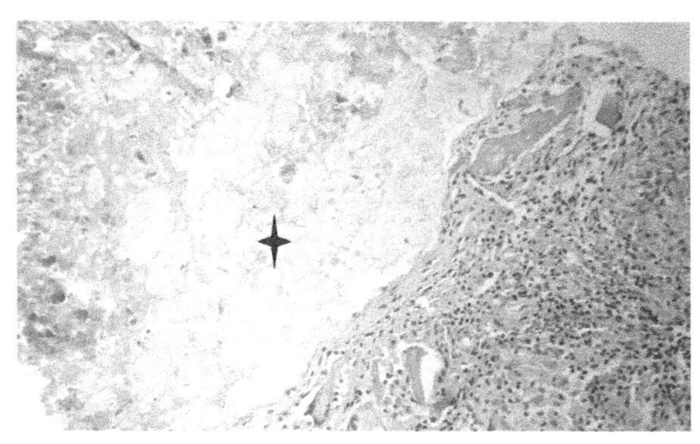

图 3-14-4　结核灶坏死，无炎性细胞浸润，H-E 染色，×100

病灶旁形成的结核性脓肿，随着病变的进展，脓液逐渐增多，在重力作用下，沿肌间隙或神经干周围疏松结缔组织内蔓延、下沉流窜，形成一些远离骨病灶部位的脓肿，即临床称谓的"流注脓肿"。脓肿如穿破皮肤则形成瘘管，或穿破内脏器官和组织则形成内瘘，经久不愈，给治疗带来困难。

由于脊柱各段解剖结构不同，当脊柱结核脓肿形成时，各段椎体有其特征，它所产生的脓肿及其发展规律如下：

颈椎结核　颈椎结核所产生的脓液常突破椎体前方骨膜和前纵韧带，汇集在颈长肌及其筋膜的后方。颈$_4$以上病变，脓肿常位于咽腔后方，故称咽后脓肿。颈$_5$以下病变的脓肿多位于食管后方，故称食管后脓肿。巨大的咽后脓肿使咽后壁和舌根靠拢，以致睡眠时鼾声大，甚至可引起呼吸困难和吞咽困难。咽后脓肿向后可侵及椎管，引起一系列脊髓压迫症状。如脓液向下并向颈部两侧流注，进入头部直肌、斜肌与枕肌之间的间隙，于耳下胸锁乳突肌之后形成胸锁乳突肌旁脓肿。有时脓肿可沿斜角肌向两侧锁骨上窝流注。在少数情况下咽后脓肿向下进入后纵隔，于上位胸椎旁形成椎旁脓肿。颈胸段椎体结核所形成的脓肿可沿颈长肌下降到上纵隔两侧，使上纵隔阴影扩大，易误认为纵隔肿瘤或胸骨后甲状腺肿。$S_{1\sim3}$病变的脓肿可沿颈长肌上行，在颈根部两侧形成脓肿。咽后或食管后脓肿都可向咽腔或食管穿破，使脓液、死骨碎片及干酪样物质由口腔吐出，或置于咽下。

胸椎结核　由于胸椎前方有坚强的前纵韧带，椎体后方有后纵韧带，脓液难以向前或向后扩展，而多突向两侧，在椎体两侧汇集形成广泛的椎旁脓肿。胸椎上段脓肿可向上达颈根部，而下段脓肿可下降至腰大肌。随着病情进展，脓肿可破溃进入胸腔或肺脏。椎旁脓肿因部位不同形态亦各不相同。有的呈球形，多见于儿童或脓液渗出较快的早期病例。这种脓肿的张力较大，称张力性脓肿。有的呈长而宽的烟筒形，多见于病期较长者。有的脓肿介于上述两者之间，呈梭形，其左侧因受胸主动脉搏动的冲击，使上下扩展较远。这种脓肿的边缘须与心脏及主动脉阴影做鉴别（图 3-14-5）。

间隔一定时间拍片，可发现脓肿阴影加宽或变窄。如脓肿阴影加宽或加长，表示脓液量增加，病变在进展。如脓肿阴影变窄或缩短，表示病变在吸收好转。少数病例，手术时发现脓液已吸收，但椎旁软组织明显增厚，可达 1cm 以上。椎旁脓肿如果向胸膜腔内或肺内穿破，则可在靠近脓肿的肺野内出现球形阴影，该球形阴影与椎旁脓肿阴影相连。脓液大量流入胸腔或肺内，如此椎旁阴影缩小，而肺内阴影增大。此时病人可出现体温升高，或其他中毒症状。如果脓肿与支气管相通，则患者可咳出大量脓波、干酪样物质或死骨碎片。椎旁的脓液也可沿肋间神经和血管的后枝，向背部流注，或沿肋骨向远端流注。

胸腰椎结核　胸腰椎结核脓肿的典型形态是葫芦形或哑铃形，即上方一个较小的胸椎椎旁脓肿与下方的腰大肌脓肿相连。因重力关系一般上方脓肿较小，下方脓肿较大。下方腰大肌脓肿多为单侧性，当椎体破坏严重时亦可有双侧腰大肌脓肿存在。胸腰椎结核脓肿有时还可沿肋间血管神经束下行，在腰背部形成脓肿，如可沿最下胸神经或最上腰神经下行，在腰上三角或腰三角（亦称腰下三角），形成腰上三角脓肿或腰三角脓肿。胸腰椎结核脓肿破溃形成瘘管，因其路径曲折，穿越胸腰椎两部分，常给治疗带来困难。胸腰椎结核瘘管以腰上三角处多见。

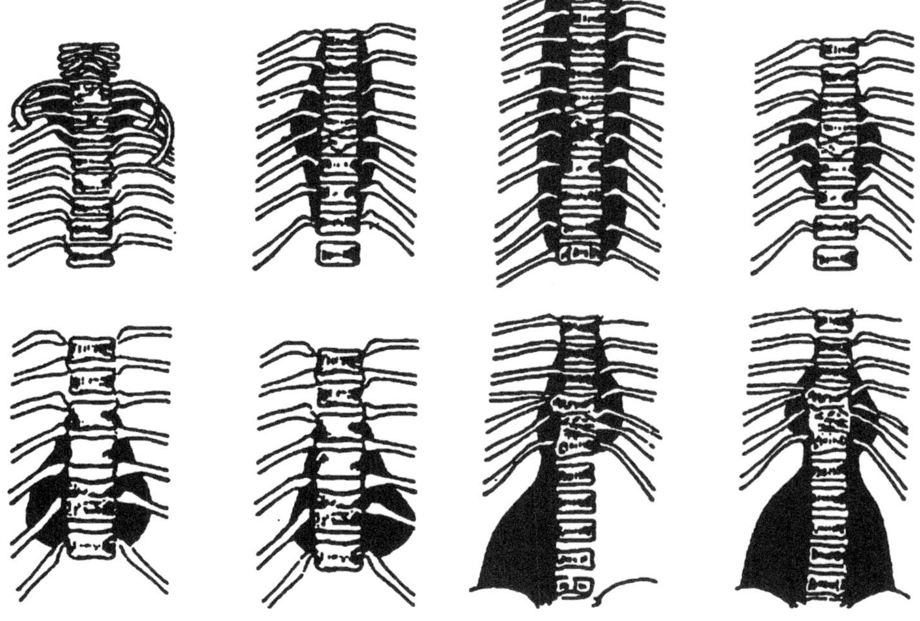

图 3-14-5　胸椎和胸腰椎结核不同形态的椎旁脓肿

腰椎结核 腰椎结核病变由椎体穿破骨皮质和骨膜，向周围软组织侵袭，形成脓肿。腰椎结核一般不形成局限在椎体周围的椎旁脓肿，而是向椎体两侧发展，侵入附着在椎体两侧的腰大肌，在腰大肌及其肌鞘内蓄脓，形成临床常见的腰大肌脓肿。浅层的腰大肌脓肿仅局限在腰大肌鞘膜下，未过多侵入肌纤维，临床上多不影响髋关节的伸直活动。深层腰大肌脓肿多在肌纤维深层，腐蚀破坏肌纤维，使其变性，整个腰大肌为脓肿充满。深层腰大肌脓肿临床上常影响髋关节伸直。

通常腰大肌脓肿在椎体破坏多的一侧，当椎体两侧均有严重破坏时，则两侧均可有腰大肌脓肿发生。随着病情的发展脓液逐渐增多，脓肿内压增高，在重力以及肌肉收缩影响下，脓液可沿肌纤维及血管神经间隙下行，形成腰大肌流注脓肿。脓液沿腰大肌下行，在髂窝腰大肌扩张部形成髂窝脓肿；再向下至腹股沟处形成腹股沟部脓肿（即下腹壁脓肿）。

腰大肌在腹股沟韧带下方是个窄颈，当腹股沟部脓肿脓液继续增加，内压增高，脓肿可向下腹壁突出，一旦破溃即形成腹股沟部瘘管。而当腹股沟脓肿的脓液突破腹股沟下方窄颈，可在股动静脉外侧进入股三角顶部。此后脓液可有数个蔓延途径：①沿着髂腰肌至其附着处小粗隆（小粗隆长期浸泡在脓液中，可继发小粗隆结核）。脓液绕过股骨上端后方，至大腿外侧形成大腿外侧脓肿。脓液继续向下沿阔筋膜流至膝关节附近形成脓肿；②脓液经股鞘沿股深动脉行走，在内收肌下方，向浅层蔓延，在大腿内侧形成大腿内侧脓肿；③脓液沿髂腰肌下行至小转子后，经梨状肌上、下孔沿坐骨神经蔓延至臀部，形成臀部脓肿；④脓肿穿破髂腰肌滑囊，若此滑囊与髋关节相通，脓液即可进入髋关节，久之亦可引起继发性髋关节结核。反之髋关节结核脓肿亦可经此途径逆行向上引起腰大肌脓肿。

有时深层腰大肌脓肿的脓液还可沿最上腰神经，穿过腰背筋膜在腰三角处形成腰三角脓肿（或称腰下三角脓肿）。极少数情况下可有腰大肌脓肿脓液，向上越过膈肌脚，于胸椎椎旁形成胸椎椎旁脓肿。

腰大肌流注脓肿随着病情发展，16.6%可穿破皮肤形成瘘管和窦道，导致混合感染，给治疗带来困难。少数情况下脓肿可穿入结肠、乙状结肠、直肠，形成内瘘。文献报道还有腰椎结核脓肿侵蚀穿破腹主动脉，引起大出血者，实属罕见。

腰骶段脊柱结核 腰骶椎结核因重力作用脓液大多在骶前汇集形成骶前脓肿，当脓肿及张力较大时，骶前脓肿向上可侵入两侧腰大肌内，形成腰大肌脓肿，并向下流注，形成腹股沟部和大腿内侧脓肿。有时骶前脓肿亦可向后沿梨状肌出坐骨大孔至臀部和股骨大粗隆处形成脓肿，甚至可出盆腔经直肠后间隙达会阴部，形成会阴部脓肿，脓肿破溃后则形成瘘管。当腰骶椎结核病变处于急性期，病灶以渗出性为主时，脓肿迅速增大并呈高压状态，脓肿与前方之腹腔空腔脏器，如结肠、直肠、膀胱等粘连并腐蚀之，脓肿即可穿入这些空腔脏器形成内瘘。这种病例虽不多，但常给临床治疗带来困难。

骶椎结核 脓液汇集在骶骨前方的凹面，形成骶前脓肿。脓肿内压力增加时；脓液也沿梨状肌经坐骨大孔而注到大粗隆附近，或经骶管流注到骶骨后方。

2. 脊柱结核的类型 脊柱结核一般表现为三种类型：椎体中央型、椎体边缘型和椎间盘周围型。

(1)椎体中央型结核：椎体中央型结核约占脊柱结核的12%。儿童的椎体很小，外面还包围着一层相当厚的软骨外壳，其中心骨化部分很小。因此，无论其原发病灶位于椎体正中或偏于一侧，病变都属于中央型。成人椎体较大，病变发展较慢，但也逐渐波及整个椎体，侵入邻近椎间盘，再越过椎间盘侵入邻近的椎体。有少数中央型结核病变，长期局限于一个椎体之内而不侵犯椎间盘，并不侵犯相邻椎体。这种病变可能引起椎体中央塌陷和脊柱畸形，常被误认为肿瘤。

与其他骨松质结核一样，椎体中央型结核病变以骨坏死为主，死骨比较常见。少数病例死骨吸收后形成骨空洞，空洞内充满脓液和干酪样物质。病椎受压后可产生病理压缩性骨折，椎体前缘压缩较多，因而在侧位X线片上病椎呈楔形，但与两个椎弓根相连。病理骨折后，碎骨片或死骨可被推挤到椎体周围，如被挤压到椎管内，则可压迫脊髓造成截瘫。

(2)椎体边缘型结核：此型结核仅占脊柱结核的10.2%。10岁以上的儿童边缘型病变稍多，二次骨化中心出现以后，边缘型病变更多一些。病变可发生于椎体上下缘的左右侧和前后方，因椎体后缘靠近椎管，故后方病变容易造成脊髓或神经根受压迫。早期的边缘型病变位于骨膜下，以后可向椎体的深处发展，或侵犯椎间盘和邻近椎体。

边缘型病变以溶骨性破坏为主，死骨较小或无死骨。椎体上下缘的边缘型结核更易侵犯椎间盘。

(3)椎间盘周围型结核：椎间盘周围型结核占33%。此型结核始于椎体骨骺的前缘，以后破坏邻近的椎体终板，通过前纵韧带扩散到邻近椎体。即使广泛破坏的病例，椎间盘仍有残留，这与化脓性感染不同。病变侵犯椎间盘后，X线片显示椎间隙狭窄，这是因为：①软骨板穿破后髓核流出而消失。②软骨板坏死、变薄或破碎。③坏死游离的软骨板和纤维环受压后可突入椎体内、椎间盘前方、两侧和后方，后者为造成脊髓或神经根受压的常见原因。

3. 脊柱畸形的形成和发展　脊柱结核最常见的畸形是后凸，即驼背。侧凸畸形比较少见，而且多不严重。产生后凸畸形的机制有：①病变椎体受压后塌陷；②受累椎间隙狭窄或消失；③椎体的二次骨化中心被破坏，椎体的纵向生长受到阻碍；④后凸畸形发生后，躯干的重心前移，椎体前缘的压力加大。按压力大骨骺生长减慢的原理，病灶附近健康椎体前缘的生长也受到阻碍。以致这些椎体都可能变为前窄后宽的楔形，使后凸畸形加重。

胸椎原有生理性后凸弧度，再加上病理性后凸畸形，外观上畸形明显。颈椎和腰椎原有生理性前凸，一部分后凸畸形被生理性前凸所抵消，因而外观上畸形不明显。受累椎体数目少，但破坏严重的，后凸畸形比较尖锐，呈角形驼背。受累椎体数目多，但破坏比较轻的，则呈圆形驼背。

4. 神经损害的机制　脊柱结核引起神经损害的机制有：①脓肿形成，直接压迫硬膜囊；②坏死骨或坏死的椎间盘压迫；③脊柱后凸畸形。应当指出的是脊柱结核引起的神经损害绝大多数为外源性压迫所致，属于慢性过程，就神经损害程度而言，往往为部分损害。因此，一旦压迫因素去除，神经功能绝大部分可以恢复。

【临床表现】

1. 症状和体征

(1)全身症状：患者常有全身不适、疲惫乏力、食欲减退、身体消瘦、午后低热、潮热盗汗等轻度中毒症状及自主神经功能紊乱的症状。如脓肿发生混合感染，则可以出现高热。儿童患者发热较常见，不喜欢玩耍、啼哭和夜间惊叫等现象。大部分患者有营养不良及贫血。若合并肺结核，可以出现咳嗽、咳痰、咯血或呼吸困难。合并有泌尿系统结核者，可以出现尿频、尿急、尿痛和血尿等症状。

(2)疼痛：疼痛症状往往出现较早，疼痛程度与病变程度成正比，行走、劳累后加剧，休息后减轻。疼痛可分为局部性和放射性两种。局部性疼痛通常出现在受累椎体棘突两旁或棘突和棘间，出现疼痛之处往往是脊柱受累的部位。当病变影响到神经根时可出现相应神经节段支配区的放射痛。疼痛性质不定，可为钝痛、酸痛或隐痛，以轻微钝痛多见，但夜间病人多能较好地睡眠，与恶性肿瘤不同。疼痛可能向腹部或大腿部放射。疼痛部位有时和病变不一致，胸腰段病变的患者常诉腰骶部疼痛。若不仔细检查，或仅拍摄腰骶部X线片，往往会误诊或漏诊。后凸畸形严重者，可引起下腰劳损，产生疼痛。如病变压迫脊髓和神经根，疼痛可能相当剧烈，并沿神经根放射。因椎体离棘突较远，故局部压痛不太明显；叩击局部棘突，可引起疼痛。

(3)姿势异常：因为病变部位不同，患者所采取的姿势各异。颈椎结核病人常有斜颈畸形。胸腰椎、腰椎及腰骶椎结核患者站立或走路时尽量将头与躯干后仰，坐时喜用手扶椅，以减轻体重对受累椎体的压力。腰椎结核患者从地上拾物尽量屈膝、屈髋、避免弯腰，起立时用手扶大腿前方，称为拾物试验阳性。

(4)脊柱畸形：脊柱后凸较常见。后凸畸形常见于胸椎结核，多为角形后凸，侧凸不常见，也不严重。椎体系骨松质，容易遭受结核杆菌的侵袭，在重力及肌肉痉挛作用下，椎体被压缩变扁，椎间盘被破坏变窄或消失。因椎体破坏而椎体附件未受累，椎体呈前矮后高的楔形变。因颈段和腰段正常生理曲线朝前弯曲，因而椎体破坏后的后凸畸形多不明显，相反胸段因生理后凸与病理后凸重叠而后凸畸形较明显。小儿胸椎结核因受累椎体数多，因而极易形成后凸畸形。

(5)肌肉痉挛：肌肉痉挛为脊柱结核较早出现的症状，儿童则更为明显。开始表现为脊柱椎旁肌肉因疼痛引起的反射性痉挛，继而转变为痉挛性肌紧张，而引起一些异常姿势，即强迫体位。在不同部位强迫体位不同，如颈椎结核病人的斜颈，胸腰椎结核病人的傲慢步态等。在儿童和青年人时，可见到“缰绳症”和脊柱侧凸等。晚间儿童入睡后，限制脊柱活动，使脊柱处于某一特定无痛位置的肌肉痉挛松弛，在翻身或变换体位时造成疼痛，致小儿突然疼痛而引起的“小儿夜啼”较为常见。

(6)脊柱活动受限：由于病灶周围肌肉的保护性痉挛，受累脊柱活动受限，运动范围较大的颈椎和腰椎容易被查出，活动度较小的胸椎则不易查出。脊柱的正常活动有屈伸、侧凸和旋转三个方向。寰枢关节主要是使头旋转，如该关节受累后头部旋转功能大部丧失。对于不合作的较小儿童，可被动活动该关节，以观察活动受限情况。被动活动时不可使用暴力，以免造成脱位，导致截瘫，甚至突然死亡。检查腰椎活动时，使患儿俯卧，医生用手提起双足，使骨盆离床，观察腰椎后伸情况；然后让患儿伸膝坐于床上，观察腰椎的前屈功能。

(7)寒性脓肿：常为患者就诊的体征之一，有时将脓肿误认为肿瘤。有的脓肿位置深，不易早期发现，因此应当在脓肿的好发部位去寻找脓肿的病灶。上部颈椎结核的脓液向下流注而形成咽后壁脓肿，且可向两侧下方流入颈后三角，又可向下流入后纵隔。脓肿可对邻近的气管或食管压迫而产生受压症状。下部胸椎结核的脓液常进入腰大肌鞘内形成腰大肌脓肿，亦可循脊髓神经前股之方向沿肋间隙扩散，甚至扩展至胸部表面，出现于前胸壁。上部腰椎亦与腰大肌相连，故此处结核也可合并腰大肌脓肿，此脓肿又可向下流至髂窝或流至腹股沟韧带的后方。如果脊柱椎体结核病灶位于腰大肌附着处之前方，则脓肿不能进入腰大肌鞘内形成脓肿，但可向下流，形成髂窝脓肿。

(8)神经功能障碍：神经功能障碍约占脊柱结核的 10%。神经功能障碍产生的原因是结核病变物质(脓液、干酪、肉芽、死骨、纤维增生等)以及病变破坏了的椎体后缘骨质对神经根或脊髓压迫所致。神经功能障碍的程度因压迫物的性状、压力、压迫的时间长短以及压迫的解剖部位(颈椎、胸椎或腰椎)而有所不同。轻者仅表现为神经根刺激症状，重者可并发感觉、运动和括约肌等功能障碍，严重者可出现脊髓横断性传导障碍，使人体某一水平截面以下的感觉、运动及括约肌功能的丧失，即截瘫，是脊柱结核的一种严重并发症。即使病人没有神经障碍的主诉，医生也应常规地检查双下肢的神经系统功能，以便及时发现早期脊髓受压现象。

2. 实验室检查

(1)常规检查：包括红细胞沉降速率(血沉)、血常规、尿常规、大便常规以及肝肾功能检查等。血沉增快是活动性结核的表现之一，但不是特征性标志，不能作为诊断结核的依据。患者往往血红蛋白偏低，白细胞一般不高或轻度增高，淋巴细胞的比例一般高于正常。尿常规和大便常规检查可以初步了解泌尿系统和肠道有无合并结核感染。肝功能多有轻度损害，一般有低蛋白血症、白蛋白与球蛋白比例倒置。

(2)细菌血培养：细菌血培养是结核病病原诊断的重要依据，目前由于多耐药结核病及非结核分枝杆菌病发病的增高，细菌血培养尤为重要。以往由于传统培养方法耗时长、阳性率低，病原菌的分离培养和菌种鉴定未引起重视。新型培养系统及分子菌种鉴定技术的发展大大加快结核病的诊断。前者如 BACTEC MGIT 960 系统是通过氧熄灭荧光感受器监测细菌代谢对 O_2 的消耗，反映细菌生长情况。MB/Bac 系统是通过一种 CO_2 感受器监测分枝杆菌代谢产生的 CO_2 以判断细菌生长。在 BACTEC 培养基内加入硝基苯甲酸(5μg/ml)，可抑制结核分枝杆菌复合型生长，而不抑制 NTM。其结果可鉴别结核分枝杆菌和 NTM。

(3)分子生物学诊断技术：有关技术见第一节。由于该方法假阳性率或假阴性率过高，容易造成误诊，故尚未广泛用于常规临床诊断。

(4)病理活组织检查：临床表现或影像学都不是绝对可靠的判断标准，在不典型情况下难以确诊，部分病人的最后诊断还需通过培养和(或)组织学标本加以证实。行手术切开活组织检查，可以明确诊断，但创伤较大，增加患者的负担。经皮细针抽吸活检(FNAB)已被确认为一种有效的诊断技术，且费用较手术切开活检为低。成像指引显著提高了 FNAB 的诊断收获率。常用方法有荧光镜、超声和 CT。荧光镜不能提供详细的软组织显影，因此有损伤神经及血管的危险，尤其在颈椎节段。超声有其固有的优势：提供过程的实时监控，检测速度较快，费用低，并避免了辐射。CT 可以提供精确的定位和骨及骨外成分两类损害的描述，可以设计出到达损害部位的安全通路，并能明确穿刺针精确的放置位置。

3. 影像学检查

(1)X 线平片：因受累部位、破坏程度、病程长短及患病年龄不同而异。小儿患者的病变发展快且较严重。脊柱结核的 X 线征大致可归纳为以下九项，即：①骨质破坏；②椎体变形；③脊柱后凸；④椎体相互嵌入；⑤椎间隙变窄；⑥骨密度增高或减低；⑦脓肿形成；⑧新骨或骨桥形成；⑨病理性脱位。

①骨质破坏　按病理类型不同，其破坏之部位亦异。边缘型病灶的骨破坏，初期出现在椎体之上或下面，以后才向椎体内部扩展。中心型病灶的骨

破坏虽出现在椎体中央部，但因初期病灶较小而不易显于平片上。此时，做断层摄影检查有利于发现早期病灶。随着病变进展，在侧位片上易看到大范围之骨破坏，其中可能存有小死骨片。病变继续扩展，则椎体边缘也将受累。原发骨膜下型病灶显示某个椎体前方具凹陷状骨缺损，而邻近椎体则无异常改变(图 3-14-6)。继发骨膜下型病灶，因受前纵韧带下脓液直接侵袭，故数个相连椎体同时受累，椎体前面呈同样的凹陷状缺损；或者出现不相连续的双段病灶。当观察骨膜下型病灶 X 线片时须特别注意，脊柱附件及邻近肋骨头也常常同时受到破坏。骶骨结核常表现为大范围溶骨破坏，无硬化边缘，应与肠管积气加以鉴别。

②椎体变形　边缘型病灶开始于椎体之上或下面，椎体的其余部分尚未受累，故对负荷体重尚无太大影响，因而椎体受压变形不多见。中心型病灶出现于椎体中心，故易因受压而呈楔状变形(图 3-14-7)。原发骨膜下型病灶因位于椎体前方，也不易受压变形。椎体变形与脊柱发病部位也有关系。胸椎具有轻度生理后凸，负荷重心靠前，又因脊柱后方有椎弓关节形成的骨性支柱，而脊柱前方则仅由韧带相连接，所以胸椎结核时，易见到尖端向前的椎体楔状变形。颈椎及腰椎皆具生理性前凸，负荷重心靠后，故即使椎体受到破坏，也不易出现典型的楔状变形。

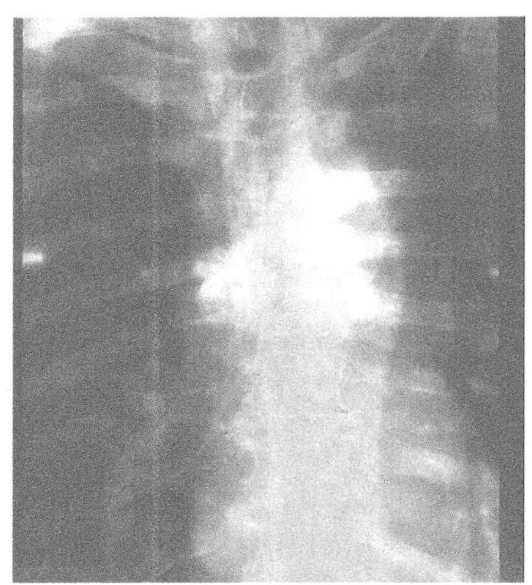
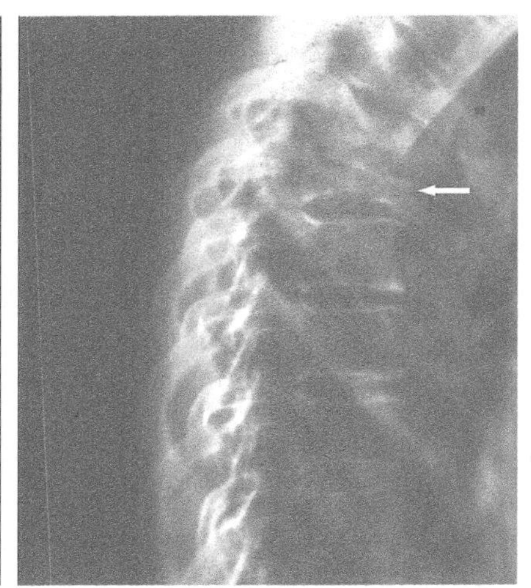

图 3-14-6　胸椎结核，骨质破坏，呈压缩性骨折

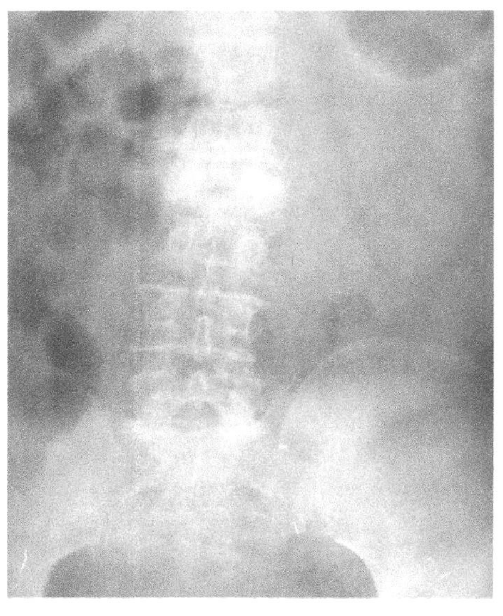
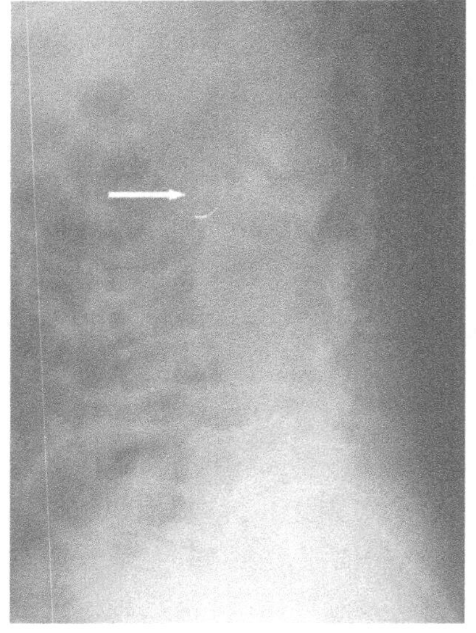

图 3-14-7　腰$_2$椎体骨质破坏，呈楔形变，受累椎间隙变窄并左侧腰大肌脓肿

③椎体相互嵌入　因腰椎小关节面近于垂直方向，且负荷重心在后方，故当椎体破坏时，其上方邻近的椎体向其中嵌入，椎间隙消失（图 3-14-8）。但胸椎则不同，其负荷重心在前方，且椎板较宽厚，故不易发生嵌入现象。对于颈椎，因椎体与横突的高度相差不多，故当椎体受到破坏后，横突即将插入其间，限制椎体相互嵌入。

④椎间隙变窄　椎体之上、下面受到破坏时，椎间盘的营养供应障碍，发生退行性变，即可出现椎间隙变窄。此种 X 线表现出现的早晚，与病理类型有关。中心型病变则需在稍晚时期，当病变波及椎体周围部分时才可能出现。在确诊脊柱结核时，椎间隙变窄为比较重要的 X 线征。

⑤脊柱后凸畸形　与破坏的程度和部位有关。胸椎的正常生理曲度向后，负荷重心在前方。当椎体前部有骨破坏时，可能导致椎弓关节半脱位，使椎体前方负荷更多而造成病理性后凸。发生于颈椎或腰椎结核之后凸皆较轻微，常常仅表现为病变部位变直（图 3-14-9）。

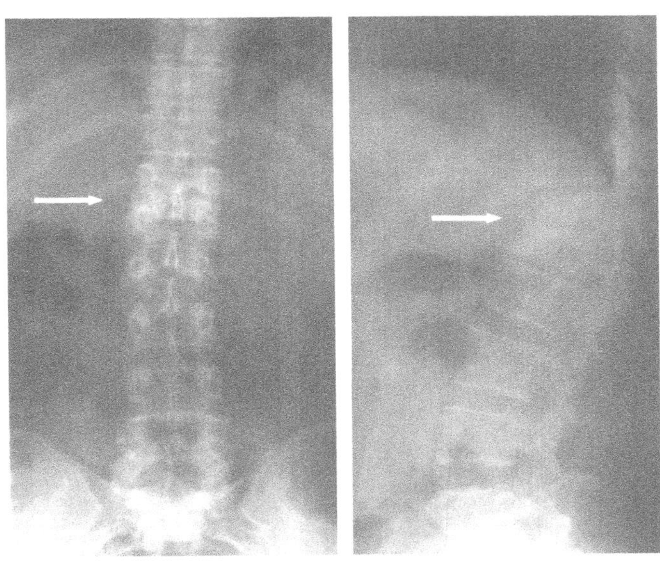

图 3-14-8　腰$_1$ 椎体破坏，胸$_{12}$ 椎体向腰$_1$ 椎体嵌入，椎间隙消失

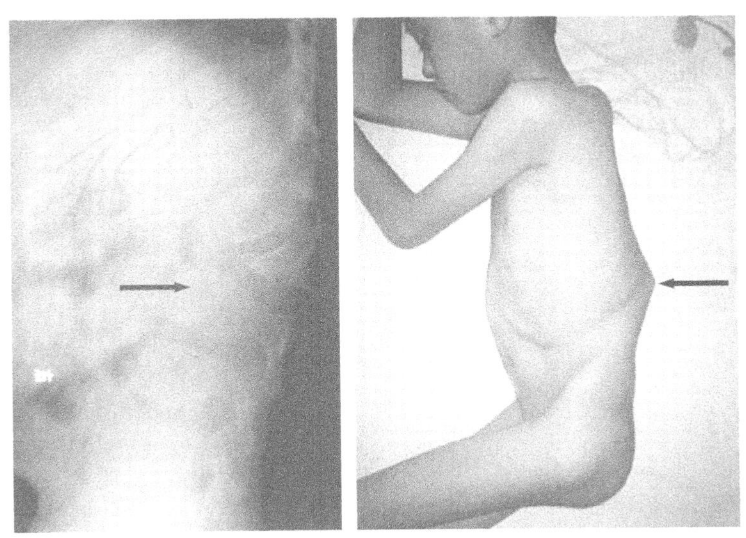

图 3-14-9　胸$_{12}$、腰$_1$ 椎体严重破坏，角状后凸畸形

⑥骨质密度增高或减低　受累椎体密度增高不常见，当有广泛的闭塞性动脉内膜炎，影响了局部血液循环，适于钙盐沉着才有此现象。骨密度减低系因局部充血及失用性萎缩所致。骨密度改变对于诊断并无特殊意义。

⑦脓肿形成　颈椎结核易合并咽后壁脓肿，于侧位X线片，气管受压前移，当脓肿穿破时可见含气积液腔。胸椎结核易并发椎旁脓肿（图3-14-10）；而腰椎结核则常合并腰大肌脓肿。有少数病人，其脓肿壁上有不规则钙斑，这对于确定结核病变性质上很有帮助，但此钙斑并不常见。

⑧新骨及骨桥形成　结核性脓液或结核性肉芽组织引起的椎间韧带及关节肿胀，可导致血液循环减少，而有利于新骨沉着及骨桥形成。此外，椎体表面性病灶，因炎症性作用而产生一些骨膜性新生骨。同时易活动部位的机械性刺激也是新骨形成的原因。结核性骨桥往往只连接着受累骨局部，很少有完全性骨性强直，与脊柱化脓性骨髓炎不同（图3-14-11）。

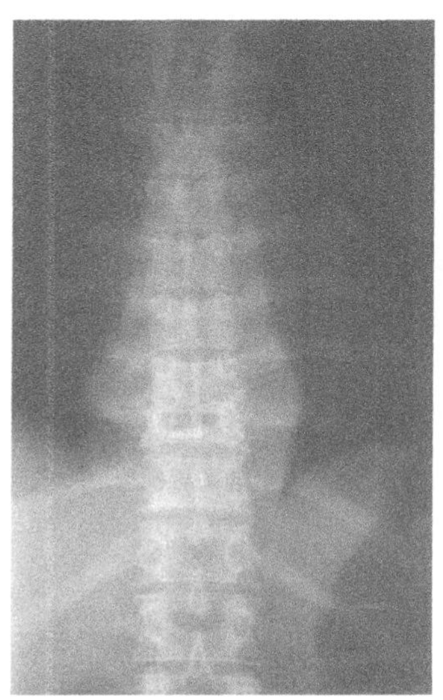
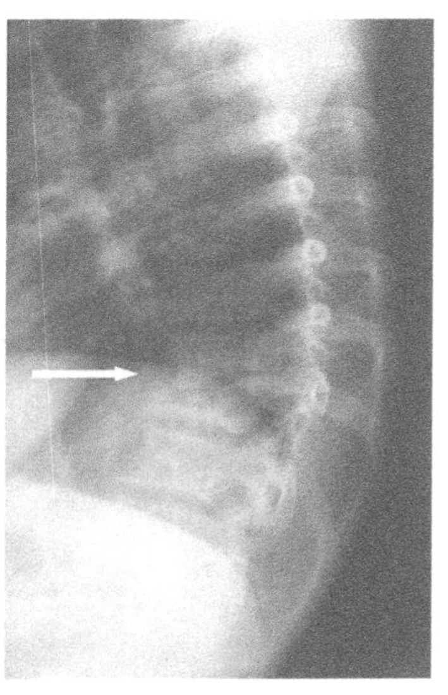

图3-14-10　胸$_{9\sim10}$椎体破坏，呈楔形变，受累间隙变窄，椎旁脓肿呈梭形致密影

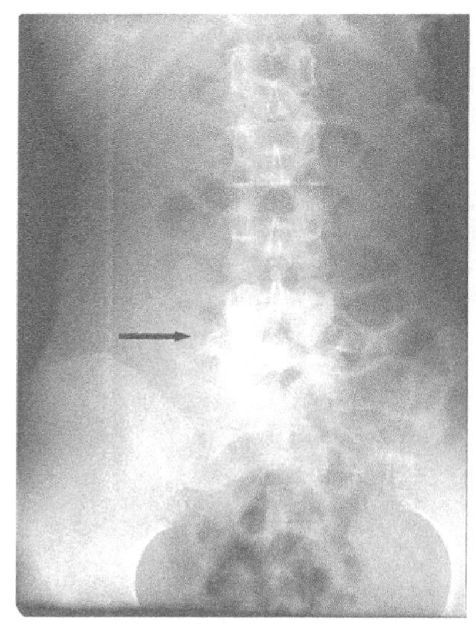
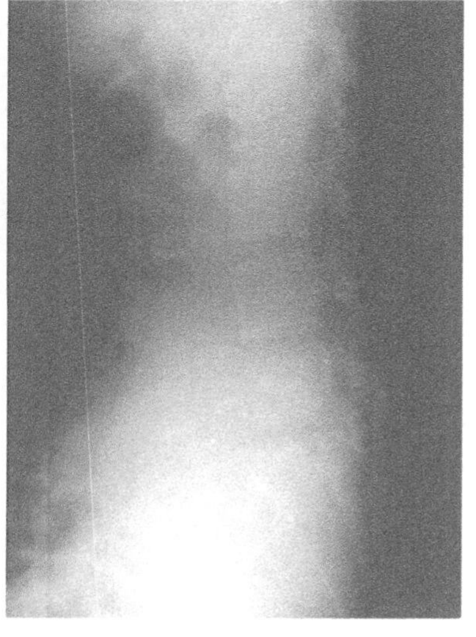

图4-2-11　腰$_5$椎体结核，骨质钙化沉着，新骨形成

⑨病理性脱位　此现象不多见。颈椎炎性病变存在时，引起颈肌痉挛，有可能导致寰枢椎脱位或半脱位（图 3-14-12）。

以上所述各种 X 线征，不一定在每个病人都能见到。它们常是错综交叉出现的，且其表现与病程、病变部位及病变活动程度有关。在病变活动期以骨破坏、骨质疏松及脓肿形成为主；而于治愈期则有新骨形成，骨密度逐渐恢复，椎体边缘变锐利，没有脓肿、死骨，也看不到新的骨破坏。

脊柱附件结核　多发生在腰椎，而胸椎、颈椎则依次减少。附件结核易累及棘突及横突，在早期难以确诊。骨破坏可出现在边缘、中心或某个附件全部消失。破坏区边缘很少有硬化迹象。形成死骨者并不少，但因死骨块较小，在 X 线片上难以确诊。椎板及关节突结核常累及邻近部位，亦常超越椎弓关节进行破坏，与肿瘤性破坏不同。椎弓根结核可为单发病灶或累及数个椎弓根，可为一侧或两侧病变。常有大脓肿与较小的骨病灶不相称的表现。邻近椎间隙变窄也较轻微。邻近肋骨时常受破坏，且可能因肌肉牵扯受累肋骨上移。如有一侧椎旁脓肿或腰大肌脓肿，而无椎体结核之 X 线征时，应特别仔细观察附件有无变化（图 3-14-13）。

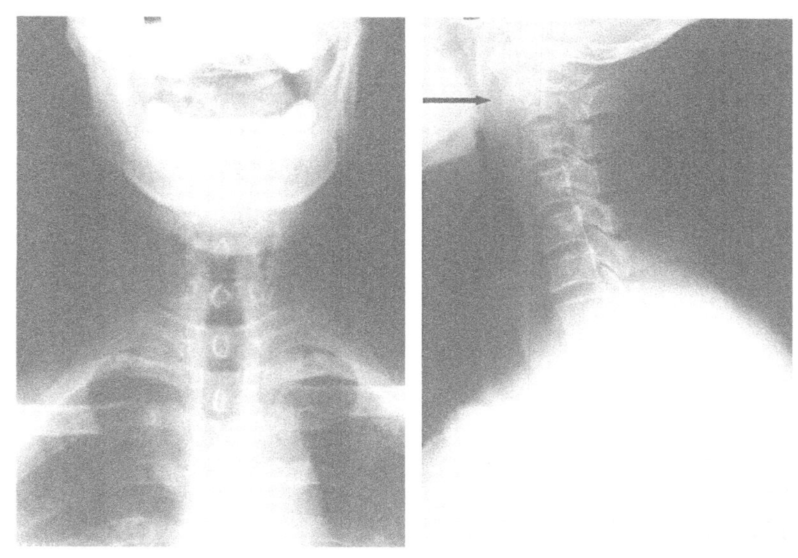

图 3-14-12　颈椎结核，寰枢椎半脱位

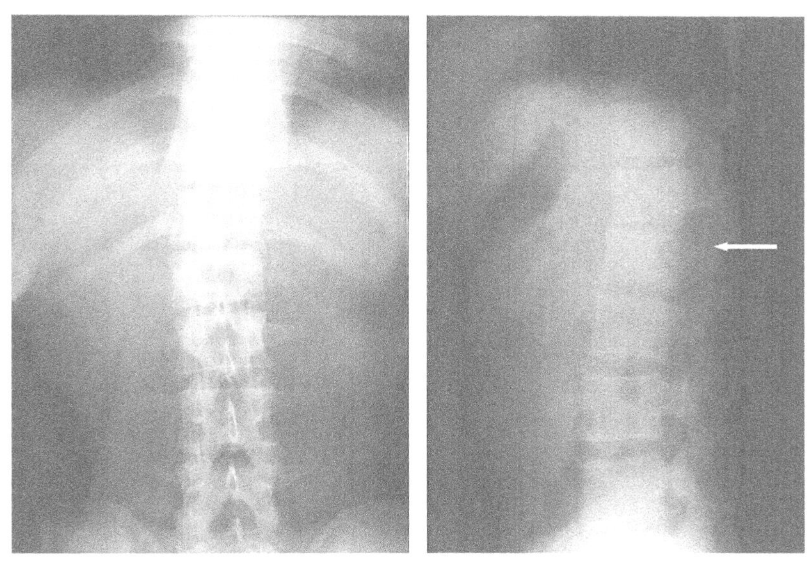

图 3-14-13　腰$_{1\sim2}$椎体附件结核，椎板及棘突骨质破坏

(2)CT：溶骨性及虫蚀状骨质破坏为脊柱结核的最基本的CT表现，在CT图像上主要表现为斑片状、蜂窝状低密度灶，边界较清楚，有的可见边缘硬化，骨质破坏的部位大部分位于椎体的中部及前部，少部分位于后部，椎体后部的破坏常伴病灶向后突入椎管压迫硬膜或脊髓，造成椎管狭窄。相邻两个椎体的破坏，可同时伴有椎间盘的破坏，表现为椎间盘密度不均等。骨质增生及硬化在CT图像表现为斑片状高密度灶，椎体内骨质结构失常，有时可见骨小梁结构明显增粗肥大，其中可见骨质破坏区或硬化的骨质包绕在破坏区的周边。死骨表现为在骨质破坏区内出现小片状及点状高密度灶，常常多发。椎旁脓肿及腰大肌脓肿的早期CT表现为椎旁软组织及(或)腰大肌的肿胀，其密度为软组织密度，可表现为椎前或椎旁软组织肿胀或两侧腰大肌不对称及单侧肿胀，或双侧性腰大肌肿胀(图3-14-14)。晚期表现为椎旁软组织及(或)腰大肌内低密度区(脓肿)，其中可见钙化影，增强扫描可见环状厚壁强化影。

(3)磁共振(MRI)：MRI对水含量和蛋白含量多少的变化极其敏感，在病变早期其他影像检查无异常发现时，即能发现病变。因此MRI在脊柱结核的早期诊断中比X线、CT及ECT具有优越性。MRI多平面成像能对脊柱、椎间盘细微的病理改变进行观察，确定病变范围，尤其是矢状面扫描可观察椎管侵犯及脊髓受压情况。因此，MRI是目前能在病变早期发现病灶、确定病变范围的最有效的影像检查方法。

脊柱结核的典型MRI表现　包括椎体骨炎、椎体周围脓肿、椎间盘改变以及椎管受累表现。

①椎体骨炎　发生于椎体的结核，常导致椎体骨质破坏和骨髓炎性水肿，T_1WI正常高信号的骨髓组织信号减低。T_2WI由于病变椎体水含量增加，信号增强。炎性水肿区由于存在骨小梁而信号不均匀，骨髓内的干酪样脓肿则呈均匀无结构的长T_2信号，形态不规则，边界清楚，后者为脊柱结核的典型MRI表现之一。椎体终板常受累，椎体低信号带破坏中断，严重者椎体终板破坏消失，此亦为脊柱结核的典型MRI表现(图3-14-15)。椎弓根较少受累，且主要发生在根部，为炎性水肿的波及。严重的椎体破坏可形成椎体崩解碎裂和压缩性骨折，失去典型的MRI表现，甚至仅仅从椎体信号上与椎体肿瘤难以区分。椎旁脓肿和椎间隙改变可资鉴别。

②椎体周围脓肿　脊柱结核的冷脓肿大小、范围不一。冷脓肿呈典型长T_1、长T_2无结构信号，边界多清楚。脓肿周围多包绕纤维包膜和肉芽组织，T_2WI呈略高的混杂信号。典型的冷脓肿呈蜂窝状，在Gd-DTPA增强后显示更清楚。椎旁和韧带下冷脓肿对椎体侵蚀形成椎体骨质缺损，边缘不整齐。冷脓肿上下多跨越一个或多个椎间隙，范围较病变椎体大(图3-14-16)。

③椎间盘改变　椎间隙变窄是脊柱结核的典型MRI表现之一，是与椎体肿瘤的重要鉴别点。文献报道脊柱结核在5个月内不引起椎间盘改变，椎间盘受累往往在脊柱结核的较晚期。有些作者认为，椎间隙变窄并非椎间盘本身病变所致。由于椎体终板破坏，一方面椎间盘通过病变椎体终板疝出，使椎间隙膨胀；另一方面由于椎体终板破坏，椎间盘的水分代谢停止，导致脱水退变而使椎间隙轻度或中度变窄。但也有作者认为，脊柱结核较晚期时，干酪样脓肿可以破坏椎间盘，导致椎间隙明显变窄(图3-14-17)。

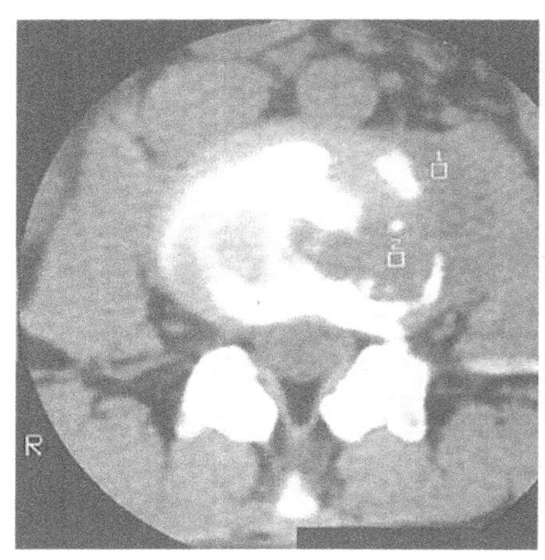

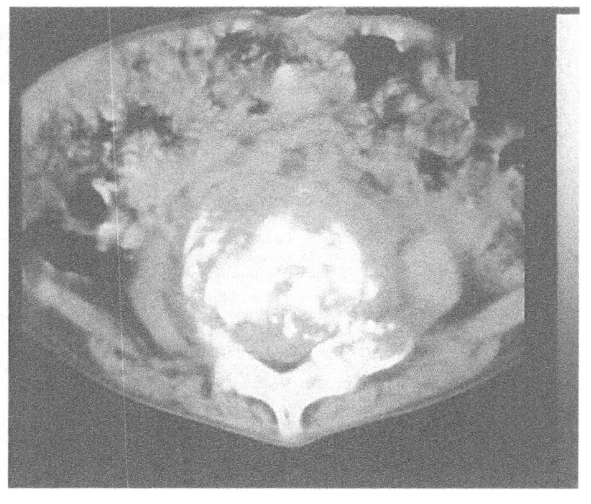

图3-14-14　椎体及附件结核，骨质破坏，椎管狭窄，脊髓受压迫，椎旁脓肿

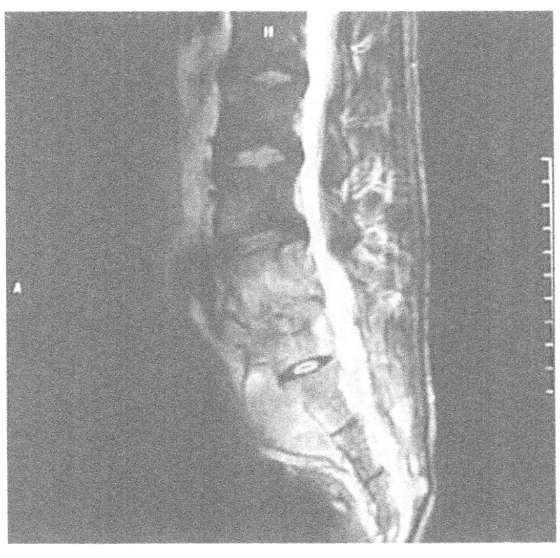
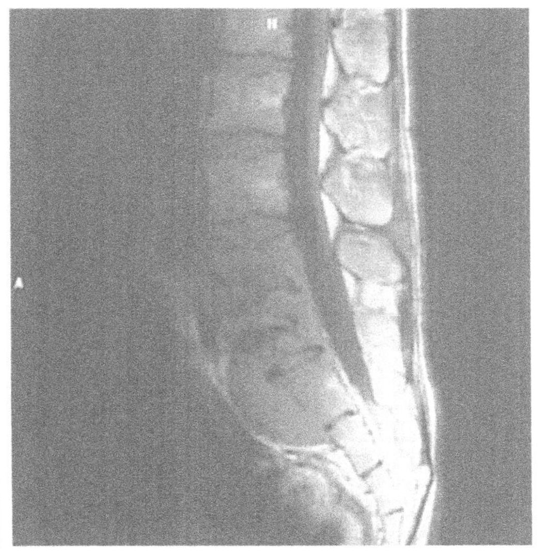

图 3-14-15　椎体骨质破坏，骨髓炎性水肿，椎体低信号带破坏中断，椎间盘及椎体终板消失

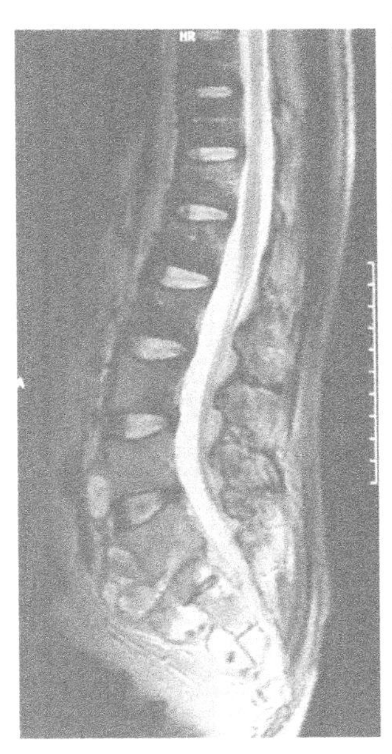
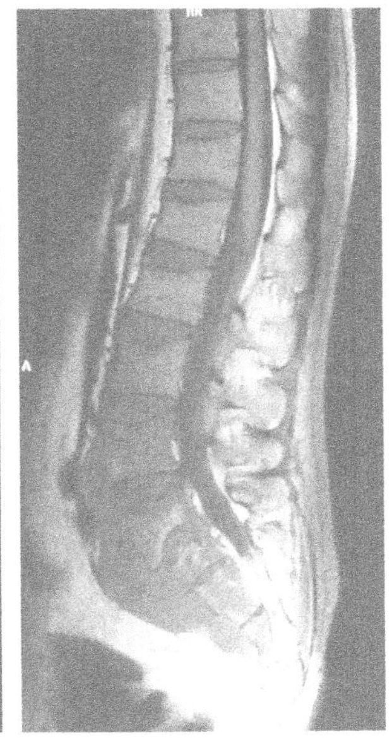

图 3-14-16　冷脓肿呈典型长 T_1、长 T_2 无结构信号，边界多清楚。脓肿周围包绕纤维包膜和肉芽组织，T_2WI 呈略高的混杂信号，椎体骨质缺损

④椎管受累　MRI 可清楚显示脊柱结核时脊髓压迫损害情况。椎管内硬膜外脓肿均在受累椎体水平，表现为梭形长 T_1、长 T_2 信号，边缘有纤维肉芽组织包绕。后者 Gd-DTPA 增强呈显著强化，显示出清楚边界。另外，椎体破坏后所致的脊柱后凸畸形和碎骨片后移亦可导致骨性椎管狭窄，脊髓压迫。有报道认为炎性刺激和压迫可导致脊髓缺血、水肿，T_2WI 脊髓信号不均匀增高。

脊柱结核的不典型 MRI 表现　不典型脊柱结核可表现为跳跃式多椎体受累、单椎体破坏、多椎体破坏而椎间盘正常或单独附件受累，MRI 不易作出定性诊断。主要应与骨转移瘤鉴别，可参考以下几点：①脊柱结核大多有椎间盘受累，椎间隙变窄，转移瘤椎间盘不受累。②脊柱结核相邻多个椎体易受累破坏，椎体的形态仍保持长方形或楔形改变，脊柱转移瘤多以单发、跳跃形式出现，椎体变为扁长形。③附件受累多见于转移瘤，脊柱结核则附件受累较少。④脊柱结核多有冷脓肿形成。

(4)超声波检查：对脊柱结核的治疗，最有价值的方法是在抗结核药物和其他抗生素的辅助下，进行彻底的病灶清除术。若手术选择不当，给患者带来危害和不必要的痛苦。其重要的手术指征之一就是难以被吸收的椎旁或腰大肌脓肿。X 线片主要是通过显示脓肿阴影来明确脓肿的存在与否，这就表明了 X 线对诊断椎旁或腰大肌脓肿缺乏特异性。而 B 超却有一定的特异性，其显示寒性脓肿为液性暗区，当坏死组织较多时，呈低回声区或中等回声区，死骨表现为强回声斑，后方伴弱声影。因此，脊柱结核辅以 B 超诊断有以下优点：①可以弥补 X 线诊断的不足之处，对于确定有无椎旁或腰大肌寒性脓肿，尤其是对病变较早期、无死骨、椎间隙狭窄不重，而已有寒性脓肿病例的诊断有重要价值。②可帮助临床决定治疗方案和选择手术入路，对于 X 线片显示无大块死骨，仅有寒性脓肿阴影的患者，若 B 超探查无脓液，血沉又不快时，说明患者对抗结核药物治疗敏感而脓肿已被吸收，应继续给

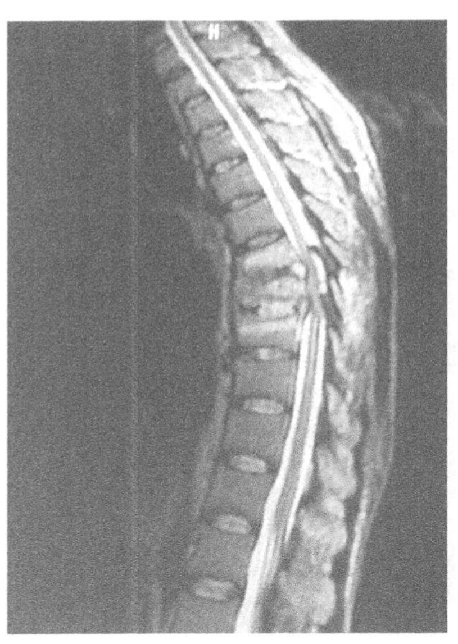
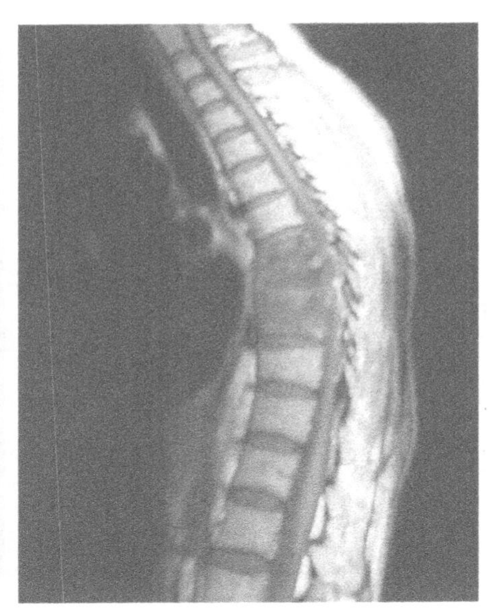

图 3-14-17　椎体终板及椎间盘破坏，椎间隙变窄，椎管受累

予非手术治疗。对于需要手术治疗的患者，应选择B超显示有脓肿或脓肿大的一侧做病灶清除术或选择两侧入路、经胸入路等。③对于有手术禁忌的患者，全身用抗结核药疗效不甚好时，可考虑用B超定位引导穿刺抽脓，局部注射抗结核药，并定期观察疗效。④B超具有安全、简便、快捷、无损害等特点。因此，用B超配合X线拍片诊断脊柱结核具有一定的价值。

(5)骨扫描：当结核侵犯部位出现核素浓聚现象，可以帮助了解其他部位有无结核病灶。此检查敏感性好，但特异性不强，需要结合其他检查参考。

【诊断和鉴别诊断】　脊柱结核的诊断应该结合病史、症状、体征、实验室检查和影像学表现综合分析。当病变发展到一定程度，各种症状和体征明显、影像学表现典型时，诊断一般并无困难。确诊尚需要细菌检查学和病理学检查。早期骨质破坏不明显，或者症状不典型时，诊断往往有一定困难，应与以下疾病加以鉴别。

1. *肿瘤*　临床非典型性脊柱结核类型中的髓内或髓外的结核性肉芽肿，影像学非典型性脊柱结核类型中的单椎体型脊柱结核或单纯椎弓结核，以及椎体中央型结核，均需要与原发性脊柱肿瘤或椎管内肿瘤相鉴别。如果MRI等影像学检查尚难以确认，则需要进行穿刺病理检查或术中活组织检查。

2. *转移瘤*　基本上所有类型的非典型性脊柱结核均需与脊柱转移瘤鉴别，所以也非常复杂。一般临床病史及表现等无法鉴别时，首先进行无创性检查，其次考虑各种穿刺或手术活检技术。

3. *多发性骨髓瘤*　跳跃型脊柱结核以及多发型骨结核需要与多发性骨髓瘤进行鉴别。检查本-周氏蛋白等检查意义不大，需要进行骨髓穿刺等检查。

4. *脊柱化脓性骨髓炎*　发病急，病变进展快，常有高热、剧痛、白细胞增多，骨桥形成早，椎体和附件通常同时受累，可与脊柱结核加以鉴别。

5. *Schmorl 结节*　为髓核向椎体内疝入的现象。临床也可有腰背部疼痛症状；X线片可表现为数个椎体上或下面出现相对着的局部凹陷区，可为圆形或半圆形。Schmorl结节的周围有清楚地骨硬化环，但无脓肿和脊柱的成角变形。

6. *脊柱非结核分枝杆菌病(NTM)*　脊柱NTM病的临床表现、X线特征与脊柱结核极其相似，临床也很难鉴别，NTM耐药率高或对抗结核药呈天然耐药性，是脊柱结核治疗的一大难题，但尚未引起广泛重视。二者鉴别的方法：即在BACTEC培养基内加入硝基苯甲酸(5μg/ml)，可抑制结核分枝杆菌复合型生长，而不抑制NTM。同时可进行药物敏感试验，指导临床化疗。

【脊柱结核的治疗】　脊柱结核的治疗目的是消除感染，防止脊柱畸形和神经功能障碍。传统脊柱结核治疗方法主要是氧疗、日光浴和长期卧床休息。随着特异性抗结核药物的应用，脊柱结核的发病率和死亡率都明显下降。对于无严重并发症的患者，基本上可通过药物治疗和手术治愈。

1. 脊柱结核的非手术治疗

(1)一般治疗：脊柱结核多有食欲缺乏、身体消瘦、贫血或者低蛋白血症，而全身状况与疾病的好转或恶化有密切关系。对于营养状况差的患者，建议进食高蛋白、高热量、富含维生素的食物。营养状况特别差者，可给予少量多次的输新鲜血、氨基酸、脂肪乳等高营养液来改善体质。应尽量避免疲劳，适当休息。对于全身情况欠佳、体温较高、截瘫或椎体不稳定者，应严格卧床休息。

(2)局部制动：为了缓解、预防或避免畸形加重，防止病变扩散、减少体力消耗，局部制动是治疗脊柱结核的重要环节。目前，石膏床应用仅限于小儿患者，对于病情较重或者发生神经系统功能障碍患者，绝对卧床休息是必需条件。对于颈椎结核稳定者，一般可采用颈围制动。但对于颈椎不稳，尤其是寰枢椎半脱位或脱位伴随神经功能障碍者，须行 Glisson 带牵引或颅骨牵引。

(3)抗结核药物治疗

化疗方案

化疗方案的选择必须根据当地的社会状况、卫生服务水平、药品来源、结核病疫情各种因素来决策。最早出现的有效抗结核药物是链霉素，它发现于 20 世纪 20～40 年代，对氨基水杨酸钠应用于临床后，人们发现了联合用药优于单一用药。20 世纪 50 年代，随着异烟肼的问世，产生了著名的“标准”化疗方案，即 SM＋INH＋PAS，疗程 18～24 个月，如将 PAS 替换为乙胺丁醇或氨硫脲(TB1)，俗称“老三化”。以 SM，INH 及 PAS 或以氨硫脲(TB1)或乙胺丁醇(EMB)代替 PAS 的标准化疗，采用两阶段(强化期含 SM 3 种药，巩固期用两种口服药)的 12～24 个月疗程。凡能充分使用抗结核化疗的西方国家，结核病疫情每年以 10%以上的速度递减。20 世纪 50 年代末，印度马德拉斯的门诊、间歇、监督化疗研究的成功使结核化疗变得经济、简便、适用。20 世纪 60 年代末，利福平和吡嗪酰胺也使结核病进入了另一崭新的时期。

结核病短程化疗成功的报道始于 1972 年，短程化疗系指疗程在 6～9 个月的化疗，是相对于 18 个月的长程化疗而言。短程化疗较长程化疗更具有高效、速效、管理方便、失败率低等巨大优越性。WHO 指出，督导下的短程化疗是当今结核病控制的首要策略。现公认的最佳的规则服药率的办法是有医务人员全程督导化疗。

骨与关节结核属于肺外结核的一种。肺外结核具有与肺结核相同的病原和类似的疾病过程，其结核分枝杆菌活菌数大大低于肺内结核，且这些肺外脏器具有丰富的血液循环，抗结核药物易于进入组织。骨结核化疗专家认为，既然肺结核可以采用 6 个月的短程化疗，那么菌量较肺结核少的骨结核理应采取短程化疗，脊柱结核比肺结核对含 INH＋REF 的方案反应较好。

1983 年，美国胸科协会确定了治疗肺外结核 9 个月的短程化疗方案，除重要脏器及严重的结核外，肺结核的治疗原则一般使用于肺外结核。对于对 INH 或 REF 耐药菌，最好再加链霉素(SM)，乙胺丁醇(EMB)或吡嗪酰胺(PZA)。对于无并发症的病例，卧床休息，石膏背心、外科清创术可根治结核病灶，大部分骨与关节结核病例仅需化疗即可治愈。但对于较大的脓肿，外科引流是必要的。

我国医学工作者在国外化疗方案的基础上，根据本国国情，制定了适合国人的标准化化疗方案和短程化疗方案。

我国目前的骨、关节结核标准化疗方案是：异烟肼、利福平、乙胺丁醇、链霉素(INH＋RFP＋EMB＋SM)联合应用。强化治疗 3 个月后停用链霉素，继续用异烟肼、利福平、乙胺丁醇 6～15 个月(即 3SHRE/6～15HRE)，总疗程 9～18 个月。具体用药剂量和方法：异烟肼 300 mg、利福平 450mg、乙胺丁醇 750mg，每日用药(均晨起空腹顿服)，链霉素 0.75g，肌内注射，每日 1 次(疗程前 3 个月应用)。

短程化疗方案分为连续组和间歇组。

连续组：疗程 9 个月(4SHRE/5HRE)。异烟肼 300mg、利福平 450mg、乙胺丁醇 750mg，每日用药(均晨起空腹顿服)，共 9 个月。链霉素 0.75g，肌内注射，每日 1 次，疗程前 4 个月应用。

间歇组：疗程 9 个月(4SHRE/5$H_3R_3E_3$)。疗程前 4 个月为强化阶段，异烟肼 300mg、利福平 450mg、乙胺丁醇 750mg，每日用药(均晨起空腹顿服)，链霉素 0.75g，肌内注射，每日 1 次。后 5 个月间歇用药，每周 3 次，每次异烟肼 500mg、利福平 600mg、乙胺丁醇 1000mg，均晨起空腹顿服。

耐药性：抗结核药物的耐药性以往曾有原发耐药、继发(获得性)耐药、天然耐药、交叉耐药、初始耐药和耐多药之分。据 WHO 统计，目前有 20 亿人受结核分枝杆菌感染，其中有 5 000 万人感染了耐药分枝杆菌。结核杆菌的耐药性致使结核分枝杆菌不能及时被杀死，导致病程延长、死亡的危险性增加，治疗失败。耐药、流动人口和HIV感染已经成为当今结核病控制所面临的三大难题，其中耐药性是对我国结核病控制起主要限制作用的因素。耐药结核病已成为引起全球结核病急剧上升的主要原因之一，特别是耐多药结核病（MDR-TB）的发生对结核病控制规划的实施构成了严重的威胁。耐多药结核病是指至少对抗结核药物中异烟肼和利福平产生耐药的结核病。

耐药性是抗结核化疗中影响疗效的重要因素。国内报道原发耐药率为20%，继发耐药率为65.5%～79.7%，继发性耐药出现是结核病化疗失败的常见原因之一。产生结核杆菌耐药的主要原因有：化疗方案不合理，即不合理的联合用药；对结核患者的治疗缺乏管理或管理不善；药物供应不足和质量不佳；患者经济困难，间断用药等。防止耐药结核病产生的措施：对新发结核病患者，采用INH＋REF＋PZA为核心的方案，在原发耐药地区可加用SM，即4种药物的短化方案；对第一次结核复发患者，应根据药敏试验结果或用药史，选择3种以上敏感药物组成新方案；对失败病例予以正确处理；督导治疗。其他防治措施包括：开展超短化疗的研究与应用，有望进一步降低继发耐药和原发耐药率；通过个体化化疗方案的制定，可提高耐药结核患者的痰菌转阴率，降低远期复发率，并有望筛选出新的、有效地用于耐多药结核患者治疗的化学药物和免疫治疗剂。近年已检测出利福平、异烟肼、吡嗪酰胺、链霉素、乙胺丁醇的耐药基因。

如出现耐药结核病，主要治疗原则包括：①重新制定合理化疗方案；②注意处理药物毒性反应；③对有手术条件者，采用手术切除耐多药结核病灶，提高治愈率；④MDR-TB的化疗，必须在完全督导下进行；⑤对合理用药后还效果不佳者可采用调整计量、增加免疫调节剂，开展血药浓度监测等。

2. 脊柱结核的手术治疗　脊柱结核手术方案要根据患者具体情况而制定，需要考虑的问题包括：①结核骨性破坏的节段；②是否出现脊柱后凸畸形和脊柱不稳；③神经损伤的严重程度；④细菌对药物治疗的敏感性和宿主的免疫状态；⑤手术技巧与手术器械。多数对脊柱结核的治疗持积极态度的学者认为，一旦出现截瘫就应进行手术治疗。脊柱结核手术治疗方案总体分成前入路手术、后入路手术以及前后入路联合手术。

（1）手术适应证：经过正规的抗结核药物治疗及支具制动，脊柱结核都能得到有效的治疗。脊柱结核的手术适应证是：①闭合穿刺活检阴性而需要明确病理诊断者；②脊髓受压引起神经体征；③明显畸形或椎体严重破坏；④保守治疗效果不佳的混合性感染；⑤持续疼痛或血沉持续在高位；⑥窦道形成且合并感染者。

（2）手术时机：脊柱结核手术时机选择应注意以下几点：①抗结核药物规范治疗必须4周以上；②肺结核和其他肺外结核处于静止或相对稳定；③骨病灶基本稳定，脓肿不再增大，普通细菌培养无细菌生长，混合感染得到控制；④患者一般状况好转，食欲好，体温正常或仅有低热，血沉出现明显下降趋势或接近正常；⑤糖尿病、高血压经治疗血糖、血压控制在基本正常范围内，无其他系统严重并发症；⑥近期心脏、肺、肝、肾功能以及电解质等均无异常。

（3）脊柱前入路手术：Hodgson和Stock于1960年首先提出了脊柱前入路手术治疗脊柱结核的方法。该方法的关键是经脊柱前路清除结核病灶并以自体骨块支撑脊柱。多年来，药物治疗辅助脊柱前入路手术已成为治疗各类脊柱结核普遍、首选的治疗方法，该方案对于早期根治结核病灶、减少脊柱后凸畸形、防止病灶复发及瘫痪均能取得满意的临床疗效。以下讨论手术方案中相关的几个问题。

局部病灶清除　在各种手术治疗方法中，局部结核病灶的彻底清除是成功的关键，而影响病灶彻底清除的主要因素是切口的显露，因此，手术切口要做到充分。术者应根据术前影像学资料，充分评估术中可能遇到的问题及其对策，认真设计切口显露途径。尽可能做到彻底清除脓肿、坏死组织、死骨，创造一个相对理想的植骨床，要重点把握：①充分引流出脓液，特别要注意间隔脓肿、相邻脓肿的引流；②刮与切相结合，把坏死的椎间盘、终板和骨组织切除，脓肿壁以及部分洞穴内的坏死组织反复用刮匙刮除一切坏死的物质，直至创面点状出血；③擦拭，对于特别大的冷脓肿壁，可用干纱布反复擦拭，这对去除脓苔、部分坏死组织特别有效；④加压冲洗创面。作者常规应用3%过氧化氢溶液、0.5%氯己定溶液和含抗生素的生理盐水反复加压冲洗创面，以降低局部的细菌量。

病灶区植骨方法

脊柱结核主要造成椎体破坏，经前路病灶清除后，必然在椎体的前方形成一骨缺损区，需前路植骨以支撑脊柱，否则会导致椎体塌陷和脊柱后凸畸形的复发。

前路手术防止脊柱后凸畸形的治疗效果与植入骨材料的质量有密切关系。植骨材料包括自体骨移植，如髂骨和肋骨；也可以使用同种骨移植，主要是腓骨。使用自体髂骨移植效果可靠，10 年随访骨融合率为 95%以上，并且纠正脊柱后凸畸形的长期随访效果也甚佳。

Hodgson 和 Stock 报道了骨块骨折与移位的发生率是 12%。Bailey 等报道前路根治术后，脊柱后凸原矫形度数丢失平均 22.2°，其中多数是因植骨骨块失败造成。研究发现，肋骨植骨效果比髂骨差，自体肋骨植骨有 32%的骨折发生率，这类患者中脊柱后凸角可增加 20°。肋骨植骨骨融合发生率仅为 62%，移位的发生率为 24%，骨块吸收的发生率为 20%。

此外，植骨失败还与结核病变的部位、术前脊柱后凸角度、植骨长度等因素相关。多数学者建议骨块长度超过 2 个椎间隙应辅助以各种内固定器械。

神经功能障碍的治疗

神经功能障碍为脊柱结核严重的并发症之一，是由结核病灶所造成的脓肿、坏死的椎体骨组织及椎间盘组织破坏向后突出，压迫其后的脊髓，或结核病变组织直接侵犯脊髓而造成。神经功能障碍症状受多种因素影响：①病人的全身情况；②椎管内有无先天性或获得性畸形；③受侵犯的椎体数量及节段；④脊柱后凸畸形的程度；⑤神经受损发生的时间及严重性；⑥开始治疗的时间；⑦药物及手术治疗的方法；⑧结核病菌对药物的敏感性。因其压迫脊髓组织主要来源于前方，所以脊柱前入路手术是治疗该神经功能障碍的主要方法。由于脊柱结核引起的神经功能障碍是一慢性、渐进的压迫过程，因此一旦压迫因素去除，神经功能障碍得以完全恢复。

神经功能障碍的手术治疗，重点是彻底减压。术中除了彻底清除椎管内的硬性压迫因素外，还要解除脊髓的软性压迫，如增厚的硬脊膜和蛛网膜对脊髓、神经根的压迫。对脊柱结核破坏严重合并有脓肿者，应抓紧时机及早行病灶清除、植骨融合术，以免并发截瘫。尤其在治疗期间，如发现有瘫痪征象者，应及时手术，除非患者有活动性肺、肾结核或其他严重疾患。若脊柱不稳定，应行一期或二期植骨融合，避免畸形加重，导致迟发性截瘫。前入路手术治疗瘫痪患者，74%的患者有神经功能恢复，儿童患者脊髓神经损伤的恢复要优于成人。

矫正脊柱后凸畸形

脊柱结核病灶破坏前方椎体并导致其塌陷，会造成脊柱后凸畸形，这种后凸畸形在儿童脊柱结核病例中表现明显。结核性后凸畸形分成僵硬性和活动性两种，其中后者是脊柱结核手术治疗的一大难题。MRC 认为单纯药物治疗脊柱结核，有 38.9%后凸畸形出现加重现象，接受前入路手术的患者仅出现 17%；近 5%接受单纯药物治疗的患者中，后凸畸形度数可达 50°～70°。造成这种现象的原因之一是儿童期脊柱的不平衡增长，即脊柱前路已融合，但后柱生长过快，致使儿童脊柱后凸仍逐渐进展。因此，MRC 认为脊柱结核性后凸畸形的最佳治疗方案为合理的抗结核药物治疗结合前入路手术。

但部分学者认为仅以骨块支撑脊柱其支撑力不够，单独植骨难以达到理想的矫正度数，且术后有矫正度数丢失的现象。Rajasekaran 报道在结核病灶清除术并应用肋骨植骨支撑两个以上椎体骨缺损间隙的病例，术后发生脊柱后凸或后凸畸形加重。Lee 和 Ahn 报道了以前入路手术治疗脊柱结核，术后后凸畸形矫正度数为 29.9%，但 6 个月后矫正度数仅为 12.8%，因此该方法还不能完全防止后凸畸形的进展和矫正已存在的畸形。

内固定器械的应用

在脊柱结核的治疗过程中，脊柱病变部位的稳定是影响脊柱结核愈合的重要因素。只有达到局部结核病变部位稳定，脊柱结核病变才能静止直至最终愈合。以往脊柱结核治疗过程中强调的长期卧床、石膏床或支具固定均是坚持了稳定这一原则。

早期达到脊柱病灶区域内骨性融合，是脊柱结核治疗的最终目的。许多学者认为前路内固定是在病灶区域置入内固定物，有可能产生异物反应，造成植骨溶解、加剧结核病灶蔓延等现象，所以至今在脊柱前路根治术中应用内固定仍然存在争议。Boachie 认为在活动性结核病灶内植骨或应用内固定物是可行的，且有较好的应用前景。在结核病灶两端固定脊柱，可以直接、有效地维持脊柱稳定性，防止植骨块骨折、滑脱、塌陷及吸收，促进病灶愈合。Yilmaz 等对 28 例脊柱结核患者进行前路病灶清除并植入内固定材料，术后进行标准化化疗。其中 22 例（病变涉及 1 个或 2 个椎体）的后凸矫正率为 64%，其余病变超过 2 个椎体以上的 6 例患者后凸矫正达到 81%。因此他们认为，前路内固定矫正脊柱结核性后凸畸形和稳定脊柱比后路手术更有效。

陈建庭等从细菌黏附的角度探讨了脊柱结核内固定的安全性问题。研究发现生物材料相关感染的原因和难治性在于细菌、体内细胞外基质可黏附于材料表面形成一层生物膜，细菌得以逃避机体免疫及抗菌药物的作用，从而造成感染持久不愈。用扫描电镜观察结核杆菌对内植物的黏附情况，以表皮葡萄球菌为对照。发现后者可分泌较多细胞外黏质并大量黏附于材料表面形成厚的膜样物，而结核杆菌黏附极少，并且结核杆菌对表面粗糙的材料吸附能力高于光滑表面。

在脊柱结核前路一期前路内固定根治术的临床研究方面，国内学者亦较早进行尝试。饶书诚应用前路病灶清除、椎体钉内固定治疗胸腰椎结核患者，疗效满意，认为内固定有助于早期骨性融合、后凸畸形矫正好以及术后护理简便，对病灶愈合并无不良影响，但须认真进行术前准备。

自 1997 年以来，作者采用一期手术治疗脊柱结核，共 3 种术式：①经前路病灶切除、椎体间植骨融合并前路内固定术（图 3-14-18）；②经后路病灶清除并后路内固定术；③经后路内固定并前路病灶切除、椎体间植骨融合术。近期报道采用一期手术治疗胸腰椎脊柱结核 57 例，其中一期前路内固定 35 例，后路内固定 22 例；38 例采用钛合金材料内置入物，19 例采用不锈钢材料内置入物。经平均 2.2 年随访，获得后凸矫正角度 21.6°（术前平均 37.4°），角度丢失 2°～4°，前路椎体间植骨融合时间为 3.8 个月，无结核复发，且术前神经功能损害均获得显著改善。可见，一期手术治疗脊柱结核疗效可靠，其可以有效清除结核病灶、解除脊髓的压迫、保证后凸畸形矫正效果、促进植骨融合，具有明显的优越性。而在结核病灶局部置入钛合金材料或不锈钢材料都是安全的，当然其前提是有效的结核病灶清除或切除，这一点不能忽视。因此，无论采用何种术式，手术目的均是一致的，就是有效清除病灶、矫正后凸畸形及重建脊柱稳定性。对于大多数脊柱结核病例，均可采用一期手术治疗，避免二次手术或多次手术，减轻患者的痛苦，降低医疗费用。

采用前路内固定系统的优越性在于：①其重建脊柱稳定性效果可靠，术后通常不需要牢固的外固定，或者仅需要在背心支架保护下即可早期起床活动，有利于患者的康复并减少外固定所致的并发症；②其本身具有很好的撑开功能，利于恢复椎体的高度，矫正脊柱后凸畸形；③内固定器械系采用纯钛制成，具有优良的生物相容性和耐腐蚀性，与不锈钢材料不同，不易在局部产生异物反应，亦便于术后 CT、MRI 复查。

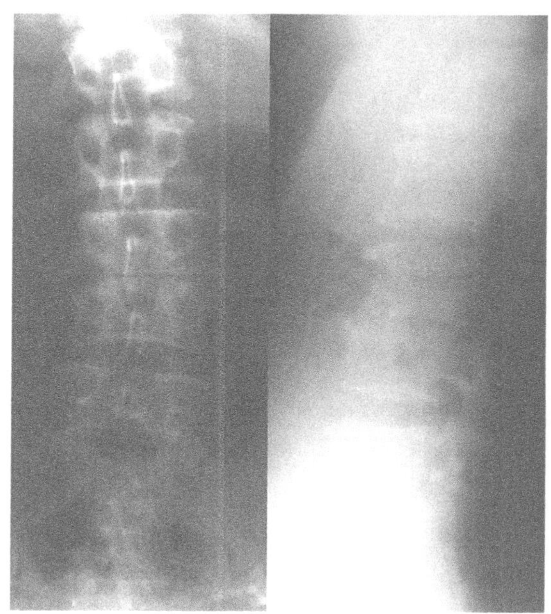
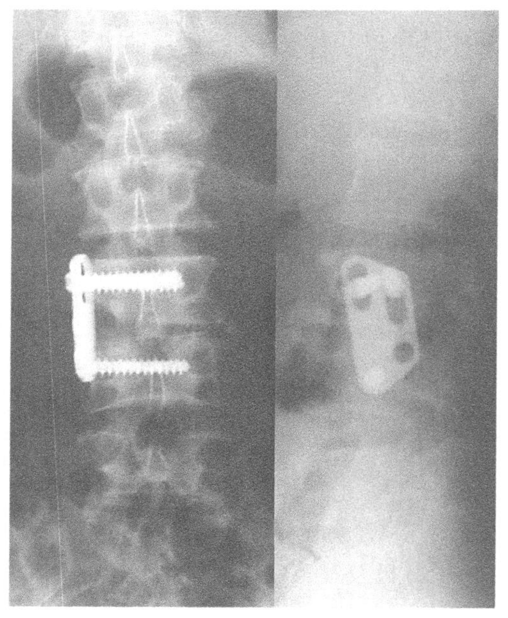

图 3-14-18　腰椎结核，前路病灶清除，脓肿引流、自体髂骨植骨、一期脊柱 K 钢板内固定术，术后患者症状消失，无结核复发

3. 脊柱后入路手术　脊柱后路手术包括后路椎板切除、后路脊髓减压、经后路结核病灶清除、脊柱后路器械内固定（经椎弓根系统等内固定方法）及自体或异体骨植骨脊柱融合术等方法（图 3-14-19）。由于脊柱后柱在生长过程中快于前柱，坚持脊柱后路手术方法的作者认为，后路融合可提供脊柱足够的稳定性，而且其过度生长可被抑制，有利于脊柱后凸畸形的矫正。儿童脊柱结核经前路手术后，患者的畸形矫正度数往往会丢失，脊柱后凸畸形会逐渐进展，在这种情况下有学者主张应以后路手术防止脊柱后凸畸形的发展。

由于该方案较前路手术安全，后路手术曾经被认为是手术治疗脊柱结核的首选方案。后路内固定植骨融合手术有三大优点：①可早期稳定脊柱；②有利于早期脊柱融合；③可部分矫正脊柱后凸畸形。但在治疗脊柱结核导致的神经损伤方面，后路椎板切除脊髓减压术与前入路手术相比，疗效较差，而且这类手术会进一步破坏脊柱的稳定性，该方法仅适用于后柱结核病变的患者。Garst 认为脊柱后路融合术适用于结核病变广泛、无法做前路根治手术的患者。Tuli 认为后路手术适用于脊柱不稳且患者有长期腰背痛的患者。

但由于脊柱结核发病多位于椎体，后路手术存在以下几种问题：①无法直接清除椎体前方的结核病灶；②无法直接稳定病灶区域内的椎体；③植入的骨质不位于病灶区域内，融合范围较长；④往往需要二期再手术；⑤破坏脊柱后路的稳定性。因此，在选择手术方案时，应根据个体化原则全面考虑。

4. 分期联合手术治疗方案　由于前入路手术和后入路手术各有优缺点，在治疗复杂的脊柱结核病例中，选择手术方案是困难的。因此，在 20 世纪 80 年代末，出现了二期手术方案，即在前路根治术的基础上，2～3 周后行二期后路器械固定植骨融合术。另外，在治疗伴有或不伴有脊柱后凸畸形的活动性脊柱结核时，首先以脊柱后路器械固定稳定脊柱，随后再行前入路手术。二期手术方案多适用于有多节段脊柱结核病变患者，其前路病变超过两个椎体，由于支撑力不够或脊柱不稳，脊柱后凸畸形会逐渐加重。在儿童脊柱前柱及后柱均受累的情况下，应首先以后入路手术稳定脊柱，防止脊柱进一步滑脱，造成结核性瘫痪。Yau 报道应用 Luque 棒二期手术矫正脊柱后凸畸形，取得了较好的临床效果。

三期手术包括脊柱前方松解术、后路器械内固定手术和前方或后方植骨融合术，其手术治疗效果与二期手术类似。多期手术包括 Halo 氏架牵引、前路松解、后路截骨矫形，后路内固定和前方植骨融合术。该手术适用于严重僵直性脊柱后凸畸形，术后再以支具外固定脊柱。

5. 电视辅助胸腔镜技术的应用　20 世纪 90 年代出现的电视辅助胸腔镜手术（Video assisted thoracosopic surgery，VATS）具有创伤小、痛苦轻、恢复快、疗效可靠、符合美容要求等优点。很多学者将其应用到多种胸椎疾病的诊治中，手术范围由病椎活检、胸椎间盘摘除、胸椎畸形前方松解矫正等发展到椎体切除、重建甚至内固定术。新近有学者将其应用于胸椎结核的诊治中，取得满意疗效。

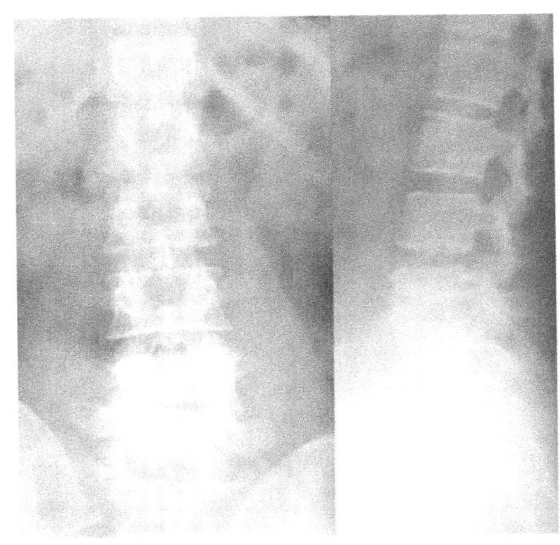
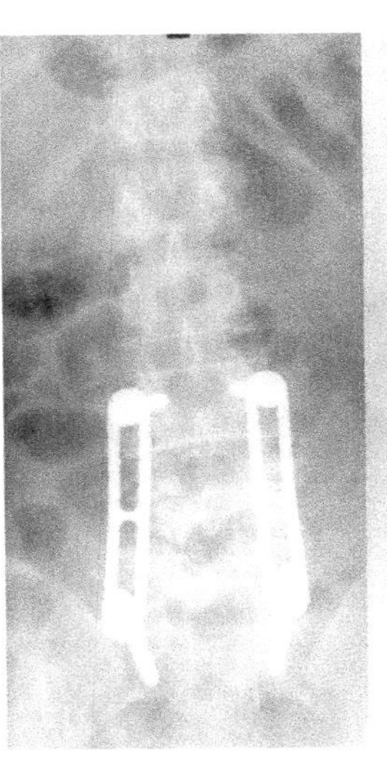
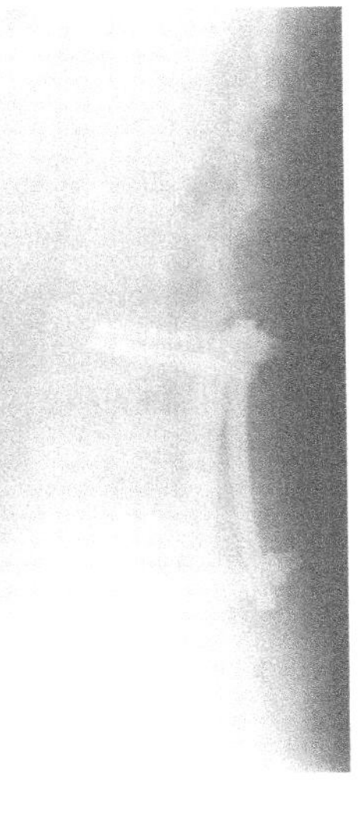

图 3-14-19　经后路病灶清除，椎管减压、植异体骨融合，STB 钢板内固定术。术后无后凸畸形发生，症状消失

Huang应用此技术治疗10例胸椎结核患者，除1例因严重胸膜粘连转为常规开胸外，其余9例均完成病灶清除及植骨融合。徐华梓等在胸腔镜下完成了9例胸椎结核的病灶清除、植骨融合术，疗效佳。结果表明，在切口长度、术中出血量、胸腔引流量、疼痛时间、住院时间等方面VATS组都优于传统开胸组。他们均认为VATS对胸椎结核的诊治是一安全、有效的微创处理方法，采用扩大操作通道技术，将胸腔镜和常规脊柱器械联合使用，更利于手术操作，为脊柱结核手术治疗提供了新的可供选择的方法。

（金大地）

参考文献

[1] Assimacopoulos AP. Epidural abscess, discitis and vertebral osteomyelitis caused by Neiserria subflava. S D Med. 2007, 60(7):265-269

[2] Canalejo E, Ballesteros R, Cabezudo J, et al. Bacteraemic spondylodiscitis caused by Enterococcus hirae. Eur J Clin Microbiol Infect Dis. 2008, 27(7):613-615

[3] Chuo CY, Fu YC, Lu YM, et al. Spinal infection in intravenous drug abusers. J Spinal Disord Tech. 2007, 20(4):324-328

[4] Cone LA, Hirschberg J, Lopez C, et al. Infective endocarditis associated with spondylodiscitis and frequent secondary epidural abscess. Surg Neurol. 2008, 69(2):121-125

[5] Curry JM, Cognetti DM, Harrop J, et al. Cervical discitis and epidural abscess after tonsillectomy. Laryngoscope. 2007, 117(12):2093-2096

[6] Grados F, Lescure FX, Senneville E, et al. Suggestions for managing pyogenic (non-tuberculous) discitis in adults. Joint Bone Spine. 2007, 74(2):133-139

[7] Hanaoka N, Kawasaki Y, Sakai T, et al. Percutaneous drainage and continuous irrigation in patients with severe pyogenic spondylitis, abscess formation, and marked bone destruction. J Neurosurg Spine. 2006, 4(5):374-379

[8] Lestin F, Mann S, Podbielski A. Spondylodiscitis and paraspinal abscess caused by beta-haemolytic group G streptococci spreading from infected leg ulcers. J Med Microbiol. 2008, 57(Pt 9):1157-1160

[9] Okada F, Takayama H, Doita M, et al. Lumbar facet joint infection associated with epidural and paraspinal abscess: a case report with review of the literature. J Spinal Disord Tech. 2005, 18(5):458-461

[10] Pasqualini L, Mencacci A, Scarponi AM, et al. Cervical spondylodiscitis with spinal epidural abscess caused by Aggregatibacter aphrophilus. J Med Microbiol. 2008, 57(Pt 5):652-655

[11] Portilla J, Boix V, Merino E, Vertebral osteomyelitis and epidural abscess in a patient receiving enfuvirtide. Eur J Clin Microbiol Infect Dis. 2004, 23(7):580-581

[12] Unal O, Kayan M, Akpinar F, et al. MRI demonstration of cervical spondylodiscitis and distal full-length bilateral paraspinal cold abscesses successfully treated by drug regimen only. Skeletal Radiol. 2004, 33(12):741-743

[13] Yen PS, Lin JF, Chen SY, et al. Tophaceous gout of the lumbar spine mimicking infectious spondylodiscitis and epidural abscess: MR imaging findings. J Clin Neurosci. 2005, 12(1):44-46

[14] 许乙凯，陈建庭，主编. 脊柱脊髓疾病CT、MR诊断学. 北京：人民卫生出版社，2002:367-401

[15] 瞿东滨，金大地，陈建庭，等. 脊柱结核的一期手术治疗. 中华医学杂志，2003，83:110-113

[16] 金大地主编. 现代脊柱外科手术学. 北京：人民军医出版社，2001:329-337

[17] 金大地. 值得骨科医生重新正视的疾病——骨、关节结核. 中国脊柱脊髓杂志，2002，12:247-248

[18] 金大地，陈建庭，张浩，等. 一期前路椎体间植骨并内固定治疗胸腰椎结核. 中华外科杂志. 2000，38:900-902

[19] Tuli SM. Tuberculosis of the spine: a historical review. Clin Orthop Relat Res. 2007, 460:29-38

[20] Titlic M, Isgum V, Buca A, et al. Somatosensory-evoked potentials and MRI in tuberculous spondylodiscitis. Bratisl Lek Listy. 2007, 108(3):153-157

[21] Takahashi H, Ito S, Kojima S, et al. Intradural extramedullary tuberculoma of the thoracic spine: paradoxical response to antituberculous therapy. Intern Med. 2008, 47(8):797-798

[22] Prabhakar MM, Thakker TH, Jadav B. Tuberculosis of lower cervical spine--a prospective study. J Indian Med Assoc. 2007, 105(9):500-504

[23] Nigg AP, Schulze-Koops H, Wirth S, et al. Tuberculous spondylitis (Pott's disease). Infection. 2008, 36(3):293-294

[24] Neher A, Kopp W, Berna G, Frank J, et al. Advanced multifocal tuberculous spondylitis without disk involvement and with multidrug-resistant bacilli. Clin Infect Dis. 2007, 45(8):e109-112

[25] Mukhtar AM, Farghaly MM, Ahmed SH. Surgical treatment of thoracic and lumbar tuberculosis by anterior interbody fusion and posterior instrumentation. Med Princ Pract. 2003, 12:92-96

[26] Jayaswal A, Upendra B, Ahmed A, et al. Video-assisted thoracoscopic anterior surgery for tuberculous spondylitis. Clin Orthop Relat Res. 2007, 460:100-107

[27] Jain AK. Tuberculosis of the spine. Clin Orthop Relat Res. 2007, 460:2-3

[28] Huggett JF, McHugh TD, Zumla A. Tu-

berculosis: amplification-based clinical diagnostic techniques. Int J Biochem Cell Biol. 2003, 35: 1407-1412

[29] Harada Y, Tokuda O, Matsunaga N. Magnetic resonance imaging characteristics of tuberculous spondylitis vs. pyogenic spondylitis. Clin Imaging. 2008, 32(4): 303-309

[30] Govender S, Ramnarain A, Danaviah S. Cervical spine tuberculosis in children. Clin Orthop Relat Res. 2007, 460: 78-85

[31] Friedberg EC, Fischhaber PL. TB or Not TB: how Mycobacterium tuberculosis may evade drug treatment. Cell, 2003, 113: 139-140

[32] Dunn R, Zondagh I. Spinal tuberculosis: diagnostic biopsy is mandatory. S Afr Med J. 2008, 98(5): 360-362

[33] Cavu oğlu H, Kaya RA, Türkmenoğlu ON, et al. A long-term follow-up study of anterior tibial allografting and instrumentation in the management of thoracolumbar tuberculous spondylitis. J Neurosurg Spine. 2008, 8(1): 30-38

第 15 章

脊柱外科新技术

第一节　脊柱非融合技术

以往的经验教训告诉我们，一种理念并非永远都正确。当人类的需求发生改变或出现新的治疗理念、方法及革新性手段时，新的理念就会取而代之。人类的医疗事业正是在这种发现——应用——总结——再发现的过程中螺旋式前进。

脊柱的灵活性和稳定性是人类脊柱结构的两个矛盾结合体，是在人类生存及进化过程中为表达某种需求、功能及运动的目的而逐步形成的。一个仅仅具有"稳定性"而没有"灵活性"的脊柱将难以实现正常的脊柱功能；同样，一个"灵活性"有余，而"稳定性"不足的脊柱也将难使脊柱功能达到最佳化。不管是人的自身调节，还是医疗干预，都会在这两者之间寻求平衡。

不可否认，脊柱融合技术已经成为治疗很多疾病的标准术式。不仅是过去，现在，甚至在将来的很长一段时间内，它都具有不可或缺的地位。但是，我们也必须承认，脊柱融合技术在给脊柱带来"稳定性"的同时，也存在些许不足。

随着人们对脊柱结构及其生理的进一步认识，以及对脊柱融合技术的深入总结，一些非融合技术的理念应运而生，一些运动功能保留装置也初步成型，一些非融合技术正在广泛开展。

当然，我们必须认识到，脊柱非融合技术只是对应脊柱融合手术而言的。实际上，对于退行性疾病和脊柱侧凸畸形而言，脊柱非融合技术有其独特的含义。一般来说，对治疗退变性脊柱疾病而言，非融合技术更多强调其保留脊柱的运动功能，即通过保留脊柱运动，尽可能从生物力学上模仿正常脊柱生理功能，是一种接近于仿生的手术；而对矫治脊柱侧凸而言，非融合技术则更多强调其保留正常脊柱的生长功能，在控制脊柱进一步发展的同时，使脊柱正常生长，从而减少融合手术相应并发症。因此，对两类疾病的治疗其实是有着质的区别，有必要对其进行分述之。

【退变性脊柱疾病非融合技术】

(一)颈椎退变性脊柱疾病非融合技术

1. *全椎间盘置换术*　颈前路椎间盘切除及椎体间植骨融合术(anterior cervecal decompression and fusion，ACDF)治疗脊髓型和神经根型颈椎病已被广泛应用，大量的临床资料和影像学检查证实为最为有效的方法之一，已经成为颈椎病手术治疗的一种经典术式。其中椎间盘切除是解除脊髓、神经根压迫的关键步骤，而植骨融合是为了填补椎间盘切除后留下的空隙，但这是以牺牲颈椎的运动节段换取颈椎减压后的稳定。尽管手术过程很成功，疗效确切，然而节段融合却存在明显的不足。首要的不足是加速了相邻节段的继发性退变，有统计表明此发病率平均每年高达 2.9%，接受而 ACDF 的患者中，有 25.6%在术后 10 年中产生邻近节段退变的症状。融合所致的邻近节段退化的治疗常需要进行钢板固定，这会增加吞咽的困难程度。

颈椎手术的根本目的是为了解除神经压迫，解除疼痛，恢复稳定性。然而传统的方法破坏了颈椎本身的生理功能，于是许多作者试图寻找一种新的技术来代替原来的椎间盘并行使其功能，这样可通过手术部分恢复正常的生理功能，在缓解颈椎病客观的神经症状和体征的同时，又有效规避了传统手术方式的不足，保持颈椎稳定和节段活动，减少出现相邻节段继发性退变。于是在传统的精确颈椎手术的基础上，出现了颈椎人工间盘置换手术。从理论上讲，人工椎间盘置换术可以较好地解决减压与保留颈椎运动节段的矛盾，近年来得到逐步应用。人工椎间盘种类很多，常用的包括 Bryan ® 人工椎间盘，Prestige ® 人工椎间盘，ProDiscs-C ® 人工椎间盘，PCM 颈椎关节成形术等。虽然具体设计各不相同，手术技术方面略有区别，但总体适应证及禁忌证大体一致。

(1)适应证及禁忌证

适应证：人工椎间盘置换与颈前路椎间盘切除及椎体间植骨融合术适应证大致相似。在确定进行人工颈椎间盘置换时，必须意识到良好的减压是症状获得改善的基本条件，必须考虑人工椎间盘置换术对于改善患者的神经压迫症状有没有帮助。根据患者的临床及影像学，对其进行综合判断，必要时可进行 1 或 2 个节段，有时甚至可 3 个节段人工椎间盘置换。具体适应证包括：

①1～3 个节段的后位椎间盘退变性疾病导致的脊髓型颈椎病；

②1～3 个节段椎间盘退变性疾病导致的神经根型颈椎病；

③1～3 个节段有影像证据的颈椎间盘突出；

④出现 C_3～T_1 的神经症状；

⑤非手术治疗无效(最少 6 周)。

禁忌证：颈椎间盘置换术是一个基于椎间盘后突导致压迫而进行减压的操作过程，因而该手术本身不能解除其他原因造成的压迫。作为一种非融合技术，必须考虑患者脊柱自身稳定情况，置入人工椎间盘后能否维持或重建脊柱的稳定性。另外颈椎间盘置换过程本身还是一个安放内置入物过程，因此还必须考虑患者脊柱的自身条件，是否适宜该类手术。具体而言，其手术禁忌证包括：

①严重骨质疏松症。严重骨质疏松患者进行人工椎间盘置换，可导致内置入物下沉或者脱出，因此融合技术对该类患者更安全。

②严重节段性不稳定，如急性骨折、颈椎间结构不稳定、既往有颈椎前路椎间盘切除病史、类风湿造成的不稳定等。此类患者，因置入人工椎间盘后并不能维持或重建脊柱的稳定性，甚至还可能加重或破坏脊柱稳定性。

③各种急性或进行性慢性感染性病变。对于感染患者，稳定的脊柱融合技术是最好的治疗方法，夹带异物(内置入物)的运动保留手术只会使原有的感染更加严重。

④增生性疾病。因后纵韧带骨化(OPLL)、强直性脊柱炎(AS)、广泛性特发性骨质增生(DISH)等造成的脊髓或神经根压迫不能通过单纯椎间盘切除得以解除。

⑤先天性疾病，如先天性椎管狭窄、先天性脊柱融合等。

⑥孤立的颈椎轴性疼痛。

⑦肿瘤。

⑧病态肥胖。

(2)技术要点：不同的人工椎间盘应用不同的方法来准备置入空间，本章只讨论绝大部分椎间盘置换术的椎间盘减压方法。

①患者体位：保持身体颈椎还有头部都在中立位是进行终板准备和椎间盘成形术置入物放置的关键。如果颈部处于过伸位，终板准备过程中为到底上下终板平行而造成后方终板剥离过多，继而发生颈椎后凸成角；反之，如果处于过屈位，则会造成前方终板剥离过多，继而发生颈椎前凸成角。保持颈椎处在比较小的颈椎前凸的状态下比较有利于正确放入人工间盘。

②术野暴露：下颌的牵引有利于切口的暴露。使用标准的 Smith-Robinson 入路使椎间隙暴露。椎体前方的软组织的暴露应该比一般的固定手术广泛，特别是颈长肌的内缘应该暴露好，并充分止血，避免损伤椎动脉。

③置入物空间准备：椎体前缘骨赘要清除干净，防止置入物错误定位。颈椎间盘切除应该宽广，达到钩椎关节，术中需要谨慎地确认钩椎区域的外侧缘。

④减压：减压时不能把椎间隙撑开过大，会造成人工间盘置入时松动。椎体后缘骨赘必须清除，否则可能导致症状继续发展，并限制脊柱活动，甚至使骨赘继续增长。椎间孔减压时注意勿伤及其底部或椎动脉。

⑤置入假体：当中央和侧方减压完成及终板准备就绪后，利用试模选择合适尺寸的假体。X 线正侧位都必须很合适方可常规冲洗切口并关闭伤口。

⑥术后处理：颈椎间盘置换术后无须颈围保护，术后立即可活动颈部。

(3)并发症：颈椎间盘置换并发症也是一些常规手术的并发症，术中注意操作，很多并发症是可以避免的。整体而言，其并发症通常包括以下几种。

①手术相关并发症：食管损伤、喉返神经损伤、

血管损伤、减压不彻底、脑脊液瘘等。

②假体相关并发症：假体下沉、假体破裂、假体磨损、假体对合欠佳等。

③固定相关并发症：内置物松动、内置物移位、螺钉松动等。

④矢状面排列相关并发症：前凸消失、椎间隙高度丢失。

⑤稳定相关并发症：过度活动、创伤性不稳等。

⑥运动相关并发症：异位骨化、运动性神经受压。

2. 颈椎人工髓核置换术　颈椎是在人体脊柱中虽然承重较小，但对活动度的要求比较高。单纯椎间盘切除后，一方面椎节的稳定性下降，另一方面椎间隙塌陷、纤维环松弛、黄韧带皱褶，也可造成根管狭窄，同时小关节应力集中也容易导致关节面退变。目前，颈椎人工髓核置换的研究相对较少，国内仅徐印坎教授等进行一些相关尝试。他们的方法是将颈椎前路用环锯法摘出有病变的椎间盘骨心，在骨心间剔除病变的髓核，置入人工髓核——硅胶，再将此已置入人工髓核的椎间盘骨心植回到椎体间钻孔内。自 1989 年到 1999 年共施行 35 例，67 个人工髓核置换术，通过 2～9 年随访，结果发现，随访 X 线片上人工髓核可以保持椎间盘高度，但 3 年后 X 线片上约 50%椎体前有骨痂，此椎节失去活动度，但术后症状缓解良好，患者仍感满意。

手术适应证主要选择为脊髓型颈椎病和混合型颈椎病，只有 1 例患者为外伤颈椎骨折脱位伴截瘫。该手术方法的优点为避免了传统手术需要取髂骨以植入融合的缺点，同时也可节省时间。但本方法的缺点也是明显的，首先是很难取出理想的椎间盘骨心。其次是为防术后移位，常规给病人上颈托 3 个月，很多出现椎前骨痂，影响颈椎运动，事与愿违。随着一些新的非融合技术的发展，尤其是人工椎间盘置换的广泛应用，该技术并未得到更大范围的开展。

3. 颈椎间盘置换联合颈椎椎板成形术　单纯椎间盘置换并不能改善后路有压迫的椎管狭窄患者。而椎板成形术不需永久切除颈椎后部结构，保留的颈椎后部结构可以防止硬脊膜瘢痕形成，并可降低术后颈椎不稳的发生率。颈椎间盘置换术联合椎板成形术，可用于治疗多个节段椎管狭窄且有 1 或 2 个椎间盘突出的脊髓型或神经根病变，在进行有效前后路减压的同时，保留了部分颈椎活动功能。两项技术的联合，可扩大了椎间盘置换的手术适应证。但该项技术的有效性尚需系列的长期随访研究。

（二）腰椎退变性脊柱疾病非融合技术

1. 全椎间盘置换术　随着人工关节置换的日趋成熟并显示出优于融合的疗效，学者们于是提出通过关节置换治疗脊柱退变性疾病也优于脊柱融合术。然而脊柱由多个关节连接组成，功能受各个方向应力的精细平衡影响。总的来说，前方结构包括椎体和椎间盘承载 90%的轴向负荷，而腰部后方结构承载剩余的轴向负荷。椎间盘有两个主要作用：一是产生相邻两椎体间的特殊限定活动；二是借助于髓核的弹性及纤维环的特殊构造吸收和缓冲震荡。人工椎间盘置换术的关键在于维持载荷精细的分布，尽可能地模仿椎间盘的生物力学功能，避免关节突关节和邻近节段的退变。因此，应用人工椎间盘置换治疗椎间盘退变性疾病要比髋膝关节置换术更加复杂得多。不仅要确认腰痛是由要置换的椎间盘引起的，而且人工椎间盘必须正确地置入，只有这样才能确保椎间盘置换的有效性。理想的腰椎间盘置换应该能够维持椎间隙的高度，保证脊柱的稳定，有一定程度的运动功能，并能够传导和吸收通过椎间盘的负荷。然而目前常用的椎间盘假体并不能在保留关节运动的同时，吸收缓冲轴向的应力，或两者不能兼顾。

椎间盘功能的特殊性，增加了椎间盘置换的复杂性。理念不同，设计出来的椎间盘假体也各异。根据生物力学原则，椎间盘假体可分为：滚珠假体、球窝假体、拱形假体、关节盘假体、硬终板—硬髓核假体、硬终板—软髓核假体、旋入式假体、弹簧及活塞系统假体、可吸收假体、生物型假体等 15 类。目前临床上常用的假体包括 Charite™、ProDsic ®、FlexiCore ® 等。

Charite™假体由两个钴铬合金终板及介于之间的超高分子量聚乙烯滑动髓核组成。其设计理念是模仿正常椎间盘的特性，结合凹凸面关节产生活动的观念。它经过两次改良，目前临床应用的假体每块终板两边各有锚状齿轮，表面有钛/氢氧化磷涂层，用以加强它和椎体之间的生物固定。聚乙烯滑动髓核可随着脊柱活动以接近生理运动的方式移动，它允许一定范围的旋转和平移。

ProDisc-C 假体也是由钴、铬、钼合金组成的上下终板与一个超高分子聚乙烯核组成。上下终板各有一个锯齿状突起和两个侧方钉。聚乙烯核与下终板固定，上面可以活动。它利用两个关节表面和位于下位终板的固定旋转中心形成一个半限制装置。它允许双侧结构比如小关节、韧带、肌腱和肌肉，特别是在有剪切应力时分担承载应力。这使得装置——骨界面负荷更大，从而保护小关节。由于假体有盘间前凸，因此中立位时上终板的旋转轴向后成角，与生理性旋转轴一致。

Flexicore 假体是金属-金属界面人工椎间盘，由 4 个组件紧密压配而成一个整体，它由一个固定旋转中心形成一个完全限制假体。其基底盘由钴铬合金组成，侧方带短钉，促进初期稳定。基底盘上喷涂钛浆，有利于促进骨长入。基底盘的外形特点是有一个中心穹顶，目的是与天然椎体终板的凹面相嵌合，使接触面积最大化，减少下沉，增强稳定性。

(1)适应证及禁忌证

主要适应证：

①年龄小于 50 岁。

②单纯性腰椎间盘突出症。

③腰椎退行性变导致的腰椎不稳。

④脊柱融合导致的相邻节段退行性变。

⑤影像学证实椎间盘退行性病变，部分患者甚至需要椎间盘造影。

⑥保守治疗至少大于 6 个月无效。

主要禁忌证：

①高龄患者，或伴有骨质软化、骨质疏松容易引起椎体塌陷的患者。

②重度腰椎滑脱或伴有椎弓根裂者。

③由于手术瘢痕或其他原因导致腰椎融合、粘连，本身活动度差的患者。

④腰椎后结构严重破坏，后结构不稳，置换后容易发生脱位的患者。

⑤临床上有明显的小关节退变性疾病表现，前路椎间盘置换不能缓解症状者。

⑥终板左右横径小于 34.5mm，前后径小于 27mm，不适合安放椎间盘假体者。

⑦终板功能不良(Schmorl 结节)，椎间盘置换易下沉者。

⑧伴椎间隙感染、粘连性蛛网膜炎症的患者等。

⑨伴有全身性疾病、肿瘤、自身免疫性疾病等。

⑩病态肥胖。

(2)技术要点：由于各种理念不同，设计的假体形态也略有区别，因而每个椎间盘假体在置入过程中也略有不同。本章主要讲各种椎间盘置换的椎间隙准备要点。

①术前评估：适当的椎间隙准备和扩大是椎间盘置换术成功的前提，因此术前对于终板的形态以及患者的其他体格特征以及病史进行综合评估，是手术成功的前提。

②椎间隙显露：经腹膜后或腹腔入路成功到达腰椎、显露椎间隙后，必须在后前位和侧位透视再次确认手术间隙。椎间隙内外侧及上下都要充分暴露，并用单极电凝在邻近椎体标记中线。

③椎间盘切除：完整的椎间盘切除对于假体充分正确的置入至关重要。椎间盘切除时还需向侧方松动以暴露周边的骨皮质，但侧面的纤维环应保持完整。

④终板的准备：保护软骨下骨性终板的完整性十分必要的，以便为假体的机械稳定性提供一个坚强的基床，减少假体下沉的可能。

⑤假体置入：根据各型假体设计，采用不同器械置入。

(3)并发症：要全面判断某手术的并发症通常比较困难，而且不同研究者判断并发症的标准也有不同。人工椎间盘置换与前路椎间融合的手术入路一样，因此手术入路相关并发症也相似，包括血管损伤、神经损伤、尿路损伤等。而假体相关并发症各家报道不一，并且假体不同，相关并发症也有略有区别。

手术入路相关并发症：血管损伤、输尿管损伤、消化系统损伤(肠梗阻)、交感神经干损伤、逆行射精、感染等。

假体相关的并发症：人工椎间盘移位、假体分离、假体下沉、小关节退行性变等。关于椎间盘置换后关节突关节退变的原因：一种观点为椎间隙撑开过大，导致关节突关节被撑开。而另一个潜在的问题是假体可能改变关节突关节的运动或负荷，也可导致关节突关节退变或关节病。

2. 髓核置换术　椎间盘一个独一无二的特点就是其髓核组织的水合能力和参与分散机械性负荷的能力，同时它还为营养物质和代谢产物提供传输通道。由于天然的可吸水的氨基葡聚糖髓核组织不能再生，髓核往往是椎间盘中最早发生退行性变的组织，它在脊柱退行性变的病理改变中起着重要的作用。将退变的髓核组织置换掉是解决一些临床问题的一种比较有生命力的外科手段。对于早、中期椎间盘退行性病变，髓核置换在致力于保留患者骨量和骨周围结缔组织、肌肉等解剖支持的前提下，减轻椎间盘源性疼痛，恢复椎间盘高度和节段的活动性。

人工髓核置换术的优点：恢复腰椎正常的生理前凸、运动度、椎间隙的高度和椎间孔的容积及其生理力学特性；清除了炎性刺激和自身免疫性反应来源，缓解疼痛；恢复正常的生物力学，不增加相邻节段的应力载荷；术后可维持一定活动度，避免了融合术后的腰椎制动，提高患者的生活质量；用微创外科技术，甚至在内镜下置入，操作简单且创伤小，失败及潜在的危险性较小。

Fernstrom 最早应用不锈钢球代替髓核，保留纤维环的大部分，试图保留患者的运动功能。但假体下沉等并发症很快使得这种方法被淘汰。事实上，理想的髓核置换不仅要求有良好的组织相容性、力学性能和抗疲劳性能，还要求置入物承载时能将应力均匀分布传递至纤维环和邻近椎体，进而吸收负荷能量，并维持脊椎节段正常的或接近正常功能。这样一些具有黏弹特征的复合物被寻求应用于髓核置换。目前人工髓核假体大体可以分为两类：注射型假体和预制型假体。

预制型假体采用特殊材料预先成型的一种假体。一种常见的预制型假体 PDN 髓核假体，它由高分子聚乙烯外囊和处于其内的共聚体水凝胶颗粒组成。其水凝胶能够吸收相当于本身干重 80% 的水分而膨胀，使得该装置具有一定的顺应性；同时维持了其扩张和支撑力，可以帮助椎间盘恢复和维持高度。无弹性的聚乙烯外套则限制了水凝胶核的无限制膨胀，避免椎体软骨终板骨折。另一种常见预制型假体 NeuDisc 髓核假体则模仿了髓核的生理功能。它由两层水合聚丙烯腈多聚体构成，多聚体间以一个腈纶网片联结。其层状水凝胶结构设计是为了消散椎间盘的轴向载荷，且水凝胶可模拟髓核的渗透性。

注射型假体是通过将处于液态的混合物质置入可扩张的安放于髓核摘除后残留空隙的球囊内。这些混合物在一定条件下发生聚合，形成具有黏弹性的聚合物。它有一定的塑型能力，使得它能与髓核切除术后形成的各种解剖空间相契合，具有一定的轴向负荷传递功能。常见的注射型假体有 BioDisc、DASCOR、NuCore 等。

(1)适应证及禁忌证

适应证：

①年满 18～70 岁。

②单纯性椎间盘突出只伴有腿痛，或椎间盘突出联合退行性椎间盘病伴有显著的腿痛，影像学检查证实与椎间盘源性异常的症状和体征一致。

③$L_2 \sim S_1$ 水平单一节段椎间盘待切除者。

④患者体重指数(body mass index，BMI = 体重 kg/身高 m^2)小于或等于 30 %。

⑤非手术治疗 6 个月以上无效。

禁忌证：除了一般脊柱手术的禁忌证如炎症、肿瘤等疾病之外之外，还应包括以下几点：

①椎间隙高度小于 5mm。

②有纤维环不完整的征象。

③终板有明显的 Schmorl 结节或破裂。

④有峡部裂或椎体滑脱者。

⑤BMI 大于或等于 30%，若假体置于 $L_5 \sim S_1$ 水平，体重大于或等于 90 kg 者。

⑥椎间孔或外侧隐窝狭窄。

(2)技术要点：预制型假体技术要点(以 PDN 假体为例)：

①严格按手术适应证选择病例。

②患者取仰卧位，常采用前路腹膜后入路。

③腰部垫高，维持腰椎正常前凸。

④术中椎间盘纤维环的切开尽可能和椎间隙保持水平一致，避免常规椎间盘切除的环形或十字形切口。

⑤选择大小、形状合适的假体，不能强行使用试模扩大椎间隙。

⑥术中应彻底清除髓核组织，但避免损伤终板。

⑦根据 C 形臂 X 线机透视确定最终假体的位置。

⑧术后 6 周内限制活动，支具保护。

注射型假体技术要点(以 DACOR 为例)：

①严格按手术适应证选择病例。

②可采用前路、前外侧、外侧、后侧等各种入路，根据入路选择合适体位。

③术中应彻底清除髓核组织，同时保留纤维环及终板。

④根据术中切除髓核的情况试验置入物的大小、形状和容积。

⑤将成像导管插入椎间隙，在一定压力下注入造影剂，再将球囊填满髓核腔。

⑥根据 C 形臂 X 线机透视确定髓核腔切除的对称性和完整性。

⑦将注射系统与球囊连接，注入混合物，使其

固化形成人工髓核。

⑧术后 2 周内适当功能锻炼，白天工作时佩戴腰围等保护 4～6 周。

(3)并发症：单纯的髓核置换较人工椎间盘置换具有手术创伤小，术中固定容易，术后恢复快等优点。但因为人工髓核置换设计要保持纤维环的张力，因此需要一个有活性的纤维环。大的纤维环缺失和进行性的椎间隙前方塌陷是髓核置换的禁忌证。通过严格遵循选择标准，精确的外科技术，合理的术后护理好康复治疗，是避免并发症的关键所在。

人工髓核置换除了一般脊柱手术的常见并发症之外，其主要并发症为人工髓核脱出。

3. 基于椎弓根钉的后路动态固定　有研究表明，退行性变的腰椎应力传导方式改变是产生疼痛的主要原因之一。改变退行性变椎间盘应力传导可以缓解、治疗腰痛，使退行性变椎间盘能够自发愈合并重新均匀分配应力。因此对于一些退变不是很明显，椎管狭窄不是很严重而又有明确的脊柱不稳引起的腰腿痛患者，如果保守治疗无效，采用传统的手术方式，如融合技术等，不仅患者本人不太容易接受，对医务工作者而言，也是较为棘手的问题，于是一些新的理念应运而生。

动态稳定是近年来治疗腰腿痛的一个发展较快的理念。它采用传统的手术入路，用弹性固定代替传统的坚强固定，目的是在没有传统坚强固定的情况下恢复脊柱的稳定，从而改善其预后。它可单独用于腰椎退行性变性疾病、复发椎间盘突出、脊柱轻度不稳，尤其是腰痛较腿痛明显而不适合康复治疗或经保守治疗无效的患者，也可与坚强固定一起用于预防邻近节段退变。

目前，少数的动态固定系统已应用于临床，短期内获得了与融合相近似的效果，但因为缺乏随机对照研究，我们还不能确定它们与传统融合手术比较结果如何。且目前大多数动力稳定系统是通过分担椎间盘和关节突关节的载荷来完成其缓解症状的目的，这又不可避免地限制了脊柱的活动度，且分担的载荷越大，运动受限程度越大。另外，传统的融合手术中，内置物仅在骨性融合前作为临时的固定装置，而非融合固定系统却要终身提供固定作用。因此，一些相应的问题就可能出现了，如内置物是否会出现固定强度减弱、螺钉松动甚至疲劳断裂？如何在重建腰椎的稳定性同时保留椎体间的活动等。

Dynesys 系统由钛合金椎弓根钉、聚乙烯聚对苯二甲酸乙酯管芯和碳纤维套管 3 部分组成。自 1994 年 Dubois 发明以来，已成功在世界范围内应用了 25 000 例。它通过椎弓根钉锚定在椎体上，套管置于椎弓根钉帽之间，固定用的管芯穿过套管连接相邻椎弓根钉。管芯具有一定的张力，而套管对抗压缩力，这样通过椎弓根钉连接产生的动态推拉关系，可以为固定节段提供一定的稳定性。整套装置的内在稳定性还可对抗折弯力和剪切力，在各个平面控制异常活动，同时保留一定的活动。但 Dynesys 系统存在 3 个潜在的问题：第一，压缩套筒限制了可以达到的前屈运动，并且如果置入后使棘突过度牵开，置入物会引起脊柱后凸。第二，施加在套筒上的压缩负荷会对椎弓根螺钉产生弯曲力矩，而引起螺钉断裂或松动。第三，压缩套筒使装置的刚性增加，这就使它防止邻近节段退行性变的作用值得怀疑。

DSS 动态稳定系统实质是一个钛弹簧。其机制是通过分担椎间盘和关节突关节的载荷，部分去除这些解剖结构的负载，同时保留脊柱运动。第一代 DSS 装置看似“C”形弹簧（DSS-I），末端为直棒与椎弓根钉相连接。本装置在后伸方向，完全去除了椎间盘的载荷，承担了 100％的载荷，使椎间盘不承担任何载荷，因而易于疲劳断裂。第二代动力性固定系统（DSS - Ⅱ）将“C”形改良为“a”形的弹簧。它可以均匀地限制脊柱屈伸、左右侧屈、以及旋转运动的范围。在生理载荷下，它可限制腰椎屈伸运动的 30％，侧屈运动的 20％，而对旋转运动影响最少。因而，该装置不会完全承载脊柱负荷，它可作为一种与椎间盘和关节突关节一起共同分担载荷的装置。

另外一些动力稳定系统，如 Stabilimax NZ™ 系统、IsoBar 系统、Cosmic 系统、NFlex™ 系统等，也是通过椎弓根钉提供锚定点，在连接椎弓根钉的棒上下功夫，利用弹簧装置或其他可活动装置等，使得在部分限制脊柱运动，分担部分载荷的同时，又保留部分活动功能。但目前这些保留运动的装置，其早期结果都并不能明显证明优于传统的减压融合手术。一些新型设计的装置试图更准确地模拟腰椎活动度，以前获得更好的临床效果。

(1)适应证及禁忌证：由于本类稳定系统是通过分担部分载荷，改善异常活动来获得症状的改善，但设计理念不同，各装置的适应证及禁忌证也大同小异，下面主要说的是其共同部分。

适应证：主要包括椎管狭窄伴中度脊柱不稳定、腰椎滑脱Ⅰ度（向前）、融合后邻近节段变性、复发椎间盘突出、椎间盘退变性疾病、机械性下腰痛而无须减压和融合的患者的治疗以及用于减压术后的稳定和融合邻近节段的稳定等。

禁忌证：除脊柱外科手术常见禁忌证外，还包括：局部感染与炎症、严重骨软化症或骨质疏松、代谢性骨病、＞Ⅰ度的脊柱前移、椎弓根骨折、脊柱侧弯等。

（2）技术要点：设计理念不同，其操作要点各异。基于椎弓根钉的各种稳定系统在椎弓根钉置入时，无论以何种手术入路，理想的椎弓根钉进针点是小关节侧面，避免损伤和侵犯小关节，也可把力的向量接近旋转轴心。小关节不能切开，尽可能确保关节面和关节囊以及韧带能最大限度地维持后部稳定。

（3）并发症：任何手术操作都能产生并发症。所有后路手术、安放椎弓根钉所发生的一般性并发症都可能在后路稳定系统安放过程中出现。各稳定系统还可能出现一些特殊的并发症，如稳定系统的断裂失败等。另外值得注意的是椎弓根钉固定在缺乏坚固融合的节段上将导致很高的器械失败率，椎弓根钉松动也可能高于常规的融合手术。

4. 棘突间撑开器　棘突间撑开器的特点是通过棘突间置入物恢复脊柱后柱的高度，使之承受负荷传导，同时减轻脊柱前方和后方结构的压力，缓冲置入节段存在的疼痛性运动。常见的基于棘突的后路动态稳定系统有 Wallis 系统、X-STOP 系统和 Coflex™系统等。

（1）Wallis 系统：第一代 Wallis 系统由一个用来传递负荷和限制后伸的钛棘突融合器和两块用来限制屈曲活动的 Dacron 板组成。它无须直接固定于骨，因而降低了螺钉松动和断裂的风险。一些新材料的出现和新的内固定概念要求材料的弹性模量要与骨相近，减少棘突的应力遮挡，于是第二代 Wallis 系统中，棘突间撑开器材料改为 PEEK，其弹性模量与骨相当，而扁平的拉力带结构则由高分子材料聚酯构成。同椎间盘切除术或减压术相比，Wallis 系统所致的额外危险和手术死亡率很低，而且破坏性和侵入性比较小。Wallis 系统不需要椎弓根钉，也减少了并发症的严重性和危险性。由于不影响邻近节段的机械负荷，因而相邻节段退变的可能性降低。同时，Wallis 系统减轻了椎间盘的负荷，促使一些核基质的水化。通过使椎间盘恢复到更加良好的生理状态，有望使细胞功能得到促进或提升，具有潜在的椎间盘修复作用。

1）适应证及禁忌证

适应证：

①巨大椎间盘突出髓核切除术后椎间盘组织丧失较多，Wallis 系统为其提供后路支撑。

②复发性椎间盘突出。

③中央、侧隐窝狭窄或椎间孔狭窄，通过牵张减压可缓解症状者。

④融合后相邻节段的退行性变。

⑤L_5 骶化产生的交界处（$L_{4/5}$）椎间盘突出；

⑥中度椎间盘退行性变导致的慢性下腰痛。

禁忌证：除一般脊柱外科手术禁忌证外，主要禁忌证包括术前存在严重滑脱的病例等。

2）技术要点：患者一般取俯卧位，保持中立，不可过伸或过屈。术中尽可能减少对邻近节段及周围软组织的破坏，切除固定节段的棘间韧带，必要时切除部分黄韧带，进行脊柱后路微创减压。

3）并发症：除一般手术并发症外，目前 Wallis 系统特殊相关并发症报道不多。该系统的最差的结果就是治疗后效果改善不明显，但由于对原解剖结构破坏较少，取出后仍可再行其他外科手术。

（2）X-STOP 系统：X-STOP 系统是一种棘突间衬垫，由椭圆形衬垫、组织扩张器以及两个侧翼组成，材料为钛合金。它是治疗由于腰椎管狭窄引起的神经性间歇性跛行可供选择的治疗方法之一，其机制是将有症状的节段置于轻度前屈位，防止后伸。置入有症状节段间隙的两个棘突间，棘上韧带可以为器械提供遮挡，防止后移。两个侧翼防止置入物向前和向侧方移动。Swanson 等发现在脊柱处于中立或过伸位时 X-STOP 能明显减少椎间盘内和后纤维环的压力，从而减少对外层纤维环痛觉感觉器的刺激，缓解腰椎间盘源性疼痛。X-STOP 不影响相邻节段的压力，故不会导致相邻节段的退行性变。

1）适应证及禁忌证

适应证：选择标准包括伴或不伴下腰痛的腿、臀或腹股沟痛，且在坐位或屈曲状态下可缓解的患者，MRI 或 CT 确诊 1 或 2 个节段狭窄保守治疗 6 个月以上无效，患者至少能坐 50min 以上没有疼痛。

禁忌证：包括严重滑脱，运动节段显著不稳，马尾综合征，脊柱侧弯 Cobb 角＞25°，局部有肿瘤或炎症，以及一般外科手术禁忌证等。另外，曾经有广泛椎板切除，棘间韧带和棘上韧带不完整的患者也应为手术禁忌。

2）技术要点

①侧卧位。

②局麻或硬膜外麻醉。

③大 Cobb 剥离器经棘突和中央椎板骨膜下剥离椎旁肌肉，避免进入椎管。

④可不施行椎板切除术或开窗术，不必切除黄韧带。

⑤关节突增生，可部分切除，但不宜过多。

⑥扩张器插入棘突之前，患者屈曲背部。

⑦扩张器由小到大，最后选择合适的大小置入，并安放侧翼。

⑧术后尽早下床活动，2～6 个月避免腰部过伸活动。

3）并发症：棘突间置入物可发生置入物脱落、棘突骨折等，但翻修手术不复杂，创伤小，取出后后遗症少，必要时还可进行其他手术。

（3）Coflex™ 系统：为一个椎间“U”形的固定装置。该装置的不断改良过程中，产品的机械性能不断改善，但其外观好材料仍沿用最初的设计。“U”形装置的底部放在峡部及上下关节突的位置，两个水平的长臂与棘突平行向后放置。在水平长臂上，设计了两对垂直方向向上或向下的翼状突起。翼状突起上有锯齿状表面与骨接触，通过与上下棘突咬合，把 Coflex™ 装置固定在上下棘突上。Coflex™ 系统与棘突的紧密固定使关节面受力分解，从而抵消了一部分关节面的压力，而相邻节段的生物力学特征并未受到太多的影响。但在置入 Coflex™ 系统初期，由于翼状突起与骨之间的咬合，患者在旋转时可能会有一定的束缚感。

1）适应证及禁忌证

适应证：主要包括中到重度椎管狭窄、关节突增生、侧隐窝狭窄而受累节段无腰椎不稳（过伸过屈片上向前或向后位移＜4.5mm，$L_{1\sim2}$，$L_{2\sim3}$ 水平终板角度变化＜15°，$L_{4\sim5}$ 水平终板角度＜20°）等需要后路手术患者。

禁忌证：除一般脊柱外科手术禁忌证外，本技术禁忌证还包括：2 个以上需要减压手术者、局部有肿瘤和炎症等不适合手术者、腰椎间盘突出需要手术切除者、脊柱滑脱或峡部裂者等。

2）技术方法

①严格按手术适应证选择病例。

②俯卧位，患者保持中立或轻度后凸体位。

③切除黄韧带并显微减压，手术切除包括双侧或单侧部分椎板，增生的关节突边缘。

④置入 Coflex™ 装置，确保翼状突起与棘突骨性结构接触良好。

⑤重建棘上韧带。

⑥术后 6 个月内避免过度弯曲或伸展以及抬举重物。

3）并发症：除一般手术并发症外，Coflex™ 系统主要包括并发症有：金属断裂或变形、棘突骨折等。

5. 关节突关节置换术　下腰痛的病理生理机制至今未完全阐明，而且很难进行有效的研究。虽然传统的减压手术治疗神经压迫性的疼痛取得了巨大成功，但是力学性或椎间盘源性疼痛的治疗却仍存在很多问题。前路椎间盘置换术（TDR）对椎间盘处理较为彻底，故对椎间盘源性的疼痛效果较好。但严重的小关节病变、椎管狭窄、神经性跛行、严重椎管内病变、脊柱滑脱等则被视为相对或绝对禁忌证。于是小关节置换的理念诞生了，其特点是在小关节切除和神经减压术后，用来代替小关节和切除的腰椎后方结构。

TOPS™ 系统由上下两个钛板及中间连结的可弯曲活动的缓冲器，周围覆以聚氨酯合成橡胶，钛板两侧的金属臂固定在椎弓根钉上，提供单节段的即刻排列和稳定，而保持解剖范围内的运动。它可限制过度前后矢状位平移活动，而缓冲器可分散由脊柱运动产生的应力，减轻了椎间盘内压力及载荷。TOPS™ 系统治疗小关节退变增生、Ⅰ度退行性脊柱滑脱、椎管狭窄的病人有三大优点：①术中可进行大范围减压来消除疼痛源；②手术可以稳定后侧脊柱；③手术可以限定活动范围。

TFAS ® 也是一种非融合技术，它是一种金属对金属的关节置入物。该装置中，头侧带弧形的杆一端通过骨水泥自椎弓根与上位椎体相连，另一端与一交叉臂相连。交叉臂两端有金属球，它与同下位椎体相连的固定罩共同组成关节突关节，从而代替关节突关节维持节段稳定性。

AFRS™ 系统则是一种解剖学小关节置换系统。它由带关节面假体的椎弓根钉框架构成。关节面假体由钴——铬——钼合金制造。虽是解剖学设计，但它也是通过椎弓根钉与脊柱连接的。目前尚处于早期临床试验。

另外，还有一些单纯的关节突关节置换系统，如 Zyre™ 系统、FENIX™ 系统，通过对造成症状的关节突表面进行置换，从而达到缓解症状的目的。但这些治疗尚处于体外实验或早期临床研究，还没有大规模开展，相关适应证及禁忌证，以及手术技巧和并发症等仍需进一步研究。

6. 联合非融合技术　由于重建节段的运动功能必须从三维角度考虑，因而生物力学好形态学的改变也必须从三维的角度考虑，仅仅单从其一方面的运动功能进行治疗在很多情况下是不够的。所以在决定联合应用非融合技术时，术者必须考虑患者退变的程度和运动功能丢失程度。联合应用尤其适用于多节段脊柱疾病且每个节段都有症状的患者。目前常用的联合技术有后路动力稳定系统联合前路椎间盘置换手术、棘突间撑开器联合髓核置换等。另外，还有非融合技术与融合技术联合应用，比如在融合节段的邻近节段如有退变，但融合手术又可能治疗过度的患者，可联合应用棘突间撑开器或后路动态稳定装置等。

【脊柱侧弯非融合技术】　目前脊柱侧凸的治疗主要有非手术治疗及手术治疗，其选择要综合考虑患者的发育程度、侧凸类型、Cobb 角、侧凸进展情况等诸多方面。大体来说，发育未成熟，Cobb 角为 20°～40°的患儿，适于支具治疗，该方法无创伤、保留了脊柱生长及活动，但由于它是一种间接外力来对抗脊柱侧凸的进展，其疗效不是很确切，部分患者仍会继续发展；另外支具需要长期佩戴，有的长达 4～5 年，对尚未成熟的孩子，无疑是一个极大的考验。

对 Cobb 角超过 45°～50°的患者则常需手术治疗。目前，外科矫形、器械内固定、前路和(或)后路融合已经成为治疗成人脊柱侧凸的标准术式。随着器械改进，外科技术的发展，使手术效果越来越满意，风险也不断降低。但对于处于生长期，特别是幼儿型特发性脊柱侧凸的患者，过早的融合，势必会对脊柱生长造成影响。根据“缩短公式”(0.07cm×融合的阶段数×发育的年数)，如果进行脊柱融合术，平均身长将减少 4.5cm。有人甚至预测如果 5 岁孩子施行广泛的融合手术，椎体高度将预计缩短 12.5 cm，其中胸段 7.8 cm，腰段 4.7 cm。如何选择合适的手术方式，在矫形和防止畸形进展的同时，又保持脊柱正常的活动性，尽可能避免影响脊柱的正常生长和一些并发症如“曲轴现象”等的发生，一直是困扰临床医生的难题。

近年来脊柱侧凸非融合手术成为研究的一个方向。但非融合技术能否被合理、正确的使用，还有很多问题有待解决。确立每种非融合技术最适合的适应证、准确鉴别每个具有特异性脊柱状态的腰痛患者的致痛原因，选择最适合的非融合技术进行个体化治疗，是取得满意结果的关键，也是今后非融合技术的研究重点。

(一)脊柱侧弯后路非融合技术

1. 生长棒技术　自 Harrington 技术矫治脊柱侧凸以来，得到了不断改进。Moe 等针对 Harrington 手术骨膜下剥离、脊柱自发融合率较高的问题，最早提出对某些发育期柔软性侧凸，可使用不进行融合的皮下 Harrington 棒器械内固定术。他们通过 X 线平片进行评估，Cobb 角每进展 10°以上延长一次。间隔时间平均为 7 个月(范围：2～19 个月)。直到最终行脊柱融合手术，每个患者平均施行 4.5 次手术(范围：2～8 次)，固定节段平均增加了 2.9cm。也有人对生长棒技术并不持积极的态度。Miniero 等回顾研究了 11 例患者，内固定区域生长 0.5～4.5cm，平均 2cm，而平均手术 4.7 次，最高达 11 次之多。作者因此提出了新的疑问：较多的手术次数和手术并发症，如断棒和脱钩等，以及有限的生长长度，与一次性的前路或后路融合和器械内固定相比，是否就是合适的选择呢?

近年来，生长棒技术的发展主要体现在矫形棒与脊柱连接固定方式的进步、各种专门设计的连接器，以及双生长棒技术的出现、认识及推广。既往主要是使用椎板钩将矫形棒与椎板固定，近来出现了基于脊椎后部不同解剖部位的连接方式，如横突钩、椎弓根钩、椎弓根螺钉等。由于单根生长棒固定强度稍弱、断棒率较高，矫形效果及生长保留并不如人们预想的理想。双生长棒技术(dual growing rod)是目前该类技术的最新进展。Akbamia 提出了双棒技术，使用 Tandem 连接器连接的两根矫形棒进行矫形固定，矢状面上矫形棒与脊柱的生理弧度一致，每 6 个月定期门诊延长手术。多中心的临床研究结果显示了双生长棒技术具有良好的临床疗效：锚定点脱钩、矫形棒断裂、感染等并发症明显降低，同时双棒的矫形力量更为强大、结构更为稳定，对畸形的纠正及生长的保留较单生长棒技术有明显提高。

从我们的临床经验来看，单棒技术中其断棒率很高。很多病例尚未到最佳融合时间就因生长棒断裂而不得不进行脊柱融合手术或生长棒翻修手术。而采用双棒技术时，断棒率明显降低，首次矫形效果明显提高。但双棒技术也有其不足之处。

如果后凸明显的患者，凸侧应用生长棒效果差，因生长棒必须进行较大的预弯才能置入体内，故椎弓根钉易于拔出，生长棒也容易断裂。

(1)适应证

①尚有明显的生长潜能的患者。

②保守治疗无效，超过 50°的进展性弯曲患者。

③弯曲较柔软的患者。

(2)技术要点：目前生长棒技术多采用椎弓根钉作为锚定点，少数仍采用椎板钩等。不管哪种内固定，都是一些常规的、标准的技术。进行合适的术前评估，包括生长潜能的评估、拟进行锚定节段的解剖评估等等，是手术成功的关键。正确选择合适病例，在身体情况或脊柱解剖情况允许的条件下尽可能采用双棒技术。

(3)并发症：除脊柱外科手术的一般并发症外，生长棒技术的并发症主要包括断钉断棒、椎板钩或椎弓根钉拔出或移位等。

2. *垂直可扩展钛肋假体技术*(vertical expandable prosthetic titanium rib, VEPTR)　对于早发型脊柱侧凸合并有肺功能不全者的治疗，一直是脊柱外科医生感到棘手的问题。近年来，Campbell 等用 VEPTR 胸廓扩展成形术治疗有肺功能不全胸椎先天性脊柱侧弯。他们用电刀在凹侧楔状切开松解肋间肌后，放置单侧钛制人工肋骨——脊柱支撑固定或双侧肋骨——骨盆支撑固定。共治疗 16 例(男 7 例，女 9 例)进展性先天性 EOS。手术时年龄平均 4.5 岁(1.4～9.5 岁)，平均随访时间 4.3 年，平均每个病人的手术次数 9.3 次。13 例术前不吸氧者，术后呼吸功能无恶化，3 例呼吸功能不全者，1 例从术前需要管道通气提高到仅需吸氧，1 例术前需要管道通气提高到术后不需要吸氧，1 例术前仅需吸氧恶化到术后需要管道通气。术前平均侧弯 77°，术后为 40°，随访时 39°，矫正率为 49%。所有脊柱均有不同程度生长。

VEPTR 技术是通过切开并撑开凹侧并肋，使凹侧胸腔容积增大，在矫正脊柱侧凸的同时，期望获得肺功能的改善。毫无疑问，对于有并肋畸形的先天性脊柱侧凸而言，切开并撑开凹侧的骨性胸廓，对矫正脊柱侧凸是非常有益的。但如果患儿年龄过大，一般超过 10 岁左右，心肺等脏器已经发育成熟，拟通过 VEPTR 技术来改善肺功能意义已经不大。因此，该手术的适应证方面除脊柱尚处于生长期外，心肺功能尚未发育成熟的脊柱侧凸患者是其主要适应证。本技术还要求病人胸壁有一定坚强度，拇指胸壁推移试验阳性，胸廓过软的患者则不适用该技术。该手术并发症较多，其中主要包括肋骨钩移位，脊柱钩移位，钩断裂，感染，皮肤坏死等。

(二)脊柱侧弯前路非融合技术

1. *脊柱加压钉技术*(stapling)　人们在研究后路手术的同时，也把关注的目光投向了前路。早在 1951 年 Nachlas 等就通过单侧椎体置入 Staple 建立了腰椎脊柱侧凸模型，该法原理是通过单侧椎体的生长抑制来达到矫形目的，但随之的研究并不多。随着胸腔镜的广泛开展，人们认识到与传统的开胸手术相比，具有手术时间短、出血较少、对肩胛带功能、呼吸系统功能影响较小等优点。胸腔镜在脊柱外科中得到广泛的应用，人们再次对 Stapling 技术开始研究。

Stapling 技术就是将“C”形加压钉置入相邻椎体凸侧，通过两齿对上下椎体骨骺板实施持续加压，从而达到凸侧骨骺阻滞而凹侧正常生长的目的。最初的加压钉是用不锈钢材料，近年 Betz 等则采用具有形状记忆功能的镍钛合金。该合金在冰水里可随意变形，但达到相变温度后，又回复到原始形状“C”形，即通过温度的改变实现形状的改变，这样不仅增加了抗拔出力，而且对生长板的加压力也大大增加。他们回顾性研究了用 Staples 治疗 39 例特发性脊柱侧凸患者，共 52 个弯曲(26 例单弯，13 例双弯)，所有病人均≥8 岁，侧弯均＜50°，随访时间最少 1 年。结果发现 87% 进展≤10°，手术时 Cobb 角≤30°的病例，所有进展均≤10°。2 例弯曲进展后 Cobb 角超过 50°需行二次融合术。存在的并发症有膈疝(1 例)，乳糜胸(1 例)，疼痛(1 例)，Staple 断裂(1 例)等。作者认为：Staples 技术治疗青少年特发性脊柱侧凸是安全有效的。不过，在最初用 stapling 技术矫治侧凸时，有 4 例患者 Cobb 角＞50°，其中 3 例持续进展，并最终行脊柱融合术。因此作者推荐用 stapling 技术时，Cobb 角在 20°～45°(Risser≤2)为宜，另外对 Cobb 角＜25°有明确进展达 5°的病例也可采用。

Wall 也获得了类似结果，他们用胸腔镜在猪活体上反向模拟了 Staple 矫治脊柱侧凸。他们把 Staple 两齿设计成板状，跨距约大于椎间盘和上下两生长板的高度。置入该 Staple 后随访 8 周，发现冠状面弯曲明显，并且随时间增加而增加，而矢状面弯曲并没随时间变化而变化。作者认为这种技术可以减慢，甚至矫正早期脊柱畸形，而又不需长棒内固定和脊柱融合。

国内张永刚等通过单侧椎弓根钉不对称内固定建立脊柱侧凸模型，并在该模型基础上采用自行设计的镍钛形状记忆合金 Staple。通过比较跨单节段和双节段的长短 Staple 钉，研究发现两种记忆合金加压钉均可以有效地抑制弯曲的凸侧生长，长节段 Staple 钉能够达到甚至超过常规 Staple 钉的矫形效果。而在比较单节段单枚和双枚 Staple 钉时，在矫形结果上却没有发现明显差异。

Braun 等也用未成熟的山羊，通过后路不对称栓系的方式，建立特发性脊柱侧凸模型 27 只，随机分成 4 组：第一组，在胸椎前路置入 Staples，取出后路的栓系；第二组，仅取出后路的栓系；第三组，前路置入 Staples，后路持续栓系；第四组，持续栓系而不治疗。8～14 周后取出 Staples 后用 X 线评估 Cobb 角，结果为：第一组由最初的平均 57°降到 43°；第二组作为第一组的对照，由治前的 67°，降为 60°；第三组由 65°变为 63°；第四组，由 55°进展到 67°，三四组间显示统计学显著差异（$P=0.002$）。他们得出结论：前路胸椎 Staples 技术在山羊模型中，对于矫正较严重的脊柱侧凸，和阻止脊柱侧凸的进展方面是有效的。

但是在 Braun 的另一个实验中，Staples 治疗效果却并不理想。他通过后路不对称栓系方式建立脊柱侧凸模型，再经过 Staples 治疗 12～16 周，Cobb 角由平均 77.3° 进展到 94.3°，而未治疗组从平均 79.5° 进展到 96.8°。Staples 治疗组较之于未治疗组，其冠状面畸形进展大致相当，矢状面畸形进展略弱，而轴平面畸形进展更强。该研究结果与 Betz 的一个结论相一致，就是 Cobb 角＞50°的病例效果不佳。本组试验疗效之所以不佳的原因是否是适应证选择的问题，作者并未述及。尽管 stapling 技术的安全性，对骨骺加压的有效性已经得到确认，但其适应证范围等相关问题仍需进一步研究。另外，目前 stapling 技术的临床病例随访时间尚短，选择该法矫治侧凸畸形仍需谨慎。

(1)适应证及禁忌证

适应证：该手术适应证与支具治疗相近，一些学者将其视为支具治疗的一种替代。但由于本方法是通过阻止凸侧生长，让凹侧正常生长而达到矫形的目的，因此患儿必须符合两个条件，一是发育未成熟，以使脊柱加压钉有足够的矫形空间；二是侧凸度数不能太大，太大则很难阻止侧弯的“恶性”进展。一般来说，Cobb 角在 20°～45°(Risser≤2)为宜，对 Cobb 角＜25°有明确进展达 5°的病例也可采用。

禁忌证：除一般脊柱手术禁忌证外，还包括先天性脊柱侧凸，以及一些继发性的脊柱侧弯，如一些医源性脊柱侧弯、神经肌肉型脊柱侧弯等。一般而言，Cobb 角在＞50°以上的患者，也不推荐使用该方法。

(2)技术要点

①现代 Staple 技术建立在胸腔镜技术的基础上。

②全麻，取侧卧位，凸侧朝上。

③透视定位。

④弯曲上下端椎内所有椎体都需置入 Staple。

⑤透视下用试模确定 Staple 大小，确定其齿钉跨过相邻椎体的终板和其间的椎间盘。

⑥多数情况下，无须切除胸膜，也无须结扎节段血管。

⑦开路器开口。

⑧将浸泡于冰盐水的 Staple 取出，将齿钉撑开，使之与 Staple 弓背垂直，将 Staple 置入椎体，利用患者自身体温，使记忆合金复位，对脊柱侧凸凸侧椎体形成加压。

(3)并发症：Staple 技术是建立在胸腔镜基础上的技术，其并发症除胸腔镜手术的一些常见并发症外，该手术还因在脊柱椎体的侧前方操作，故存在一些特殊并发症。Betz 报道在其 39 例患者，52 个弯曲的治疗中，出现 1 例患者在术后 6 周出现膈疝而紧急进行修补手术，1 例出现节段静脉被 Staple 的钉齿刺破而出血较多，1 例出现乳糜胸，1 例肺膨胀不全，经积极处理而痊愈。随访过程中，没有发现脱钉或移位的情况。

2. 其他前路非融合技术　在前路非融合技术当中，有很多同义词：椎体凸侧加压，椎体凸侧栓系，机械性调节脊柱生长，引导脊柱生长，定向控制脊柱生长，脊柱畸形内支具等，其共同机制是通过加压控制脊柱凸侧固有的生长，而凹侧正常生长，进而矫治畸形。但在实施加压过程中，加压材料不一样，加压效果也不同。相对于僵硬的 Staple 而言，钢缆，钛线等材料更柔韧，在实施单侧加压时，对脊柱旋转，屈伸等运动影响较小，这必将影响脊柱单侧加压后的畸形进展的程度和方式。但目前这些非融合技术主要还停留在动物实验或早期临床阶段。这些技术的适应证的掌握，手术技术，以及疗效的评价，都还有待于进一步研究。

(1)椎体凸侧栓系术：Newton 在 3～4 周大小

的雌性小牛 $T_{6\sim9}$ 椎体各置入一枚椎体螺钉，并分别将 $T_{6,7}$ 和 $T_{8,9}$ 用不锈钢缆栓系，术后观察12周，影像学检察发现，在栓系节段出现了侧凸(11.6°±4.8°)和后凸(5.1°± 5.8°)畸形，椎间盘明显楔形变，椎体亦有楔形变倾向。生物力学显示柔韧栓系并不影响脊柱的轴向旋转和屈伸运动，但影响脊柱的侧向弯曲。随后 Newton PO 将33只1个月龄的雌性小牛随机分成3组，第一组：在 $T_{6\sim9}$ 椎体各置入1枚螺丝，并用单根不锈钢缆栓系；第二组在 $T_{6\sim9}$ 椎体各置入2枚螺丝，并用两根不锈钢缆栓系；第三组，在 $T_{6\sim9}$ 椎体各置入1枚螺丝，不连接，作为对照。术后观察6个月，影像学检查发现对照组无明显变化；单根钢缆栓系组出现0°～31°不等的侧凸畸形，畸形也不一致，而双根钢缆栓系组出现23°～57°，畸形大致一致。作者认为：如果椎体锚定点足够牢固，脊柱侧向柔韧栓系可以调节脊柱的生长，可作为一种非融合技术应用于生长期脊柱侧凸患者。

Braun 通过后路不对称栓系方式建立20只特发性脊柱侧凸模型，随机分成3组，第一组作对照，第二组用 Staple 治疗，第三组用柔韧栓系治疗。观察期间，3次采用X线和CT检查脊柱三维特征，并记录脊柱的侧凸，前凸，轴向旋转等，计算畸形评分。结果发现治疗初期柔韧栓系是最有效的治疗方式，但随着时间的延长，其矫治效果下降。相比之下，Staple 治疗组和未治疗对照组 Cobb 角都出现进展。

(2)椎体楔形切开矫形术：自1992年，Didelot 等用多节段椎体切开术治疗17例特发性脊柱侧凸患者。他们分别在椎体的下终板上和椎弓根下切开，两线相距约1/4英寸。楔形切开后直接缝合对合两断端而不置入内固定系统。术后平均每节段矫正8.7°，脊柱运动范围得以维持，并发症也较少。存在的主要问题是椎体切开术的后凸效应，且不能维持脊柱前凸。理论上，如果在凹侧置入楔形物就可以增加侧凸矫正率，同时也维持椎体的矢状面对线。但如果单纯置入楔形物，脊柱并不牢固，这就需要运用钉棒系统临时固定。Betz 等设计了一套楔形物-棒系统。他们把牛椎体楔形切开，缺损处置入 Sofamor Danek 楔形填充物，同侧椎体置入椎体螺丝，并用棒连接起来。通过生物力学研究，发现运用该结构后的椎体强度比正常椎体要高，而单纯置入楔形物组则比正常组低。作者认为运用该系统固定楔形切开后的椎体8～12周后，取出钉棒，就可在运动节段，在椎体足够牢固和侧凸畸形获得矫正的同时，又不需融合椎体。Betz 和他同事还将该研究应用于麻痹性脊柱侧凸患者14例。所有手术均顺利，平均矫正率86%(66%～108%)，失血量平均1050ml(300～2 000ml)，没有出现严重的并发症。平均随访15个月(6～29个月)，所有脊柱活动性得到了保持，10例患者侧凸有所改善，只有1例侧凸出现进展。作者认为该法安全，可行，但仍需长期随访。

【非融合技术展望】 对脊柱侧凸非融合手术的探索已经过半个多世纪，由于结果不理想曾一度被放弃，近来在新的技术平台上又成为研究的热点之一，这种“螺旋式”的研究历程值得思索。虽然非融合技术目前有一定进展，但离临床广泛应用还有较大的距离，我们必须充分认识到，从某种角度上说，非融合手术在目前只是一个理论上具有一定优越性的治疗理念，能否实现、怎样实现？还有很多问题有待解决，还需长期的观察、总结与多中心、前瞻性的应用研究。但随着认识的加深、技术的发展，在未来脊柱侧凸的治疗中，非融合技术也许会成为常规疗法之一。

(王　岩)

第二节　脊柱导航技术

【概述】 近年来，随着计算机技术和精密机械自动控制技术的日益成熟，其在医学领域的应用进展迅速，计算机医学图像处理技术、立体定位导航技术、医用机器人技术以及远程医疗技术等相结合，形成了一门崭新的医学生物工程研究学科——计算机辅助外科手术(computer-assisted surgery)技术，简称 CAS。于此相对应，其在骨科领域的应用成为计算机辅助骨科手术(computer-assisted orthopaedic surgery，CAOS)技术。

纵观骨科学的发展历史，现代骨科学领域的进步都与科学技术的进步密切相关，并且受到科学技术发展水平的限制。在不同的时代，外科医师的追求其实是一致的，都希望通过最精确、最微创的方法，最大限度地解决患者的病痛，同时最大限度地保留患者的生理功能。但是这一愿望要受到同时代科学技术发展水平的限制。最初的骨外科手术是以截肢等毁损性手术为主。随着19世纪无菌技术和麻醉技术的进步,20世纪X线和抗生素的发现和应用、输血技术的发展,生物医学工程和材料学的进步,使骨科技术逐渐发展到以矫正畸形,切除病灶同时保留肢体功能为主,如各种关节置换技术和内固定技术等。现在,如何才能最大限度减少手术的创伤,仍然是外科医师孜孜追求的目标。计算机断层影像(computer tomography,CT)、磁共振影像(magnetic resonance image,MRI)以及计算机三维影像重建技术等现代影像技术已经基本可以实现骨科疾病的术前精确定位诊断,但是在骨科手术中,能够应用的影像技术仍然以术中X线透视和X线平片为主,仅能提供解剖结构的二维信息,不仅术中放射线量过多可以造成放射性损伤,而且可能误导术者。如何才能实现术中即时的三维立体解剖结构重现呢?随着立体定位技术和影像融合技术的发展,计算机导航辅助骨科技术应运而生。其原理类似巡航导弹的卫星定位技术,必须首先选择参考点,然后根据参考点来确定目标在三维空间中的位置。有基准点的建立、多个参考点的照合以及实时红外线跟踪等基本要素。

手术机器人系统是计算机辅助骨科手术的另一重要组成部分。早在1994年,德国就开始了主动机器人系统ROBODOC(Integrated Surgical Systems,Davis,CA)的临床应用。其被应用于非骨水泥型的全髋关节置换术,用于股骨端髓腔的准备。但是,在临床应用过程中,逐渐发现其存在一定的弊端,如手术时间和术中出血量显著增加、体积过大影响手术操作、需要附加固定针置入手术,而且设备昂贵。此外,机器人辅助手术组病例的初始稳定性与传统手术组相比并没有明显的优越性。因此其临床应用并未得到普及。现在,随着新一代的小型机器人系统的发展,与导航技术相结合,又重新成为计算机辅助骨科手术领域的研究热点之一。

【CAOS相关技术】 如上所述,计算机辅助骨科技术的发展是多学科交叉渗透发展的结果。其相关关键技术分述如下。

(一)术中解剖结构重现技术

在导航系统辅助骨科手术中,骨科医师希望导航系统能够给术者"一双可以透视的眼睛",在术中不需要过分显露即可以获得拟手术解剖结构的三维信息,以精确引导手术操作。这需要将术中实时解剖结构通过影像重建技术虚拟显示在屏幕上。目前已有多种解剖结构重现技术已经应用于临床,主要包括基于放射影像的解剖结构重现技术(image-based navigation)和非基于放射影像的解剖结构重现技术(image-free navigation)。前者又可分为术前放射影像和术中放射影像两种类型。

较早应用于导航系统的放射影像为术前CT,术前CT影像可以清晰显示骨性结构,分辨率高而且没有几何形变。MRI影像也可以应用于导航系统,但与CT相比,MRI对骨性结构的显示欠清晰,而且有几何形变情况,所以临床应用受到限制。现在已经有学者开始尝试利用不同的扫描方式或利用多影像融合技术解决该问题,但目前尚处于实验阶段。术前放射影像应用于术中导航系统,首先需要进行图像注册(registration)或配准(matching)。图像注册方法主要包括基于图像外部特征的注册和基于内部特征的注册两种。基于外部特征的注册需要以人工标记物附加固定在患者的体表或骨骼上,然后进行术前图像获取。术中再利用这些标记物进行注册。目前常用的标记物有铬合金珠和明胶球等,其可以在放射影像中清晰显影,在术中精确检测,如果术前和术中位置没有发生变化,则可以实现高精度的配准。但是,此类标记物的固定多是有创的,给患者造成了额外的创伤,而且术中一旦标记物位置发生变化,则无法进行重复注册,无法继续导航操作。基于内部特征的注册是利用解剖结构自身的特征点进行配准,并通过人工交互识别一些解剖标记点来限制参数的搜索空间。具体方法主要包括配对点注册(point-to-point matching)和表面注册(surface matching)。无论哪种注册方法,均需要术者在术中根据选择的参考点进行手动注册,因此延长了手术时间,并有可能产生误差。如果术中解剖结构的序列或形态较术前发生变化,则术前图像不能反映术中即时解剖结构,有可能误导操作者。例如在不稳定性骨折或寰枢椎不稳定的稳定性重建手术中,患者的术中解剖结构序列与术前获取放射影像时相比常有变化,需要术者提高警惕,以免被误导。

术中放射影像也可以应用于导航系统。术中C形臂二维透视影像的获取简便,但是只能提供二维平面信息,有其本身固有的局限性。现在,新型的可术中进行三维影像重建的C形臂已经应用于临床。1999年,德国西门子公司生产了世界上第一台可以进行术中即时三维影像重建的电动C形臂系统——Iso-C 3D 系统。该装置在机械设计上去处了中央管球与C形臂几何旋转轴之间的分叉，采用步进电机设定C形臂的自动连续旋转角度，C形臂自动连续旋转190°采集100幅数字点片图像并自动重建三维图像。也可以由术者根据需要自行设定旋转角度范围和数字点片频率。近年来，该项技术已经成功的和导航系统结合，应用于临床。虽然其图像的分辨率较传统的CT影像差，但已可以满足骨科导航的需要。术中即时影像导航可以在术中根据需要随时更新导航图像，而且不再需要术者进行手动注册，减少了配准误差。C形臂需要由工程师进行校准，并安装C形臂示踪器（C-arm tracker），扫描图像可以由导航系统自动注册。

非基于放射影像的解剖结构重建技术目前主要用于关节手术。其导航图像不是传统的放射影像，而是模拟的立体几何图像。术中以指点器（pointer）点选解剖结构的特征点和面，与模拟图像的旋转中心或关节轴线进行配准。其典型应用为膝关节置换术，可以更精确的设计置换关节的力线。

（二）立体定位技术

手术导航系统所采用的立体定位技术，其原理与目前广泛应用的全球定位系统（global positioning system，GPS）相似。是世界坐标系（术中解剖结构的三维坐标系）与虚拟坐标系（导航影像的三维坐标系）的照合。立体定位技术是联系虚拟与现实的桥梁。可以应用于外科导航手术的立体定位技术主要包括光学定位法、机械定位法、超声波定位法和电磁定位法。

1. *光学定位法*　该方法是目前应用最普遍和立体定位精度最高的方法。根据光源类型可分为主动式光学定位法和被动式光学定位法。其基本原理是将患者示踪器（patient tracker）牢固固定于术中解剖结构（刚体），通过至少两个摄像机（camera）观测由刚体结构发射或反射的红外线信息，然后通过计算机系统计算确定目标点的三维坐标。在主动红外线光学导航系统，红外线发光二极管被安装在各个示踪器（tracker）和智能手术器械（smart tools），其发射的红外线信号由摄像机（camera）接收后传至导航工作站进行处理。在被动红外线光学导航系统，安装在各个示踪器和智能手术器械上的是红外线被动反射球，红外线发射装置被安装在摄像机上，摄像机发射的红外线被反射球反射后再折返至摄像机，由摄像机接收后传至导航工作站进行处理。

2. *机械定位法*　是最早应用于临床的定位方法。是一种配备电位测量计或光编码轴的多轴机械臂系统，与机械臂相连的手术器械的位置和旋转能够通过机械手的几何模型和编码器的瞬时值实时计算。该系统比较庞大，无法跟踪移动目标并且自由运动有限。

3. *超声波定位法*　其基本原理是超声测距。该方法虽然价格便宜，校准方便，但是容易受周围环境影响，空气温度、位移和空气非均匀性均可能影响定位精度，而且操作较复杂，因此临床应用很少。

4. *电磁定位法*　电磁定位系统由磁场发生器和检测器组成。磁场覆盖整个手术区域，检测器检测磁场的强度和相位，由此测算空间位置。与光学定位法和超声波定位法不同，电磁定位法不存在线性遮挡的问题，但是电磁场容易受到强磁体如手术器械等的干扰，对手术器械的要求很高，需要专门的非金属的手术器械进行手术，限制了该方法的临床应用。

（三）外科机器人导航系统

外科机器人导航系统（robotic navigation system）又称主动式导航系统（active navigation system），是机器人技术与导航技术相结合发展起来的一种手术技术。将导航系统的位置传感器固定于机器人的机械臂，注册后机械臂的位置坐标即可以显示在导航图像上。术前设定机器人要进行的操作程序，完成导航图像注册后，机器人即可以按照设定的程序在导航图像的引导下自动完成预设定的工作。

机器人系统应用于骨科临床的尝试已经有很多，但是对其临床实用性一直存在争议。此类系统一般均价格昂贵，但临床可应用的领域有限。早期的外科机器人系统多由工业机器人系统改造而成，体积较大，临床应用和器械消毒均非常不方便。而且，对于完全依赖机器人进行关键步骤操作，大多数外科医师心存疑虑，担心系统一旦发生故障，后果有可能是灾难性的。

半主动式机器人系统是近年来的一种新的尝试，此类系统预先设定安全工作范围，允许术者在一定的安全移动范围内自主操控机械臂。如Jakopec等设计的ACROBOT系统。该系统主要应用于膝关节手术。与全主动式机器人系统不同，在进行股骨端的磨削时，该系统不是由机械臂完全主动控制，而是允许术者在一定的安全范围内自由操作磨削器。但是，当磨削范围超出设定的安全范围时，机器人系统则会进行主动干预，自动停止磨削操作。

随着科学技术的进步，更加具有临床实用性的小型化机器人也逐渐发展起来。如 Shoham 等设计的 MARS(MiniAture Robot for Surgical procedures)系统，该系统体重只有 200g，体积为 5cm×5cm×7cm，具有 6 个方向的自由度。该系统在术中可以直接固定在解剖结构上，进行脊柱外科椎弓根螺钉或创伤骨科远端带锁髓内针的置入。

在骨科临床应用中，被动式导航系统仍然占有绝对的主导地位，是目前的发展方向。但是，随着机器人系统研发的进步，主动式导航系统在未来有可能成为最具发展潜力的外科技术。

作为一种新兴的科学技术，该领域很多专业术语的使用尚不规范统一，影响了该技术的进一步推广普及和交流。目前计算机导航设备的研发机构和生产厂家逐年增多，但是尚无此类商品的设备技术标准和评价标准。有鉴于此，国际计算机辅助骨科技术学会、国际材料与测量协会美国分会和美国骨科协会生物工程委员会已经开始骨科导航技术标准相关工作。我国也已经成立了中国计算机辅助外科学会，多学科的交叉合作和联合研发，必将有力推动该技术在我国的规范化推广普及和发展。

【CAOS 技术的分类】　计算机辅助骨科技术作为一个新兴的技术领域，是骨科手术治疗技术的一次革新。自从 CAOS 技术应用于临床以来，随着立体定向、图像配准、机器人以及网络技术等的不断进步，其产品越来越完善，越来越显示出其对骨科手术的巨大帮助。目前临床应用最广泛的此类技术仍然是计算机导航技术，本节主要简述该技术的分类。

计算机导航技术的分类主要依据各种关键技术的不同进行分类，部分内容已在上述部分论述。

(一)根据立体定位技术进行分类

1. 机械定位导航。

2. 光学定位导航：又可分为主动式光学定位法和被动式光学定位法。

3. 超声波定位导航。

4. 电磁定位导航。

(二)根据术中解剖结构重现技术技术进行分类

1. 基于放射影像的导航技术

(1)术前放射影像导航技术

①术前 CT 导航。

②术前 MRI 导航。

(2)术中放射影像导航技术

①术中 C 形臂透视导航。

②电动 C 形臂术中即时三维图像导航。

③术中即时 MRI 导航：目前由 Medtronic 公司和 GE 公司联合研制的术中即时 MRI 导航系统已进入临床测试节段。

2. 非基于放射影像的导航技术　目前主要用于关节手术。

(三)根据“人机”交互方式进行分类

1. 被动式导航技术。

2. 半主动式导航技术。

3. 主动式导航技术。

(四)按照临床应用领域进行分类

随着导航技术的逐步发展，其临床应用领域也逐渐拓展，目前主要临床应用领域包括：

1. 脊柱外科导航技术。

2. 关节外科导航技术。

3. 创伤骨科导航技术。

4. 运动医学导航技术。

5. 骨肿瘤外科导航技术。

【计算机导航技术在脊柱外科的应用】　脊柱外科手术近年得到了很大的发展，但是由于脊椎手术本身特点及脊柱的结构复杂，手术难度和危险性很高。许多手术技术需要进行复杂的立体操作，这些操作在非可视的情况下进入脊柱的腹地，会进一步增加手术的风险性，如椎弓根螺钉内固定、寰枢椎关节间固定(Magerl 术)及经后路椎体截骨矫形等。因此，更可靠、更安全的智能技术成为大家追求的目标并逐渐变为现实。智能手术首先变为实用技术的是计算机导航系统。自 20 世纪 50 年代医学领域开始立体定向系统的应用探索，20 世纪 90 年代出现计算机导航辅助脊椎椎弓根内固定的报道，随着该技术的逐步发展完善，其显示出精确定位的明显优点，提高了手术的安全性，并且术中 X 线照射量大大减少。因此越来越多的脊柱外科医师认可并接受了该项技术。

计算机导航技术在脊柱外科的应用是计算机辅助骨科手术技术(computer-assisted orthopaedic surgery，CAOS)的一个重要组成部分。被动式导航系统是目前临床应用最为普及的导航系统，本文主要介绍该系统在脊柱外科的临床应用现状和未来发展方向。

现代脊柱外科计算机导航系统主要使用的是红外线光学导航，该系统分辨率高，可以三维定位，不受手术室内其他设备的干扰。但是也有一定局限性，需要有光学观感设备随时交换信息，不能直接面对阳光。根据红外线发射和接收方法不同，又可分为主动红外线光学导航系统和被动红外线光学导航系统。根据不同的图像采集方法，目前脊柱外科常用的导航模式包括以下三种：①C 形臂透视二维图像导航（fluoroscopy-based navigation system）；②CT 三维图像导航（computed tomography-based navigation system）；③电动 C 形臂术中即时三维图像导航（Iso-C 3D navigation system）。它们各有优缺点（表 3-15-1），如果临床适应证和方法选择正确，均可保证手术的精确性。

C 形臂透视二维图像导航，术中以 C 形臂透视采集不同体位二维图像并将图像传输至导航系统，图像传输完毕即可使用，无须人工进行点照合（point-to-point matching）和面照合（surface matching）。然后在二维虚拟影像引导下，进行手术操作（图 3-15-1）。

实验研究证明透视导航法辅助颈椎椎弓根螺钉置钉准确率与传统透视法相比差异无统计学意义，说明导航系统本身的精确度是可以接受的，可以达到虚拟透视的效果。但是其受到透视图像本身的限制，阅读脊椎二维透视图像需要一定的临床经验，在细小的颈胸椎或严重畸形的椎弓根精确的置钉角度较难把握。该方法的优点是操作简单，术中不需选取有特征的骨性参考点进行手动注册。主要适用于较粗大的腰椎椎弓根手术尤其是多次手术后的病例，局部解剖标志结构不清，应用该导航方法辅助可以节省手术时间，而且置钉准确率更高。在进行无明显畸形的腰椎椎弓根螺钉内固定时，也可应用该技术进行经皮微切口操作。

CT 三维图像导航，需要术前采集薄层 CT 影像数据，将 CT 数据输入计算机导航系统，进行术前设计。根据其三维重建图像，在拟手术椎体后方表面结构分别选取至少 3 个解剖标志清楚的参考点，待术中进行点照合，并可以利用其设计软件设计椎弓根螺钉的置入位置及螺钉的长度和直径（图 3-15-2）。术中需要根据术前设计的参考点，进行点照合和面照合注册，导航系统自动测算系统精确度。如果误差可接受（导航精确度在 0.5mm 以内），则可以在 CT 三维重建影像引导下，进行椎弓根螺钉置入等手术操作。

CT 三维导航操作直观形象，可以清晰显示骨性结构。在高风险的颈胸椎后路椎弓根内固定手术或对于严重胸腰椎畸形、过度肥胖、脊椎肿瘤等病例，术中透视常不理想，尤其适用该技术。对于黄韧带骨化灶切除减压或经椎体楔形截骨手术，术中可以使用导航系统帮助精确判断减压范围或截骨程度和深度。

CT 导航系统可以进行术前计划，了解椎弓根形态有无变异，设计螺钉型号和置入方向。但患者 CT 资料只能在术前获取，如术中体位变化明显，则虚拟三维图像不能真实反映三维关系，有误导术者的可能。例如在为寰枢椎半脱位患者施行 Magerl 术时，术中寰枢椎的位置关系与术前获取 CT 图像时的位置常常发生变化，手术医师必须清楚地了解这一问题，如果此时还完全按照术前获取的 CT 图像进行置钉操作，则会被误导。在这种情况下，术中注册必须采用单椎体注册的方式，在枢椎椎体选取骨性结构作为注册参考点，导航图像中只有枢椎的骨性结构能够正确反映即时的解剖结构，手术医师只是通过导航系统帮助选择螺钉置入的入点，螺钉置入的方向和深度还需要通过 C 形臂反复透视确认。

需要手动注册是 CT 三维导航的另一缺点，在点注册的过程中，因为参考点选择和人工操作的误差，增加了手术时间并有可能降低导航精确度。此外，手动注册需要选取明显的骨性解剖结构作为参

表 3-15-1　三种导航模式的优缺点对照

	透视导航	CT 三维导航	术中即时三维导航
优点	不需术前获取图像 不需手动注册 术中可随时更新图像 适于经皮微创手术	可进行术前设计 提供三维信息 三维图像分辨率高	不需术前获取图像 不需手动注册 提供三维信息 可进行术中设计 适于经皮微创手术
缺点	不能进行术前设计 无三维图像参考 图像分辨率差	术前获取图像 必须手动注册 术中不能更新图像	三维图像分辨率较差 设备昂贵 摄像范围有限

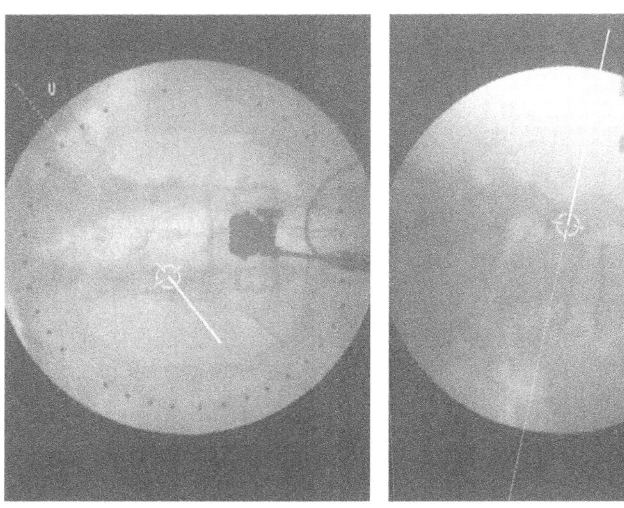

图 3-15-1　C 形臂透视导航辅助腰椎椎弓根螺钉内固定

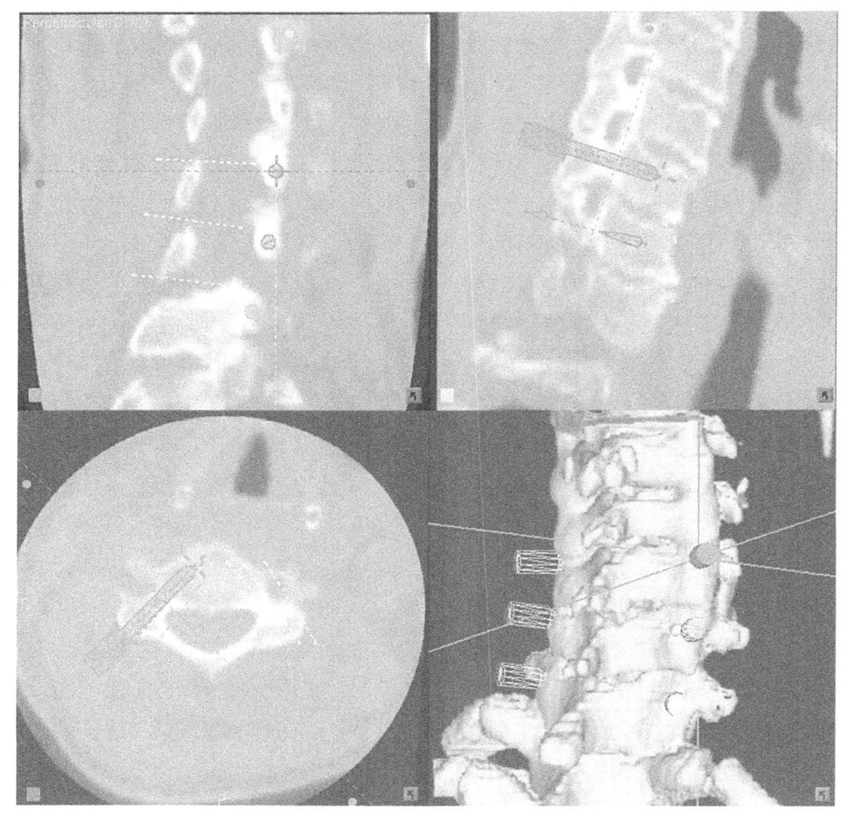

图 3-15-2　颈椎椎弓根螺钉内固定，术前利用 CT 导航三维重建软件设计椎弓根螺钉置入的位置及螺钉的长度和直径

考点，对于缺乏骨性标志点的齿状突螺钉内固定和经皮椎弓根螺钉内固定，该技术也不适用。

术中即时三维图像导航，术中三维导航影像数据由电动 C 形臂（SIREMOBIL Iso-C 和其第二代产品 Orbic，Siemens，GERMANY）在术中即时影像三维重建获取。根据设定，电动 C 形臂自动连续旋转 190°，采集 100 幅（慢速扫描）或 50 幅（快速扫描）数字点片图像并自动重建三维图像，扫描过程需要时

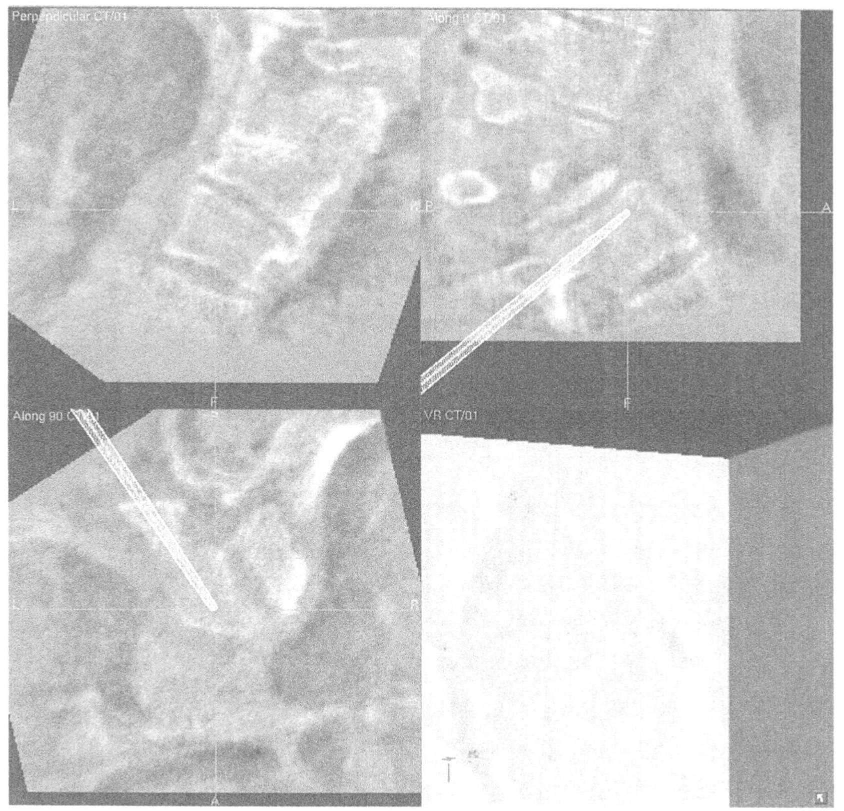

图 3-15-3　术中即时三维导航辅助椎弓根螺钉内固定骨性结构显示清晰，可以满足临床需要

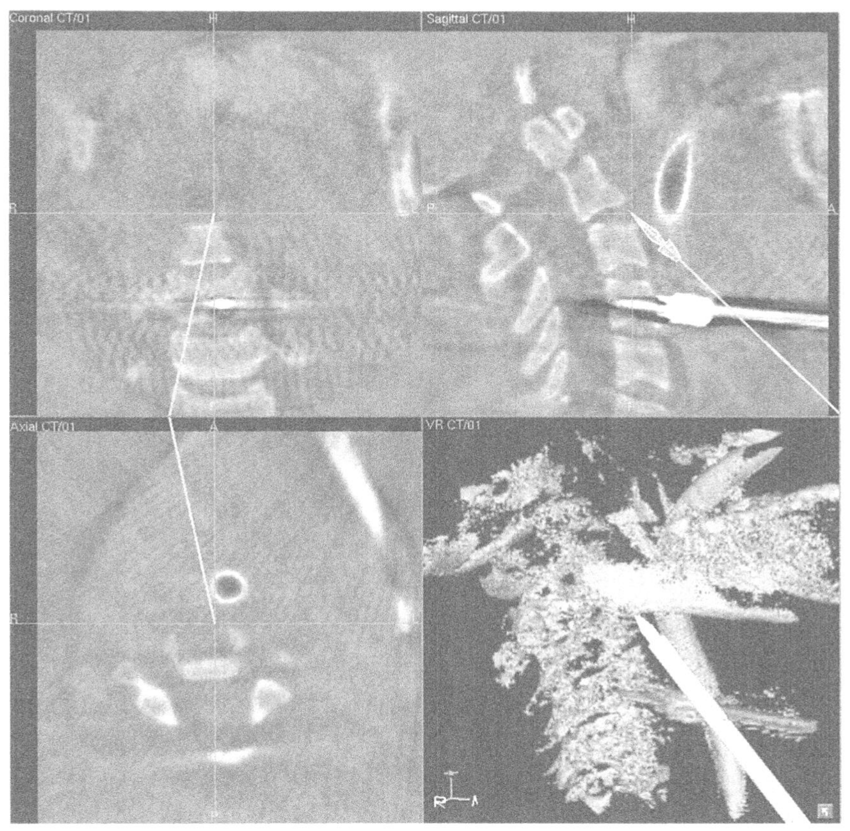

图 3-15-4　术中即时三维导航辅助齿状突螺钉内固定 可以根据三维导航图像引导，进行个体化螺钉置入

间为 1 或 2min。然后将图像传输至导航系统，系统同时进行自动注册。图像传输完毕即可使用，无须人工进行点照合和面照合。然后术者在术中即时三维重建图像引导下进行手术操作(图 3-15-3)。

术中即时三维导航可以获取术中即时三维重建图像并自动传输到导航系统，可以像透视导航一样进行自动注册和图像实体融合。基本继承了透视导航和 CT 导航两种方法的优点，克服了它们的缺点。虽然其三维图像较 CT 图像粗略，尤其立体重建图像更为明显，但是真正引导操作的三维断层图像和 CT 图像区别不大，可以满足对骨性结构精确定位的需要。由于不需要术中直视下找到骨性结构作为参考点，在齿状突螺钉内固定(图 3-15-4)和经皮椎弓根螺钉内固定术(图 3-15-5)中，该技术也可以得到很好的应用，提高置钉准确率。有学者认为该技术具有良好的应用前景并有可能逐渐替代其他两种导航模式。但是，目前电动 C 形臂的价格昂贵，而且，采用该技术需要使用可以透 X 线的碳素手术床以减少图像伪影，制约着该技术的临床推广应用。此外，电动 C 形臂的三维成像质量也有待进一步提高，其摄片范围受到影像增强器尺寸影像，在长节段手术中常不能一次包括所有手术节段，需要重复导航操作步骤。

计算机导航技术在脊柱外科的相关临床研究已成为脊柱外科的研究热点之一。学术讨论的热点也已经从最初的“导航技术是否能够提高手术精确性”转移到如何提高导航系统的临床实用性，如何进一步改进此类技术。但是，整体来看，该项技术的临床推广应用仍然处于初级阶段，尚有诸多问题需要进一步研究探讨。随着计算机导航技术临床应用研究的深入，其临床应用范围逐渐增大，研发设计适合不同脊柱外科手术的导航器械，改善导航软件的操作流程和技术也是当务之急。

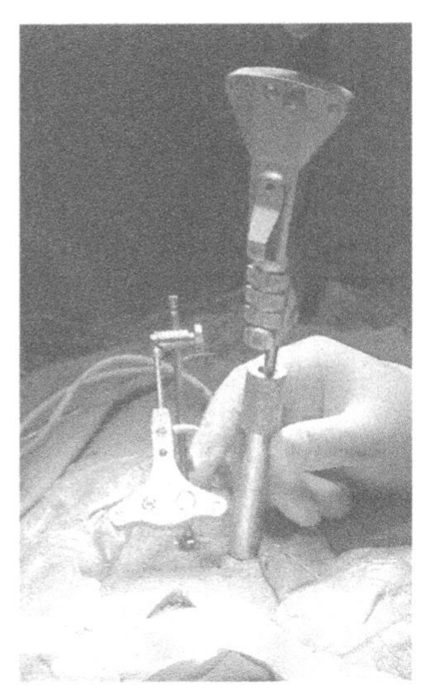

图 3-15-5　术中即时三维导航辅助经皮椎弓根螺钉内固定

在脊柱脊髓肿瘤手术，为准确判断肿瘤切除范围，单纯的 X 线影像导航不能满足临床需要。X 线三维影像和磁共振影像(MRI)的融合技术，可以在导航影像中同时显示清晰的肿瘤边界和骨性结构，目前已经开始相关临床研究。

随着现代脊柱外科手术的进步使操作向着非可视的立体操作方向发展，对术者的技术要求更高，人工操作技术难以保证某些复杂操作的精确性。另一方面，患者对于治疗结果的要求也越来越高，并可能引发出相应的医疗纠纷。因此，急需一种新的技术辅助外科医生以提高操作准确性。计算机导航技术是脊柱外科智能手术的起点，是外科手术的一个新纪元，显示了明显提高手术安全性的巨大优点，预示了外科手术的智能化发展方向并为机器人手术技术的探索奠定了基础，将来有可能成为脊柱外科手术的必备条件。

(田　伟)

第三节　脊柱微创技术

所谓微创系指微小创伤(minimally invasive)，微创外科(minimally invasive surgery)是指以最小的侵袭和最小的生理干扰达到最佳外科疗效的一种新的外科技术。它不是独立的新学科或新的分支学科，它相对于现行的标准外科手术具有手术切口更小、内环境稳定状态更佳、全身反应更轻、瘢痕愈合更少、恢复时间更短、心理效应更好等特点。微创外科不仅仅是小切口，而是要创伤小、不增加病人的创伤。单纯缩小切口，暴露不充分，增加拉钩力度，操作难以得心应手，止血难以完善，组织损伤增大，粗暴强行置入固定物并不意味着操作微创化，且与微创技术的本意相违背。外科微创化的新概念应该是促进外科、创伤、感染整体效应的微创化。

近代骨科学中许多理论无不渗透着微创意识。“AO”理论中的尽量保护软组织是微创意识的鲜明表达。“AO”原则发展到“BO”原则的骨折治疗，从强调骨折的解剖复位到骨折的功能复位，从强调骨折块间加压固定到弹性固定，从强调机械稳定固定转为稳定性的生物学固定，更显示了微创意识的升华和达到的最高境界。

微创技术是一个广义的名词，它有着比单用内镜、腔镜、介入、小切口、显微外科、定向引导外科等更为广泛的内涵。同时微创技术也只是一个相对的概念，一个自我发展的概念，随着科技的进步和新治疗方法不断出现，人们对创伤与组织修复过程及机制的认识不断深化，微创技术的内涵将逐步丰富、完善和发展，今天我们认为是微创的治疗，不久的将来必将成为传统外科的一部分。目前，微创外科已由早期传统的内镜、腔镜技术逐渐进展到由影像学、信息科学、遥控技术等高新技术组合的计算机辅助微创技术。

脊柱微创手术（minimally invasive spine surgery）是指经非传统手术途径并借助医学影像、显微内镜等特殊手术器械和仪器对脊柱疾患进行诊断和治疗的微创技术和方法，其目的在于将医源性创伤减小到最低程度，同时获得最佳疗效。

目前主要包括两大类：经皮穿刺技术和内镜辅助的技术。经皮穿刺技术（percutaneous surgical technique）包括：经皮穿刺椎间盘切除术（percutaneous lumbar discectomy，PLD）、经皮激光汽化椎间盘消融术（percutaneous laser disc decompression，PLDD）、经皮椎体成形术（percutaneouss vertebrap lasty，PVP）和腰椎间盘化学髓核溶解术（chemonucleolysis）等。内镜辅助的技术包括：经椎板间隙椎间盘镜下腰椎间盘摘除术（microendoscopy discectomy，MED）、胸腔镜辅助下的脊柱外科手术（video-assisted thoracoscopic spinal surgery）、腹腔镜下的脊柱外科手术、内镜与管道技术结合下的脊柱外科手术。

但对微创的认识不能单纯局限在手术上。需要指明的是，并非所有外科手术都适宜用微创技术来进行，医生更不应以牺牲治疗效果来一味追求微创手术。

一、经皮穿刺技术

（一）经皮椎体成形术

1984 年法国医生 Galibert 开展第 1 例经皮椎体成型术（percutaneous vertebraplasty，PVP），通过穿刺向椎体内充填骨水泥（PMMA）治疗颈椎椎体血管瘤取得满意效果。1998 年，美国学者将 PVP 发展椎体后凸成形术（percutaneous kyphoplasty，PKP），椎体后凸成形术因良好的临床疗效和较低的并发症而备受关注，在本章节中主要讨论 PVP。

PVP 是一种新的脊柱微创技术，采用经皮穿刺的方法，通过椎弓根或直接向椎体内注入人工骨，以达到增强椎体强度和稳定性，防止塌陷，缓解腰背疼痛，甚至部分恢复椎体高度的目的。近年来 PVP 逐渐推广用于脊椎血管瘤、骨髓瘤、溶骨性转移瘤和骨质疏松性椎体压缩骨折合并顽固性疼痛等患者，具有增加椎体强度、稳定椎体、止痛作用。

1. 适应证

（1）骨质疏松性椎体骨折：在 PVP 应用的早期，相关学者主张此类患者必须经保守治疗 4 周后疼痛症状仍没有缓解或者为预防长期卧床可能引起并发症，并需排除其他原因所致的疼痛，方可进行 PVP 治疗。近来越来越多的学者主张不需要保守治疗，一旦明确诊断即可尽快进行 PVP 术治疗，可迅速消除剧烈的胸背痛，使患者在短期内恢复正常生活。

（2）椎体转移性肿瘤：转移性肿瘤 PVP 治疗的适应证是转移肿瘤破坏椎体引起局部剧烈疼痛、需要卧床休息并服用止痛药者；或伴有椎体病理性压缩性骨折者；无症状的溶骨性椎体转移瘤者也可行 PVP 防止椎体塌陷。针对转移性肿瘤 PVP 要注意以下的四个方面。

1）明确恶性肿瘤病理学诊断：原发灶经切除或活检后明确了恶性肿瘤病理学类型。

2）多发性椎体转移性肿瘤：背痛较局限，结合影像学检查能确定责任椎体，并预期能得到较好止痛效果者，一般一次手术治疗的椎体数不超过 4 节。

3）椎体骨皮质破坏程度：仅有椎体内骨小梁破坏而周围骨皮质完整者行 PVP 较安全，因为 PMMA 直接渗漏入椎管的可能性最小。迄今，关于椎体后缘骨皮质破坏到何种程度为 PVP 的相对禁忌，尚无定论，只是公认椎体后缘骨皮质破坏范围越大，则 PMMA 渗漏入椎管的风险越大。

4）椎体压缩程度：术者判断有安全的穿刺通路可使穿刺针抵达病变椎体前柱，可实施 PVP 术，但压缩程度＞75％时穿刺的难度就明显增加。

(3)椎体骨髓瘤:适应证选择方法同椎体转移性肿瘤。

(4)椎体血管瘤:侵袭性椎体血管瘤是 PVP 术的主要适应证,但近来主张 PVP 不仅可治疗无症状的局限性椎体血管瘤,而且可加强受累椎体并预防塌陷。适应证选择方法同椎体转移性肿瘤。

2. 禁忌证

(1)绝对禁忌证:结核、化脓等椎体感染性破坏病变;穿刺点周围或穿刺通路感染;心、肺、肝、肾功能衰竭或昏迷者;有凝血功能障碍,有出血倾向者。

(2)相对禁忌证为:①椎体压缩程度超过 75%者,确实无安全穿刺入路可进入菲薄的压缩椎体内者。②椎体转移性肿瘤向椎管内生长,胸段压迫硬膜囊大于 1/2 且伴有下肢麻木和肌力减退等症状及体征,腰段压迫硬膜囊大于 2/3 且伴有下肢放射痛,并预期 2～4 周出现瘫痪可能性较大者。③椎体转移性肿瘤已广泛破坏椎弓、横突和棘突,甚至周围软组织内有明显浸润,临床考虑背痛原因为上述多因素所致。④多发性椎体转移性肿瘤表现为弥漫性背痛,影像学检查和临床表现均不能确定责任椎体者。⑤体质虚弱,不能较长时间俯卧而难以耐受手术者。

3. 技术要点

(1)术前准备:以疼痛为主诉的患者,在行椎体成形术前务必要排除其他原因引起的疼痛,如腰椎间盘突出症等,以明确诊断。准备好穿刺针及填充材料,颈椎一般用 7 cm 长的 14 号或 15 号穿刺针;胸椎用 10 cm 长的 10 号针;腰椎用 15 cm 长的 10 号针。根据不同的病因选择可降解或不可降解骨水泥作为填充材料。

(2)操作方法:手术采用局部麻醉,在 C 形臂机透视下,透视机显像质量要好。颈椎手术常用前外侧入路,胸腰椎可用经椎弓根入路或后外侧入路。经椎弓根入路减少了节段神经损伤、椎旁渗漏的危险,但溶骨性病变侵及椎弓根或椎弓根显影不清时不宜采用。后外侧入路在腰椎手术时较容易,但在胸椎有引起气胸的危险。透视下行椎体穿刺时,针尖应达椎体前部,针尖的斜面朝向注射的部位。肿瘤性病变可先取活检。注射前骨内静脉造影虽可估计椎体完整性及椎体内静脉与硬膜外的交通关系,但造影剂与 PMMA 具有不同的流体特性,椎体静脉造影表现不能真实反映 PMMA 的弥散,造影剂充填骨折椎体内可能的裂隙或空腔会影响手术者对局部早期 PMMA 外漏的认识以及裂隙或空腔 PMMA 充盈程度的判断。所以目前多数学者认为是否将椎体静脉造影作为常规操作值得商榷。灌注剂呈液态时易渗漏,须当黏滞度增加呈糊状时再注射。当注射感到阻力增大或灌注剂达椎体后壁时停止。一旦发现灌注剂向硬膜外、椎间孔或静脉从内渗漏时应立即停止。根据灌注剂在椎体内分布情况可一处或多处注射,对于血管瘤或骨质疏松椎体,灌注剂常分布均匀,可单处注射;对于转移瘤或骨髓瘤,充填情况变化很大,可能由于不同的结构特征所致。

4. 椎体成形的材料

(1)聚甲基丙烯酸甲酯(polymethylmethacrylate,PMMA):PMMA 是 PVP 最初使用的成形材料,也是临床最常用的骨水泥材料。由液态单体和多聚体粉剂混合组成,注入椎体后单体和多体发生产热聚合反应而凝固。使用该材料最显著的特点就是止痛效果明显。各国学者报道的疼痛缓解率为 60%～100%,多数在 90%以上,但是使用 PMMA 存在很多问题,如病变椎体术后与相邻椎体的力学强度不同,因应力集中易导致相邻椎体的骨折,注射后易泄漏,若流入静脉可引起肺栓塞,组织相容性差,无成骨作用,无生物降解性,最终不被自体骨取代,可能引起排斥反应,单体有细胞毒性,放热反应,其体外聚合温度达 40～122℃,术中可能会引起邻近组织和神经元的热损伤。此外,PMMA 还可能引起低血压、脂肪栓塞等并发症。

(2)磷酸钙骨水泥(caleium phosphate cement,CPC):CPC 是从 20 世纪 90 年代对骨结构化学和细胞成分的深入了解以后发展起来的,主要组分是两种不同的磷酸钙盐,它们在一定条件下发生沉淀反应,形成羟基磷灰石结晶。目前较多报道认为 CPC 可能作为 PMMA 的替代材料。使用 CPC 作为成形材料须按一定比例的液体调配。与 PMMA 一样,CPC 的调配方法也可影响材料的可注射性和生物力学性能。CPC 骨水泥的生物力学强度不如 PMMA 高,其压缩和拉伸应力和分别为 65、10.6 MPa,但术后足可让病变椎体的强度得到恢复,而刚度的恢复则稍差。

(3)其他材料:①复合材料,复合性骨水泥较单一材料有明显的改进,且有可注射材料配方,如 PMMA 和 CPC 的复合配方,PMMA 和(或)CPC 与其他一种或几种生物材料的配方,但是这些配方在 PVP 的研究中多处于探索阶段,还不能确定是否能用于临床。②负载材料:根据不同疾病的治疗要求，可在成形材料中添加各种负载材料，如骨形态发生蛋白（bone morphogenetie protein，BMP）、各种抗癌和抑癌基因的载体、抗生素、抗炎镇痛药物等。这些负载材料多处于探索阶段，因为加入负载材料后是否影响成形材料的力学性能，以及加入这些材料能否达到预期的目的，还需进一步研究。

5. 并发症

(1)一般并发症：造影剂及骨水泥过敏性反应；术中诱发心、脑血管意外死亡；麻醉意外。

(2)与 PVP 手术相关的并发症：椎体穿刺损伤血管致大出血死亡；穿刺损伤脊髓或神经致下肢瘫痪或相应神经控制区域的放射痛；骨水泥渗透入椎管致硬膜囊受压引起大小便失禁或潴留；骨水泥渗透压迫神经导致相应神经放射痛甚至瘫痪；胸椎穿刺时致肋骨骨折或气胸；骨水泥在椎体骨折碎片区域内分布不全，需再次穿刺注射 PMMA；肺动脉栓塞。

(二)经皮穿刺椎间盘切除术

Hijikata 于 1975 年介绍手动切割，1985 年 Onik 等将此技术改进为自动抽吸术，此技术的改进不仅减少了术者的工作量、操作时间，也大大降低了并发症的发生率。经皮穿刺椎间盘切除术(percutaneous lumbar discectomy，PLD)是在病变腰椎间盘内置入人工套管并通过特殊器械对椎间盘髓核组织进行机械切割、摘除。

1. 适应证

(1)主诉为坐骨神经痛和(或)腰痛，一侧或双侧下肢活动受限、跛行。

(2)有下肢特定区域的皮区感觉异常。

(3)有不全瘫、马尾受压症状、失用性肌萎缩或腱反射改变等体征。

(4)至少 4 周的保守治疗无效。

(5)CT 或 MRI 检查诊断为腰椎间盘突出，并与临床症状和体征相一致。

具备有第 4、5 项，同时有第 1～3 项中的任何一项均可行 PLD 治疗。另外，目前已将 PLD 用于治疗腰椎间盘炎，在临床上取得一定的效果。

2. 禁忌证

(1)绝对禁忌证：严重的小关节退行性病变、严重椎管狭窄、Ⅱ度以上的椎体滑脱；髓核脱出游离、不可回纳的脱出；对局部麻醉药禁忌者；椎管内肿瘤、活动性腰椎结核；椎管内有游离骨片、软骨碎片；严重心肺功能不全者；精神状况异常。

(2)相对禁忌证：病变腰椎间盘有外科手术病史，再次复发或多发的椎间盘突出；曾经应用胶原酶溶解法治疗，但效果不佳；轻度小关节退行性病变、黄韧带肥厚、椎间盘髓核钙化、后纵韧带钙化；轻度骨性椎管狭窄、侧隐窝狭窄、轻度退变性椎体滑脱(Ⅰ度)；非游离型的脱出，纤维环破裂口宽大者；腰椎间盘膨出伴退行性变，有下肢放射痛或肌萎缩，但直腿抬高试验阴性者。

3. 技术要点　在透视下定位穿刺椎间盘平面，局麻后在棘突外侧 9～14cm 处选择穿刺点，用 18G 定位针在 X 线透视下行椎间盘穿刺，进针角度与水平面成 30°～40°，针尖指向椎间隙后缘，进针时注意避开神经根，直至正侧位透视确定定位针穿过纤维环进入椎间盘内后，方可抽出定位针的活动针芯，在定位针上套入扩张器和外套管，用环锯切开纤维环，并将套管套入椎间盘内，最后将切割器送入椎间盘内进行切割。抽吸压力为 0.08～0.09MPa，切割时间为 30min。当无更多髓核切出时，将切割器抽出，在负压下抽出套管压迫穿刺点，用消毒纱布覆盖即可。

4. 并发症　神经损伤；大血管、异位结肠及输尿管损伤；椎旁肌内血肿；腰椎间盘感染；术后椎旁肌痉挛、术后腰椎小关节绞锁。

(三)腰椎间盘化学髓核溶解术

腰椎间盘化学髓核溶解术(chemonucleolysis)又称化学溶核术，是第一项应用现代医学微创技术治疗 LDH 的技术，其手术优良率达 74 %。胶原酶是一种能作用于椎间盘胶原蛋白的水解酶。它能迅速地、选择性地溶解髓核和纤维环中的胶原蛋白，根据胶原酶对胶原具有特异而专一的降解作用，借助注射使酶液到达、聚集在椎间盘病变部位，通过突出物水解后减压而达到治疗目的。

1. 适应证　腰椎间盘化学髓核溶解术适应证与 PLD 的适应证类似。

2. 禁忌证　对药物过敏者绝对禁用，有过敏体质者慎用；非椎间盘源性的腰腿痛，如椎管肿瘤等，重度或快速进展的神经损伤；椎间盘炎或椎间隙感染；严重的腰椎滑脱、骨性椎管狭窄、侧隐窝狭窄；马尾综合征；妊娠妇女和 14 岁以下的儿童，患有代谢性疾病者；椎间盘髓核脱出并游离于椎管内，突出物钙化或骨化。

3. 技术要点　穿刺针使用 7 号腰穿针，长 16 cm、针尖前端略弯曲。常规采用侧入路硬膜外前间隙法。在 DSA 的监视下，用科氏针定位，确定穿刺点、进针方向和距离，与腰骶部成30°～45°角，通过椎间孔入硬膜外前间隙，然后注射少许的造影剂，了解突出的椎间盘组织是否显影，调整针尖准确位置后，往脱出部分的椎间盘组织注射600U的胶原酶溶液1～2 ml。

4.并发症

(1)过敏反应：发生率为0.5%～3.2%。主要有以下3种：暂时性皮疹，常发生于髓核溶解术后数天，一般不需要做特殊处理；暂时性紫癜或有低血压，常见于髓核溶解酶注射后数分钟内出现，急速静脉注射后可迅速消退；严重过敏反应，表现为全身荨麻疹、严重低血压、支气管痉挛等，应紧急给予静脉注射激素。

(2)脑、脊髓损伤蛛网膜下腔出血合并脑部并发症、蛛网膜炎、迟发性横断性脊髓炎、马尾综合征等。

(3)椎间盘炎：可为感染性椎间盘炎或无菌性椎间盘炎。前者对抗生素有效，后者原因不清，表现为剧烈的腰背痛和椎间盘高度显著减小，发生率为0.05%～1%。

(4)继发性椎间孔或椎管狭窄：腰椎间盘化学髓核溶解术后约有50%的病人发生椎间隙变窄，椎间盘的高度平均下降15.8%～50%，导致椎间孔变小，压迫神经根。由于椎间隙减小，硬膜外结缔组织形成，可引起局部椎管狭窄，称为腰椎间盘化学髓核溶解术后的椎管狭窄症。表现为腰椎间盘化学髓核溶解术后早期症状明显缓解，但后期又出现原先症状。

二、内镜辅助的技术

(一)经椎板间隙椎间盘镜下腰椎间盘摘除术

1982年内镜技术引进经皮穿刺髓核切除术中，使用改良的关节镜，两者相结合形成侧入路椎间盘镜系统。1997年首先将显微椎间盘镜手术(microendoscopy discectomy，MED)应用于腰椎间盘突出症。1999年MED系统引进国内，其技术是在后路显微椎间盘摘除术的基础上，以内镜代替显微镜，并引入摄像系统等，使手术操作在内镜下直视完成，具有不影响脊柱稳定性及术后恢复快等优点，符合微创脊柱外科的发展潮流。内镜手术与开放性手术相比手术效果相当，但内镜手术具有出血少，术后住院时间短，术后使用镇痛药少等特点。

1.适应证

(1)以根性痛为主的腰椎间盘突出症。

(2)术后原节段对侧复发者。

(3)极外侧型腰椎间盘突出症。

(4)单节段侧隐窝狭窄症和(或)神经根管狭窄症。

以上是MED的最佳适应证。而对于椎间盘源性腰痛、多节段椎管狭窄症、术后原节段同侧复发者、术后椎间盘炎、需要进行椎间植骨融合者要慎用，技术难度较大，初学者最好不用。

2.禁忌证　MED本身没有特别的禁忌证，但是常规手术的禁忌证也是该术式的禁忌证，包括以下几种情况：

(1)椎间盘突出症初次发作，症状较轻，对生活工作影响较小者，经非手术治疗可以缓解。

(2)腰椎间盘突出症患者合并神经疾患，不愿意接受手术治疗者。

(3)椎间盘突出症影像学诊断不明确。

(4)腰椎间盘突出症合并椎体滑脱、长段中央椎管骨性狭窄、椎体或椎管内肿瘤、粘连性蛛网膜炎等疾病。

(5)传统手术后复发者，正常椎体结构已经破坏。

(6)腰椎间盘突出较严重已经出现马尾综合征者，表现为病人述急性发作性难以忍受的腰背痛并放射到下肢，伴有下肢的麻木、无力，直肠括约肌张力丧失，尿失禁，肛周感觉下降等。

3.技术要点　根据手术选择的不同入路可以有不同的定位方法：最常用的旁正中入路的定位点取在腰背部后正中线旁开0.5～0.8cm为进针点；还可以采用后正中入路，其定位方法是病变椎间隙对应的棘突间隙穿入定位针；经椎旁肌入路手术的定位是在病变椎间隙水平，距脊柱后正中线旁开6～8cm处，与矢状面成45°～55°，插入定位导针至上关节突外侧缘。切口的选择一般以定位导针为中心，长度2～3cm的纵形切口，用4个扩张套管序贯地扩张组织并建立工作通道，放置内镜，调节监视器上图像的方向、放大倍数、亮度。在镜下钝性分离上一椎板下的黄韧带，然后应用椎板钳咬除上一椎板下缘，完成椎板开窗、黄韧带切除，显露神经根和硬膜囊，拉开神经根，显露突出的椎间盘，将其髓核摘除。合并侧隐窝狭窄患者，可酌情切除部分关节突，扩大神经根管至神经根松弛。反复用生理盐水冲洗创口，彻底止血，放置橡皮片引流条1根，24 h后拔除，皮肤缝合1～2针。

4.并发症　MED并发症与常规手术相同。

(1)残留腰腿痛:术后 1 年会有 60%以上的患者残留腰痛,30%以上残留腿痛。

(2)神经根损害:发生率低于 2%。只要不切断,多数可在 1～2 年恢复。

(3)硬脊膜损伤,术后脑脊液漏:发生率低于 5%。术中不必修补,用明胶海绵覆盖加纤维蛋白胶注射即可;术后脑脊液漏也无须特殊处理,一般 1～2 个月可自行闭合。不闭合者可用抗生素明胶海绵填塞。

(4)椎间盘炎:多发生在术后 7～10d,发生率为 1%左右,但也有个别医院在 50%以上,显然与消毒和无菌技术有关。我们的经验是尽快手术清除病灶。国内也有不少作者推荐用 MED 冲洗,效果不错。

(5)术后原节段复发:对侧复发可再用 MED;同侧经保守治疗无效者以开放手术为宜。

(二)胸腔镜辅助下的脊柱外科手术

胸腔镜技术在脊柱外科的应用始于 20 世纪 90 年代。20 世纪 90 年代初 Michael Mack 和 John Regan 等最先在得克萨斯脊柱研究中心进行这方面的研究。几乎同时,Frank Eismont 进行了动物实验。而 Ronald Blackman 则进行了动物、尸体和临床试验。这项技术代表了一个革命性的进步,因为通过内镜置入胸腔的外科手术器械,而不必切断肋骨,并可以使用 1in 长的切口而不必行 8～10in 以上的切口。内镜与一个电视摄像头相连并通过套管置入胸腔,通过其他的鞘管可置入其他的手术操作器械。脊柱外科中胸腔镜手术的适应证很广泛,主要包括:椎体肿瘤、骨髓炎、椎管脓肿、脊柱结核的活检与治疗;颈部及胸部椎间盘退行性病变的切除;脊柱侧凸的治疗;对于有脊髓压迫的脊柱椎体骨折需行前路减压或融合者;脊髓型和神经根型颈椎病。但是不能耐受单侧肺通气,严重或急性呼吸功能障碍;胸膜粘连、肺气肿是胸腔镜手术的禁忌证。

1. 脊柱侧凸胸腔镜下前方松解手术

(1)适应证:包括 Cobb＞90°、Bending 位 X 线片侧凸矫正率＜50%的僵硬性脊柱侧凸,以及＞70°的后凸畸形,先进行前方松解手术可增加脊柱的柔软性,从而使后路矫形手术获得更好的疗效。对于 Cobb 角＞50°、未发育成熟的儿童,在行后路矫形手术之前,可先行胸腔镜前路骨骺阻滞术,这样可以防止"曲轴效应"的发生。另外对于一些胶原代谢性疾病、神经纤维瘤病所致脊柱侧凸,以及先天性半椎体畸形、严重的剃刀背畸形等病人均适合做胸腔镜下前方松解手术。

(2)禁忌证:包括术前存在严重的呼吸功能障碍、肺气肿、高气道压力等,以至不能耐受单侧肺通气的病人。对于曾有过肺炎、结核和开胸手术病史的患者,可能存在较广泛的胸膜粘连,由于胸腔镜下去除胸膜粘连非常耗时,且容易出血造成视野模糊,术后并发气胸和感染的概率也大大增加,因此此类病人不宜行胸腔镜下前方松解手术。低体重儿童胸腔容积小、肋间隙狭窄、单肺通气困难、"操作距离"短,因此体重低于 20kg 可作为胸腔镜手术的相对禁忌证。

(3)技术要点:暴露上胸时,操作锁孔通常做在第 3、4 肋间隙,而插入胸腔镜的锁孔位置应位于第 4、5 肋间隙、背阔肌的前缘。暴露中胸椎时,一般 3～4 个锁孔便可完成。如采用 0°角的内镜,则锁孔的位置可设计成 T 形,如采用 30°角的内镜,则锁孔的位置可设计成 L 形。对于脊柱侧凸前方松解手术而言,锁孔的位置设计成 L 形更加合适。暴露下胸椎时,可适当升高手术台的头侧,利用重力作用使膈肌、肝、脾等腹腔内容物的位置下降。T_{12}、L_1 椎体的暴露较为困难,可适当切开膈肌脚并尽量压低膈肌暴露其椎体,一般无须在腹膜后间隙另做锁孔。暴露下胸椎时,锁孔的位置设计成 T 形或 L 形均合适。

脊柱侧凸胸腔镜下前方松解手术时病人的体位为侧卧位,凸侧椎体朝上。由于大多数特发性脊柱侧凸病人的胸椎凸向右侧,因此一般病人取左侧卧位。将病人手臂置于高过肩膀处,以利于操作。C 形臂机正侧位透视,定出须行松解的最上端和最下端的脊椎在侧胸壁的体表投影。按照术前的设计确定锁孔位置,在做锁孔时应尽量靠近肋骨上缘,以免损伤肋间神经血管束。在插入镜头前,可用手指探入锁孔内,仔细分离,探查是否有胸膜粘连的存在。手术器械可在锁孔之间相互替换操作。稍稍推开萎陷的肺,暴露出脊柱和肋骨,电刀切开椎体前方的壁层胸膜,在视野中可辨别出凸起的椎间盘、凹陷的椎体以及覆盖于椎体中部的节段性血管。钝性分离壁层胸膜,节段性血管电凝后切断。以电刀切开纤维环,使用髓核钳、刮匙等去除椎间盘组织及上下终板。在切除椎间盘后,取自体肋骨植入椎间隙。植骨完成后,再次查看有无出血存在。无需缝合椎体前方的壁层胸膜,通过最下方的锁孔放置胸腔引流管。术后引流量＜50ml/8h 时可拔除胸腔引流管。

(4)并发症

1)出血:术中碰到出血时,手术者需保持镇静,毕竟我们看到的图像已被胸腔镜放大了15倍。可先用吸引器将出血吸干净,然后用电刀止血或小块明胶海绵压迫止血。也可适当应用一些止血药物。胸腔镜手术必须常规配备开胸手术的器械,以防紧急情况发生时,可立即开胸止血或改行开胸手术。

2)肺损伤:虽然手术侧的肺处于萎陷状态并被牵开,但仍然容易遭受损伤。这就要求手术者必须仔细分离胸膜粘连,并且确保每一个操作步骤均在胸腔镜直视下完成。

3)硬脊膜撕裂:当看到椎体间流出比较清亮的液体时,就必须考虑有硬脊膜撕裂的可能。少量的脑脊液漏可以用生物蛋白胶或明胶海绵止住。如脑脊液漏较严重,则需请神经外科医生会诊,决定进一步治疗方案。

4)淋巴管损伤:在手术野中出现牛奶样或云雾状的液体提示淋巴管损伤,可能是胸导管或是一个淋巴管的分支受损。通过使用内镜下的夹子或小的外科不锈钢夹或内镜下电凝装置可以使淋巴管损伤得到关闭。

5)脊髓损伤:如术中SEP监护出现异常,表现为波幅的下降或潜伏期的延长,则表明有脊髓损伤的可能性。这时手术者应立即停止手术操作,并改变病人体位,同时应用大剂量激素以保护脊髓。

6)交感神经链的损伤:如果手术后病人诉双下肢的皮肤温度不一样,则需考虑交感神经链的损伤的可能。交感神经链损伤一般不会产生严重的后果,其产生的双下肢皮温和肤色的差异只是暂时现象,经过一段时间后便可恢复。

2.胸腔镜下脊柱侧凸矫形内固定术

(1)适应证:用于年龄较轻、Cobb角较小、侧凸较柔软、脊柱矢状面形态正常或有轻度前凸的特发性胸椎侧凸病人,对于LenkeⅠ型脊柱侧凸尤其适合。对于LenkeⅡ型脊柱侧凸,可采用选择性融合技术,即上胸弯较柔软时可仅融合下胸弯。

(2)禁忌证:肺功能不全,不能耐受单肺通气者;侧凸Cobb角超过100°~120°者;胸椎凸侧与胸壁距离过短者;年龄<4~5岁,不能进行双腔支气管插管者;存在手术史或感染而导致胸腔粘连者。

(3)技术要点:C形臂机正侧位透视,定出须行内固定的最上端和最下端的脊椎在侧胸壁的体表投影。最上端锁孔位置应位于需固定的最上端椎体的中部水平,最下端锁孔位置应位于需切除的最下端椎间盘水平,这样可以使上、下端脊椎的螺钉置入变得更加容易。一般在腋中线和腋后线上做4个锁孔便可完成手术。由于卧位时膈肌常升至第8或第9肋水平,因此第一个锁孔位置不宜过低,一般在腋中线和腋后线上第6或第7肋间隙做第一个直径2cm的锁孔,以免损伤膈肌。在做锁孔时应尽量靠近肋骨上缘,以免损伤肋间神经血管束。

胸椎侧凸胸腔镜下矫形术的初始步骤与胸腔镜下前方松解手术基本相同。全身麻醉,双腔管气管内插管,选择性单肺通气,手术侧肺叶压缩塌陷。手术体位为凸侧在上的全侧卧位,上肢尽量向头向屈曲,以避免肩胛骨影响上胸椎的镜下操作,肾区位于手术床腰桥部位,术中可适当升高腰桥,便于下胸椎的操作。当镜下松解手术完成后,便可在C形臂机引导下置中空椎体螺钉。螺钉置入的位置一般位于肋骨小头的前方,椎体的中央。透过操作孔置入相应长度的短棒,从下向上依次抱紧压缩螺钉,矫形固定。无需缝合椎体前方的壁层胸膜,再次查看有无出血存在,通过最下方的锁孔放置胸腔引流管。术后引流量<50ml/24h时可拔除胸腔引流管。出院时石膏外制动,为期3个月。

(4)并发症:胸椎侧凸胸腔镜下矫形术的并发症除具有与胸腔镜下前方松解手术相似的并发症以外,还具有一些特殊的并发症。胸椎侧凸胸腔镜下矫形手术时由于内固定物的置入,缝合椎体前方的壁层胸膜较为困难,因此术后的胸腔引流量较胸腔镜下前方松解手术多,且病人更容易出现呼吸系统并发症。另外胸椎侧凸胸腔镜下矫形手术后还会出现一些内固定方面的并发症。如螺钉的拔出、内固定物的松动等。远期并发症主要包括脊椎不融合、假关节形成,以及矫正丢失等。

3.胸腔镜下胸椎结核病灶清除植骨融合术

在全身关节结核中,脊柱结核的发病率最高。90%的脊柱结核病灶只有一处。椎体结核占绝大多数,胸椎结核是脊柱结核高发部位之一,仅次于腰椎。胸椎结核的截瘫率最高,其主要原因是胸椎脊髓位于椎管内的位置较窄,受压时无缓冲余地,其次脊髓神经耐受性比马尾神经差。胸椎结核治疗包括非手术治疗和手术治疗。非手术治疗有全身治疗和局部治疗,手术治疗是经非手术治疗后,有手术适应证者,可在全身支持和抗结核治疗的配合下进行手术,以缩短疗程,提高疗效。手术治疗的目的是清除病灶,减压脊髓神经,植骨融合,稳定脊柱,矫正畸形。随着脊柱微创技术的发展,临床上使用胸腔镜治疗胸椎结核得到了越来越广泛的运用。

(1)适应证：非手术治疗无效者；有大面积不易吸收的冷脓肿者；有明显的死骨或骨空洞者；多个椎体破坏，椎骨压迫脊髓者；进行性脊髓神经功能障碍者；活动型完全截瘫者；已做后路椎板切除脊柱不稳定者。

(2)禁忌证：有其他脏器活动性结核或严重疾病者；全身中毒症状严重，伴有贫血、凝血功能障碍者；对抗结核药物产生耐药者；体弱不能耐受手术者；有慢性阻塞性肺疾病或肺间质纤维化者。严重心脏病或 3 个月内急性心肌梗死或心功能Ⅳ级。

(3)技术要点：在胸腔镜下观察椎旁脓肿大小，认清脓肿壁上的椎横血管，依次给予结扎。纵行切开脓肿壁，吸出结核性脓液，干酪样组织及坏死组织。脓肿壁下剥离，暴露病椎椎体及病椎上下椎体，用骨刀或磨钻切除病椎处肋骨头。暴露病椎的椎弓根，用不同型号刮匙进行病灶清除，清除病椎的死骨，坏死椎间盘及结核性组织。仔细暴露和减压脊髓，尤其注意清除对侧的椎旁脓肿，病灶范围较广时，必须注意保护神经根。病灶彻底清除后，在病灶上下椎体外侧方用骨刀开槽做钉棒系统或钉板系统内固定。冲洗胸腔，全面检查胸腔内组织，置胸腔引流管。

(4)并发症

1)暂时性肋间神经痛：由于肋间隙过度牵拉或压迫，使得肋间神经暂时性受损，或因缝合时将肋间神经缝扎，术后均可产生暂时性肋间神经痛。一般通过对症治疗或局部封闭治疗，3～4 个月以后逐渐消失。

2)肺扩张不全：由于单肺通气时间过长，术侧肺脏长时间处于萎缩状态，术后肺吹张不够，或未能发现术中微小肺组织损伤，术后产生术侧肺叶不张。通气侧肺脏下叶因分泌物阻塞，术后未能及时吸除，亦可发生肺不张。术后应及时摄胸片观察肺扩张情况，以便采取必要治疗措施。

3)活动性出血：主要原因为节段血管结扎不牢固而滑脱，或因电凝切断后电凝结痂脱落出血；其次是肋间血管被不正确套管置入损伤，手术时因套管压迫未发现出血，术后未处理肋间动静脉而出现出血；手术创面渗血，出血量超过 2 500ml 或 200ml/h。发现活动性出血应在术中及时处理，术后一旦出现严重出血，则应毫不犹豫开胸止血。

4)感染：常见原因有胸内感染病灶切除时防护不够，或手术器械消毒不合格，无菌操作不规范，其中更多见于内镜器械有污染。一旦发生胸腔感染，必须像普通脓胸一样进行有效引流，选用敏感抗生素，加强支持疗法，必要时再次手术冲洗胸腔，置胸腔冲洗管。

5)脊髓神经损伤：结核病灶清除时，去除死骨、坏死椎间盘或包裹性纤维组织松解时，容易损伤脊髓神经，产生严重临床后果，所以手术时，要熟悉局部解剖，规范手术操作，仔细分离组织，严禁单极电凝止血。

4. 胸腔镜下胸椎肿瘤瘤体切除重建内固定术

原发性骨肿瘤 8%位于脊柱，而原发性脊柱肿瘤非恶性病变占 20%～40%。60%脊柱肿瘤发生于 20～30 岁，成人脊柱肿瘤 80%是恶性肿瘤，而儿童仅占 30%。脊柱是骨转移的最常见部位，70%患者为胸椎受累和胸腰椎一并受累，大多数神经功能障碍者出现在胸椎，约 36%脊柱转移瘤并无症状。胸腔镜技术是选择治疗方法之一，具有创伤小、出血少、术后并发症少、疼痛轻等优点，被患者所接受。

(1)适应证：原发性椎体良性、恶性肿瘤；无肺部转移病灶的单节段转移性肿瘤；非手术治疗或放射治疗后无效的顽固性疼痛的恶性或转移性肿瘤；放射治疗或放射治疗后神经症状进行性加重的恶性或转移性肿瘤；肿瘤组织压迫脊髓需行减压的良性、恶性或转移性肿瘤；脊柱不稳定或椎骨结构大范围破坏的良性、恶性或转移性肿瘤。

(2)禁忌证：多节段转移性肿瘤；有肺部转移或多处组织转移的恶性肿瘤。

(3)技术要点：定位结扎肿瘤椎体的节段血管，如做前路钢板螺钉固定还须结扎肿瘤椎上下椎体的节段血管。用电刀切开肿瘤椎上下椎间盘纤维环，用髓核钳切取椎间盘组织，让肿瘤病椎上下游离。逐渐在肿瘤包膜外分离肿瘤病椎，剥离肿瘤病椎时，表面出血可用电凝止血。在椎体前方剥离时需保护上腔静脉与主动脉。在肋骨头附近，保护好交感神经(必要时可切除)。暴露病椎过程中还需保护胸导管，必要时切断并仔细结扎。跨越中线后，必须用特制弧度的剥离器仔细分离，直到对侧椎弓根部，因为这一操作有一定的盲目性，所以内镜必须调节好角度，以防损伤周围组织。用骨刀或磨钻切除椎弓根，暴露脊髓，保护好脊髓，继续切除对侧椎弓根，然后将肿瘤完整切除。在肿瘤上下椎体侧方钻孔，穿透对侧皮质，然后拧入椎体螺钉，在病椎切除部位做大块髂骨块植骨或骨水泥填充，最后安装好钉棒或钉板系统。

(4)并发症

1)出血:在分离肿瘤或切断椎弓根时会有大量出血,骨蜡填塞是主要的止血方法。术后血压升高,压力增大,有时骨蜡会被漂浮继发出血。结扎椎横血管后线头滑脱或电凝结痂脱落出血。

2)肿瘤组织残留:由于切除不彻底,残留肿瘤组织,导致术后肿瘤复发。

3)内固定松脱:由于病椎上下椎体骨质疏松,螺钉固定欠稳固,术后易产生内固定松动;或由于操作时螺钉位置太偏前、偏上,固定时没有穿透对侧皮质,易导致松动,所以必要时做椎体强化。

4)神经损伤:切除肿瘤对椎体后缘没有保护,器械容易误伤脊髓,切除椎弓根时易误伤神经根。

(三)腹腔镜下的脊柱外科手术

1991 年 Obenchain 报道了首例腹腔镜下 L_5～S_1 髓核摘除术,开创了内镜技术运用于前路脊柱手术的先河。随着 Thomas Zdeblick 于腹腔镜下 L_5～S_1 椎体间 Cage 融合术的开展,腹腔镜入路被广泛用于腰椎前路手术中,特别是被广泛用于前路腰椎融合术中,并取得了较好的临床疗效。近年来,越来越多的脊柱外科医生关注并尝试腹腔镜技术,腹腔镜技术已经在椎间盘摘除和椎体融合方面积累了很多成功和有益的经验。

经腹腔镜腰椎融合术

(1)适应证:有症状的退行性腰椎间盘病变;轻度椎体滑脱症;腰椎间盘源性腰痛;腰椎不稳定;局限节段的腰椎间盘变性。

对于有假关节形成者可以进行骨植入融合术。症状性椎间盘疼痛综合征可以用椎间融合器。腹腔镜最适合的情况是 X 线变现为单一的椎间隙变窄、终板硬化的单节段椎间盘退行性疾病患者经康复治疗 3～4 个月症状不缓解者。

(2)禁忌证:慢性精神性腰痛;多节段椎间盘退变;骨质疏松;年龄＞65 岁;体弱不能耐受手术者。

其中年龄＞65 岁及体弱不能耐受手术者为手术的相对禁忌证。

(3)技术要点

1)经腹腔的腹腔镜腰椎手术入路:患者仰卧于可透视手术床,取头低脚高位,以利于肠道向膈肌移位。首先于左侧髂嵴处做皮肤切口,环钻获取髂骨内部松质骨备用。然后建立腹腔镜通道。腹腔镜入口通道为 10 mm 脐下一横指;操作分离孔位于两髂前上棘内上 2、3 横指处,可用于吸引器或牵开器进入;手术操作孔为耻骨上 10 mm。入口通道内置放 10 mm 套管,注入 CO_2 气,充盈满意后,0°或 30°的腹腔镜通过套管进入腹腔,探查整个腹腔,在确定大血管分叉后,操作分离孔置入镜下操作器械,分离并结扎骶正中血管,从而显露 L_5/S_1 椎间隙,术中定位准确后,通过手术操作孔进行各种手术操作。根据置入物的大小,在两侧纤维环上开孔,磨钻扩大,咬除椎间盘组织及上下椎板的骨组织,置入撑开器做成一个前后方向的融合通道,放入 2 枚 Cage,在 Cage 前方置入骨松质,止血、缝合切开的腹膜、筋膜和皮肤。术中 X 线定位,调整 Cage 的位置。

2)经腹膜后的腹腔镜腰椎手术入路:一般取右侧卧位,取头低脚低,以便撑开左侧肋缘与髂棘间隙。当需要融合的腰椎间隙位于 $L_{1\sim2}$ 节段时,第 1 切口一般在第 12 肋前缘 1 横指处;而需要融合的腰椎间隙位于 L_2 以下时采用腋中线上垂直于病变部位的皮肤切口作为第 1 切口。第 2 个切口位于第 1 切口与耻骨联合连线上在的病变中心。第 3 个切口在边线上第 2 切口远侧 3～4 横指处,放光源镜头于第 3 个切口。因手术一般均需扩展到前腹壁中线,而这里腹膜又较薄弱,所以在球囊扩张器将后腹膜造成一潜在间隙后,可使用牵引通道将周围组织等牵开以利于手术操作,向前方牵开主动脉、输尿管,向后牵开腰大肌,结扎节段椎体横血管后暴露椎间盘侧前方。在腹腔镜及 C 形臂共同监视下切除椎间盘和部分椎板的终板后,置入 Cage 或骨栓,止血、逐层缝合手术切口,完成手术。

(4)并发症

1)腹腔血管损伤:主要是使用器械不当引起髂静脉、骶前静脉损伤的情况,必要时转为开放手术。

2)逆行射精:可能是误伤副交感神经丛所致。术中使用双极电凝剥离 L_5、S_1 椎体前方的话,可以避免损伤该神经丛。

3)CO_2 注入腹腔的并发症:CO_2 在腹腔内的潴留,可以导致高碳酸血症,抑制膈肌的伸展,减小了肺顺应性。在手术过程中高压力的 CO_2 被吸入破裂的低压力静脉中形成的栓塞易导致心脏停搏,窦缓,心动过速,室速,纤颤,低血压等。由于腹腔 CO_2 压力致下肢静脉淤滞导致手术后肺栓塞的危险性也是一个考虑的并发症。应用间断性腹腔压力可以减少此并发症。

4)输尿管损伤:发生率较低,多在术后 2 周,患者有肋腹部疼痛时才表现出来,可经导尿后逐渐恢复。

5)置入物移位。

6)椎管内神经根损伤或椎间盘组织突入椎管。

7)腹腔粘连、切口感染、肺不张或肺部感染、血栓形成或血栓性静脉炎等。

(四)内镜与管道技术结合下的脊柱外科手术

与传统开放手术比较,胸腔镜辅助"锁孔"技术前路手术不仅具有创伤小、美容学效果好和术后康复快等优点,且能取得与传统手术一致的治疗效果。仍存在以下缺点:①标准内镜手术由于其操作技术和视觉效果较传统开放手术发生了较大变化,往往需要较长的训练熟悉过程,才可达到灵巧手眼配合来完成骨、软组织分离切除和病灶的处理,是一艰难而费时的手术。②受"锁孔"式工作通道的有限空间限制,在处理复杂椎体病变或进行前路脊椎重建时存在较多困难。③设备、技术要求高,器械昂贵。以上诸多问题使人们对内镜在脊柱手术的优越性持有一定疑虑,并影响在脊柱外科的普及应用。

近年来,有采用小切口直视或胸腔镜辅助小切口技术弥补标准"锁孔"式内镜手术的不足。目前常见的有在胸腔镜辅助小切口技术和腹腔镜辅助腰椎小切口手术,用于治疗骨折、结核、肿瘤及脊柱侧凸等疾病。以下主要介绍胸腔镜辅助小切口结核病灶清除植骨融合术和胸腔镜辅助下小切口开胸前路矫形术。

1. 胸腔镜辅助小切口结核病灶清除植骨融合术　20 世纪 90 年代初期 McAfee 等将胸腔镜"锁孔"技术用于前路脊柱手术并取得成功。但是传统胸腔镜技术因为切口较小只有 1～2cm,对于完成较大病变椎体切除,重建和内固定时操作很困难,有时甚至要将切口扩大。

1997 年 Huang 等和池永龙等分别报道胸腔镜辅助下小切口脊柱前路手术,具体为一个 1～2cm 的光源切口,另外再开一个 3～5cm 的小切口,用于操作,借助胸腔镜光源,完全在直视下操作,更加安全、快捷,可以缩短手术时间,减少出血量,器械安装更方便,减少术中 X 线照射量。它将传统开胸矫形手术和胸腔镜手术的优点融合在了一起,克服了两者的缺点和局限性。

(1)适应证和禁忌证:同胸腔镜下胸椎结核病灶清除植骨融合术。

(2)技术要点

1)麻醉与体位:标准侧卧位,术侧上肢屈曲 90°外展固定。双腔插管选择性单肺通气麻醉。工作通道定于病变严重侧。

2)入路选择和通道建立:通过 C 形臂进行体表手术通道定位。首先在腋前线第 6～7 肋做一 10cm 切口,分离胸膜粘连,并插入 25°10mm 胸腔镜头用于观察胸腔及肺萎陷情况。在胸腔镜引导下,于病灶相对应腋后线处做一个 3～4cm 切口的工作通道。胸腔镜引导下用腔镜组织分离钳或电凝钩分离、切断胸膜粘连,使术侧肺充分萎陷,以提供良好手术空间。

3)组织分离和病灶清除:首先沿纵轴方向切开脓肿表面壁层胸膜分离,然后用组织分离钳、电凝钩将脓肿壁纵行切开扩大暴露病椎。脓肿壁切开扩大时注意分清椎体表面的节段性肋横动静脉,在椎体中央予以双重结扎,切忌在椎间孔部位进行结扎。脊髓减压时,先将病变处肋骨头用骨刀或磨钻切除,显露椎弓根并用枪状咬骨钳去除以显露椎管、硬膜囊。

4)内固定重建:切除病椎和椎间盘组织,刮除脊髓前方骨性和椎间盘组织时,需要向远离脊髓的方向操作,防止脊髓损伤的可能。可以采用自体三面皮质髂骨或以自体骨填充的钛网置入两种方式进行椎体的稳定性重建,但钛网置入的方式不适合年龄大、明显骨质疏松和骨缺损相邻终板皮质骨不完整病例。取相应长度髂骨或钛网在 C 形臂监测下嵌入骨槽中,在上下椎体侧方正中钻孔,并安置椎体固定器。椎体螺钉的安装须在 C 形臂监测下进行。

(3)并发症:小切口手术的并发症类似开胸手术,主要有:暂时性肋间神经痛、气胸、血胸、乳糜胸、肺炎、肺不张、胸腔或纵隔血管损伤、内脏结构损伤、神经并发症等。其中最常见的并发症是暂时性肋间神经痛和肺不张。

2. 胸腔镜辅助下小切口开胸前路矫形术　胸腔镜辅助下小切口开胸前路矫形手术是一种新型胸椎侧凸前路微创矫形手术。它将传统开胸矫形手术和胸腔镜手术的优点融合在了一起,克服了两者的缺点和局限性。南京鼓楼医院于 2002 年开展胸腔镜辅助下小切口开胸前路矫形手术,取得良好疗效。

(1)适应证和禁忌证:同传统开胸前路手术。

(2)技术要点:患者取侧卧位、凸侧朝上,经第 6 或第 7 肋进胸,手术切口长约 8cm,前端位于腋前线偏前 1～2cm,后端位于腋后线偏后 1～2cm,进胸后的操作与传统开胸前路矫形手术一样，将壁层胸膜打开，结扎节段性血管，然后直视下切除侧凸中间区域的椎间盘和上下终板，分别于腋中线水平切口上下1～2个肋间隙做近端和远端锁孔。利用胸腔镜手术器械进行节段性血管的结扎和上下终椎区域脊椎的松解和螺钉的置入，其操作既可于直视下完成，也可以在胸腔镜的辅助下完成，置入相应长度的短棒，在胸腔镜辅助下从下向上依次拧紧压缩椎体螺钉、矫形固定，植骨完成后缝合椎体前方的壁层胸膜，再次查看有无出血存在，通过远端的锁孔放置胸腔引流管，术后引流量<50ml/8h时可拔除胸腔镜引流管，出院时石膏外制动，为期3个月。

(3)并发症：胸腔镜辅助下小切口手术的并发症类似开胸手术。

三、脊柱微创技术的展望

微创外科作为一种新兴的技术能否真正地得到广泛的推广和使用，仍需外科医生加强微创意识，坚定微创观念，掌握扎实的微创技术。微创技术的创新不仅需要严密的理论依据、严谨的试验方法，还需要充分的临床验证、客观的评价分析，经过循证医学和伦理学的检验，只有反复实践、前瞻性研究和长期随访，才能得出最终的结果和结论。

现代先进的外科治疗理念和技术促进了脊柱外科的发展。监测仪器、精密影像设备和内固定系统的不断革新，以及生物技术、组织工程学领域研究的不断深入，也极大地推动了脊柱外科的进步，并为脊柱微创外科的治疗提供了前所未有的技术支持和发展机遇。手术微创化、有限化和智能化已成为现代脊柱外科发展的重要趋势和方向，脊柱微创技术已经成为衡量脊柱外科领域临床水平和科学技术发展的主要标志。

(邱 勇)

参考文献

[1] 徐印坎，侯铁胜，冉永欣，等. 颈椎间盘人工髓核置换. 颈腰痛杂志，2001，22 (3)：177-180

[2] Rohlmann A, Zander T, Bergmann G. Effect of total disc replacement with ProDisc on intersegmental rotation of the lumbar spine. Spine 2005, 30(7): 738-743

[3] Fernstrom U. Arthroplasty with intercorporal endoprosthesis in herniated disc and in painful disc. Acta Chir Scand Suppl 1966, 357: 154-159

[4] Ray CD. The PDN prosthetic disc-nucleus device. Eur Spine J 2002, 11 Suppl 2: S137-S142

[5] McNally DS, Shackleford IM, Goodship AE, et al. In vivo stress measurement can predict pain on discography. Spine 1996, 21(22): 2580-2587

[6] Sengupta DK, Mulholland RC. Fulcrum assisted soft stabilization system: a new concept in the surgical treatment of degenerative low back pain. Spine 2005, 30(9): 1019-1029

[7] Stoll TM, Dubois G, Schwarzenbach O. The dynamic neutralization system for the spine: a multicenter study of a novel nonfusion system. Eur Spine J 2002, 11 (Supp I 2): 170-178

[8] Huang RC, Wright TM, Panjabi MM, et al. Biomechanics of nonfusion implants. Orthop Clin North Am 2005, 36 (3): 271-280

[9] Korovessis P, Papazisis Z, Koureas G, et al. Rigid semirigid versus dynamic instrumentation for degenerative lumbar spinal stenosis: a correlative radiological and clinical analysis of shortterm results. Spine 2004, 29: 735-742

[10] Swanson KE, Lindsey DP, Hsu KY, et al. The effects of an interspinous implant on intervertebral disc pressures. Spine 2003, 28(1): 26-32

[11] Dimeglio A: Growth in pediatric orthopaedics. In Lovell and Winter's Pediatric Orthopaedics. Edited by Morrissy RT, Weinstein SL. New York, Lippincott Williams and Wilkins. 2001: 33-62

[12] Moe JH, Kharrat K, Winter RB, et al. Harrington instrumentation without fusion plus external orthotic support for the treatment of difficult curvature problems in young children. Clin Orthop Relat Res 1984; 185: 35-45

[13] Mineiro J, Weinstein SL. Subcutaneous rodding for progressive spinal curvatures: early results. J Pediatr Orthop 2002, 22: 290-295

[14] Akbarnia BA, Marks DS. Instrumentation with limited arthrodesis for the treatment of progressive early—onset scoliosis. Spine 2000, 14: 181-189

[15] 叶启彬，王以朋，张嘉，等. 生长发育中儿童脊柱侧弯治疗的理论与实践. 中国矫形外科杂志，2002，10(10)：955-957

[16] Campbell RM J r. Operative strategies for thoracic insufficiency syndrome by vertical expandable prosthetic titanium rib expansion thoracoplasty. Oper Tech Orthop 2005, 15: 315-325

[17] Betz RR, Andrea LP, Mucahey MJ, et al. vertebral body stapling procedure for the treatment of scoliosis in the growing child. Clin Orthop Relat Res 2005, 434: 55-60

[18] Betz RR, Kim J, D'Andrea LP, Mulcahey MJ, et al. An innovative technique of vertebral body stapling for the treatment of patients with adolescent idiopathic scoliosis: a feasibility, safety, and utility study. Spine 2003, 28(20): S255-S265

[19] Wall EJ, Bylski-Austrow DI, Kolata RJ. Crawford AH Endoscopic mechanical spinal hemiepiphysiodesis modifies spine growth. Spine 2005, 30 (10): 1148-1153
[20] 郑国权,张永刚,张如意,等.单侧椎弓根钉内固定建立新型山羊脊柱侧凸模型的实验研究.脊柱外科杂志,2007, 5(1):29-32
[21] 孟传龙,张永刚,郑国权,等.不同方式记忆合金加压钉矫正山羊脊柱侧凸模型的效果对比.脊柱外科杂志,2008, 6(3):102- 104
[22] Braun JT, Ogilvie JW, Akyuz E, et al. Fusionless scoliosis correction using a shape memory alloy staple in the anterior thoracic spine of the immature goat. Spine 2004, 29 (18): 1980-1989
[23] Braun JT, Ephraim A, Hunt U, et al. Three-Dimensional Analysis of 2 Fusionless Scoliosis Treatments: A Flexible Ligament Tether Versus a Rigid-Shape Memory Alloy Staple. Spine 2006, 31(3):262-268
[24] Betz RR, Andrea LP, Mucahey MJ, et al. vertebral body stapling procedure for the treatment of scoliosis in the growing child. Clin Orthop Relat Res 2005,434:55-60
[25] Newton PO, Fricka KB, Lee SS, et al. Asymmetrical Flexible Tethering of Spine Growth in an Immature Bovine Model. spine 2002, 27(7):689-693
[26] Newton PO, Faro FD, Christine L, et al. Multilevel Spinal Growth Modulation With an Anterolateral Flexible Tether in an Immature Bovine Model. Spine 2005,30(23):2608-2613
[27] Braun JT, Ephraim A, Hunt U, er al. Three-Dimensional Analysis of 2 Fusionless Scoliosis Treatments: A Flexible Ligament Tether Versus a Rigid-Shape Memory Alloy Staple. Spine 2006,31(3):262-268
[28] Didelot WP, Kling TFJ, Lindseth RE. Technique of anterior vertebral osteotomy designed to preserve lumbar motion and correct idiopathic lumbar scoliosis. Presented at: Scoliosis Research Society Annual Meeting; October 18-21, 2000; Cairns, Australia
[29] Betz RR, Cunningham B, Selgrath C, et al. Preclinical testing of a wedge-rod system for fusionless correction of scoliosis. Spine 2003;,8(20): S275-278
[30] Guille JT, Betz RR, Balsara RK, et al. Clements DH. The feasibility, safety, and utility of vertebral wedge osteotomies for the fusionless treatment of paralytic scoliosis. Spine 2003, 28 (20): S266-S274
[31] Amoit LP, Labelle H, DeGuise JA, et al. Computer-assisted pedicle screw fixation. A feasibility study. Spine, 1995,20:1208-1212
[32] Steven C, Joseph M, Charles C, et al. Cervical pedical screws: Comparative accuracy of two insertion techniques. Spine, 2000,25:2675-2681
[33] M. Richter. Computer-assisted posterior instrumentation of the cervical and cervico-thoracic spine. Eur Spine J, 2004,13:50-59
[34] 田伟.使用计算机导航技术辅助脊柱骨折和不稳定的固定手术.中华创伤骨科杂志,2004,6(11):1218-1219
[35] 田伟.透视及导航下颈椎椎弓根螺钉内固定术的临床应用经验.脊柱外科杂志,2003,1(1):15-18
[36] 刘亚军,田伟.CT 三维导航系统辅助颈椎椎弓根螺钉内固定技术的临床应用.中华创伤骨科杂志,2005, 7 (7):630-633
[37] Tian, Liu: The Study of Accuracy of Screw Placement in Cervical Pedicle Assisted by Computed Navigation System. XXII ANNUAL MEETING OF CSRS BERLIN. May, 2006, P35
[38] Rampersaud YR. Clinical accuracy of fluoroscopic computer-assisted pedicle screw fixation: a CT analysis. Spine. 2005 Apr 1,30(7):E183-190
[39] 田伟,刘亚军,刘波,等.计算机导航在脊柱外科手术应用实验和临床研究.中华骨科杂志,2006,26(10): 671-675
[40] 刘亚军,田伟.X 线透视与计算机导航系统引导颈椎椎弓根螺钉内固定技术的对比研究.中华外科杂志,2005,43(20):1328-1330
[41] 梁国穗.导航手术正在改革创伤骨科和外科.中国医药生物技术,2007,2 (2):87-88
[42] 彭玉.不断提高我国计算机辅助外科的工作水平.中国医药生物技术,2007,2(2):85-86
[43] 田伟.C-CAS 必将促进中国外科计算机辅助技术研究应用与交流.中国医药生物技术,2007,2(2):86－87
[44] Shoham M, Burman M, Zehavi E, etc. Bone-mounted miniature robot for surgical procedures. concept and clinical applications. IEEE T Robotic Autom, 2003,19:893-901
[45] Jakopec M, Harris SJ, Rodriguez y Baena F, etc. The first clinical application of a hands-on robotic knee surgery system. Comput Aided Surg. 2001, 66:329-339
[46] Shoham M, Burman M, Zehavi E, etc. Bone-mounted miniature robot for surgical procedures. concept and clinical applications. IEEE T Robotic Autom, 2003,19:893-901
[47] Bargar WL, Bauer A, B rner M. Primary and revision total hip replacement using the Robodoc system. Clin Orthop 1998, 354:82-91
[48] Bargar WL. Presidential address. Third Annual Meeting of CAOS-International Proceedings. Marbella, Spain, June 2003
[49] Polikeit A, N gler M, Wimmer C, etc. Initial stability of an anatomical stem. ROBODOC versus manual implantation. In: Langlotz F, Davies BL, Bauer A, eds. Computer assisted orthopaedic surgery. 3rd Annual Meeting of CAOS-International Proceedings. Darmstag, Germany: Steinkopff Verlag, 2003:284-285
[50] 池永龙.关于微创骨科技术若干问题的探讨.中华外科杂志, 2005, 43 (24): 1561-1563
[51] 裴国献, 任宏远. 21 世纪骨科领域新技术－微创外科.中国创伤骨科杂志, 2002, 4: 89-96
[52] 邱勇,王斌,朱锋,等.小切口微创与开放前路矫形内固定术治疗特发性胸腰椎脊柱侧凸的临床疗效比较.中华外科杂志,2006,44(4):211-213
[53] 吴亮,邱勇,王斌,等.胸腔镜下与开胸前方松解在脊柱侧凸后路矫形中作用.中华骨科杂志,2004,24(12):

724-726

[54] Barr JD, Barr MS, Lemley TJ, et al. Percutaneous vertebroplasy for pain relief and spinal stabilization. Spine, 2000, 25:923-928

[55] AmarAP, Larsen DW, EsnaashariN, et al. Percutaneous transpedicular polymethylmethacrylate vertebroplasty for the treatment of spinal compression fractures. Neurosurgery. 2001, 49(5): 1105 - 14; discussion 1114-1115

[56] Gill JB, KuperM, Chin PC, et al. Comparing pain reduction following kyphoplasty and vertebrop lasty for osteoporotic vertebral compression fractures. Pain Physician. 2007, 10 (4):583-590

[57] Maroon JC, Onik G, Vidovich DV. Percutaneous discectomy for lumbar disc herniation. Neurosurg Clin N Am. 1993,4(1):125-134

[58] 吕国华,王冰,李晶,等. 胸腔镜辅助小切口胸椎结核前路重建手术临床研究. 中华医学杂志, 2006, 86 (43) : 3043-3046

[59] Mack MJ, Regan JJ, Bobechko WP, et al. Application of thoracoscopy for diseases of the spine. Ann Thorac Surg. 1993,56(3):736-738

[60] Newton PO, Marks M, Faro F, et al. Use of video - assisted thoracoscopic surgery to reduce perioperative morbidity in scoliosis surgery. Spine. 2003,28(20):S249-254

[61] Huang EY, Acosta JM, Gardocki RJ, et al. Thoracoscopic anterior spinal release and fusion: evolution of a faster, improved approach. J Pediatr Surg. 2002 Dec,37(12):1732-1735

[62] 戴守达, 董小雄, 张耘. 显微内窥镜下椎间盘切除术的适应证选择与疗效. 中国脊柱脊髓杂志, 2006, 16(4): 252

[63] Kaiser MG, Haid RW, Subach BR, et al. Comparison of the mini-open versus laparoscopic approach for anterior lumbar interbody fusion: a retrospective review. Neurosurg, 2002, 51 (1): 97 - 105

[64] Yeung AT, Tsou PM. Posterolateral endoscopic excision for lumbar disc herniation: surgical technique, outcome and complications in 307 consecutive cases. Spine, 2002, 27 (7): 722-731

[65] 刘尚礼. 对腰椎后路椎间盘技术的一些看法. 中华骨科杂志, 2004, 2(24): 90

[66] 吕国华, 王冰, 李晶, 等. 胸腔镜技术在胸椎结核前路手术的应用. 中国脊柱脊髓杂志, 2002, 12(4): 250-253

[67] 彭明, 谢鸣, 张国庆, 等. 胸腔镜辅助下前路手术治疗胸椎肿瘤. 中国脊柱脊髓杂志, 2005, 15(8):456-459

[68] 陈剑锐, 马迅. 腹腔镜在腰椎疾患中的应用. 实用骨科杂志, 2004, 10 (5):420-422

第四篇　关节外科

第16章

骨　病

第一节　先天性疾患

一、先天性高肩胛症

先天性高肩胛症(congenital elevation of the shoulder)也称 Sprengel 畸形,是指肩胛骨高于与胸廓相对应的正常部位。通常伴有发育不良和形状异常,还可能出现其他先天性畸形,如颈肋、肋骨发育不全和颈椎畸形(Klippel-Feil 综合征),偶有一个或多个肩胛带肌部分或完全缺如。除非畸形很严重,一般不出现严重的功能障碍。

【病因】 病因尚不明确。当畸形较轻时,只有肩胛骨轻度升高,肩胛骨比正常略小和轻度运动受限。但畸形严重者,肩胛骨不仅很小,而且其位置高,甚至抵至枕骨。病人头颅多向患侧倾斜,约 1/3 的病人有一额外的小骨即肩椎骨,这是一个菱形的骨或软骨块,位于坚实的筋膜鞘内,并从肩胛骨上角延伸到一个或多个低位颈椎的棘突、椎板和横突上。有时肩椎骨与肩胛骨形成发育良好的关节;有时仅有纤维组织与肩胛骨连接;在肩椎骨与肩胛骨形成骨桥者则极为少见。

【病理】 先天性高肩胛症主要病理变化为骨和肌肉的改变。肩胛骨位置高、体小,纵向直径减小,横向直径增大,冈上区向前倾斜,内上角和内缘均增宽。在肩胛骨与颈椎之间常有一条纤维组织带或一根骨条,自肩胛骨的内上角或内缘起,接连于 C_4～C_7 的棘突、椎板或横突。肩胛带肌肉往往有缺如,或者连接于肩胛骨椎体缘的肌肉,如菱形肌和肩胛提肌均较细小并纤维化。另外,常合并肋骨缺如、半椎体、颈椎融合等畸形。

【临床表现及诊断】 体格检查主要是患侧肩胛部较高,两侧肩关节不对称及患侧上臂外展高举活动受限,出生时可见明显畸形。肌力检查表明肌力不足。X 线检查可见肩胛高于正常侧,斜位片上有时可看到肩胛椎体骨。有时可见其他畸形,如肋骨缺如、脊柱侧凸和后凸、斜颈。

【鉴别诊断】 根据症状、体征、X 线表现较易诊断。双侧先天性高肩胛症应与先天性短颈畸形相鉴别。先天性短颈畸形患者颈部短小或缺如,所以两肩耸起,头颈部各方向活动严重受限。X 线检查可见颈椎或包括上段胸椎都融合在一起。

【治疗】 对婴儿和年龄较小的儿童,可做被动牵引和主动锻炼,以保持肩关节的最大活动度,增进肌肉力量。

3 岁以上的儿童可采取手术治疗,将肩胛骨下移至接近正常的位置。3 岁以上的病人越早接受手术则效果越好,因为随着儿童的生长,手术变得更为困难。对于年龄较大的儿童试图将肩胛骨下移到正常的位置,将会损伤臂丛神经。手术结果偶有令人失望,这是因为畸形并非只是肩胛骨的升高,而是因为合并该区域的软组织形成不良和挛缩。手术方法很多,但效果均不十分满意。现常用改良肩胛骨下移术,即 Woodward 手术,将斜方肌和菱形肌在脊椎棘突附着的起点切断剥离,将肩胛骨向下移，如有肩胛椎体骨或纤维带，也予以切除，然后将斜方肌和菱形肌的起点缝合在原起点之下的棘突上，将肩胛骨固定于矫正位。

【疗效标准及预后】 无论手术或非手术治疗，疗效均不能令人满意，只能改善外观和功能，预后尚可，对功能影响不大。

二、先天性肌性斜颈

先天性肌性斜颈(congenital myogenic torticollis)是指一侧胸锁乳突肌发生纤维性挛缩后形成的畸形。右侧比左侧常见。病变可以累及全部肌肉，但更多的病变只累及胸锁乳突肌的近锁骨附着点。

【病因】 尽管在几个世纪之前，对先天性肌性斜颈就有所认识，但其病因仍不清楚，其病因有几种假说，包括宫内胎儿的位置异常、产伤、感染和血管损伤。多数人认为胎儿胎位不正或受到子宫的异常压力使头颈部姿态异常而阻碍一侧胸锁乳突肌的血液循环，导致该肌肉缺血、萎缩、发育不良、挛缩而引起斜颈。也有人认为一侧胸锁乳突肌在难产时受伤产生出血、机化，致纤维变性后引起该肌挛缩。临床研究表明，先天性肌性斜颈的儿童有难产病史者较多见，而且合并其他肌肉骨骼系统疾病的发病率也较高，例如跖骨内收、髋关节发育不良和马蹄内翻足等。有人报道先天性肌性斜颈的儿童，合并先天性髋脱位或髋臼发育不良的发生率为7%～20%。

【病理】 先天性肌性斜颈在出生时可扪及肿块，或在生后的前2周内扪及肿块。肿块在生后1～2个月最大，以后其体积维持不变或略有缩小，通常在1年时间内变小或消失。如果肿块不消失，肌肉将发生永久性纤维化并挛缩，如不治疗最终将导致持续性斜颈。受累胸锁乳突肌呈条索状，质硬、短细，组织切片上可见广泛的纤维结缔组织。

【临床表现及诊断】 在婴儿出生后，一侧胸锁乳突肌内可摸到质硬且较固定的梭形肿块，3～4个月肿块逐渐消失，而发生挛缩，逐渐出现斜颈。头部向一侧倾斜，下颌偏向健侧，若将头摆正，可见胸锁乳突肌紧张而突出于皮下，形如硬索。在发育过程中若不予矫正，脸部发育将不对称，患侧短小，健侧饱满。颈椎侧凸，头部运动受限制，并随年龄增长而加重。

根据有时有难产病史及相应临床症状、体征，诊断并不困难。但要与其他原因所致的斜颈相鉴别。

【鉴别诊断】 主要与如下原因的斜颈相鉴别。

1. 骨性斜颈　为先天性颈椎发育异常，胸锁乳突肌无挛缩，X线片检查可显示颈椎异常。

2. 颈椎结核所致的斜颈　颈部活动受限、疼痛，并伴有肌肉痉挛，但无胸锁乳突肌挛缩。X线拍片可以显示颈椎破坏和椎前脓肿。

3. 颈部淋巴结炎引起的斜颈　多见于婴儿，有发热、淋巴结大和压痛，胸锁乳突肌内无梭形肿块或挛缩。

此外，颈椎半脱位、眼肌异常、听力障碍均可引起斜颈，应加以区别。

【治疗】 就诊时间不同，采用的治疗方法也有所不同。

1. 非手术疗法　适用于1岁以内的幼儿。应该指导其父母手法推拉患儿的头部，以伸展胸锁乳突肌，其他治疗措施包括局部热敷、按摩和固定头部。目的在于促进局部肿块早期消散，防止肌肉挛缩。手法扳正于婴儿出生2周后才可开始，且需缓慢而轻柔，使头稍向健侧弯，颏部尽量旋向患侧，枕部旋向健侧。婴儿睡时用沙袋保持于上述矫正位。每次手法前后，应按摩患侧胸锁乳突肌，或给予局部热敷。一般2～3个月大多能治愈。

2. 手术疗法　适于1岁以上的病儿。如果有必要，可以在一端或两端松解胸锁乳突肌。在12岁以上者，虽然脸部和颈部畸形已难于矫正，但手术疗法仍可使畸形有所改善。手术方法多用胸锁乳突肌切断术，即在直视下切断胸锁乳突肌在锁骨和胸骨部的肌腱。然后将头置于过度矫正位，用石膏固定四周即可，也可用矫形支架或胶布条固定。

【预后】 治疗越早效果越好。部分婴儿经坚持非手术疗法可以获得治愈。儿童期或胸锁乳突肌挛缩不严重者，经手术治疗可以治愈，胸锁乳突肌挛缩严重、颜面不对称明显，且年龄较大患者，也可有明显效果，但不能达到正常。

三、先天性髋关节脱位

先天性髋关节脱位(congenital dislocation of the hip)是指婴儿出生时部分或全部股骨头脱出髋臼的畸形，为一种较常见的先天性缺陷，女多于男，约6∶1。

【病因】 关于先天性髋关节发育不良的病因，已提出几种学说，包括机械学说、激素学说(引起关节松弛)、原发性髋臼发育不良和遗传学说等。臀位产使髋关节在异常的屈曲位置上遭受机械压力，容易引起股骨头脱位。有文献报道指出，某些地域将婴儿放在襁褓中使髋关节呈伸直位的习惯，可增加先天性髋关节发育不良的发病率。有些学者提出韧带松弛也是引起先天性髋关节发育不良的因素，其依据是妇女在分娩过程中受雌激素的影响产生盆腔韧带松弛，而子宫内胎儿也受其影响并产生韧带松弛，使在新生儿期可致股骨头脱位。Wynne-Davies 报道有一个家系都有“浅髋臼”的表现，将其称为“发育不良株”，提示原发性髋臼发育不良可能是先天性髋关节发育不良的一个危险因素。Ortolani 观察到基因影响的危险性，并报道70％先天性髋关节发育不良的儿童有阳性家族史。

【病理】 病理改变主要表现在髋臼、股骨头、股骨颈和关节囊四个部分。若脱位时间长也可引起其他（如髋部的肌肉、韧带、神经、血管、骨盆和脊柱）继发性病理变化。

1. 站立前期 髋臼浅，臼顶部发育不良，关节囊松弛，股骨颈前倾角略增大，股骨头较小，圆韧带肥厚，股骨头可在髋臼内脱位或半脱位，但易纳入髋臼。

2. 脱位期 患儿走路以后，病理改变日趋严重，股骨头完全脱出髋臼且逐渐向上移位，并逐渐在髋臼正上方或稍后侧的髂骨形成骨性凹陷，即所谓假臼或继发髋臼。髋臼更浅，臼窝内充满脂肪组织和纤维组织，妨碍股骨头纳入臼窝，臼顶逐渐形成斜坡状。股骨头关节软骨变薄，部分脱落，形状不规则。关节囊被拉长、增厚，呈葫芦形。髋关节周围肌发生继发性挛缩。股骨颈前倾角增大，可至45°～90°。以后可继发腰段脊柱侧凸或过度前凸、腰肌劳损等。

【临床表现及诊断】

1. 婴幼儿症状不明显，但应注意以下体征

（1）患侧会阴部增宽，双侧脱位者更明显。

（2）患侧髋关节活动受限，且处于屈曲位，蹬踩力量低于另一侧。

（3）双侧大腿内侧皮肤皱纹不对称，患侧皮纹皱褶增多、加深。

（4）肢体患侧较健侧短缩。

（5）牵动患侧下肢时，有弹响声或弹响感。

2. 当疑有先天性髋关节脱位时，可做下列检查以明确诊断

（1）屈膝、屈髋外展试验：若两髋、两膝各屈至90°后外展不能达到70°～80°，应怀疑本病。若只能外展至50°～60°则为阳性，若只能外展至40°～50°为强阳性。若听到弹响后才能外展至90°者，表示脱位已复位。

（2）Galeazzi 征：患儿仰卧，各屈膝屈髋90°时，患侧膝关节低于健侧，称为 Galeazzi 征阳性。

（3）Ortolani 试验：婴儿仰卧，助手固定骨盆，检查者一手拇指置于股骨内侧正对大粗隆处，其余四指置于股骨大粗隆处，另一手将同侧髋、膝各屈曲90°，并逐渐外展，同时四指将大粗隆向前、内推压，可听到或感到一弹跳，这是脱位的股骨头滑入髋臼所产生，即为 Ortolani 试验阳性，也称弹进试验阳性。据此即可诊断先天性髋关节脱位。

（4）Barlow 试验：操作方法与 Ortolani 试验相反，检查者被动使双髋内收且用拇指后方推压股骨大粗隆，此时检查者可感到另一个弹动声音，说明股骨头脱出髋臼，即为阳性，也称弹出试验阳性。Ortolani 试验和 Barlow 试验只适用于3周内的新生儿，因3周后软组织已较强壮，本法不可靠而且易造成损害。

（5）X 线检查：患儿出生4个月后应拍摄包括双髋关节的骨盆正位片，检查髋臼发育情况和股骨头的位置，明确诊断。可测量下列指标。

①髋臼指数。也称髋臼角，若＜30°应怀疑先天性髋关节脱位或髋臼发育不良。测量方法是：通过双侧髋臼“Y”形软骨顶点画直线并加以延长，再以“Y”形软骨顶点向骨性髋臼顶部外侧上缘最突出点连一直线，两线所成夹角即为髋臼指数。正常应＜30°。

②Shenton 线。正常情况下，闭孔上缘和股骨颈内缘可连续成一完整的弧形曲线，即 Shenton 线。髋关节半脱位或脱位时，此线不连续。

③Perkin 方格。骨盆正位片上，通过双侧髋关节髋臼“Y”形软骨顶点画一直线并向两侧延长，再由髋臼外上缘向该线画垂线，而将髋臼分为四个区，即为 Perkin 方格。正常情况下，股骨头的骨化中心在内下区内。如超过此区，根据程度不同，分为半脱位或脱位。在婴幼儿，可观察股骨颈喙突在 Perkin 方格中的位置，正常时应在内下区。

④股骨头骨化中心较健侧小。

⑤患侧股骨颈前倾角加大。

3. 对于脱位期即站立行走后的患儿的检查则应注意

（1）行走开始的时间较正常小儿晚，步态跛（单侧髋脱位）或摇摆（双侧髋脱位）。

(2)臀部扁而宽，股骨大粗隆突出。如为双侧脱位，则会阴部增宽、臀部后耸、腰前突增大、股内收肌紧张、髋关节外展受限。

(3)"打气筒"征：推拉患侧股骨时可上下移动。

(4)Galeazzi 征阳性。

(5)Trendelenburg 征：即单足独站试验。用一足站立时，在正常情况下，因臀中、小肌拉紧，对侧骨盆必须抬起，方能保持身体的平衡。若站侧有先天性髋关节脱位，因臀中、小肌松弛，对侧骨盆不但不能抬起，反而下沉，称 Trendelenburg 征阳性。

(6)X 线检查可确定脱位的性质和程度。

根据以上所述，诊断先天性髋关节脱位比较容易。

【治疗】 治疗越早，效果越好。根据年龄不同，治疗方法也有所不同。

1. 1 岁以内患儿的治疗 为非手术治疗的最佳时机。方法是将两髋保持屈曲外展位，保证股骨头复位，具体方法是使用简单的支具，如尿裤、连衣袜套等。若小儿年龄超过 6 个月，则手法复位后应用外固定支架保持两髋屈曲外展位，时间 3 个月左右。

2. 1～3 岁患儿的治疗 仍以非手术治疗方法为主。为了使闭合复位成功，复位前应先采用双下肢持续皮肤牵引 2～3 周，使股骨头下降，并使髋关节周围的肌肉、韧带松弛。复位时采用全身麻醉，患儿仰卧，助手固定骨盆，术者一手握住患侧大腿远侧端，另一手的四指按于患侧股骨大转子上，将髋强力屈曲至贴近腹壁，而后将患腿适度外展、外旋。外展达 90°后，一手在大腿纵轴上加以牵引力，另一手按于股骨大转子上的四指则向前推压股骨大粗隆，当股骨头滑入髋臼时术者可感到弹动感。如果复位困难，可做股内收肌肌腱切断术。术后采用蛙形石膏固定，每 3 个月更换一次，固定时间为 6～9 个月。解除固定后，应加强功能锻炼。若前倾角＞30°，应用双下肢外展内旋髋伸直位长腿石膏固定 3 个月。也可以用其他材料制造的外固定器具，如塑料支具等。

3. 3 岁以上患儿的治疗 由于年龄较大，先天性髋关节脱位的继发病变加重，手法闭合复位几乎不能完成，故主要采用手术治疗，其特点是，充分松解髋关节周围挛缩的肌肉、韧带组织，在切开复位的基础上，纠正髋臼、股骨上端骨性畸形。有如下方法。

(1)Salter 骨盆截骨治疗术：原理是改变髋臼方向，使髋臼向前下方移位，更好地覆盖股骨头，此手术为 3～6 岁患儿首选的手术方法。

(2)骨盆内移截骨术：即 Chiari 截骨术，主要适用于青少年患者。

(3)髋臼成形术：也称髋臼造顶术，主要目的在于增加髋臼对股骨头的覆盖面积，恢复髋臼上部的正常弧形结构，适于大年龄儿童髋关节脱位、髋臼发育不良、髋臼指数＞45°者。

【预后】 如果不加以治疗，病情发展将越来越严重，出现脊柱侧弯等。治疗越早，效果越好。若 1 岁内发现并给予有效治疗，完全可以达到治愈目的。3 岁以内经积极有效治疗，大部分也可治愈，3 岁以后经有效治疗也可有明显疗效。至于成年患者，则疗效甚微。

四、先天性椎体畸形

椎体畸形(rertebral deformity)为先天性椎体形态和数目的异常。它与遗传密切相关，另外与环境因素也有较大关系。

【病因】 先天性椎体畸形多认为与常染色体显性和隐性遗传有关。Winter 报道有家族史者占 1%。

【病理】 根据椎体病变不同，一般可分为椎体分节不全及椎体形成不全。

1. 椎体分节不全 根据 Winter 的观察，将其分为如下四种类型。

(1)侧方未分节：椎体分节不全发生在一侧，最终导致严重脊柱侧凸。

(2)前方未分节：椎体前方未分节，导致脊柱后凸畸形。

(3)后方双侧未分节：导致后凸畸形。

(4)对称性双侧未分节：椎体纵轴不生长，不发生成角或旋转畸形。

2. 椎体形成不全 它可以部分或全部形成不全。部分单侧椎体形成不全时，椎体出现楔形或斜方形改变。X 线片上表现为一个小而发育不全的椎体样结构。半椎体由单侧完全形成不全所引起。半椎体与相邻椎体可以不分节、半分节或分节。分节半椎体导致椎体生长不对称，尤其一侧出现二个半椎体时可出现严重脊柱侧凸，当椎体后方出现半椎体时则导致后凸成角畸形。半分节半椎体与相邻一个椎体融合，侧凸畸形相对较轻。不分节半椎体与相邻两个椎体融合，一般不引起进展性脊柱侧凸。根据 Nasca 报道一组 60 例半椎体病人，将其分为6型。

(1)单纯多余半椎体:可与相邻一个或两个椎体融合。发生在胸椎时可有椎弓根及多余肋骨。

(2)单纯楔形半椎体。

(3)多个半椎体。

(4)多个半椎体伴有一侧椎体融合。

(5)平衡半椎体:两侧均有数量相等的半椎体,一般不引起脊柱侧凸。

(6)后侧半椎体:易引起后凸畸形。

【临床表现及诊断】 在椎体畸形中以半椎体占多数,而先天性脊柱侧凸中多数由半椎体所引起。脊柱畸形的发展,因椎体病变不同,畸形发育程度也不尽相同。Nasca 报道脊柱侧凸进展速度每年1°～33°。平均4°。一般来说,要注意如下几点。

1. *畸形的特殊性*　单侧未分节者,脊柱侧凸发展快,病变在胸椎者畸形发展也较快。另外,半椎体因病人处于生长发育高峰青春期11～19岁,畸形发展也快,需要密切观察。

2. *脊柱累及范围*　颈胸段及腰段者畸形发展比胸段者慢,是由于头颈部的倾斜及肩部的降低,使外观畸形不甚严重。腰段者除非骨盆倾斜失代偿,一般不引起外观畸形。先天性脊柱侧凸中,半椎体位置越靠后方,侧后凸畸形越重,预后越重。

【鉴别诊断】 详细记录病人的身高,包括站高及坐高,胸背的旋转及侧凸程度,双下肢神经检查结果,是否合并其他畸形如先天性心脏病、Sprengel 畸形、腭裂等。X线片可明确椎体畸形类型,应包括全脊柱正侧位片,以便初步估计术中可能矫正的角度。若有神经症状者,必须行 MRI 检查,除外脊髓纵裂或栓系综合征。

【治疗】

1. *非手术疗法*　Milwaukee 支具可以防止长段柔软性侧凸的发展,而对短段且僵硬者效果较差。拍摄应力状态下及自然状态下X线片,可测出脊柱弯曲柔软度。佩戴支具期间应记录原始弯及代偿弯的角度,以便监测其发展情况。如支具固定期间,弯曲度明显加重,则应考虑手术治疗。对于弯曲度超过50°者,最好不采用支具固定。

2. *手术治疗*　根据脊柱畸形的类型和严重程度、脊柱侧凸的进展速度、畸形的部位及患者的年龄而决定术式。

(1)脊柱原位后融合术:适应于脊柱畸形轻至中度、外形尚可,畸形发展不快者,尤其单侧未分节者适合做此类手术。手术时机宜在5岁前,有利于控制畸形的发展。可采用自体髂骨作为骨源,融合范围包括上、下两个正常椎体。

(2)单侧椎体骨骺固定术:对椎体凸侧的前方和后方进行融合,阻止其过度生长,使脊柱凹侧继续生长,达到矫形目的。但对有过度后凸者不宜做这类手术。

(3)脊柱侧凸的矫正及融合:适合于脊柱畸形严重者。术前需行脊柱牵引,防止术中发生脊髓牵拉损伤。内固定矫形方法早期选用 Harrington 棒 Luque 棒,近年来钉棒系统日益广泛。

(4)脊柱截骨:适应于年龄较大或者青春期的患者,其椎体单侧未分节、病变部位僵硬、严重成角侧凸。如脊柱凸侧有肋骨,融合术中应将其切除,通过脊柱前入路行楔形截骨及并进行融合术,这一手术难度较大,必须由经验丰富的脊柱矫形医师来完成。因手术引起脊髓损伤危险较大,术前应向病人及家长交代清楚。

五、脊柱侧弯

脊柱侧凸(scoliosis)是指脊椎畸形引起的脊柱纵向生长不平衡,而产生的脊柱侧向弯曲。它是症状,而不是单一疾病。

【病因】 在胚胎期,脊柱发育的关键时期是妊娠第5～6周,这是脊柱进行分节的时间,脊柱畸形发生于妊娠的前6周。可引起脊柱侧弯的因素大体如下。

1. *先天性因素*　如先天性半椎体、椎体缺如、楔形椎体等。

2. *后天性因素*　如姿势性、癔症性、神经肌肉性、外伤性、瘢痕性、代偿性脊柱侧弯等。

3. *特发性因素*　即病因不明,占脊柱侧弯的70%～80%。

【病理】 脊柱侧凸的病因虽然多种多样,但病理变化基本相似。侧凸多发生于脊柱的胸段和胸腰段,首先出现的某一部位弯曲称为原发性曲线,也称主要曲线。原发曲线的上下可出现相反方向的曲线,称继发性曲线,也称代偿性曲线或次要曲线。在弯曲曲线范围内的椎间隙总是凹侧变窄,凸侧变宽,顶端最凸处最宽。脊柱侧弯除先天性侧弯外,早期均为功能性,即畸形呈可逆性。但若得不到有效治疗,则可进展为结构性脊柱侧凸,椎体已有楔形变,畸形呈不可逆性。在脊柱侧凸代偿期,原发曲线的角度应与上、下两继发曲线角度之和相等。至失代偿期，即严重的脊柱侧凸，原发曲线角度可大于上、下两继发曲线角度之和，造成躯干的扭曲畸形。结构性脊柱侧凸时，脊柱还有旋转畸形，致使脊柱凸侧的肋骨向后突出，胸廓畸形，肋骨角的角度增大，可大于90°，使后胸壁形成一条嵴状隆起，有如老式剃须刀，故称剃刀背畸形。脊柱侧弯与胸廓畸形可使胸腔容量变小、活动受限、发育不良，从而影响心肺功能，严重者也可影响腹腔脏器，畸形越严重对脏器及其功能的影响越大。

【临床表现及诊断】　因脊柱侧凸多属特发性，故体格检查显得很重要。主要有以下方法。

1. *直立位检查*　当脊柱侧弯时，棘突偏离中线，形成"C"或"S"形曲线，从颈棘突或枕外隆突挂一铅锤线，它不与棘突和臀裂相重合，应记录偏离最远的棘突和臀裂的距离。

2. *脊柱前屈位检查*　病人站立，两足并拢，两膝完全伸直，脊柱向前屈至90°，两上肢自然下垂。检查者坐于患者身后，从水平位观察背部。若脊柱有侧弯，凸侧背部将高于凹侧。此法可显露于直立位时不能检查出来的轻微畸形。

3. *骨盆检查*　用手摸于两髂嵴，看其是否在同一水平上，骨盆有否倾斜。若有骨盆倾斜，在低的一侧足底垫木块使两髂嵴恢复至同一水平位，若脊柱侧弯消失，说明这种侧弯是由下肢不等长造成的非结构性侧弯。明显的脊柱侧弯，体格检查即能确诊。但是X线拍片检查不可缺少，它可以测定侧弯的角度和排除脊椎结核、肿瘤、类风湿关节炎等疾病。拍X线片时应包括直立位的脊柱正、侧位和卧位的左、右侧屈位。在X线片上测定角度，常用的方法有两种。

(1)Cobb法：确定中立位椎体后，于上端中立位椎体的上缘和下端中立位椎体的下缘各画一条延长线，此两线的垂直线相交的角即为侧弯角度。这是最常用的测量方法。

(2)Ferguson法：确定中立位椎体和顶椎(即侧凸顶端的椎体)，在此三个椎体上，各画两对角线，其相交点即为椎体中心，将此三点连接起来成两条交叉线，交叉角度即为侧弯角度。

另外，还可采用背部云纹摄像法进行检查，来判断脊柱侧弯的程度。

根据病变、体格检查、X线检查等可以明确诊断脊柱侧弯。

【鉴别诊断】　脊柱侧凸是一种症状，诊断较容易，但应鉴别是属于哪种类型的脊柱侧弯，如先天性脊柱侧弯、后天性脊柱侧弯或是病因不明的特发性脊柱侧弯。

【治疗】　由于先天性脊柱侧凸常常僵硬，可能难以矫正，因此，在侧弯角度较小时，能够早期发现和采取正确的治疗是至关重要的，而不要等到侧弯很严重时做补救性的手术。有如下治疗方法。

1. *非手术疗法*　采取正确的坐姿以及体操疗法、支具疗法、电刺激疗法、腰背肌、腹肌、髂肌以及肩部肌锻炼，这些疗法的目的在于纠正姿势性侧弯，增强肌力，增加脊柱的活动度，控制脊柱畸形的恶化。

2. *手术疗法*　经保守治疗无效，脊柱侧弯明显，且进行性加重者，需手术治疗，一般来说，侧弯45°以上就可考虑手术矫正。

(1)脊柱植骨融合术：用自体骨或异体骨植入侧弯椎体的后侧，使脊柱融合以维持脊柱稳定，保持已矫正的位置。

(2)脊柱特殊器械矫形术：如早期的Harrington器械矫形术、节段性脊柱器械矫形(Luque)、Dywer器械矫形术、C-D手术等。

目前脊柱侧弯矫形手术方法多样，最常用的为脊柱后路钉棒系统，效果优良。

六、先天性马蹄内翻足

先天性马蹄内翻足(congenital clubfoot)是指有足内翻、踝跖屈、足前部内收和胫骨内旋4种畸形因素的先天性畸形，为最常见的足部先天畸形。

【病因】　先天性马蹄内翻足的发病率约占存活儿童的1‰，尽管大部分为散发病例，但有文献报道，本畸形有家族性，属常染色体显性遗传伴不完全外显率。双足畸形占50%。关于马蹄内翻足的病因，已提出几种理论，一种理论认为距骨内的原始胚浆缺陷引起距骨持续性跖屈和内翻，并继发多个关节及肌肉肌腱等软组织改变；另一个理论认为是多个神经肌肉单位内的原发性软组织异常，引起继发性骨性改变，也有人认为与胎儿发育异常或子宫内足位置不良有关。

【病理】　为了有效地治疗马蹄内翻足畸形，必须了解它的病理变化。马蹄内翻足的3种主要病理变化是跖屈、内翻和内收畸形。然而，畸形的严重程度则不尽一致，整个足可以处于跖屈和内翻的位置伴前足内收及高弓畸形。畸形也可不很严重，仅有轻度的跖屈内翻畸形。马蹄内翻足多伴有胫骨内旋，踝关节、跗骨间关节以及距下关节都有病理改变。由于足部肌力不平衡，内翻肌强于外翻肌，蹠跖屈肌强于踝背屈肌，致使形成马蹄内翻足。初生幼儿尚无骨关节畸形。随年龄增长，逐步出现骨骼畸形。首先是跗骨排列异常，以后发展为跗骨发育障碍和变形，舟骨内移，跟骨跖屈、内翻，距骨头半脱位等，严重者常有胫骨内旋畸形。

【临床表现及诊断】 查患足时可见一侧或两侧足部程度不等的马蹄内翻畸形，轻者可扳正，重者只能部分扳正。至小儿走路时，开始用足尖或足外缘走路并形成胼胝，步态不稳。

对尚未走路的儿童，X线片包括双足正位及应力下的足背伸时的侧位片，较大儿童可以拍摄正位及立位的侧位X线片。

在X线片上评价马蹄内翻足时，应测量的几个重要角度，包括正位片上的距跟角，侧位片上的距跟角和距骨-第1跖骨角。正常儿童正位片距跟角的范围介于30°～50°，而马蹄内翻足畸形，这一角度随着足跟内翻增加而进行性减少。在背伸侧位片上，正常足的距跟角为25°～50°，而马蹄内翻足畸形，这一角度也随着畸形程度加重而逐渐减少甚至可到0°。正常足的胫跟角在应力下的侧位片上为10°～40°，而马蹄内翻足畸形，这一角度通常为负数，表明跟骨相对于胫骨有跖屈畸形。最后，距骨-第1跖骨角度是测量前足是否内收，测量这一角度对治疗单纯性跖骨内收很有意义，但在治疗马蹄内翻足时，对评价前足的位置也同样重要。在正常足的正位片上这一角度为5°～15°，而马蹄内翻足畸形，这一角度通常为负值，提示前足有内收畸形。

【鉴别诊断】 应与以下疾病鉴别。

1. 大脑性瘫痪　为痉挛性瘫痪，有肌张力增高、腱反射亢进、有病理反射以及其他大脑受累表现。

2. 脊髓灰质炎后遗症　肌肉有麻痹和萎缩现象，并出现在多处。

3. 其他　多发性关节挛缩症易扳正，较早有骨改变。

【治疗】

1. 非手术疗法　马蹄内翻足的初期治疗为非手术疗法，包括用夹板、绷带和石膏矫形。生后6周内，每周进行一次手法矫正和石膏管型固定。此后改为每2周做一次手法矫正和石膏管型固定，直到患足在临床上及X线片上均得到矫正为止。有经验的临床医师能够预测到哪一种足对非手术治疗有效，足的畸形越僵硬，越有可能需要手术治疗。

(1)手法扳正：一手固定足跟部，另一手纠正足内翻及足前部内收，反复多次，手法应轻柔。待数周后，可将足用绷带包扎固定于矫正位，也有使用石膏者。数月后，可使用矫形足托或双侧Denis-Browne夹板固定。此法适且于1岁以内的患儿。

(2)手法扳正、石膏固定法：需在麻醉下进行。适用于1～3岁患儿，双侧畸形可同时矫正。本质是将畸形的组成部分按一定程序逐个予以矫正，然后用石膏管型固定。主要步骤如下：①先矫正足的内收及内翻；②再矫正足跖屈；③皮下跟腱切断；④皮下跖腱膜切断；⑤管型石膏将足固定于矫正位（要求包石膏时无需施加任何力量即可将足固定于矫正位）。此手法可以一次完成矫形，也可分期逐步进行。

2. 手术疗法　马蹄内翻足的手术适应证为经过系列手法和石膏矫形治疗后，畸形仍没有得到矫正者。通常，僵硬型马蹄内翻足畸形，其前足通过保守治疗已得到矫正，但后足则仍然固定在内翻和跖屈位置上，或畸形已经复发。治疗马蹄内翻足的手术必须适合于患儿年龄和需要矫形的畸形程度。

(1)软组织手术：适用于10岁以内的患儿，主要有跟腱延长术和足内侧挛缩组织松解术。术后需用石膏固定2～3个月。

(2)骨性手术：10岁以后畸形明显者，可做足部三关节融合术（即跟距、距舟和跟骰关节），术后石膏固定3～4个月。

【疗效及预后】 治疗越早，效果越好。如能早期适当治疗，大多效果满意。如不治疗，则终生残废，影响生活和工作。

七、膝　内　翻

膝内翻，俗称“O形腿”“罗圈腿”“弓形腿”“箩筐腿”。指的是在膝关节处，小腿的胫骨向内旋转了一个角度，故此称为“膝内翻”。膝内翻的定义并不是以内翻所成角的指向而命名的，而是以小腿胫骨的翻转方向命名的。膝内翻，其膝关节成角是指向外侧的，因此经常会被误称为膝外翻。

【病因】 轻度膝内翻可能与子宫内或出生后体位有关。缺钙和遗传是膝内翻形成的两个基础，但更直接的原因，还是在于走姿、站姿、坐姿及一些运动。走路外八字脚、稍息姿势站立、长期穿高跟鞋、盘坐、跪坐、蹲马步等等，会给膝关节向外的力量，而这种力量会牵拉膝关节外侧副韧带，长期如此，就会导致膝关节外侧副韧带松弛。膝关节内外侧副韧带是膝关节内外侧角度的稳定结构。当外侧副韧带松弛的情况下，内侧副韧带偏大的力量就会牵拉小腿胫骨向内侧旋转，形成膝内翻。

其他因素如代谢障碍、创伤、感染或其他疾病也可导致膝内翻。

【病理】 因各种原因导致胫骨或股骨发育异常，主要是胫骨变形，导致膝内翻。随着下地行走时间增多，可逐渐引起继发外侧膝韧带松弛、退行性关节炎、髌骨脱位及髌骨软化等症。

【临床表现及诊断】 在双足跟、双足掌并拢，放松双腿直立，如两膝存在距离，就说明是有膝内翻。

一般根据常态膝距和主动膝距两个指标，判断膝内翻的轻重程度。

所谓常态膝距，指的是直立时两足踝部靠拢、双腿和膝关节放松时，双膝关节内侧的距离。

主动膝距，指的是直立时两足踝部靠拢、腿部和膝关节向内用力并拢，双膝关节内侧的距离。

根据常态膝距和主动膝距的大小，"膝内翻"分为Ⅰ度、Ⅱ度、Ⅲ度和Ⅳ度。

常态膝距在3cm以下，主动膝距为0的属Ⅰ度；

常态膝距在3cm以下，主动膝距大于0的属Ⅱ度；

常态膝距在3～5cm的为Ⅲ度；

常态膝距＞5cm的属Ⅳ度。

测下肢轴线可见髌骨位于髂前上棘与第一、二趾间连线外侧而不在连线上。两踝内侧并拢时测量两膝间距离可反映病变的程度。X线检查必不可少，应拍包括大腿和小腿在内的X线片，观察骨骺、骨质情况，测量股骨与胫骨长轴成角的度数。

根据上述可明确诊断膝内翻。

【鉴别诊断】 主要是鉴别病因，排除骨髓炎、骨肿瘤、骨结核等所致者。

【治疗】 膝内翻的矫正方法包括：手术、夹板、绑腿、锻炼、矫正鞋垫等。3岁以下小儿一般不需要手术，体位性膝内翻一般可在发育中自行纠正，或仅使用足弓支持垫或矫形鞋。

非手术矫正方法，其原理基本一致，都是通过松弛膝关节内侧副韧带，恢复膝关节内外侧的稳定结构。从而使胫骨外旋，达到矫正目标。

手术适应于膝内翻程度非常重，或者已经并发骨性关节炎，出现关节疼痛的患者。手术的好处是被动治疗，矫正立竿见影。缺陷是需要截骨，不良反应大，痛苦和风险大。佝偻病性膝内翻应先治疗佝偻病，待病情稳定后再考虑手术治疗。

膝内翻矫形手术原则是靠近畸形显著部位截骨，方法可酌情选择楔形切除、横断或"Y"形截骨法，并注意矫正内旋畸形。术后石膏固定。

【预后】 在原发疾患控制的情况下，一般病例经及时治疗预后良好。延误治疗将引起关节并发症，如退行性关节炎、髌骨脱位等。

八、膝 外 翻

膝外翻又称碰腿症，俗称"外八字腿"，是较常见的下肢畸形。其畸形与膝内翻相反，两下肢自然伸直或站立时，当两膝相碰，两足内踝分离而不能靠拢。两下肢膝外翻者，形如"X"状，故又名"X"形腿。单下肢膝外翻者，状如"K"字形，又名"K"形腿。

【病因】 同膝内翻畸形一样，膝外翻是一种症状而不是单一疾病。故病因非常复杂，主要是由于以下原因所导致。

1. 佝偻病或骨软化病（其原因是缺乏维生素D）所引起的膝部畸形。

2. 脊髓前角灰质炎导致股骨或胫骨发育异常。

3. 骨骺损伤导致股骨或胫骨发育异常。

4. 骨髓炎导致股骨或胫骨发育异常。

5. 其他疾病（如骨折、外伤、骨瘤等引起的后遗症）导致股骨或胫骨发育异常。以上各种发病因素中，佝偻病为最常见的重要因素。

【病理】 多累及一侧或双侧下肢，畸形多发生在股骨下段，股骨内髁可过度发育。随患儿年龄增长，而出现继发性退行性关节炎、外侧膝韧带缩短、内侧膝韧带松弛、髌骨脱位等症状。

【临床表现及诊断】 检查可在双膝伸直并靠拢情况下进行。可见内踝显著分开，测量下肢轴线时，髌骨不在髂前上棘和一二趾间连线上而位于连线内侧。X线拍片检查可准确显示骨骺状态，骨质密度，并测量出畸形部位和角度。

诊断不困难，但应寻找病因。

【治疗】 对婴幼儿应注意预防畸形的发生。一旦发现畸形，除治疗病因外，可早期使用牵引、夹板、支架等。防止畸形发展并尽量予以矫正。较简便的方法是在幼儿时期将两腿用夹板固定后再并拢用绷带缠绕在一起。

在非手术疗法方面，适用于轻度膝外翻而关节尚有相当活动范围者，有大腿肌按摩，手法推拿矫正并结合使用矫形支架。对小儿可用石膏夹板或管型逐次矫正畸形后，再用支架长时期维持以防复发，按摩大腿肌，特别是内侧肌，包括股四头肌、缝匠肌等，并结合练习主动运动，如此可使膝外翻的拮抗肌力增强。通过被动与主动运动使外侧挛缩的软组织拉长并刺激骨骺生长，使发育趋向正常。

在确定手术方面，必须考虑患儿年龄，畸形程度、局部肌肉韧带等软组织情况、对成人更须考虑某些条件，如病人的生活习惯、职业等。对儿童最好是先行非手术治疗，5～6岁以后再施行手术为宜。Bade认为踝间距达7cm者为手术适应证。对关节不稳定的病人，如有不同程度的瘫痪或骨关节炎者，尚须行稳定关节的手术。一般较有效的方法是于骨骼畸形处行截骨术纠正，如股骨髁上截骨术。对膝关节不稳定者，除截骨矫正畸形外，尚应利用大腿部肌腱等加强或重新修复松弛的韧带等组织。

此外，在儿童期有使用锔钉限制骨骺生长的方法，称骨骺生长阻滞术。手术最好在X线透视控制下，于股骨下端及胫骨上端之内侧，跨越骨骺盘插入锔钉3～4枚以阻止骨骺盘之生长作用。以后经X线检查，畸形纠正后可将锔钉拔出，以便骨骼继续生长。但本手术对患肢过长者较为适用。而对患肢短于健侧者须慎重考虑。有人于干骺端外侧，邻近骨骺盘处，钻孔植入小骨棒或旋入螺丝钉，使发生充血反应等，促进骨骺盘的生长作用，使畸形能够较快的矫正。但须视骨骺盘具体情况而定。若已愈合则本手术亦难奏效。总之，此类手术不如截骨术之效果可靠。

对青少年也可行骨骺融合的方法，限制一侧骨骺盘的生长作用，有与锔钉类似的效果。

【预后】 排除病因因素不谈，术后大部分病人可获得理想的效果，踝间距减少至2cm以下者，可属效果良好。延误治疗会引起关节并发症，即使再截骨矫正仍可残留症状。

九、高 弓 足

高弓足(pesarcuatus)又名爪形足，是儿童颇为常见的一种足畸形，多为神经肌肉性疾病引起的前足固定性跖屈，从而使足纵弓增高。有时合并后足内翻畸形。偶见原因不明者，可称为特发性高弓足。是指足纵弓升高的一种足部畸形。

【病因】 病因不明，其中约80%病例是神经肌肉性疾病，致使足弓降低的动力性因素如胫前肌和(或)小腿三头肌肌力减弱，以及足跖侧内在肌挛缩，从而造成足纵弓增高。另外，还与以下因素有关。

1. 足内在肌失去功能，使足伸肌和屈肌挛缩所致，如脊髓灰质炎。

2. 腓肠肌瘫痪时出现继发性高弓足。

3. 遗传因素，常有家族史。

【病理】 主要病理变化是足纵弓升高，足长度变短，某些肌肉发生挛缩纤维化。继发足底跖骨头胼胝形成。

【临床表现及诊断】 体格检查可见足纵弓较高，足长度变短，足底跖骨头明显突出并可有疼痛的胼胝形成。X线检查可拍摄站立位足侧位片，正常情况下足距骨与第一跖骨的纵轴线是在一条线上，在高弓足时则两者成角。测量高弓足的顶点角度有两种方法。

1. Hibbs法 测量跟骨与第一跖骨中心纵轴所成之角。

2. Meavy法 测量距骨与第一跖骨中心纵轴所成之角。一般情况下，诊断较易。

【鉴别诊断】 主要是鉴别病因，明确是神经系统疾患还是不明原因的肌肉病变。

【治疗】 应根据每个患者的不同情况设计治疗方案。轻度畸形可以用矫形鞋治疗。中至重度畸形，可采用手术治疗，常用方法有肌腱移位术及延长术、跖腱膜切断术、跗中关节楔形截骨术或足部三关节融合术等。

【预后】 经适当治疗可以减轻症状、矫正畸形及防止复发。

十、多指、并指畸形

多指畸形是指手指数目的增加，一般仅有一个多余指，偶尔可有多个。并指畸形则是指手指并联畸形。

【病因】 多指与并指均属先天畸形，病因不明确，但与下列因素相关：

1. 遗传因素。

2. 胚胎发育因素。

3. 外界因素对胚胎的影响，如药物、营养、疾病、放射线等。

【病理】 多指畸形时，多生的手指多位于拇指桡侧或小指尺侧，它可发生在手指末节、近节或指间关节、掌指关节处，也可以是某一手指重复发生的结果，有相应的掌骨出现，有的仅为与皮蒂相连的皮赘。并指类型多样，少则两指并连，多到四五指并连，程度有全指并指和部分并指。

【临床表现及诊断】　检查时望诊即知，但要注意拍摄 X 线片，了解多指骨骼情况。

【治疗】　采用手术治疗，切除多生指和分开并指。若是畸形对发育有影响，发生某种类型的并指，宜及早手术。若不妨碍发育则可选择在学龄前进行。若手术能造成骨骺的损害，则宜将手术安排在骨骺发育基本停止后。对涉及肌腱等软组织手术需术后患者能积极配合锻炼者，则宜安排在 5～7 岁手术。手术目的在于改善功能，其次是改善外观。

【预后】　大多预后良好。

十一、平　足　症

平足症(flat foot)是指足内侧纵弓平坦，负重力线不正常，出现疲乏或疼痛症状的足扁平畸形。

【病因】　可由于先天或后天的因素而发病。

1. 先天因素

(1)足骨结构畸形，如舟骨结节过大、跗骨桥、副舟骨、第一跖骨过短等。

(2)韧带或肌肉发育异常。

2. 后天因素

(1)外伤造成骨及软组织畸形。

(2)足跗骨化脓性感染导致骨破坏。

(3)长期负重使足部肌肉疲乏不能维持正常的足弓。

(4)足肌瘫痪纤维化萎缩。

(5)高跟鞋穿用过久。

【病理】　严重的先天性平足症，距骨极度下垂，纵轴几乎与胫骨纵轴平行，足舟骨位于距骨头上。足前部背伸，跟骰关节外侧皮肤松弛，形成皱褶悬挂足外侧。

【临床表现及诊断】　检查时可见足纵弓低平，足印腰部增宽，并可有足外翻、足舟骨结节塌陷向内突出。若为痉挛性平足，则可有腓骨长，短肌痉挛，足固定在外翻、外展有时背屈的位置。白粉染纸及足印检查证明，足印纵弓空缺部分消失，跖中部变宽，有时是跟部也变宽，X 线拍片检查，足弓消失，跟骨纵轴与距骨纵轴角大，12 岁以后显示骨桥形成，一般诊断不困难。

【治疗】　以预防为主，对发育尚未完全的儿童，注意营养，避免长时间站立，对于易变性平足症，治疗方法如下。

1. 功能锻炼，如用足跖行走，屈跖运动，提踵外旋运动。

2. 矫形鞋或矫形鞋垫。要求鞋底跟部及弓腰要窄，鞋帮要紧，鞋底腰部内侧半垫高 2～3mm，目的为恢复内纵弓，托起距骨头，鞋跟内侧本延长至足舟骨，并较外侧半加厚 3～6mm，鞋垫可用铝钢、塑料或人造革制成，要求与矫形鞋相同。

对先天性平足症(即痉挛性)，功能锻炼及矫形鞋不易奏效，首先全麻下手扳法矫正，石膏固定，待腓骨肌松弛后，切除骨联合(骨桥)，矫正畸形，手法改正失败或畸形严重者，可作三关节融合。晚期患者或先天性跟骨舟骨骨桥可采用手术治疗，如距骨下三关节融合术、骨桥切除术以及肌腱移位术等。

【预后】　此症重在预防。治疗方法虽多，且均有一定疗效，但无一种令人十分满意的治疗方法。

十二、足踇外翻

足踇外翻(hallux valgus)是指足踇趾向外倾斜大于生理角度的一种畸形，好发于女性(男女比例约 1:30)的一种常见足部畸形，多呈对称性。

【病因】　多数人认为是穿着高跟尖头鞋所致，也有人认为与足部骨性结构缺陷有关。

【病理】　踇外翻畸形病理解剖学改变包括以下 6 个方面。

1. 在跖趾头节平面踇趾外翻畸形(正常为 10°～15°)，有时发生近节趾骨基底部向外侧半脱位；第 1 跖趾关节内侧关节囊松弛，外侧挛缩。

2. 第 1 跖骨头内侧隆起，骨赘形成，踇囊炎形成。

3. 第 1 跖骨内翻畸形。正常情况下踇外翻角，即指在第 1 跖趾关节平面踇趾向外侧偏斜，角度最大为 10°～15°，超过此范围即为踇外翻畸形。第1～2 跖骨间夹角达到或＞10°者，为跖骨内翻。

4. 第一跖骨过长，踇内收肌紧张挛缩，异常牵拉。

5. 第一跖骨绞前，踇长屈、伸肌弓状紧张，加重畸形。

6. 前足增宽。

【检查及诊断】　它的主要表现就是：足踇趾斜向外侧，第一跖骨内翻，第一、二跖骨间夹角增大，跖踇关节轻度半脱位；第一跖骨头在足内侧形成一骨赘，因长期受鞋帮的摩擦，局部皮肤增厚，严重时红肿发炎，即踇囊炎。踇外翻严重时，第二趾可被踇趾挤向背侧，形成锤状指。X线拍片检查可见第一跖骨头内侧骨赘。据此可以明确诊断。

【治疗】 重在预防，如防治平足症、穿合适的鞋子。轻度患者可在第一、二趾间夹棉垫，夜间在足蹞趾内侧缚一直夹板矫正畸形。畸形严重且疼痛明确者，可行手术治疗，方法如下。

1. 软组织手术，如足蹞内收肌肌腱切断术、滑囊切除等。

2. 骨切除术，如切除近节趾骨近端或切除第一跖骨头。

3. 联合手术，如第一跖趾关节融合术、Keller手术等。

其中，Keller手术是目前常用的、效果最好的手术。具体方法是切除第一跖骨内侧骨赘及滑囊，切除第一趾骨内侧骨赘及滑囊，以及切除近节趾骨的基底。术后用夹板将足蹞趾固定于矫正位，2～3周拆除夹板，进行功能锻炼。

【预后】 如不经治疗，可致严重的疼痛影响行走功能。手术治疗效果良好。

十三、跖　痛　症

跖痛症（Morton neuralgia）也称Morton综合征，指因足蹞趾跖骨有先天畸形，横弓下塌所致的跖骨痛。

【病因】 大多有先天性第一跖骨畸形，如第一跖骨过短、内翻。也有人认为与过度活动有关。

【病理】 在第一跖骨有过短或内翻等畸形情况下，不能有效地负载体重，在骨间肌疲劳不能代偿的情况下，出现足横弓下塌、前足增宽、跖骨头间横韧带松弛而发生疼痛。跖骨面可有胼胝。骨间肌萎缩，第二、三跖骨代偿肥大。

【检查及诊断】 检查时可触知第一跖骨头的跖侧及背侧压痛，跖面有胼胝。患者诉疼痛位于跖面横韧带上，呈持续性灼痛。跖骨头挤压试验：检查者一手握患足跟部，另一手横行挤压5个跖骨头，出现前足放射样疼痛为阳性。X线检查可见第一、二跖骨间隙增宽，第二、三跖骨粗壮，同时可见到跖骨先天性畸形，如短缩、内翻等。诊断该病并不困难。

【鉴别诊断】 特别需要与压迫性跖痛症（Morton跖痛症）相鉴别。后者是一种特殊类型的跖痛症，是由于趾神经被牵拉或压迫形成神经炎或神经瘤所致，多发生在第三、四跖骨头中间处的趾神经。疼痛特点为阵发性、局限性、向邻近两趾间放射，检查时第三、四趾骨头间跖侧及背侧均有明显触痛。

【治疗】 非手术治疗为主。方法有：穿用前足宽、后跟合适、鞋底较硬的鞋；鞋底跖骨头后方钉上一橡皮横条或在鞋内垫一横弓垫，以避免跖骨头负重；严重者可用2.5cm宽胶布条3～4条C形包裹横弓垫于足底。

若非手术治疗无效，可采用手术疗效，方法有趾长伸肌悬吊术、跖骨干截骨术及跖骨头切除术。

十四、先天性髌骨脱位

先天性髌骨脱位是指髌骨先天性脱位或髌骨外侧固定性脱位和习惯性髌骨脱位。

【病因】 病因不明，部分患者有遗传倾向。偶可并发其他先天性畸形。患者髌骨外缘与髂胫束紧密相连，髂胫束挛缩严重，股四头肌发育异常，股内侧肌缺如，髌骨发育很小，使整个伸膝装置外移，以至引起一系列畸形：髋关节和膝关节的屈曲畸形、膝外翻、胫骨外旋和腰过分前凸。股骨髁间窝发育不良，但骨端基本正常。偶见伴有其他异常，特别是先天性多发关节挛缩症和Down综合征。

【病理】 共同的病理改变为股四头肌伸膝装置的挛缩，股外侧肌可能缺如或严重挛缩，髌骨可以向外脱位并与髂胫束前方粘连。髌骨通常较小、形状异常，并在股四头肌伸膝装置内位置异常。可发生膝外翻及胫骨相对于股骨的外旋畸形，内侧关节囊受到牵伸，股骨外髁多扁平，或髌腱止点位于外侧。

【临床表现及诊断】 先天性髌骨出生后即见一侧或双侧的膝关节屈曲挛缩，不能伸直，髌骨已移至股骨髁的外侧，不能主动伸膝，被动伸膝也受限。由于髌骨较小，且不能伸膝，故在婴儿的股骨髁外侧不易扪及髌骨。2岁以前的X线侧位片上可见伸膝装置的阴影消失。2岁以后髌骨骨化中心逐渐出现，正位片上可见髌骨位于股骨髁的外侧。在3～4岁前由于髌骨骨化中心尚未出现，先天性髌骨脱位难以作出诊断。MRI能显示髌骨软骨位于股骨的外侧，应怀疑先天性髌骨外脱位。

【治疗】 一旦确定诊断，应尽早手术治疗，以防止发生膝关节外翻、屈曲和外旋畸形。目前手术主要方式为膝关节外侧松解、内侧重叠缝合及髌腱内移术。手术步骤如下。

1. 松解髌骨外侧一切挛缩组织，并做好重建准备　切口从大腿外侧中下沿髂胫束到胫骨结节弯向内侧，将髌骨外侧的挛缩组织充分松解，包括髌韧带外侧，将股外侧肌的远端从髂胫束、股四头腱外侧缘和髌骨外缘的连接处纵形切断，向上游离后备用。将挛缩的髂胫束切断，如股二头肌挛缩明显则作延长，此时髌骨外侧挛缩组织已完全被松解。

2. 髌骨的复位。沿髌骨内缘股直肌与股内侧肌之间切开，此时髌骨可复位至股骨髁间。如果股四头肌腱和髌韧带仍不成直线，屈曲膝关节仍存有髌骨外脱位的力量，可将外侧髌韧带一半移缝至内侧，直至做胫骨结节内下移手术。

3. 修补缝合软组织，加强伸膝装置将内侧松弛的关节囊及滑膜切除一部分后拉紧缝合。将股内侧肌稍向上游离之后用肌腹组织盖过髌骨缝合于髌骨外缘，加强固定髌骨于中立位的力量。被松解的股外肌远端向上移位缝于股四头肌腱上部，减少向外牵拉髌骨的力量。切除内侧多余关节囊及滑膜修补外侧滑膜缺损。术中屈曲膝关节 90°，髌骨不再向外滑移，即认为满意。术后长腿石膏托固定共 6 周，早期锻炼股四头肌收缩功能，拆石膏后练习膝关节伸屈活动。

【预后】　早期治疗，膝关节功能多有恢复，术后 6 周左右拆除石膏，并开始主动和被动的关节运动范围的功能练习。伴随的畸形随生长发育而得以逐渐矫正。

十五、先天性胫骨假关节

先天性胫骨假关节主要发生在胫骨中下 1/3 处，由于发育异常致胫骨的畸形和特殊类型的不愈合，最终形成局部的假关节。患者多为单侧性，男性发生率略高于女性，仅少数病人有家族遗传史。

【病因】　关于畸形的成因有许多学说。宫内压迫学说认为胎儿生长在子宫内，足呈极度背屈，压在下 1/3 胫骨上，严重影响该处血供。有人认为是宫内创伤，形成该处骨折产生畸形。但更多的人认为是一种全身代谢性紊乱引起的疾患；几乎所有的病人合并有皮肤色素斑，局部常合并有神经纤维瘤的存在。也有学者认为先天性胫骨假关节和骨纤维结构不良可能属同一病因，仅有不同的临床表现。Aegerter 则认为骨纤维结构不良，神经纤维瘤病和先天性胫骨假关节都是由神经变异，使组织的生长和成熟发生异常。

【病理】　根据胫骨形态，临床上一般分成三型。

1. 弯曲型　出生后胫骨下段向前弯曲，但无假关节，胫骨前弓处皮质增厚，髓腔闭塞，胫骨端萎缩硬化，呈前弓外形。发生骨折后，经一般处理局部不愈合，形成假关节。或因不认识此病，贸然做截骨手术，形成不愈合，继续发展而两断端吸收，骨端硬化，远端进一步萎缩变细，呈笔尖状。

2. 囊肿型　出生后在胫骨中下 1/3 处呈囊性改变，但骨干不细，临床不易发现，轻微外力造成骨折后出现不愈合，继之形成假关节。

3. 假关节型　出生后即发现有胫骨中下段缺损，形成假关节。假关节处有较坚硬纤维组织连接或软骨连接，骨端随生长发育而变细，萎缩，远端更为明显呈笔尖状，皮质菲薄。有时周围软组织也萎缩，包括腓肠肌。如果腓骨累及，也发生同样变化。

【临床表现及诊断】　典型的先天性胫骨假关节畸形是患儿的小腿中 1/3 处向前弯曲畸形或假关节外形，患肢短缩。病儿局部一般无肿胀疼痛等不适感，全身皮肤常有浅棕色斑。X 线片间胫骨下 1/3处向前外侧弯曲，凹侧骨皮质增厚，骨髓腔狭窄，腓骨可有或无相应改变。结合以上症状及 X 线片检查不难诊断。

【治疗】　先天性胫骨假关节的治疗有一定难度，不经植骨无法获得骨折愈合。如按常规植骨手术，愈合率又低，反复多次手术之后，造成局部血循环营养条件更差。即使暂时愈合，还有再次骨折的可能。直到观察到青春期，不再形成假关节，才算达到真正愈合。如此时还合并有下肢短缩畸形及足的畸形，还须再次手术矫正。

治疗原则如下。

1. 本病一经确诊，应尽早做植骨手术，除非因全身及局部原因不适应手术者，可暂时采取支架和石膏保护患肢，防止骨端吸收严重而致畸形加剧。

2. 植骨以自体松质骨为最好，直系亲属次之，不用骨库骨。

3. 骨端间瘢痕组织应随同增厚骨膜及硬化骨端一并彻底切除，以改善局部血循环。

4. 植入的松质骨量要足够多，接触须紧密，内固定要坚强，外固定必须妥贴，固定时间要足够，呈显骨性愈合之后再负重。

5. 假关节融合后，应每 6～12 个月复查 1 次，骨端的硬化现象逐渐消失，呈密度正常，髓腔通畅、骨干变粗，证实愈合可靠。如在随访中，发现髓腔不通畅，骨端硬化增加，骨干变细，有再骨折的预兆，应再次植骨。

【手术方法】　手术方法种类很多，有碎骨植入术、髓内外松质骨植骨钢板内固定术、髓内植骨术等，但效果均不满意。常用方法介绍如下。

1. *双骨板植骨术*(Boyd 法)　特点是双侧骨皮质贴敷植骨固定比较结实，对线好，可保持胫骨干足够宽度，骨板中填入足够松质骨，可达到紧密接触，可防止瘢痕压迫植入的松质骨，如一侧骨板被吸收，还有对侧另一植骨板，有一定的愈合率。

2. *短路植骨术*(Mc Farland 法)　特点是适用于成角弯曲型的患儿，也适用于此型患儿已有骨折将要形成假关节者。手术不直接在假关节处矫形和截骨，而只在胫骨后方植入一长条皮质骨，形似弓弦，负重时重力线通过植骨块，而不经过弯曲成角的病段胫骨。

3. *髓内针固定和植骨术*　特点是髓内针穿过两断端，内固定牢靠，特别适合于骨端萎缩，呈笔尖状之胫骨远端。

4. *移植自体带血管的腓骨*　有正常骨膜及丰富血供的活植骨块可直接进行愈合，愈合率高，替代的腓骨有较长的一段，可保证胫骨断端间病变组织彻底清除，后充分填充空隙。植入的腓骨存活之后随机体生长发育逐渐增粗，与胫骨周径相似，有良好的骨牢度，可以早期负重。这是显微外科技术在植骨治疗中开拓的一个新途径。

（王坤正）

第二节　骨与关节化脓性感染

骨与关节感染是指病原菌侵入骨组织或关节造成的感染，可分为非特异性感染和特异性感染。非特异性感染主要有急、慢性化脓性骨髓炎、化脓性关节炎以及与植入物相关的感染，即人工关节感染和内固定植入物的感染。

一、化脓性骨髓炎

骨髓炎是指细菌感染骨髓、骨皮质和骨膜而引起的炎症，临床多见的是化脓性细菌感染，即化脓性骨髓炎。骨髓炎按病情的发展可分为急性和慢性骨髓炎。

急性化脓性骨髓炎常发生于儿童长管状骨干骺端，常见的致病菌是金黄色葡萄球菌。其次为乙型链球菌和白色葡萄球菌，偶有大肠埃希菌，铜绿假单胞杆菌，肺炎双球菌感染。儿童长管状骨生长活跃，干骺端毛细血管丰富，血流缓慢，血中细菌容易沉积于此。有时因外伤使干骺端血管网破裂出血，局部抵抗历程低下，易致感染，因身体其他部位活动性感染病灶的细菌进入血循环，引起菌血症并传播到骨内，在干骼端生长繁殖，形成感染灶。当骨内的感染灶形成后，其发展后果取决于病人的抗病能力，细菌的毒力和治疗的措施。身体抵抗力强，细菌毒力低，治疗及时，病变可能痊愈或形成局限性脓肿；身体抵抗力弱，细菌毒力强，治疗不及时则病灶迅速扩大而形成弥漫性骨髓炎。此时病灶的脓液首先在骨髓腔内蔓延，再到骨膜下形成骨膜下脓肿，脓肿穿破骨膜进入软组织，形成软组织脓肿，然后可穿透皮肤流出体外，形成窦道。此后急性症状逐渐消退，临床上转入慢性骨髓炎阶段。

(一)急性化脓性骨髓炎

【概述】 急性化脓性骨髓炎最常见于 3～15 岁的儿童和少年，即骨生长最活跃的时期，男多于女。胫骨和股骨发病率最高(约占 60%)，其次为肱骨、桡骨及髂骨。其发病率近年来明显下降，从发病就呈现亚急性症状的患者有增加的趋势。本病发病形式：血源性感染；邻近化脓病灶波及；开放骨折细菌侵入骨引起直接感染。本病好发于幼儿、小儿，我国的病例有 1/3 发生于成年。小儿发病男女接近，但总的来说，男性较高。从解剖学上看，小儿长骨干、短管状骨几乎均发生在干骺部，成人则发生在骨干部的较多。从上、下肢看，下肢占绝大多数，下肢发病是上肢的 2～6 倍。尤其是好发在膝上下。

【病因】 本病的致病菌绝大多数为金黄色葡萄球菌，其次为乙型链球菌和白色葡萄球菌，偶有大肠埃希菌、铜绿假单胞杆菌和肺炎双球菌。急性血源性骨髓炎是化脓菌由某一部位的病灶进入血流而引起，常见的病灶多位于体表，如疖、痈、毛囊炎、以及扁桃体炎、中耳炎、上呼吸道感染等。但也有查不出原发病灶的。无论有无原发病灶，血流中有细菌，是造成骨髓炎的先决条件，但还必须具备有诱发的条件，才能造成骨感染。其条件如下。

1. *机体抵抗力*　骨髓炎的发病决定于人体抵抗力的强弱，所以在临床上常看到有些患者很严重，有的就很轻。影响抵抗力的因素很多，如久病初愈、体弱、营养不良、过度疲劳、着凉等因素。

2. *局部抵抗力*　创伤不是引起骨髓炎的直接原因，但与发病可能有间接关系，在临床上病人常主诉有创伤史，可能由于损伤使局部抵抗力降低，有利于细菌繁殖。

3. 细菌的毒力　毒力大者发病重；细菌数少，毒力小者则发病轻。

【病理】 基本病理变化是骨组织急性化脓性炎症，引起骨质破坏、吸收、死骨形成；同时出现的修复反应是骨膜新生骨的形成。在早期以骨质破坏为主，晚期以修复性新生骨增生为主。急性血源性骨髓炎大多发生在长管状骨的干骺端，因是终末动脉，血流较慢，细菌栓子容易停留。细菌的繁殖和局部骨组织的变态反应引起一系列炎性病变，结果使骨组织坏死，形成一个小的骨脓肿。如细菌的毒力小，或者是机体的抵抗力强，则骨脓肿可限局化，形成限局性骨脓肿。但一般病灶继续扩大，侵及更多的骨组织，甚至波及整个骨干。可有以下几种形式。

1. 基本病理变化过程

(1)脓肿形成：感染开始后 48h 细菌毒素即可损害干骺端的毛细血管循环，在干骺端形成脓液，经过哈佛系统和伏克曼管进入骨膜下形成骨膜下脓肿，骨膜下脓肿逐渐增大而压力增高时，感染即经由骨小管系统侵入髓腔，也可穿破骨膜向软组织扩散。骨感染向髓腔的方向蔓延，脓肿直接进入髓腔，髓腔内脓液压力增高时又经骨小管系统向外蔓延到骨膜下，形成骨膜下脓肿。

(2)骨壳形成：感染蔓延到骨膜下，形成脓肿，同时被剥离的骨膜、由于反应形成新生骨，并逐渐增后，即形成骨壳。由于感染继续存在，骨壳本身也遭破坏，故骨壳是不规则的，常有许多穿孔，称骨瘘孔。

(3)骨坏死、死骨形成：当骨膜被脓肿剥离骨面时，该部骨皮质即失去来自骨膜的血液供应而发生骨坏死，当骨的营养血管同时因感染而栓塞时，坏死更为广泛。凡与周围组织未脱离者为骨坏死，如炎症被控制，侧支循环建立后有可能再生，如与周围组织游离者为死骨，大小不等，大的甚至包括整个骨干。

(4)修复：修复和炎症的控制，是由于肉芽组织的作用，将坏死骨包围，死骨游离，小的可吸收或被排出；大的多需手术摘除。形成的骨壳是维持骨干连续的惟一保证，因此取出大块死骨时，应该在骨壳形成后。婴儿修复快，死骨少，骨壳多，塑形好；成人修复慢，易形成窦道，且可引起混合感染，持续多年不愈，有时因长期溃破甚至发生癌变。临床上一般在发病后 4 周内，死骨未形成前为急性期；以后为慢性期。

2. 转归和并发症

(1)急性血源性骨髓炎若能早期诊断，及时进行有效的抗生素局部和全身治疗，可获得痊愈。Cunha 指出及时有效的治疗可使急性血源性骨髓炎的治愈率达到 92%。

(2)若在急性期未能进行及时有效的治疗，或细菌毒力强，可并发脓毒血症或败血症，严重者可危及患者生命。

(3)骨髓炎复发的危险性与感染的部位及发病后是否得到及时有效的治疗等因素有关：位于跖骨的骨髓炎复发率高达 50%，涉及股骨近端，胫骨近端及远端的干骺端的骨髓炎复发率为 20%～30%。而腓骨远端，上肢骨与脊柱的炎症感染预后较好，易于痊愈。儿童急性骨髓炎经治疗 1 年后的复发率为 4%。

(4)儿童长骨骨髓炎可损害长骨体的生长部，导致患儿生长滞后，若前臂骨和下肢骨受累常可形成弓状畸形。

(5)在骨髓炎急性期由于骨质吸收，以及手术钻孔开窗引流，若未行 2～3 个月的支架外固定，易发生病理性骨折。

【临床表现】

1. 全身症状　发病突然，开始即有明显的全身中毒症状如发冷、寒战、体温急剧上升，多有弛张热，高达 39～40℃，脉搏加速，口干，食欲缺乏。可有头痛，呕吐等脑膜刺激症状，患者烦躁不安，严重者可有谵妄，昏迷等败血症表现，或发生中毒性休克，甚至有死亡者。外伤引起的急性骨髓炎，应警惕并发厌氧菌感染的危险。

2. 局部症状　早期有局部剧烈疼痛和搏动性疼痛，肌肉的保护性痉挛，局部皮温增高，深压痛，可无明显肿胀。骨膜下脓肿形成后，可有局部皮肤水肿，发红等表现。脓肿穿破骨膜进入软组织后，局部压力减轻，疼痛缓解，但红、肿、热、痛症状明显，并可出现波动感。脓液进入骨干骨髓腔后，整个肢体剧痛肿胀，骨质疏松，常可发生病理性骨折。

3. 根据病理变化的不同时间，临床表现有所区别，可分为 3 期

(1)骨膜下脓肿前期：发病后 2～3d，骨髓腔内只有炎性充血、肿胀，或有极少量的脓血，未形成骨膜下脓肿，除全身感染症状外，患肢局部肿胀和压痛局限于病灶区，如在此期间确诊和及时治疗，预

后甚佳。

(2)骨膜下脓肿期:发病 3～4d,骨髓腔脓液增多,压力较大,可将骨膜掀起,形成骨膜下脓肿。临床上表现肢体节段性肿胀,并有明显压痛,如在此期能得到及时而有效的处理,其预后仍较佳。

(3)骨膜破裂期,发病后 7～12d,骨膜下脓肿由于积脓更多,张力更大而破裂。脓液流到周围软组织内,此时由于骨膜下减压而疼痛反减轻。局部压痛加剧,整个肢体肿胀,皮肤红、热,可有波动。在这期间虽经切开引流,仍难免形成慢性骨髓炎的可能。

临床表现因年龄而不同。成人症状不典型,较轻,病程缓慢,容易误诊。儿童症状则较重。与之相反,婴幼儿全身症状大多较轻,易被忽视。

【辅助检查】

1. 实验室检查　急性化脓性骨髓炎患者早期血液中白细胞计数及中性粒细胞均明显增高,白细胞计数可高达 30 000 以上,血沉率增快。早期急性化脓性骨髓炎患者的病程中常伴有菌血症和败血症,抗生素使用前常规进行血培养阳性率为 50%～75%,通常在感染后 24h 即可获得血液阳性培养结果。局部骨穿刺抽出脓液,涂片找到细菌即可以确诊。在血液及脓液细菌培养的同时进行细菌药物敏感试验,以便选用有效的抗生素治疗。

2. X 线检查　X 线检查在早期常无骨质改变,一般在发病后 2 周才开始显示病变。但早期摄片可作为对照;早期是无骨质改变的 X 线征,并不能排除骨髓炎。应该以临床表现为根据,否则,会延误诊断和治疗。2～3 周以后,X 线表现骨质疏松,骨松质内可见微小的斑片状破坏区。一般在干骺端处有一模糊区和因骨膜被掀起,可有明显的骨膜反应及层状新骨形成,并可见到肿胀的软组织阴影。数周以后出现骨皮质内、外侧虫蚀样破坏现象,骨质脱钙及周围软组织肿胀阴影,有时出现病理性骨折。

3. CT 检查　CT 表现如下。

(1)软组织肿胀:CT 图像上软组织因充血水肿,密度较正常略低,肌束间隙消失较平片观察更细致。

(2)软组织脓肿:在 CT 上表现典型,中心为低密度的脓腔,周围环状软组织影为脓肿壁,增强扫描脓肿壁因充血而呈环状强化。软组织内含气影是脓肿的重要表现,表现为多个散在的小气泡或融合成大的气泡,位于低密度网状组织和脓肿之间。

(3)骨质破坏:CT 表现为干骺端局限的骨密度减低区,边缘不规则,病灶内可见脓液低密度区。骨皮质破坏表现为骨皮质中断,轴位薄层易于确定。

(4)骨髓腔破坏:骨干髓腔密度增高,轴位扫描骨密度从正常骨髓腔的负值,到接近骨髓炎病灶变为正值。CT 上死骨为孤立的浓密骨块,被低密度的脓腔所包绕,窦道在 CT 上为细小的含气管道,增强扫描窦道壁强化。

(5)骨膜反应:CT 所显示的骨膜反应与平片大致相同,表现为环绕或部分附着骨皮质的弧线样钙质高密度影,略低于正常骨皮质密度,与皮质间可有狭细的软组织样低密度线,厚薄不一。但对于急性长骨骨髓炎早期所出现的薄层骨膜反应常难以发现。

CT 可清楚显示髓内及软组织脓肿内气体,能更早期显示骨质破坏,特别是一些解剖特殊部位:如骨盆、脊柱、下颌骨、锁骨等应用更多。CT 显示骨皮质侵蚀和破坏不仅优于 X 线平片,甚至优于 MRI 和核素扫描,尤其是显示死骨。

4. 磁共振成像(magnetic resanance imaging)　在骨髓炎早期 MRI 即可显示病变部位骨内和骨外的变化,包括病变部位的骨髓破坏、骨膜反应等。此种改变早于 X 线及 CT 检查。急性骨髓炎早期的 MRI 表现:骨松质内广泛分布的斑片不均匀亮 T_2 暗 T_1 水肿信号,境界不清楚,在脂肪抑制及 T_1 加权像上显示较普通 T_2 加权像更为敏感而直观。骨皮质周围的软组织内见弥漫分布的亮 T_2 暗 T_1 异常信号,在矢、冠状面呈半梭形,在横轴面上呈环形或"C"形。骨皮质多显示完整。

5. B 超　超声虽不能穿过骨骼,但能够探测到早期软组织的改变,可以弥补 X 线检查对软组织病变不易显示的不足。儿童骨膜附着比较松,故早期炎性液体或脓液就可以穿透骨皮质而在骨膜下蔓延。骨膜下脓肿在儿童骨髓炎早期较为常见,可为 B 超早期诊断提供病理依据。超声表现:骨膜下积脓表现为骨膜抬高,严重时可在骨膜和骨皮质之间探测到无回声区,骨膜增厚,骨周围软组织脓肿,软组织水肿等。超声检查安全方便无创,费用低廉,能早期显示骨髓炎的病变,特别是骨骺的早期病变。超声虽不能穿透骨皮质但能观察到早期骨髓炎引起的周围软组织的细微变化,为临床早期诊断提供重要的客观依据,并可进行脓肿定位并监视指导穿刺,可反复检查及进行随访,以观察疗效。但其分辨率较低，局限于诊断长骨干骺端骨髓炎，对于不规则骨骨髓炎诊断价值有限。

6. 放射核素骨显像　对早期诊断骨髓炎有重要价值。常用的骨显像剂为^{99m}锝—亚甲基二磷酸盐（technetium^{99m} Tc-methylene dio-phosphnate，^{99m} Tc-MDP），可用于鉴别骨髓炎和软组织病变。应用^{99m}Tc扫描时应结合“血流相图像”（blood flow phase image）解释骨髓炎病变。血流相图像是指静脉注射放射性核素后1s和3～4h后获得的图像。^{99m}Tc骨扫描显像出现骨髓炎的阳性征象早于X线检查。但其对骨髓炎的正确诊断率为77%。由于各种原因引起的骨代谢性变化，也可出现假阳性，在手和足的部位也易出现假阳性，且对新生儿骨髓炎无诊断价值。而且有时阴性骨扫描并不能排除骨髓炎的诊断。枸橼酸^{67}镓（^{67} gallium-citrate，^{67}Ga），由于其在炎症早期聚集在白细胞尤其是多形核白细胞的特性，可用于骨髓炎的早期诊断。通常在注射^{67} Tc 48h后，应用^{67} Ga，如^{99m} Tc及^{67} Ga均聚集在骨的同一部位，应高度怀疑骨的炎性感染。而在蜂窝织炎者，在感染部位^{67}Ga的浓度异常高，而其他核素如^{99m}Tc则摄入很少，可用此鉴别。也有应用^{111}铟（^{111} indium，^{111} In）示踪白细胞扫描技术诊断急性骨髓炎，应用^{111}In扫描的优点为：可避免^{99m} Tc扫描在骨折、骨肿瘤、异位骨化（hetero—topmossification）和关节炎等情况下出现的假阳性；也可避免^{67}Ga扫描在骨肿瘤和其他部位炎症情况下出现的假阳性。^{111}In对骨髓炎的诊断正确率可达到83%。

应用放射性核素检查与电子计算机断层照相（CT）相结合的方法，对早期准确诊断骨髓炎极有价值。CT用于急性骨髓炎可比常规X线摄片提前发现病灶，对骨内外膜新骨形成和病变的实际范围显示相当精确。

【诊断和鉴别诊断】

1. 诊断　急性骨髓炎的诊断为综合性诊断，有下列表现均应考虑有急性骨髓炎的可能。

(1)急骤的高热与毒血症表现。

(2)长骨干骺端疼痛而不愿活动肢体。

(3)病变区有明显的压缩痛。

(4)白细胞计数和中性粒细胞数增高。

(5)局部分层穿刺具有重要的诊断价值，即在压痛明显处进行穿刺，边抽吸边深入，不要一次穿入骨内，抽出浑浊液体或血性液做涂片检查与细菌培养，涂片中发现大量脓细胞或菌，即可明确诊断。

(6)影像学表现：X线检查，由于急性骨髓炎起病后14d内X线检查往往无异常发现，因此早期X线检查对诊断无大帮助。通常早期的X线表现为层状骨膜反应与干骺端骨质稀疏。2周后必须复查X线。CT检查可提前发现骨膜下脓肿，对细小的骨脓肿仍难以显示。核素骨显像一般与发病后48h内即可有阳性结果，但不能作出定性诊断，只能定位，因此只有间接助诊价值。

有些急性血源性骨髓炎病人主诉有损伤史，而X线摄片又无骨折，常误诊为一般软组织损伤，严重影响预后，所以要常想到这种可能性。如有感染病灶（疖、痈等），损伤史、高热、局部疼痛和压痛明显，患肢不敢活动，白细胞计数增高，血沉率增快者，应考虑有急性血源性骨髓炎的可能。因为治疗效果与发病后开始治疗的时间有密切的关系，所以要强调早期诊断。

局部穿刺对早期诊断具有重要价值，如有上述表现，可以在肿胀及压痛最明显处，以较粗的穿刺针进行软组织穿刺，做涂片和培养，其结果大部分是可靠的。

2. 鉴别诊断　早期应与下列疾病相鉴别

(1)急性风湿热：患者多有慢性病容，心悸，心脏杂音，合并游走性关节肿胀、疼痛和活动受限，血沉、抗O等血液检查常呈阳性。白细胞计数增高以单核为主，总数少于骨髓炎。

(2)蜂窝织炎：肿胀及压痛虽较广泛，但常局限于患区一侧或以该侧最显著。周身症状较骨髓炎为轻。

(3)化脓性关节炎：全身症状与骨髓炎相似，局部肿胀、压痛多在关节处，肌肉痉挛，患肢轻度屈曲，关节活动明显受限，早期X线可表现关节间隙增宽，关节穿刺往往可明确诊断。测定血中C-反应性蛋白含量有助于判断急性血源性骨髓炎是否并发化脓性关节炎：合并化脓性关节炎时，C-反应性蛋白值较单纯骨髓炎为高，且起病后迅即出现此种差别；化脓性关节炎患者C-反应性蛋白恢复正常值也较迟。红细胞沉降率虽也具有鉴别诊断意义，但两组患者之差别出现较晚，恢复正常值也迟得多，不如C-反应性蛋白之变化能准确反映临床状况。

(4)恶性骨肿瘤：特别是尤因肉瘤，常伴发热、白细胞增多、X线示“葱皮样”骨膜下新骨形成等现象，须与骨髓炎鉴别。鉴别要点为：尤文肉瘤常发生于骨干，范围较广，全身症状不如急性骨髓炎重，但有明显夜间痛，表面可有怒张的血管。局部穿刺吸取活组织检查，可以确定诊断。

【治疗】 急性骨髓炎治疗成功的关键是早期诊断、早期应用大剂量有效抗生素和适当的局部处理。一旦形成脓肿，应及早切开引流，防止死骨形成，使病变在早期治愈。否则易演变成慢性骨髓炎。

1. 全身支持治疗　包括充分休息与良好护理，注意水、电解质平衡，少量多次输血，预防发生褥疮及口腔感染等，给予易消化的富于蛋白质和维生素的饮食，使用镇痛药，使患者得到较好的休息。

2. 联合应用抗菌药物　及时采用足量而有效的抗菌药物，开始可选用广谱抗生素，常用两种以上联合应用，以后再依据细菌培养和药物敏感试验的结果及治疗效果进行调整。抗生素应继续使用至体温正常、症状消退后2周左右。大多可逐渐控制毒血症，少数可不用手术治疗。如经治疗后体温不退，或已形成脓肿，则药物应用需与手术治疗配合进行。

(1)抗菌药物的选择：任何一种骨与关节感染性疾病的治疗，都存在着抗菌药物的选择应用问题，当临床诊断明确并具有使用抗菌药物的适应证时，其选择可从以下几个方面考虑。

①选择在骨和关节组织中可达到有效治疗浓度的抗菌药物。由于骨本身构造的特殊性，给药物的穿透带来许多困难，使大多数抗菌药物不易进入到骨组织中去，在骨组织中浓度很低，达不到治疗目的，因此在治疗骨感染疾病时，要特别注意抗菌药在骨组织中的分布情况。目前有资料证实的能在骨或关节组织中达到有效治疗药物浓度的抗菌药物有林可霉素、克林霉素、磷霉素、褐霉素、氟喹诺酮类、万古霉素，这些药物在骨组织中可达到杀灭病原菌的有效药物浓度，骨组织中药物浓度可达血浓度的0.3～2倍。青霉素类和头孢菌素类采用大剂量时在骨中也可达到一定浓度。而氨基糖苷类、红霉素等则渗入关节滑囊中的浓度较低。

②选择对致病菌敏感且不易产生耐药的抗菌药物。以往认为骨科感染最常见的致病菌是金黄色葡萄球菌，占76 %～91 %，其次是链球菌，占4%～14 %，表皮葡萄球菌约占10 %。近年来由于抗菌药的广泛应用，使得主要致病菌的种类发生了变化。对1 055例骨科感染性疾病的细菌培养结果发现，革兰阴性细菌感染率急剧上升达78.02%，而革兰阳性细菌的感染率下降为20.84 %；致病菌排位铜绿假单胞菌占主导地位达40.08 %，大肠埃希菌达14.12 %，居第2位，金黄色葡萄球菌为11.93 %。另有文献报道骨科感染菌种由20世纪60年代70 %～75 %为革兰阳性细菌，发展至90年代51.7 %～78 %为革兰阴性菌。常见致病菌的改变相应导致了敏感抗菌药的变化。

耐药产生的一个重要原因，是抗菌药物的大量使用及不合理应用。因此，在骨科抗感染治疗中，针对敏感菌选择抗菌药是一个关键的环节，首先在致病菌明确时，要考虑致病菌的敏感性和药物在骨组织中的浓度，再针对感染的部位进行选择；当致病菌不明确时，要先做细菌学检查和药敏试验，在结果未报告前，可根据临床经验用药，待细菌学检查和药敏报告出来后，则主要选择骨组织浓度高，起效快的杀菌药。其次要考虑给药的剂量和方法。药物的杀菌效力与浓度在一定范围内成正比关系，特别是对抗菌药物难渗透进去的骨和关节组织，足够的、有效的杀菌浓度尤为重要，选择杀菌药比选择抑菌药抗感染效果要好得多。

③选择不良反应小的抗菌药物。急性化脓性关节炎和急性血源性骨髓炎的抗菌药治疗一般为3～4周，而对于慢性骨与关节感染疗程可延长至2～3个月不等，骨与关节结核抗结核治疗最少要在6个月以上。由于骨科感染应用抗菌药时间较长，因此在用药时要根据患者全身功能的状态、年龄等选择不良反应小，安全范围大的抗菌药物。

(2)治疗骨髓炎常用的几种抗生素

①青霉素类(penicillins)。青霉素对酿脓链球菌和肺炎球菌感染应列为首选，对厌氧菌感染也有良效。青霉素G对产气荚膜芽胞杆菌应为首选。氯唑西林(cloxacillin)和双氯西林(dicloxacillin)为首选口服剂型。氨基青霉素对肠球菌感染应为首选，对大肠埃希菌和奇异变形杆菌也有效。替卡西林(ticarcillin)是抗铜绿假单胞菌的青霉素，对铜绿假单胞菌和多数大肠埃希菌有效。

②头孢菌素类(cephalosporins)具有抗菌谱广，杀菌力强，对胃酸及β-内酰胺酶稳定，过敏反应少等优点。第1代头孢菌素以头孢唑啉(cefazolin)在骨科使用最多，常用于治疗葡萄球菌感染，包括骨髓炎，其半衰期较长，血清浓度较高。第2代头孢菌素与第一代头孢菌素比较，其抗革兰阴性菌作用较强，但不如第3代。头孢噻吩对厌氧菌特别是脆弱杆菌之作用，比其他第1、2代产品都强。第3代头孢菌素除肠球菌外对革兰阳性菌均有作用，但抗革兰阳性菌之作用不如第一代，对大肠埃希菌的

作用则远胜于后者；对除铜绿假单胞菌之外多数革兰阴性菌有作用；对 p-内酰胺酶有高度抵抗力。且对组织的穿透力强，能渗入到脑脊液中，对肾脏无毒性。

③万古霉素（vancomycin）。万古霉素对金黄色葡萄球菌、表皮葡萄球菌和肠球菌有很强的作用，对于不能耐受青霉素和头孢菌素类之患者应列为首选抗生素。去甲万古霉素及万古霉素给药后可迅速分布到骨组织，因其耳毒性和肾毒性较大，一般不作为一线抗菌药物使用，仅用于严重的革兰阳性细菌感染，特别是对其他抗菌药物耐药或疗效差的耐甲氧西林金葡菌或表皮葡萄球菌、肠球菌所致的骨组织感染的治疗。

④林可霉素（clindamycin）。林可霉素是对有临床意义的厌氧菌（特别是脆弱杆菌群）作用最强的抗生素之一，对金黄色葡萄球菌、表皮葡萄球菌和链球菌也有作用。林可霉素对包括骨在内的多数组织穿透力强，还可渗入脓肿。林可霉素体内分布较广，尤其在骨组织中的浓度高于其他抗菌药物，林可霉素在骨组织浓度可达 1.1～16.6mg/kg。

⑤利福平（rifampin）。利福平对多种革兰阳性和革兰阴性菌有作用，对凝固酶阳性和阴性的葡萄球菌和链球菌作用尤为强大，但对多数革兰阴性菌之作用不如氨基糖苷类抗生素。常合并应用利福平与一种半合成青霉素治疗葡萄球菌性骨髓炎。在体外协同作用和杀菌-时间的临床试验研究中，利福平与各种抗生素联用效果很好，特别是对关节感染或慢性骨髓炎可有效的根除黏附于修复材料的细菌。利福平抗葡萄球菌的活性良好并生物利用度高，能渗入白细胞杀死被吞噬的细菌，根除黏附于固定相中的微生物，对于骨感染是理想的抗生素，对修复关节感染或骨髓炎与口服环丙沙星联用特别有效。但由于快速发展的耐药性、不良反应及患者的耐受性，限制了利福平的使用。

⑥喹诺酮类（quinolones）。是人工合成的含 4-喹诺酮基本结构，对细菌 DNA 螺旋酶具有选择性抑制作用的抗菌药。其主要特点为过敏反应少，对革兰阳性、阴性菌均有效，如流感嗜血杆菌、大肠埃希菌和奇异变形杆菌等均有良好的制菌作用。其代表药物有诺氟沙星、培氟沙星、环丙沙星、氧氟沙星等。喹诺酮可作为对敏感革兰阳性菌感染标准非肠道给药治疗的有效候选药物，必须考虑获得性耐药的可能性，作为治疗金黄色葡萄球菌感染的二线药物。喹诺酮类偶可发生严重的多系统的损害，以溶血表现为主，伴有肾功能不全，凝血异常或肝功能不全。当肾功能减退及高龄患者有生理性肾功能减退时，应用主要经肾排出的氧氟沙星、洛美沙星、氟罗沙星、依诺沙星等药物时，需根据肾功能减退程度减量。

⑦磷霉素与褐霉素两药物均可口服，在骨中均可达到有效治疗浓度，磷霉素用于治疗革兰阳性菌所致的骨髓炎，褐霉素用于治疗葡萄球菌属所致的骨髓炎。

总之，骨与关节感染性疾病在选择抗菌药物时，主要应根据感染菌的种类、对药物的敏感性、药物对骨组织的穿透力，进入骨组织的浓度，维持时间和不良反应全面考虑，合理选用。

3. *切开减压引流*　这是防止病灶扩散和死骨形成的有效措施。如联合应用大量抗生菌治疗不能控制炎症或已形成脓肿，应及早切开引流，以免脓液自行扩散，造成广泛骨质破坏。手术除切开软组织脓肿外，还需要在患骨处钻洞开窗，去除部分骨质，暴露髓腔感染部分，以求充分减压引流。早期可行闭式滴注引流，伤口愈合较快。

4. *局部固定*　用适当夹板或石膏托限制活动，抬高患肢，以防止畸形，减少疼痛和避免病理骨折。

（二）脊椎化脓性骨髓炎

【概述】　脊椎化脓性骨髓炎（pyogenic osteomyelitis of the vertebra）主要是在全身抵抗力下降情况下血源性或邻近部位直接浸润感染所引起。多由菌血症所引起，其原发化脓病灶多见于生殖泌尿系、皮肤及呼吸道。在骨骼系统中，脊椎感染的发病率较低，占全身骨骼感染的 1%～4%。

【病因】　常见致病菌为金黄色葡萄球菌及表皮葡萄球菌。但由于近年来抗生素的泛用及耐药菌株出现，体质弱，免疫力低下者，加上同时患有其他疾病者，一般的条件致病菌都有可能引起发病，如大肠埃希菌感染、白色念珠菌感染等。

【临床表现】　起病急骤，有持续寒战、高热等脓毒败血症症状。局部剧烈疼痛，椎旁肌痉挛，脊柱活动受限，棘突压痛，强迫病人卧床，惧怕移动身体，烦躁。椎骨骨髓炎常伴椎间盘炎症，椎旁软组织炎症，甚至椎旁脓肿，易向软组织蔓延是椎骨骨髓炎的一个显著特征。有时可合并脊髓炎，引起患者双下肢麻木无力等症状。可有放射状疼痛、叩击痛及一侧肢体不适，重者可引起双下肢麻木无力，甚至截瘫。

【辅助检查】　起病数日至数周内 X 线平片可

无改变，脊椎骨髓炎X线片可显示椎间隙狭窄，终板侵蚀及相邻椎体破坏。放射性核素检查对发现骨髓炎灵敏度较高，但特异性差，检查时间较长为其缺点。CT扫描能分别显示骨与软组织改变，直至1周后骨髓才见模糊低密度等改变。MRI使用脂肪抑制序列和顺磁性造影剂在显示炎症蔓延时具有更高的敏感性和准确性，这种敏感性主要体现在MRI可早期显示骨髓内病变，而骨髓内出现异常信号是诊断急性骨髓炎的最可靠指标。MRI检出脊椎骨髓炎的能力相当于放射性核素，能做出早期诊断，其效果明显优于X线片及CT检查。

白细胞总数明显增高，血沉及C反应蛋白增高，血培养为阳性。

【诊断及鉴别】 脊柱化脓性骨髓炎临床上典型病例常表现为局部剧痛，活动受限等症状，当累及脊髓或神经根时可出现神经功能障碍常能引起人们重视，做相应的检查而得到早期诊断。但由于部分患者没有高热，或者由于已应用抗生素治疗缺乏典型的临床表现，常常会导致误诊，延迟治疗，势必造成对人体更大的伤害。因此，对于反复出现的脊椎部位疼痛，尤其近期内有感染灶经治疗，但病情反复，不愈合者，以及体质弱、免疫力低下者应检查血象、ESR、C反应蛋白、X线片甚至MRI。因为MRI能早期提供软组织、脓液骨成像的改变信息，对脊柱化脓性骨髓炎早期诊断更为敏感、特异。

本病须与脊椎结核鉴别，结核一般起病缓慢，为慢性、进行性，X线片体表现有严重的骨质破坏，常出现“驼峰”畸形，虽也有骨刺形成，但不形成化脓性脊椎炎式骨桥。

【治疗】

1. *脊柱化脓性骨髓炎的治疗方法目前仍存在较大争议* 传统治疗主要是应用抗生素、制动、卧床，增加营养，提高体质，促进康复。但由于病灶未清除，吸收不彻底，常残留一定程度的病残。随着医疗条件的提高及人们对该病的不断认识，手术病灶清除植骨融合已成为常规治疗手段。手术可以加速愈合减少并发症及病残率。因为病灶清除切除了致病菌的生存环境，使病情得到扼制，植骨融合重建脊柱的稳定性有利于减轻不稳对脊髓及神经根的挤压，为神经功能的康复创造条件，足量联合应用敏感抗生素有利于杀菌、彻底治愈。因此早期诊断、病灶清除、植骨融合重建脊柱的稳定性、足量联合应用敏感抗生素治疗脊柱化脓性骨髓炎能取得良好的效果。

2. *脊柱化脓性骨髓炎手术指征为*

(1)由于严重下腰痛或背痛而不能行走超过1个月。

(2)尽管行保守治疗，椎体破坏仍进展迅速，血沉或C反映蛋白持续不降。

(3)严重的临床症状如高热及体重下降，保守治疗不能控制。

(4)出现硬膜外脓肿或肉芽组织压迫导致的神经症状。

(三)髂骨化脓性骨髓炎

髂骨骨髓炎多由血行感染而来，常见于20岁以内的青年和儿童，病变起始于髋臼上缘，向整个髂骨蔓延，并可侵犯髋关节及骶髂关节，但后者较少见，在小儿全部关节感染中仅占1.5%。

【X线表现】 X线平片在3周内常无明显发现，但轴向计算机X线断层照相(axial com-puterized tomography，ACT)可早期查出病变。^{99m}锝(^{99m}Tc-MDP)骨闪烁扫描检查灵敏度高。骨内脓肿形成后，易穿破较薄的髂骨流向软组织，使破坏区逐渐局限化，破坏区周围骨质增生更为显著。此时，破坏区中脓液和坏死组织逐渐为肉芽组织代替，髂骨呈现圆形或卵圆形骨缺损，其边缘较光滑，周围有较宽的骨质增生硬化。因髂骨皮质薄，血运丰富，故无大块死骨形成，即使有小片死骨形成，易由窦道排出，故X线片上死骨不多见。在痊愈期骨再生能力低下，骨缺损可终生存在。

【治疗】

1. *全身治疗* 同急性血源性骨髓炎。

2. *局部治疗* 经抗生素治疗后，全身或局部情况不见好转或已有脓肿形成者，应行手术治疗。手术以切开引流为主，如病情允许，可在引流脓肿的同时清除髂骨病灶，冲洗后置入抗生素缝合切口，另做低位切口引流。对慢性髂骨骨髓炎，应彻底切除病变及窦道，消灭无效腔，缝合切口，行滴注引流术。

(四)慢性骨髓炎

【病因】 急性骨髓炎治疗不彻底，引流不畅，在骨内遗留脓肿或死骨时，即转为慢性骨髓炎。如急性骨髓炎的致病菌毒力较低，或病人抵抗力较强，也可能起病伊始即为亚急性或慢性，并无明显急性期症状。

在急性期中，经过及时、积极的治疗，多数病例可获得治愈，但仍有不少病人发生慢性骨髓炎。形成慢性骨髓炎常见的原因如下。

1. 在急性期未能及时和适当治疗，有大量死骨形成。

2. 有死骨或弹片等异物和无效腔的存在。

3. 局部广泛瘢痕组织及窦道形成，循环不佳，利于细菌生长，而抗菌药物又不能达到。

4. 其他诱因有糖尿病、服用激素、免疫缺陷及营养不良等。

本病致病菌最常见为葡萄球菌，以金黄色葡萄球菌为主。颜志坚等新近报道对96例骨髓炎病原菌调查发现66株病原菌，其中革兰阳性菌占51.52%，在革兰阴性菌中铜绿假单胞菌已占首位，说明化脓性骨髓炎的感染类型已发生较大变化，球菌感染率下降，革兰阴性杆菌感染率明显上升。近年来梅毒螺旋体，真菌以及细菌"L"型感染致病的也屡有报道。在人工关节置换或其他异物存留引起的慢性骨髓炎者，其致病菌多为阴性凝固酶葡萄球菌(coagulasenegativestaphy-lococcus)。

【病理】 从急性骨髓炎到慢性骨髓炎，是同一个疾病发展过程的两个阶段，但在时间上没有明确的界限。急性骨髓炎炎症消退后，反应性新生骨形成、死骨分离，病灶区域存留的死骨、无效腔和窦道是慢性骨髓炎的基本病理变化。骨质因感染破坏吸收，或死骨排除后，局部形成无效腔，脓液和坏死组织积聚于无效腔内，而导致慢性感染。如引流通畅，小的死骨排除，窦道可暂时愈合，但无效腔不能消灭，脓液不能彻底引流。当病人抵抗力下降时，急性炎症又复发。炎症反复发作，由于分泌物的刺激，使窦道周围软组织产生大量瘢痕，皮肤有色素沉着，局部血运循环差，抵抗力低，愈合就更困难。个别病人因为窦道的长期存在，刺激局部上皮过度增生，最后发展为鳞状上皮细胞癌。

【临床表现】 临床上进入慢性炎症期时，有局部肿胀，骨质增厚，表面粗糙，有压痛。如有窦道，伤口长期不愈，偶有小块死骨排出。有时伤口暂时愈合，但由于存在感染病灶，炎症扩散，可引起急性发作，有全身发冷发热，局部红肿，经切开引流，或自行穿破，或药物控制后，全身症状消失，局部炎症也逐渐消退，伤口愈合，如此反复发作。全身健康较差时，也易引起发作。

由于炎症反复发作，多处窦道，对肢体功能影响较大，有肌萎缩；如发生病理骨折，可有肢体短缩或成角畸形；如发病接近关节，多有关节挛缩或僵硬。

【辅助检查】

1. X线平片可提供有价值的诊断信息，若出现骨质减少、虫蚀样改变及周围软组织肿胀，则强烈提示存在骨髓炎。CT表现为软组织肿胀广泛，不仅见于骨病变相邻的肌肉、肌间隙或皮下组织，还可累及远隔部位；脓肿样囊腔及骨膜下脓肿形成；软组织内出现气体、脂液平面和窦道等，这些均是骨髓炎的可靠征象。MRI上骨髓病灶表现为T_1WI上信号强度减低，T_2WI或STIR上信号强度增高；不均匀增厚的骨皮质表现为T_1WI、T_2WI均为低信号；脓肿的表现则与液体相似，即在T_1WI上呈低信号，在T_2WI上呈高信号，增强后腔壁呈环状，而脓腔无明确强化。

2. 绝大多数患者血沉(ESR)和C反应蛋白(CRP)升高，但实验室检查无特异性，必要时可行同位素骨扫描。诊断的金标准是通过活检取死骨进行组织学和微生物学检查。

3. 窦道造影。经久不愈的窦道，须清除病骨无效腔或死骨后才能愈合，因此，临床上必须先了解窦道的深度、经路、分布范围及其与无效腔的关系。一般采用窦道造影，即将造影剂(12.5%碘化钠溶液、碘油或硫酸钡胶浆)注入窦道内，进行透视和摄片观察，可充分显示窦道，以便做到彻底清除无效腔和窦道，促使其早日痊愈。

【诊断】 根据既往病史、体征和X线表现，诊断多无困难。

1. 有急性炎症反复发作史、患肢变形畸形、功能障碍、窦道瘘管、少部病人晚期恶变。

2. X线片显示有破坏、死骨、无效腔等。X线拍片可显示死骨及大量较致密的新骨形成，有时有空腔，如系战伤，可有弹片存在。X线拍片显示长骨干骺端有圆形稀疏区，脓肿周围骨质致密。

【特殊类型的慢性化脓性骨髓炎】

1. 慢性局限性骨脓肿(布劳代脓肿，Brodie′s abscess)　Brodie于1836年首先描述，多见于儿童和青年，胫骨上端和下端，股骨、肱骨和桡骨下端为好发部位，偶可见于椎体等扁平骨。一般认为系低毒力细菌感染所致，或因身体对病菌抵抗力强而使化脓性骨髓炎局限于骨髓的一部分。脓液病菌培养常为阴性。在脓腔内，脓液逐渐为肉芽组织代替，肉芽组织周围因胶原化而形成纤维囊壁。X线检查可见长骨干骺端或骨干皮质显示圆形或椭圆形低密度骨质破坏区，边缘较整齐，周围密度增高为骨质硬化反应，硬化带与正常骨质间无明确分界。

Gledhill根据病变部位及X线检查所见，将Brodie脓肿分为以下4型：Ⅰ型为孤立性干骺端空洞性病变，并与骨骺相通，空洞周围有一圈反应性硬化性新骨(sclerotic reactive newbone)；Ⅱ型是X线能穿透的位于干骺端的病变，但周围无反应性硬化性新骨形成，可伴有附近骨皮质的丧失；Ⅲ型是伴有骨皮质肥厚的胫骨局限性骨脓肿骨干部位的病变，CT可显示骨皮质肥厚性改变，此型易与骨样瘤(osteoid osteoma)相混淆；Ⅳ型是伴有骨膜下新骨形成的病变，在X线可显示类似早期尤因肉瘤的“洋葱状改变”，是由于骨皮质肥厚所致，仔细的X线检查可显示骨髓内病变。

2. *慢性硬化性骨髓炎*(chronic sclerosingosteomyelitis)　1893年Carre首先描述了本病，故又称Carre骨髓炎，其特征为病变部位骨膜显著增生，致骨质沉淀、硬化，无坏死及脓性渗出物，肉芽组织也很少。导致硬化性骨髓炎的致病菌仍不清楚，普通的细菌培养常为阴性。现认为其病原体为厌氧的丙酸杆菌属(propi-onibacterium)。本病多见于儿童及青少年，平均发病年龄为16岁，多发生于长骨干，如胫骨、腓骨和尺骨等，也有报道下颌骨发病者，是一种缓慢进行性病变，病程可长达数年。症状较为隐匿，病变部位有酸胀痛及触痛，系由于骨质增生，骨内张力增加所致。X线检查显示骨质硬化现象，骨皮质增厚，骨髓腔变窄甚至消失，骨质密度增加，可伴有小的空泡区。本病应与尤因肉瘤、骨样瘤、成骨细胞瘤和Paget病相鉴别。

【治疗】　慢性化脓性骨髓炎的治疗，一般采用手术、药物的综合疗法，即改善全身情况，控制感染与手术处理。由于重病长期卧床，尤其在血源性急性发作后，极需改善全身情况。除用抗菌药物控制感染外，应增进营养，必要时输血，手术引流及其他治疗。如有急性复发，宜先按急性骨髓炎处理，加强支持疗法与抗菌药物的应用，必要时切开引流，使急性炎症得以控制。无明显死骨，症状只偶然发作，而局部无脓肿或窦道者，宜用药物治疗及热敷理疗，全身休息，一般1～2周症状可消失，无需手术。

1. *全身抗生素应用*　药物应用宜根据细菌培养及药物敏感试验，采用有效的抗菌药物。应在伤口或窦道附近多次取标本，作细菌包括厌氧菌的培养，以便选用有效的抗生素治疗。抗生素的作用在于杀灭致病菌，防止感染的扩散。临床应根据致病菌种类和药敏试验结果，联合应用抗菌药物。但单纯抗生素内治往往疗效不佳，其主要原因如下。

(1)病灶内适合致病菌生长，而不利于致病菌及代谢产物的排除。

(2)因入骨血流少，而且药物经过了体内许多降解机制的破坏，即使大剂量使用抗生素，也难以进入骨内病灶形成局部高浓度。

(3)骨内局部炎症不断发展恶化进一步破坏患骨结构，并导致患骨骨质疏松和增生硬化及附近组织受损，使软组织形成区域性致密而成为瘢痕性增生，影响抗生素的吸收，久之还容易诱导致病菌耐药和“L”形菌的产生。

(4)死骨、感染性无效腔附着大量细菌不断进入血流，而机体对无血供之处免疫力及药力均难到达。

(5)骨髓炎慢性期，难以筛选出有效的抗菌药物。对慢性骨髓炎的“L”形菌，王炳庚用利福平和几丁糖治疗，因利福平对金黄色葡萄球菌“L”形细菌具有双重杀灭作用，几丁糖与利福平联合应用能增强抗菌效力，减少利福平对肝损害和强化肝功能以及提高机体免疫力。

应用林可霉素可获得高比例的骨/血浆药物浓度，建议在林可霉素之后，再选用万古霉素、萘夫西林、妥布霉素、头孢唑啉和头孢菌素等可获得良好的疗效。

2. *局部抗生素的应用*　置入浸润庆大霉素的聚甲基丙烯酸甲酯(polymethyl methacrylate，PMMA)进行局部抗生素治疗，是处理慢性骨髓炎的一种新方法。在彻底清创清除死骨异物后，将浸润庆大霉素之PMMA串珠植入感染部位，一期缝合伤口。药效学研究表明，局部庆大霉素浓度为全身用药时的200倍，药效可维持较长时间，对敏感试验中检出之耐药菌株也可杀灭。同时，血清与尿中之浓度则低于全身用药时，对肾功能不全患者也无禁忌。采用有效载体局部应用抗生素是目前最受关注的治疗方法。通过合适的载体将抗生素释入局部不但可大大增加感染区抗生素浓度，还可避免全身用药带来的不良反应。载体材料需具有良好的生物相容性、不干扰骨再生、无毒性及抗生素可持续释放等优点，一般要求载体为多孔结构以便为成骨细胞的长入提供支架，同时需有可塑性以适合不同形状的骨缺损。但目前已有的载体均存在不少缺点，例如PMMA生物相容性差、释放率低，自固化磷酸钙人工骨(calcium phosphate cement，CPC)载入的抗生素少、为爆发式释放、释放时间过短,且 PMMA 和 CPC 在体内均不能降解,须二次手术取出,给患者增加了痛苦。因此,可吸附抗生素或抗菌药且有良好缓释性能、优良生物活性和成骨活性的新一代可吸收材料,具有良好应用前景和重要临床意义。

3.手术治疗　如有死骨、窦道及空洞、异物等,则除药物治疗外,应手术根治。手术应在全身及局部情况好转,死骨分离,包壳已形成,有足够的新骨,可支持肢体重力时进行。手术原则是彻底清除病灶,包括死骨、异物、窦道、感染肉芽组织、瘢痕等,术后适当引流,才能完全治愈骨髓炎。骨髓炎手术一般渗血多,要求尽量在止血带下进行,做好输血准备。

(1)病灶清除术:目的在清除病灶,消除无效腔,充分引流,以利愈合。即彻底去除窦道、瘢痕组织、死骨、异物,乱除无效腔中的肉芽组织,刮除不健康的骨质及无效腔边缘,使之呈碟形。但应注意不可去除过多骨质,以免发生骨折。并注意少剥离骨周围软组织如骨膜等,以免进一步影响循环妨碍愈合,伤口不予缝合,用油纱布填充,外用石膏固定。2 周后更换敷料,以后每 4～6 周更换 1 次,直至愈合。

(2)带蒂肌皮瓣转移术:股骨、胫骨慢性化脓性骨髓炎,在病灶清除术后如无效腔很大,可用带蒂肌瓣充填无效腔。勿损伤该肌瓣的血管神经,肌瓣不宜太大,避免蒂部扭转。

(3)骨移植术:①开放性网状骨移植术(open cancellousbone grafting)适用于＜4cm 的骨缺损。如＞4cm 的骨缺损,尤其是骨干处缺损不适用于本法。通常取自体骨髂骨充填骨缺损,若骨移植处稳定性差,可用外固定架固定,以利移植骨长入。②带血管的游离骨移植术(vascularized free bone grafting)适用于伴有软组织损失,＞6cm 的大块骨缺损。其优点为植入后即可提供充分的血运,有利于增加局部抗生素的浓度。最常用的取骨部位是腓骨和髂骨嵴,一般在彻底清创后 1～2 周即可行带血管的游离骨移植术。

(4)病骨切除术:有些慢性骨髓炎,如肋骨、腓骨上端或中分、髂骨等。可考虑采用手术切除病变部分。

(5)截肢:在感染不能控制,患肢功能完全丧失,甚至危及患者生命时,经慎重考虑后,方可采用。

4.闭式灌洗法　这是目前临床应用最多的方法。采用闭式灌洗装置,将抗生素滴注于局部病灶,容易控制抗生素的剂量,按需要及时更换药物。在临床应用中,也发现其有不足之处。易发生引流管堵塞、外渗或脱落,灌注时间一般为 2～4 周,病人卧床时间较长;对大面积深部病灶,尚难取得预期的治疗作用等。此外,有学者应用碘伏灌洗治疗慢性骨髓炎,据报道疗效优于抗生素组。

5.介入疗法　刘晓红等采用 Seldinger 技术经股动脉穿刺,选择性血管插管,根据造影,导管插入炎症骨段主要供血动脉,经导管缓慢注入敏感抗生素、导管留置并接在微泵上,肝素盐水保持其畅通,间歇给药,治疗 33 例,有 31 例一次性治愈。

6.高压氧治疗　氧气作为一种特殊的抗生素,可应用于治疗慢性骨髓炎,Mader 等认为利用高压氧治疗具有提高局部组织氧张力、直接抑制厌氧菌、提高白细胞的吞噬功能、增强抗生素的活性、加快骨愈合等作用。

7.特殊类型的慢性骨髓炎处理

(1)局限性骨脓肿:须凿开脓肿腔液,彻底刮除腔壁肉芽组织,缝合伤口滴注引流。

(2)硬化性骨髓炎:常有骨髓腔闭合,腔内压力较高。凿开骨皮质,显露及贯通骨髓腔,可解除髓腔内张力并引流,疼痛即可解除。如骨硬化区内 X 线显示有小透光区,须手术凿除,并清除肉芽组织或脓液,疼痛即渐解除,骨增生亦可停止。

二、化脓性关节炎

【概述】 化脓性关节炎多发生在小儿。最常受侵犯的关节是髋关节和膝关节,其次为肘、肩、踝关节。多为单个关节,也有几个关节同时受侵犯的病例。发病率较化脓性骨髓炎低,一般预后较好,但如延误诊断或治疗不当,同样可造成残废或其他严重后果。感染途径与骨髓炎相似,可有以下几种。

1. 血源性　身体其他部位表浅的病灶,如疖、痈、毛囊炎、口腔感染、扁桃体感染,上呼吸道感染等,经血行而来,但也有找不到原发病灶者。

2. 开放创伤　如枪弹伤或进入关节的开放性骨折等。

3. 附近感染病灶扩张到关节内　如股骨颈部和髂骨骨髓炎可侵犯髋关节。

4. 关节内穿刺　有时可以直接将细菌带入关节内引起感染。

【病因】 最常见的致病菌为金黄色葡萄球菌,

其次为溶血性链球菌、肺炎双球菌、脑膜炎球菌和大肠埃希菌等。

【病理】 关节受感染后，首先引起滑膜炎，有滑膜水肿、充血、产生渗出液。渗出液的多少和性质，决定于细菌毒性大小和病人抵抗力的强弱，根据不同程度和不同阶段的滑膜炎，表现不同的关节渗出液，一般可分以下三种。

(1)浆液性渗出期：也称单纯滑膜炎期。滑膜肿胀、充血、白细胞浸润和渗出液增多，关节液呈清晰的浆液状。如病人抵抗力强，细菌毒性小，并得到及时的治疗、渗出液逐渐减少而获痊愈，关节功能可恢复正常。治疗不当，虽有时表现暂时性的好转，而后再复发，或进一步恶化，形成浆液纤维蛋白性或脓性渗出液。

(2)浆液纤维蛋白性渗出期：滑膜炎程度加剧，滑膜不仅充血，且有更明显的炎症，滑膜面上形成若干纤维蛋白，但关节软骨面仍不受累。关节液呈絮状。含有大量粒性白细胞及少量单核细胞，细菌培养多呈阳性。关节周围也有炎症。在此期虽能得以控制，但容易引起关节粘连，使关节功能有一定程度的损失。

(3)脓性渗出期：是急性关节炎中最严重的类型和阶段。感染很快就波及整个关节及周围组织，关节内有多量脓液。关节囊及滑膜肿胀、肥厚、白细胞浸润，并有局部坏死。关节软骨不久即被溶解，这是由于脓液内有死亡的白细胞所释出的蛋白分解酶的作用，将关节软骨面溶解所致。关节内积脓而压力增加，可以破坏韧带及关节囊引起穿孔，使关节周围软组织发生蜂窝织炎或形成脓肿，甚至穿破皮肤、形成窦道。治疗困难，可经久不愈。即使愈合，关节常发生纤维性成骨性强直。

【临床表现】 化脓性关节炎症状的轻重，根据关节滑膜炎的病理变化而有所不同。如渗出液为浆液性时，关节肿胀仅中等度，疼痛也不甚显著，局部稍有灼热感，表浅关节可有波动感。关节多不能完全伸直，其他方向也有不同程度的活动受限。全身反应不大。当渗出液属浆液纤维蛋白性时，则一切症状加剧。脓性渗出液时，全身呈中毒性反应，寒战、高热达40～41℃，脉搏加速，白细胞计数可增高到2 000/mm^3 以上，血沉率增快。关节疼痛剧烈，不能活动。局部有红、肿、热和压痛。由于关节内积脓较多，且周围软组织炎症反应引起保护性的肌痉挛，使关节处于畸形位置，不久即发生挛缩，使关节发生病理性半脱位或全脱位，尤其在髋关节和膝关节更容易发生。如脓液穿破关节囊到软组织，因关节内张力的减低，疼痛稍为减轻。但如未得到引流，仍不能改善局部及全身情况。

如穿破皮肤，则形成窦道，经久不愈，演变成慢性化脓性关节炎。化脓性关节炎在婴幼儿早期诊断较困难。髋关节为主要发病部位，一般有高热、髋痛、局部肿胀和肢体功能受限等症状。但新生儿症状多不明显，如在新生儿躁动不安，无原因啼哭和患肢肌痉挛不活动，应予以高度怀疑。

【辅助检查】

1. X线表现 早期见关节肿胀、积液，关节间隙增宽。以后关节间隙变窄，软骨下骨质疏松破坏，晚期有增生和硬化。关节间隙消失，发生纤维性或骨性强直，有时尚可见骨骺滑脱或病理性关节脱位。

2. CT、MRI及超声检查 可及早发现关节腔渗液，较之X线摄片更为敏感。

3. 关节穿刺 关节穿刺和关节液检查是确定诊断和选择治疗方法的重要依据。依病变不同阶段，关节液可为浆液性、黏稠浑浊或脓性，白细胞计数若超过5 000/mm^3，中性多形核白细胞占90%，即使涂片未找到细菌，或穿刺液培养为阴性，也应高度怀疑化脓性关节炎。若涂片检查可发现大量白细胞、脓细胞和细菌，即可确诊，细菌培养可鉴别菌种以便选择敏感的抗生素。

【诊断与鉴别诊断】

1. 急性血源性骨髓炎 主要病变及压痛在干骺端，不在关节处。关节活动早期影响不大。关节液穿刺和分层穿刺可以明确诊断。

2. 关节结核 起病缓慢，常有午后低热、夜间盗汗、面颊潮红等全身症状，局部皮温略高，但关节肿而不红。

3. 风湿性关节炎 常为多关节发病，手足小关节受累。游走性疼痛，关节肿胀，不红。患病时间较长者，可有关节畸形和功能障碍。类风湿因子试验常为阳性，血清抗“O”呈阳性。关节液无脓细胞及致病菌，可资鉴别。

4. 创伤性关节炎 年龄多较大，可有创伤史，发展缓慢，负重或活动多时疼痛加重，可有积液，关节活动有响声，休息后缓解，一般无剧烈疼痛。骨端骨质增生。多发于负重关节如膝关节和髋关节。

【治疗】 治疗原则是早期诊断，及时正确处理，以保全生命与肢体，尽量保持关节功能。

1. 早期足量应用有效抗生素 然后根据关节

液细菌培养和药物敏感试验的结果调整抗生素。

2. *局部固定*　用皮肤牵引或石膏托将患肢固定于功能位。局部固定可使患肢得到休息减轻疼痛、防止关节面受压变形和关节畸形。

3. *关节内抗生素治疗*　先关节穿刺，尽量将渗出液抽吸干净，用生理盐水冲洗后注入抗生素。多用于较小而表浅的关节。对肩、膝等较大的关节，可用关节闭式冲洗吸引术。关节腔灌洗，适用于表浅的大关节，如膝部在膝关节的两侧穿刺，经穿刺套管插入 2 根塑料管或硅胶管留置在关节腔内。退出套管，用缝线固定两根管子在穿刺孔皮缘以防脱落。一根为灌注管，另一根为引流管。每日经灌注管滴入抗生素溶液 2 000～3 000ml。引流液转清，经培养无细菌生长后可停止灌洗，但引流管仍继续吸引数天，如引流量逐渐减少至无引流液可吸出，而局部症状和体征都已消退，可以将管子拔出。

4. *病灶清除术*　按关节手术标准切口切开关节囊，吸尽脓性渗出液，用刮匙刮尽黏附在关节滑膜和软骨面上的纤维蛋白素和坏死组织，关节腔内用含抗生素的生理盐水冲洗干净。术后关节腔内注入抗生素，1/d。

5. *关节切开引流术*　适用于较深的大关节，穿刺插管难以成功的部位，如髋关节，应该及时做切开引流术。切开关节囊，放出关节内液体，用盐水冲洗后，在关节腔内留置 2 根管子后缝合切口，按上法做关节腔持续灌洗。关节切开后以凡士林油布或碘仿纱条填塞引流往往引流不畅而成瘘管，目前已很少用。

6. *功能锻炼*　为防止关节内粘连尽可能保留关节功能可做持续性关节被动活动。在对病变关节进行了局部治疗后即可将肢体置于下(上)肢功能锻炼器上做 24h 持续性被动运动，开始时有疼痛感，很快便会适应。至急性炎症消退时，一般在 3 周后即可鼓励病人做主动运动。没有下(上)肢功能锻炼器时应将局部适当固定，用石膏托固定或用皮肤牵引以防止或纠正关节挛缩。3 周后开始锻炼，关节功能恢复往往不甚满意。

7. *后遗症处理*　后期病例如关节强直于非功能位或有陈旧性病理性脱位者，须行矫形手术，以关节融合术或截骨术最常采用。为防止感染复发、术前、术中和术后都须使用抗生素。此类病人做人工全膝关节置换术感染率高，须慎重考虑。

三、骨科人工植入物的感染

骨科人工植入物的感染包括人工关节感染以及脊柱和四肢内固定后感染，通常分为早期感染、迟发感染和晚期感染。

早期感染多发生在术后 1 个月内。迟发感染通常指发生在术后 3 个月～2 年的感染（但最近有文献将迟发感染的时间由术后 3 个月缩短为术后 1 个月），这是骨科人工植入物感染最常见的类型。晚期感染多发生在术后 2 年以上，多为血源性感染。绝大多数的骨科人工植入物感染是在手术时病原菌污染造成的，皮肤低毒菌群是这类感染重要的致病菌，由于这类细菌需要达到一定数量和毒力且在机体防御能力下降时才能引起临床症状，因此多为迟发感染，而且常是多种细菌的混合感染。这类感染的治疗通常需要去除植入物、彻底清创并辅以长时间的抗生素治疗。同时，这类感染不仅细菌检测通常较困难，而且没有普遍适用的经验用药方案。

常见病原菌：约有 80％的骨科植入物感染是单一致病菌所致，10％为混合感染；另有约 10％找不到致病菌。其中最常见的是革兰阳性球菌（约占 50％），尤其是凝固酶阴性葡萄球菌（约占 25％）。

骨科人工植入物感染的经验用药：人工关节感染的治疗主要是手术治疗，辅助以适当的抗生素治疗。手术治疗有多种方法，抗生素的应用方案因而也有差别，通常需要去除假体，彻底清创。最常采用二期翻修手术，首先去除关节假体，彻底清创，经过一段时间的抗生素治疗，再行二期翻修手术。两次手术间隔时间并无严格规定，但 6 周以上比较稳妥。

一般采用静脉给药。含缓释抗生素骨水泥的局部用药已被用于人工关节感染的防治，可根据病情酌情使用。人工关节感染的抗生素应用尚无成熟经验可循，抗生素的疗程、用药途径、是否联合用药以及如何联合用药等方面仍存争议。一般先针对葡萄球菌应用氯唑西林或头孢一代（头孢唑啉、头孢拉定）或克林霉素，同时口服利福平可能增强疗效。若病区内 MRSA(耐甲氧西林葡萄球菌)频发，宜用万古霉素。疗效不好时用药应覆盖革兰阴性杆菌，加用头孢三代（头孢噻肟、头孢曲松、头孢唑肟）。严重感染可用美罗培南或亚胺培南。应尽可能确定致病菌，进行抗生素针对性治疗。

内固定感染与人工关节感染的处理略有不同。在没有获得骨折愈合的情况下应尽可能保留内固定或改用外固定以保证骨折或骨融合稳定，否则抗生素难以获得应有的效果。抗生素的选择可参考骨髓炎用药方案。

（王坤正）

第三节 骨与关节结核

一、髋关节结核

髋关节结核是常见病，在骨与关节结核中占第三位，仅次于脊柱和膝关节结核。病人多为儿童和青少年。多为单侧病变。

【病理】 髋关节结核早期以单纯滑膜结核较多，但是临床很少有单纯滑膜结核和单纯骨结核。患者就诊时多以表现为全关节结核。发病部位以髋臼最多，其次是股骨颈、股骨头。

结核杆菌通过血液循环到达关节滑膜血管，或直接由骨端（多见于成人）或干骺端（儿童）结核病灶侵袭进入关节腔。结核病变可以先发生于滑膜，也可先发生于骨。不管先发生于滑膜，还是先发生于骨，均可迅速影响侵蚀到另一部位。关节软骨的损害多从边缘开始，负重区关节软骨可在病变起始后的几个月内保持完整不受损害，因此此期关节功能可不受影响或影响较小，此期如能采取积极有效的治疗措施，可完全或大部分保留关节功能。病变不能得到有效的控制进一步发展，软骨面以及软骨下骨将受到侵袭破坏。病变进展越来越多的滑膜累及，将出现近关节周围骨质疏松变。同时关节面软骨也逐渐受到破坏，与骨分离甚至脱落，最终关节面破坏塌陷。

单纯滑膜结核很少形成脓肿，因而极少出现窦道。单纯滑膜结核的病灶多位于髋臼上缘，其次是股骨头和股骨颈靠近骺板处。局部病灶表现为骨质破坏，出现死骨和空洞，周围骨硬化。单纯骨结核容易形成脓肿。髋臼结核产生的脓液可向下穿破软骨进入关节腔，串线全关节感染；脓液向后汇集在臀部形成臀部脓肿；也可向内穿破骨盆形成盆腔内脓肿。

髋关节结核早期单纯滑膜结核或全髋关节结核阶段，关节滑膜充血、水肿、肥厚，晚期圆韧带破坏。髋臼、股骨头或关节囊破坏严重者，股骨头可发生病理性脱位，后脱位多见。晚期髋关节周围肌发生痉挛，由于内收肌和屈髋肌肌力较大，常发生屈曲内收畸形。髋关节有严重破坏时，此时病变可趋向静止，发生髋关节纤维性强直或骨性强直，髋关节固定于屈曲、内收和外旋位。因此，通过询问患者病变关节功能状况，可以初步判断结核病变及关节破坏程度。

儿童髋关节结核对患肢骨骼发育造成一定的影响。单纯滑膜结核和骨结核痊愈后，股骨头可增大，股骨颈变长，颈干角增大，成髋外翻畸形，患肢可比健侧长0.5～2.5cm。这是由于股骨上端骨骺受到炎性刺激的结果。股骨头、颈结核对股骨颈的正常发育影响有两种：一是生长刺激，多见于距骨骺板较远的股骨颈基底病变；其二是生长抑制，多见于距骨骺板较近的头颈部病变。由于后一种病变骨骺遭到破坏，使股骨头、颈发育受影响，导致股骨头变小、颈变短，呈髋内翻，患者短缩1～3cm。晚期全髋关节骺板破坏，不但股骨上端不能正常生长和发育，而且由于患者不能发挥正常功能，该下肢的其他部位骨骺和发育也受到影响，可造成更严重的肢体短缩，严重的短缩达10cm或以上。

【临床表现】

1. *症状和体征* 本病多见于儿童和青少年。结核多为慢性感染，结核毒素的吸收等将导致患者出现结核感染后的全身症状，包括低热、疲乏无力（特别在下午表现明显）、纳差、体重减轻、潮热盗汗、心率过快以及贫血。但起病缓慢。髋关节结核为炎症性疾病，炎症反应就会激发局部疼痛。最初疼痛为右髋部轻痛、劳累、活动后疼痛加重，休息后可缓解。当病情进展，出现全髋关节结时，疼痛明显加重、剧烈，而且疼痛呈持续性，夜间休息痛，此时需要服用镇痛药才有可能缓解疼痛。同时部分患者可诉说同侧膝关节疼痛，因此要注意鉴别。

髋关节周围肌丰富，轻微肿胀不易被发现。髋关节结核为结核杆菌感染，通常不会出现全身中毒症状如寒热、局部明显的红肿、热、痛等急性炎症表现。当合并有细菌感染时，髋关节周围可出现红肿。

髋关节结核早期单纯滑膜结核或全髋关节结核阶段，关节滑膜充血、水肿、肥厚，晚期圆韧带破坏。早期病变髋关节多出现伸髋和内旋活动受限，髋畸形，Thomas征阳性。髋臼、股骨头或关节囊破坏严重者，股骨头可发生病理性脱位，后脱位多见。发生后脱位后，患侧大转子升高，患肢短缩，且呈屈曲、内收位。晚期髋关节周围肌发生痉挛，由于内收肌和屈髋肌肌力较大，常发生屈曲内收畸形。髋关节有严重破坏时，此时病变可趋向静止，发生髋关节纤维性强直或骨性强直，髋关节固定于屈曲、内收和外旋位。因此，通过询问患者病变关节功能状况，可以初步判断结核病变及关节破坏程度。

2. *X线检查*　X线检查是髋关节病变最常用的检查方法，是诊断髋关节结核最常用和首选检查方法。它可以确定结核病变的部位、大致范围及总体情况，有利于肺结核的发现，对结核诊断和指导治疗都有重要价值。但早期髋关节结核在X线片上的表现无特异性，仅表现为关节囊和关节软组织肿胀、膨隆，软组织密度增高，层次模糊，关节间隙可正常或增宽，可出现关节周围骨质疏松。骨盆正位片上显示局限性骨质疏松通常是髋关节结核最早的放射学表现。典型的结核性关节炎在X线片上表现为Phemister三联征，即近关节周围骨质疏松、关节边缘骨侵蚀性骨破坏和关节间隙逐渐变窄，此时髋关节结核已发展至中晚期。X线检查快速、简单、价格便宜，在基层医院易于进行。

胸部X线检查：胸部X线检查可以了解是否同时合并有肺部结核，或陈旧性结核病灶，了解有无胸膜病变或胸腔积液。必要时肺部CT检查。

典型的结核性关节炎在X线片上表现为Phemister三联征（图4-16-1），即近关节周围骨质疏松、关节边缘骨侵蚀性骨破坏和关节间隙逐渐变窄。

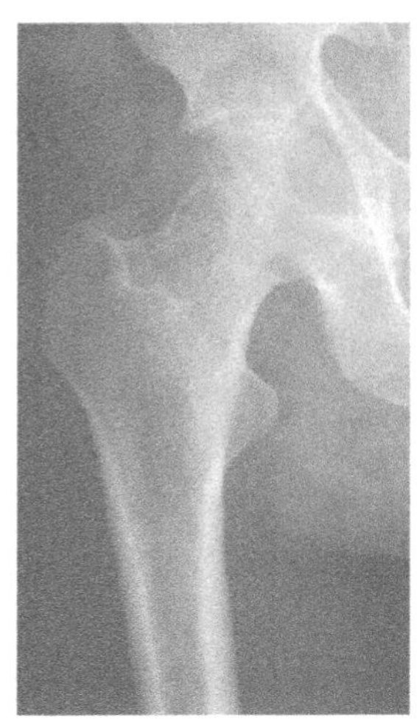

图4-16-1　X线片上表现为Phemiseer三联征

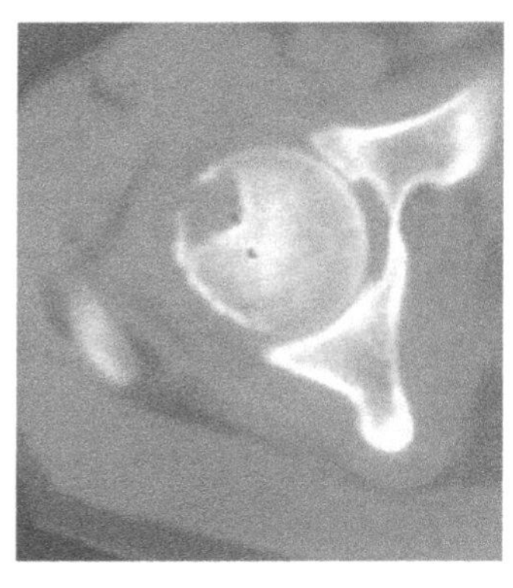

图4-16-2　CT可显示破坏区病灶的大小、形状、边缘及其内可能存在的小的死骨

3. *CT扫描*　CT检查可以弥补X线平片检查的不足。CT检查可清楚显示关节肿胀、积液及周围软组织肿胀情况。当滑膜增生肥厚时，CT检查可见增大的关节囊内有大量低于肌肉密度影、与周围肿胀软组织分界不清、其间可有多少不等的积液混杂，但此时CT也无特异性。另外，CT检查可清楚地显示即使很小的破坏区病灶的大小、形状、边缘及其内可能存在的小的死骨（图4-16-2），此时髋关节结核也已经发展至中晚期。CT检查可以较早的发现X线片尚未显示的病灶。

4. *MRI检查*　MRI检查对软组织分辨率高，能较好地显示关节的各种结构。可以在病变的早期发现异常改变，是早期发现髋关节结核最具灵敏度、最具特异性的检查方法。根据MRI信号改变的变化和范围，可以初步确定髋关节结核病变累及范围及病变程度，以及是否有流注脓肿和流注脓肿的部位、大小。

早期充血增厚的滑膜为扭曲的条状，在T_1WI上呈低信号，T_2WI上呈稍高信号，关节腔内液体呈长T_1、长T_2信号；当关节滑膜进一步增厚，并形成特异性肉芽组织时可呈团块状、结节状，肉芽组织在T_1WI上呈低信号，在T_2WI上明显不均匀高信号。干酪样坏死在T_2WI上为中等信号。累及关节软骨时，T_1WI可见软骨正常层次模糊、变薄、毛糙，信号减低，软骨不连续，部分或大部分消失；肉芽组织侵蚀破坏软骨下骨时，在T_1WI上呈现低信号，T_2WI上表现为高信号，且信号不均匀，并于关节内增生滑膜相连续。骨质破坏区内有干酪样小脓肿形成时，称边界清楚、均匀无结构的长T_1、长

T_2 信号。同时有研究显示，静脉注射扎喷替酸葡甲胺(GdDTPA)后可见充血增厚的滑膜呈较明显的外周或花边状强化，与关节腔内液体和周围软组织分界清楚；骨破坏区内肉芽组织明显强化，但多不均匀，内常有小片状无强化干酪样病灶。邻近骨端呈长 T_1、长 T_2 信号的骨髓水肿。

MRI 检查对关节内病变有早期诊断的价值。但 MRI 检查价格相对较高，而且我国许多基层医院无法接受 MRI 检查。

5. 实验室检查

(1)血液学：在活动期，血液学检查表现为淋巴细胞分类增加、不同程度的贫血，血沉增加，C 反应蛋白升高。可以帮助明确髋关节结核诊断。

(2) Mantoux 试验：怀疑有结核感染时可作 Mantoux 试验。通常在感染结核 1 个月后，该试验可呈阳性。结核菌素试验有时可呈阴性，特别是在合并有免疫缺陷性疾病时，虽然此时结核病变可处于活动期。

(3)豚鼠接种试验：当以上检查均不能明确诊断时，可做豚鼠接种试验。将病灶脓液、关节穿刺液或病变组织注入或接种于豚鼠腹腔内。阳性表现为 5～8 周腹膜出现结核结节。豚鼠接种试验目前已很少使用，但是该方法是明确结核病的最可靠的检查方法。

(4)涂片、细菌培养和穿刺液分析：病灶脓液、关节穿刺液和(或)病变组织处可用于接种豚鼠外，还可进行涂片和细菌培养快速嗜酸染色检查。髋关节可取关节腔穿刺液分析，通常白细胞升至 20 000/mm^3，糖含量降低，黏蛋白含量也降低。关节穿刺液分析虽然不具特异性，但是可以为明确髋关节结核诊断提供一定的信息。清亮的关节腔穿刺液不适宜做细菌学检查，但是做 PCR 和核酸分析的最佳材料。

(5)髋关节穿刺活检：但高度怀疑髋关节结核，但又不能确诊时可行穿刺活检。穿刺活检组织包括关节内肉芽组织、滑膜、骨、淋巴结，或结核性溃疡病变边缘组织。关节腔穿刺液、髓芯穿刺活检或针刺活检，或开放活检组织在光镜检查，未接受抗结核治疗患者可表现为典型的结核结节，即使无中心坏死或巨噬细胞边缘吞噬的异物，仍可看到淋巴细胞包绕的上皮细胞。在开放活检的同时应同时做滑膜切除或病灶清除手术。

(6)心电图、血生化检查：了解患者心、肺功能及全身情况，有无冠心病、肝功能异常、肾功能异常、凝血功能异常等。

【鉴别诊断】

1. 化脓性关节炎　化脓性关节炎一般起病较急，常伴有髋关节剧烈疼痛、寒战、高热，患侧下肢呈外展、外旋畸形，白细胞增高。对慢性低毒性感染，或已经使用过抗生素而尚未控制的化脓性感染，有时与结核不易区别。需要做关节腔穿刺、脓液细菌培养或滑膜活检等措施鉴别。

2. 类风湿关节炎　患者多为 15 岁以上男性。类风湿关节炎多为多关节病变，很少累及单一关节。患者常有对侧髋关节疼痛。有时伴有腰椎活动受限。X 线片显示于髋关节滑膜结核几乎完全一致，表现为关节囊肿胀、闭孔缩小、局部骨质疏松。单发髋关节病变要高度怀疑髋关节结核的可能性。

3. 股骨头坏死　原发性股骨头坏死多见于中青年人群，多有服用激素、酗酒史，创伤性股骨头坏死有外伤、髋关节脱位或股骨颈骨折病史。关节疼痛、功能受限呈进行性加重。早期 X 线表现可正常，随病情进展，可出现股骨头局部密度降低、头碎裂、塌陷扁平，髋臼侧骨关节炎变，关节间隙狭窄、或消失。服用激素、酗酒患者，70% 为双侧病变。早期 MRI 检查股骨头坏死表现为典型的双线征。

4. 儿童股骨头坏死　儿童股骨头骨骺坏死，又称 Legg-Perthes 病。多发生于 3～9 岁儿童，男孩多于女孩。髋关节疼痛、不同程度活动受限，X 线片可见股骨头股后致密、扁平，关节间隙增宽，股骨头与髋臼地之间的距离增加。随病情进展，可出现股骨头股后碎裂，股骨颈增宽，骺板近端囊性变，有时可出现脱位或半脱位。患儿常无发热，一般情况良好，血沉、C 反应蛋白正常。

5. 髋关节骨关节炎　多见于老年人群，可见于双侧。以髋关节疼痛、髋部不适为主要变现。休息后疼痛可缓解。髋关节活动受限。但血沉、C 反应蛋白正常，早期 X 线表现髋臼及股骨头软骨下骨硬化，随着病变进展，关节间隙狭窄、消失，软骨下囊性变，边缘骨赘。

6. 一过性滑膜炎　一过性滑膜炎多见于 8 岁以下儿童，患儿常诉髋部或系关节疼痛，不敢走路活动。髋关节各个方向活动受限，关节周围稍饱满，但很少出现全身症状。

【治疗】

1. 一般治疗　在结核活动期，髋关节应牵引制动或石膏固定于功能位制动。当关节面遭破坏时，长时间制动会导致关节自发性强直。早期髋关节结核，在服用抗结核药物治疗的同时，应该每隔1～2h进行关节主动活动锻炼一次，以最大限度的保留关节功能和活动度。牵引可以纠正关节畸形和患侧肢体得以休息。

2. 抗结核治疗原则　抗结核治疗应联合、长期、全程用药。目前常用的抗结核药物有异烟肼、利福平、链霉素、对氨水杨酸、乙胺丁醇、卡那霉素。异烟肼可用于任何一种化疗组合方案。用药期间应注意药物不良反应。

3. 单纯滑膜结核　可采用非手术治疗。除全身抗结核治疗外，患肢应皮牵引制动休息，关节内注射每周1次，儿童给予链霉素每次0.5g，异胭肼100mg；成人剂量加倍。注射期间严密观察病情发展。经过1～3个月上述治疗无效时，应考虑采取手术治疗，滑膜切除，以免发展为全关节结核。

4. 单纯骨结核　单纯骨结核应在全身抗结核治疗的基础上，积极采取手术治疗。手术彻底清除股骨头及髋臼结核病灶，病灶范围较小时可不植骨，但病灶范围较大时应取字体髂骨植骨。

5. 早期全关节结核　如无手术禁忌证，早期全关节结核应及时做关节清理、病灶清除术，以最大限度的保留关节功能。术中切除大部滑膜，刮除结核病灶。关节清理术仅限于滑膜结核、死骨形成、脓腔和窦道存在。术后处理同滑膜切除术。晚期全关节结核如存在病变继续发展，局部有脓肿、窦道或混合感染，或病变静止，但存在关节不稳或严重畸形，影响功能活动时，可手术治疗，清除病灶，关节融合(图4-16-3)。

6. 晚期全关节结核　晚期如果局部病变仍呈活动性，如存在脓肿、窦道，这种情况下，如果该慢性活动性病变以往未曾治疗过，通常病期在1～2年，或病变曾一度停止或治愈，以后又复发，这种情况并可达10年或以上。以上这种活动性病变应采取积极的治疗措施，手术清除病灶，同时做全髋关节融合。其次部分患者虽然病情已经静止，但病人仍因关节疼痛、畸形或关节强直严重影响日常活动需要治疗，这种情况下，如果病变静止10年以上，相关检查排除活动性结核病灶存在时，可行全髋关节置换术。

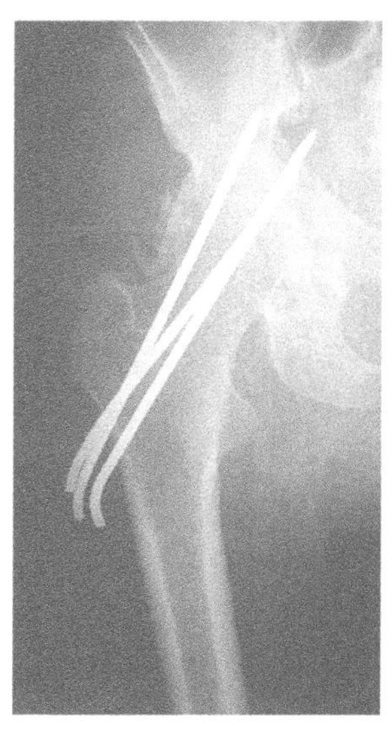

图4-16-3　右髋关节结核病灶清除、取自体髂骨植骨、克氏针固定融合术

二、膝关节结核

【概述】　目前全世界范围内大约有3千万结核患者，其中骨关节结核患者占1%～3%。膝关节结核是最常见的骨关节结核之一，在骨骼肌肉系统继脊柱结核和髋关节结核之后第3位最常见的结核发病部位。超过一半的骨骼肌肉系统结核患者肺部可无结核病变。

【病理表现】　结核原发病灶多见于内脏器官如肺部、肾和淋巴结，骨与关节结核多为血源性播散、继发于原发病灶，约90%的骨关节结核继发于肺部结核。结核杆菌一旦在某一部位停留下来，立刻被单核细胞吞噬，单核细胞吞噬结核杆菌后融合演变成上皮细胞，随后淋巴细胞环绕于上皮细胞周围形成结核结节，结核结节中心发生干酪样坏死。此后机体产生强烈的炎症反应，导致产生渗出和液化，产生寒性脓肿。寒性脓肿由血浆、白细胞、干酪样坏死组织、坏死脱落的碎骨块和细菌组成。骨关节结核的最终发展结果取决于结核杆菌的致病能力、机体的免疫功能状态、病变发展程度(分期)以及治疗情况。膝关节结核根据病变发展过程在病理学上分为渗出期、增殖期和干酪样变性期。

结核杆菌通过血液循环到达关节滑膜血管，或直接由骨端(多见于成人)或干骺端(儿童)结核病灶侵袭进入关节腔。结核病变可以先发生于滑膜，也可先发生于骨。不管先发生于滑膜，还是先发生于骨，均可迅速影响侵蚀到另一部位。膝关节滑膜丰富，骨滑膜结核发病率高。骨结核则多发生于股骨下端和胫骨上端的骨骺和干骺端。髌骨和腓骨小头结核少见。在儿童病灶先发生于干骺端，在成人病灶部位先发生于骨骺。关节软骨的损害多从边缘开始，负重区关节软骨可在病变起始后的几个月内保持完整不受损害，因此此期关节功能可不受影响或影响较小，此期如能采取积极有效的治疗措施，可完全或大部分保留关节功能。病变不能得到有效的控制进一步发展，软骨面以及软骨下骨将受到侵袭破坏。病变进展越来越多的滑膜累及，将出现近关节周围骨质疏松变。同时关节面软骨也逐渐受到破坏，与骨分离甚至脱落，最终关节面破坏塌陷（图 4-16-4）。

当膝关节发生结核时，如果髌上囊与关节腔相通，则结核病变可波及髌上囊，或股骨下端结核病灶侵入髌上囊时，则形成全关节结核。如髌上囊与关节腔不通封闭，则髌上囊有可能不被结核病变累及。

病变继续进展进入晚期全关节结核阶段，半月板和前交叉韧带累及，因为后交叉韧带在滑膜囊外，有时可幸免。此期由于软骨和骨质的大量破坏，关节囊和侧副韧带变得相对松弛，再加上腘绳肌和髂胫束的牵拉，胫骨可向后、向外脱位。股骨下端或胫骨上端骨骺板在儿童时期受累及破坏，可导致患肢短缩。胫骨结节或胫骨上端骺板前方受累及，可发生膝反张畸形，打击较少见，特别是现在。

脓肿破溃后长期流脓，可合并严重的混合感染，窦道经久不愈。膝关节可形成纤维性或骨性强直，有时可出现屈曲或内、外翻畸形。

【膝关节结核临床特征及诊断】

1. 症状和体征　骨关节结核多发生于 40 岁以下人群，部分也可发生于老年。关节结核多为单关节病变，很少累及其他关节。全身症状包括低热、疲乏无力（特别在下午表现明显）、纳差、体重减轻、潮热盗汗、心率过快以及贫血。局部症状和体征包括膝关节局部疼痛、小儿夜哭，由于关节疼痛时关节活动受限，肌失用性萎缩，局部淋巴结大。在急性期可出现肌保护性痉挛。

2. 影像学检查　早期膝关节结核在 X 线片上的表现无特异性，仅表现为关节囊和关节软组织肿胀、膨隆，软组织密度增高，层次模糊，关节间隙可正常或增宽，可出现关节周围骨质疏松。典型的结核性关节炎在 X 线片上表现为 Phemister 三联征，即近关节周围骨质疏松、关节边缘骨侵蚀性骨破坏和关节间隙逐渐变窄（图 4-16-5）。股骨下端或胫骨上端的单纯股结核病变范围无论是中心型或边缘性，可局限于骨骺或干骺端，部分病例病变进展可破坏骺板，累计骨骺。病灶内可有死骨，周围多无骨质反应（图4-16-6）。早期全关节结核如果是

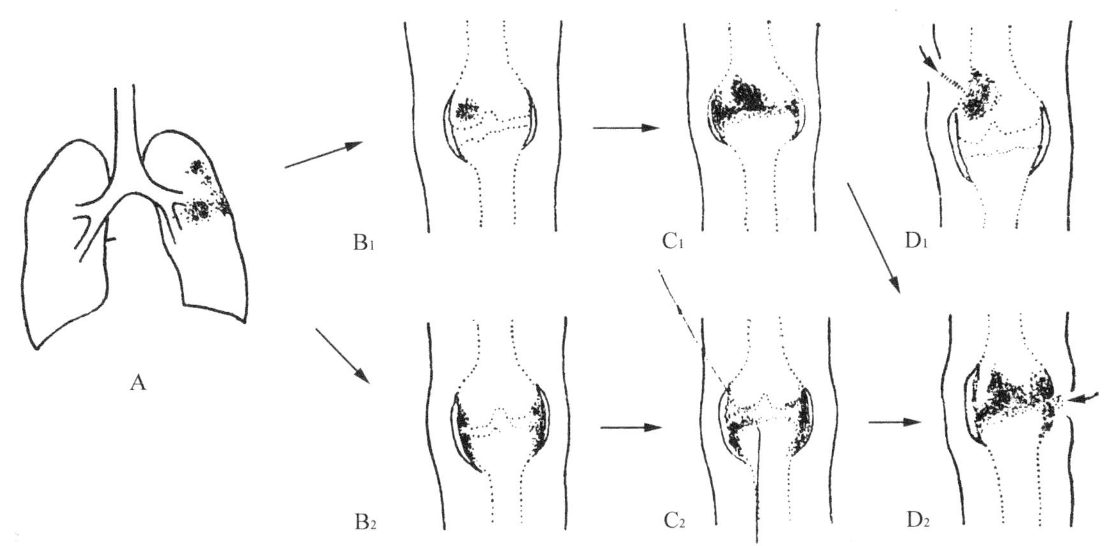

图 4-16-4　膝关节结核病理发展过程

注：A. 肺内原发病灶；B_1 单纯骨结核；B_2 单纯滑膜结核；C_1、C_2 全关节结核；D_1 单纯骨结核合并感染；D_2 全关节结核合并感染（摘自毛宾尧主编，膝关节外科，1987 年，人民卫生出版社出版）

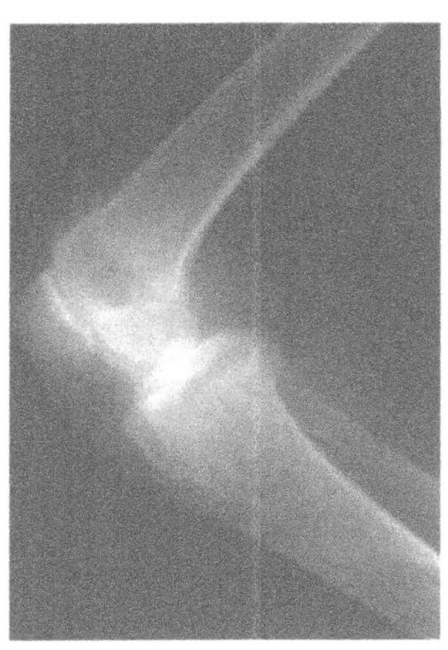

图 4-16-5 典型的结核性关节炎在 X 线片上表现为近关节周围骨质疏松、关节边缘骨侵蚀性骨破坏和关节间隙逐渐变窄，即 Phemister 三联征

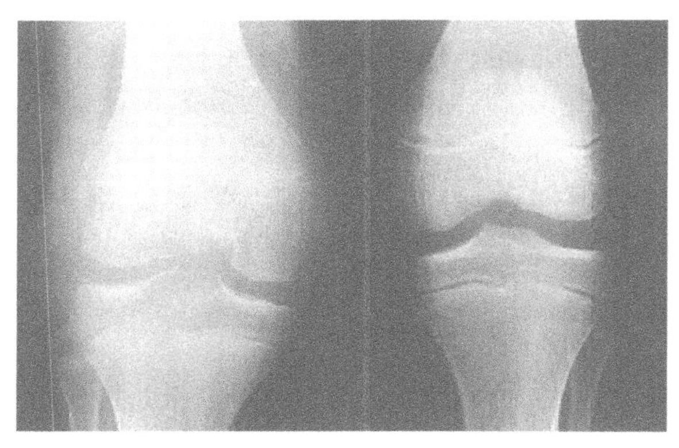

图 4-16-6 股骨下端或胫骨上端的单纯股结核病变范围无论是中心型或边缘性，可局限于骨骺或干骺端，部分病例病变进展可破坏骺板，累计骨骺

由单纯滑膜结核演变而来，可见软骨面边缘骨质有局限性侵蚀性骨破坏；如是由单出骨结核转变而来，除骨病灶穿破关节处的软骨下骨板骨破坏表现外，其对应的关节面软骨也可出现破坏性改变。

CT 检查可清楚显示关节肿胀、积液及周围软组织肿胀情况。当滑膜增生肥厚时，CT 检查可见增大的关节囊内有大量低于肌密度影、与周围肿胀软组织分界不清、其间可有多少不等的积液混杂，但此时 CT 也无特异性。另外 CT 检查可清楚地显示即使很小的破坏区病灶的大小、形状、边缘及其内可能存在的小的死骨(图 4-16-7)。

超声检查可发现增生肥厚的关节滑膜。

MRI 检查对软组织分辨率高，能较好地显示关

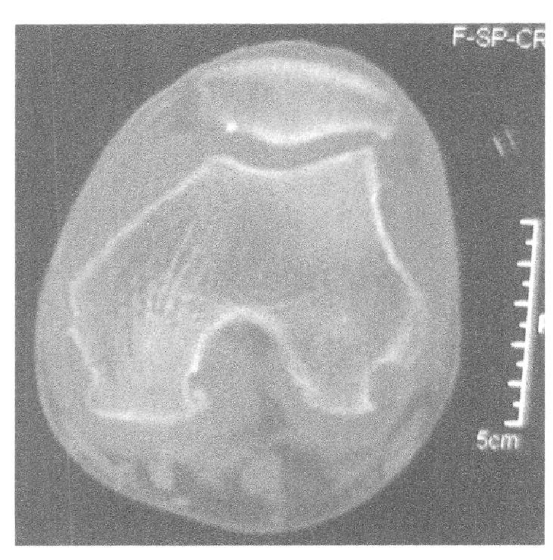

图 4-16-7 CT 检查可清楚地显示即使很小的破坏区病灶的大小、形状、边缘及其内可能存在的小的死骨

节的各种结构。早期充血增厚的滑膜为扭曲的条状，在 T_1WI 上呈低信号，T_2WI 上呈稍高信号，关节腔内液体成长 T_1、长 T_2 信号；当关节滑膜进一步增厚，并形成特异性肉芽组织时可呈团块状、结节状，肉芽组织在 T_1WI 上呈低信号，在 T_2WI 上明显不均匀高信号。干酪样坏死在 T_2WI 上为中等信号。累及关节软骨时，T_1WI 可见软骨正常层次模糊、变薄、毛糙，信号减低，软骨不连续，部分或大部分消失；肉芽组织侵蚀破坏软骨下骨时，在 T_1WI 上呈现低信号，T_2WI 上表现为高信号，且信号不均匀，并于关节内增生滑膜相连续。骨质破坏区内有干酪样小脓肿形成时，称边界清楚、均匀无结构的长 T_1、长 T_2 信号。同时有研究显示，静脉注射扎喷替酸葡甲胺(GdDTPA)后可见充血增厚的滑膜呈较明显的外周或花边状强化，与关节腔内液体和周围软组织分界清楚；骨破坏区内肉芽组织明显强化，但多不均匀，内常有小片状无强化干酪样病灶。邻近骨端呈长 T_1、长 T_2 信号的骨髓水肿。

3. *血液学* 在活动期，血液学检查表现为淋巴细胞分类增加、不同程度的贫血，血沉增加，C 反应蛋白升高。

4. Mantoux *试验* 怀疑有结核感染时可做 Mantoux 试验。通常在感染结核 1 个月后，该试验可呈阳性。结核菌素试验有时可呈阴性，特别是在核病有免疫缺陷性疾病时，虽然此时结核病变可处于活动期。

5. *活检* 但高度怀疑膝关节结核，但又不能确诊时可行穿刺活检。穿刺活检组织包括关节内肉

芽组织、滑膜、骨、淋巴结，或结核性溃疡病变边缘组织。关节腔穿刺液、髓芯穿刺活检或针刺活检，或开放活检组织在光镜检查，未接受抗结核治疗患者可表现为典型的结核结节，即使无中心坏死或巨噬细胞边缘吞噬的异物，仍可看到淋巴细胞包绕的上皮细胞。在开放活检的同时应同时做滑膜切除或病灶清除手术。

6. 豚鼠接种试验　当以上检查均不能明确诊断时，可做豚鼠接种试验。将病灶脓液、关节穿刺液或病变组织注入或接种于豚鼠腹腔内。阳性表现为5～8周腹膜出现结核结节。豚鼠接种试验目前已很少使用，但是该方法是明确结核病的最可靠的检查方法。

7. 涂片、细菌培养和穿刺液分析　病灶脓液、关节穿刺液和(或)病变组织处可用于接种豚鼠外，还可进行涂片和细菌培养快速嗜酸染色检查。膝关节可取关节腔穿刺液分析，通常白细胞升至20 000/mm^3，糖含量降低，黏蛋白含量也降低。关节穿刺液分析虽然不惧特异性，但是可以为明确膝关节结核诊断提供一定的信息。清亮的关节腔穿刺液不适宜做细菌学检查，但是做PCR和核酸分析的最佳材料。

【诊断和鉴别诊断】　根据病史、查体和相关检查，可以做出诊断。但是膝关节结核有时容易与单发性类风湿关节炎以及其他疾病相混淆。因此膝关节结核、特别是早期膝关节结核应与以下几种疾病鉴别，类风湿关节炎、色素绒毛结节性滑膜炎、化脓性关节炎等慢性滑膜炎性疾病，以及滑膜软骨瘤病、剥脱性软骨炎、血友病性关节病等，肿瘤性疾病、特别是溶骨性良恶性骨、软骨肿瘤如骨巨细胞瘤、骨肉瘤、纤维肉瘤、网织细胞瘤和尤因肉瘤等。儿童膝关节结核有时可表现为溶骨性骨结核病变，应与溶骨性骨肿瘤鉴别，如非骨化性纤维瘤、干骺端纤维样皮骨骨缺损、骨样骨瘤、成骨细胞瘤、单一病灶骨囊肿、成软骨细胞瘤等。

【膝关节结核的临床分期】　对疾病进行分期的目的是指导临床治疗，判断疾病的预后。Tuli根据骨关节系统结核的临床表现和影像学表现，将骨关节结核分为5个不同的期(表4-16-1)。并且对每一期提出了不同的治疗措施。

表4-16-1　骨关节结核的Tuli分期

分期	临床表现	影像学表现	治疗	预后
Ⅰ期(滑膜炎期)	1. 软组织肿胀 2. 75%关节活动度保留	1. 软组织肿胀 2. 骨质疏松	1. 化疗 2. 休息 3. ROM 4. 夹板固定	恢复正常或部分功能受影响
Ⅱ期(早期关节炎期)	1. 软组织肿胀 2. 25%～50%活动丧失	1. 软组织肿胀 2. 关节边缘侵蚀 3. 关节间隙变窄	1. 化疗 2. 休息 3. ROM 4. 夹板固定 5. 滑膜切除	可保留50%～70%关节功能
Ⅲ期(晚期关节炎)	1. 75%关节活动度丧失	1. 边缘侵蚀 2. 囊性变 3. 关节间隙明显狭窄或消失	1. 化疗 2. 病灶清除 3. 关节融合 4. 关节成形术	经保存关节治疗关节僵硬无痛，保留或不保留关节活动度
Ⅳ期(晚期关节炎)	1. 75%关节活动度丧失 2. 关节半脱位会脱位	1. 关节破坏	1. 化疗 2. 病灶清除 3. 关节融合 4. 关节成形	保留关节治疗后关节僵硬、无痛
Ⅴ期(关节炎)	1. 关节强直	1. 关节强直	1. 化疗 2. 病灶清除 3. 关节融合 4. 关节成形	关节僵直无痛

【膝关节结核的治疗】

1. 膝关节结核的总治疗原则　现代抗结核药物治疗大大提高了骨关节结核的治愈率，包括窦道、溃疡以及脓肿，同时降低了术后由于结核感染的播散导致粟粒性肺结核和结核性脑膜炎的发生。如果膝关节结核能在早期明确诊断并采取积极的治疗措施，可以治愈并且不会出现关节畸形和强直。

由于现代抗结核药物治疗，手术治疗膝关节结核的指征更具选择性和直接用于阻止或纠正关节畸形，改善关节功能。在脓肿尚未形成阶段，膝关节结核自然病程发展将会导致关节强直；如果脓肿通过形成窦道排出，膝关节结核自然发展将会导致关节骨性强直。膝关节结核的预后取决于诊断明确并采取积极有效的治疗措施时疾病的分期。

2. 休息、制动，加强营养　在结核活动期，膝关节应佩戴支局或石膏固定于功能位制动。当关节免遭破坏时，长时间制动会导致关节自发性强直。早期膝关节结核，在服用抗结核药物治疗的同时，应该每隔 1～2h 进行关节主动活动锻炼 1 次，以最大限度地保留关节功能和活动度。牵引可以纠正关节畸形和患侧肢体得以休息。在抗结核治疗 3 个月并且有效的情况下，3 个月后可鼓励患者在适当的支具帮助下逐渐下床活动，以后随着疾病的逐步好转和疼痛的逐渐消失，患者可负重活动。如果治疗有效疾病逐渐好转，在患者可接受的范围内可逐渐增大活动量。2 年后可逐渐丢弃支具。

同时加强营养，注意热量和蛋白质、维生素的补充。包括鱼肝油、钙剂、维生素 B 和维生素 C 在内的一般性治疗，纠正贫血，必要时间段输血治疗。混合感染者还应给予抗感染治疗。

3. 抗结核治疗　抗结核治疗应联合、长期、全程用药。目前常用的抗结核药物有异烟肼、利福平、链霉素、对氨水杨酸、乙胺丁醇、卡那霉素。异烟肼可用于任何一种化疗组合方案。用药期间应注意药物不良反应。

4. 手术治疗　手术治疗方法包括滑膜切除、病灶清除和关节融合、关节成形。但是任何手术治疗均不能替代长期、联合、足量、全程抗结核治疗。在手术治疗尚未完全决定以前，可先采取试验性保守所治疗。非手术治疗适用于单纯滑膜结核、早期或轻度关节炎改变患者，甚至部分晚期关节炎患者，特别是上肢关节受累时。当药物治疗后、患者全身情况稳定，尚未产生耐药性之前，可考虑采用手术治疗。在膝关节结核的任何分期，如果抗结核治疗后病灶无变化或诊断不明确时，应采取积极的手术治疗。通常术前需要至少 1～4 周抗结核治疗。

(1)单纯滑膜结核的治疗：单纯膝关节滑膜结核在总的治疗原则下，可在髌上囊肿胀处穿刺，再抽出关节腔内积液后向关节腔注入抗结核药物。局部注射每周 2 次，3 个月为 1 个疗程，如有好转可继续 1 个疗程。如注射无效，或病变加重，或滑膜肥厚明显，可行滑膜切除。滑膜切除可采用开放手术直视下彻底切除膝关节滑膜组织，也可通过关节镜下切除。

开放手术经膝前正中内侧髌旁入路，上方距髌骨上缘 3cm 处，下方至胫骨结节内侧。切开关节囊、滑膜，吸出关节内脓性分泌物或脓液，避免周围组织污染。在关节囊切口上端，沿髌上囊表面向两侧做广泛的分离并将髌骨翻向外侧，然后缓慢屈膝，即可显露关节腔前部和髌上滑囊。必要时可将髌韧带内缘止点处做局限性骨膜下剥离，以便于将髌骨向外侧翻转和充分显露关节腔。完全切除髌上囊和膝关节前部滑膜囊。受累及的髌下脂肪垫和残留的滑膜一并切除。刮除关节腔内凝结的脓性物，仔细刮除股骨髁间和包绕着前后交叉韧带的滑膜。膝关节后方病变滑膜，可选用大小和弯度不同的刮匙，通过膝关节间隙和前后交叉韧带仔细、彻底地刮除。

关节镜下滑膜切除是近年来发展较快的一项技术，有逐渐替代开放滑膜切除术的趋势。同时关节镜还可以进一步明确诊断。滑膜切除的目的是减轻疼痛、迅速消除关节肿胀，阻止疾病进展，最大限度恢复关节功能。

目前普遍认为理想的滑膜切除治疗膝关节结核的适应证是膝关节结核病变处于滑膜炎期。无论开放手术切除滑膜，还是关节镜下切除滑膜，术后均应关节腔内置管抗结核药物和抗生素持续冲洗 7～10d，并术后 2 周即开始膝关节活动，以防止关节腔粘连，预防关节腔感染，防止结核复发。如果结核性滑膜炎和早期膝关节结核性关节炎但除药物治疗不能控制病变活动时，应手术切除滑膜，或联合关节清理。

(2)单纯骨结核的治疗：如果关节周围骨结核即将突破关节囊、软骨侵犯关节时，除一般的抗结核治疗外，应采取积极的手术治疗清除病灶。可根据不同的病灶部位特点，采取不同的手术入路。股骨、胫骨髁软骨面以及髌骨边缘软骨面的片状或点状侵蚀性病灶，可用锐刀切除，并彻底刮除软骨下骨内病灶。如关节面软骨局限性光泽消失、变软、变薄，切压之有弹性时，则深层骨内有潜在结核病灶，应切除该处软骨并刮除病灶。变性或破裂的半月板也应切除。病灶清除后可取自体髂骨填充骨缺损区。髌骨结核如病灶较小可做病灶刮除，如病灶较大可切除髌骨。腓骨头结核可将腓骨头切除，但注意腓总神经避免损伤。

(3)早期全关节结核：如无手术禁忌证，早期全关节结核应及时做关节清理、病灶清除术，以最大限度的保留关节功能。术中切除大部滑膜，刮除结核病灶，必要时可在关节镜扶助下切除后方滑膜。关节清理术仅限于滑膜结核、死骨形成、脓腔和窦道存在。术后处理同滑膜切除术。

(4)晚期全关节结核　晚期全关节结核如存在病变继续发展，局部有脓肿、窦道或混合感染，或病变静止，但存在关节不稳或严重畸形，影响功能活动时，可手术治疗，清除病灶，关节融合，或截骨矫正畸形，或关节置换重建关节功能。

如果患者有持续存在的疼痛性膝关节结核性关节炎，在其他治疗方法不能控制疼痛和病情是，可考虑行关节融合术。但关节融合后将对膝关节功能造成严重影响。手术选择膝关节前内侧切口，切除髌上囊及内外侧滑膜，将膝关节屈曲 90°，将胫骨上端推向后方使股骨髁托于胫骨平台，用摆锯进行股骨远端与股骨成 90°截骨，截骨厚度应尽量少，不超过 1.5cm 为宜。然后进行胫骨平台截骨，截骨厚度同样尽量控制在 1cm 以内。这样完成上下截骨后肢体总段所控制在 2.5cm 以内，并使胫骨和股骨截骨面相互平行，避免发生膝内翻或膝外翻畸形(图 4-16-8)。胫骨、股骨残留病灶可刮除，刮除病灶后的骨端骨缺损可植骨填充。然后加压融合于膝关节屈曲 10°～15°，无膝内、外翻(图 4-16-9)，或外固定支架加压固定(图 4-16-10)。术后石膏托固定 4～6 周。然后可逐渐下地负重行走。

晚期膝关节结核病灶清除术后关节应置于功能位，并术后支具固定于该位置 3～6 个月。如果病变痊愈，但遗留关节废功能位、超过 20°的活动度时，可行关节周围截骨纠正畸形、重建关节活动度，同时也可截骨纠正关节内、外翻畸形。如果儿童期生长骺板也受到侵犯，则应尽量推迟关节融合时间，最好在 12 岁以后。

如果病变已经痊愈静止，但遗留关节功能障

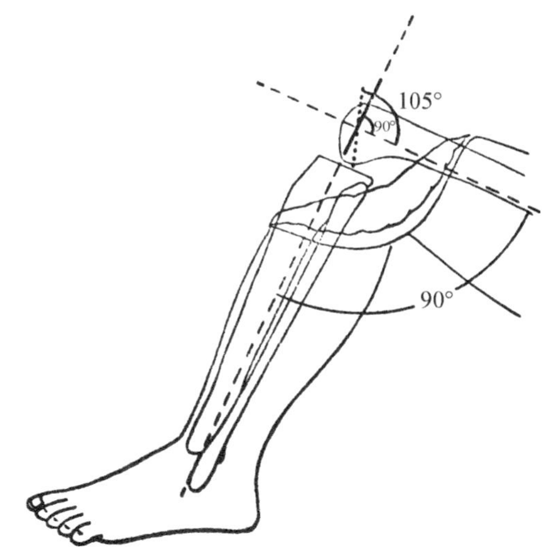

图 4-16-8　股骨髁部、胫骨平台截骨

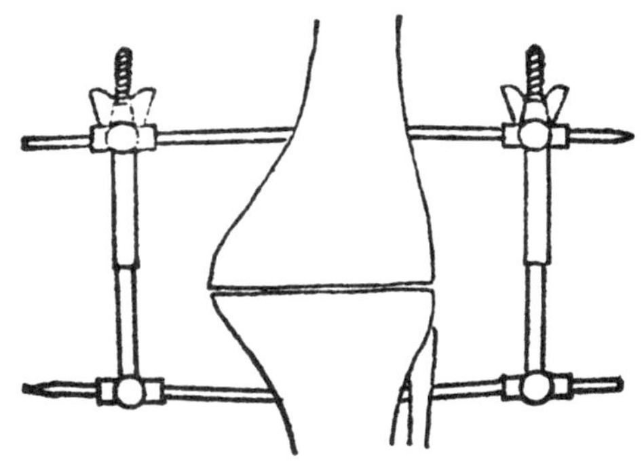

图 4-16-9　加压融合

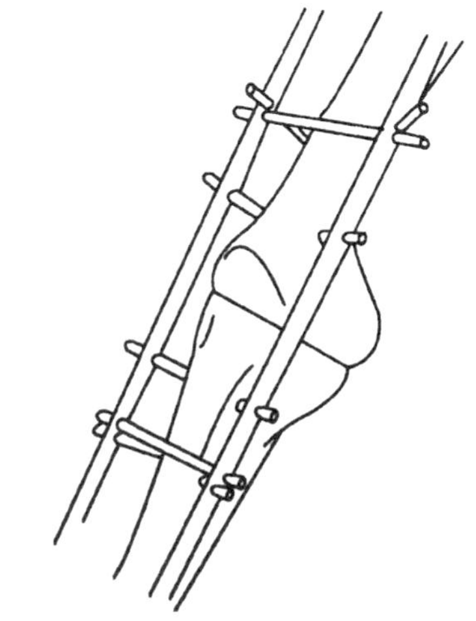

图 4-16-10　膝关节结核，病灶清除、骨端骨缺损植骨填充，然后加压融合于膝关节屈曲 10°～15°，无膝内、外翻，外固定支架后加压固定

碍，严重影响患者生活时，可考虑行人工全膝关节表面置换术。目前比较统一的观点是，人工关节置换应在结核病变完全静止后10年左右，同时术前应排除活动性病灶，术后继续联合抗结核药物治疗3～5个月。

（裴福兴）

第四节 非化脓性关节炎

一、类风湿关节炎

【概述】 类风湿关节炎(rheumatoid arthritis，RA)是一种病因尚未明了的慢性全身性炎症性疾病，以慢性、对称性、多滑膜关节炎和关节外病变为主要临床表现，属于自身免疫性疾病。约80%患者的发病年龄在20～45岁，以青壮年为多，女性比男性患病率高(2～4∶1)。类风湿关节炎这一病名是1858年由英国Garrod首先使用，目前已经为国内外普遍采用。

【病因】 经大量研究工作，本病的病因仍不十分清楚。类风湿关节炎是一个与环境、细胞、病毒、遗传、性激素及神经精神状态等因素密切相关的疾病。

1. *细菌因素* 研究表明A组链球菌及菌壁有肽聚糖(peptidoglycan)，可能为RA发病的一个持续的刺激原，A组链球菌长期存在于体内成为持续的抗原，刺激机体产生抗体，发生免疫病理损伤而致病。支原体所制造的关节炎动物模型与人的RA相似，但不产生人的RA所特有的类风湿因子(rheumatoid factor，RF)。在RA病人的关节液和滑膜组织中从未发现过细菌或菌体抗原物质，提示细菌可能与RA的起病有关，但缺乏直接证据。

2. *病毒因素* RA与病毒，特别是EB病毒的关系是国内外学者注意的问题之一。研究表明，EB病毒感染所致的关节炎与RA不同，RA病人对EB病毒比正常人有强烈的反应性。在RA病人血清和滑膜液中出现持续高度的抗EB病毒—胞膜抗原抗体，但到目前为止在RA病人血清中一直未发现EB病毒核抗原或壳体抗原抗体。

3. *遗传因素* 本病在某些家族中发病率较高，在人群调查中，发现人类白细胞抗原(HLA)-DR4与RF阳性患者有关。HLA研究发现DW4与RA的发病有关，患者中70%HLA-DW4阳性，患者具有该点的易感基因，因此遗传可能在发病中起重要作用。

4. *性激素* 研究表明RA发病率男女之比为1∶2～4，妊娠期病情减轻，服避孕药的女性发病减少。动物模型显示LEW/n雌鼠对关节炎的敏感性高，雄性发病率低，雄鼠经阉割或用β-雌二醇处理后，其发生关节炎的情况与雌鼠一样，说明性激素在RA发病中起一定作用。

寒冷、潮湿、疲劳、营养不良、创伤、精神因素等寒冷、潮湿、疲劳、营养不良、创伤、精神因素等，常为本病的诱发因素，但多数患者常无明显诱因可查。

【发病机制】 尚未完全明确，认为RA是一种自身免疫性疾病已被普遍承认。具有HLA-DR4和DW4型抗原者，对外界环境条件、病毒、细菌、神经精神及内分泌因素的刺激具有较高的敏感性，当侵袭机体时，改变了HLA的抗原决定簇，使具有HLA的有核细胞成为免疫抑制的靶子。由于HLA基因产生可携带T细胞抗原受体和免疫相关抗原的特性，当外界刺激因子被巨噬细胞识别时，便产生T细胞激活及一系列免疫介质的释放，因而产生免疫反应。

细胞间的相互作用使B细胞和浆细胞过度激活产生大量免疫球蛋白和类风湿因子(RF)的结果，导致免疫复合物形成，并沉积在滑膜组织上，同时激活补体，产生多种过敏毒素(C3a和C5a趋化因子)。局部由单核细胞、巨噬细胞产生的因子如白介素-1(IL-1)、肿瘤坏死因子a(TNF-a)和白三烯B4，能刺激白细胞移行进入滑膜。局部产生前列腺素E_2的扩血管作用也能促进炎症细胞进入炎症部位，能吞噬免疫复合物及释放溶酶体，包括中性蛋白酶和胶原酶，破坏胶原弹力纤维，使滑膜表面及关节软骨受损。RF还可见于浸润滑膜的浆细胞，增生的淋巴滤泡及滑膜细胞内，同时也能见到IgG-RF复合物，故即使感染因素不存在，仍能不断产生RF，使病变反应发作成为慢性炎症。

RF滑膜的特征是存在若干由活性淋巴细胞、巨噬细胞和其他细胞所分泌的产物，这些细胞活性物质包括多种因子：T淋巴细胞分泌出如白介素-2(IL-2)、IL-6、粒细胞-巨噬细胞刺激因子(GM-CSF)、肿瘤坏死因子a、变异生长因子β；来源于激活巨噬细胞的因子包括IL-1、肿瘤坏死因子a、IL-6、

GM-CSF、巨噬细胞CSF，血小板衍生的生长因子：由滑膜中其他细胞（成纤维细胞和内长细胞）所分泌的活性物质包括IL-1、IL-6、GM-CSF和巨噬细胞CSF。这些细胞活性物质能说明类风湿性滑膜炎的许多特性，包括滑膜组织的炎症、滑膜的增生、软骨和骨的损害，以及RA的全身。细胞活性物质IL-1和肿瘤坏死因子，能激活原位软骨细胞，产生胶原酶和蛋白分解酶破坏局部软骨。

RF包括IgG、IgA、IgM，在全身病变的发生上起重要作用，其中IgG-RF本身兼有抗原和抗体两种结合部位，可以自身形成双体或多体。含IgG的免疫复合物沉积于滑膜组织中，刺激滑膜产生IgM0、IgA型RA。IgG-RF又可和含有IgG的免疫复合物结合、其激活补体能力较单纯含IgG的免疫复合物更大。

【病理】 类风湿关节病变的组织变化可因部位不同而略有变异，但基本变化相同。其特点有：弥漫或局限性组织中的淋巴或浆细胞浸润，甚至淋巴滤泡形成；血管炎，伴随内膜增生管腔狭小、阻塞，或管壁的纤维蛋白样坏死；类风湿性肉芽肿形成。

1. 滑膜炎改变　滑膜充血、水肿及大量单核细胞、浆细胞、淋巴细胞浸润，有时有淋巴滤泡形成，常有小区浅表性滑膜细胞坏死而形成的糜烂，并覆有纤维素样沉积物。后者由含有少量γ球蛋白的补体复合物组成，关节腔内有包含中性粒细胞的渗出物积聚。滑膜炎的进一步变化是血管翳形成，其中除增生的纤维母细胞和毛细血管使没膜绒毛变粗大外，并有淋巴滤泡形成，浆细胞和粒细胞浸润及不同程度的血管炎，滑膜细胞也随之增生。在这种增生滑膜细胞，或淋巴、浆细胞中含有可用荧光素结合的抗原来检测出类风湿因子、γ球蛋白或抗原抗体复合物。

血管翳可以自关节软骨边缘处的滑膜逐渐向软骨面伸延，被覆于关节软骨面上，一方面阻断软骨和滑液的接触，影响其营养。另外也由于血管翳中释放某些水解酶对关节软骨，软骨下骨、韧带和肌腱中的胶原基质的侵蚀作用，使关节腔破坏，上下面融合，发生纤维化性强硬、错位，甚至骨化，功能完全丧失，相近的骨组织也产生失用性的稀疏。

2. 骨与软骨的破坏　类风湿关节炎与其他炎症性关节病不同之处在于其滑膜有过度增生的倾向，并可对与滑膜接触的局部软骨与骨，产生侵蚀作用。多种机制参与了这一过程。软骨与骨并不是组织遭到破坏的惟一目标，软骨细胞和破骨细胞也参与了组织细胞外间质的丢失过程，而且类风湿关节炎关节破坏的目标还包括韧带和肌腱。

（1）软骨破坏的机制：关节软骨是由大量的间质和少量的软骨细胞组成的。其中胶原纤维、蛋白多糖、水等组成软骨间质。软骨细胞可合成并分泌胶原蛋白、蛋白多糖以及其他作用于间质的蛋白。类风湿关节炎软骨的破坏主要是指细胞间质的降解，这一过程实际上是间质被水解蛋白酶消化的过程。

（2）局部骨侵蚀的机制：类风湿关节炎的放射学的改变包括近关节处出现骨质减少、软骨下骨的局灶性骨侵蚀和血管翳侵袭关节边缘。已有多项研究表明，有关局部的骨侵蚀随着疾病的进展而加重，一般来说与疾病的严重程度相关。

（3）各种类型的细胞在类风湿关节炎关节破坏中的作用：在类风湿关节炎早期，由于滑膜衬里层细胞数量的增多和细胞形态的肥大造成滑膜增厚。促炎症性细胞因子IL-1和肿瘤坏死因子-α刺激黏附分子在内皮细胞的表达，并增加招募嗜中性粒细胞进入关节腔。嗜中性粒细胞可释放蛋白酶，主要降解软骨表层的蛋白多糖。当蛋白多糖全部消化后，免疫复合物便进入胶原的表层，并暴露出软骨细胞。在IL-1和肿瘤坏死因子-α的刺激下，或在存在活化的$CD4^+$ T细胞情况下，软骨细胞和滑膜成纤维细胞可释放MMPs。随着病情的进展，滑膜组织逐渐转变为炎性组织，其中一部分有新的血管生成，即形成血管翳。这种组织具有侵蚀和破坏邻近的软骨和骨的功能。

3. 关节外病变

（1）类风湿性皮下结节：类风湿性皮下结节是诊断类风湿的可靠依据，见于10%～20%病例。结节是肉芽肿改变，中央是一团由坏死组织、纤维素和含有IgG的免疫复合物沉积形成的无结构物质，边缘为栅状排列的成纤维细胞。再外则为浸润着单核细胞的纤维肉芽组织。

（2）腱及腱鞘、滑囊炎症：肌腱及腱鞘炎在手足中常见，肌腱和腱鞘有淋巴细胞、单核细胞、浆细胞浸润。严重者可触及腱鞘上的结节，肌腱可断裂及粘连，是导致周围关节畸形的原因。滑囊炎以跟腱滑囊炎多见，在肌腱附着处常形成局限性滑膜炎，甚至可引起局部骨赘或骨缺损。滑膜炎也可能发生在腘窝部位，形成腘窝囊肿。

4. 其他系统改变　类风湿关节炎时脉管常受

侵犯,动脉各层有较广泛炎性细胞浸润。急性期用免疫荧光法可见免疫球蛋白及补体沉积于病变的血管壁。其表现形式有三种。

(1)严重而广泛的大血管坏死性动脉炎,类似于结节性多动脉炎。

(2)亚急性小动脉炎,常见于心肌、骨骼肌和神经鞘内小动脉,并引起相应症状。

(3)末端动脉内膜增生和纤维化,常引起指(趾)动脉充盈不足,可致缺血性和血栓性病变;前者表现为雷诺现象、肺动脉高压和内脏缺血,后者可致指(趾)坏疽,如发生于内脏器官则可致死。

淋巴结大可见于30%的病例,有淋巴滤泡增生,脾大尤其是在Felty综合征明显。

【临床表现】 多由1~2个关节开始发病,女性多开始于掌指或指间小关节;而男性多先由膝、踝、髋等单关节起病。通常在几周或几个月内隐匿起病,先有几周到几个月的疲倦乏力、体重减轻、胃纳不佳、低热和手足麻木刺痛等前驱症状。

1. 关节内表现

(1)关节疼痛和肿胀:最先出现关节疼痛,开始可为酸痛,随着关节肿胀逐步明显,疼痛也趋于严重。关节局部积液,皮温增高。反复发作后,由于关节的肿痛和运动的限制,关节附近肌肉的僵硬和萎缩也日益显著。

(2)晨僵:在早晨睡醒后,出现关节僵硬或全身发紧感,活动一段时间后症状即缓解或消失,持续1h或更长时间。僵硬程度和持续时间,常和疾病的活动程度一致,可作为对病变活动性的评估。

(3)多关节受累:常由掌指关节或指间关节发病,其次为膝关节。发病时受累关节常为1~2个关节,而以后受累关节逐渐增多,受累关节常为对称性,少部分患者为非对称性。

(4)关节活动受限或畸形:随着病变的发展,病变关节活动范围逐渐减小,最后变成僵硬而畸形,膝、肘、手指、腕部都固定在屈位。手指常在掌指关节处向外侧成半脱位,形成特征性的尺侧偏向畸形。

2. 关节外表现 类风湿关节炎是一种系统性疾病,有类风湿性结节、浆膜炎、血管炎等病理改变。10%~30%患者在关节的隆突部位,如上肢的鹰嘴突、腕部及下肢的踝部等出现类风湿结节,坚硬如橡皮。类风湿结节的出现常提示疾病处于严重活动阶段。此外少数患者(约10%)在疾病活动期有淋巴结及脾大。眼部可有巩膜炎、角膜结膜炎。心脏受累有临床表现者较少,据尸检发现约35%,主要影响二尖瓣,引起瓣膜病变。肺疾患者的表现形式有多种,胸膜炎,弥漫性肺间质纤维化、类风湿尘肺病。周围神经病变和慢性小腿溃疡,淀粉样变等也偶可发现。

【辅助检查】

1. 实验室检查

(1)血常规检查:一般都有轻度至中度贫血,如伴有缺铁,则可为低色素性小细胞性贫血。白细胞数大多正常,在活动期可略有增高,偶见嗜酸性粒细胞和血小板增多。贫血和血小板增多症与疾病的活动相关。

(2)血沉:血沉增快表明炎症活动,可作为疾病活动的指标。如关节炎症状消失而血沉仍高,表明类风湿关节炎可能复发。

(3)类风湿因子检查:在发病6个月内有60%的患者类风湿因子阳性,整个病程中80%患者类风湿因子阳性,高滴度阳性病人,病变活动重,病情进展快,不易缓解,预后较差,且有比较严重的关节外表现。类风湿因子阴性不能排除本病的可能,须结合临床。RF阳性,不一定就是类风湿关节炎,也可见于多种自身免疫性疾病及一些与免疫有关的慢性感染,因此需结合临床。

(4)瓜氨酸相关自身抗体群

①抗瓜氨酸肽抗体(抗CCP抗体)。以CCP为抗原用酶联免疫吸附试验(ELISA)法在RA患者中检测到抗CCP抗体,有很好的敏感性和特异性,分别为60%~75%和85%以上,明显高于RF,抗CCP抗体在RA早期就可出现,并与关节影像学改变密切相关,它的临床应用将更有助于对早期RA的诊断和治疗。研究认为,抗CCP抗体阳性的RA患者骨关节破坏程度较阴性者严重,表明抗CCP抗体的检测对预测RA患者疾病的严重性具有重要的应用价值。抗CCP抗体检测是近年来RA诊断的重大进展,特异性明显优于RF,并可以与RF互补,提高RA的诊断率。

②抗角蛋白抗体(AKA)。AKA,即抗鼠食管上皮角质层的抗体,对RA诊断具有特异性。AKA与RA病情严重程度和活动性有一定关系,在RA的早期甚至临床症状出现之前即可出现,因此它是RA早期诊断和判断预后的指标之一。研究发现,AKA阳性的"健康人"几乎均可发展成典型的RA。AKA的靶抗原识别相对分子量为40kD的聚角蛋白微丝(filaggrin),其成分含有瓜氨酸,可推测抗

CCP抗体与AKA应该有很好的重叠性。

(5)其他血清学检查：血清白蛋白降低，球蛋白增高。免疫蛋白电泳显示IgG、IgA及IgM增多。抗核抗体(ANA)在类风湿关节炎的阳性率10%～20%。血清补体水平多数正常或轻度升高，重症者及伴关节外病变者可下降。C反应蛋白在病变活动期增高明显。

(6)关节液检查：关节腔穿刺可穿刺出不透明草黄色渗出液，其中中性粒细胞可达10 000～50 000/mm^3或更高，细菌培养阴性。疾病活动可见白细胞浆中含有类风湿因子和IgG补体复合物形成包涵体吞噬细胞，称类风湿细胞(regocyte)。渗出液中抗体的相对浓度(与蛋白质含量相比较)降低，RF阳性。

2. 影像学检查　早期患者的关节X线检查除软组织肿胀和关节腔渗液外一般都是阴性。关节部位骨质疏松可以在起病几周内即很明显。关节间隙减少和骨质的侵蚀，提示关节软骨的消失，只出现在病程持续数月以上者。半脱位，脱位和骨性强直后出现在更后期。当软骨已损毁，可见两骨间的关节面融合，丧失原来关节的迹象。弥散性骨质疏松在慢性病变中常见，并因激素治疗而加重。无菌性坏死的发生率特别在股骨头，也可因用皮质类固醇治疗而增多。

MRI发现骨侵蚀比普通X线平片更敏感。

【诊断】　目前通常采用美国风湿病协会1987年的诊断标准。

1. 晨僵持续至少1h(每天)，持续6周以上。

2. 有3个或3个以上的关节肿，持续6周以上。

3. 腕、掌指、近侧指关节肿胀，持续6周以上。

4. 对称性关节肿胀。

5. 皮下结节。

6. RA典型的放射学改变，包括侵蚀或明确的近关节端骨质疏松。

7. 类风湿因子阳性(滴度>1:20)。

凡符合上述7项者为典型的类风湿关节炎；符合上述4项者为肯定的类风湿关节炎；符合上述3项者为可能的类风湿关节炎；符合上述标准不足2项而具备下列标准2项以上者(a. 晨僵；b. 持续的或反复的关节压痛或活动时疼痛至少6周；c. 现在或过去曾发生关节肿大；d. 皮下结节；e. 血沉增快或C反应蛋白阳性；f. 虹膜炎)为可疑的类风湿关节炎。

【鉴别诊断】　本病尚须与下列疾病相鉴别。

1. 骨关节炎　发病年龄多在40岁以上，无全身疾病。关节局部无红肿现象，受损关节以负重的膝、脊柱等较常见，无游走现象，肌肉萎缩和关节畸形边缘呈唇样增生或骨赘形成，血沉正常，类风湿因子阴性。

2. 风湿性关节炎　本病尤易与类风湿关节炎起病时相混淆，下列各点可资鉴别。

(1)起病一般急骤，有咽痛、发热和白细胞增高。

(2)以四肢大关节受累多见，为游走性关节肿痛，关节症状消失后无永久性损害。

(3)常同时发生心脏炎。

(4)血清抗链球菌溶血素"O"、抗链激酶及抗透明质酸酶均为阳性，而类风湿因子阴性。

(5)水杨酸制剂疗效常迅速而显著。

3. 关节结核　类风湿关节炎限于单关节或少数关节时应与本病鉴别。本病可伴有其他部位结核病变，如脊椎结核常有椎旁脓肿，2个以上关节同时发病者较少见。X线检查早期不易区别，若有骨质局限性破坏或有椎旁脓肿阴影，有助诊断。关节腔渗液做结核菌培养常阳性。抗结核治疗有效。

4. 强直性脊柱炎　本病以前认为属类风湿关节炎的一种类型，但是，本病始于骶髂关节，非四肢小关节；关节滑膜炎不明显而钙化骨化明显；类风湿因子检查阴性，并不出现皮下类风湿结节；阿司匹林等对类风湿关节炎无效的药物治疗本病能奏效。

5. 其他结缔组织疾病(兼有多发性关节炎者)

(1)系统性红斑狼疮与早期类风湿关节炎不易区别，前者多发生于青年女性，也可发生近端指间关节和掌指关节滑膜炎，但关节症状不重，一般无软骨和骨质破坏，全身症状明显，有多脏器损害。典型者面部出现蝶形或盘状红斑。狼疮细胞、抗ds-DNA抗体、Sm抗体、狼疮带试验阳性均有助予诊断。

(2)硬皮病，好发于20～50岁女性，早期水肿阶段表现的对称性手僵硬、指、膝关节疼痛以及关节滑膜炎引起的周围软组织肿胀，易与RA混淆。本病早期为自限性，往往数周后突然肿胀消失，出现雷诺现象，有利本病诊断。硬化萎缩期表现皮肤硬化，呈"苦笑状"面容则易鉴别。

(3)混合结缔组织病临床症状与RA相似，但有高滴定度颗粒型荧光抗核抗体、高滴度抗可溶性核糖核蛋白(RNP)抗体阳性,而 Sm 抗体阴性。

(4)皮肌炎的肌肉疼痛和水肿并不限于关节附近,心、肾病变也多见,而关节病损则少见。ANA(+),抗 PM-1 抗体、抗组氨酰抗体(Jo-1 抗体)阳性。

【治疗】　类风湿关节炎至今尚无特效疗法,仍停留于对炎症及后遗症的治疗,采取综合治疗,多数患者均能得到一定的疗效。现行治疗的目的在于:防止或减少关节损害;维持关节功能;减轻疼痛。

1. *一般治疗*　发热、关节肿痛、伴有全身症状者应卧床休息,至症状基本消失为止。待病情改善2周后应逐渐增加活动,以免过久的卧床导致关节废用,甚至促进关节强直。饮食中蛋白质和各种维生素要充足,贫血显著者可予小量输血。

2. *药物治疗*

(1)非甾体类抗炎药(NSAIDS):用于初发或轻症病例,其作用机制主要抑制环氧化酶使前列腺素生成受抑制而起作用,以达到抗炎止痛的效果。但不能阻止类风湿关节炎病变的自然过程。本类药物因体内代谢途径不同,彼此间可发生相互作用不主张联合应用,并应注意个体化。

①水杨酸制剂。能抗炎、解热、止痛。剂量2～4g/d,如疗效不理想,可酌量增加剂量,有时需4～6g/d才能有效。一般在饭后服用或与制酸剂同用,也可用肠溶片以减轻胃肠道刺激。

②吲哚美辛。系一种吲哚醋酸衍生物,具有抗炎、解热和镇痛作用。患者如不能耐受阿司匹林可换用本药,常用剂量25mg,2～3/d,100mg/d 以上时易产生不良反应。不良反应有恶心、呕吐、腹泻、胃溃疡、头痛、眩晕、精神抑郁等。

③丙酸衍生物。是一类可以代替阿司匹林的药物,包括布洛芬(ibuprofen)、萘普生(naoproxen)和芬布芬(fenbufne)作用与阿司匹林相类似,疗效相仿,消化道不良反应小。常用剂量:布洛芬1.2～2.4g/d,分3～4次服,萘普生每次250mg,2/d。不良反应有恶心、呕吐、腹泻、消化性溃疡、胃肠道出血、头痛及中枢神经系统紊乱如易激惹等。

④灭酸类药物。为邻氨基苯酸衍生物,其作用与阿司匹林相仿。抗类酸每次250mg,3～4/d。氯灭酸每次200～400mg,3/d。不良反应有胃肠道反应,如恶心、呕吐、腹泻及食欲缺乏等。偶有皮疹,肾功能损害,头痛等。

⑤选择性环氧化酶抑制剂(cyclooxygenase, COX)。特异性抑制 COX-2 可阻断炎症部位的前列腺素的产生,同时保留了 COX-1 的作用,因此减少了胃肠道的毒副反应,镇痛效果良好。常用的 COX-2 抑制剂包括塞来昔布,罗非昔布。COX-2 抑制剂有一定的心血管风险,对合并有心血管疾患的患者应该慎用。

(2)慢作用抗风湿药:慢作用抗风湿药(slowacting anti-rheumatic drugs,SAARDs)或称改变病情药物(disease-modifying antirheumatic drugs,DMARDs)包括抗疟药、金制剂、青霉胺、柳氮磺胺吡啶和细胞毒类药物如甲氨蝶呤、环磷酰胺、环孢素A、硫唑嘌呤和来氟米特等。这些药物起效慢,能部分阻止病情的进展,是目前控制 RA 的主要药物。

①甲氨蝶呤(methotrexate,MTX):是目前治疗 RA 的首选药物。它可抑制二氢叶酸还原酶,阻止尿嘧啶(uridine,U)转变成胸腺嘧啶(thymine,T),影响免疫活性细胞 DNA 合成,起到免疫抑制作用。该药2～3周起效,2～3个月达到高峰,半年左右达到平台期,单用药时效果一般。不良反应有恶心、呕吐、口腔溃疡和肝功损害等。

②抗疟药(antimalarials)。该类药物用于治疗 RA 已有40余年的历史。作用机制目前尚不清楚,可能与抑制淋巴细胞的转化和浆细胞的活性有关。约有半数患者对这种药物有较好的治疗反应,但作用不强。临床上常用的有两种,即氯喹(chloroquine)和羟氯喹(hydroxychloroquine)。这类药物在体内的代谢和排泄均较缓慢,可能有蓄积毒性。常见的不良反应有眼黄斑病和视网膜炎,用药期间至少半年查一次眼底,其他的不良反应有胃肠道反应如恶心、呕吐,还有头痛、神经肌肉病变和心脏毒性等。

③柳氮磺吡啶(sulfasala-zine,SSZ):用于治疗 RA 的确切机制尚不清楚,有学者认为它可影响叶酸的吸收和代谢有类似 MTX 的作用。该药起效慢,抗炎作用不大。常见的不良反应有胃肠道不良反应如恶心、呕吐和腹泻,往往因此中断治疗。其他不良反应还有抑郁、头痛、皮疹、粒细胞减少、血小板减少和溶血等。

④金制剂。是治疗 RA 经典的药物,药理作用机制尚不清楚。该药起效慢,口服3～4个月才能起效,长期临床观察发现该药并不能阻止骨侵蚀的进展。由于口服金制剂主要从胃肠道排出容易导致腹泻,轻的应减量,严重的应停药。其他的不良

反应有皮疹、口炎、血细胞减少和肾功能损害等。

⑤青霉胺(D-penicillamine)。是治疗铜代谢障碍的有效驱铜剂。在治疗 RA 中也取得了一定疗效,然而具体的作用机制尚不清楚,可能和该药对巯基的还原作用和络合重金属有关,还能使血浆中巨球蛋白降解,RF 滴度下降。青霉胺起效较慢,一般用药 2 个月起效,对 RA 的治疗作用不如金制剂。不良反应较多,剂量大时更明显,主要有恶心、呕吐、口腔溃疡和味觉丧失,一般停药后可自行恢复。用药期间还可出现蛋白尿、血尿、全血细胞减少、天疱疮、多发性肌炎和药物性狼疮,这些不良反应一旦发生应立即停药。

⑥来氟米特(leflunomide)是治疗 RA 比较新的药物,其主要作用机制是抑制细胞黏附和酪酸激酶的活性,影响细胞激活过程中信息的传导和可逆性抑制乳酸脱氢酶活性,抑制嘧啶核苷酸从头合成途径。通过以上两条途径显著抑制 T 细胞的激活和增殖,从而有效地抑制细胞免疫反应,控制病情的发展。近期疗效类似甲氨蝶呤,远期疗效尚待进一步研究证实。用法 20mg/d,口服。主要不良反应有腹泻、瘙痒、脱发、皮疹和可逆性肝酶升高等。

(3)糖皮质激素。糖皮质激素对关节肿痛,控制炎症,消炎止痛作用迅速,但效果不持久,对病因和发病机制毫无影响。一旦停药短期内即复发。对 RF、血沉和贫血也无改善。长期应用可导致严重不良反应,因此不作为常规治疗。

应用激素的适应证:①为改善生活质量,小剂量使用;②严重血管炎,如肢端坏疽;③高热、大量关节腔积液和大量心包积液时。用法:小剂量使用激素时,泼尼松每日剂量 10～15mg;严重血管炎时可采用大剂量泼尼松治疗,1～2mg/(kg·d);病情控制后应适时减量,不宜长期大量使用。

联合用药传统的治疗方案为金字塔形上台阶治疗方法,即先用 NSAIDs,如无效再用慢作用药物等,往往延误了最佳治疗时机。进入 20 世纪 90 年代逐步认识到 RA 患者多在起病 2 年内出现关节骨质破坏,如不及时治疗,往往造成关节破坏和畸形,所以提出早期诊断、早期应用慢作用药物的治疗策略。多年的临床实践还证明,单一应用慢作用药物很难完全阻止病情进展,所以两种或两种以上慢作用药物联合应用已成为国内外学者的共识。但怎样联合才是最好的选择,以及联合用药后远期疗效如何,现尚无肯定的答案。国内外常用的联合治疗方案为 MTX＋SSZ、MTX＋羟氯喹、MTX＋金诺芬等两种药物的联合,以及 MTX＋SSZ＋羟氯喹三种药物的联合,后者被认为是目前最好的联合治疗方案,但其远期疗效尚不清楚。临床上可根据患者病情来选择用药,所选用的方案和药物剂量要个体化,目的是控制病情发展,减少不良反应的发生。RA 的最佳治疗方法仍需长期广泛的研究和探索。

3. *理疗* 目的在于用热疗以增加局部血液循环,使肌肉松弛,达到消炎、去肿和镇痛作用,同时采用锻炼以保持和增进关节功能。理疗方法有下列数种:热水袋、热浴、蜡浴、红外线等。

锻炼的目的是保存关节的活动功能,加强肌肉的力量和耐力。在急性期症状缓解消退后,只要患者可以耐受,便要早期有规律地做主动或被动的关节锻炼活动。

4. *外科治疗* 以往一直认为外科手术只适用于晚期畸形病例。目前对仅有 1～2 个关节受损较重、经水杨酸盐类治疗无效者可试用早期滑膜切除术。后期病变静止,关节有明显畸形病例可行截骨矫正术,关节强直或破坏可做关节成形术、人工关节置换术。负重关节可做关节融合术等。

(1)滑膜切除术:近 10 年来,逐步认为当急性期经药物治疗基本控制后,手术切除滑膜,消除类风湿关节炎的病灶,免除关节软骨的破坏,终止滑膜局部免疫反应,避免全身自身免疫反应的产生与发展。

①适应证。经药物治疗急性炎症已经控制,病人全身情况比较稳定;亚急性反复发作滑膜炎,病情持续 1 年以上,经多种非手术治疗,效果不显著者;关节内有大量渗出液,保守治疗无效达 3 个月以上,且开始骨质破坏,关节活动受限者。

早期行滑膜切除术可减轻病人疼痛,延缓关节面破坏。如待关节已出现畸形,关节周围肌肉、韧带、肌腱已出现纤维化,则滑膜切除的效果较差,并可能影响关节活动度。故应在无骨质明显破坏时进行滑膜切除。

②手术方法。尽可能切除滑膜组织,不切断韧带或骨组织,以利术后早期锻炼关节活动。

(2)关节清理术:多用于慢性期病变,除慢性滑膜炎外,同时有软骨及骨组织改变。除将滑膜切除外,还将损坏的软骨全层切除,清除增生的骨质,术后应行被动活动辅助关节锻炼。

(3)截骨术:适用于有成角畸形,病变已经稳定的病例,矫正畸形、改变关节负重力线为主要目的。

根据畸形的部位、关节活动情况决定手术。

(4)关节融合术:适用于关节严重破坏,从事体力劳动的青壮年患者,为保持肢体的稳定,可行融合术。

(5)关节成形术:最佳适应证为肘关节强直的病例,不但能切除病变骨组织,还能恢复肘关节活动。用股骨颈切除,粗隆下截骨治疗髋关节强直也取得较好疗效。但术后跛行较重,现多被人工全髋关节置换所取代。

(6)人工关节置换术:类风湿关节炎患者经保守治疗效果不显著,疼痛症状明显,或关节畸形明显,严重影响患者日常生活者,可考虑行人工关节置换术。人工全髋或全膝关节置换的效果较好,如双侧髋关节均受累,至少一侧必须行关节置换术,双侧髋关节融合是禁忌的。

【预后】 发病呈争骤者的病程进展较短促,一次发作后可数月或数年暂无症状,静止若干时后再反复发作。发作呈隐袭者的病程进展缓慢渐进,全程可达数年之久,其间交替的缓解和复发是其特征。10%～20%的病人每次发作后缓解是完全性的。每经过一次发作病变关节变得更为僵硬而不灵活,最终使关节固定在异常位置,形成畸形。据国外统计,在发病的几年内劳动力完全丧失者约占10%。本病与预后不良有关的一些表现为:典型的病变(对称性多关节炎,伴有皮下结节和类风湿因子的高滴度);病情持续活动1年以上者;30岁以下的发病者;具有关节外类风湿性病变表现者。

二、类风湿脊柱炎

【概述】 有25%～80%的类风湿关节炎患者颈椎受累,累及胸、腰椎者并不常见。颈椎的受累常常发生于疾病过程的早期,其进程与四肢组织的病变程度密切相关。男性,类风湿因子阳性及接受类固醇治疗等因素也与颈椎受累有关。

【发病机制】 关节滑膜、韧带和骨的破坏以及血管翳向周围组织的侵袭导致畸形产生,而韧带的松弛和断裂又将导致颈椎不稳或症状性半脱位。这种静止或动力性的半脱位或滑膜血管翳有可能对脊髓、脑干产生压迫,从而产生神经症状。

【颈椎畸形分类】 类风湿性颈椎畸形主要有三种。

1. 寰枢椎不稳(atlantoaxial instability ,AAI)或半脱位(atlantoaxial subluxation,AAS)　最为常见,占49%,多为向前半脱位,侧方半脱位占20%,向后半脱位占6.9%。AAS可完全复位,部分复位或已固定。

2. 齿状突上移　寰枕关节和寰枢关节的侵蚀会导致脑干和齿状突之间垂直距离的缩短,在RA中占38%,也称颅底下沉、寰枢撞击和假性颅底凹陷。齿状突上移可直接压迫脑干或因后凸畸形导致脊髓和延髓交界部位损伤。

3. 下颈椎半脱位　较少见,占10%～20%,常为多发,表现为阶梯样畸形,并有后凸畸形。下颈椎半脱位也可见于上颈椎融合手术之后。

【临床表现】 颈痛为常见症状,典型特征为枕颈区疼痛,并常伴有枕部疼痛。耳大神经、枕大神经或三叉神经核受压可分别引起耳痛、枕部神经痛和面部疼痛。患者也可有无力、缺乏耐力、步态不稳、精细动作丧失和双手感觉异常等脊髓损害表现,严重者可发生尿潴留和后期尿失禁。颈部活动常常会引起躯干或肢体末端电击样感觉(Lhermitte征)。AAI患者常有椎基底动脉供血不足,症状包括视觉障碍、平衡能力丧失、眩晕、耳鸣和吞咽困难。

【诊断】 结合患者类风湿关节炎的病史,颈部疼痛症状和神经损害情况,以及颈椎影像学改变,其诊断不难,查体常被四肢严重类风湿损害所混淆,关键是应对脊髓损害的征象保持高度警惕。

【影像学检查】

1. X线检查　对颈椎RA影像学检查应首先包括X线平片和颈椎功能位X线检查(伸/屈侧位片)。在对一组113名进行全髋或全膝关节置换术的RA患者的回顾性研究中,术前颈椎X线片异常(AAS、SMO和下颈椎半脱位)者占61%,而这些患者中仅50%出现临床症状。所以,对所有RA患者均应拍摄颈椎X线片,这是因为许多颈椎受累的患者并无症状出现。根据X线进行测量有助于进一步明确诊断并制定治疗计划。最常用的测量指标包括:前寰齿间距;后寰齿间距;下颈椎椎管矢状径;McGregor线;Ranawat指数;Redlund-Johnell指数。

2. MRI检查　有神经损害者如发现X线检查异常,还应行MRI检查。MRI可从不同厚度软组织血管翳的角度反映脊髓受压的程度。研究发现,34例颈椎RA患者中22人有>3mm的血管翳。MRI可对齿状突上移程度和脊髓缓冲空间进行评价,并显示脊髓。颈髓延髓角(颈髓前缘连线与延髓前缘连线的夹角)可准确反应脊髓的变形程度,正常范围是135°～175°，当该角＜135°时提示颅骨下沉并与脊髓病相关。近年来开展的屈伸功能位MRI检查有助于诊断动态脊髓受压。

【治疗】 治疗目的为：防止不可逆神经损害的发生；防止因未被发觉的神经受压造成突然死亡；避免不必要的手术。

1. 保守治疗　对类风湿脊柱炎患者的保守治疗主要为支持治疗，因为颈椎受累时与疾病早期病痛全身疾病的严重程度相关，早期积极的内科治疗非常重要。

对于无疼痛或疼痛程度较轻且无神经损害表现，但X线已经显示颈椎不稳的患者，对其治疗存在较多争议。颈领可使患者感到舒适，但不能阻止进行性半脱位或神经系统的损害。尽管有研究表明硬质颈领能部分限制(AAS)，但也会妨碍伸展位时畸形的复位。由于皮肤的敏感性增高及下颌关节受累，患者无法忍受坚硬的支具。保守治疗的关键在于密切观察可提示早期脊髓病变的功能的逐渐恶化以及预示神经损害的X线征象。

2. 手术治疗　有顽固性疼痛和(或)明确的神经损害应行手术使畸形固定。为有助于治疗，可按X线表现分为(AAS)、颅底凹陷和下颈椎半脱位3种类型或是三者的混合型。

颈椎RA的手术治疗常因患者全身状况较差而复杂化，患者皮肤条件差，伤口不易愈合，并有骨质疏松。研究显示，全身性骨量丢失常常发生在RA病程的早期，并与全身疾病的活动程度相关。使用类固醇将使骨量进一步减少，由于营养状况差，易发生感染等并发症，术前患者必须加强营养支持。RA病人围术期的呼吸道处理极其重要，在一组128例患者的研究中，气管插管拔管后有14%发生上呼吸道梗阻，而在内镜帮助下插管的病人发生率仅有1%。

(1)寰枢椎半脱位(AAS)：单纯AAS无神经损害者，若X线平片显示后寰齿间距≥14mm，一般可继续观察。若平片≤14mm，则应行MRI检查以确定脊髓缓冲空间，并注意将血管翳所占空间考虑在内。如MRI显示颈髓延髓角＜135°、脊髓矢状径在屈曲位时≤6mm或脊髓缓冲空间＜13mm，应考虑行后路寰枢椎融合，根据内固定的稳定情况术后可采用halo固定。如畸形无法复位并存在后方压迫，应行寰椎椎板切除及经关节突固定。

对于齿状突后方的血管翳形成的脊髓前方的压迫，以往多采用经口前路减压和后路融合的方法治疗。最近资料显示后路融合术后齿状突后方的血管翳会吸收，因此认为不一定有必要行前路手术。

(2)颅底凹陷：对于单纯且固定的颅底凹陷，如无神经症状和脊髓压迫，可继续观察；如已有脊髓受压，则应试行牵引治疗以争取复位。复位后可行后路枕颈融合术，如无法复位则可在寰椎椎板切除或前路齿状突切除同时行枕颈融合术。

(3)下颈椎半脱位：下颈椎半脱位但无神经损害者应当用颈椎X线平片进行随访。下颈椎椎管矢状径≤13mm或有该节段的明显不稳，应考虑行融合术。大多数病人可行后路融合，但如半脱位难以复位则应考虑前路减压及融合。上颈椎融合术后可发生下颈椎不稳，因此术后应对患者精细长期随访。此外，当存在早期下颈椎半脱位而又必须行上颈椎融合时，应行包括下颈椎在内的长节段融合手术。

【预后】 类风湿脊柱炎的预后与其发生部位和严重程度有关，经手术治疗后的患者神经功能改善占27%～100%。术前神经损害严重者预后较差，不能行走者手术并发症多，住院时间长，死亡率高。

三、强直性脊柱炎

【概述】 强直性脊柱炎(Ankylosing spondylitis，AS)是一种原因未明的血清阴性反应的结缔组织疾病，主要累及脊柱、骶髂关节，引起脊柱强直和纤维化，并可伴有不同程度的心脏、眼部、肺部等多个脏器损害。疾病进展缓慢，从骶髂关节开始逐渐向上蔓延至脊柱的关节、关节突及附近的韧带，也可侵犯邻近的大关节，最终造成纤维性或骨性强直和畸形。本病过去被认为是一种主要影响男性的致残性疾病，近年来的报道显示女性患者并不少见，只不过女性发病常较缓慢，病情较轻。本病发病年龄主要为15～30岁，40岁以后发病少，有明显的家族聚集现象，并与人类白细胞抗原-B27(human leucocyte antigen，HLA-B27)密切相关，但人群中HLA-B27流行性有显著的种族、地区性差异，世界范围内发病率与该抗原的流行成正比。AS在我国的患病率约为0.3%，在欧洲为0.05%～0.23%，日本为0.05%～0.2%。

【病因】 AS的病因迄今未明，一般认为可能与遗传，环境因素和免疫学异常等有关系。

1. 基因　AS是一种具有高度遗传性的疾病，

最近关于 AS 的家系和孪生研究显示了遗传的多基因模式，并且证实 HLA-B27 直接参与了 AS 的发病。在 AS 患者的一级亲属中，患 AS 的危险性比对照组高 15～20 倍。AS 患者中 HLA-B27 的阳性率达 90%，但只有 5% HLA-B27 阳性的患者发展成为 AS。少部分 AS 的易感性可能是由遗传因素决定，其中大约 36%的基因是 HLA 连锁基因，还有一些非 HLA 的基因参与 AS 的发病，包括 1 型肿瘤坏死因子(TNF)受体脱落氨肽酶调控因子(ARTS1)和 IL-23 受体基因 (IL-23R)。其他 HLA-I 类分子如 B60 与Ⅱ类分子可能也参与发病。最近的研究显示，AS 与 B27 中 B2704，2705 和 B2702 相关，而与 B2709 和 B2706 呈负相关，其原因可能是由于 B27 分子某些部位存在氨基酸不同。对基质金属蛋白酶 3(MMP3)、IL-1、白细胞介素-1 受体拮抗基因(IL-1RN)、细胞色素-P-4502D6 基因(CYP2DG)和热休克蛋白-70(HSP-70)等多态性的检测分析，证明这些基因的多态性与 AS 发病也具有相关性，但对这方面的报道存在争论。

2. *感染*　由外源性因素引发 AS 慢性炎症尚未被证实，尽管这种现象可能是普遍存在的，肺炎克雷伯杆菌可能是其中的候选因素之一。微生物可能通过肠道起作用，研究显示，60%以上的 AS 患者出现肠道的亚临床炎症改变。AS 患者血清中肺炎克雷伯杆菌的 IgA 抗体和脂多糖的 IgA 抗体水平也有升高，而抗克雷伯抗体与 AS 患者的肠道损害是密切相关的。有关微生物与关节炎之间的相关性在有衣原体、沙门菌、志贺菌、耶尔森菌和弯曲菌等诱发的 HLA-B27 相关的反应性关节炎中已经得到证实。尽管已有大量的研究，但对该类疾病的分子和细胞学机制仍未完全研究清楚。

3. *免疫*　AS 患者血清 IgA 抗体水平明显升高，并且 IgA 血清浓度与 C 反应蛋白水平显著相关。AS 骶髂关节部位存在明显的 T 细胞浸润和 TNF-α 及 TGF-βmRNA，新骨形成部位附近可见 TGF-β，它可刺激软骨和骨的形成，是产生纤维化与强直的最主要的细胞因子之一。脊柱关节病患者的滑膜关节炎可能与受损的肌腱端不断释放出来的促炎介质有关；进行性的新骨形成可能与局部骨形成蛋白(包括 TGF-β)的过度产生有关。

【病理】　本病的主要病理变化为脊柱和骶髂关节的慢性复发性、非特异性炎症，主要见于滑膜、关节囊，肌腱，韧带的骨附着端，虹膜和主动脉根部也可受累。病变可停止于任何脊柱节段，但在适合的条件下，也可继续发展，导致屈曲畸形或者强直，直至颈椎发生融合。也可同时向下蔓延，累及双髋关节。关节的病理主要包括肌腱端炎和滑膜炎。近来的研究显示，炎症与关节结构的破坏可能不存在相关性。

肌腱端炎：是关节囊、韧带或肌腱附着于骨的部位发生的炎症，多见于骶髂关节、椎间盘、椎体周围韧带、跟腱、跖筋膜、胸肋连接等部位。骶髂关节炎是 AS 的最早的病理标志之一，对肌腱端部位的 MRI 研究显示，早期肌腱端部分常常有广泛的软组织和骨髓水肿。组织活检可见有淋巴细胞、浆细胞浸润，继而有肉芽组织形成。

脊柱最初的损害是椎间盘纤维和椎骨边缘连接处小血管增生和纤维化，受累部位钙化，新骨形成、骨化、韧带骨赘形成，脊柱呈“竹节样”，椎体方形变。附着点端的炎症、修复，多次反复发生，使整个韧带完全骨化，行成骨桥和骨板，最终形成骨强直。

滑膜炎：关节病变主要表现为滑膜增生、淋巴细胞浸润和血管翳形成，但缺少类风湿关节炎常见的滑膜绒毛增值、纤维蛋白原沉积和溃疡形成。

【临床表现】

1. *症状*　起病大多缓慢而隐匿，男性多见，男女患病比率为 3～5∶1，发病高峰为 20～30 岁。

(1)关节表现：早期症状是腰骶，下腰背或臀部酸痛，难以定位。初为单侧或间断性，数月内逐渐变成持续性，双侧受累，可向臀部和大腿放射，伴晨僵，休息时加重，轻微活动或用热水淋浴后可减轻。维持一个姿势过久可加重腰痛和僵硬感。夜间疼痛明显，严重时可从沉睡中痛醒。晨僵为病情活动的指标之一。

最早最典型的病变在骶髂关节，因此早期放射学检查有助于早期诊断。约 1/2 的患者以外周关节炎为首发症状，包括髋、膝、踝等关节，常为非对称性、反复发作与缓解。关节外或近关节处骨压痛，其部位有脊肋关节、脊柱棘突、肩胛、髂骨翼、股骨大转子、坐骨结节、胫骨粗隆或足跟，这些症状由肌腱端炎引起。典型表现为腰背痛、晨僵、腰椎各方向活动受限和胸廓活动度减少。随着病变的进展，整个脊柱发生自下而上的僵硬，逐渐出现腰椎前凸消失，腰椎变平，胸廓变硬，驼背畸形。可伴随足跟痛、足掌、肋间肌痛等。晚期常出现髋关节的屈曲挛缩，并引起特征性的固定步态，直立位时双膝关节被迫维持某种程度的屈曲。肋脊和横突关节受累引起扩胸和呼吸受限，但很少出现肺通气功能明显受限。随着病变的发展，整个脊柱日渐僵硬，逐渐出现腰椎变平和胸椎过度后凸。

(2)关节外表现：AS的关节外病变大多出现在脊柱炎后，可侵犯全身多个系统。常见于前葡萄膜炎，25%～30%的AS病人在病程中可出现虹膜炎，HLA-B27阳性者更常见。其他疾病包括升主动脉根部和主动脉病变和心脏传导系统受累；肺上段纤维化；因脊柱骨折，脱位或马尾综合征而出现神经系统病变；晚期并发颈椎自发性寰枢关节向前方半脱位。严重骨质疏松、脊柱骨折、脱位引起四肢瘫痪死亡率很高，是最可怕的并发症，发生率约2%。

2. 体征　骶髂关节深压痛，同时由于胸肋关节受累，测量胸围的呼吸度减少。测量脊柱或髋关节活动度可发现不同程度的减少，甚至完全骨性强直。典型体态为胸椎后凸，头部前伸，侧视时须转动全身。若累及髋关节，可呈摇摆步态。常见体征为骶髂关节压痛、脊柱前屈、后伸、侧凸、转动受限，胸廓活动降低，枕墙距离大于零。查体骶髂关节呈"4"字试验阳性。腰椎活动度检查Schober试验阳性，方法：患者直立，在背部正中髂后上棘水平做一标记为零，向上做10cm标记(也可再向下做5cm标记)，让患者弯腰(保持双腿直立)，测量上下两个标记间距离，若增加少于4cm则为阳性。也可用指地距测量方法，即测量伸膝时弯腰以手指触地的距离来评估腰椎的活动度。

3. 实验室检查　AS无诊断性或特异性的指标。疾病活动期可有血沉增快，C反应蛋白增高，免疫球蛋白(尤其是IgA)增高，轻度低色素性贫血。类风湿因子阴性，但90%以上的患者HLA-B27阳性。HLA-B27阳性对儿童AS的诊断价值远大于成人AS。

4. 影像学检查　AS的特征性放射学改变要经历很多年后才出现。主要见于中轴关节，尤其是骶髂关节、椎间盘椎体连接、骨突关节、肋椎关节和肋横突关节。儿童强直性脊柱炎X线检查骶髂关节常在发病数年后才出现，故X线检查意义有限。

(1) X线表现：AS的X线表现主要指骶髂关节、脊柱和外周关节表现。

①骶髂关节。98%～100%的病例早期即有骶髂关节的X线表现。根据纽约标准将病变分为5级。0级：为正常骶髂关节；Ⅰ级：表现为骨质疏松，关节间隙增宽，可疑的骨质侵蚀和关节面模糊；Ⅱ级：表现为微小的关节面破坏，关节边缘模糊，略有硬化，可见囊性变；Ⅲ级：为关节破坏与重建的表现，关节间隙明显变窄，边缘模糊，明确的囊性变，关节两侧硬化，密度增高(图4-16-11)；Ⅳ级：以硬化为主，关节间隙消失，关节融合或强直(图4-16-12)。

②脊柱。早期表现为普遍的骨质疏松，腰椎因正常前凸弧度小时而变直，严重时可出现椎体压缩性骨折。后期椎体出现方形变，骨桥形成，脊柱呈特征性的"竹节样"改变(图4-16-13)。

③周围关节。髋和肩关节间隙显著变窄，可有韧带附着部新骨形成，包括跖骨骨赘和跟腱附着处骨膜炎。

(2)CT检查：CT分辨率高，层面无干扰，能清晰的显示关节间隙，便于测量。如病变尚处于早期，标准的X线检查显示骶髂关节正常或可疑者，CT可增加其敏感度(图4-16-14)。

(3)MRI检查：能显示骶髂关节炎软骨病变，敏感性比X线、CT高。分辨率高，层面无干扰，能清晰的显示关节间隙，可作为骶髂关节炎的早期诊断方法。但是价格昂贵，不易广泛推广。

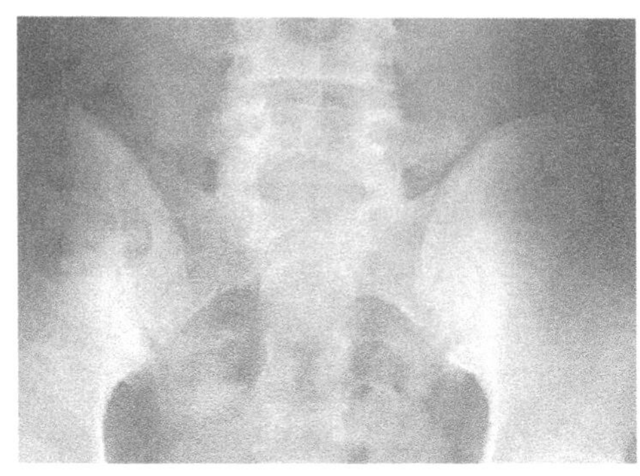

图4-16-11　双侧骶髂关节破坏，硬化

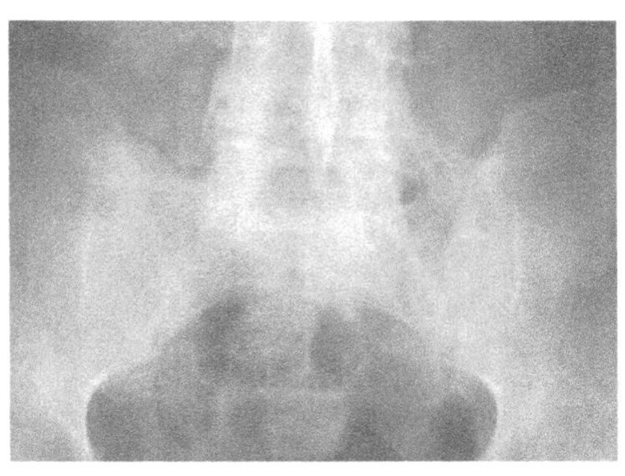

图4-16-12　双侧骶髂关节融合，关节间隙消失

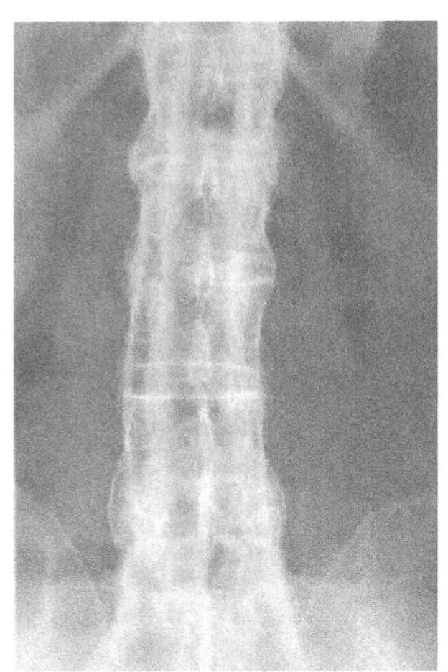
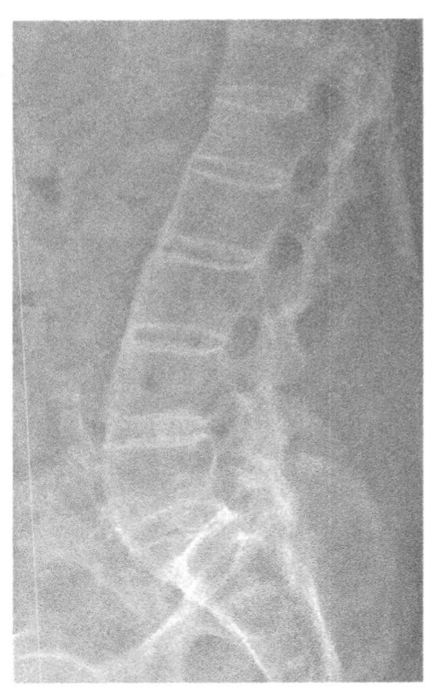

图 4-16-13　椎体间骨桥形成,脊柱成特征性“竹节样”改变

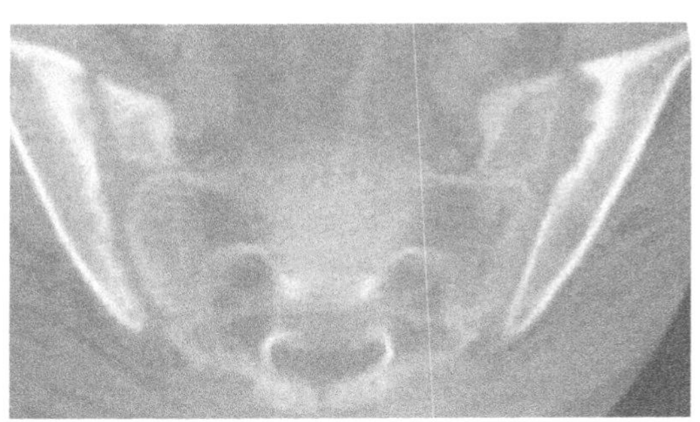

图 4-16-14　CT 显示双骶髂关节软骨下破坏,硬化

【诊断和鉴别诊断】　AS 主要依靠临床表现以及 X 线的改变,典型的病例不难做出诊断。

1. 诊断标准　目前多使用 1984 年修订的纽约标准,见表 4-16-2。

2. 鉴别诊断　AS 需与以下疾病鉴别。

(1)其他血清学阴性的疾病,见表 4-16-3。

(2)类风湿关节炎,见表 4-16-4。

(3)机械性腰痛,见表 4-16-5。

(4)椎间盘突出症,见表 4-16-6。

表 4-16-2　强直性脊柱炎诊断标准(纽约,1984)

临床标准	腰痛,晨僵 3 个月以上,活动改善,休息无改善
	腰椎额状面、矢状面活动受限
	胸廓活动度低于相应年龄、性别的正常人
放射学标准	骶髂关节炎,双侧≥Ⅱ级或单侧Ⅲ～Ⅳ级
诊断	肯定 AS:符合放射学标准和 1 项(及以上)临床标准者
	可能 AS:仅符合 3 项临床标准,或符合放射学标准而不伴任何临床标准者(应除外其他原因所致骶髂关节炎)

表 4-16-3　强直性脊柱炎与其他血清学阴性疾病鉴别表

特点	AS	反应性关节炎	幼年脊柱关节病	银屑病关节炎	肠病性关节炎
起病年龄	<40 岁	青年到中年	<16 岁	青年到中年	青年到中年
性别分布	男比女多 3 倍	主要男性	主要男性	男女一样	男女一样
起病方式	逐渐起病	急性	急性或慢性	多种多样	隐匿
骶髂关节炎	100%	<50%	<50%	约 20%	<20%
关节对称性	对称	不对称	各种各样	不对称	对称
周围关节受累	约 25%	约 90%	约 90%	约 95%	经常
眼受累	25%～30%	常有	20%	偶有	少见
心脏受累	1%～4%	5%～10%	少见	少见	少见
皮肤指甲病变	无	常有	不常见	100%	不常见
感染因子作用	未知	肯定	未知	未知	未知

表 4-16-4　强直性脊柱炎与类风湿关节炎鉴别表

鉴别要点	强直性脊柱炎	类风湿关节炎
地区分布	有种族差异，家族倾向明显	有一定的家族倾向
性别分布	男性多见	女性多见
年龄分布	20～30 岁高峰	30～50 岁高峰
外周关节	寡关节炎，大关节多见 下肢关节多见，非对称性	多关节炎，小关节多见 上肢关节多见，对称性
骶髂关节炎	阳性	阴性
脊柱侵犯	整个脊柱，上行性	第 1、2 颈椎
类风湿结节	阴性	阳性
眼部表现	虹膜炎、葡萄膜炎	干燥性角膜炎、结膜炎、巩膜炎、穿透性巩膜软化
肺部表现	肺上叶纤维化	肺间质纤维化、胸膜炎
RF	<5%	75%
HLA-B27	90%	6%(正常分布)
HLA-DR4/1	阴性	阳性
病理特征	附着点炎	滑膜炎
X 线表现	骶髂关节炎	侵蚀性小关节病变

表 4-16-5　强直性脊柱炎与机械性腰痛鉴别表

	炎症性	机械性
病史、症状		
既往史	++	±
家族史	+	−
起病方式	隐匿	急骤
晨僵	+++	+
其他系统受累	+	−
活动	减轻	加重
休息	加重	减轻
体征		
脊柱侧弯	−	+
活动受限	对称	不对称
疼痛范围	弥散	局限
直腿抬高试验	−	+
神经定位	−	+
髋关节受累	+	−

表 4-16-6　强直性脊柱炎与椎间盘突出症鉴别表

临床特点	强直性脊柱炎	椎间盘突出症
起病形式	隐匿	急
疼痛部位	腰、臀、背	腰
发作情况	变化缓慢	变化快与活动有关
严重程度	轻-中	中-重
偏侧性	双侧或变换	中线或单侧放射
休息效应	加重	减轻
活动效应	缓解	加重
咳嗽	可致胸痛	导致腰痛
站立姿势	多驼背	常侧弯
触痛	骶髂、脊柱多部位 肌腱附着点	1～2 个脊椎骨突 “扳机点”、臀部坐骨神经
脊柱活动	可能各方向活动受限	以受损侧活动受限为主
直腿抬高试验	±	+
血沉	常增快	一般正常
C 反应蛋白	常增高	一般正常

(5)髂骨致密性骨炎:最常见于青年女性,出现局限于髂骨面的骨硬化,在X线上呈特征性扇形分布的高密度区。弥漫性特发性骨肥厚最常见于老年人,以前纵韧带和肌腱、韧带骨附着处的层状骨肥厚为特征。在X线上很容易和晚期的AS相混淆。无论是老年人还是年轻人,在进行性腰痛的鉴别诊断时都要考虑到恶性肿瘤。其他可引起腰痛的疾病还包括盆腔炎性疾病、化脓性椎间盘炎、化脓性骶髂关节炎、Paget病、Scheuermann病、骨氟中毒、结核性脊柱炎、慢性布氏菌病、二氢焦磷酸钙沉着症等。

【治疗】　本病病因未明,因此,迄今尚无根治疗法。目前主要的治疗的目标是控制炎症,减轻疼痛,延缓病情的进展,减少畸形和功能障碍,提高生活质量。

1. *一般治疗*　对患者教育,消除恐惧心理,坚持正规治疗。注意立、坐、卧正确姿势,睡硬板床。做深呼吸运动以维持正常的胸廓扩展度。游泳是AS患者最好的运动方式。但应避免多负重和剧烈运动。

2. *药物治疗*

(1)非甾体抗炎药(NSAIDs):主要用于减轻疼痛和晨僵。NSAIDs种类繁多,医师应结合病情选用,用药2～4周效果不明显时,可换用其他品种。过去常用吲哚美辛效果较好,但不良反应较多,近年来多用其他制剂。常用药物有吲哚美辛;双氯芬酸钠;选择性COX2抑制药如美洛昔康;特异性COX2抑制药如塞利西卜。该类药物常见的不良反应包括胃肠道不适、溃疡和出血,肝肾损害及水钠潴留等。应避免同时服用两种以上非甾体抗炎药。

(2)糖皮质激素:不作为常规用药,对非甾体抗炎药不能耐受者可选用小剂量糖皮质激素缓解病情。一般主要用于眼畸形葡萄膜炎或骶髂关节炎常规治疗无效者。附着点局部注射激素,对缓解NSAIDs不能控制的疼痛有效。

(3)柳氮磺胺吡啶(SSZ):国外学者研究认为,SSZ可改善AS患者的关节疼痛和发僵,并可降低血清IgA水平,特别适用于改善AS患者的外周关节的滑膜炎。用法2.0g/d,分2次服用。

(4)甲氨蝶呤(MTX):对顽固性AS有一定疗效。部分研究认为可改善症状,并减少了NSAID剂量,可明显改善外周关节炎症状,但脊柱炎没有明显变化,目前对甲氨蝶呤的AS的疗效尚有争议。一般用法10mg,每周1次。

(5)沙利度胺:沙利度胺(反应停)可选择性抑制TNF及IL-12的产生,主要用于难治性AS,可改善患者的症状和炎性指标。初始剂量每日50mg,每10d递增50mg,至每日200mg维持。用量不足疗效不佳,停药后容易复发。本药的不良反应较大,且有致畸作用,因此,用药期间定期复查肝肾功能,计划生育的女性应避免使用。

(6)帕米磷酸盐:是一种二磷酸盐类药物,有抑制骨吸收作用。最近研究发现它还可以抑制IL-1、TNF-α和IL-6等炎性细胞因子产生并且可以抑制关节炎的炎症反应,改善AS的脊柱炎性症状。用法一般为每月60mg静脉注射。

(7)生物制剂:目前已用于治疗AS病人TNF抑制剂包括英夫利昔和伊那西普、阿达木单抗。伊那西普可特异性地与TNF结合,阻断其与细胞表面TNF受体的结合,抑制TNF的生物活性。对那些TNF诱发和调节的生物学反应也有调节作用,包括淋巴细胞迁移所需的黏附分子的表达、血清中的细胞因子(如IL-6)和MMP-3的血清水平。一般25mg皮下注射,每周2次,疗程3～4个月。英夫利昔可与人的TNF-α特异性结合,不抑制TNF-β的活性。一般0、2、6周静脉输注,剂量为4～5mg/kg。研究显示,TNF抑制剂对活动性AS有较好的疗效,一般能使病人至少改善50%的症状和体征。TNF抑制剂可以与其他药物合用,也可以替换之前使用的抗风湿类药物。目前,将TNF抑制剂作为首选的药物需要谨慎,因为人们必须考虑长期使用这类药物的安全性和有效性,同时还要考虑患者的经济及其他相关因素。但对使用其他抗风湿类药物相对无效的患者,可考虑首选TNF抑制剂治疗。

(8)中药:从中医角度认为本病属于肝肾亏损,因此多以养肝肾、舒筋活血为主治疗。还可试用抗风湿药物如雷公藤等。

3. *手术治疗*　晚期严重驼背畸形不能平视的年轻患者,若一般情况好,可行脊柱截骨矫形术。对于出现髋关节强直者,虽然患者多为青壮年,但因活动受限明显,可放宽手术指征行人工全髋关节置换术。

4. *其他*　如按摩理疗等也有一定的效果。有研究显示,短期的红外线照射可明显缓解患者的疼痛、晨僵和疲劳感,患者可很好的耐受,且无不良反应。

四、骨关节炎 Osteoarthritis

【概述】 骨关节炎(osteoarthritis,OA)是骨科常见的慢性关节疾患,多发于负重较大的膝关节、髋关节、脊柱等部位,手部关节也是本病的好发部位之一。世界卫生组织于2000年1月13日在全球范围内启动一项旨在引起各国政府、医疗研究机构、民众以及社会各界对骨骼疾病重视的"骨与关节十年"活动,其中就包括骨关节炎。骨关节炎具有患病率高、病变范围广、晚期功能障碍程度重等特点。调查结果显示,60岁以上的人群中患病率可达50%,75岁的人群则达80%,其中20%~30%有临床症状,致残率可高达53%。美国每年用于骨关节炎治疗的医疗费用达数十亿美元,住院人次超过50万。骨关节炎的病变特点是关节软骨的退行性变和关节周围继发性骨质增生。该病好发于中老年人,女性多于男性,在疾病命名上,也称骨关节病、退行性关节炎、增生性关节炎和老年性关节炎等。

骨关节炎的流行病学包括以下特点。

1. 发病率与年龄密切相关,年龄愈大,发病率愈高。由于医学的发展,从20世纪开始人均预期寿命明显增加,从而导致骨关节炎发病率的急剧上升。在美国,1995年统计的骨关节炎发病人数是4.2千万,而2020年的发病人数估计为6千万。

2. 女性发病率高于男性,尤其是绝经后妇女更多见。每年约有1%的妇女会出现骨关节炎症状,而男性发病多见于既往有关节外伤史的人群。

3. 发病率与体重因素相关,流行病学研究发现,肥胖人群骨关节炎发病率较高,肥胖女性膝关节骨关节炎的发病率是正常体重女性的4倍。肥胖对骨关节炎的影响除了肥胖引起的机械性因素外,还与肥胖的全身代谢因素有关。

4. 种族、生活习惯与发病率有一定相关性,例如亚洲人由于下蹲等生活方式,膝关节骨关节炎的发病率较高,而西方人髋关节骨关节炎的发病率高。一些特殊职业人员如矿工、重体力劳动者、职业运动员或舞蹈演员等,由于关节软骨长期受高强度的应力磨损或受伤,易患骨关节炎。

【病因及分类】 骨关节炎分为原发性和继发性两种。

1. 原发性骨关节炎的病因迄今为止尚不完全清楚,多见于50岁以上的肥胖患者,常为多关节受累,病程发展缓慢。由于其发生发展是一种长期、渐进的病理过程,因此可能是多种因素相互作用导致发病。

(1)软骨营养代谢异常学说:在关节软骨中软骨细胞包埋在胶原和蛋白多糖组成的基质中,胶原提供了软骨的结构稳定性。胶原的合成与分解受到体内内分泌系统的影响,老年人内分泌系统功能减弱,造成软骨代谢异常。关节软骨的蛋白多糖合成受到抑制及胶原纤维受到破坏,影响软骨损伤的修复能力,导致退行性骨关节炎的发生。

(2)累积性微损伤学说:损伤是骨关节炎的重要发病原因之一。除了较大暴力直接损伤关节软骨外,日常生活中反复低能量外力也会使负重软骨软化、碎裂,而使软骨成分的"隐蔽抗原"暴露,引起自身免疫反应,继而导致更大面积的软骨损害,发生骨关节炎。

(3)软骨基质酶降解学说:关节软骨中存在多种由软骨细胞合成的基质金属蛋白酶,包括胶原酶、明胶酶和基质溶解酶。病理情况下,白介素-1等炎性介质刺激软骨细胞过量分泌上述金属蛋白酶,导致胶原和蛋白聚糖分解加速,诱发骨关节炎。

(4)生物化学改变学说:关节软骨中水分含量随着年龄增长而逐渐减少,使软骨弹性下降,软骨细胞承受的压应力增高,减低了关节软骨在冲击负荷时产生形变的能力,软骨易发生损伤。

(5)应力负载增加学说:原发性骨关节炎多见于50岁以上的肥胖患者,随着年龄增长,包括软骨下骨、半月板、韧带在内的结缔组织发生不同程度的退行性变和磨损。软骨下骨退变后增生硬化应力传导减弱,半月板退变磨损后股骨髁负重面积减小,韧带退变后膝关节稳定性下降,综合因素造成关节软骨负荷增加,软骨易受磨损,加之老年患者修复能力下降,故病情逐渐加重。

2. 继发性骨关节炎是指在发病前关节本身有其他病变存在,从而导致关节软骨的破坏。继发性骨关节炎常局限在单个关节,病程发展较快,预后较差。常见的发病因素有:

(1)先天性或发育性关节结构异常,如膝内翻畸形、膝外翻畸形。

(2)创伤,关节内骨折复位后对位不良,引起关节面不平整;关节邻近骨干骨折复位后对线不良,引起关节面倾斜;关节韧带损伤引起关节不稳而致关节损伤。

(3)某些关节疾病破坏关节软骨,如化脓性关节炎,类风湿关节炎。

(4)医源性因素，如创伤后长期不恰当的固定关节，引起关节软骨退变。继发性骨关节炎常局限在单个关节，病程发展较快，预后较差。

尽管原发性关节炎和继发性骨关节炎存在上述区别，但发展到晚期，二者的临床表现、病理改变均相同。

【病理改变】

1.关节软骨　最初的病变发生在负重部位的关节软骨。首先，软骨表面变粗糙，失去光泽和弹性，局部软化导致胶原纤维裸露。显微镜下可见局灶性软骨基质黏液样软化，失去均匀一致的特点，硫酸软骨素和软骨细胞减少，胶原纤维断裂，有新生的血管长入软骨。继而，负重部位软骨在关节活动时碎裂、剥脱，软骨下骨质外露。碎裂的软骨或脱落在关节腔内，或被滑膜吞噬包埋。磨损较小的外围软骨出现增殖肥厚，在关节边缘形成软骨圈。后期关节出现畸形时，则关节边缘的软骨也逐渐被磨损。这与类风湿关节炎不同，后者关节软骨的破坏常常是从关节边缘开始，逐渐向中心负重部位蔓延。

2.软骨下骨　坏死的软骨剥脱后，根据 Wolf 定律，负重较多的部位软骨下骨骨质密度增加，呈象牙质改变；负重较少的部位，软骨下骨发生萎缩，形成囊性改变。常为多发性，大小 2～20mm 不等，囊腔内容物可为黏液样或脂质样物，也可为关节液，囊壁为纤维组织或骨质包绕，软骨下骨囊性变可以与关节腔相通。在软骨的边缘韧带或肌腱附着处，因血管增生，通过软骨内化骨形成骨赘。以往常常认为软骨下骨改变继发于关节软骨的破坏，但近来的研究却有新的发现，在豚鼠的骨关节炎模型中，软骨下骨的改变先于软骨的改变，此外，闪烁扫描法对骨关节炎患者的研究显示，软骨下骨的改变可以预示骨关节炎的进展。

3.滑膜　滑膜早期的病理改变为增殖型滑膜炎，表现为滑膜充血、增殖、水肿，滑液分泌增多；后期为纤维型滑膜炎，表现为少量关节液，增殖的滑膜被纤维组织所形成的条索状物代替，呈绒毛状。剥脱的软骨碎片可漂浮于关节液内，也可附着于滑膜上，由滑液中的黏蛋白层层包裹后成为游离体，引起关节出现卡锁症状。

骨关节炎的早期，滑膜改变不明显，随病程进展，关节滑膜受脱落的软骨碎片刺激产生继发性滑膜炎。滑膜炎到了后期，由于滑膜的血液循环障碍和滑膜细胞溶酶体酶释放，又反过来加速了关节软骨的退变，形成恶性循环。

4.关节囊与肌肉　关节囊纤维变性和增厚，限制关节活动。在纤维关节囊的边缘由于牵拉作用有变性组织突出，然后骨化。患肢肌肉出现失用性萎缩，肌力下降。关节周围的肌肉因疼痛产生保护性痉挛，长时间的痉挛导致肌肉及软组织挛缩，使关节出现屈曲或内翻畸形，关节活动进一步限制。

【临床表现】

1.症状　骨关节炎起病缓慢，病程较长，其主要症状是疼痛、肿胀、功能障碍、畸形。

(1)疼痛：几乎所有骨关节炎病例都会出现关节疼痛。对于疼痛症状，要详细询问疼痛的部位、发作频率、性质、对功能的影响、有无放射以及加重和缓解因素，这对于鉴别诊断非常重要。软骨退变本身不引起疼痛，骨关节炎的疼痛原因可能有①软骨下骨微骨折引起疼痛；②软骨下骨骨内压增高，刺激骨内膜引起疼痛；③大量关节积液刺激关节囊内痛觉感受器引起疼痛；④关节边缘骨质增生，造成骨膜剥离引起疼痛；⑤骨关节畸形，异常负荷刺激关节内或关节周围的肌腱或滑囊引起疼痛。

初期疼痛多为间歇性轻微钝痛，活动多时疼痛加剧，休息后好转。有的患者在晨起或久坐后起立时感到疼痛，稍微活动后减轻，称之为“休息痛”。后期则疼痛为持续性，活动刚开始即伴有疼痛，休息时无明显缓解，伴有跛行。严重者关节长时间处于某一静止体位或夜间睡眠时也可出现疼痛，休息时出现疼痛是疾病进展的表现，与软骨下骨及关节腔内压力增高有关。疼痛可受寒冷、潮湿等因素影响。

(2)肿胀：关节肿胀是由滑膜增厚、滑液分泌增多、脂肪垫肥大、骨质增生引起的。在接受抗凝治疗的患者中，偶可出现滑膜血管破裂，形成关节血肿。部分膝关节骨关节炎患者由于大量关节积液，可造成关节囊薄弱部分的突出，形成关节囊肿，临床上多见于腘窝处。

(3)功能障碍：骨关节炎所引起的功能障碍可分为关节活动协调性异常和关节活动范围减少两大类。关节活动协调性异常是由关节面凹凸不平，关节稳定装置受损所致，表现为关节打软、错位感。关节活动范围减少表现为早期的关节活动受限和晚期的关节屈曲畸形。早期的关节活动受限是由肌肉保护性痉挛引起的，表现为清晨起床后或白天长时间关节不活动后，自觉关节僵硬，而稍活动后即可恢复正常，称之为“晨僵”。骨关节炎发展到晚期，肌痉挛的时间越来越长，导致肌及软组织结构性挛缩，使关节出现屈曲或内翻畸形，主动或被动关节活动均受限制，活动僵硬不适。关节活动过程中可闻及摩擦声或弹响声。

(4)畸形：关节畸形是骨关节炎的晚期表现，由于病程较长，病人往往忽视了畸形的发展。髋关节和手部骨关节炎最常见的畸形是关节屈曲畸形，膝关节骨关节炎最常见的畸形是膝内翻畸形，膝外翻畸形临床上少见。大多数原发性骨关节炎的畸形为轻到中度，重度关节畸形常见于继发性骨关节炎患者。

2. 体征 髋关节骨关节炎早期表现为髋关节前方及内收肌止点压痛，关节活动受限，以内外旋受限为主；晚期则出现髋关节屈曲、外旋畸形，髋关节内旋诱发疼痛试验阳性，Thomas 征阳性。

膝关节骨关节炎早期表现为关节间隙压痛，髌骨下摩擦感阳性，关节活动受限以屈曲受限为主；晚期则各方向活动均明显受限，股四头肌萎缩，关节肿胀积液时，膝关节浮髌试验阳性，可伴发关节畸形，如膝屈曲内翻畸形或外翻畸形。主动或被动活动时，关节伴有响声，侧方活动检查时可见关节侧副韧带松弛体征。

手部骨关节炎以指间关节和拇指腕掌关节多见，常为多关节发病。早期体征较少，晚期可出现远侧指间关节侧方增粗，形成 Heberden 结节，并可出现关节积液，半脱位和手指偏斜畸形。

3. 影像学

(1)X 线检查：应在患者站立状态下拍摄下肢关节前后位 X 线片，因为这样能更准确的反映关节的力线和畸形程度。一般情况下，负重状态拍摄的下肢关节间隙狭窄或畸形程度往往要重于卧位拍摄的 X 线片所显示的病变。

关节间隙狭窄、软骨下骨硬化和骨赘形成是骨关节炎的基本 X 线特征。早期病变局限在软骨表面时，X 线片为阴性。随着病情进展，关节间隙逐渐变窄，其特点是局限于最大负重区的非均匀性关节间隙狭窄。同时，关节内有骨赘形成，在 X 线片上，骨关节炎增生的骨赘可分为两类，一类是边缘性骨赘，多见于关节边缘软骨与滑膜交界处，如髋臼边缘，胫骨平台边缘，形态多变；一类是中央性骨赘，多见于膝关节髁间棘处，呈尖端指向关节腔的三角形。部分患者在关节内可见一个或数个圆形的游离体(又称关节鼠)，其部位不恒定，可随关节屈伸而移动。

晚期关节间隙基本消失，软骨下骨致密、硬化，术中所见质地如象牙。负重部位软骨下骨中可见囊腔形成，常为数个并存，多为圆形，一般直径＜2cm，囊壁骨硬化。同时，晚期骨关节炎导致关节变形，力线偏移，出现髋关节屈曲外旋畸形，手关节屈曲畸形和膝关节内翻、外翻、屈曲畸形。关节积液时可见关节囊肿胀，骨性强直在骨关节炎患者中罕见(图 4-16-15，图 4-16-16，图 4-16-17，图 4-16-18)。

(2)CT、MRI、超声：对于骨关节炎患者而言，CT、MRI、超声均属于二线检查方法，适用于评价滑膜、半月板、关节软骨、韧带以及其他平片不能显示的关节结构。

4. 实验室检查 骨关节炎没有特异性的实验室检查，三大常规、免疫复合物、血尿酸等指标一般都在正常范围内。但检查后有鉴别诊断意义。骨关节炎的关节液性状草黄清亮，黏稠度高，黏蛋白凝块坚硬，白细胞计数常在 1 000/mm^3 以内，中性＜25％，镜下可见软骨碎片和胶原小块。

伴有滑膜炎的患者可出现血沉和 C 反应蛋白的轻度升高。继发性骨关节炎患者可出现原发病的实验室检查异常。

【诊断】 根据病人的症状、体征、典型 X 线表现等，骨关节炎诊断并不难。诊断原发性骨关节炎，首先要排除可能引起继发性骨关节炎的原因。国际上一般只把具有临床症状的病人才诊断为骨关节炎，放射学有改变而无症状者，只能称为放射学骨关节炎。

不同关节骨关节炎自有不同诊断标准。1995 年美国风湿病学会修订的有关膝、髋和手关节的骨

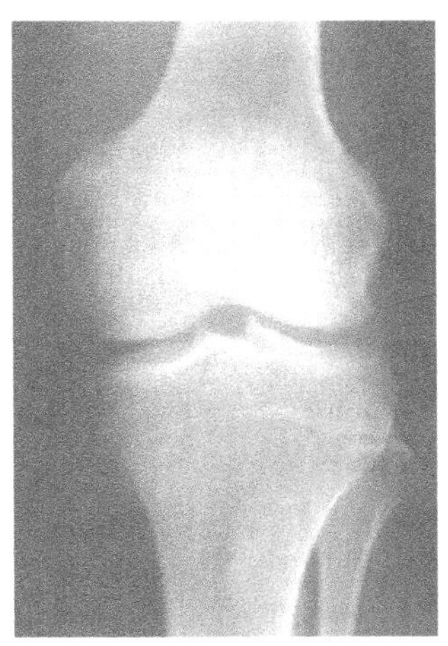

图 4-16-15 早期膝关节骨关节炎的 X 线表现，关节间隙无狭窄，髁间棘变尖

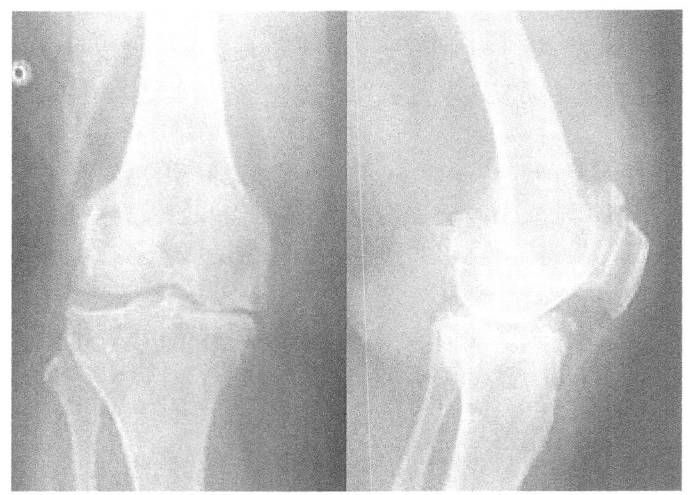

图 4-16-16　晚期膝关节骨关节炎的 X 线表现，关节间隙非对称性变窄，关节边缘有骨赘形成。可见关节变形，力线偏移

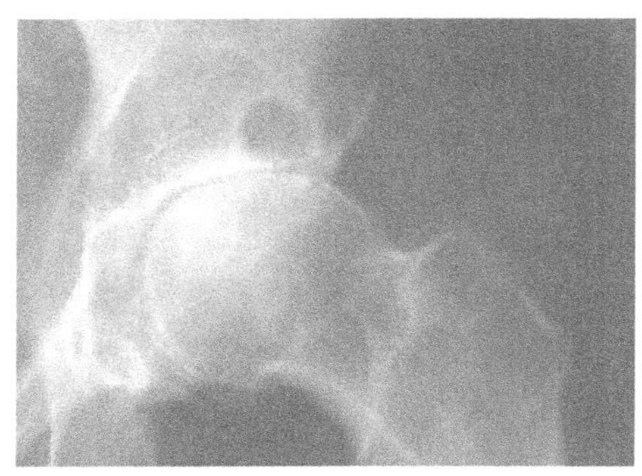

图 4-16-17　晚期髋关节骨关节炎的 X 线表现，关节间隙狭窄，髋臼下缘骨赘形成，软骨下骨中可见囊腔形成

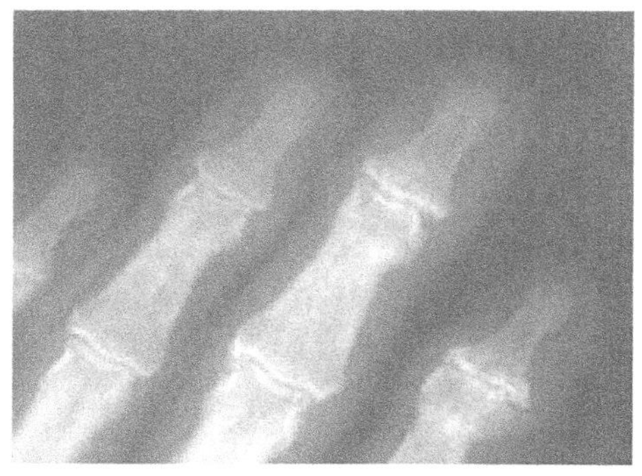

图 4-16-18　手部骨关节炎的 X 线表现，关节间隙狭窄，关节边缘骨赘形成，关节囊肿胀

关节炎分类标准如下。

1. 膝关节骨关节炎临床诊断标准

(1)近 1 个月内大多数时间有膝关节疼痛。

(2)膝关节活动时有摩擦声。

(3)晨僵<30min。

(4)年龄≥38 岁。

(5)膝关节检查有骨性肥大。

满足 1+2+3+4 条，或 1+2+5 条或 1+4+5 者，可诊断为膝关节骨关节炎。

2. 膝关节骨关节炎临床及放射学诊断标准

(1)近 1 个月内大多数时间有膝关节疼痛。

(2)X 线示关节边缘骨赘。

(3)关节液实验室检查符合骨关节炎。

(4)年龄≥40 岁。

(5)晨僵<30min。

(6)膝关节活动时有摩擦声。

满足 1+2 条或 1+3+5+6 条，或 1+4+5+6 条者，可诊断膝关节骨关节炎。

3. 髋关节骨关节炎的临床诊断标准

(1)近 1 个月内大多数时间有髋关节疼痛。

(2)髋内旋≤15°。

(3)髋外旋>15°。

(4)血沉≤45mm/h。

(5)髋晨僵≤60min。

(6)血沉未作、髋屈曲<115°。

(7)年龄>50 岁。

满足 1+2+4 条或 1+2+5 条，或 1+3+6+7 条者，可诊断髋关节骨关节炎。

4. 髋关节骨关节炎的临床及放射学诊断标准

(1)近1个月内大多数时间有髋关节疼痛。

(2)血沉≤20mm/h。

(3)X线片示股骨和(或)髋臼有骨赘。

(4)X线片示髋关节间隙狭窄。

满足1+2+3条或1+2+4条或1+3+4条者;可诊断髋关节骨关节炎。

5. 手骨关节炎的诊断标准

(1)近1个月内大多数时间有手痛、发酸、发僵。

(2)10个指定手关节中2个以上硬性组织肥大。

(3)掌指关节肿胀≤2个。

(4)远端指间关节硬性组织肥大在1个以上。

(5)10个指定关节中有1个或1个以上畸形。

注:10个指定关节含双侧第2、3指远端指间关节及近端指间关节,和第1腕掌关节。

满足1+2+3+4条或1+2+3+5条,可诊断为手骨关节炎。

【鉴别诊断】

1. 类风湿关节炎　女性多见,年龄20～45岁,早期常有低热、乏力、贫血、消瘦等全身症状。多关节炎表现,以近侧指间关节多见,其次是腕、膝、肘、踝、肩、髋。发作时受累关节肿胀、疼痛、活动受限,缓解后遗留功能障碍或关节畸形。20%～30%的病人有皮下类风湿结节。实验室检查血红蛋白减少,类风湿因子阳性,活动期血沉加快。X线片上可见关节周围软组织肿胀影,骨质疏松,关节间隙狭窄,关节软骨下出现囊性破坏。

2. 痛风性关节炎　症状为发作性关节红肿、疼痛、皮温升高,多见于第1跖趾关节和踝关节。往往与饮食有关,常见致病食物有海鲜、动物内脏等。实验室检查血尿酸和血沉升高。

3. 强直性脊柱炎　强直性脊柱炎可引起膝关节病变,鉴别要点是发病年龄轻,男性多见,早期感双侧骶髂关节及下腰部疼痛,逐渐发展至胸段和颈段脊柱强直。实验室检查血沉加快,HLA-B27阳性。X线片上常有骶髂关节炎表现,脊柱呈"竹节样"改变。

4. 化脓性关节炎　多见于儿童,起病前有身体其他部位感染或外伤史。起病急,有发热、畏寒、食欲减退等全身症状。关节红肿热痛,不能承重,活动关节时有剧痛。血象中白细胞计数和中性粒细胞计数增多,关节液浑浊或脓性。

5. 色素沉着绒毛结节性滑膜炎　好发于20～30岁年龄,男女患病率基本相等。常发生于膝关节,多为单膝关节发病,滑膜病变有局限型和弥漫型两种类型,局限型的往往有蒂,蒂扭伤时可有急性发作,弥漫型的起病缓慢。症状首先为膝部不适,接着局部皮温增高,关节肿胀,压痛。关节穿刺可见深色或咖啡色血性液体,MRI上可见增生的绒毛和增厚的滑膜,滑膜中由于高铁含量而在T_1,T_2序列中均呈低信号。

【治疗】　骨关节炎的治疗方法应根据患者的年龄和疾病程度来选择,早期骨关节炎的治疗目的是缓解疼痛,延缓病变发展,应尽量采用无创的治疗方法;晚期骨关节炎的治疗目的则是缓解或消除疼痛,增加关节活动范围,重建关节稳定性。

1. 非药物治疗　对于初次就诊且症状不重的骨关节炎患者非药物治疗是首选的治疗方式,目的是减轻疼痛、改善功能,使患者能够很好地认识疾病的性质和预后。

(1)患者教育:骨关节炎病人由于病程较长,且症状影响工作、生活,因此往往思想负担重,对治疗效果期望值高。因此,在非药物治疗中很重要的一个内容是对患者进行心理治疗。要让患者能够很好地认识疾病的性质和预后,与主管医师达成共识:①骨关节炎的治疗目的是缓解疼痛,延缓病变发展;②目前没有任何治疗方式可以使骨关节炎的病程逆转和停止;③早期正确的治疗可以明显消除症状,改善关节功能,使疾病不影响患者的生活质量;④骨关节炎的治疗必须强调早期、规范、疗程足;⑤晚期骨关节炎患者,应积极采取手术治疗,以避免关节严重畸形的发生。

除了心理教育外,患者教育还包括生活方式和功能锻炼方式的教育。其核心思想是适当减轻负重关节的负担和合理的功能锻炼,前者可以减少关节面承受的压力,后者可以提高关节面承受压力的能力。减负的措施有注意休息,避免长时间跑、跳、蹲,避免长时间或频繁爬楼梯、爬山;通过控制饮食和有氧锻炼如游泳、自行车、平地散步等减轻体重。合理的功能锻炼是指非负重的功能训练,以保持关节最大活动度,增强关节周围肌肉力量,增加关节稳定性。研究证实,增加关节活动范围的练习以等张收缩为主,需要在没有阻力的情况下进行,否则可能加重受累关节的病变。增加肌肉力量的活动以等长收缩为主,需要在保持关节正常解剖位置的情况下,进行肌肉抗阻力锻炼。

(2)物理治疗:主要增加局部血液循环、减轻炎症反应,解除肌痉挛,包括热疗、水疗、超声波、针灸、按摩、牵引等。急性关节痛多用冷敷、超声波治疗;亚急性关节痛多采用温水浴、蜡疗;慢性关节痛常用超短波、热疗、针灸、按摩等疗法。

(3)行动支持:主要减少受累关节负重,可采用手杖、拐杖、助行器等。人体步行时,重力转移至双下肢,使双下肢承受重量增加3～4倍,使用手杖或拐杖可减轻关节承重的50%。

(4)改变负重力线:根据骨关节炎所伴有的屈曲、内翻或外翻畸形,采用相应矫形支具,以平衡各关节面的负荷。对于早期病例,能有效减轻症状,延缓病情发展。

2.*药物治疗*　治疗骨关节炎的药物种类繁多,要根据药物疗效、作用机制和不同患者的特点选用药物。药物的选择原则是炎症明显时,以消炎为主,镇痛为辅;炎症不明显时,以镇痛为主,消炎为辅。目前没有任何药物可以使骨关节炎的病程逆转和停止,但药物对消除症状有明显疗效。

(1)局部用药:在药物剂型选择上,建议首先选择局部药物治疗,包括非甾体抗炎药(NSAIDs)的擦剂、贴剂和非NSAIDs擦剂(辣椒碱等)。局部外用药可以有效缓解关节轻、中度疼痛,且不良反应轻微。对于局部治疗疗效欠佳或中、重度疼痛患者,可联合使用局部药物与口服NSAIDs。

(2)全身用药:全身用药的剂型包括口服剂型、塞肛剂型和注射剂型。近年来肠溶剂型、缓释剂型、控释剂型等新剂型问世,此类剂型可减少普通片剂在短时间内大量释放而引起的胃肠刺激症状,方便患者服药。但对降低胃肠出血、穿孔等严重不良反应效果不显著。

骨关节炎患者全身用药一般首选对乙酰氨基酚,每日最大剂量不超过4 000mg。该药物通过抑制中枢神经系统合成前列腺素,具有良好的镇痛和解热作用,对胃肠道无明显的不良反应,且价格低廉。但长期大剂量使用有引起肝或肾损伤的报道。

对乙酰氨基酚治疗效果不佳的骨关节炎患者,在权衡患者胃肠道、肝、肾、心血管疾病风险后,可根据具体情况使用非甾体抗炎药(NSAIDs)。这类药物具有抗炎、止痛作用,是治疗骨性关节炎最常用的药物。1971年John Van提出NSAIDs的作用机制假说,即炎性刺激后炎症组织中可产生过量前列腺素E_2,前列腺素E_2在介导炎症性疼痛中起着非常重要的作用。NSAIDs药物通过抑制环氧化酶(cyclo-oxygenase,COX)阻断花生四烯酸合成前列腺素,从而发挥抗炎及止痛作用。但在发挥抗炎作用的同时又引起不同程度的不良反应,这一学说提供了对NSAIDs治疗作用的合理解释,为此John Van获得1982年诺贝尔医学奖。NSAIDs包括非选择性NSAIDs和选择性COX-2抑制剂。环氧化酶(cyclo-oxygenase,COX)可以将花生四烯酸转化成前列腺素E_2,目前证实COX有两个亚型:COX-1和COX-1。COX-1为结构酶,广泛存在于组织中,主要维护肾、血小板的正常生理功能以及保护胃黏膜。而COX-2为诱导酶,只有在组织损伤和炎症时才诱发产生,可见于滑膜、单核细胞、血管内皮细胞、成纤维细胞内以及中枢神经系统神经元内,与炎症、疼痛、发热有关。传统NSAIDs属于非选择性NSAIDs,由于同时抑制了COX-1和COX-2,对血小板聚集功能、胃肠道功能和肾功能有负面影响,不仅在外科病人中的使用常常受限,而且有消化道溃疡病史的患者要慎用。老年患者长期使用传统NSAIDs治疗,如果不加用胃黏膜保护药,消化道溃疡的发生率比不服药者高4倍,因此引起的死亡率也增高。

20世纪90年代发现的选择性COX-2抑制剂由于对COX-1的影响非常弱,因此对消化道、凝血功能的不良反应很小,尤其胃肠道不良反应危险性较高的骨关节炎患者和围术期患者的镇痛治疗。前瞻性随机对照研究显示,围术期连续使用选择性COX-2抑制剂2周,试验组与空白对照组在术中出血量和术后引流量方面并无组间差异。但对于并存有心血管疾病、肾功能不全的老年患者,应慎用选择性COX-2抑制药。

曲马朵、阿片类镇痛药,或对乙酰氨基酚与阿片类的复方制剂可用于疼痛明显、NSAIDs治疗无效或不耐受的骨关节炎患者。但由于阿片类药物具有成瘾性和呼吸抑制作用,因此对于需长期用药患者和老年患者需慎用。其他辅助药物包括镇静药、抗抑郁药、抗焦虑药和肌松药,合理配用能更好地发挥NSAIDs的疗效。

(3)改善病情类药物及软骨保护药:包括双醋瑞因、氨基葡萄糖、鳄梨大豆未皂化物、多西环素等。此类药物在一定程度上可延缓病程、改善患者症状,具有起效慢,疗程长的特点,多与消炎镇痛药联合应用。但此类药物的作用机制尚有争议,同一药物在不同试验人群中取得的疗效不完全相同。

(4)关节内注射药物:常用的关节内注射药物

包括透明质酸钠和糖皮质激素两种。

①透明质酸钠。透明质酸钠关节内注射治疗骨关节炎始于20世纪90年代，1997年经美国食品与医药管理局（FDA）批准作为新的方法用于骨关节炎的治疗。关节腔中滑液的高黏性对关节运动可提供几乎无摩擦的表面，因而对正常关节功能十分有利。骨关节炎时，滑液黏性降低，润滑作用消失及关节表面的光滑运动丧失，从而导致关节进一步破坏。透明质酸钠关节内注射后能在关节软骨表面形成一层黏液样保护膜，同时重新恢复发生病理改变的滑液的正常黏滞特性，起到润滑关节，保护关节软骨，抑制炎症反应的作用。使用方法是每周1次关节内注射，一般3～5次1个疗程。透明质酸钠治疗的禁忌证包括感染和局部注射局域皮疹。

②糖皮质激素。对NSAIDs药物治疗4～6周无效的严重骨关节炎或不能耐受NSAIDs药物治疗、持续疼痛、炎症明显者，可行关节腔内注射糖皮质激素。但由于激素有损害软骨的作用，长期使用会加重症状，还会增加感染的可能性。因此，不主张随意选用关节腔内注射糖皮质激素，更反对多次反复使用，一般每年最多不超过3～4次。全身应用更是禁忌。

3.手术疗法　当患者有较严重的持续性疼痛及明显的关节活动障碍，保守治疗无效，影响工作及生活时，可考虑外科手术治疗。对于早期骨关节炎患者，可在关节镜下行关节清理术，效果良好。晚期出现畸形或持续性疼痛时，可根据患者具体情况选择关节周围截骨术、关节融合术和人工关节置换术。

(1)关节镜手术：关节镜是上世纪开展起来的一项骨科微创新技术，应用关节镜不仅可以对关节内的疾病进行直视诊断，而且更重要的是利用各种关节镜器械，可以在检查的同时对关节内或关节周围的多种病变进行治疗。关节镜手术是治疗骨关节炎的有效手段，具有手术损伤小、术后恢复快等优点。利用关节镜可以开展的手术方式很多，骨关节炎患者常用的有以下几种：①关节镜下关节清理术；②关节镜下游离体摘除术（图4-16-19A、B）；③关节镜下软骨下骨微骨折治疗；④关节镜下自体软骨马赛克移植。关节镜手术的疗效很大程度上取决于正确选择病人，总体原则是：早期膝关节骨关节炎患者，至少3个月的正规保守治疗无效；膝关节稳定性和活动范围正常。

(2)关节周围截骨术：下肢力线是股骨头中心经膝关节到踝关节中心的连线，临床研究证明，早期年龄轻、疼痛重并有对线不良的骨关节炎患者可选用关节周围截骨术，如髋关节的粗隆间截骨术、膝关节的胫骨高位截骨术，使关节的负重力线由损坏的关节间隙转移到相对正常的关节间隙，改善关节负重异常状态，达到降低骨内压，促进新的关节面形成，减轻症状的目的。关节周围截骨术的一般适应证为：①年龄<60岁，有较高的活动要求，骨关节炎为早期且仅累及部分关节；②接受治疗的关节必须是稳定的，并有接近正常的关节活动范围；③无明显关节畸形。该术式的主要并发症有神经麻痹、血管损伤、感染、骨折不愈合或延迟愈合、关节内骨折（图4-16-20A、B）。

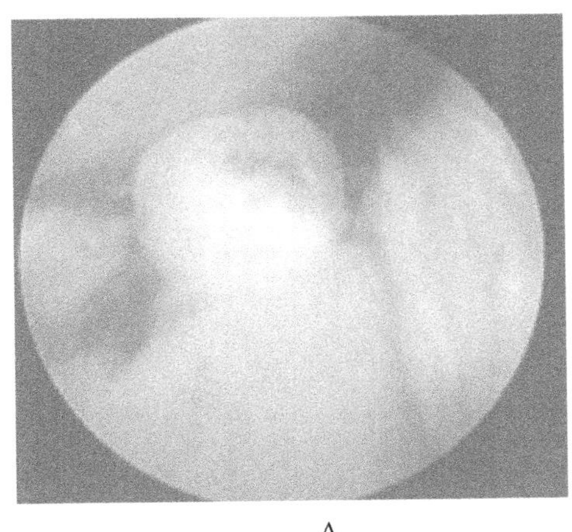

A

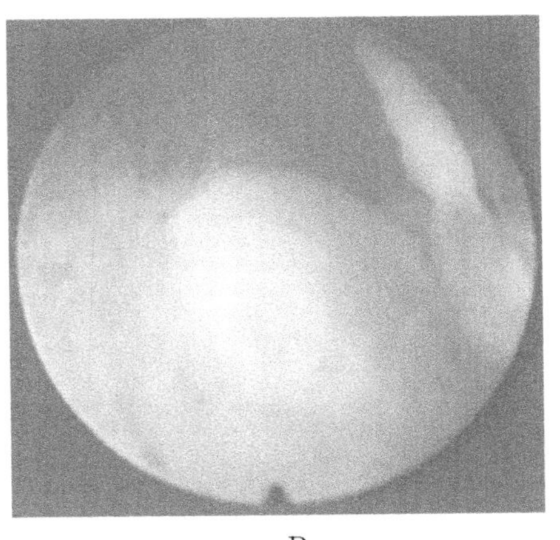

B

图4-16-19　游离状态的游离体（A）；在滑膜上附着的游离体（B）

(3)关节融合术:由于人工关节置换术疗效肯定,因此关节融合术目前已不再作为骨关节炎的常规治疗手段。但从恢复关节承重功能角度看,关节融合术仍有其独特的优点。关节融合术的手术适应证为:①单侧关节严重骨关节炎,手术后需继续从事重体力劳动的年轻患者,或活动要求不高的老年患者;②关节持续感染,关节严重破坏患者;③关节置换失败患者的最终补救手段。

(4)人工关节置换术:人工关节是矫形外科领域在20世纪取得的最重要的进展之一,目前,人工关节置换术已成为治疗严重关节病变的主要手段,被誉为20世纪骨科发展史中重要里程碑。美国每年施行的人工关节置换术达40万例以上,而我国13亿人口中每年仅有不到10万例的人工关节置换术。究其原因,除了经济条件的差距,主要是科普教育的差距,许多患者甚至部分医生对人工关节置换术的疗效不了解,对骨关节炎能否通过人工关节置换消除疼痛、改善功能持怀疑态度。随着我国社会经济的发展和人们对生活质量的追求,随着人工关节置换理论和技术的普及,我们相信将会有愈来愈多的骨关节炎患者接受关节置换手术。

人工关节置换术的手术适应证为:中老年骨关节炎患者,疼痛严重经正规保守治疗无效;中度疼痛但伴有关节畸形,功能明显受限者也是手术指证。手术禁忌证包括:①全身或局部的任何活动性感染;②关节主要运动肌瘫痪或肌肉肌腱等组织破坏。需要注意的是,虽然骨关节炎是老年患者关节疼痛最常见的原因,但人工关节置换术前必须寻找可以引起关节疼痛的其他原因,并逐一排除。临床上将椎间盘突出症或骨质疏松症误诊为骨关节炎的病例并不少见(图4-16-21)。

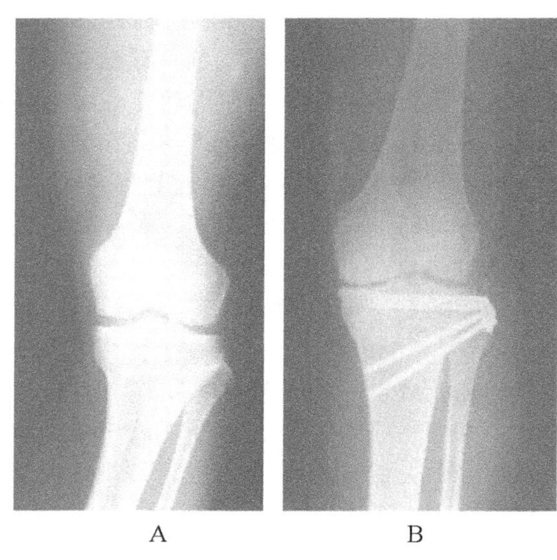

图4-16-20　胫骨高位截骨术前X线片,内翻5°(A);胫骨高位截骨术后X线片(B)

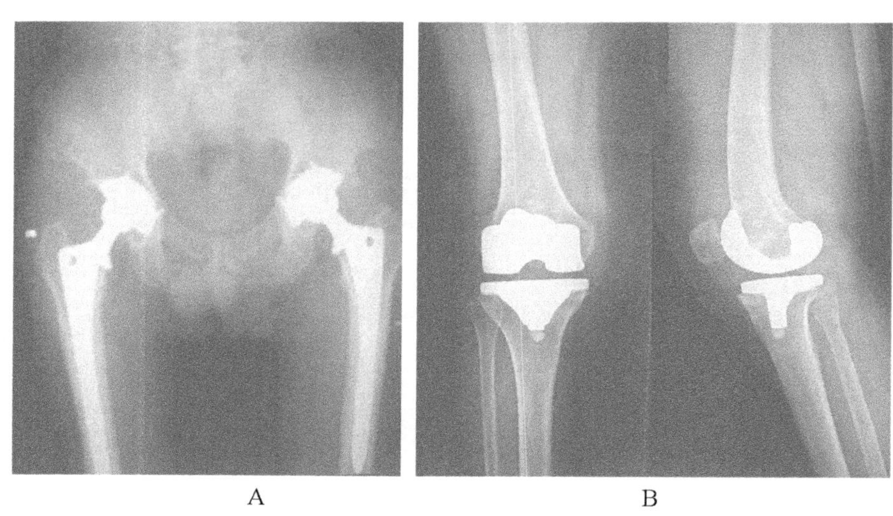

图4-16-21　人工全髋关节置换术(A);人工全膝关节置换术(B)

4. 骨关节炎的常规治疗多为对症治疗，而寻找对因治疗的方法是目前研究的方向 对因治疗，即直接针对关节软骨损伤的治疗，有许多新方法。

(1)自体或异体软骨细胞移植：即在体外增殖培养大量自体或异体软骨细胞后，移植到用生物膜覆盖的软骨缺损处。

(2)组织工程化软骨移植：即将软骨细胞或可分化成软骨细胞的干细胞与各种支架材料、生长因子复合，然后移植到软骨缺损区。

(3)基因治疗，即在细胞内插入一段目的基因，使细胞自身能够分泌原来不能分泌或分泌很少的蛋白，从而达到治疗目的。但基因治疗目前仍处于实验室阶段，临床应用还不成熟。

（裴福兴）

第五节 营养及代谢性骨病

一、佝 偻 病

【概述】 维生素D缺乏性佝偻病(Vitamin D deficiency rickets)，简称为佝偻病，是婴幼儿时期最常见的一种慢性营养缺乏病，多发生于2岁以下婴幼儿。它是由于维生素D缺乏引起体内钙、磷代谢紊乱，继而使骨骼钙化不良的一种疾病。佝偻病虽然很少直接危及生命，但因发病缓慢，不容易引起重视，一旦发生明显症状时，佝偻病使小儿抵抗力降低，容易合并肺炎、腹泻、贫血等疾病，影响小儿生长发育。因此，必须积极防治。

在机体的钙、磷代谢中，维生素D起重要的调节作用，所以维生素D缺乏病的发生与钙、磷代谢有密切的关系，对机体的影响是全身性的，其突出的表现是佝偻病(rickets)或骨软化症(osteomalacia)的发生。

维生素D有内源性与外源性两种。内源性的是靠日光中的紫外线照射皮肤，而后在体内合成；外源性的来自食物，如鱼、肝、蛋、乳类等含有维生素D_3，植物中的麦角固醇经紫外线照射后，形成维生素D_2。无论经皮肤或经消化道吸收的维生素D，均储存于血浆、肝、脂肪和肌内。维生素D被吸收后并无活性，它需在体内经过二次羟化作用后，才能发挥激素样生物效应。首先维生素D被运至肝内，经肝细胞内质网和微粒体的25-羟化酶系统的作用，使维生素D_3变为25-羟基胆骨化醇[25-(OH)D_3]。后者具有对25-羟化酶活性起负反馈的抑制作用，以调节25-(OH)D_3在血内的浓度。25-(OH)D_3被运到肾，在近球小管上皮细胞的线粒体中经25-(OH)D_3-1-羟化酶系统(1-羟化酶)的作用，生成1,25-羟基胆骨化醇[1,25-(OH)$_2D_3$]。后者对1-羟化酶的活性料有负反馈抑制作用，1,25-(OH)$_2D_3$活性很强，受着血钙、磷浓度的影响：低钙、磷能刺激1-羟化酶活性增强，从而使1,25-(OH)$_2D_3$形成加速；反之高血钙、磷则能抑制1-羟化酶的活性。1,25-(OH)$_2D_3$的主要作用如下。

1. 促进小肠黏膜对钙、磷的吸收，可与小肠黏膜内1,25-(OH)$_2D_3$的靶细胞的特异受体相结合，进而形成维生素D结合蛋白钙，由上皮的黏膜侧运到浆膜外，经毛细管吸收到血内。

2. 可促进肾小球近球小管对钙、磷的回吸收，以提高血钙、磷的浓度。

3. 能促进未分化的间叶细胞分化成破骨细胞，促进骨吸收，使旧骨质中的骨盐溶解，提高了血钙、磷浓度。

4. 能直接刺激成骨细胞，促进钙盐沉着。

【病因与病理】

1. 病因

(1)维生素D摄入不足：母亲妊娠期，特别是妊娠后期维生素D营养不足如母亲严重营养不良、肝肾疾病、慢性腹泻，以及早产、双胎均可使婴儿的体内储存不足。母乳和牛乳含维生素D的量均较少，不能满足需要，若不晒太阳或不补充鱼肝油、蛋黄、肝等含维生素D丰富的食物，婴幼儿就易患佝偻病。

(2)紫外线照射不足：也是维生素D缺乏的主要原因，尤其是北方。体内维生素D的主要来源为皮肤内7-脱氢胆固醇经紫外线照射，由皮肤合成内源性D_3生成。冬季日照时间短、紫外线弱，所以冬春季，缺乏户外活动，城市居住者佝偻病的发病率高。

(3)食物中钙、磷含量过低或比例不当：食物中钙磷比例直接影响钙、磷的吸收，母乳钙磷比例适宜(2∶1)，钙的吸收率较高，而牛乳钙磷含量虽高于人乳，但钙磷比例不当(1.2∶1)，钙的吸收率较低，故人工喂养者更易发生佝偻病。

(4)生长速度快，维生素D需要量增加：如早产及双胎婴儿生后生长发育快，需要维生素D多，且体内储存的维生素D不足，易发生维生素D缺乏性佝偻病，重度营养不良婴儿生长迟缓，发生佝偻病者不多。2岁以后生长速度减慢，户外活动增多，佝偻病的发病也明显减少。

(5)疾病影响：胃肠道或肝胆疾病影响维生素D吸收，如先天性胆道狭窄或闭锁、婴儿肝炎综合征、脂肪泻、胰腺炎、慢性腹泻等，肝、肾严重损害可致维生素D羟化障碍，1,25-$(OH)_2D_3$生成不足而引起佝偻病。

(6)药物影响：长期服用抗惊厥药物可使体内维生素D不足，如苯妥英钠、苯巴比妥，可刺激肝细胞微粒体的氧化酶系统活性增加，使维生素D加速分解为无活性的代谢产物。糖皮质激素有对抗维生素D对钙的转运作用。

(7)其他因素：过多的谷类食物含有大量植酸，可与小肠中的钙、磷结合形成不溶性植素钙，不易吸收。体内酸碱度不适宜亦可影响肠对钙、磷的吸收。一般以肠道pH较低时，钙磷吸收较多。

2. *病理改变*　长期严重维生素D缺乏造成肠道吸收钙、磷减少和低血钙症，以致甲状旁腺功能代偿性亢进，甲状旁腺素(parathyroid hormone, PTH)分泌增加以动员骨钙释出使血清钙浓度维持在正常或接近正常的水平；但PTH同时也抑制肾小管重吸收磷，继发机体严重钙、磷代谢失调，特别是严重低血磷的结果。细胞外液钙、磷浓度不足破坏了软骨细胞正常增殖、分化和凋亡的程序；钙化管排列紊乱，使长骨骺线失去正常的形态，成为参差不齐的阔带，钙化带消失；骨基质不能正常矿化，成骨细胞代偿增生，碱性磷酸酶分泌增加，骨样组织堆积于干骺端，骺端增厚，向两侧膨出形成“串珠”“手足镯”。骨膜下骨矿化不全，成骨异常，骨皮质被骨样组织替代，骨膜增厚，骨质疏松；颅骨骨化障碍而颅骨软化，颅骨骨样组织堆积出现“方颅”。由于膜内化骨及软骨化骨的钙化过程均发生障碍，因此长骨和扁骨均同样受累。

(1)四肢长管状骨：骺板软骨、干骺端及骨干均可不同程度受累。骺板软骨是骨生长最活跃的部位，正常时软骨内化骨必须通过软骨细胞增生区内软骨细胞和基质不断退化和钙化以及不断被破骨细胞清除、吸收，同时血管和骨母细胞侵入形成类骨组织，进而钙化成骨组织。佝偻病时，软骨细胞增生区钙化、吸收受阻，软骨组织大量堆积并突向干骺端侧，呈半岛样或舌状生长。同时软骨区内所形成的类骨组织也不能钙化或钙化明显不足，从而构成软骨组织和干骺端类骨组织相互混杂的中间带，致使在正常状态下本应呈一条整齐面狭窄的骨骺线显著增宽，而且变得参差不齐，在X线片上构成骺板软骨带明显增宽，钙化带模糊不清呈毛刷状。此外干骺端下的骨膜内化骨也有钙化障碍及类骨组织堆积，使干骺端膨大增宽，X线片上呈杯口状改变。骨干的骨膜内化骨同样也有钙化障碍，因此骨皮质表面和骨皮质的近髓腔侧，都有大量类骨组织堆积，使骨髓腔变窄，长骨横径增加。由于骨质缺钙，类骨组织缺乏承受力，在重力作用下长骨骨干可变弯曲，尤以胫骨和股骨最易变形，形成“X”形腿或“O”形腿。以“O”形腿为多见。

(2)颅骨及肋骨：在婴幼儿颅骨的病变常很明显，常在佝偻病的早期即可出现。颅骨骨缝及囟门闭合常延迟或不完全，因此头形常较大，囟门部呈结缔组织性膜样结构。此外，由于额骨前面的两个骨化中心和顶骨的两个骨化中心都在膜内骨化过程中发生钙化障碍，因此类骨组织在颅骨的四角堆积并向表面隆起，形成方形颅。颅骨由于骨化停止，严重者骨质菲薄，批压时凹陷，并有如乒乓球样的弹性感。肋骨和肋软骨结合处的改变与长骨骺板及干骺端的改变相似，由于软骨及骨样组织的堆积，致使肋骨和肋软骨的结合部呈结节状隆起。因多个肋骨同时受累，故结节状隆起排列成行，形似串珠，称为佝偻病串珠(rachitic rosary)，常是佝偻病的较早期表现之一。此外，肋骨因含钙量少，缺乏韧性，同时由于膈在呼吸时的长期牵拉，在胸壁前部左右两侧各形成横行的沟形凹陷，称为Harrison沟。又因在呼吸时，肋骨受肋间肌的牵拉而下陷，使胸骨相对向前突出，形成鸡胸畸形。

【临床表现】　主要表现为生长中的骨骼改变、肌松弛和神经兴奋性病症。临床上分为初期、激期、恢复期和后遗症期，初期和激期统称为活动期。本病多见于3～18个月的婴幼儿，且多以活动期为主，这和该期婴幼儿生长发育快，营养需求大有关。18个月以后则以恢复期为主。

1. *初期*　多见于6个月以内，特别是<3个月的婴儿，主要表现为神经兴奋性增高：易激惹、烦躁、睡眠不安、夜惊、多汗(与季节无关)，因烦躁及头部多汗致婴儿常摇头擦枕，出现枕秃。此期常无明显骨骼改变，X线片检查多正常，或仅见临时钙化带稍模糊。血生化检查改变轻微：血钙浓度正常或稍低，血磷浓度降低，钙磷乘积稍低(30～40)，碱性磷酸酶增高或正常。

2. 应激期　除初期症状外，主要表现为骨骼改变和运动功能发育迟缓。骨骼改变往往在生长最快的部位最明显，故不同年龄有不同的骨骼表现。

(1)骨骼改变

①头部。颅骨软化，多见于3～6个月婴儿，因此时颅骨发育最快，软化部分常发生在枕骨或顶骨中央，约6个月时颅骨软化逐渐消失；方颅，多见于8～9个月或以上小儿，由于骨样组织增生致额骨及顶骨双侧呈对称性隆起，形成方颅，重者可呈鞍状、十字状颅形；前囟增大及闭合延迟，重者可延迟至2～3岁方闭合；出牙延迟，可迟至1岁出牙，有时出牙顺序颠倒，牙齿缺乏釉质，易患龋齿。

②胸廓。胸廓畸形多发生于1岁左右小儿，其表现有：肋骨串珠；肋膈沟（赫氏沟）；鸡胸或漏斗胸。

③四肢。腕踝畸形，多见于6个月以上小儿，腕和踝部骨骺处膨大，状似手镯或脚镯；下肢畸形，见于1岁左右站立行走后小儿，由于骨质软化和肌肉关节松弛，在立、走的重力影响下可出现"O"形腿或"X"形腿。1岁内小儿可有生理性弯曲，故仅对1岁以上小儿，才做下肢畸形检查。

④其他。学坐后可引起脊柱后凸或侧弯，重症者可引起骨盆畸形，形成扁平骨盆。

(2)全身肌松弛：患儿肌张力低下，头项软弱无力，坐、立、行等运动功能发育落后，腹肌张力低下致腹部膨隆如蛙腹。

(3)其他：大脑皮质功能异常，条件反向形成缓慢，表情淡漠，语言发育迟缓，免疫力低下，常伴发感染，可有贫血、脾大等表现。

(4)血生化及骨骼X线改变：血清钙稍降低，血磷明显降低，钙磷乘积常低于30，碱性磷酸酶明显增高。X线检查干骺端临时钙化带模糊或消失，呈毛刷样，并有杯口状改变；骺软骨明显增宽，骨骺与干骺端距离加大；骨质普遍稀疏，密度减低，可有骨干弯曲或骨折。

3. 恢复期　经适当治疗后患儿临床症状减轻至消失，精神活泼，肌张力恢复。血清钙磷浓度数天内恢复正常，钙磷乘积亦渐正常，碱性磷酸酶4～6周恢复正常。X线表现于2～3周后即有改善，临时钙化带重新出现，逐渐致密并增宽，骨质密度增浓，逐步恢复正常。

4. 后遗症期　多见于3岁以后小儿，临床症状消失，血生化及骨骼X线检查正常，仅遗留不同程度的骨骼畸形，轻度佝偻病治疗后很少留有骨骼改变。

【诊断】　佝偻病的诊断主要依据维生素D缺乏史、临床症状与体征，有条件的可测生化及摄X线片。

1. 维生素D缺乏史

(1)母孕期或妊娠晚期摄入含维生素D食品少或无，日光照射少及有缺钙症状者。

(2)冬春季出生儿、乳儿期人工喂养、未加服维生素D制剂、未投辅食或少或不合理、日光照射时间少（即户外活动少）或不足等。

乳儿期佝偻病可涉及母乳史，2～3岁者则与母孕史无关。

2. 佝偻病诊断标准如下

(1)病期

①维生素D缺乏期或缺乏开始期 此期是佝偻病临床症状尚未出现之前，可有维生素D缺乏史，生化可见25-(OH)D_3低于25nmol/L，或1,25-$(OH)_2D_3$处于低限以下。[正常值血清内25-(OH)D_3为27.5～170nmol/L(11～68ng/ml))1,25-$(OH)_2D_3$为75～150pmol/L(30～60pg/ml)]。

②初期。临床有神经精神症状或伴有轻度颅骨软化和轻度"串珠""手镯"，血钙、血磷轻度下降，碱性磷酸酶轻度上升。X线片所见为正常或初期改变。年龄多在3～4个月，季节多在入冬之后。

③应激期。有神经精神症状，颅骨软化，明显的串珠或"手镯"。血钙、磷明显下降，碱性磷酸酶明显上升。X线片呈各型激期改变。好发年龄在7～8个月至2岁，季节多在冬春季。

④恢复期。上述神经精神症状和体征经治疗和日光照射后均有明显好转。血钙、磷回升，碱性磷酸酶下降。X线片呈恢复期表现。年龄同激期，季节在晚春、夏季、早秋季。

⑤后遗症期。此期无上述症状及活动性骨骼改变，仅遗留不同程度的骨骼畸形。血生化正常，X线片恢复正常。年龄约在3岁以后。

(2)骨骼畸形严重度分类

①轻度。方颅、轻度"串珠"和郝氏沟，轻度"O"形腿（站立、两足并拢，膝关节距离在3cm以下）。

②中度。颅骨软化，明显"串珠"和"手镯"及郝氏沟，中度"O"形腿（膝关节距离在3～6cm），"X"形腿在中度以上（站立时两膝关节并拢，两踝距离在3cm以上）。

③重度。影响生理功能和运动功能。如"串珠""手镯"，明显的郝氏沟和鸡胸，以及影响步态的

"O"形腿和"X"形腿，或伴有病理性骨折。

【鉴别诊断】 除需与甲状腺功能低下引起的生长发育迟缓以及软骨营养不良引起的骨骼畸形鉴别外，主要应与抗维生素 D 佝偻病等疾病鉴别。

1. 甲状腺功能低下 生长发育迟缓、出牙迟、前囟大且闭合晚、体格明显矮小与佝偻病相似，但智力明显低下，有特殊外貌，血清甲状腺刺激激素测定可帮助鉴别。

2. 软骨营养不良 头大、前额突出、长骨骺端膨出、胸骨串珠、腹大等与佝偻病相似，但四肢及手指短粗，五指平齐，腰椎明显前凸，臀部后凸。血钙磷正常。X 线可见长骨短粗和弯曲，干骺端变宽，呈喇叭口状，但轮廓仍然完整，有时可见部分骨骺埋入扩大的干骺端中。

3. 低血磷性抗维生素 D 佝偻病(家族性低磷血症) 为肾小管再吸收磷及肠道吸收磷的原发性缺陷所致，佝偻病的症状多发生于 1 岁以后，且 2～3 岁后仍有活动性佝偻病表现，血钙多正常，血磷低，尿磷增加。

4. 远端肾小管酸中毒 为远曲小管泌氢障碍，从尿中丢失大量钠、钾、钙，继发甲状旁腺功能亢进，骨质脱钙，出现佝偻病症状。骨骼畸形严重，身材矮小，除低血钙、低血磷之外，有代谢性酸中毒及低钾、高氯血症，尿呈碱性(pH>6)。

5. 维生素 D 依赖性佝偻病 为常染色体隐性遗传，分为 2 型：Ⅰ型为肾 1-羟化酶缺陷，使 25-(OH)D_3 转变为 1,25-$(OH)_2D_3$ 发生障碍，Ⅱ型为靶器官 1,25-$(OH)_2D_3$ 受体缺陷。两型均有严重的佝偻病症状，低血钙、低血磷、碱性磷酸酶明显增高。Ⅰ型可有高氨基酸尿症，Ⅱ型的一个重要特征为脱发。

6. 肾性佝偻病 因肾疾患引起的慢性肾功能障碍导致 25-(OH)D_3 转变为 1,25-$(OH)_2D_3$ 减少，出现钙磷代谢紊乱，血钙低，血磷高，碱性磷酸酶正常。佝偻病症状多于幼儿后期渐显示，身材矮小。

7. 肝性佝偻病 肝功能不良可使 25-(OH)D_3 生成障碍，伴有胆道阻塞时肠道吸收维生素 D 及钙也降低，出现低血钙、抽搐和佝偻病症。

【预防与治疗】

1. 预防 应该从围生期开始，以 1 岁以内小儿为重点，系统管理到 3 岁，做到抓早、抓小、抓彻底。

(1)普及预防措施

①加强宣传工作，包括对孕妇、围生期、乳儿期的合理预防佝偻病知识，具体落实在妇幼保健管理系统工作中。

②推广法定维生素 D 强化食品。北京儿科研究所营养研究室研制了维生素 AD 强化牛奶(AD 奶)，含维生素 A2000U/L、维生素 D600U/L，经试验证明，此种强化牛奶不再增加维生素 D 制剂，是解决牛奶喂养儿维生素 A、维生素 D 缺乏以及防止其过量最安全、有效、方便、经济的方法，现已在北京推广，值得介绍各地应用。

③加强乳幼儿合理管理和喂养，按时加辅食。

④加强小儿户外活动，集体儿童加强三浴锻炼(空气浴、日光浴、水浴)。

⑤预防和早期治疗乳幼儿常见病。

⑥城建部门对居室设计中，应把日光照射角度考虑进去。在建筑群中应考虑设儿童(包括老人)绿化活动区，或于楼房平顶上建立儿童活动区。

⑦人工紫外线装置应引入有条件的保托机构中去。

(2)药物预防法

①妊娠期。孕妇应经常户外活动，进食富含钙、磷的食物。妊娠后期为秋冬季的妇女宜适当补充维生素 D 400～1 000U/d(10～25μg/d)。如有条件，孕妇在妊娠后 3 个月应监测 25-(OH)D_3 浓度，存在明显维生素 D 缺乏，应补充维生素 D，维持 25-(OH)D_3 水平达正常范围。

②婴幼儿期。婴儿(包括纯母乳喂养儿)生后 2 周摄入维生素 D400U/d(10μg/d)至 2 岁。维生素 D 补充量应包括食物、日光照射、维生素 D 制剂、维生素 D 强化食品中的维生素 D 含量。若婴儿每日摄取 500ml 配方奶，可摄取维生素 D 约 200U(5μg/d)，加之适当的户外活动(特别是夏季户外活动较多时)，可不必另外补充维生素 D 制剂。

③高危人群补充。早产儿、低出生体重儿以及双胎儿生后即应补充维生素 D800～1 000U/d(20～25μg/d)，3 个月后改为 400U/d(10μg/d)。

2. 治疗 治疗目的为控制病情及防止骨骼畸形，治疗原则以口服为主。维生素 D 制剂选择、剂量大小、疗程长短、单次或多次，途径(口服或肌注)应根据患儿临床具体情况而定，强调个体化给药。

(1)维生素 D 治疗：每日口服维生素 D 2 000～4 000U，待病情明显好转后可减为预防量。不能口服者或严重患者可 1 次肌内注射 20 万～30 万 U，3 个月后改预防量。必须注意在口服或肌内注射大剂量维生素 D 前和治疗中，补充钙剂 800～1 000mg/d，并定期监测血钙、磷和碱性磷酸酶水平,注意随时调整钙剂和维生素D用量。如病情不见恢复,应与抗维生素D佝偻病相鉴别。选用的制剂可为维生素D胶丸、维生素D片剂、维生素AD胶丸、维生素AD滴剂、维生素D胶性钙注射液、骨化三醇、阿法骨化醇等。

(2)钙剂:婴儿0～1岁,母乳喂养可摄入钙225mg/d,适宜摄入量(AI)为400mg/d,人工喂养往往食物含钙更低,更应补钙使AI达400mg/d。儿童1～3岁、4～6岁、≥7岁的AI分别为600mg/d、800mg/d、800 mg/d。如能早、晚各喝牛奶250 ml(含钙300 mg×2),加上其他食物含钙,可达AI。青少年11～14岁AI为1 000mg/d。

(3)突击疗法:重症激期患儿或合并其他疾病如长期腹泻、黄疸、急性传染病、迁延性疾病或先天性佝偻病患儿,可以进行维生素D突击疗法。但均应由医师指导,不可随意滥用。

①口服法。每日服高浓度维生素D(每丸5万U)连服1周后改为预防量。切不可长期及大量应用,尤其对后遗症者不用,有每日口服维生素D 2万～4万U连续4周发生中毒者。

②注射法。用维生素D_2或维生素D_3制剂肌内注射15万～20万U一次后改为预防量,尽可能避免重复注射以免中毒。

在突击治疗前,一般先口服10%氯化钙3d,以防止低血钙抽搐,有人认为突击疗法可迅速提高血清钙,不必先投钙,但在临床实践中仍见有肌内注射大量维生素D后发生惊厥的病例,对此值得继续研究。此外,对虚弱儿及痉挛素质者,需慎用突击疗法。

(4)矫形疗法:活动性佝偻病儿在治疗期间应限制其坐、立、走等,以免加重脊柱弯曲、“O”或“X”形畸形。3岁后的佝偻病骨畸形者,多为后遗症,不宜用维生素D制剂,应考虑矫形疗法,对鸡胸宜采取俯卧位及俯撑或引体向上的活动,加强胸部扩展。治疗轻度“O”或“X”形腿时可按摩相应肌群,如“O”形腿按摩外侧肌群,“X”形腿按摩内侧肌群,可增强肌张力。重度后遗症或影响生理及体形者,于青年期考虑外科矫形手术。

二、骨质软化症

【概述】 骨质软化症(osteomalacia)是成年人的佝偻病,可发生于任何年龄,但以老年人和寒冷贫困地区的产妇居多,它是新形成的骨基质(类骨质或称骨样组织)不能以正常的方式进行矿化的一种代谢性骨病,是发生在骨骺生长板已闭合的成人骨基质矿化障碍,与佝偻病的病因和发病机制相同,只是在不同年龄显示不同的临床表现。

【病因与病理】

1. 病因　与佝偻病相似,主要有以下方面。

(1)维生素D的合成(日光照射)或摄入不足。

(2)消化道疾病致维生素D的吸收和代谢障碍。

(3)慢性肝、肾功能不良致维生素D转化为活性维生素D减少。

(4)慢性肾小管功能障碍、肾性骨病,致钙、磷从肾小管丢失增加。

(5)机体对活性维生素D不敏感(维生素D抵抗)。

(6)酸中毒、重金属中毒。

(7)影响钙、磷在类骨质中沉积的某些药物、肿瘤等。

2. 病理改变　其改变与佝偻病相似。因成人的骨发育已停止,故其改变限于膜性化骨的钙化障碍,致过量的类骨组织堆积在骨的表面,骨质变软,同时因为承重力减弱而导致各种畸形,常见的有骨盆畸形,脊柱侧凸及长骨弯曲等。骨盆畸形表现为骨盆的前后径及左右径均变短,耻骨联合处变尖而向前突出,呈鸟喙状,称为喙状骨盆。

【临床表现】

1. 主要症状

(1)疼痛:早期症状不明显,可自觉腰痛、腿痛,时好时坏。一般是冬末春初疼痛较明显,妊娠、哺乳可使病情加重。可在几个月到几年的时间内逐渐加重,变为持续性疼痛。疼痛的部位也逐渐扩大,可发展为全身性骨病,如骨盆、胸肋部等。由于骨膜有丰富的神经末梢,负重或肌肉牵拉均可引起剧痛,卧床休息疼痛可缓解。

(2)病理性骨折:轻微的外伤即可发生病理骨折,多见于肋骨、脊柱骨和骨盆等部位。严重时迫使病人长期卧床不起,不敢翻身。

(3)多处骨骼畸形:常见脊柱弯曲度增加、侧弯等,还可有鸡胸、驼背、下肢长骨侧弯、骨盆倾斜、关节畸形、身高降低等。脊柱、胸廓畸形可影响心肺功能。

(4)神经肌肉系统:可见肌无力、肌萎缩、肌痛,如合并脊髓受压,则出现下肢无力、步态蹒跚;低钙血症时,可有口唇及四肢发麻、蚁行感,面肌痉挛,手足关节僵直、搐搦、抽搐等。

2. 体征　主要体征为骨畸形(见上述)。低钙血症时面部叩击征及束臂加压征阳性。

3. 辅助检查

(1)X线摄片:表现为全身普遍性骨密度降低、畸形(椎体双凹变形、妇女骨盆呈三角形等)和假性骨折(Looser线),其中以特征性骨畸形和Looser线的诊断意义较大。可出现骨折或假性骨折或成人的青枝骨折、骨盆X线片常呈三叶形上口。部分病例有指骨骨膜下吸收等继发性甲状旁腺功能亢进表现。

(2)骨密度测量:可发现普遍性骨密度降低,以骨皮质更为明显。

(3)实验室检查:血清钙多正常或偏低,血磷明显降低,多在0.62～0.93mmol/L;血甲状旁腺激素水平增加;碱性磷酸酶及骨性碱性磷酸酶多中度升高。尿钙明显减少,24h尿钙多低于1.25 mmol/L(50mg);尿磷变化不定。血维生素D及其他代谢产物测定明显低于正常,维生素D抵抗者则明显升高。

【诊断】　对日照不足、营养不良者,慢性肠道吸收功能低下、肝肾功能不良的老年人和对维生素D、钙、磷需求量增多的孕产妇,且有骨骼畸形、骨痛、手足搐搦者应高度怀疑本病。若有典型症状、体征、实验室及X线检查时,诊断并不困难,其中骨影像学检查、尿钙测定及血浆维生素D水平测定尤具特异性。

【鉴别诊断】

1. 骨质疏松症　多发生于中老年人,有腰背痛,易发生骨折,骨密度降低等,但血钙、磷、碱性磷酸酶多正常,尿钙不低,X线检查骨小梁细小、稀疏、清晰等可助鉴别。

2. 原发性甲状旁腺功能亢进症　可有骨痛、骨畸形、骨折等症状,但无手足搐搦,血、尿钙水平升高,X线检查示骨质疏松、纤维囊性骨炎等可助鉴别。

【预防与治疗】

1. 预防　包括卫生知识宣教,改善饮食结构,多摄入富含钙、磷、维生素D食物,如动物肝、蛋黄、奶油等;增加户外活动及日光照射;治疗潜在的肝、肾、胃肠道疾病及肿瘤等。维生素D缺乏的预防剂量依年龄而定,一般为400～800U/d。妊娠及哺乳期可酌情增加,一般预防处理时间为3～6个月。

2. 治疗

(1)维生素D:一般补充维生素D 1 600 U/d,血维生素D水平即可迅速升高。目前多采用口服维生素D,如鱼肝油、1α-(OH)D_3(阿法D_3、萌格旺0.5～1μg/d)、1,25(OH)$_2$$D_3$(罗钙全0.25～0.5μg/d),服用简便,起效迅速。注意补充维生素D前和治疗中,应补充钙剂,用药时间视血、尿生化改变及骨影像改变而定,既要保证疗效,又不过量。以下特殊情况需注意:①维生素D抵抗患者,宜补充活性维生素D_3,并长期维持治疗,剂量宜偏大,为常规用药剂量的数倍至数十倍不等,同时可适当静脉补钙。每2～4周监测1次血钙、磷、碱性磷酸酶、尿钙及维生素水平,以防肾结石、异位钙化及骨吸收。尿钙控制在<6.2～7.4mmol/d为安全。注意随时调整钙剂和维生素用量。②维生素D摄入不足者,口服维生素D 2 000～4 000U/d,为期3个月,之后元素钙1～3g/d。③吸收不良综合征,治疗潜在病因,维生素D 5万～10万U/d,每周2次肌内注射,元素钙1～3g/d。④慢性肝病,1,25(OH)$_2$$D_3$ 50～100μg/d,或维生素D 0.5万～1万U/d,元素钙1～3g/d。⑤慢性肾衰竭,1,25(OH)$_2$$D_3$ 0.5～3.0μg/d,或二氢速甾醇0.25～0.5mg,元素钙1～3g/d;并给予低磷饮食或磷吸附剂。⑥肾小管酸中毒,治疗潜在疾病(终身服碱剂,纠正酸中毒),维生素D每周5万～10万U,或1,25(OH)$_2$$D_3$每次0.25μg,2/d,如已达到碱化,维生素D可停用。

(2)钙剂:≥18岁者适宜摄入量为800mg/d;≥50岁者适宜摄入量为1 000mg/d;孕中期适宜摄入量为1 000mg/d,孕晚期及乳母适宜摄入量为1 200mg/d。成人饮食含钙量仅400～500mg/d,应补钙,使之达适宜摄入量即可。手足搐搦发作时,应立即静脉补钙,如10%葡萄糖酸钙10～20ml,缓慢静脉注射,视病情轻重,1日内可数次应用。

(3)手术治疗:对有骨折、骨畸形影响生理功能者可进行外科手术治疗,但常需同时配合药物治疗。对已有脊髓或神经受压者,应在内科治疗的同时,做神经或脊髓减压术。

三、原发性甲状旁腺功能亢进性骨病

【概述】　甲状旁腺一般有4个,左右两侧均有上、下2个腺体,上甲状旁腺一般在甲状腺侧叶的后面靠内侧,环状软骨水平,近喉返神经进入喉部处。下甲状旁腺在甲状腺侧叶后面靠外侧,近甲状腺下动脉与喉返神经相交处水平。少数人只有3个甲状旁腺(13%,一侧的2个腺体合并为一)或多至5个甲状旁腺(6%,多余的1个腺体常在纵隔内)。腺体呈卵圆形、扁平,长5～6mm,宽3～4mm,厚约2mm;重30～45mg;黄褐色,质软。

甲状旁腺分泌甲状旁腺素(parathyroid hormone, PTH),主要作用包括:促进近侧肾小管对钙的重吸收,使尿钙减少、血钙增加;抑制近侧肾小管对磷的吸收,使尿磷增加、血磷减少;促进破骨细胞的脱钙作用,提高血钙和血磷的浓度;促使维生D的羟化,生成具有活性的1,25$(OH)_2D_3$,后者促进肠道对食物中钙的吸收。PTH的合成和释放受血清钙离子浓度的控制,二者间呈负反馈性关系。血钙过低刺激PTH的合成和释放,使血钙上升,血钙过高抑制PTH的合成和释放使血钙向骨骼转移,降低血钙。上述作用使正常人血钙维持在正常范围。

甲状旁腺功能亢进症(hyperparathyroidism, HPT,简称甲旁亢)可分为原发性、继发性和三发性3种。原发性甲旁亢(PHPT)是由于甲状旁腺本身病变引起的PTH合成、分泌过多。继发性甲旁亢是由于各种原因所致的低钙血症,刺激甲状旁腺,使之增生肥大,分泌过多的PTH,见于肾功能不全、骨质软化症和小肠吸收不良等。三发性甲旁亢是在继发性甲旁亢的基础上,由于腺体受到持久和强烈的刺激,部分增生组织转变为腺瘤,自主地分泌过多的PTH,主要见于肾衰竭和长期补充中性磷后。原发性甲旁亢(PHPT)年发病率国外报道为1/500～1 000,发病年龄多见于20～50岁,绝经后妇女发病率达3%。临床表现分为肾型、肾骨型、骨型和无肾及肌变化型4型,后2型发病相对较少。骨型因临床症状大多首诊到骨科,由于发病少极易造成误诊。该病大多由腺瘤引起,占90%,增生者<10%,癌患者<1%。部分原发性甲旁亢为多发性内分泌腺瘤Ⅰ型或Ⅱa型中的组成部分。

【病因与病理】

1. 病因　原发性甲状旁腺功能亢进症(PHPT)是由于甲状旁腺腺瘤、增生肥大或腺癌所引起的PTH分泌过多,其病因不明。

由于甲状旁腺激素(PTH)分泌过多,钙自骨动员至血循环,引起血钙过高,同时肾小管对无机磷再吸收减少,尿磷排出增多,血磷降低。由于肿瘤的自主性、血钙过高不能抑制甲状旁腺,故血钙持续增高,如肾功能完好,尿钙排泄量随之增加而使血钙稍下降,但持续增多的PTH作用,刺激破骨细胞活性增强,引起广泛骨质吸收脱钙等改变,骨基质分解、黏蛋白、羟脯氨酸等代谢产物自尿排泄增多,形成尿结石或肾钙盐沉着症,加以继发性感染等因素,肾功能常遭受严重损害。后期肾功能不全时,磷酸盐不能充分排出,血磷浓度反见回升,而血钙则可降低,又可刺激甲状腺分泌增多(瘤以外组织发生继发性功能亢进)。本病虽以破骨细胞动员为主,但成骨细胞活动亦有代偿性增加,故血清碱性磷酸酶每见增高。

2. 病理改变

(1)甲状旁腺病变可分3种。

①腺瘤。约占80%以上。腺瘤小者埋藏于正常腺体中,大者直径可几厘米。腺瘤有完整的包膜,常有囊变、出血、坏死或钙化。瘤组织绝大多数属主细胞,也可由透明细胞组成,腺瘤内找不到残留的脂肪细胞。病变累及1个腺体者占90%,多发性腺瘤少见。腺瘤也可发生于胸纵隔、甲状腺内或食管后的异位甲状旁腺。

②增生肥大。近年来发现由主细胞增生所致的病例较前增多(约占15%)。增生肥大时往往4个腺体均有累及,外形不规则,无包膜,腺体中一般无囊肿、出血和坏死等改变,细胞组织以大型水样透明细胞为主,间有脂肪细胞。由于增生区周围有组织的压缩,形成假包膜易误为腺瘤。

③癌肿包膜、血管和周围组织有肿瘤细胞浸润、核分裂、转移等。

(2)骨骼主要病变:破骨或成骨细胞增多、骨质吸收,呈不同程度的骨质脱钙,结缔组织增生构成纤维性骨炎。严重时引起多房囊肿样病变及“棕色瘤”,易发生病理性骨折及畸形。新生儿组织中钙化少见。以骨质吸收为主的骨骼病变属全身性。骨病分布以指骨、颅骨、下颌骨、脊椎和盆骨等处较为明显。此外也可发生骨硬化等改变。

(3)其他部位:钙盐的异位沉积肾脏是排泄钙盐的重要器官、如以排泄时尿浓缩及酸度等改变,常可发生多个尿结石。肾小管或间质组织中可发生钙盐沉积。此外亦可在肺、胸膜、胃肠黏膜下血管内、皮肤、心肌等处发生钙盐沉积。

【临床表现】

1. 临床症状　原发性甲状旁腺功能亢进(PHPT)起病缓慢,有以屡发肾结石而发现者,有以骨痛为主要表现,有以血钙过高而呈神经官能症症群起病者,也有以多发性内分泌腺瘤病而发现者,主要表现如下。

(1)骨骼系统症状:早期无典型症状,随病变进展可出现骨痛、关节痛、骨质疏松、骨囊性变等症状。典型病变是广泛骨丢失、纤维性囊性骨炎、囊肿棕色瘤形成、病理性骨折和骨骼畸形。主要表现为广泛的骨关节疼痛，伴明显压痛。多由下肢和腰部开始，逐渐发展至全身，以致活动受限，卧床不起，翻身亦困难。重者有骨畸形，如胸廓塌陷变窄、椎体变形、骨盆畸形、四肢弯曲和身材变矮。约30%的患者有自发性病理性骨折和纤维性囊性骨炎，有囊样改变的骨常呈局限性膨隆并有压痛，好发于肋骨、锁骨外1/3端及长骨等，易被误诊为骨巨细胞肉瘤，该处常易发生骨折。骨髓被纤维结缔组织填充而出现继发性贫血和白细胞减少等。国内报道的病例80%以骨骼病变表现为主或与泌尿系结石同时存在。

(2)高血钙低血磷症群：为早期症状，常被忽视。

①消化系统。可有胃纳缺乏、便秘、腹胀、恶心、呕吐等症状。部分患者伴有十二指肠溃疡病，可能与血钙过高刺激胃黏膜分泌胃泌素有关。如同时伴有胰岛胃泌素瘤，如卓-艾综合征(Zollinger Ellison syndrome)，则消化性溃疡顽固难治、部分患者可伴有多发性胰腺炎，原因未明，可能因胰腺有钙盐沉着、胰管发生阻塞所致。

②肌肉。四肢肌松弛，张力减退，患者易于疲乏软弱。心动过缓，有时心律失常，心电图示QT间期缩短。

③泌尿系统。由于血钙过高致有多量钙自尿排出，患者常诉多尿、口渴、多饮，尿结石发生率也较高，一般在60%～90%，临床上有肾绞痛，血尿或继发尿路感染，反复发作后可引起肾功能损害甚至可导致肾衰竭。本病所致的尿结石的特点为多发性、反复发作性、双侧性，结石常具有逐渐增多、增大等活动性现象，连同肾实质钙盐沉积，对本病具有诊断意义。肾小管内钙盐沉积和质钙盐沉着可引起肾功能衰竭，原发性甲旁亢患者肾结石的发生率为40%左右。在肾结石患者中，原发性甲旁亢为其病因者占2.5%左右。国内报道仅有单纯肾结石而无骨X线骨病变的甲旁亢较少见。

④中枢神经系统。淡漠、消沉、性格改变、智力迟钝、记忆力减退、烦躁、过敏、多疑多虑、失眠、情绪不稳定和突然衰老等。偶见明显的精神病，幻觉、狂躁，严重者甚至昏迷。

⑤高血钙危象。严重病例可出现重度高钙血症，伴明显脱水、威胁生命，应紧急处理。

除上述症候群外，尚可发生肾实质、角膜、软骨或胸膜等处的异位钙化。

(3)其他症候群：软组织钙化影响肌腱和软骨等处，可引起非特异性关节痛，累及手指关节，有时主要在近端指间关节。皮肤钙盐沉积可引起皮肤瘙痒。新生儿出现低钙性手足抽搐要追查其母有无甲旁亢的可能。

(4)多发性内分泌肿瘤Ⅰ型或Ⅱa型：甲旁亢的临床表现相对较轻，病理以增生者居多，可在不同的病程期间出现。Ⅰ型常伴有胰腺内分泌腺瘤(胰岛细胞瘤、胃泌素瘤或胰高血糖素瘤)和垂体腺瘤；Ⅱa型常伴有甲状腺髓样癌和嗜铬细胞瘤。

(5)体征：多数病例无特殊体征，在颈部可触及肿物者为10%～30%。骨骼有压痛、畸形、局部隆起和身材缩短等。少数患者钙沉积在角膜，早期需用裂隙灯方能查出。心电图示心动过速，Q-T间期缩短，有时伴心律失常。肾受损可有继发性高血压。

2. 辅助检查

(1)血钙：正常人血总钙值为2.2～2.7mmol/L(8.8～10.8mg/dl)，血清游离钙值为(1.18±0.05)mmol/L。甲旁亢时血清总钙呈现持续性增高或波动性增高，对诊断最有意义。血钙反复多次超过2.7mmol/L(10.8mg/dl)，应视为疑似病例；超过2.8mmol/L(11.0mg/dl)意义更大。早期病例的血钙增高程度较轻，且可呈波动性，故应多次反复测定。血钙经常维持于正常水平，在本病中是极罕见的。但肾功能不全时血磷上升后血钙常降低，血钙浓度与血清甲状旁腺素浓度和甲状旁腺肿瘤重量之间存在平行关系。血游离钙测定结果较血总钙测定对诊断更为敏感和正确。如多次测定血清钙值正常，要注意合并维生素D缺乏，骨质软化症、肾功能不全、胰腺炎、甲状旁腺腺瘤栓塞和低蛋白血症等因素，血清总钙值正常，但游离钙值常增高。

(2)血磷：正常值成人为0.97～1.45mmol/l(3.0～4.5mg/dl)，儿童为1.29～2.10 mmol/l(4.0～6.5 mg/dl)。甲旁亢时多数低于1.0mmol/L(3.0mg/dl)，但诊断意义不如钙增高，特别在晚期病例肾功能减退时，磷排泄困难，血磷可被提高；由于近端小管排酸能力受损，造成轻度高氯性酸中毒，有报告96%甲旁亢患者氯/磷(CL/P)比值＞33；而其他原因引起的高钙血症患者92% CL/P比值＜33。

(3)血清甲状旁腺素测定：测定血PTH水平可

直接了解甲状旁腺功能，有氨基端片段、中间段和羧基端片段的放射免疫分析法和全分子PTH1-84的免疫放射法(immunoradiometric assay，IRMA)以及免疫化学发光法(immunochemiluminometric assay，ICMA)。血PTH水平增高，结合血钙值一起分析有利于鉴别原发性和继发性甲旁亢，前者血钙浓度增高或正常高限，后者血钙降低或正常低限，再结合尿钙和肾功能及骨骼的特征性改变等临床全面情况，一般对两者不难作出鉴别。因肿瘤或维生素D过量等非甲旁亢引起的高钙血症，由于PTH分泌受抑制，血PTH低于正常或测不到。

(4)血浆1,25$(OH)_2D$：本病中过多PTH可兴奋肾1a-羟化酶活性而使血浆1,25$(OH)_2D_3$含量增高。国内一组血清正常值为冬季(13.2±3.8)ng/ml，夏季(18.9±6.5)ng/ml。

(5)血清碱性磷酸酶：正常值——Bodansky法：婴儿＜30U，儿童5～14U，成人1.5～4U；King-Armstrong法：儿童3～13金氏单位(106～213U/L)和成人5～28金氏单位(32～107U/L)。儿童的骨骼生长活跃，其正常值较成人高2～3倍。有骨病变时，血碱性磷酸酶升高，它反映骨组织成骨细胞活跃程度，而成骨细胞活动与破骨细胞活动常相偶联。因此原发性甲旁亢时，排除了肝胆系统的疾病存在，则血碱性磷酸酶增高反映骨病变的存在，骨病变愈严重，血清碱性磷酸酶值愈高。

(6)血清抗酒石酸酸性磷酸酶(tartrate resistance acid phosphatase，TRAP)在骨吸收和骨转换增高时，血清TRAP浓度增高。本病中血清TRAP常成倍增高，手术治疗如成功，可于术后1～2周明显下降，甚至达正常。北京协和医院一组正常值为(7.2±1.9)U/L。

(7)尿：尿钙、磷排泄量增加。主要因为血钙过高后肾小管滤过增加，尿钙也增多。患者低钙饮食3d后(每日摄钙低于150mg)，24h尿钙排泄仍可在200mg以上，而正常人则在150mg以下；如在普通饮食下进行，则本病尿钙常超过250mg。但尿钙排泄量可受维生素D和日光照射强弱以及有无尿结石等许多因素影响，故估价尿钙意义时应作具体分析。收集尿时应予酸化，以免钙盐沉淀影响结果。如有尿路感染，尚有蛋白尿、脓尿、血尿等发现。此外，尚可发现尿中cAMP及羟脯氨酸排泄增多，后者增多系骨质吸收较灵敏指标。

(8)皮质醇抑制试验：大量糖类皮质激素具有抗维生素D的作用(抑制肠道吸收钙等)，可降低由结节病、维生素D中毒、多发性骨髓瘤、转移癌或甲状腺功能亢进症引起的血钙过高，而对本病所致的血钙过高则无作用。方法为口服氢化可的松50mg，3/d，共10d。

(9)X线检查：X线表现和病变的严重程度相关，典型的表现为普遍性骨质稀疏，常为全身性，表现为密度减低，骨小梁稀少，皮质变薄呈不均匀板层状，或骨小梁粗糙呈网状结构，这是由于骨小梁被吸收后，为纤维组织代替，并有不规则新骨形成所致。头颅像显示毛玻璃样或颗粒状，少数见局限性透亮区。指趾骨有骨膜下吸收，皮质外缘呈花边样改变以中指桡侧更为明显和常见。软骨下也可有类似表现，称为软骨下骨吸收，见于耻骨联合、骶髂关节和锁骨的两端。牙周膜下牙槽骨硬板消失。纤维性囊性骨炎在骨局部形成大小不等的透亮区，长骨骨干多见，也可见于骨盆、肋骨、锁骨和掌骨等部位。骨破坏区内有大量的破骨细胞，纤维组织和继发的黏液变性与出血形成囊肿，可融合膨大，内含棕色液体，即棕色瘤。囊肿部位或承重部位好发生病理性骨折，常为多发性。腹部平片示肾或输尿管结石、肾钙化。

(10)骨密度测定和骨超声速率检查：显示骨量丢失和骨强度减低。皮质骨的骨量丢失早于松质骨，且丢失程度更为明显。

【诊断】 原发性甲状旁腺功能亢进性骨病误诊率极高。骨科临床中遇到多部位骨关节病痛或X线提示多发性骨质破坏的患者，应考虑本病的可能。确切诊断分为两部分。

1. *甲旁亢的定性诊断* 凡具有骨骼病变、泌尿系结石和高钙血症的临床表现，单独存在或两三个征象复合并存时，血钙、碱性磷酸酶和PTH增高、血磷值降低、尿钙排量增多支持甲旁亢的诊断。骨X线检查有骨吸收增加的特征性表现，因此典型的甲旁亢临床上不难诊断。

2. *甲状旁腺的定位诊断*

(1)颈部超声检查：诊断符合率约70%。如第1次颈部手术失败，相当一部分患者的病变甲状旁腺仍在颈部，因此重复B超检查仍属必要。

(2)放射性核素检查：①^{99m}锝-甲氧基异丁基异睛(^{99m}Tc-MIBI)扫描显像符合率在90%以上，也能检出迷走于纵隔的病变。②^{125}碘(^{125}I)和硒(^{75}Se)蛋氨酸计算机减影技术，有报道可发现82%的病变。③锝(^{99m}Tc)和铊(^{201}Tl)双重同位素减影扫描，与手术符合率有报道达92%，可检出直径

1 cm以上的病变。

(3)颈部和纵隔CT扫描:对颈部的病变甲状旁腺定位意义不大。对位于前上纵隔腺瘤的诊断符合率为67%。可检出直径1 cm以上的病变。

【鉴别诊断】 应与下列两类疾病相鉴别。

1. 高钙血症

(1)恶性肿瘤:①局部溶骨性高钙血症(LOH)。原发性血液系统肿瘤或非血液肿瘤伴骨骼转移,最常见为多发性骨髓瘤〔可有局部和全身骨痛、骨质破坏、特异的免疫球蛋白增高、红细胞沉降率增快、尿中本周蛋白(Bence Jones protein)阳性,血尿轻链Kap和Lam增高,骨髓可见瘤细胞〕,也常见于淋巴瘤和乳腺癌。②恶性肿瘤体液性高钙血症。以往曾称为假性甲旁亢、异位性甲旁亢,现已明确于绝大多数病例是由于肿瘤释放甲状旁腺激素相关蛋白(PTHrP)人血,作用于PTH/PTHrP受体所致,由多种鳞癌、腺癌、内分泌肿瘤等所引起。③肿瘤产生过量1,25-$(OH)_2D$。为多种不同病理类型的淋巴瘤。④肿瘤伴真正的异位PTH分泌。经敏感而特异的PTH测试法及PTH、PTHrP分子探针检查等证实。甚少见,为小细胞肺癌、肺鳞癌、胸腺癌、未分化神经内分泌瘤、卵巢腺癌、甲状腺乳头状癌。在原发性甲旁亢的鉴别诊断中需注意此种可能性。

(2)结节病:有高血钙、高尿钙、低血磷和碱性磷酸酶增高(累及肝引起),与甲旁亢颇相似。但无普遍性脱钙。有血浆球蛋白升高。鉴别可拍摄X线胸片,血PTH是正常或降低。类固醇抑制试验有鉴别意义。

(3)维生素A、维生素D过量:有明确的病史可供帮助,此症有轻度碱中毒,而甲旁亢有轻度酸中毒。皮质醇抑制试验可以帮助鉴别。

(4)甲状腺功能亢进(简称甲亢):由于过多的甲状腺激素使骨吸收增加,约20%的患者有高钙血症(轻度),尿钙亦增多、伴有骨质疏松。鉴别时甲亢临床表现容易辨认。

2. 代谢性骨病

(1)骨质疏松症:血清钙、磷和碱性磷酸酶都正常,为普遍性脱钙和骨质疏松。

(2)骨质软化症:血清钙、磷正常或降低,血碱性磷酸酶和PTH均可增高,尿钙和磷排量减少。骨X线检查有椎体双凹变形、假骨折等特征性表现。

(3)肾性骨营养不良:骨骼病变有纤维性囊性骨炎、骨硬化、骨软化和骨质疏松4种。血钙值降低或正常,血磷增高,尿钙排量减少或正常,有明显的肾功能损害。

【治疗】 本病以手术治疗为主,仅在高钙血症等极轻微(在2.9mmol/L或11.5mg/dl以下),或年老、体弱(如有重度肾衰竭)不能进行手术时,可试用药物治疗。

1. 手术治疗

(1)甲状旁腺病变的定位:甲状旁腺功能亢进一旦诊断确定尽可能在术前对病变腺体进行定位检查。位于颈部的肿瘤一般均不能扪及。B超可发现位于颈部的肿瘤,CT可以发现位于颈部和纵隔的肿瘤,但阳性率均不高。自股静脉插管至上腔静脉、无名静脉及引流甲状旁腺的甲状腺上、中、下静脉,从各个静脉抽取血样,测定PTH浓度可以诊断是增生还是肿瘤,並确定肿瘤的部位。但本法所需要的设备复杂、技术困难,並有一定的危险,所以一般不列为常规检查,仅在第一次手术在颈部未发现肿瘤时,在第2次术前进行检查。

(2)手术探查和治疗:因为98%甲状旁腺在颈部所以手术先探查颈部。肿瘤在右侧的机会高于左侧,所以如果术前未能定位者先探查右侧。一般先从甲状腺侧叶后面找到该侧的上、下甲状旁腺。明显肿大的腺体肯定有病变,但不肿大的腺体不一定正常无病变。正常的腺体和病变(腺瘤或增生)的腺体在密度(比重)上有差别,所以可用密度差试验予以鉴别。其方法即从上、下两腺体各切取1～2mm厚薄片,放入盛有20%甘露醇的试管中。最初两个标本均浮在溶液顶部。逐渐加水摇匀,将溶液稀释,直到有标本下沉至管底。若只有1个标本下沉则表示只有1个腺体有病变,不必再探查对侧甲状旁腺;若2个标本同时下沉则表示两者密度相似,或者2个腺体均正常,或者2个腺体均有增生病变,必须再探查对侧2上甲状旁腺;若在甲状旁腺侧叶后面找不到上、下2个甲状旁腺,则应显露气管食管沟及咽和食管后寻找上甲状旁腺。10%～20%的甲状旁腺瘤在胸纵隔内,但几乎都能通过颈部切口将胸腺从胸骨后提到颈部予以切除,在胸腺内找到下甲状旁腺。若从上述部位仍找不到所缺的甲状旁腺,有人主张将同侧的甲状腺内,盲目切除甲状腺叶,成功的机会太小。若从颈部探查结果仍未见下甲状旁腺,一般不主张一期部开胸骨探查胸纵隔,而主张术后做选择性静脉插管,从甲状旁腺回流的静脉血中测PTH含量定位,再做第2次手术重新探查颈部或剖开胸骨探查胸纵隔。

探查时必须详细寻找四枚腺体，以免手术失败。术中需做冷冻切片鉴定。如属腺瘤，应切除腺瘤，但须保留1枚正常腺体；如属增生，则应切除其三，第四枚腺体切除50%左右。异位的腺体，多数位于纵隔，可顺沿甲状腺下动脉分支追踪搜寻，常不必打开胸骨。如为腺癌，则宜做根治手术。一般有经验的外科医师第1次颈部手术的成功率达90%左右。

甲状旁腺瘤病人其无病变的甲状旁腺功能受抑制，腺瘤切除后第2～3d会出现低钙血症状。这种低血钙情况是暂时的，即使不补充钙剂血钙也能恢复正常，症状缓解。增生病人术后低钙血症状一般不明显。腺瘤若未切除或增生腺体切除不够，术后血钙下降均不多。诊断为腺瘤的病人术后若无低钙血症状，提示误诊，可能实际是增生。

如手术成功，血清甲状旁腺激素浓度及血、尿钙、磷异常代谢可获得纠正，血磷可于术后迅速升至正常，而血钙亦可在1～3d后下降至正常范围内。在伴有明显骨病者，则因术后钙、磷大量沉积于脱钙的骨骼，血钙可于术后1～3d内降至过低水平(5～8mg/dl)，反复出现口唇麻木和手足搐搦，可静脉注射10%葡萄糖酸钙10ml，2～3/d，有时每日需要量可多至100ml或30～50ml溶于500～1 000ml 5%葡萄糖液内静脉点滴，症状于3～5d内可得改善。如低钙持续1个月以上，提示有永久性甲状旁腺功能减退可能，需补充维生素D。如补钙后，血钙正常而仍有搐搦，尚需考虑补镁。手术成功后血钙、磷多数可望在1周内恢复正常，但碱性磷酸酶则在骨骼修补期间，可长期持续升高。手术后如有复发、则需再次手术。

2. 药物　西咪替丁可阻滞PTH的合成和(或)分泌，故PTH浓度可降低，血钙也可降至正常，但停药后可出现反跳升高。用量每次300mg，3/d。

3. 其他　术后，对骨病及尿结石仍需进一步处理，以期恢复劳动力；骨病变于术后宜进高蛋白、高钙、磷饮食，并补充钙盐，3～4g/d；尿路结石应积极排石或于必要时做手术摘除。

四、氟 骨 症

【概述】 氟是人体必不可少的微量元素之一，氟化物与人体生命活动及牙齿、骨骼组织代谢密切相关。人体如从外界环境中获得的氟超过正常的需要，就可发生氟中毒。国内、外学者报道长期过量摄入氟化物可引起氟中毒。1932年，丹麦Moller和Gudjonsson首先提出氟中毒(fluorosis)一词，之后又有较多学者发现此症有较强的地域性，与饮水中氟含量密切相关，故命名其为地方性氟中毒(endemic fluorosis)，一旦患者出现骨骼损害及神经系统病变，则称之为氟骨症(skeletal fluorosis)。在我国，氟骨症流行的地区分布相当广泛，无论城市或乡村、山地或平原、沿海或内地，都有氟骨症流行的报道。另外，随着社会工业化的迅速发展，环境污染也成了氟骨症流行的病因之一。因此，对于本症及其流行应予以高度重视。

【病因和病理】

1. 病因　通常认为，引起氟骨症的氟主要来源是：饮水和环境中的氟化物，尤其是被污染环境中的水、空气；高氟食物等。当氟的每日摄入量超过4～5mg时，就会造成氟在体内蓄积，蓄积的主要部位在牙齿和骨骼，因此产生的主要损害也在牙齿和骨骼上。我国规定饮用水中含氟量不能超过1.5mg/L。

2. 病理改变　慢性氟中毒在不同的病理情况下可表现为不同的病理改变：骨硬化、骨质疏松、骨软化和继发性甲状旁腺功能亢进性骨病变。长期过量氟摄入可使骨形成增多，但所形成的骨排列多不规则，导致骨的质和量分离现象。流行病学调查已证实这种病理改变的存在。在动物实验中，长期小剂量饲以氟化物可使大鼠产生骨硬化。如果在实验中给予大剂量氟化物，同时给予正常剂量的钙或限制钙摄入，由于氟化物刺激了成骨细胞的活性，增加了骨基质的形成，动物对钙的需要量增加，而实际钙摄入相对不足，造成缺钙，同时氟化物又可与钙结合形成氟化钙而沉淀，不能被吸收，加重缺钙产生骨质疏松和(或)骨软化。体内钙平衡的失调又可继发性引起甲状旁腺功能亢进，导致一系列骨组织的病理改变。

【临床表现】

1. 临床症状　慢性氟中毒早期有牙釉质失去色泽变暗或呈斑点石灰状，晚期往往有慢性咳嗽、腰背及下肢疼痛，骨质硬化，肌腱、韧带钙化和关节囊肥厚，骨质增生，关节变形等。氟骨症分度可有以下三种。

Ⅰ度：只有临床症状而无明显体征的氟骨症患者。

Ⅱ度：有骨关节疼痛、功能障碍等典型临床表现、但能参加一些劳动者。

Ⅲ度：丧失劳动能力的氟骨症患者。

2. 辅助检查

(1)血、尿氟测定：人体内的氟约85%经尿液排出体外，氟中毒患者的血、尿浓度均会升高，尤其尿氟浓度升高是诊断氟骨症的重要依据。正常尿氟范围是1.0～3.0mg/24h，血氟正常值范围是0.15～1.0mg/L。在高氟地区的人群如果血、尿氟化物浓度超出正常值范围，应考虑氟骨症的可能。必须指出，有很多因素可使尿氟增高，特别是一些含氟量较高的食物，故不可将偶然一次尿氟升高作为诊断氟骨症的依据。此外，在1d内不同时段尿氟含量会有波动，一般来说前半夜尿氟量最高，午前尿和晨尿氟含量接近于全日平均尿氟含量，因此晨尿测定可作为诊断氟骨症的可靠指标。

(2)指甲和头发含氟量测定：指甲和头发的定量氟含量测定是能准确代表机体氟含量的指标，对诊断地方性氟骨症有重要意义。

(3)血液生化测定：由于氟化物能刺激成骨细胞，使新骨形成增多，导致骨增生和骨硬化，使得反映成骨细胞活性的血清碱性磷酸酶AKP活性升高；由于氟能与钙、镁、磷酸盐结合，形成难溶性复合物，使血清钙、镁、磷低于正常。但如果长期血钙低下，可诱发甲状旁腺功能亢进，促进肠钙和骨钙吸收增加，反可使血清钙、磷上升。

(4)肾功能测定：过量氟化物摄入对肾脏有直接毒害作用，可产生不同程度的肾功能障碍，使血中尿素氮增高，肌酐清除率下降，尿蛋白阳性，尿中可见细胞及管型等。

(5)髂骨活组织检查：骨组织不脱钙活检可发现骨小梁增粗，脱钙后切片显示骨板排列紊乱。骨化学分析结果表明氟、钙、镁含量均增高，骨磷和血磷均在正常范围内。

(6)影像学检查：氟骨症的X线改变包括骨质疏松、骨硬化、骨软化、骨周骨增生、软组织钙化或骨化、关节退行性改变、骨发育障碍和畸形。骨质疏松多发生在四肢骨，骨纺粗而稀疏；骨硬化多见于脊柱、骨盆、肋骨和颅底，四肢骨较少见，主要表现为沙砾状和粗布样骨纹，严重者呈广泛性骨硬化，但结构多模糊，很少呈均匀一致的象牙质样；骨软化以脊柱和骨盆为重，表现为骨密度减低，骨纹模糊，椎体呈双凹变形，骨盆缩窄畸形和假性骨折，有时骨硬化和骨软化可以同时并存；骨周骨增生常见于四肢骨，腓骨上段多见，表现为骨旁局限性新骨形成，可呈梭形成花边形，同时常有邻近骨间膜钙化；软组织钙化或骨化主要见于骨间膜、韧带和肌腱，早期呈低密度波纹状或呈丛状突起，继而呈玫瑰刺状，最后相互融合，呈花边状或不规则状，其密度开始略高于软组织，之后逐渐增加，接近骨组织；关节退行性改变见于脊柱和四肢，表现为骨质增生，骨刺形成，关节间隙狭窄，关节面硬化，关节内游离体及关节囊钙化；骨发育障碍表现为生长障碍线和骨龄迟缓，骨畸形表现为脊柱侧弯和脊柱后突，继而引起骨盆后倾，膝内翻和膝外翻亦常见。

【诊断】　主要诊断标准如下。

1. 生活于并饮用高氟水的地方性氟骨症流行区2年以上，或患有氟斑牙者。

2. 临床表现符合典型氟骨症的症状和体征者。

3. 放射学检查发现有骨骼特异性改变者。

4. 有诊断意义的实验室检查阳性者。

5. 骨活检符合氟骨症者。

【鉴别诊断】　本病需与下面的疾病进行鉴别。

1. *石骨症*　可见骨密度增加，管状骨上有横行条状影，髂骨和跗骨中有多层波状致密影。这些影像均比氟骨症清楚分明。

2. *成骨性转移癌*　硬化性改变一般分布不甚规则均匀，并常引起骨质结构的改变。

3. *肾性骨病*　与某些氟骨症极相似，骨质普遍致密和(或)疏松，骨小梁粗糙模糊等，常难以单纯从X线征象区别，需结合流行病学、临床表现和肾功能检查进行鉴别。上述疾患均无韧带钙化。

【预防与治疗】

1. *预防*　主要是由于饮水含氟量过高所致，因此只要改饮低氟水或尽量去除高氟水中的氟化物，氟骨症是完全可以防治的。另外，在减低氟摄入后肾仍有较强的排氟能力，血氟水平下降后又可使蓄积在骨组织和牙齿中的过量氟释放入血，并经肾排出体外，使氟骨症患者的症状和体征得以改善。

(1)避免饮用高氟水：在高氟地区居民应尽量不饮高氟水，另寻低氟水源，如深井水、自来水、雨水或雪水等，同时还要定期测量水质。

(2)药物去除水中的氟：药物降氟法较多，但均不够理想，且费用也较大，难以长期坚持应用。主要有以下措施：①硫酸铝＋适量石灰。可产生氢氧化铝沉淀，氟离子吸附在沉淀物上被清除。②活性氧化铝。有较大的表面积和较强的离子交换作用，对氟离子有较强的吸附作用。③碱性氯化铝。可直接加入饮水中产生胶体聚合物，氟离子随聚合物沉淀，上清液即为低氟水。

2. 治疗 治疗原则包括减少机体对氟的吸收；增强机体新陈代谢，促进氟化物的排泄；减轻患者症状，改善体征；如神经根或脊髓组织受压并产生瘫痪或肢体功能障碍时，应手术减压；加强营养，提高机体抗病能力，恢复劳动强度高。

(1)药物治疗

①氢氧化铝。氢氧化铝可在肠道内与氟结合，形成不易溶解的铝化合物，减少氟吸收。一般用氢氧化铝凝胶，每次10ml，3～4/d。

②钙。钙在肠道内与氟结合，形成难溶解的氟化钙，可减少氟吸收，同时也可调节钙平衡，治疗骨软化或骨质疏松型氟骨症。剂量为2～3g，3/d。常与枸橼酸合用，每次2g，3/d。

③镁。镁离子与氟离子可络合形成不溶物，减少氟化物在骨骼中沉积。常用含镁矿石混合物蛇纹石粉剂50mg溶于水中，2/d。

④卤碱。其为含镁、钙、钠、氯等多种元素的复盐，具有多方面作用。

⑤硼。肠道和骨组织内与氟结合，形成BF4，减低氟的毒性。

⑥中药治疗。其治则是补肾、强筋骨、活血和止痛等。

(2)辅助治疗：包括避免饮用高氟水，加强营养，补充蛋白质和维生素，鼓励户外锻炼，多参加活动等。

(3)矫形外科手术：一旦神经组织受到压迫，尤其是出现截瘫等严重的临床症状和体征，应及时手术减压，多能取得良好效果。

(王以朋)

第六节 骨骺疾病和股骨头坏死

一、股骨头坏死

(一)前言

股骨头骨坏死是一种进展性疾病，由于多种原因导致的股骨头局部血运不良，从而引起骨细胞进一步缺血、坏死、骨小梁断裂、股骨头塌陷的一种病变。自1888年世界医学界首次认识股骨头坏死这一疾病至今，股骨头坏死已由少见病转变为多发病、常见病。最新的调查表明，该病的发生无明显性别差异，任何年龄均可患病，而有过激素应用史、髋部外伤史、酗酒史、相关疾病史者发病的概率明显增多。尤其是激素的问世及其广泛应用以来，股骨头坏死的发病率逐渐上升。加之交通工具变革后变通事故的增多，人们生活方式的改变均使得该病患者数量剧增。据不完全统计，目前全世界患此病者约3 000万人，我国约有400万人。一般在20～50岁发病。如果不加治疗，髋关节会被完全破坏。据统计，美国每年诊断的新发骨坏死病例多达2万例。目前，美国每年置换的全髋关节中，18%为骨坏死。

以前称作缺血性坏死，现在倾向于称为骨坏死。简单地说，骨坏死就是指“死骨”。而坏死骨的缺血状态是循环丧失的结果，是由多种潜在因素造成的。骨坏死描述的是最终状态，是许多可能的病理过程的结果。骨坏死的病因很多，包括：酗酒、痛风、潜水病、Gaucher病、肾性骨萎缩、镰状细胞贫血、全身使用肾上腺皮质激素以及创伤等。但是，许多病人找不到病因，这类病人被称为特发性骨坏死。

对于骨坏死的发病机制有几种理论。包括以下几种假设：直接细胞毒作用、凝血异常状态、高脂血症/脂肪栓塞、血供中断或异常以及骨髓压增高等。所有这些假设都不能解释全部病因。而且许多有上述已知危险因素的人并不发生骨坏死，而很多没有这些危险因素的人却患病了。因此，骨坏死的过程更可能是多因素的。

近年来，随着对股骨头坏死发病机制以及病理改变认识的深入，针对股骨头缺血坏死的不同的分期，涌现了一些新治疗方法，取得了一些相对满意的结果。由于股骨头坏死的致病因素多，治疗方法差异较大，疗效参差不齐，有待进一步的深入研究和临床实践。

(二)股骨头颈的解剖

股骨是人体中最长最大的管状骨，可分为中间的体和上、下两端。股骨上端朝向前内上方，并形成一弯曲，系由股骨头、股骨颈、大转子和小转子构成。

【股骨头的形态】 股骨头膨大呈球形，相当于1个圆球的2/3。头朝向内上方并稍向前。头有光滑的关节面，为关节软骨所覆盖，并与髋臼相关节。

覆盖头的关节软骨，其中部较厚，周缘部较薄。在股骨头的前面，关节软骨向外侧延伸到头颈连接处。根据石世庆的统计，软骨缘可分为三型：甲型内、外侧两峰不显，内侧峰稍低，占37.6%；乙型内、外侧两峰明显，内侧峰较低，占55.6%；丙型内、外侧两峰突出，两峰间形成一凹陷，占6.8%。头的中央稍靠下侧有1个小窝，称为股骨头凹，为股骨头韧带的附着部，该处无透明软骨覆盖。股骨头韧带中有动脉，股骨头可由此获得少量血供。

【股骨颈的形态】 股骨颈为股骨头下方股骨较细的部分，自股骨体指向内侧和上方，并略向前。颈前后略扁，呈长方形，中部比两端细，与头相连处逐渐变粗，与转子相连处也变粗。股骨颈前面平坦，后面光滑而凹陷；上缘短而钝圆，向外下方移行于大转子；下缘长而锐薄，向内下方移行于小转子（图4-16-22）。

颈轴与体轴之间形成一定的角度，即颈向内上的倾斜角，或称颈干角。此角最适应于负重的需要，并可增加下肢运动范围。在水平切面上，股骨颈轴投影线与股骨两髁连线投影线之间也呈一定的角度，即颈向前的倾斜角，称作前倾角或扭转角。这两个角在新生儿都比较大，随年龄增长而变小。这些角度在维持正常负重、行走中都占有重要地位，临床应加以重视。

【大转子的形态】 大转子为近似方形的隆起，位于体与颈连接处外侧，向上方突出。大转子外侧面宽而粗糙，有一自后上方向前下方斜行的印迹，为臀中肌附着部；内侧面基底部有一深窝，为子窝，有闭孔外肌腱附着，在其前上方为闭孔内肌和孖子上、下肌附着处；上缘肥厚而游离，其中部为梨状肌的附着处；下缘与股骨体相交处呈嵴状，有股外侧肌附着；前缘较宽而不规则，为臀小肌的附着部；后缘纯圆，移行于转子间嵴，只有后上方无结构附着，浅在于皮下。大转子的尖端在后面与髋关节的中心居同一平面。

大转子在屈、伸下肢时，可在体表扪得其滑动，特别是大腿外展，阔筋膜松弛时，更易扪得。大转子位于髂前上棘与坐骨结节连线的中点，其顶端距髂嵴约一手掌宽，当臀中肌发达凸出时，该处呈一凹陷。

【小转子的形态】 小转子为圆锥状突起，位于体和颈连接处的后上内侧，在大转子平面之下。小转子前面粗糙，为髂腰肌的附着部；后面平滑。前后正面观中小转子一般越出股骨内侧缘，但也有1.98%的人小转子不越出股骨内侧缘的（图4-16-22）。

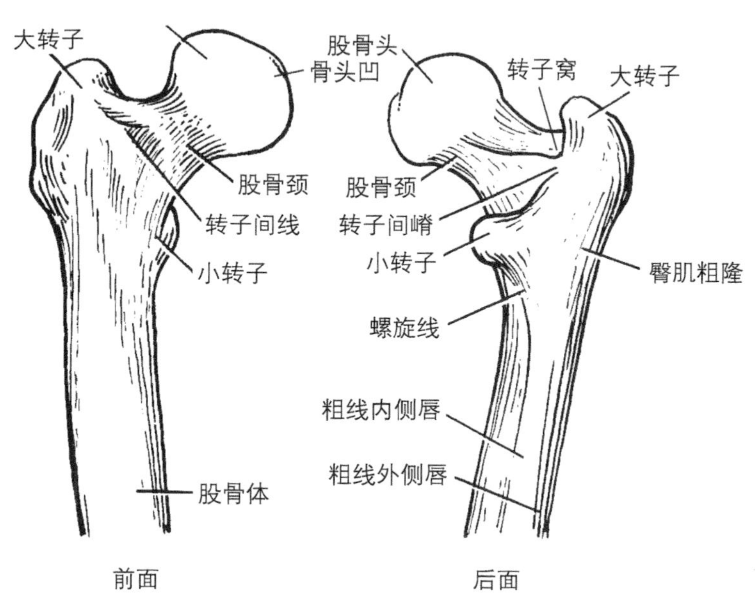

图4-16-22 左侧股骨上端

引自：Hollinshead WA. Anatomy for Surgeons. Vol 3. The Back and Limbs，1969：648-650

在大、小转子的前面有一条隆嵴，称转子间线。转子间线自大转子的内上侧斜向内下方，经小转子的下方，终于体的后面，为髋关节囊及髂股韧带的附着线。转子间线自小转子之下向后又称螺旋线。螺旋线与股骨粗线内侧唇相连的占97.6%。大、小转子的后面也有一条隆起线，称转子间嵴。转子间嵴始于大转子的后面上方，斜向内下方，终于小转子。转子间嵴中部的上方，有一结节，是股方肌的附着处。股骨转子部的结构主要是松质骨，周围有丰富的肌肉层，血运充沛，其血供远较股骨头为好。

【股骨上段的结构】 股骨上端的构筑与一般长骨两端的构筑相似，表面是一层密质骨，深层充满了由骨小梁组成的松质骨。骨小梁均按力学所需，应力大小与胶原纤维的排列有关，纵行排列的胶原纤维应力最强。应力大小和分布在各个骨不同，在一个骨的各个部分也不一样，且随应力的改变而改变，因而关节内翻、外翻、骨折等病变都可以影响骨小梁的正常排列。按应力排列的骨小梁具有所用材料最少，能承受的力最大的优点。

股骨上端的骨小梁一般分成两大组，第一组主要起自股骨干上部的外侧，呈向上的弓形，按张应力方向排列，最后转向股骨头和颈的内下方。这组骨小梁主要作用是防止骨质分离。第二组主要起自股骨干上部的内侧，向上或向外侧按压应力的方向排列，转向股骨头、颈、大转子的上面和外侧。这组骨小梁主要承受向下落于股骨头的压力（图4-16-23）。无骨小梁的空隙处实为不承受力的部位。股骨能承受的压力大于张力，因而股骨受外力作用时，首先张应力被破坏而导致骨折。活体骨能吸收较大的能量，因而在张力下的延伸率大于干燥骨，这在做实验研究中应予注意。

股骨颈内部最弱点是一个三角形的区域，由三束骨小梁围成。三角的内侧为自股骨颈下方向上内进入股骨头的一束骨小梁；上方为自大转子下方行向股骨头的一束骨小梁；下方是走在两转子之间的一束骨小梁。这三束骨小梁围成的三角区，称股内三角或ward三角。

股骨上段骨密质也是厚薄不匀的。在股骨颈下方颈体交接处骨皮质最厚，此处有利于临床穿钉用。此外，股骨颈上段松质骨内还有一片密质骨板，称股骨距。股骨距位于股骨颈干连接处的内后方，是股骨上段内部负重结构的主要组成部分，有着重要的临床意义。股骨距是多层致密骨构成的纵行骨板，其下端与股骨小转子下方的股骨干后侧骨皮质相融合，由此沿小转子的前外侧垂直向上；上端与股骨颈的后侧皮质融合；其前缘与股骨前内侧骨皮质相交接，交接缘的走向与耻股韧带在小转子前方附着部所形成的嵴状隆起几乎完全吻合，其后缘在股骨外后侧的投影与股骨臀肌粗隆的走向一致。绝大多数人股骨距与抗张力及抗压力两组骨小梁连接，并一直延伸到大粗隆闭合的骺板处。

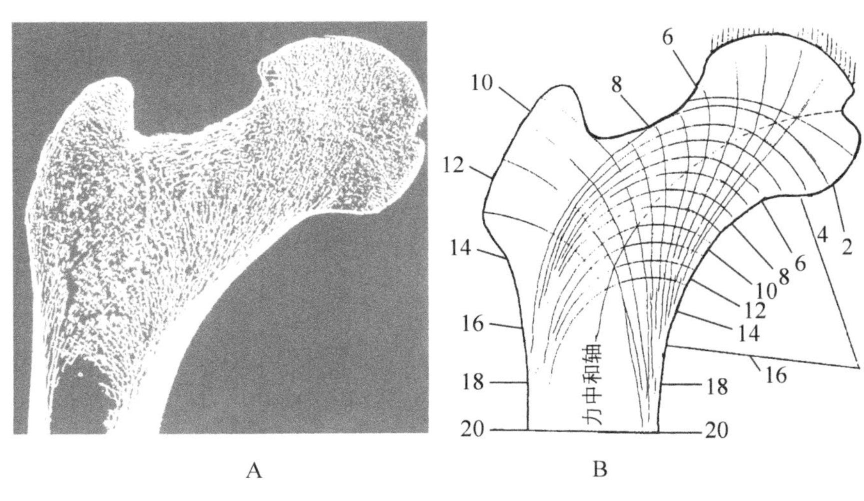

图 4-16-23

A. 干燥骨冠状切面；B. 相应切面的应力曲线图解

引自：Lewis WH Grey's Anatomy 24th ed. Lea and Febiger，1942：240-241

股骨上端由于大、小转子和转子间嵴的突出而改变了股骨干的长管状外形。这些突起的骨皮质菲薄，仅供肌肉附着，几乎不起负重作用，而股骨距实际上是股骨干后内侧皮质骨的延伸。股骨距缩短了股骨颈的实际长度，减少了股骨颈干连接部的弯矩，因而又被称为“真性股骨颈”或“真性股骨颈根部”。股骨颈干角的存在，使股骨偏心受载，股骨距是股骨上段偏心受载的着力点，为直立负重时压应力最大的部位，因而增强了颈干连接部承受压力的能力。此外，股骨距与压应力、张应力骨小梁交叉，明显加强了这两组骨小梁受力处的连接。

(三)股骨上段和髋关节的血管

【股骨上段的动脉】　股骨上段的动脉来自附近的动脉，其关节囊外、关节囊内的血供有所不同。

1. 囊外部分　股骨上段的囊外部分主要由旋股外侧动脉、旋股内侧动脉、臀上动脉和股深动脉第 1 穿支供血。

(1)旋股外侧动脉：旋股外侧动脉在髂腰肌外侧发出升支到转子间线，供应关节囊的前面，并沿转子间线而行，还发 2～3 支转子支到大转子的前面和外侧面，其中还有支转向大转子的后面，与第 1 穿动脉的支吻合。

(2)旋股内侧动脉：旋股内侧动脉在小转子的近侧绕过股骨到股骨的后面，除发 2～3 个小支到小转子外，还发支到股骨颈基底部的后面，再向外侧发 2～3 支到颈上部与大转子交界处，是股骨头颈的主要供血动脉。

(3)臀上动脉：臀上动脉只发支到大转子的上面和外侧面，偶发支到股骨颈。臀下动脉极少分支到股骨。

(4)第一穿动脉：第一穿动脉发一较粗的支沿股骨上升，在臀大肌的深面，供给大、小转子的后面。

2. 囊内部分　股骨上段的囊内部分主要由旋股内、外侧动脉所发的支持带动脉，闭孔动脉或旋股内侧动脉所发的股骨头韧带动脉，还有股深动脉所发的股骨滋养动脉供血(图 4-16-24)。

(1)股骨头韧带动脉：闭孔动脉后支或旋股内侧动脉发出髋臼支到髋臼。髋臼支来自闭孔动脉的占 54.5%，来自旋股内侧动脉的占 14.9%，来自 2 条动脉的占 6.7%，来自 2 条动脉的吻合支的占 23.9%。髋臼支穿过髋臼孔，在髋臼窝内发出股骨头韧带动脉，后者沿股骨头韧带到股骨头，这是分布股骨头诸多动脉中惟一不经过股骨颈者，在骺软骨消失之前，它是股骨头的主要供血来源。股骨头韧带动脉又叫内骺动脉，一方面沿股骨头凹周缘发浅支(径 15～25μm)，并相互连成动脉网；另一方面发出粗大的深支(径 150～250μm)，穿入凹下区骺软骨，呈辐射状分布凹下区。股骨头韧带动脉在成人不占主要地位，股骨颈骨折时该动脉蒂可保持完整，但股骨头多发生缺血性坏死；髋脱位时该动脉常撕裂，但少发生股骨头坏死。在发育过程中，股骨头韧带动脉的深支可伸入骨化区，与来自股骨颈部的外骺动脉吻合，并相互连结形成内、外骺动脉弓。当股骨颈骨折时，此动脉弓可部分代偿外骺动脉的血供。

(2)支持带动脉：支持带动脉又称关节囊动脉或颈升动脉。在股骨颈前面的旋股外侧动脉，和在股骨颈后面的旋股内侧动脉的分支，在股骨颈基底部形成股骨颈基底动脉环，又叫囊外动脉环。臀上动脉和臀下动脉分支偶尔也参加此环。股骨颈基底动脉环完整的约占 71%。由股骨颈基底动脉环发出上(后上、外侧)、下(后下、内侧)、前三组支持带动脉(图 4-16-24)，也有报道还有一组后支持带动脉(图 4-16-25)。

①上支持带动脉。平均 3.7 支(2～7 支)。除个别来自臀上、下动脉和旋股外侧动脉外，绝大多数为旋股内侧动脉的末支。它在关节囊的附着处，向上发出外骺动脉，向前下发出上干骺部动脉。外骺动脉在关节软骨缘穿软骨膜纤维软骨复合体，在发育中分支伸入骺软骨骨化区，并在软骨内成骨过

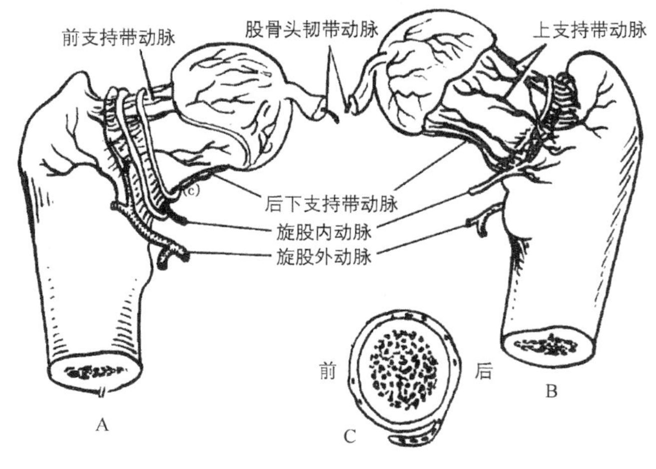

图 4-16-24　股骨颈支持带血管

注：A. 前面观；B. 后面观；C. 示后下支持带血管被带蒂的滑膜皱襞所包绕

引自：董天华，等. 髋关节 外科江苏科学技术出版社，1992：53

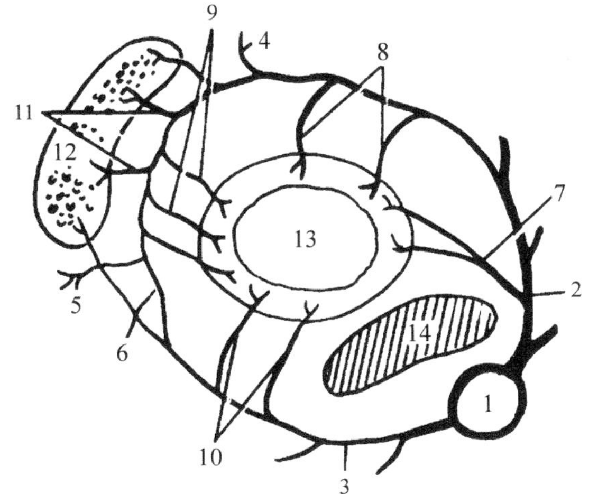

图 4-16-25 通过股骨颈基部的横切面显示囊外动脉环

注：1. 股动脉；2、3 旋股内、外侧动脉；4、5 臀上、下动脉吻合支；6 上与前支持带动脉不恒定吻合支；7、8、9、10 下、后、上、前支持带动脉；11 大转子支；12 大转子；13 股骨颈；14 髂腰肌

引自：姚作宾，等.解剖学报，1986，17：231

程中被包埋，从而形成穿过骺软骨板、分布干骺端并与干骺动脉广泛吻合。外骺动脉分布骺软骨，成年后弯向股骨头凹，分布股骨头上、内、中央区。当股骨颈骨折时，外骺动脉在股内收时易遭撕裂，致股骨头坏死。上干骺部动脉分布股骨颈外 2/3，并与股骨滋养动脉上升的末支吻合，在干骺端形成毛细血管网。

②下支持带动脉。有 1～2 支，较其他支持带动脉粗，沿支持带到关节软骨缘，分为干后端支和骺支，骺支经骺软骨板外周到骨骺，并与外骺动脉吻合，分布股骨头下后区。小儿 1～4 岁时股骨头主要由下支持带动脉供血，除严重外伤外，股骨头无菌性坏死甚少见。4～9 岁时，股骨头主要由外骺动脉供血，反易受关节内压的影响，好发 Legg-Perthes 病。

③前支持带动脉。平均 1.3 支，管径较细，发自旋股外侧动脉，发出骺支伸向骨化区，分布股骨头前区；发出短的干骺动脉，在股骨颈中部穿入骨质，分布股骨颈前面。

④后支持带动脉。平均 2.3 支，管径也较细，发自旋股内侧动脉，发出骺支伸向骨化区，分布股骨头后区，发出短的干骺动脉，在股骨颈中部穿入骨质，分布股骨颈后面。

(3)股骨滋养动脉：股骨滋养动脉来自股深动脉的穿动脉，穿股骨滋养孔进入髓腔并分成 2 支，行向两端骨骺，行进时以螺旋状绕中央静脉窦。滋养动脉一方面发出平行分支到骺端，同时发支形成骨内膜血管网。从骨内膜血管网发支到骨皮质，并与骨外膜血管网吻合。成人滋养动脉可分布股骨头和股骨颈，在儿童滋养动脉被阻于骺软骨之下，但也有人认为部分小动脉可穿过骺软骨到股骨头。

【髋关节的动脉】 髋关节的血供也来自附近的动脉。旋股内侧动脉、旋股外侧动脉、闭孔动脉、臀上动脉和臀下动脉在髋臼周围形成一个动脉环。由髋臼动脉环发出关节囊支供应髋关节囊，其中臀上动脉主要分布髋臼处关节囊上份，臀下动脉供应髋臼后下部及附近关节囊。闭孔动脉或旋股内侧动脉的髋臼支，经髋臼孔进入髋臼窝，除发出股骨头韧带动脉外，还供应髋臼窝的软组织并发支到附近髋骨。诸关节囊支与股骨颈基底血管环的关节囊支吻合，髋臼支与髂内动脉的髂骨营养支吻合。

股骨颈基底动脉环由旋股内侧动脉、旋股外侧动脉，还可以有臀上动脉、臀下动脉和第一穿动脉组成。股骨颈基底动脉环除发出支持带动脉外，还发出骨营养动脉到转子和股骨上段，发出肌支供应附近肌肉，主要还发出关节囊支供应髋关节囊。

【股骨上段和髋关节的静脉回流】 股骨上段和髋关节的静脉分布与动脉相似，但数量比动脉多，容量为动脉的 6～8 倍。股骨上段的静脉有直接回流和间接回流两个系统。直接回流系统中骨骺静脉和干骺静脉分别回流到臀上、下静脉和旋股内侧静脉，旋股外侧静脉。股骨头静脉汇入闭孔静脉，但此静脉在 X 线摄影时不易显影(图 4-16-26)。间接回流系统始于骨上段骨小梁间的窦状毛细血管(15～60μm)，由数个窦状毛细血管汇成小静脉流入股骨髓腔中心静脉，整体形状犹如毛虫样。髓腔中心静脉腔大，有扭曲，始于转子间线下方，向下经滋养静脉流入股静脉，骺软骨板同样可构成骺与干骺间静脉回流的障碍。

髋关节及其附近的静脉主要汇入旋股内侧静脉和颈后静脉。旋股内侧静脉后支收集关节囊后内侧大部分关节囊小静脉，前支收集关节囊前内下的关节囊小静脉，汇入股静脉或股深静脉。颈后静脉位于关节囊后外侧，收集髋关节囊后外侧的关节囊小静脉，汇入臀下静脉或其属支坐骨静脉，此外闭孔静脉收集关节囊下方向内侧走行的关节囊小静脉，主要汇入髂外静脉，少量汇入髂内静脉或骶静脉丛。旋股外侧静脉收集转子间线附近的静脉，汇入股静脉或股深静脉。臀上静脉收集转子窝附近及髋臼上缘附近的静脉。由于旋股内侧静脉上干多与闭孔静脉交通，因而在X线摄影时2条静脉常同时显影。

股骨上段和髋关节静脉与动脉不伴行处，是关节囊内有1个无相应动脉网分布的滑膜下静脉网。囊内滑膜下静脉网分布于囊内股骨颈表面、关节囊的腔面、髋臼窝及髋臼边缘滑膜面。关节囊滑膜下静脉网与关节囊壁本身的静脉丛相互沟通，也与伴动脉而行的髋臼静脉环。股骨颈基底部静脉环相交通。髋臼静脉环回流入臀上、下静脉，髂腰静脉，闭孔静脉及旋股内外侧静脉，股骨颈基底静脉环汇入旋股内、外侧静脉和臀上、下静脉（图4-16-27）。这样，从股骨头、颈来的静脉血，不仅可以经股骨头韧带静脉或支持带静脉或颈部表面的静脉网引流至囊外，也可以通过关节囊内滑膜下静脉网引流至囊外。正常情况下滑膜下静脉网存在及囊外静脉的丰富吻合，即使囊外1条较大静脉被阻塞，也不会影响股骨头骺的静脉回流，但儿童关节囊内压升高，囊内静脉受压，加上骺软骨的屏障，可使股骨头骺静脉回流受到严重影响。成人股骨颈囊内骨折后，股骨头的血循环与儿童相似，静脉回流也易受阻。

（四）病因及发病机制

股骨头缺血性坏死可分为四类：一是创伤性股骨头缺血性坏死，是由于供应股骨头的血运突然中断而造成的结果；二是非创伤性的股骨头缺血性坏死，其发病机制是渐进的慢性过程。三是股骨头骨骺炎。四是先天性髋关节脱位。

【外伤性股骨头缺血性坏死】

1. 股骨颈骨折　股骨颈囊内骨折有移位时，支持带血管均有不同程度的撕裂。移位严重的Garden Ⅳ期骨折，所有支持带血管均可遭破坏，股骨头几乎丧失其所有血供，缺血坏死程度很重。Garden Ⅲ期时，通过下支持带的血管仍可与股骨头下部相连，股骨头仍保持其部分血供。但如果未及时复位与固定，下支持带可自股骨头附着处剥离而使股骨头残存血供亦遭破坏。Garden Ⅰ期、Ⅱ期骨折时，虽支持带血管常仍保持其连续性，但可因关节囊内出血，囊内压骤增，使支持带血管受压而影响股骨头血供，即所谓“关节囊填塞”。故主张早期关节囊穿刺吸引减压，尤其对年轻、骨折暴力重者更有必要。

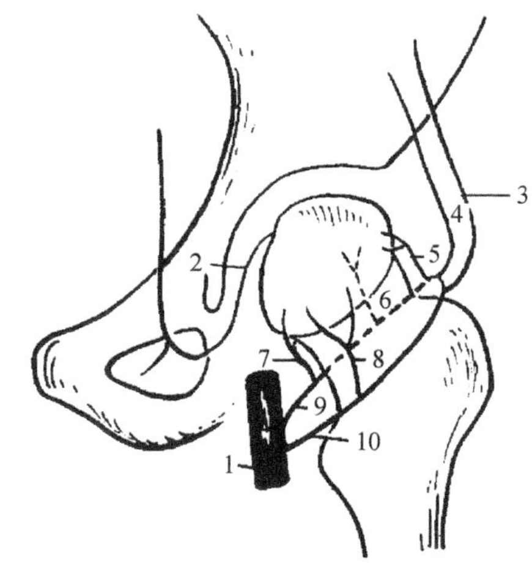

图4-16-26　股骨上段静脉回流图

注：1.股静脉；2.股骨头韧带静脉；3、4.臀上、下静脉；5、6、7、8.上、后、下、前支持带静脉；9、10.旋股内、外侧静脉

引自：苗登顺，等.中国临床解剖学杂志，1988，6：134

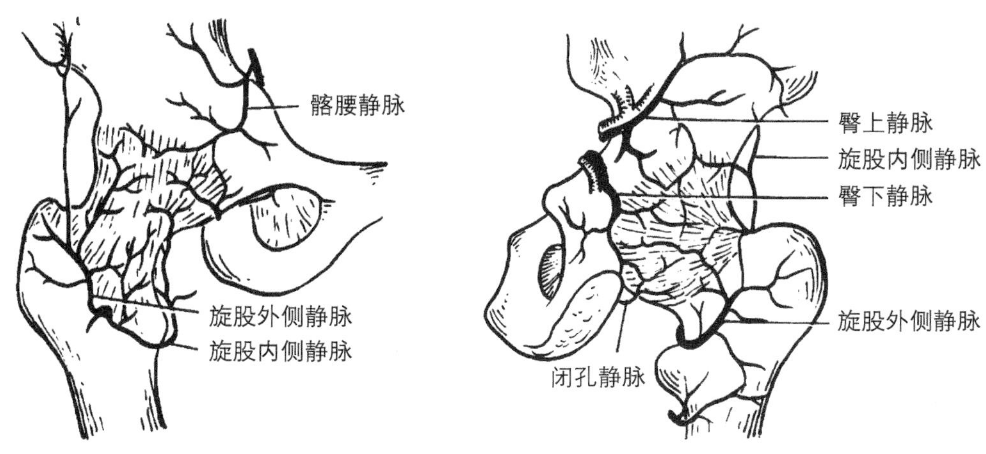

图4-16-27　髋关节近、远侧静脉环及关节囊静脉

引自：石杰，等.中国临床解剖学杂志，1991，199

2. 髋关节脱位　股骨头白髋臼脱位后，圆韧带断裂，髋关节囊均有不同程度撕裂。组成股骨颈基底部血管环的旋股内、外血管可发生扭曲、牵伸、受压，甚至断裂。如脱位未能及时复位，上述血管可继发血栓形成而影响股骨头血供。

【非创伤性股骨头缺血性坏死】　成人股骨头缺血性坏死或非创伤性股骨头缺血性坏死可并发于多种内外科疾病。本病的发病机制还未完全了解，可以认为下列疾病是股骨头缺血坏死发病有关的高危因素。

1. 肾上腺皮质功能亢进或外源性皮质类固醇增多　临床上常见到系统性红斑狼疮、牛皮癣、重型支气管哮喘等病人因长期或间断大剂量使用肾上腺皮质类固醇(以下简称类固醇)而发生股骨头缺血性坏死。很难确定应用剂量及时间与发病的关系。有类固醇应用史者占女性病人的30%～50%，约50%为双侧性，预后最差，尤以红斑性狼疮为甚。文献中最低剂量导致本病的报道为泼尼松龙16mg/d，共30d。1982年Anderton报道1例7d内用700mg泼尼松龙而发生多关节骨坏死的病例。甚至还有大面积皮肤外用类固醇而发生本病的报道。肾移植后存活1年以上的病人，由于长期应用免疫抑制药，发生本病的多达20%～30%，且常为多处发病。除股骨头外，还可发生于股骨髁、肱骨、距骨、髌骨等，但其他部位的预后较好，多不需手术治疗。令人费解的是，类风湿关节炎病人虽长期应用类固醇药物，却很少发生股骨头坏死。

2. 酗酒　长期酗酒者股骨头缺血性坏死的发生率为10%～20%。这些病人中，胰腺炎、脂肪肝、营养不良及忽略的外伤的发生率较高。日本Ono认为每周饮用400ml乙醇属本病的高危者，但瑞士Zinn发现酗酒者中10%发生本病，与一般人相比无统计学差异。

3. 减压病(潜水病)　McCallum(1954)对隧道及沉箱工作者进行普查，发现骨坏死的发病率为20%，以后又在海军潜水员及采集贝类动物潜水员中发现本病。深水工作时，潜水员吸入压缩空气后其血液及组织中含有高浓度氮。当潜水员快速上浮而迅速减压时，机体中氮的溶解度迅速降低并释出而成游离氮。又因氮易溶于脂肪，故易积聚在富有脂肪的骨组织内，造成髓内血管内外阻塞而导致骨缺血坏死。同样，高空飞行员从正常大气压迅速上升至低氧环境时，也可产生类似情况。

4. 高歇病　本病又称脑苷脂病，系类脂质代谢紊乱性疾病，为常染色体隐性遗传。主要是网状细胞内有大量脑苷脂的积储而形成高歇细胞挤压髓内毛细血管，使髓内血供减少或阻断，骨小梁坏死、吸收。骨骼病变可见于股骨下端。全身症状有肝脾大，皮肤色素沉着，球结膜出现黄斑等。

5. 镰状细胞病　是因红细胞结构异常所引起的一种遗传性异常血红蛋白症，多见于黑人，以尼日利亚、几内亚发病率为最高，女性多见，起病年龄多在11～15岁。红细胞变成镰状、长半月或其他畸形，失去正常红细胞的柔韧性和变形性以致无法通过血管和血管窦交界处，导致血管内梗死，常伴血稠度增加，血流停滞，骨髓纤维化，髓腔变窄，骨梗死等而出现广泛骨坏死和硬化。缺血坏死病变也可累及肱骨头、椎体及长骨。

6. 放射治疗　女性宫颈癌进行放疗时，盆腔附近为多次放射集中区。大剂量照射除能直接杀伤骨髓细胞和骨细胞外，还能引起骨内动脉炎，后期出现管腔狭窄或闭塞而导致股骨头缺血坏死。此外，临床上尚有部分病例不能明确其有关的发病原因，对这些病人可称之为原发性、特发性股骨头缺血坏死。近年来，由于研究工作不断深入和仔细的临床观察，这类病例的范围正在逐步缩小。文献报道占20%～30%。

(五)股骨头坏死发病的几种学说

除上述的减压病、高歇病、镰状细胞病及放射治疗等的发病机制比较清楚外，大多数股骨头坏死病例的病理生理与发病机制至今还不十分明了。对于股骨头坏死的原因有多种学说进行了相关的解释如下。

【显微骨折与骨质疏松】　各种原因，包括慢性。肾衰、酗酒、器官移植、系统性红斑狼疮、代谢内分泌异常、肿瘤性血液病及长期应用皮质类固醇等，均可使骨组织抵御外力作用逐步减退。最后，因应力的作用而出现显微骨折，反复的显微骨折可继发多处显微血管病变，使质脆而修复不全的骨组织因缺血而坏死。此即所谓累积性应力学说。又因股骨头外上区遭受应力最大，是发生骨坏死最常见的部位。但本病很少发生于经绝期后骨质疏松患者，故本学说还缺乏足够的说服力。

【高脂血症及脂肪栓塞】　长期接受类固醇治疗及酗酒可引起高脂血症及脂肪肝。动物实验证实上述变化外还发现股骨头软骨下有脂肪栓塞的骨质疏松。临床资料表明多数股骨头坏死病人常并发脂肪代谢紊乱或脂肪栓塞的疾病，因而认为骨内超负荷脂肪栓塞伴脂肪清除力降低及血管内凝血是皮质醇增多症及酒精中毒最可能的发病机制。但对脂肪栓塞的提法也存在争论。输注脂肪乳剂的病人并未出现股骨头坏死，故而认为血脂异常可能是骨髓脂肪坏死的结果，而不是病因。

【血管内凝血及骨坏死】 各种不同疾病，包括脂肪栓塞等原因所激发的血管内凝血和血栓形成是最后导致骨坏死的中间机制。产生骨内微循环血栓形成的因素如下。

1. 股骨头软骨下血管血流淤滞。

2. 促凝作用增强，软骨下小动脉的血管收缩及内源性纤溶作用减弱而发生血液高凝状态。

3. 髓内毛细血管和静脉窦内膜损伤激发血栓形成。这类变化可扩散至髓内小静脉、静脉、小动脉及骨外动脉。继发性纤溶导致的血流再通可引起细胞内及细胞间水肿等缺血再灌注损伤，引起显微灶性出血而进一步损害髓内灌注。

【原发于动脉的病变】 临床研究发现，无症状的早期坏死病例股骨头髓心组织学检查发现有髓腔内出血及小动脉壁肌层破坏，而管腔内未见脂肪栓塞与血栓形成。这种动脉炎变化是结缔组织疾病及肾移植病例中最常见的病变，也可以是类固醇对血管壁直接破坏作用的结果。大剂量类固醇可通过对平滑肌的细胞毒作用，抑制动脉壁中层的胶原和弹性硬蛋白的生物合成。动脉壁病变可使血管壁脆性增加，导致多灶性反复髓内出血，最后使股骨头内骨小梁及骨髓血供中断。其累积作用使首当其冲的股骨头负重区的坏死逐步扩大而形成典型的股骨头坏死和塌陷。

【进行性缺血学说】 髓内血管因多种原因发生阻塞外，还可因类固醇引起的髓内脂肪细胞肥大、骨组织缺氧所致组织水肿、异常细胞浸润、髓内细胞增殖及髓内出血等血管外压迫而加剧骨内血循环的恶化。骨内血管均为薄壁血管，整个埋于坚硬的骨质管道之中。骨内体积恒定，无退让余地，属不能扩张的间室。髓内血管内外压迫及其继发变化均可使骨髓静脉外流受阻，髓内压增高。还可因骨的营养动脉反射性痉挛而导致骨供血不足，进一步加剧骨的循环障碍，最后导致骨的坏死。用髓心减压术治疗本病的理论依据是企图阻断上述恶性循环，改善静脉外流，降低髓腔充血，从而促进坏死骨小梁的再血管化。

(六)股骨头骨骺炎

多数学者认为本病是因骨骺缺血坏死的结果，是在坏死骨吸收、新骨形成过程中因骨骺力学性能改变而导致的一系列变化。至于股骨头骺缺血的确切原因尚不清楚。本病好发于 4～8 岁儿童，在此年龄段股骨头骨骺的血供主要来自骺外侧动脉。可因关节滑膜炎导致关节囊内压增高，使该血管受压。但本病患者发病前多无急性滑膜炎病史，而短暂性髋关节滑膜炎患儿发生股骨头骨骺炎的发病率不到 10%，因此尚未为多数学者所公认。与本病发病有关的因素尚有外伤、发育、体重、遗传、内分泌等。

(七)先天性髋关节脱位

先天性髋关节脱位手法复位蛙式位固定时，股内旋血管可能被挤于粗隆间与髋臼之间或髂腰肌与耻骨臼缘之间，固定于过度内旋位时也可因肌肉的压迫而使血管受压，影响血运。

【病理】 各种类型的股骨头缺血性坏死，虽然起病原因不同，病变程度也可有差别，但其基本病理变化都是股骨头的血液循环障碍导致骨坏死，以及随之出现的修复反应，且坏死与修复不是截然分开而是交织进行的。最终可发生股骨头塌陷及髋关节退行性关节炎。在非创伤性股骨头坏死的临床病例，往往难以确定其确切的发病时间和早期的病理改变及其修复过程的动态变化，文献中多通过动物实验来了解其病理改变。Takaoka 等用液氮冷冻造成犬股骨头缺血坏死并观察了坏死后的修复过程。早期的修复组织从股骨颈侧向坏死的股骨头内推进，可分为三层：近侧的未分化层，主要含有未分化细胞；中间层的成骨层，可见新骨形成；最远侧的再生层，主要表现为骨髓腔成分的再生。由于股骨头颈皮质下的组织向内生长的速度较快，修复组织的前锋呈凹面。随后未分化层出现骨质吸收，骨小梁变薄。修复后期，骨小梁吸收区逐渐被致密纤维组织替代，这种致密结缔组织可成为坏骨和活骨的分界线，并可能阻碍坏死区的进一步修复。笔者曾参照 Takaoka 等实验方法观察了犬股骨头的修复过程，其组织学变化与 Takaoka 报道的基本一致。创伤性股骨头缺血坏死，由于临床上能确切地了解受伤时间而观察其早期的病理组织学变化及其修复过程。笔者曾详细观察股骨颈骨折后不同时期股骨头缺血坏死的组织学变化，提出了股骨头缺血坏死程度的分级标准，以及股骨头骨髓腔出血与缺血坏死的关系，并通过观察塌陷股骨头的病理改变，进一步探讨股骨头后期塌陷的发病机制。前述各种病因都是破坏了股骨头血液循环而造成股骨头缺血坏死。所以病理改变也都是类似的。

1.早期 许多作者对新鲜股骨颈骨折伤后几天至几周的标本进行了研究，认为对股骨头所造成损害的程度，决定于血液循环阻断范围的大小及时间，以及血运阻断的完全与否。Woodhouse 实验中采用暂时阻断血液供应 12h，可造成股骨头缺血坏死，骨坏死在组织学上的表现是骨陷窝变空，对于缺血后骨陷窝中骨细胞逐渐消失的过程有不同认识，有人认为在骨细胞消失之前骨仍然是活的。有人则认为伤后 15d 内，骨的血液供给如能恢复，则不产生骨坏死。Catto 在研究了股骨颈骨折伤后 15d 内取下的 59 个标本后认为：红骨髓的改变是缺血的最早且最敏感的指征，伤后 2d 之内没有细胞坏死表现；伤后 4d 细胞死亡，核消失，呈嗜酸染色。骨小梁死亡的指征是陷窝中骨细胞消失，但这一过程在血液循环被破坏 2 周后开始，至 3～4 周后才完成。疾病的早期，由于滑液能提供营养，关节软骨没有改变。伤后几周之内，可见修复现象，从血液循环未破坏区，即圆韧带血管供应区和下干骺动脉供应的一小部分处，向坏死区长入血管纤维组织。坏死的骨髓碎片被移除，新生骨附着在坏死的骨小梁上，之后坏死骨被逐渐吸收。有的作者认为：实际上所有股骨颈骨折最初均有一定程度的缺血性坏死，常常涉及股骨头的很大一部分，但是这些股骨头只有很小一部分能在临床及 X 线片上表现有缺血性坏死。可以设想这是由于大多数病例获得了修复。

2.发展期 在一些病例中，股骨头缺血坏死未能愈合，则发展为典型的缺血坏死表现。

(1)肉眼观察：髋关节滑膜肥厚、水肿、充血，关节内常有不等量关节液。股骨头软骨常较完整，但随着病变严重程度的加重，可出现软骨表面有压痕，关节软骨下沉，触之有乒乓球样浮动感，甚至软骨破裂、撕脱，使骨质外露，表明股骨头已塌陷。更严重者股骨头变形，头颈交界处明显骨质增生，呈蕈状。髋臼软骨表面早期多无改变，晚期常出现软骨面不平整，髋臼边缘骨质增生，呈退行性骨关节炎改变。个别病例有关节内游离体。

沿冠状面将股骨头切开，观察其断面，可见到股骨头坏死部分分界清楚，各层呈不同颜色，软骨呈白色，其深面常附着一层骨质。这层骨质之深面常有一裂隙。再深面为白色坚实的骨质，周围有一层粉红色的组织将其包绕，股骨颈骨质呈黄色。

(2)显微镜检查：沿股骨头的冠状面做一整体大切片，经染色后可观察股骨头全貌。然后按部位做局部切片，详细观察病变。经观察，股骨头缺血坏死的病理改变较恒定，可分为以下五层(图 4-16-28)。

①关节软骨层。股骨头各部位软骨改变不一。有些部分基本正常，有些部分软骨表面粗糙不平，细胞呈灶状坏死。软骨基质变为嗜酸性。有的软骨呈瓣状游离，但软骨并未死亡。可能滑液仍能供其营养。软骨之下附着的一层薄骨质，称之为软骨下骨。如软骨下骨很薄，则细胞仍存活，较厚的软骨下骨细胞常无活力。

②坏死的骨组织层。镜下可见这部分骨质已坏死。陷窝中骨细胞消失。髓细胞被一些无细胞结构的坏死碎片所代替。坏死区内常见散在的钙化灶。

③肉芽组织层。包绕在坏死骨组织周围，其边缘不规则。镜下可见炎性肉芽组织，有泡沫样细胞及异物巨噬细胞。某些部分可见纤维组织致密，缺少血管。有的部分纤维组织疏松，有血管。靠近坏死骨部分，有大量破骨细胞侵蚀坏死骨表面，并可见新形成的软骨。

④反应性新生骨层：镜下可见坏死骨的积极修复及重建，在坏死骨小梁的支架上有新骨沉积，大量新生骨形成，骨小梁增粗。

⑤正常组织层：股骨颈上的正常骨组织，这一层的骨小梁与反应性新生骨层相比较细。含有丰

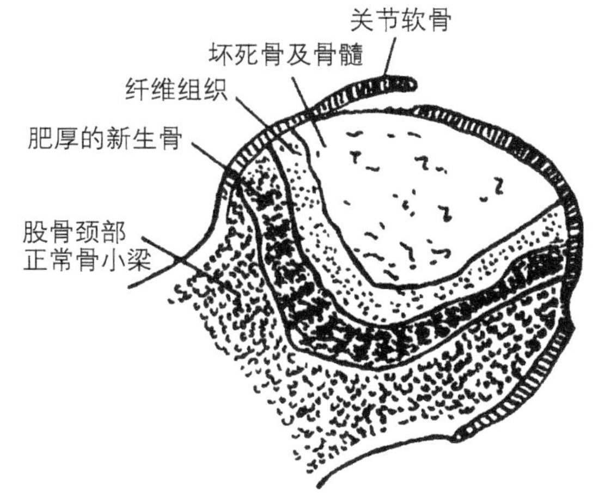

图 4-16-28 股骨头缺血性坏死的病理改变

摘自：胥少汀．实用骨科学[M]．第 3 版．北京

富的髓细胞。

【临床表现】　由于股骨头坏死的病因复杂，所以临床表现各有不同。据国外文献统计，患者年龄绝大多数在50岁左右，好发于30～50岁。随着年龄的增加，发病率呈递增趋势。

股骨头坏死的临床表现往往以患髋外展困难伴有疼痛开始，疼痛性质以陷痛及刺痛为主，来就诊时也可有臀区痛或患肢放射痛。疼痛在服吲哚美辛或糖皮质激素后可减轻。步态常蹒跚，或有跛行。检查时可发现髋外展、内旋受限。随着病程进展，临床表现可恒定化及明显化。但未必随病期进展而加重。

有些股骨头坏死患者坏死早期可以没有临床症状，而是在拍摄X线片时发现的，而最先出现的症状为髋关节或膝关节疼痛。在髋部又以骨收肌痛出现较早。疼痛可呈持续性或间歇性。如果是双侧病变可呈交替性疼痛。疼痛性质在早期多不严重，但逐渐加剧。也可在受到轻微外伤后骤然疼痛。经过非手术治疗症状可以暂时缓解，但过一段时间疼痛会再度发作。可有跛行，行走困难，甚至扶拐行走。

原发疾患距临床出现症状的时间相差很大，在诊断中应予注意。例如，减压病常在异常减压后几分钟至几小时出现关节疼痛，但X线片上表现可出现于数月及至数年之后。长期服用激素常于服药后3～18个月发病。酒精中毒的时限难以确定，一般有数年至数十年饮酒史。股骨颈高位骨折并脱位，诊断股骨头缺血性坏死者，伤后第1年25%、第2年38%、第3～7年为56%。询问病史应把时间记录清楚。早期髋关节活动可无明显受限。随疾病发展，体格检查可有内收肌压痛，髋关节活动受限，其中以内旋及外展活动受限最为明显。

【分期】　自1973年Marcus在第1次提出股骨头缺血性坏死的分期(Florida分期)以来，又出现许多分期方案，其中比较有影响的有Ficat分期(1980，又称法国分期)、Pennsylvania分期、ARCO分期。这些分期方法又先后经过多次修正，每1个分期体系均十分强调早期诊断和建立有利于广泛运用的统一分期的重要性。Ficat分期方案简便、明白、易记，临床使用方便。而Pennsylvania分期则对股骨头缺血性坏死受累范围进行了量化测定。

1. Ficat分期　是基于X线片表现来分期的(表4-16-7)，MRI应用于临床后，Ficat分期进一步得到了改良。这种分类方法简单、易懂，临床上使用广泛，缺点是此方法不能明确股骨头坏死的范围，对股骨头坏死预后判断不佳。

2. Steinberg分期　即宾夕法尼亚分期(表4-16-8)。2002年，宾夕法尼亚大学(The University of Pennsylvania)的学者们依据股骨头坏死的其他检查方法并结合MRI表现，提出了他们的分期方法-宾夕法尼亚大学分期。该分期是股骨头缺血性坏死分期方面最主要的也是最新的一种分期方法，其所采用的分期标准除继续采用以往的检查外，还包括股骨头坏死在MRI上的表现。该分期方法还根据坏死骨的范围又把各期分为(A<15%、B 15%～30%、C>30%)3种亚型。与Ficat分期极为不同的是，这种分期方法针对股骨头坏死的面积的大小而进行分期，对患者的预后判断有较好的指导意义。

表4-16-7　Ficat分期

Ⅰ期	X线片表现正常，部分患者有腹股沟区疼痛及大腿放射痛，且伴随髋关节部分活动受限，MRI检查可能检测出阳性结果
Ⅱ期	X线片上有骨重建的迹象而股骨头外形及关节间隙仍无改变，表现为坏死区骨质疏松、骨硬化和囊性变，髓芯活检肯定有组织病理学改变，临床症状明显
Ⅲ期	X线片示股骨头内硬化、囊变，股骨头塌陷，有新月征，关节间隙正常，临床症状加重
Ⅳ期	X线片示股骨头塌陷，关节间隙变窄，主要表现为进行性关节软骨丢失和髋臼骨赘形成等骨性关节炎特征，临床症状疼痛明显，髋关节各向活动明显受限

3. 股骨头坏死国际分期(骨循环学会 ARCO 分期) 国际骨循环研究会通过这一详尽可重复性的分期方法统一股骨头坏死的分期,使其在临床研究中具有可重复性和可比性。

ARCO 分期把软骨下骨折和股骨头塌陷分在一个期,把轻度关节间隙狭窄与严重骨关节病也放在同一个期,而软骨下骨折和股骨头塌陷的治疗效果有比较大的差别,轻度和重度骨关节炎治疗效果也不同(表 4-16-9)。故 Steinberg(宾夕法尼亚大学)分期比较合理,用它判断的治疗效果更佳。

表 4-16-8 Steinberg 分期(宾夕法尼亚大学分期)

0 期	平片、骨扫描与磁共振正常
Ⅰ期	平片正常,骨扫描和(或)磁共振出现异常
	A-轻度股骨头病变范围<15%
	B-中度 15%~30%
	C-重度:>30%
Ⅱ期	股骨头出现透光和硬化改变
	A 轻度:<15%
	B 中度:15%~30%
	C 重度:>30%
Ⅲ期	软骨下塌陷(新月征),股骨头没有变扁
	A 轻度:小于关节面长度 15%
	B 中度:关节面长度 15%~30%
	C 重度:大于关节面长度 30%
Ⅳ期	股骨头变扁
	A 轻度:<15% 关节面或塌陷 <2mm
	B 中度:15%~30% 关节面或塌陷 2~4mm
	C 重度:>30% 关节面或塌陷 >4mm
Ⅴ期	关节狭窄或髋臼病变
	A 轻度
	B 中度
	C 重度
Ⅵ期	严重退行性改变

表 4-16-9 股骨头坏死国际分期(骨循环学会 ARCO 分期)

0 期	活检结果符合坏死,其余检查正常
1 期	骨扫描和(或)磁共振阳性
	A 磁共振股骨头病变范围 <15%
	B 股骨头病变范围 15%~30%
	C 股骨头病变范围 >30%
2 期	股骨头斑片状密度不均、硬化与囊肿形成,平片与 CT 没有塌陷表现,磁共振与骨扫描阳性,髋臼无变化
	A 磁共振股骨头病变范围 <15%
	B 磁共振股骨头病变范围 15%~30%
	C 磁共振股骨头病变范围 >30%
3 期	正侧位照片上出现新月征
	A 新月征长度<15% 关节面或塌陷<2mm
	B 新月征长度-占关节面长度 15%~30% 或塌陷 2~4mm
	C 新月征长度>30%关节面长度或塌陷>4mm
4 期	关节面塌陷变扁、关节间隙狭窄、髋臼出现坏死变化、囊性变、囊肿和骨刺

【辅助检查】

1. X线检查　近年来虽然影像学有了长足的进步;但是对于股骨头缺血性坏死的诊断仍以普通的X线片作为主要的手段,有时甚至不需要其他的影像学手段即可做出明确的诊断。股骨头血液供应中断后12h骨细胞即坏死,但在X线片上看到股骨头密度改变,至少需2个月或更长时间。骨密度增高是骨坏死后新骨形成的表现,而不是骨坏死的本身。

患者就诊时X线片表现如下。

(1)股骨头外形完整,关节间隙正常,但在股骨头持重区软骨下骨质密度增高,周围可见点状、斑片状密度减低区阴影及囊性改变。病变周围常见一密度增高的硬化带包绕着上述病变区。

(2)X线片表现为股骨头外形完整,但在股骨头持重区关节软骨下骨的骨质中,可见1～2cm宽的弧形透明带,构成"新月征"。这一征象在诊断股骨头缺血坏死中有重要价值。易于忽视,读片时应仔细观察。

(3)股骨头持重区的软骨下骨质呈不同程度的变平、碎裂、塌陷,股骨头失去了圆而光滑的外形,软骨下骨质密度增高。很重要的一点是关节间隙仍保持正常的宽度。Shenton线基本上是连续的。

(4)股骨头持重区(内上方)严重塌陷,股骨头变扁平,而股骨头内下方骨质一般均无塌陷。股骨头外上方,即未被髋臼所遮盖处,因未承受压力,而成为一较高的残存突起。股骨头向外上方移位,Shenton线不连续。关节间隙可以变窄,髋臼外上缘常有骨刺形成。

(5)应用普通X线片诊断股骨头缺血性坏死时,采用下肢牵引拍摄X线片,可对诊断有所帮助。牵引下可使软骨下骨分离的部分形成负压,使氮气集中于此,使"新月征"显示更加清楚。

(6)股骨头的X线断层检查对发现早期病变,特别是对"新月征"的检查有重要价值,因此对疑有早期股骨头缺血坏死者,可做X线断层检查。

2. 股骨头缺血性坏死塌陷的预测　如何预测股骨头坏死后塌陷,是临床中的重要问题。蔡汝宾、聂强德根据103例股骨颈骨折后股骨头坏死塌陷的长期随诊,提出了早期预测股骨头塌陷的指征。

(1)塌陷发生的时间:平均发生在骨折后34个月,最短12个月;发生在骨折后1～5年者占93.2%。笔者认为,认识这个时间因素是早期发现股骨头塌陷的前提,在骨折愈合后至少需每半年摄X线片复查1次,直至5年,以便及早发现股骨头塌陷。

(2)"钉痕"出现:内固定钉早期移位常为骨折不愈合的征象,但当骨折愈合后再发现钉移动则可视为塌陷的早期征象。紧贴钉缘的骨松质常形成一条硬化线,诊断当钉移动时此硬化线离开钉缘,在X线片上清晰可见,称为"钉痕",这一特征较临床诊断塌陷,平均提前17个月。

(3)疼痛:骨折愈合后再次出现疼痛者,应及时摄X线片检查。约86.4%的病人塌陷前有疼痛记载,平均提前13个月。

(4)股骨头高度递减:股骨头塌陷是一个细微塌陷的积累过程,因此股骨头高度的动态变化能更准确地显示这一过程,有可能在X线显示肉眼形态改变前作出预测。

(5)硬化透明带:股骨头塌陷前呈现对比明显的硬化透明带。硬化透明带的出现说明由活骨区向死骨区扩展的修复过程缓慢或停止,致使新生骨在边缘堆积,形成一个明显的硬化透明带,预示股骨头即将塌陷。硬化透明带的出现距临床诊断塌陷平均提前10.7个月。

3. CT　CT在股骨头缺血性坏死诊断方面的应用可达到两个目的。即早期发现微小的病灶和鉴别是否有骨的塌陷存在及其延伸的范围,从而为手术或治疗方案的选择提供信息。

股骨头的轴位CT扫描可以显示主要的骨小梁组,这些骨小梁以相互交叉约成90°排列成拱形。初级压力骨小梁是由股骨颈近端内侧皮质到股骨头的上关节面,呈扇形放射状排列,通过股骨头的上部的轴位影像上呈内织型网状结构。在下部,这些骨小梁连接在内侧骨皮质。初级张力骨小梁起自大粗隆的下方的外侧骨皮质向上弯曲并且横过股骨颈,止于股骨头的内下面,它与次级压力、张力、大粗隆骨小梁共同形成一种内织型的网状结构,这些骨小梁不像初级压力组的骨小梁那样厚和紧密。初级的和次级的压力骨小梁和初级的张力骨小梁共同围成一个骨小梁相对较少的区域,即股骨颈内的Ward三角。这一三角区在轴位CT扫描上比较明显,呈现为一个薄而腔隙宽松的区域,其内侧边缘为初级压力骨小梁组,而外侧则为初级张力骨小梁组所组成。在股骨头内,初级压力骨小梁和初级张力骨小梁的内侧部分相结合形成一个明显的骨密度增强区,在轴位像上呈现为放射状的影像,称之为“星状征”。这种征象的改变可作为是早期骨缺血坏死的诊断依据。

股骨头缺血性坏死较晚期,轴位CT扫描中可见中间或边缘的局限的环形的密度减低区。在这个阶段,CT的矢状面和冠状面的资料的重建更为有用,它可以显示出软骨下骨折、轻微的塌陷及整个关节面的塌陷。骨塌陷的断定在治疗方面是非常重要的,即使是很轻的塌陷表明疾病已进入了晚期,并限制了很多有效的手术措施不能在这类病人身上施行。CT扫描所显示的三维图像,可为评价股骨头缺血性坏死的程度提供较准确的资料。这种图像是将病变附近的部位都做成薄的图像,然后再重新组合而成。完成三维图像需要较长的检查时间,接受较多的放射线,并要求病人能很好地配合,在检查过程中不能随意活动。

诊断股骨头缺血性坏死,CT较普通X线片可较准确地发现一些微小的变化,但是在早期诊断股骨头缺血性坏死,则核素扫描和MRI比CT更为敏感。

4. MRl 近年来,应用磁共振诊断早期股骨头缺血性坏死已受到了人们的重视,实践证明MRI是一种有效的非创伤性的早期诊断方法。正常条件下,骨髓内的脂肪或造血细胞的短T和长T形成为磁共振的强信号。虽然在股骨头内阻断血液供给后6～12h可导致造血细胞的死亡,但是这些细胞数量少于脂肪细胞,因此MRl还反映不出来骨内的病变。MRI最早可以出现有确定性意义的骨坏死的信号是在脂肪细胞死亡之后(12～48h)。由于反应性的纤维组织代替了脂肪和造血细胞,其结果使信号的强度降低。信号强度的改变是骨坏死的早期并且敏感的征象,在一些病例中当核素扫描结果尚未发现异常时,磁共振已出现阳性结果。应该指出这些检查的发现不是特异性的,同样可见于骨髓内其他病变,如骨肿瘤等所引起的改变。另外MRl检查也可发现关节内的病变,如股骨头缺血性坏死的病人中关节的滑液较正常人增加。如果股骨头缺血性坏死已造成髋关节的结构改变,其他检查方法能够判断,因MRl较昂贵,故不必再做重复的检查。

5. 血流动力学检查 Ficat认为,对于X线片表现正常或仅有轻度骨质疏松,临床无症状或有轻度疼痛、髋关节活动受限者,做骨的血流动力学检查可以帮助确诊有无早期股骨头缺血性坏死,其准确率达99%。

(1)方法:将一直径3mm的套管针自外侧骨皮质钻进粗隆区,并将进针点的骨皮质密封,使之不漏水。将套管与压力传感器及记录仪相连。套管内注入肝素盐水。插入套管后第1步是记录骨内压力5min。一般基础压力低于4.0kPa(30mmHg)。而骨坏死时,压力平均值应为(42.3±6.8)mmHg($P\leqslant0.01$)。正常时,骨内注入5ml生理盐水不产生疼痛,骨内压可不增加或暂时增加。如果骨内压上升高于10mmHg,或升高持续5min以上,则压力试验为阳性。第2步为经股静脉造影,即通过套管注入造影剂10ml,分不同时间拍摄X线片。正常时,可见股部的4条主要静脉迅速显影,5min后骨内造影剂排空。当骨外主要静脉未显影或很少有造影剂充盈,造影剂反流到股骨干至小粗隆水平以下,注射后5min仍可见造影剂滞留等,应视为病理情况。

(2)结果判断:骨血流动力学检查有下列结果可考虑股骨缺血坏死:基础骨内压>4.0kPa(3.0mmHg);压力试验>1.3kPa(10mmHg);有一条以上骨外静脉充盈不良;造影剂反流到股骨干;造影剂在干骺端滞留。

上述检查仅适合用于早期诊断,即对股骨头缺血坏死Ⅰ、Ⅱ期,及X线片尚无表现的病例。对于Ⅲ、Ⅳ期病人,由于关节软骨常已碎裂、骨与关节间隙相通,骨内压力常下降,故不准确。

6. 动脉造影 股骨上端的动脉走行位置及分布均较规则,行径较直,可有曲度自然的弧形弯曲,连续性好。目前股骨头缺血性坏死的病因,多数学者认为是供应股骨头的血液循环受到损害所致。动脉造影中所发现动脉的异常改变,可为早期诊断股骨头缺血性坏死提供依据。

(1)方法:会阴部备皮并做碘剂过敏试验。采用局部麻醉或硬膜外麻醉。经皮肤行股动脉穿刺。在透视下经套管针将聚乙烯动脉导管插至髂外动脉或股深动脉,大腿中段用气囊止血带加压阻断股动脉血流,用50%泛影葡胺20ml,快速注入,并于注射后即刻、2s各拍X线片。拍片满意后,在动脉内注入1%普鲁卡因10～20ml,拔除导管,局部压迫5min。

(2)结果判断:Mussbicher对21例股骨头缺血性坏死的患者做动脉造影,发现所有上支持带动脉均不显影,髋臼和圆韧带动脉充盈增加,下支持带动脉增宽。笔者认为股骨头缺血性坏死与无股骨头缺血坏死的髋关节相比,动脉造影的结果差别明显，故认为发现上支动脉不显影具有早期诊断意义。

7. *放射性核素扫描及γ闪烁照相*　放射性核素扫描及γ闪烁照相是一种安全、简便、灵敏度高、无痛苦、无创伤的检查方法，病人易于接受。对于股骨头缺血性坏死的早期诊断具有很大价值。特别是当X线检查尚无异常所见，而临床又高度怀疑有骨坏死之可能者作用更大。放射性核素扫描及γ闪烁照相与X线片检查相比，常可提前3～6个月预报股骨头缺血性坏死，其准确率可达91%～95%。

8. *关节镜检查*　近年来，对股骨头缺血性坏死，特别是在早期可通过关节镜直接观察股骨头关节表面并对其病变做出评估。

Sekiya(1997)根据关节镜下关节表面的情况将股骨头缺血性坏死分期（表4-16-10），并据关节软骨表面情况决定进一步的治疗方案。如果关界面完整，可做关节清理、髓芯减压、带血腓骨移植等保留股骨头手术，如果关节表面已经分层或者关节表面情况确实不允许保存股骨头者，则可行关节置换术。

表4-16-10　股骨头缺血性坏死关节镜分期标准

分期	镜下所见
Ⅰ期	关界面正常
Ⅱ期	关节表面裂隙，但没有可压缩碎块
Ⅲ期	有可压缩碎块，但股骨头形态正常
Ⅳ期	有可压缩碎块，股骨头塌陷
Ⅴ期	关节表面分层，松质骨外露
Ⅵ期	髋臼关节面出现退变

【诊断】　根据临床表现，结合辅助检查结果和分期标准，综合分析确诊。

【治疗】　股骨头缺血性坏死的治疗方法很多，但是目前面临的困难是对该病如何正确分期和选择合适的治疗措施。实践中常见以下几个方面的问题：

正确诊断股骨头缺血性坏死。确立股骨头缺血性坏死的诊断，特别是在早期，有时是很困难的。因此，在早期如果要除外股骨头缺血性坏死，应该在MRl和核素扫描两项检查均为阴性方能确定。另外，应该明确股骨头缺血性坏死的诊断标准，不能将非股骨头缺血性坏死疾病误诊为该病，这在当前并非少见。

股骨头缺血性坏死的分期尚不统一，因此，对不同治疗方法所取得的效果可比性差。对软骨下骨的"新月征"的存在及其在诊治中的意义认识不足，因此造成分期的混乱或选择治疗方法不当。

治疗方法多样，同一期的股骨头缺血性坏死可有不同的治疗，由于条件和设备的限制，即使同一治疗方法，所达到的技术要求也难于统一。

股骨头缺血性坏死病人大多数是青年或壮年，治疗目的和职业要求差距较大，常使医生在选择治疗方案时遇到一定的困难。

综上所述，在股骨头缺血性坏死的治疗中首先应明确诊断、分期、病因等因素，同时也要考虑病人的年龄、身体一般状况、单髋或是双髋受损，以便选择最佳的手术方案。常用的治疗方法有以下几种。

1. *非手术疗法*　适用于青少年病人，因其有较好的潜在的自身修复能力，随着青少年的生长发育股骨头常可得到改建，获得满意结果。对成年人病变属Ⅰ、Ⅱ期，范围较小者也可采用非手术疗法。一般病变范围越小，越易修复。

对单侧髋关节病变，病变侧应严格避免负重，可扶拐、戴坐骨支架、用助行器行走；如双髋同时受累，应卧床或坐轮椅；如髋部疼痛严重，可卧床同时行下肢牵引常可缓解症状。理疗能缓解症状，但持续时间较长，一般需6～24个月或更长时间。治疗中应定期拍摄X线片检查，至病变完全愈合后才能负重。

2. *髓芯减压术及植骨术*　股骨头缺血坏死的早期，头的外形完整，且无半月征时可做股骨头钻孔及植骨术，如果手术适应证选择合适，可以帮助股骨头重建血运。在坏死的股骨头剖面上可见到病理性分层改变，与正常骨质交界处有一层反应性新生骨，较厚，质地硬。实际上形成了正常骨与病变区的一层板障，妨碍坏死区血液循环的重建。采用股骨头钻孔及植骨术可以使股骨头坏死区得到减压，并利于坏死骨区的修复。鉴于股骨头缺血性坏死常发生在两侧（非创伤性），因而对尚无临床症状，但核素扫描证实为股骨头坏死者也是该手术的指征。

髓芯减压术理论上的优点是降低因静脉充血而升高的骨内压，促进血管化，减缓病程的发展。Ficat和Hungerford最初报告的治疗结果较好，而最近的研究结果与之并不一致，但是有几位学者发现髓芯减压术的结果要优于非手术治疗。Stulberg等在一个随机的回顾性研究中发现FicatⅠ、Ⅱ、Ⅲ

期患者中约70%经髓芯减压治疗获得成功,而保守治疗的成功率低于10%。Mont、Carbone 和 Fairbank 复习了42份文献,其中1 206个髋行髓芯减压术,819个髋行非手术治疗,发现髓芯减压的临床满意率为63.5%,而非手术治疗为22.7%。

有几篇报道指出越早做髓芯减压术,效果越好。Lennox 等报告 Ficat Ⅰ、Ⅱ A 和 Ⅱ B 期患者髓芯减压术的良好率分别为100%、29%和0%。Smith 等评估了92名患者的114次髓芯减压结果,平均随访3年4个月,56%的患者失败,需行其他手术,疗效最好者为 Ficat Ⅰ期患者(优良率为84%)。因为他们发现 FicatⅢ期患者均失败,而Ⅱ B期有效率也仅为20%,所以他们建议对Ⅱ A期以上患者应考虑其他治疗方法。Powell、Lanzer 和 Mankey 报告18例高危的 Ficat Ⅰ期和Ⅱ期骨坏死病人中(有胶原血管疾病或持续应用类固醇),髓心减压的优良率为67%。

另外一些作者认为即使在早期行髓芯减压其作用也很小。Camp 和 Colwell 报告在塌陷前行髓芯减压术失败率为60%,塌陷后行髓心减压的失败率则为100%。Learmonth 等报告 Ficat Ⅰ期患者行髓心减压后X线失败率为75%,临床失败率为58%,而 Ficat Ⅱ期病人这两种失败率则分别为86%和83%。Kristemsen 等报告18例 Ficat Ⅰ期患者行髓芯减压术后12例失败。

(1)手术方法:病人仰卧位,在大粗隆处做一2cm长的切口。在手术X线机透视下,于大粗隆顶点下2cm向股骨头中心钻入一导针,使之位于股骨头颈中心,其尖端达股骨头软骨下3~4cm。用直径1cm钻头沿导针钻破骨皮质,改用直径1cm环钻沿导针徐徐钻入。当钻到反应性新生骨区时,可感到骨质坚硬,不易钻透。通过该层后较省力,但应密切监视钻头位置,切勿钻破股骨头软骨面。至软骨面下3~4mm时,轻轻摇晃环钻及导针并退出。环钻内嵌有一柱状骨芯,将其取出送病理检查。取出骨芯后经隧道用长柄刮匙将股骨软骨下骨深面病变组织刮除。经透视病变清除满意后,可在同侧髋骨取骨,并将骨块剪成小条及碎块。用一带栓的套管,经股骨颈之隧道将骨块送至股骨头,充填坚实,并用细锤骨棒将骨质锤入。冲洗并缝合切口。

(2)手术后处理:这一手术创伤小,失血少,术后当天或次日病人即感到髋关节疼痛较术前减轻或消失。术后病人尽早开始用下肢持续被动练习器练习髋关节活动。病人离床活动应扶双拐。术侧避免持重至少1年。

3.带血管蒂游离腓骨移植　显微外科的发展使保留移植骨块自身血运成为可能,几位学者相互独立地提出了将带血管的骨块植入股骨头中心的方法。按照 Urbaniak 等的观点,这种方法的合理性在于手术和术后的4个方面。

(1)股骨头减压能打破缺血和骨内压增高之间的恶性循环,这被认为是导致本病的原因。

(2)切除了阻碍股骨头血管再生的硬化骨。

(3)以具有骨诱导活性的松质骨和能起支撑作用的皮质骨充填缺损区,能支撑软骨下骨并促进血管再生。

(4)在一定时间内限制负重以保护愈合过程。他们列出了游离带血管腓骨移植优于全髋关节置换术的优点:股骨头愈合后活动度可能较大;无异物引起的风险;如果在软骨下骨骨折之前手术,将能为患者保留一个活的股骨头;如果需要行全髋关节置换术,也要比全髋翻修术容易得多。其缺点有恢复时间较长,不能像全髋关节置换术那样彻底地解除疼痛。

大多数报告表明带血管腓骨移植术的优良率可达80%~91%。1995年 Urbaniak 等报告对有症状的 Ficat Ⅱ、Ⅲ、Ⅳ或Ⅴ期股骨头缺血性行带血管游离腓骨移植术治疗,连续治疗103个髋关节,平均随访7年(4.5~12.2年),其中31个髋行全髋关节置换术(30%)。所有患者术后 Harris 评分均有改善。

Soucacos 等对各期骨坏死行带血管腓骨移植,共184例,39例Ⅱ期病例平均随访4.7年,其中95%病情稳定。病情越重,效果越差。但仍有50%的Ⅳ期和Ⅴ期病例在最后随访时病情仍稳定。在1997年由 Hasegawa 等和 Sotereanos 及 Plakseychuk 和 Rubash 报告的关于带血管腓骨移植的两个研究中,结果分别为:8年优良率为63%,5.5年优良率为69%。

Urbaniak 等主张对50岁以下患者采用带血管腓骨移植,而对50岁以上患者,手术会加重症状,因此建议采用全髋关节置换术。同时应用激素不是该手术的禁忌证。带血管的腓骨移植一般不适合于早期无症状的骨坏死,因为这组病人行髓芯减压也同样有效。

方法:一般采用改良的 Watson 切口,通过阔筋膜张肌与臀中肌间隙暴露股骨近端,显露在股直肌和股中间肌穿出的旋股外侧动脉分支,选择较粗分支以便与腓血管吻合。在透视下自粗隆间向坏死区打一导针，沿导针扩孔后进一步将死骨清除干净，可在大小转子间取松质骨植入股骨头内。腓骨的切取采用外侧切口，根据需要长度取带腓血管的腓骨段，应尽量保留血管长度。将取出的腓骨段修剪成适合的大小以便和腓动静脉一起插入股骨头颈中心，注意血管蒂应朝向前方以便吻合并避免受压，透视下观察腓骨位置合适后用一克氏针固定。手术显微镜下无张力吻合动脉和静脉血管，并避免血管蒂受压。术后肝素和右旋糖酐维持 3～5d 抗凝治疗，卧床 2～3 周，扶双拐部分负重 6 个月。

4.股骨近端截骨术　如果股骨头发生骨坏死，受累的部位通常位于负重区。人们介绍了许多种股骨近端截骨术治疗股骨头骨坏死，目的是使股骨头坏死部位离开主要负重区。这些手术在坏死面积小或中度的年轻病人中(坏死面积小于股骨头的 30%)获得了较好的结果，可以推迟行全髋关节置换的时间。

随着更精确的影像技术的出现，例如 MRI，粗隆间屈曲、伸直、内翻、外翻截骨重新引起人们的注意，术中可以将负重区换成正常的骨质。Maistrelli 等报告 106 例股骨头坏死病人行粗隆间截骨，平均随访 2 年的优良率为 75%，平均随访 8.2 年的优良率为 58%。年龄小于 55 岁的病人结果比年龄大的病人好，特发性或创伤性骨坏死病人的结果好于乙醇性或激素性骨坏死病人。但是，他们没有说明病人所处的分期。

Scher 和 Jakim 报告了一个前瞻性研究，43 例病人 45 个髋，股骨头前上方 Ficat Ⅲ期骨坏死，行粗隆间外翻一伸直截骨、坏死区刮除和自体骨植骨，生存分析表明 65 个月后成功率为 87%。

粗隆间截骨术适用于股骨头坏死面积小于 30%的Ⅱ期或Ⅲ期病人。通过 X 线平片和 MRI 可以确定：股骨头坏死范围，在未受累的软骨下是否有面积足够大的活骨，这一活骨区是否能被旋转至负重区。对于股骨头完全受累的Ⅲ期病变或者是Ⅳ期病变，如无禁忌证，应行全髋关节置换术。内翻和外翻截骨技术在骨关节炎一节中介绍。

5.经粗隆旋转截骨术　由于一些保留髋关节的手术在股骨头缺血坏死的治疗中，疗效 1973 年日本 Sugioka 报道了他设计的一种新型手术，称之为经粗隆旋转截骨术(transtrochanteric rotation osteotomy)。近年来逐渐引起人们注意。股骨头缺血性坏死的病变，常位于股骨头的前上部，而股骨头的后部常常仍保留有完整的外形、正常的软骨面及带有血液供给的软骨下骨。经粗隆旋转截骨术是在粗隆间嵴稍远侧，垂直于股骨颈纵轴做截骨，并使股骨头沿股骨颈纵轴向前旋转，从而使股骨头的坏死区离开负重区，股骨头后方正常软骨转到负重区并承受关节负重力。反之，如果坏死病灶集中于股骨头后方，则股骨头向后方旋转。截骨断端用长螺钉或加压钢板固定牢靠。经粗隆旋转截骨术，可用于治疗持发性或可的松引起的股骨头缺血坏死、Legg-Calve-Perthes 病、股骨头骨骺滑移及骨关节炎等，这一手术对于股骨头缺血性坏死可以起到减轻疼痛、增加关节间隙、防止进一步塌陷及脱位等作用，但其只适用于不太严重的病例。1984 年 Sugioka 报道其手术结果时指出，股骨头的完整部分大于股骨头总面积的 1/3 者，手术成功率为 95%；而股骨头完整部分小于 1/3 者，手术失败率为 38%。对股骨头缺血坏死范围过大者不宜采用此手术。应该指出，Sugioka 所设计的手术完成过程较为复杂，为此在 1985 年 Borden 和 Gearen 对这一手术进行了改进。其改进点是在近髋臼边缘处环形切开关节囊、截断大粗隆，术中采用 X 线机透视控制股骨头颈旋转角度及坚强的内经改进虽然简化了手术操作，但是仍有术中及术后的并发症，一些病人在以后仍需改做其他手术。因此，在开展这一手术应根据所具备的条件慎重考虑。

术后处理：2kg 皮牵引 1 周，随后仅在夜间牵引 2 周。术后只要患者可以忍受疼痛就尽早开始股四头肌练习。术后 10～14d 开始髋关节主动的活动范围训练。术后 5～6 周开始在水池中进行行走锻炼。第 8 周开始扶拐部分负重，术后 6 个月内都应扶拐。如病变广泛或双侧均受累，则鼓励患者术后扶拐 1 年。

6.记忆合金金属网球植入术　中国人民解放军总医院王岩教授等采用自行设计的记忆金属网球支架置入坏死塌陷的股骨头内，取同侧髂骨骨松质植入网球内顶起已塌陷的股骨头，并以带血管蒂的骨块植入，这样既可重建股骨头的血运又增加了对软骨下骨的机械支撑力，从而有效地防止了股骨头的进一步塌陷。经临床应用疗效满意。自 1996 年 7 月－1999 年 7 月收治的成人股骨头缺血性坏死患者，共 54 髋；男 32 例，女 13 例；年龄 21～61 岁。病因分别为：与皮质激素有关者 23 例、乙醇性 16 例、外伤性 6 例。病程 2 年之内者 17 例，3～4 年者 19 例，二次手术者 9 例。所有病例均经病理证实为股骨头缺血性坏死。54 髋按 Ficat 病变分期，Ⅱ期 18 髋，Ⅲ期 36 髋。随访 12～36 个月，平均随访 23 个月。术后 39 例患髋疼痛完全缓解，4 例有轻度疼痛，2 例有中度疼痛，均无明显并发症。对于大部分 Ficat Ⅲ期股骨头已塌陷但尚未继发骨性关节炎的病例，经网球支架膨胀、隆起及支撑，股骨头大部分可恢复同心圆外型。疗效评价：优 25 髋，良 23 髋，可 5 髋，差 1 髋；优良率占 88.9 %(48/ 54)。其中 39 例优良者(48 髋) 已基本恢复正常工作和生活，患髋关节活动度屈曲达 90°或 90°以上；1 例疗效差者，系由于患者术后 3 周即下地负重活动，导致股骨头塌陷，经再次手术置入网球支架，恢复良好。

手术方法：对于 Ficat Ⅱ期患者，多选择外侧经大转子小切口，在 X 线透视下使用联合钻钻至软骨下骨，用磨钻及刮勺彻底清除死骨，并根据所清除坏死病灶的大小置入相应的记忆金属网球支架。而对于 Ficat Ⅲ期者，选择前外侧 S－P 切口暴露股骨头，在股骨头、颈交界处开窗 1 cm ×1.5 cm，彻底刮除股骨头内坏死骨及病灶至股骨头软骨下骨，暴露及向近侧分离股动脉，于腹股沟韧带下缘解剖分离旋髂深动脉及其伴行静脉，该血管于股动脉或髂外动脉向外上方发出。以该血管束走行为中心，凿取 1.5 cm ×2 cm 大小的带旋髂深动脉及静脉的髂骨骨块备用。利用 Ni－Ti 合金的超弹性，将网球支架置入股骨头内；取同侧髂骨骨松质植入网球支架内并顶起已塌陷的股骨头，以带旋髂深动脉及静脉的髂骨骨块封闭股骨头、颈交界处窗口(图 4-16-29)。术后处理：术后皮牵引 10 d，2 个月可扶支具活动。

7. 髋关节融合术　选用髋关节融合术治疗股骨头坏死应非常慎重。因为融合本身发生不愈合或延迟愈合机会较多，常需要再次手术，非创伤性股骨头坏死常是双髋均有病变，全身疾患所致股骨头缺血性坏死双侧者可达 60%。对于双侧髋关节病变者，至少要保留一侧髋关节的活动。在病变发展过程中，难以决定哪侧融合更适合。现代生活中由于交通工具的发达，人们很少需要走很长的路，特别是对身高 175cm 以上的患者，做髋关节融合术后乘坐轿车非常不方便，故常拒绝这种手术。

如髋关节融合手术成功，则可解除髋关节疼痛，髋关节稳定，适于长时间站立或经常走动的工作。因此，对于不宜做其他手术的病人可选用髋关节融合术。

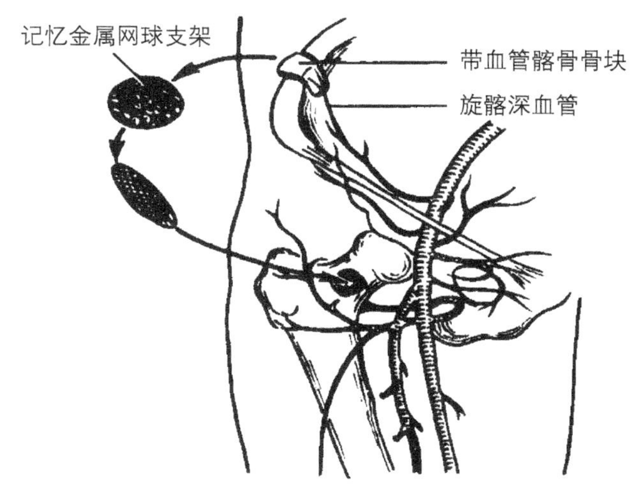

图 4-16-29　记忆金属网球支架置入治疗股骨头缺血性坏死手术

摘自：王岩，等. 中华骨科杂志，2000，5:20

8. 人工关节置换术　股骨头缺血性坏死晚期患者因髋关节疼痛、活动受限、股骨头严重塌陷、脱位或继发性骨关节炎，而又不适于做保留股骨头手术者，可考虑行人工关节置换。然而罹患股骨头缺血坏死者常常为年轻的患者，造成股骨头缺血性坏死的病因又多种多样，而不同病因所致的股骨头缺血性坏死对人工关节置换使用的寿命不尽相同，加之这些患者在人工关节置换前可能合并骨质疏松、用过或正在用激素类药物、合并有全身红斑性狼疮、Gaucher 病、肾功能不全等全身疾病。尽管临床对这类患者劝其减轻体重和活动量，通过提高患者骨骼质量、改进关节置换的手术技术、假体固定技术、假体设计和假体材料等措施，以延长人工关节的使用寿命，但截至目前股骨头缺血性坏死行全髋关节置换总的失败率比骨关节炎高 4 倍。故在股骨头缺血性坏死患者选择人工关节置换时应特别慎重。在 50 岁左右的股骨头缺血性坏死选择人工关节置换术可使髋关节获得不痛、稳定而持久的功能，这是其他任何一种类型的髋关节成形术所不能比拟的。

(1)股骨头表面置换术：如果坏死范围超过股骨头表面积的 30%，上述治疗方法的成功率很低。对于病变范围大或晚期患者，可选择以下治疗方法：股骨头表面置换术、单极或双极股骨头置换术、全髋关节置换术。股骨头表面置换术是 Smith-Peterson 单杯置换术的进一步发展。新的设计和技术使得该手术的成功率比以前的老式臼杯更高。

短期随访显示这种假体是令人鼓舞的，但长期结果并不比初次全髋关节置换术更好。

Hungerford 等报告 25 例病人的 33 髋行股骨头表面置换术的结果。围术期没有发生并发症，10 年后优良率为 61%。Nelson、Walz 和 Gruenwald 报告对 21 例 Ficat Ⅲ期或Ⅳ期患者行股骨头表面置换术，其中 4 例镰状细胞病病人手术失败，被排除，其余 17 例病人平均随访 6.2 年，有 14 例(82%)结果为优或良。

许多股骨头表面置换术失败是由髋臼软骨磨损造成的。除术前应该在 X 线片上判断髋臼软骨的质量外，在术中安装股骨头表面假体之前必须检查髋臼软骨。如果髋臼软骨治疗不好，应行全髋关节置换术。

(2)半髋关节置换术：半髋人工髋关节置换有固定式人工股骨头、组合式人工股骨头和双动式人工股骨头。适用于病期较短、股骨头已塌陷，但髋未发生继发性骨关节炎者。术后效果满意者多，但真正属"优"者少。股骨头缺血性坏死完全不侵犯髋臼软骨者少，近年来报道指出：采用双动人工股骨头治疗股骨头缺血性坏死其结果与全髋关节置换相比，疗效较差。

(3)全髋关节置换术：全髋关节置换术适用于有症状的股骨头缺血性坏死晚期患者，目前已成为临床治疗的标准手术之一。过去多采用骨水泥固定全髋关节，但长期随诊，其结果不理想，特别是髋臼的松动率高。而这些报道都是 10 余年前所做的手术，所用材料与手术技术与今天有较大的差别。近年来有许多报道称：支持在股骨头缺血性坏死患者行全髋关节置换时应采用无骨水泥固定型全髋关节置换。Phillips 专门对激素引起的股骨头缺血采用无骨水泥固定全髋关节置换术后的骨生长情况进行了观察，结果表明：全关节置换术中如果股骨侧假体在安装时能得到很好的紧压配合，则术后假体周围的骨生长是可靠的，但髋臼假体在术后连续观察中显示仍有移位、骨溶解和磨损发生，其比例较股骨侧高。他认为虽然对激素引起的股骨头缺血性坏死采用无骨水泥固定全髋关节置换出现了令人鼓舞的临床结果，但髋臼假体固定方法与结果仍是一个需要做长期随诊观察才能得出可靠的结论。

二、骨骺疾病

【概述】 骨骺疾病是指生长活跃的骨骺所发生的疾病。可发生于单一骨骺，偶有同时或相继累及两个或更多的骨骺。确切的病因尚不清楚，但有证据表明，可能与创伤、感染或先天性畸形所致的继发性供血不足有关。

有些骨骺疾病具有明显的特征，容易确诊为明确的临床疾病。而有些关节内骨骺的骨软骨病则与其他疾病很相似，需要仔细鉴别，例如多发性骨骺发育不良与髋关节 Perthes 病很相似。多发性骨骺发育不良的放射学特征是胫骨下端骨骺外侧狭窄或楔形变。病人的骨龄通常正常，但罹患 Perthes 病的儿童，骨龄通常比实际年龄延迟 1～2 年。Cohen 与 Wilkinson，Thompson 与 Dickinson，Rapp 与 Lazerte，以及其他一些学者对手术切除的标本进行组织学研究，认为 Osgood-Schlatter 病系创伤所致，并非是缺血的结果，因此，不属于骨软骨病的范畴。

【胫骨结节骨软骨炎】 胫骨结节骨软骨炎(Osgood—Schlatter 病)为胫骨结节骨化失常所致。本病多见于 10～15 岁男孩，一侧多见，双侧约为 30%。患者多喜欢剧烈运动，特别是踢球运动。

1. *病因及病理*　胫骨结节是股四头肌通过髌骨和髌韧带附着的骨骺。由于胫骨结节尚未与胫骨融合，而股四头肌的发育较快，肌肉的收缩使胫骨结节撕脱拉开，影响血循环，致使胫骨结节发生缺血坏死。本症发生于骨骺未闭合前青年生长期，病情常持续 2～3 年，至骨骺完全骨化才停止进行。病变表现腱抵止部肿胀、肥厚、充血。因局部发生缺血改变，坏死与新生骨交替，胫骨结节不整齐，最后修复。

2. *临床表现*　主诉膝痛，行走时明显，上下楼梯时加重，检查发现一侧或双侧胫骨结节上端前方局限性肿胀，压痛明显，晚期胫骨结节肥大突起。股四头肌抗阻力运动引起局部疼痛加重。X 线片显示胫骨结节骨骺呈舌状，骨骺骨质致密，或骨骺边缘不规则，附近软组织肥厚，或见骨骺碎裂与骨干分离。

3. *治疗*　本病极少需要手术治疗，不予治疗或仅用非手术治疗，如限制活动或管型石膏固定 3～6 周，通常都可使症状消失。根据症状轻重，采取制动或不制动。在急性期间，应将膝部保持于伸直位，可用石膏托固定，患儿仍可行走，若局部疼痛严重，则卧床休息，至疼痛消失为止。固定期一般 4～6 周。待症状缓解后，逐渐恢复活动。为了止痛可行可的松局部封闭，每周 1 次，2 或 3 次即停。同时可用热敷及按摩消除局部肿胀。钻骨法已很少有人应用。如胫骨结节过大，待骨骺完全闭合后，再考虑切除。

如果症状持续存在，并严重影响功能时，可考虑手术治疗。Trial 指出胫骨死骨切除（去掉碎骨片）的结果并不比保守治疗好。Bosworth 建议向胫骨结节内插入骨栓，这种方法不仅简单，而且几乎总能解除临床症状。但是，Thomson 和 Ferciot，Flowers 和 Bhadreshwar 等学者曾指出，这种手术方法将在局部形成影响外观的骨性突起。他们建议经髌腱纵切口切除骨性突起，Thomson 治疗一组 41 例、Ferciot 所治疗的 11 例，以及报告的 42 例患者中，手术并未影响胫骨的纵向生长。根据 Ogden 和 Roberts 报告，无论是手术治疗还是非手术治疗，Osgood-Schlotter 病都可发生一些并发症，包括髌骨半脱位、髌骨上移、骨碎片与胫骨未愈合、骨骺前部早闭引起膝反屈畸形。为防止膝反屈畸形，Hogh 和 Lund 建议在胫骨结节融合后，再择期实施手术。作者曾采取碎骨片切除，也获得了满意的结果。如果胫骨骨突明显增大和骨突闭合，建议切除整个骨突。手术方法（Bosworth 骨栓植入术）：在髌腱远端 1/3 开始，做一长 7.5cm 的正中纵切口，向远端越过胫骨结节至胫骨干。纵向切开胫骨结节远端的骨膜，用电锯在胫骨前方皮质上切取 2 个 4cm 长的火柴杆样的骨栓，并使其基底比尖端粗。然后，穿过胫骨结节处钻 2 个孔，一个靠近但不要接触胫骨近端骺板，向近端及外侧倾斜；另一个骨孔也应位于骺板远端，向近端及内侧倾斜。将骨栓插入前述的骨孔内，切除突出的尾端部分。

【跟骨骨骺炎或跟骨骨突炎】 跟骨骨骺炎（Haglund 病）多见于 4～14 岁男孩。患儿多喜欢运动，为跟骨一骨骺长期逐渐损伤，以致骨骺发生缺血病变。

1. *临床表现* 临床主要表现为足跟后部疼痛，肿胀和压痛。X 线片显示跟骨的骨骺有硬化和碎裂现象。

2. *治疗* 治疗以休息及减少劳损为主，或垫高后跟 1～2cm，就能解除疼痛，跟腱放松可使跟骨骨凸处的损伤力减少，若足后跟有压痛，可在鞋的后帮上留一个洞，解除滑囊炎的形成。一般不需手术治疗。

【足舟骨骨软骨炎】 足舟骨骨软骨炎（Kohler 病）本病首先由 Kohler 于 1908 年报道。Karp 注意到女童足舟骨骨化中心在 1.5～2 岁开始骨化，而男性则在 2.5～3 岁时出现。他发现该骨化中心的发育有很大的差异，有的表现为舟骨的大小和形态有轻微不规则，或有明显的改变，不易与舟骨骨软骨病相区别。这种骨化中心发育异常，在舟骨骨化中心延迟骨化者更为常见。为舟骨骨化迟缓，显现坏死，其附近之软组织肿胀。多见于 5～7 岁男孩，常为单侧性，约 20% 为双侧性，外伤可能是致病的原因。

1. *临床表现* 临床主要表现为行走时足部疼痛，轻度间歇性跛行，用足侧行走，不能跑跳，严重者不能行走。偶因受累的舟骨出现变形、硬化，距骨头扁平样改变，距舟关节面粗糙，以及沿关节面边缘形成骨赘，可产生疼痛与功能障碍。当症状持续存在并影响功能时，则是手术治疗的指征。检查患处软组织肿胀、压痛、活动受限，足内、外翻时可引起疼痛，足弓弛缓。X 线片显示足舟骨之骨化中心比正常的体积扁小，边缘不整齐，骨质密度增加，附近之软组织阴影肿胀增宽。本症应与舟骨结核病相鉴别。

2. *治疗* 治疗方法为禁止剧烈活动，如跑、跳及长途步行，避免负重，每日按摩，促进血液循环，局部症状数月即可逐渐消失。X 线片的改变可持续 2～3 年，但无明显症状。关节融合是有治疗作用的手术，通常还需要跟股关节融合，因为距舟关节融合时，跟骰关节功能将大部丧失。如果舟楔关节也有疼痛的症状，还应该进行包括舟楔关节的融合。实现此关节融合有一定的困难，金属内固定、自体骨松质嵌入植骨，则有助于手术的成功。

【跖骨头骨软骨炎】 跖骨头骨软骨炎（Freiberg 不全骨折）以女性居多，好发年龄 12～18 岁，也见于成人。常见于第 2 跖骨头，也可发生在第 3 跖骨，偶见于第 4 跖骨头。跖骨头坏死可能与损伤有关。因第 2 跖骨头较长，受伤机会较多。急性期症状可持续 6 个月～2 年，此期内不宜手术。此后也许会因疼痛、畸形或功能障碍而需手术。偶因游离体引起临床症状，单纯取出游离体可缓解症状。

1. *临床表现* 步行时前脚痛，有时呈发作性剧痛，检查患处肿胀，压痛明显，尤以跖侧按压为甚。活动跖趾关节可引起疼痛，足趾背伸时疼痛加剧。X 线片显示跖骨头硬化、变扁，横径变宽，且有碎裂，骨干远侧段肥厚，关节面不整齐。根据侧位 X 线照片可分 3 型：①前缘型：病变只限于跖骨头前上方，不超过前上缘的 1/3。②全骨骺型：病变广泛，致跖骨头全部破坏。③中间型：病变超过前缘型，但不及全骨骺型。

2. 治疗　急性期可卧床休息1～2周，避免负重。症状缓解后可用鞋垫保护，减少患处负重。一般可维持日常活动，不致影响太大。对前缘型及中间型病变轻微者，不宜手术。如跖骨头过于增大或经非手术治疗无效者，可行关节修整或跖骨头切除术。有人认为跖骨头切除有削弱足力的缺点。目前作者将跖骨头切除后，置换硅胶人工趾关节，疗效满意。

【髌骨剥脱性骨软骨炎】　髌骨剥脱性骨软骨炎是非常少见的疾病，可累及软骨下骨、关节面，以及髌骨表面的软骨。通常在关节面的凹陷内，有一个椭圆形骨软骨片，可引起疼痛及功能障碍。病人往往为10～15岁的男性儿童。但双侧发病者非常少见。

髌骨剥脱性骨软骨炎需要与髌骨背侧缺损相鉴别，因为后者无症状的缺损，不需要外科治疗，两者只有微细的差别。与髌骨剥脱性骨软骨炎不同，髌骨背侧缺损为无症状的单纯缺损，通常位于髌骨外上部分的软骨下，不累及关节面。通常为在X线片上偶然发现，有时可见硬化缘，20%～40%的病例为双侧出现相似表现。Safran指出，与髌骨剥脱性骨软骨炎比较，MRI检查显示髌骨背侧缺损，确实不累及关节面。同位素扫描对鉴别诊断也有帮助，剥脱性骨软骨炎表现为热区，而髌骨背侧缺损则为冷区（表4-16-11）。

髌骨剥脱性骨软骨炎的治疗，特别是骺板仍然开放的年幼儿童，尽可能采取非手术治疗。曾有数例在骨软骨片切除后，仍有髌骨疼痛。建议采取限制活动或石膏固定数周，但避免手术治疗。如果非手术治疗后，建议对病变钻孔，或者骨软骨片虽有松动，但未完全剥脱，可以使用直径小的Herbert螺丝钉内固定。作者曾用多聚左旋乳酸螺丝钉固定。如果存在缺损和骨软骨片游离，应该取出游离体，对凹陷清创、钻孔。假如游离体存在肉眼可见的软骨下骨，可将缺损区刮出新鲜创面，再把游离体置入原位，使用内固定。

【肱骨小头骨软骨病】（剥脱性骨软骨炎）

“小队员肘”曾被不太贴切的用于描述棒球投手所发生的肘部病变，常局限于肱骨小头、桡骨头或内上髁。作者曾见过肱骨小头的骨软骨病和剥脱性骨软骨炎，二者的病因不太清楚，发病并不限于投棒球的活动，肱骨小头骨软骨病和剥脱性骨软骨炎之间的关系尚未确定。Woodward和Bianco及Tullos和King建议，只切除游离的骨软骨片。Woodward和Bianco报告了42例肱骨小头剥脱性骨软骨炎，其中38个肘接受了某种手术，钻孔、搔刮、病损边缘修整术后的结果，并不比单纯取出游离骨软骨片的疗效好。游离碎片取出术后几年内，肘关节活动范围和功能逐步恢复正常。Bauer等对31例儿童肱骨小头骨软骨随访20年以上，其中23例接受了手术治疗，无论采用哪种治疗方式，最常见的并发症是活动范围减少及用力时疼痛。半数以上的肘关节X线片上有退行性改变并有活动范围减小；与对侧比较，2/3的桡骨头变大。如果没有游离体，特别是病变稳定者，非手术治疗通常能获得满意的结果。

Rush对外科治疗结果不满意的病例，在随访时发现有三角形软骨片，从外侧关节囊上撕脱。Takahara报告15例肘关节剥脱性骨软骨炎，在长期随访的X线片上发现，非手术治疗者中3例病变愈合、9例病变未愈合。他们的随访结果提示，虽然肱骨小头剥脱性骨软骨炎有愈合倾向，但病变不稳定可导致不愈合。他们还对53例肱骨小头病变的长期观察做了详尽分析，治疗上平均年龄16.6岁

表4-16-11　髌骨剥脱性骨软骨炎与髌骨背侧缺损的鉴别要点

髌骨剥脱性骨软骨炎	髌骨背侧缺损
通常有临床症状	通常没有临床症状
软骨或骨软骨片从软骨下骨分离	偶然在X线片上发现
累及关节软骨	不累及关节软骨
	在髌骨背侧的内上部分有圆形缺损
	偶见硬化缘
双侧罕见	20%～40%为双侧
骨扫描为热区	骨扫描为冷区

(10～34岁),平均随访12.6年。无论非手术或手术取出游离骨片的病例,约有50%的病例的肘关节遗留影响日常活动的症状。这些远期结果比较差的病例,通常与治疗上病变处于进展期、骨性关节炎,以及关节面大面积缺损有关。Klekamp在7例随访时发现,桡骨头存在后外侧的不稳定。Kuwahata和Inoue报告非手术治疗和单纯取出游离体的结果比较差,而用Herbert螺丝钉固定面积比较大但比较稳定的病变,却获得了满意的结果。对疑有游离体,但X线片上又不能清楚显示游离体的病例,则应该采取关节镜、特别是肘关节造影或MRI检查。

【儿童股骨头缺血性坏死】 儿童股骨头缺血性坏死(Legg-Calve-Perthes)是一种自限性疾病(self-limted disease),它的特征是股骨头缺血及不同程度骨坏死,而骨的坏死与修复又同时进行。

本病是由美国学者Legg、法国学者Calve、德国学者Perthes于1910年相继报道,故后人以3位学者名字命名此病,简称Perthes病。当时Legg是以"原因不明髋关节受累"报道了5例病人。Calve"以髋关节变形性骨软骨炎"报道了10例。Perthes以"幼年畸形性关节炎"报道了6例。后来此病有多种命名如儿童股骨头骨软骨炎、股骨头无菌性坏死、股骨头无血管坏死等,尽管如此就其本质而论Perthes病并非炎症性疾病这一点是公认的。从本病的多项命名中可以窥测出人们对本病的认识不统一性。

准确的发病率还不十分清楚,不同学者报道数据也各异,Moolloy及Mac Mahan报道为1∶1 200,男性1∶740,女性1∶3 700,Helb0报道为1∶2 300,大约80%病人是在4～9岁年龄段发病。多为单侧发病,双侧病变只占12%左右。

流行病学资料表明日本、蒙古、因纽特人以及中欧等国家和地区儿童的发病率明显高于其他国家和地区。而黑色人种儿童又明显地比同地区的白色人种儿童发病率低。Perthes病的患儿常易合并疝、睾丸下降不全。少数患儿还有。肾畸形、幽门狭窄、先天性心脏病等并发症。Cameron及Izatt发现Perthes病患儿身高比同龄儿童低,骨龄也比同龄儿童小,骨龄与实际年龄平均延迟21个月。国内学者刘传康等测定57例2～12岁股骨头坏死的患儿的骨龄(采用国家体委颁发的中国人手腕骨发育标准),检测结果为49例骨龄延迟(骨龄小与实际年龄),其中40例(70%)骨龄延迟在半年以上,最长达3年,8例骨龄与实际年龄大致相等。Molloy及Mac Mahan发现,如出生时体重低于5.5磅,其中Perthes病易患率高于同龄儿童的5倍。

1. 病因 关于儿童股骨头缺血性坏死的发病原因,众说纷纭,迄今为止,真正的病因尚未阐明。通常认为是继发于股骨上端周围软组织病变,导致股骨头部分或全部的血供中断,发生股骨头骨骺缺血性坏死。3～10岁儿童的股骨头骨骺的血供,来源于股骨颈和骨骺板周围的血管。凡是能导致髋关节腔压力升高的因素,诸如暂时性滑膜炎、感染性关节炎、外伤性关节腔积血,以及影响滑液循环的伸展内旋等非生理性体位,均可造成血管受压而危及股骨头骨骺的血供。有人在尸检中发现股骨头缺血性坏死的患儿股骨颈基底血管环内下方血管形成血栓。但血栓形成的时间距死亡时间较近,尚不能说明血栓形成就是股骨头缺血性坏死的直接原因。

Trueta提出儿童股骨头缺血性坏死的发生与儿童股骨头血供特点有关。他研究发现,4～8岁儿童只有一条血管即外骺动脉供应股骨头的血液,且在某种特殊体位,容易遭受外旋肌群的压迫。当这种压迫超过血管的弹性,可使惟一的血供中断产生股骨头坏死。血管造影也发现外骺动脉闭塞和旋股内动脉深支(升支)闭塞相对多见。轻微的外伤也可造成其断裂而发病。8岁以后由圆韧带血管和外骺动脉两条血管提供血运,因而发病率明显下降。青少年期骺板闭合,干骺端血管进入股骨头则为成人型血管分布,所以不患此病。

有些学者注意到环境因素对发病也有影响。这些环境因素包括围生期和出生后的生活条件。Gormley报道臀位产儿童的发病率是正常产儿童的4倍。大龄双亲生育的儿童易患本病。外伤与本病也有一定的关系,大约1/5的患儿发病前有明确的外伤史。

有研究表明,内分泌因素在股骨头缺血性坏死的发病中也起作用。Hirpza及Tanara测定了47例股骨头缺血性坏死儿童血清生长介素A(SMA)的含量,并与正常儿童进行比较,结果发现患儿血清中SMA含量明显低于正常儿童的SMA水平。由于SMA是一种多肽类物质,由肝脏分泌,接受生长激素的调节,其主要功能是刺激软骨的生长发育。因此,他们认为生长介素A水平降低是一种促发因素,而不是决定性因素。Thompson基于兄弟之间和第一、二级亲属中发病机会增加这一事实,进行了遗传学研究。他应用细胞毒技术分离淋巴细胞,测定了50例患者和551例健康儿童人类白细胞抗原A和B(HLA-A,HLA-B)的显现率,结果两者无明显的差异。尽管人们已观察到本病有遗传倾向,但是还没找到遗传学证据。

解放军总医院曾对17例患儿测定了双侧股骨上端骨内压,并对19例患儿进行了双侧股骨上端静脉造影,结果表明患侧的股骨上端骨内压明显高于正常侧。患侧骨骺内外静脉不显影和旋股内外静脉的显影率均显著地低于对照侧。由此认为,髋关节腔内压增高,造成股骨上端静脉回流障碍,是发生股骨头缺血性坏死的一个中间环节或因素。关于儿童髋关节暂时性滑膜炎与Perthes病关系一直受到重视,有些学者报道1.5%～18%的Perthes病患儿在发病前患有暂时性滑膜炎,而Geshuni对40例髋关节暂时性滑膜炎患儿行[99]锝骨扫描,结果均证明股骨血运正常,所以他否认上述说法,他认为股骨头缺血坏死早期股骨头软骨下骨折可能是髋关节急性滑膜炎的原因,Erken等通过对比研究也发现暂时性滑膜炎和股骨头缺血坏死二者之间并无因果关系。

2. 病理和发病机制　股骨头缺血性坏死的病理过程,包括骨质坏死,继之死骨吸收和新骨形成,以及股骨头再塑形等一系列病理变化。

一般可分成四个阶段。

(1)初期即滑膜炎期:关节囊肿胀,滑膜充血水肿和关节液渗出增多。但滑液中不含炎性细胞。此期持续1～3周。

(2)缺血坏死期:股骨头前外侧骨骺最早受累,或整个骨骺均因缺血发生坏死。此时骨结构保持正常,但骨陷窝多空虚,骨髓腔由无定形的碎屑填充,骨小梁碎裂成片状或压缩成块。由于股骨头发生缺血性坏死,使骨骺的骨化中心软骨内化骨受到暂时性抑制,而关节面表层软骨由滑液营养可继续生长。X线片上可见股骨头骨骺较小和关节间隙增宽。坏死的骨小梁因碎裂、压缩和新骨沉积在坏死骨小梁的表面,使其密度增高。同时干骺端疏松脱钙,干骺端脱钙是由于局部充血所致,是富有血管的软组织侵入、吸收坏死骨的组织反应。此期大体形态和股骨头轮廓无明显的变化。坏死期较长,经历6～12个月。临床上一般无症状。Salter称此阶段为临床静止期,是潜在的股骨头缺血坏死。若此时能恢复血供,可望不遗留严重畸形。

(3)碎裂或再生期:由于死骨的刺激,毛细血管和单核细胞所组成的连接组织,侵入坏死区,吸收坏死的骨小梁碎片,并在髓腔内形成纤维组织。破骨细胞增多且功能活跃,参与吸收坏死的骨小梁。与此同时,丰富的成骨细胞活动增强,在坏死的骨小梁之间和其表面形成正常的类骨质。这些血管组织来自于圆韧带、骨膜和干骺端。干骺端血管或进入骨骺板或与骨骺板周围的组织相连接。起初新生的类骨质所形成的骨小梁较纤细,以后转变成板层骨。坏死区周围软骨仍无明显的变化,但其基底层软骨因远离关节面,得不到滑液的营养,可失去活性。这个阶段新生的骨质强度较低,逐渐塑形成正常骨或根据承受应力的状况而改变形状。Salter称之为"生物性塑形"。上述过程历时2～3年。

(4)愈合期:因为新形成的骨小梁是一种不成熟的板层骨,且纤细脆弱,容易与尚未吸收的坏死骨小梁压缩在一起。压缩区多局限在股骨头的前外侧。蛙位X线片上表现为杯状缺损。而正位X线片上,这个杯状缺损与完整的骨质重叠,则显示出囊性改变。如整个骺核受累,多出现不同程度的变形,类似蘑菇样外观(mushroom shape),最终股骨头明显增大,由一个位于髋臼中心的圆形股骨头,变成扁平状股骨头。

Salter强调股骨头颈变形是由于坏死期并发了软骨下骨折,启动了坏死骨的吸收和原始交织骨沉着。同时可发生滑膜反应和肌痉挛,继而发生内收肌和髂腰肌挛缩,使股骨头向前外侧半脱位,髋关节活动受限。如股骨头的应力集中区承受过多的应力,使股骨头呈扁平状或马鞍状畸形,进一步使股骨头向前外侧半脱位。股骨头持续性缺血不仅导致骨骺的缺血坏死,也造成骺板的缺血坏死使骺板过早闭合,将影响下肢的纵向生长,特别是股骨颈的生长受到抑制,而股骨大转子生长不受干扰,结果股骨颈变短,而大转子则可超出股骨头顶端的水平。此畸形虽不同于髋内翻,但在功能障碍上,犹似髋内翻,不利于外展肌的活动,形成屈髋步态,称为功能性髋内翻。

3. 分型　文献介绍的股骨头缺血坏死的分型有多种,如Catterall、Lioyd Roberts、Salamon、Salter Thompson及Herring等。分型的目的是为了解病变程度选择治疗方法,不论哪种分型方法都是以X线片所见来判断股骨头受累的范围及程度。为了便于理解掌握这许多分型标准,在介绍具体分型方法之前,将这些分型共同点加以归纳:股骨头骨骺的受累范围小于它的一半或只是少部分则为Ⅰ型,如累及超过一半则为Ⅱ、Ⅲ型,如果累及其全部则为Ⅳ型，而 Salter-Thompson 分型依据则与众不同，他们是以股骨头骨骺坏死显性期（活动期）的关节软骨下骨折范围来分型，如果软骨下骨折线的范围未超过股骨头半球弧形的一半则为 A 型，如超过一半则为 8 型，前者治疗预后好，后者预后差。现临床上常用分型如下：

（1）Catterall 分型：Catterall 根据病理改变，结合 X 线片上股骨头受累的范围，将股骨头坏死分成四型。对临床选择治疗和判断预后，具有指导意义，已被临床医生广泛接受和应用。

Ⅰ型：股骨头前部受累，但不发生塌陷。骨骺板和干骺端没有出现病变。愈合后也不遗留明显的畸形（图 4-16-30）。

Ⅱ型：部分股骨头坏死，在正位 X 线片可见坏死部分密度增高。同时在坏死骨的内侧和外侧有正常的骨组织呈柱状外观，能够防止坏死骨的塌陷。特别是侧位 X 线片上，股骨头外侧出现完整的骨组织柱，对预后的估计具有很大的意义。此型干骺端发生病变，但骨骺板由于受伸到前部的舌样干骺端的正常骨组织所保护，而免遭损害。新骨形成活跃，而股骨头高度无明显降低。因骨骺板保持着其完整性，其塑形潜力不受影响。病变中止后，如果仍有数年的生长期，预后甚佳（图 4-16-31）。

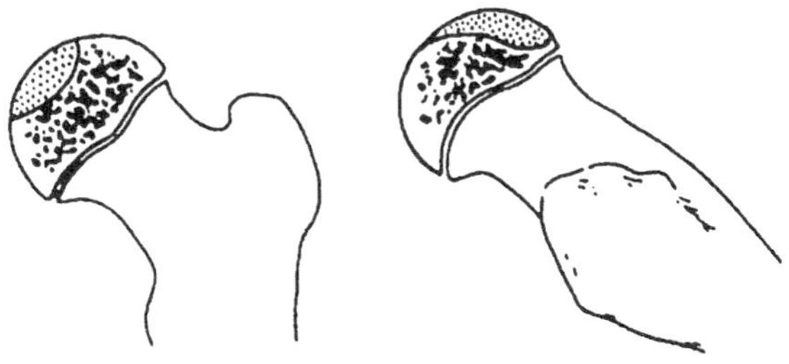

图 4-16-30 Catterall Ⅰ型，股骨头前外侧坏死

引自：胥少汀．实用骨科学[M]．第 3 版．北京

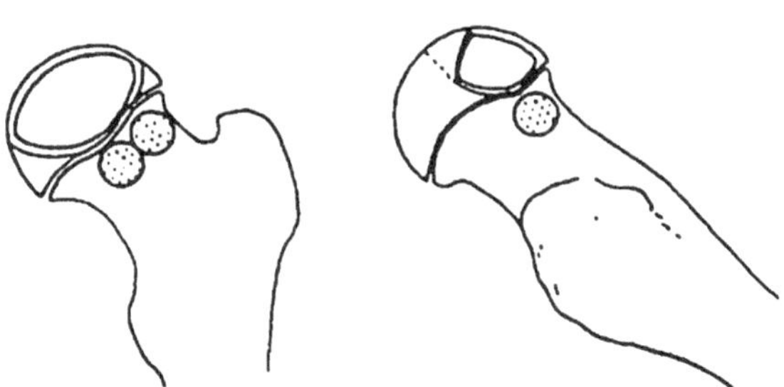

图 4-1-31 Catterall Ⅱ型，股骨头受累范围扩大

引自：胥少汀．实用骨科学[M]．第 3 版．北京

Ⅲ型：约 3/4 的股骨头发生坏死。股骨头外侧正常骨组织柱消失。干骺端受累出现囊性改变。骨骺板失去干骺端的保护作用，也遭致坏死性改变。X 线片显示有严重的塌陷，且塌陷的坏死骨块较大。此过程越长，其预后越差（图 4-16-32）。

Ⅳ型：整个股骨头均有坏死。股骨头塌陷，往往不能完全恢复其正常轮廓。此期骨骺板直接遭受损害，若骺板破坏严重则失去正常的生长能力，将严重地抑制股骨头的塑形潜力。因此，无论采用任何治疗方法，最终结局都很差。虽然，经过适当的治疗，则能减轻股骨头的畸形程度（图 4-16-33）。

（2）股骨头外侧柱分型：1992 年由 Hering 提出的一种新的分型方法。在标准的正位骨盆 X 线片上把股骨头骨骺分成内、中、外三个柱状区域。外侧区占股骨头宽度的 15％～30％，中心区约 50％，内侧区为 20％～35％，作者也将这几个区称为外侧柱（lateral pillar）、中间柱（central pillar）及内侧柱（medial pillar）。然后根据外侧柱受累的程度将本病分为三型。A 型：外侧柱未受累，预后好，股骨头无扁平；B 型：外侧柱受累，其被压缩塌陷的程度低于正常外侧柱 50％，预后尚好，股骨头无扁平；C 型：外侧柱受累，其高度＞50％，预后差，股骨头扁

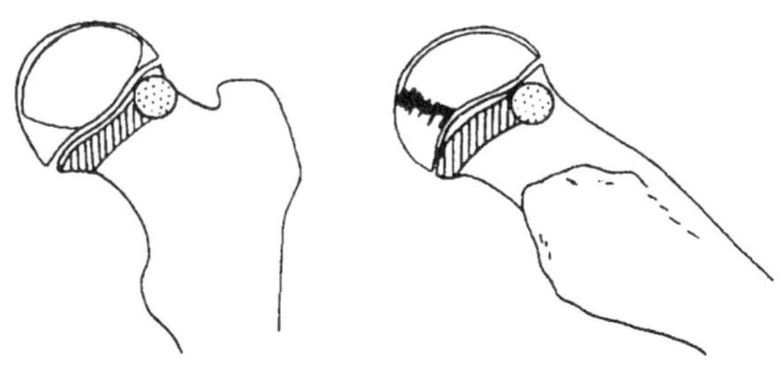

图 4-16-32 Catterall Ⅲ型，股骨头大部分坏死

引自：胥少汀．实用骨科学[M]．第 3 版．北京

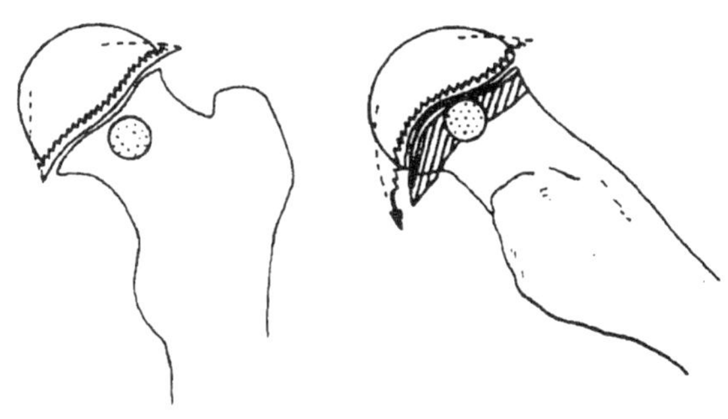

图 4-16-33 Catterall Ⅳ型。股骨头全部坏死

引自：胥少汀．实用骨科学[M]．第 3 版．北京

平。总之,外侧柱受累程度越重,预后越差(图 4-16-34)。

4. 临床表现　起病隐匿、跛行和患髋疼痛是本病的主要症状。轻度跛行步态,即患儿为缓解疼痛所采取的保护性步态,缩短患肢负重间期。患儿所述的疼痛部位往往在腹股沟部、大腿内侧和膝关节。跑步和行走过多时,可使疼痛加重,休息后明显减轻。

体格检查可发现髋关节各个方向活动均有不同程度的受限,尤其是外展和内旋活动受限更为明显,而且髋关节活动能诱发疼痛。早期髋关节周围肌肉出现痉挛和轻度萎缩。在滑膜炎阶段,髋关节前方有深压痛,并出现轻度屈曲和外展畸形。

5. 辅助检查

(1)X 线检查:是临床诊断股骨头缺血性坏死的主要手段和依据。定期投照双髋关节正位和蛙位 X 线片,可动态观察病变全过程中股骨头的形态变化,且每一阶段的 X 线片均能反映出病理改变。

①滑膜炎期。X 线片上主要表现关节周围软组织肿胀,同时股骨头向外侧轻度移位,但一般不超过 2～3mm。这些非特征性改变可持续数周,此间应进行 X 线片追踪观察。

②股骨头骨骺受累早期。即坏死前期的 X 线片征象,主要是骺核比正常者小,连续观察 6 个月不见增长,说明软骨内化骨暂时性停止。关节间隙增宽,股骨颈上缘呈现圆形凸起(Gage 征)。正位 X 线片显示股骨头向外侧移位 2～5mm。随后出现部分骨骺或整个骨骺密度增加。其原因:与骨骺相邻的股骨颈失用性骨质疏松脱钙,导致股骨头骨骺密度增高;坏死的骨小梁被压缩;早期坏死骨骺的再血管化,在坏死的骨小梁表面有新骨形成,产生真正的密度增加。有作者指出"新月征"(crescent sign)可能是骨坏死首先出现的 X 线征象,在蛙位片上,可见股骨头的前外侧软骨下出现一个界限清楚的条形密度减低区。Salter 认为"新月征"系关节软骨下骨折,具有重要的临床意义,它不仅是确定诊断的主要依据,而且有助于推测股骨头的坏死范围,判断病变的严重程度和估计预后。

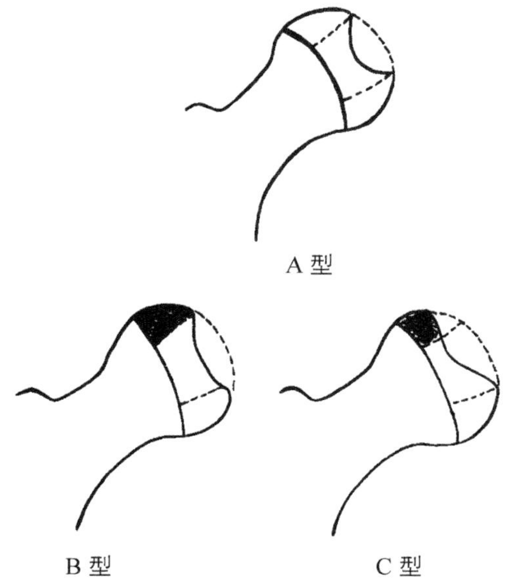

图 4-16-34　股骨头外侧柱分型

注:A 型,股骨外侧柱未受累,只累及中间柱;B 型,股骨头外侧柱受累,但压缩<50%;C 型,股骨头外侧柱受累,压缩>50%

引自:胥少汀. 实用骨科学[M]. 第 3 版. 北京

③坏死期:X 线特点是股骨头前外侧坏死,在正位 X 线片上观察出现不均匀的密度增高影像。如投照蛙位 X 线片,可见致密区位于股骨头的前外侧。此种情形多需追踪观察 1 年,方可明确是部分坏死还是全部坏死。如系全部坏死,骨骺往往呈扁平状畸形,但关节造影可见股骨头骨骺仍保留其圆形轮廓。

④碎裂期:X 线片上显示出硬化区和稀疏区相间分布。硬化区是坏死骨小梁被压缩和新骨形成的结果。而稀疏区则是尚未骨化的富有血管的成骨组织的影像。股骨颈变短并增宽,坏死股骨头相对应的干骺端出现病变,轻者表现骨质疏松,重者出现囊性改变。可能是由于再生骨骺板软骨细胞和血管组织侵入所致。

⑤愈合期或后遗症期:此期病变已稳定,骨质疏松区由正常的骨小梁填充,因此骨化的密度趋向均匀一致。但股骨头骨骺明显增大和变形。X 线片上可见股骨头呈卵圆形、扁平状或蘑菇形,并向外侧移位或半脱位。髋臼也出现代偿性扩大,内侧关节间隙增宽。

(2)核素检查:既能测定骨组织的供血情况,又可反映骨细胞的代谢状态。对早期诊断,早期确定股骨头坏死范围以及鉴别诊断均具有重要意义。临床上多采用静脉注射^{99}锝,然后进行 γ 闪烁照相。早期表现为坏死区的放射性稀疏或缺损,再生期可见局部放射性浓聚。Crenshaw 等认为患侧与健侧对比如股骨头坏死区的放射性核素稀疏程度低于 50%为早期病变,相当于 Catterall 的 Ⅰ 或 Ⅱ 型,或 Salter 的 A 型,否则则为晚期,相当于 Catterall 的

Ⅲ或Ⅳ型，或 Salter 的 B 型。与 X 线检查比较，核素检查可以提前 6～9 个月确定坏死范围，提早 3～6 个月显示坏死区的血管再生。

(3)关节造影：一般不作为常规检查。但有作者认为关节造影能够早期发现股骨头增大，有助于观察关节软骨的大体形态变化，并且可明确早期股骨头覆盖不良的原因。在愈合阶段做关节造影，更能真实地显示关节变形程度，对选择治疗方法具有参考意义。但这是一项介入性检查，有些不能配合检查的患儿还需给予麻醉，故关节造影检查不应列入必查项目。

近年来随着磁共振成像技术的应用，有些医院对 Perthes 病也进行该项检查，实践证明，该项检查对诊断骨缺血性改变有重要价值，可以早期作出诊断。缺血区表现为低信号区，并能清楚显示股骨头髋臼缘的软骨区域及其厚度。磁共振成像的髋关节如同关节造影所见，可以明确显示股骨头的形态是否正常。磁共振成像对判定缺血性病变先于 X 线检查，且无放射性损伤。但目前还不能普遍应用。

6. *诊断与鉴别诊断* 临床诊断儿童股骨头缺血性坏死并不困难。当 3～12 岁特别是 4～8 岁儿童，出现不明原因的持续性髋关节疼痛、跛行和髋关节外展和内旋活动受限时，应考虑罹患本病的可能。确定诊断主要依赖 X 线检查。病变早期 X 线表现患侧关节囊肿胀和股骨头向外侧轻度移位。应该定期拍摄前后位和蛙位 X 线片。一旦 X 线片上出现骨骺的密度改变，诊断便可基本成立。条件允许时，做磁共振或骨扫描检查能提前作出诊断；但是需要与病毒性滑膜炎、感染性关节炎、股骨颈骨髓炎和髋关节结核等疾病进行鉴别。感染性疾病，实验室检查血常规可见白细胞增加和血沉增快。而股骨头缺血性坏死化验检查均正常。此外，感染性疾病局部体征和全身症状都比股骨头缺血性坏死显著。定期进行 X 线检查则更容易鉴别。对个别诊断确有困难的病例，可行关节穿刺做关节液化验检查，对鉴别诊断颇有帮助。髋关节暂时性滑膜炎易与本病混淆。近年来发现一些临床诊断为髋关节暂时性滑膜炎的病例，约有 10%发展成股骨头缺血性坏死。这说明两者有着密切的关联。两者系同一疾病抑或两种独立的疾病，还是在病程中的某一阶段有相似的临床表现，目前尚难以定论。一般认为，髋关节暂时性滑膜炎是一种独立的疾病，好发于 3～8 岁的儿童，临床表现髋关节疼痛和跛行，与股骨头缺血性坏死相似，早期 X 线检查也难以区别。条件允许时，应早期进行核素检查以资鉴别。因为股骨头坏死的早期就有局限性放射性减少，而暂时性滑膜炎核素检查完全正常，当可区别。

7. *预后* 儿童股骨头缺血性坏死是一种自限性疾病，其自然病程需 2～4 年。病变愈合后往往遗留不同程度的畸形和关节功能障碍，最终结果优、良、差各占 1/3。畸形严重者，往往在青春期就可发生骨关节炎。临床经验表明，本病的预后与发病年龄、性别和病变类型有关。一般说来，发病年龄越小，则最终结果越好。这是因为年龄越小，其发育和塑形的潜力就越大，甚至可发育成完全正常的关节。Catterall Ⅰ、Ⅱ型病变的预后远比Ⅲ、Ⅳ型病变为佳。即使采取单纯卧床休息和支具治疗，多能治愈而不遗留明显的畸形。至于女性患儿的后遗畸形比男性患儿严重，其确切的机制尚不得而知。

有人认为，在临床和 X 线表现上有一些临危体征，预示不良结果。这些临危体征包括：年龄超过 6 岁；肥胖；进行性髋关节活动受限；内收肌痉挛；在 X 线片上见有骨骺外侧骨化缺损；弥漫性干骺端反应；股骨头向外侧半脱位；在内收、外展位，X 线片股骨头骨骺板均呈水平位。上述临危体征多见于 Catterall 的Ⅲ、Ⅳ型。当然，临床上采取适当的治疗，对其预后也可产生明显的影响。Kellv 和 Crenshaw 随诊了 80 例 Perthes 病的患儿，平均随诊 22.4 年，有 26 例随诊超过 25 年。80 个髋关节中 64 个髋为优良(84%)，9 个髋为可(11%)，7 个髋为差(9%)。结果为“可”级患儿并无临床症状，只是 X 线片上表现有扁平髋。随诊结果为“可”、“差”级的患儿，他们发病年龄均在 6 岁以上并为 Catterall 的Ⅲ、Ⅳ型。在 80 例患儿中，在发病当时有 41 例有两项或更多的临危体征，随诊结果具有两项临危体征患儿均为优良级。随诊结果为“差”级 7 例中他们发生骨关节炎的年龄均为 20～40 岁，其中有的病人已做了髋关节置换手术。通过随诊作者的结论：大多数患儿不需手术治疗；绝大多数患儿无临床症状，尽管有的病例 X 线片有扁平髋表现；Catterall 分型对成年(20～40 岁)预后的推测有一定参考作用，但对治疗方法选择意义不那么重要；临危体征不一定那么危险；发病年龄越大，Catterall 的Ⅲ、Ⅳ型患儿预后不佳。

8. *治疗原则* 儿童股骨头缺血性坏死的治疗

目的，是创造一个能够消除影响骨骺发育和塑型的不利因素，防止或减轻股骨头继发畸形及髋关节骨性关节炎，使坏死的股骨头顺利地完成其自限性过程。

在设计治疗方案时，重要的原则是尽快获得和维持髋关节的活动功能，尤以恢复外展和内旋功能更为重要。卧床休息或牵引3～4周对恢复关节活动是有益的。只有恢复关节正常范围的活动后，方可考虑进一步治疗。

因为本病的病因尚不清楚，所以迄今临床上所采用的各种治疗方法，都不是病因治疗。虽然治疗方法颇多，但归纳起来，主要是围绕以下三个方面所设计的。

(1)避免负重，恢复髋关节的正常活动，防止股骨头塌陷。

(2)将股骨头完全包容在髋臼内，使髋臼股骨头在“同心圆”的状态下塑形——即生物性塑形(Biological plasticity)，防止或减轻股骨头的继发畸形。

(3)增加坏死股骨头的血运，缩短病程和促进坏死股骨头的血管再生。

【非手术治疗】 非手术治疗包括避免患肢负重，各种矫形支具和传统的石膏固定，适用于Catterall的Ⅰ型和Ⅱ型病变。对改善髋关节运动功能和增加股骨头的包容均有一定的疗效。

1. *卧床休息和牵引* 一般采用牵引或单纯卧床休息3～4周，可明显地缓解疼痛和增加髋关节的活动范围。这也是进一步手术治疗的基础，特别是对疑为本病而不能立即确诊的病例尤为重要，既是观察又是治疗，对患儿有益无害。

2. *矫形支具的应用* 近年来不少学者强调，在股骨头骨骺缺血坏死的早期，将股骨头完全放置在没有病变的髋臼内，既能缓解疼痛、解除软组织痉挛，使髋关节获得正常范围的活动。又可起到塑形和抑制作用，防止坏死股骨头的变形和塌陷，因而各种矫形支具就应运而生。就其种类可分为卧床条件下及可行走条件下应用的两种支架。在卧床条件下应用的支架除石膏固定外还有Milgram髋外展支架。在患肢不持重行走条件下应用的支架有Bobechko Toronto支架、Newington A型外展支架、Robert外展屈曲内旋支架、Scohish-Rite支架、Harrison支架(只固定患肢)及三托型单肢支架(trilateral socked hip abduction orthosis)。虽然各种支具结构不同，材料各异，但其基本原理一致，目的都是为增加股骨头的包容而设计的。采用支具治疗，要求把下肢固定在外展和轻度内旋位，外展程度则根据颈干角的大小和骨骺板的倾斜程度而定。一般说来，外展下肢达到使骨骺线的外侧与髋臼上缘相接近为度。因此安装支具时需要拍摄立位X线片证实。多数学者认为外展35°～55°，内旋5°～10°为佳。因为外展35°～55°时，外展肌基本失效，减少了对关节产生不利的应力。同时外展位时股骨头完全被包容在髋臼内。应用支具治疗时，还需定期拍摄X线片，观察股骨头骨骺的形态变化。当股骨头骨骺坏死完全恢复后，才可解除支具，开始负重行走，患儿带支架时间要根据病变分型而定，Catterall的Ⅰ、Ⅱ型一般需要12～15个月的时间。Catterall的Ⅲ、Ⅳ型需15～18个月。支具治疗的禁忌证：无任何症状的患儿；患儿及其家长心理上不接受；在不同时间双侧相继发病。

3. *石膏固定* 石膏固定具有简便易行，经济省时等优点。尤其适用短期固定，便于进一步观察，估计股骨头骨骺坏死的范围，以及选择下一步治疗。Petrie外展石膏固定，可增加股骨头的包容。每次固定时间以2～3个月为宜。若需继续固定，则要拆除石膏休息数日，然后再次石膏固定，这样能防止膝关节僵硬和关节软骨变性。还有报道用双下肢管形石膏，外展30°～50°，不固定髋关节，可以坐起，3～6个月换一次石膏，固定15～18个月，效果良好。病变严重者则需改用其他治疗方法。

【手术治疗】 与非手术疗法一样，其目的也是为了增加股骨头的包容，保持股骨头的形态。有人将增加股骨头的包容，防止股骨头早期塌陷，减轻晚期的畸形程度，称为抑制治疗。虽然通过非手术治疗，也能实现抑制治疗的目标；但治疗周期较长，患儿难以坚持，而手术治疗则可明显缩短疗程，且效果更为确实。

应该强调的是，在选择任何手术治疗之前，均应使患侧髋关节达到或接近正常范围的活动，并要维持数周，方可考虑手术治疗。

1. *股骨上端内翻截骨术* 目的是把具有塑形潜力的股骨头骨骺完全置入髋臼内，恢复股骨头与髋臼的“同心圆”关系，增加股骨头的包容。并能使患儿早日下床活动，使关节内持重应力更加合理，利用髋臼对股骨头的抑制作用，塑形出一个正常或接近正常的关节。同时还可纠正过大的股骨颈干角及前倾角。缺点是可能产生股骨上端内翻角过大，特别是年长儿童不易自行纠正，还可能使下肢出现1.4cm左右的短缩畸形，以及臀中肌无力等并发症。

(1)手术指征

①Catterall的Ⅱ、Ⅲ型和Ⅳ型但未合并严重扁平髋者。

②8～10岁儿童因精神心理或其他因素，不能采用支具或石膏固定实现股骨头包容的Ⅱ型病变。

③髋关节造影在下肢中立位X线片显示股骨头包容不好，但髋关节在外展内旋位时股骨头可完全被髋臼包容或伴有前倾角过大和CE角较小者。本术式由于可能发生股骨大粗隆上移，可产生臀中肌无力及肢体短缩和髋内翻等并发症，因此近年来，临床应用有逐渐减少趋势。

(2)手术方法：术前应常规摄双下肢内旋或双下肢外展内旋位X线片。在内旋位X线片上，髋臼完全覆盖股骨头，只需做股骨上端旋转截骨。如内旋受限，卧床休息或牵引4周仍然不能恢复，则应行股骨上端内翻截骨术。

手术选择髋关节外侧入路显露大粗隆区。在大粗隆下用电锯或线锯截除一基底在内侧的楔形骨块。楔形骨块基底高度决定着内翻角度的大小。根据术前外展内旋位X线片，估计和计算内翻截骨的角度，多数学者的经验是，截骨术后颈干角在110°左右较为适宜。Axer的研究证明：截骨处股骨宽度、楔形骨块基底高度和增加内翻角度有一定的数学关系。例如截骨处股骨宽20mm，楔形骨块基底高11.5mm，可增加30°的内翻角度。如截骨处股骨宽度25mm，截除楔形骨块的基底高度为14mm，也可增加30°的内翻角度。为了弥补楔形截骨所产生的肢体短缩，可行翻转换形截骨术。即将截除的楔形骨块，从其中间劈成两半，把其中的一半翻转180°后，嵌入截骨远近端之间，此时楔形骨块基底的高度，是开放性楔形截骨的1/2。然后采用四孔钢板内固定。术后髋人字石膏固定6～8周，X线片证实骨愈合后拆除石膏，鼓励患儿下床活动。

2. *Salter骨盆截骨术*　Salter手术具有增加髋臼对股骨头的包容，增长肢体长度和不需2次手术取内固定物等优点。

(1)适应证：整个骨骺受累的6岁以上儿童，或有髋关节半脱位者。但这一手术有不能充分覆盖股骨头、增加髋臼或股骨头的局部应力、加剧股骨头缺血性病理改变，产生患侧肢体相对延长等缺点。

(2)手术方法：采用髋关节前外侧途径显露，骨膜下剥离髂骨内外板，直达坐骨切迹。用直角钳把线锯通过坐骨切迹引出，然后在髂前下棘水平截断髂骨。当将髋关节和膝关节屈曲后，截骨处可自然张开，用巾钳向前外牵开截骨远端。同时在同侧或对侧髂骨翼切除2cm×3cm大小的楔形全厚骨块，嵌入截骨断端，并用2根螺纹针固定，针尾露出皮肤之外，以备日后拔除。也可使用钢板螺丝钉做内固定。

术后单侧髋人字石膏固定6周，X线片证实截骨愈合后拔除内固定针，拆除石膏固定。此时可让患儿负重行走。据Salter报道，5岁以上儿童手术后，90%获得优良的结果。

3. *Staheli手术*　主要适应证为髋关节形态尚好，股骨头较大，采用其他方法不能达到满意的股骨头包容。

4. *滑膜切除术*　本术式系我国学者邱建德于1981年创用，以后在国内许多医院也采用此法。邱建德认为，髋关节滑膜切除能增加股骨头血运，利用其生长发育的自然现象，自行矫正变形的股骨头，恢复髋关节功能。

(1)手术指征：①Ⅱ型和Ⅲ型病变；②12岁以下的儿童；③早期的Ⅳ型病例。对合并有股骨头扁平畸形或半脱位的病例，除做滑膜切除外，邱建德主张同时做骨盆截骨术，使股骨头完全容纳在髋臼内，以利于股骨头与髋臼相互塑形。

但对下列情况不宜行滑膜切除：Ⅱ型病变可经保守治疗治愈；12岁以上儿童病变较轻者；Ⅳ型病变骨骺已闭合并有蘑菇状畸形者，滑膜切除无效。

(2)手术要点：前外侧入路显露髋关节，T形切开关节囊，观察滑膜的病理变化。对病变较轻者，次全切除关节滑膜组织。股骨颈后侧的滑膜仅做搔刮。若病变严重，出现股骨头半脱位，则切除全部滑膜，剪断圆韧带，脱出股骨头，将髋臼内纤维组织和脂肪组织彻底清除。

(3)术后处理：术后用单髋“人”字石膏固定3个月。去除石膏后练习髋关节和膝关节功能活动。待髋关节功能和坏死的股骨头恢复到一定程度后，即可逐渐负重行走。本术式系我国学者邱建德于1981年创用，以后在国内许多医院也采用此法。邱建德认为，髋关节滑膜切除能增加股骨头血运，利用其生长发育的自然现象，自行矫正变形的股骨头，恢复髋关节功能。

5. *带旋髂深血管骨膜瓣移植术*

（1）适应证：Catterall 的Ⅱ、Ⅲ型和Ⅳ型患者。

（2）手术方法：平卧位，患侧臀部垫高约 30°，取改良的 Smith. Petersen（S-P）切口，起于髂嵴中部内缘，沿髂嵴下行至腹股沟韧带处弧形转向大转子，再转向大腿前外侧，长 10～12cm。为防止皮瓣尖端坏死，皮瓣尖端应成钝角。采用逆行和顺行相结合方法分离旋髂深血管。首先切开髂嵴内侧皮肤至腹股沟韧带处，沿髂嵴内缘切开 3 层腹壁肌的起止部，在髂嵴内唇下方于髂肌表面即可找到旋髂深血管的髂嵴段，沿血管蒂逆行向下分离。在向下游离血管蒂过程中，不要损伤股外侧皮神经。为防止血管蒂紧张，应向下充分游离至旋髂深血管的起点，必要时切断腹股沟韧带，但术毕必须予以缝合。然后，向上游离旋髂深血管束，为了保证旋髂深血管束有足够的长度，可以适当结扎切断部分其向髂前上棘、髂骨的分支，一直将旋髂深血管解剖至髂嵴中后部，结扎切断旋髂深血管的远端。骨膜剥离器推开髂肌，显露髂骨内板，以旋髂深血管到髂嵴分支这一段为蒂部，切取髂骨内板骨膜约 4cm×6cm 大小，暂不将骨膜血管蒂部从髂骨上取下，干纱布填塞止血。切除滑膜、头骺开窗、病灶清除剥离髂嵴前 1/3 外板附着肌肉后沿阔筋膜张肌与缝匠肌肌间隙向下分离，不切断缝匠肌和股直肌，这样可以减少髋部肌的损伤，而且不影响髋关节的暴露。向内牵开股直肌和缝匠肌后“T”形切开关节囊。部分切除髋关节滑膜组织，探查股骨头软骨有无破坏和塌陷。在股骨头外下方开窗，约 1cm×1cm 大小，蒂部在股骨头软骨面侧，紧贴股骨头软骨面下清除股骨头坏死骨骺，用小刮匙逐步清除干净，注意不要损伤骺板。将已游离带血管蒂骨膜从髂嵴上切下，将骨膜的生发层向外，用丝线或可吸收缝线间断缝合 3～4 针，使骨膜瓣成“烟蒂状”。根据术中测量，血管蒂长 7～ 9cm。如果股骨头软骨面塌陷明显，在切取骨膜瓣时连同切取部分髂骨内板，或从髂骨上取少量骨松质，植入股骨头骨骺内，并用刮匙背面将软骨面顶起，使股骨头隆起。在髂腰肌和缝匠肌下方用大号血管钳穿一隧道，该隧道能容下术者拇指通过。将带旋髂深血管蒂骨膜瓣从该隧道引至股骨头开窗处并植入骨骺内，注意血管蒂不要扭转，骨膜瓣蒂部与股骨头开窗处软骨缝合 2 针固定。缝合部分髋关节囊。

（3）术后处理：术后患侧髋上石膏外固定，下肢伸直，外展 30°，内旋 15°，或皮牵引至拆线后再行上述石膏固定 3 个月，石膏拆除后，嘱患儿在床上髋膝关节功能锻炼 2～3 个月，然后逐步下床功能锻炼，1 年内禁止剧烈运动。患儿应每 3 个月至半年来院复查 1 次。双侧髋发病者，术后 3 个月行另一侧同样手术，合并臀肌挛缩者，术中一并行挛缩臀肌松解术。

髋关节滑膜切除是否增加缺血性坏死的股骨头血运？从邱建德等报道中，答案是肯定的。解放军总医院针对这一问题，1991 年做了一组动物实验，选用出生 2～4 个月的幼犬作为实验对象。在犬的髋关节行滑膜切除，术后不同阶段，进行股骨头微血管造影及核素（^{99}锝）骨显影检查，结果证实实验侧股骨头血运并没有增加。这一实验结果只是给临床工作提供参考，并无否定这一术式的治疗价值之意。因为到目前为止，还没有成功的建立 Perthes 病的动物模型，实验是用幼犬髋关节进行的，与 Perthes 病有较大差异。

由于 Legg-Calve-Perthes 病原因不明，国内学者对本病的治疗方法也就多种多样，继股骨上端内翻截骨、骨盆截骨、髋关节滑膜切除术之后，又有股骨头骨骺内血管束植入、带血管蒂骨片移植、股骨头内坏死骨刮除植骨、股骨大粗隆劈开减压术等相继用于临床治疗。这些治疗方法也都取得一定的疗效，但是，应该看到由于应用每种术式治疗病例有限，疗效评价标准不统一，因而确切的疗效尚难以肯定。我们认为不宜采用过于复杂而创伤大的手术治疗 Perthes 病，也不应简单地认为既然是骨缺血坏死，就想尽办法去增加血运，有骨内压增高就采取减压措施。而忽略了发生在儿童期的股骨头缺血坏死是一种自限性疾病这一重要特征。

（王　岩）

第七节　畸形性骨炎与成骨不全

一、畸形性骨炎

【概述】　畸形性骨炎又称 Paget 病，是一种慢性进行性骨代谢异常疾病，单骨或多骨发病，具有遗传性，以骨重建增加、骨肥大、骨结构异常为特点，早期一般无症状，随着病程进展往往出现骨痛、骨畸形、病理性骨折、继发性骨关节炎和耳聋等并发症。在英国，van Staa TP 等发现，40 岁以下人群该病少见，随着年龄增高患病率也有所增加，80 岁以上人群男性患病率为 8% ，女性为 5%。在美国 60 岁以上人群中本病患病率高达 3%，而国内相关报道较少。

【病因】 病因尚不清楚，目前主要有以下几种观点。

1. *遗传因素* 畸形性骨炎发病有明显的区域性，如英国、瑞士、芬兰等欧洲国家及北美的一些国家多发，而在亚洲、非洲等地区罕见。国外报道 15%～40%病人有家族史。Siris 曾报道一个畸形性骨炎家庭一级亲属中有 7 人患病，且发现如果患者有明显骨畸形或 55 岁前被确诊，那么其亲属患病的风险就增加。其明显的区域性发病及受累家族中多个成员患病，均提示遗传因素在病因上起重要作用。有学者提出这是常染色体显性遗传病。Goly 和 Haslam 等的研究提示畸形性骨炎易感基因定位于染色体 18q21-22，同时发现这个基因易感区相对较大，大约 20 分摩。Janssens K 等发现在畸形性骨炎中有 3 种基因发生突变，分别是核因子-kB 配体的受体激动剂，TNF 受体超家族成员之一，调节破骨细胞活性；骨保护素（osteoprotegerin)，核因子-kB 配体受体激动剂的反意受体；以及 sequestosome 1，可调节 NF-B 信号通路。

2. *病毒感染* 经电镜观察到畸形性骨炎患者破骨细胞核与胞浆中聚集亚黏液病毒的核蛋白包膜，对本病破骨细胞与骨髓细胞长期培养，检测到麻疹病毒和呼吸道合胞病毒抗原，通过原位杂交发现破骨细胞上有麻疹病毒 RNA；1996 年 Reddy 等通过逆转录—PCR 技术发现本病骨髓单核细胞有麻疹病毒核蛋白包膜转录；有的存在该包膜基因的点突变，提示畸形性骨炎破骨细胞前体有持续的麻疹病毒感染。实验证实 13 例畸形性骨炎病人中有 9 例的破骨细胞前体和周围血单核细胞存在麻疹病毒转录；经 PCR 扩增产物序列分析后发现，其氨基酸序列赖氨酸为谷氨酸所替代。而 10 例正常人上述细胞中均未见麻疹病毒转录。此外发现除破骨细胞前体表达麻疹病毒 mRNA 外，巨噬细胞前体细胞及其分化细胞也均有表达，且有实验观察到本病骨髓浆和骨髓细胞培养液 IL-6 水平显著高于正常人，同时其破骨细胞有 IL-6mRNA 的表达。因此，Reddy 认为当骨髓和周围血中破骨细胞前体感染病毒后没有引起全身骨骼呈畸形性骨炎变化，是由于本病患者某些部位 IL-6 或其他生长因子水平如 IL-1、巨噬系集落刺激因子（M-CSF)、肿瘤坏死因子（TNF）等异常升高，这可能是针对受病毒感染的粒细胞-巨噬前体细胞的反应，结果更易使这些细胞形成破骨细胞。非受累骨骨髓微环境中的细胞因子水平很低，可引起单核细胞的分化，而非破骨细胞。这些细胞因子可能影响骨髓微环境中破骨细胞前体的分化，而一旦某一部位损害发生后，Paget 损害就局限在这一部位，但目前仍不清楚其最初损害的原因及好发的部位。这些研究将有助于揭示畸形性骨炎呈局限性骨重建障碍的机制。尽管一些学者报道在 Paget 病患者骨细胞中发现副黏液病毒的抗原与核酸序列（主要是麻疹病毒[MV]，犬瘟热病毒[CDV]，合胞体病毒[RSV])，但另有一些学者却有相反报道，并且迄今尚未从 Paget 病患者骨细胞中分离到病毒。Helfrich MH 等在对 53 例 Paget 病患者的活检标本，骨髓以及周围血单核细胞经 RT-PCR 检查、原位杂交与免疫组化检查未发现副黏液病毒 RNA。

3. *环境因素* 日常饮食中钙摄入的缺乏，长期处于工业污染区等有可能是该病的诱因。

【病理】 骨破坏区可见破骨细胞与新生骨反复交替或重叠进行，为本病的特征病理改变。破骨细胞活性增加，发生严重的局限性骨质吸收，早期病变因破骨细胞的骨吸收作用而出现骨小梁稀疏和骨皮质变薄，随即破骨细胞数目开始减少，成骨细胞相应增多，骨皮质及骨小梁均为骨松质所取代，最后无论是骨皮质还是骨松质均呈杂乱无章的镶嵌结构。

一般将本病的发展分为四个阶段。

1. *以破坏为主* 骨质局部显著充血，骨小梁变细，哈弗管扩张，骨髓纤维化，可见纤维性新生骨；骨内膜、故外膜均有骨质新生，致骨干变粗，骨髓腔变窄；颅骨内外板界限不清，板障增厚，有时颅骨内外板完全消失，海绵骨构成颅壁，质甚软。

2. *骨质破坏与新生骨同时存在* 纤维性新生骨小梁表面同时有成骨细胞与破骨细胞，复以新生的骨样组织，骨化缓慢，为不成熟的纤维性骨，量多而质差。

3. *愈合现象* 骨质破坏吸收后，成骨细胞代偿性增生，产生新骨。骨质由疏松变硬化，同时交界处呈蓝染的边缘，如多数骨片拼凑而成，即所谓的镶嵌结构。

4. *缓解期* 骨质无破坏与新生，骨髓变性可坏死。

这一病理过程的各阶段并无截然分界，即使是同一患者同一部位也可同时存在溶骨与成骨的表现。

【临床表现】　有10%～20%的患者并无临床症状，大多数病人往往在因其他疾病行生化或X线检查时偶然发现。临床常分为单骨型与多骨型，多骨型常见，早期一般无症状，中、晚期出现骨痛、骨畸形、病理性骨折、继发性骨关节炎和耳聋。

1. 骨痛　畸形性骨炎最常见的症状，主要发生在负重骨骼。除腰骶椎外，常见部位还有股骨、胫骨和骨盆等，疼痛程度多较剧烈，位置深在，严重者卧床不起，翻身困难，病变区血流明显增加，故常有皮肤灼热感，不敢触摸。腰背痛是畸形性骨炎常见的临床症状，椎体发生病理性骨折时疼痛加重，如伴发骨肉瘤则病程进展迅速，很快出现神经压迫症状甚至下肢瘫痪。

2. 骨畸形　下肢长骨多见，患肢常有疲劳感，骨皮质消失或变薄，与骨松质及髓腔的界限不清，长时间负重或因肌肉牵拉发生畸形，甚至骨折。

3. 继发性关节炎　以髋关节和膝关节多见，表现为疼痛和功能障碍。应与骨盆和下肢畸形所继发的退行性关节炎相鉴别。

4. 其他　颅骨受累者可出现头痛、耳鸣，颅内积水、扁颅底、脑神经缺陷等症状，颅骨增厚使头颅周径增大。还可出现椎管狭窄及神经根压迫症状，伴有原发性甲状旁腺功能亢进症时可出现高钙血症。10%～15%的患者可发生恶性变，继发纤维肉瘤、软骨肉瘤或恶性巨细胞瘤等。

【辅助检查】

1. 影像学检查　在X线上表现为骨小梁粗大呈网状，并有低密度小囊状变显示病灶沿长骨应力线分布，病灶区骨质呈绒毛样改变，间有斑片状磨玻璃样的改变。这些征象可能与早期病变组织内含有较多纤维组织增生，成骨并不活跃有关，因此病灶极为柔软，容易沿着阻力低的小梁间隙内生长；骨质边缘模糊也可能与病灶内炎性渗出有关。颅骨病变始于外板，不规则溶骨及硬化性增生交错呈棉球状致密影，内外板界限不清，颅缝看不见，病变继续发展，颅壁骨质增厚，颅底凹陷，蝶鞍变小不规则。病变累及椎体，有时出现均匀性密度增加，一个或多个椎体受累，类似转移瘤。长管状骨受累时，早期因骨质吸收而变软，以负重部位的改变最为明显，长骨上端弯曲变粗，骨皮质增厚，常伴有不完全的骨膜下骨折。骨盆受累时，骨盆入口呈三角形，骨纹粗糙，疏松区呈囊状影，髋臼内陷畸形，股骨头变形，形成髋内翻畸形。核素骨扫描较X线敏感，主要表现为核素浓聚、为多血性溶骨破坏灶。因病灶表现缺乏特征性，只能提示骨代谢异常，对定性诊断无特异性。CT、MRI对于诊断、鉴别畸形性骨炎也可提供一定的影像学依据。

2. 实验室检查　大部分患者的血清碱性磷酸酶(serum alkaline phosphatase，S-ALP)可因病变范围及活动性的不同出现不同程度的升高，尿羟脯氨酸含量也可增高，可作为诊断依据之一。

3. 活组织检查　有助于明确诊断及确定是否伴发肿瘤，无法确诊时可考虑行此检查。

【诊断】　患者往往具有较典型的临床症状，结合影像学检查与实验室检查，必要时可行活组织检查即可确诊；如果症状不明显，可追问其家族史，再结合以上检查，不难作出诊断。一旦诊断畸形性骨炎，需要严密的定期随访观察，预防骨肉瘤、恶性纤维组织细胞瘤或纤维肉瘤等严重并发症的发生。

【鉴别诊断】

1. 骨纤维结构不良　多发于青少年，以骨病损、疼痛、功能障碍及弓形畸形为症状，常伴有腰、臀部、大腿皮肤色素沉着；X线检查显示发病在长骨者常发生在干骺端，病变髓腔呈膨胀形溶骨改变，骨皮质变薄，厚薄不一，病变界线清楚，无骨膜反应。

2. 慢性硬化性骨髓炎　为一种低毒力的骨感染，以轻度炎性骨质硬化为主的慢性骨髓炎。病灶中一般不能培养出病菌。发病常与外伤有关，多发生于抵抗力较强的男性青年，好发于长骨骨干如胫骨、腓骨、尺骨及跖骨等处。X线检查表现主要为骨膜增生、皮质增厚，骨髓腔狭窄甚至闭锁，呈局限性或广泛性的骨质硬化，与正常骨质无明显界限。受累骨干呈梭形增宽，外缘较光滑，无骨膜掀起现象。在骨质硬化区一般无或有极轻微的不规则斑点状骨质破坏，一般无死骨形成，软组织多无肿胀现象。

3. 高磷酸酶症　好发于婴幼儿和儿童期，其特点是普遍性骨皮质增厚而松化并骨塑形异常，以及血清碱性磷酸酶水平缓慢而持续性升高，酸性磷酸酶、尿酸和亮氨酸氨肽酶，以及尿肽阈和羟脯氨酸等也升高。X线检查表现骨皮质普遍增厚，同时伴有骨皮质疏松化、分层，以及易发病理骨折。

4. 骨盆和下肢畸形所继发的退行性关节炎。

【治疗】 畸形性骨炎的治疗以非手术治疗为主，如出现骨畸形、神经压迫症状、恶性变等严重并发症，应结合手术治疗进行相应的综合疗法。

1. *非手术治疗* 以药物治疗为主，抗吸收药物一直被用来治疗 Paget 病，包括普卡霉素、胰高血糖素、放线菌素 D、硝酸镓等，但目前已被更有效、耐药性更低的药物所替代。

二膦酸盐是最常用的治疗 Paget 病的抗吸收药物，一些结构简单的二膦酸盐，如氯膦酸盐、替鲁膦酸盐等，是相对较弱的抗吸收药物，能够耗竭破骨细胞内的储存能量，加速破骨细胞凋亡；二膦酸盐能够抑制甲羟戊酸途径的中间酶焦磷酸法尼酯合酶，而焦磷酸法尼酯合酶是破骨细胞脂质修饰异戊烯化作用的关键信号分子，从而干扰信号通路，影响破骨细胞再吸收功能，导致细胞凋亡。二膦酸盐还可以降低骨转换，达到缓解骨痛的作用。所有的二膦酸盐类药物在胃肠道吸收很弱，与食物同时服用时吸收更少，因此，建议口服二膦酸盐类药物时，餐前半小时空腹服用。二膦酸盐可导致上消化道不良反应例如胃灼热、消化不良。二膦酸盐的其他不良反应还包括发热、听力障碍、味觉失调以及皮疹等。值得提出的是二膦酸盐能有效地减轻患者的骨痛症状及降低骨转换，但对一些长期存在的并发症其效果不佳。另外，对于年轻患者，二膦酸盐可预防骨畸形及骨关节炎；对于骨变形的的患者可预防骨折。目前，常用的二膦酸盐类药物有帕米膦酸盐、阿仑膦酸盐、利塞膦酸盐等。帕米膦酸钠 60 mg 静脉滴注，一次应用即能保持 1a 的疗效，而对 S-ALP 值高于正常 5～10 倍甚至更高的老年患者，则选择每周 1 次或每周 2 次静脉滴注 60mg。推荐每个疗程总剂量为 60～400 mg。以后每 2～3 个月随诊 1 次，观察临床表现及骨形成和骨吸收的生化指标，如果骨转换指标测定结果高于原先最低水平，可考虑重复治疗，仍能奏效。如总剂量达到 980 mg 后仍未能将 S-ALP 水平降至正常者视为对药物抵抗。帕米膦酸钠的不良反应有轻到中度的一过性发热，常伴肌痛，发生率为 25%～30%，一般发生于静滴帕米膦酸钠的当日，对乙酰氨基酚能缓解上述症状。偶出现一过性无症状的白细胞计数减少。有些病变活动明显的患者可出现低钙血症，但多无症状，只要补充足够量的钙剂及维生素 D 即可预防。另外，要注意帕米膦酸钠治疗过程中可能出现骨矿化障碍的不良反应。阿仑膦酸钠，早餐前半小时口服，每次 40mg，1/d，6 个月为一疗程；报道有阿仑膦酸钠可导致食管溃疡与狭窄，可能是片剂粘连到食管壁上。患者如伴有吞咽困难、有症状的食管疾病、胃炎或胃溃疡应慎用阿仑膦酸钠；禁忌证为严重的肾功能不全、食管疾病、低钙血症及保持直立位或坐位<30min。利塞膦酸钠，早餐前半小时口服，每次 30mg，1/d，2 个月为一疗程，禁忌证包括严重的肾功能不全、低钙血症及保持直立位或坐位<30min。

降钙素是破骨细胞抑制药，是第一个用来治疗该病的药物，能有效地降低骨转换。但是与二膦酸盐相比较，降钙素价格昂贵，抑制骨转换欠佳，并且一旦停用，在体内维持时间较短。许多患者还出现恶心、呕吐等不良反应，由于降钙素可降低破骨细胞上的降钙素受体及增加抗体，当再次使用时会产生耐药性。与第 1 代二膦酸盐类药物相比较，其优势在于不会抑制骨矿化，可以更有效地治疗溶骨性病变。但是第 2、3、4 代二膦酸盐类药物抑制骨矿化的作用较小，因此，不能耐受二膦酸盐类药物可选用降钙素。

在用药期间，选择最敏感的骨转换指标非常重要，不仅可早期判断对治疗的反应，而且可指导整个疗程剂量的选择。S-ALP 及尿Ⅰ型胶原氨基末端交联肽（NTX）两项指标能最敏感有效地反映疗效。S-ALP 较常用，无论选择何种药物，都要求骨转换指标下降幅度≥50%才为有效，如降到正常或尽可能接近正常则更为理想。一旦治疗后 S-ALP 水平等又高于正常或高于以前获得的最佳水平的 25%可考虑重复治疗。

2. *手术治疗的主要适应证为*

（1）部分病理性骨折。

（2）严重关节炎。

（3）负重骨的严重畸形。

对于有神经压迫症状者药物治疗无效可行减压手术，而病理性骨折行内固定手术者骨不连发生率较高。

3. *心理治疗* 畸形性骨炎的患者往往伴有心理障碍，因此我们在给予患者药物或手术治疗的同时，应做相应的心理治疗，以改善其生活质量。

二、成骨不全

【定义】 成骨不全（osteogenesis imperfecta，OI）又称脆骨症（Fragililis ossium），是一类以骨脆性增加、骨量减少、伴有其他胶原组织改变为病理表现的遗传病的统称。属于常染色体显性或隐性遗传缺陷的结缔组织病。主要病因是含有Ⅰ型胶原纤维的组织出现畸形，如骨骼、韧带、肌腱、皮肤、巩膜和牙齿。主要临床特征为反复多发的骨折和骨畸形、可伴有关节松弛、蓝巩膜、脱发、牙齿发育不良和成熟前耳聋等。

【分型】

1. 常用 Sillence 分型，共 4 型

Ⅰ型：蓝巩膜和相对较轻的反复骨折，为常染色体显性遗传。生化缺陷主要是Ⅰ型前胶原合成减少，a_1（Ⅰ）CB8-3（染色体的缺失）合成的肽替代甘氨酸在 a_1（Ⅰ）三螺旋上的残基。

Ⅱ型：多发生于新生儿，出生前、后即很快死亡。胎儿表现为串珠肋，长骨和椎骨畸形，为常染色体显性遗传。生化缺陷主要为 $COLIA_1$ 和 $COLIA_2$ 基因重新排列，甘氮酸在三螺旋链 a_1（Ⅰ）、a_2（Ⅰ）的残基被取代。罕见常染色体隐性遗传。

Ⅲ型：进行性骨畸形，常见牙发育不全和脱发，身材非常矮小，为常染色体隐性遗传。主要是 Pro a_1（Ⅰ）和分子结合受阻，从而引起骨转换变异（非胶原缺陷）。部分为常染色体显性遗传，主要是 a_1（Ⅰ）链的显著变异。

Ⅳ型：轻、中度畸形，身材矮小，牙发育不全，为常染色体显性遗传。生化缺陷是显著的 α_2（Ⅰ）链突变，罕见 α_1（Ⅰ）链的变异。

2. Plotkin 分型

(1) 成骨不全（COL1A1 和 COL1A2 基因突变），含有正常身材的轻度 OI、短小身材的中度 OI、严重 OI、致死 OI 以及骨内有致密斑 OI 等 5 个亚型。

(2)类成骨不全（其他基因突变）[syndromes resembling OI(SROI)]，含有颅缝早闭和眼球突出性 SROI、先天性关节挛缩性 SROI、骨质疏松伴假胶质瘤性 SROI、视神经萎缩伴视网膜病变及严重的精神运动迟缓性 SROI、小头畸形伴白内障性 SROI、骨痂过剩性 SROI、矿化缺陷性 SROI 以及短肢畸形性 SROI 等 8 个亚型。

【病因】　目前，一般认为该病是遗传性中胚层发育障碍造成的结缔组织异常所致，以常染色体显性遗传为主，偶见隐性遗传。多有家族遗传史，也有散发病例。OI 是一组以骨Ⅰ型胶原结构和功能异常所致的代谢性骨病，约 90%的 OI 是由于Ⅰ型胶原 α_1 链（COL1A1）和 α_2 链（COL1A2）基因突变所致，COL1A1 和 COL1A2 基因突变引起胶原结构异常、含量减少、聚糖合成减少、骨连蛋白（SPARC/Bm40）和 3 个蛋白聚糖（大的硫酸软骨素蛋白，两个双聚糖 PGI 和 PGI）的减少出现相关临床症状，基因型与临床表型的相关性研究显示，如果突变的基因表达，则临床表型比较严重，临床表型的严重程度与表达突变的部位和类型相关较弱。Ⅱ型、Ⅲ型、Ⅳ型 OI 病人的突变位于Ⅰ型胶原 α_1（Ⅰ）或 α_2（Ⅰ）链的一级序列中，绝大多数（85%）为点突破，导致肽链上的甘氨酸残基中的一个侧链带电荷，有极性或侧链有庞大的氨基酸，形成异常空间构象。另一类突变是单个外显子的拼接异常。Ⅰ型 OI 病人能合成结构正常的胶原，但合成量下降，突变导致一个等位基因的 α_1（Ⅰ）链肽链合成终止过早。

【病理】　患者多伴有骨质疏松，可出现畸形、多发性骨折等，以承重的骨骼多见，长骨干细长、弯曲，骨皮质变薄，骨膜不规则，干骺端增宽等病理表现；网织骨相对增多但成熟障碍，难以转变为板层骨，板层骨内骨组织结构紊乱和胶原纤维变细。皮质骨内有大量成骨细胞，表明成骨细胞的成骨速度可能减慢，骨基质内胶原纤维成熟障碍，排列紊乱，难以钙化成骨，骨小梁纤细、稀疏，代之以大量纤维结缔组织，骨折处骨痂呈纤维性和软骨性，难以骨化；软骨化骨和膜内化骨都将受到影响。

【临床表现】

1. 骨脆性增加　轻微的损伤即可引起骨折，严重的病人表现为自发性骨折。先天性者在出生时即有多处骨折。骨折大多为青枝型，移位少，疼痛轻，愈合快，依靠骨膜下成骨完成，因而常不被注意而造成畸形连接。长骨及肋骨为好发部位。多次骨折所造成的畸形又进一步减少了骨的长度。青春期过后，骨折趋势逐渐减少。

2. 蓝巩膜　约占 90%以上。这是由于患者巩膜的透明度增加，可以看到其下方脉络膜的颜色的缘故，颜色可自深天蓝色至蓝白色。有时患者的巩膜环绕角膜形成一个环，犹如土星光环，称为“土星（Saturn）环”，有时可在角膜周围有混浊，称为“青少年环（arcus juvenilis）”，巩膜的厚度及结构并无异常，透明度增加是由于胶原纤维组织的性质发生改变所致。

3. 耳聋　常到 11～40 岁出现，约占 25%，可因耳道硬化，附在卵圆窗的镫骨足板产生骨质强直，引起传导障碍所致。也可因听神经出颅底时受压引起神经性耳聋。

4. 结缔组织松弛　由于肌腱及韧带的胶原组

织发育障碍，韧带和关节松弛，尤其是腕及踝关节，关节活动幅度超过正常，肌张力也减弱。患儿常伴有韧带松弛，导致髌骨复发性脱位，经常跌跤和骨折。脊柱韧带松弛可引起椎体骨折。还可以有膝外翻，平足。有时有习惯性肩脱位及桡骨头脱位等。

5. *头面部畸形*　严重的颅骨发育不良者，在出生时头颅有皮囊感。以后头颅宽阔，顶骨及枕骨突出，两颞球状膨出，额骨前突，双耳被推向下方，脸成倒三角形。有的患者伴脑积水。

6. *牙齿发育不良*　牙釉质起源于外皮质，受影响不大，基本正常，但牙本质缺乏，因其属于间皮质，常被波及。乳齿及恒齿均可受累，易折断。牙齿呈黄色或蓝灰色，易发生龋齿及早期脱落，龋齿不易填充。

7. *身材短小、体形消失*　这是由于脊柱及下肢多发性骨折畸形愈合，在骨折处发生成角和重叠。畸形愈合、失用性萎缩将加重肢体的畸形。

8. *皮肤瘢痕宽度增加*　这也是由于胶原组织有缺陷的缘故。

【影像学检查】

1. *X线表现*　主要为骨质的缺乏及普遍性骨质稀疏。

(1)在长骨表现为细长，骨小梁稀少，呈半透光状，皮质菲薄。髓腔相对变大，严重时可有囊性变，骨内可见多发囊样区呈蜂窝状，以下肢明显。软骨钙化和软骨内成骨依然正常，致使骨两端相对膨大呈杵状，可见有多处陈旧性或新鲜骨折。有的已经畸形连接，骨干弯曲。有一些畸形是因肌肉附着处牵拉所致，如髋内翻、股骨及胫骨呈弓形。某些病人在骨折后会形成丰富的球状骨痂，其数量之多，范围之广，使人会误诊其为骨肉瘤。部分患者的髋臼及股骨头向骨盆内凹陷，由于骨软化所致。

(2)颅骨菲薄、钙化延迟，骨板变薄，双颞骨隆起，前囟宽大，岩骨相对致密，枕部下垂，颅底扁平。乳齿钙化不佳，恒齿发育尚可。

(3)脊柱侧弯或后突畸形，椎体变薄、变扁，椎体上下径增高，呈双凹形，骨小梁稀疏，椎间盘呈双凸形代偿性膨大。

(4)肋骨变细，下缘不规则或弯曲粗细不一，从肋角处向下弯曲，常可见多处骨折。骨盆呈三角形，盆腔变小。

2. *超声检查*　产前超声检查有一定的诊断价值，可早期发现胎儿骨骼系统是否伴有先天性骨发育障碍性疾病，其中，三维超声更易发现头面部及肋骨的畸形。

【实验室检查】　患者血钙、血磷一般正常，碱性磷酸酶正常或增高，血浆胰岛素样生长因子正常，经脯氨酸在正常范围。胶原代谢的相关指标可发生异常，如尿羟脯氨酸增高，部分患者可伴氨基酸尿及黏多糖尿；患者甲状腺素增高，白细胞氧化代谢亢进有血小板聚集障碍。

【诊断】　诊断标准。

1. 骨质疏松且骨脆性增高。
2. 蓝色巩膜。
3. 牙质形成不全(dentinogenesis imperfecta)。
4. 早熟性耳硬化(premature otoclerosis)。

四项诊断标准中，出现两项，特别是前两项，结合影像学检查及实验室检查临床诊断即可成立，但病因诊断有赖于COL1A1和COL1A2基因分析。

【鉴别诊断】

1. *佝偻病*　X线检查表现为骨骺软骨增宽、模糊、干骺端到钙化软骨区不规则，分界不清。干骺端本身呈杯状增宽。此外，无脆性骨折史，无蓝色巩膜，其他骨骼的稀疏情况不及成骨不全症者明显。

2. *软骨发育不全*　一种全身对称性软骨发育障碍，主要表现为四肢粗短但躯干近乎正常的侏儒畸形。重症软骨发育不全声像图特点：胎头增大，双顶径增宽；肋骨粗短，胸廓狭小但胸廓下口相对扩大；胎儿腹部膨隆，腹围增大；胎儿四肢短小，长骨粗短且多伴有弯曲，骨端膨大；羊水量增多。这两种畸形胎儿的肢体都短小，但成骨发育不全，骨密度减低，皮质变薄，极易骨折及因骨折造成骨畸形和胸廓变形，与软骨发育不全一般无骨折相鉴别。

3. *迟发性幼年骨质疏松*　普遍性骨质疏松，椎体双凹变形或扁平椎体，以及脊柱的侧后凸畸形和易骨折等，与成骨不全相似，但后者尚有头面部畸形，蓝色巩膜及家族史等。

4. *骨肉瘤*　OI患者骨折处可见大量骨痂，多数良性，少数血沉及血ALP升高，必要时行骨活检鉴别。

5. *坏血病*　X线检查可见骨密度减低，骨皮质变薄，但无骨干畸形；干骺端先期钙化带致密，骨骺密度减低，边缘皮质薄而致密，出现典型坏血环。

【治疗】　主要是预防骨折，改善负重力线，增加骨骼强度，改善功能。

1. *药物治疗*　在OI的药物治疗领域，主要研究集中于双膦酸盐类（bisphosphonate，BPT）和重组人生长激素（recombinant human growth hormone，rhGH）两大类。

（1）双膦酸盐：治疗OI患儿的主要目的是提高骨矿密度，该类药物具有特异性骨亲和力，吸收后沉积于骨，进而抑制破骨细胞活性，且代谢率极为缓慢，利于提高骨强度。还可以减轻骨痛，增加骨密度，降低骨代谢指标，减少患儿骨折的再发几率，提高患者的生存质量，长期使用无明显的毒副作用。帕米膦酸钠的常规使用剂量是3岁以上，每年9mg/kg，分3个疗程，每疗程间隔4个月，分3d静脉给药，3d以下剂量减半。阿仑膦酸钠的常规使用剂量为4～10岁，5mg/d；10岁以上，10mg/d。用药期间应注意补充钙剂和维生素D类药物。

（2）重组人生长激素：生长不足是OI的特征之一，生长激素可增加OI患者体内钙含量，改善骨密度，利于骨矿化，并促进胶原合成。

2. *康复治疗*　主要针对婴儿与儿童的成骨不全患者，应常规对患儿的力量和运动幅度作出评估，以制定适当的增强力量计划，加强患儿自我照顾和活动的能力。上肢的三角肌和二头肌，下肢的臀大肌、臀中肌以及躯干的伸肌肌力至少应达到3^+级（肢体可对抗地心引力而抬起），手应能后旋，髋部和膝部应能完全伸直，如不能，每个关节伸直不应在－20°以上；膝和踝过度伸展会造成不稳定，需用支架治疗；为控制足后部外翻或减少膝的过伸，可给病人配踝/脚或踝上支架。假如患儿下肢力量不足以对抗地心引力，可以安排包括在水中行走的等张增强力量计划和有氧适应计划。在康复科医师的监督下，患儿应该定期做下述运动：俯卧伸展髋部、侧卧外展小腿和大腿、仰卧抬小腿。在严格保护下水疗，练习坐直，加强骨盆与下肢肌力。可以独立坐直后，在长腿支具保护下练习站立，以后在支具保护、行走器帮助下练习行走。

3. *手术治疗*　手术可改善肢体畸形，提高患者生活质量，宜选择肢体畸形矫正后，有恢复站立、行走能力的患者。

（1）骨折治疗：通常用闭合性方法治疗骨折，建议使用重量轻的夹板或支架，固定期间应加强功能锻炼以增加肌力、促进骨折愈合。制动时间不宜过长，防治失用性骨质疏松。如果闭合性治疗很困难，可以采用内固定；髓内固定优于钢板、螺钉固定。

（2）截骨矫形术：在大约5岁时，可以施行较大骨的矫正性截骨术内固定下肢和上肢。可采用固体杆，随成长，不断更换；可应用Bailey-Dubow及Rush-Sheffield髓内钉，对于有可能站立起来的儿童，髓内钉被认为是最佳的选择。

（3）脊柱凸：脊柱侧弯及后凸畸形在成骨不全当中最难治疗，因多椎体压缩变形，患者在幼年即可发生脊柱畸形，而支具并不能阻止畸形的进一步发展，还有可能造成肋骨骨折，可选择椎体的原位融合术。

（卫小春）

第八节　脊髓灰质炎后遗症脑性疾病

一、脊髓灰质炎后遗症

【概述】　脊髓灰质炎（poliomyelitis）是由嗜神经病毒引起的急性传染病，病毒最初侵犯胃肠道或呼吸道，继而通过血液途径到达中枢神经系统，主要侵袭脊髓前角细胞，造成肌肉的迟缓性瘫痪。本病多见于5岁以内的小儿，故俗称为小儿麻痹症。约有40%的脊髓灰质炎残留明显的畸形，需外科手术矫形。我国经过多年努力，积极开展计划免疫，儿童免费服用预防疫苗，脊髓灰质炎发病率明显降低，全国大部分地区已基本消灭脊髓灰质炎，其后遗症也越来越少。

【病因与病理】　脊髓灰质炎主要是肠道感染。当嗜神经病毒经血循环进入中枢神经系统后，可引起大脑皮质、中脑、小脑及脊髓的一些病理变化，脊髓前角受损最重，多侵犯脊髓腰膨大及颈膨大，破坏前角运动神经元，引起肌力瘫痪和肌萎缩。发病2年后肌病变趋于稳定，是为后遗症期。一般认为，当神经细胞损害超过60%时临床症状明显。具体而言，若神经细胞损害60%～90%时，肌力下降为Ⅳ级；若神经细胞损害90%～95%时，肌力下降为Ⅲ级；若神经细胞损害95%～97%时，肌力下降为Ⅰ级；若神经细胞损害超过99%时，肌力下降为0级。腰膨大和颈膨大所支配的肌肉最容易受累，下肢肌肉瘫痪的几率为上肢肌肉瘫痪几率的2倍。下肢最易受累的肌肉为股四头肌、臀肌、胫前肌、内侧腘绳肌和屈髋肌。上肢最易受累的肌肉为三角肌、肱三头肌和胸大肌。病变广泛且肌肉瘫痪严重的患者，长期勉强负重行走或者关节没有得到支具有效保护，或者关节长期处于某种固定位置，往往出现关节挛缩、脊柱侧弯或后凸畸形、屈髋挛缩、屈膝挛缩、马蹄内翻、骨盆倾斜、肢体不等长等骨关节畸形。

【临床表现】 本病临床表现轻重不一，轻者症状轻微，患者日常生活可不受影响。重者可引起严重瘫痪，甚至危及生命。一般将本病分为3期。

1.急性期 从全身不适感到体温恢复正常后出现肢体广泛麻痹，一般持续5～10d。全身早期症状主要有无精打采、咽喉痛、发热，然后出现肢体感觉过敏或感觉异常、严重头痛、呕吐、项强直、背痛、直腿抬高受限，退热后出现无症状的肢体麻痹，此期主要表现为发热，伴有呼吸道、消化道及神经系统症状。

2.恢复期 从体温恢复正常后2d开始，一般持续2年。本期也可再分为敏感期和非敏感期。敏感期一般持续2周到数月，主要表现为肌肉超敏状态。在非敏感期，肢体没有感觉异常。本期肌力开始自发性恢复，最初4个月恢复最快，以后恢复缓慢。一般认为，在发病3个月时，受累肌力的恢复<30%将出现永久性麻痹。

3.后遗症期 病程超过2年以上为后遗症期，肌肉恢复已停止或恢复的可能性已很小。临床表现为受累肢体软瘫、关节挛缩、肢体短缩、关节畸形等。

肢体和躯干病变的复杂多样是本病的重要特点。畸形的严重程度也取决于肌肉瘫痪的部位、范围、年龄等因素。畸形往往随着年龄增长而逐渐加重，至30～40岁方趋于稳定。本病累及下肢畸形中，髋、臀、膝畸形占14%～22%，小腿和足部畸形尤多，占78%～86%。多块或多群肌瘫痪时，畸形、步态异常等尤为复杂。常见畸形如下。

(1)髂胫束挛缩：较为常见，可引起多种畸形，如骨盆倾斜、屈髋挛缩、屈膝挛缩、髌骨脱位、小腿外翻、外旋等；还有髋部挛缩导致的脊柱前凸、髋关节脱位；部分病例还可继发足部畸形如马蹄内翻足等。

(2)臀肌麻痹：臀大肌和臀中肌在稳定髋关节及在下肢站立和负重行走中具有重要作用。当上述两肌麻痹时，可引起髋关节不稳、下肢负重功能障碍，站立和行走困难，严重者可发生麻痹性髋关节脱位，步行摇摆呈“鸭步”等。

(3)股四头肌瘫：较多见，股四头肌完全瘫痪可导致膝关节不稳，自主伸直力丧失，站立困难，易跌倒，部分患者伴屈膝挛缩，步行时不得不用手按大腿前面或压膝部，呈股四头肌瘫步态。按压大腿的高低位置或压膝，与伴有臀肌瘫的程度有关。

(4)屈髋肌挛缩：臀肌瘫痪引起屈髋肌肌力优势，导致屈髋挛缩畸形。髋周肌全瘫引起的连枷髋，长期屈髋也可出现这一畸形。临床根据组织受累情况分为松弛型和挛缩型；根据畸形特点分为：①单纯屈曲型；②屈曲外展型；③屈曲外旋型等。

(5)骨盆倾斜：继发于髂胫束挛缩、屈髋挛缩、麻痹性髋脱位、肢体不等长和麻痹性脊柱侧弯等畸形，少数系骨盆源性或婴幼儿麻痹性髋脱位所致。

(6)麻痹性脊柱侧弯：是由于躯干两侧骶棘肌瘫痪、肌力不平衡所引起的。一般情况下凸侧肌瘫痪严重，凹侧肌肉瘫痪程度轻。

(7)屈膝挛缩：系腘绳肌和(或)髂胫束挛缩引起，往往同时有股四头肌瘫痪，和(或)屈髋挛缩，长期置膝关节于屈曲位所致。

(8)马蹄足：因下肢长度不等引起的跟腱挛缩为代偿性马蹄足，足跟高，步行时跟部不着地；因胫前肌瘫痪所引起的足下垂，或伴有跟腱挛缩，足跟着地或不能着地。马蹄畸形又分为前足下垂和全足下垂两种。前足下垂马蹄足，系以姆伸、趾伸肌瘫痪为主要原因，少数趾屈肌尚有肌力而伴有屈趾挛缩，前足下垂的横轴在跗横关节；全足下垂，系以胫前肌群的全瘫为主要原因，而小腿三头肌可有或无肌力，也可呈前足重力性下垂。全足下垂的横轴在胫距关节。应注意二者矫正方法不同。

由于足内、外侧肌的肌力状况常常有明显损害，马蹄足多伴有足内翻或足外翻。当胫后肌或(和)胫前肌肌力强于腓骨肌时，表现足内翻和马蹄足，称为马蹄内翻足。反之则出现马蹄外翻足。马蹄足的治疗时间愈早疗效愈好，骨变形较明显者需要行三关节融合术。

(9)跟行足：系小腿三头肌瘫痪，跟后部缺乏张力所致足背伸的“钩形足”，其胫前肌群中多有一块或几块肌肉有部分肌力，而导致前足背伸，其足纵弓、横弓均塌陷。由于胫后肌和腓骨肌肌力各异，故可同时伴有足内、外翻畸形。

(10)高弓足：多种原因引起的前足下垂，伴跖腱膜挛缩和胫前肌群有不同程度的瘫痪，引起骰、舟、楔骨高耸，足内、外纵弓变深，足弓长度缩小，衡量足弓高度的舟骨跖面至地面的距离大于正常。

(11)爬行畸形:为下肢广泛肌瘫痪、关节不稳、屈髋屈膝畸形所致,少数为双下肢连枷腿引起,表现为手足着地爬行(手一足型)、臀手着地挪移(臀一手型)和跪行(膝一手型)3类。此外,还可伴有其他部位的畸形。

【诊断】

1.当地有流行病史,患者有类似感冒表现,发热腹泻后出现肌触疼及瘫痪。

2.瘫痪肢体无皮肤感觉障碍。

3.肢体瘫痪呈非对称性、两侧轻重不一。

4.肢体多有松软、挛缩、肢短与细凉等临床表现。

5.无肌痉挛与肌张力增高,锥体束征为阴性。

6.腱反射消失或减弱。

7.无尿、便功能障碍。

【鉴别诊断】　本病需要与下列疾病鉴别。

1.脑性瘫痪　出生前后脑组织受到缺血缺氧损害,一般肌张力偏高,表现为硬瘫。

2.进行性肌营养不良　可有家族史,进行性加重,小腿肌可有假性肥大,严重者可因呼吸肌麻痹寿命明显缩短。

3.多发性神经根炎　为感染性多发性周围神经根炎,有炎症表现和呼吸肌麻痹,经过积极治疗可恢复正常。

【治疗】　脊髓灰质炎关键在于预防。一旦患病则应根据不同时期,采用不同治疗方法。急性期按急性传染病隔离处理,加强护理,卧床休息,减少各种刺激,增强机体抵抗力。对已出现麻痹的肢体应置于松弛体位或功能位以预防畸形发生。恢复期的治疗主要是促进神经细胞及麻痹肌的恢复,加强训练,防止各种畸形的发生与发展。

本部分主要侧重后遗症的治疗,应主动进行各种功能训练,配合适当的支具疗法,预防各种畸形。

脊髓灰质炎后遗症矫治,主要借助肌腱移位、截骨、关节稳定和肢体延长等措施,目的是重建主要功能肌肌力、矫正畸形、纠正载重力线等治疗目标。一般轻中度瘫痪可取得较为满意效果,病变广泛的重度瘫痪患者效果差。

1.手术适应证

(1)年龄:5岁以上,患脊髓灰质炎2年以上,可施行软组织手术;12岁以上施行关节融合或长骨干骺部手术;单纯截骨术的年龄一般无严格限制。

(2)肌腱移位:与受累肌肉相邻且肌力在Ⅳ级以上的动力肌可供移位替代。

(3)切口附近皮肤无感染性病变。

(4)无急、慢性传染病及出血性疾病。

2.手术目的　矫正畸形,改进功能,提高生活质量;改善功能,使患者尽可能回归社会,更好地学习和工作。

3.手术原则

(1)个体化:脊髓灰质炎患者因其脊髓受累节段及前角破坏程度不同,功能障碍和畸形千差万别,姿态各异,手术方案的制定必须参照病人的年龄、性别、职业、生活方式及残疾程度等各种因素综合考虑。

(2)矫正力线:对脊柱侧弯、骨盆倾斜、屈髋、屈膝、马蹄足、高弓足、髋内翻、髋外翻、膝内翻、膝外翻及内、外旋转等畸形应优先予以纠正。

(3)稳定关节:纠正髋、膝、踝关节的松弛、半脱位或脱位,借助动力肌移位、关节囊紧缩和多腱固定、关节成形以及踝足关节融合等方法。

(4)平衡肌力:在上述两项矫正的基础上或同期实行肌替代术以平衡肌力,改善患肢和该部关节功能。

(5)均衡肢体:下肢长度不等会影响下肢功能的正常发挥,影响躯干的稳定,步态不稳引起腰骶关节、髋、膝关节的早期退变和损伤。可供选择的手术方法有下肢延长(逐渐延长)、胫骨干骺端截骨延长、胫骨上和(或)下端骨骺牵伸延长、膝部胫骨股骨同期骨骺牵伸延长、股骨延长(一次或逐渐延长)、骨盆截骨延长术等,各有相应的手术适应证,可根据患者的具体情况采用。

4.肌腱转移原则

(1)动力肌应有Ⅳ级以上肌力,肌电图显示动作电位无明显异常。原有肌力与替代的肌力要相当。

(2)牵引腱要有足够长度和坚韧度,最好是自体腱或筋膜。人工腱,如碳素纤维等,替代实验证明效果不佳,且易感染。

(3)移位动力肌和牵引腱最宜于皮下脂肪层内的隧道穿过,不宜在肌间隙、骨间缝,避免因粘连影响移位后肌肉功能。

(4)移位肌和牵引腱至新止点间所跨越的关节,不应有屈曲挛缩或过伸畸形;如有,应同期矫正。

(5)动力肌和牵引腱移至新止点时尽可能走直线,与原肌腱走行轴的夹角尽可能要小,不应2次以上改变走向，否则会明显影响肌力。

(6)供移位动力肌宜取协同肌，无协同肌可取时可取拮抗肌。再无条件时，才取远隔动力肌。

(7)移位肌至新肌止点时，保持该肌等长状态，是发挥最好功能的长度。若牵长动力肌10%以内，仍能发挥较好功能。过度松弛、过度牵拉均不利于发挥移位肌的作用。

(8)一般情况下不宜将一块肌肉分成两部分，一半留置原位，另一半转移至新止点，易产生与原肌相拮抗的功能。但小腿三头肌，胫前肌、胸大肌、背阔肌等可一分为二，并有一定疗效。

(9)移位肌新止点，以骨孔内植入最好，其次是与骨膜和筋膜缝合固定。如将移位肌缝到瘫痪肌的肌腱上，距该腱止点越短越好，否则长期牵拉可导致所保留肌腱松弛而影响远期疗效。

(10)术后外固定时间取决于手术部位、年龄和缝合固定于何种组织。肌腱与肌腱缝合者上肢固定3～4周，下肢5～6周；肌腱植入骨内固定，无论上、下肢均需6～8周。

5.系统设计　脊髓灰质炎后遗症以其不对称、不均衡肌瘫和畸形为特点。由于畸形繁多、残余肌力大小各异，易引起手术设计失当。必须系统研究，综合设计。

(1)系统工程概念：脊髓灰质炎后遗症68%的病例需施多个手术、根据畸形的种类和特征，制订分期矫正计划，选择有针对性的手术方法。下肢治疗首要的是恢复载重力线，取得姿态平衡，恢复骨与关节的正常支撑结构，同时可重建动态平衡。借助矫形手段，将偏移太多的载重力线恢复到生理线上，并使关节面应力得到合理分布。

上肢则要稳定关节，以便各关节发挥较好作用；此后再重建动力，改善肩、肘、手部功能。躯干是四肢稳定和功能的中轴，也应一一矫治。在许多畸形同时存在的情况下，应遵循先上后下、先伸侧后屈侧，矫正载重力线为首要目标的原则，分期实施。

(2)整体观念和整体设计：在1个患者同时有多个畸形时，首先分析导致诸畸形的关键环节，找出其主要影响载重力线的畸形，然后制订矫正载重力线的一期和二期手术计划。髋部的结构异常、半脱位、屈髋挛缩、臀肌瘫痪等，是常见的一组畸形。矫治计划应当是髋松解、骨盆截骨改善头臼包容；在骨盆截骨时平均可撑开3～4cm，兼有将短缩肢体延长的作用。而臀肌功能重建若不在同期实施，可做出二期矫治计划。

单一肢体多部位畸形应尽可能1次手术完成畸形矫正，如屈髋、屈膝和马蹄足畸形同时存在，同期手术有利于患肢术后功能训练，缩短治疗期，对患者的生活和学习影响最小。这种手术设计，从患者整体利益着想，作为矫治设计的基本点，将载重力线异常，自上而下矫正。之后，再考虑其他种类畸形的矫正，如动力肌移位、肢体延长等治疗。

进行畸形矫正时，在对手术方法做出选择时若能考虑这一种手术实施后，可以兼获两种畸形的矫正，即认为这是首选手术方法。如常见压膝步态病人的矫治，除注意股四头肌瘫之外，还应对站立肌群之一的臀大肌、小腿三头肌功能状况也应考虑。因此，进行股四头肌重建时，应想到臀大肌功能是否需要重建。强调整体设计不仅要遵循手术四原则，而且要注意矫正的顺序。分期分阶段矫治，应从患者的整个利益考虑，使1次手术矫正多种畸形，以减少手术次数。

(3)双下肢畸形的处理：双下肢畸形多见，特别是严重受累者，治疗非常棘手。①一侧下肢瘫痪，但可着地行走，另侧下肢为高悬腿。多数高悬腿无矫治价值，应重点矫正可落地负重的一侧。部分有希望落地负重的高悬腿，留做最后处理。②两侧均系连枷腿者在纠正屈髋屈膝挛缩后，配戴连腰支具，扶双腋杖行走。若有条件，可实施屈髋肌和臀肌功能重建。③一侧重一侧轻的患者，若轻侧有载重力线异常，应当先予纠正，然后纠正重侧载重力线异常。第2步，对能获得较好疗效的一侧，行稳定关节和动力性功能重建术。

是否对重的一侧进行下肢延长问题，取决于该患肢在延长后能否承重和步行。如能承重或部分承重，即使配戴支具，延长下肢仍有价值，特别是需延长4cm以上时更是如此。短缩仅4cm以下，则可垫高鞋底支具，或髂骨截骨延长。

6.计划治疗　脊髓灰质炎后遗症大部为复合畸形，多数需要分期手术治疗。在临床上，往往由于手术部位的复杂情况，总体上按照“四原则”的顺序，仔细分析需要施行的所有手术结合具体情况，即在纠正力线异常时，同时实施稳定关节、肌力重建、纠正畸形和肢体延长，力求1次手术纠正多种畸形，1个部位手术矫正多项畸形并重建功能。如屈髋分解术时，完成髂骨截骨延长，同时稳定髋关节、增加头臼覆盖，必要时行人工圆韧带悬吊及关节囊紧缩。臀大、中肌功能重建也可1期完成。2

期解决屈膝挛缩和股四头肌功能重建。3 期完成小腿延长和小腿、足部畸形纠正。但由于血管、神经在 1 次伸直有过度牵张的危险，不得不在特别紧张的位置，采取术后楔形石膏分阶段撑开矫正技术。

总之，必须依据每个病例的畸形状况，在整体设计、系统工程的基础上，制订出分期矫正的安排，分期完成计划的总目标。

7.矫治的复杂性和多样性

(1)多块、多样肌肉的瘫痪、不全瘫痪参差出现，以致影响肢体、躯干、关节功能与外观畸形的多样性与复杂性。

(2)累及肢体的多节段、多肢体发病。

(3)发病年龄的不同，所造成的功能障碍的各异。

(4)年龄、部位的不同矫正时各有侧重，各有具体要求。例如 12 岁前，一般不宜做骨性手术，以软组织手术为重点；6 岁以前多数不做手术，仅对个别患儿做预防严重畸形的有限小手术。

8.矫治手术治疗的特点

(1)1 个部位有多种畸形需要矫正，如小腿外旋、外翻，同时有屈膝挛缩，这是 1 种常见的畸形。先行腘绳肌松解术还是股骨髁上截骨术，应根据屈膝的程度决定。屈膝在 30°以内，1 次股骨髁上截骨术即可矫正；当屈膝超过 30°，宜先行膝松解，2 期再行股骨髁上截骨术。由于屈膝、小腿外翻、外旋畸形中，髂胫束挛缩是重要原因。故宜在股骨外侧髁手术时，同时应将髂胫束在膝上、外侧做斜行切断，至外侧筋膜隔一并切断。若还有 2 期、3 期手术做腹肌移位术重建时，则宜将髂胫束远端在膝下切断后翻向膝前缝到髌韧带上，以备 2 期应用。与此同时，根据病人情况、畸形特点和手术熟练程度，决定是否 1 次做胫骨、腓骨上端截骨，矫正膝外翻和小腿外旋畸形。

(2)载重力线畸形矫正截骨的同时，动力性功能重建可同期进行，特别在足部尤为常见。

一般认为肌腱移位不宜与截骨术同时施行。而足踝部，由于移位肌的腱性部位低，骨性手术后最可能出现的粘连部位在足部，该部十分接近移位后新止点，即使粘连，对功能影响也较小。

(3)常采用肌腱移位手术重建功能，动力肌可能是功能相近的邻肌，也可是拮抗肌。当二者都缺乏有效的肌力可利用时，远隔部位的动力肌，如腹直肌、腹外斜肌可利用来矫正屈髋和伸小腿功能；背阔肌髂腰肌、骶棘肌等，可用来重建臀肌功能等；均有较好疗效。

(4)截骨术常作为矫正载重力线不正的手段，软组织矫正手术可作为补充。

(5)1 个部位多种畸形，1 个肢体多种畸形混同存在。只要有助于功能康复，要求 1 次手术，矫正多种畸形，常需施行 2 种乃至 3 种以上手术。

(6)常需多期手术矫正。由多个部位或多肢体肌瘫和力线不正，考虑功能康复配合关系，并非 1 次可以完成，而必须按部位分期多次手术矫正。

(7)1 个部位的某种畸形，常有多种手术方法。术者应根据患者的实际状况即残余肌力与畸形等特点，选择最适于患者情况的手术方法，争取较好疗效。

(8)术者必须具备良好的解剖学知识和生物力学知识，全面考虑手术的整体设计，制定完整的治疗方案，灵活运用于临床，而不失矫形学原则。

9.康复训练　是治疗方案中重要的一环。如何调动病人的积极性，参与积极面正确的康复训练对患者的预后作用很大。术前、术后康复训练至关重要。

(1)树立信心：帮助病人树立战胜疾病的信心，并学会正确康复方法。此外，锻炼要持之以恒，循序渐进，劳逸结合，注重效果。

(2)手术前康复训练：术前康复训练的目标是为了使功能障碍部位重新获得代偿功能或肢体的正常功能。对不准备手术的关节和肌肉，进行康复训练，可减少手术后肌肉运动减少而萎缩及防止关节僵直。对准备手术的关节和肌肉进行术前康复训练：①要求动力肌发育良好，使肌肉更加发达有力，减少术后功能训练的难度；②教会病人正确进行移位后动力肌的训练方法，以期更快地适应运用移位肌的代偿功能；③对关节进行适应性训练；④按肌移位或截骨矫形术后的方式进行肌肉练习，减少肌肉的萎缩。

(3)手术后康复训练：术后石膏型内的康复训练，可在术后第 2 天开始，对主要手术部位进行肌肉等长性、有限肌力范围的功能训练。对石膏型以外的关节、肌肉，进行适当多体位(如卧位、坐位或站立位)训练，一般在拆除外固定后，均能获得良好的疗效。

(4)外固定拆除后的康复训练：外固定拆除后，移位的肌腱和截骨部愈合基本完成，但愈合还不坚实，宜在有限范围内，不加阻抗地进行定量功能训练。经 3 周练习，学会怎样用力，怎样以移位肌为动力，重新获得替代肌的效应及运动方式，并与协同肌相协调，与拮抗肌有节奏地运动，以消除术后不协调运动。此后宜在正常功能要求下，练习蹲、站，走等精细的运动，并指出其现有功能运动中的不足，改进其运动方式，力求达到正常或接近运动功能。

康复训练关键在术后 3 个月内，教会患者正确运用移位肌做跨越关节的运动，积极进行抗张训练和耐力训练等功能锻炼。出院前为每位患者制定具体的康复训练计划，并教会患者如何康复锻炼。

二、脑性瘫痪

脑性瘫痪（简称脑瘫，cerebral palsy）是儿科常见疾病之一。1862 年 William Little 首先描述了一组儿童患者因难产所引起的症状。脑瘫患者临床表现非常复杂，准确定义脑瘫十分困难。顾名思义，脑瘫是因脑组织病损引起的以肢体瘫痪为主要表现的一组综合征。儿童脑性瘫痪有其特殊性，表现在：脑组织病损发生在患儿出生前或出生后早期；病变部位在脑组织，发育未成熟的脑组织因缺血缺氧、外伤或中毒等因素受到损伤；以肢体运动功能障碍为主要临床表现；脑组织损伤为静止性，不会进行性加重或自行修复；初期周围神经及肌组织在结构上没有异常，姿势异常和关节挛缩为继发性改变；由于病变部位、范围及程度不同，临床表现复杂多样，部分患者合并有精神智力发育异常、语言听力异常、癫痫等。

脑性瘫痪（cerebral palsy）一词由 S. Freud 在 1893 年首先命名，并被广泛接受。静止性脑病（static encephalopathy）一词较准确地反映了该疾病的某些特征，也被一些作者使用。

【发病率】　欧美文献报道的发病率在 2.4/‰～2.7/‰，出生时窒息不再是脑瘫的常见原因，分娩前脑组织损伤被认为是主要原因（其中 50%的患儿有早产）。另外，50%的患儿有低出生体重常常不到 1.5kg。只有 5%的患儿是由于产后因素造成的。我国部分地区统计报道的发生率在 1.2/‰～3.5/‰。根据笔者统计的一组脑瘫病例，早产占 56.4%，难产和出生时窒息占 16.7%。这与欧美统计资料接近。

不同国家和地区对出生后脑瘫发生时间的定义不同，可能影响到发病率的统计。我国将出生后 1 个月内发生的脑组织损伤定义为脑瘫，而欧美有些国家将生后 1～2 年内发生的脑组织损伤也定义为脑瘫。

【病因】　发病原因可能是产前（怀孕期内），分娩过程中，产后的各种因素之一或者是两种以上原因。有些因素可发生在不同阶段，有时病因很难察觉。一般认为，脑瘫的常见原因是缺氧造成的。据一组城市调查统计资料表明：68%的脑瘫有缺氧因素。新资料表明，我国每年 11.3 万新生儿死于窒息，31 万新生儿因缺氧而致残，其中早产占 32%，分娩损伤占 7%，先天性缺陷占 9%，临床上总结为早产，难产、窒息和黄疸为主要病史特点。

1. *产前因素*

（1）脑发育畸形。

（2）怀孕期间，胎儿在宫内感染。

（3）母体的代谢性疾患，循环障碍及药物等导致胎儿的发育不全和脑积水。

（4）母体的出血性体质使胎儿脑出血。

（5）母体在受到放射线照射时使胎儿的细胞发育不全，长期照射更为有害。

（6）新生儿溶血性贫血。

2. *分娩因素*

（1）早产时，胎儿的脑组织尚未发育完全。

（2）分娩中严重窒息，如脐带绕颈、难产等。

（3）分枕过程不适当应用器械助产，导致神经系统损伤。

（4）胎位不正，使胎盘供血不良等。

3. *产后因素*　主要是外伤和疾病，如脑及血管外伤，各种原因的脑部感染等。病毒性脑炎，脑膜炎，脑外伤及高胆红素血症引起的核黄疸等疾病。核黄疸又称胆红素脑病，属于病理性黄疸，主要发病因素如下。

（1）感染性疾病，如新生儿肝炎（多为宫内感染）、新生儿败血症。

（2）非感染性疾病，如新生儿溶血、胆道闭锁。

（3）遗传性疾病，如红细胞丙酮酸激酶缺陷病、球形红细胞增多症、半乳糖血症及药物性黄疸（维生素 K_3、维生素 K_4、新生霉素等），更多见于低出生体重儿。

【病理生理】　因缺氧，缺血或中毒造成脑部神经细胞变性、坏死和纤维化。肉眼可见大脑皮质萎缩，脑沟增宽，脑回变窄，脑室扩大。镜下可见神经细胞数量减少。脑组织受累范围和部位的不同，临床表现也不同。

1. 脑皮质（锥体系）损伤　脑皮质损伤后上运动神经元失去对下运动神经元的抑制，下运动神经元在周围感觉神经信号的刺激下持续兴奋，引起痉挛性脑瘫。损害部位及范围不同，受累肢体也不同。如位于两大脑半球之间的顶部损伤使双小腿受累。如果损伤部位较前者深，双前臂也受累。如果损伤局限于一侧皮质，将使另一侧肢体受累。

2. 锥体外系损伤　锥体外系是运动系统的重要组成部分。主要组成部分是基底神经节。脑基底损伤通常导致运动障碍或运动失调，临床上最常见为手足徐动型脑瘫，也可出现舞蹈症和肌张力失调的表现。研究发现尾状核和壳核破坏会产生不自主的舞蹈样动作。尾状核头部变性萎缩时会出现舞蹈症。壳核的病变与不自主的手足徐动有关，肝豆状核变性导致扭转性痉挛，也与舞蹈症有关。这些表现是因为肌张力的不同所引起，手足徐动症的运动比舞蹈症慢，但肌张力较高；在肌张力失调时，受累肌的肌张力增高明显，其肌张力超过肌的运动，从而出现运动失常。大脑基底或中脑的损伤通常使全身运动受累。当面部肌受累时，将出现怪脸、流涎和讲话困难，很容易误认为智力低下。许多手足徐动症的病人因肌张力增加，容易误诊为痉挛型脑瘫。通过反复快速地被动牵伸和屈曲肌肉可将其肌张力消除，但痉挛型脑瘫则不可能使肌张力降低。

高胆红素血症时，胆红素通过血脑屏障，损害中枢神经系统，形成核黄疸。患者的脑基底核、海马、视丘下核、齿状核等被感染成亮黄或深黄色。镜下观察上述部位的神经细胞和小胶质细胞不同程度变性，大量神经元丢失、神经胶质细胞增生。胆红素脑病容易造成死亡，幸存者大部分出现手足徐动症等椎体外系受损症状，常伴有不同程度的智力减退。

3. 广泛性脑损伤　因脑组织损伤广泛，受累肌肉为全身性，常表现为肢体僵硬。其特点为肌肉失去弹性，关节不能进行自主伸屈活动。

4. 小脑损伤　主要是肌肉运动功能失调，临床上表现为共济失调，即平衡感觉和位置感觉丧失。当病人长大后，通过生活经验的积累，共济失调将逐渐好转。

5. 混合型损伤　脑组织受累超过1个部位，但通常不是广泛性损伤。如中脑的损伤可引起手足徐动症，而伴有脑皮质损伤则引起痉挛。这一类型在临床上因合并痉挛，将出现平衡和准确反应丧失。

6. 周围神经及肌肉的病理改变　脑性瘫痪患儿周围神经的病变系上运动神经元损伤后下神经元的继发病变，为一慢性受累过程。患儿脑部病变为非进行性，但周围神经及肌肉的病变则伴随其成长发育而存在，其主要病理形态学为周围神经末梢广泛脱髓鞘改变，束内神经纤维数量减少，严重者神经纤维可坏死，且无神经元的修复与再生。肌肉病变广泛，以萎缩为主。病程长达数年的患者，1个神经运动单位中受累的肌纤维萎缩并不同步，无肌纤维的代偿肥大与再生。儿童处于生长发育期，痉挛和挛缩的肌肉不能与骨骼的同步生长，促使畸形逐渐加重。肌内微血管病变广泛，可导致靶组织存在不同程度的供血障碍，进一步恶化了其代谢和功能。

解剖学、生理学研究表明，肌肉的肌腱内含有肌梭、腱器官，肌梭囊内含有6～12根肌纤维，称为梭内肌纤维，而囊外的一般肌纤维就称为梭外肌纤维。两者并行排列呈并联关系。梭内肌纤维的收缩成分位于纤维的两端，两感受装置位于其中间部，两者呈串联关系。肌梭的传入神经支配有两类，Ⅰ类传人纤维直径较粗（12～20/μm），Ⅱ类传人纤维直径较细（4～12/μm）。中枢神经系统有运动传出神经支配梭外肌纤维和梭内肌纤维，前者称为Ⅰa传出纤维（直径12～20μm），后者称为γ传出纤维（直径2～6μm），当γ传出纤维的活动加强时，梭内肌纤维收缩，可提高梭内感受装置的敏感性，因此γ传出神经元支配，使其产生紧张性收缩，梭内肌纤维的紧张性收缩通过γ传入神经元传入脊髓，兴奋支配同一肌肉的a神经元，其结果是该肌肉的紧张性增高。

在脑动物实验中，切断脊神经后根可以观察到痉挛解除，是为γ——僵直，之后再破坏小脑前叶，僵直复又出现，是为α——僵直，因此此时γ——反射环路已被阻断，切断第8对脑神经，阻断内耳前庭器官的传入冲动，则α——僵直又解除。在脑瘫的患者，一般认为以上两种僵直同时存在。

肌张力增高和痉挛是牵张反射过强的一种表现，其感受器都是肌梭。肌梭是感受机械牵拉刺激的特殊装置。肌梭的传入纤维有两类。

（1）快传纤维，直径较粗，属于Ⅰa类纤维。Ⅰa纤维进入脊髓后直接与支配本肌肉或协同肌的神经元发生兴奋性突触联系。

（2）慢传纤维，直径较细。属于Ⅱ类纤维，一般认为与本体感觉无关。脊髓前角的γ-运动神经元发出的纤维支配梭内肌纤维，调节梭内肌的长度，使感受器经常处于敏感状态。这种γ-运动神经元的活动，通过肌梭传入联系，引起α神经元活动和肌肉收缩的反向过程，称为γ-环路。

此外，根据临床所见，部分病例在腰段SPR术后，原有的斜视、流涎、语言能力等较术前有好转，还有部分病例术后上肢肌张力较术前降低，并且手与上肢的功能也有所改善，这种现象单纯以γ-环路理论已不能很好地进行解释。有研究表明，上传至大脑皮质的神经冲动在术后较术前有所减慢，进而减少向a神经元发出的兴奋性冲动，最终结果是肌张力下降。为此，徐林等提出"外周-皮质-外周"的大环路理论，认为γ-环路理论与"外周-皮质-外周"的大环路理论相结合，应当是对痉挛性脑瘫发病机制的较好解释，但仍有待于进一步深入研究。

在脑性瘫痪的患者，大脑的损伤致脑干网状结构抑制区的活性相对减弱，从而使自中枢神经系统发出的Ⅰa传纤维的活性增高，前者直接导致肌紧张加强面出现僵直，即a僵直；后者通过梭内肌收缩增强梭内感受器的敏感性，而使传入冲动增多，转而使脊髓。运动神经元的兴奋性增强，从而导致肌紧张加强面出现僵直，即γ僵直。在头面部肌张力的增高可引起眼肌、舌肌、喉咽部肌的痉挛，出现斜视、流涎、口齿不清等症状；四肢肌张力的增高导致双手精细动作不能完成、行走姿态异常，严重者生活不能自理，无法独自站立。在胃肠道常见的表现有胃-肠道反流、胃-十二指肠反流等，从而严重影响患儿营养的摄取，导致各方面发育迟缓。

【分型及特征】

1.按照运动失调性质分型

(1)痉挛型(spastic)：是脑皮质或锥体系受损害的结果，引起肢体肌肉张力升高，牵张反射亢进，且呈速度依赖型。被动屈伸关节的速度越快，肌张力增加越快，髌阵挛及踝阵挛阳性，病理反射阳性。约占脑瘫的65%，适合手术治疗。常表现肌张力过强，即痉挛。肢体痉挛的特点是：①肢体的灵活性下降，关节僵硬；②肌力不能充分发挥，肌力差；③肌腱反向亢进；④肌肉被牵拉伸展时出现强烈的阻力；⑤常出现过强的屈肌反射。痉挛肌肉是主动肌和拮抗肌同时过强收缩，或者肌张力高的拮抗肌抑制主动肌发挥功能。

(2)手足徐动型(athetosis)：脑基底区损伤通常导致运动障碍或运动失调，表现为难以用意志控制的不自主运动。当进行有意识、有目的的运动时，不自主、不协调的无效运动增加。患者四肢和躯干肌张力强度和性质不断发生变化，从而产生不自主运动，部分患者表现为难以控制的四肢、躯干和颈部自发扭转。面部肌出现不规则的局部收缩，呈现"龇牙咧嘴""挤眉弄眼"等怪异表情。生理反射引不出或反射正常，踝阵挛、髌阵挛及Babinski征阴性。睡眠时症状可以减轻或消失。该型占20%～25%，一般认为不适合手术治疗。近年笔者开展颈动脉鞘交感神经网剥离术，有一定效果。该型可以分为四个亚型。

①紧张性(tension)。胆红素血症引起核黄疸，肌张力增高，但腱反射不亢进，没有阵挛和其他痉挛性体征。肌张力可以形象地认为是"抖出来的"。

②非紧张性(non-tension)。出现非自主性的、持续缓慢的扭曲动作，肌张力不高。常累及所有肢体、颈部和躯干。

③肌张力障碍型(dystonia)。患者出现持续性不自主的运动。患者本意是要达到某种目的，但是事与愿违。患者不断尝试去达到目的，动作幅度大，无法控制。肌张力较低，不能保持身体稳定。患者清醒时产生持续的躯干摇摆，可能伤及自己和护理人员。

④震颤型(tremor)。在所有的脑瘫类型中肌张力最强，但是无痉挛体征，无阵挛和反射亢进，肌肉僵硬，表现为铅管样或齿轮样僵硬。贸然对该型患者进行肌肉松解或神经切断术有可能因过度降低协同肌的张力而使拮抗肌将僵硬的肢体拉向相反的方向，产生相反的畸形。

(3)共济失调型(ataxia)：主要是小脑损害引起，除此之外，可有锥体系，锥体外系，深部感觉系统的重复病变。特点是不能持续性姿势控制，运动协调障碍。姿势和平衡感丧失，交替运动不能，衡量距离、速度或运动的能力丧失，肌肉本体感觉、关节的位置觉丧失，肌张力下降，易疲劳。可伴有距离测定障碍，眼球和肢体震颤，可能有智力低下等。在婴幼儿发育初期平衡失调并不明显，随着发育，这种失调日趋明显，表现为摇摆步态，四肢运动不协调，上肢常有意向性震颤，指鼻不稳，肌张力可能低下。患者走路较晚。约占5%，不适合手术治疗。容易误诊为痉挛型四肢瘫。临床类型有单纯共济失调型，合并痉挛型和合并徐动型的两种混合型脑瘫。

(4)弛缓型(hypotonia)：肌张力低下，四肢软瘫,腱反射可引出。多见于脑瘫的早期阶段,日后多数发展成为痉挛型或手足徐动型脑瘫。

(5)僵硬型(rigidity):占 4%,病变累及广泛,病变脑损害的范围说法不一,可能是大脑皮质运动区病变为主或广泛的基底节损害造成的,一般认为由于苍白球的损害造成全身肌肉张力极度亢进,伸肌和屈肌肌张力同时增强,肢体呈僵直状态。肢体被动活动犹如铅管,缓慢运动时抵抗最大。可出现角弓反张,反射和阵挛均不易引出。生长、发育和预后均差。

(6)混合型(mixed):同时有上述 2 种或 2 种以上类型的表现,以痉挛伴随手足徐动型为多见。

(7)无法分类型(unclassified):无法归入上述类型的患者。

2. 按照肢体受累范围分型,主要适用于痉挛型脑瘫

(1)单瘫(monoplegia):单一肢体受累,多见于脑膜炎以后。

(2)偏瘫(hemiplegia):一侧上、下肢受累,上肢比下肢功能障碍明显。因大脑中动脉出血引起一侧大脑半球的中部受损所引起,感觉和运动区域均有损伤,多影响患者的精细感觉,而痛温觉一般正常。

(3)双下肢瘫(diplegia):对称性双侧下肢瘫痪为主要表现,上肢及躯干可伴有轻微症状,表现为粗运动和精细运动控制障碍。多见于低出生体重的早产儿,系脑室周围区域血流障碍引起。早产儿出生时该区域处于两个血管系统的分界区,容易出现血流障碍。该型临床多见。

(4)双重偏瘫(double hemiplegia):四肢瘫的 1 种,一侧上、下肢瘫痪重于另一侧肢体。大脑中动脉破裂引起脑室出血,可合并手足徐动型脑瘫。

(5)三肢瘫(triplegia)　三个肢体受累,约占 3.1%。真正的三肢瘫并不存在,三个肢体受累而第四个肢体不受任何影响是难以想象的。往往是第四个肢体也存在轻微的瘫痪,如精细运动控制异常。

(6)四肢瘫(quadriplegia):四肢均明显瘫痪,躯干也往往受累,头颈部活动受累轻微。多为重症患者,很少见。

(7)全身瘫(total body involvement):四肢、躯干、头颈部均出现瘫痪,不能站立、行走、坐,不能控制颈部活动。多数难以成活,很少见。

以上分型中双瘫、双重偏瘫、四肢瘫和全身瘫均涉及四个肢瘫。双瘫是两下肢重、而两上肢与躯干症状轻微者;四肢瘫和全身瘫患者四个肢体均有明显瘫痪;双重偏瘫患者左右侧瘫痪程度不对称,且上肢比下肢严重。

截瘫(paraplegia):双侧下肢因某种原因出现瘫痪称为截瘫。一般指脊髓损伤后出现的双下肢瘫痪,往往合并下肢感觉异常,截瘫平面以上运动及感觉正常。以双下肢瘫痪为主的脑瘫患者其躯干和上肢也不完全正常,临床上被称为"截瘫"的患者大部分是双侧瘫的轻症患者。故截瘫一词不适合描述脑瘫。

【临床表现】　脑性瘫痪因其脑组织受累的范围及部位不同,其临床表现差异很大。一般而言,与同龄正常儿童相比,患儿运动发育迟缓,翻身、坐起、爬行、站立等运动功能落后。患儿动作和姿势异常,如走路不稳,屈膝挛缩或剪刀样步态,动作不协调,痉挛型患儿可出现肢体屈曲状态等。大部分病人肌张力异常增高,腱反射亢进,出现踝阵挛等。少数病人出现肌张力低下,表现为肢体软弱。患儿往往有反射异常,如拥抱反射等原始反射未消失,平衡反射减弱和缺如。病理症阳性。患者往往还合并其他残疾,斜视,语言及听力障碍等。部分患者智力低下等。

脑瘫患儿出生时可不被认识或误诊,表现为运动障碍或运动迟缓,不协调和其他功能发育不全,其症状多在 2 岁前出现。除运动障碍外,可能还有精神迟滞、听觉、视觉、触觉障碍及新生儿的少睡急哭、尖叫、智力低下等。病态类型和肢体障碍的部位分类如前所述。

肌张力的评定一般采用 Ashworth 五级法。检查时对患肢进行全范围的被动活动。肌张力分级如下。

0 级:肌张力正常。

Ⅰ级:肌张力轻度增加。关节活动基本不受限制。

Ⅱ级:肌张力明显增加,关节活动受限制。

Ⅲ级:肌张力升高严重,被动活动困难。

Ⅳ级:肢体强直,关节僵硬,被动活动不能进行。

脑发育障碍与脑瘫症状:患儿处于不同的发育时期具有不同的表现。新生儿神经系统中大脑半球的功能尚未发育完成,大脑皮质的运动中枢和锥体系的功能联系尚未发育完成,大脑皮质的运动中枢和锥体系的功能联系尚未完善。从结构和机制

上来说，在此阶段上位高级中枢缺乏对下位初级中枢如脊髓节段的控制力。因此，新生儿神经系统是受皮质下中枢控制的，也就是说运动协调性和相互制约机制还不充分。这个时期所看到的运动仅仅是以原始反射为主的不随意运动。在新生儿后期，是皮质下中枢支配向皮质中枢过渡时期，可以观察到开始出现大脑皮质的抑制作用，先前的原始反射逐渐消失，出现了随意运动。大脑质间逐渐形成；髓鞘是在3个月以后，从那时起随意运动发育提高，是新生儿到幼儿期神经功能质的变化，所以脑瘫患儿在各个发育阶段表现就有不同。同时考虑到，不同的脑损害部位也可能出现不同的临床表现。以下列举各个时期的主要症状。

1. 新生儿期症状

(1)肌紧张减弱。

(2)原始反射消失或减弱。

(3)自主运动减弱。

(4)哭声异常。

(5)哺乳力低下。

(6)异常的姿势和体位。

(7)痉挛。

(8)视觉或听觉异常。

2. 婴儿期前3个月症状

(1)手紧握拳。

(2)姿势不对称。

(3)自发运动减少。

(4)缺乏感受性、呆滞。

(5)角弓反张。双下肢伸直交叉。

(6)易受刺激、易惊。

3. 婴儿期后3个月症状

(1)不能抬头。

(2)无理由持续角弓反张。

(3)下肢伸直交叉，髋关节伸直内收，足跖屈。

(4)运动形式同一化，即由原始反射造成的同一姿势。

(5)四肢运动不活跃。

(6)常握拳。

(7)明显的易惊反应。

4. 幼儿期症状

(1)出现伸张反射。

(2)腱反射亢进，病理反射出现。

(3)下肢的内收+内旋即剪刀状。

(4)髓关节屈曲，踝关节跖屈。

(5)手足徐动。

(6)一般来说，痉挛型侵犯下肢、手足徐动型侵犯上肢。

(7)光、音类感觉刺激敏感。

(8)姿势异常。

【诊断】 由于幼年患儿多数不能够配合检查，有时没有明确的脑损害病史，早期诊断有一定困难。早期诊断对早期治疗意义重大。早期临床表现护理喂养困难，吸吮、吞咽不协调；过分安静或极易激惹，易惊、紧张不自主摇头，肢体颤抖，不易入睡；智力发育落后，不会笑、不认人，头、手、眼运动不协调；3个月以内的小儿出现反复惊厥，用钙剂及维生素D治疗无效；运动发育明显落后或停滞。

1. 主要体征

(1)有明显的左、右肢体和运动不对称，关节屈曲畸形，尖足行走，剪刀步态等。

(2)手运动不协调，不能完成精细动作。

(3)不能从仰卧位转向侧卧位。

(4)姿势怪异，呈角弓反张状或舞蹈样姿势。

(5)运动减少、不协调，可出现吐舌、张口、流涎等怪异表情。

(6)功能障碍的肢体僵硬紧张，哭闹或受刺激时加剧，安静入睡时过度松弛。

(7)原始反射(如握持反射、吸吮反射等)消失延迟。

(8)肌张力增高，肌收缩不协调。也有的表现为肌松弛，肌张力明显低下等。

2. 辅助检查证实脑部静止性病变　脑部CT显示脑室周围白质软化、容量减少，脑室扩大变形，脑外间隙增宽，脑萎缩等。MRI表现为脑室周围白质变薄，脑室扩大，脑白质内梗死、脑萎缩，先天性脑畸形等。

婴幼儿早期出现上述情况，应该请小儿神经内科专家会诊，进一步检查，明确诊断。婴幼儿后期症状、体征明显，可以明确诊断。仔细的临床检查和观察能够确定脑瘫的分型。对治疗方案的制定十分重要。

【鉴别诊断】 脑性瘫痪需要与以下疾病鉴别。

1. 儿麻后遗症　此病为脊髓灰质炎病毒侵及脊髓引起的运动障碍，主要有发热病史，出现软瘫，感觉无障碍，与脑瘫易鉴别。

2. 脑积水　为进行性病变，头部大小与身体不成比例，囟门扩大，颅缝增宽，伴有颅内压增高症状。智力发育落后，影像学检查有助于诊断。

3. 中枢神经系统感染性疾病　各种病毒、细菌、真菌及寄生虫等致病菌微生物感染引起的脑炎、脑膜炎(新生儿期除外)较为常见,包括病毒感染引起的急性小脑共济失调。可发生于任何年龄,起病较急,可出现各种神经症状,症状呈进行性。如能及时诊断,及时治疗后一般无运动功能障碍。但重症疾病或治疗不及时者,可遗留不同程度的中枢神经系统受损的症状及体征,这时应冠以某疾病的后遗症。其后遗症的治疗可参照脑瘫后遗症治疗。

4. 臂丛神经损伤　臂丛神经损伤是常见的分娩损伤,出现迟缓性瘫痪。多有难产、产伤病史,多为一侧性的,偶有两侧性的。新生儿开始看不见肢体活动,属于下位神经元性的瘫痪,肱二头肌、肱三头肌反射阴性。需与肌张力低下型脑瘫相鉴别。肌张力低下型脑瘫多发生在婴儿早期,呈全身性肌张力低下,很少发生在1个肢体,而且随着年龄的增长逐渐增高,过渡为痉挛型或手足徐动型脑瘫。

5. 家族性痉挛性瘫痪　又称遗传性痉挛性瘫痪,呈常染色体显性或隐性遗传,也可为性连隐性遗传。患儿学走路较晚,两下肢无力,僵硬,肌张力增高,呈剪刀步态。下肢腱反射亢进,锥体束征阳性。病情发展严重时双上肢也可受累,病人出现吞咽困难、失语与言语障碍。有家族史。

【治疗】 脑性瘫痪的治疗是多方面的,应首先对患儿进行必要的功能评定,制订出恰当的治疗方案。脑瘫患者的肢体运动功能障碍需要接受长期的综合治疗,原则是早期诊断,早期治疗;康复训练应该持之以恒,有助于减轻患儿症状,防止关节挛缩和骨骼变形;适当时机选择合适的手术方式进行干预会获得良好的效果;必要时辅助以支具治疗;多学科协作有助于改善患者的生活质量。

一般来说,痉挛型脑瘫适合手术治疗,原则是解除过高的肌张力和痉挛,预防与矫正各种畸形,改善异常的姿势和运动能力,以获得最大的功能恢复。早期运动功能的训练、智力与语言的训练和畸形的预防一样重要,适当时机进行手术治疗能够明显改善患者的关节畸形,为非手术治疗创造有利条件,能够明显缩短康复训练所花费的时间。手术治疗和康复训练相互结合才能获得满意的结果。

1. 康复训练　脑瘫的康复训练包括智力训练、语言训练、运动功能训练和生活自理能力训练等。患儿的智力条件好,能够主动配合康复训练,效果也好。康复训练要持之以恒。

(1)作业疗法(occupational therapy, OT):主要针对上肢功能障碍。训练内容为肩、肘、腕的控制以及手指的各种精细动作和协调性。主要是针对患儿功能障碍特点设计一些合适的生活自理能力训练和手工作业训练。对于年龄大的脑瘫患者还应进行更复杂的训练,除训练生活自理能力外,还应训练其适应将来工作与学习的训练内容,应以训练动作的准确性和协调性为主。

(2)运动疗法(physical therapy, PT):应用物理因子治病的方法称为物理疗法,即一般意义上的理疗。脑瘫患者的物理疗法指主要针对下肢功能障碍的康复训练。包括关节主动活动、被动肌肉牵拉训练和翻身训练,坐姿训练、爬行训练、站立训练、步行训练等。

2. 药物治疗　脑瘫的药物治疗目前效果较为肯定的有以下几种。

(1)脑活素(cerebrolysin):在缺血性脑病发生的早期使用。脑活素是由动物脑蛋白水解、提取、精制而成的由24种器官特异性氨基酸组成的混合性溶液,氨基酸占85%,其余15%为低分子肽的复合物。为严重损伤的神经元提供修复过程的必须材料,促进神经细胞蛋白合成,改善脑代谢功能的药物。

(2)巴氯芬(baclofen,又名氯苯氨丁酸):巴氯芬鞘内注射或皮下埋泵持续泵入,能够抑制脊髓上行性神经元的兴奋性递质(谷氨酸,天门冬氨酸等)的释放,从而降低 α 运动神经元的兴奋性,缓解肌张力异常。1次埋泵可保持5年的疗效。文献报道有效率为90%。泵入的方法避免了反复注射的麻烦,优点是用药少,疗效好,不良反应少,但是费用较高。

(3)肉毒杆菌-A素(botulinum-A toxin, BAT-A)　是肉毒杆菌产生的一种神经毒素,能够干扰胆碱能神经末梢突触前乙酰胆碱的释放,阻断神经对肌肉的控制,缓解肌痉挛。并不破坏神经末梢和肌肉的结构。神经肌肉接头部位新的突触形成以后神经支配功能恢复。肌肉张力的缓解在上肢可以持续4～6个月,下肢6～8个月。因此需要定期反复肌内局部注射才能维持疗效。在局部麻醉下进行肌内注射操作,必要时给予镇静。多个部位需要注射或需要同时进行肌电图(特别是上肢细小肌肉)检查辅助定位时可以给予全麻。一般没有明显不良反应,主要是注射部位疼痛和肌力明显无力。

该方法适合仅2～3块肌痉挛为主,关节有动态畸形,没有固定挛缩的患者。该治疗的目的是延迟手术介入的时机，便于术前肌牵拉训练的进行。剂量过大时会出现肌麻痹。由于总剂量有限制，不适合多个部位有畸形的患者。

肉毒素注射的适应证也在不断发展，目前主要适合动态性肌挛缩且受累肌群较少（少于4个）的患儿。适合注射的下肢肌群包括腓肠肌、腘绳肌、内收肌和胫后肌。上肢注射部位包括肱二头肌、尺侧屈腕肌、旋前圆肌和拇收肌。

最大剂量12U/kg，或不超过400U/次。体积大的肉每次3～6U/ kg，体积小的肌肉每次1～2U/kg。单个部位1次注射不要超过50U。3个月以后可以考虑再次注射。

3. 矫形手术　矫形手术是矫正畸形、恢复运动功能、改善患者生活能力的重要手段。矫形手术与康复训练密切结合才能达到满意的效果。脑瘫的手术多以能独立步行为前提，或者为改善患者的生活质量，如便于护理、能够穿正常鞋等施行手术矫治。医师和家长对手术的目的和预期效果很可能有不同的理解，手术前必须反复讨论，明确主要畸形部位和手术目的，选择合理的手术方法。对预期达到的结果和康复训练计划必须详细解释，最好手术前开始指导家属对患者进行相关的康复训练。这一点非常重要，无论如何强调都不过分。

矫形手术适用于痉挛型脑瘫患者，主要目的是改善肢体运动功能。主要方法是传统软组织松解、肌腱延长、转位和神经肌支切断的方法。多个部位畸形需手术矫治时，要有计划地进行。目前倾向于1次麻醉下纠正尽可能多的问题。

一般认为脑瘫患儿5岁前不需进行手术治疗，因为这个时期如果采取训练疗法进行积极的治疗，多数病人可以获得较好的效果而免于手术。如果经过系统的训练治疗无效或者没有系统康复治疗发生关节挛缩时，则可在5岁以后进行，多选择学龄前或学龄期进行手术治疗。过早手术容易复发。有髋内收肌挛缩的患者有发生髋脱位的倾向，早期（2～3岁）经皮行内收肌腱切断术能够预防髋臼发育不良，改善步态不稳，效果较好。上肢手术适合的年龄多在12～13岁之后。我们认为手术时期的选择不要机械理解，只要对患儿有利就可以进行，术后配合训练效果更好。手术后畸形复发，可以再次手术纠正。

矫形手术的目的是改善肢体功能和异常姿势。对上肢而言，重点在于发挥或重建手的功能。对下肢而言，主要是恢复站立的姿势及改善步态。儿童在生长期，痉挛和挛缩的肌肉发育落后于骨骼的生长，肢体畸形逐渐加重。早期做肌腱转移术要慎重，术后复发的机会多，又容易形成过度矫正的弊病，所以肌腱转移术的年龄应适当推迟。肌腱与软组织手术一般在6岁以后进行。要求患儿精神状态和智力良好，术后能接受康复训练。骨与关节的矫形手术，可以适当地延长到生长停止，即12～13岁后较合适。髋脱位的治疗，越早越好。

脑瘫矫形手术的种类有肌腱手术、骨与关节手术、神经肌支切断术等3大类型，其中最常用的手术为肌腱手术，占全部手术病人的2/3，手术效果与患儿的运动功能发育有明显的关系。如果患儿的运动功能发育得比较好，手术效果也比较好。如果患儿肢体功能障碍明显，肌力差，术后必须进行长期康复训练。否则运动功能恢复慢，畸形容易复发。

脑瘫矫形手术的效果，与术后能否配合进行适当的辅助治疗和充分的康复训练有密切关系。手术后配合进行石膏固定，保持关节的正常位置。佩戴支具有助于纠正动态畸形。支具一般在没有固定畸形的患者或手术矫形完成拆除石膏以后使用。术后不要过早拆除石膏或支具，否则影响手术效果。对出院的患儿更应强调这点，要求家长一定配合，才能达到预期效果。

（1）上肢矫形手术：脑瘫上肢畸形包括肩内收、内旋、肘屈曲、前臂旋前、腕掌屈及尺偏、拇内收、掌指关节屈曲或过伸等。一般来讲，上肢矫形手术的目的主要是恢复手的运动功能与精细操作，恢复随意运动能力。

①尺侧屈腕肌转移（Green法）术：腕关节屈曲畸形常常合并前臂旋前挛缩，可以行尺侧屈腕肌转移。将尺侧屈腕肌转移固定在桡侧伸腕长或短肌腱上，消除腕关节屈曲和尺偏畸形。也有的作者采用肌腱切断术，切断桡侧屈腕肌与掌长肌，然后行腕关节固定术。手指在伸腕位活动较好时，可融合腕关节于轻度背屈功能位。

②脑瘫患者拇指畸形有四种类型。

单纯第一掌骨内收挛缩：第一掌骨内收伴内收拇肌和第一背侧骨间肌痉挛或挛缩，拇指虎口皮肤有不同程度挛缩。

单纯第一掌骨内收挛缩和掌指关节屈曲挛缩畸形：除第一型畸形外还有拇指、掌指关节固定性屈曲，是由于拇屈短肌痉挛和挛缩所致。指间关节活动尚可。

第一掌骨内收挛缩伴掌指关节过伸或不稳定：

拇长屈肌无痉挛，而拇长伸肌和拇短伸肌作用于掌指关节的代偿作用所引起。

第一掌骨内收伴掌指和指间关节屈曲：该型最严重，是由于拇长屈肌痉挛伴有手内在肌痉挛和挛缩引起。当手指屈肌紧张时，可加剧畸形。严重影响手的功能。治疗的主要目的在于恢复拇指对掌位，改善手的持、握、捏、夹功能。治疗上主要针对畸形特点进行内收拇肌切断和其他相应的肌肉松解，将拇指腕掌关节融合固定在功能位。

③前臂屈指和屈腕肌群分段延长术。掌指关节和指间关节屈曲畸形保守治疗无效时可以行前臂屈指和屈腕肌群分段延长术，在尺侧屈腕肌、桡侧屈腕肌、掌长肌、屈指肌群、屈拇长肌和旋前圆肌等挛缩肌肉做1～2处筋膜切断，伸腕伸指使肌肉得到延长。术中注意保护血管神经。

④前臂旋前挛缩往往合并有屈腕畸形，严重者有桡骨小头脱位。颈段选择性脊神经后根切断术(SPR)能够有效减轻肌痉挛，有肌挛缩的患者还需要松解旋前圆肌和前臂屈指屈腕肌，或将此肌转移至前臂背侧，使之成为起旋后作用的肌肉。同时将尺侧腕屈肌转移至背侧使之成为伸腕肌。

⑤肘关节屈曲畸形是由于肱二头肌、肱肌挛缩，及肱三头肌肌力减弱所致，也可因前臂肌力不平衡所致。一般不需要手术处理。畸形严重时，可做肱二头肌延长术。

(2)下肢矫形手术：脑瘫最常见的畸形是马蹄内翻足、髋关节内收、内旋、屈曲及膝关节屈曲等。

①踝足部畸形。踝足部畸形包括马蹄足、内翻足、外翻足、高弓足、仰趾畸形、爪形足等一种或两种以上的畸形。其中马蹄足是最常见的脑瘫肢体畸形。除足下垂外，痉挛型脑瘫患者多合并足内翻。矫正马蹄足的手术一般在学龄期前后进行，要结合患者的情况灵活决定。

跟腱延长术：保守治疗无效的尖足行走患者要及时行跟腱延长术。一般经皮滑动延长即可，操作简单，效果满意。需要注意的是如果合并有足跟内翻，上、下两个跟腱切断处位于内侧，使跟腱附着点外移。如果合并有足跟外翻，上、下两个跟腱切断处位于外侧，在其中间做一内侧切断，使跟腱附着点内移。该手术可以在门诊进行，有逐渐流行的趋势。马蹄足畸形复发者肌腱结构已经改变，不适合前述方法，需要切开皮肤后Z形延长跟腱。要避免过度延长，否则造成跟形足畸形处理起来更困难。

腓肠肌筋膜倒V形延长术(Vulpius手术)：适合腓肠肌痉挛为主的患者，即膝关节屈曲90°时足下垂可以手法纠正的患者。术中倒V字形切开腓肠肌筋膜，背伸踝关节使腓肠肌延长。

腓肠肌起始端松解术：腓肠肌挛缩时将腓肠肌起始端自股骨髁后面剥离纠正足下垂畸形。可以结合腘绳肌延长术纠正重度膝关节屈曲畸形。

胫神经肌支切断术：合并踝关节负重状态下痉挛性抽搐患者适合此手术。需要确定腓肠肌还是比目鱼肌是引起踝阵挛的主要原因。屈曲膝关节时踝阵挛消失表明系腓肠肌痉挛为主。否则，说明比目鱼肌痉挛。术中要与麻醉师配合好，正确掌握肌松剂的使用避免影响对肌肉收缩反应的观察。用镊子轻轻地夹持神经肌支，观察肌收缩反应，确定是引起踝阵挛的主要分支后切断。胫神经第一分支是纯感觉神经，不要切断。腓肠肌内侧头有三个分支，外侧头有两个分支，支配比目鱼肌的分支发出位置在腓肠肌分支的远侧。一般来说切断1～2根胫神经肌支就可以明显减轻阵挛。不要切断过多的神经分支，避免出现肌力弱和肌萎缩。一般情况下胫神经肌支切断术后不再需要延长跟腱。

胫后肌腱延长术：在胫骨内髁后切开皮肤，将胫骨后肌腱做"Z"状切开延长，矫正痉挛性内翻足。也可以行胫后肌肌内延长。往往需要同时行跟腱延长。术后石膏固定4～6周。

胫后肌腱切断术：该手术方法简单，短期看畸形纠正满意，长期随访结果一般，容易出现相反畸形。目前很少使用。

胫后肌腱前移术：将胫骨后肌腱附着处切断，然后将断端通过胫腓骨间膜转移固定在足背第2或3楔状骨上，纠正踝关节背伸无力。术后石膏固定6周。长期随访结果一般。部分原因是患者术前已经有骨骼固定性内翻畸形，单纯肌腱前移无法纠正。或者转移的肌腱太靠外侧引起外翻足。或者同时进行的跟腱延长过度造成跟行足畸形。或者转移的肌腱固定不牢靠，达不到预期的目的。

胫前肌腱部分外移术：部分患者马蹄内翻足畸形是由于胫前肌痉挛引起的。Hoffer将胫前肌肌腱劈开为两半，一半游离后通过胫腓骨前面转移固定在骰骨上，保持适当的张力，使足部保持平衡。多数患者还需要同时行跟腱延长术。术后石膏固定6周。长期随访结果满意。该方法适合胫前肌活动过度，可以手法纠正的动力性后足内翻。患者往往还有前足内收，跖骨跖屈程度较轻。Barnes和Herring主张同时行胫后肌内延长术。

胫后肌腱部分外移术:大多数痉挛型脑瘫患者马蹄内翻足畸形是由于胫后肌痉挛引起的。其肌腱在内踝后皮下突出。表现为前足内收,足跟内翻和跖骨跖屈。Kaufer利用胫后肌腱紧张的特点,将其劈开为两半,一半游离后通过跟腱前方转移固定在腓骨短肌腱上,保持适当的张力,平衡足的后部,纠正马蹄内翻足。术后石膏固定6周。手术结果满意。多数患者还需要同时行跟腱延长术。该方法有取代其他方法的趋势。

三关节融合术:延误治疗的大龄马蹄内翻足患者骨骼已经发生变形,单纯软组织矫形是不够的,往往需要进行截骨矫形。术中切除距下关节、距舟关节和跟骰关节软骨和多余骨质,纠正足部畸形。门形钉或克氏针固定,术后短腿石膏固定10～12周。一般在骨发育成熟后行三关节融合术。

外翻足:由于足部肌力不平衡引起足弓塌陷,表现为平足外翻,行走后容易疲劳,疼痛不适。首先采用踝足形支具或矫形鞋治疗。如果这些措施不成功,并且跟腱挛缩引起中跗关节畸形,则可以行跟腱延长,术后穿矫形鞋。部分患者是由于腓骨长短肌痉挛和挛缩引起,可以行腓骨肌腱延长。术后有些患者转变成内翻畸形。骨发育成熟前的患者可以行关节外距下关节融合术(Grice手术),骨发育成熟后的患者可以行三关节融合术。

关节外距下关节融合术(Grice手术):取胫骨或髂骨块,插进跗骨窦,保持足5°的外翻或中立位。一般在4～9岁进行,术后石膏固定8～10周。植骨愈合后在双拐保护下练习行走。注意术后不能过早负重,否则可能出现植骨不愈合或畸形复发。一些改良方法旨在维持距骨和跟骨的良好位置,提高骨融合比例。该手术是外翻足畸形首选手术方法。

跟骨截骨术(外侧柱延长):是外翻足畸形最常用的手术方法之一。在跗骨窦表面做切口,暴露跟骨。在跟骰关节近侧1.5cm处截骨,方向朝向前、中距下关节之间。将一楔形骨块(一般是取自髂嵴的异体骨)插入截骨间隙。一般还需要行小腿三头肌延长。有些患儿还需要行腓骨短肌肌内松解延长术。有些医师对距舟关节囊行紧缩术。该术式的优点之一是不破坏任何一个关节,因而术后关节活动度好。并发症包括移植骨块脱出和跟骰关节背侧半脱位。

②膝关节畸形。膝关节屈曲畸形,临床常见,主要是因为腘绳肌痉挛。一般要在髋内收和马蹄内翻畸形纠正后再慎重考虑。髋内收肌腱切断术常包括股薄肌松解,术后膝关节屈曲常有改善。若仍无效可行腘绳肌分段延长术。

膝反屈,由于股四头肌痉挛或股四头肌痉挛超过腘绳肌痉挛所致。也可以继发于腘绳肌延长或移位,或腓肠肌近侧头退缩造成的腓肠肌肌力减弱。马蹄内翻足患者也可以出现膝反屈。当患者努力使足跟着地时就必须使膝反屈。用短腿石膏或支具将足固定在背屈中立位,当足处于跖行位时膝关节出现反屈,表明腘绳肌肌力减弱或股四头肌痉挛。如果踝关节不能达到背屈中立位,表明马蹄足是引起膝反屈的原因,应该进行跟腱延长。股四头肌痉挛为主时可以行股四头肌松解术。继发于腘绳肌延长或移位时,适合长腿支具治疗,将膝关节锁定于20°屈曲位数月或数年,直到膝关节的站立功能恢复。

③髋关节畸形

髋内收畸形。痉挛型脑瘫患者有髋内收肌痉挛时,应该注意预防髋关节不稳定和脱位的发生。由于髋周围肌肉力量不平衡,髋关节处于屈曲、内收位置,不利于形成头臼同心,髋臼发育差,易于发生髋脱位。其发生率远远高于正常人群。另外,还影响坐便,护理困难,要及时处理。及早行内收肌腱切断术,可以经皮或经内收肌切口完成。有内收肌群紧张的患者,可以做闭孔神经前支切断术,改善剪刀步态。

髋关节半脱位或完全脱位。随着年龄的增长,脑瘫患者全身肌紧张的程度越来越强,2岁以内髋关节X线检查多在正常范围之内。由于肌肉发育落后于骨骼的发育,逐渐出现髋内收、屈曲、内旋,股骨颈的前倾角与颈干角逐渐增大,不利于形成髋关节的头臼同心,逐渐出现髋臼发育不良,甚至发生髋关节半脱位或脱位。必须及早治疗。

一岁内的患儿要定期检查髋关节的功能,并且要进行系统训练治疗。防止髋臼发育不良及髋关节脱位。必要时及早进行经皮内收肌腱切断术。如果婴幼儿因髋臼发育不良而发生髋关节半脱位或脱位时,可以视具体情况行切开复位术或Salter骨盆截骨术。学龄期后,如果可独立行走而又有髋臼发育不良时,可以做Salter骨盆截骨术或髋臼成形再造术。术后外展位石膏固定6～9个月。

对于不能独立步行或将来独立步行有可能发生困难者,也要及早进行治疗。否则,髋脱位会越来越严重,特别是一侧脱位的患者。随着年龄增大,两侧下肢长度就会有明显的差别,出现骨盆倾斜，影响到脊柱的平衡，引起脊柱侧弯等畸形。

髋关节术后要进行石膏固定，定期更换石膏，保持髋外展位至少 6～9 个月，保持头臼同心，使髋臼有足够长的时间完成塑形。

(3)脊柱畸形：脑瘫脊柱侧弯和后突畸形多见于四肢瘫和全身瘫患者。发生率在 20%～25%。由于躯干肌肉失去协调平衡能力，逐渐出现脊柱侧弯和后突畸形。Cobb 角＜50°者可以行支具治疗，Cobb 角＞50°者脊柱畸形会逐渐加重，适合采取后路节段性器械矫形、脊柱融合术。两侧下肢长短差别过大时，要及时治疗，否则可引起骨盆倾斜和脊柱侧弯。肌肉力量差的患者还要对骨盆进行固定才能维持躯干的平衡。

4. 选择性脊神经后根切断术(selective posterior/dorsal rhizotomy，简称 SPR)　1978 年，Fasano 等首先采用电刺激法进行选择性脊神经后根切断术(SPR)治疗痉挛型脑瘫，收到了明显的效果。该技术通过消除肌肉的传入冲动减轻肌痉挛。SPR 已成为解除脑瘫肌痉挛、改善运动功能障碍的有效方法。其优点是解除痉挛彻底，降低肌张力效果好，同时保留感觉功能，可以明显改善步态，显著改善肌肉痉挛引起的关节畸形。肌张力下降后便于患者进行康复训练，改善日常生活。1991 年，笔者在国内首先开展 SPR 手术，取得满意效果。

SPR 解除痉挛的机制　肌张力增高和痉挛是牵张反射过强的一种表现，其感受器都是肌梭。肌梭的传入纤维有两类：快传导纤维，直径较粗，属Ⅰa 类纤维。Ⅰa 类纤维进入脊髓后直接与支配本肌肉或协同肌的 α 神经元发生兴奋性突触联系；慢传导纤维，直径较细，属Ⅱ类纤维，一般认为与本体感觉有关。脊髓前角的 γ-运动神经元发出的纤维支配梭内肌，调节梭内肌的长度，使感觉器经常处于敏感状态。这种 γ-神经元的活动，通过肌梭传入联系，引起 α 神经元活动和肌肉收缩的反射过程，称为 γ-环路。SPR 手术目的在于选择性切断肌梭传入的 Ia 类纤维，阻断脊髓反射中的 γ-环路，从而解除肢体痉挛。

(1)SPR 手术适应证：痉挛性脑瘫患者，肌张力明显增强，Ashworth Ⅲ级以上适合该手术。要求患者有一定的随意控制能力和肌力，有良好的躯干控制能力，能够行走。智力正常或近于正常，术后能配合康复训练。肢体痉挛严重和强直的患者，日常生活不能自理，会阴部护理困难，康复训练难以开展者也可以行 SPR 手术。这些患者肌肉力量差，术后必须经过长期康复训练才有可能恢复站立和行走。以痉挛为主的混合型脑瘫患者，进行 SPR 手术可以改善运动功能，为康复训练提供良好的基础。接受过矫形手术的患者肌力往往下降，SPR 术后也有肌力弱的问题，术前需要反复向家长解释取得家长的理解。

(2)SPR 手术禁忌证：手足徐动型脑瘫、共济失调型脑瘫及震颤型脑瘫患者不适合 SPR 手术。肌张力低下的婴儿，将来有可能转变为手足徐动型脑瘫患者，也不适合 SPR 手术。相对禁忌证包括智力低下和关节挛缩严重的肢体畸形患者。前者术后不能配合功能训练。后者术后因肌力差，表现为“软瘫”。需要长期康复训练。好处是便于生活护理，能够逐渐开展康复训练。事先必须与家长沟通好。

(3)SPR 手术方法：手术在全身麻醉下进行，在腰骶部做正中切口，保留两侧小关节，切开硬膜，分别找到两侧 L_3～S_1 各神经根的出口处，将前、后根仔细分离后，用显微器械将 L_3～S_1 各神经后根分成若干小束，一般分成 5 小束，用肌电图仪或电刺激仪的刺激电极钩住各后根小束，选择阈值低的小束用显微剪刀剪除 5mm 长一段。切断 L_4 神经对股四头肌力影响较大，目前主张保留。

手术在脊髓诱发电位或神经电刺激监测仪辅助下进行。用刺激电极测定每个小束的痉挛阈值，切断阈值低的小束，避免切断过多的小束，避免影响感觉功能。阈值低的小束累及痉挛的范围广又可产生连续痉挛，应该切断。SPR 解除痉挛的有效率为 95%以上，术后较术前肌张力明显缓解减轻，肢体功能明显改善。

因为脑瘫患者下肢手术的比例远远多于上肢，腰段选择性脊神经后根切断术占大多数。以上肢痉挛为主的患者需要行颈段选择性脊神经后根切断术。

术后视患者瘫痪程度和肌力情况开始康复训练。在护腰保护下进行下肢康复训练和腹肌、腰背肌的训练。一般卧床 3 周。康复训练是手术成功的关键措施之一。如果术后不进行系统康复训练，会影响手术效果。

(4)SPR 并发症：包括肌张力过低、痉挛解除不理想、脑脊液漏和感觉缺失。部分大龄患者还可能出现腰椎滑脱和脊柱侧弯等问题。远期还可能出现手术区域神经根粘连等问题。SPR 为神经毁损手术，应该严格掌握指征，由经过专门训练、有丰富脑瘫手术治疗经验的医师进行。

(5)SPR与传统手术的关系:SPR与传统矫形手术和神经切断术机制不同,效果也不一样。二者相辅相成,不能相互取代。目前传统的神经切断术有逐渐减少的趋势。SPR能够降低肌肉的痉挛程度,效果明确,为康复训练创造了有利条件。对于已经形成的关节挛缩和骨骼畸形仍需要传统矫形手术处理。据统计,SPR手术后70%的患者仍需要接受传统矫形手术来纠正关节畸形。在临床工作中我们主张先行SPR手术缓解肌痉挛,然后经过3~6个月的观察和康复训练,视具体情况配合矫形手术治疗,可以受到良好的效果。

【小儿脑瘫合并其他障碍】 脑性瘫痪是以中枢性运动障碍为主的症候群,脑组织其他部位可能同时损害,可能同时存在其他方面功能障碍,也称脑性瘫痪合并或重复障碍。

1. 脑性瘫痪合并癫痫 在脑瘫合并症中以癫痫发病率最高,在婴幼儿脑瘫患者中癫痫的发病率为20%~30%。尤以重度弱智及痉挛性四肢瘫发生率最高,可占其病例的40%~50%。

2. 脑性瘫痪合并智能障碍 小儿脑瘫病人,其中约25%的患儿智能能达正常;25%的患儿轻度弱智;25%的患儿中度弱智,25%的患儿重度弱智。脑瘫合并智能障碍的因素多见于核黄疸、窒息、早产儿。出生后获得性脑瘫合并智能障碍的比例更高些。

3. 脑性瘫痪合并语言障碍 约有50%的小儿脑瘫伴有语言障碍,并往往以吸吮、吞咽及咀嚼障碍为先导,表现为发音不清、构语困难、语言表达障碍及失语。语言障碍程度与运动丧失能力有直接关系,语言发育迟滞与智能高低成正比。发音困难常见于四肢瘫,其次见于双肢瘫。语言障碍在手足徐动型脑瘫中占88%,因为这些患者往往合并有听力障碍。

4. 脑性瘫痪合并感觉障碍 包括知觉、认知障碍,情感障碍,视功能障碍以及听功能障碍等。

【预后】 脑瘫为静止性脑病,本身不会进行性加重或改善。由于脑瘫患者肌肉的发育落后于骨组织的发育,肌力不平衡问题在生长发育阶段会逐渐突出,肢体畸形和姿势异常会逐渐加重,并不表明脑组织损害在加重。积极的康复训练和适时手术干预能够显著改善患者的生活质量,避免形成骨性畸形尤为重要。由于该疾病的复杂多样性,多学科协作很重要。神经内科医师、神经外科医师、泌尿科医师、康复理疗师、支具制作技师和家长密切合作会获得较为满意的结果。

(徐 林)

第九节 骨质疏松症

(一)定义

骨质疏松(osteoporosis,OP)由Pornmer在1885年首次提出,是一种全身代谢性骨病,主要病理表现为骨松质骨小梁变细、断裂和数量减少,骨皮质多孔,骨质结构紊乱。该病可发生于不同性别和任何年龄,但多见于绝经后妇女和老年男性。1999年,我国第一届骨质疏松诊断标准研讨会制定了《中国人原发性骨质疏松症诊断标准(施行)》,明确其定义为:原发性骨质疏松症是以骨量减少,骨小梁变细、断裂、数量减少,骨皮质多孔、变薄为特征,以致骨的脆性增高及骨折危险性增加的一种全身性骨病。我国50~60岁妇女约30%患绝经后骨质疏松症,60岁以上妇女的患病率为30%~50%,老年男性的骨质疏松症患病率为20%~30%。每年的10月20日为“国际骨质疏松日”。

(二)分类

骨质疏松可分为三大类。

第一类为原发性骨质疏松症,它是随着年龄的增长必然发生的一种生理性退行性病变。该型又分2型,Ⅰ型为绝经后骨质疏松,见于绝经不久的妇女。Ⅱ型为老年性骨质疏松,多在65岁后发生。

第二类为继发性骨质疏松症,它是由其他疾病或药物等一些因素所诱发的骨质疏松症。

第三类为特发性骨质疏松症,多见于8~14岁的青少年或成人,多半有遗传家庭史,女性多于男性。妇女妊娠及哺乳期所发生的骨质疏松也可列入特发性骨质疏松。

(三)病因

导致骨质疏松的危险因素诸多,有遗传、内分泌、营养、失用、年龄以及免疫等,骨质疏松是以上因素或尚有未知因素相互影响的结果。

【内分泌因素】 与骨质疏松症相关的激素有:性激素、甲状旁腺激素、降钙素、活性维生素D、甲状腺素、雄性激素、皮质类固醇激素、生长激素等,以前4种激素尤为重要,特别是性激素是起决定性作用的,尤其对妇女的影响更为明显,如卵巢摘除或过早闭经的女性，由于雌性激素分泌减少或不分泌，易发生骨质疏松。雌性激素具有抑制骨吸收、增强成骨细胞活动、促进骨重建的作用；雄性激素具有促进蛋白合成、促进骨基质合成的作用。老年人由于性腺功能减退，雌性激素、雄性激素的生成减少，因而易发生骨质疏松。

【营养因素】　钙、磷、蛋白质、微量元素（氟、镁、锌）、维生素 C、维生素 D 等的缺乏与骨质疏松密切相关。其中尤以钙、磷 2 种元素缺乏为主要原因。

1. 长期低钙饮食　如果食物单调或结构不合理，摄入钙量不足，或因吸收不良，骨钙沉积量减少，可导致骨钙的缺乏。钙的缺乏是产生骨质疏松症的根本原因。每日摄钙少于 600mg 者容易发生骨质疏松症。

2. 磷的缺乏　磷是骨质无机成分中次于钙的第 2 大元素，磷与钙一起参与骨代谢，骨质形成需要磷，若磷代谢异常则可形成骨质疏松症。磷的缺乏主要是由于某些疾病引起肠道吸收障碍，或由于饮食中磷摄入不足而导致。

3. 蛋白质摄入不足　蛋白质是人体骨骼有机质的主要成分，长期蛋白质营养缺乏，会造成骨基质蛋白合成不足，骨生成落后，如果同时伴有钙缺乏，则会加快出现骨质疏松症。低蛋白饮食还会通过减少胰岛素样生长因子而影响骨骼的完整性，并导致骨质疏松症的发生。蛋白质缺乏的主要原因是膳食蛋白质供给不足，如偏食、不合理节食，此外，某些疾病或某些环境引起蛋白质吸收减少、消化不良、合成障碍及分解过度也可导致蛋白质缺乏。

4. 不良嗜好

(1)过量饮酒：长期过量饮酒是导致骨质疏松症原因之一，乙醇不仅抑制成骨细胞功能，促进破骨细胞的形成，抑制维生素 D 的形成，而且可减少钙的摄入，增加尿钙排泄。同时，过量饮酒所引起的营养不良和吸收障碍，也能使骨质形成和骨矿质化减少，导致骨质疏松症。

(2)咖啡因摄入过多：咖啡因能够抑制肾 12 羟化酶活性，降低肠钙吸收，降低骨质对钙盐的亲和力，抑制骨质对钙盐的摄取。咖啡因摄入过多，可使尿钙及内源性粪钙丢失，骨吸收增加。因此，要减少咖啡摄入量，每天摄入量少于 400mg，每天钙摄入量达 800mg，从而可防止甚至避免骨质疏松症的发生。

茶叶中同样含有咖啡因，长期饮用浓茶，不仅可引起氟中毒，而且茶中的咖啡因可明显抑制钙在消化道的吸收，并增加尿钙的排出，使体内缺钙而诱发骨中钙质流失。每日饮茶的茶叶用量宜控制在 5～10g。

(3)吸烟：吸烟促进骨吸收、抑制骨形成、增加尿钙排出量，女性吸烟还会抑制卵巢雌性激素的合成，促进雌性激素的分解代谢，降低血雌性激素含量和甲状旁腺素水平，使骨吸收增加，长时间吸烟可促进骨质疏松症的发生。

5. 维生素摄入不足　维生素 C 缺乏，可使骨基质合成减少。维生素 K 缺乏可影响骨钙素的羧化，加速骨量丢失。维生素 D 有促进肠道对钙、磷的吸收，促进骨形成和骨矿化作用，维生素 D 缺乏，容易发生骨质疏松症。

【废用因素】　骨折或骨病而需长期固定的患者，患病需长期卧床者，肌肉瘫痪者，宜出现骨质疏松症。一般认为，机体长期处于静止状态时，肌肉活动减少，骨缺少肌肉刺激，结果骨母细胞减少，正常骨的代谢过程遭到破坏，破骨细胞相对活跃，造成骨骼中的钙溶出，尿中的钙排出增加，最终导致骨质疏松症。老年人手术后或患严重疾病如心肌梗死、脑卒中时，为预防骨质疏松症，要避免长期绝对卧床，提倡早日下床活动。

【缺乏锻炼】　运动、日光照射、重力负荷因素与骨量多少、骨质疏松症的发生有密切关系。运动时，神经内分泌调节对骨骼提供充分的矿物营养，使全身和局部骨钙含量增加；运动还可以保持对骨骼一定的机械刺激，刺激成骨细胞的活性，增加骨的形成；运动锻炼还可使绝经期妇女的雌激素分泌轻度增加。当这种机械刺激减少或消失时，骨的吸收会超过骨的形成，进而导致骨质疏松症。人的运动能力随年龄的增加而减退，增龄使骨骼系统和肌肉功能发生退行性变化，而经常运动可推迟老年人这种退化性变化。老年人由于行动迟缓、锻炼少或长期卧床，易发生骨质的丢失。老年人若适当锻炼不仅可使肌肉适应性加强，增加肌肉的力量，而且可减少骨量丢失，保持适当的运动有助于改进骨质量，是降低骨质疏松症危险性的重要手段。

日光中的紫外线照射有利于维生素 D_3 的转化促进骨代谢，从而有利于防治骨质疏松症。经常从事室外体力劳动或室外活动的人比室内的工作人员骨质疏松症发病率明显低，这固然有劳动锻炼的因素，但接受日光照射量相应较多也是个原因。老年人行动不便，户外运动及日照减少，使维生素D合成降低，维生素D的减少，可使肠道钙、磷的吸收下降，使骨形成及骨矿化降低，这是老年人易患骨质疏松症的重要原因。

骨量多少还与重力负荷相关，负荷越大，骨骼越发达。如体重重的人较体重轻的人骨质疏松症发生相应少和轻。举重运动员腿的骨量较游泳运动员多，而运动员又较一般人的骨量多。这表明，适量的重力负荷可增加骨量，防治骨质疏松症。

【遗传因素】 白种人、黄种人比黑人发生骨质疏松症及骨折的机会多，且症状较重；身材矮小的人较身材高大的易发生骨质疏松症；即使生活条件、身体状态、环境因素相近、性别相同、年龄相近的2个人，其骨质疏松症的发生和程度也有差别，这些事实都揭示了骨质疏松症与遗传基因有关。因此，对于严重骨质疏松症患者询问其是否有家族史是必要的。

【性别与年龄因素】 男女性的骨量在35～40岁以后开始下降，女性在绝经期以后的骨量丢失远远高于男性，故女性骨质疏松症的发病率大大高于男性，女性比男性患病率高2～8倍。男性的骨量丢失始终是缓慢进行的，骨质的总丢失量比女性相对较小，因骨质疏松而导致骨折的发生率也较女性为低。

年龄是影响人体骨矿含量的主要因素之一。人自出生到20岁，骨矿含量随年龄的增长不断增加，骨组织的形成速度快于吸收，骨骼逐渐变得致密、坚硬。骨量增长率男性快于女性。20～30岁，骨的吸收与形成趋于平衡，骨量增长逐渐缓慢。30～40岁，骨量达到一生中的峰值，并维持相对稳定，维持5～10年。女性40～49岁，男性40～64岁，骨量开始缓慢减少。女性50岁以后的5～10年，特别是妇女绝经期以后，由于血中雌性激素等浓度下降，骨量急剧流失。此期间，男性不存在骨量快速丢失现象。此后，随着年龄增长，骨量丢失又趋于缓慢，但骨变得越来越脆弱。骨质疏松症患者以围绝经期妇女居多，女性50～60岁后，男性60～70岁后发病率升高，80岁以上达高峰，女性患病率可达100%。

【药物】 长期服用糖皮质激素(泼尼松、地塞米松、可的松等)、抗癫痫药(苯巴比妥、苯妥英钠等)、制酸药、利尿药、甲状腺素等可引发原发性OP。

(四)临床表现

【疼痛】 是骨质疏松症最常见、最主要的症状，包括肌疼痛和骨痛。以腰背痛多见，占疼痛患者中的70%～80%。初起时疼痛为随人体的动静状态变化而出现的间歇性疼痛，以后随着骨质疏松症的发展加重为持续性疼痛，有昼轻夜重的特点。以酸痛、胀痛、钝痛、深部痛为主，当出现骨折时可引起急性剧痛，而椎体压缩骨折时约半数患者感到疼痛或疼痛加重，若压迫相应的脊神经可产生四肢放射痛、双下肢感觉运动障碍、肋间神经痛、胸骨后疼痛类似心绞痛，也可出现上腹痛类似急腹症。若压迫脊髓、马尾还会影响膀胱、直肠功能。一般骨量丢失12%以上时即可出现骨痛。

【身材缩短、脊柱变形】 多在疼痛后出现。脊椎椎体前部几乎多为骨松质组成，而且此部位是身体的支柱，负重量大，骨质疏松症引起的椎体压缩使身材缩短更为明显，在严重的骨质疏松症时，脊柱长度可缩短10～15cm，远远超过了因年龄增加引起的身材缩短。当椎体被压缩时，脊柱的后功能单位(包括椎板、椎弓根、脊突，由骨皮质组成)高度不变而使脊柱前屈、后突形成驼背。而在老年性骨质疏松症患者的椎体压缩多呈楔形，以胸11、12和腰1、2为主，因而使后突的角度明显增加。骨质疏松症时，椎体的骨吸收并非是均质的，加上外力的影响，也可以出现脊椎的侧突畸形。

【骨折】 这是退行性骨质疏松症最常见和最严重的并发症，摔倒则是骨质疏松症骨折的主要外部因素。骨质疏松症骨折好发于骨的干骺端和胸、腰椎部位。不同类型的骨质疏松症患者骨折的好发部位也不尽相同，如Ⅰ型骨质疏松症骨折好发于桡骨前端和胸、腰椎(压缩性骨折)，而Ⅱ型骨质疏松症骨折好发于股骨上端及胸、腰椎(楔形骨折)。骨质疏松症所致骨折在老年前期以桡骨远端骨折(Colles骨折)多见，老年期以后腰椎和股骨上端骨折多见。一般骨量丢失20%以上时即发生骨折。骨密度每减少1个标准差，脊椎骨折发生率增加1.5～2.6倍。脊椎压缩性骨折有20%～50%的病人无明显症状。

【其他】 由于患者出现脊柱畸形，可引起胸闷、通气障碍等症状，有些患者还可出现便秘、腹胀、上腹部不适等消化系统症状。头发脱落、牙齿松动易折也不少见。

(五)诊断

依靠详细的病史、体格检查、生化检查及影像学检查，其中对骨质疏松症危险因素的了解、评估和骨矿密度的定量测定有着特殊的作用，前者与病史结合有利于预诊和筛选，后者是目前诊断骨质疏松症的客观指标。而骨强度分析可以预测骨折风险。

【有脆性骨折史即可诊断为骨质疏松症】　脆性骨折的定义是，在站立的高度或高度之内或外伤因素不明确情况下所致的骨折，或称微小损伤性骨折，是骨强度下降的最终体现。

【骨密度测量】　骨矿密度(BMD)简称骨密度，是目前诊断骨质疏松、预测骨质疏松性骨折风险、监测自然病程以及评价药物干预疗效的最佳定量指标。

1. 骨密度测定方法　基于双能 X 线吸收法骨密度仪(double energy X-ray absorptoinery，DEXA)测定，骨密度值低于同性别同种族健康成人的骨峰值不足 1 个标准差属正常，降低 1～2.4 个标准差为骨量低下(骨量减少)；降低程度≥2.5 个标准差为骨质疏松；骨密度降低程度符合骨质疏松诊断标准同时伴有 1 处或多处骨折时为严重骨质疏松。通常用 T 值(T-Score)表示，即 T 值≥－1.0为正常，－2.5＜T＜－1.0 为骨量减少，T≤－2.5 为骨质疏松。测定部位的骨密度对预测该部位的骨折风险价值最大，如髋部骨折危险用髋部骨密度预测最有意义。DEXA 测量脊柱前后位腰$_1$～腰$_4$ 和髋部股骨颈、大粗隆、全髋骨密度为骨质疏松症诊断的“金标准”，T 值＜－ 2.5 个标准差诊断为骨质疏松症。几种常用骨密度测定方法见表 4-1-12。

2. 骨密度测定临床指征

(1)女性 65 岁以上和男性 70 岁以上，无其他骨质疏松危险因素。

(2)女性 65 岁以下和男性 70 岁以下，有一个或多个骨质疏松危险因素。

(3)有脆性骨折史或(和)脆性骨折家族史的男、女成年人。

(4)各种原因引起的性激素水平低下的男、女成年人。

(5)X 线摄片已有骨质疏松改变者。

(6)接受骨质疏松治疗进行疗效监测者。

(7)有影响骨矿代谢的疾病和药物史。

【骨质疏松症的其他评估(筛查)方法】

1. 定量超声测定法(QUS)　对骨质疏松的诊断也有参考价值，目前尚无统一的诊断标准。在预测骨折的风险性时有类似于 DEXA 的效果，且经济、方便，更适合用于筛查，尤其适用于孕妇和儿童。但监测药物治疗反应尚不能替代对腰椎和髋部骨量(骨矿含量)的直接测定。

2. X 线表现　一种定性检查方法，简单易行，通过观察骨皮质厚薄及骨小梁形态判断是否骨质疏松。但不能定量，当出现阳性征象时，患者的骨矿含量已丢失 30%以上，不适于早期骨质疏松的评估。骨质疏松症时 X 线片上表现为透光度增加或骨矿密度减低，骨皮质变薄。椎体几乎为骨松质构成，骨质疏松症时椎体横向骨小梁最先受累，而沿应力方向的骨小梁呈不规则的纵行条纹状排列，形如栅栏状；同时由于骨量减少开始于椎体中央部，并向皮质侧扩展，这些组织学上的特征在 X 线平片上表现为椎体中央部出现透亮区，并且逐渐向周围扩大，横向骨小梁减少，纵向骨小梁异常突出。随着病情的进展，纵向骨小梁也随之减少，椎体不同程度的变扁，上、下缘内凹，椎间隙增宽呈梭形，第 11、12 胸椎或第 1、2 腰椎常有压缩性骨折，椎体变扁或呈楔形，常同时伴有椎体边缘不同程度的增生，骨赘形成。

(1)脊柱骨矿密度估计：一般按下列分度评估：Ⅰ度为纵向骨小梁明显；Ⅱ度为纵向骨小梁变稀疏；Ⅲ度为纵向骨小梁不明显。若同时发生压缩性骨折者 ，应测量压缩率。

(2)Singh 指数法：是股骨颈骨小梁分度法的一种；该法把股骨上端骨小梁分为 6 个区 ，骨密度从高到低分 7 度：Ⅶ度为正常骨质，Ⅳ、Ⅲ、Ⅱ、Ⅰ度为骨质疏松。

(3)跟骨骨小梁分度法：根据跟骨骨小梁变化分为 5 度。Ⅴ度和Ⅳ度为正常，Ⅲ度为可疑，Ⅱ度和Ⅰ度判定为骨质疏松。

(4)管状骨皮质指数法：常用在四肢长骨、第 2 掌骨及锁骨等部位，皮质指数＝中点皮质厚度/该点骨横径；指数＜0.4 为可疑，＜0.35 诊断为骨质疏松症(股骨另行确定)。

【实验室检查】

1. 根据需要可选择检测血、尿常规，肝功能、肾功能，血糖、钙、磷、碱性磷酸酶、性激素、25(OH)D 和甲状旁腺激素等。

2. 根据病情的监测、药物选择及疗效观察和鉴别诊断需要，可分别选择下列骨代谢和骨转换的指标(包括骨形成和骨吸收指标)。这类指标有助于骨转换的分型、骨丢失速率及老年妇女骨折的风险性评估、病情进展和干预措施的选择和评估。临床常用检测指标：血清钙、磷、25-羟维生素D和1,25-双羟维生素D。骨形成指标：血清碱性磷酸酶(ALP)，骨钙素(OC)、骨源性碱性磷酸酶(BALP)，Ⅰ型前胶原C端肽(PICP)、N端肽(PINP)；骨吸收指标：空腹2h的尿钙/肌酐比值，或血浆抗酒石酸酸性磷酸酶(TPACP)及Ⅰ型胶原C端肽(S-CTX)，尿吡啶啉(Pyr)和脱氧吡啶啉(d-Pyr)，尿Ⅰ型胶原C端肽(U-CTX)和N端肽(U-NTX)等。

(六)治疗

分为药物治疗和非药物治疗。

【药物治疗】　适应于已有骨质疏松症(T≤-2.5)或已发生过脆性骨折；或已有骨量减少(-2.5<T<-1.0)并伴有骨质疏松症危险因素者。目前，用于骨质疏松症的药物大致分为两类：骨吸收抑制剂和促进骨形成药物。

1. *骨吸收抑制剂*　包括双膦酸盐、降钙素、雌性激素类和选择性雌性激素受体调节药。

(1)双膦酸盐：是目前治疗和预防骨质疏松症的基础。这些含氮化合物可以包围在骨表面，发挥其对骨的作用，吸收破骨细胞，降低破骨细胞的活性和缩短细胞生命周期。用双膦酸盐治疗骨质疏松症可以降低骨吸收，增加骨密度，加强骨小梁的结合，增加骨力量，降低骨折发生。目前已经有4种双膦酸盐被美国食品与药物委员会认同作为治疗绝经后骨质疏松的药物：阿仑磷酸钠，利塞膦酸盐，伊班膦酸盐和唑来膦酸。用药方式有口服和静脉注射两种。阿仑膦酸钠，每日10mg或每周70mg，餐前30min口服，它可以增加脊柱，髋关节，股骨的骨密度，对原发性骨质疏松症具有缓解骨痛、提高生活质量、增加骨密度、降低再骨折发生的作用，患者如伴有吞咽困难、有症状的食管疾病、胃炎或胃溃疡应慎用阿仑膦酸钠；禁忌证有严重的肾功能不全、食管疾病、低钙血症、保持直立位或坐位<30min。利塞膦酸盐，每周35mg口服可以提高骨矿密度，降低骨质疏松症妇女非椎体和髋部骨折的发生率。依班膦酸盐，一种新型双膦酸盐，分为每月1次口服150mg和每月1次静脉注射3mg 2种给药方法，能够提供等同的抗骨质疏松作用。相对于阿仑膦酸钠和利塞膦酸盐，病人应用依班膦酸盐治疗能实际提高骨矿密度，同时降低椎体骨折危险度。唑来膦酸，每年1次5mg肌内注射，胃肠道疾病患者可选用此药，应用唑来膦酸最常见的不良反应包括注射后流感样症状，如发热、肌痛、头痛、骨痛，这些症状大部分在3d内消失。另外，一旦决定开始应用双膦酸盐的治疗，无机环境的最佳化和骨转换状态的监测可以保证治疗的最佳效果。在维生素D缺乏的状态下会减弱对双膦酸盐类药物的反应。所有病人都应服用1 500mg枸橼酸钙和800U维生素D_3，对于已发现缺乏的病人短期内应摄入更大剂量直至钙和维生素D_3已经补足。骨转换的标记对评定病人对治疗的反应方面很有用，标志物包括骨形成标志物，如骨特异性碱性磷酸酶，骨钙素；骨吸收标志物，如尿胶原杂交键N-端肽和血清胶原杂交键C-端肽。病人服用双膦酸盐的理想监测范围是尿胶原杂交键N-端肽水平为20～40nmol BCE / mmol肌酸酐。

(2)降钙素：通过减少破骨细胞的生成和抑制破骨细胞的生物活性有效地抑制骨的吸收。降钙素已经被美国食品与药物管理会认可用于治疗确诊的骨质疏松病人，但不能用于对绝经后骨质疏松症的预防。降钙素类药物的另一突出特点是能明显缓解骨痛，对骨质疏松性骨折或骨骼变形所致的慢性疼痛以及骨肿瘤等疾病引起的骨痛均有效，因而更适合有疼痛症状的骨质疏松症患者。目前应用于临床的降钙素类制剂有2种：鲑鱼降钙素和鳗鱼降钙素类似物。应用剂量为鲑鱼降钙素每次50U，皮下或肌内注射，根据病情每周2～5次；鲑鱼降钙素鼻喷剂200U/d；鳗鱼降钙素每周20U，肌内注射。应用降钙素，少数患者可有面部潮红、恶心等不良反应，偶有过敏现象。

(3)雌性激素类：雌性激素类药物能抑制骨转换阻止骨丢失，不仅能维持而且可以增加骨密度。雌性激素在骨折愈合早期具有抑制软骨的前体细胞的分裂增殖及向软骨细胞转化的作用，能抑制骨质疏松骨折愈合早期软骨骨痂的形成，并能加快随后的小梁骨增生及向编织骨的转化过程。此类药物只能用于女性患者。适应证为有绝经期症状(潮热、出汗等)及(或)骨质疏松症及(或)骨质疏松危险因素的妇女，尤其提倡绝经早期开始用收益更大风险更小。禁忌证为雌性激素依赖性肿瘤(乳腺癌、子宫内膜癌)、血栓性疾病、不明原因阴道出血及活动性肝病和结缔组织病。子宫肌瘤、子宫内膜异位症、有乳腺癌家族史、胆囊疾病和垂体泌乳素瘤者慎用。有子宫者应用雌性激素时应配合适当剂量的孕激素制剂，以对抗雌性激素对子宫内膜的刺激，已行子宫切除的妇女应只用雌性激素，不加孕激素。此类药物有替勃龙(72甲基异炔诺酮)，一种具有弱雌性激素样和孕激素样活性及雄性激素样作用的药物，低剂量每天口服 1.25mg 就可以保持骨量并降低骨折发生率。另外，还有尼尔雌醇(长效雌二醇的衍生物)，异黄酮(植物雌性激素)等。总之，激素治疗的方案、剂量、制剂选择及治疗期限等应根据患者情况个体化。应用最低有效剂量。坚持定期随访和安全性监测(尤其是乳腺和子宫)。是否继续用药应根据每位妇女的特点每年进行利弊评估。

(4)选择性雌性激素受体调节药：是一种包括雌性激素受体的混合物，它能够选择性地阻断雌性激素受体构象的改变，对不同的组织雌性激素受体表现出不同的激动或抑制作用，能有效抑制破骨细胞活性，降低骨转换至妇女绝经前水平。目前被认可用于临床骨质疏松的预防和治疗的选择性雌性激素受体调节剂只有雷诺昔芬(Raloxifene，促性激素)，在骨组织中它有抑制骨吸收的功能。60mg/d 雷诺昔芬，能阻止骨丢失，增加骨密度，明显降低椎体骨折发生率，是预防和治疗绝经后骨质疏松症的有效药物。该药只用于女性患者，其特点是选择性地作用于雌性激素的靶器官，对乳房和子宫内膜无不良作用，它使女性所有类型的乳腺癌发生率降低了 62%，其中浸润性乳腺癌降低了 72%，雌性激素受体阳性浸润性乳癌降低了 84%。此外，雷诺昔芬和子宫内膜癌发生率增高无相关性。对血脂有调节作用。少数患者服药期间会出现潮热和下肢痉挛症状。潮热症状严重的围绝经期妇女暂时不宜用。该药轻度增加静脉栓塞的危险性，故有静脉栓塞病史及有血栓倾向者如长期卧床和久坐期间禁用。他莫昔芬也是一种被认可用于预防和治疗乳腺癌的选择性雌性激素受体调节药，并且同雷诺昔芬相似，但是与雷诺昔芬相比，它引起静脉血栓形成的危险性更高，并且在治疗绝经后骨质疏松的同时可以增加子宫内膜癌的发生。

2. 促进骨形成药物　甲状旁腺激素(PTH)：2002 年美国国家食品药品监督局证实，PTH 是惟一适合绝经后骨质疏松症治疗的合成代谢药，用笔式装置自行皮下注射 PTH 对恢复骨质量是最有效的治疗。小剂量基因重组人甲状旁腺激素有促进骨形成的作用，能有效地治疗绝经后严重骨质疏松，增加骨密度，降低椎体和非椎体骨折发生的危险，因此适用于严重骨质疏松症患者。此类药物主要是特立帕肽，一般剂量是 20μg/d，肌内注射，用药期间要监测血钙水平，防止高钙血症的发生，治疗时间不宜超过 2 年；禁忌证为畸形性骨炎、有放射治疗史，有骨转移灶，恶性骨肿瘤病史或高钙血(特发性)综合征者。

3. 其他药物

(1)钙剂：有机钙的氨基酸螯合钙治疗老年妇女骨质疏松症有效率达 90.6%，明显高于其他类型的钙剂，其优点主要表现在生物利用度高，其以生物螯合物的形式稳定性好，溶解度，吸收度高，不易被植物中的草酸结合，而且不良反应较少，一般钙剂因碱性过强和胃酸中和而导致消化不良、便秘或腹泻，而氨基酸螯合钙的这些不良反应却不明显。

(2)活性维生素 D：适当剂量的活性维生素 D 能促进骨形成和矿化，并抑制骨吸收。有研究表明，活性维生素 D 对增加骨密度有益，能增加老年人肌力和平衡能力，降低跌倒的危险，进而降低骨折风险。老年人更适宜选用活性维生素 D，它包括 1α-羟维生素 D(α-骨化醇)和 1，25-双羟维生素 D(骨化三醇)2 种，前者在肝功能正常时才有效，后者不受肝、肾功能的影响。应在医师指导下使用，并定期监测血钙和尿钙水平。骨化三醇剂量为 0.25～0.5μg/d；α-骨化醇为 0.25～0.75μg/d。在治疗骨质疏松症时，可与其他抗骨质疏松药物联合应用。

(3)锶制剂：雷奈酸锶是有机锶制剂，是一种新型的抗骨质疏松药，被认为是唯一具有双重机制的药物，能够选择性促进前成骨细胞的供应和增加基质形成来刺激骨形成，通过抑制破骨细胞的分化和活动降低骨吸收，在治疗绝经后伴骨质疏松症妇女，雷奈酸锶能降低其骨折风险，增加骨矿物质密度。一般剂量为 2g/d(袋)，冲泡为混悬液，睡前服用。对于不愿用或者是不能用甲状旁腺激素的骨质疏松症患者，可选择雷奈酸锶。

(4)中药：中医以“肾藏精，主骨生髓”为理论基础，以补肾益精为主，辅以益气健脾、活血化瘀等法，在临床中都取得了显著效果。如淫羊藿具有类甾体结构，这是抗骨质疏松作用的结构基础。它能刺激成骨细胞活性，促进骨髓细胞 DNA 合成，加快骨组织蛋白质合成及成骨细胞生长。促进机体对钙的吸收，阻止钙和磷的流失，增强对钙的利用。针灸疗法中针刺和艾灸能提高雌激素水平，抑制骨吸收，促进骨形成，改善骨代谢负平衡状态。

表 4-16-13 和表 4-16-14 列出治疗骨质疏松症及降低骨折风险的推荐药物及治疗骨质疏松症及降低脆性骨折患者再骨折危险性的推荐药物。

【非药物治疗】 可以作为药物治疗的补充，从而使骨折风险降到最低。非药物治疗包括钙和维生素D的补充、预防摔倒、髋关节保护器和康复运动的应用等。

1. 钙剂的补充 最佳的骨健康状态取决于适量的钙剂。正常钙状态的定义是校正血清钙水平在9.5～10.5mg/dl(2.4～2.6mmol/L)。以下是美国国家骨质疏松症基金会推荐的每日钙摄入量：50岁以下男性和女性1 000mg/d，50岁以上男性和女性1 200mg/d。钙剂的补充有2种形式，即碳酸钙和枸橼酸钙。二者之中枸橼酸钙优先。为了达到最佳的吸收效果，全天钙补充总量应分开服用，个体剂量应限制为≤500 mg。

2. 维生素D的补充 维生素D可以促进肠道中钙的吸收，维生素D的不足，引起钙的吸收不足，可导致血钙水平的下降，而低水平的血钙使甲状旁腺激素的释放增加，使得骨钙动员到血(继发性甲状旁腺功能亢进症)，最终导致骨质减少和骨质疏松。维生素D的来源为日光中的紫外线适度照射皮肤、饮食(如鲑鱼、金枪鱼、沙丁鱼和鳕鱼肝油)，包括强化的食物(早餐谷物片、牛奶、适量橙汁和酸奶)和膳食补充剂。美国医学研究所推荐的剂量为：从出生到50岁200U/d；50～70岁400U/d；70岁以上600U/d。补充机体耗竭的储存量需要大剂量的维生素D。50 000U的麦角钙化醇口服，1周2次，应用6～8周，随后以1 000U/d的剂量维持。

3. 康复运动疗法 运动负荷直接或间接地作用于骨，使骨产生适应性改变，应变有一个阈值范围，当应变低于其下限时，骨量将丢失；应变超过其上限时，骨量将增加；应变在上下限之间时，骨量将维持在一稳定水平选择合适的运动项目是达到治疗OP最佳效果的关键。对OP有治疗效果的运动方式如下。

(1)有氧运动：如运动性行走、慢跑等。

(2)肌力训练：以较轻承重为主的渐进抗阻运动(适于无骨折的OP病人)。

(3)平衡和灵活性训练：如太极拳、体操、舞蹈等。

(七)预防

重视骨质疏松症的早期预防，从以下两个方面着手。

【获得理想的骨峰值】

骨峰值是人一生中骨量的最高峰，达到骨峰值的年龄为25～40岁，骨峰值的形成70%决定于遗传因素，30%决定于环境因素，环境因素中从儿童期开始足量钙摄入和规则的负重运动有利于取得满意的骨峰值。

【预防骨量的丢失】 进入成年后应重视高危因素，积极预防和及时处理，以减少骨量丢失。

防治的首要目标是防止第1次骨折，一旦发生骨折，尽可能防止再次骨折。

表4-16-12 各种BMD测定方法、测定部位及优缺点

方法	测定部位	优点	缺点
双能X线成骨吸收测定仪(DEXA)	脊柱、股骨	简单快速	不能区分骨皮质与骨松质
脊柱定量CT(QCT)	脊柱	可区分骨皮质、骨松质	脊柱有骨折、畸形改变时不可靠
周围CT(PQCT)	桡骨、胫骨	可区分骨皮质、骨松质，精密度高	不能检查脊柱、股骨
超声波(QUS)	跟骨、髋骨、指骨	可预测BMD及骨弹性，可预测骨折	不能检查脊柱、股骨
放射线核素骨显像(^{99m}Tc2 MDP)	全身、局部	灵敏度高、可预见骨折	

表4-16-13 治疗骨质疏松症及降低骨折风险的推荐药物*

抗吸收药物	脊柱骨折†	髋骨骨折†	无脊柱骨折†‡
二膦酸盐类			
阿仑膦酸盐	A§	A	A
利塞膦酸盐	A	A	A
1-羟基-亚乙基-1,1-二膦酸	A	C	C

（续 表）

抗吸收药物	脊柱骨折†	髋骨骨折†	无脊柱骨折†‡
(雌)激素替代疗法	A	A	A
选择性雌性激素受体调节剂(雷诺昔芬)	A	C	C
密钙息	A	C	C
特立帕肽(甲状旁腺素)	A	—	A
钙与维生素-D制剂			
V_D 单一疗法及同类药物(骨化三醇,阿法骨化醇等)	C	C	C
钙剂单一疗法	B	C	C
V_D+钙剂	C	A	A

注：* 患有椎骨骨折或同时伴有骨质疏松症的妇女，进行的随机、安慰剂临床对照试验。†A＝显著的预防骨折作用；B＝疗效不确切；C＝无效或效果不佳。‡＝骨质疏松性骨折，不包括脊柱骨折中的骨质疏松性骨折。§＝同样见于男性患者

表 4-1-14 治疗骨质疏松症及降低脆性骨折患者再骨折危险性的推荐药物*

通用名称	商品名称	适应证	推荐剂量	剂量说明及禁忌证
阿仑膦酸盐	福善美	经绝后骨质疏松妇女及男性骨质疏松患者	口服，每次10mg，1/d；或口服每次70mg，每周1次	早餐前30min，满杯白水送服；禁忌证为严重的肾功能不全、食管疾病、低钙血症或保持直立位或坐位<30min
利塞膦酸盐	利塞膦酸钠	经绝后骨质疏松妇女及男性骨质疏松患者	口服，每次5mg，1/d；或口服，每次35mg，1周1次	早餐前30min，满杯白水送服；禁忌证为严重的肾功能不全、低钙血症或保持直立位或坐位<30min
雷诺昔芬	Evista	经绝后骨质疏松妇女	口服，每次5mg，1/d	进餐时服用；禁忌证为绝经前妇女及有活动性静脉血栓病史
特立帕肽(甲状旁腺激素PTH1-34)	Forteo	经绝后骨质疏松妇女伴骨折的高度危险因素	皮下注射，每次20μg，1/d	大腿或腹壁注射；禁忌证为畸形性骨炎、有放射治疗史、有骨转移灶、恶性骨肿瘤史或高钙血(特发性)综合征

（卫小春）

参考文献

[1] 胥少汀，葛宝丰，徐印坎. 实用骨科学[M]. 第3版. 北京：人民军医出版社，2006：1278

[2] 于静红，陶美丽，尤壮志，等. 关节滑膜结核的X线、CT及MRI表现. 中华放射学杂志 2006，40：945-947

[3] 康鹏德，裴福兴，王坤正. 感染后关节的人工关节置换治疗. 中华骨科杂志，2005，25：404-408

[4] Spiegel DA, Singh GH, Banskota AK. Tuberculosis of the musculosketal system. Techniques in Orthopaedics 2005，20：167-178

[5] Tuli SM. Tuberculosis of the Skeletal Syetem：Bone, Joint, Spine and Bursal Sheaths. 3rd ed. Bangalore：Jaypee Brothers，2004

[6] Griffith JF, Kumta SM, Leung PC, et al. Imaging of musculosketal tuberculosis：A new look at an old disease. Clin Orthop Relat Res 2002，398：32-39

[7] Mankin HJ. Tuberculosis of bone and joints：the red king lives! Current Opinion in Orthopaedics 2001，12：489-498

[8] 方先之，陶甫，尚天裕，等. 骨关节结核病灶清除疗法. 941例临床报道（节选），中华外科杂志，2005，43：830-832

[9] 陆裕朴，胥少汀，葛宝丰，等. 实用骨科学. 北京：人民军医出版社出版，1991：1406-1418

[10] 彭伟，马远征，黄迅悟，等. 关节镜下滑膜切除治疗膝滑膜结核的临床分析. 军事医学科学院院刊，2006，30：60-62

[11] 于静红，陶美丽，尤壮志，等. 关节滑膜结核的X线、CT及MRI表现. 中华放射学杂志，2006，40：945-947

[12] 康鹏德，裴福兴，王坤正. 感染后关节的人工关节置换治疗. 中华骨科杂志，2005，25：404-408

[13] Spiegel DA, Singh GH, Banskota AK. Tuberculosis of the musculosketal system. Techniques in Orthopaedics，2005，20：167-178

[14] Tuli SM. Tuberculosis of the Skeletal Syetem：Bone, Joint, Spine and Bursal Sheaths. 3rd ed. Bangalore：Jaypee Brothers，2004

[15] Griffith JF, Kumta SM, Leung PC, et al. Imaging of musculosketal tuberculosis: A new look at an old disease. Clin Orthop Relat Res, 2002, 398: 32-39

[16] Mankin HJ. Tuberculosis of bone and joints: the red king lives! Current Opinion in Orthopaedics, 2001, 12: 489-498

[17] Hoffman EB, Allin J, Compbell JAB, et al. Tuberculosis of the knee. Clin Orthop Relat Res, 2002, 398: 100-106

[18] Tuli SM. General principle of osteoarticular tuberculosis. Clin Orthop Relat Res, 2002, 398: 11-19

[19] Rasool MN, Govender S, Naidoo Ks. Cystic tuberculosis of bone in children. J Bone Joint Surg Br, 1994, 76: 113-117

[20] Shannon FB, Moore M, Houkom JA. Et al. Multifocal cystic tuberculosis of bone. J Bone Joint Surg Am, 1990, 72: 1089-1092

[21] Shembekar A, Babhulkar S. Chemotherapy for osteoarticular tuberculosis. Clin Orthop Relat Res, 2002, 398: 20-26

[22] Versfeld GA, Solmon A. A diagnostic approach to tuberculosis of bone and joints. J Bone Joint Surg Br, 1982, 64: 446-449

[23] Watta HG, Lifeso RM. Tuberculosis of bones and joints: current concepts review. J Bone Joint Surg Am, 1996, 78: 288-298

[24] Wilkinson MC. Tuberculosis of the hip and knee treated by chemotherapy, synovectomy and debridement: a follow-up study. J Bone Joint Surg Am, 1969, 51: 1343-1359

[25] Fionula M. Brennan and Iain B. McInnes. Evidence that cytokines play a role in rheumatoid arthritis, The Journal of Clinical Investigation, Nov 2008, 118: 3537-3545

[26] Anne Christie, Gro Jamtvedt, Kristin Thuve Dahm, et al. Effectiveness of Nonpharmacological and Nonsurgical Interventions for RA, Physical Therapy, Dec 2007, 12(87): 1697-1715

[27] Stenstrom CH, Minor MA. Evidence for the benefit of aerobic and strengthening exercise in rheumatoid arthritis. Arthritis Rheum. 2003, 49: 428-434

[28] Vliet Vlieland TP, Pattison D. Non-drug therapies in early rheumatoid arthritis. Best Pract Res Clin Rheumatol. 2009 Feb, 23(1): 103-106

[29] Sokka T, Mäkinen H. Drug management of early rheumatoid arthritis - 2008. Best Pract Res Clin Rheumatol. 2009 Feb, 23(1): 93-102

[30] Pratt AG, Isaacs JD, Mattey DL. Current concepts in the pathogenesis of early rheumatoid arthritis, Best Pract Res Clin Rheumatol. 2009 Feb, 23(1): 37-48

[31] Maciejewska Rodrigues H, Jüngel A, Gay RE, Gay S. Innate immunity, epigenetics and autoimmunity in rheumatoid arthritis, Mol Immunol. 2009: Feb 14

[32] Dhaouadi T, Sfar I, Abelmoula L, et al. Role of immune system, apoptosis and angiogenesis in pathogenesis of rheumatoid arthritis and joint destruction, a systematic review, Tunis Med. 2007 Dec, 85(12): 991-998

[33] Ogrendik M. Periodontopathic bacteria and rheumatoid arthritis: is there a link? J Clin Rheumatol. 2008 Oct, 14(5): 310-311

[34] Smith BW, Zautra AJ. Vulnerability and resilience in women with arthritis: test of a two-factor model, J Consult Clin Psychol. 2008 Oct; 76(5): 799-810

[35] Eric L. Matteson, Cervical Spine Disease in Rheumatoid Arthritis: How Common a Finding? How Uncommon a Problem? ARTHRITIS & RHEUMATISM, 2003 July, 48(7): 1775-1778

[36] Van der Heijde D, Simon L, Smolen J, Strand V, Sharp J, Boers M, et al. How to report radiographic data in randomized clinical trials in rheumatoid arthritis: guidelines from a roundtable discussion. Arthritis Rheum (Arthritis Care Res), 2002, 47: 215-218

[37] Goel A, Dange N. Mmediate postoperative regression of retroodontoid pannus after lateral mass reconstruction in a patient with rheumatoid disease of the craniovertebral junction. Case report. J Neurosurg Spine. 2008 Sep, 9(3): 273-276

[38] Narvάez JA, Narv ez J, Serrallonga M. Cervical spine involvement in rheumatoid arthritis: correlation between neurological manifestations and magnetic resonance imaging findings. Rheumatology (Oxford). 2008 Dec; 47(12): 1814-9. Epub 2008 Oct 16

[39] Taniguchi D, Tokunaga D, Hase H, Mikami Y. Evaluation of lateral instability of the atlanto-axial joint in rheumatoid arthritis using dynamic open-mouth view radiographs. Clin Rheumatol. 2008 July; 27(7): 851-857

[40] 田伟. 实用骨科学. 北京. 人民卫生出版社, 2008: 180-185

[41] 陶天遵. 新编实用骨科学. 第2版. 北京. 军事医学科学出版社, 2008: 1632-1640

[42] 吴立东, 严世贵, 杨全森. 临床关节外科治疗学. 北京. 科学技术文献出版社, 2008: 700-714

[43] 赵志, 高之振, 潘功平. HLA-B27、X线、CT在强直性脊柱炎早期临床诊断中的价值. 中华全科医学, 2008, 12(6): 1229-1230

[44] 立彦, 王自正, 徐婷. 强直性脊柱炎和HLA-B27相关性的研究现状. 放射免疫学杂志, 2008, 21(6): 578-581

[45] 方翼, 黄烽. 抗强直性脊柱炎药物的研究进展. 解放军药学学报, 2008, 24(6): 521-524

[46] Pham T. Pathophysiology of ankylosing spondylitis: what's new?. Joint Bone Spine. 2008, 75(6): 656-660

[47] Brown MA. Breakth roughs in genetic studies of ankylosing spondylitis. Rheumatology. 2008, 47(2): 132-137

[48] Sidiropoulos PI, Hatemi G, Song IH, et al. Evidence-based recommendations for the management of ankylosing spondylitis: systematic literature search of the 3E Initiative in Rheumatology involving a a broad panel of experts and practising rheumatologists. Rheumatology. 2008, 47(3): 355-361

[49] Oosterveld FG. Rasker JJ, Floors M. et al. Infrared sauna in patients with rheumatoid arthritis and ankylosing spondylitis. A pilot study showing good tolerance, short-term improve-

ment of pain and stiffness, and a trend towards long-term beneficial effects. Clinical Rheumatology. 2009, 28(1): 29-34

[50] Choi CB. Kim TJ. Park HJ. et al. Safety and clinical responses in Ankylosing spondylitis after three months of etanercept therapy. Journal Of Korean. Medical Science. 2008, 23(5): 852-856

[51] Hajjaj-Hassouni N. Burgos-Vargas R. Ankylosing spondylitis and reactive arthritis in the developing world. Best Practice & Research in Clinical Rheumatology. 2008, 22(4): 709-723

[52] Robert H. Fitzgerald, Herbert Kaufer, Arthur L. Malkani. Orthopaedics. Health Science Asia, Elsevier Science, 2002

[53] 邱贵兴,戴克戎. 骨科手术学(第3版). 北京:人民卫生出版社, 2006

[54] Zhang W, Doherty M, Arden N, et al. EULAR evidence based recommendations for the management of hip osteoarthritis: report of a task force of the EULAR Standing Committee for International Clinical Studies Including Therapeutics (ESCISIT). Ann Rheum Dis, 2005, 64: 669-681

[55] Combe B, Landewe R, Lukas C, et al. EULAR recommendations for the management of early arthritis: report of a task force of the European Standing Committee for International Clinical Studies Including Therapeutics (ESCISIT). Ann Rheum Dis, 2007, 66: 34-45

[56] Wegman A, van der Windt D, van Tulder M, et al. Nonsteroidal anti-inflammatory drugs or acetaminophen for osteoarthritis of the hip or knee? A systematic review of evidence and guidelines. J Rheumatol, 2004, 31: 344-354

[57] 中华医学会骨质疏松和骨矿盐疾病分会. 骨软化症与佝偻病诊疗指南(讨论稿). 中华全科医师杂志, 2006, 5(8): 464-465

[58] Chesney RW. Vitamin D deficiency and rickets. Rev Endocr Metab Disord. 2001, 2(2): 145-151

[59] Pettifor JM. Nutritional rickets: deficiency of vitamin D, calcium, or both? Am J Clin Nutr. 2004, 80(6s): 1725-1729

[60] Naiada AS, Habashneh MS, Khader M. The frequency of nutritional rickets among hospitalized infants and its relation to respiratory disease. J Trop Pediatr. 2004, 50(6): 364-368

[61] 中华医学会骨质疏松和骨矿盐疾病分会. 原发性甲状旁腺功能亢进症诊疗指南(讨论稿). 中华全科医师杂志, 2006, 5(8): 461-464

[62] 朱盛修. 股骨头缺血性坏死诊疗学. 长沙:湖南科学技术出版社, 1999: 3-7; 59-66; 81-82

[63] 胥少汀,葛宝丰,徐印坎. 实用骨科学(第3版). 北京:人民军医出版社, 2005: 1221-1231, 1821-1832

[64] 田伟,积水潭实用骨科学. 北京:人民卫生出版社, 2008: 287-297

[65] Hollinshead WA. Anatomy for Surgeons. Vol 3. The Back and Limbs 1969: 1648-1650 Lewis WH Grey's Anatomy 24th ed. Lea and Febiger, 1942: 240-241

[66] 董天华,唐天驷,等. 髋关节外科. 南京:江苏科学技术出版社, 1992: 53

[67] 姚作宾,赵章仁. 股骨近侧端动脉的分布与吻合. 解剖学报, 1986, 17: 231

[68] 苗登顺,吴永沐. 胎儿和婴儿股骨近段的静脉及临床意义. 中国临床解剖学杂志, 1988, 6: 134

[69] 石杰,谭允西,陆广庭,等. 髋关节的静脉回流及其临床意义. 中国临床解剖学杂志, 1991: 199

[70] Ficat RP, Arlet J. Functional investigation of bone under normal conditions M. In: Hungerford DS, editor, Ischemia and necrosis of bone. Baltimore Williams and Wilkins, 1980: 29-52

[71] ARCO(Association Research Circulation Osseous). Committee on Terminology and Classification J. ARCO News, 1992, 4: 41-46

[72] Steinberg ME, et al. A quantitative system for staging avascular necrosis J. J Bone Joint Surg (Am), 1995, 73: 68-74

[73] Ficat RP. Idiopathic bone necrosis of the femoral head: Early diagnosis and treatment[J]. J Bone Joint Surg (Br), 1985, 67(1): 3-9

[74] 王岩,王继芳,卢世璧,等. 网球支架治疗成人股骨头缺血性坏死. 中华骨科杂志, 2000, 5(5): 579-581

[75] 中华外科杂志编辑部. 股骨头缺血性坏死专题讨论会纪要[J]. 中华外科杂志, 1994, 32(9): 545-550

[76] LIN Bin, WANG Yan, ZHAO Weidong: Biomechanical Study and Three-dimension Finite Analysis on the Treatment of Ischemic Necrosis of the Femoral Head using Memorial Flexible Cage in Adult. Orthop-J-Chin, Vol. 11, 1059-1063 No. 15, 2003

[77] Sugioka Y, Hotokebuchi T, Tsutsui H, et al. Transtrochanteric anteriorrotational osteotomy for idiopathic and steroid-induced necrosis of thefemoral head: indications and long2term results. Clin-Orthop, 1992, 277: 111-120

[78] Steinberg,-M-E; Steinberg,-D-R: classification systems for osteonecrosis: an overview. Orthop-Clin-North-Am. 2004 July, 35(3): 273-283, vii-viii

[79] 柴伟,王岩,王志刚,等. 记忆合金网球治疗成人股骨头缺血性坏死 中国修复重建外科杂志, 2008, 22(2): 179-181

[80] 马承宣,赫荣国. 对 Legg-Perthes 病治疗之浅见. 中华小儿外科杂志, 1994, 15: 183

[81] 王 浩,马承宣,田家禾. 髋关节滑膜切除对股骨头血液循环及关节软骨影响的动物实验. 中华小儿科外科杂志, 1991, 12: 157

[82] 赫荣国,王 浩,马承宣. 骨盆截骨治疗 Legg-Perthes 病. 中华小儿外科杂志, 1996, 17: 220

[83] 肖玉周,周建生,刘振华,等. 带旋髂深血管骨膜瓣移植治疗儿童股骨头缺血性坏死. 中华显微外科杂志, 2005, 228(1): 24

[84] 胥少汀,葛宝丰,徐印坎. 实用骨科学. 第3版. 北京:人民军医出版社, 2005: 1232-1233

[85] 陶天遵. 新编实用骨科学. 第2版. 北京:军事医学科学出版社, 2008: 1764-1766

[86] Janssens K, Van Hul, W. Molecular genetics of too much bone. Human Mol Genet, 2002, 11: 2385-2393

[87] Helfrich MH, Hobson RP, Grabowski

PS, et al. A negative search for a paramyxoviral etiology of Paget's disease of bone: molecular, immunological, and ultrastructural studies in U. K. patients. J Bone Miner Res, 2000, 15:2315-2329

[88] 章振林. 畸形性骨炎研究进展. 国外医学内分泌学分册,2000,20(1):8-11

[89] 燕太强,郭卫,沈丹华. 畸形性骨炎. 中华骨科杂志,2002,22(2):100-102

[90] Laurin N, Brown JP, Morissette J, Raymond V. Recurrent mutation of the gene encoding sequestosome 1 (SQSTM1/p62) in Paget disease of bone. Am J Hum Genet 2002, 70: 1582-1588

[91] Selby PL, Davie MWJ, Ralston SH, Stone MD. Guidelines on the management of Paget's disease of bone. Bone 2002;31:366-373

[92] Langston AL, Ralston SH. Management of Paget's disease of bone. Rheumatology, 2004, 43:955-959

[93] 李子川,谷贵山,曾宪发,等. 成骨不全诊断及治疗新进展. 中国骨肿瘤骨病,2006,5(5):307-310

[94] Plotkin H. Syndromes with congenital brittle bones. BMC Pediatr, 2004, 3: 16

[95] 赵定麟. 现代骨科学. 北京:科学出版社,2004:2001-2003

[96] 廖二元,超楚生. 内分泌学. 北京:人民卫生出版社,2003:1869-1874

[97] Letocha AD, Cintas HL, Troendle JF, et al. Controlled trial of pamidronate in children with types Ⅲ and Ⅳ osteogenesis imperfecta confirms vertebral gains but not short-term functional improvement. J Bone Miner Res, 2005, 20:977-986

[98] 石美鑫. 实用外科学. 第2版. 北京:人民卫生出版社,2003:2980-2981

[99] Vyskocil V, Pikner R, Kutilek S. Effect of alendronate therapy in children with osteogenesis imperfecta. Joint Bone Spine, 2005, 72:416-423

[100] 胥少汀,葛宝丰,徐印坎. 实用骨科学. 第3版. 北京:人民军医出版社,2003:1233-1235

[101] King D, Jarjoura D, McEwen HA, et al. Growth hormone injections improve bone quality in a mouse model of osteogenesis imperfecta. J Bone Miner Res, 2005,20:987-993

[102] 李大鹏,刘凯,邱询花,等. 成骨不全的X线诊断. 医学影像学杂志,2006,16(4):390-392

[103] 张云海,陈博昌,张菁. 成骨不全. 中国矫形外科杂志, 2005, 13(15): 1189-1191

[104] 颉强,杨柳,赵黎. 成骨不全的治疗及康复. 临床小儿外科杂志,2005,4(1):74-75

[105] 王来旭,王学文. 成骨不全的研究进展. 重庆医学, 2003, 32(8): 1093-1095

[106] 潘少川. 小儿矫形外科学. 北京:人民卫生出版社,1987

[107] Herring JA. Tachdjian's Pedatric Orthopedics, Third edition, 2002

[108] Canale ST. Campbell's operative Orthopedics, Ninth edition, Mosby, 1998

[109] Bleck EE. Orthopedic Management of Cerebral Palsy. Philadelphia: Saunders, 1979

[110] Kaufer H. Split tendon transfers. Orthop Trans, 1977, 1:191

[111] Kling TF, Kaufer H, Hensinger RN. Split posterior tibial tendon transfers in children with cerebral spastic paralysis and equinovarus deformity. J Bone Joint Surg(Am), 1985:67-76

[112] Barnes MJ, Herring JA. Combined split anterior tibial tendon transfer and intramuscular lengthening of the posterior tibial tendon. J bone Joint Surg (Am), 1991:731-734

[113] Hoffer MM, Reiswig JA, Garrett AM, Perry J: The split anterior tibial tendon transfer in the treatment of spastic varus hindfoot of childhood. Orthop Clin North AM 1974, 5 :31-38

[114] 王洪复. 骨质疏松症的诊断. 国际内分泌代谢杂志,2006,26(4):285-288

[115] 章荣. 原发性骨质疏松症的康复运动疗法. 中国中医骨伤科杂志,2008,16(4):53-54

[116] 杨如会,沈祥春,任光友,等. 骨质疏松症治疗药物研究进展. 中国骨质疏松杂志,2007,13(6):436-439

[117] Levine JP. Pharmacologic and nonpharmacologic management of osteoporosis. Clin Cornerstone, 2006; 8: 40-53

[118] 段军,陈英杰,门田重利. 骨质疏松症的诊治及展望. 中国老年学杂志,2001,21(6):477-480

[119] Bouxsein ML, Kaufman J, Tosi L, Cummings S, Lane J, Johnell O. Recommendations for optimal care of the fragility fracture patient to reduce the risk of future fracture. J Am Acad Orthop Surg, 2004; 12:385-395

[120] Reginster JY, Seeman E, De Vernejoul MC, et al. Strontium ranelate reduces the risk of nonvertebral fractures in postmenopausal women with osteoporosis: Treatment of Peripheral Osteoporosis (TROPOS) study. J Clin Endocrinol Metab, 2005; 90: 2816-2822

[121] Broe KE, Chen TC, Weinberg J, et al. A higher dose of vitamin D reduces the risk of falls in nursing home residents: a randomized, multiple-dose study. J Am Geriatr Soc. 2007; 55: 234-239

[122] Jensen TB, Bechtold JE, Chen X, et al. Systemic alendronate treatment improves fixation of press-fit implants: a canine study using nonleaded implants. J Orthop Res. 2007; 25: 772-778

[123] 赵红霞,于智敏,鞠大宏. 骨质疏松症中医病因病机现代研究进展. 中国中医基础医学杂志, 2007, 13(9): 717-720

[124] Burlet N, Reginster JY. Strontium ranelate: the first dual acting treatment for postmenopausal osteoporosis. Clin Orthop Relat Res, 2006; 443: 55-60

[125] Laura Gehrig, MD, Joseph Lane, MD, Mary I. O'Connor, MD. Osteoporosis: Management and Treatment Strategies for Orthopaedic Surgeons. J Bone Joint Surg Am, 2008, 90; 6: 1362-1374

[126] 孟迅吾. 原发性骨质疏松症的诊断和治疗. 中华内分泌代谢杂志,2006,22(3):205-208

[127] 中华医学会骨质疏松和骨矿盐疾病分会.《原发性骨质疏松症诊治指南》,2006

第17章

关节置换

第一节 髋关节置换术

(一)髋关节置换术的历史回顾

髋关节置换术不仅可以矫正髋关节畸形、消除疼痛、改善关节功能，而且大大提高病人的生活质量。因此在20世纪没有哪项骨科技术能像髋关节置换术那样同时吸引医学界和公众的高度关注。

一般认为，截骨后将软组织置于截骨端之间，是第1例髋关节成形术(Murphy)，再加上Gluck发明的将象牙球安放到股骨颈上，并用螺钉和骨胶固定的技术掀开了全髋关节置换术的进程。髋关节置换术能够达到今天的效果，凝聚了无数骨科医师、材料学和工程技术人员的不懈努力和不断追求探索。它是在原始的髋关节成形术基础上，经历无数次失败逐渐发展而形成的。

【髋臼杯成形术】 Smith-Peterson和他的同事观察到在从病人大腿内取出的玻璃碎片上有一层类似滑膜组织形成，由此推理用玻璃来做髋臼杯是否也会引起滑膜的生长，从而取得髋臼成形术的成功呢？他在1923年实施了第1个用玻璃材料的髋臼成形术。因为玻璃容易破碎，Venable和Stuck使用牙科的铬、钴和钼等合金(商品名Vitallium)材料来作为髋臼杯，随后Smith-Peterson在大量的实验中都用Vitallium作为髋臼杯材料。在临床回顾性研究中，做了髋臼成形术的病人只有半数成功地解除了疼痛；另外，髋臼成形术也不能解决骨缺损或畸形(如肢体短缩)等问题。尽管如此，髋臼成形术激发了人们对寻求重建关节的植入材料兴趣，这是迈向全髋关节成形术道路上的一个巨大进步。

【股骨头置换术】 1939年，Bohlman因将铬-钴合金球用Smith-Peterson三翼螺钉固定到股骨头上而受到Moore的赞赏。同年，Moore和Bohlman构建了一种特殊的铬-钴合金股骨头假体，用于置换1例因骨巨细胞瘤破坏了股骨近端30cm结构。术后病人功能恢复非常好，直到因其他原因而去世。这被称为髋关节外科发展史上的里程碑，这一技术后来发展成为Moore型假体。

1. *短柄股骨头假体* 1946年，Judet兄弟用丙烯酸脂做了1个带柄的股骨头假体，其柄可插入股骨转子间区域，通过骨水泥(PMMA)固定，初期效果十分满意。但很快发生松动和磨损，而且机体对丙烯酸脂碎屑产生严重的炎症反应，改用铬-钴合金后仍未获得成功。随后，Mckeever、Valls和Thompson以及其他一些人对这种股骨头假体做了大量的改进，但是大多数都没有成功。失败的主要原因是假体设计不符合生物力学原理，即在假体与骨界面存在超负荷的剪力。

2. *长柄股骨头假体* Moore通过总结他与Bohlman的经验发现股骨髓腔内柄比转子间较短的柄有更好的机械支撑作用。在19世纪50年代早期，他将第1个Vitallium合金制作能够插入股骨髓腔内的股骨头假体植入病人体内。这种球形股骨头连接到长柄上最具代表性的有Moore型和Thompson型假体。Moore型假体的颈领水平，其目的是为了保留更多的股骨颈，柄近端增大，以防术后下沉，背面有一侧翼，防止旋转，在柄的近端有一窗口，以便自锁。Thompson设计了一种类似的，但不带孔的假体。在甲基丙烯酸甲酯骨水泥出现后，这种不带孔的假体可以作为骨水泥型假体。Thompson型假体是头-颈领设计，有1个斜形股骨颈，术中需切除部分股骨颈，适用于治疗低位股骨头骨折、不愈合、坏死、股骨颈吸收及 Judet 假体失败的病人。Moore 型和 Thompson 型假体均在 1950 左右同时出现，引起骨科界的广泛关注。

3. *双动股骨头假体* Giliberty 和 Bateman 设计了一种复合承重的股骨头假体，这种假体带有 1 个套在股骨头假体上的髋臼杯，其可以相对于髋臼杯自由转动。其设计初衷是为了减少股骨头假体和髋臼软骨之间的摩擦。这种假体基本上是髋臼成形术和股骨头成形术的结合，通过骨水泥或压配固定于股骨髓腔内，在髋臼部假体下覆有一层聚乙烯，这就避免了金属和金属接触。现在对于双动头假体的使用有着很严格的指征，通常年轻的股骨头缺血坏死的病人是双动头置换的最佳对象。然而，难以接受的高失败率降低了人们对这种假体热情。

【全髋关节置换术】 1948 年，Philip Wiles 发明了不锈钢制造的球-臼髋关节假体，但是植入体内后发生了机械性失败。

1. *Mckee-Farrar 全髋关节* 1951 年，美国 Mckee 和 Watson-Farrar 使用了不锈钢假体全髋关节置换术。他们在股骨侧使用了自己改进的 Mckee 的骨松质螺钉，并使用了金属的髋臼假体。Mckee 随后在 1956 年改进了这一假体，在股骨侧使用了 Thompson 的假体，在髋臼侧使用了球形的臼杯，这些都是用钴-铬合金制造的。

2. *Charney 低磨损全髋关节* Charney 低磨损全髋关节的设计应用，是髋关节置换术发展历程上的一次重大理论性突破。他开创了全髋关节置换术(THR)的新时代，被誉为现代全髋关节置换术之父。Charney 采用超高分子聚乙烯(UMWP)作为髋臼假体或内衬材料，22 mm 股骨头，髋臼和股骨假体均使用骨水泥固定，并采用经大转子截骨入路，通过术中抬高大转子以保持外展肌的张力而利于关节稳定。这种直径小的股骨头与直径相对大的臼窝相关节，股骨头在臼窝内产生扭矩相对小，符合工程学上的低磨损扭矩原理。

3. *金属髋臼杯与聚乙烯内衬髋臼假体* Harris 最早提出金属髋臼杯与聚乙烯内衬合用，逐渐被大家接受。Harris 还提出可用相同的聚乙烯内衬替换磨损的内衬。这种金属髋臼杯与可替换的聚乙烯内衬，成为最早的组合式假体，并成为 20 世纪 80 年代后期非骨水泥固定髋臼假体的标准式样。

【髋关节表面置换术】 所谓的表面置换是为了更好的保留股骨上部的骨结构。在表面置换中，股骨头被加以塑形，以适合带上金属帽；髋臼的处理和全髋关节置换中的处理很相似，只是髋臼杯更大也更薄，这就增加了髋关节的活动度并降低了摩擦。1973 年，Amstuts 和其同事开始了他们 THARIES 表面置换的工作，同一时期，Wagner，Freeman，Gerard，Paltrinieri 和 Trentani，以及 Capello 和 Trancik 也设计了其他形式的表面置换假体。这些假体对于较年轻的病人相对较合适，但是因为高失败率，这种置换方式在当时没有被推广。随后，Amstutz 改进了表面置换的观念，并取得了一些早期的令人振奋的结果。

随着人们对表面置换兴趣的减退，出现了相对于表面置换和带柄固定较为保守的假体，即所谓的髓内固定装置。这种理念一直受到人们的关注，现在人们对其的兴趣也越来越大。自 20 世纪 20 年代最小限度截骨量假体出现至今，人们一直在断断续续地对这种设计的假体进行改进。

(二)髋关节置换术的摩擦界面(熟悉)

【超高分子聚乙烯】 超高分子聚乙烯(UHMW)，其原料是一些超高分子聚乙烯粉末(或树脂)，经过一系列加工成为假体，用于制造髋臼假体已经有 40 年的历史。John Charnley 爵士是第 1 个将聚乙烯应用于临床的人，他与 1962 年成功地将聚乙烯应用于全髋关节置换术中。大量的临床结果证明，以超高分子聚乙烯作为摩擦界面的髋关节假体远期临床结果相当满意，髋关节置换 10 年成功率达到 90%左右。

然而，无菌性松动仍然是髋关节置换术后主要并发症，常常导致疼痛，功能下降和骨折。尤其是对于年轻和活动量大的患者，这是我们面临的挑战。聚乙烯磨损颗粒引发的骨溶解是髋关节置换术后无菌性松动和翻修的主要原因。多位作者报道，每年聚乙烯磨损超过 0.2 mm 引起骨溶解的概率明显增大。每年线性磨损达到 0.1 mm，发生骨溶解的风险增加 4 倍，每年容积磨损达到 40 mm^3，发生骨溶解的风险增加 3 倍。

对聚乙烯磨损颗粒的研究驱使人们去寻找能够替代聚乙烯的人工关节材料。近年来研发了一系列低磨损髋关节假体，主要包括：高交联聚乙烯、陶瓷对陶瓷髋关节假体和金属对金属髋关节假体。

【高交联聚乙烯】 超高分子聚乙烯经过 γ 射线或者电子束照射，然后经过热处理减少其中自由基，成为高交联聚乙烯。根据生产厂家不同，有的温度超过其熔点(137℃)，有的低于其熔点。在与传统非交联高分子聚乙烯相比，一些体外实验表明，高交联聚乙烯能够戏剧性减少其磨损，第一篇RSA体内研究文献显示交联高分子聚乙烯磨损非常低，无不良反应。Digas等报道了类似的临床结果，相对于普通非交联聚乙烯，术后2年随访Mrads电子束处理交联聚乙烯减少了62%的磨损。在体外人工关节模拟实验下，即使使用大号股骨头，或者是关节间隙放入游离体，高交联聚乙烯抗磨损性能仍然较好。但是相同实验条件下非交联普通聚乙烯的抗磨损性能确要差得多。

与硬质的关节配伍(陶瓷-陶瓷，金属-金属)相比，高交联聚乙烯的临床应用更方便。聚乙烯臼或内衬的使用不仅为骨科医师所熟悉，容易操作，而且不用担心金属过敏、血清中金属离子浓度过高和陶瓷碎裂等。

辐照除了可以引起聚乙烯分子交联外，残留自由基与氧分子作用后引起更多聚乙烯分子分裂，从而使聚乙烯脆性增加，抗疲劳强度下降。因此γ射线辐照可以使聚乙烯机械性能受到损害，特别是为了达到高交联而使用大剂量射线辐照，其结果是使聚乙烯抗疲劳和抗骨折强度降低。虽然通过加热退火可以减少残留自由基水平，增强聚乙烯远期抗氧化降解能力。然而只有超过材料熔点温度才能够完全清除自由基，但同时会引起聚乙烯严重变形，而低于聚乙烯溶点温度仅仅能够减少自由基，不能完全清除自由基，残留自由基的交联聚乙烯存在潜在的长期被氧化性的风险。

然而，高交联聚乙烯的临床应用时间很短，缺乏长期的研究报告。很多人工关节生产厂家都在生产自己的高交联聚乙烯内衬。用于产生交联的辐照方式、剂量、退火方法和最后的灭菌处理都不相同，在临床大量使用之前，对每一种产品进行小样本体内研究，评价其生物性及磨损特性是非常必要的。

【陶瓷对陶瓷髋关节假体】 陶瓷被认为是生物惰性物质，置入人体没有全身和局部的不良反应。与超高分子聚乙烯比较，其磨损颗粒在激活破骨细胞分化和分泌细胞因子等方面要弱。

1. 陶瓷的生物力学特性　为了减少磨损而选择陶瓷关节的先驱是法国的Boutin医师，他在1970年开展了全氧化铝陶瓷髋关节。第一代氧化铝陶瓷由于缺乏生产标准和工艺，颗粒粗大，容易出现松动和股骨头碎裂等并发症。在过去30多年中，陶瓷品质的改进包括纯度的提高，精细结构的改善和烧结技术的提高，显著提高了陶瓷的生物力学性能。现在我们能够得到密度高、颗粒小、强度可靠的氧化铝陶瓷。

由于氧化锆具有更加精细的结构，其强度比氧化铝陶瓷高，抗碎裂强度是氧化铝的2倍，抗弯曲强度达到500～1 000 Mpa(氧化铝为500Mpa)。因此氧化锆陶瓷能够显著减少股骨头碎裂，允许加工成更长的股骨头从而满足股骨颈延长的临床需要。氧化铝和氧化锆混合成分陶瓷的力学性能要比它们单一成分陶瓷好。

2. 陶瓷的摩擦特性　很多实验结果显示陶瓷磨损非常小。Affatato报道，在体外髋关节磨损模拟实验机上，未见氧化铝以及氧化铝和氧化锆混合成分陶瓷的磨损颗粒。Firkin报道陶瓷对金属关节的磨损比金属对金属关节低100倍。陶瓷对高分子聚乙烯关节的磨损要比不锈钢或者钴-铬合金对高分子聚乙烯小。在第三体损害的模拟实验中，氧化铝和氧化锆陶瓷股骨头损害轻，聚乙烯关节面的损害也比与金属配伍的关节轻。

陶瓷关节的低磨损在临床上得到了可靠的验证。Bos报道，通过4～8年随访，陶瓷对聚乙烯关节的磨损颗粒要比金属对聚乙烯关节低3倍，体外模拟实验和体内试验氧化铝陶瓷关节使用22年效果都非常良好。陶瓷关节破损关节表面电子显微扫描照片显示，氧化铝和氧化锆陶瓷的磨损都非常低。

3. 陶瓷关节的失败　陶瓷关节的失败与陶瓷的材料特性、加工过程和外科植入技术有关，设计和制造工艺低劣的假体是失败的原始原因。股骨颈的锥度由14/16改为12/14后，股骨头碎裂明显降低。Hannouche报道从1997－2001年，5 500例氧化铝陶瓷关节中出现13例碎裂，其中3例与外伤有关，2例设计不良，3例由于设计材料改变，5例没有任何原因。虽然陶瓷关节碎裂几率小，即使碎裂后通过手术仍然可以解决。但很多外科医师仍然不愿意使用陶瓷关节，因为他们把关节碎裂看作灾难性后果。

对于陶瓷对陶瓷关节，股骨头与内衬之间会反复发生微分离及复位，在此过程中股骨头与内衬之间发生碰击是不可避免。由于股骨头和内衬都是硬性材料，它们对这种由碰击产生的应力吸收差，潜在地这种增高的应力容易导致假体移位和松动。另外，由于股骨颈与髋臼内衬之间碰撞导致髋臼杯与骨界面之间应力增加也是陶瓷对陶瓷关节可能易于发生松动性的潜在风险，同样是临床上最关心的问题之一。

【金属对金属髋关节假体】

1. 第一代金属对金属髋关节假体　所有早期金属对金属髋关节假体都促进了现代全髋关节置换术的发展，其效果要比金属对聚乙烯关节好。然而，由于不锈钢质量较差、制造工艺差和缺乏牢固的固定，早期金属对金属髋关节假体没有取得十分满意的疗效。直到20世纪60年代末和70年代初，由McKee和Farrar研制的金属对金属髋关节取得了成功，所用材料为钴-铬-钼合金，头大小为32～34mm。上述关节磨损率非常低，20年长期随访显示，McKee-Farrar金属对金属髋关节松动为77%，而同期Charnley关节松动为73%。第一代金属对金属髋关节假体在70年代消失的原因是同时代Charnley低磨损关节的效果要好。

2. 第二代金属对金属髋关节假体　瑞士的Weber是首先认识到金属-金属关节的低磨损与关节的松动率低有关系的人士之一。他观察到工艺很好的第一代金属-金属关节临床和影像学表现都非常好。在上述观察基础上，Weber和他的工程团队开始研制第二代金属对金属髋关节假体。主要技术标准包括：28mm头和内衬之间的合理公差；选择锻造而不是铸造技术优化钴-铬-钼合金表面；发展符合关节摩擦学的股骨头和内衬球形形态；良好的质量控制。自从采用上述工艺标准制造的Metasul第二代金属对金属髋关节假体在临床上以来，目前世界上已经有超过150 000例关节置入人体。

材料的相互影响，直径与公差，表面形态和摩擦等因素对金属-金属关节磨损的影响要比对金属-聚乙烯关节大。第二代金属对金属髋关节能够达到上述条件，临床结果非常满意。对翻修回收的Metasul关节进行分析显示，第1年磨损为25μm，以后降低到每年5μm，与金属-聚乙烯关节比较，容积磨损降低60倍。

3. 第三代金属对金属髋关节假体　第三代金属对金属髋关节假体因为采用大头和小公差，实现了液膜摩擦，同时减少了撞击，因此磨损和松动发生概率降低。

4. 金属-金属磨损颗粒　金属-金属关节的磨损颗粒要比聚乙烯小。Doorn发现来自McKee-Farrar和Metasul关节的磨损颗粒直径都$<0.1\mu m$，透射显微电镜发现钴-铬-钼界面关节磨损颗粒呈圆形或者椭圆形，大多数直径$<50nm$ ($6nm \sim 0.8\mu m$)，金属-金属关节周围的巨噬细胞要比金属-聚乙烯关节周围少。

接受金属-金属关节置换的患者血清和尿液中钴和铬金属离子浓度升高，1年后逐渐降低，且在病人淋巴结、肝、脾金属离子。但是没有证据显示血清和中钴和铬金属离子浓度升高与癌症有关。

(三)髋关节置换术的假体固定

假体固定方式至今仍是髋关节置换术中争论的重点。甲基丙烯酸甲酯骨水泥的发明是人工关节发展史上又一个里程碑。Charnley在1958年第1次用甲基丙烯酸甲酯很好的固定了髋臼和股骨侧假体。他的不朽之作："Anchorage of the femoral head prosthesis to the shaft of the femur"成了全髋关节置换史上的一个转折点。Charnley证明了假体的牢固固定是可能的，他自己把他对全髋关节成形术的贡献总结为："要对股骨髓腔进行扩髓，然后用大量的骨水泥填塞到其中，再将股骨柄插入骨水泥中。"

将聚甲基丙烯酸甲酯(骨水泥)引入临床是Charnley爵士对髋关节置换的三大贡献之一。它对人工关节外科具有十分重要的临床价值，是人工关节发展史上的一个重要里程碑。自20世纪60年代初Charnley倡导的骨水泥作为人工关节的生物材料以来，人工关节置换术的临床效果大为提高。

尽管骨水泥技术在临床使用中仍相当成功，但骨水泥臼杯在远期影像学评价中的松动率仍很高。据报道20年骨水泥臼杯影像学松动率可高达48%。由于骨水泥和骨水泥灌注技术本身缺陷，第一代骨水泥技术失败率高，远期随访有较高的假体周围骨溶解和无菌性松动现象。由于这种失败骨水泥材料有关，进而提出了"骨水泥病"这个新概念，这使得抛弃骨水泥固定模式，研制新的生物固定性假体成为当时潮流。

20世纪80年代初，出现了多种非骨水泥固定型假体设计，主要是利用假体表面的微孔层使骨组织长入或通过假体外形上的改进使之紧密嵌入髓腔，达到非骨水泥固定的目的。生物固定型假体尽管解决了一些骨水泥固定所带来的问题，但同样存在假体中、远期骨溶解和松动等并发症，其发生率与骨水泥假体相似。

同期骨水泥技术得到了很大的改进，采用第二、三代骨水泥技术固定的假体，其中、远期的良好疗效也陆续得到证实。人们又重新考虑骨水泥固定假体的使用价值，骨水泥假体重新得到重视。

【骨水泥固定技术】　骨水泥型THA的效果

可以根据髋关节置换的“代”进一步细分。第一代THA包括了未使用超级合金的柄及一些拥有尖锐而狭窄内侧缘的设计。骨水泥是通过手填充入股骨髓腔，并且没有使用髓腔塞。第二代技术使用了超级合金并有宽的内侧边的柄，髓腔使用骨水泥塞并且骨水泥是通过骨水泥枪采用倒退的方式注入。第三代技术加用了股骨假体表面处理以增强柄-骨水泥固定，并且使用真空离心技术减少骨水泥的空隙率。在许多更新的柄的设计中，近侧与远侧隔离片被用于确定假体的中心位并达到骨水泥套的平衡。

1. 第一代 Charnley 全髋关节置换　John Charnley 先生引入的全髋关节置换的设计与技术仍然是所有其他假体比较的金标准。Berry 等人回顾了在 Mayo Clinic’s 使用的这种假体 25 年的临床结果。在 1969 年 5 月与 1971 年 7 月间共连续进行了2 000例 Charnley 全髋关节置换。这种股骨假体使用了光滑表面不锈钢整体，所谓的平背 Charnley 假体，与 1 个 22.25mm 股骨头。患者的平均年龄是 63.5 岁。有 82％患者的诊断是骨关节炎。在这 2 000 个髋中，有 97％的患者完成了 25 年随访或随访至翻修手术、假体取出或死亡。最长的随访时间是 28.4 年。未因任何原因取出假体的生存率是 80.9％。25 年无菌性松动的生存率是 89.8％。25 年髋臼与股骨假体无菌性松动的生存率近似。在最初 15 年的研究中，由于无菌性松动导致的股骨翻修数量多于髋臼翻修数量。但是在最后 10 年中股骨翻修的数量则少于髋臼翻修的数量。进行关节置换术时的年龄是影响耐久度的唯一重要原因，并且对每个年龄段来说，进行关节置换的时间越早，因无菌性松动的翻修率越高。男性的无菌性松动率大约是女性的 2 倍。类似的，Neuman 等人报道了在＜55 岁患者的假体生存率为 88.3％，而＞55 岁患者的假体生存率为 89.3％。

Charnley 假体的远期结果优于其他第一代骨水泥柄。Pavlov 报道了 512 个 Charnley-müller 髋关节置换 15 年的随访结果并发现需要翻修的失败率达 40％。Dunn 和 Hamilton 报道了使用相同股骨柄的 185 个髋术后 10～14 年的随访中松动率达 40％。第一代柄的其他设计（除了 Charnley 以外）包括可以导致高骨水泥应力的窄而锐利的内侧缘及导致骨水泥局限性菲薄的几何形状。

2. 第二代骨水泥全髋关节置换术　Mulroy 和 Harris 报道了 105 个不同设计的通过第二代骨水泥技术置入的初次股骨假体的 10～12.7 年（平均 11.2 年）的随访结果。在最终的随访中，有 2 个股骨假体因为松动进行了翻修，并且有 1 个有明确的松动，总的无菌性松动率为 3％，有 6.8％的患者发生了局限性骨内膜骨溶解。

Stauffer 报道了也是使用第二代骨水泥与 HD-2 柄的 222 个髋关节置换 8.8～11.5 年（平均 9.6 年）的随访结果。无菌性松动股骨翻修率为 3.2％，确定的影像学股骨假体松动率为 4.9％，无无菌性松动 10 年生存率为 95％。

从瑞典关节登记系统得到的数据显示使用第二代骨水泥技术可以改善柄的生存率。总的来说，这些数据支持使用髓腔塞及使用骨水泥枪逆向填充股骨髓腔可以改善骨水泥柄的生存率。

3. 第三代骨水泥全髋关节置换术　Oishi 等人报道了 100 例使用第三代水泥技术及股滑侧 Harris 预涂层假体的混合型 THA（非骨水泥臼杯与骨水泥柄组合）6～8 年（平均 7 年）的结果。只有 1 例患者发生了需行翻修术的股骨假体松动，并且未发现有股骨假体影像学的松动。6％的患者发生了局灶型股骨骨溶解。在最后 1 次随访中平均 Harris 评分为 91 分。

使用第三代骨水泥技术的更远期随访结果正在陆续被报道。Duffy 等人回顾了 Mayo Clinic 使用 Precoat Stem 及第三代骨水泥技术的经验。他们对 90 例诊断为骨关节炎并使用 Precoat Plus 柄的初次全髋关节置换术进行了平均 12 年的随访，有 4 例（5％）因无菌性松动、假体剥离及骨溶解进行了翻修。所有 4 例无菌性松动初始的骨水泥等级均较低。12 年无无菌性松动的总生存率为 95％。Clohisy 与 Harris 报道了使用 Precoat 柄的 121 例初次全髋关节置换所达到的较好的效果。在平均 10 年的随访中，只有 1 例股骨假体因无菌性松动需要进行翻修，其余有 3 例股骨假体出现了影像学的松动。

骨水泥技术的进步只是明显减少了股骨柄假体的松动发生率，对髋臼假体的松动问题并没有带来大的改变。在长期的随访研究中，对超高分子聚乙烯髋臼假体的骨-骨水泥界面进行影像学观察，透亮线的发生率由 25％～100％不等。Stauffer 报道了 Mayo Clinic 使用骨水泥无金属外杯髋臼假体 10 年的临床经验，影像学透光线发生率接近 100％。现在大多数学者赞同骨水泥聚乙烯髋臼假体应用于 65 岁或 70 岁以上，或者可用于髋臼假体固定的宿主骨量少于50%的患者。

【非骨水泥固定技术】 当今不需要骨水泥的生物学固定方法已被广泛的认可和接受。非骨水泥假体理论上有许多优点,包括假体安装方便;通过调整聚乙烯内衬的角度,可以更有效地防止术后脱位;对髋臼磨损病人的翻修,只需更换内衬,操作简单,并已在许多取回假体的研究中发现有骨长入。自从20世纪90年代早期,非骨水泥型臼杯的使用大量增加并且成为北美地区大部分患者首选置入物。

非骨水泥型假体的适应证主要是年轻的、活动量较大的患者。从理论上说,非骨水泥型假体需要满足以下要求:达到即刻的稳定;达到长期的生物学固定;提供良好的生物学相容性和长期的骨质重建。为实现这些目的,两种设计理念的假体被采用:紧压配合、大锁定、表面光滑的假体;紧压配合、微锁定、表面粗糙的假体。

最佳的表面特性是能够提供骨长入,表面微孔直径是150~400μm。允许骨组织结合或贴附于植入体表面的3种处理方式有:金属球珠,金属丝网,等离子喷涂。表面微孔密度,结合强度,和孔的特性与不同的处理方式有关。当选择一个假体时,表面处理的3个方面因素应该考虑,即有孔涂层是片状分布还是环形分布;表面涂层是部分的,近端的或广泛的;表面是否应用陶瓷做了进一步增强,如羟基磷灰石,磷酸三钙或生长因子。

目前还不能绝对肯定非骨水泥假体的长远临床效果一定超过骨水泥固定型。什么是最佳的固定方式?如何才能在年轻病人中取得最佳的效果?现在还有许多问题尚待解决。这些都为今后的研究提供了广大的空间,这囊括了临床、生物力学、生物学和生理学领域。

(四)髋关节置换术的围术期处理与康复

现代人工关节置换技术是20世纪骨外科学的一次革命性进展。虽然髋关节置换术显示出优良的效-价比,由于其是高风险、高技术特点,随着置换关节使用时间的延长,以部分不可避免地会出现磨损和松动等并发症,必须严格掌握手术适应证和禁忌证。接受髋关节置换术的老龄病人越来越多。老龄病人全身功能衰退,同时常有重要脏器的功能损害或失代偿,手术耐受性差,增加了围术期的风险和处理难度。围术期的康复指导有助于提高术后关节功能和减轻术后疼痛,促进全身尽快恢复健康。

【手术适应证】

1. *髋关节骨关节炎* 这是目前临床上常见的采用人工髋关节置换术治疗的老年性髋关节疾病之一。当髋关节骨关节炎患者无痛行走距离小于500m,保守治疗效果不佳,影响工作和生活时,即可考虑手术治疗。

2. *髋部骨折* 是一种老年人常见的创伤,也是人工髋关节置换术的又一大类适应证。据统计,美国每年有25万髋部骨折患者,直接经济损失为200亿美元。髋部骨折的类型众多,概括起来,需要关节置换手术的有以下几种情况。

(1)老年股骨颈移位骨折,骨愈合可能性较小。

(2)老年股骨颈移位骨折,全身情况差,不宜久卧床者。

(3)股骨颈陈旧骨折,因各种原因延误治疗或治疗后出现骨折不愈合或股骨头缺血坏死者。

(4)股骨颈骨折、转子间骨折或髋臼骨折前髋关节已有病变,如骨关节炎、类风湿关节炎或股骨头缺血坏死等,且病变已具备关节置换指证。

(5)股骨颈骨折、转子间骨折或髋臼骨折愈合后,出现继发骨关节炎、骨坏死和关节畸形引起疼痛和功能障碍。

3. *股骨头缺血坏死* 其病理机制尚有待研究。老龄病人中常见的病因有激素性、乙醇性、外伤性或特发性,对于晚期股骨头已经塌陷的病人,人工髋关节置换术是消除疼痛,改善功能的有效措施。

4. *髋关节发育不良或先天性髋关节脱位* 是一种较常见的髋关节疾病,国内平均发病率为3.9‰。尽管在新生儿期有专科医师进行普查,但仍有漏诊,直至成年后出现不可逆的假臼骨关节炎方来院就医。对于这类患者,若出现患髋疼痛伴腰部疼痛或健侧髋或膝关节疼痛者,人工髋关节置换术不失为一种有效的治疗方法,但手术难度较大。

5. *类风湿关节炎* 侵犯的下肢关节以膝关节为主,髋关节受累的程度往往相对较轻。晚期类风湿髋关节炎患者可出现股骨头中心型脱位和严重骨质疏松,人工髋关节置换术的远期效果较差。

6. *强直性脊柱炎* 其发病率为0.5%~2.3%,发病的高峰期在30~40岁,老年发病者少见。若髋关节病变药物效果不好,出现髋关节畸形、功能障碍者,可考虑手术治疗。

7. *由于髋关节感染、外科手术后残留关节强直* 在老年阶段出现下腰痛、同侧膝关节疼痛或对侧髋、膝关节出现疼痛,可考虑行人工全髋关节置换术。另外，髋关节融合术后出现假性融合伴疼痛或非功能位融合，也是人工全髋关节置换术的适应证。

8．老年髋部骨肿瘤　患者有以下几种情况可以采用人工全髋关节置换术。

(1)低度恶性肿瘤患者，或转移性肿瘤，但预期寿命较长的患者。

(2)瘤样病损，如嗜酸性肉芽肿、色素绒毛结节性滑膜炎，对于色素绒毛结节性滑膜炎，术中滑膜切除应力求彻底，同时术后要采取放疗，否则瘤样病变会很快复发，破坏骨质，造成假体早期松动。

【手术禁忌证】

1．绝对禁忌证　全身或局部的任何活动性感染；关节主要运动肌瘫痪或肌肉肌腱等组织破坏造成主动屈伸功能丧失者；各种原因引起的骨组织严重缺损，估计术后假体难以保持稳定者；老年衰竭患者，无法耐受手术。

2．相对禁忌证　神经性关节病变；老年性精神障碍，不能有效配合治疗；老年体弱，内科疾病复杂，手术耐受性差；过度肥胖。

【围术期处理】

1．合并常见内科疾病的术前处理

(1)高血压：对于合并有高血压的老龄病人，适度控制血压可以尽可能避免术中血压出现大的波动。但不主张行大幅度降压治疗，以保证较高灌注压，满足重要脏器的供血和供氧。一般而言，将舒张压控制在 80 mmHg 左右是较理想的状态。但是术前血压经常维持在 160/100mmHg 左右的病例，术后心血管意外发生率低，不刻意将血压降得过低。

抗高血压治疗必须持续到手术当天，可以于术日晨用少量清水将当天的药物吞服。但使用某些降压药物的高血压病人，术前应采取停药措施。例如使用利舍平类药物控制高血压者，术前应停药 3d。因为利舍平类药物可以减弱心肌和血管对儿茶酚胺的反应性，在麻醉时可能导致心动过缓和低血压，术前注射阿托品可防止上述不良反应。术前使用单胺氧化酶抑制药如帕吉林者，术前也需停药，因此类药物可能加重麻醉药、安眠药的降压作用。

对于难以控制的重度高血压或需要急症手术、但未正规治疗的高血压病人，可静滴硝普钠控制血压，其药效快、作用强、持续时间短，能直接扩张小动脉及静脉血管。在给药过程中，须严密监测血压和心率，随时调整用量。

(2)心脏疾病：对于有冠心病病史的老龄病人，术前应详细询问近期有无病情加重，表现为不稳定性心绞痛或是心前区疼痛时发时愈。如果冠状动脉疾患已经稳定，心电图重复检查无变化，无心绞痛症状或者心绞痛发作后经过了 3 个月以上已稳定者，可施行择期手术。如病人长期接受 β 肾上腺能阻滞药治疗心绞痛，不能术前突然停药，因为心脏的部分阻滞作用需要继续维持数天，一旦手术后发生心绞痛，病人非但得不到药物的有效治疗，且停药还可导致一段时间的 β 肾上腺能活性增高，可能因此产生不良的临床后果。对伴有冠状动脉供血不全的病人，术前应用双嘧达莫和吲哚美辛，不但能扩张冠状血管，而且对处于高凝状态的老年病人，能防止和减少深静脉栓塞及肺栓塞的发生。

手术前 3 个月曾有心肌梗死者，再发生率高达 33%；手术前 4～6 个月曾有心肌梗死者，再发生率为 16%；心肌梗死后 6 个月以上手术者，再发生率为 5%；手术前无冠心病临床表现者，围术期心肌梗死发生率低于 0.2%。因此如果不是挽救生命的急症手术，应尽可能推迟至少 3 周，纯属择期手术尽可能推迟半年以后。

大多数室上性快速心律失常，可用洋地黄类控制；而室性快速心律失常，可用利多卡因控制。偶发期前收缩或阵发性室上性心动过速对手术耐受力无影响，频发室性期前收缩者在麻醉和手术时因缺氧会使期前收缩增多，宜及时治疗。心房纤颤一般经洋地黄类药控制心室率在 80～90/min，可耐受手术，危险性并无明显增加，但应随时警惕发生栓塞性并发症的可能。无症状的一或二度房室传导阻滞一般可耐受手术，但在麻醉及手术时须防止迷走神经张力增高而传导阻滞发展为三度。三度房室传导阻滞者，有发生阿斯综合征或心源性休克的可能，若非紧急情况，不宜手术。右束支传导阻滞而心功能良好者对手术无明显影响，完全性左束支传导阻滞发生于严重心脏病，需加注意，双侧束支传导阻滞者危险性增大。凡三度房室传导阻滞、有阿斯综合征病史，完全性左束支传导阻滞，完全性右束支传导阻滞并左束支分支传导阻滞者。当必须手术治疗时，需做充分准备，如术前、术中用异丙肾上腺素或阿托品以提高心室率，或最好先安置临时起搏器，使心室率稳定于生理水平或传导改善，以防止可能的意外发生。

(3)肺功能障碍：若最大通气量和肺活量低于

预计值60%、动脉氧分压低于6.67kPa、动脉二氧化碳分压高于7.20 kPa、血氧饱和度低于90%,耐受外科手术的能力就显著下降。

对有慢性支气管炎、肺气肿及呼吸功能不全的老年病人应做积极的手术前准备。①手术前戒烟,术前戒烟2周能降低肺部并发症的发生率,术前戒烟8周能使气道黏膜充分恢复功能;②指导病人做深呼吸训练和咳嗽、咳痰练习,每小时不少于10次,有利于扩张肺组织,增加气体交换量,排除分泌物及痰液;③每天做雾化吸入治疗,可根据病情适当加入抗生素,解痉药物和蛋白溶解药;④口服祛痰药物,如碘化钾溶液或祛痰剂等;⑤手术前应做痰培养,参考药物敏感实验结果选用广谱预防性的抗生素;⑥对有哮喘患者,应定期吸氧,应用β-受体兴奋药物解除支气管痉挛,必要时可加用地塞米松等激素类药物;⑦有阻塞性或限制性通气损害的病人,可用支气管扩张药和间歇正压呼吸作为术前准备;⑧对有大量脓痰患者,除使用全身抗生素之外,应帮助病人体位引流,3/d,每次15min,必要时于手术前做好预防性气管切开。肺功能障碍病人,其手术危险性与肺功能损害程度相平行。术后多数肺部并发症发生于原有肺部疾病。休息时尚不能维持足够通气的病人,只允许行紧急抢救生命的手术。呼吸功能代偿不全病人,择期手术应延至肺功能已最大限度的恢复时施行。

(4)糖尿病:无论择期手术还是急症手术,对60岁以上的老龄病人应把血糖与尿糖的检查作为常规。对有糖尿病史或正在治疗中的老龄病人要全面了解患者的糖尿病控制情况,特别是要掌握有无老年糖尿病急、慢性合并症与并发症发生,以便制定合理的手术计划。老龄糖尿病患者大手术治疗中不仅要防止出现高血糖,而且更要防止低血糖发生。一般认为老龄糖尿病患者血糖控制在6.0～11.1mmol/L(110～200mg/dl),施行择期大手术是比较安全的。

术前用口服降糖药物或用长效胰岛素来控制血糖的老龄糖尿病患者,如需接受大型手术,则要在围术期数日内改用短效胰岛素,这样比较容易控制血糖水平。用胰岛素控制的患者,手术日早晨测定空腹血糖后,小手术停用胰岛素,大手术可用平时胰岛素用量的一半;术中需要1h测血糖1次,术后每6h测1次血糖。关节外科病人常常术后很快即能进食,因此没有必要在术后使用大量葡萄糖液。如果需要使用则根据1∶4或1∶6胰糖比在葡萄糖溶液中直接加入短效胰岛素,然后逐步恢复至患者术前的糖尿病治疗和控制状态。老龄病人病情波动很大,因手术的应激反应,胰岛素的需要量可能增加,也可能突然下降。因此,需要胰岛素控制的老龄糖尿病患者,术后要定时测血糖和尿糖,以便及时调节胰岛素的用量。老龄糖尿病患者,特别是伴有各种急慢性并发症者,原则上应尽量避免急诊手术。如必须急诊手术同时又对患者过去的病情了解较少时,除要急查禁食血糖、尿糖外,还要检查血钠、钾、氯化物、pH 和 HCO^{-3}、酮体等项。如血糖控制在11.1～13.9mmol/L范围内,pH超过7.3,$HCO^{-3}>20$mmol/L,尿酮阴性,才能比较安全地施行急诊手术。

(5)血小板减少:对血小板减少的老龄病人,术前应详细询问病人的皮肤瘀点瘀斑、牙龈出血以及外伤出血史,查全血图、肝肾功能,备血及浓缩血小板,必要时请血液科会诊。患有血小板减少的老龄病人,使用腰麻或硬膜外麻醉时存在血肿形成压迫脊髓的风险,且瘫痪一旦出现,即使立即行椎管减压手术也不能完全避免永久性神经损害的可能性。因此,有凝血功能障碍的血小板减少的病人应选择全麻。血小板$(80\sim99)\times10^9$/L患者按正常患者处理;$(50\sim79)\times10^9$/L患者术中补给全血或血浆即可,术前不需要特殊处理;血小板$<50\times10^9$/L患者术中输入血小板1～2U、全血400～800ml,渗血明显时给予止血药,在不影响疗效的情况下,手术力求轻、柔、快、简。

对于全髋关节置换,当血小板$<50\times10^9$/L时,患者所需输入的全血及血小板量明显增加,因此建议全髋置换术中及术后48h内的血小板应保持在50×10^9/L以上。

目前血小板减少的治疗方法主要有丙种球蛋白疗法、激素疗法、输入浓缩血小板等。术前及术中输入浓缩血小板是一种重要的治疗方法,对绝大多数血小板减少的老龄手术病人,输入血小板能提高患者的血小板水平,防止术中及术后出血。唐孝明等人的研究发现,血小板减少患者接受1～2U血小板输注治疗后,血小板计数平均上升25×10^9/L,并且无明显的不良反应发生。

(6)低蛋白血症:当总蛋白<52g/L,白蛋白<25g/L时,临床上即可诊断低蛋白血症。低蛋白血症是判断营养不良的最可靠指标之一,而营养不良又与手术后并发症和死亡率的增高密切相关。手术前如发现低蛋白血症时,应予纠正。对于拟行大

型手术的老龄病人，可选用5%等渗白蛋白溶液或20%、25%的浓缩白蛋白溶液。

(7)肾功能障碍：血清肌酐测定及24h内生肌酐清除率是评价肾功能较可靠的指标。当肌酐测定值为185.6～291.7μmol/L，24h肌酐清除率为51～80ml/min表示肾功能轻度损害，对手术耐受力的影响不大；当肌酐测定值为362.4～512.7μmol/L，24h肌酐清除率为21～50ml/min为中度肾功能损害，手术可能加重肾功能损害，手术后容易发生感染、切口愈合不良等并发症，手术前需接受适当的内科治疗；当肌酐测定值为627.6～733.7μmol/L，24h肌酐清除率<20ml/min为重度肾功能损害，手术后并发症的发病率高达60%，病死率为2%～4%，手术前需进行有效的透析处理。

对于老龄病人合并有肾功能障碍，手术前应努力设法改善肾功能，进低盐、优质蛋白饮食；及时纠正水、电解质紊乱；选用对肾脏损害最小的抗生素，如青霉素类和头孢菌素类；慎用血管收缩药，一般血管收缩药均可使肾内小动脉收缩，导致肾血流量显著减少、加重肾损害，尤其是剂量较大、使用时间较长则肾损伤更为严重。

严重肾功能损害的病人由于促红细胞生成素分泌减少，一般都有贫血。治疗时首先应纠正贫血，通过多次输血使血红蛋白维持在10g/dl，血浆白蛋白维持在30g/L。具有血液透析的指征时(血清肌酐水平>600μmol/L，肾小球滤过率<5ml/min)，一般在手术前1d透析1次，使肌酐、尿素氮等指标接近正常水平，血液酸碱平衡矫正，电解质浓度接近正常，再行手术治疗。手术中须注意补充失血量、防止低血压，保持水、电解质、酸碱平衡，禁用对肾有毒性作用的药物。避免大量失血。

(8)长期使用肾上腺皮质激素病人：有些老龄患者由于治疗某些疾病的需要(如类风湿性疾病、胶原性疾病等)，较长时间使用肾上腺皮质激素类药物，从而抑制了下丘脑、垂体合成和释放促皮质激素释放激素(ACTH)，对这类病人在施行外科手术时应特别注意。因为较长时间使用肾上腺皮质激素治疗的老龄病人将会出现肾上腺皮质的反应性降低，特别是应激反应较大的大、中型关节手术后，将会出现肾上腺皮质功能不全的一系列临床表现，包括嗜睡、乏力、顽固性低血压、高热、心动过速、恶心、呕吐，严重的病人可出现昏迷、休克。

对于曾较长时间使用肾上腺皮质激素或者术前短期内曾大量使用过肾上腺皮质激素的老年关节外科病人，术中术后处理包括：①术中和术后当天静脉内滴注氢化可的松各100 mg，术后第1天100～200 mg；术后第2天给100～200mg；术后第3天改为50～100mg，随后可以停药或转为病人手术前长期用药剂量。②当临床上出现肾上腺皮质功能不全危象时，立即静脉滴注氢化可的松100mg，以后每8h再滴入100mg；第2天用量可在300～500mg，待病情稳定后3d可开始逐渐减量。③为减少激素对切口感染和愈合的负面影响，该组病人应选择较广谱、高效的预防性抗生素，并适当延长切口拆线时间。

2. 术后处理

(1)休克：当手术后病人出现烦躁不安、心率增快、脉压缩小、尿量减少，即可诊断为休克。若神志淡漠、反应迟钝、面色苍白，呼吸浅快、脉搏细速、血压下降(收缩压<90mmHg)时，病人已进入休克抑制期。因失血而引起的低血容量休克，治疗以补充血容量和止血为主。正常人血容量5～7L，发生中度休克时，失血量为全身血容量的20%～40%；严重休克时，失血量约为全身血容量的40%以上。观察血容量是否补足的重要指标是动脉血压、中心静脉压及尿量。当中心静脉压升至0.98 mmHg($10cmH_2O$)，脉压差>4 mmHg，尿量>30ml/hr，说明休克好转，血容量已补足；若中心静脉压已升至1.47 mmHg($15cmH_2O$)而血压仍偏低，应考虑心力衰竭或静脉血管床过度收缩，需用强心药物治疗。根据实验研究，在毛细血管处的氧运送，血细胞比容为30%时的效果要优于血细胞比容为50%时。因此，在补充血容量的时候，应组合交替输入红细胞悬液、胶体液和晶体液，使血细胞比容控制在30%～35%范围。在补充血容量同时，应该尽快止血。否则，尽管积极输血、补液，血容量仍不会恢复，休克也不能有效纠正。

此外，休克的治疗还有赖于纠正酸碱平衡失调，改善微循环，防止DIC和多器官衰竭。休克能降低病人对感染的抵抗力，应该在抢救开始时，即加大抗生素剂量，预防手术部位和肺部发生感染。

(2)深静脉血栓形成：深静脉血栓形成常见于老龄病人关节外科手术后，其中髋部手术后的发生率为40%～80%，发生于近躯干部的深静脉者占20%～30%。深静脉血栓形成后的最大危险是血栓脱落、循环至肺引起肺栓塞，发生率在4%～8%，其中1%～3%的病人可因抢救无效而死亡。

深静脉血栓形成约50%发生在术后第1天，约30%发生在术后第2天。深静脉血栓形成发生的机制是手术后血液处于高凝状态，静脉血液回流缓慢，以及血管内膜的直接损伤。深静脉血栓形成多发生在下肢深静脉，尤其是好发于小腿腓肠肌静脉丛，以左侧多见。Dauer等通过静脉造影检查发现血栓起源于小腿静脉者占80%。Kakkar应用放射性纤维蛋白原试验，也证实绝大多数的血栓形成起源于小腿。

如果血栓形成体积小，仅阻塞腓肠肌内小静脉，则表现为踝以下肿胀，皮肤苍白，伸直患肢、患足背屈时小腿肌肉深部疼痛(Homan试验阳性)，挤压腓肠肌时疼痛加重并有紧张痉挛感(Neuhof试验阳性)。当血栓阻塞腘静脉时，小腿1/3以下部位肿胀，皮肤苍白及凹陷性水肿，腘窝内腘静脉呈条索状的轻压痛。当血栓形成体积大、阻塞股静脉及股深静脉时，典型的表现为整个下肢肿痛、苍白、皮肤发凉、表浅静脉怒张、Homan试验阳性、腓肠肌和沿股静脉有压痛、远端动脉由于肢体水肿和动脉痉挛而搏动减弱，即通常所说的股白肿(phlegmasia alba dolens)。当下肢发生大量静脉血栓形成，髂内、外静脉、有时下腔静脉均受累时，肢体明显水肿及青紫，压痛广泛，在青紫区出现瘀点，发凉、紧张疼痛感，远端动脉搏动消失，下腹部也可有疼痛及压痛，还可能有心率加快、呼吸急促、体温升高、血压下降，甚至发生休克，此即所称股青肿(phlegmasia cerulea dolens)，属急性暴发型深静脉血栓形成。

深静脉血栓形成的诊断依据除临床表现(肢体肿胀、皮肤苍白、Homan试验阳性、静脉呈条索状、有压痛等)以外，为了进一步明确诊断及阻塞部位、范围，可进行Doppler超声、静脉造影、电阻抗体积描记、放射性核素等检查以帮助诊断和治疗。

已发生静脉血栓形成的病人，应卧床休息、抬高患肢、限制活动。对病程不超过72h者，可给予尿激酶或链激酶溶栓，链激酶有抗原性、致热性，不理想；尿激酶系人体衍化物，无抗原性、无毒性，应首选。为促使血栓加速溶解，可给人体纤维蛋白溶解酶。但纤维蛋白溶解酶可引起出血、发热及变态反应，使用时须注意。在溶栓治疗的同时，可加用肝素抗凝治疗，抗凝疗法的作用是防止血栓蔓延及再发生而不是消除血栓。

小腿腓肠肌静脉血栓形成的治疗以非手术疗法为主。髂-股段静脉血栓形成，血栓易脱落、并发肺栓塞；下肢静脉血液回流发生障碍，严重者，肢体末端坏死或发生顽固性血栓静脉炎，故除用抗凝、祛聚治疗外，应争取早期手术摘除血栓。早期，血栓尚未与静脉壁附着，易于摘除，手术效果较好；晚期，血栓引起炎症，致血栓与静脉壁黏着、静脉瓣受损，手术效果差。为防止血栓脱落，引起肺栓塞，可经皮置入腔静脉滤器或将栓塞静脉的近心侧结扎。

深静脉血栓形成的治疗应以预防为主。对好发的病人，手术后应抬高患肢，早期开始肌肉等长收缩训练，促进静脉和淋巴回流。对于不能主动活动的病人，应协助病人早期活动，经常翻身及变换体位，鼓励病人咳嗽、深呼吸，防止下肢血液淤滞。或以电刺激腓肠肌、使之收缩等均有利于促进静脉血液回流，从而降低深静脉血栓形成的发病率。对于深静脉血栓形成的高危人群，手术后短期内可考虑使用小剂量肝素抗凝及静滴低分子右旋糖酐祛聚。用抗凝药过程中，应定时监测凝血时间及凝血酶原时间，如发现有出血倾向，立即停药。

(3)肺栓塞：肺栓塞是血栓堵塞肺动脉或其分支引起肺循环障碍的临床综合征。手术后突然发生原因不明的胸痛、呼吸困难、心率增快、血压低，甚至休克等表现时，应想到肺栓塞的可能性。胸部X线摄片对小的肺栓塞诊断帮助不大。当胸部X线摄片正常时，可做肺扫描检查，如为肺栓塞，可见患处血流灌注减少，但非特异性检查，不过，肺扫描正常时，可除外肺栓塞。最可靠的诊断方法是肺血管造影，可显示不同大小的肺血管截断或充盈缺损。

预防肺栓塞的根本方法是预防下肢深静脉血栓形成。肺栓塞一旦发生，应及早进行正确的治疗，否则，可能有生命危险。肺栓塞的治疗应根据发病时间、栓塞的部位、范围及临床表现而定。除一般治疗包括吸氧、辅助呼吸、纠正低血压、止痛及给抗生素以外，选择溶栓、抗凝、或手术治疗，包括肺动脉血栓摘除术，下腔静脉滤器置入术，血栓动脉切除术。一般而言，根据血压和右心室动力学改变来选择肺栓塞的治疗方案：正常血压和右心室动力正常时，可考虑单纯抗凝和下腔静脉回流的控制。低血压或低右心室动力学时，可选择抗凝加溶栓治疗或用导管和外科行去栓子治疗。

(4)急性肾功能不全：一般来说，在尿量突然减少的同时，每日血肌酐增加8.4～176.8mol/L(1～2mg/dl)，血尿素氮升高3.6～10.7mmol/L(10～30mgt/dl)，则急性肾功能不全的诊断可以成立。

老年人肌肉萎缩、肌酐生成减少，因此在肾功能不全时，血肌酐可能正常或仅轻度增高。此时可参考血-尿尿素氮比值，手术后早期发生的急性肾功能不全，血-尿尿素氮的比值常在 1∶15～1∶8。

急性肾功能不全的治疗根据临床进程的不同而各有侧重。在积极治疗原发疾病的基础上，少尿期应严格控制水、钠摄入，“量出为入”；注意饮食和营养，控制蛋白摄入量；纠正代谢性酸中毒和高钾血症；对于经积极治疗并使用利尿药后，仍持续少尿或无尿，氮质血症进行性加重，出现意识障碍者，应果断采取透析治疗。透析的方法依病情及手术性质而定。非腹部手术或血液循环不平稳的病人，选用腹膜透析，透析液中可加入抗生素，由于腹膜吸收性能强、经肾排泄慢，故剂量宜小。刚做过腹腔内手术或发生过腹腔内并发症的病人，宜选用血液透析，其缺点为对心血管稳定性有一定影响。连续性肾脏替代疗法（又称血滤）可以 24h 连续进行，对人体的生理功能影响较小，不仅溶质清除能力优于常规血透，而且克服了后者所具有的血流动力学不稳定。多尿期的治疗重点是维持水、电解质和酸碱平衡，控制氮质血症，防治各种并发症，进入多尿期 1 周后，肌酐、尿素氮逐渐降至正常范围。此时可适当增加蛋白质摄入，已利于肾细胞的修复和再生。恢复期的病人已有活动能力，要避免过度劳累，定期随访监测肾功能，严格限制肾毒药物，防止肾再次受损。

非少尿型急性肾功能不全的病理生理基础尚不清楚，病人尿量正常，甚至增多，与氮质血症的升降呈平行关系，手术后第 10 天最多，第 20～22 天恢复至正常。病情较少尿者为轻，如处理及时，往往预后良好。治疗方法包括限制进水量；给予低蛋白高热量饮食，根据氮质血症下降的程度递增蛋白质摄入量；按照血、尿电解质浓度补充钠盐及钾盐，维持水电解质及酸碱平衡。

急性肾功能不全的老龄病人发生感染时，很少出现炎性疼痛。例如：发生溃疡穿孔并发弥漫性腹膜炎者，仅表现肠麻痹而无腹痛。对此特点，临床医师应有足够的重视。

（5）尿路感染：尿路感染是老年人关节外科术后较为常见的并发症，尿路感染的致病菌中最常见的是大肠埃希菌，其次为变形杆菌、葡萄球菌和铜绿假单胞菌等。慢性及有合并症的感染，可由衣原体或支原体引起。急性膀胱炎的临床表现是尿频、尿急、尿痛，偶有排尿困难，体检可有耻骨上区压痛。尿液浑浊或呈脓性，镜检可见较多的红细胞及脓细胞。感染自膀胱上行可引起急性肾盂肾炎，多见于女性病人。主要表现是高热、寒战、全身疼痛、食欲缺乏、恶心呕吐，体检常有肾区压痛、叩击痛。尿镜检可发现大量白细胞和细菌，尿培养阳性，菌落计数每毫升感染尿液细菌数在 10 万以上。

尿路感染的治疗包括：①全身支持治疗，大量饮水，维持每日尿量在1 500ml以上，有利于炎性物质排出；②根据致病菌，选用敏感抗菌药物，用药时间需持续至症状好转，尿中脓细胞消失，连续 2 次尿培养阴性；③对症治疗，口服颠茄类药，以解除膀胱痉挛，口服碳酸氢钠碱化尿液，降低酸性尿液对膀胱的刺激，全身疼痛者可适当使用解热镇痛药。老龄病人预防尿路感染的关键，首先在于保持足够尿量的同时防止尿潴留；其次术中导尿时，需严格执行无菌操作；术后留置导尿时，应保持尿袋处于低位，防止尿液倒流引发感染，同时应定期冲洗膀胱及更换尿袋。

（6）肺部感染：老年人手术后很容易并发肺部感染，肺部感染的早期症状多表现为体温轻度升高，由于咳嗽不明显，容易被术后正常吸收热所掩盖，导致漏诊，但此期肺部听诊可闻及少量湿啰音。如治疗不及时，病情进展，多发展为支气管肺炎，病人呼吸增快、体温升高、咳嗽咳痰症状加重、但有时痰液黏稠不易咳出。肺部听诊，呼吸音变粗糙，双侧中下肺可闻及哮鸣音和干湿啰音。X 线摄片检查可见肺纹理增粗。血常规检查显示白细胞总数和中性粒细胞分类计数均增多。

肺部感染的治疗原则是全身支持治疗的同时，积极去除发病原因，治疗肺部炎症。抗生素的治疗应首先针对临床常见致病菌，足量有效用药，待细菌培养结果明确后再做调整。痰液黏稠不易咳出时，给祛痰药和雾化吸入。肺部感染的预防应从手术前开始，方法是注意保暖、避免受凉，加强口腔护理；鼓励病人进行咳嗽及深呼吸训练，增加肺泡通气量；严格呼吸治疗器械的消毒；鼓励病人术后早期坐起，拍背咳嗽，必要时雾化吸入，以保持呼吸道湿润，痰液稀释易排出。

（7）急性呼吸窘迫综合征：急性呼吸窘迫综合征是由多种肺内外病因导致的一种以急性呼吸窘迫和难治性低氧血症为特点的严重的肺部并发症。其共同的病理生理改变是弥漫性肺损伤，造成肺毛细血管通透性增加和肺表面活性物质减少，肺泡萎缩，导致肺内通气/血流比例失调，生理无效腔增加，功能残气量减少，肺顺应性降低。

急性呼吸窘迫综合征的临床表现除原发病如创伤、休克感染等相应症状和体征外。主要表现为突发性、进行性呼吸困难、气促、发绀，常伴有烦躁、焦虑。急性呼吸窘迫综合征的典型病程可分为四期：损伤期、相对稳定期、呼吸功能衰竭期、终末期。诊断依据为有发病的高危因素，且排除心源性肺水肿；突发性进行性呼吸困难，呼吸频率加快>30/min，心率加快，一般氧疗无效；血气分析显示在给氧条件下 PaO_2 < 8kPa（60mmHg），$PaCO_2$ > 6.66kPa(50mmHg)；胸部X线片检查可见两肺弥散性浸润阴影。

急性呼吸窘迫综合征的治疗方法包括基础疾病治疗和呼吸功能支持两部分。基础疾病的治疗指去除致病原因，维持足够能量供应，纠正水电解质、酸碱失衡，改善微循环，要求每日出入液量呈轻度负平衡(入量少于出量500～1 000ml)。呼吸功能支持包括：①给氧，吸气中氧含量应维持在40%～50%，以免氧中毒，多数病人将 PaO_2 保持>8 kPa(60 mmHg)即可。②如鼻导管给氧不能缓解缺氧状态，呼吸窘迫症状加重，PaO_2 持续降低，则应采用呼气末正压通气。呼气末正压通气(0.49～0.98 mmHg，5～10 cmH_2O)能有效地扩张萎缩的肺泡和小气道，改善肺内通气/血流比例。但是，呼气末正压会影响上下腔静脉血回流，在患者血容量偏低时，可导致左心室排血量减少，血压下降。因此临床应用呼气末正压通气时首先要保证有效循环血容量足够，同时呼气末压力不应过高(0.49～0.98mmHg，5～10cmH_2O)。其他常用治疗包括应用大剂量皮质类固醇，保护毛细血管内皮细胞，缓解支气管痉挛，抑制后期肺纤维化；应用支气管扩张药，降低气道阻力。为了防止弥散性血管内凝血，可给予肝素。预防感染和治疗感染引起的ARDS，应使用敏感性强的抗生素。

(8)多器官衰竭综合征：多器官衰竭综合征系指同时或序贯性发生2个或2个以上器官或系统不能进行正常的功能活动而产生的一种综合征，简称 MODS (Multiple Organ Dysfunction Syndrome)。

MODS的临床表现可以归纳为两个方面，全身炎症反应的表现和器官功能不全的表现。全身炎症反应的表现包括：体温高于38℃或低于36℃；心率>90/min；呼吸频率>20/min，过度通气，PaO_2<30mmHg；白细胞>12×10^9/L或幼稚细胞>10%。各器官功能不全的特点如下①心力衰竭：气急、端坐呼吸、咯血性泡沫痰、颈静脉怒张、心界扩大、心率快、肝大；②循环衰竭：面色苍白、四肢发凉、心排血量减少、血压低，需要血管活性药和(或)机械方法来维持；③呼吸衰竭：呼吸困难、急促，肺容量减小，血 PaO_2<6.6kPa(50mmHg)，需用机械辅助呼吸来维持气体交换；④胃肠道衰竭。呕吐或由鼻胃管吸出大量的棕褐色胃液、肠麻痹、腹胀、黑粪；⑤肝衰竭：持续性黄疸，血总胆红素>34.2μmol/L，且有进行性加深趋势，SGPT 超过正常值2以上，晚期可发生肝性脑病；⑥肾衰竭：少尿或无尿，尿 Na^+ > 40mmol/L，血肌酐>176.8μmol/L，需要透析治疗；⑦凝血系统衰竭：皮肤黏膜有广泛出血点或瘀斑，切口渗血，弥散性血管内凝血，血小板减少，纤维蛋白原降低，纤维蛋白降解产物增加；⑧免疫系统衰竭：中性粒细胞的吞噬及杀菌能力减退，可导致全身性感染；⑨中枢神经系统衰竭：病人神志模糊、感觉迟钝、谵妄、昏迷。

MODS的治疗主要包括4个方面的内容：积极治疗原发疾病，消除综合征的诱发因素；积极支持或替代衰竭器官的生理功能，减轻器官负荷；营养支持，维持能量正平衡；针对炎症介质的治疗。

【康复锻炼】

1. *术前功能锻炼* 术前功能锻炼与术后功能锻炼同样重要，通过术前功能锻炼一则可以增强老龄病人的体质、增加关节周围肌的力量；二则可以帮助患者了解术后康复的一般程序，术后尽快适应功能锻炼，恢复关节功能。

术前功能锻炼计划主要包括肌力训练、关节活动度锻炼、负重和行走锻炼。由于关节结构异常和疼痛，关节疾病患者术前多存在患肢不同程度的肌力下降或肌肉萎缩，因此进行关节周围肌的肌力锻炼非常重要。锻炼方法以关节主动屈伸、展收、旋转为主(抗阻或不抗阻)，若是下肢关节，则还需辅以负重和行走锻炼，包括助行器的模拟使用。被动锻炼对于增加关节活动范围有所帮助，但如果不结合主动锻炼，则不仅肌力无恢复，而且增加的活动范围也很容易因为新生胶原组织的沉积而丢失。

少数老年性智能障碍病人，如果术前不能在医师指导下完成锻炼和学会使用助行器，则手术应暂缓进行。对于关节屈曲挛缩的病人，一般不主张进行术前牵引。术前皮肤牵引会干扰肌力锻炼和关节活动度锻炼的时间，术前骨牵引则还存在针孔潜在感染的可能性，是关节置换手术的禁忌。

2. *术后早期功能锻炼* 术后功能锻炼的目的一则在于促进老龄病人增强肌力、增加关节活动度、恢复体力和动作协调性；二则在于帮助患者早日下床，避免老龄病人长期卧床可能出现的并发症。在术后功能锻炼中，应遵循早期主动、因人施教、循序渐进和全面锻炼四大原则。早期主动原则是指术后麻醉作用消失后即可开始指导患者进行肌肉的等长收缩活动。有研究表明，术后如不早期锻炼关节，新生胶原组织在术后第 2 天即开始迅速沉积在关节周围，这种随意沉积的胶原纤维将限制关节的运动。机械应力可调节新生胶原纤维的沉积方向，术后立即开始关节运动可使胶原纤维沿应力方向沉积，从而将瘢痕对关节活动度的限制降低到最低。多数学者认为，在术后立即进行功能锻炼，有利于患者关节功能恢复和减少并发症。

规律的功能锻炼可增加患者下肢的血液循环，预防血栓形成，保持髋部正常的肌力和关节活动度，并逐渐恢复日常活动能力，这对于老龄病人的完全康复非常重要。在手术结束麻醉清醒后患者应立即开始功能锻炼，应告知病人，早期功能锻炼在开始可能会引起一些不适，但将有利于后期的恢复。

床上练习动作包括：踝关节屈伸练习，膝关节伸直练习，髋关节屈曲、外展练习。以上动作 1h 做 10～15min，每天锻炼 8h。

站立练习从术后次日开始，老龄病人在初次下床站立时很容易出现直立性低血压，因此需要主管医师或护士在场指导监护。以后当患者体力重新恢复后，就可以独自站立练习了。站立练习动作包括站立位直腿抬高练习，站立位髋关节屈曲练习，站立位髋关节外展练习。以上站立练习每天做 3 次，每次重复 10 遍。

行走练习在站立练习成功后即可开始。对于老龄病人，术后 1 周内以每天 3～4 次，每次 10～15min 的行走练习为宜。考虑到老年病人的记忆力减退，因此在行走练习的指导方法上应注意简洁。助行器和拐杖的使用方法都可总结为：助行器(拐杖)先向前移动一小段距离，先迈患肢，再迈健肢。上下楼梯练习时，应记住"好上坏下"，即上楼梯时健肢先上，下楼梯时患肢先下。上下楼对于锻炼肌力及耐久度是一个非常好的练习。

(五)髋关节翻修

髋关节翻修是关节外科医师面临的挑战之一。面临的困难主要有假体取出、骨缺损重建、假体与固定方法选择等，每一步都与手术是否成功有密切关系，需要认真考虑。

【髋关节翻修率和原因】 初次髋关节置换术后的翻修率各国报道不一。美国 2002 年报道翻修病例占髋关节置换病例的 17.5%，瑞典关节登记系统显示翻修率为 7%，澳大利亚翻修率达 14%。随着患者寿命延长，人工关节假体在体内时间延长，翻修率必然增加；同时由于患者对生活质量的要求提高，全髋关节置换在部分年轻关节疾病患者中的应用，这些患者活动量大，关节假体磨损增加，也会使翻修率增加。因此，随着全髋关节置换的患者增加(数量增加)和寿命增加(假体存留时间延长)及年轻患者增加(磨损速度快)，必然会使髋关节翻修病例增多。

国外报道全髋关节置换术后翻修的原因包括：骨溶解假体松动占 70%左右，关节不稳占 10%～15%，感染占 5%～7%。而我国翻修原因与国外有所不同，积水潭医院回顾 327 例翻修病例的原因包括：无菌性松动 69.1%，感染 15.9%，假体周围骨折 6.7%，假体不稳 5.2%，假体柄断裂 1.5%；华西医院回顾 306 例翻修原因无菌性松动 53%，人工股骨头置换术后髋臼磨损 19%，感染 14%，假体周围骨折 11%，假体断裂 3%。国内髋关节翻修原因中感染病例比例较高，是值得重视的问题。

【髋关节翻修术中假体取出】 髋臼和股骨假体的取出要求暴露充分，完全在直视下操作，尽可能保留骨量。取出松动的髋臼和股骨假体，无论是骨水泥还是非骨水泥型，尚可容易。手术难度主要集中在取出没有松动的假体，股骨骨水泥鞘和断裂的远段股骨柄。

1. *稳定固定髋臼的取出* 取出没有松动的骨水泥型髋臼假体时，下列方法单独使用或者组合使用，常常能够奏效，包括使用摆锯将聚乙烯内衬切割成 4 块；聚乙烯内衬上钻洞，拧入皮质骨螺钉，使聚乙烯杯与骨水泥界面分离；髋臼杯中心钻孔，拧入带 T 形把手的螺丝锥，向外拉出髋臼杯；借助薄型骨刀打入髋臼杯与骨水泥之间，将髋臼杯撬离骨水泥。

取出无松动的非骨水泥型髋臼假体，首先要取出聚乙烯内衬。薄型骨刀打入内衬和金属杯之间，将二者分离；或者在内衬中心钻孔，拧入螺丝钉，螺钉尖顶住金属外杯，使内衬与金属杯自动分离解脱。如果固定金属杯的螺钉头部磨损深陷于金属臼杯，无法用丝锥取出，用金属磨钻将螺头部磨削变小，取出金属髋臼杯后，再用小骨刀剔除螺丝钉周围骨质，暴露螺钉，然后使用专门的断钉取出器取出断钉。

Zimmer公司的Explant髋臼杯取出器利用股骨头替代物作为杠杆的支点，通过弧形的切割刀片在金属髋臼杯假体与宿主骨的界面切割，进一步旋转金属杯使假体与骨床分离，能最大限度保留髋臼骨量。在固定牢固的金属杯内注入骨水泥，固定聚乙烯内衬与金属杯，强度可靠，效果满意。

2. 稳定固定股骨柄的取出　首先清除股骨假体肩上区的所有的软组织和骨赘，这是不损伤股骨大转子而取出股骨假体的关键步骤。股骨假体取出过程中，一定要暴露充分，争取在有良好光源条件下直视操作，动作轻柔，助手与主刀密切配合，尽可能避免术中发生骨折。股骨髓腔近端骨水泥取出较为容易，在骨水泥横断面上，呈放射状多处凿开，再凿入骨与骨水泥界面，轻轻撬拨掉骨水泥碎片，钳夹取出。骨皮质常常变薄而且脆性大，要注意保护，避免骨折。

股骨柄远端骨水泥和断裂的远段股骨柄取出难度大，骨丢失多，发生骨折的风险高。有两种技术可采用：①股骨柄中远段开窗技术；②股骨大转子延长截骨术。股骨大转子延长截骨操作较简单，保证了直视下取出假体及骨水泥，骨损伤小，不影响翻修假体的固定，截骨面容易愈合，用于上述复杂病例翻修，优势明显。股骨截骨的长度需要根据股骨柄和骨水泥固定长度而定，术前应做好模板测定，翻修假体柄远端超过截骨远端长度应大于股骨直径2倍，至少5cm。使用电动摆锯或高速尖头磨钻自大转子的基底部向远端实施转子截骨术，外侧的截骨块的宽度应该达到近端股骨干直径的1/3。取出假体和骨水泥后还纳骨块，钢丝或线缆固定。

对于股骨柄与骨水泥分离而骨水泥与骨结合牢固而又能够排除感染的骨水泥鞘，可以保留。采用Tap-out、Tap-in技术直接在原来骨水泥鞘内安放骨水泥柄(cement within cement)，经过11年随访，没有股骨翻修和假体松动，柄下沉与初次髋关节置换相似，效果理想。

【髋关节翻修骨缺损的重建】　骨缺损是髋关节翻修的主要棘手问题之一。骨缺损的处理结果直接影响到翻修假体的稳定性和远期效果，因此，有效修复骨缺损，重建骨的解剖结构，是髋关节翻修术取得成功的关键因素之一。

髋臼骨缺损AAOS(American Academy of Orthopedic Surgeons，AAOS)分类简单，容易为广大医师掌握，在临床上应用最为普遍。而股骨骨缺损Paprosky分类法考虑了股骨干的支持能力，提出了3个骨缺损的基本类型，对股骨假体的选择具有指导作用，明确定义了需要异体骨的支持，在临床上广泛应用。

骨缺损的重建方法主要有颗粒骨和结构骨移植。颗粒骨移植主要用于重建髋臼包容性骨缺损和股骨髓腔内植骨，颗粒移植骨起到充填和支架作用，新生血管能够较快长入骨小梁之间和颗粒骨之间，新骨形成先于骨吸收，植骨区力学强度持续升高。在植入颗粒骨过程中，常常使用打压植骨技术(impact graft)，临床效果普遍达到10年生存率90%以上。

较严重的AAOS分类Ⅰ型和Ⅲ型髋臼骨缺损，通常需要结构性骨移植，其优点在于能够对假体提供结构性支撑和恢复缺损处的解剖结构，假体10年生存率达到88.5%。结构性骨移植早期取得了良好的效果，但是随着移植骨再血管化和重塑可导致其被吸收和塌陷，严重者引起髋臼假体的松动和移位。结构性移植骨往往被纤维组织包裹，再血管化程度低，移植骨与假体接触面很少有骨长入，而宿主骨与假体接触面则有大量骨长入。

骨盆连续性中断型骨缺损是髋关节翻修手术中最难处理的问题，并发症高，可以采用钢板将髋臼前后柱固定，或者使用髋臼增强环，并且在骨缺损处植骨。最终结局取决于骨盆中断处是否愈合，如果发生不愈合，一切内固定只能起到临时支撑作用，最终都会松动和失败。

【髋关节翻修假体和固定方法的选择】　当髋臼骨缺损经植骨修复后，需要采用恰当的髋臼假体重建髋臼，假体分为非骨水泥和骨水泥型两种，非骨水泥型假体要比骨水泥型假体应用得广泛。

1. 非骨水泥髋臼选择与固定　非骨水泥型假体要求髋臼臼缘保留2/3以上，且臼底完整或者臼底至少50%的面积可以与髋臼杯表面接触。如果髋臼骨缺损，臼缘完整，假体可被骨性髋臼缘环抱的包容性骨缺损或缺损较小的节段性骨缺损，经适当的非结构性植骨后，可用非骨水泥型髋臼杯，其远期效果较好。对于较严重的髋臼节段型骨缺损患者，虽然通过大块结构骨移植能够恢复髋臼解剖结构，创造非骨水泥假体植入条件。但是由于假体与活性宿主骨接触面积小，不利于骨长入假体表面，从而影响固定效果。另一方面，由于结构移植骨爬行替代过程中出现骨吸收要影响假体的固定效果。

对形态类似椭圆形的髋臼骨缺损，Oblong 假体的使用取得了较理想的效果。Oblong 假体 2 个不同直径半球状重叠在一体，金属外壳整个表面为多孔涂层，外形为椭圆形。假体置入后可以恢复髋关节旋转中心，获得早期稳定性。主要适用于髋臼顶部骨缺损（AAOS Ⅰ/Ⅲ型），不可能通过无限扩大髋臼前后柱来接纳安放大直径的髋臼假体；如果髋关节旋转中心较对侧上升 15mm 以上，选择 Oblong 假体的优越性更加明显。对一些严重节段型骨缺损髋臼，例如 AAOS Ⅲ型髋臼，选择骨小梁金属加强杯能够获得早期稳定性和远期骨长入。

2. 骨水泥髋臼的选择　如果髋臼缘缺损 1/3 以上，骨性髋臼对假体的环抱固定作用减弱，则宜采用骨水泥型髋臼杯。单纯骨水泥型假体应用髋臼翻修的松动率高而逐渐弃用，主要用于骨质情况较差的患者，可以获得假体即刻稳定性。如果骨缺损巨大，应该考虑应用髋臼增强环罩，然后在罩内置入骨水泥型髋臼假体。髋臼增强环罩（Cage）的一侧或两侧带有侧翼，侧翼上有许多螺孔，供不同方向的螺钉固定，可以牢固地将环罩固定到髂骨、耻骨和坐骨上，为重建髋臼提供了一个解剖支架，增强了髋臼的稳定性。对置入的异体骨提供支撑固定，安放比增强环罩小 2～3mm 的骨水泥假体，便于术者调整髋臼的位置。这些髋臼重建装置，可以为异体骨提供机械性保护，有利于骨愈合和改建，从而对聚乙烯髋臼假体提供有效支撑，维持髋关节的旋转中心。

3. 非骨水泥股骨柄的选择　与初次髋关节置换不同，股骨翻修缺乏骨松质小梁对骨水泥的嵌合作用，骨水泥型股骨假体远期效果不如非骨水泥型假体。多数时候，股骨近端存在腔隙性或者节段性骨缺损，近端固定非骨水泥型假体并不适合于股骨翻修。广泛涂层远端固定的股骨假体应用较为广泛。广泛涂层股骨假体还具有既可承受轴向压力，也可承受抗旋转扭力的特点，应用于具有良好骨量的股骨，可提供即刻假体稳定，并为骨长入创造了条件。S-ROM 和 MP 等组配式假体同时追求假体近端和远端的最稳定化，通过干骺端锥形外套与股骨柄组合，能够较好地恢复髋关节的旋转中心，提供良好的股骨近端和远端匹配，恢复髋关节偏中心距和肢体长度。对于股骨骨缺损患者，单纯使用股骨组配式翻修假体而不进行骨移植，随访结果令人鼓舞，10 年只有 4%出现假体松动。

4. 骨水泥股骨柄的选择　股骨近端仅有少量骨缺损（AAOS Ⅱ型 1 区Ⅰ度），可选择骨水泥型长柄假体，中远期效果与组配式、近端固定生物型假体相当；而股骨髓腔宽阔，股骨皮质菲薄，单纯使用骨水泥固定假体效果不佳者，可行股骨髓腔内嵌压植骨，重建新的股骨髓腔，然后使用骨水泥固定股骨假体；股骨近端严重混合型骨缺损时，先行结构性骨移植重建骨缺损，然后使用骨水泥股骨假体。如果取出初次置换的骨水泥柄后骨水泥鞘没有松动，能够排除感染，可直接在原来骨水泥鞘内安放骨水泥柄。

（六）重视全髋关节置换术的有关问题

我国全髋关节置换术正处在普及与提高阶段，在普及中应该规范病人选择、假体和固定方式的选择，以及规范操作技术。尽量选择耐磨损界面和良好固定假体，减少磨损而引起的骨溶解和假体松动。

加强术后定期随访非常重要。通过定期随访，及时了解患者功能状况，从而进行针对性的功能康复指导；随访中也可以早期发现骨溶解，特别是局限性骨溶解，通过及时处理，尽可能避免由于骨溶解引起的假体松动。

重视围术期处理，减少髋关节置换术的感染率。要减少全髋关节置换术后感染发生，根本措施在于重视围术期的处理，术前通过问诊和查体要了解患者有无皮肤、牙齿、耳鼻喉、泌尿系统和呼吸系统等隐匿感染。如果患者存在体内隐形感染，应在术前进行处理，直至感染控制，血沉和 C 反应蛋白正常才能进行髋关节置换手术。术前 1 个月内要避免关节腔穿刺，预防性抗生素一般选择 1 代或者 2 代头孢菌素，手术前 30min 给药，术后使用 1～2d。

建立髋关节登记系统。开展髋关节置换登记，便于比较不同假体、不同患者以及不同手术医师的治疗结果。始于 1979 年的瑞典国家髋关节登记系统（The Swedish National Hip Arthroplasty Register），目前有 80 家医院向该系统提供数据，每年大约有12 000例髋关节置换术后患者的资料进入该系统。在假体评价、减少关节翻修以及假体效价比比较等方面收到了非常显著的效果，其数据广泛地被世界各国骨科医师应用。我国在有条件的医院可以率先启动髋关节登记系统，积累临床数据，提高髋关节置换效果。

（裴福兴）

第二节 膝关节置换术

一、膝关节的功能解剖

【骨性结构】 膝关节由股骨远端、胫骨近端和髌骨共同组成，从而形成髌股关节、内外侧胫股关节，即膝关节的三间室。

股骨远端形成内外侧股骨髁(femoral condylars)，中间为髁间窝。外侧髁髌面较大而突起，能阻止髌骨向外脱位。股骨两髁侧面突起部分形成内外上髁，内外上髁连线(Insall 线)与股骨滑车的前后线(Whiteside 线)垂直，两者均可作为术中股骨截骨的参考线(图 4-17-1)。

胫骨上端关节面形成胫骨平台，后倾 3°～7°、内翻约 3°(图 4-17-2)，胫骨平台的这种结构对于胫骨截骨及假体的安装都有重要意义。胫骨外侧平台前 1/3 为一逐渐上升的凹面，后 2/3 则呈逐渐下降的凹面，内侧平台则呈一种碗形凹陷，胫骨平台这种特殊的凹面结构允许膝关节在水平面上有一定的旋转活动。

胫骨平台中央为髁间隆起，可限制膝关节的内外移动并避免股骨在胫骨上过度旋转。胫骨上端前方有一三角形隆起，称为胫骨结节。髁间隆起及胫骨结节均可作为胫骨截骨时的定位标记。

髌骨是人体最大的籽骨，与股骨形成髌股关节，起着增加股四头肌力臂和做功的作用。髌股关节由静力和动力两种结构维持。髌骨两侧有内外侧支持带，它是维持髌骨的静力性平衡机制。股四

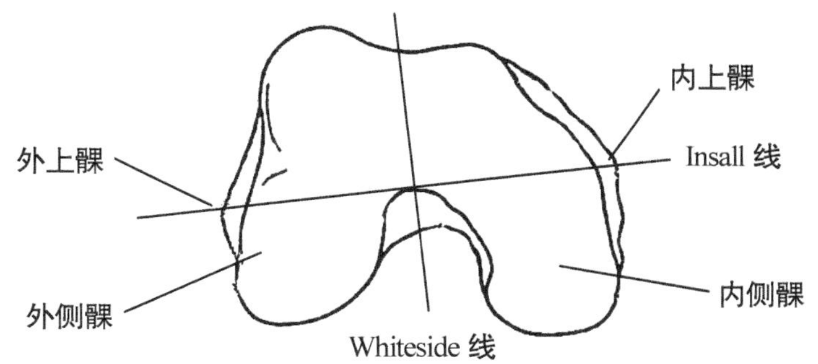

作图 4-17-1 股骨远端结构

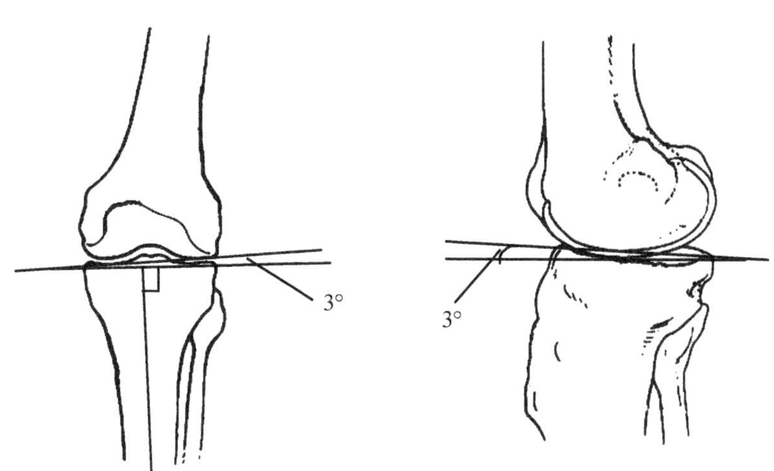

图 4-17-2 胫骨平台内翻和后倾

头肌内侧头附着于髌骨内缘 1/3～1/2,有对抗髌骨外移的动力性稳定作用。股内侧肌与股外侧肌的同步性收缩是维持动力性稳定的关键,因而股内侧肌的起点异常或肌肉收缩失同步可以引起髌骨轨迹异常。股四头肌肌腱、髌骨及髌韧带构成伸膝装置。

【肌肉】　膝关节周围肌分为伸膝肌和屈膝肌两大群。

1. 伸膝肌　主要为股四头肌,其中股直肌越过髌骨表面后延伸为髌韧带,构成伸膝装置的重要部分;股外侧肌沿髌骨上缘 2～3cm 处延续为腱性组织,组成外侧支持带的一部分;股内侧肌组成内侧支持带的一部分,膝关节伸直最后 10°～15°时股内侧肌起主要作用,内侧髌旁入路人工膝关节置换术时由于股内侧肌受损因而患者术后早期常出现伸膝无力;股中间肌肌纤维向下止于股直肌深面和髌骨上缘,其下深部有少许肌束止于关节囊,起伸膝和牵拉关节囊的作用。

2. 屈膝肌　包括股二头肌、半腱肌、半膜肌、缝匠肌、腘肌、股薄肌和腓肠肌。半腱肌越过内侧副韧带,同缝匠肌、股薄肌一起互相重叠交织形成鹅足,止于胫骨上端内侧,与内侧副韧带形成一个鹅足囊。半膜肌腱增强关节囊的后内角,部分纤维反折形成腘斜韧带,起屈膝、内旋胫骨及稳定膝关节后方的作用。

【韧带组织】

1. 前交叉韧带　上端附着在股骨外髁内侧面,下端附着在胫骨髁间前方,并与内外侧半月板前角相连接,其纤维分为前内侧和后外侧两部分。前交叉韧带在膝关节屈曲时松弛,完全伸直时紧张,屈曲约 45°时,前交叉韧带最松弛。其作用在于防止股骨向后脱位、胫骨向前脱位及膝关节的过度伸直和过度旋转。

2. 后交叉韧带　上端附着在股骨内髁外侧面,下端附着在髁间后缘中部,部分纤维与外侧半月板后角相连。屈膝时,后部纤维松弛,而其他部分紧张。其作用在于防止股骨向前脱位、胫骨向后脱位及膝关节过度屈曲。

3. 内侧副韧带　分为浅深两层(图 4-17-3),浅层由前方的平行纤维和后方的斜行纤维组成,起于股骨内上髁,前部纤维向前下止于胫骨上端内面,与鹅足止点后方相邻。后部纤维在膝关节内后方与半膜肌交织,止于胫骨内侧髁后缘,参与形成腘斜韧带。充分伸膝时,内侧副韧带浅层的平行纤维及斜行纤维紧张;屈膝时,斜行纤维松弛而平行纤维紧张并在深层纤维表面向后移动从而维持关节的稳定。因此,人工膝关节置换术中纠正内侧挛缩时应首先松解内侧副韧带浅层的后部。膝关节内侧关节囊在内侧副韧带浅层深面时增厚形成内侧副韧带深层。内侧副韧带深层、鹅足各肌腱与内侧副韧带浅层之间均有滑囊形成以利于活动。

4. 外侧副韧带　位于膝关节外侧后 1/3,起自股骨外上髁,止于腓骨茎突。充分伸膝时,外侧副韧带紧张,屈曲时则松弛。

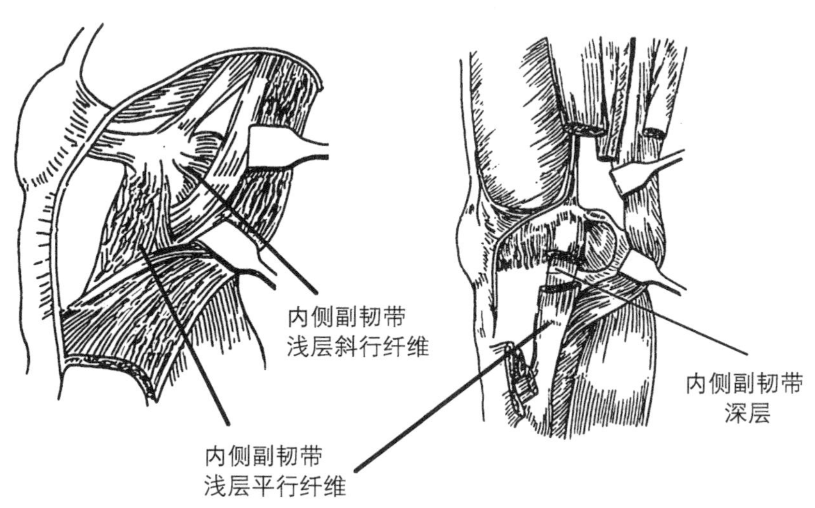

图 4-17-3　内侧副韧带浅层和深层

5. *腘斜韧带和弓状韧带* 腘斜韧带为半膜肌的反折部，自胫骨后上方斜向上外，止于股骨外上髁后方，与关节囊后部融合防止膝关节过伸。腘斜韧带表面有腘动脉经过。关节囊后外侧部纤维增厚，形成弓状韧带，越过腘肌腱，向上附着于股骨外上髁的后面，向下附着于腓骨小头和胫骨外侧髁的边缘。

【半月板】 半月板是关节内唯一没有滑膜覆盖的组织，周缘厚，内侧薄，下面平坦，上面凹陷，切面呈三角形，半月板的前后角借纤维组织连接固定于髁间棘周围。内侧半月板较大，呈“C”形，前窄后宽，与关节囊紧密结合，其后角与半膜肌相连，故有一定活动度。外侧半月板较小，呈2/3环形，前后角大小相当，半月板周围与关节囊的紧密结合被腘肌腱所打断，并在后关节囊上形成腘肌裂孔，故外侧半月板较内侧板的活动性更大。在它的后端，有一坚强的斜行纤维束附着于股骨内侧髁，与后交叉韧带相邻，根据其与后交叉韧带的关系，分别称之为半月板股骨前后韧带，又称第3交叉韧带。位于前面者又称之为Humphry韧带，位于后面者又称为Wrisberg韧带。在两板的前方有膝横韧带。半月板只有外缘10%～30%由邻近关节囊及滑膜的血管供血，损伤修复后可愈合，其他部位血供较差。

【关节囊、滑膜、脂肪垫及滑囊】 膝关节关节囊薄而松弛，本身对关节的稳定无多大作用，周围有韧带加强。

膝关节滑膜是全身最大的滑膜，内衬在关节囊内侧。关节内多数无血管组织依赖关节滑膜分泌的滑液获得营养，部分滑膜隆起形成皱襞。

膝关节内脂肪垫充填在髌骨、股骨髁、胫骨髁和髌韧带之间，将关节囊的纤维层与滑膜分开，具有衬垫和润滑的作用。

膝关节周围有很多肌腱，因此滑囊也较多。

【血管及神经】 膝关节由股动脉、腘动脉、胫前动脉和股深动脉发出的分支构成动脉网（图4-17-4）。旋股外侧动脉降支、膝最上动脉均发自股动脉，分别行于膝关节外侧和内侧，参加膝血管网；膝上内侧和外侧动脉均由腘动脉发出，与其他动脉吻合；膝中动脉从腘动脉发出，供应腓肠肌和关节囊，不参加膝血管网。膝下内外侧动脉均发自腘动脉，与其他动脉吻合。股深动脉第3穿支也发出分支参与膝关节血管网的血供。膝关节前部由股神经的肌皮支、闭孔神经前支及隐神经支配。部分患者全膝关节置换术后可出现髌骨外侧局部皮肤麻木，与隐神经至髌骨外侧的分支受损有关。

二、膝关节的生物力学

【膝关节的力学稳定】 膝关节面表浅、匹配度小，其稳定机制主要包括3个方面：关节面和半月板提供的几何稳定性；关节囊、关节周围韧带提供的外在稳定性；膝关节周围肌肉提供的动态稳定性。其中，膝关节最大的稳定结构是提供动态稳定的肌肉和提供外在稳定的韧带组织。

1. *内侧稳定结构* 包括内侧副韧带（mdidal collateral ligament，MCL）、后内侧关节囊、内侧半月板和交叉韧带组成的静力稳定结构以及半膜肌、股内侧肌和鹅足构成的动力稳定结构，其中MCL是最重要的静力稳定结构。

2. *外侧稳定结构* 包括外侧副韧带（lateral collateral ligament，LCL）、外侧和后侧关节囊、交叉韧带组成的静力稳定结构和股二头肌腱、腘肌腱、髂胫束、股外侧肌扩张部组成的动力稳定结构。

3. *对抗胫骨前移的结构* 包括股四头肌、前交叉韧带、内侧副韧带和后关节囊以及半膜肌腱和腘肌腱。膝关节后方稳定主要有后交叉韧带和关节囊维持。

膝关节旋转稳定由上述结构共同维持，膝关节伸直位时，股骨在胫骨上内旋，股骨胫骨关节面匹配最好、侧副韧带和交叉韧带紧张，从而使膝关节获得最大的稳定性。在人工膝关节假体设计中，稳定性与关节的活动度是一对矛盾，但两者均是膝关节正常功能所必需的，人工关节置入后的稳定更多的依赖于关节周围的结构，尤其是侧副韧带的平

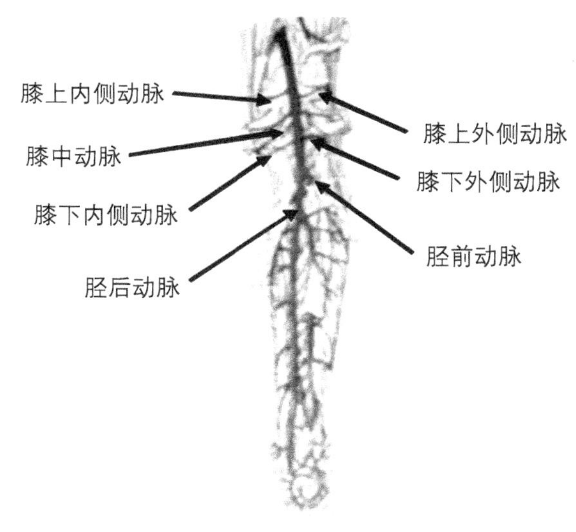

图4-17-4 膝关节动脉网

衡。

【膝关节的运动】

1. *膝关节的屈伸活动*　膝关节正常屈伸范围约为145°。在矢状面，膝关节的屈伸活动并非围绕着同一个旋转中心，而是在运动过程中产生多个瞬时旋转中心（图4-17-5）。在不同的屈伸角度描出的瞬时旋转中心可在股骨髁上形成一个"J"形曲线。

在膝关节屈伸活动中，由于交叉韧带的存在，膝关节屈曲时，胫骨和股骨之间不仅存在滑动还存在滚动。屈膝时股骨和胫骨的接触面相对后移、股骨在胫骨上发生后滚运动（roll back），伸膝时接触面则发生前移、股骨在胫骨上发生前滚运动（roll forward）。一般认为，膝关节从伸直到屈曲20°的运动方式主要是滚动，而从屈膝20°到完全屈曲则主要是滑动。

2. *膝关节的旋转活动*　膝关节在完全伸直前具有一定的旋转活动。不同的屈膝角度下膝关节的旋转程度不同。如果以股骨髁为参照，膝关节屈曲90°，胫骨可出现20°的内旋；反之，伸膝时，伴有胫骨外旋20°。

胫骨棘对阻止膝关节旋转有一定的作用。当股骨试图越过胫骨棘时，膝关节的软组织张力将明显增加，从而组织膝关节的进一步旋转。

3. *膝关节的侧方活动*　除屈伸、旋转运动外，作用于足部的力量还可以使膝关节产生轻度侧方运动。伸膝位，关节内外翻活动范围约2°，屈膝时增至8°左右。

4. *髌骨的活动*　髌骨的活动和其与胫骨结节的位置、Q角、下肢力线及骨性解剖有关。在膝关节整个屈曲活动过程中，髌骨滑动范围约为7～8cm。

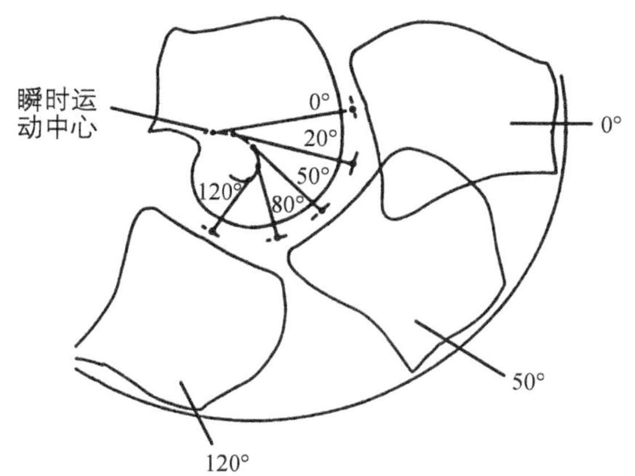

图4-17-5　膝关节瞬时运动中心

在日常生活中，膝关节具有一定的屈伸范围才能完成相应的动作。步行时，约需70°，上下楼梯需100°，从椅子坐起需105°，坐低沙发需要115°，地下拾物117°，上下台阶时所需活动度还与身高和台阶高度有关。行走时，膝关节外展约8°。

综上所述，膝关节的运动不是一个简单的屈伸运动，而是一个包含屈伸、滚动、滑动、侧移和轴位旋转的复杂的多方向的运动模式。所以，模仿膝关节生物学运动的假体设计是极其复杂的。

【膝关节的负荷与磨损】　日常生活中，膝关节承受着很大的负荷，膝关节的受力与体重、肌力、活动、膝关节解剖异常（如内外翻畸形等）等有关。

平地行走时，膝关节作用力主要有：地面反作用力、髌韧带拉力和胫股关节压力。膝关节站立位的静态受力为体重的0.43倍，行走时可达体重的3.02倍，平地快速行走时可达体重的4.3倍，上楼梯时则可达体重的4.25倍，下楼梯时可达体重的4.9倍。

髌骨受力包括股四头肌肌力、髌韧带拉力和髌股关节压力，它们形成一个平衡系统。髌股关节压力随膝屈伸程度和受力发生变化。站立位屈膝30°时，髌股关节压力与体重相当，屈膝60°时，髌股关节间压力升至体重的4倍，屈膝90°时为体重的6倍。上台阶时髌股关节受力可达3.3倍体重，下台阶时重力使股骨有向前移动的倾向，这主要靠髌股关节的反应力和后交叉韧带的张力来对抗。Q角的改变会使髌股关节面受力发生改变。

膝关节磨损与关节面接触面积大小等密切相关。膝关节借关节软骨、半月板、滑液等完善关节面匹配、减少接触应力，并均匀分布负荷。人工膝关节虽能模拟正常膝关节部分结构与功能，但仍有很大差距。

【下肢轴线】（图4-17-6）

1. *解剖轴*　为股骨和胫骨的中心纵轴。

2. *机械轴*　为膝关节伸直位髋关节、膝关节、踝关节中点的连线。生理条件下，此轴线为一直线，与站立时的负重线一致。股骨机械轴是股骨头中心与膝关节中心的连线，胫骨机械轴为膝关节中心与踝关节中心的连线，胫骨机械轴与解剖轴基本一致，股骨和胫骨解剖轴形成一向外170°～175°的角，即胫股角。股骨解剖轴与机械轴形成一5°～10°的生理外翻角。外翻角与股骨颈干角、股骨颈长短、股骨内外翻等几何结构有关。

3. 膝关节线　股骨关节线为股骨远端的切线，股骨关节线与股骨解剖轴形成一向外约 81°的角。正常情况下，胫骨平台关节线与股骨关节线平行，因此胫骨关节线与胫骨轴线向外形成约 93°的角。站立时双脚并拢，关节线与地面平行，机械轴向内倾 2°～3°。把脚略向外移，使机械轴与地面垂直，则关节线内端下移，形成 2°～3°。行走时关节线与地面平行。

4. 股骨髁上线　即通过股骨内、外上髁的水平线，相当于内外侧副韧带止点的连线（图 4-17-6）。股骨髁上线与股骨解剖轴形成平均约 84°的角，与关节线成 3°。股骨髁上线与下肢机械轴几乎垂直。

【膝关节置换术后的生物力学】　人工全膝关节置换（total knee arthroplasty，TKA）的目的主要包括，消除疼痛畸形，恢复关节的正常功能，要求置入的人工关节能长期存活。具体来说，就是要求能替代病变结构、下肢负荷有合适的机械传导、尽可能恢复运动功能等。

从外表看，TKA 术后的膝关节和正常的膝关节相似，但实际上二者有很大的区别。一方面，TKA 术后的膝关节是发生了病理改变的膝关节；另一方面，虽然膝关节假体的表面与正常的股骨和胫骨关节面相似，但它们的几何学是完全不同的。

生理状况下，膝关节周围韧带上的负荷仅相当于它们所能承受负荷的 30%。正常的韧带可被拉伸 3%，并能恢复到原始长度，如果进一步拉伸，韧带将发生变形；当被拉伸到 9%时，韧带将发生断裂。TKA 术中，关节面和半月板几何形状提供的膝关节内在稳定性被破坏。如果切除交叉韧带，那么交叉韧带的机械力学功能及神经功能（本体感觉）也将被破坏。术中，肌肉也不可避免地遭到部分破坏。因此，TKA 术后膝关节原有的内在稳定性和部分外在稳定性被破坏，这就需要利用假体本身的内在稳定性和必要的软组织平衡技术来重建膝关节的稳定。TKA 术后膝关节的稳定性来源于假体的几何形状和它们的位置，如果通过假体的设计来获得膝关节稳定性，负荷就不可避免地被传导到骨-假体界面上。所以，设计者应该设法使传导到骨-假体界面上的负荷变小。

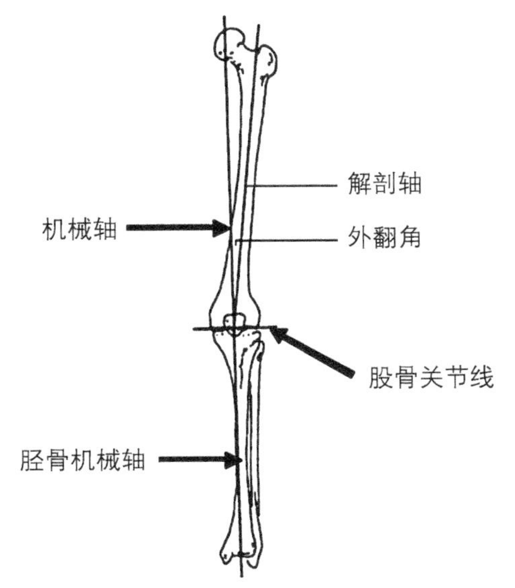

图 4-17-6　下肢轴线

当膝关节的关节面和交叉韧带被切除后，正常膝关节的滚动-滑动机制就不复存在。目前，后稳定型假体一般是采用各种后稳定装置来重建膝关节的后滚运动，但如果某个运动是由假体产生的，就会有更大的负荷传导到界面上，假体就更容易松动。

总之，关节面提供的内在稳定性和交叉韧带提供的外在稳定性被破坏得越多，对假体的内在稳定性要求越高，这对于假体的长期固定来说是有害的。因此，TKA 术后的膝关节稳定性最好由关节外的稳定结构来提供（肌肉、韧带和关节囊等）。

三、适应证及禁忌证

【适应证】　人工全膝关节置换术的主要适应证为膝关节重度疼痛和功能障碍，相对适应证包括畸形和不稳定，但只有在正规保守治疗（包括理疗、药物治疗以及改变日常生活方式等）无效时，才可考虑手术。其具体适应证包括：

1. 骨关节炎（osteoarthritis，OA）　站立位 X 线片上膝关节间隙明显狭窄和（或）伴有膝关节内外翻畸形，其症状已明显影响关节活动和生活的病例，经保守治疗不能缓解者。

2. 类风湿关节炎（rheumatoid arthritis，RA）、强直性脊柱炎（ankylosing spondylitis，AS）及其他炎性关节病的膝关节晚期病变　RA 及 AS 患者的平均年龄较 OA 小，但关节周围结构挛缩。因此对 RA 及 AS 患者的疗效不应期望过高。

3. 血友病性关节炎（hemophilic arthritis）　血友病性关节炎晚期患者，膝关节功能障碍和（或）畸形明显，对工作生活影响很大，X 线片上骨质破坏严重者。

4. 创伤性关节炎　如胫骨平台骨折后关节面

未能修复而严重影响功能的病例。

5. 其他　如膝关节或股骨、胫骨干骺端的感染、膝关节骨软骨坏死不能通过常规手术方法修复、膝关节周围肿瘤切除后无法获得良好重建的病例。

【禁忌证】

1. 膝关节周围或全身存在活动性感染　为手术的绝对禁忌证。

2. 膝关节肌肉瘫痪或神经性关节病变　如帕金森综合征等。

3. 膝关节周围软组织缺损　行 TKA 术后假体可能外露，必要时在整形手术之后或同时进行膝关节置换术。

4. 其他　无症状的膝关节强直、过高的生理或职业要求、一般情况差、严重骨质疏松、依从性差不能完成功能锻炼等。

四、膝关节置换术的术前准备

【术前教育】　术前对患者进行系统的指导是术前准备的重要环节。首先要向患者做好自我介绍，向患者告知术前生理和心理准备、术后处理措施和术后恢复过程，这样有利于患者对医师产生信赖、促进患者功能恢复、提高患者满意度。根据患者病因学情况、病变程度、合并的疾病，向患者告知手术风险及可能的预期效果。如果不对患者进行这些教育，患者的期望值过高或患者对医师失去信任，那么无论多么成功的手术也不能使患者满意。另外，术前还需指导患者行股四头肌功能锻炼以促进术后康复。

【体检】　全面检查脊柱、髋关节、踝关节等以排除这些部位同时患病的可能。

体检时还应注意有无牙龈炎、皮肤破溃等可能引起感染的病灶。应注意检查膝关节有无陈旧性伤口、慢性蜂窝织炎、下肢足背动脉搏动情况。记录患者膝关节活动度、稳定性、伸膝装置张力和股四头肌肌力。

【放射学检查】　TKA 术患者的放射学检查应包括：站立位双下肢负重全长相、患膝正侧位、髌骨轴位相。下肢全长相有助于正确判断下肢的机械轴和解剖轴，并有利于判断下肢有无畸形，包括关节外畸形。膝关节正位片上应评估内侧和外侧间隙的关节面、有无骨赘及软骨下骨的情况。侧位片上，观察髌股关节情况及关节内有无游离体。髌骨轴位相能更好地评估髌股关节的对线、关节间隙和关节面的情况，有利于观察髌股关节是否存在髌骨脱位等。

五、人工膝关节假体的选择

随着技术进步及运动等研究的发展，现已设计出多种类型的膝关节假体。人工膝关节假体可有多种分型方法。

【固定方式】　按固定方式分型，膝关节假体可分为骨水泥型、非骨水泥型和混合型。

骨水泥固定始于 20 世纪 60 年代末，至 20 世纪 70～80 年代取得了飞速发展。骨水泥的聚合过程需数分钟，可分为液体期、面团期和固体期。骨水泥的液体期和固体期不易受外界因素的影响，而面团期则对外界因素比较敏感。降低温度可延长液体期到面团期的时间，湿度也有同样的作用，但作用有限。真空技术和离心技术可将骨水泥的疲劳寿命提高到 136%。对于 TKA 骨水泥鞘，多数文献认为骨水泥鞘的理想厚度是 2mm，但并没有明确的规定，而且股骨和胫骨侧的骨水泥厚度也是不一样的。胫骨侧由于存在很大的应力，因此需要骨水泥提供坚强的支撑。

非骨水泥型和骨水泥型一样可以取得良好的长期效果，而且没有骨水泥并发症，对骨骼的损伤较小，但主要适用于年轻、活动量较大的骨关节炎患者，而且对手术的要求较高。非骨水泥型 TKA 中，仅股骨侧的固定是成功的，因而目前很少采用。

混合型 TKA 目前尚缺乏长期随访资料。在混合型 TKA 中，一般推荐采用骨水泥型胫骨和髌骨假体、非骨水泥型股骨假体。

【限制程度】　按限制程度可将膝关节假体分为全限制型、高限制型和部分限制型。全限制型假体术后膝关节只限于单一平面活动，容易引起假体-骨水泥-骨界面应力集中，中远期假体松动、感染等并发症的发生率很高，常用的为人工铰链式膝关节假体，仅适用于膝关节翻修术、骨肿瘤重建术或有严重骨缺损及关节稳定性差的病例。高限制型假体以 CCK、TC3 等为代表，主要用于侧副韧带严重受损的初次置换或关节不稳定的翻修术。部分限制型假体以后稳定型(PS)或称后交叉韧带替代型(CS)及后交叉韧带(CR)保留型假体为代表。后交叉韧带替代型假体通过胫骨垫片中央的凸起和相应的股骨髁间凹槽替代后交叉韧带的功能，其优点是适应证广，对于后交叉韧带功能不全或因膝关节屈曲挛缩无法保留后交叉韧带的病例无疑是最好的选择。后交叉韧带(CR)保留型假体保留的后交叉韧带维持了关节稳定性,因而允许胫骨关节面采用低限制设计从而获得更大的关节活动度。

【后交叉韧带保留型和替代型假体】

1. 后交叉韧带保留型假体　其优点在于,后交叉韧带能增强膝关节的稳定性、分散应力、控制股骨在胫骨上的后滚运动并保留其本体感觉。但后交叉韧带保留型 TKA 中,胫骨平台后倾角度偏小或屈曲间隙过紧会产生杠杆作用,导致胫股关节之间应力过大,增加聚乙烯的磨损。如果胫骨平台后倾过大或 PCL 功能丧失,伸膝时胫骨将会向前发生半脱位,屈膝时则会发生胫骨后侧半脱位。后交叉韧带保留型 TKA 中,关节线升高或降低都会对 TKA 的手术效果产生明显影响。另外,老年患者的后交叉韧带往往发生了退变或强度降低,对于这些患者不应该选择保留后交叉韧带。

2. 后交叉韧带替代型假体　后交叉韧带替代型 TKA 软组织平衡更简单,可以很好的矫正膝关节严重畸形,不强调恢复关节线的高度,且膝关节的运动力学更接近正常、垫片磨损较小。

【固定垫片和活动垫片假体】　固定垫片假体已有 30 年的历史、效果确切。人体膝关节除了屈伸运动以外,还有旋转、滑移、内外翻等多种形式的运动,从而使应力传导至胫骨假体的金属底座与聚乙烯垫片之间,引起聚乙烯垫片的下表面磨损。磨损产生的微小聚乙烯颗粒会引起明显的骨溶解,从而损害 TKA 的长期疗效。因此,假体设计必须解决胫股关节的高匹配度与旋转自由度之间的矛盾。

活动垫片型假体体现了人体膝关节的运动力学特点。聚乙烯垫片与胫骨和股骨假体形成双面关节,垫片上关节面与股骨假体部分或完全匹配,下关节面平坦可在胫骨假体上旋转及前后左右移动。因而同时具有活动性与限制性,解决了假体胫股关节间轴向旋转和内外翻运动的问题,减少了传递至假体-假体或假体-骨水泥界面的应力,延缓了假体松动。体外模拟实验表明,与固定垫片假体相比,活动垫片假体接触面积较大,磨损较小;静态及动态分析提示活动垫片假体聚乙烯表面压力较小;模拟扭转压力或假体旋转不良时,活动垫片假体压力分布较固定垫片假体均匀,压力峰值较小。但需要说明的是,活动垫片假体可再分为很多类型,并不是所有的活动垫片假体都是一样的。根据不同的分类方法,活动垫片假体可进一步分为旋转平台和活动半月板假体、旋转平台膝和高屈曲旋转平台假体等。年轻患者术后功能要求高,我们建议采用高屈曲旋转平台膝。

六、膝关节置换术的手术入路

【皮肤切口】　人工膝关节置换术的皮肤切口包括:膝正中切口、偏内侧弧形切口和偏外侧弧形切口。其中以膝关节正中切口最为常用,它可以方便手术显露,术后切口愈合也很好(图 4-17-7)。如果患者膝关节局部有陈旧性切口,则尽可能利用原切口。自髌骨上极近端约 5cm,止于髌骨下极远端约 3cm,切开皮肤后,沿切口进一步向下切开皮下脂肪层和浅筋膜层,直达伸膝装置,然后在浅深筋膜之间向两侧适度游离内外侧皮瓣。不要过多剥离,也不要在皮下脂肪层进行剥离,因为皮肤的血供是由深部组织到深筋膜再到皮肤的,所以皮瓣一定要有一定厚度,否则,可能会引起皮肤坏死、感染,影响伤口愈合和术后功能锻炼。

【关节囊切口】

1. 内侧髌旁入路(图 4-17-8)　该入路优点是难度小,切口延长方便,显露充分,神经血管创伤小,大多数膝关节手术都可经此切口完成。不足之处在于不利于显露膝关节后方结构、也不宜于膝关节外侧手术。但并发症较少,最常见的是切口愈合不良,其次是隐神经髌下分支损伤,患者术后出现膝关节前外侧皮肤麻木。内侧髌旁入路切断了股四头肌肌腱的内 1/3,术后早期患者伸膝功能受一定程度的影响,尤其是伸直最后 20°。较严重的并发症是髌韧带断裂,常在勉强翻转髌骨时发生。

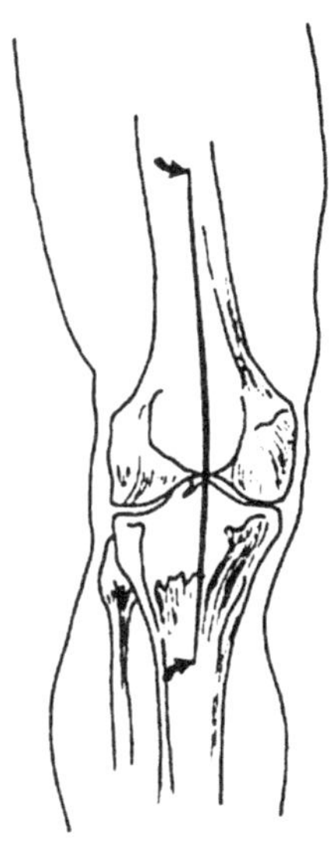

图 4-17-7　前正中切口

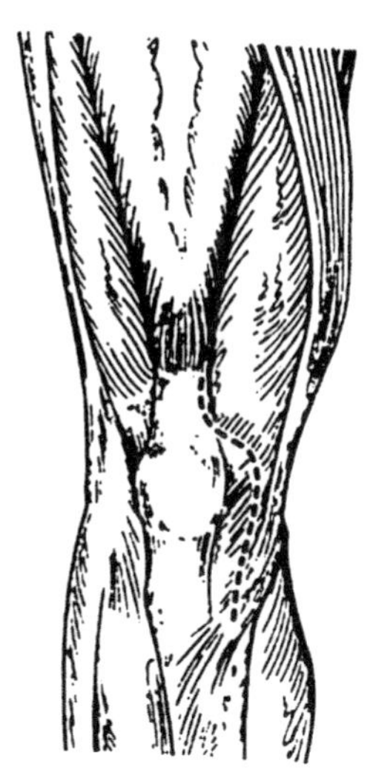

图 4-17-8　内侧髌旁入路

沿股中间肌肌腱和股内侧肌之间切开，向下距离髌骨内缘约 5mm 切开关节囊及髌支持带至髌韧带内侧，延伸至胫骨结节内侧约 1cm 处。髌骨内缘保留 0.5～1.0cm 的腱组织，使两侧有足够坚强的软组织便于缝合伤口。必要时，为进一步显露可作股四头肌腱近端斜行劈开以便于翻转髌骨。切开内侧支持带、关节囊和滑膜，进入关节腔。

内侧关节囊切开后，清理髌上囊、髌下脂肪垫和内外侧间隙内的纤维性粘连组织，暴露胫骨近端。一般首先做胫骨近端内侧结构的骨膜下剥离。适度屈膝，将内侧支持带从胫骨表面剥离，向后直达后内侧半膜肌肌腱附着处。当内侧胫骨解剖到半膜肌止点附近时，屈曲外旋胫骨有利于减轻伸膝装置张力，方便膝关节的显露并避免髌韧带撕裂。可通过剥离内侧副韧带浅部、扩大胫骨内侧骨膜下解剖范围进行膝关节的内侧松解。

处理外侧胫骨时，应由里向外，从股外侧肌延伸到胫骨近端做外侧松解，这样可以游离和延长影响髌骨翻转的髌骨外侧索，减小翻转髌骨时髌韧带的张力。

伸膝位翻转髌骨，然后缓慢屈膝，注意观察髌韧带止点的张力情况，如果太紧，将切口向股四头肌近端延伸。如果暴露已经很充分，也可以不翻转髌骨。也有作者认为，翻转髌骨时过度牵拉股四头肌，可能造成患者术后股四头肌肌力下降、影响术后功能恢复，因此建议将髌骨向外侧脱位而不翻转髌骨。

切除内外侧半月板和前(后)交叉韧带，向前将胫骨平台脱位。咬除股骨、胫骨和髌骨骨赘，如果滑膜增生严重，尽量予以切除，从而减少周围软组织张力并避免术后假体撞击和软组织嵌入。

如股四头肌挛缩或膝关节强直，传统切口显露膝关节困难，可采用股直肌离断、股四头肌 V-Y 成形术或胫骨结节截骨术。

(1)股直肌离断(图 4-17-9)：这种方法是在传统的内侧髌旁入路的基础上，将近端切口 45°斜向股直肌外上方，在靠近股直肌腱腹联合处，离断股直肌。这种方法简单易行，不会伤及外侧膝上动脉，不影响术后康复和股四头肌功能。但该入路改善膝关节的显露效果有限，对于严重膝关节僵硬病人，可能需要采用显露效果更为良好的股四头肌 V-Y 成形术等其他方法。

(2)股四头肌 V-Y 成形术(Coonse-Adams 入路，图 4-17-10)：主要适用于股四头肌长期挛缩、膝关节强直、其他手术入路无法满足要求的膝关节。此入路要求股四头肌功能基本正常，肌肉收缩能力良好，否则改行胫骨结节截骨入路。自股四头肌肌腱切口顶端接近股四头肌腱腹联合处另做一个与肌腱切口方向成 45°夹角的向外下方的延伸切口，切断股四头肌，此时股四头肌腱连同髌骨、髌韧带，向远端翻转，完全显露膝关节前方结构。

关闭切口时，在允许膝关节有 90°屈膝的前提下，尽可能将软组织在解剖位缝合，防止伸膝装置的过度延长，对髌骨外侧支持带的斜形切口，可根据髌股关节对合情况，只做部分缝合，这对髌骨外脱位或半脱位可起到外侧松解作用。

(3)胫骨结节截骨术(Whitesides)：胫骨结节截

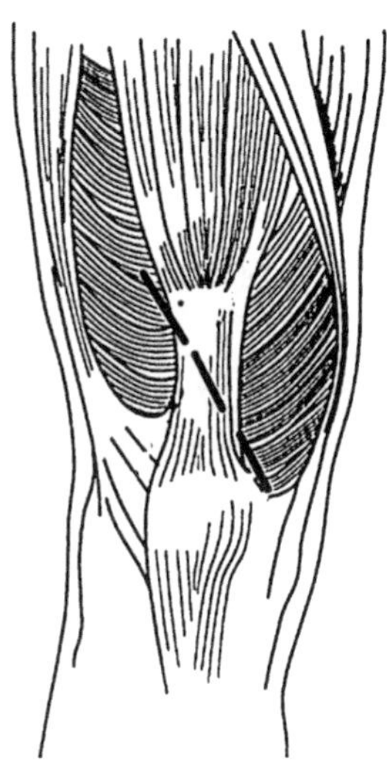

图 4-17-9　股直肌离断

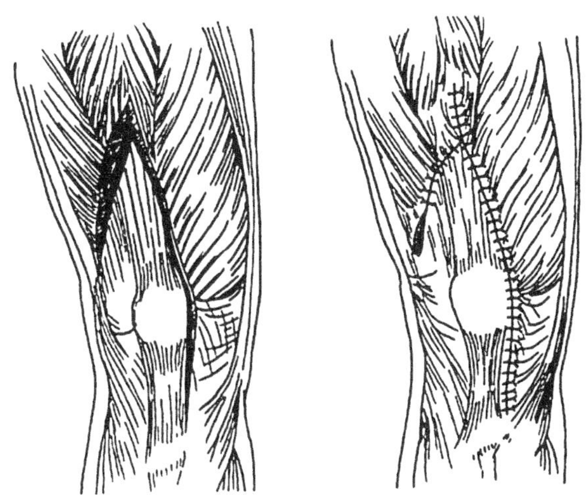

图 4-17-10 股四头肌 V-Y 成形术

骨入路可用于伸膝装置重新对线、髌股活动轨迹异常、需要充分显露僵直膝关节、纠正胫骨结节位置异常、松解挛缩伸膝装置。膝前内侧髌旁内侧入路切口，向远端延伸，止于胫骨结节下 8～10cm。骨膜下显露胫骨内侧近端胫前嵴，用电锯自内向外截取一块包括胫骨结节和胫骨前嵴近端在内的长约 7cm、近端厚度约 2cm，远端宽度 1.2～1.5cm，厚度约 1cm 的骨块。骨块外侧缘仍与小腿软组织、筋膜、股四头肌扩张部相连，以保留血供。截骨完成后将整个骨块向外翻转，手术完成后骨块复位，可用 2～3 枚皮质骨螺钉固定或用钢丝结扎固定。但螺钉可能造成植骨块局部应力异常，容易出现骨折，所以通常采用钢丝捆绑固定截骨块。从胫骨内后穿入 3 根钢丝，其中 1 根经截骨块近端穿出，防止截骨块移位，另外 2 根从胫骨外侧穿出，出孔位置要高于内侧入孔。

2. 股内侧肌下方入路(Southern 入路)　该入路最大的优点是保护了伸膝装置。其次，该入路有利于保护髌骨血供。走行在股内侧肌中的膝上内侧动脉，是构成膝关节血管网的重要组成，内侧髌旁入路常损伤该动脉。

该入路适应证与内侧髌旁入路一样，但不适用于翻修术、胫骨近端截骨史和肥胖患者。另外，该入路对外侧间室的暴露不如内侧间室，所以严重畸形或关节僵硬的病人也不适用。

屈膝 90°，自距髌骨上极约 8cm 处，沿膝前向下至胫骨结节内侧旁开 1cm 处，切口皮肤、皮下脂肪、浅筋膜层。钝性分离股内侧肌与其下方肌间隔，然后向前牵开股内侧肌肌腹。在髌骨中部水平，横断股内侧肌肌腱关节囊移行部 2～3cm。接着，向前外侧提拉髌骨，从髌上囊、经髌下脂肪垫、向下至胫骨结节，切开关节囊。伸膝位向外翻转髌骨，然后逐渐屈曲膝关节。如果髌骨翻转困难，可进一步松解髌上囊或向近端分离股内侧肌肌腹与股内侧肌间隔的连接。

3. 前外侧入路(外侧髌旁入路)　前外侧入路主要适用于严重外翻畸形患者。因为严重外翻畸形时，常规内侧髌旁入路对膝外侧结构暴露不充分，对膝外侧挛缩组织松解不彻底使外翻畸形矫正不足。另外，内侧髌旁入路切断了髌骨的内侧血供，而且膝外侧支持带松解会进一步破坏髌骨血供，造成髌骨血供障碍或坏死。该入路不利之处在于手术技术要求高，膝关节内侧结构保留不充分，髌骨翻转较困难，膝关节外侧需用髂胫束或筋膜修复外侧组织缺口。

膝前稍外侧做皮肤弧形切口，胫骨结节处旁开 1.5cm，远端止于胫骨结节以远 5cm 处。切口皮肤、皮下组织和浅筋膜层，向内侧剥离髌骨支持带浅层纤维直至伸膝装置边缘，切开深筋膜进入关节腔。切开深筋膜时距离髌骨外缘 1～2cm，经 Gerdy 结节内缘，距胫骨结节外 2cm，向下进入小腿前肌筋膜。截除胫骨结节并连同髌骨一起向内翻转，保留髌下脂肪垫，屈膝 90°，显露关节。

4. 经股内侧肌入路　该入路的优点在于不损伤股四头肌腱和股内侧肌的附着，保护伸膝装置的完整。主要缺点在于术中显露较内侧髌旁入路差。肥胖、肥大性关节炎、胫骨高位截骨史和屈膝<80°的患者，不宜采用该入路。

屈膝位，采用标准的膝前正中切口，依次切口皮肤、皮下组织和浅筋膜，向内侧分离，显露髌骨和股内侧肌与股四头肌肌腱交界的位置，钝性分离股内侧肌，然后距离髌骨内缘 0.5cm 向下，远端止于胫骨结节内侧 1cm，切开关节囊。

七、膝关节置换术的手术要点及软组织平衡

显露后，膝关节手术的要点在于截骨和假体的安装及软组织平衡。

TKA 手术包括 5 个截骨步骤。不管采用骨水泥型还是非骨水泥型固定，这 5 个步骤是相同的。对于常规 TKA，在截骨并去除骨赘后，根据韧带的平衡情况决定是否还做其他处理。

TKA 的 5 个基本截骨步骤包括(图 4-17-11，4-17-12)：胫骨近端截骨；股骨远端截骨；股骨前后髁

截骨；股骨前后斜面截骨；髌骨截骨。对于后交叉韧带替代型假体，需进行髁间截骨并去除后交叉韧带。

股骨与胫骨截骨的先后顺序无明确要求。如果膝关节相对较松弛、胫骨平台显露容易，则可先行胫骨截骨，此时可参考胫骨的截骨面确定股骨假体的外旋。如果膝关节紧张或后倾较大，胫骨平台难以充分暴露，则先行股骨截骨。

【胫骨截骨】　一般认为，术中只要能做到准确运用，髓内、髓外定位的临床效果应该是完全一致的。髓内定位的关键是准确选择髓腔入点，通常在

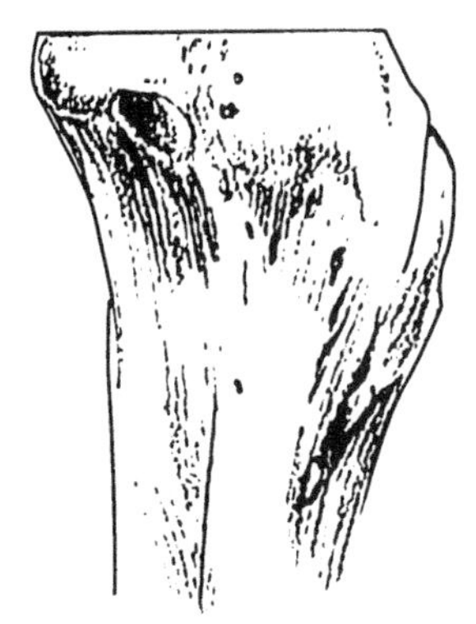

图 4-17-11　胫骨平台截骨

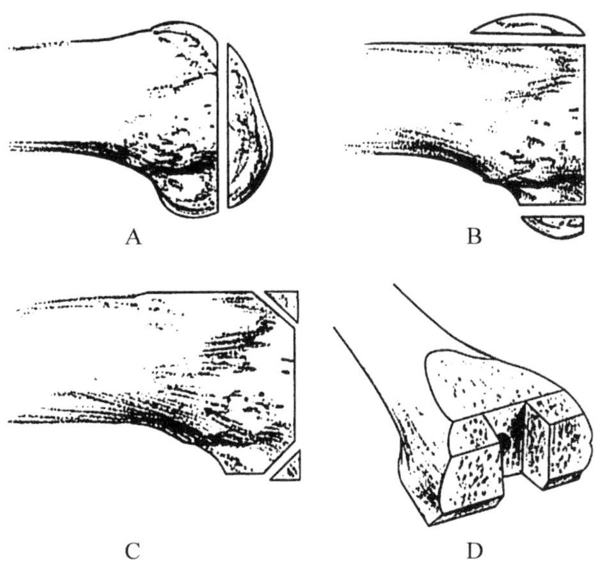

图 4-17-12

注：A. 股骨远端截骨；B. 股骨前后髁截骨；C. 股骨前后斜面截骨；D. 股骨髁间截骨

前交叉韧带止点的外侧缘与外侧半月板前角附着部之间或胫骨结节中内 1/3 对应的位置。确认方向正确后即可钻孔开髓。开髓口应比髓内定位杆的尺寸略大，以利于髓腔引流。髓腔定位杆插至合适位置后，固定截骨模块。此时，取出定位杆，保留截骨模块。髓外定位时，定位杆沿胫前肌向下，与胫骨前缘平行，指向距骨中心。需要注意的是，胫骨平台中心与距骨中心的连线为力线方向，而距骨中心位于内外踝中点偏内侧 3～5mm。因此，在采用胫骨髓外定位时，不要将定位杆远端直接对准内外踝连线中点，而应稍偏内侧，并处于第二趾上。

胫骨截骨的厚度应与胫骨假体的厚度相等。大多数情况下，胫骨垫片的厚度可选择 10mm，因此，截骨的位置应在正常胫骨平台下 10mm。存在骨缺损时，一般不应为了消除骨缺损而任意加大截骨的厚度，残留的缺损根据情况做相应处理。如果残留的缺损仅有 1～2mm 时，可增加截骨厚度以消除缺损；但对较大的缺损，应先按 10mm 厚度截骨，然后根据残留缺损情况决定进一步处理方法。对内外侧胫骨平台都有骨缺损的患者，不能一味强调截骨量和替换假体厚度对等的原则，因为随着截骨厚度的增加，胫骨骨质的强度减弱，还会损伤侧副韧带的附着结构，影响关节线的位置。此时，应根据具体情况，采用自体、异体植骨或垫片加强等方法来进一步处理。

在冠状面上，胫骨截骨有两种方法。最常用的一种是胫骨截骨面与下肢力线垂直。由于正常胫骨平台存在 3°左右的内翻角度，因此这种方法切除的平台外侧骨量要多于内侧。另一种方法是，使截骨面与胫骨关节面相平行、与下肢力线呈 3°内翻，此时胫骨平台内外侧截骨量相等。但临床研究发现，内翻造成的不良后果要远远超过外翻者，而且，胫骨近端 3°的内翻截骨并不能明显改善临床效果。因此，大多数学者倾向于垂直于下肢力线行胫骨近端截骨。需要注意的是，无论胫骨采取哪种截骨方式，股骨截骨必须与其相对应。如胫骨采取垂直下肢力线的方法截骨，那么股骨截骨时应有 3°外旋或股骨假体具有相应外旋角度。如果垂直于胫骨平台截骨，则股骨截骨时无需外旋。临床上最常见的是胫骨截骨时过度内翻，胫骨定位系统安装不当是其主要原因。

正常胫骨关节面有一 3°～7°的后倾角，因此术后假体关节面同样应有一向后 3°～7°的倾斜角，以便膝关节屈曲活动的完成。如果假体不带后倾，胫骨近端截骨时需有一定的后倾角度；如果假体本身

具有后倾角度，则垂直下肢力线截骨即可。

胫骨假体应尽可能多的覆盖胫骨截骨面，这样假体获得的支撑就越大。但临床上，假体很难完全与截骨面匹配。如果假体前后径较截骨面略小，应将假体偏后放置，因为胫骨后方骨质强度大。但如过度偏后，可能加重对后交叉韧带磨损及增加关节周围软组织张力。胫骨假体内外旋及内外侧位置的安装，可依据股骨假体的位置为参考，也称为自定位法。方法是，首先确定股骨假体试模的位置，然后安装胫骨假体试模，屈伸膝关节，胫骨假体会顺应胫股关节面的几何形状自动对合股骨髁。然后根据胫骨假体试模的位置在胫骨皮质上做好标记，供制作胫骨骨槽参考。

【股骨截骨】 股骨截骨一般选用髓内定位系统，也可选用髓外定位，但不如髓内定位准确。髓腔入点位于股骨髁间切迹中点、后交叉韧带止点前缘约10mm处。将手指放在股骨干前方有助于估计钻孔的方向。为保证髓内定位杆的准确性，定位杆近端必须抵达股骨干峡部。髓内定位杆表面带有纵向减压槽，或者呈中空，使脂肪组织能顺利流出髓腔，防止髓内压过高造成脂肪栓塞。另外，髓内定位杆入点较定位杆直径大，也有利于脂肪组织流出、防止脂肪栓塞。

1. 股骨远端截骨 安装髓内定位杆并固定于外翻4°～6°。一般情况下，对于内翻或中立位膝关节，可选择5°外翻截骨，而对膝外翻病人可选择7°外翻。取出髓内定位杆，以外侧髁为基准，要求截骨的厚度与假体的厚度相等，通常为8～12mm。一般认为，截骨水平位于髁间切迹最低点，与髓内入孔处平齐时即可获得合适的截骨厚度，截骨合适时，截骨块一般呈横“8”字形。在骨质硬化时，摆锯锯片偏离骨面的趋势，并因此导致对线不良和安装假体试模困难，因此截骨时必须注意这一点。

2. 股骨前后髁截骨 股骨前后髁截骨决定了旋转程度，直接影响屈膝时的内外翻稳定性和髌骨轨迹。前髁截骨面过高会增加髌骨支持带张力，阻碍膝关节屈曲或导致髌骨半脱位；截骨面过低会引起股骨前侧切迹，造成局部应力增加导致骨折的发生。

绝大多数股骨假体要求有3°～5°外旋。一般估计，内侧后髁比外侧后髁多截2～3mm就能保证术后屈膝间隙内外对称、内外侧副韧带平衡。在胫骨平台假体垂直下肢力线的前提下，术前胫骨平台的内外翻程度决定了股骨假体的内外旋方向及程度。术前胫骨平台内翻的病人，要求股骨内侧后髁多截一些，使股骨假体处于外旋位。不过，原则上外旋应不超过5°，否则会引起关节内外旋失衡。相反，当胫骨平台外翻时，则要求股骨假体处于内旋位。但在实际中，由于膝外翻病人存在髌骨外侧支持带紧张，此时如将股骨假体内旋将会加重髌骨脱位倾向。因此，对于膝外翻病人，股骨假体也应置于轻度外旋位。

目前有4种评价股骨假体外旋的方法。

(1)3°外旋测定法(图4-17-13)：参考股骨后髁连线，以此线为参考，再作一条3°外旋线，后者即为假体的外旋角度。如后髁有明显骨缺损，该参考线的正确性就值得商榷。

(2)张力下四方形屈曲间隙法：在股骨髁截骨前，先完成胫骨平台的截骨，然后在屈膝位，在关节间隙内置入撑开器，使关节内外侧软组织保持一定张力，然后根据屈膝间隙“四边形”成形原则，调整股骨内外后髁的截骨量，这样也因此确定了股骨假体的外旋程度。该方法要求充分平衡好膝关节内外侧支持带，松解挛缩的关节囊，但临床上有时不容易做到这一点。

(3)经股骨内外上髁连线(Insall线，图4-17-1)：在实际操作中，准确确定股骨内外上髁的最高点有一定困难，但在股骨前后髁均有破坏的情况下，该连线成为唯一的可参照依据。

(4)股骨髁前后轴线(Whiteside线，图4-17-1)：即髌骨滑槽最低点与股骨髁间窝中点连线，该线的垂线即为股骨假体的外旋角度。该参考线术中容易确定，其准确性有赖于髌骨滑槽结构的完整，严重髌股关节炎的患者局部结构常有破坏。各种方法各有利弊，为保证假体准确的旋转，通常综合运用多种方法。

确定股骨假体外翻和外旋角度后，就要测量其型号。常用的方法有前参考和后参考两种方法。

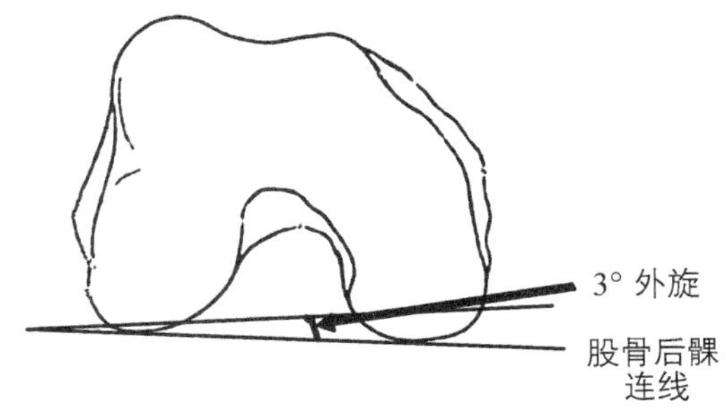

图4-17-13 外旋测定法

前参考法就是以股骨前方皮质为参考，先切割前髁，然后以此截骨面为参考确定假体大小及内外后髁的截骨量，前髁截骨量为一确定的厚度。这种方法的优点是可避免前髁截骨过多出现股骨髁上骨折的可能。当股骨髁测量大小介于两种型号之间时，如果选择小一号的假体，则后髁多截骨，屈曲间隙相对增加；如果使用大一号的假体，则后髁截骨减少，屈曲间隙减小。不过，目前大部分膝关节假体相邻型号的差距只有2～3mm，因此对屈膝间隙的影响不是非常明显。

后参考法时首先确定后髁截骨厚度，通过调整前髁截骨厚度调节与股骨假体的匹配关系。这种方法屈膝间隙稳定，但存在股骨前方皮质切割的问题。

3. *股骨前后斜面及髁间截骨*　在截骨模块的引导下，这些截骨相对较容易。

安装股骨假体时，在允许的情况下，应尽可能将股骨假体适当外移，从而减少髌骨外侧脱位的倾向。

【髌骨截骨】　翻转髌骨，去除其边缘的滑膜和脂肪组织及增生的骨赘，显露髌骨边缘。要注意正确掌握髌骨截骨厚度。大多数髌骨的厚度为25m，一般常用的假体厚度为10mm。因此，截骨后的髌骨应保留15mm。髌骨过厚会使支持带紧张，增加外侧半脱位的风险；髌骨过薄会增加骨折的风险。髌骨截骨分两步进行，第1步截除中央嵴，然后调整髌骨厚度，第2步截骨面应与髌骨前面及股四头肌肌腱止点处平行，同时应检查股四头肌肌腱与髌骨上极的关系，截骨面应在股四头肌肌腱止点上1mm并与之平行。修整髌骨边缘、钻孔。

髌骨假体应尽可能多的覆盖髌骨截骨面，但在某些情况下，当截骨面大于髌骨假体时，宜将圆弧形假体偏内放置。如果允许假体在髌骨截骨面上下移动一定范围，应向上安置髌骨假体，这样假体就可以获得更多的骨组织的支撑。

【内翻畸形的软组织平衡】　膝关节内翻畸形主要表现为内侧或内后方稳定结构的挛缩，外侧稳定结构多无明显松弛。因此，软组织平衡以松解挛缩的结构为主。其中，内侧副韧带的松解通过骨膜下剥离胫骨内上止点。

根据内翻畸形的严重程度，可以逐步松解内侧副韧带的浅层、深层、鹅足，必要时可以松解比目鱼肌深层、半膜肌胫骨干骺端附着点。松解过程中，反复作外翻应力实验检查松解是否满意。

【外翻畸形的软组织平衡】　膝关节外翻畸形的软组织平衡是人工膝关节置换的难点，一方面外侧稳定结构的解剖构成复杂；另一方面，膝关节外翻时常伴内侧稳定结构的松弛。不过，膝关节外翻的软组织平衡同样以松解挛缩的软组织结构为主。膝关节外翻时，可能需要松解的软组织结构包括：髂胫束、弓形韧带、外侧副韧带、腘肌、股二头肌、腓肠肌外侧头、外侧髌旁支持带、后交叉韧带等。与内翻畸形的软组织平衡一样，术中应该边松解边评估软组织平衡情况，以逐步进行松解。

【屈曲畸形的软组织平衡】　膝关节屈曲挛缩时应该分步进行软组织松解，边松解边检查伸膝间隙的情况。第1步，首先平衡膝关节内侧或外侧软组织，使膝关节在冠状面上线达到平衡。在合并内翻畸形的患者，膝关节侧方平衡后屈曲畸形也可获得明显矫正。第2步，松解后方挛缩结构。切除半月板和交叉韧带后，极度屈曲膝关节，沿股骨后髁及髁间窝后上缘向上骨膜下剥离后方关节囊。第3步，松解腓肠肌在股骨上的起点。第4步，如果经以上处理后，伸膝间隙仍然很紧，应考虑增加截骨。但要注意，增加截骨会影响关节线的位置，从而改变关节的机械力学，因而应慎重。

八、术后并发症及防治

【术后疼痛】　TKA的手术目的是获得一个无痛、稳定、功能良好的关节，因此，疼痛的缓解程度是评价手术成功与否的一个重要指标。术后早期疼痛多由于手术创伤、软组织组织炎性反应等引起。针对术后早期疼痛，可有多种处理方法，如硬膜外置管给药、静脉止痛泵、术中关节腔药物注射、神经阻滞、哌替啶、非甾体类药物等。目前，有人提出超前镇痛的概念，即术前即开始给予止痛药物以降低痛阈。

【深静脉血栓栓塞(deep venous thrombosis，DVT)】　DVT是人工关节置换术后的主要并发症之一。邱贵兴等报道，关节置换术后DVT的发生率增高，未预防组为30.8%，预防组为11.8%。但绝大多数是无症状性DVT，体检时发现小腿、踝部软组织肿胀、腓肠肌压痛。DVT严重者可发生肺栓塞，甚至可造成死亡。临床中怀疑DVT时常进行下肢静脉彩超以明确诊断。目前常规给予低分子肝素预防性抗凝，常用药物有速碧林、克赛等。此外，可使用足底静脉泵或下肢脉冲加压装置以促进静脉回流，以减少DVT的发生。术后早期下地活动也有助于预防DVT。但已经发生DVT的患者不能采用以上加压装置，并应限制活动、将患肢抬高、增加抗凝药物剂量。

【切口愈合不良】 切口愈合问题与手术技术直接相关。因此，注意手术细节及仔细关闭伤口非常重要。一般而言，避免伤口缝合过紧，切口边缘要整齐以便于对合并恢复组织的解剖层次。

【对线不良】 由于对下肢力线重要性的认识的提高及手术器械的改进，目前，对线不良的发生率较以前明显减少，但严重的对线不良会导致假体磨损和松动。

【假体松动】 假体的松动与磨损是一个长期的并发症。临床主要表现为活动后疼痛；X线检查出现透明带或透明带增宽，有时与低毒感染所致松动很难鉴别。常与手术技术相关，如对线不良、软组织平衡缺陷、骨水泥技术不到位，此外，亦与肥胖、活动量及负荷量过大等有关。

【假体周围骨折】 TKA术后可发生胫骨干、股骨干骨折，也可发生胫骨平台、股骨髁的骨折，其发生率为0.3%～2.5%。大部分骨折发生在术后3年左右。摔倒等外伤是骨折的常见原因。保守治疗适用于骨折无移位或轻度移位但通过手法复位能维持稳定的病例。骨折断端<5mm、成角畸形<10°或骨折粉碎程度较轻者，也可考虑非手术治疗。对保守治疗无效或无保守治疗指证者，应行切开复位内固定。

【感染】 文献报道TKA术后感染发生率为2%～4%，常引起关节的疼痛和病废，一旦发生，将给患者带来灾难性的后果。发生感染的高危因素中，宿主的免疫系统最为关键，服用免疫抑制药的患者容易发生感染。其危险因素还包括，肥胖、糖尿病、类风湿关节炎，口服激素、免疫抑制药、抗凝药等也是术后感染的危险因素。另外，手术时间延长、术后血肿形成等都容易促使感染发生。

感染分为浅部和深部感染。浅部感染指的是皮肤、皮下组织的感染，及时外科干预，包括伤口换药、引流、清创等可防止深部感染的发生。深部感染指的是感染进入关节腔。革兰阳性菌是最常见的致病菌，包括葡萄球菌、链球菌和肠球菌等。

急性感染的临床表现与一般化脓性感染一样，患膝局部红肿热痛明显，诊断不难。但临床上，很多患者其临床表现不是很明显，疼痛是最常见的关节感染症状。常用的诊断感染的检查项目有：血白细胞、血沉（ESR）、C反应蛋白（CRP）、关节穿刺培养、放射学检查、核素扫描等。白细胞、ESR、CRP敏感性强，但特异性差。关节穿刺培养是诊断感染的最直接依据，而且有助于选择敏感抗生素。X线片上出现假体松动、局灶性骨溶解、骨透亮线范围进行性扩大等应怀疑感染的可能。核素扫描对诊断感染有较高的特异性和准确性。目前用于临床的放射物质主要有：亚甲基二磷酸^{99m}锝、枸橼酸^{67}镓、^{111}铟白细胞。

TKA术后感染的治疗方法包括，保留假体的长时间抗生素抑菌治疗、切开或关节镜下引流清创；更换假体的一期/二期再置换；挽救性的关节切除成形术、融合术、甚至截肢术。在所有术式中，以二期假体再置换效果最肯定。抗生素长期抑菌治疗不确切，治愈率只有6%～10%，仅适用于病情严重、无法耐受手术治疗者。关节镜下冲洗清创术成功率只有16%～38%。切开冲洗清创治疗适用于感染持续时间在2～4周以内，没有皮肤窦道、致病菌对抗生素敏感、假体固定良好且放射学没有骨组织感染征象（骨髓炎或骨溶解）的患者。如果严格筛选患者，该方法的成功率可达60%～83%。与保留假体的方法相比，再置换术临床效果相对可靠，因此应用最为广泛。二期再置换术成功率可达97%，感染复发率低。目前多数主张在首次清创后使用抗生素6周，两次手术的间隔常为3个月。关节切除成形术适用于下肢多关节受累，术后功能要求低或身体条件差无法耐受再次手术的病人。膝关节融合术是术后感染的传统治疗方法，适用于伸膝装置严重破坏、持续性感染、骨缺损严重关节周围软组织条件差等患者。截肢术是治疗感染的最后措施。

九、术后功能康复

TKA术后的康复技术存在一些争议，一般可采用自由的方式，即鼓励患者在可耐受的情况下，逐渐增加活动量，但要避免术后早期进行过度锻炼，否则会出现关节肿胀和僵硬等问题。

术后第1～3天：患者关节出血、肿胀、炎性反应较重，此时主要指导患者在床上进行功能锻炼。术后第1天进行股四头肌等长收缩及膝关节和踝关节屈伸活动。术后第2～3天，指导患者增加练习直腿抬高。另外，在主动活动的基础上，给予CPM机辅助功能锻炼并有助于预防DVT。

术后3～7d：床旁站立行走。患者在助行器或助行车的辅助下，从床旁站立开始，逐渐过渡到床旁、病室、病房行走。

术后 7～14d：巩固膝关节屈伸功能并练习步态。此时可尝试脱离辅助工具进行独立行走，但注意活动量要小，并根据患者的耐受程度进行调整。

术后 14d 至 3 个月：此时可出院，出院时一般要求膝关节屈曲达到 100°以上。这个阶段主要是进一步巩固已获得的功能，根据患者恢复情况安排好随访，了解患者功能恢复情况并作好下一阶段的康复计划。

术后 3 个月以后：患者病情基本平稳，关节功能稳定，可正常生活。

十、人工膝关节翻修术

初次全膝关节置换术由于骨质条件好，韧带完整，而全膝关节翻修术完全不同于初次 TKA。

【适应证和禁忌证】

1. 适应证　翻修术适用于各种术后并发症，包括感染、假体松动、关节半脱位（脱位）和关节对线不良、关节不稳等。

2. 禁忌证　伸膝装置或关节外周软组织严重缺损、无法修复的严重骨缺损等。

【术前评估】　翻修术前评估关键是正确判断失败的原因。如果对失败原因不能作出很好的解释，那么翻修术后可能得不到什么益处。体检时要重点检查关节活动度、关节稳定性和皮肤情况。实验室检查包括血常规、血沉、C-反应蛋白、凝血功能等，必要时行关节穿刺。影像学检查包括双下肢负重位全长相、膝关节正侧位及髌骨轴位相。^{99}Tc、^{111}In核素扫描可作为一种辅助措施用于疼痛的鉴别诊断。

【操作步骤】

1. 切口　翻修术时尽量采用原手术切口以减少皮肤坏死的可能，然后于髌骨前内侧切开关节囊。对于关节强直、活动范围小者，外翻髌骨时非常困难，此时通常采用股四头肌 V-Y 成形术以显露关节内结构。另外还可采用胫骨结节截骨术或股直肌切断术。理想的切口是正中直线切口。

2. 假体取出　翻修术时假体取出一般不会太困难，特别是假体松动时。首先充分显露假体、清除假体周围所有软组织，然后用骨刀在假体-骨或假体-骨水泥之间轻轻敲击。一般先取出聚乙烯垫片，膝关节强直者更应在屈曲膝关节前将它取出，然后再取出胫骨平台和股骨假体，其顺序根据关节显露情况而定，关键是要注意保护好骨质和方便取去假体。

（1）股骨假体取出：对骨水泥固定的假体通常是在假体-骨水泥界面用窄而薄的骨刀轻轻敲击至假体完全松动后，沿轴线方向打出假体，然后再用小骨刀或磨钻等去除骨水泥。非骨水泥固定股骨假体的取出基本上与骨水泥固定的股骨假体相同。

（2）胫骨假体取出：若假体已松动，则取出比较方便。若骨水泥固定良好，则应用各种不同的工具在假体-骨水泥界面之间逐渐凿开或磨削，直至胫骨假体松动取出。但需注意，不要挤压胫骨平台松质骨。

（3）髌骨假体取出：取髌骨假体既困难又有危险，因为髌骨相对较小，容易导致髌骨骨折。对全聚乙烯髌骨假体，应首先用摆锯在骨水泥-骨界面处锯开，然后用高速小磨钻清除骨水泥及嵌入髌骨的固定柱。若为骨水泥或非骨水泥固定的金属托髌骨假体，其取出方法同股骨或胫骨假体。

3. 骨缺损的处理　骨缺损的处理取决于缺损的部位、大小、病人年龄、术后活动度等因素。通常术中所见的骨缺损都比 X 线片上所显示的严重。

（1）囊腔性骨缺损：翻修术中，最常见到的骨缺损是囊腔性骨缺损。初次 TKA 时，骨水泥注入软骨下面，取出假体及骨水泥后即留有囊腔性骨缺损，硬化骨的去除也会产生囊腔性骨缺损。另外，骨溶解也可产生此类缺损。对于囊腔性缺损，处理相对容易，通常可用截骨获得的自体骨松质充填骨缺损，然后打压；若骨缺损较大，则可用自体骨结合异体骨植骨。有时也可用骨水泥填充这类缺损，但植骨对于获得牢固固定及骨储备更有益。

（2）中央腔隙性骨缺损：缺损主要位于髓腔部分，边缘骨质硬化。处理这种骨缺损的目的是获得结构性稳定，同时恢复髓腔部分丢失的骨质。此时可采用大块异体骨结合颗粒骨移植，但颗粒骨打压植骨更常用。另外，将异体股骨头修整后充填这种缺损也是常用的方法。

（3）骨皮质穿破或骨折：多数发生在取出假体或骨水泥的过程中。在这种骨缺损中，必须采用长柄假体，而且假体柄必须超过穿孔或骨折部位至少 3cm 以上。如果发生股骨远端或胫骨上端严重骨折，则应先作内固定，然后选用长柄假体，并在骨折周围采用异体骨或自体骨移植以加强骨折部位。在这种情况下，使用骨水泥固定时应尽量避免骨水泥渗漏至骨折块之间而影响骨折愈合。

(4)节段性骨缺损:指股骨一侧髁或胫骨平台缺损,常见于多次翻修的病例。

对于大的节段性骨缺损的修复,有两种常用的方法,即大块异体骨移植或定制组配式假体,通常是铰链式假体,特别是骨缺损范围大、缺乏韧带支持结构时。采用组配式铰链膝关节替代节段性缺损可获得相对良好的稳定性,术后患者可尽早活动并可负重,特别适用于老年患者。若为年轻患者,则选用异体骨重建股骨远端和胫骨近端更合适。选用异体骨移植时,先在股骨或胫骨上作阶梯状截骨,然后在异体骨上作与之相扣锁的阶梯状截骨,将两者相对合为一体,假体可用骨水泥直接固定在异体骨上,而假体柄则需用骨水泥或压配式固定于宿主骨上,通常还需在异体骨与宿主骨界面周围用异体骨加固。对于这些患者,康复训练和负重应大大延迟。

4. 关节稳定性的调整　调整关节稳定性的关键是要让假体有正确的对线关系、膝关节屈伸间隙平衡,并使关节线尽可能恢复正常解剖位置。

(1)屈伸间隙的平衡:取出假体后,评估屈伸间隙内外侧平衡及对称情况。

①屈膝位不稳定。屈膝间隙大于伸膝间隙,临床上最常见。解决的方法包括减小屈膝间隙(股骨后髁填充垫片)或扩大伸膝间隙(股骨远端多截骨)。多数学者采用前一种方法,采用比股骨远端实际型号偏大的假体,然后在股骨内外髁后方放入厚的垫片。极少数病人需要采用股骨远端多截骨的方法来扩大伸膝间隙,多为严重屈曲挛缩畸形的患者。

②伸膝位不稳定。屈膝间隙小于伸膝间隙解决的方法为在股骨远端增加金属块或使用小号假体。采用股骨远端增加金属块的方法可使股骨假体下降到正常关节线位置、改善关节伸膝稳定性并补偿了股骨远端骨缺损。

③平衡膝关节内外侧不平衡。将新的股骨假体放在正常位置,使其前缘与股骨内外上髁连线平行,在缺损部位填充垫片,调节垫片厚度使关节间隙呈矩形、关节间隙内外侧对称。

(2)恢复关节线的解剖位置:研究表明,关节线应位于股骨内上髁下方约 3cm 和外上髁下方约 2.5cm 处。当髌韧带保持正常长度,没有牵拉延长,也没有挛缩变短时,关节线位于髌骨下极一横指的位置。

需要说明的是,最应该重视的问题是平衡膝关节屈伸间隙、重建膝关节力线,这远比恢复关节线高度要重要得多。否则,容易造成假体不稳定使导致手术失败。

5. 缝合伤口　缝合伤口时,切勿使伤口张力过大,以防康复锻炼时将伤口撕裂。逐层缝合伤口,处理同初次 TKA。

6. 术后处理　术后免负重至少 3～4 个月,除非 X 线检查提示自体、异体骨已愈合。

康复锻炼 TKA 翻修术后的康复锻炼原则上同初次 TKA,但由于翻修时常进行骨缺损的修复、韧带结构的修补、特殊假体的使用以及切口显露时采用各种特殊操作。因此翻修术后的康复锻炼必须根据患者的具体情况而定,既要达到康复锻炼的目的,又不至于因不适当的锻炼而损坏关节结构。

如切口皮缘无坏死迹象,术后可尽早开始 CPM 锻炼,并开始膝关节主被动屈伸练习。对术中进行股四头肌 V-Y 成形或胫骨结节截骨术的患者,术后 8 周内应避免主动伸膝或被动屈膝活动。对有大块骨移植的患者,X 线片未见明确的植骨块愈合迹象时应避免完全负重。肌腱、韧带重建的患者,术后膝关节应至少制动 6 周。

(翁习生)

第三节　肩、肘、踝关节置换术

一、人工踝关节置换术

【概述】

1. 踝关节功能解剖与生物力学　踝关节又称胫距关节,位于下肢的远端,是足后半部关节中最重要的关节,它使足在空间内可处于任何位置,可以适应任何不规则的地面情况。人体在站立、行走、下蹲等动作中,踝关节的稳定性和灵活性有着非常重要的作用。而踝关节的稳定性和灵活性的特点是由它的骨性结构、关节囊与韧带以及踝关节周围的肌肉的动力作用而共同完成的。

(1)骨性结构:踝穴由胫腓骨下端组成,外踝较内踝低 1cm 左右,并偏后方 1cm,在矢状面胫骨下端后缘较前缘更向下延伸,下胫腓横韧带加深了这个延伸，从而可以防止距骨在踝穴内的后移，加强了踝关节的稳定性。距骨体前宽后窄，平均相差2.4mm，形成向前开放的25°。距骨体滑车内侧与外侧的曲率半径不同，此解剖上的特点决定了踝关节在屈伸活动中同时还有水平位的旋转活动。胫骨下端关节面承重面积为11～13cm²，而髋、膝关节关节面的承重面积比踝关节小，故单位面积上的负荷踝关节比髋、膝关节小。若用单足负重时，踝关节关节面受到的应力相当于体重的2.1倍，在负重期的推进期时，关节面受到的应力相当于体重的5倍左右。若距骨在踝穴内有轻度倾斜，关节面所受到的应力由于承重面积的变小而明显增加。

外踝不仅构成了踝穴的外侧壁，而且当踝关节背伸活动时，外踝向外后方旋转并轻微上移。此时下胫腓联合增宽，以适应相对较宽的距骨体前部进入踝穴。腓骨可以传导体重的1/6。

(2)韧带与关节囊：①内踝(三角)韧带。自前向后分为胫距前韧带、胫跟韧带和胫距后韧带，其中胫距前韧带向远侧延为胫舟韧带。三角韧带呈扇形与关节囊紧密相连，非常坚固，故当外伤时常发生内踝骨折而不发生三角韧带断裂。②外踝韧带。自前向后分为腓距前韧带、腓跟韧带和腓距后韧带。腓距前韧带较薄弱，在踝跖屈位有限制足内翻活动的作用，腓跟韧带较坚强，在踝关节90°位时限制内翻活动，腓距后韧带最强。腓距前、后韧带加强关节囊，而腓跟韧带位于关节囊外。③下胫腓韧带。胫骨下端的腓骨切迹与腓骨下端构成下胫腓联合，胫腓骨之间，由下胫腓韧带与骨间膜相连，骨间膜由胫骨斜向外下方止于腓骨，踝关节背伸活动时，腓骨轻微上移并向外后方旋转，骨间膜由斜形变为水平，踝穴增宽，正常下胫腓联合增宽为0.13～1.8mm。下胫腓韧带又分为下胫腓前韧带、骨间韧带、下胫腓后韧带和下胫腓横韧带，骨间韧带是骨间膜的延续，最坚固。④关节囊。前侧关节囊由胫骨下端前缘至距骨颈、后侧关节囊由胫骨下端后缘至距骨后结节，前后关节囊松弛、薄弱，两侧关节囊由侧副韧带加强。

(3)肌肉：踝关节的运动主要是屈伸运动，使踝关节跖屈的肌肉主要是小腿三头肌(腓肠肌和比目鱼肌)，其次为胫后肌、屈趾长肌、屈拇长肌和腓骨长肌。在跖屈踝关节的运动中小腿三头肌所做的功约为其他肌肉总和的13倍。踝关节背伸肌为胫前肌、伸趾长肌、伸拇长肌和第三腓骨肌，它们所做的功只相当于跖屈肌的1/5～1/4。

当以全足放平站立时，在矢状面身体的重力线经过踝关节前方，足有外翻趋势，所以踝关节跖屈肌的肌力与足内翻肌的肌力强于踝背伸肌与足外翻肌，即对抗踝背伸肌与足外翻活动以达到踝关节与足的稳定和平衡。

(4)踝关节的运动：距骨体滑车关节面的角度值为90°～105°，胫骨下端关节面的角度为50°～55°，因此踝关节在矢状面的屈伸运动范围为45°～55°其中背伸活动约为1/3(10°～20°)，而跖屈活动约为2/3(25°～30°)。踝关节在矢状面的屈伸运动轴，自内踝顶端至外踝顶端，即由内上向外下倾斜，其与胫骨纵轴之夹角为68°～85°(平均79°)，由于踝关节屈伸运动轴是倾斜的，当踝背伸时足尖朝向外，当踝跖屈时，足尖朝向内，即在水平方向上发生足外旋及内旋的旋转活动，为13°～25°(平均19°)。踝关节运动的方式是由距骨体滑车关节面的形状来决定的。距骨体滑车是圆锥体，其基底在腓侧，腓侧的曲率半径大于胫侧，故屈伸活动时腓侧运动范围比胫侧长，而发生水平方向上的旋转活动。

此外踝关节的运动与距下关节及足的运动是联合的。当踝关节跖屈时，足内翻、内旋，足内侧缘抬高、外侧缘降低、足尖朝内，称为旋后；当踝关节背伸时，足外翻、外旋，足外侧缘抬高、内侧缘降低、足尖朝外，称为旋前。

在下台阶时，踝关节屈伸活动最大，走上坡路(约10°)时展收活动最大，其次是走15°下坡路时。而旋转活动不因地面情况不同而有差异。

(5)步态周期中踝关节的运动：负重期(从足跟触地到足尖离地)占步态周期的60%，其中第1期为抑制期(足跟触地)，踝关节轻度跖屈；第2期为中期(全足放平)，踝关节在此期开始时为跖屈，当重心超过负重足后立即转为背伸；第3期为推进期(从足跟离地到球部着地，进而到足趾离地)，踝关节跖屈。

摆动期占步态周期的40%，第1期即加速期(足趾离地)，踝关节跖屈；第2期为中期，踝关节背伸；第3期为减速期(足跟触地之前)，踝关节轻微跖屈。

【假体设计原理及假体类型】 严重的踝关节疾患，使患者难以支持体重和步行，采用踝关节融合术似乎是天经地义的治疗金标准，几十年来无人提出异议。但在20世纪70年代初，髋、膝关节的疾患而引起关节畸形、疼痛、功能障碍的患者，得到了人工全髋关节和人工全膝关节置换术的治疗，取得成功，效果满意，从而解决了患者关节畸形、疼痛及功能障碍。在这项成功经验的鼓舞下，为了解决踝关节疾患而进行了踝关节人工假体的设计和研究。踝关节假体与人工髋、膝关节假体的设计有很多共同之处，因此高分子聚乙烯-金属的组合同样是人工踝关节假体的重要首选材料，人们期待着人工全踝关节置换术既可以缓解踝关节疼痛、矫正畸形，同时又可以保留踝关节的活动功能。

第1个采用现代材料制成的踝关节假体，是由Lord和Marotte在1970年开始使用的，其设计逐渐与踝关节生物力学相结合，以得到临床更好的效果。

RichardSmith提出以人工踝关节置换来重建踝关节功能，是最早介绍踝关节置换的人。他试图通过球-窝假体保留踝关节的位置和后足的活动，替代踝关节融合术。然而临床发现这种假体本身很不稳定，影响行走时的稳定性。Kirkup继续这项研究，采用Bath和Wessex假体，通过高分子聚乙烯和金属关节组合，依靠距骨体圆顶的平均厚度（2～6mm），使踝部韧带紧张，为假体的稳定性提供保证。

目前采用的踝关节假体多种多样，既有两个部分组成的限制性关节、半限制性关节，以及非限制性踝关节假体，又有由3个部分假体，带有一个可自由滑动的垫组成的踝关节。前者限制性关节，如Mayo踝（1976），半限制性踝，如Mayo踝（1989）和伦敦皇家医学院医院踝及非限制性踝，如Bath和Wessex踝。后者是北欧型全踝关节假体（STAR），由3部分组成，解决了踝关节滚动的问题并已取得优良结果，它克服了假体对踝关节旋转运动的限制，防止骨与假体界面或骨与骨水泥界面的应力增加和集中。看来踝关节置换只适合采用带有滑动衬垫的全踝关节假体，目前两部分设计的假体已不再应用。

踝关节假体的设计要求如下。

1. *活动度*　屈伸活动范围至少达到70°，轴向旋转活动超过12°，否则踝关节假体会由于本身限制程度较高而出现术后假体松动。

2. *稳定性*　要求踝关节假体必须有良好的内在侧方稳定性。

3. *关节面的顺应性*　正常踝关节除屈伸活动外还可轴向旋转，因此要求关节面顺应性不宜太高，即少限制性，这样减少关节扭力传到假体固定界面，减少假体松动需关节周围有较完整的韧带和骨组织结构保护以防止关节半脱位，关节面顺应性小的假体，载荷易集中，假体磨损增加。反之，关节面磨损明显减少，但是假体固定界面承受应力增大，使术后假体容易松动。因此设计出带活动负重面高分子聚乙烯衬垫的三部件组成的假体以减少术后松动。

在过去的10年里，非骨水泥型踝关节置换已被采用，在此之前，骨水泥型假体已自1986－1989年开始使用，从1990年起人们已开始使用非骨水泥型假体。通过骨水泥型假体（TPR）和非骨水泥假体（NJ DePuy公司；STAR假体Link公司）的随诊比较，骨水泥型的翻修率和关节融合率明显高于非骨水泥型假体，结果表明非骨水泥型踝关节置换优于骨水泥型假体。其原因有三：其一，对踝关节采用骨水泥固定方法比其他负重关节更难，由于解剖特点向胫骨内压入骨水泥几乎是不可能的；其二，骨水泥可能进入关节后侧从而影响关节活动，若游离可引起关节表面的磨损；其三，只有胫骨最远端的1～1.5cm能用于施放骨水泥，在其上均为脂肪性骨髓。

由于踝关节置换术不断改进，临床疗效不断提高，缓解了疼痛，矫正了畸形，保留了踝关节的功能活动，因此大部分踝关节疼痛、有退行性变的踝关节不再行踝关节融合术了。

目前Kofoed和Stirrup（1994）的报道证实踝关节置换的疗效已超过了关节融合术。踝关节置换术在缓解疼痛、改善功能、较低的感染率及未继发距下关节骨性关节炎等方面有更出色的临床表现。通过几十年的不断实践不断改进，踝关节置换术已经从实验室和偶然的成功阶段发展到有使用价值并能耐久使用的阶段。但我们也必须清醒地看到我们仍然正处在踝关节置换的起步阶段，需要我们再接再厉地继续工作、实践。

【适应证与禁忌证】

1. 适应证

（1）类风湿关节炎踝关节疼痛残留功能极差者。

（2）踝关节疼痛和退变者，活动严重受限。

（3）距骨骨质尚好，踝关节周围韧带稳定性完好者。

（4）内、外翻畸形＜10°者。

（5）后足畸形可以矫正者。

2. 相对禁忌证

(1)踝关节区域的深部感染或胫骨感染。

(2)有严重功能障碍的类风湿关节炎患者中发现有严重后足外翻畸形,踝穴严重破坏,踝穴有严重的内外翻畸形,严重的骨质疏松和关节骨性破坏。

(3)难以控制的活动期关节炎,如牛皮癣性关节炎等。

(4)对术后运动程度要求较高者,如参加慢跑、网球等运动。

3. 绝对禁忌证

(1)距骨缺血性坏死(尤为坏死范围超过距骨体一半以上者),无法重建的踝关节复合体力线异常。

(2)Charcot 关节炎。

(3)神经源性疾病导致足部感觉丧失。

(4)小腿肌肉功能丧失。

(5)退行性骨关节炎造成骨质严重丢失或踝关节侧副韧带缺损。

(6)胫距关节畸形超过 35°。

(7)病人对术后康复没有信心。

(8)不能配合术后康复训练者。

(9)对术后运动程度要求极高者,如:进行跑跳等剧烈运动。

【手术操作及注意事项】

1. 术前准备

(1)最新的踝关节 X 线片(正侧位)。

(2)确认跟距关节的退变范围。

(3)通过 X 线观察了解胫骨和距骨的骨质情况。

(4)观察并记录步态及疼痛情况、功能和活动情况。

2. 手术操作

(1)病人仰卧位,使用气囊止血带,患侧臀部垫高,有利于踝关节持续处于轻度内旋位。

(2)取踝关节前内纵行弧形切口。

(3)自踝上 10cm 经踝关节中点延向第一跖骨,自胫前肌腱与拇长伸肌腱间显露踝关节,使用固定导向器,使力线对位杆在前后和侧位上与胫骨长轴平行(图 4-17-14)。

(4)胫骨远端安置选定的胫骨截骨板并用钢钉固定(图 4-17-15)。

(5)之前将截骨板与 5mm 的 sizer 连接。

(6)sizer 的表面应与胫骨远端的关节面对齐。

(7)定位杆固定于胫骨中线上(图 4-17-16)。

(8)必要时可调整钢钉的位置。

(9)首先在截骨板内侧用往复锯自关节面向近端截骨(图 4-17-17)。

(10)注意截骨深度为 5mm。

(11)取下 5mm sizer。

(12)用摆锯贴紧截骨板。

(13)垂直于胫骨截骨(图 4-17-18,图 4-17-19)。

(14)取下胫骨截骨块(图 4-17-20)。

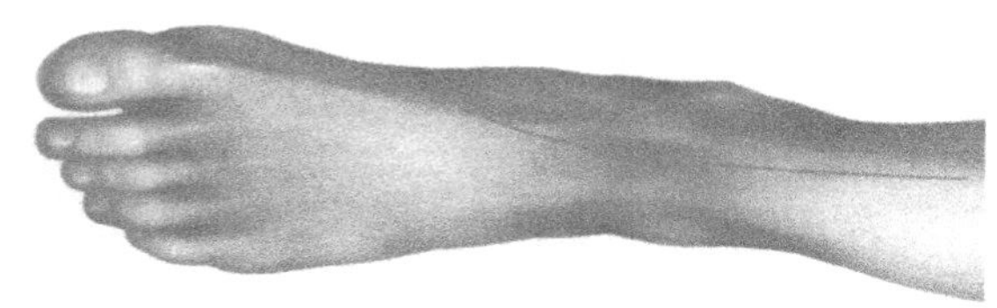

图 4-17-14

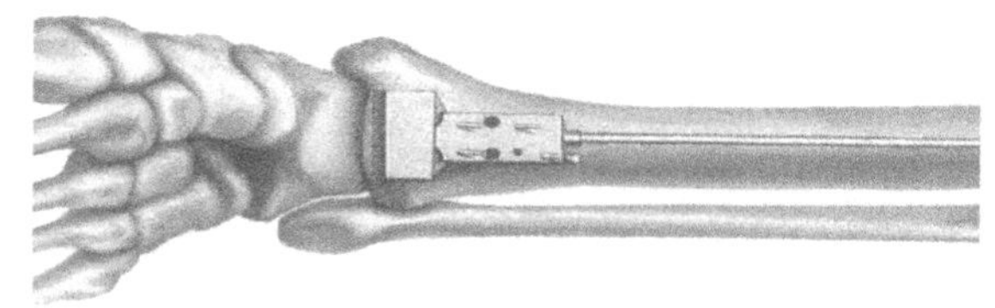

图 4-17-15

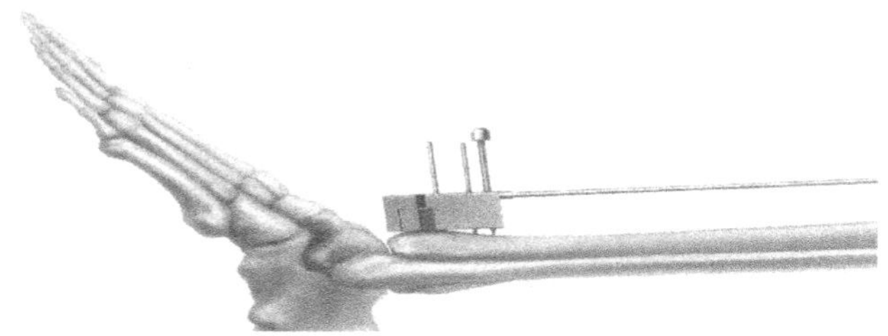

图 4-17-16

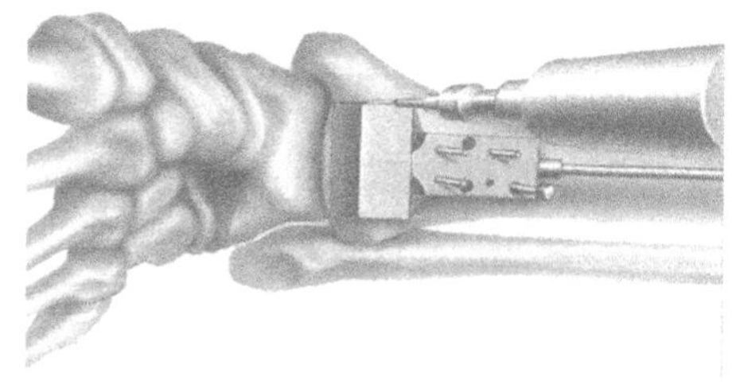

图 4-17-17

(15)将 4mm sizer 安装到胫骨截骨板上。

(16)使踝关节背伸 90°。

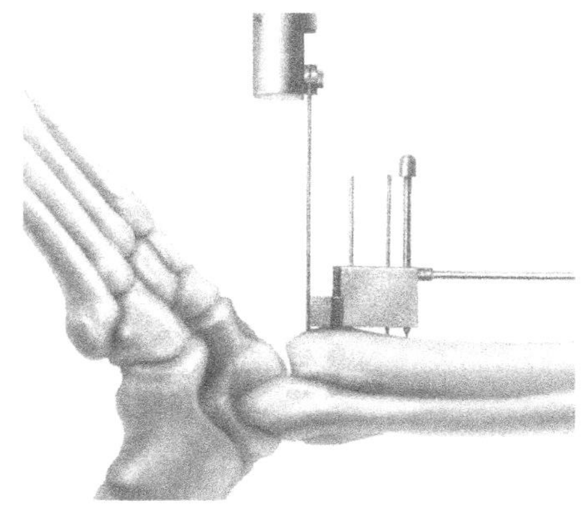

图 4-17-18

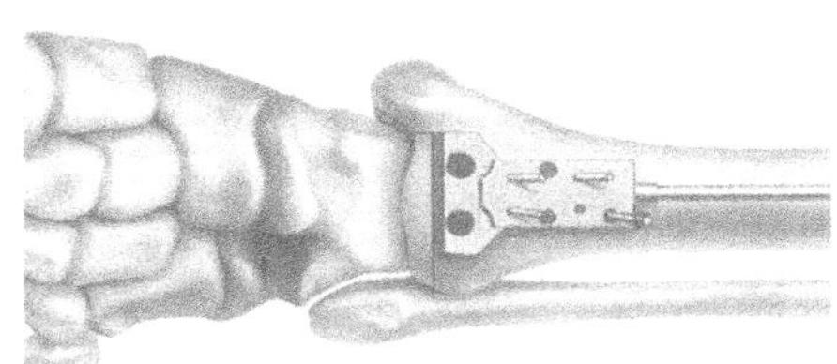

图 4-17-19

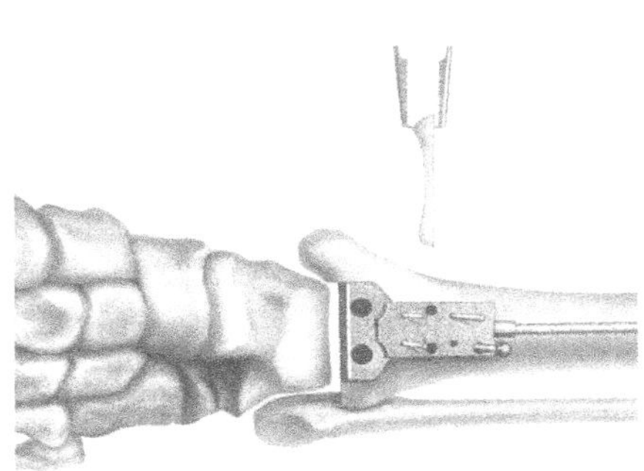

图 4-17-20

(17)尽量使距骨贴紧胫骨远端。

(18)贴紧 4mm 的 sizer 垂直向下在距骨上截骨(图 4-17-21)。

(19)取下距骨上的截骨块(图 4-17-22)。

(20)根据距骨的大小和左右选择匹配的距骨截骨板。

(21)于距骨的中央位置贴截骨面放入截骨板(图 4-17-23)。

(22)用固定钉将距骨截骨板固定。

(23)沿距骨截骨板用往复锯截骨。

(24)外侧截骨切入距骨 1.5cm,内侧仅 1cm(图 4-17-24)。

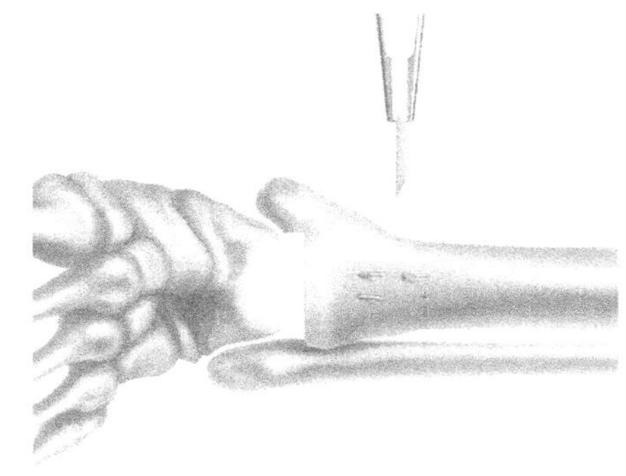

图 4-17-21

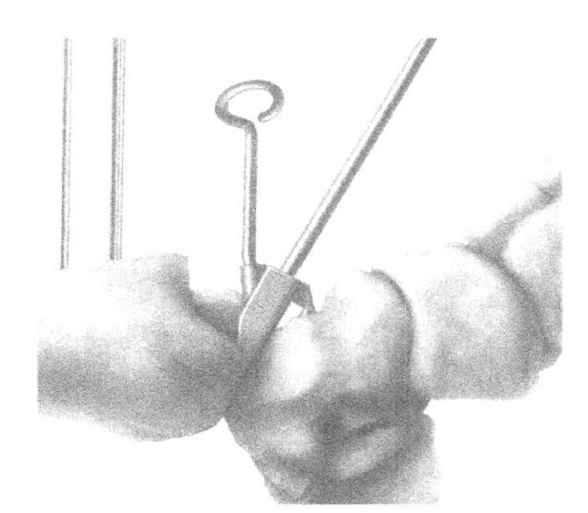

图 4-17-22

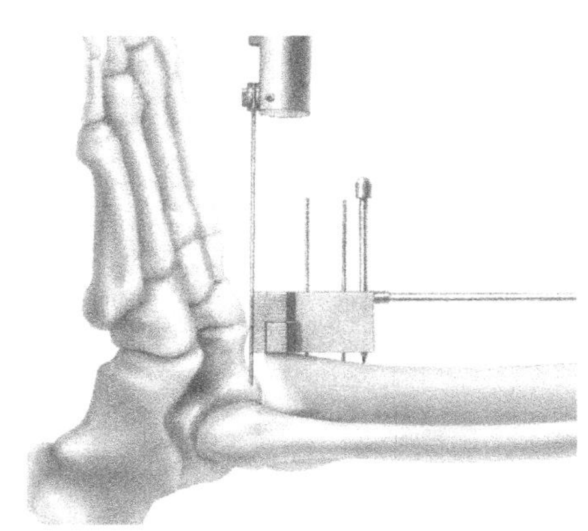

图 4-17-23

(25)用持物钳夹住另一截骨板。

(26)将其放置在距骨截骨面的中央(图 4-17-25)。

(27)分别截除距骨后方、前方骨质(图 4-17-26)。

(28)放置并固定相应的距骨 milling 板。

(29)用直径 3mm 钻头打出一个沟槽(图 4-17-27)。

(30)距骨的截骨面已准备完毕(图 4-17-28)。

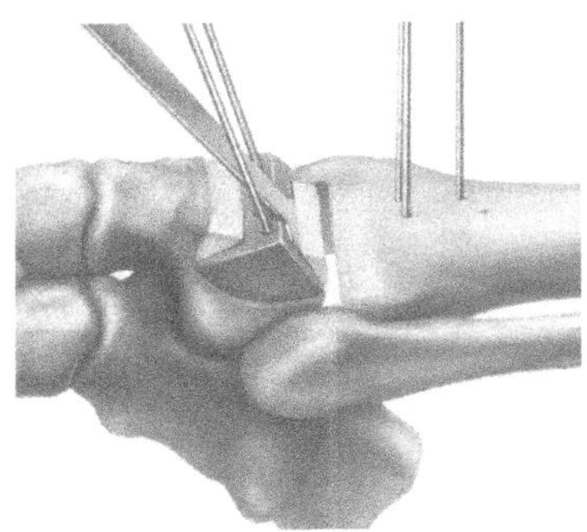

图 4-17-24

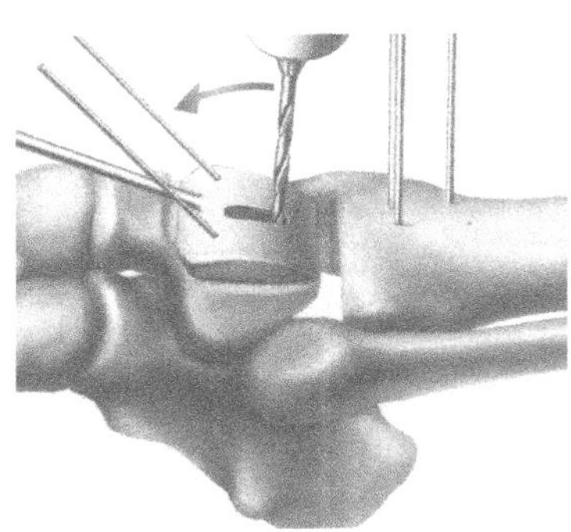

图 4-17-25

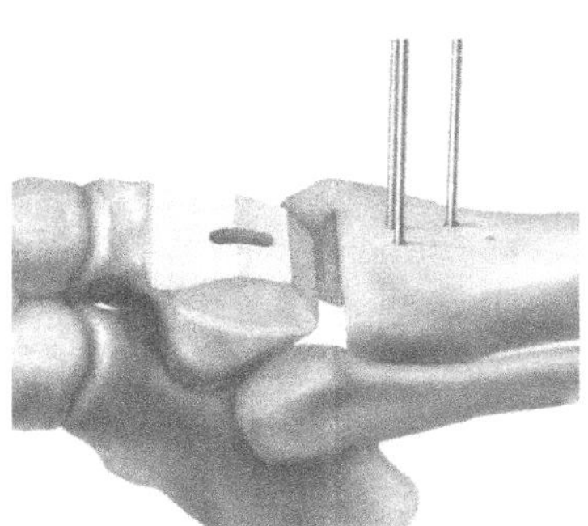

图 4-17-26

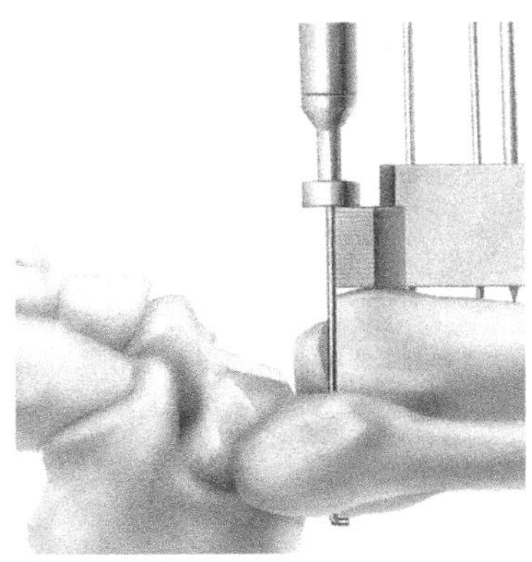

图 4-17-27

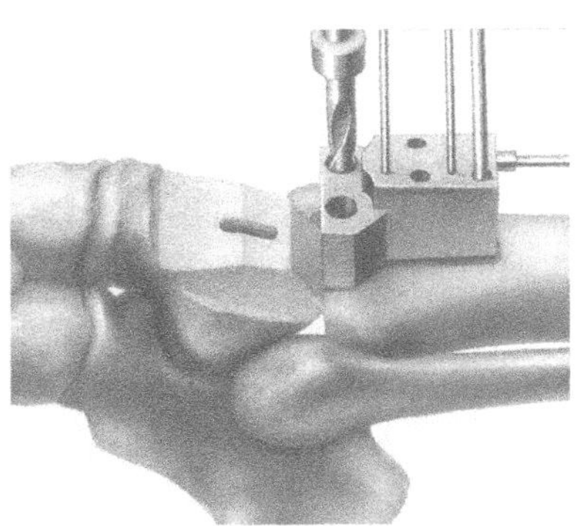

图 4-17-28

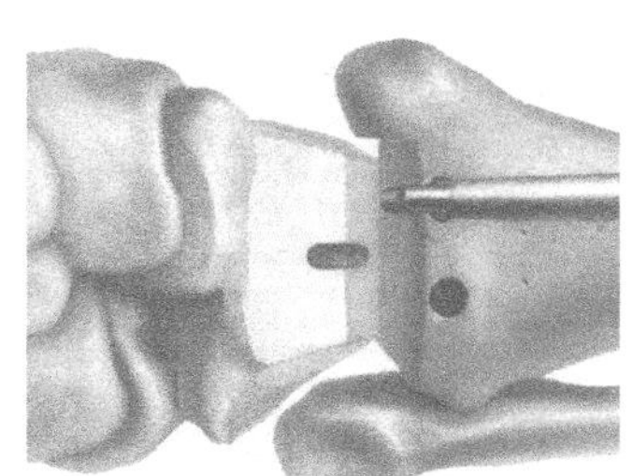

图 4-17-29

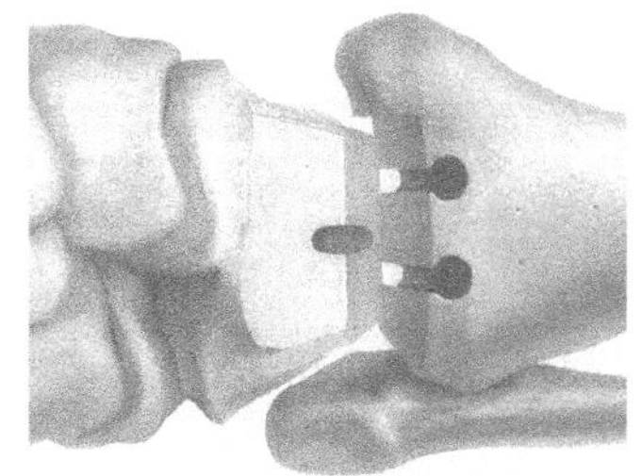

图 4-17-30

(31)用测深尺测出胫骨远端的前后径(图 4-17-29)。

(32)用直径 6mm 的定位钻头通过胫骨截骨板上的孔钻入胫骨远端。

(33)用一特制的半圆凿将胫骨远端的孔打开(图 4-17-30)。

(34)注意避免劈裂性骨折。

(35)距骨和胫骨准备完毕(图 4-17-31)。

(36)安装距骨假体(距骨帽)。

(37)用专用打入器打入并打紧。

(38)打入胫骨假体(图4-17-32)。

(39)注意打入方向应与胫骨长轴垂直。

(40)胫骨假体的前缘不要低于胫骨截骨面的前缘。

(41)放入滑动核试模。

(42)检查踝关节活动度和紧张度。

(43)选择合适厚度的滑动核假体(图4-17-33)。

(44)整个假体安装完毕(图4-17-34)。

(45)胫骨端假体:①有3个型号:小、中、大号,材质为钴铬钼合金;②超高分子聚乙烯有5个型号(6~10mm)。

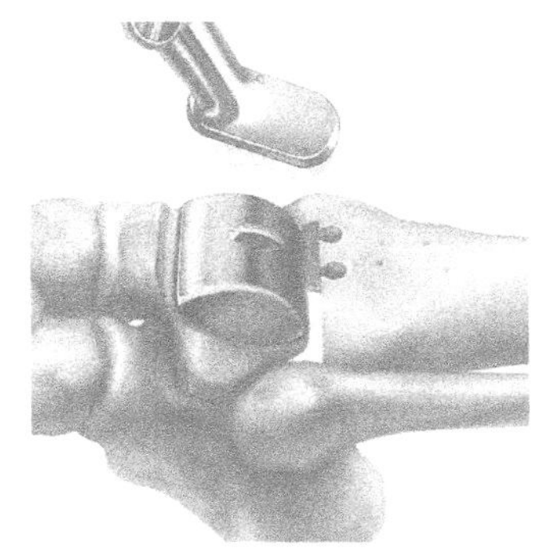

图 4-17-31

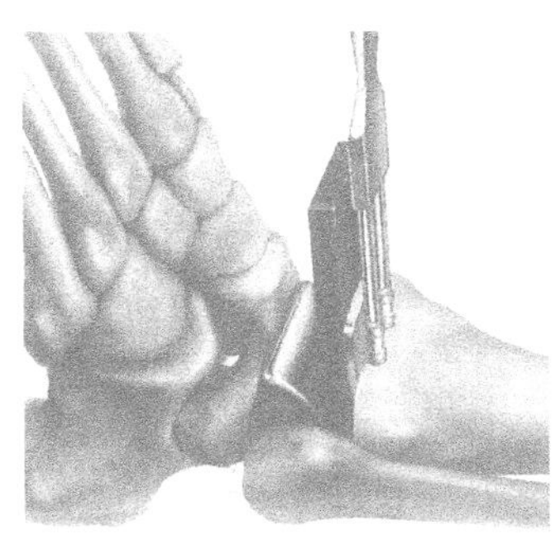

图 4-17-32

3. 术后护理

(1)术后用行走石膏固定。

(2)抬高患肢两天后间断负重行走10min。

(3)3~4周后(非骨水泥型)去除石膏。

(4)注意锻炼足部肌肉和小腿后肌肉。

(5)术后3~6个月踝关节可能肿胀,可用弹力绷带间断固定或间断抬高患肢。

(6)术后12个月疗效基本稳定。

【并发症与预防】

1. 感染 手术切口皮肤坏死而致浅层或深层的感染。

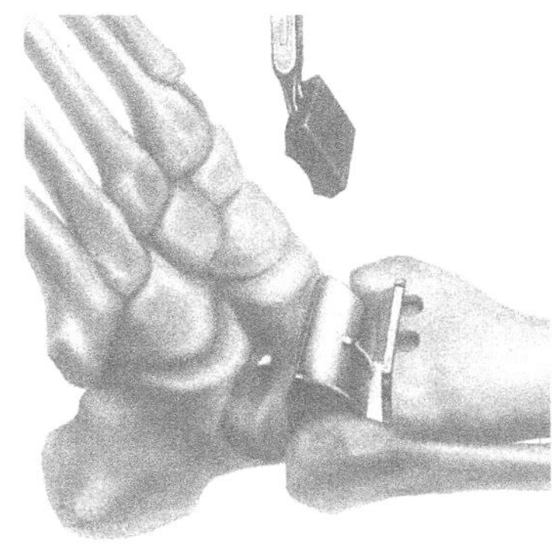

图 4-17-33

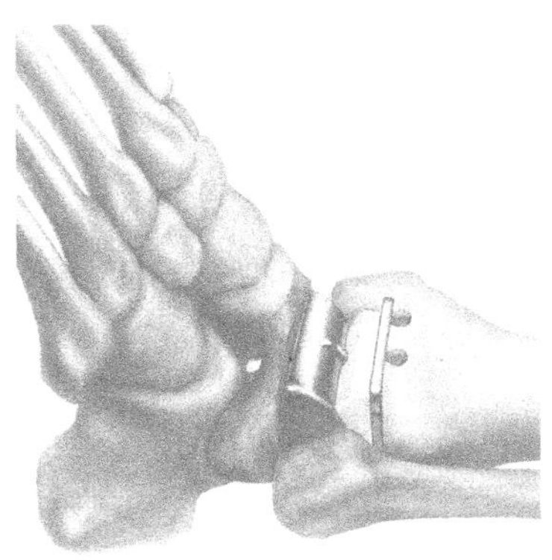

图 4-17-34

(1)浅层感染:可通过伤口换药处理。

(2)深层感染:处理较为困难,往往需采用伤口换药及皮瓣移位术。若出现踝关节假体周围的感染,需行假体取出,踝关节融合术。

2. 伤口皮肤愈合不良或延迟愈合

(1)踝关节周围的解剖特点是皮下组织较少,切开皮肤,深层便是腱鞘、肌腱和韧带,血运较差,术中需剥离软组织,术后患肢可发生肿胀,因而引起血液循环障碍。

(2)手术采用前方正中纵形切口,从伸拇长肌外侧剥离进入,很容易导致皮肤切口出现坏死和潜在皮肤坏死,若稍向内移在伸拇长肌和胫骨前肌之间进入,可使皮肤切口愈合不良或坏死率明显降低。

(3)对伤口皮肤愈合不良或延迟愈合及潜在皮肤坏死处理起来颇为棘手,有时需几周换药,或必要时行植皮或皮瓣转移术。若处理不当,易引起踝关节假体部位的继发感染。此外,出现伤口皮肤愈合不良或坏死时,由于需要减少和控制功能锻炼而影响到术后的功能康复。

(4)如何避免发生伤口皮肤愈合不良和坏死：①手术切口的选择要合理，切口长度要合适，避免术中过度牵拉软组织而损伤血管；②术中要轻柔，无创操作，尽量少行皮下剥离，少用电刀电切或电凝，避免损伤血管及皮缘，尽量多地保留足背静脉，以减轻术后下肢肿胀；③在缝合时要一丝不苟，层层缝合，缝皮时一定要皮缘对皮缘。

3. 腓骨撞击　人工踝关节置换术可缓解疼痛、改善功能，但术后可并发腓骨撞击，可引起踝关节剧烈的疼痛。其原因可能是由于后足进行性外翻，而后足外翻即可能存在距下关节畸形，也可能存在踝穴的楔形成角和距骨外翻而引起的与腓骨(外踝)的撞击。通过远侧胫腓联合融合术，或切除外踝的远端可使症状得到缓解或暂时性缓解。若要彻底解决疼痛，需从根本上找出原因：行三关节融合术，矫正后足的外翻畸形。若选择胫骨基板过大顶撞腓骨引起外踝部肿胀、疼痛，甚至可造成骨折。

4. 胫骨基板松动倾斜　当胫骨基板置入时偏于一侧，或基板未能落在胫骨皮质骨壁上，在负重或行走剪力的反复作用下，使其倾斜度增加，造成逐渐倾斜或内陷。

手术完成时或术后未负重时，假体位置良好，当负重行走练习后，逐渐出现移位。踝关节扭伤、跌倒是造成基板后期松动的主要原因。发现问题，应早期修复，摆正位置，延迟患者落地负重时间，患者落地负重时足跖部均衡着地，不宜提踵行走。

5. 距骨假体松动或移位　对距骨截骨欠严谨，距骨血运欠佳或过早负重于前足跖屈位时，距骨假体有可能松动。到后期，踝关节的扭伤、跌倒、撞击是最多见的踝关节假体松动、移位的主要原因。

X线片示踝关节距骨侧假体倾斜、移位，与基板间缺乏平整或顺应感，或顶压外踝，应高度怀疑距骨假体松动。早期松动影像学征象不易发现。

6. 踝部骨折(外踝或内踝)　由于类风湿关节炎骨质疏松和放入滑动衬垫时强力牵拉而引起内、外踝骨折，此外也可在截骨中损伤内、外踝而骨折。发生踝部骨折后可采取内固定术或更改手术方案，行踝关节融合术。

二、人工肩关节置换术

【概述】　虽然肩关节不是负重关节，但肩关节的结构复杂，它是由盂肱、胸锁、肩锁和肩胛骨胸廓四个不同的关节组成，相互间有很好的功能补偿能力。肩关节是人体活动度最大的关节。肩部大部分活动由盂肱关节和肩胛骨胸廓关节担当。其他关节则只是参与肩关节的极限活动。它的基本功能是将上肢连接于躯干，成为上肢的活动底座，并且为上肢活动和受力起到支点作用。肩部为上肢提供了广泛的活动范围、多平面的回旋活动，从而充分发挥手的抓握功能。肩部的稳定性可保证上肢完成托举、提携重物或下压动作，还可以在水平位快速将物体推向前或外方。

盂肱关节是1个由较大的肱骨头与1个较小的肩胛盂组成，缺乏内在的稳定性，而其关节囊松弛，允许它有充分的自由活动度。因此，肩部节的稳定和运动主要取决于关节囊及其周围的肌肉和肌腱韧带组织，尤其是完整的肩袖结构。

【肩关节假体设计演变和发展】　人工肩关节置换术从数量上及普及程度上均不如人工髋关节、膝关节置换术。但随着医学科学技术的飞速发展，人工肩关节置换术逐渐成为一种成熟的治疗技术，更多地应用于治疗严重肩关节疾患的患者。肩关节假体设计应遵循以下原则：在解剖上重建关节解剖结构，恢复正常力学关系，提供良好的关节稳定性；生物力学上避免假体撞击征，假体耐磨且可以承受正常生理活动的应力；手术上，软骨下骨一定尽可能得到保护，有利于肩袖的保护和修复；手术安装简便，假体固定牢靠，生物相容性好，不妨碍术后的早期训练康复；需翻修时假体取出方便，不会进一步破坏骨组织和肩袖强度，翻修时可替换部分假体。

1. 非限制型假体　假体没有内在的机械连接装置，尽可能贴近正常肩关节的几何形状：肱骨头与盂臼相互匹配，接近正常解剖尺寸，关节活动不受假体限制。关节稳定性来自肩周软组织，这类假体中，NeerⅡ全肩关节假体是目前最为成功的假体之一。这类假体之所以能沿用至今，原因在于合理的设计。

(1)假体接近正常解剖形态，肱骨头和肩胛盂关节面的弧度相对一致，假体的盂肱关节面之间无机械性连接和限制，最大限度避免了盂肱关节之间的应力集中而减少了肱骨头假体及盂肱假体的松动，而获得最大活动度。

(2)术中要求切除少量肱骨头及盂肱关节面，有助于恢复正常肩关节的解剖结构，也为今后可能的翻修术或肩关节融合术创造条件。

(3)尽可能保证了周围软组织的完整性。

Neer型假体基本上满足了肩关节假体设计的原则要求，该假体已成为评判其他肩关节假体的金标准。

2. 限制型假体　限制型假体的优点是假体本身具有很好的稳定性，适用于肩袖等间关节周围软组织严重缺损破坏，术中无法修补的患者，但术中需切除较多的骨组织以置入此类假体。其缺点在于关节活动受限，大部分限制性假体外展时很少超过90°。限制型假体不符合正常肩关节的生物力学解剖，术后关节活动无应力，失去在肩关节周围软组织中的传导作用，而只是由假体、假体-骨水泥界面或在骨水泥-骨界面传导。故容易发生假体断裂、松动等并发症，目前临床适应证有限。

Stanmore假体是经典的最早期的限制型肩关节假体之一。Michael Reese假体诞生于1973年，与前者主要区别在于关节材料的改进，即从金属对金属组合改为金属对聚乙烯。这些假体不同程度上带到了肩关节假体的设计要求，但因假体断裂、肩胛骨骨折，假体松动等并发症，假体翻修率高达50%，临床实际应用效果并不理想。

3. 半限制型假体　与非限制型假体最大的区别是这类假体的肩胛盂部件，其上缘附有唇状挡板，用于终止肱骨头假体上移，其他类同于非限制型假体。可避免完全限制型假体术后的高失败率。半限制型假体中短期临床效果尚令人满意，长期效果有待继续观察。

【术前评估与放射学检查】　对患者作出及时、完全、充分和准确的术前评估是手术成功的关键之一。术前准备越充分，手术成功率越高。

1. 病史采集　关键在于详细了解疾病的基本发展过程，作出正确的诊断。

首先我们的思路循着先天性或后天性，根据主要病因分为血液性、感染性、代谢性、创伤性、内分泌性。应注意全身各系统的病史资料，而肩部症状有可能只是全身其他疾病的局部表现之一。在治疗肩关节前，还需要先行解决其他关节的病症，手术循序上多采用下肢优先于上肢的原则。其他合并有肩部病变的全身系统疾患还包括系统性红斑狼疮，长期激素治疗导致的肱骨头缺血坏死，糖尿病引起的多发性神经病导致的肩关节疼痛、Charcot神经性肩部按揭病等。

对病人年龄、职业、特殊工作要求、教育程度、心理素质也是关节置换术必须重视的病史资料。对于疼痛需注意描述疼痛发生部位、频率、持续时间、强度，加重或减轻时的原因，有无放射性疼痛等。需了解既往手术史、过敏史、精神健康情况等以行鉴别诊断。

2. 体格检查　在骨科检查的基础上，重点检查双侧肩关节的肌力，关节活动度和稳定性。关节部位肌肉有无萎缩、肌力等级、肌肉有无压痛、痉挛及有无臂丛神经麻醉。详细检查关节活动范围，检查肩袖周围软组织，有无关节挛缩；是否需行软组织松解、有无增生；检查关节稳定性，肱骨头有无后方半脱位；有无其他疾病引起关节不稳定。对有手术史的病人要检查是否有关节囊挛缩。

3. 影像学检查　术前通过病史的采集，体格检查的情况，应准确地评估与肩关节疼痛、活动受限等相关部位如：颈椎、肩锁关节、神经及其所支配的关节周围的肌肉功能，并拍摄分析肩关节不同位置的放射线影像学改变，如肩关节前后位，斜位、侧位、腋位和肩关节内外旋位等。

(1)前后位片：不能反映盂肱关节间隙的变化，但可观察肱骨头骨赘生成情况。肱骨头上移程度；肩锁关节病变情况；肩峰下骨刺；肱骨髓腔大小；皮质骨厚度及肱骨干有无畸形等。

(2)侧位片：用于观察肱骨头前后相的半脱位程度，肱骨结节位置。

(3)斜位片：便于观察肩关节间隙和附近骨结构是否正常。

(4)肱骨头内旋位片：便于显现肱骨头圆弧外形。

(5)肱骨头外旋位片：便于观察肱骨大小结节、肩峰下方磨损，常提示伴有严重的肩袖病变，肱骨头上移多数情况下提示患者有严重的肩袖病变。

(6)腋位片：有助于判断肩盂磨损的部位、范围、内移程度以及肱骨头位置，看肩盂前后侧有不对称性磨损，术中需要考虑植骨。

(7)关节造影：是判断肩袖撕裂的金标准，诊断价值优于磁共振检查。

(8)CT检查：CT提供的图像较X线片更为精确清晰。由于术中肩盂不易显露，故术前必须对肩盂后侧的磨损情况有确切的了解，避免假体发放位置不满意。

(9)轴位片或CT扫描片：测量肱骨头后倾角，肱骨头关节前后缘，连线正中垂线为肱骨头轴线，该轴线与肱骨髁横轴的夹角即为肱骨头的后倾角。

人工肩关节置换术的适应证和禁忌证。

【适应证】　关节疼痛，经休息、药物、保守治疗未见缓解的盂肱关节炎患者。主要适应证是关节疼痛。人工关节置换术可以减轻关节疼痛，但无助于改善长期病变造成的肩袖功能减退。

术前准确分析判断疼痛来源是手术成功的重要因素。

若有肩关节疼痛，但放射影像学检查没有严重关节破坏的，可选用简单的肩锁关节切除成形术或滑囊切除术即可缓解，取得较好治疗效果。

若肩袖组织完整，无明显关节面塌陷的，可选择简单的肩峰成形术或肩峰修补术。

若肩胛盂软骨下骨完整，骨松质结构良好，无明显骨缺损，则只行人工肱骨头置换。而肩胛盂侧有较大的囊性病灶，磨损时才考虑人工全肩关节置换。

非限制形全肩关节置换术的适应证。

1. 骨性关节炎、类风湿关节炎、创伤性关节炎、肱骨头和对策肩盂关节面均有严重破坏。

2. 关节反复脱位，肱骨头压缩骨折范围超过40%。

3. 肱骨头缺血坏死、肱骨头塌陷变形，未累及肩盂者。

4. 肩盂侧严重破坏骨缺损，残留骨量无法安置假体。

5. 肱骨外科颈骨折不愈合的老年患者。

6. 肿瘤重建。

7. 某些伴有肩袖撕裂退变者。

【禁忌证】

1. 活动性感染或近期有过感染史。

2. 三角肌和肩袖肌肉麻痹。

3. 神经性关节炎。

【相对禁忌证】　无法进行术后长时间康复训练或训练意愿不高者。

【手术技术】

1. 麻醉体位　临床常用全身麻醉或斜角肌间阻滞麻醉，病人取半卧位，双髋屈曲30°

2. 手术入路和技术要点

(1)手术入路：取肩关节前内侧入路，切口起自喙突顶端沿三角肌胸大肌间沟，向远端延伸至三角肌肱骨止点外侧，长约17cm，切口略偏外防止术后瘢痕，处理头静脉(结扎或保留)，向外牵开，显露打开三角肌胸大肌间沟，向下至胸大肌在肱骨之附着处，向内向外牵开三角肌和胸大肌。沿着联合肌腱(喙肱肌和肱二头肌)的外侧缘切开胸锁筋膜，向内牵开联合肌腱，显露肩胛下肌的上缘和喙突韧带，保护联合肌腱的喙突附着，紧贴喙突切断喙肩韧带，扩大视野，扩大肩关节显露，外展、外旋肩关节，通过喙肱韧带和旋前肱动脉来确定肩胛下肌的上下缘。在分离松解肩胛下肌时，应使肩关节处于外旋、内收和轻度屈曲位，以保护腋神经，肩胛下肌切断处做挂线标记，便于术后缝合。同时切开肩胛下肌和关节囊，可维持软组织瓣强度，利于伤口缝合和术后早期关节康复锻炼。向远端轻轻牵拉上臂，外展、外旋肩关节，做肩关节前脱位，脱位时切忌暴力，防止肱骨干骨折。

(2)切除肱骨头：是此手术关键性步骤。清理关节下方骨赘十分关键。由于对这部分骨赘的误判，常发生肱骨颈切除过多，时而伤及腋神经。因此在切除肱骨头之前，需伸直上臂，外旋内收肩关节，充分显露肱骨头，以辨认正常的骨皮质和骨赘，切除骨赘。在切肱骨头前要正确掌握与切割面相关的两个角度，即额状面上的颈干角，通常在45°～50°，水平截面上的前倾角，通常正常肱骨头前倾角为30°～40°。切割肱骨头方法是：首先屈肘90°，上臂外旋30°～40°，由前向后切割肱骨头关节面。这样切除的肱骨头截面，当上肢处于旋转中立位时，肱骨头关节面刚好正对关节盂。

当肩关节后方不稳定的病人，应减少前倾角，如：陈旧性肱骨头脱位。当有肩关节前方不稳定的病人，则需要适当增加前倾角。

用摆锯切除肱骨头时，注意避免伤及大结节和肩袖，尤其在大结节前方的冈上肌腱和肱二头肌腱长头，使术后肱骨头假体关节面略高于大结节水平，避免上臂外展时发生肩峰与肱骨大结节碰撞。

(3)扩髓后假体的置入：用由小到大的髓腔钻逐级扩大髓腔，深度等长于假体柄长，髓腔钻插入点多在肱骨头截骨面中心点之外侧，二头肌结节间沟后方，入点选择不当，可引起肱骨假体柄的内翻。

(4)肩胛盂侧准备和假体安置：在肩胛盂前、后、下方放置牵开板，保护腋神经，外展手臂松弛三角肌，并适当旋转手臂，以便充分显露关节盂，清除关节游离、滑膜和后方盂唇，显露肩胛盂，及喙突根部。沿喙突基地部正下方与肩盂下结节连线，在关节盂上凿一长槽，槽长度与选定假体固定柄一致。加深骨槽时注意方向。原则上，整个骨槽应正好生于肩胛盂颈部骨松质中央部位。

假体安置前大量生理盐水冲洗肱骨髓腔，肩胛盂。清理血凝块，骨碎屑，根据术中情况选用非骨水泥或骨水泥假体。如果肱骨假体于髓腔紧密搭配，结节完整，能防止假体旋转，可考虑使用非骨水泥固定，尤为青少年患者。而老年病人，类风湿关节炎，骨质疏松，肩关节不稳定者，可考虑使用骨水泥固定。

(5)缝合伤口：关节囊一般不缝合，大量抗生素盐水彻底冲洗后，再次检查肩关节前举和内外旋功能，三角肌和肩袖间隙留置引流管，逐层缝合伤口。包扎于上臂中立位，上肢悬吊巾固定，根据不同病种，类风湿关节炎或肩袖修复后患者，可用外展支具固定。若后关节囊松弛，伴后脱位，则选用肩关节外旋支架，待软组织自行修复和紧缩。术后要拍X线片以检查假体位置是否满意。

(6)肩关节置换术的并发症：自从1893年法国医师Pacan实行第1例人工全肩关节置换术以来，不断深入认识肩关节的生物力学及解剖学。随着假体材料的进一步提高，目前人工全肩关节置换术的15年生存率已达87%。即便如此，人工肩关节置换术后的并发症发生率达14%。而这些并发症困扰着临床骨科医师。需要我们不断提高手术技术，积累经验去防治这些并发症的发生。最常见的并发症主要有：假体松动，关节不稳定；假体周围骨折，感染；肩袖损伤；血管神经损伤；异位骨化；撞击征等。

①假体无菌性松动。假体松动时最常见的并发症，也是翻修的主要原因。

松动发生率较低，主要是肩胛盂侧松动，假体周围X透亮带十分常见，但无临床症状，可定期随访观察。对于假体或骨水泥周围有宽度>2mm，X线透亮带或透亮带进行性增宽，假体变形、断裂或位置变动且临床有疼痛症状，应考虑假体松动。当然要与感染所致的假体松动进行鉴别。

②关节不稳定。很常见，原因多为软组织失衡，假体位置不当，骨骼畸形，或以上因素的综合作用所致。分为前、后、上、下方向不稳定。

前方不稳定：最为常见的原因是肩胛下肌断裂，也可因肱骨、肩盂假体过度前旋，肩盂假体前方磨损，后方关节囊挛缩所致。前方关节囊和肩胛下肌的重建是成功治疗的关键，充分松解因断裂而回缩的肩胛下肌，使其断端能重新回到肱骨小结节。

后方不稳定：主要原因是肱骨头过度后倾。其他还包括肩关节囊前方过紧或后方过松等。均可出现术后肩关节后方不稳定。处理方法：松解关节前方软组织，紧缩后方软组织，调整假体位置，或使用大尺寸肱骨头。从临床而言，后方不稳定较前方不稳定更为困难。因此在初次手术时有针对性地预防。包括初次置换术中，对于过紧的肩胛下肌，前方关节囊做必要的延长、松解；清除肱骨头、盂肱周围骨赘；后方不稳定，适度减少肱骨头后倾角；肩胛盂假体安置准确；适度增大肱骨头，改善关节稳定性。

上方不稳定：较常见，处理非常困难。原因除最常见的肩袖撕裂、变薄、功能不足外，肩胛盂假体角度异常、喙肩韧带损伤及假体位置偏上。这些均使得处理上方的不稳定更为困难。对不可修复的肩袖病变而造成的上方不稳定，有时不得不改用限制性假体，而没有其他有效的治疗方法。对假体位置不理想或术后肩袖断裂造成的上方不稳定只做对症处理。

下方不稳定：很少见，可见于肱骨头颈粉碎性骨折术后有上肢短缩的病人。表现为关节下方半脱位、脱位，疼痛及三角肌功能下降。治疗可用特制假体或植骨恢复肢体长度。

③骨折。发生率1%左右，好发于肱骨。常见于术中活动上臂，扩大髓腔、钻孔及插入假体时，术后外伤等。肩盂侧骨折少见。术中脱位时切勿暴力，应较好松解后用脱位机械辅助脱位。修整肱骨干时，髓腔钻方向掌握好，勿伤及骨皮质，置入假体时，避免过力敲打。对于骨折的治疗，可采用环扎术，钢板内固定，加长柄假体，一般假体柄超越骨折远端直径的2～3倍。

肩胛盂侧骨折时，不累及盂窝拱顶时，无须处理，累及盂颈部时刻改为肱骨头置换，也可用切下的肱骨头进行植骨修复，与肱骨头匹配。

④感染。术后感染率约为1%，多见伴有感染危险因素的病人，如糖尿病、类风湿关节炎、局部既往感染史。常见致病菌是金黄色葡萄球菌、凝固酶阴性葡萄球菌。临床表现为疼痛、渗出、肿胀。X线片上有不规则骨破坏区，骨膜反应透亮带增宽，假体周围有一层骨质硬化带。一期取出假体：抗感染后，二期再置换效果最好。具体方法可参考人工全髋、全膝置换术后感染处理有关章节。

⑤血管神经损伤。术中、术后常见神经损伤，发生率可高达4%，大部分患者经过适当治疗，一般得到康复，只有不到1%患者残留部分神经功能障碍。

⑥撞击征。发生率为3%，初次置换术中，检查

肩峰下间隙，必要时行肩峰成形术。临床表现为：活动性肩关节疼痛，Neer 和 Hawkins 征试验阳性。肩峰下局部封闭可缓解症状。须与其他疾病鉴别，如假体松动、肩袖撕裂、感染、关节不稳等。多保守治疗，使用非甾类抗炎药物，局部封闭，康复训练，无效时可行肩峰成形术。

⑦术后康复训练。术后肩关节稳定性和活动功能大部分决定于关节周围软组织健康情况。康复主要针对软组织，尤其是肩袖功能重建。术后早期康复目标是促进伤口愈合，维持关节通过重建获得的活动度，防止肩峰下河盂肱关节粘连。晚期目标是恢复肌力。

肩关节置换术后康复的基本原则：及早开始康复训练；早期主动功能锻炼（主动活动）训练；不用或限制使用制动器；在开始肌肉主动活动训练前，先使关节被动活动范围达到最大（屈曲，内旋，外旋）。

常规康复步骤：术后 4～5d，去掉悬臂巾，开始肩关节锻炼。重点是前屈、内旋、外旋 3 个方向上的辅助主动和等长运动。每天活动 5 次，每次 15～20min。强度、次数逐渐加大，视病人情况等不断调整，共 6 周。具体方向是：

仰卧位辅助内、外旋和上举练习，仰卧位时肩关节肌肉松弛，有利于外旋运动，病人有安全感，易合作。术后第 1 周，开始增加弯腰旋臂练习；术后第 2～3 周，拆线，开始加强肩部内外旋练习；术后第 2～3 周，开始增加肌肉等长抗阻收缩锻炼。有的患者肌肉强度锻炼可适当提前至术后 10～14d，屈肘 90°时做内外旋肌群等长抗阻力收缩运动；术后第 6 周，随着肌腱愈合，软组织恢复、运动改善，增加肌肉等长和主动抗阻力锻炼，康复功能锻炼要维持 1 年左右，医患配合，持之以恒；术后 3 个月，有选择性针对某些肌肉、关节活动度加强锻炼，另外肩关节周围相关肌肉的锻炼，如菱状肌、斜方肌、肩胛提肌、前锯肌、胸肌等。

三、人工肘关节置换术

【肘关节成形术的发展史】　自 20 世纪 40 年代人工肘关节置换术首次应用于临床以来，先后研制出多种不同类型的肘关节假体用于临床。早期设计的铰链式肘关节假体，短期内随访效果尚满意，可达到缓解疼痛，改善功能。但远期随诊结果令人不甚满意，假体松动率很高。1973 年发明了限制型肘关节假体，使用到临床后，近期效果尚可，但最终结果却不满意。根据临床的结果分析，现代肘关节的假体设计向着非限制型和半限制型发展。不同程度的减少限制性，可以减少骨与骨水泥界面的应力传导，达到提高成功率，减少松动率。

近 20 年来，由于对肘关节的解剖和生物力学的认识不断深入，肘关节成形术已有了很大的进展，从简单的单轴铰链型到复杂的非限制型解剖型假体。假体制约越小，越接近关节的生理运动，则假体的长期稳定性越持久。对于半限制型假体和非限制型假体，被认为是当今肘关节假体的发展方向，作何选择，需根据病情而定。若年轻患者骨质量状况良好，关节稳定，肘关节活动明显受限，此时选用非限制型假体比较理想。若患者年龄较大，明显的骨质破坏或严重的骨质缺损，关节明显不稳定时可选用半限制型肘关节假体。

与人工髋关节和膝关节相比，人工肘关节相对滞后，仍有待继续发展提高，最终向得到一个无痛、稳定、活动范围满意和耐久的人工肘关节而努力。这是我们矫形骨科医师和生物医学工程师的责任。

【肘关节假体的类型】

1. 完全限制型全肘关节假体　即是铰链式，为金属对金属单中心铰链假体，其功能仅为屈伸活动，无侧方活动。因骨-假体界面应力过于集中，故假体松动失败率高。此款假体运用于必须依靠假体自身保持关节稳定的患者。

2. 非限制型肘关节假体　其肱骨部分和尺骨部分无轴向连接，为表面置换，最接近肘关节的生理状态，能降低应力（骨-骨水泥界面），所以降低了无菌性松动的发生率。然而临床上发现不稳定的发生率较高。此型假体的稳定性完全由完整的软组织提供。有骨缺损，关节明显不稳定，关节僵直及需要广泛松解软组织的患者不适合使用非限制型表面置换假体。

【肘关节的应用解剖和生物力学】

1. 应用解剖

(1)肘关节组成：肘关节由肱骨下端与尺、桡骨上端组成。包括肱尺关节及桡尺近侧关节被包在 1 个关节囊内，周围有韧带、滑膜囊和肌肉等，对关节有支持保护和运动作用。

(2)神经支配：前侧为屈肌（肱二头肌、肱肌）——肌皮神经支配；后侧为伸肌（肱三头肌）——桡神经支配；内侧为旋前屈肌群，（桡侧屈腕肌、掌长肌、尺侧屈腕肌、指浅屈肌、旋前原肌）——正中神经、尺神经支配；外侧为旋后伸肌群

（肱桡肌、桡侧伸腕长短肌、指伸肌、小指伸肌、尺侧伸腕肌、肘肌、旋后肌）——桡神经、骨间后神经支配。

2. 生物力学特点

（1）正常肘关节的活动包括：以尺肱滑车关节为主的屈伸活动和尺桡关节的旋前和旋后运动。最大屈伸范围 150°～160°，伸直 0°～5°，过伸 15°，旋后 80°，旋前 85°。完成日常生活中大部分活动，仅需要屈肘 30°～130°和 105°旋转活动，（旋后 55°，旋前 50°）。肘关节屈伸旋转轴线从矢状位看，旋转轴心大致位于肱骨小头的中心，坐在肱骨前方皮质连线上。从横断面上看，此旋转轴线通过肱骨滑车中心，与肱骨内上髁的连线相比，有 5°～8°内旋，即旋转轴线向外上髁尖前移了约 1cm，从冠状位看，旋转轴线与肱骨髓腔中心线成 5°外翻夹角，桡骨小头关节面与桡骨长轴夹角为 15°外翻。

按照 Kudo 的研究，肘关节有 60°的屈伸活动度，屈曲挛缩＜45°时，对日常生活的影响不大，基本上能够完成日常生活需要。

（2）手提、拉、推重物时，由于前臂的杠杆作用，肘关节所受的力远远大于物体的重力，这主要是由于肱桡肌的参与，使受力增加。一般情况下，57％由肱桡关节传递，43％由肱尺关节传递。肘关节这一生物力学特点对假体的固定是不利的。

（3）此外，肘关节的受力还与其屈伸活动有关，不同的屈曲角度、力臂不同，使肘关节的受力发生相应的改变。而且力的传递方向也发生变化。当提重物时，肱尺关节的受力可达体重的 1～3 倍。当肘关节伸直时，力的方向由后向前，屈曲时由前向后传递。肱桡关节也有相同的变化。当屈曲 0°～30°时，肱桡关节能传递最多的力，当进一步屈曲时，力传递能力下降。但受力情况与前臂位置有关，当中立位或旋前位时，桡骨头受力大于旋后位。

（4）如何评判肘关节成形术，Coonrad 提出以下标准评制，即术后肘关节必须无痛、关节稳定，可活动，耐用，若失败可补救，并具有可重复性。

3. 肘关节的稳定性

（1）骨性稳定：肘关节的稳定主要依靠骨性结构，可抵抗不良应力，防止脱位起决定性作用。因此只要关节面对应良好，骨结构完整，临床上很少有不稳定的发生。但内侧及后外侧旋转不稳定除外，因涉及外侧副韧带。对于肘关节内骨折，解剖复位不仅对关节活动而且对关节稳定起着重要的作用。

其中，肱尺关节是肘关节中最大、最稳定的关节，是一个简单的铰链式关节，肱骨下端在前后位上近似三角形（底边是肱骨滑车、鹰嘴窝和喙突窝的两侧骨质构成三角的两条斜边），三条边中的任何一条边遭到破坏，均会影响整个肱骨远端结构的稳定性。若内侧或外侧柱断裂，肱骨远端对抗内外翻的能力将遭到破坏。肘关节本身的结构，有力地防止肘关节的内外翻和侧向运动。

桡骨头防止肘外翻的作用仅次于尺侧副韧带，若桡骨头切除后，将引起肘外翻不稳，并破坏了正常力的传递。因此有些学者认为桡骨头切除后应行假体置换术。

（2）软组织对关节稳定的作用：软组织结构对肘关节的稳定作用是不可忽视的。这些软组织结构包括内、外侧副韧带、关节囊和肌腱等组织。

①肘关节内侧稳定主要靠内侧副韧带，其前束控制内外翻应力的作用大于另外两束。屈曲时几乎全由前束来维持，而关节伸直时，前束作用逐步减弱，而前关节囊和肌腱组织的作用逐渐增大。伸直位抗内外翻作用，前方关节囊和肌腱占全部软组织作用的 40％。

②外侧副韧带。在关节活动时，始终保持紧张，保证关节的稳定，同时，伸肌和旋后肌共同防止肱桡关节脱位。

③环状韧带。主要是稳定近侧尺桡关节，而外侧副韧带止于环状韧带的部分对稳定桡骨头起着一定作用。

④肌肉。通过肌肉的收缩，加强关节面的咬合，对抗快速活动时的应力。此外，肱三头肌和肱肌的止点加深了尺骨滑车切迹，有利于关节的稳定。

【人工全肘关节置换术的适应证和禁忌证】

1. 适应证　解除疼痛和恢复肘关节的稳定性是人工关节置换的目的。

（1）肘关节严重疼痛，功能活动受限，是人工全肘关节置换最重要的指征。

（2）双肘关节强直于非功能位，不能发挥手的功能，严重影响生活、工作者，迫切要求改善功能者。

（3）因创伤性肘关节炎、原发性肘关节炎，经保守治疗无效，病变很严重者。

（4）强直于非功能位的晚期类风湿关节炎患者。

（5）肘关节成形术失败后，可选用人工全肘关节置换。

(6)由于其他疾患而致部分不缺损的患者。

2. 相对适应证

(1)患者曾行桡骨小头切除术或滑膜切除术后。

(2)严重的肘关节韧带松弛,而致肘关节不稳定。

(3)肱骨远端骨缺损超过 2cm 者,需用特制假体。

3. 禁忌证

(1)近期有关节内化脓性感染的患者(至少要稳定 1 年以上方可考虑手术)。

(2)神经性关节病变。

(3)各种原因所致肘关节严重缺损,或严重骨质疏松,很难维持关节假体稳定者。

(4)肘部肌肉力量差而致肘关节主动屈伸活动功能丧失者或肌肉力量低于 4 级患者。

4. 相对禁忌证

(1)营养不良。

(2)肘关节局部皮肤广泛瘢痕。

(3)肘部异位骨化。

【假体的选择】　不同类型假体的选择取决于肘关节的骨质条件、关节囊、韧带的稳定性,关节周围的肌肉的肌力等条件。一般认为,关节间隙消失、骨质、关节囊、韧带结构良好,关节稳定,则非限制性假体是比较理想的选择。若有明显骨质缺损破坏、韧带松弛、关节稳定性差、肌萎缩,则可选用半限制型或限制型关节假体。

若肘关节侧副韧带基本稳定,类风湿肘关节炎或滑膜切除术、桡骨小头切除术失败的病例,选用非限制性假体,而创伤后肘关节炎的病例常选用半限制型假体。

肘关节置换术要达到恢复关节活动功能,得到一个不痛的关节为重要目标。因此假体的选择很重要,要根据假体的特点,病人的具体情况进行选择。若病人需要关节稳定,又活动良好的肘关节,则可考虑选用半限制型假体;对于年轻病人,解决疼痛为主要目的,关节尚稳定者可选用非限制型假体。

【手术技术操作原则】

1. 术前准备

(1)详细的体格检查,肘关节屈伸的活动度,前臂的旋转角度,肌力,神经有无损伤,尤其是尺神经的检查,肩关节及手的功能活动等。

(2)有无感染病灶。

(3)肘关节拍 X 线片(正侧位,了解骨质情况,有无严重的骨缺损,并供各种型号假体模板的术前测量)。

2. 麻醉和体位

(1)全麻或锁骨上阻滞麻醉。

(2)向健侧卧 45°,患侧置于胸前。

(3)使用气囊止血带,约 250mmHg。

3. 假体安放要求　假体安放的基本要求是恢复肘关节的旋转中心。从侧位看,旋转中心大致位于肱骨小头的中心,与肱骨前方皮质连线在同一水平。从横断面上看,此旋转轴线通过肱骨滑车中心,与肱骨内上髁的连线相比,有 5°～8°内旋,即旋转轴线向外上髁尖前移了约 1cm。所以,安放假体时,肱骨假体应沿肱骨长轴内旋,从正位看,旋转轴线与肱骨髓腔中心线成 95°,以上只是粗略的标准,但对于防止术后脱位十分重要。

假体安放的稳定性十分重要。在术中安放试模后应屈肘 90°,前臂完全旋前,施以纵向牵引力,正常关节间隙不应超过 2mm,整体稳定性可通过术中屈伸肘关节检查有无脱位或翘起的倾向来判断。

4. 手术切口　采用改良 Kocher 入路,从后方偏外侧进入肘关节,优点是不损伤尺侧副韧带和三头肌止点,最大程度的保护肘关节的血液供养。

(1)切口:起自肱骨后方,纵行向下,经尺骨鹰嘴尖外侧,沿尺骨边缘向下,松解尺神经的目的在于防止肘关节向外侧脱位时损伤神经,尺神经无须常规前移,置于原地,有利于保留其血运。

沿切口方向切开浅筋膜,向远端显露肱肌,向近端显露肱三头肌,自外上髁后方切断肱肌腱起点,将其从外侧关节囊剥离,显露关节囊,沿肱骨小头外侧经桡骨头至桡骨颈和冠状韧带做一纵形关节囊切口,以显露外侧关节和桡骨头,切除桡骨头,经外侧关节间隙切除滑膜,松解关节内粘连,利于关节向外侧脱位。

沿肱骨后外侧向近端剥离肱三头肌,显露肱桡肌起点,将外侧组织从肱骨外上髁剥离以显露关节前外侧。自外向内选择性部分松解肱三头肌在鹰嘴上止点,关节向外脱位。只需将其切开部分即可(25%～50%)。此时,屈曲旋后前臂即可完全显露关节。

显露尺侧副韧带,清除韧带上的瘢痕和滑膜组织,可见到其扇形止点,注意尺神经在尺侧副韧带的内侧。最大限度屈肘时，且前臂旋后，使滑车关节脱位，清除关节骨赘，为置入假体做好准备，术中注意对尺神经的牵拉。

(2)假体置入：在肱骨后侧将肱骨假体试模置于肱骨内外上髁中间，定位作标记，用摆锯或咬骨钳咬除骨块，此骨块到达内外上髁的距离相等。底部达鹰嘴窝顶部，用骨凿及髓腔锉打开肱骨远端体腔，咬除肱骨小头和滑车，使其形状适应假体的肱骨头和滑车部。再将假体试模合适安放于肱骨头远端，取出试模，在尺骨近端修整髓腔，修整方向与尺骨长轴向外呈18°，注意勿穿透尺骨内侧皮肤。髓腔锉扩大髓腔，清理尺骨滑车切迹，注意其内外侧面与锉的深度应相等，以防止尺骨假体旋转。放入尺骨假体试模，其外侧边缘应与滑车切迹的外侧边缘平齐，假体顶部与鹰嘴尖对齐，有助于恢复肘关节旋转中心的远近位置。然后再置入尼龙垫和肱骨试模，复位后检查肘关节的活动度，屈肘应>135°，假体关节面在屈伸过程中接触良好，关节稳定，被动完全伸直时，肘外翻角为15°。屈肘90°时，前臂完全旋前时，关节稳定，牵拉关节间隙>1～2mm时，应当选用厚一点的聚乙烯垫。检查关节内外侧软组织张力是否平衡，应予以相应调整以防脱位。

取出假体试模，于肱骨、尺骨髓腔远端置入骨栓，加压脉冲冲洗清理髓腔，准备工作就绪，将骨水泥置入髓腔内，顺利置入假体，清理残余骨水泥，复位关节，于伸肘位等待骨水泥凝固。尤其注意清除尺侧副韧带和尺骨假体之间的骨水泥，防止骨水泥热效应损伤尺神经。骨水泥凝固后检查关节活动度及关节稳定性。伸肘时鹰嘴窝处有无撞击，若有，则去除多余骨质，改善伸肘功能，当前臂旋转时，参与桡骨头不应与假体或骨质发生碰撞。

松止血带，彻底止血，大量抗生素盐水冲洗，留置负压引流管，仔细缝合外侧软组织结构，对恢复肘关节外侧稳定性十分重要。

5. 术后处理

(1)术后肘关节用后石膏托固定于屈肘60～90°位，4周后开始功能锻炼。

(2)引流管大约放置24h，抬高患肢4～5d。

(3)术后48h肘关节做屈伸被动活动，2/d，运动中保持完全旋前位6周。

(4)术后3～4周肘伸直不超过30°，4周后去石膏托。

(5)术后6周内患肢免提任何物品。

(6)不要举超过5kg重物，不参加任何引起上肢冲击应力运动。

术后效果、评分及X线评价(3个表)。

【并发症及其处理】 人工全肘关节置换术的并发症主要有假体松动、感染、脱位、半脱位、骨折、神经损伤、伤口延迟愈合等。随着对肘关节解剖功能进一步了解、手术技术的提高、假体设计不断更新合理化。目前假体松动率下降至5%以下，非限制型肘关节假体置换术最常见的并发症是关节脱位、半脱位，发生率是9%～10%。

1. 松动 是人工肘关节置换术最常见的翻修原因，要安全取出松动假体及髓腔内的骨水泥，尽量避免发生骨折，取出困难可皮质部开窗，协助取出假体。在取出假体时发生骨折时则需采用长柄假体，假体长度因超过骨折处骨干直径的2～3倍或定制假体。

2. 感染 行肘关节置换术的病人多为类风湿病的患者，因长期服用激素，集团免疫力较差，感染率较高，为3%～6%。对这样的病人应彻底清创，清除所有异物(如假体、水泥、磨损碎屑、假膜等，并细菌培养)。抗感染治疗6周血沉、C反应蛋白正常，骨质无明显破坏，二期翻修。

3. 脱位 多因软组织张力减弱或假体位置异常所致。若骨量充足、前关节囊和侧副韧带完整，术中安放假体位置满意，可用非铰链型假体。若既往有手术史，特别是滑膜切除或桡骨小头切除，软组织张力受影响，可影响假体稳定性，应用非铰链假体不能稳定时，可考虑使用半限制性假体以达到稳定关节的目的。此外，还可行尺侧副韧带紧缩或重建肱三头肌的能力，有利于稳定关节。一般术后制动肘关节3～4周。

4. 假体周围骨折 假体松动增加了发生假体周围各种骨折的危险性，根据骨折的不同部位，分为三型，若假体稳定，固定牢固，可用钢丝环扎固定骨折。若假体松动，则更换长柄翻修假体，通过骨折端以远4cm左右，还应用异体骨皮质板固定。

5. 神经麻痹，尺神经受压 多发生于术中过分牵拉神经，止血不彻底，血肿压迫，包扎过紧，手术创伤术后肿胀，骨水泥热刺激等。因此术中操作应准确、轻柔、止血彻底、松解神经。

6. 异位骨化 发生率较低，对功能影响不明显者。一般不需特殊治疗，妨碍功能锻炼时则需取出，为防止发生异位骨化，要求医师手术操作要轻柔细致，减少不必要的损伤，大量抗生素盐水冲洗伤口，洗尽伤口内残留骨碎屑，放置引流，减少血肿发生。

（周乙雄）

第四节 跖趾关节置换术

对足部疼痛的治疗，首先是保守治疗，如休息、支具、穿矫形鞋、止痛药、非甾类抗炎药物、局部封闭等。当上述治疗无效时，则可考虑行软组织重建，切除重建术、融合术及人工假体置换术。

【足部手术的适应证】 负重行走时疼痛，使行动不便，局部有畸形。因此，医师的目的是缓解疼痛，矫正畸形，改善和保护功能。

足部人工关节置换术最常用于前足跖趾关节，尤其是第一跖趾关节置换。原则上通过切除病变关节面，重建一个功能良好的假关节，既不短缩足趾，又保留关节的活动，理论上比关节融合成形术更为满意。

各种材料的半关节、全关节假体不断涌现，但临床上应用最多的仍然是硅胶型人工跖趾关节。

【适应证和禁忌证】

1. 适应证

(1)类风湿关节炎所致的跖趾关节破坏。

(2)严重的老年性踇外翻。

(3)继发于退行性变或创伤后关节炎。

2. 禁忌证

(1)感染。

(2)肢体血运不良者。

(3)年轻人。

(4)对功能要求较高，活动较长者。

【术前准备】

1. 体检见病人畸形严重，甚至有半脱位，跖趾关节屈伸疼痛，活动受限。

2. X线片示：跖踇关节间隙狭窄或消失，局部硬化有囊性变、半脱位，有游离体、骨赘等。

3. 了解熟悉人工假体的设计及使用要求。

4. 若第一跖骨间夹角＞15°，需行第一跖骨基底截骨以调整第一跖骨间夹角，纠正畸形，减少人工关节的失败率。

【手术操作】

1. 第一跖趾关节背内侧做直切口，勿损伤踇趾皮神经，显露切除骨赘，截除跖骨头及近节趾骨关节面，跖骨头少截，截骨间隙与假体厚度相同，以维持其稳定性，不要过松或过紧。

2. 用锉头修整跖骨端及跖骨端髓腔，使假体两端均可插入，且要松紧度适中。假体要与髓腔大小相匹配，选用适合的垫圈，大小要合适，内侧关节囊紧缩缝合。

3. 术后拍X线片。

【术后处理】

1. 抬高患肢减轻肿胀3～5d。

2. 术后3d开始活动，足趾屈伸。

3. 术后3周可部分负重行走。

4. 6周穿宽松鞋行走。

【并发症】

1. 感染。

2. 假体断裂。

3. 假体松动、脱出。

4. 异位骨化。

5. 滑膜炎和骨溶解。

6. 转移性跖骨痛。

【手术效果】 此手术方法对于减轻第一跖趾关节疼痛，改善功能，纠正畸形等方面有较理想效果。

（周乙雄）

参考文献

[1] 王中易，石俊方，刘秉义，等. 老年外科学. 北京：中国科学技术出版社，1998：1-12

[2] 吕厚山. 现代人工关节外科学. 北京：人民卫生出版社，2006：499-504

[3] Affatato S, Goldoni M, Testoni M, et al. Mixed oxides prosthetic ceramic ball heads. Part 3: effect of the ZrO2 fraction on the wear of ceramic on ceramic hip joint prostheses. A long-term in vitro wear study. Biomaterials, 2001; 22: 717-723

[4] Amstutz HC, Campbell P, Kossovsky N, et al. Mechanism and clinical significance of wear debris-induced osteolysis. Clin Orthop, 1992; 276: 7-18

[5] Aspenberg P, van der Vis H. Fluid pressure may cause periprosthetic osteolysis. Particles are not the only thing. Acta Orthop Scand, 1998; 69: 1-4

[6] Baker DA, Bellare A, Pruitt L. The effects of degree of crosslinking on the fatigue crack initiation and propaga-

tion resistance of orthopedic grade polyethylene. J Biomed Mater Res, 2003;66: 146-154

[7] Bos I, Meeuwssen E, Henssge EJ,et al. Differences in polyethylene wear in hip joint prostheses with ceramic and with metal-polyethylene combination of the articulation surfaces: a study of surgical and of autopsy materials. Z Orthop Ihre Grenzgeb, 1991; 129: 507-515

[8] Boutin P. Arthroplastie totale de la hanche par prothèse en alumine frittée. Rev Chir Orthop, 1972; 58: 229-246

[9] Cooper JR, Dowson D, Fisher J, et al. Ceramic bearing surfaces in total artificial joints: resistance to third body wear damage from bone cement particles. J Med Eng Technol, 1991; 15: 63-67

[10] Digas G, Thanner J, Nivbrant B, et al. Increase in early polyethylene wear after sterilization with ethylene oxide: radiostereometric analyses of 201 total hips. Acta Orthop Scand, 2003; 74: 531-541

[11] Digas G, Karrholm J, Thanner J, et al. Highly cross-linked polyethylene in total hip arthroplasty: randomized evaluation of penetration rate in cemented and uncemented sockets using radiostereometric analysis. Clin Orthop, 2004; 429: 6-16

[12] Doorn PF, Mirra JM, Campbell PA, et al. Tissue reaction to metal on metal total hip prostheses. Clin Orthop, 1996; 329 (Suppl): 87-205

[13] Dorr LD, Long WT, Sirianni L, et al. The argument for the use of Metasul as an articulation surface in total hip replacement. Clin Orthop, 2004; 429: 80-85

[14] Hilton KR, Dorr LD, Wan Z, et al. Contemporary total hip replacement with metal on metal articulation. Clin Orthop, 1996; 329 (Suppl): 99-105

[15] Kurtz SM, Villarraga ML, Herr MP, et al. Thermomechanical behavior of virgin and highly crosslinked ultra-high molecular weight polyethylene used in total joint replacements. Biomaterials, 2002; 23: 3681-3697

[16] McKee GK. Artificial hip joint proceedings of the east Anglian orthopaedic club. J Bone Joint Surg, 1951; 33-B: 465

[17] McKellop H, Shen FW, Lu B, et al. Effect of sterilization method and other modifications on the wear resistance of acetabular cups made of ultra-high molecular weight polyethylene. J Bone Joint Surg, 2000; 82-A: 1708-1725

[18] Lorenze M, Huo MH, Zatorski LE, et al. A comparison of the cost effectiveness of one stage versus two stage bilateral total hip replacement. Orthopedics, 1998; 21 :1249

[19] Eggli S, Huckell CB, Ganz R. Bilateral total hip arthroplasty: one stage versus two stage procedure. Clin Orthop, 1996; 328 :108

[20] Macaulay W, Salvati EA, Sculco TP. Single stage bilateral total hip arthroplasty. J Am Acad Orthop Surg, 2002; 10 :217

[21] Reuben JD, Meyers SJ, Cox DD, et al. Cost comparison between bilateral simultaneous, staged, and unilateral total joint arthroplasty. J Arthroplasty, 1998; 13: 172 - 179

[22] Dorr LD, Udomkiat P, Szenohradszky J, et al. Intraoperative monitoring for safety of bilateral total knee replacement. Clin Orthop, 2002; (396): 142-151

[23] Jankiewicz JJ, Sculco TP, Ranawat CS, et al. One-stage versus two stage bilateral total knee arthroplasty. Clin Orthop, 1994;309:94

[24] Silva M, Shepherd EF, Jackson WO, et al. Knee strength after total knee arthroplasty. J Arthroplasty, 2003; 18: 605-611

[25] Berth A, Urbach D, Awiszus F. Improvement of voluntary quadriceps muscle acvtivation after total knee arthroplasty. Arch Phys Med Rehabil, 2002; 83: 1432-1436

[26] Khuri SF, Daley J, Henderson W, et al. The National Veterans Administration Surgical Risk Study: Risk adjustment for the comparative assessment of the quality of surgical care. J Am Coll Surg, 1995;180:519

[27] Huber KC, Evans MA, Bresnahan JF, et al. Outcome of noncardiac operation in patients with severe coronary artery disease successfully treated preoperatively with coronary angioplasty. Mayo Chlin Proc, 1992;67:15

[28] Jackson CJ. Preoperative pulmonary evaluation. Arch Intern Med, 1988; 148:2120

[29] Friedman LS, Maddrey WL. Surgery in the patient with liver disease. Med Clin North Am 1987;71:453

[30] Mangano DT, Layug EL, Wallace A, et al. Effects of atenolol on mortality and cardiovascular morbidity after noncardiac surgery. The Multicenter Study of Perioperative Ischemia Research Group. N Engl J Med, 1996; 335:1713

[31] Morrison RS, Chassin MR, Siu AL. The medical consultant´s role in caring for patients with hip fracture. Ann Intern Med, 1998;128:1010

[32] Imperiale RF, Speroff T. A meta-analysis of methods to prevent venous thromboembolism following total hip replacement. JAMA 1994;271:1780

[33] Folkow B, Svanborg A. Physiology of cardiovascular aging. Physiol Rev 1993;73:725

[34] Shannon RP, Wei JY, Rosa RM, et al. The effect of age and sodium depletion on cardiovascular response to orthostasis. Hypertension, 1986;8:438

[35] Carpenter RL, Caplan RA, Brown DL, et al. Incidence and risk factors for side effects of spinal anesthesia. Anesthesiology, 1992;76:906

[36] Wahba WM. Influence of aging on lung function; Clinical significance of changes from age 20. Anesth Analg, 1983; 62:764

[37] Frank SM, Fleisher LA, Breslow MJ, et al. Perioperative maintenance of normothermia reduces the incidence of morbid cardiac events. JAMA 1997; 277:1127

[38] Kurz A, Sessler DI, Lenhardt R. Perioperative normothermia to reduce the incidence of surgical-wound infection and shorten hospitalization. N Engl J

Med, 1996;334:1209

[39] Rose SH. A comparison of regional and general anesthesia. In Wedel DJ (ed): Orthopedic Anesthesia. New York, Churchill Livingstone, 1993: p 69

[40] Vandermeulen EP, Van Aken H, Vermylen J. Anticoagulants and spinal-epidural anesthesia. Anesth Analg 1994;79:1165

[41] Zhang H, Cheng JQ, Shen B, et al. Cementless Total Hip Arthroplasty in Chinese Patients with Osteonecrosis of the Femoral Head. J Arthroplasty, 2008; 23: 102-111

[42] Hui Z, Pei FX, Shen B, et al. Total Hip Arthroplasty with a Cementless Acetabular Component and a Cemented Femoral Component in the Treatment of Chinese Patients with Femoral Head Necrosis. J Arthroplasty, 2008; 23: 1022-1030

[43] Mauerhan DR, Peindl RD, Coley ER, et al. Cementation of polyethylene liners into well-fixed metal shells at the time of revision total hip arthroplasty. J Arthroplasty, 2008; 23: 873-878

[44] Mandziak DG, Howie DW, Neale SD, et al. Cement-within-cement stem exchange using the collarless polished double-taper stem. J Arthroplasty, 2007; 22: 1000-1007

[45] Heekin RD, Engh CA, Vinh T. Morselized allograft in acetabular reconstruction. A postmortem retrieval analysis. Clin Orthop, 1995; 319: 184-190

[46] Piriou P, Norton M, Marmorat JL, et al. Acetabular reconstruction in revision hip surgery using femoral head block allograft. Orthopedics, 2005; 28(12): 1437-1444

[47] Hooten Jr JP, Engh Jr CA, Engh CA. Failure of structural acetabular allografts in cementless revision hip arthroplasty. J Bone Joint Surg, 1994; 76-B: 419

[48] Hooten JP Jr, Engh CA, Heekin RD, et al. Structural bulk allografts in acetabular reconstruction. Analysis of two grafts retrieved at post-mortem. J Bone Joint Surg, 1996; 78-B: 270-275

[49] Eggli S, M ller C, Ganz R. Revision surgery in pelvic discontinuity: an analysis of seven patients. Clin Orthop, 2002; 398: 136-145

[50] Murphy SB. Management of acetabular bone stock deficiency. J Arthroplasty, 2005; 20- suppl: 949-955

[51] Lian, YY, Yoo MC, Fu-Xing Pei FX, et al. Cementless hemispheric acetabular component for acetabular revision arthroplasty. a 5- to 19-year follow-up study. J Arthroplasty, 2008; 23: 376-382

[52] Flecher X, Sporer S, Paprosky W. Management of severe bone loss in acetabular revision using a trabecular metal shell. J Arthroplasty, 2008; 23: 949-955

[53] Kang MN, Huddleston JI, Kathy Hwang K, et al. Early outcome of a modular femoral component in revision total hip arthroplasty. J Arthroplasty, 2008; 23: 220-226

[54] K ster G, Walde TA, Willert HG. Five- to 10-Year Results Using a Noncemented Modular Revision Stem Without Bone Grafting. J Arthroplasty, 2008; 23: 946-970

[55] Iorio R, Healy ML, Presutti AH. A prospective outcomes analysis of femoral component fixation in revision total hip arthroplasty. J Arthroplasty, 2008; 23: 662-669

[56] 吴海山,吴宇黎. 人工膝关节外科学. 北京. 人民军医出版社,2006:14-255

[57] 吕厚山. 现代人工关节外科学. 北京. 人民卫生出版社,2006:204-437

[58] 王慰年. 人工膝关节——理论基础与临床. 上海:复旦大学出版社,2004:61-117

[59] 王亦璁. 骨与关节损伤. 北京:人民卫生出版社,935-946

[60] Higashijima K, Ishida A, Fukuoka Y, et al. Kinematic analysis of mobile-bearing and fixed-bearing knee prostheses by simulation. Med Biol Eng Comput,2002;40(1):22-28

[61] Khosrow S, Peter D, Geoffrey H. Fixed-bearing or mobile-bearing total knee arthroplasty? A review of the recent literature. Cur Opin Orthop, 2007; 18:66-70

[62] 邱贵兴,杨庆铭,余楠生,等. 低分子肝素预防髋、膝关节手术后下肢深静脉血栓形成的多中心研究. 中华骨科杂志,2006;26:819-822

第18章

关节镜在关节外科的应用

关节镜外科作为现代微创外科的重要组成部分，以其先进的手术设备和良好的手术效果，在关节病的诊治方面开辟了一个新的领域，是运动医学和骨科发展的里程碑。关节镜应用于临床以来，对于关节疾病的诊断、治疗、随访及评估手术疗效等方面的优越性已成为无可争议的事实。

早在1918年，日本东京大学医学教授高木第一次用膀胱镜观察膝关节病变，肯定了内镜在骨科领域的应用价值。到1962年渡边使用关节镜为1名大学篮球运动员进行半月板切除术。展示了关节镜外科技术的先进性，预示着关节镜技术必将得到发展，创新和壮大，越来越体现了它在关节疾病诊治中的作用。随着近年来科学的高速发展，高科技逐步渗入到关节镜设备中来，经过几十年的成长，已发生了划时代的变革。半月板镜下手术由最初的全切除，部分切除，发展到了由内到外，由外到内，双套管技术以及全关节内多种缝合固定方法。蜂尾钉、半月板箭等铆钉固定系统进行半月板修补。镜下半月板缝合技术发展之快令人兴奋。关节镜下ACL和PCL的重建更上一层楼。骨道的选择，各种固定肌腱的方法，如endobutten，trans-fix，界面挤压螺钉，由金属钛到可吸收螺钉等多种固定方法和器材得到了广泛的应用。特别是单束单隧道，双束双隧道重建，还有应用6股或8股自体肌腱重建前、后交叉韧带，取得了良好的临床效果，更可取之处在于关节镜下重建前、后交叉韧带的病例剧增。并且现在关节镜已经广泛的应用于肩、膝、肘、踝、髋等人体各个关节，并不断发展。今天关节镜外科仍然是科技含量最高，应用最广泛，成果最多，技术更新最快的专业之一。

第一节　膝关节镜的应用

一、半月板损伤的诊治

半月板是膝关节内吸收震荡，缓冲压力的重要器官，由于其解剖和功能的特异性，决定了它容易损伤和撕裂，半月板撕裂后加速关节内其他病变和骨关节炎的进展。半月板损伤的治疗从最初的关节切开发展到了关节镜下的微创治疗。早期主要采用半月板部分切除或全切，但是该方法造成了很多的并发症，比如加速了切除一侧的关节软骨的退变，导致了严重的骨关节炎，出现膝内、外翻等力线改变。目前采用的关节镜下的半月板缝合技术避免了上述并发症的发生。缝合分为从内到外，从外到内及全内缝合。特别是半月板箭，蜂尾钉等可吸收材料的产生，使得关节镜全内缝合更为安全和可靠。异体半月板移植和组织工程学的发展使半月板移植重建成为可能。异体半月板移植已经开始逐步进入了临床，短期的效果尚可，中远期疗效还需要证实，主要面对的问题时移植半月板的早期退化。组织工程学半月板的移植尚在实验，选择合适的载体材料是最关键的问题。

【半月板的解剖及血供】　外侧半月板呈近圆形，较内侧半月板小而稍厚，前后角附着于胫骨髁间棘前后区，它们距离较近，前角在前交叉韧带之后，后角位于后交叉韧带着点之前，外侧半月板与胫骨及关节囊之间仅有松散的韧带连接，与腓侧副韧带之间隔有腘肌腱，在约70%的外侧半月板后角通过1个或2个板股韧带与股骨内侧髁连接，后方的板股韧带称Wrisberg韧带，前方的称为Humphery韧带，其中以Wrisberg韧带出现较多。

内侧半月板呈C形，前后角亦附着胫骨髁间棘前后区，其间的距离较远。平台及关节囊有较强的连接，同时与胫侧副韧带有紧密的附着。因而内侧半月板运动不如外侧半月板灵活且幅度小，内外侧半月板前角之间以半月板横韧带相连，其对内侧半月板前角后移的限制更明显。

半月板的血管分布相当贫乏；来自关节囊附着处的动脉，在成人仅分布于半月板外 1/5 部分，内 4/5 为无血管区。在儿童期，半月板的血管分布较多。可达外 1/4 到 1/3。

半月板前、后角的动脉发自膝中动脉，其中前角还接受膝下内外侧动脉末支的分布。半月板角的血管分布丰富，与其不直接承受重力有关。半月板各韧带的纤维与半月板角部的纤维关系密切。其血供源既保持相对独立，又与角部血管有交通吻合。因此，半月板角部损伤时，可通过相关韧带的血管建立侧支循环并加强损伤区的血运。

【半月板损伤机制及预后】 膝关节伸屈活动时，半月板起着重要作用，随着膝关节的屈曲，内外侧半月板向后移动，外侧半月板移动范围明显大于内侧。同时发现半月板前角运动大于后角，内侧半月板的后角运动范围最小，这是由于半月板的运动很大程度上与股骨髁的形状和运动相关。当膝关节开始屈曲时，凸起的股骨髁在胫骨平台上滑动和滚动，必然推动半月板向后移位。在急剧运动中，半月板来不及阻止运动而移位，易致被股骨髁挤压撕裂、破碎。半月板股骨韧带的存在，使外侧半月板后角相对变细，附着力减弱. 从而加大了半月板的移动范围。也即增加了受损时机会。因此，这可能是中国人外侧半月板易受损伤的原因之一。

由于股骨髁后侧宽度＞前方，所以随着屈膝，半月板逐渐被推向侧方，以使半月板与股骨髁及胫骨平台尽可能互相匹配。由此使半月板始终嵌于股骨和胫骨髁之间，增加了膝关节的稳定性，防止股骨的前后侧方移位及滑膜嵌入。由于外侧半月板运动＞内侧，前角＞后角，内侧半月板后角运动最小、最固定，因而也最易受损伤，这与许多报道一致。

半月板损伤十分常见，损伤的因素多种多样，其中包括运动性损伤和非运动性损伤，运动性损伤包括足球、篮球、游泳、举重、滑雪、排球、跳跃等。非运动性损伤包括创伤、关节炎、先天变异、交通事故等。导致半月板损伤的最常见的是滑雪运动，其次是足球、举重，再次是变异和交通事故。损伤的类型也多种多样，包括水平撕裂、垂直撕裂、斜行撕裂、纵行撕裂、放射状撕裂、桶柄状撕裂、鹦鹉嘴状撕裂等。

对半月板切除的病人，是否有类半月板结构的再生还一直存在着争论。Moon 等发现半月板切除术后有在形状和质地上类似于半月板的结构再生，然而再生的比率和程度还未能确定。滑膜和半月板周围的血管系统有助于再生的过程尽管半月板无血管区域没有再生的能力，但半月板部分切除后会有一个塑形过程，起初填充裂伤的纤维凝块和细胞可能来源于滑膜。修复细胞最终合成同种的基质，然后经历一个塑形的过程，产生一种大体上和显微镜下都类似纤维软骨的组织。

【半月板损伤的诊断】 典型的病史是负重活动时膝关节扭伤，导致关节疼痛，出现关节交锁，伸屈活动受限。体格检查包括观察关节有无渗液、肿胀。检查关节的压痛点，特别是内、外侧间隙；麦氏征阳性，旋转挤压试验出现疼痛、关节绞锁。即使出现阴性也不能排除半月板损伤。

【半月板损伤的治疗】

1.关节镜下半月板切除的临床效果 红区、红-白区范围内的半月板损伤要进行关节镜下缝合；如果撕裂在白区不能缝合应考虑行半月板部分切除成形术，修复后形成的弧度要符合生理要求。部分患者早期行走时感觉有轻度的弹响，这是由于切除后保留的半月板内缘不够平滑，切缘斜面厚薄不均形成“阶梯”导致，通过 3～6 个月的磨合症状逐渐消失。半月板部分或全切术后的短期效果确切，能够快速解除症状，恢复功能。

但半月板切除会对膝关节的生物力学造成影响。正常半月板承担膝关节全部负载的 40%～60%，其中外侧半月板承担外侧负载的 70%，内侧半月板承担内侧负载的 50%。如果半月板切除1/4 会导致股骨髁和胫骨平台间接触应力增加 45%，半月板全切后使得这种应力增加 313%。关节内应力增大致使关节软骨胶原成分承受的张力增加，导致关节软骨的变性、疲劳骨折以及骨性关节炎。1948 年 Fairbank 首次对半月板切除术后的膝关节进行观察，证实半月板切除后由于功能丧失将使关节软骨退变加速，并发现半月板全切后对膝关节的功能造成不良影响。

Roos 等报道半月板切除术后 21 年内，轻度骨关节炎的发生率是正常非手术的 4 倍，中度骨关节炎发生率是正常非手术的 7 倍。Raber 等对行外侧盘状半月板切除的患者进行平均 19.8 年的随访，发现58%的患者出现骨关节炎症状，67%的患者出现了骨性关节炎的X线表现。Jorgensen等随访147例半月板切除的患者，4.5年内X线平片显示膝关节退行性改变的达4%，10年以后膝关节退行性改变加重，X线表现为Ⅰ、Ⅱ级退变。14.5年时退行性改变高达89%，有严重的骨关节炎（OA）或骨质疏松（osteoporosis，OP）。

2. *半月板缝合技术进展*　近年来随着对半月板解剖、生理功能、损伤后修复机制的深入研究。特别是关节镜技术的迅速发展和普及。人们开始重视半月板损伤的修复，各种修复技术不断出现，包括各种关节镜下缝合方法、T-Fix技术、半月板箭等可吸收内固定物的应用。尽可能地保留和修复损伤的半月板已成为半月板损伤治疗的首要原则。不管是关节镜下修复，还是开放手术修复半月板损伤，均取得了良好的疗效。

决定进行修复的最重要因素是损伤的部位，半月板周边血供区（红-红区）容易愈合。理想的修复指征是：急性半月板损伤并位于半月板周边1/3的纵形破裂，长度1～2cm，病人年龄较轻。由于半月板的重要作用，对半月板中央无血管区的损伤，也有报道应用各种增强愈合的方法进行修复。如建立血管通道的环钻术（trephination），局部注入外源性纤维蛋白凝块，锉磨半月板表面和半月板周围滑膜，刺激各种细胞活素（cytokine）的产生，从而促进半月板的愈合。

传统的半月板缝合技术如下。

（1）内-外技术（inside-outside）：由Henning首先报道，此方法是将载有细针和缝线的套管插入关节内，从里到外方通过针和缝线横穿半月板撕裂部位，再通过滑膜和关节囊出关节。将缝线在关节囊外收紧结扎，须另作后内或后外侧切口暴露后侧关节囊，用牵开器保护窝血管神经组织，有可能损伤外侧的腓总神经和内侧的隐神经。

（2）外-内技术（outside-inside）：Warren、Cassells和Johnson发明了自外向内的手术方法，从外至内能够进行精确定位，将载有缝线的针从后内或后外侧皮肤切口穿入关节囊，针尖从外到内贯穿关节囊和滑膜，再横穿半月板撕裂部位，在缝线端打一个大结，缝线的对端通过后切口牵出，在关节囊外收紧缝线并结扎。Warren等认为此技术修复半月板后角的损伤小较安全。

（3）全-内（all-inside）技术：Morgan首先采用此技术修复距半月板滑膜附着部2mm内的半月板后部的破裂，应用此方法能够进行垂直缝合。该技术需要关节镜辅助后内或后外入路和线钩装置，缝线垂直穿过半月板破裂部位，缝线直接在关节内打结，减少了血管神经损伤的危险，但此技术难度较大。

由于内侧半月板后角邻近神经血管结构，自内向外及自外向内两种方法在缝合时均有明显的局限性。由于内侧半月板后角损伤过于靠近滑膜区，可吸收半月板内固定物固定强度不足，同时无法有效提升滑膜侧撕裂缘，故切忌使用可吸收半月板固定物修复内侧半月板后角损伤。Morgan的全内缝合方法采用后内入路，通过空心缝合钩进行垂直缝合，不仅可达到缝合最佳强度，且可保证撕裂缘对合良好，防止后关节囊嵌入，是内侧半月板后角撕裂理想的修补缝合方法。Ahn在Morgan的基础上进行了改良，采用两个后内入路作为工作通道，使得镜下缝合及打结引线更加便利。

在半月板修补术中，对撕裂口的处理也非常重要，尤其陈旧性损伤，撕裂处常被增生纤维组织覆盖，如果不处理将直接影响半月板愈合。用刨削器将纤维组织去除后，残端将回血，这对缝合后的半月板愈合起着积极作用。同时，刨削器清除碎屑，对减少术后膝关节疼痛及创伤性关节炎有很好的作用。

Barren等采用一种新的关节镜下全内半月板修复技术（T-Fix），应用T-Fix缝合装置能够修复各种类型的半月板损伤，特别是用其他方法难以修复的半月板后角中央部分的撕裂，应用此技术可避免神经血管损伤的危险，不必另做后内或后外侧的关节切口，与以前的关节镜下修复方法相比，手术技术明显简化。Coen等研究了T-Fix缝合装置修复半月板损伤时，其与关节囊、邻近的血管、神经、肌肉、肌腱的解剖关系，发现固定半月板后部的T-Fix装置距离腘窝神经血管之间有1.5cm以上的距离，证实应用T-Fix装置的安全性。

1993年半月板箭缝合系统（Menis2cus Arrow，Bionx）的发明使关节镜下微创缝合更为精确。先用特制的探针通过半月板破裂部位做一通道，然后插入半月板箭固定，采用半月板箭等可吸收内固定物修复半月板损伤技术简单，不必在膝关节后方另做切口，从而避免了腘窝神经血管、隐神经和腓总神经损伤的危险，并可缩短手术时间。

Becker等认为，所有可吸收内固定物的力学强度均低于缝合技术，因此应用这些内固定物修复半月板损伤时，若半月板撕裂的范围较大，应同时置入2枚以上可吸收内固定物，以提供足够强的稳定性，甚至可以考虑联合应用缝合和可吸收内固定物修复。理论上应用半月板箭修复半月板损伤有许多优点，有报道短期疗效与缝合相当，但目前尚无长期临床应用的经验。而随着可吸收内固定物使用的增多，临床并发症已有报道，如软骨损伤，暂时性疼痛，炎性异物反应，内固定物游离至皮下，囊性血肿形成。

3.异体半月板移植的临床应用　由于半月板血供分布的特殊性，其修复能力受到限制。现代半月板的治疗观念主张尽量保留和力争修复半月板。但国内外大多数动物实验及临床长期随访研究发现，半月板修复并不能阻止骨性关节炎的发生。为减轻半月板切除后关节疼痛，延缓关节软骨及软骨下骨变性退变、减少骨关节炎发生，重建半月板全切后膝关节的生物力学平衡，寻求适合的半月板移植替代物成为解决半月板损伤的新目标。1916年Lexer首先在关节成形术中移植自体脂肪重建半月板。1933年Gebhardt进行了同样的动物实验。1972年Zukor等对1例胫骨平台损伤患者行新鲜带半月板部分平台的自体移植。1984年Locht等实施了带平台的异体半月板移植。同年Milachowski等进行游离半月板移植。

同种半月板移植的基础源于半月板的组织学及结构特征，与关节滑膜连接的外侧1/4～1/3半月板处，有数根动脉支形成血管网并发出侧支穿入半月板，支配半月板边缘20%的区域，正是滑膜缘丰富的血管支成为移植半月板成活的基础并为移植半月板提供营养支持。Jackson等用DNA探针技术研究新鲜异体半月板移植内活性细胞结果显示，移植2周后半月板内10%的活性细胞成分再生，并认为活性细胞成分系源于受体关节滑膜缘内的滑膜细胞。4周后移植半月板内活性细胞数量明显增加，细胞代谢活性增强。术后12～24周移植半月板内活性细胞数量、结构及分布与正常对照半月板相同。

半月板移植的手术指征为患者年龄在20～50岁；存在半月板切除后的膝关节疼痛，切除半月板侧的胫股关节有退变性改变；肢体力线无偏移，膝关节韧带稳定者。如果患者前交叉韧带功能不全，可同时进行前交叉韧带重建术。重症关节炎，年龄>55岁，是手术的相对禁忌证。患膝力线不正，存在膝内翻或外翻，严重软骨病变及X线片显示股骨髁扁平或边缘有大量骨赘形成是手术绝对禁忌证。总之，具有上述适应证、关节稳定、轴线良好且年龄<50岁的患者适宜行半月板移植手术。

在进行同种异体半月板移植时，常用的保存方法有新鲜保存半月板、深低温保存、低温保存、冻干保存和脱基质保存等不同保存形式。Wirth等通过随访观察发现深低温冷藏半月板移植的结果更接近于正常半月板，而冻干保存的半月板移植的结果则半与半月板切除的膝关节状况相似，深低温保存的半月板移植的早期愈合、免疫反应和某些疾病的传播问题已经解决，深低温冷藏半月板优于冻干保存半月板。Rodeo等进行异体半月板移植的临床应用，平均随访时间16个月，取12个活检标本检查发现9个标本的半月板周围滑膜组织中含有少量的免疫活性细胞，但没明显的排斥反应，未影响临床疗效。Rijk等认为同种异体半月板移植在短期内对缓解患者膝前疼痛是有效的，然而移植的半月板是否阻止膝关节软骨退行性变仍不明确，需要更多的数据和结果来观察是否能够有效的保护半月板切除术后的关节软骨。移植异体半月板的成活标志是半月板周缘再血管化和自体细胞增殖代替，Kurzweil等研究发现，移植后2～3个月，移植物内出现细胞增殖和再血管化。但这些新生的替代细胞是否具有正常半月板纤维软骨细胞的功能有待进一步证实。

关节镜辅助下内侧半月板移植采用Shelton和Goble介绍的方法，采用带前后骨栓的半月板，骨栓的直径通常为9mm，利用与前交叉韧带重建时的钻孔技术建立胫骨平台骨隧道，把骨块嵌于隧道内，并将穿于前后角骨栓的引线导入关节腔中，经胫骨平台前后骨孔拉出关节外，移植物经扩大的关节镜入口送入关节腔中，拉紧引线使半月板前后骨栓固定于骨隧道中，半月板周围用缝线固定。外侧半月板由于前后角相距较近，两个骨隧道距离过短，易造成塌陷而影响固定效果。所以使用一个隧道形成的“关键孔”技术，将移植物附着骨块经胫骨平台的槽形结构插入，周围辅以缝线固定。

自从Milachowski报道首例同种异体半月板移植术以来，全世界总共已有超过4 000例半月板异体移植病例施行。由于手术方式不同、移植物处理技术的差异、临床评估使用的评分系统不统一等诸多因素，目前仍难以获得可靠的临床疗效分析资料。Noyes等对67例半月板异体移植患者随访，失败率为44%。Groff等报道的失败率最低为

9%，但他们选择的病例都是外侧半月板损伤，Van Arkel 等研究认为内、外侧半月板的移植效果差别较大，相对内侧而言，外侧半月板异体移植术后失败率较低。Cameron 等报告 63 例 67 个异体移植半月板的 1～5 年随访结果，膝关节功能优良率为 86.6%，而膝关节功能欠佳者关节镜随诊均为移植半月板前或后角固定不牢移位所致。Stollsteimer 通过对 22 例半月板移植术后病人平均 40 个月的随访发现，移植术后疼痛都得到有效的缓解。但 MRI 复查却发现移植半月板平均缩水为正常大小的 63%。总之，异体移植半月板平均失败率 20%，失败原因与生物及生物力学因素有关，更主要与关节软骨的退行性变有关。

二、前交叉韧带损伤及重建

【前交叉韧带的解剖】　前交叉韧带（anterior cruciate ligament，ACL）是维持膝关节前向稳定性的重要结构之一。前交叉韧带的股骨附着点位于股骨外髁的后内侧部，胫骨附着点位于胫骨髁间棘前侧与内、外侧半月板前角之间。目前学者们根据前交叉韧带胫骨附着点的位置将其分为前内侧束（anteromedial，AM）和后外侧束（posterolateral，PL）两部分。ACL 胫骨附着部形态不规则，两束纤维无各自的集中附着区。ACL 在股骨附着点成不规则的条块区域，长约 20mm，最宽处约 10mm。该区域的纵轴与胫骨纵轴成角 25°～50°。ACL 的股骨附着区内，可容纳两个直径在 10mm 以内的骨隧道。前内侧束和后外侧束的纤维在股骨附着部位有两个集中区。因此，在股骨附着部有双束重建的解剖学基础。

前内侧束关节内的长度为 27～30mm，平均 28mm，后外侧束关节内的长度为 16～22mm，平均 19mm。Amis、Dawkins 和 Kurosawa 的研究都提示前内侧束在屈膝位紧张，后外侧束在接近伸直位紧张。前内侧束在整个膝关节活动范围内维持膝关节的前向稳定性。并且是主要的稳定结构，后外侧束在接近伸膝位有辅助维持前向稳定性。但其主要功能是在接近伸膝位阻止胫骨平台旋前不稳。因此，从 ACL 双束重建的角度，前内侧束是主要重建对象，而后外侧束重建有助于增加接近伸膝位的前向和旋转稳定性。

【前交叉韧带损伤的诊断】　前交叉韧带损伤的机制主要为运动伤，多出现在骤然减速的扭转运动时。当损伤发生时可听见响亮的破裂声，随后出现膝关节剧烈的疼痛，活动受限，以及明显的肿胀。急性期过后，患者在日常生活中可能无特殊不适，部分患者偶尔出现打软腿症状。但一般来说患者进行跑步等运动的功能会受影响，再次受损伤的概率会明显增加。前交叉韧带损伤后采用抽屉试验、Lachman 试验和轴移试验时都可出现胫骨的显著前移。KT-1000 或 KT-2000 可以量化前交叉韧带的损伤程度，检查时需要双侧对照，如果患侧和健侧比较，前向松弛度差异＞3mm，可初步诊断为 ACL 损伤。

【前交叉韧带重建】　前交叉韧带断裂后重建是唯一的选择，对移植物的选择有一定的要求，要保证与正常的前交叉韧带有相同的生物力学特性，能够进行可靠的固定，能够与骨隧道快速愈合。最常用的自体移植物包括骨腱骨移植物，四股腘绳肌腱。异体移植物包括异体跟腱、异体骨腱骨，异体胫前肌肌腱。人工韧带较为常用的是 Laser 韧带等。

自体骨-髌腱-骨具有一定的优势，包括移植物强度高、刚度大、与骨隧道的愈合较快。但是取自体骨-髌腱-骨移植后，膝前疼痛的发生率明显增加。采用四股腘绳肌腱移植物重建前交叉韧带后的抗拉强度是正常前交叉韧带的 3 倍。采用悬吊固定或挤压螺钉固定腘绳肌腱术后膝关节松弛的发病率与采用骨髌腱骨移植物无明显差异性。异体移植物重建的优点包括能够缩短手术时间，无供区病损，可以选择大小合适的移植物等，不足之处主要在于异体移植物处理的过程中可能造成移植物组织及物理特性的改变、移植物的塑形及愈合较慢。

前交叉韧带的重建主要通过关节镜下建立股骨和胫骨隧道，抛弃了传统的切开手术。重建要求尽可能解剖重建，即恢复前交叉韧带股骨和胫骨止点的重建，胫骨隧道内口定位于外侧髁间棘的前内侧面，PCL 前缘前方约 7mm 处。股骨隧道的定位于髁间窝 10～11 点钟（右膝）或者 1～2 点钟（左膝）处。双束双隧道重建前交叉韧带是一种较新的技术，前内侧束胫骨隧道定位于内侧髁间棘顶点前方 7mm 处；后外侧束胫骨隧道定位于外侧胫骨髁间棘前方 5mm 或者 PCL 的前缘前方 5mm 处。前内侧束股骨隧道定位于髁间窝后缘前方 5mm 处，在 1 点钟或 11 点钟位置，后外侧束的股骨隧道定位于股骨外髁内侧面最低点上方 8mm 处，位于 3 点钟位置。

移植物的固定与移植物的选择有密切关系，如果采用的是骨腱骨移植物要求保证稳固的固定在6周以上。理论上此时骨块已经与骨隧道愈合。此种移植物主要采用界面螺钉挤压固定。挤压螺钉固定受多种因素的影响，如隧道与骨块的匹配、隧道周围的骨密度、螺钉置入的方向等。对于腱性移植物固定的方法较为复杂，因为移植物和骨隧道的愈合时间长，需要能够长时间维持固定。分为关节外固定方法和近隧道内口固定的方法。股骨端可采用挤压固定，横穿移植物和关节外的悬吊固定。胫骨端的固定包括挤压固定和悬吊固定两类。

近年来ACL重建的临床效果得到了公认，采用自体骨腱骨移植物重建ACL平均86.2%的患者术后IKDC评分达到了正常或者接近正常，采用腘绳肌腱作为移植物的患者85.6%功能评分为正常或接近正常，采用异体组织重建前交叉韧带后94%功能评分为正常或接近正常，这可能与能够选择合适大小的移植物有关。

【人工韧带重建前交叉韧带】　人工韧带用于ACL重建的时间最长，技术成熟，创新和改进最多。正常ACL维持着膝关节的前方稳定，并受多个方向的综合应力作用，具备强大的抗拉强度、蠕变性和抗扭转。而目前各种材料人工韧带的机械强度都能高于正常ACL，完全可承受术后早期的负荷。而一些支架型韧带早期的生物学性能并不突出，但随宿主胶原的长入而逐渐增强，如Leeds-Keio韧带植入前抗拉强度为840～870N，当生物愈合完成后可高于2 000N。目前人工韧带重建ACL的临床效果比较肯定。LARS韧带：Lavoie等对47例患者随访8～45个月，显示术后Tegner评分明显高于术前，患者的运动水平明显提高。KOOS得分较高，患者术后获得了较高的主观满意度。随访过程中无1例患者出现并发症，他们认为LARS韧带重建ACL的安全有效。Sugihara等采用Leeds-Keio韧带重建ACL，术后1年进行活检，证实均有新生韧带组织覆盖，膝关节恢复了稳定性未出现关节松弛和滑膜炎等并发症，临床应用效果满意的。Kdolsky等对66例急性ACL韧带近端断裂缝合修复并用KennedyLAD加强，随访5～8年，显示术后97%的膝关节稳定，优良率86%，75%恢复到了受伤前的运动水平。他们认为该方法避免了取用自体移植物的损伤，并且远期效果优良。

人工韧带进行ACL的重建具有很大的优势：它的来源不受限制，克服了自体组织取材受限，异体组织的免疫反应的缺陷；消除了自体取材造成的供区并发症；简化了手术操作过程；实现了术后的早期稳定，不需要术后制动；随着新材料的应用具有不断改进的空间。应用人工韧带重建前交叉韧带也要注意以下一些问题。

(1)重建要遵照等距的原则，避免术后出现膝关节活动受限。

(2)所有松弛的结构都必须同时修复。若有严重的内旋不稳，须做外侧加强。若有后外侧不稳定，须进行后外侧结构重建。

(3)准确进行隧道定位，特别是胫骨隧道的定位，偏前是最常见的手术失误，偏前的骨隧道可以造成韧带等长性不佳，直接影响到股骨隧道的正确建立，韧带植入后易发生撞击综合征。

(4)韧带固定的骨道边缘必须清理干净，防止人工韧带与骨的摩擦。

(5)重建韧带时不要将原韧带的残端去除，最好使原韧带残端将人工韧带覆盖上。

人工韧带在重建前交叉韧带的过程不断进行创新和改进。如Leeds-Keio韧带属于支架形韧带，大多数情况下作为独立的韧带进行重建，由于在体内存在递解性，如果自体组织不能很好的长入和替代，将严重影响重建的效果。因此人们想到了利用Leeds-Keio韧带辅助自体组织联合重建的方法。Fujikawa等于2000年报道135例用Leeds-Keio韧带包裹自体组织重建ACL的病例，随访5年结果显示术后很少有关节渗出，术后2周恢复日常活动，术后10周50%以上恢复体育运动。轴移试验阴性占88.1%，Lachman征阴性占87.4%，KT-2000仪测量胫骨前移＜3mm占85.9%，90%以上患者关节活动正常。国内敖英芳等应用Leeds-Keio韧带辅助自体髌腱（中1/3）重建ACL26例，术后随访7～9年。Lysholm功能评分由术前平均67分提高到术后平均87分。Noyes功能评分由术前平均147分提高到术后平均230分。患者对手术的主观满意度平均为86%(70%～99%)，运动员患者术后第6个月恢复正式训练比赛，内固定物取出时进行关节镜检查，重建韧带外形及张力良好。他们认为应用Leeds-Keio人工韧带辅助自体髌腱(中1/3)重建ACL的临床疗效满意，运动员患者术后早期即可恢复训练与比赛。提示应用Leeds-Keio人工韧带辅助自体髌腱(中1/3)移植重建ACL可行，适合复合韧带损伤患者和期望迅速恢复运动训练的运动员。

人工韧带重建也存在一些并发症而影响远期疗效。一是生物力学因素。虽然人工韧带有较强的抗拉强度，但人体生理条件下ACL的负荷十分复杂。正常ACL呈螺旋性的三维结构，复杂的胶原纤维类型及纤维的走行方向是目前所有人工韧带不能替代的。所以远期容易导致移植物磨损、疲劳甚至断裂。Schroven等报道68例Leeds-Keio韧带重建ACL，随访5年32例失败。膝关节松弛度随时间的延长而增加，对韧带断裂者进行活检观察显示缺乏胶原纤维形成和长入。二是组织相容性因素。人工韧带置入后磨损产生的碎屑引起膝关节滑膜反应。Olson等证实人工韧带置入后可产生巨噬细胞浸润和淋巴细胞聚集的异物反应。Klein等发现应用涤纶韧带导致的碎屑性滑膜炎发病率>20%。但随着人工韧带材料的改进单纯由磨屑产生的滑膜炎逐渐减少。也有学者通过长期观察认为人工韧带应用不当会导致远期的骨关节炎。Besnard等对47例碳纤维韧带重建ACL患者平均随访8年，11%有明显疼痛，64%中等程度疼痛，38%发生胫股关节骨关节炎，49%发生髌股关节骨关节炎。

【前交叉韧带重建术后骨隧道扩大】　1990年Jackson采用异体骨腱骨移植重建前交叉韧带，发现其中7例患者出现了持续性的关节积液，其中1例出现了股骨隧道的扩大。这是关于隧道扩大的最早报道。随后的相关研究中都报道了不同的发生率。Nebelung等对应用自体半腱肌移植重建前交叉韧带，并采用Endobutton固定的病例进行了2年的随访，发现72%的病例出现了股骨隧道的扩大，38%的病例出现了胫骨隧道的扩大；Segawa等对87例腘绳肌重建前交叉韧带的病例进行随访，25.3%出现了股骨隧道扩大，29.9%出现了胫骨隧道的扩大。随着研究的深入，人们发现骨隧道扩大并不是术后立即出现，而是在早期的数月内逐渐发展，并且在随后的较长时间内不会发生改变。Webster等曾报道骨隧道扩大发生于术后4个月之内，随后的1～2年内保持稳定；Jansson等通过2年的随访观察证实扩大的骨隧道在术后3个月～2年的时间内没有改变。骨隧道扩大作为一种现象被发现和认识后，它对临床效果的影响成为学者们争相研究的热点。

正常膝关节屈伸过程中，为了维持前后方向的稳定，应力主要集中于前交叉韧带股骨端和胫骨端的止点。重建后移植物两端固定，同样的应力会集中于骨隧道近关节线的开口位置，造成股骨隧道远端和胫骨隧道近端扩大。选择不同的移植物会对骨隧道的扩大的形态产生影响。Peyrache将自体BPTB移植术后骨隧道扩大分为锥形、腔隙型和线形，分别占到57%、40%和3%。不同的固定方法会造成骨隧道特定部位的扩大，Klein等横钉悬吊固定术后随访18.4个月股骨隧道扩大部位分别出现隧道开口处、横钉的近端，隧道最宽处扩大率为65.5%。

前交叉韧带重建术后的骨隧道扩大不是单一因素起决定性作用，而是多种因素综合作用的结果，与病人的个体差异、手术操作及术后的康复锻炼有密切的关系。Höher等将骨隧道扩大的原因分为生物学因素和机械性因素。生物学因素包括同种异体移植物引起的免疫反应、环氧乙烷和金属颗粒造成的细胞毒性作用、钻孔过程中造成的热损伤、移植物和骨隧道再塑形过程中缺血坏死等。机械性因素包括骨隧道壁局部的应力遮挡、移植物在骨隧道内的微动（包括雨刷效应和蹦极效应）、骨隧道位置的异常引起的局部应力改变以及激进康复计划等。而近期的一些研究还指出了滑液的侵入和挤压螺钉的降解也会对骨隧道的扩大产生影响。Fabienne等通过对挤压螺钉固定的韧带重建患者的长期随访，发现挤压螺钉固定位置的骨隧道发生扩大，并在6个月之后保持稳定。2年后由于可吸收螺钉的降解，原固定位置产生骨吸收，骨隧道再次出现轻度的扩大，最终保持稳定。

骨隧道扩大与临床效果的关联性仍存在争议。Peyrache等认为骨隧道扩大是前交叉韧带重建术后的并发症之一，是移植物松弛的先兆。而Jansson等研究证实骨隧道扩大未对术后关节的评分及活动度产生影响。对于骨隧道扩大是否会导致移植物松弛也存在于不同的观点。Nebelung等通过2年的随访认为骨隧道的扩大与术后移植物松弛没有关系。Webster等研究指出前交叉韧带重建术后因为骨隧道扩大引起移植物与隧道壁的愈合不良，使得止点结构的完整性遭到破坏，并最终导致移植物的松弛，而移植物的松弛会进一步引起膝关节不稳。我们认为重建术后的骨隧道的扩大程度、扩大部位的不同、出现时间的早晚和持续时间的长短可能对膝关节的稳定性产生影响。对于骨隧道扩大的预防要充分考虑到移植物的选择和固定方法的选择，而我们可以控制的因素是术中准确的定位和科学的康复计划。

三、后交叉韧带损伤及重建

【后交叉韧带解剖及功能】　后交叉韧带(posterior cruciate ligament,PCL)起自髁间凹部位的股骨内髁,其止点位于胫骨近端后侧面、胫骨内外髁后缘当中的凹陷处。距离胫骨后方的关节面约1cm。PCL是一个非等长的结构,不同的纤维部分在不同的屈膝角度发挥维持关节后向稳定的作用。PCL被分为前外侧束和后内侧束,前外侧束的股骨附着点接近前侧,胫骨的附着点靠近腓骨侧(外侧),纤维约占整个PCL的95%。后内侧束的股骨附着点接近后侧,胫骨附着点位于胫侧(内侧),纤维占整个PCL的5%。PCL双束重建时前外侧束在屈膝70°时最为紧张,后内侧束在接近伸直位时最为紧张。

PCL与ACL有着不同的相邻结构。ACL是全关节内结构,所有纤维均被包裹于滑膜之内,其中段的营养来自关节液,PCL在靠近股骨的1/3被滑膜从四周包绕,中、远1/3只有腹侧面有滑膜覆盖,PCL的血液供应主要来自于后纵隔及关节囊,非常丰富。因此PCL断裂后,特别是中、远1/3实质部分断裂后,有较强的自我愈合能力。因此对于急性的PCL损伤,应当积极采取保守治疗。

PCL是限制胫骨后移的重要结构,尤其在膝关节屈曲超过30°以后。PCL在限制胫骨后移方面提供95%的力量。其余的辅助稳定作用由膝关节的后外侧和后内侧韧带结构提供,特别是膝关节的后外侧结构。PCL关节内的长度为30~35mm,中部纤维的宽度为13mm。PCL的强度远高于ACL,其抗拉断强度>2 500N(正常的ACL的抗拉强度约为2 000N)。当单独切断PCL时,关节屈曲时胫骨有明显的后坠,如果同时切断膝关节后外侧结构时胫骨的后坠会明显增加。而且PCL断裂后,如果有功能不全而未及时恢复,可能会造成膝关节后内侧和后外侧韧带结构的松弛,最后影响PCL重建后的效果。

【后交叉韧带损伤的诊断】　后抽屉试验是判断PCL损伤或者功能不全的最可靠方法,屈膝90°时进行该试验,小腿位于旋转中立位,向后推压胫骨结节,根据胫骨后移的程度将后交叉韧带损伤分为三级:一级,胫骨后移3~5mm;二级,胫骨后移6~10mm;三级,胫骨后移11mm以上。一般而言胫骨结节能够推移至股骨髁平面关节松弛度为二级,三级松弛时胫骨向后半脱位至髁后。做后抽屉试验时小腿有外旋动作,可能意味着后外侧韧带结构的损伤;小腿有内旋动作,可能意味着内侧韧带结构的损伤。磁共振成像(MRI)可以准确的显示PCL,正常情况下在MRI图像上显示低强度信号,形似曲棍球杆。如果韧带有撕裂损伤,显示韧带组织信号强度增大或者出现纤维不连续影像。如果韧带为陈旧性损伤,则显示韧带纤细、轮廓异常。

【后交叉韧带重建】　PCL损伤的治疗原则如下。

1. 急性PCL部分损伤,建议采用保守治疗,伸膝位制动6周,多数患者膝关节的稳定性会得到完全或大部分恢复,不需要手术干预。少数松弛度介于5~10mm,患者年龄较轻,或者有较高的运动能力的要求,可考虑韧带加强术。

2. 急性PCL完全断裂,如果股骨附着点断裂,没有愈合能力,可考虑急性期重建。韧带中、远部断裂,因后纵隔对韧带的愈合有促进作用,可先保守治疗。根据具体松弛程度进一步采取加强术或重建。

3. 陈旧性PCL部分损伤,一种为部分韧带纤维断裂,一种为韧带纤维连续但是松弛。前一种可采用部分重建,后一种可采用韧带紧缩术。对于膝关节后向松弛度接近10mm的患者,建议采用PCL重建。

4. 陈旧性PCL完全断裂,建议采用后交叉韧带的双束重建。

PCL双束重建逐渐成为主流的重建方式。重建方法的关键在于隧道的定位。关节镜下清理胫骨PCL的附着点,首先定位前外侧束,选择后内侧入路进镜,定位器位于胫骨平台关节面后下方10mm,PCL胫骨附着点所形成的印迹区的外侧缘;后内侧束定位于PCL印迹区的内侧缘。股骨隧道的定位非常重要,PCL前外侧束定位于距离髁间窝顶点软骨缘12mm,距离后髁软骨缘7~8mm处。后内侧束的附着中心根据移植物的直径来考虑,要与前内侧束之间保证有2~3mm的骨壁。目前有部分学者采用了保留残存纤维的PCL双束重建,两束重建的PCL将原来的PCL纤维夹在当中,因此又称为“三明治式”的PCL重建。“三明治式”的重建是PCL重建中最复杂的工序。但是临床效果证实,该方法能够取得最佳的稳定性效果。

PCL重建的临床效果受到多方面的影响,中、远期的结果不如ACL重建。Ahn等比较了分别采用自体HT和异体跟腱单独重建PCL的效果:通过最短 2 年的随访，HT 重建组 88.9%评级为正常或接近正常，异体跟腱组 77.8%被评级为正常或接近正常。Sekiya 等对三度单纯 PCL 损伤在关节镜下进行重建，随访 5.9 年 62%的患者术后患膝向后松弛度与健侧相比<3mm，31%的患者与健侧比在 3～5mm。

【人工韧带重建后交叉韧带】 PCL 损伤较 ACL 损伤的发病率低，但 PCL 损伤后造成胫骨后移容易引起半月板撕裂和退行性骨关节炎，因此 PCL 损伤后必须重建。PCL 具有独特的生理和力学特性，它的抗拉强度是 ACL 的 2 倍。自体移植物组织强度有限，不能满足术后早期活动的需要。异体骨-腱-骨移植物不便于在后髁间窝操作。PCL 的主要功能是控制关节的后向稳定，不像 ACL 受力复杂，所以置入物断裂的概率较小，这种情况下人工韧带更适合于 PCL 的重建。

Talbot 等对复杂的前、后交叉韧带损伤采用人工韧带重建，进行 3 年的随访，Lysholm 评分达到了 71 分，关节活动度达到了 118°，膝关节的前后稳定性有明显提高。他认为采用人工韧带治疗复杂前、后韧带损伤短期疗效显著。Chiu 等采用 Leeds-Keio 韧带，Dacron 韧带和 Goretex 人工韧带对于严重的 PCL 损伤的患者进行重建，优良率达到了 80%以上。Klinik 等对 300 例接受 Gore-Tex 韧带重建前、后交叉韧带的患者进行了 5 年的随访，认为临床效果优于自体韧带移植，该韧带便于关节镜下操作，固定简便，术后可以马上负重，较短的时间内可以恢复关节活动度。部分学者对人工韧带的使用方法进行了革新。Uchio 等用 Leeds-Keio 韧带与 EndoButton 技术联合应用进行前、后交叉韧带的重建，使得抗拉强度和抗疲劳性明显提高，并且能够抵抗循环负荷，减小了蹦极效应和韧带拉长。国内康一凡等应用 LARS 人工韧带重建 PCL。指出韧带安装位置必须遵循等距的原则。韧带固定的骨道应光滑。韧带扭曲的程度应<原韧带的扭曲程度。关节镜下清理时，勿切除原有的韧带残端组织。何国础等采用 Core-Tex 人工韧带重建 PCL，Lysholm 评分由术前的 43 分达到了术后 91 分，关节活动度由术前的 20°～100°达到了术后的 0°～120°。Lachman 试验阴性，抽屉试验阴性，平均于术后 2 个月恢复日常活动。他们指出与 ACL 重建相比人工韧带更符合 PCL 的功能要求。

目前人工韧带存在的主要问题是生物力学不完善和组织相容性不满意，但人工韧带拥有明显的优势就是能够完全人工合成，不需要牺牲自体组织或提供异体韧带。未来人工韧带的发展方向除了材料学的改进之外，应与组织工程学技术结合。加强人工韧带的可降解性和支架作用，应用各种细胞因子加速腱骨整合和新生物的长入，进行体外细胞培养和回植以及基因转染技术将使人工韧带具有更广阔的应用前景。

四、关节镜下软骨损伤的诊治

骨软骨损伤和关节内骨折是常见的一种运动创伤。关节镜技术应用后使软骨缺损得到了明确的诊断和有针对性的治疗。关节软骨在关节负重和运动中起着十分重要的作用，同时它也是运动过程中最易损伤的结构，成熟的软骨细胞特别是透明软骨细胞再生能力较弱，一旦软骨细胞受到破坏将加速凋亡过程，形成软骨缺损。软骨下骨组织的破坏，软骨下骨受到撞击后形成微骨折，软骨和软骨下骨剥脱，也是造成软骨缺损的重要原因之一。软骨缺损一直是影响关节功能加速关节退变的重要原因。有研究表明软骨细胞暴露在空气中会加速退变，传统的开放手术对软骨缺损的治疗效果较差，关节镜技术在关节腔闭合的情况下操作，保护了软骨，使得各种软骨修复的手术变得安全有效。关节镜下软骨缺损的治疗方法大体分为两类，一类是引入可再生软骨细胞的组织，比如软骨打孔和微骨折、软骨膜和骨膜移植、自体软骨细胞移植等；另一种是引入可替代的软骨组织，比如自体骨软骨移植、异体骨软骨移植、组织工程学软骨移植等。

关节镜下软骨下骨打孔是最早应用的治疗软骨缺损的方法。它主要通过软骨下骨钻孔、打磨成形造成微骨折，刺激骨髓释放未分化的间充质细胞、生长因子和其他蛋白质，在损伤的局部形成组织凝块，在应力作用下分化为成纤维样软骨组织而达到修复软骨的目的。这种纤维样软骨组织生物力学特性较差，短期内就可以出现退化。该方法不适于大的软骨缺损和中老年患者，现在只作为一种辅助方法与其他技术合并应用。软骨膜内层成软骨细胞有分化为软骨细胞的潜力。骨膜生发层细胞在低氧，高应力的环境下可以向软骨细胞增殖分化。人们利用这些特性将自体软骨膜或骨膜游离移植到软骨缺损处生成软骨细胞而达到修复的目的。术后观察这种再生软骨比正常软骨耐压能力差，术后 8～12 个月即出现退行性变，随着时间延长，退行性变加重。因为骨膜炎或膜内成骨的骨赘形成而再手术的风险较高。自体软骨细胞种植术方法是一种较新的、效果肯定的方法。它通过自体软骨活检取材后单层培养扩增，扩增后的细胞混悬于液体媒介中，然后置于软骨的缺损区，表面用骨膜移植覆盖。种植的软骨细胞在缺损处聚集并产生新的软骨基质，骨膜片的作用可以封闭混悬液，隔离软骨细胞并促进其分化。骨膜片还有半透膜作用，滑液中的营养物质可以同头，从而营养种植的软骨细胞。术后观察软骨缺损处的新生组织在组织学与机械力学特征上与透明软骨相似，术后总优良率在76%以上。这种方法在国外已经广泛应用于临床，如何使其与关节镜紧密结合实现微创化和提高精确性是下一步的发展目标。

在众多的技术中自体骨软骨移植是目前应用较广，效果最为可靠的方法。随着对关节内骨折后软骨形态及合成功能的变化的研究及自体软骨移植理论的发展，骨软骨镶嵌成形术（Masaicplasty）成为了骨软骨缺损的一种主要治疗方法。由于供体的骨软骨移植物含有软骨、软骨下骨、骨松质，保持了软骨与软骨下骨质紧密连结和完整性，植入受区后，骨软骨移植条块的骨性部分很快与受区周围的骨质相融合，使软骨下骨迅速成活；同时，因为软骨下骨的存在，移植的骨软骨块镶嵌在受区的骨孔内，可获得可靠的固定而不至塌陷。具体的操作方法是在软骨缺损区，钻大小不等的孔，每孔之间用一定的间隔，深度达软骨下骨。然后从负重较少的股骨内、外髁边缘区域凿取多个小块圆柱状骨软骨移植物，圆柱状骨软骨的直径、长度必须与软骨缺损部位预先制备的圆柱状孔相一致。将移植物序贯排列镶嵌移植于骨软骨缺损区，并恢复关节面的曲度。该项技术可以完全在关节镜下完成，可修复缺损面积1～4cm^2。修复后的软骨层是由80%的透明软骨及20%的纤维软骨共同组成。自体骨软骨镶嵌移植，由于不会产生免疫反应，术后软骨细胞仍然存活，近期和远期效果均较满意。Peterson等应用此方法治疗58例关节软骨缺损的患者，平均随访5.6年，优良率为91%。Barber等报告了关节镜下自体骨软骨移植术后的组织学观察，术后1年，移植的骨软骨均通过爬行替代与周围软骨形成完整的融合，透明软骨细胞生长良好，无明显退变现象，仅在移植的骨软骨与周围组织之间有少量的纤维软骨。关节镜下自体骨软骨移植的优点是通过自体移植达到了修复的目的，没有传播疾病的风险；骨软骨一起移植达到了固定的目的，移植物与受区嵌合不会成为游离体；创伤小有利于患者早期活动，防止粘连。但是骨软骨的自体移植取自身组织，取材的大小和量受到限制并且不能重复使用，不适于较大面积软骨缺损的治疗。

同种异体骨软骨移植的优点为软骨来源广泛，不增加手术者痛苦，且可预制成任意形状和大小。临床观察显示，新鲜或冷冻异体骨软骨移植可缓解关节疼痛、改善关节功能，移植物的骨性部分可与宿主骨相融合。手术操作与自体移植相似，可实现完全关节镜下操作。能有效治疗运动创伤所致的软骨缺损或退行性关节炎，国内外都有广泛的应用。目前关于异体骨软骨的移植研究主要集中于如何延长软骨的保存时间和降低软骨的免疫原性。与新鲜异体骨软骨移植相比，采用冷冻移植物可择期完成关节重建手术，并且有充裕的时间进行多项检测，防止供者可能带来的病毒或细菌感染，且冷冻移植可降低排异反应。Wingenfeld等研究用二甲亚砜冷冻保存的异体骨软骨，结果表明用二甲亚砜冷冻保存的异体骨软骨能明显降低其免疫原性，并加快血运重建的过程。异体骨软骨移植的早中期效果满意，但远期效果仍存在争议。目前对于组织工程学软骨修复软骨缺损的研究较为深入，通过体外的细胞种植、三维重建已经完成了人工软骨移植体，不久将用于临床。随着人类基因组计划地完成，有人采用基因治疗策略将体外基因修饰的功能性细胞植入缺损区，或者转移生长因子基因入关节腔内，利用生长因子的持续稳定表达而创造有利于软骨修复的良好内环境。然而，这些新方法和新技术的应用，都要依赖于关节镜将其导入关节腔软骨缺损部位，关节镜技术的发展是将软骨修复新理念变为现实的工具。

第二节　肩关节镜的临床应用

肩关节是人体活动度最大的关节，也是最容易受到损伤的关节，肩关节镜治疗肩关节损伤有很大的优势。肩关节镜技术于本世纪初被提出后，Older和Cofield分别报道了肩关节镜检和镜下手术。

随着运动创伤的增多和人们生活水平的提高，肩关节镜技术得到了较迅速的发展，可用于大多数肩部疾病的诊断和部分肩部损伤的手术治疗。特别是对肩袖损伤、肩关节软骨变性、盂唇损伤、肩峰撞击、肩关节不稳肱二头肌长头腱损伤的诊断和治疗，获得了与切开手术相同甚至更优良的效果。

一、肩袖损伤的诊治

肩袖撕裂是肩关节最常见的一种运动损伤。肩胛下肌、冈上肌、冈下肌、小圆肌在经过肩关节的前方、上方和后方时，与关节囊紧贴，且有许多腱纤维编入关节囊内，这些肌构成了肩袖。肩袖在肩关节的三维活动中起非常重要的作用。在冠状面三角肌和肩袖的下半部(冈下肌、小圆肌、肩胛下肌)是一对力偶。在水平面，肩袖前部(肩胛下肌)和后部(冈下肌、小圆肌)之间是另一对力偶。肩袖撕裂修复的目的是使这两对力偶重新获得平衡，而不仅仅是修补裂口。不同的撕裂部位采取不同的关节镜修复技术。肩关节镜对于将袖损伤的诊断准确清晰，优于各种辅助检查。肩关节镜检通常以肩关节后入路最为常用。选择肩峰后外侧角为定位标志，距此点向下、向内 1.5cm 为肩关节镜后方入路。通过三角肌及冈下肌下缘间隙直达肩关节囊后部，在肱骨头与肩盂间隙上部进入肩关节腔。观察顺序为肱骨头、肩胛盂关节面上半部，前关节囊，冈上肌与肩胛下肌之间的肩袖间隙，盂唇的前上部分，肱二头肌长头腱及其肩盂止点，冈上肌肱骨头外侧止点。后退关节镜顺序观察肱骨头后外侧，肩胛盂关节面的下半部，盂唇前下方结构及肩关节囊的腋皱襞部分。通过这种细致规范的关节镜探查，Gartsman 根据关节镜下表现，将肩袖破裂程度分为 3 度：Ⅰ度撕裂部分＜肩袖厚度的 1/4(3mm)；Ⅱ度＜肩袖厚度 1/2(3～6mm)；Ⅲ度＞肩袖厚度 1/2(6mm)。我们认为如果术中发现肩袖破裂厚度超过 1/2、长度超过 1cm 或肩袖完全破裂，则应做肩袖修补术。肩关节镜技术在对肩袖损伤的治疗上取得了很大的突破和发展。以往肩袖破损的长度超过 10mm 时，主要采用开放手术修复。现在，越来越多的肩袖撕裂，包括肩袖的完全撕裂都可以在关节镜下得到修补。与开放手术相比，关节镜下肩袖修补术有许多优势：肩关节镜下手术可以方便、清楚地暴露肩袖撕裂的部位；而开放性手术必须旋转上臂，把肩袖撕裂部位放置到手术切口之下，才能获得清晰的手术视野；在肩峰成形术中，关节镜下操作可以保留三角肌在肩峰的止点，避免剥离三角肌止点后可能发生的三角肌止点不愈合；镜下可以更精确地实行软组织松解，从而获得肩袖的无张力固定，有利于肩袖愈合；镜下手术可以同时探查和处理盂肱关节内的疾患；术后瘢痕少，减少术后肩关节粘连，疼痛轻，早期活动度好。

关节镜手术治疗肩袖损伤有 3 种方法：单纯肩关节镜下肩袖修补术、肩峰下减压成形和肩袖修补术、小切口辅助下肩袖修补术。单纯肩袖修补术适用于较小的、单纯性肩袖撕裂，可以完全实现全关节镜下操作，依赖于特殊的缝合器械和设备。浅层的不完全撕裂可以采用缝线直接缝合，完全的肩袖撕裂可将其缝合于骨面上。肩袖修补术的关键在于镜下穿线和打结，Viper 穿线器的发明使穿线变得非常方便，提高了肩袖缝合的效率。而无结铆钉的发明则完全抛弃了繁琐的穿线打结，简化了肩袖缝合过程，减少了手术时间。而双铆钉固定的方法采用两个缝线铆钉分别独立固定后，用缝线环将两个铆钉连接。Millett 认为这种简单的新方法不仅有与传统单排重建方式相当的强度，而且可以增加肩袖的接触面积，还能使负荷分布在 2 个铆钉上，减少固定的失败率。肩峰下减压成形适用于肩峰撞击导致的肩袖损伤，研究表明肩袖损伤的原因约有 95%是因为肩峰撞击和磨损引起的，撞击大多发生在肩峰的前 1/3 部位和肩锁关节。因此，对肩袖损伤不能仅仅单纯缝合修补，必须消除引起肩袖磨损的因素，使已修复的肩袖免受再次撞击，避免术后复发。所以要在关节镜直视下进行肩峰成形术，清除肩峰下增生的炎性滑膜和骨赘，完成肩峰下减压。将肩峰前 1/3 骨皮质进行磨削，使其平整，消除撞击因素。然后再进行肩袖的缝合固定，术后效果明显，远期疗效肯定。小切口辅助下肩袖修补术是现阶段广泛采用的手术，它适用于较大的、镜下修复困难的肩袖损伤。首先进行肩关节镜下的清理：修整撕裂处的肩袖，用刨削器或篮钳修剪破裂处直至正常新鲜的肩袖组织。用刨削器及射频冷切割刀去除肩峰下滑囊，并显露肩峰下缘及喙肩韧带。肩袖完全破裂后，常有不同程度的回缩。因此必须从肩胛盂上缘开始游离肩袖，直至将肩袖能牵拉到固定位置而没有过高的张力。然后进行肩峰成形，切断喙肩韧带的肩峰止点，去除肩峰的前下缘，直至将Ⅱ型或Ⅲ型肩峰成形致Ⅰ型肩峰。去除大结节与关节面交界处的皮质，以利于肩袖愈合。镜下关节清理完毕后，可进行小切口内肩袖修补，沿关节镜外侧入路做一纵向切口，切口长度不宜超过5cm，以免损伤腋神经。沿三角肌纤维方向纵向钝性劈开三角肌，不剥离其止点，长度不超过5cm，在5cm处缝合1针，以免因牵拉而损伤腋神经。对于肩袖部分破裂的患者行肌腱-肌腱缝合，对于肩袖完全破裂者先于大结节处做3个骨性隧道，再将肌腱固定于去皮质的大结节内侧，行肌腱-骨隧道缝合，最后用可吸收线间断缝合三角肌，逐层缝合切口。该方法该术式所需的技术及材料要求相对简单，是向完全关节镜内手术的过渡。肩袖撕裂镜下治疗水平的提高又产生了新的技术和现代观念，对于肩袖后上部的撕裂可采用“边缘汇聚法”，先沿肩袖的长轴缝合撕裂口的两边，再把缝合后的肩袖游离缘缝合固定于肱骨头骨床上。这种方法的优点是缝合处张力低，再撕裂的危险性小。对于巨大的挛缩的撕裂采用“间隙移位法”。前间隙移位是松解冈上肌腱和肩袖间隙，切断挛缩的喙肱韧带，外移冈上肌腱，缝于止点处的骨床；后间隙移位是同是松解冈上肌和冈下肌间隙，使冈上肌腱移位更大，便于关节镜操作。除肩峰下撞击是造成肩袖损伤的原因外，现在认为喙突下撞击症和喙肱间隙狭窄也是导致肩袖撕裂的原因之一。特别是伴有肩胛下肌腱断裂时，当喙肱间隙＜6mm时即可认为存在喙突下撞击症，此时应先行关节镜下喙突部分切除，扩大喙肱间隙在行肩袖修补，术后疗效较为满意。随着肩关节镜操作技术的成熟，新材料，新器械的应用，全肩关节镜下的肩袖修补术必将得到普及。

二、肩关节不稳的诊治

创伤性肩关节不稳是由于较大的外力引起肩关节的前脱位或者半脱位，导致前盂唇撕脱，前关节囊撕裂、撕脱，甚至盂缘骨折。多见于肩部反复劳损或者用力不当运动员。肩关节的稳定依赖于主动稳定结构和被动稳定结构，前者包括三角肌、肱二头肌和肩袖肌群，而肩盂几何外形、盂唇、关节囊及盂肱韧带则属于后者。这些结构的损伤或发育不良是导致肩关节前方不稳的根本原因。关节镜下检查是诊断肩关节不稳定的重要方法。关节镜下最常见的病理改变为盂唇的撕裂，经典的Bankart损伤为肩盂前下1/4圆周的盂唇增厚部(即盂肱下韧带的附着处)的撕裂或剥脱；另一种损伤是在关节面周围的盂唇附着部的骨膜自骨膜下层剥脱，此时关节镜下盂唇可显得十分完整，必须用探钩仔细探察盂唇边缘才能发现这种损伤；在肩关节镜下还可见到盂唇撕脱后与肩盂间的缺损部被大量瘢痕组织所填充，这是损伤愈合的一种表现。但由于使盂肱下韧带延长，所以仍会造成肩关节的不稳定。在慢性病史较长的复发性肩关节前方不稳定中可见到盂肱中韧带的拉长甚至有时可看到整条盂肱中韧带被瘢痕组织所替代。肩关节镜可以对肩关节不稳的原因进行明确的判断，并提供有针对性的治疗。

关节镜下的肩关节不稳的治疗随着内固定技术的进步而得到了发展。Johnson在1982年首次利用金属U形钉在关节镜下实施了肩关节的稳定手术，但由于所用内固定物的问题较多这一技术很快被放弃。1987年Morgan等描述了关节镜下经肩盂下方打孔过线固定盂唇及关节囊的肩关节稳定手术，之后Caspari等对这一技术进行了一些改进。但大多数报道中该手术不能达到和切开手术一样的成功率。Richmond首先提出了应用缝合锚钉实施关节镜下的肩关节稳定手术。Wolf和Snyder则开始尝试用可吸收的和不可吸收的缝合锚钉进行手术。这一技术的优点在于术中可以将关节囊和韧带结构上移并保持适当的张力。一般术中首先评估关节囊、韧带复合体附着的牢固程度以明确它们是否移位及有无瘢痕形成，然后进行关节囊韧带等软组织的松解，建议一直向下方松解至肩盂6点钟处位置以利于后期的软组织的移位，然后进行肩盂的准备直至出现均匀的渗血。此后常规在2点钟、3点钟及5点钟位置的关节盂边缘处由下至上打入缝合锚钉，打入时必须注意缝合锚钉的位置及打入的角度。然后进行关节镜下的缝线操作，使缝合锚钉尾线穿过盂唇关节囊复合体后打结固定。术后需制动3～4周，以后开始严格指导下的康复锻炼。至术后6个月时可恢复体育活动。较早期的报道显示与切开手术相比，关节镜下应用缝合锚钉进行Bankart重建手术治疗复发性肩关节前脱位的疗效稍差，复发脱位率高于切开手术。但随着关节镜器械的发展和关节镜下手术操作技术不断完善，近5年的文献报道显示关节镜下手术的结果已完全可以与切开手术媲美。Bacilla等报道了1组40例年轻的运动员以该方法治疗的效果。其术后复发率仅为7%。关节镜手术围术期并发症率更低，外旋受限更小，患者术后恢复从事投掷运动的概率更大。

另一种稳定手术则应用可吸收钉进行固定，其中最常用的是 Suretac 装置，这是一种由聚葡萄糖酯制成的可吸收钉。在体内可由水解吸收而不会引起炎症过程。这种固定方法将软组织直接固定于骨面上，可避免出现金属 U 形钉那样的固定物松动的问题，不需在后方打结，因此也不会有肩关节后方疼痛及肩胛上神经麻痹的并发症。但由于生物可吸收钉的固定强度低于切开手术或不可吸收缝合锚的固定强度，因此术后制动的时间可能更长。该项技术不能很好的处理那些关节囊盂唇组织质量较差的情况。因此那些单方向的、创伤后的、合并 Bankart 损伤且盂肱下韧带组织质量较好的患者比较适于这项手术技术。

关节镜下的肩关节不稳定重建术目前仍处于发展中，目前很难界定其标准的适应证。由于关节镜下手术具有对患者损伤小、患者肩关节功能恢复快等明显的优点，近十几年来关节镜技术已广泛应用于复发性肩关节不稳定的诊断及治疗，并且随着关节镜技术的不断完善，以往那些所谓的禁忌证逐渐都可以应用关节镜手术解决。应当明确，对于那些存在肩盂骨缺损，脱位次数超过 30 次、关节囊盂唇组织质量差，合并较大的 Hill-Sachs 损伤的患者进行关节镜下的修补术的效果相对较差。复发性肩关节不稳定的关节囊松弛可采用关节镜下关节囊的热缩成形术。术中应用激光或射频探头传送能量，产热，最终导致关节囊的变性收缩。肩关节囊主要由Ⅱ型胶原纤维构成。分子生物学研究表明这种纤维为一种规则的三螺旋结构。由于分子间及分子内的连接维持一种规则的晶体状结构。当热能破坏了这些连接后，其分子生物学构型转变为一种随机的螺旋，从而导致关节囊的外型改变。尸体试验表明纤维的挛缩取决于能量作用的时间和温度，超过 65°C 即可使人类尸体的肩关节囊明显挛缩，从而减少肱骨头相对肩盂的运动。Hardy 等报道 18 例肩关节前方复发性不稳定的患者以缝合锚及激光热缩成形联合治疗，术后 1 年时没有复发。关节囊的热缩成形作为一项新兴的较易实施的技术目前被广泛的应用。关节镜下手术有严格的技术要求，手术效果与术者的技术直接相关。另外术后的康复过程亦很重要。由于关节镜术后患者所感到的不适一般比切开手术后的小，但至少 3 周的术后制动是必需的，并且只有在肩关节完全恢复了活动的范围及肌力时才能重新从事体育运动，通常这需要 5～6 个月的时间。

三、肩峰撞击和盂唇损伤的诊治

肩峰下撞击综合征是肩关节外展活动时，肩峰下间隙内结构与喙肩穹之间反复摩擦、撞击，导致肩峰下组织炎症、退变，甚至肩袖撕裂，引起肩部疼痛和功能障碍。Bigliani 等将肩峰的形状分为平坦形，弧形和钩状，并认为后两型肩峰更易发生肩峰下撞击征。研究证明肩峰的结构异常和肩峰下撞击征有一定的相关性。根据受累组织的不同，肩峰下撞击可表现为肩峰下滑囊炎、冈上肌炎、冈上肌钙化、肩袖损伤和肱二头肌肌腱炎等。随着关节镜技术的不断发展，关节镜下肩峰成形术已成为治疗肩峰下撞击综合征的标准技术。肩峰成形术又称为肩峰下减压术，自从 1987 年 Ellman 首先报告以来，已广泛开展。关节镜下肩峰成形术要达到满意的疗效要广泛、彻底地切除肩峰下滑囊；切除或切断喙肩韧带；前肩峰下减压；切除肩锁关节骨赘；必要时行肩袖修补术，有效控制术中出血是手术成功的关键之一。钬激光行肩峰下滑囊和喙肩韧带的切除是控制术中出血的较好方法。可使用 30°的探头，总能量控制在 10～30W，直接接触组织有切割作用，距离 2mm 左右则有凝固止血作用。术中肩关节周围软组织的过度肿胀也是一个需要注意的问题，多为冲洗液渗透到软组织所致，严重者可引起骨筋膜间室综合征。尽量缩短手术时间，减少冲洗量、流量，降低冲洗压力和手术入口使用外套管可起到预防作用。术中应注意控制好肩峰下减压的程度，切除过多可引起肩峰骨折，切除过少难以起到减压作用。术前可根据冈上肌出口位 X 线片估计肩峰切除的量。肩峰下切除应控制在 8mm 之内。具体操作时首先用圆头套管扩大并松解肩峰下滑囊，用刨削打磨器清理切除肩峰下滑囊壁，暴露肩峰下缘部分和喙肩韧带。探针从外侧入路进入，探明肩峰的前缘和外缘，了解肩峰下骨赘增生的情况及肩袖有无损伤，并探明肩锁关节和喙肩韧带。用钩刀或钬激光切断或部分切除喙肩韧带。用打磨钻切除（或磨平）肩峰前外侧部分。将关节镜改从外侧入路进入，经前入路进入手术器械，探查肩锁关节，如肩锁关节有骨赘形成，则予以切除，严重者则做锁骨远端的切除。如有肩袖损伤，则加做肩袖修补术。对于合并肩袖完全断裂的肩峰撞击综合征主张关节镜和开放手术联合应用，镜下观察确定位置开放手术减压和修复肩袖。联合手术的优点可以同时检查盂肱关节，发现关节内的损伤并治疗；可以直观而准确的评估肩峰下间隙和肩袖关节面撕裂的程度；三角肌的附着点得到了保护，三角肌肌力损害小；切口小，软组织切除少，效果优于切开手术，术后康复快。

盂唇是肩胛盂周边的软骨环，有加深肩胛盂，减轻震荡、扩大包容、增加关节稳定的作用。盂唇受到撞击磨损、极易损伤。因为是软骨组织，体积较小。辅助检查很难发现，常造成误诊。而肩关节镜对盂唇损伤的诊断准确、直观，而且可以明确盂唇损伤的范围、类型及鉴别诊断。盂唇处于周围关节囊相连外，上方与肱二头肌长头腱止点相连前方与盂肱韧带相连。除单纯的盂唇横裂、纵裂、舌状撕裂、纤维状撕裂外还会有盂唇复合体的损伤。对于单纯盂唇损伤，采用肩关节镜下撕裂的部分切除术，操作简单，术后恢复快。对于较大的撕裂可采用 Morgan 法，在肩关节镜下将剥离断裂的盂唇复位缝合与肩盂上。目前国外常用关节镜下带线锚钉内固定缝合法，在关节镜下用 Revo 或 Mitek 锚钉打入受损盂唇的边缘，利用特殊的境内器械用钉尾的线将损伤的盂唇复位缝合。此方法固定牢靠，术后可行早期康复训练，并发症少。

第三节　髋关节镜与踝关节镜的临床应用

一、髋关节镜的临床应用

早在 1931 年 Burman 就试图施行髋关节镜检查术，但限于当时的技术条件和对髋关节生理的认识，手术未取得实质进展。真正的髋关节镜诊疗技术开始于 20 世纪 70 年代后期，30 年来无论是基础理论还是临床实践都取得了长足进步。当前，这一微侵袭内镜技术已在髋关节疾患的诊疗中起到越来越重要的作用。

髋关节周围的肌肉丰富，关节囊较紧，关节间隙狭窄，导致髋关节镜技术难度增大。Eriksson 在 20 世纪 80 年代就提出行髋关节镜时要借助外力充分松弛髋关节。只有关节间隙拉开，才有入镜的可能，牵引是髋关节镜术成功的一个重要因素。若牵引力过大，易导致血管神经拉伤；而牵引力过小，关节间隙狭窄，无法行镜下操作。术中牵引所要掌握的尺度主要依据 C 形臂透视下检测关节间隙拉开的程度。膝关节微屈 15°时检测膝关节屈伸的张力。髋关节周围的解剖结构比较复杂，重要的神经血管较多，手术入路较为困难。Glick 提倡外侧入路，单纯外侧入路，术中盲点较大，且坐骨神经有着潜在的危险。如果前外侧入路和外侧入路联合应用效果会更好。实验研究证明前外侧入路位于关节镜检安全区的最中央，而与相邻的臀上神经的距离平均为 4.4cm，因而很安全。而术中注意保持患肢中立位，避免外旋，并维持髋关节在伸张位，减少坐骨神经靠近关节囊的机会。髋关节深在，穿刺不似表浅关节容易，而穿刺的好坏是手术成功的关键，要保证穿刺顺利，必须做好髋关节的体表标志，在 X 线透视下进行操作。采用双针穿刺法穿刺成功后向关节囊内注入液体使其膨胀，再分别经由两穿刺空导入冲洗管和关节镜，并采取持续加压冲洗，可保证了视野的清晰。由于髋关节的解剖特点，对髋关节镜本身也有一定要求。一般采用 25°或 30°关节镜经转子前后入路观察股骨头、关节盂唇，经前方入路观察髋臼关节面及髋臼窝。如需观察股骨颈、关节囊内韧带、关节滑膜，则采用 70°关节镜为宜。除硬镜系统外，采用由光导纤维制成的可折曲关节镜可减小关节镜盲区，增加术野。

髋关节镜术对部分髋关节疾病的诊断和治疗有重要的价值，它具有损伤小，恢复快，并发症少等优点。有些疾病尽管病变微小，却被迫切开关节进行大手术治疗。而通过髋关节镜技术来解决此类问题，情况大有改善。由于髋关节解剖的特殊性和目前受器械、设备的影响，不管是检查还是手术操作均受到相当的限制。目前钬激光的应用良好地解决了镜下手术问题，激光的细小、灵巧以及各种角度的探头，能够彻底地切除增生滑膜、破裂的关节盂唇以及清理变性软骨。是髋关节镜的诊治范围得到了明显扩大。利用髋关节镜取出关节内异物和游离体是最常用的技术。关节内游离体常见于运动创伤后碎裂的软骨游离于关节腔，除引起关节交锁、失稳等机械损伤外，如果游离体或异物嵌夹于负重区的关节软骨面之间，关节面破坏将不可避免。髋关节镜下取出游离体，不必进行大切口，操作迅速简便，术后不影响功能。并且，通过关节镜下的灌洗装置对清除关节内血肿或一些体积较小无法钳夹的游离体也有明显的效果。髋臼盂唇损伤也是常见的运动损伤，髋臼盂唇对增加股骨头包容、传递关节应力、稳定髋关节具有重要意义，盂唇病变将增加髋关节骨性关节炎的发生率并加速关节退变。盂唇富含痛觉神经末梢，盂唇病变本身也可引起疼痛、弹响、交锁、关节失稳等一系列的髋关节症状。经髋关节镜检查证实：40%的不明原因髋关节疼痛由盂唇病变引起。髋臼盂唇病变的病因主要由退变引起(约 48.6%)，其次为创伤(约占 18.9%)，再次为特发性(27.1%)和先天性(5.4%)。按关节镜下形态观察可将盂唇损伤分为瓣状、放射状、边缘纵行损伤及不稳定型盂唇等类型。其中不稳定型主要指盂唇结构正常但有半脱位功能失常者。盂唇撕裂伤多见于前侧盂唇，以放射状、瓣状多见。因 MRI 和髋关节造影对盂唇病变不敏感，漏诊率很高。而髋关节镜对诊断盂唇病变极有价值。同时可在关节镜下行盂唇部分切除术，去除病变盂唇缓解关节症状。髋关节镜诊疗术后一般要求患者 3d 内避免完全负重，6 周内避免髋关节剧烈运动。术后及早进行理疗和功能锻炼将有益于关节功能的及早康复。

髋关节镜外科技术为髋关节疾病的诊疗提供了全新的手段。尽管当前该技术尚不普及，无论是关节镜技术本身还是对关节镜下髋关节生理或病理解剖的认识都有进一步深化拓展的余地，但髋关节镜外科作为一种微侵袭内镜技术，为人们在微创的前提下更直接地认识和处理髋关节疾患提供了可能。随着认识的深化和技术的改良，髋关节镜技术一定会在髋关节疾病的诊治中起到越来越重要的作用。

二、踝关节镜的临床应用

踝关节是重要的下肢撑重和运动关节，损伤的临床发病率较高。很多病例即使经过详细的物理检查，甚至 CT 和 MRI 检查，仍无法明确诊断。而踝关节表浅，关节镜检查入路方便、安全、准确性高，不发生关节粘连，故踝关节镜检查具有很高的临床诊断价值。由于踝关节间隙狭小及不规则，关节镜诊断和治疗操作有一定困难，但通过结合踝关节牵引技术成功率较高。适用于大部分踝关节疾病的诊断，同时可对关节病损程度做出恰当的评估。踝关节镜的治疗价值正逐步受到重视，经关节镜可施行多种手术操作。不需要广泛切开关节囊，损伤小、恢复快、疗效确切、无关节感染及血管神经损伤并发症已逐步成为踝关节外科的重要治疗手段。踝关节镜手术的主要适应证有：软骨软化病灶修整、骨赘切除、游离体摘除、滑膜活检、滑膜脂肪垫切除、胫距前韧带紧缩、急性关节内软骨骨折后骨折片的清除与内固定机关洁净辅助下的踝关节融合。

踝关节镜手术难度较大，有许多注意事项：术前大腿应放置止血带。专用牵引套及牵引器进行踝关节牵引，并可以改变方位，以保证术中达到暴露部位的最大间隙。使用持续高压关节内灌注系统以较好扩充关节腔。术前要仔细标记内、外踝骨性边界，标记胫前肌、长伸肌、趾总伸肌和足背动脉。入口的选择共 5 个：前外口位于第三腓骨肌外侧；前中央口位于长伸肌外侧，趾总伸肌和足背动脉内侧；前内口位于胫前肌腱后内侧；后外口位于跟腱和腓骨肌之间；后内口位于跟腱和胫后动脉之间。根据病情需要选用不同入口组合，后内入口应特别注意造成血管、神经损伤。术中关节内检查要遵循一定的顺序规范进行：内侧应观察内侧胫-距关节、内侧距骨-内踝间关节面、内踝、内侧滑膜壁和三角韧带的深部。外侧应观察外侧胫-距关节、下胫腓关节、外踝、距骨-外踝间关节面、外侧滑膜壁、距腓前韧带。中央区观察胫骨的穹窿部及相应的距骨关节面。后外侧入路观察胫骨后穹窿部及相应距骨关节面，外踝及胫腓下关节后部分等。手术治疗操作应轻柔、适度，避免造成血管、神经及关节软骨面、韧带等的损伤。后内入口避免损伤胫后动脉及神经，后外入口避免损伤腓肠神经和小隐静脉，前入口避免损伤腓深神经和胫前动脉。手术方式可做关节内滑膜切除及活检、游离体摘除、关节软骨面损伤缺损区的刨削清创及钻孔、关节内粘连松解、化脓性关节炎的清创引流和冲洗等。

踝关节镜适用于踝关节病变的诊断和最大程度的治疗，对早期及其他检查无阳性发现的病变，尤其是骨关节炎可做出准确的诊断，对已有明显关节内损害的病变程度可做出正确的评估。同时经过治疗性手术操作可延缓病程的发展或缓解症状改善功能，对感染性疾病是较好的引流术式，拥有广泛的应用前景。

第四节　肘关节、腕关节镜的诊治价值

一、肘关节镜的诊治价值

肘关节镜的应用始于20世纪30年代，80年代中后期国外对肘关节镜手术的临床应用无论是从手术体位或是手术入路及适应证等方面均有了很大的发展。1931年Burman曾研究肘关节解剖后认为肘关节不适宜进行关节镜手术，他认为肘关节镜造成神经血管损害的危险远大于关节镜诊治所能带来的益处。随着手术技术的发展完善、临床经验的积累、手术体位和入路的改进，肘关节镜手术的危险程度大大降低，手术指征也得到扩展，严重并发症并不多见。尤其在80年代后期，Andrew等提出并确定了肘关节镜手术的最初规范。在施行关节镜手术时患者应仰卧位，经前外侧、前内侧及后外侧入路，界定了肘关节镜手术操作的规范化标准。1992年Driscoll和Morrey更进一步发展了肘关节镜技术。

肘关节镜诊治适应证包括难以明确诊断的肘关节疼痛，如滑膜嵌入、软骨损伤等；鹰嘴、鹰嘴窝的骨赘切除、游离体取出、剥脱性骨软骨炎及软骨损伤的清理；滑膜切除，如类风湿关节炎、色素沉着绒毛结节性滑膜炎等；化脓性关节炎的冲洗清理术；肘关节挛缩或粘连松解术，但若粘连严重，影响穿刺安全者，则不宜施行肘关节镜手术；镜下桡骨头切除术和网球肘的治疗。对有严重的肘关节僵硬、肘关节骨或软组织解剖结构严重变异或局部感染者，因手术安全性较差被视为肘关节镜手术的禁忌证。随着关节镜手术器械更新和手术技术的提高，已开展对某些肘关节创伤的关节镜手术。在急性肘关节创伤中，肘关节镜主要用于关节内骨折的关节镜监视下复位内固定术，如桡骨头骨折、鹰嘴骨折、冠突骨折、肱骨髁骨折等；某些开放性肘关节损伤的关节镜下冲洗、清理。尽管关节镜下手术具有创伤小和恢复快的优点，但镜下完成此类骨折解剖复位、固定难度非常大，临床应用起来仍有较多困难。

肘关节镜手术具有以下优点：手术效果好，患者恢复快，一般于术后7d左右即可恢复日常生活与活动，运动员多在4～10周恢复训练；手术切口小，创伤小，一般4个小切口，即可完成全关节手术，尤其适用于前后关节腔均需清理的病例；对肘关节损伤及病变范围观察全面，诊断较为确切。如肱骨小头剥脱性骨软骨炎，一般常合并有桡骨头软骨损伤及肱、桡关节滑膜嵌入，手术时这些伴发病变在镜下清晰可见，可一并清除。实施肘关节镜手术时必须注意术前进行详细的物理检查，确定诱发疼痛的动作，便于术中确定原因。例如滑膜嵌入，当前臂旋前外翻挤压时疼痛，但旋后外翻时无痛。关节镜下可见旋前时桡骨头回缩至环状韧带内，韧带边缘增生的膜状滑膜嵌入肱、桡关节内，挤压引起疼痛，而旋后时桡骨头旋出超过韧带上表面，将滑膜推出关节表面故疼痛消失。因而通过前臂旋前外翻挤压试验确诊的患者，手术效果良好。对于关节内游离体术前须进行CT检查，确定病变部位、游离体数目和位置，使关节镜手术的针对性更明确。肘关节镜操作难度较大，各种术前的准备对于关节镜手术的成败有着积极的意义。

二、腕关节镜的诊治价值

腕关节镜检查虽然是一种侵袭性方法，但与传统的切开手术相比，是一种微创技术。它具有其他方法，如X线、CT、MIR和关节内造影等非侵袭性检查不可比拟的优越性。随着小关节镜器械的发展和更新，小型电动刨削设备以及特殊器械的发明等，腕关节镜技术已经从普通的检查手段扩展到兼有诊断和治疗的新技术。腕关节镜可以直接观察关节内骨折复位和固定情况；取出关节内骨和软骨碎片；检查关节内韧带和三角纤维软骨复合体的完整性，并争取在镜下做清理、修整或缝合。腕关节镜可以探查到腕骨间韧带撕裂，而这常常是X线片和关节内造影所容易忽视的。腕骨间韧带撕裂是引起腕关节不稳定和关节内交锁的主要原因。腕关节镜重点检查舟月韧带、月三角韧带和三角纤维软骨复合体。舟月韧带或月三角韧带撕裂的处理主要是在关节镜下用克氏针或探针清除嵌入舟、月、三角骨之间的软组织，恢复腕骨间正常关系；同时刨削修整韧带断端，使其原位愈合。

三角纤维软骨复合体的撕裂根据损伤的病因及部位将损伤分为创伤性损伤和退行性损伤，创伤性损伤较常见，由于腕关节运动不当导致。常见损伤部位是水平部的撕裂或穿孔，撕裂口通常呈前后方向纵行裂开，宽度多为1～2mm，位于三角纤维软骨复合体桡侧缘外侧 2～3mm，穿孔或撕裂处的内侧缘有增多的组织，偶尔有软骨瓣附着在裂口的掌侧缘。通过腕关节镜，可在直视下观察三角纤维软骨复合体损伤的范围、形态、位置、断裂情况，以及腕骨和尺骨头软骨软化和腕骨间相互变化情况。Weiss 等认为腕关节镜检查是诊断三角纤维软骨复合体损伤的金标准。三角纤维软骨复合体中心部撕裂可行关节镜下清理术，清除游离的撕裂瓣，防止撕裂瓣嵌顿引起关节交锁；三角纤维软骨复合体桡骨附着缘撕裂伤一般较小，且在前臂旋转时不发生撕裂，可不必处理。三角纤维软骨复合体尺侧缘损伤较少见。若具备三角纤维软骨复合体缝合装置可缝合修补。由于三角纤维软骨复合体在稳定腕关节中的重要作用，应尽可能保留其结构，不轻易做大部切除。三角纤维软骨复合体损伤在关节镜下的修复方式可分为两大类：由内到外缝合法和由外到内缝合法，各有优缺点。也可采用三角纤维软骨复合体缝合器（包括一空心缝针穿入器和线圈衔接器），在 ECU 和小指伸肌腱之间尺骨头远端暴露背侧关节囊，将缝针穿入器插入关节囊，在关节镜的引导下从三角纤维软骨复合体分离部的下面穿过，然后将线圈衔接器穿过关节囊并将线圈套在穿入器的末端，接着线圈衔接器带着缝线的末端拉出关节外，使三角纤维软骨复合体周边固定在关节囊背侧。缝 3～4 个线圈后，前臂在完全复位的情况下打结。Corso 用此法治疗 44 例病人，平均随访 37 个月，满意率 93%。腕关节镜对外部疾病的诊治有重要意义，一定会逐步完善和发展。

关节镜外科的推广和应用并不是一蹴而就的，关节镜设备较为昂贵，限制了他在基层医院的广泛应用。关节镜技术是一种技术水平要求较高的手术，需要专业的培训和反复的实践。更要求未来的关节外科医师掌握扎实的现代高科技知识并不断进行知识结构的更新。同时我们也应到认识到关节镜手术并不是万能的，并非所用的手术都适合于关节镜操作，必须将关节镜技术与传统手术相结合才能达到根治疾病的目的。

（袁　文）

第五篇　骨与软组织肿瘤

第 19 章

骨肿瘤总论

第一节　概述及研究进展

一、概　　述

(一)骨肿瘤学发展的历史

有关骨肿瘤的研究早在几个世纪前就已经开始了。1803 年，William Hey 发表了一组有 10 例颈部或肢体软组织肉瘤病人的临床报道。“肉瘤”一词则是 John Abernethy 首先翻译自希腊文，并于 1804 年首次发表在了“从解剖学角度对肿瘤分类的尝试”这篇论文。对骨肿瘤组织学的探讨始于 19 世纪初，Boyer(1819)、Nelaton(1860)是最早描述骨肉瘤的人。Astley Cooper(1818)、Lebert(1845)、Paget(1853)和 Nelaton(1860)则相继描述了骨巨细胞瘤。Müller(1836)报道了 36 例多发内生软骨瘤。Ollier(1898)对该病进行了进一步描述，故该病后多称为 Ollier 病。Maffucci(1881)首先报道了内生软骨瘤与血管瘤可同时存在，称为 Maffucci 综合征。Virchow(1876)在尸检中发现单纯性骨囊肿。Bloodgood(1910)、Elmslie(1914)发表了当时关于该病的权威性报道。Heineke(1903)最早描述了该病变的 X 线特点。Von Recklinghausen(1891)报道了骨纤维异样增殖症，但他将此症与甲状旁腺功能亢进引起的全身性囊状纤维性骨炎相混淆，后来由 Wieland(1922)和 Mandl(1926)澄清了该问题。Albright(1937)描述了该病可与皮肤棕色斑和女性早熟合并发生的综合征。Lichtenstein(1938)和 Jaffe(1942)则进一步将此病分为单骨型及多骨型。

一直以来人们对骨与软组织肿瘤的研究大多集中于诊断与治疗技术方面。20 世纪 70 年代以前，截肢是治疗原发恶性骨与软组织肿瘤的主要手段。虽然也有学者报道了射线及一些化学药品在诊断及治疗骨与软组织肿瘤上的作用，但并没有引起普遍的重视。化疗的概念形成于第二次世界大战时，到了 20 世纪 60 年代，化疗真正成为外科治疗及放疗之外的又一种治疗手段。20 世纪 80 年代，在大剂量联合化疗的基础上、肢体恶性骨肿瘤节段切除保留肢体的外科疗法逐渐开展。而最近十几年来，对骨与软组织肿瘤的认识更是随着影像学、分子生物学的发展有了极大的提高。然而直到目前为止，对于骨与软组织肿瘤的诊断与治疗还远没有达到令人满意的程度，因此回顾相关历史，以加深对骨肿瘤当前研究状况的认识及展望今后努力的方向是完全必要的。

1. 外科手术　20 世纪 70 年代以前，截肢术一度是骨与软组织恶性肿瘤的唯一治疗方案。1850 年，Bernhard Langenbeck 尝试着做了 1 例局限性肩胛骨肿瘤切除术，遗憾的是病人术后未能存活。1881 年，Macenen 首次报道应用同种异体骨移植成功的经验；1907 年，Erich Lexer 完成了 1 例最早的肿瘤切除后异体骨关节移植术，保全了病人的关节功能，并减少了切除病骨后给病人带来的不便。随后，Bloodgood 又在 1910 年成功实施了局部自体骨移植术。随着人们对骨移植术认识的逐渐进步，1917 年，美国骨移植学的代表人物 Fred H. Albee 通过用凡士林或凡士林纱布包裹骨移植物并浸泡保存在 4～5℃ 的环境中，首次将骨移植物保存了 48h，这也是现代骨库保存骨移植物方法的启蒙。现代骨库的真正发展是在第二次世界大战之后，1947 年，来自纽约整形医院的 Leonard F. Bush 首先报道了在骨库中采取冷冻保存骨移植物的方法。随后，马里兰美国海军组织库的发展促进了冻干骨技术的广泛应用。骨移植技术尽管已日渐成熟，然而毕竟受到资源的限制。1943 年，Austin T. Moore 和 Harold R. Bohlman 报道了股骨上段骨巨细胞瘤局限切除后安装金属假体的病例。随后，人工假体开始大量的用于骨肿瘤局限切除术后的替代修复。

骨肿瘤外科治疗发展到今天，已经结合了骨关节外科、显微外科、胸腹外科及血管神经外科的方法和技术，在新辅助化疗的条件下，有选择地进行带瘤段骨截除并修复重建的手术，取得了令人鼓舞的治疗效果。

2. *化学治疗*　化学治疗真正应用于临床是从 20 世纪 60 年代才开始的。其发展可追溯到第二次世界大战时期，由 Lindskog 在 1942 年首先将一种原本用于化学战争的烷化剂—氮芥应用于肿瘤治疗，并取得了短暂缓解的疗效。20 世纪 60 年代化疗概念开始形成。Norman Jaffe 使骨肉瘤化疗技术有了巨大的发展，他于 1972 年报道的应用大剂量甲氨蝶呤加四氢叶酸解毒（HDMTX-CF）治疗骨肉瘤的结果是骨肉瘤治疗的转折点。这一化疗方法在几年后成为骨肉瘤治疗的基本方法。同在 1972 年，Cortes 报道了应用阿霉素治疗转移性骨肉瘤有效。20 世纪 70 年代末又发现了顺铂对骨肉瘤有效，并可进行动脉内灌注化疗。20 世纪 70 年代后，随着外科保肢术的发展，化疗也取得了重大突破，即出现了术前化疗（新辅助化疗）和术后化疗。Rosen 制定了一系列的化疗方案。如 T4 方案，T10 方案等，针对一些对化疗反应较差的病例，通过术后使用阿霉素和顺铂来提高化疗的效果等。

3. *放射治疗*　放射治疗在骨与软组织恶性肿瘤的综合治疗中除少数病例作为姑息性治疗外，多为辅助性治疗，很少单独应用作为根治性治疗的手段。放疗的形成始于 1896 年，Ernest A Codman 是研究射线对骨肿瘤影响的先行者，他的理念当时并不为同行所接受，但最终还是被收录到外科大全中，以表彰其对促进骨肿瘤诊断及治疗发展的贡献。他率先提出“Codman 三角”的概念，使恶性肿瘤的早期诊断变得更加现实，从而为早期切除肿瘤病灶提供了可能。James Ewing 也是一位伟大的放疗技术的倡导者和先行者。1921 年他用自己的名字将一种骨肿瘤命名为“Ewing sarcoma”，即尤因肉瘤。

4. *免疫治疗*　早在 1774 年，人们就观察到，有些严重感染的肿瘤病人，其恶性肿瘤会自行消退。19 世纪末，William Coley 首先尝试采用混合的细菌毒素（Coley 毒素）来治疗恶性肿瘤，并取得了一定的疗效，是肿瘤免疫治疗的开始。Coley 也因此成为肿瘤免疫疗法及辅助疗法的创始人。近年来，肿瘤免疫学研究取得了一些突破性进展，最具里程碑意义的进展是人类肿瘤免疫排斥抗原的发现。1991 年 Boons 等首次发现了人类肿瘤免疫排斥抗原—黑色素瘤 MAGE—1 抗原。到现在为止，虽然已发现的肿瘤抗原并不太多，但大量研究结果显示很多肿瘤细胞具有介导机体免疫系统攻击的抗原。

（二）骨肿瘤流行病学特点

据世界卫生组织资料显示，全世界约有癌症病人 1 800 万，每年有 900 万～1 000 万新发癌症患者，死亡 600 万～700 万。据估算，我国每年肿瘤新发病人约 160 万，其中死于癌症者约 130 万。现有癌症病人 200 万～300 万，恶性肿瘤已成为人类三大死因之一，仅次于心、脑血管病和意外事故。在发达国家中占各类死亡原因的第一位或第二位。比如美国，癌症是引起死亡的第二位原因，每年约有 34 万人死于癌症。在我国，根据 20 世纪 90 年代的资料统计，1996 年大中小城市癌症病死率为 130/10 万，与死因第一位的脑血管病（134/10 万）的病死率相差无几，列死因第二位。平均每死亡 5 人，就有 1 人死于恶性肿瘤。1997 年我国城市男、女性肿瘤死亡分别居死因位次的第一、第二位，在农村则分别为第二、第三位。预计今后 25 年中，全球将有近 3 亿新患恶性肿瘤病人，2 亿人口将死于恶性肿瘤。

骨肿瘤的发病率在全身肿瘤中并不算高，原发恶性骨肿瘤占全身恶性肿瘤的 1%，其中 60%来自骨组织，40%来自骨骼的附属组织。其发生率虽远比胃、肝、直肠、乳腺、宫颈等癌症低，但其危害性和诊治的难度是显而易见的。据文献报道。美国原发性骨恶性肿瘤发生率为 10 例/(100 万人・年)。每年新增骨肉瘤患者约 750 例，软组织肉瘤约

6 000例。我国至今公开发表的较有代表性的统计有:1986 年刘子君等的骨肿瘤和瘤样病变 12 404 例病理统计分析是我国最大的一组骨肿瘤资料,其统计材料来源于广州、上海、天津、北京、太原、武汉 6 个城市的 9 个医院;胡云州等的 2 312 例骨肿瘤和瘤样病变统计分析,材料来源于我国西南地区;1988 年闵俊等的 1 255 例骨肿瘤和瘤样病变的病理统计分析,材料来源于东北地区。1989 年,黄承达等将全国第一、二届骨肿瘤会议的登记材料合并统计(表 5-19-1),包括全国 40 多家大中型医院的骨肿瘤和肿瘤样病变,其中原发性良性骨肿瘤 21 691例,恶性骨肿瘤 10 791 例,肿瘤样病变 4 369 例,转移瘤 2 108 例。上述统计资料基本上反映了我国骨肿瘤和瘤样病变的发病情况。

表 5-19-1　38 959 例骨肿瘤发病情况

类别	例数	百分比(%)
原发性良性骨肿瘤	21 691	55.7
原发性恶性骨肿瘤	10 791	27.7
瘤样病变	4 369	11.2
转移瘤	2 108	5.4
合计	38 959	100.0

统计结果显示:在我国良性骨肿瘤的发病率明显高于恶性骨肿瘤,在 21 691 例良性骨肿瘤中,男女发病率之比为 1.62∶1。骨软骨瘤发病率最高,占 38.5%,其次为骨巨细胞瘤(18.4%),软骨瘤(14.6%),骨瘤(9.0%),骨化性纤维瘤(4.5%),骨血管瘤(2.1%),骨样骨瘤(2.0%),非骨化性纤维瘤(1.45%),其余肿瘤少见。大部分良性骨肿瘤多发生于 11～30 岁,占 59%,骨软骨瘤、骨样骨瘤、成软骨细胞瘤、软骨黏液纤维瘤和骨化性纤维瘤均好发于 11～20 岁,骨巨细胞瘤多发于 20～40 岁(63%)。股骨和胫骨是良性骨肿瘤好发部位,占 41.3%,其次是手骨、颌骨和肱骨。骨巨细胞瘤在股骨下端和胫骨上端最为常见,软骨瘤好发于指骨。10 791 例恶性骨肿瘤中,男女发病率之比为 1.8∶1。骨肉瘤发病率最高,占 44.6%,其余依次为软骨肉瘤(14.2%),纤维肉瘤(6.6%),骨髓瘤(6.0%),尤因肉瘤(4.6%),恶性骨巨细胞瘤(4.0%),脊索瘤(3.8%),恶性淋巴瘤(3.7%),恶性纤维组织细胞瘤(2.5%),其他肿瘤少见。恶性骨肿瘤好发年龄为 11～30 岁(56.5%),在 11～30 岁年龄组内,骨肉瘤发生率占 77%,纤维肉瘤 71.5%,软骨肉瘤 48%。发生于 20～40 岁年龄组的恶性骨肿瘤中,骨巨细胞瘤占 59%,纤维肉瘤 41.7%,骨髓瘤 53%。恶性骨肿瘤好发于股骨和胫骨(54.3%),肱骨(7%),骨盆(5.9%),脊柱(3.4%),腓骨(3.4%),骨肉瘤好发于股骨、胫骨和肱骨(78.6%);造釉细胞瘤好发于胫骨(64.4%);脊索瘤好发于骶骨(61.4%);骨髓瘤多在脊柱、骨盆和颅骨。转移性骨肿瘤多发于 40～60 岁(61.1),多发生在脊柱、骨盆、股骨和肋骨。4 369 例瘤样病变中,纤维结构不良占 38.4%,孤立性骨囊肿 31%,嗜酸性肉芽肿 13.8%,动脉瘤样骨囊肿 10.8%,发生于 30 岁以内者占 71.9%。

按照总的发病率排列,在我国,最常见的骨肿瘤是骨软骨瘤,其次为骨肉瘤、骨巨细胞瘤、软骨瘤、骨转移瘤、骨瘤、软骨肉瘤。骨肿瘤极少和遗传有关。只有多发性软骨瘤、多发性遗传性外生骨疣和遗传有一定联系。从整体上考虑,骨肿瘤应包括发生在四肢和躯干任何部位及所有软组织在内的肿瘤病变,其中软组织肿瘤的发生率远较骨肿瘤为高。在软组织肿瘤中,良性肿瘤极为常见,如脂肪瘤、纤维瘤等。恶性软组织肿瘤(即软组织肉瘤)却很少见,占全部恶性肿瘤的 0.7%左右,发病率为 2/(10 万人·年)。据上海统计,20 世纪 60 年代初到 80 年代末其发病率在 1.1～1.9/10 万。恶性软组织肿瘤可发生于任何年龄,但以青壮年为多。性别分布男女差异不明显,男女之比约为 3∶2。20～50 岁为高峰年龄。儿童期亦有一发病高峰。儿童期软组织肉瘤约占全部恶性肿瘤的 6.5%。仅次于白血病、脑肿瘤和淋巴瘤,居第 4 位。软组织肉瘤多发生于肢体、躯干和腹膜后间隙,还见于头颈部、泌尿、生殖系统,常见的有纤维肉瘤、滑膜肉瘤、横纹肌肉瘤、脂肪肉瘤、平滑肌肉瘤和间皮肉瘤等。

(三)骨肿瘤的分子及细胞生物学

基因表达异常是所有恶性病理状态的分子生物学基础。调控肿瘤生长和分化的基因可分为两类:抑癌基因和癌基因。抑癌基因是一类限制细胞分裂失控的基因。抑癌基因突变将终止该生长调节机制。而癌基因则是一类刺激细胞生长和分化的基因。事实上,基因异常及其相互作用远比所描述的复杂。基因相互作用和调控有很多层次,且异常基因的表达有很多可能。这些机制包括基因突变、缺失和重组。肿瘤通常有多种基因异常。对某些肿瘤,如结肠癌,追踪癌前病变如结肠息肉与侵袭性癌瘤间的基因异常进展是可实现的,但对肉瘤尚不可能。此外，高分化肿瘤常有多种基因异常，目前尚不能判定哪种基因突变是导致肿瘤的，哪种是继发于肿瘤的。

1. 染色体易位 肉瘤的形成可以与放射损伤有关。辐射可引起 DNA 断裂，导致染色体易位并继发恶变。染色体易位可发现于许多肉瘤中，在某些肉瘤中达 95%。染色体易位可以使某些基因，特别是癌基因，移位到其他基因增强子的近端。癌基因通常不表达，但与另一个基因的融合可导致癌基因的异常表达，其一旦被激活即受到正常基因增强子的调控，癌基因的激活可增加细胞生长分裂并促进细胞恶性转化。bcr/abl 在慢性骨髓性白血病以及 bcl—2 在非霍奇金 B 细胞淋巴瘤的情况即是这样。小泡型横纹肌肉瘤具有特征性的 2 号染色体长臂与 13 号染色体长臂易位，表达为 t(2;13)(q35;q14)。这种易位将参与神经肌肉生长转录调控的 PAX3 基因置于叉状家族转录因子 ALV 基因的近端。当某种肿瘤始终出现同一易位时，可以假设受易位影响的基因涉及该肿瘤的病理生物学。对受累基因进行功能分析，如通过易位使之失去了活性，即为抑癌基因，反之通过突变而使之激活，则为癌基因。Ewing 肉瘤中 95%的病例有相同断裂位点的 11 和 22 号染色体易位，故怀疑该位置的基因可引起 Ewing 肉瘤。易位使 EWS 和 Fli-1 基因间形成一融合蛋白，后者是 ets 转录因子家族的一员。EWS/Fli-1 的发现为小圆细胞肿瘤的大体分类提供了一些线索，它包括 PNET(原始外周神经外皮瘤)、Ewing 肉瘤和 Askin 瘤，它们存在共同的特征，即 EWS 与某转录因子融合。

2. 抑癌基因 目前研究最多的两个抑癌基因是视网膜母细胞瘤(Rb)和 p53 基因。这类基因中最早被发现的是 Rb 基因。起初提出肿瘤抑制子作用的假设是基于遗传性和自发性视网膜母细胞瘤流行病学的差异。事实上 Rb 基因的突变是所有视网膜母细胞瘤病的基础。遗传性视网膜母细胞瘤的患者患其他肿瘤的风险增加，约 15%的病人发生其他肿瘤，其中一半是骨肉瘤。而对一组无视网膜母细胞瘤的骨肉瘤患者的分析显示 35%存在 Rb 基因的突变。Rb 基因已被克隆，它是细胞增殖的调控因子。当其去磷酸化时可与 DNA 结合，阻止细胞增殖。磷酸化时则不与 DNA 结合，细胞可以分裂。许多生长因子和细胞因子能够影响 Rb 基因的磷酸化。Rb 基因突变会使之失去活性，在某些情况下，可能使细胞增殖失控，从而发生肿瘤。Rb 基因是隐性抑癌基因，只有其两个复制基因同时发生突变才丧失抑癌活性。因此，只要该基因的一个复制正常，正常蛋白就有足够的活性来调控细胞，这是因为因野生型(wildtype)和突变型 Rb 蛋白间无相互作用。人类肿瘤中最常发生突变的抑癌基因是 p53 基因。50%的肿瘤存在该基因的突变。该基因遗传性缺失可导致 Li-Fraumeni 综合征。p53 基因的功能为当有 DNA 损伤时，将阻止细胞周期循环，使细胞分裂前能进行自我修复。假如细胞缺乏正常的 p53 功能，在 DNA 损伤修复前持续分裂，长此以往，潜在的肿瘤基因会发生突变。p53 基因还可抑制其他生长相关基因的转录，如 c-fos 和 c-jun。p53 基因是显性抑癌基因，因此仅一个基因复制发生突变即可使正常野生型蛋白失活。突变蛋白与野生型蛋白结合，其复合体没有活性。28%～65%的骨肉瘤存在 p53 基因突变。仅少数骨肉瘤患者有新的 p53 基因突变种系(即突变对个体所有的细胞均有影响)，半数的体细胞突变(突变仅在肿瘤细胞)是点突变，其余的则发生全部重组或基因缺失。鼠双微小体-2(MDM2)基因可通过与 p53 结合阻止其与 DNA 结合。因此当 MDM2 过量表达时，p53 失活。37%的软组织肉瘤、10%的骨肉瘤和 13%的 Ewing 肉瘤有基因扩增引起的 MDM2 过表达，但在软骨肉瘤中没有发现。在 Rb、p53、MDM2 表达正常的肿瘤内还会发现其他抑癌基因的突变。不过尽管发现在肉瘤内存在抑癌基因突变，但该发现仍未被用于治疗。细胞培养中，可以将正常的基因导入一个细胞，正常的 Rb 或 p53 功能得以保留。随着基因治疗的发展，未来治疗的希望应是保留病人正常的肿瘤生长调控机制。

3. 癌基因 癌基因是正常的基因，在生长和发育过程中，许多癌基因正常表达。但当因突变激活或与正常基因融合而异常表达时则能诱导细胞无限生长。最早发现转化的癌基因是 c-src，它是 Rous 肉瘤病毒癌基因 v-scr 的细胞同源基因，后者能在动物体内诱发肉瘤。其蛋白质产物 pp60c-scr 是一种酪氨酸激酶。癌基因按功能可分为具酪氨酸激酶活性的生长因子和生长因子受体、作为生长因子受体信号传导通路的鸟嘌呤结合蛋白、具有丝氨酸/苏氨酸蛋白激酶活性的胞质癌蛋白、核转录因子以及其他未分类成分。

目前已发现的癌基因有 50 多种。在一组 26 例肉瘤的研究中，通过对许多癌基因的扩增进行分析，仅有 3 例肿瘤存在扩增或重组。C-erbB-2(HER-2/

neu)有高度潜在的自磷酸化蛋白激酶活性。在某些乳腺癌亚群患者中C-erbB-2的扩增提示预后差。C-erbB-2在软组织肉瘤中的功能作用尚不明确。在一项研究中,6例良性软组织肿瘤中的2例和105例肉瘤中的6例存在C-erbB-2的扩增、信使核糖核酸(mRNA)量增加37%。C-erbB-2基因扩增及mRNA水平与蛋白质表达或组织分级均无关。这意味着对每个癌基因的全面分析必须包括用Southern blot发现基因扩增和重组、用Northern blot发现mRNA表达增加,后者出现在没有基因扩增,以及DNA或RNA无改变的状况下,用Western blot评定因转译而改变的蛋白质表达。局限性黏连激酶(FAK)基因编码p125FAK酪氨酸激酶,该酶参与细胞黏附、运动和驻留独立生长。在肉瘤与正常组织或增生病损的对比研究中,Western blot提示13例肉瘤均有p125FAK的增加,提示该酶可能与侵袭和转移有关。恶性转化通常是抑癌基因(群)和癌基因(群)相互作用的最终结果。目前每个基因对肿瘤生长的相关作用还不清楚。定量和同时评定组织内大量基因表达的新技术,也许能为肿瘤内基因表达异常提供更全面的分析。

(四)骨肿瘤的自然病程

骨肿瘤作为一种间充质成分所形成的肿瘤有其特性,形成一组有独特性的疾病。虽然每一类肌肉骨骼肿瘤的组织发生类型有其独特的显微镜下表现,但所有组织发生类型都有一个共同的自然史,表明他们有一个共同的衍变、生长形态与周围正常组织的相互关系和播散方式。认识骨肿瘤的自然病程与诊断和治疗骨肿瘤都有直接关系。骨肿瘤在人体发生后瘤细胞不断增殖,体积逐渐增大,沿着压力最小的间隙生长。良性骨肿瘤增大后可对周围的正常组织形成压迫,恶性骨肿瘤则可以直接侵袭邻近正常组织。恶性骨肿瘤体积逐渐增大后会侵犯到周围的血管和淋巴管,肿瘤细胞可沿着血管和淋巴管转移到身体其他部位,最常见的转移部位是肺。

1.人体内的局部反应 当病损生长时,外围的正常组织必然会激发出炎性反应,这些炎性反应是由许多因素综合的。这些问题的研究有助于了解病损性质。事实上,在许多情况下,这些反应不仅可显示病损的性质,也显示周围组织反应。例如在挤压包囊和正常组织之间,至少可有三个部分组成:间质细胞繁殖、神经血管增多和炎性细胞渗入。

2.人体局部组织与肿瘤的相互关系 包囊和反应区的关系反映病损的侵袭程度,这种相互关系很清楚地反映肿瘤的程度和性质。因此,在确定手术计划之前,应予以评估。

(1)迟发性良性阶段:这种良性病损是指在儿童和青少年期生长,然后进入迟发阶段,保持静止或自发愈合,并有很薄的成熟纤维组织包裹。这种病损只有非常轻微的反应区,并没有新生血管,也很少有炎性细胞。若这时病损在软组织内,间质反应不明显,包裹与周围组织之间的分界线很清晰。骨内的迟发性病损同样由极薄的被压成熟的纤维组织所包裹。包裹周围的反应区内间质是一薄层原发小梁骨,为不成熟的骨皮质壳。病损边缘有几个成熟纤维组织形成的囊壁,与骨壳分开。对外科医生来说,认识这演变过程很重要,说明良性肿瘤的自限性过程是良好的包裹。反应区完全限于间质反应范围内,与包裹混合,造成的囊外分离面,只是在反应区与正常组织之间,而不是在反应区与包裹之间。

(2)活跃性良性阶段:活跃性良性变是指进行性生长无自限,不是迟发或自发愈合。在病损与反应区之间,可以出现不同的关系。病损常被挤压的间质组织所包裹,但边缘往往成结节状,并有小块病损突出包裹。这种不规则的凹陷与病损、包裹和反应区不同,不像迟发性病损那样有光滑和规则的凹面,包裹的反应区较厚,成熟不足,细胞较丰富,与挤压的正常组织,形成很清晰的内包囊。有中度炎性反应和新生血管反应,并有间质繁殖和较厚的反应区。在反应区外缘,繁殖的间质向正常组织消散。反应区和正常组织之间的分界线仍清晰,但自然的分离面仍在反应区内,而不是在反应区与正常组织之间。

(3)侵袭性良性阶段:非转移性病损可有局部侵袭,反映为正常组织的被侵入。病损的边缘不规则,病损结节可突出包囊,包囊极薄,有时会突入反应区内。反应区可以较厚,呈汁样和水肿,新生血管的反应剧烈,包囊的渗透常会伸延至反应区内。反应区血管直接渗入病损,它究竟是血管先穿透而然后肿瘤进入血管腔内,还是血管跟随肿瘤的渗入而生长,仍不清楚。一般认为是由反应性血管长入,造成一个进口。当病损穿至反应区内,它仍与病损主体保持连续性,肿瘤组织才突出包囊。手术要求是不论细胞形态属静止性,还是活跃性,这些病损仍属侵袭性。在反应区内进行剥离,会有更大地穿通危险和不能完全切除。唯一能防止复发的方法是经周围正常组织做剥离术，远离在反应骨内的包囊以外的延伸处，进行彻底切除。

(4)低度恶性阶段：低度恶性肉瘤是指肿瘤发展的自然史有较长时间的惰性生长，以后发生区域性或远处转移。若能及时诊断、治疗，局部复发及远处转移的发生率很低。但应注意，即使是最低度的任何组织学发生类型的肉瘤，仍可在许多部位穿透包囊，进入反应区。

(5)高度恶性阶段：高度恶性肉瘤是指自认识肉瘤性质至转移之间只有很短的自然发展史的肉瘤。即使进行及时恰当的局部控制，转移的机会仍很大。高度恶性肉瘤带有严重的侵袭性，即使人体抵抗力试将肿瘤包裹起来，在病损边缘，仍然没有被挤压的正常组织。肿瘤不是跳越包囊，而是破坏包囊，很快地侵入反应区，形成一个假囊。肿瘤“卫星”在反应区内形成，不过比低度恶性病损要更多一些。反应区内的间质成分要比良性病损更为不显著。反应区内的血管和炎性程度要比良性病损更显著。巨大薄壁血管道将穿越反应组织而形成一个重要组成部分。炎性反应也可有不同表现。非特异性反应与肿瘤内的坏死和出血有关，可以很轻，也可以很严重，但免疫刺激的炎性结节可以不出现或广泛出现。从结节的组织学，看不出是否有免疫反应过程。反应区较宽阔，水肿可以很严重，并深入至正常组织内。

综上所述，当肿瘤变得更加有侵袭行为时，它会激发起复杂的特异性和非特异性反应。它可以自包裹良好的良性病损转换为带有“卫星”和“跳越病灶”的恶性病损。局部的反应是受病损的侵袭性所控制，而不是其组织发生。当然特异的组织发生类型可以显示其个别特性，提供特有的手术选择。有些组织发生类型，例如纤维肉瘤，可以显示有坚实的包裹，也可有渗透边缘和多处跳越病灶；而另一些类型，如骨肉瘤，则是单一形态，其局部反应是特定肿瘤侵袭的正确反映，比组织发生更明确，但也有一些病损只能依赖组织发生来明确诊断。另一种病损与组织的关系不仅显示病损的侵袭性，也显示病人的自身天然防卫能力。外科医生和病理学家往往只着重于良性与恶性肿瘤的不同类型和组织发生类型，而忽视病人的特异性。病人的防卫能力可能会更多地影响病损的进程。所以组织发生类型和病人的防卫能力都应予以考虑。在反应区内，病人与病损的关系代表肿瘤内细胞活动的有意义的启示因素。

3. 生长与包裹形成　病损生长的向心性模式犹如水池中波浪的播散。最不成熟的组织是在生长边缘。生长采取不规则的激发形式进行，正常结缔组织被挤压而形成明确的成熟纤维结缔组织包裹。

肿瘤沿阻力最小的方向蔓延，主要沿滋养该肿瘤的血管旁疏松间隙。软组织内的抗力主要是在于形成肌鞘的致密筋膜和隔膜上。当肿瘤推向包囊时，纤维组织向间隔膨胀，使肿瘤形成小叶状。通过这机制，包囊的纤维向肿瘤延伸，穿入肿瘤，而在这些穿入处，血管也进入，给肿瘤提供营养。这些血管为原有的血管，因肿瘤生长而被牵伸和膨胀。这种包囊向内伸延，可有非瘤性的纤维组织，将肿瘤分割成小叶。这种包囊形成可见于所有部位的病损内。包囊的形成可使软组织内病损容易地在包囊和周围正常组织之间的平面进行钝性剥离。只有在包囊外进行剥离，才不会遇上阻力。除非有时可见血管自正常组织穿入包囊，才会遇到阻力。若剥离面在包裹内或包囊下部分，剥离至延伸入病损间隔时，可遇到阻力，很可能在剥离时，已进入病损。原发骨肿瘤的生长方式常被分为四种，通常具有相同的组织学类型和表现的肿瘤都有一个相似的可预测的自然病程，但例外也并不少见，因此在选择治疗方案之前不仅仅要考虑肿瘤的病理诊断，还要考虑每一例肿瘤具体的表现也是很重要的。这四种分类包括良性自愈型，良性活跃型，良性侵袭型和恶性肿瘤四类。分类通常是根据肿瘤的临床表现，包括平片的表现来决定的。

(1)良性自愈型：这一类包括那些有自愈倾向的疾病，包括可以自发停止生长或疾病持续存在而无继续生长可能性的肿瘤。这一类肿瘤的典型代表有纤维皮质缺损、孤立性骨囊肿、外生软骨瘤、内生软骨瘤等。这些肿瘤之所以称为良性肿瘤不仅因为它们不具备转移的特性，还因为它们的局部良性表现，它们通常无须治疗。由于这些肿瘤细胞不具备继续增殖的能力，所以据推测它们会自行消失，那些持续存在的肿瘤则是因为它们具备取代坏死细胞的能力，却不具备增加肿瘤细胞总数目的能力。所以它们一般不增大，但也不会自行消失。这些肿瘤通常是因为病人无意中发现一个小包块或者是因为一些不相关的原因拍摄X线平片时才被发现。这些骨肿瘤一般不会出现疼痛，除非是骨骼变得薄弱，而这在这类骨肿瘤中并不常见。这些肿瘤会推挤周边组织但却不侵犯周围正常组织，可以很清楚地看到由正常骨形成的边界，通常肿瘤周围会产生一圈薄的反应层。这些良性的、静止的肿瘤一般无须治疗。有时候它们也需要做活检或者切除，但观察却是更常见的处理方法。对于这些良性的肿瘤最受推荐的方法就是观察，以证明该肿瘤是静止的。复查一般是3个月，然后6个月后再复查一次，以后就连续几年每年复查一次。但是如果该肿瘤有潜在恶化的可能性就应该终生随访。

(2)良性活跃型：第二类肿瘤包括那些一直持续缓慢生长直至切除或者通过其他治疗方法才停止生长的肿瘤。这些肿瘤可能侵犯周围正常组织，但却是在有限的程度内，很少对正常组织构成威胁。这一类骨肿瘤如果未经治疗则会减低骨骼的力量，并诱发骨折。大多数动脉瘤样骨囊肿、侵袭性低的骨巨细胞瘤、软骨黏液样纤维瘤属于这一类。虽然它们可能不会产生分解胶原的降解酶，但这些骨肿瘤却会造成邻近的骨组织再吸收，这可能是因为肿瘤逐渐增大所产生的压力，或者直接刺激破骨细胞所导致的。肿瘤细胞并不受正常的调控机制所抑制，而是不断地不受控制地继续分裂下去，患有这类肿瘤的病人通常都会有症状。这些骨肿瘤会产生轻微的疼痛，并且多发生于夜间。有的病人一直未有不适直至发生病理性骨折，但往往回顾过去也会发现在骨折发生之前也有一些临床症状。这类骨肿瘤典型的X线平片可见在肿瘤和周围正常组织之间有一层狭窄的移行区，但与良性静止型的骨肿瘤一样看不到一个清晰的反应层。肿瘤周围不见反应层意味着肿瘤生长的远比宿主骨快，这些肿瘤可能会穿破骨皮质，但它们并非直接侵犯骨皮质，而且也并没有穿破骨膜。所以骨膜能够有足够时间生成新的骨皮质，所以往往可以看到骨皮质增厚。这些良性、活跃的肿瘤一般都需要手术切除。由于这些肿瘤细胞并没有能力移植，所以囊内切除已经足够了。这类骨肿瘤易于行刮除术。

(3)良性侵袭型：第三类的肿瘤包括那些生长得很快、侵犯周围组织以及那些容易因为没有完整切除而复发的肿瘤。这些肿瘤的局部生长特点类似恶性肿瘤，而且必须通过病理诊断方能区别。这些肿瘤侵犯网状骨质并且可能直接吸收骨质。它们可以穿破骨膜而侵犯周围软组织。这一类肿瘤最常见的就是骨巨细胞瘤，一些成软骨细胞瘤、软骨黏液纤维瘤、促结缔组织增生性纤维瘤和动脉瘤样骨囊肿都属于这一类肿瘤。这些肿瘤生成能够直接吸收胶原的降解酶而使得它们能侵犯邻近正常组织。患有这类肿瘤的病人的主要症状与患有恶性肿瘤的病人类似，而且它们之间很难区别。这一类病人经常主诉疼痛已经持续数月而且程度逐渐加重。病变部位的X线平片可见到肿瘤迅速生长和具有侵袭性的证据。还可以看到宽的、模糊的移行带，骨皮质遭到破坏，骨膜被穿破或者是由于生长的过快以至未生成反应层等等表现。这些肿瘤需要将其完整地切除。扩大的囊内切除通常能够解决问题，但有时候需要广泛切除来确保局部受到控制。

(4)恶性肿瘤：最后一类包括那些能够扩散到远处形成转移的肿瘤。这些肿瘤几乎都具备强侵袭性的生物学行为。这些肿瘤通过释放一些触须之类的东西浸润周围正常组织，这些触须被认为就像蟹爪一样，所以人们就用蟹来代表癌症。肿瘤生成自某一个单独的解剖部位并且呈离心式地扩大。随着肿瘤的增大，它会压迫周围组织。在侵袭性更强的肿瘤中我们可以看到肿瘤的外周有新生的血管、炎症细胞和水肿的正常组织。具有侵袭性的肿瘤一般会延伸到假包膜并将其穿破，延伸可能不是一直延续的，并且可能离肿瘤起源的地方有一定距离。一般侵袭性越强的肿瘤，它的局部和远处播散就更容易发生，还有我们事前并不能通过现有的影像学手段发现显微镜下所能观察到的局部扩散。当肿瘤扩展到一定程度并且出现明显临床症状时，它将遭遇到所谓的自然屏障，例如大的筋膜、骨皮质和关节软骨等。在四肢，解剖屏障通常呈垂直走向，这使得肿瘤主要呈纵向生长。有的恶性肿瘤的发生部位周围并没有严密的自然屏障，在这些病例中，局部扩散比起那些有严密边界的自然屏障的肿瘤传播得更远。主要的神经血管通常不会直接被侵犯，但却会受不断扩大的肿瘤挤压而移位。X线平片可以看到恶性骨肿瘤表现得最具侵袭性，它们总是呈现快速地生长，明显破坏骨骼，造成骨小梁和骨皮质的不完全变形，这就使得骨骼变成斑点样表现，也就是所谓的渗透状和虫蚀状。骨皮质几乎都会被破坏，还有骨膜反应，在边缘的骨膜反应产生所谓的Codman三角，反映了肿瘤的快速生长。患有骨肿瘤的病人通常会主诉疼痛，但却很少见到系统的症状。

4.生长通道和天然屏障　由于良性病损很少有能力破坏正常组织，其延伸仍受到天然屏障的制约，如骨皮质、关节软骨、筋膜隔、关节囊、腱鞘、肌膜隔和韧带。他们的良性病损只能通过对正常组织的挤压才能有所延伸。在软组织内，良性病损可因其逐渐慢性生长而达到较大的扩张，但不会破坏被压的组织。即使病损长得很大，如脂肪瘤、骨疣，它还是既不侵袭，也不破坏受扩张的软组织。在骨内，病损可以产生足够的压力，来激发破骨细胞性吸收，但这种吸收往往进展很慢，即使同时有增长或粘连，病损仍将保留于骨内。恶性病损也可因同样的机制而膨胀，即挤压和刺激性吸收；加上另一重要现象，即肿瘤细胞直接破坏正常组织。它可用不同方式来破坏正常组织：①丧失血供，导致组织坏死、自溶和吞噬；②酶分泌，使结缔组织的基质去极化，造成天然屏障的崩解；③炎性浸润物，使周围正常组织变得衰弱，促使酶的作用加强，引起结缔组织吸收。这是恶性肿瘤在良性肿瘤吸收正常组织以外的额外方式。另一个重要差别是恶性肿瘤细胞不受接触遏制功能所制约或影响。它反映为恶性肿瘤的活力和内在的推动力增大。这差别产生侵袭的程度或病损的推动力反映，如纤维包囊、间质反应、血管反应以及炎性反应，代表体内的局部防卫功能。病损的进程是病损的推进与人体抵抗力的结合。由于每一个肿瘤有其组织学生成的类别和有局部侵袭性、特殊病损的自然史，特别有关生长的通道，有广泛差异，所以不能单凭组织学分类来预测其发展，应全面予以考虑。

5. *间室的抑制功能*　另一肿瘤自然史的表现是肿瘤被天然屏障限制于功能性解剖间室内，对临床和手术造成严重的的影响。自限和包裹的迟发型良性病损所表现的局部慢性生长与正常的组织生长不同，并受天然屏障的限制。低度与高度恶性病损会因破坏屏障而延伸。虽然有时可局限于解剖间室内一个阶段，但最终会破坏周围组织，并经血管、神经显微延伸而向外发展；高度恶性病损的破坏可更快些，而低度恶性病损可呈隐匿性显微扩散。通过反应区内的“卫星”扩散和邻近组织深处的反应性渗透，恶性病损会逐渐于正常组织混合，很快固定起来，一旦恶性病损自间室内穿至间室外组织，将很快扩散至疏松组织内。这种扩散几乎都是延主要神经血管束纵向蔓延。例如小腿肿瘤，病损穿透天然屏障，很快沿肌间隙，向上蔓延至腘窝，到达大腿后方。同样，病损也可自股骨穿透缝匠肌下的管道，很快扩散至腹股沟韧带以上，进入骨盆。凡起于间室外筋膜平面疏松组织内的病损，可沿主要神经血管束，向上下延伸，不一定需要跨越筋膜隔或骨皮质而侵袭骨、关节和主要肌肉间室。从这些现象，可以明确生长速度和量。除病损本身的组织形成和侵袭性外，还受周围解剖结构的影响。

6. *创伤的作用*　另一影响肿瘤自然史的因素是创伤，包括外伤和手术。创伤可在几个方面加重肿瘤的延伸。例如它可敞开屏障，使之发生间室外延伸或间室内侵袭；它也可使病损出血，形成血肿，从而将细胞移植至离开病损边缘较远的部位；内固定材料的使用也可导致肿瘤细胞直接移植至更远的部位。

7. *局部复发*　肿瘤被部分切除后，剩留下来的肿瘤对抗伤口内非瘤性的修复性细胞，在伤口修复早期，修复能力超过剩留的肿瘤细胞。当伤口的修复高潮下降后，肿瘤细胞则处于主导地位，替代伤口的修复，肿瘤细胞会繁殖、替代软组织和骨的修复。对迟发型良性病损，伤口修复有时会破坏肿瘤再生长，使肿瘤消失。在多数情况下，剩留的肿瘤细胞恢复其侵袭性。这与炎性反应、坏死、缺氧和侵袭性修复有关。一般在3个月后，可见肿瘤再出现，有的肿瘤复发可在术后6～24个月后发生。

8. *转移*　肉瘤的局部转移至淋巴结比远处转移至肺部要少得多。它与癌不同，癌多为淋巴结转移。这不仅是癌与肉瘤的根本区别，也是起源于不同组织的区别。骨骼无淋巴系统，它的大静脉窦替代淋巴系统的造血功能。它不是引流至区域淋巴结，而后经胸导管至中央静脉系统，它是直接引流至周围静脉系统。这种解剖差异使骨肉瘤很少波及淋巴结。若局部淋巴结也有转移，这一般是病损穿通骨进入间室外软组织。软组织肉瘤，除特殊情况外，也很少转移至区域淋巴结。体壁部位软组织，特别是肌肉，也很少播散至区域淋巴结。浅层皮下组织有丰富的淋巴管，而深层组织的淋巴管较少，软组织肉瘤通常发生于深部软组织内，所以深层病损很少会出现淋巴结转移。90%以上的肉瘤第一转移位是肺部。肢体血液流入腔静脉、右心室，然后至肺部。它不涉及门静脉系统，所以很少有内脏转移。多数高度恶性病损在血管内有瘤性栓塞。不是所有的肿瘤细胞都转移至肺，有些在间室内散开，形成跳跃灶；有些细胞被人体防御机制破坏，如在血液中被吞噬；有的进入肺部，但生长不活跃，处于静止状态。那些生长旺盛的微灶转移灶，开始接受渗出液的营养，以后接受支气管血管的新生血管繁殖。这种“显微转移”可以维持很久时间。肺病损生长时，首先侵袭支气管的静脉系统，经左心室播散至内脏和其他骨骼部位。继发性转移往往是最终阶段，可出现骨、内脏和脑转移，但有时不一定显示明显肺转移，其原因不明，很可能是存在自右向左的心内分流。

二、骨肿瘤研究进展

（一）恶性骨肿瘤

1. 骨肉瘤　在过去的10年里，骨肿瘤患者的生存率达到了一个比较稳定的水平。为了利用现有的化疗药物以提高骨肿瘤患者的生存率，Wilkins等人设计了经动脉途径高剂量强度新辅助化疗方案，治疗62例非转移的骨肉瘤儿童患者。经静脉给予阿霉素并经动脉给予顺铂，间隔3周重复给药，直到血管造影显示肿瘤血管减少90%或以上时停止。化疗终止须符合以下四条之一：①肿瘤血管减少90%或以上；②动脉血管造影无进一步改变；③无反应性病变或病变无侵袭性进展；④化疗完成5个疗程。本组病例平均接受4个疗程化疗。无化疗药物毒性致死病例，但有6例患者出现顺铂灼伤。93.5%的患者接受了保肢治疗，手术时发现有顺铂灼伤。87%的患者肿瘤组织坏死范围>90%。采用Kaplan-Meier评估法10年总生存率达到93.2%，无瘤生存率达到86.4%。文章的作者认为生存率有如此的提高与评估系统出于纯理论的推测有关。尽管如此，在现有的化疗药物的基础上，以上结果为我们提供了新的治疗方案。而意大利和斯堪的纳维亚肉瘤组及其COSS（德澳地区骨肉瘤研究组）的报道则指出，通过增加化疗药物的剂量或种类无助于肿瘤治疗的改善。骨肉瘤患者中，青少年占大多数，但值得注意的是，在年龄更大的患者中骨肉瘤的发生率有所增加。很多学者对这一部分年长的骨肉瘤患者的临床表现以及治疗和转归做了相关研究。Lee等人发现，相对于青少年患者，年龄更大的骨肉瘤患者的影像学表现有所不同，后者缺乏典型的骨肉瘤的影像学特征。虽然两者的发病部位相同，但是年龄更大的骨肉瘤患者缺乏骨膜反应，软组织肿块也较小。在转移性骨肿瘤中，这种差别较小，临床医生应当注意到这些不同之处，并且对成年人患者原发的骨肿瘤以及单发的骨质破坏，也应当考虑到这些问题。

Peter Anderson总结指出，肿瘤科医生对于骨肉瘤复发所采取的态度是“做最坏的打算，抱最好的期望”。这一观点得到了很多学者的研究支持。Chou等人研究了43例骨肉瘤复发或转移的患者，从最初确诊到复发的平均时间是21.7个月。其中31例患者接受了化疗和手术，71%的患者无瘤生存。但是大部分的患者发生了复发，31例中仅9例实现了长期的无瘤生存。Bacci等人的一项回顾性研究中，44例四肢骨肉瘤患者出现局部复发，这些患者之前都接受了新辅助化疗。直到最后一次随访时，37例患者死于骨肿瘤，2例患者存活但病情无法控制。最后的复发出现后，5年生存率是15.9%。这些数据表明，有局部复发的四肢骨肉瘤患者，其发生肿瘤转移和死亡的风险是非常高的。Grimer等人报道了96例骨肉瘤患者接受手术和化疗后出现局部复发。复发后的治疗方法取决于患者的病情，包括手术，化疗，放疗以及三者的结合。在不伴有转移的患者，5年生存率可达到41%。局部复发伴有转移的病例预后不佳。对于复发的病例，何种治疗方法是理想的还不得而知。

为了探究错误的诊断和不恰当的手术对于骨肉瘤患者的复发和生存率有何影响，很多学者研究了骨肉瘤患者在接受未设计好的或错误的手术治疗后的疾病转归情况。Ayerza等人的一项回顾性研究中，9例被错误诊断为良性骨肿瘤病变的患者，接受了病灶刮除术。这些患者局部复发的风险增大（$P<0.0026$），5年和10年生存率也降低。Jeon等人研究了25例原发恶性骨肿瘤患者，他们也接受了病灶刮除，其复发率升高，5年总生存率为65%。在以上两项研究中，对于疾病最初的错误诊断都给患者的生存率和复发率带来了不利的影响。作者认为，在进行保肢手术或其他手术治疗前，要有仔细的评估。

顺铂化疗是儿童骨肉瘤患者治疗方案的重要组成部分。其疗效是比较好的，但是顺铂的不良反应也很明显。Knight等人认为化疗药物耳毒性出现的概率和严重性一直被人们低估。在一项调查中，67例患者接受了连续听力测试，其年龄从8个月到23岁，结果显示有61%的患者出现双侧听力下降。此外，研究还显示，传统的毒理学研究往往忽视了儿童患者耳毒性的出现并且忽略了听力丧失的重要性。学者们指出，对于少年儿童患者，在2 000Hz频率上的听力下降，即使是很小一部分的损失，也会增大其出现社会问题的风险并且可能导致情感问题。该研究进一步说明对于骨肉瘤的治疗仍需要寻找新的方法。对于药物的耐药问题，已有研究致力于改善化疗药物并探究耐药产生的机制。PNU-159548是蒽环类抗生素中的一种新的原型，具有烷基化活性，无类似阿霉素的心脏毒性。最近的研究表明此药物对于骨肉瘤敏感以及耐药细胞均有效。对药物敏感的骨肉瘤细胞同时接受 PNU-159548 和阿霉素、甲氨蝶呤或顺铂的治疗可产生协同作用。体外连续给予该药物刺激可见高效价。这表明 PNU-159548 单独或联合给药可为我们提供新的化疗方案。

有很多研究致力于分析骨肉瘤治疗的转归及判断预后的因素。碱性磷酸酶已被很多学者认为是判断预后的重要指标。Bramer 等人分析了 89 例成年骨肉瘤患者化疗前、化疗后以及术后的碱性磷酸酶水平，以判断该指标对于化疗反应和生存率的预测意义。与之前的研究结果一致，治疗前碱性磷酸酶高于正常水平达 2 倍时，提示预后较差。该研究也指出，化疗后至手术前的碱性磷酸酶水平对于判断预后更有指导意义。化疗后高碱性磷酸酶水平可以 100%提示预后较差，但是化疗后碱性磷酸酶水平降低并不一定说明预后较好，除非其降至正常水平。HER-2 在骨肉瘤中的表达对于预后的指导意义是有争论的。最近，Scotlandi 等人研究了 84 例骨肉瘤患者其 HER-2 的表达，其中 32%的病例 HER-2 高表达。HER-2 的过度表达不依赖于基因扩增。免疫组化分析显示 HER-2 和 P-糖蛋白有关联($P<0.000\ 1$)。HER-2 的过度表达和 P-糖蛋白提示复发率高以及预后差。

2.辐射后骨肉瘤　癌症患者的生存率不断得到提高。随着患者生存期的延长，继发性肿瘤的发病率也在增高。Koshy 等人研究了 109 例儿童放射线照射后骨肉瘤患者的转归，发现其治疗方案的选择是影响生存率的最重要的因素。在该研究中，全部患者的 5 年生存率为 40.2%；对于接受化疗和手术治疗的患者，其 5 年生存率为 68.3%($P<0.000\ 1$)。Shaheen 等人分析了 24 例放射线照射后骨肉瘤患者的转归，平均随访时间 7 个月。10 例患者在确诊时表现为局部病变，接受手术和化疗，其中 6 例无瘤生存，3 例因该病死亡，1 例死于另外的癌症。评估 5 年无瘤生存率为 58%，5 年总生存率为 69%。6 例因局部病变仅接受手术治疗的患者疗效不佳。使得预后相对较好的因素包括病变局限、足疗程的新辅助化疗以及肿瘤细胞坏死。另有学者研究，在成人和儿童放射线照射后骨肉瘤患者，仅接受化疗或手术治疗结合连续化疗，其肿瘤坏死率和转归的情况。平均肿瘤坏死率为 63.5%，有 7 例患者其肿瘤坏死率达到或超过 90%。值得注意的是，不同于一般的骨肉瘤，放射线照射后发生的骨肉瘤其肿瘤坏死率与生存率无直接关系。采用 Kaplan-Meier 方法计算得出 5 年无瘤生存率为 27.2%；至随访结束(平均随访时间 92.8 个月)，7 例患者无瘤生存。该作者认为，相对于原发骨肉瘤，放射线照射后发生的骨肉瘤预后不同。影响因素包括年龄，日常功能状况。对于这一类患者，新的治疗选择是要寻求更小的系统性毒性反应和更强的肿瘤特异性。

3.软骨肉瘤　对于软骨肉瘤，要做到准确无误的诊断和切实有效的治疗仍存在一定难度。Siedel 等人指出，对于软骨肉瘤穿刺活检的分析存在很大的难度和不确定性。穿刺活检最大的作用不是为肿瘤作出准确地分级，而是确认成软骨性肿瘤的存在。在 Dodd 和 Rinas 等人的研究中也确认了这样的观点。Dodd 总结了各中心用细针穿刺活检作为诊断软骨肉瘤的经验，发现对于原发性软骨肉瘤其诊断正确率为 67%，对于转移性病变其正确率达 86%。该作者认为，在有明确的软骨肉瘤病史的前提下，细针穿刺活检仅对于复发的或转移性病变是可信度较高的。对于去分化的软骨肉瘤，无论恶性程度高低，细针穿刺活检或穿刺取芯活检均不能作为确诊的依据。对这一类肿瘤，如果单独依靠细胞学检查，样本的误差会给诊断带来较大的难度。以上研究均表明，对于软骨肉瘤的诊断，临床和影响学资料的综合考虑非常重要。临床医师必须在综合影响学和临床表现的基础上，对穿刺活检的结果进行分析，才能对患者作出正确的处理。

为了描述良、恶性软骨性病变的影像学表现，Feldman 等人分析了 18-氟脱氧葡萄糖正电子发射 X 线断层摄影(FDG-PET)的应用价值。他们调查了 29 例软骨性病变的患者，在术后组织病理学的诊断基础上，FDG 的最大摄取量为 2.0 时对于良性和恶性病变有鉴别诊断的作用。而对于软骨肉瘤的亚型或不同分级则没有显著差异。尽管软骨肉瘤的分级和转归的关系已经得到充分的研究，对于应该采取何种手术方案仍有争论。就四肢低度恶性病变而言，更倾向于采取较保守的治疗(囊内手术)。Etchebehere 等人研究 23 例髓内Ⅰ级软骨肉瘤患者，行囊内切除术，效果良好。透明细胞软骨肉瘤是较罕见的一种类型，临床病程缓慢，转移少见。Itala 等人总结他们的经验，在同一治疗中心，长期随访了 16 例接受了病变切除(10 例)或囊内刮除(6 例)术透明细胞软骨肉瘤患者。10 年生存率为 89%，10 年无瘤生存率为 68%。相对于一般的软骨肉瘤，该作者发现不恰当的外科切除边界将增加局部病变复发和转移的风险。此外，他们还注意到透明细胞软骨肉瘤较晚发生转移。因此，对这一类患者需要更长时间的随访。通常认为软骨肉瘤对放疗不敏感，其具体机制尚不清楚。Moussavi-Harami 等人研究了缺失 p16(INK4a)的人传代软骨肉瘤细胞，前者是一种重要的肿瘤抑制因子，参与调控细胞周期。通过研究发现，p16 的异位表达可使得软骨肉瘤细胞对低剂量(1-5Gy) gamma 射线放疗不敏感。p16(INK4a)的表达可以显著提高软骨肉瘤细胞对放疗的敏感性。这一结果表明 p16 表达的缺失可能是造成软骨肉瘤对放疗不敏感的原因之一，而恢复 p16 的表达可能促进肿瘤对放射治疗的敏感性。

为了增强软骨肉瘤对放疗的敏感性，Rhomberg 等人使用放疗增敏剂 Razoxane 对软骨肉瘤进行处理，研究其对放疗的反应。13 例软骨肉瘤接受平均剂量为 60Gy 的照射。在放射线照射前 5d，使用 Razoxane 按照 125mg 每日 2 次应用。在 8 例无法手术切除或复发的患者，其肿瘤有 1 例表现出完全有效，5 例部分有效，2 例肿瘤组织无效。这一项研究的局限性在于没有设置对照组，缺乏比对。尽管如此，以上结果预示，对于 Razoxane 在提高软骨肉瘤对放射线的敏感性方面的研究，进一步的随机分组试验是有意义的。

对去分化的软骨肉瘤的治疗方法仍在讨论中。有学者推荐采用新辅助化疗和肿瘤广泛切除，但也有一部分人对此种方法是否有效提出质疑。Bruns 等人在一项针对 13 例去分化的软骨肉瘤患者的报告中指出，就平均生存率而言，根治性的外科切除是否有助于改善患者长期的疗效是不明确的，报告中得出的是平均生存 9.7 个月，于此前的文章类似。Staals 等人，在一项对 123 例去分化的软骨肉瘤患者的回顾性研究中发现，新辅助化疗无明显效果，患者 2 年和 5 年生存率分别为 34%和 24%。以上结果与 Dickey 等人相似。但 Staals 等人的研究局限于其仅仅是回顾性的研究，真正实行化疗的患者例数较少，而且化疗药物的选择也非标准化。因此，对于这一类少见的软骨肉瘤，化疗是否是有效的，还需要进一步的研究。

4. *Ewing 肉瘤*　如何针对肿瘤的特异性生物学机制制定治疗方案，仍是有待开发的领域。很多学者致力于分析 EWS/FLI-1 的转化活性及其在肿瘤发生中的作用。针对 EWS/FLI-1 蛋白的靶向治疗可能有助于治疗 Ewing 肉瘤。有学者推测，采用 mRNA 靶向治疗，比如使用反义寡核苷酸，结合针对同一基因表达的蛋白靶向治疗，其结果不仅仅是抑制基因的表达，还可能降低治疗药物所需的浓度，从而减少对正常组织细胞带来的毒性反应。Mateo-Lozano 等人发现，同时使用 EWS/FLI-1 反义寡核苷酸和西罗莫司可以诱导 Ewing 肿瘤细胞凋亡，西罗莫司是大环内酯类抗生素，可抑制 mTOR，mTOR 是一种丝苏氨酸激酶，可以调节细胞分化和转化。在大鼠体内联合使用以上两种药物可以明显抑制肿瘤生长。以上结果为 Ewing 肉瘤的治疗提供了新的方案。已知 EWS/FLI-1 蛋白与 Ewing 肉瘤的恶性表形有关，但是其转录目标尚不清楚。通过各种方法，学者们发现在 Ewing 肉瘤细胞株和肿瘤标本中，均有陷窝蛋白－1(CAV1)的过度表达，是 EWS/FLI-1 的一个新的直接靶向，也是 ESFT 肿瘤发生所必需的。CAV1 表达缺失可以抑制 Ewing 肉瘤细胞的非贴壁依赖性生长，并且可以显著减少裸鼠移植 Ewing 肉瘤衍生肿瘤细胞的生长。以上结果表明 CAV1 是 Ewing 肉瘤恶性表形的促进因素之一。CAV1 可能是为这一类患者制定靶向治疗方案的目标之一。

5. *软组织肉瘤*　软组织肉瘤比较少见，常常难以明确的分类。在肉瘤的病理学研究以及诊断中，HE 染色、免疫组化和细胞分子生物学的方法得到越来越广泛的应用。目前已有关于这些方法的综述见诸报道。了解这些方法的机制以及应用范围，对于进一步为软组织肉瘤作出准确的诊断是很重要的。新近发展的技术如 DNA 序列分析使得对多种基因的表达水平进行同时分析成为可能，也让我们能够进一步寻找确诊的标志和治疗的靶向。最近，这一技术已经应用于软组织肉瘤。Subramanian 等人研究了骨外黏液样软骨肉瘤的基因表达，他们分析了 86 个基因，借此可以将骨外黏液样软骨肉瘤与一般的肉瘤相区分。首要的 5 个基因是 NMB，DKK1，DNER，CLCN3 和 DEF6。对 NMB 基因的原位杂交序列分析显示，在 22 例骨外黏液样软骨肉瘤中，17 例有 NMB 基因高表达，而在其他肿瘤则很少见。该文作者推测 NMB 基因可作为骨外黏液样软骨肉瘤的特异性诊断标志。也有学者研究 PPARδ 基因及其编码产物 PPARδC1A 蛋白的表达水平，这一发现表明骨外黏液样软骨肉瘤存在脂类代谢，针对 PPARδ 的小分子抑制物可能有助于治疗。滑膜肉瘤的局部病变的治疗已经有了一定的进展，但是远处转移仍然是患者死亡的主要原因。为了找寻靶向治疗的方法，Thomas 等人分析了 38 例滑膜肉瘤标本，采用免疫组化技术研究表皮样生长因子受体 EGFR 以及 HER-2/neu 蛋白的表达。EGFR 和 HER-2/neu 在标本中的检出率分别为 55.3%和 52.6%。34.2%的标本中有共同表达。作者总结认为，在滑膜肉瘤中，不仅仅 EGFR 和 HER-2/neu 的表达是重要的分子水平表现，其受体也可协助确立靶向治疗的方法。放射治疗常用于治疗软组织肉瘤。在保肢手术，常进行术中放射治疗以治疗潜在的残留病灶。术前术后放射治疗及其并发症已得到充分的研究证实。但是术中进行大剂量的放射治疗直至最近才有所研究。有两组学者对这一方法在保肢治疗中的效果进行了研究。Oertel 等人在一项回顾性研究中，分析了保肢治疗术中局部放射治疗配合体外电磁辐射的疗效。23%的患者出现急性毒性反应，包括 17%伤口愈合问题，4%皮肤反应，2%围术期血栓。17%的患者出现晚期毒性反应，包括 5%神经病变，5%关节挛缩/纤维化，3%放射性组织坏死/溃疡/瘘管形成，4%的严重的慢性淋巴水肿。肿瘤大小，患者年龄以及体外电磁辐射的剂量对治疗结果无明显影响。切除的情况和分级对生存率有显著的影响，切除和术中放射线照射的剂量对局部病变的控制有明显影响。在 Kunos 等人的一项回顾性研究中，评估了对接受了术前或术后放疗的患者，术中局部大剂量放射治疗对疾病转归的影响。研究结果表明，对于早期创伤并发症（术后 90d 以内）和晚期创伤并发症（术后 90d 之后），无显著差异。以上研究结果说明术中局部大剂量放射治疗对于保肢治疗是可行的辅助手段。

（二）良性骨与软组织肿瘤

骨巨细胞瘤占全部原发骨肿瘤的 5%。目前对骨巨细胞瘤的标准治疗是病灶刮除骨水泥填充或植骨术。辅助治疗对于减小骨巨细胞瘤的术后复发率是有助益的。在新近发表的文章中，评价了氩气刀作为骨巨细胞瘤的辅助治疗方法的作用。作者发现患者的转归达到良好和优，平均随访时间 73 个月，5 年无复发率达 87.2%。很多学者表明就复发率而言，采用何种辅助手段无明显影响。该研究显示氩气刀可能是另一种新的辅助治疗措施。骨巨细胞瘤是一种局部的有侵袭性的病变，有转移的倾向。目前，尚没有确定的方法可以预测骨巨细胞瘤的复发或转移。为了确立一种与临床相关的标志物，学者们采取了阵列比较基因组杂交技术研究了 20 例肿瘤标本，发现 20q11.1 的扩增频率最高。同时也发现 20q11.1 与肿瘤转移有关联。因此，20q11.1 可能提示骨巨细胞瘤的预后不佳。

多发性骨纤维发育不良的临床描述多种多样。以下是该类患者的骨科方面实际表现的区别，包括骨折的数量、肢体畸形的程度以及是否出现脊柱侧弯。尚没有明确的治疗方案，因此骨科医生不得不视具体病例情况而定。采用 PODCI 评分，其作者发现，该疾病主要体现出正常股骨颈干角的丢失，累及下肢的病变严重影响日常功能。保持股骨颈干角可有助改善患者的功能。

成骨不全是由Ⅰ类胶原合成缺陷导致的。又称为脆骨病，骨质疏松是最常见的后遗症。为了治疗骨质疏松并防止骨折，很多儿童接受了二膦酸盐的治疗。为了评价儿童口服二膦酸盐的疗效，学者们制定了一项随机、双盲、安慰剂作对照的研究。34 例患儿被随机分组，接受奥帕膦酸钠或安慰剂治疗，随访 2 年。评价指标为骨折的数次，骨骼矿物质含量，骨密度以及功能情况。相比对照组，口服奥帕膦酸钠的患儿其长骨发生骨折的风险降低，骨骼的矿物质含量和骨密度更高。但是功能情况和椎体高度无明显差别。该研究显示口服奥帕膦酸钠可减低患儿发生骨折的风险，但此药物对于成骨不全患儿的长期作用有待进一步研究。

学者们也研究了二膦酸盐对于防止早期股骨头缺血坏死股骨头塌陷的作用。患有实性肿瘤或恶性血液病的青少年或儿童患者，存活者常出现骨坏死。Lai 等人研究了 40 例 Steiberg Ⅱ级或Ⅲ级的非创伤性股骨头缺血坏死病例。患者被随机分为两组，一组接受阿仑膦酸钠治疗（治疗组），一组不接受药物治疗（对照组）。每隔 10 周对患者进行影像学检查。在对照组，20 例患者出现疾病进展，19 例出现股骨头塌陷；阿仑膦酸钠治疗组仅 4 例出现疾病进展，其中 2 例出现股骨头塌陷。这并不是首次对二膦酸盐可延迟骨坏死的作用进行的研究。但是作为一项预期性的、随机性的研究，它是一项早期预测的开放实验（与盲法实验相对）。尽管如此，二膦酸盐能够阻止还是延缓骨坏死得进展，尚需进一步研究。

（三）转移性病变

5 种最常发生骨转移的癌症分别来源于乳腺、肾、肺、甲状腺和前列腺。已有很多工作致力于治疗转移性骨肿瘤。为了减轻骨骼受累、改善患者功能，学者们探究了临床和临床前的方案以便抑制骨转移病变的生长。非小细胞肺癌的骨转移预后差。遗憾的是,尚没有早期诊断的标志物可用来预测哪些患者发生骨转移癌的风险较高。为了确定指导预后的标志物,Papotti 等人对一系列临床病理指标进行检测,比对三组病例,30 例行非小细胞肺癌切除后有骨转移的患者,对照组为 30 例非小细胞肺癌切除后不伴有骨转移的患者,另有 26 例非小细胞肺癌切除后不伴有骨转移的患者。对原发肿瘤采用免疫组化方法检测 10 种标志物,观测骨质再吸收和转移发生。骨唾液酸蛋白的出现与转移高度相关,并提示预后不良。为了测定骨唾液酸蛋白在非小细胞肺癌中的表达,连续检查 120 例肺癌切除标本,其中骨唾液酸蛋白检出率为 40%。其作者总结指出,非小细胞肺癌中骨唾液酸蛋白的表达提示患者转移风险高,提醒临床医生要注意严密监视患者病情并采取防治措施。与此相似,Brown 等人分析了碱性磷酸酶和 N－telopeptide(分别代表骨形成和骨吸收的标志)在继发于前列腺癌和非小细胞肺癌的骨转移病变中判断预后的指导意义。对患者应用三期临床试验药物唑来膦酸,设立安慰剂对照组,每 3 个月检测尿液 N-telopeptide 和血浆中碱性磷酸酶含量。评价指标包括骨骼系统症状、骨病变的进展以及死亡率。在实验最初,在各组病例及整体中,每种标志物的高含量与预后不良有关。经过长期随访,N－telopeptide 的含量高提示骨骼系统出现症状的风险升高,相比碱性磷酸酶,前者更适合作为预测性标志。这一研究表明N－telopeptide 可用于预测疾病的预后。检测尿液 N－telopeptide 的水平有助于提醒医师患者是否存在发生骨转移病变的风险。

对骨转移癌患者进行早期诊断并采用二膦酸盐进行治疗已经较为普遍。Clemons 等人的一项回顾性研究中,对已经接受二膦酸盐作为一线治疗药物(帕米膦酸钠或 clodronate)的患者,分析使用唑来膦酸作为二线药物的疗效。到治疗的第 8 周,患者感到疼痛症状明显缓解。这一研究首次证明,对患有进展的骨转移癌或骨科系统症状的患者,在已接受帕米膦酸钠或 clodronate 治疗时,转而使用更强效的二膦酸盐药物如唑来膦酸,是有助益的。预期的随机实验可以进一步解释这一问题。而这些发现已经明确地指出了对肿瘤患者使用二膦酸盐的作用和意义。

放疗是缓解因转移性骨肿瘤而导致疼痛的有效方法。应用的剂量不一而同,从单一区域 6-10Gy 到多区域,最常见的是在 10 个区域内超过 30Gy。很多研究团队都进行了预测性的随机对照研究,以分析单区域放射治疗与多区域放射针对有疼痛症状的骨转移癌是否疗效相同。Kaasa 等人将 376 名患者随机分为单一照射组和多区域照射组。其疾病转归相似。在最初的 4 个月内两组患者的疼痛症状均缓解,并且保持到随访结束。在劳动力和生活能力以及生存率方面两组无明显差异。这一结论在荷兰骨转移疾病学会的研究中也得到证实。在他们的研究中,320 例有骨转移性病变造成疼痛的患者被随机分组,接受单一照射 8Gy 或 6 区域照射剂量共 24Gy。作者总结认为,对于骨转移性病变有疼痛的患者,包括预期生存率良好的,单一区域放射治疗应该是标准化的治疗方案。其理论基础是在以上 320 例生存期均超过 52 周的患者中,两治疗组之间在药物的反应周期和疾病的进展方面都相似。Sze 等人,对单一区域照射和多区域照射放疗对骨转移病变症状缓解方面的效果,就有关文章进行了系统的综述及 meta 分析。他们分析了 11 项研究,包括 3 435 例患者。上述两项研究不包括在内。研究结果表明单一区域照射和多区域照射放疗对骨转移病变疼痛症状的缓解无显著差异。在单一区域照射组,发生病理性骨折的风险较高且需要再次治疗。因此,尽管单区域放疗对疼痛的缓解与多区域照射同样有效,前者导致病理性骨折风险的增高,从经济的角度上体现出了一定的局限性。

(四)保肢治疗

1.同种异体骨移植重建术　采用尸体供骨做异体骨移植,重建骨肿瘤切除后的大段骨缺损是常用的方法(图 5-19-1)。但是,对于无法具备稳定的供骨来源的医师采用肿瘤骨截除灭活再植也是可行的方法,Khettek 等人最近研究了自体骨再植作为重建方式是否可行。他们分析了 19 例患者的转归情况,这些患者都接受了肿瘤骨广泛切除、瘤段经 120℃煮沸 10min 灭活再植。术后并发症最常见的是感染。在其中 12 例患者中 11 例自体瘤骨灭活再植愈合的时间平均为 24.2 个月。没有移植骨骨折或吸收发生。其作者总结,在同种异体骨移植物难以获得的情况下,自体骨瘤段截除灭活再植是行而有效的方法。要掌握好适应证的选择,当要移植的骨段结构异常时,不应采用。异体骨复合人工关节重建已成为股骨近端、胫骨近端和肱骨近端肿瘤切除后的常用方法(图 5-19-2),他不仅可以恢

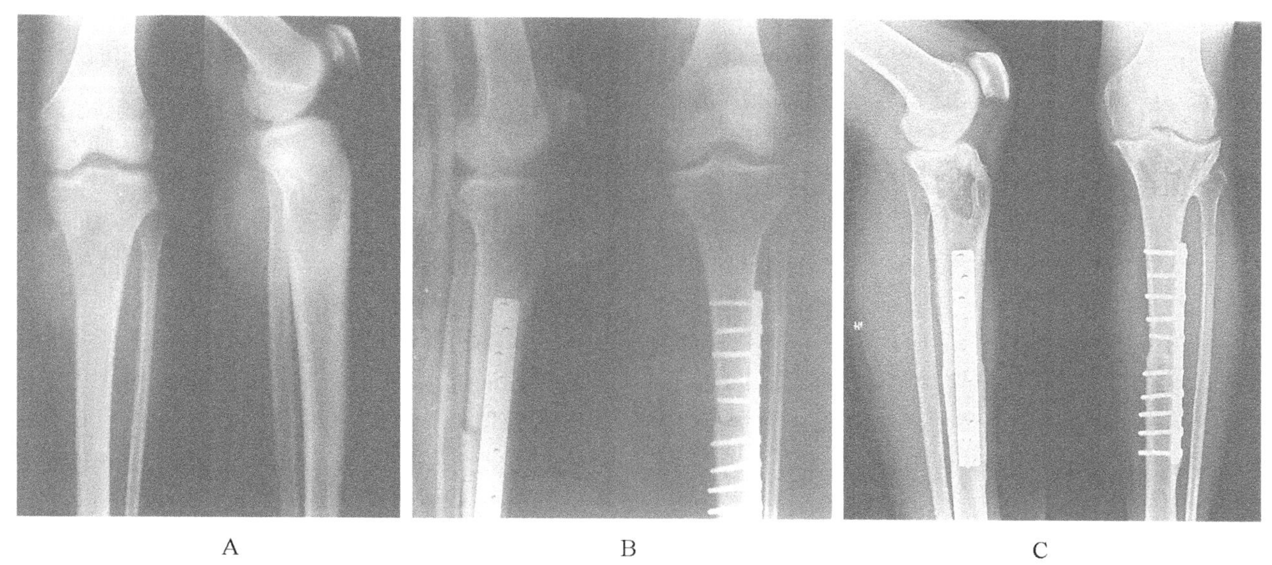

A　　B　　C

图 5-19-1　男性，20 岁，左胫骨上段骨肉瘤

注：A. 术前 X 线；B. 瘤段截除、异体骨置换术后 X 线；C. 术后 12 年 X 线

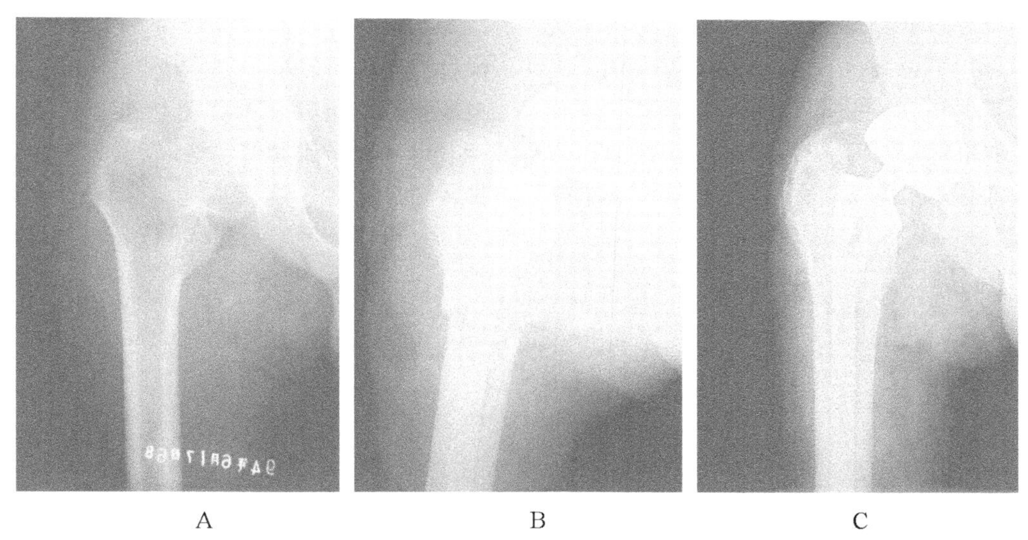

A　　B　　C

图 5-19-2　男性，22 岁，右股骨上段骨巨细胞瘤合并病理骨折

注：A. 术前 X 线；B. 瘤段截除、人工假体-异体骨复合物置换术后 X 线；C. 术后 12 年 X 线

复骨的外型还可以为周围肌腱的附丽提供锚定点。因此，相对与全人工假体而言，异体骨复合人工关节重建方法可望有更好的功能。在最近的一项研究中，52 例股骨近端人工假体置换术的患者与 20 例异体骨复合人工关节重建的患者相比较，后者获得更好的外展肌力。此外，接受异体骨复合人工关节的患者可以更多地不借助助行器行走，而无跛行。

2. 骨水泥　病灶刮除骨水泥填充是骨巨细胞瘤治疗的主要方法之一。充分的刮除通常会遗留较大的骨缺损，常用骨水泥与斯氏针或螺钉一起进行重建。有学者对尸体标本进行了生物力学研究，旨在分析骨水泥配合交叉螺钉是否比斯氏针具有更好的强度。在控制偏移率的情况下，对受检标本给予负荷并维持到骨骼断裂。作者发现，采用交叉螺钉配合骨水泥进行重建的股骨可经受更大的负荷，具有更好的强度，优于单纯采用骨水泥（$P=0.025$ 和 $P=0.007$）或骨水泥配合髓内斯氏针

(P=0.019)重建的标本。此外,发生骨折的几何学特征也不同,采用骨水泥和交叉螺钉的标本发生关节外骨折,而采用骨水泥或骨水泥和斯氏针重建的,骨折位于关节内。因此对于股骨远端较大的骨缺损采用骨水泥和交叉螺钉进行重建较单纯骨水泥或骨水泥配合斯氏针有更好的效果。

3.人工假体　对于骨骼已发育成熟的患者,应用人工假体对其关节周围骨肿瘤切除后进行重建是一种可靠的方法(图 5-19-3)。人工假体可以提供接近解剖学的外形,早期恢复功能,疗效可达到优良。但是,骨水泥型假体术后中期至长期的问题也较多,包括感染、机械组件磨损、无菌性松动,这都将导致假体失效。为了减少假体重建后的无菌性松动,其假体工艺也在不断发展。适应性预加压假体与宿主骨连接可以达到即刻的、紧密的固定,不仅可以诱导宿主骨增生以避免应力遮挡效应,而且还能够密封髓腔避免碎屑进入,可显著减少发生松动的风险。Bhangu 等人比较了 26 例接受股骨远端适应性预加压假体及 26 例单纯骨水泥型假体置换的患者。在 2 年的随访时,两组间在感染、内植物失效以及无菌性松动方面无显著差异。尽管以上只是初步的研究,其结果表明适应性预加压假体与传统型假体相比较,术后早期是安全有效的,而长期效果是否能实现设计目的以及能否有效减少无菌性松动和失效,尚需要临床长期随访研究。

在另一项研究中,对 44 例接受了胫骨近端非骨水泥型假体置换的患者进行了观察,已了解其发生无菌性松动的风险。12 例患者出现了 14 项并发症导致假体失效。但经过平均为期 60 个月的随访后,未发现有无菌性松动的发生。该研究表明胫骨近端采用非骨水泥型假体可减少发生无菌性松动的风险,如日后发生感染,也可使翻修更容易。一项新近的研究分析了股骨远端切除并使用人工假体重建后髌骨发生的并发症。在作者的回顾性研究中,43 例接受了股骨远端切除及膝关节旋转铰链式假体置换的患者,其中 63%出现髌骨并发症。两项最常见的并发症是髌骨低位和髌骨撞击,还包括髌骨高位、缺血坏死、骨折、脱位、假体髌骨组件松动、髌骨痛(需翻修)、髌腱撕裂。其作者认为尽量恢复髌骨和髌韧带的解剖力线有助于防止并发症的发生。他们对手术切除的标本和胫骨平台作了仔细的研究。此外,应用假体进行重建时对长度的计算必须包括胫骨组件的平台和聚乙烯衬垫以及股骨远端组件。术后理疗和对髌韧带长度的监测有助于防止髌韧带挛缩,也可防止髌骨低位的发生。

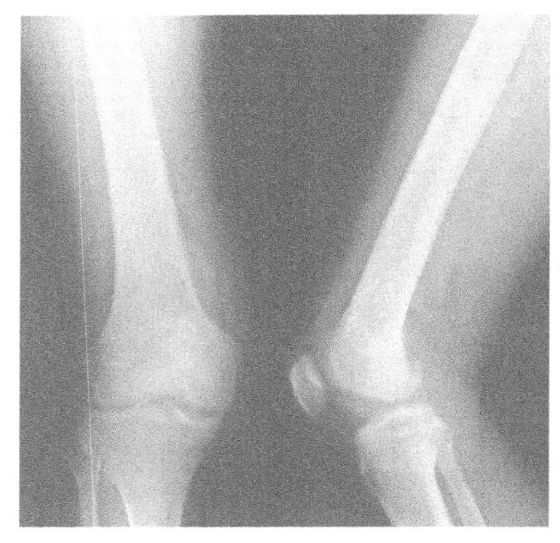

A

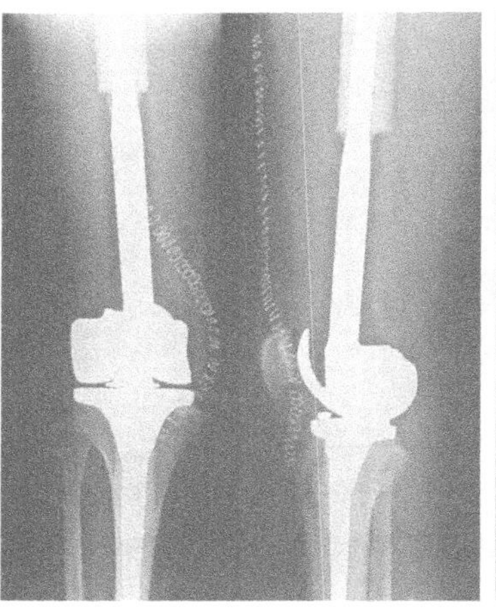

B

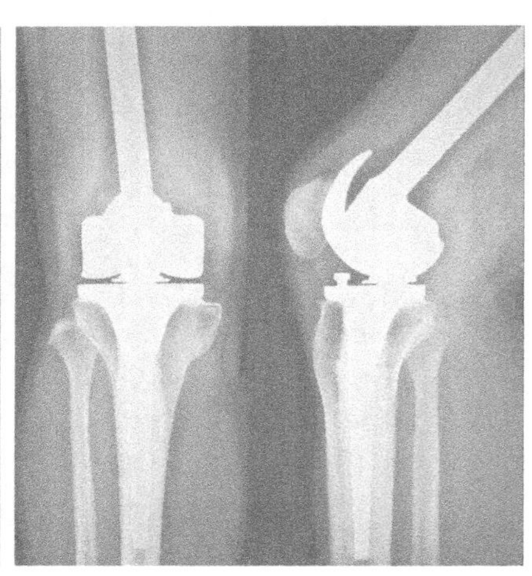

C

图 5-19-3　男性,19 岁,右股骨下段骨肉瘤

注:A.术前 X 线;B.“瘤段截除、人工假体置换”术后 X 线;C.术后 3 年 X 线

(牛晓辉)

第二节　骨肿瘤诊断

骨肿瘤的诊断强调临床表现、影像学和病理三方面的结合。

一、临床表现

评估一个可能患有肿瘤的初诊病人，最开始的工作应该是详细询问病史及全面物理检查。在进行其他有助诊断的检查之前要完成问诊及检查肿物的物理特性。这样可以避免不必要的检查，并使医生决定进行最有助诊断的检查，尽早对疾病进行必要的治疗。

1.*年龄*　对于不同种类骨原发肿瘤，其发病年龄存在很大差异，但对于某一特定类型肿瘤年龄可成为决定性因素或与其他疾病鉴别的关键点。例如：骨巨细胞瘤很少在青春期前发生；软骨肉瘤很少在儿童中发生；尤因肉瘤很少发生于5岁以前（与转移性神经母细胞瘤鉴别）和30岁以后（与淋巴瘤鉴别）；浆细胞瘤和脊索瘤只在成年期才能见到。

2.*病程长短*　肿瘤的生长速度是一重要因素。如在骨肉瘤患者经常出现肢体迅速增大的肿块；而软骨肉瘤患者肿块可以存在数年；再如骨肉瘤和皮质旁骨肉瘤鉴别中，如果有几年的病史及症状，提示是后者。

3.*症状*　局部症状一般可以包括疼痛、肿胀和包块。疼痛是恶性骨肿瘤的重要症状，也可以是良性肿瘤压迫重要器官或神经的引起的。当良性肿瘤发生恶变的时候，也可突然出现疼痛。初期，疼痛可以很轻，呈阵发性，以后逐渐加重，变为持续性，以致影响工作和生活。夜间痛、静息痛、不规则痛是恶性骨肿瘤的重要特征。疼痛的性质主要以钝痛、胀痛为主，发生病理性骨折是可以剧痛或锐痛。原发性髂骨和骶骨的恶性肿瘤，有时会放射到坐骨神经分配的区域。骨样骨瘤主要症状是疼痛，服用阿司匹林可以缓解是其显著特征。因此应该仔细了解疼痛的部位、性质、持续时间、伴随症状以及与活动的关系等。

肿胀和包块是骨肿瘤的另一重要诊断依据。肿胀一般在疼痛经过一段时间后出现。在表浅部肿胀可能出现较早，如骨膜或骨皮质的肿瘤。骨盆容量较大，骨盆内的神经鞘瘤或脊索瘤往往长到很大才被发现。转移性肿瘤可以完全没有肿胀。局部包块有助于早期诊断。良性肿瘤的包块生长缓慢，常不被发现，偶尔检查发现也说不出开始时间，良性包块对周围组织影响不大，对关节活动影响不大。恶性肿瘤生长迅速，病程较短，增大的肿块可有皮温升高和静脉曲张；位于长骨骨端、干骺端的肿瘤可有关节肿胀和活动障碍；盆腔内的包块可引起机械性梗阻，有便秘和排尿困难等。位于长管状骨骨骺内的成骨细胞瘤可以引起关节积液肿胀、血沉和血常规的改变，需要与急慢性骨髓炎鉴别。位于扁平骨的尤因肉瘤可有红肿热痛、发热、血常规增高等表现，临床很像急性血源性骨髓炎。对于长期存在而没有症状的肿瘤，如果突然长大，就要注意是否有恶变的趋势。

轻微外伤之后的病理性骨折常是良性肿瘤的首发症状，也是恶性肿瘤和骨转移癌的常见并发症。和单纯外伤性骨折一样，具有肿胀、疼痛、畸形和异常活动等。因此临床上对于轻微外伤引起的骨痛者要引起重视，要想到骨肿瘤导致病理性骨折的可能性。良性肿瘤和早期恶性肿瘤往往没有全身症状，恶性肿瘤发展到晚期可出现消瘦、乏力、贫血等恶病质表现。但也有一些恶性肿瘤全身症状并不明显，如骨原发性恶性淋巴瘤可有特殊的健康感。四肢和胸腹壁的软组织肿瘤通常表现为无痛的偶尔发现的软组织肿块，除非肿块巨大，一般不影响功能和全身状况。这种表现常常被认为是良性表现，因而会延误诊断和治疗。瑞士的软组织肿瘤的流行病学资料为良恶性肿瘤提供了一个简单的指导标准：表浅的＞5cm的肿块和所有深部的软组织肿块有较大的可能性是肉瘤（约10%），需要进一步检查。发热不是原发骨肿瘤特异性表现。但发热对某些疾病诊断有鉴别意义，如发热且患者年轻支持尤因肉瘤的诊断，而不支持淋巴瘤的诊断。

4.*肿瘤的位置*　肿瘤的大小和位置也相当重要。骨巨细胞瘤总是位于骺端和近骨端，而且通常在生长软骨停止生长时发生，在有生长软骨的干骺端，一般不是骨巨细胞瘤；软骨性肿瘤总是位于骺端或位于连接或跨越生长软骨的骨端，在颅骨中见不到软骨源性的肿瘤；成釉细胞瘤仅在胫骨或尺骨上发生；脊索瘤几乎在颅底、骶骨或脊椎上发生，肢体部位极罕见。

5.*既往病史*　准确的病史可能成为确定性的

鉴别因素，例如骨的转移癌和甲状旁腺功能亢进骨病变的鉴别，骨脓肿有时会与中央型的软骨肉瘤相混淆。骨结核有时会被误认为是骨转移性肿瘤，甚至有时会和骨肉瘤向混淆。但两者在临床上的治疗是完全不一样的，甚至牵涉到截肢化疗等问题。另外，病人其他系统是否发生过肿瘤，如发生过，当时采取了什么治疗等都应该详细询问，尤其是对怀疑转移的中老年病人。有时其他系统的恶性肿瘤即使进行过手术治疗，认为已获得痊愈，但在多年以后仍会发生骨转移。家族史有助于鉴别多发性外生性骨软骨瘤病和神经纤维瘤病。

6.实验室检查　实验室检查是骨肿瘤检查的辅助方法，对于大多数骨肿瘤常规检查都是正常的。但对于某些特殊肿瘤，实验室检查有诊断意义。主要包括血常规检查，血生化检查，血清酶学检查和肿瘤特异性标记物的检查。

(1)血常规检查：良性肿瘤的血常规和血沉一般均在正常范围。恶性肿瘤的血常规早期一般也无异常表现，晚期可出现贫血。血沉可以作为恶性肿瘤发展过程中的动态监测指标，但不具备特异性，在肿瘤生长加速，复发和转移时可明显升高。

(2)血生化检查：血清蛋白正常值为6～8g/dl，清蛋白和球蛋白比值为1.5～2.5∶1，血清蛋白升高主要见于恶性淋巴瘤，浆细胞骨髓瘤。血清蛋白降低常见于恶性肿瘤晚期恶液质患者。血清钙升高常见于多发性、浸润性、恶性肿瘤和转移性癌中，提示骨质迅速破坏并持续进行。溶骨性转移首先出现尿钙显著升高，可多达25mmol/L，若病变持续进行，血钙开始升高。成骨肉瘤患者可出现血清锌含量下降，伴有肺转移者血清锌含量更低，血清铜含量增高代表成骨肉瘤在体内的活动程度。血清的锌、铜及铜锌比有助于成骨肉瘤的诊断，疗效观察和预后估计。

(3)血清酶学检查：碱性磷酸酶是一种细胞表面糖蛋白，目前已知的主要有四种同工酶，分别是胚胎型、肠型、肝/骨/肾型和生殖细胞型，分别为不同的基因编码。骨型同工酶被认为是正常骨质矿化必不可少的。骨骼系统的病理性升高主要见于甲状旁腺功能亢进、佝偻病、骨软化症、Paget病、成骨性肿瘤和成骨性骨转移。在良性肿瘤和恶性肿瘤的早期，尤其是生长较慢的病灶中，碱性磷酸酶含量可正常。当有新生骨形成时，如成骨肉瘤和成骨性转移中，碱性磷酸酶升高。当手术切除肿瘤之后，2周内血清碱性磷酸酶可降至正常水平。若不能降至正常，表明仍有病灶残余或已有转移。若已经降至正常而又升高，应当考虑复发或转移可能，但术后碱性磷酸酶不升高，并不能完全排除转移的可能。治疗前的血清碱性磷酸酶水平对病人的预后有重要意义，美国Sloan-Kettering癌症中心和意大利Rizzoli骨科研究所的研究显示血清ALP高于400U的病人术后复发及死亡的概率是ALP正常病人的2倍以上。碱性磷酸酶来源于血小板、红细胞、前列腺和骨骼。血清碱性磷酸酶升高常见于前列腺骨转移和其他恶性肿瘤骨转移，尤多见于乳腺癌等。乳酸脱氢酶是一种主要的细胞代谢酶，可从正常细胞分泌出来或从破碎细胞中释放到血液中，乳酸脱氢酶升高除心脏、肝脏、血液病外，也常见于恶性肿瘤。研究表明，在尤因肉瘤中，治疗前血清乳酸脱氢酶的水平是一个独立的预后因子，治疗前血清乳酸脱氢酶水平升高患者与乳酸脱氢酶正常患者比较，复发和转移率高、总体生存率和无病生存期明显缩短。

(4)肿瘤标记物：肿瘤标记物(tumor marker)是由肿瘤组织代谢和分泌的具有肿瘤特异性的分子产物，对肿瘤的分期和分级有指导意义，并能监测肿瘤对治疗的反应和预测复发转移，包括激素、抗原、氨基酸、核酸、酶、多聚氨和特异性细胞表面蛋白和脂类，是在1978年由Herberman正式提出，在次年得到公认。目前为止，肿瘤标记物尚无统一的命名和分类，有的学者根据肿瘤标记物的来源和分布，将其分为五组：①原位肿瘤相关标记物；②异位性肿瘤相关标记物；③胎盘和胎儿性肿瘤标记物；④病毒性肿瘤相关标记物；⑤癌基因、抑癌基因及其产物。从现代基因研究的角度，可以将其分为两类：肿瘤基因表型标记物和肿瘤基因标记物。前四组是肿瘤基因表型标记物，目前临床上使用的肿瘤标记物如AFP、CEA、CA125和PSA等多为这一类，可以作为临床诊断和鉴别诊断、判断疗效和监测复发的指标，有些有助于肿瘤的早期诊断。第五组是肿瘤的基因标记物，能反映细胞癌前启动阶段的变化，有助于临床监视的早期诊断。骨和软组织肿瘤的肿瘤基因表型标记物尚不多见，临床上的其他肿瘤标记物的检测有助于查找骨转移瘤的原位病灶。肿瘤的基因标记物是目前骨和软组织肿瘤研究的热点和方向，大量研究证明Rb、P^{53}、nm23、c-erB-2等基因对预测骨肉瘤转移和判断预后有重要意义。

二、影像学表现

影像学在骨肿瘤诊断中必不可缺少，它可提供肿瘤的特点，并显示肿瘤对宿主骨的侵犯以及对周围组织的侵犯。

1. X 线平片　骨肿瘤种类繁多，X 线表现复杂。同一种肿瘤的不同发展时期 X 线表现不尽相同，不同骨病变也可有相似的 X 线表现，从而形成骨肿瘤 X 线诊断的复杂性。这就不但需要熟识骨肿瘤的典型 X 线表现，还要认识其非典型 X 线表现。对肿瘤和非肿瘤、肿瘤的原发性和继发性、肿瘤的良恶性质以及肿瘤的组织来源等问题作出正确的阐释，为临床合理治疗提供重要的信息。原始平片要仔细阅读。肿瘤造成骨组织变化有两种：溶骨和成骨。大块的骨溶解，无明显界线，骨皮质被突破或破坏，肿瘤周围的反应性成骨很少，提示肿瘤进展快；骨溶解界线明显，肿瘤周缘的反应成骨较多，骨皮质较完整或有连续骨壳，提示肿瘤生长慢或无浸润。"地图形改变"、"边缘清楚"、"穿透样破坏"、及"虫噬样破坏"等名称常用来描述平片上的异常表现。地图形改变或边缘清楚用来描述病变有清楚的边界，提示良性肿瘤。边界不清楚的浸润性病变被称为穿透样破坏或虫噬样破坏改变，表现病变侵袭性强，如恶性肿瘤。但有些良性侵袭性肿瘤也具有这样的影像学表现。多发性骨髓瘤是一例外，其通常表现为边缘清楚的小缺陷，但为多发改变。

对于骨病变来说，在骨内的位置(骺端、干骺端、骨干)对诊断很有帮助。骺部肿瘤通常是良性的。多数骨原发恶性肿瘤(如骨肉瘤)非常典型地发生在干骺端。圆形细胞肿瘤(如尤因肉瘤、多发骨髓病、淋巴瘤)主要发生于骨干。发生于骨表面的肿瘤可能是良性的(如骨软骨瘤)或是低度恶性的(如皮质旁骨肉瘤)。及时重复 X 线平片检查可观察肿瘤是否有复发。

2. 电子计算机体层扫描(CT)　CT 是 X 线从多个方向沿身体某个层面进行照射，采集透过 X 线，数字化后经过计算重建出图像。当加用造影剂后，可以看清主要血管和摄取造影剂后的肿瘤，使用骨或软组织窗来测定 CT 值扫描时应双侧对比进行。相对于 X 线平片来说，CT 的优势在于密度分辨率的提高和横向容积数据扫描，多层螺旋 CT 所获得的原始容积扫描数据通过后处理软件可获得任意方位的重建图像，而且扫描时间大大缩短。CT 可以借助窗宽和窗位调节技术以及 CT 值的测量可对病变内的脂肪、液体、软组织、钙化和骨化成分进行分析，协助病变定性；同时通过三维重建技术和增强扫描，清楚显示病变范围、血供以及邻近组织结构的情况。另外，临床常借助 CT 作为精确穿刺病理活检的导向工具。CT 的优势主要体现在骨肿瘤和肿瘤样病变的诊断和鉴别诊断中，可以清楚地显示复杂部位的解剖结构，早期较小的病灶以及肿瘤内较小的钙化或骨化等。对于软组织肿瘤和肿瘤样病变，尽管 CT 软组织密度分辨率高于 X 线平片，可以发现 X 线平片不能显示的软组织病变，观察软组织病变中钙化或骨化，及其相邻的骨质改变，但 CT 仍属于 X 线范畴，其软组织分辨率仍远远低于 MRI。

CT 检查在骨肿瘤中主要应用于以下几个方面：①分辨肿瘤侵犯骨及髓腔的范围，进而确定切除的范围。例如在骨肉瘤中鉴别肿瘤是中心性、骨膜性或皮质旁肿瘤。②确定肿瘤侵入软组织的范围：确定肿瘤位于肌肉间室内及肌肉间室外；肿瘤与主要血管、神经及内脏器官的关系。③确定肿瘤与关节腔、关节囊及关节滑膜的关系，确定是做关节内或关节外切除。CT 也可显示放疗或化疗的效果，监测骨或软组织切除后是否复发。当体内有金属物(人工假体，钢板，螺钉)时，CT 影像可能产生伪影。胸部 CT 已经成为一种常规的术前评估方法，因为 CT 能显示一些普通胸部 X 线片所不能显示的肺部结节，但是胸部 CT 的敏感性仍依赖于检出的肺部结节是否一定是肉瘤的转移灶。在老年人群中，当其患肉芽肿性疾病可能性大于肺转移时，CT 可能得出"假阳性"的结果，因为不能区别发现的结节是转移灶还是炎性结节。软组织肿瘤相对较为少见但种类繁多，具有诊断特征性的影像学表现并不多，常需要结合病变发生部位、临床表现以及穿刺病理活检作出诊断。影像学检查除协助软组织肿瘤定性诊断外，其重要意义还在于明确肿瘤范围以及术后疗效监测。CT 对软组织肿瘤的显示和诊断虽明显优于 X 线平片，但远不及 MRI。临床在软组织病变的影像学诊断过程中，极少采用 CT 而首选 MRI 作为 X 线平片的补充检查方法。

3. 磁共振成像(MRI)　MRI 是利用原子核在磁场中的共振，产生影像的一种诊断方法。近年来成为骨肿瘤诊断的常用方法。最常应用的两种 MRI 成像序列技术为 T_1 加权像和 T_2 加权像。与 CT 不同的是 MRI 可以在纵轴及横轴两个截面上均形成清晰的影像。MRI还可以显示包括神经、血管在内的正常软组织解剖结构，有时可不再需要进行血管造影和椎管造影检查。不同正常的组织结构，其MRI信号不同。水为长T_1长T_2信号，脂肪和黄骨髓为短T_1长T_2高信号，肌肉为中等T_1短T_2信号，肌腱或韧带为长T_1短T_2低信号，骨皮质为长T_1短T_2极低信号，红骨髓为稍长T_1稍长T_2信号，大血管多因血液流空效应呈极低信号。骨和软组织肿瘤组织成分多样且瘤体内常伴坏死、囊变和出血，肿瘤信号复杂多样，单凭信号特征常常难以作出诊断。临床分析肿瘤MRI信号时，亦要遵循X线和CT图像的一般分析原则，即除对肿瘤内部信号特征分析外，还要注意肿瘤部位、数目、大小、形态、边缘、邻近组织结构改变和强化形式等信息，全面的观察分析才会有助于提高MRI诊断的准确性和特异性。

骨和软组织肿瘤的信号高低的判断，一般是相对于肌肉信号而言。大多数实性肿瘤组织因含水量高于其相应起源的正常组织，T_1和T_2弛豫时间均延长，呈长T_1长T_2异常信号，即在T_1WI上呈等或低信号，T_2WI上呈不同程度的高信号。少数富含胶原纤维组织成分的肿瘤在T_1WI和T_2WI上均呈低或等信号，多见于纤维组织源性肿瘤。肿瘤内坏死所致液化或囊变时，因其T_1和T_2弛豫时间比有活性的肿瘤组织长，在T_1WI上呈低信号，T_2WI上呈高信号，多见于生长较快的恶性肿瘤。瘤体内出现液-液平面的囊腔时，多见于动脉瘤样骨囊肿、软骨母细胞瘤和骨巨细胞瘤等。肿瘤内出血时，急性期血肿在T_1WI和T_2WI上呈中等信号，亚急性和慢性血肿在T_1WI和T_2WI上呈高信号。含铁血黄素沉积在T_1WI和T_2WI上均呈低信号，常视为色素沉着绒毛结节性滑膜炎和腱鞘巨细胞瘤的特征性表现。肿瘤内出现成骨、钙化或骨化灶是成骨类肿瘤、软骨类肿瘤和骨化性肌炎的特异性诊断征象，因其所含自旋质子密度低、弛豫时间短，多呈骨皮质样低信号，但少数亦可因骨化不成熟或含钙量较低而在T_1WI上呈中等或高信号。脂肪成分是脂肪源性肿瘤的特异性诊断征象，在T_1WI和T_2WI上均呈皮下脂肪样信号，脂肪抑制图像上呈低信号。

骨皮质破坏时，在MRI各序列图像上均表现为正常骨皮质的极低信号区连续性中断，内出现高于皮质的异常信号。骨膜反应的MRI信号因其所处的病理性阶段不同而异。早期骨膜水肿和增生变厚时，水分和细胞数量增加，在T_2WI上呈线状或条状高信号。骨膜增生钙化后即表现为X线平片上的骨膜新生骨，在MRI各序列上表现为线状或层状极低信号。另外，在MRI上同样可观察到骨膜破坏和骨膜三角等征象。肿瘤周围的髓腔内和软组织内可出现瘤细胞浸润性水肿和单纯血管源性水肿，呈斑片状和大片状，在T_1WI上呈低信号，T_2WI上呈高信号。邻近软组织结构受侵犯时，MRI表现为肿瘤与受侵犯的脂肪、肌肉和血管界面模糊，T_1WI上高信号的脂肪组织内见有低信号的肿瘤浸润，T_2WI上低信号的肌肉内见高信号的肿瘤浸润并有占位效应，血管被瘤组织包绕。常规增强扫描后，富血供的肿瘤实性成分明显强化，乏血供肿瘤实性成分轻中度强化，无血供的肿瘤坏死区不强化。MRI对肌肉骨骼肿瘤良、恶性的判断标准大致与X线平片和CT相同：良性肿瘤大多边界清楚，T_2WI信号较均一，坏死不明显，骨壳多完整，骨膜反应较少；恶性肿瘤大多边界模糊，T_2WI信号不均匀，伴有瘤内坏死，骨皮质中断破坏，多伴有骨膜反应、软组织肿块和肿瘤周围水肿。MRI对于骨髓内的肿瘤范围显示与术后病理对比高度符合，但是显示化疗后的尤因肉瘤髓内病变范围是不准确的。

目前，随着MRI认识的深入，肌肉骨骼系统的MRI检查日益受到重视并在临床中广泛应用，已成为临床不可缺少的重要辅助检查方法，尤其对于恶性骨肿瘤和软组织肿瘤。MRI可以清楚显示早期骨髓病变和软组织病变，有助于临床早期诊断和早期治疗。MRI借助多平面、多参数和功能成像的优势，结合X线平片，可明确肿瘤的起源、鉴别肿瘤的良恶性质、准确估计肿瘤的侵犯范围、协助肿瘤的分期、指导活检部位的选择以及评价术前放化疗的疗效。肌肉骨骼系统肿瘤的MRI临床应用，对于恶性肿瘤的保肢手术、减少肿瘤复发、改善预后，乃至整个骨肿瘤外科学的发展至关重要。但需要指出的是，MRI亦存在不足之处，如：检查所需时间较长、运动伪影较多和空间分辨率较低等。MRI对轻微的骨膜新生骨和少量的瘤骨、钙化和骨化显示较差，不如CT和X线平片。因此，对以成骨、钙化或骨化为特征的肌肉骨骼系统肿瘤的定性诊断常需要结合X线平片或CT检查。

4. 放射性核素骨扫描　^{99}锝放射性核素骨扫描，早期相反映骨的血液供应，晚期相反映当钙盐在骨生成区域代谢情况，任何成骨丰富的部位在骨

扫描中显示为热区。肿瘤性或反应性成骨、位于骨附近的软组织肿瘤、骨折、感染、类风湿关节炎、关节病、Paget病等都可以反映为放射性浓聚。[99]锝扫描可帮助判断肿瘤对化疗的反应,可用于骨肉瘤化疗的疗效评估,也被用于原发肉瘤的评估中(如骨肉瘤),以确定病人未发生无症状的远隔转移。[99]锝扫描也可用于鉴别成骨病变,其主要反应骨的代谢增加,而在骨岛中不会出现阳性,与之相比,成骨前列腺癌转移则表现为阳性。炎性骨病及外伤亦表现为阳性。但要注意,多发骨髓瘤及转移性鳞状细胞癌可表现为假阴性。在这种情况下,应采用其他的影像学方法对全身骨进行检查。但骨显像属于非特异性功能显像方法,因其诊断特异性不高而不能对肿瘤进行定性诊断。此外,平面骨显像会因结构重叠或病变较小而出现假阴性,有一定的漏诊率。目前,骨显像在骨关节肿瘤中的主要应用领域如下:①骨显像利用其高敏感性,可以早期筛查骨转移瘤;②根据放射性核素浓聚程度,协助骨良恶性肿瘤、肿瘤存活和术后肿瘤复发的鉴别;③PET-CT兼有PET骨显像和CT形态学的优势,其临床应用价值逐渐被人们所认可和重视。PET-CT可以协助寻找肿瘤原发灶,鉴别良恶性肿瘤或病变,协助临床肿瘤分期,制定生物治疗靶区,评估肿瘤治疗效果,区分肿瘤治疗后坏死、纤维化或残留、复发。PET-CT虽然价格昂贵,但在发达国家和我国发达地区已经逐渐成为筛查肿瘤的常规方法。随着生活水平的日益提高,PET-CT有望成为全身肿瘤的主要筛查方法之一。

5.血管造影　动脉造影在诊断骨肿瘤方面,在很大程度上已被CT和MRI所取代。动脉造影的诊断价值主要限于有血管特征的肿瘤,如血管瘤。目前动脉造影应用于制定治疗方案。例如,当一个主要血管束必须从肿瘤上切除,并需要重建时;或进行带血管蒂的骨或肌皮瓣移植时;或在椎体肿瘤的大范围手术之前,选择动脉造影及栓塞,显示供应脊髓的动脉及椎体动脉。动脉造影也应用于术前动脉内化疗时。在骨肿瘤中,恶性肿瘤的血管造影影像为丰富的血管增生,可见血管异形、扭曲、动静脉短路等。造影剂在肿瘤区为云雾状或海绵状。在某些恶性肿瘤中,血管造影影像为血管减少,如软骨肉瘤和肿瘤的坏死、出血及囊性变区。淋巴管造影应用较少,在显示淋巴结转移上有意义,并可指导淋巴结活检。

三、活检和病理检查

1.活检　骨科活检技术对于骨科医师是一项重要的技术,主要用于骨肿瘤、软组织肿瘤以及骨与软组织病变的诊断和鉴别。根据患者提供的临床信息和影像学表现,怀疑患者有肿瘤可能或者不能明确诊断时应该考虑使用活检技术,获取病变组织的标本送病理检查,以便在术前获得准确的诊断,根据诊断制定周密的手术计划。

非肿瘤的骨病变也能导致常规影像学上的局部异常。包括创伤、代谢性骨病、骨循环疾病、滑膜病等,尤其是骨感染特别需要鉴别。骨科医师在见到骨的局部病灶时应时刻考虑到这些疾病。如果怀疑是骨肿瘤,应将其归入以下三种主要类别:①良性骨肿瘤;②恶性原发骨肿瘤;③骨转移瘤。每一大类还分各亚型,需要进一步的临床及影像学解释。在这种情况下,医师应决定是否继续负责该患者的治疗还是将其介绍到骨肿瘤专家处治疗。有恶性骨肿瘤表现的患者应转诊给有经验的骨肿瘤专家,活检及进一步检查应留给骨肿瘤专家完成。尽管活检通常对技术的要求不高,但根据活检的表现做出最终的决定却需要详细的思考及丰富的经验。如果计划或方法不合适往往会对病人的诊断及治疗产生相反的效果。活检方法、切口的不当及活检的并发症会极大影响对骨与软组织肿瘤的治疗。活检的适应证:临床表现和影像学表现都为良性的骨与肌肉病变,如骨囊肿、脂肪瘤,不需要行活检,只有表现为良性侵袭性、恶性和诊断不明确的时候才行活检,以明确诊断和对疾病进行分类。活检位置的选择有重要的意义,因为骨与软组织肉瘤可能会种植于伤口。正确的活检位置应位于恶性肿瘤手术的切除范围内。由于保肢手术的应用广泛,活检位置的选择更加关键。当活检位置在肿瘤切除范围之外时,可能会导致不必要的切除。因此活检部位的选择一定要建立在考虑到几种可能术式的基础之上。制定手术方案主要依据活检前的鉴别诊断及决定肿瘤切除范围的肿瘤分期。至于术式的选择则只能通过对骨与软组织肿瘤的手术及诊断经验而定。为了选择合适的活检部位,医师应熟悉各种截肢术的切除范围及在何种情况下可以行何种保肢术。为此,医师应在活检前了解患者可能的诊断及肿瘤的范围以建立初步的手术方案。如果医师只关注于取得一块组织以供诊断而忽略了可能的最终手术过程,他很可能会将切口选错位置，从而威胁到保肢手术的可行性乃至患者的存活，即使转诊后也会给骨肿瘤专家的进一步治疗带来巨大的麻烦。对于活检位置的选择很难制定专门准则。肢体的横切口通常为禁忌，因其很难与骨或肌腱膜间室等纵向结构一同被切除。因此肢体活检通常采取纵形切口。主要的神经血管结构应避开，因为活检时的污染可能导致这些结构最终被切除。活检通道也不应穿过正常的间室结构或关节，这样就不会在手术时导致正常间室被切除。

活检方法总的来说可分为闭合活检和开放活检，其中闭合活检又分为针吸穿刺活检和套管针穿刺活检；开放活检又分为切开活检和切除活检。闭合活检是指不需要切口而通过活检针穿刺取材的方法。软组织病损特别是位置较深的病变，使用闭合活检可以减少活检成本并节约诊断时间。另外，对于因肿瘤快速扩散而累及皮肤的患者，应避免切开活检。软组织肿物的闭合活检可以在门诊进行，这样可以为医患双方提供方便并减少手术风险。穿刺技术包括针吸穿刺和套管针穿刺。不管哪种闭合活检方法都需要仔细研究影像学表现，确定进针路径，对于复杂部位可以在"C"形臂或者CT引导下穿刺。针吸穿刺活检应当采用相对较小的针头（直径0.7mm），在经验丰富的医师操作下，将细针穿刺至病变部位，吸取少量病变组织。这种方法对恶性肿瘤的诊断准确度可达90%。然而，对于特殊的肿瘤类型或组织分级其准确率则很低，因为获得的组织太少且组织结构被破坏。细针穿刺对于诊断局部软组织肿物是否复发及淋巴结转移很有价值，很少用于原发骨肿瘤的活检。套管针穿刺活检是目前主要使用的活检方法。所有的穿刺活检均应在手术室进行，部分椎体肿瘤可在CT室局麻下进行。可以使用一种直径为3.5mm的穿刺针，针尖呈环钻样可以穿入病变骨皮质进入髓腔内，通过负压吸引（20ml注射器）进行取材；也可使用另一种为直径2mm，含标本槽的套管针，通过套筒快速滑动将肿瘤切削入标本槽进行取材，不是通过负压抽吸。术前行静脉全麻或局麻，以避免疼痛干扰穿刺取材，如条件允许尽可能静脉全麻操作，减少患者痛苦。根据术前制定的取材部位、途径进行取材。穿刺时，穿刺孔及针道位于手术切口上，便于日后进行手术治疗时能将穿刺污染区完整切除。穿刺针道尽可能与肢体的长轴平行，通过肌肉而不应通过肌间隙取材，以避免肿瘤局部扩散、种植。取材结束后轻压取材部位数分钟止血以减少污染范围，特别应避免污染重要的血管神经束。椎体肿物通常在CT或"C"形臂指导下自椎弓根进入病灶取材，以减少出血及对周围正常组织的污染。该技术的诊断准确度可达96%。然而由于取到的标本量有限，在处理标本之前应仔细计划，并由有经验的病理医师进行分析。

闭合活检的一个局限性是有限的活检无法完成更多当前的临床研究，如细胞遗传学或流式细胞计量等。此外，其对软组织肉瘤分级的诊断准确度会明显降低。而这恰恰具有重要的临床指导意义，因为很多当前治疗方案都会对高度恶性的软组织肉瘤采取术前化疗。同样，尽管诊断报告的准确性较高，未被诊断的报告不能作为否认恶性肿瘤存在的证据，因为标本可能来自肿瘤邻近的正常组织或假包膜。闭合活检由于给骨造成较小的损伤，可以降低因活检导致病理骨折的风险。闭合活检特别适用于骨盆或脊柱等难于到达的部位。如代谢性疾病、感染或局部复发被高度怀疑时，闭合活检是最理想的方式。而在非均质的肿瘤，闭合活检则存在取材上的问题，这种情况下需要在手术室行强化影像引导下的穿刺，同时它也会给经验不够丰富的病理医师带来诊断上的困难。即使在最有经验的机构，也有25%～33%的概率出现取材不足，而即便取材充足，上述机构的诊断准确率也只有80%。原发骨肿瘤及影像学无法诊断的患者其闭合活检诊断准确率要比均质的肿瘤包括转移瘤及多发骨髓瘤等患者低。

对于恶性肿瘤，没有经验的医师不能做闭合活检。因为闭合活检时肿瘤细胞会污染针道，因此在最后的确定性手术时针道和肿瘤必须一起切除。由于新辅助化疗或放疗将推迟最终手术的进行，那时针道的位置将难于辨认。因此可以在活检时用墨汁在针道附近的皮肤上做记号。最终手术的外科医师对针道的方向和位置也应该有足够的了解。对恶性肿瘤行闭合和开放活检都会被肿瘤细胞污染，因此应该由有经验的外科医师来做。最好是活检和手术由同一位医师来完成。开放活检分为切开活检和切除活检。在开放活检中，可获得相对较大量的组织标本，从而帮助有经验的病理学家更准确的做出诊断，这是其一个优点。开放活检也可以减少经验不足的医师取材错误。但是其风险、并发症及后续取材部位不足等缺点也会明显增加，尤其是在施术者经验不足的情况下，开放活检更易造成术后血肿、肿瘤细胞扩散、术后感染，还可造成病理骨折。如果术前诊断肯定，或者肿瘤体积小，放射学提示是良性肿瘤的话，那么就可以行切除活检，可以达到诊断和治疗的双重目的。骨样骨瘤和骨软骨瘤的诊断通常都是基于切除活检结果的。

是否对软组织肿瘤行切除活检是一个复杂的决定过程，恶性可能性小的皮下肿块通常更倾向于进行病灶切除。相反，对于体积大的深部软组织肿块直接行病灶切除术可能会引起广泛的肿瘤细胞污染进而限制了下一步的治疗选择。如果切除活检的病理结果提示为恶性肿瘤，应评估切除的边界是否符合恶性肿瘤的切除边界，如果不够则应行扩大切除术。切开活检是较常使用的技术，尤其对于恶行肿瘤而言。因为只要技术成熟，它所造成的肿瘤细胞污染比起切除活检更少。进行切开活检时，注重技术细节对于获取高质量标本和减少肿瘤细胞污染是很关键的。在相对能够获取足够标本的基础上切口应该尽可能小。当接近恶性肿瘤的假包膜时，肌肉的颜色会从红色变成鲜肉色。恶性肿瘤通常是灰色或者白色的，而且它的假包膜总是被丰富的扩张的毛细血管所包绕。对于恶性肿瘤来说，不能仅切取肿瘤的假包膜，其包膜和肿瘤的交界面也应该切取活检。任何恶性肿瘤的外周部分都是肿瘤最具有代表性和最有诊断价值的部分，中心部分通常已经坏死。标本组织严禁使用血管钳夹取。一般很少有必要获取的多个组织样本，因为这种做法会造成肿瘤细胞的外溢导致污染。

外科医师选择切开活检的部位应该根据 X 线平片，CT，磁共振所显示的最低分化和钙化最少的部位，因为这通常是最具代表性的部位。应该避免在 Codman 三角区进行活检，因为有可能把反应骨误当成骨肉瘤。除非软组织没有被累及，否则对恶性骨肿瘤活检时无须取骨样本，凿取含有恶性肿瘤的骨皮质可能会引起病理骨折而造成截肢的后果。如果一定要获取骨样本，那么凿小的圆孔，以减少应力的集中。如果需要一个大骨窗，那就必须凿成椭圆形，方法是先在骨的长轴上凿出两个独立的圆孔，然后使用动力锯平行的切割使两孔相通。使用骨凿将多个钻孔连通所形成的长方形骨窗可能会引起应力集中在各个角而发生骨折，因此不应使用。术者最好不使用术中定位装置，除非它们是通过切口的。仔细彻底地止血对防止术后血肿的形成是很必要的。如果存在骨窗，应该填塞骨水泥以预防肿瘤对软组织的污染。活检的切口应该小心地缝合以防止切口坏死或者溃疡，特别是因肿瘤压迫或者放射治疗造成皮肤营养受损的切口更应小心。如果有可能是恶性肿瘤那么应该避免使用切口引流，因为引流管通道可能会成为肿瘤传播的通道，所以最终手术时必须连同活检部位一并切除。如果一定要放置引流，其留置方向应与切口线保持一致，如果引流管和活检部位距离太远或者活检切口的缝合面很大，那么要将活检部位连同引流通道一并切除在技术上几乎不可能的。

对恶性肿瘤进行活检时是否使用止血带尚无定论。虽然未经证实，但反对者认为使用止血带会使静脉血淤滞，导致松开止血带时发生瘤栓的危险性增高。他们还认为伤口关闭后松止血带会形成深部的血肿。但是，放置止血带也有它的优势，能够使活检部位的视野更加清晰，使手术进行的更加快捷，失血更少。在止血带释放之前，如果手术步骤明确且能迅速完成，那么是可以防止瘤栓形成的，但这只是在理论上可行，尚未经过科学地论证。放置止血带有两件事是必须防范的。首先，不能对患肢进行压迫驱血，因为这将使肿瘤细胞进入血流。其次，如果不是马上要行最终的手术的话，那么应该松开止血带并且在伤口关闭之前仔细地进行止血。如果先关闭伤口后松止血带的话，那么很可能会因为假包膜里的血管出血而形成一个大血肿，这对于后续手术治疗很不利，因为血肿所漫延到的各个地方都应被认为受到了肿瘤的污染。针吸穿刺活检所得到的标本量很小，往往只充满了细针的尖部，这时需要准备玻璃片，用 5ml 的空注射器对着细针的尾部将标本吹到玻璃片上。往往需要 2 块或者以上的玻璃片，一块进行快速染色，送至病理医师行快速病理检查，获得诊断。另外的玻璃涂片用作其他的染色和病理检查。如果快速病理显示穿刺所取的并非典型的病变结构，往往需要立即进行二次穿刺以获得正确的标本。套管针穿刺活检所取的标本比针吸穿刺活检的要多。将导管针从病灶取出后，用针芯或充满肝素盐水的注射器将标本推出，所有取出的组织标本置于肝素盐水中，先进行肉眼判断，洗去血块，剔出坏死组织及质硬骨组织，如标本量过少，可以反复多次取材，以确保获取足够病变组织。将有代表意义的条索状或块状的肿物标本轻轻放入甲醛溶液中浸泡固定，应避免挤压标本，送病理科进行病理学检查。如果要行快速冷冻检查则直接将挑选的有代表性的部分标本送病理科，不能在甲醛溶液中浸泡，其余标本用甲醛浸泡行常规石蜡病理检查。切开活检和切除活检往往能获得足够多的标本。如果要行快速冷冻病理检查，则取一部分有代表性的标本直接送病理科，其余标本放入甲醛溶液中浸泡固定，应避免挤压标本，用作以后的脱钙、常规石蜡切片、HE染色和病理组织学观察。即使不在同一次麻醉下行最终的手术，也最好行快速冷冻病理检查。有经验的病理科医师可以根据快速冷冻病理检查马上判断出所取的组织是否为病变组织和是否有足够的标本，避免了再次麻醉下行二次活检。

2.病理　观察病理组织切片时，要注意熟悉临床提供的年龄、性别、肿瘤、生长部位及临床表现等线索。并最后能得到有关的影像学资料。了解肿瘤所在部位、范围、大小及影像学特点，以了解肿瘤的全貌，然后全面认真观察肿瘤的组织结构、细胞形态特点、细胞异型性及细胞分化的情况（包括有否骨样组织或肿瘤性骨质生成；有否软骨及软骨性钙化及其他组织）客观地进行分析鉴别，做出诊断。

病理检查包括大体病理、HE染色检查、免疫组织化学、细胞遗传学、流式细胞仪及电镜检查等。许多肿瘤都有相当典型的大体病理，如骨软骨瘤、骨样骨瘤、软骨母细胞瘤等。某些瘤样病变也有典型的大体病理特点，如骨纤维结构不良、骨囊肿、动脉瘤骨囊肿。大体病理也可以提供病变的特点，也对肿瘤的侵袭性提供必要的依据，如肿瘤浸润范围、是否破坏骨皮质、是否突破骨膜，侵犯软组织。HE染色镜下的诊断是综合诊断，首先应在整体下观察，只有当整体结构关系搞清楚后，再仔细观察局部。当有一个特异的病理形态而不能确诊时，应进一步研究X线片、临床和实验室检查结果，再进行补充切片和染色，正确的诊断与初次的镜下印象经常不同。随着免疫组织化学技术的不断改进和日益臻善，免疫组化技术已被广泛应用于肿瘤组织来源的探索和肿瘤的病理学分类，例如上皮组织的细胞角蛋白（cytokeratin，CK）；间叶组织的波形蛋白（vimentim）；神经组织的神经原丝（neurofilament，NF）；肌肉组织的结蛋白（desmin），造血组织的白细胞共同抗原（leukocyto common antigen，LCA）等，在区分不同组织来源的肿瘤，有着非常重要的作用。免疫组化还能了解肿瘤细胞的增殖活性，对肿瘤的治疗方法和预后判断也可提供有用的信息，对肿瘤的恶性度的判定提供参考。部分检查如细胞遗传学、流式细胞仪及电镜检查，需要特殊标本，因此进行活检的骨科医师在处理标本前应咨询病理科医生。另外，许多检查需要新鲜标本（无甲醛溶液固定）。应养成对临床怀疑病例进行标本细菌培养（有氧及厌氧）、真菌及抗酸细菌培养的良好习惯。

分子学诊断将为肉瘤诊断带来革命性变化。特异性分子改变可在不同的肿瘤中发现。另外，治疗恶性肿瘤特异分子缺陷亦在设计当中。如胃肠道基质肿瘤（GIST）是发生于胃肠道、大网膜及肠系膜的恶性间质肿瘤，其表现出c-kit突变的过表达。KIT基因编码为酪氨酸激酶受体，其调控生长因子被称为干细胞因子或肥大细胞生长因子。采用直接阻抗c-kit进行治疗难治性恶性肿瘤显现早期明显作用。同样的方法正开始应用于其他的肉瘤治疗中。

（牛晓辉）

第三节　骨肿瘤治疗概述

骨骼系统肿瘤可以破坏骨质，造成病变部位肿胀、疼痛、畸形、功能障碍，甚至威胁生命。因此骨肿瘤治疗的原则是在保护患者生命的基础上解除患者局部症状，恢复运动功能。对于良性肿瘤主要引起患者局部强度下降、肿块、畸形等，这主要需要局部手术治疗；恶性肿瘤除造成患者局部症状还可以转移，威胁患者生命，因此在进行局部手术治疗的同时还需要辅助化疗、放疗、免疫治疗等方法。

一、手术治疗

手术是治疗骨肿瘤的主要手段。对于恶性骨肿瘤，手术结合化疗、放疗的综合治疗是取得最佳疗效基本措施。设计治疗方案时，医师必须在防止复发和转移与保证功能和生活质量之间进行平衡。手术成功对总体治疗效果来说是最重要的方面。切除范围一般由肿瘤大小、与正常结构（如大的神经血管束）的解剖关系和手术后功能丧失的程度而定。要明确手术治疗原则，首先需要理解骨骼肌肉肿瘤的外科分期。

（一）骨骼肌肉肿瘤的外科分期

骨骼肌肉肿瘤的外科分期系统包括：肿瘤病理分级用G（即Grade）表示；肿瘤解剖定位用T（即site）表示和有无局部与远处转移用M（即metastasis）表示。肿瘤病理分级反映肿瘤的生物学行为和侵袭性程度。它表示肿瘤有不断向囊外扩展的危险以及形成卫星灶和向远处转移。分级决定于组织学形态，影像学特点，临床表现和化验检查。据此可分为 G_0 为良性，G_1 为低度恶性，G_2 为高度恶性。解剖定位是指病变是否限制在包囊内，或扩展出包囊进入反应区（由反应性水肿、炎症及散在的瘤细胞构成），但仍限制在一个解剖间室内，及限制在肿瘤扩展的自然屏障内，或跃出囊外进入反应区同时穿透自然屏障进入屏障外间室。自然屏障包括骨皮质、关节软骨、关节囊、腱鞘、主要筋膜间室，韧带的止点与附着点。肿瘤解剖定位是评估预后的重要因素。分为 T_0 示囊内，T_1 示囊外间室内，T_2 示囊外间室外。第三个主要因素是有无局部和远处转移。肉瘤多通过血行转移，常见为肺部转移，局部淋巴结转移少见，滑膜肉瘤和脂肪肉瘤可以有区域淋巴结转移。它表示病变失控预后不好，影响着治疗方案的制定和手术方法的选择。

良性肿瘤外科分期用阿拉伯数字 1，2，3 表示（表 5-19-2）。1 期为静止期病变：临床上无症状，影像学、病理组织学为良性（G_0），位于囊内（T_0）也可在间室内或间室外，没有转移（M_0）。2 期为活动性病变，病理组织学为 G_0，位于囊内（T_0），没有转移 M_0。3 期为侵袭性病变，病理组织学良性 G_0，超出囊外 T_1，有时扩展到间室外（T_2），一般无转移（M_0）偶尔可发生转移（M_1）。恶性肿瘤外科分期用罗马数字Ⅰ、Ⅱ、Ⅲ表示（表 5-19-2）。每一期又分为 A（间室内），B（间室外）两组，以区分位于自然屏障的内与外。ⅠA 期病变是低度恶性（G_1），间室内（T_1）和无转移（M_0）。ⅠB 期病变仍是低度恶性（G_1），间室外（T_2）和无转移（M_0）。ⅡA 期病变指高度恶性（G_2），间室内（T_1），ⅡB 期病变指高度恶性（G_2），间室外（T_2），但均无转移（M_0）。Ⅲ期是指发生了局部或远处转移（M_1），绝大多数高度恶性肿瘤（G_2），也有低度恶性肿瘤（G1）发生了转移，A 和 B 的含义还是区分间室内外（T_1 或 T_2）。恶性病变约 30％属Ⅰ期，60％属Ⅱ期，10％属Ⅲ期。Ⅰ期病变间室内占 67％，间室外占 33％。Ⅱ期病变间室外占 90％，间室内占 10％。

（二）手术方式

进行外科分期的目的是为了更好地选择手术方式，即选择适当的手术边界进行肿瘤局部切除或截肢，其边界分为①囊内切除：于肿瘤内去除肿瘤，边缘遗有肉眼和镜下可见的肿瘤组织，同时污染周围正常组织。②边缘切除（又称临界切除）：经过反应区做囊外完整切除，可遗留卫星灶和跳跃灶，主要发生在 G_1 和 G_2 的病变。③广泛切除：经反应区外 2cm 以上将病变假包囊，反应区和反应区外的正常组织中，完整切除肿瘤，可能遗留 G_2 的跳跃灶。④根治性切除：在自然屏障之外，把病变所在间室切除，包括病变假包囊、反应区、整个肌肉和骨与关节。纵向剥离的平面超过受累骨骼的上下各一个关节，或超过一条肌肉的起止点。横向剥离超过包含病变的筋膜间室或包含骨内病变的骨骼和骨膜。

在高度恶性肿瘤中，局部复发必定增加转移的危险性，所以治疗方案的选择必须首先考虑局部复发的危险性，其次必须考虑患者的年龄、手术后残留功能、患者工作和生活的习惯，最后，手术指征决定于局部和全身的情况。根据肿瘤的分期和复发的危险性，确定手术治疗指征。

1. 良性肿瘤 1 期（静止性）　通常是非增生性病变，例如，在骨内的骨囊肿、组织纤维瘤、软骨瘤、外生骨软骨瘤、纤维异常增生症，这些病变的多数或生长缓慢，或者在成人时停止生长，症状轻微或无症状，不需要任何手术治疗。因为这些病变倾向自发性生长停止，如果有手术指征，可行囊内切除，复发的危险性小。在一些特殊病例中（外生骨软骨瘤、肋骨的纤维异常增殖症）有边缘性切除的指征，手术后无复发危险。

2. 良性肿瘤 2 期（活动性）　当病变在包膜内时，边缘性切除时复发危险很小。但是，当完整切除有困难和手术有危险时，或将产生严重的功能缺陷时，即使有很高的局部复发危险性，也要采用经病变内切除，为减少局部复发的危险，可使用局部

表 5-19-2　肌肉骨骼肿瘤外科分期表

良性	1. 静止性	2. 活动性	3. 进行性侵袭性
恶性	Ⅰ. 低恶无转移	A 间室内	B 间室外
	Ⅱ. 高恶无转移	A 间室内	B 间室外
	Ⅲ. 低恶或高恶有转移	A 间室内	B 间室外

辅助剂，如苯酚、甲基丙烯酸树脂粘合剂（骨水泥）、液氮冷冻或95%乙醇浸泡，后两种辅助剂已被证明可延伸手术边缘数毫米，使刮除术（囊内切除术）等同于边缘切除术。

3.良性肿瘤3期（侵袭性）　包括间室内生长（T_1）和间室外生长（T_2）骨内的巨细胞瘤、某些软骨母细胞肿瘤、某些骨母细胞瘤及动脉瘤样骨囊肿，如果手术是经病变内的，则有相当高的复发危险性，辅助剂如骨水泥或液氮可以减少复发危险，边缘性切除也有局部复发的危险，广泛切除可保证低的局部复发危险。放疗可能对局部复发有效，当广泛性切除不可能时，可用作术后辅助治疗。当病变非常广泛，或间室外生长的肿瘤术后局部反复复发时，广泛性切除或截断可能是唯一的手术指征。

4.恶性肿瘤ⅠA期　在骨内的1级和2级软骨母细胞瘤、1级和2级皮质旁骨肉瘤、脊索瘤、成釉细胞瘤，因为这些肿瘤的假包膜内可能存在卫星灶，经囊内切除或边缘性切除常导致局部复发。广泛性切除的基础是肿瘤在一个间室内，广泛性切除也可作为保留肢体的手术方式。

5.恶性肿瘤ⅠB期　在这些病例中，广泛性切除必须是足够的。肿瘤的间室外生长使广泛性切除相当困难或不可能、有时需要广泛性截肢。

6.恶性肿瘤ⅡA期　不太常见，许多高度恶性肉瘤在诊断时已侵犯到间室外。这些肉瘤包括骨肉瘤、尤因肉瘤、Ⅲ期软骨肉瘤、恶性纤维组织细胞瘤。这些肉瘤不但可能有肿瘤周围的卫星灶，还可能存在被忽视的跳跃转移，因此，为减少局部复发，在不残留明显功能障碍的条件下，最好采用根治性或间室外切除缘。例如肩胛部肿瘤，应从肌肉起点到止点全部切除。因为此期肿瘤位于间室内，也经常采用广泛性切除，尤其是在保留肢体的手术中。广泛性切除与辅助性治疗相结合，如在骨肉瘤中，保留肢体的广泛性切除需在辅助化疗的基础上施行。

7.恶性肿瘤ⅡB期　为间室外生长，经常采用根治性切除、根治性截肢、根治性离断术，或广泛性截肢、广泛性关节离断。术前化疗或放疗，为保留肢体的广泛性或根治性切除提供了保障。术前化疗在骨肉瘤和尤因肉瘤中已广泛使用，术前化疗可改变肿瘤的分期、手术指征和局部复发的危险性。当肿瘤对化疗反应良好时（在骨肉瘤，肿瘤坏死率高于90%）其细胞就停止了生长，假包膜向成熟发展，并转化为一层分化好的骨或纤维组织，周围血管的增生和水肿会减退或消失，血管和水肿的减退或消失比假包膜的变化明显，并且是动态的。因为化疗的进步，使广泛性切除的局部复发危险较小，保留肢体手术成为可能。ⅡB期恶性肿瘤局部复发的危险性取决于肿瘤对化疗的反应（化疗所致的肿瘤坏死率）及手术采用的切除缘。

8.恶性肿瘤Ⅲ期　治疗常常是姑息性的，由于大剂量化疗和开胸或微创肺转移瘤切除的开展，其治疗结果令人满意，5年生存率提高，对原发肿瘤及转移瘤应采用积极和综合的治疗。

（三）恶性肿瘤的术前设计和术后评估

在骨与软组织肉瘤的治疗方法中，一系列关于保肢治疗的处置方法最为人们所接受，并且在术前设计时首先被考虑。然而在不同的专家之间，保肢治疗的方法却存在相当大的差异。这是由于专家们不同的个人观点所造成的，这些观点大多来源于他们个人的经验而不是来源于理论或临床的研究。积累临床证据最好的方式是先对手术标本的外科边界进行分析，然后通过随访得出结论。目前，最现实的问题是迫切需要根据理论结果确定哪种手术方式效果最好，但又没有足够可靠的数据积累来提供支持。因为在几乎所有的临床记录中，对外科边界的描述多是不确定和模棱两可的。造成这种情况的原因之一是缺乏已被证实有效的外科边界评价标准，再一原因就是手术实施者未对外科边界从组织学角度进行评价。

Enneking第一个提出这个问题，并提出了外科边界评价的概念。然而，这个标准不够细化，在临床外科边界的研究中可操作性差。因此有必要制定一套适用于骨与软组织肉瘤的外科边界评价方法，从而使其在临床应用中发挥重要作用，并能达成如下的目的：确定局部治愈所需的最小外科边界；确定术前辅助治疗后安全但较小的外科边界；明确术前辅助治疗效果及肿瘤的侵袭性对外科边界缩小程度的影响；运用多学科治疗制定一个最佳的术前计划，术后进行外科边界评价，必要时进行相应的预防性治疗，以期获得局部治愈。川口智义设计了这样一套方法。在术前辅助化疗后，根据影像学的检查结果，判断肿瘤的具体位置、大小、及其与重要解剖结构的关系，从而设计肿瘤切除所需要的外科边界，即所要切除的正常软组织及截骨长度（图5-19-4）。按照术前的设计实施手术后，要对切下的标本进行外科边界的评价，以确定手术实际所达到的外科边界。我们应用如下的方法是既可对新鲜的、也可对甲醛溶液浸泡过的标本进行评定。在标本纵向和横向切面上摄取边界最小处的照片，并且仔细的绘图。应注意减少甲醛溶液固定所引起的标本变形。术后立即对新鲜标本进行拍照，拍照角度为前、后、内、外侧及远、近端(图5-19-5A)。术后第1天，即甲醛溶液固定1d后，纵向或横向(取决于术者的要求)切开标本。切开的标本浸泡在甲醛溶液中过夜(图5-19-5B)。术后第2天从与第1天剖面相反的方向再次切开标本，再把整个标本按纵向和横向剖面放在一起来进行综合评价。如果在某一点怀疑有不充分边界存在，则按相反方向切一刀来决定此怀疑是否正确。各个剖面的表现必须用图正确地描绘出来，并且每个剖面通过拍照留下资料，供后续研究之用。对危险部位取材，进行组织学检查(图5-19-6A、B)。在这个评价方法中，外科边界分成四类：根治性边界、广泛性边界、边缘性边界和囊内边界。治愈性广泛边界(治愈性边界)：此种外科边界距离肿瘤反应区超过5cm(此值扣除了甲醛溶液所引起的组织收缩)。这样的切除，除了残余的跳跃灶或淋巴结转移引起的复发，局部复发率很低(约为6%)。广泛边界：此种外科边界与治愈性边界相比是不充分的，但它仍然位于反应区外，而且广泛边界进一步还可分为充分和不充分广泛边界两种类型。充分的广泛边界是在反应区外2cm以上的外科边界。当达到广泛边界时，复发率低，但不能与根治性外科边界相比。实际上，充分的广泛边界结果与治愈性边界一样好，这可能是由于得到了有效的放疗或化疗支持。边缘性边界：此种外科边界通过反应区。具有厚包膜的肉瘤很容易被从周围组织中剥离出来，此种外科边界被认作边缘性边界。而在与肿瘤紧密粘连的包膜样组织内进行剥离时，则外科边界为囊内边界。除了一些例外，肉瘤边缘性切除的局部复发率很高。如果没有辅助治疗，此种手术的局部复发率达80%。如果结合放疗，预计80%可得到局部控制。囊内边界：此边界经过肿瘤实质，局部复发几乎不可避免。如果联合放疗，局部复发率约为60%。

在外科边界的评价上，应掌握如下原则：在横切面上评价外科边界时，间隔被换算成相应的组织厚度，从而建立一个特定的、肿瘤与外科边界之间的距离。薄的筋膜相当于2cm厚的正常组织；厚的筋膜相当于3cm厚的正常组织；关节软骨相当于5cm厚的正常组织；对于滑膜、胸膜和腹膜，只有在通过它们看不到位于其下的病灶时才被认为相当于5cm厚的正常组织；当外科边界通过筋膜外侧，而肿瘤与筋膜间有正常组织时，不论筋膜的实际厚

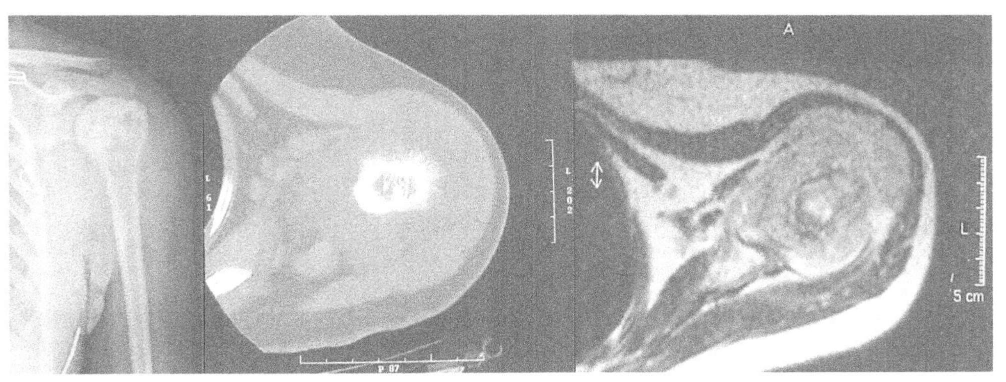

A

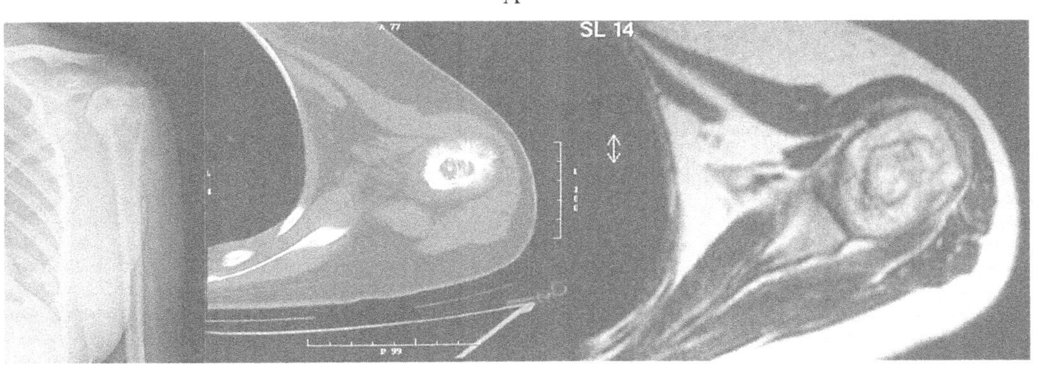

B

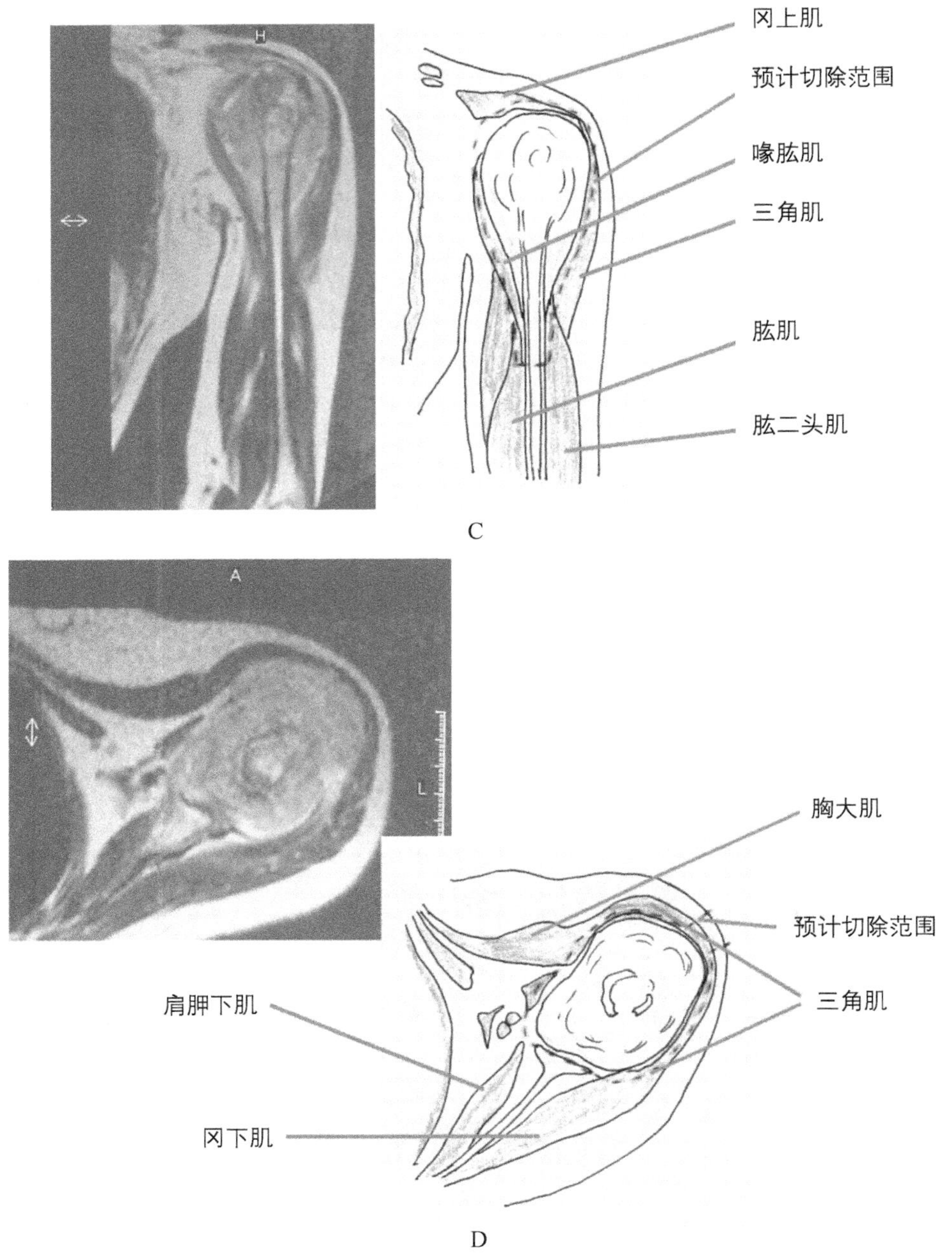

图 5-19-4　男性，15 岁，左肱骨上端尤因肉瘤

注：A. 化疗前 X 线平片、CT、MRI 显示肱骨上端骨破坏，软组织包块明显；B. 化疗后 X 线平片、CT、MRI 显示骨破坏较化疗前有明显修复，软组织肿块明显缩小；C. 术前外科治疗计划（纵向）；D. 术前外科治疗计划（横向）

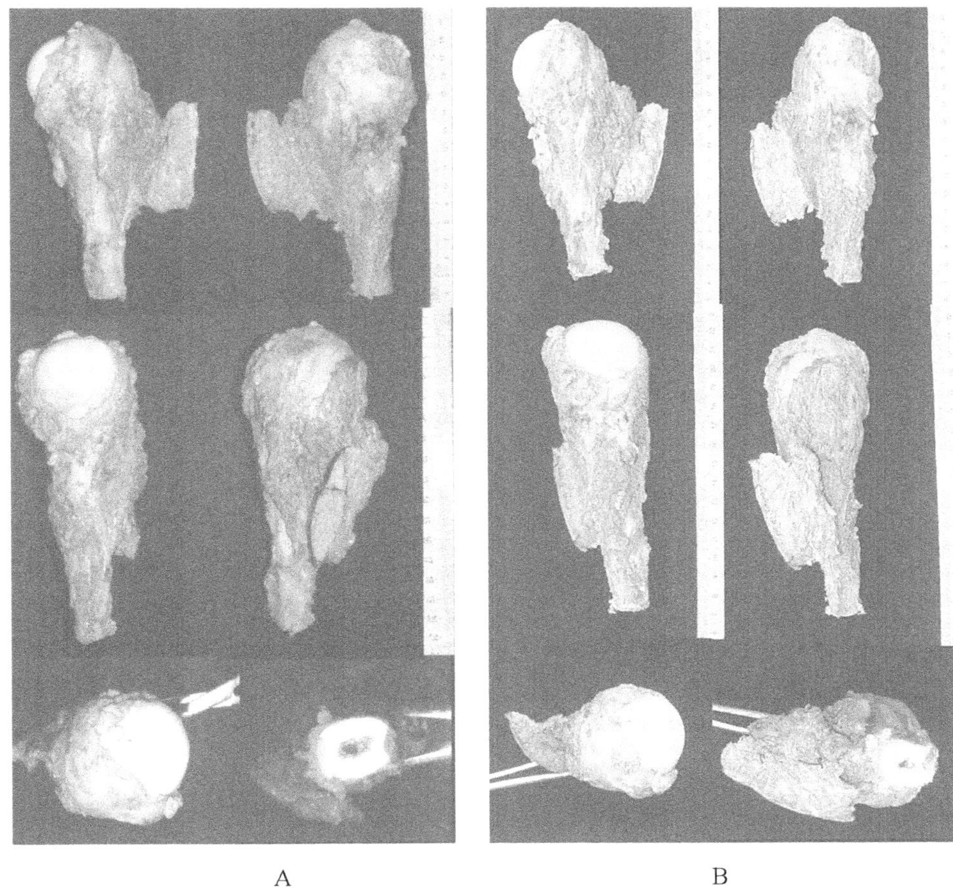

图 5-19-5　拍摄标本像

注：A. 新鲜标本：前面、后面、内侧面、外侧面、近端、远端；B. 甲醛溶液处理过的标本：前面、后面、内侧面、外侧面、近端、远端

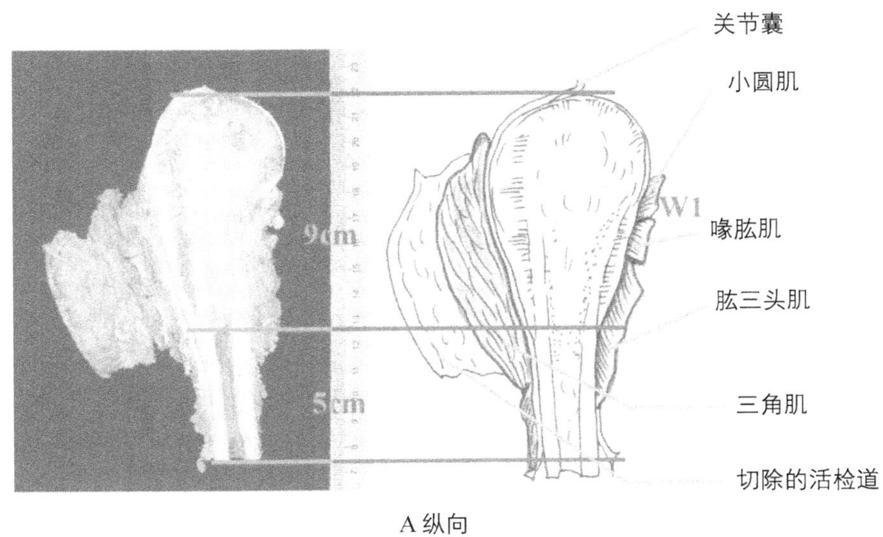

A 纵向

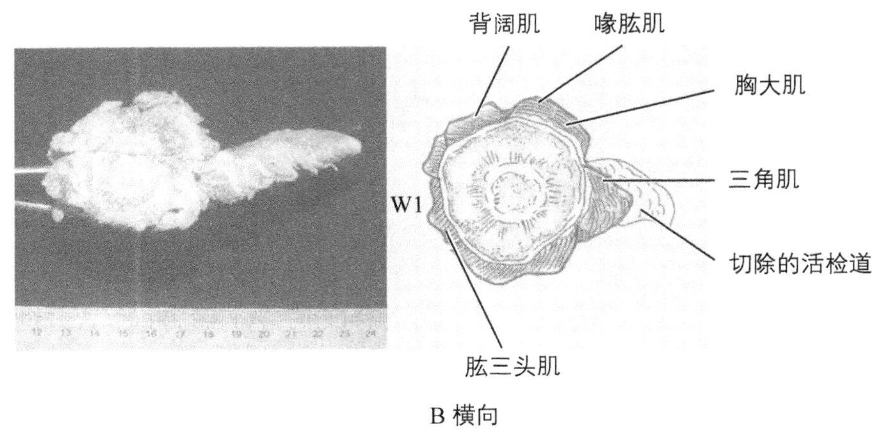

B 横向

图 5-19-6 术后检测所得到的外科边界

度是多少，此筋膜均被计算为 5cm 厚的正常组织。反应区到切缘的组织厚度，如<1cm 按 1cm 计算，如>1cm<2cm 按 2cm 计算，依此类推。从外科手术的治愈率来看，应以标本所有切缘中最小的距离判定外科边界。因为最小的切除缘影响了整个手术的局部治愈率。不论进一步采取保肢还是截肢手术，这些手术操作分别被称为治愈性切除、广泛切除、边缘切除、囊内切除。当存在跳跃转移、淋巴转移或静脉瘤栓时，切缘不仅距主要肿物而且距跳跃转移、淋巴转移、静脉瘤栓病灶均在 5cm 以上时，为根治性边界。这些评价方法基本上与复发肿瘤的评价方法相同。然而含有淋巴结转移灶或瘤栓的脂肪组织必须和主体肿瘤一并在筋膜外切除。

川口智义所描述、并已发表的这种评估方法，早已被日本骨科学会采纳，即使在世界范围内也不乏支持者。Enneking 当年将肿瘤学引入骨肿瘤治疗领域，开创了一个崭新的治疗时代。而川口智义提出的这一外科边界评估方法，使得由 Enneking 提出的外科理念得以量化。我们近年来做了大量相关的研究工作。在研究中，我们充分地了解到这种方法的合理性以及它对临床工作的指导作用。同时，我们也发现了其中的问题，例如针对同一肿瘤在不同解剖部位的危险因素，就没有进行细化，而这在临床工作中是很有意义的。因此，我们也据此展开了深入的研究工作。但由于恶性骨肿瘤为少发疾病且治疗单位过于广泛，因此即使像北京积水潭医院这样的骨与软组织肿瘤治疗中心，在短时间内完成大宗病例的积累也是非常困难的。我们知道，手术后外科边界检测的目的，其一为确认是否达到了术前设计的外科治疗边界；其二为通过大宗的病例总结，来明确何种外科边界是某种肿瘤的最佳治疗边界，即在完整地去除肿瘤的同时，最大限度地保留功能解剖结构。这就要求医师在进行术后评估时要足够的客观，对复发危险因素有足够的认知，检查方法规范、科学。但现实是，在评价过程中，由于受到个人或单位治疗经验的限制，仍存在对危险因素认识不明确、操作不规范、应用不广泛等现象。恶性骨肿瘤外科治疗的发展就是需要有志于骨肿瘤事业的同行们在骨肿瘤治疗中心的指导下，规范治疗及研究方法并将其推广，然后进行多中心合作，最终使所有患者都能得到恰当治疗。

二、化 疗

化疗在高度恶性骨肿瘤(成骨肉瘤，Ewing 肉瘤，恶性纤维组织细胞瘤等)的治疗中占重要地位。手术及放疗的目的都是为了局部控制肿瘤；而化疗的目的则更偏重于对那些在诊断时已出现微小转移肿瘤的全身治疗。成骨肉瘤的治疗为证明化疗能明显提高治愈率提供了最佳的证据。恶性肿瘤的化疗开始于 20 世纪 40 年代，“氮芥”是当时战争中使用的一种化学武器，Goodman 等人发现该物质具有抑制淋巴细胞增殖的功能，随后他们与外科医师配合在 1 例非霍奇金淋巴瘤患者肿瘤内注入盐酸氮芥，结果发现该患者的肿瘤体积显著地减小。尽管这种疗效只持续了数周，但这被认为是最早的将化学药物用于恶性肿瘤的治疗，由此开创了恶性肿瘤化疗的历史。

尽管恶性肿瘤的化疗开始于 20 世纪 40 年代，但骨肉瘤的化疗大约于 20 年后才开始。1961 年，

Evans 最早将丝裂霉素 C 用于转移性骨肉瘤患者的治疗，结果 17 例中有 4 例获得了反应。遗憾的是，后来一些学者重复此实验并没有得到类似的结果，但由此拉开了骨肉瘤化疗的历史序幕。1963 年 Sullivan 报道美法仑对骨肉瘤有一定的疗效，14 例患者中有 2 例获得了反应。1968 年美国 M.D Andson 医院开始使用长春新碱、放线菌素 D 及环磷酰胺三药联合治疗非转移性骨肉瘤，结果 12 例患者中有 4 例（33%）获得了 54 个月以上生存。1972 年 Cortes 等报道阿霉素治疗 13 例骨肉瘤，其中 4 例获得了较好的反应。同年 Jaffe 等报道大剂量甲氨蝶呤和四氢叶酸解救方案治疗骨肉瘤肺转移患者，结果 10 例患者中 4 例获得了反应。但直到 Rosen、Jaffe 等人相继将这些药物联合用于骨肉瘤的术后治疗，骨肉瘤的辅助化疗（术后化疗）才真正拉开了序幕。在辅助化疗出现前，骨肉瘤的治疗方式主要是截肢。Carter 等人回顾了 1946－1971 年的文献，结果显示：1 286 名患者，5 年生存率平均为 19.7%（16%～23%），其中大约 80%的患者发生肺转移。在 20 世纪 70 年代，非对照的辅助化疗获得的无事件生存率在 35%～60%不等。这个结果曾经受到美国 Mayo 医院（Mayo Clinic）的质疑，因为外科手术技术的提高，Mayo 医院的骨肉瘤无事件生存率已经从 20 世纪 60 年代的 13%提高到 20 世纪 70 年代的 42%。为了证实辅助化疗的作用，该研究机构设计了一个随机对照试验，一组给予手术及术后中等剂量的甲氨蝶呤化疗，另一组为单独手术治疗组，结果单独手术治疗组的 6 年无瘤生存率为 44%，化疗组为 40%，差异无统计学意义，结果显示辅助化疗并不能提高生存率。由此开始了关于辅助化疗的激烈争论。直到多中心骨肉瘤协作组（MIOS）和加州大学洛杉矶医院（UCLA）进行了前瞻性的随机对照研究才证实辅助化疗的确切疗效，辅助化疗组和单行手术组的 2 年生存率分别为 63%和 12%（$P<0.01$）。2005 年，牛晓辉报道了国内病例数最大的骨肉瘤综合治疗的结果，规律化疗组和非规律化疗组患者的 5 年生存率分别为 78.5%和 35.2%（$P<0.01$）。众多数据均证明了辅助化疗能够显著提高患者生存率，其原因在于化疗消灭肺转移灶或者延迟肺转移灶出现的时间。

20 世纪 70 年代，随着辅助化疗研究的进行，外科技术也有了快速的发展，从而使得一部分患者可以接受人工假体置换而避免截肢。但人工假体的个体化设计和生产需要 2～3 个月的时间，Rosen 等人为了避免患者在等待手术这段时间无治疗，设计了一个术前化疗方案 T5，给予甲氨蝶呤（200mg/kg），长春新碱（$15mg/m^2$），阿霉素（$45mg/m^2$）化疗，每种药物循环一次后手术，这就是最早的新辅助化疗方案。目前，大量研究表明新辅助化疗不能在辅助化疗的基础上继续提高生存率，但有效提高了手术保肢率。至此，形成了沿用至今的标准骨肉瘤治疗方案：新辅助化疗-手术-辅助化疗。随后一段时间化疗药物常常包括阿霉素、顺铂、甲氨蝶呤，用于术前和术后化疗，研究者们尝试给予不同的药物剂量、不同的给药方法及不同的给药时间，以期改善患者的生存率。但直到异环磷酰胺的出现，才使得肿瘤坏死率和患者生存率都获得了提高，从而才形成了目前最常用的骨肉瘤四大经典化疗药物：阿霉素、甲氨蝶呤、顺铂及异环磷酰胺。化疗应尽早进行，化疗前应对患者进行系统性检查，如肾功能（肌酐）、心功能、骨髓造血功能（血色素和血小板计数），有时，需监测血药浓度（甲氨蝶呤大剂量化疗时）。年轻患者对化疗耐受较好。即使化疗间断进行，不产生严重的免疫抑制，但必须注意，化疗确实使免疫功能下降，容易发生感染，在制定手术方案时需特别注意。

三、放　　疗

恶性肿瘤治疗的任何方法其目的都是达到病变局部的、区域的以及远处的无瘤状态。对于非常早期的病变，通常采用局部治疗即可，如果病变进展但仍然比较局限时，往往需要联合应用多种方法，包括手术治疗、放疗及化疗。放疗一个非常重要的优点是对于主要的血管、神经、结缔组织以及空腔脏器都能治疗到，而引起并发症的风险相对较低，因此对于病人外观的影响比手术切除要小，功能保留较多。当放疗作为一种单一的治疗方法或者综合治疗的一部分时，要使放疗达到最好的使用需要在多个层面上理解放疗的作用，包括物理、分子、细胞、组织以及器官层面上放疗作用的理解。有两种策略可以增强放疗的效果，一是增加放疗剂量在肿瘤组织的分布，二是增加肿瘤组织对放射线的反应。前者跟物理参数相关，后者则应从生物上进行解决。

肿瘤专家正在探索一些增加治疗效果的策略，包括多种治疗方法的联合应用。手术对于去除肿块是很好的方法，但是对于亚临床的病灶却效果不好。放疗对于体积小的肿瘤和亚临床病灶却有较好的效果，引起的并发症也在可以接受的范围内。因此如果放疗和手术联合应用则对于肿瘤的局部控制非常有利。相似的情况是，如果合适的化疗药物能杀死对放疗不敏感或者过度敏感的肿瘤细胞，则化疗和放疗联合应用将显著增加对肿瘤的局部控制效果。在进行放射治疗时，应当考虑到放射治疗的继发作用。早期可发生放射性皮炎，手术切口边缘或皮肤产生坏死，神经麻痹。几个月后，可发生放射性纤维化，皮肤变成褐色与皮下组织粘连，软组织血供减少，并变硬、粘连，挛缩。这种纤维化可产生严重的功能障碍，使手术困难，伤口不易愈合甚至裂开坏死。放疗会阻碍移植骨的成活，产生静脉和淋巴循环障碍，发生肢体远端慢性水肿，关节运动减弱，可由于关节挛缩引起关节变形。大剂量照射可引起骨坏死，并使骨的脆性增强，产生自发性骨折或由于轻微创伤而引起的骨折，这种骨折很难愈合。对颅骨和脊椎的照射可引起脑和脊髓的损伤，对骨盆照射可引起膀胱和性腺的损伤。最后，尽管相当少见，照射也可引起骨与软组织的放射性肉瘤。为减少上述的副作用，有一些基本的原则：手术伤口愈合后再开始放疗，每天观察所有的照射野，被照射区的关节制动和主动活动应交替进行，复发的区域应采用电子束治疗，应尽可能避免照射有骨性突起部位和股三角部位的皮肤。如果配合化疗，因为组织耐受性降低了，需减少放疗的剂量。术后放疗可和手术相配合，但有严重缺点，如放疗需延迟，照射范围更广泛，界线不太清楚。此外，缺氧的肿瘤细胞需要较大剂量的照射，手术切除后的瘢痕处的任何残留的肿物，需要比原发肿瘤处剂量较高的照射剂量。

四、生物治疗

近年来，基因芯片、蛋白质芯片等高通量技术的应用为阐明肿瘤发生与发展的分子机制和开发新的靶向治疗方法带来革命性的进步，已经识别了一些与 STS 和 OGS 相关的特异性遗传改变，如染色体的易位、缺失、非整倍性、特异性基因的点突变、缺失、扩增等。这些分子肿瘤的发现为开发新的分子靶向治疗和免疫治疗方法提供了方向，而分子靶向药物开发和肿瘤免疫、肿瘤分子生物学技术的发展也为生物治疗的研究奠定了方法学基础，生物治疗的发展非常迅速，已经成为继手术、放疗、化疗后的第四种治疗模式。

磷脂酰乙醇胺胞壁酰肽（Muramyl tripeptide phosphatidylethanolamine，MTP-PE）是一种免疫调节剂，可以使得机体的单核巨噬细胞系统激活，从而杀伤肿瘤细胞。2008 年，美国儿童肿瘤协作组设计的 662 例患者参加的Ⅲ期临床研究结果显示：L-MTP-PE（多室脂质体包裹的 MTP-PE）将骨肉瘤 6 年生存率从 70％提高到 78％（$P=0.03$），相当于使得大约 1/3 不能达到 6 年以上生存的患者能够存活 6 年以上，结果令人振奋。GM-CSF 除了促进白细胞、嗜酸性粒细胞和单核细胞的增殖外，还可以作为肿瘤疫苗的免疫佐剂增加单核细胞的细胞毒作用、促进抗原递呈、增加抗体依赖的细胞毒作用（ADCC）以及增加 NK 细胞的功能。GM-CSF 已经在多种肿瘤模型中被证实具有抗肿瘤作用。Edmonson 等报道，GM-CSF 皮下注射与化疗联合治疗成年软组织肉瘤可显著改善生存（15 例患者中 5 例生存时间≥3 年）。由于在 OGS 和 STS 中，肺转移是一个主要的致死原因，通过雾化吸入 GM-CSF 局部治疗的方法已经引起了大家的兴趣。Anderson PM 等报道使用该方法治疗 7 例肺转移瘤患者的结果，1 例 CR，1 例 PD，5 例 SD 2～6 个月。Rao 等报道使用 GM-CSF （250 microg/dose）每天 2 次雾化吸入，用 1 周停 1 周的方案治疗 13 例肉瘤患者，8 例达到了稳定或部分缓解。有其他报道使用雾化吸入 GM-CSF 和 MTP-PE 治疗和预防 OGS 患者的肺转移，也有一定疗效。雾化吸入方法具有使用方便、毒性小、靶向性相对强、增强免疫作用强的优点，值得进一步研究。抗血管生成是目前肿瘤治疗研究的最热点之一。Kaya 等发现骨肉瘤组织的 VEGF 表达和血清中 VEGF 的水平与不良预后相关。在软组织肉瘤中也广泛存在 VEGF 的过度表达，而且由于肿瘤细胞起源于内皮细胞，血管生成抑制剂除了抗血管生成的作用外，还可能具有直接的抗肿瘤的作用。例如，在尤因肉瘤中 VEGF 的过表达与肉瘤特异的 t(11:22) 易位的产物 EWS-ETS 癌基因的激活相关，因此这种治疗方法有可能成为骨肿瘤治疗的新方法。总体来说，骨肿瘤的生物治疗目前疗效尚不理想，但有人预测，生物治疗有可能成为骨肿瘤治疗的新突破点。

（牛晓辉）

第四节　骨与软组织肿瘤疼痛治疗

肿瘤是人类致死的主要病因之一，而其治疗存在诸多困难。在所有的肿瘤患者中，他们都伴有不同程度的并发症，而疼痛则是肿瘤患者一个常见的、主要的、并发症。肿瘤的疼痛将伴随至终生，给患者本人及家属带来极大的躯体上和精神上的痛苦。因此对于肿瘤的镇痛治疗，其意义和重要性是不言而喻的。治疗的目的是缓解疼痛，改善功能，提高病人的生活质量。

WHO 提出到 2000 年实现在全世界范围内"让肿瘤患者不痛"的目标，经过近 20 年在我国不断普及疼痛治疗的新观念，使广大医务工作者对肿瘤疼痛控制的重要性已被接受，在临床实践中，社会对肿瘤的疼痛程度和治疗的认识在不断提高，但是许多病人仍得不到有效的镇痛治疗。因此，肿瘤疼痛治疗的知识仍亟须在全社会普及。恶性骨与软组织肿瘤的疼痛是肿瘤性疼痛中发生率最高。尽管在恶性骨与软组织肿瘤的疼痛和镇痛治疗中存在特殊性，但仍有必要对肿瘤性疼痛机制和治疗有全面的认识。

一、疼痛的定义和发生机制及其分类

(一)疼痛的概述

世界卫生组织(1972 年)给疼痛的定义为"疼痛是组织损伤或潜在的组织损伤所引起的不愉快感觉和情感体验"。1995 年美国疼痛学会提出"将疼痛列为第 5 大生命体征"。疼痛不仅是一种简单的生理应答，同时还是一种主观的心理经验。随着个人过去经验的不同，疼痛对其意义亦不一样。疼痛应该是患者所说的那样，而不是医师所认为的那样。疼痛可分为急性疼痛和慢性疼痛。

(二)发生机制

1. *急性疼痛*　疼痛形成的神经传导基本过程分为 4 个环节：伤害感受器的痛觉传递，一级传入纤维、脊髓背角、脊髓-丘脑束等上行束的痛觉传递，皮质和边缘系统的痛觉整合，下行控制和神经介质的痛觉控制。理论上，阻断任何环节都可使疼痛缓解。

2. *慢性疼痛*　慢性疼痛是患者就诊的最多原因之一，它的发生机制除伤害感受性疼痛的基本传导调制过程外，还表现出不同于急性疼痛的特殊发生机制：脊髓敏化的形成伤害感受器，受损神经异位电活动，痛觉传导离子通道和受体异常，中枢神经系统重构。

3. *神经病理性疼痛*　2001 年国际疼痛学会定义神经源性疼痛为"起源于外周或中枢神经系统的病变或功能紊乱所致的疼痛"。包括：①末梢或中枢神经系统损伤，如神经受压，截肢；②带状疱疹感染后的神经疼痛；③神经受压，如肿瘤压迫；④代谢紊乱，如糖尿病性神经痛；⑤缺血，如心肌梗死，脑卒中。

(三)疼痛的分类

根据疼痛持续的时间及损伤组织的可能愈合的时间分为急性和慢性疼痛；根据疼痛产生的部位可分为躯体、内脏和神经痛。急性疼痛特征是与组织损伤、炎症或疾病过程相关，持续时间较短。有一明确的开始时间，常用的止痛方法可控制疼痛。慢性痛指疼痛持续 3 个月以上，并由于心理因素干扰使病情复杂化，临床上较难控制。躯体痛：有体表(皮肤组织)或深部组织(骨骼肌肉组织)的痛觉感受器受到各种伤害刺激所引起，前者称为浅表躯体痛，后者称为深部躯体痛。可为急性或慢性，表现为刺痛、酸痛。常见原因有骨转移和手术后痛。内脏痛：由于渗透、压迫，牵拉，或扭转胸、腹、盆腔脏器导致这些部位的痛觉感受器活化而引起的疼痛。常见原因包括肠梗阻、盆腔炎。对阿片类药物和平滑肌松弛药敏感。神经痛：神经末梢或中枢神经系统受损所致。表现为烧灼样、钳夹样或触电样的阵发性疼痛，常见原因包括肿瘤浸润。阿片类药物敏感性一般，往往需要伍用抗抑郁药或抗惊厥药。

二、肿瘤疼痛的临床诊断和评价方法

肿瘤疼痛的临床诊断和评估是肿瘤疼痛控制的最关键的一步。这种评估是由医师在患者的配合下完成的。医务人员应了解今年疼痛治疗观念的转变，掌握对肿瘤疼痛的评估的方法，否则便无法制定出正确的治疗计划。医务人员应认识到疼痛有比较强的主观性，每个患者的体验和表达不尽相同，要认识到疼痛可能和诸多因素相关，如产生疼痛的不同病理情况、心理活动、与疼痛有关的情绪变化、文化背景等等。

(一)患者的主诉及症状

由于肿瘤疼痛是患者的主观感受,它反映了有害刺激对机体的损伤,同时精神和心理因素对疼痛感受的程度又有重要影响。医生只能根据有限的体征来证实患者所述疼痛的程度。但应信任患者的主诉,而不能以客观检查到的体征判断疼痛的存在和程度。

(二)临床评价方法

临床常用3种分级法评价疼痛程度:疼痛视觉模拟分级法(VAS)、根据主诉疼痛程度分级法(VRS)和疼痛数字分级法(NRS)。

1. *疼痛视觉模拟分级法(VAS)即划线法*　用一长10cm的直线,左端代表无痛,右端代表最剧烈疼痛。由患者在最能代表其疼痛程度处划一交叉线表明之,从左端至划线处的毫米数即疼痛的分数。

2. *根据主诉疼痛分级法(VRS)*

0度:无痛。

Ⅰ度:轻度。可耐受,可睡眠,可正常生活。

Ⅱ度:中度。疼痛明显,睡眠受干扰,需用一般性止痛、镇静、安眠药。

Ⅲ度:重度。疼痛剧烈,伴有自主神经功能紊乱,睡眠严重受干扰,需用麻醉性药物。

3. *疼痛数字分级法(NRS)*　从0～10数字,表示从无痛到最剧烈疼痛,由患者自己圈出一个数字,以表明患者的疼痛程度。

(三)评估患者的精神状态了解有关社会心理因素

了解患者的精神状态和有关的社会心理因素是评价患者疼痛的一个重要部分,仔细观察患者的精神状态和分析心理反应,有助于发现那些需要特殊精神心理支持的患者,消除不同程度的恐惧、愤怒、抑郁、焦虑和孤独等心理障碍,改善提高疼痛治疗效果。

(四)详细询问患者疼痛病史

了解疼痛发生的原因或诱因、疼痛部位、疼痛的性质、疼痛的程度、疼痛持续时间、缓解因素或加重因素、疼痛伴随症状以及诊治过程。还应了解既往病史。

(五)体格检查及影像检查

仔细的体格检查,有助确定引起疼痛的原因,体检中应注意鉴别疼痛是否来源于肿瘤,是否存在其他引起疼痛的疾病。完善的影像检查有助于了解全身状况,了解原发病灶产生疼痛的客观原因及其他引起疼痛的原因。

三、肿瘤疼痛的治疗原则

肿瘤疼痛是一个复杂的疼痛综合征,其发生原因即含有病理因素,又含有心理因素,因此肿瘤疼痛的治疗有赖于对肿瘤疼痛的正确评估,即分析其肿瘤因素又要重视非肿瘤因素,治疗上采取多种综合措施。疼痛治疗的基本方法包括:去除疼痛的来源;改变中枢对疼痛的感受;改变疼痛向中枢的传导;阻断疼痛向中枢传导的路径。治疗方法包括药物治疗和非药物治疗。药物治疗是首选的方法,因为肿瘤疼痛是一种伴随终身的慢性疼痛,不适宜采用创伤性治疗手段,药物不能控制时可以选用。

(一)肿瘤疼痛的三阶梯镇痛药物治疗

世界卫生组织(WHO)于1986年提出的三阶梯给药原则是最基本的肿瘤疼痛镇痛原则,历经20年的广泛推广,已经在临床上证明为行之有效的治疗方案,在国际上被广泛接受。所谓三阶梯止痛,就是在对肿瘤疼痛的性质和原因做出正确的评估后,根据患者的疼痛程度选择相应的镇痛药,对轻度疼痛选用非阿片类止痛药物(多为非甾类抗炎药),中度肿瘤疼痛则应选用弱阿片类药物,重度肿瘤疼痛应选择强阿片类药物。WHO三阶梯疼痛治疗方案应遵循以下基本原则:

1. *“按阶梯”给药*　根据疼痛程度由轻到重,由一级到三级阶梯,选择不同强度的止痛药。

2. *“按时”给药*　有规律地按间隔时间给予,而不是按需给药,按时给药可以使患者血药浓度维持较平衡的状态,保证患者的疼痛持续缓解,提高生活质量。

3. *口服给药*　口服给药方法简单,易于掌握和管理,这样便于患者长期用药而不必依赖医护人员,避免创伤性的给药途径,若有吞咽困难的患者,可给舌下含服或直肠给药,芬太尼透皮贴剂也是一种较好的非口服途径给药方法。

4. *个体化给药*　痛阈个体间差异很大,对镇痛药品的敏感度个体间也不同,用药剂量应根据患者的需要由小到大,能使疼痛得到缓解的剂量就是正确剂量。

5. *注意细节*　要密切观察其疼痛缓解程度和身体的反应,及时采取措施,目的是使患者得到最佳的镇痛效果,而不良反应最小。

近年随着新的药物、新的药物剂型和新的治疗方法的出现,“三阶梯”原则也增加了新的内涵:三阶梯原则强调按阶梯给药，而现在更主张选择药物的原则是达到最大的镇痛效应，最小的副作用，最好的功能，最高的生活质量；三阶梯原则强调按时给药，而现在更主张对持续或背景疼痛给予控缓释药物，对暴发痛临时加用起效快、作用强的速释药物；三阶梯原则强调个体化给药，阿片类药物无天花板效应，而现在强调应区分疼痛性质是伤害性疼痛还是神经病理性疼痛或混合性疼痛，更注重多模式的联合镇痛。药物治疗是肿瘤疼痛控制的主要手段，如果应用正确，即恰当的剂量、适时的间隔和最佳的用药途径，则绝大部分患者的肿瘤疼痛能够得到控制。

（二）三阶梯镇痛药物

1. 一级镇痛药物　主要采用非甾体类抗炎镇痛药（non-steroidal anti-inflammatory drugs, NSAIDs），这类药种类繁多，从化学结构上看有非酸性药和酸性药，前者如对乙酰氨基酚；后者有水杨酸类如阿司匹林、丙酸类如布洛芬、乙酸类如吲哚美辛等等。共同作用机制是抑制前列腺素合成酶一环氧化酶，从而使前列腺素的合成减少，而前列腺素为重要的致炎致痛物质。因此，这类药物能发挥抗炎抗痛作用，主要用于一阶梯镇痛和二三阶梯辅助药，对骨转移疼痛效果较好。

常用药物：

（1）阿司匹林（乙酰水杨酸）：对炎症性关节炎疼痛和癌症骨转移疼痛的效果好，用于癌痛治疗，成人剂量每次 0.5～1.0g，每 4～6h 一次，口服。

（2）吲哚美辛（消炎痛）：在 NSAIDs 中镇痛作用最强，但副作用发生率高，成人每次 25～50mg，3～4/d，饭时服。

（3）对乙酰氨基酚（扑热息痛）：是缓解外周性疼痛的药物。应用相同剂量其止痛效果和持续时间与阿司匹林相似。它不抑制前列腺素的合成，故无抗炎作用，亦无 NSAIDs 类药物的胃肠道反应等副作用。大剂量可出现肝肾毒性。对于 NSAIDs 有禁忌证患者应考虑选用对乙酰氨基酚。

2. 二级镇痛药物　以弱效阿片类药物为主，常与对乙酰氨基酚复合使用，两者有协同作用，前者是中枢性镇痛，而后者主要是外周性镇痛，合用后，镇痛效果增强，同时具有镇咳和解热的效果。常用药物：

（1）可待因：弱阿片受体激动药，同时可直接抑制延脑的咳嗽中枢。口服吸收快，1h 内血药浓度达高峰。镇痛强度相当于吗啡的 1/12，镇痛持续时间为 3～5h。

（2）双可因（酒石酸双氢可待因控释片）：口服 1.6～1.8h 血药浓度达峰值，有效镇痛时间 12h。每次 1～2 片，每 12h 1 次。

（3）氨酚待因：为可待因和对乙酰氨基酚的复合制剂，有协同作用增强镇痛效果。一般性疼痛，每次 1 片，3/d；肿瘤性疼痛，每次 1～2 片，每 4～6h 1 次。

（4）奇曼丁（曲马朵缓释片）：其作用机制兼有弱阿片受体激动药性质和脊髓去甲肾上腺与 5-羟色胺摄取抑制作用，从而影响痛觉传导而发挥镇痛作用。镇痛作用较可待因强，较吗啡弱。单次剂量 50～100mg，服药间隔不＜8h，最大剂量为 400mg/d。

3. Ⅲ级镇痛药物　三阶梯镇痛药主要是强效阿片类药物，以吗啡为代表。种类很多，但吗啡是世界卫生组织镇痛指南中推荐的第三阶梯首选药物。

（1）吗啡：强阿片受体激动药，可多种途径给药。对所有疼痛均有良好疗效，对持续性钝痛最好。口服后显效时间为 15～30min，可持续 4～6h，现已有止痛时间达 8～12h 控释和缓释剂型 k 吗啡。其代谢产物 6-葡萄糖醛酸吗啡（M6G）的止痛作用时间较长。当长期使用吗啡时，M6G 作用更好。但它是经肾排泄，对肾功能不良者可引起蓄积。

吗啡是中重度疼痛患者的主要选择，其镇痛效果优于其他任何镇痛药物。根据治疗效果调整剂量。如目前使用的剂量不再奏效时再增加药物剂量；根据患者之前使用的药物剂量来决定初始吗啡剂量。对于刚刚进入第三阶梯治疗的患者，初始吗啡剂量为 5 mg，间隔时间为 4 h。老年人或肾功能不全的患者应适当减量；每 4h 给药 1 次。对于肾功能不全的患者可以适当延长给药间隔时间；在调整每 4h 的吗啡剂量时，将 4h 的吗啡用量作为出现突发性疼痛时的“补救”用药。医师应经常评估镇痛效果，如果确定目前剂量不能达到满意的镇痛效果，则应按 30％～50％的剂量递增——如按照每 4h 5mg、7.5mg、10mg、15mg、20mg 和 30mg 的顺序递增；在增加每 4h 吗啡剂量的同时也应将突发性疼痛补救用药的吗啡剂量相应增加。在需要的情况下，任何时候都可以给予补救用药。在进行任何可能加剧疼痛的操作前应给予患者补救用药；吗啡没有封顶剂量，但需警惕大剂量使用时可能出现的问题口服吗啡在体内的生物利用度个体差异很大，范围从15%～60%。这也解释了不同患者使用相同剂量吗啡产生不同效果的原因；转换为缓释吗啡当患者的疼痛得到控制后，其48h内的吗啡用量趋于稳定；此时可以转换为缓释剂型吗啡，2/d。同时应为患者提供与其4h吗啡用量相同的即时释放吗啡作为补救用药。

(2)羟考酮：即羟二氢可待因酮，为吗啡替代品，适于中、重度疼痛，等效镇痛剂量与吗啡相同，次药无封顶效应，增加剂量镇痛作用增强。临床常用的是奥氏康定，其含有即释剂型和控释剂型。

(3)哌替啶：作用机制与吗啡相似，作用强度介于可待因与吗啡之间，作用时间较短。该药代谢后成为半减期长、对中枢神经系统有毒性作用的毒性产物——去甲哌替啶，它在血液中的半减期是哌替啶的4倍，毒性是哌替啶的2倍，止痛作用却只有哌替啶的一半，易出现类阿托品中毒症状。反复肌内注射容易成瘾。因此，不宜于治疗慢性肿瘤疼痛。

(4)美沙酮：强止痛药。半减期长且波动范围大，不易对其剂量进行迅速调整。老年人及肾功能受损者易发生蓄积和引起过度镇静。

(5)芬太尼透皮贴剂：商品名多瑞吉，强止痛剂。是一种非侵入性、使用方便的又一止痛新方法。因芬太尼分子量小，易透过皮肤，所以常用芬太尼透皮贴剂。芬太尼透皮贴剂起效缓慢，约20h起作用，24h后作用达高峰，2～3d血浆浓度达稳定水平。该方法使用安全、方便，病人易于接受，副作用与其他阿片类药物相似，但临床观察发现芬太尼透皮贴剂所致便秘的发生率明显减轻。需要注意的是，芬太尼透皮贴剂起效时间和作用效率时间均缓慢，在治疗初期应使用治疗起效快，持续时间短的口服或胃肠外用的阿片类药物，以防止疼痛发作。适用于某些严重恶心、呕吐、吞咽困难的危重病人、头颈部肿瘤或口服吗啡副作用太大而不能耐受的病人。

(6)丁丙诺啡：是激动一拮抗(或称部分激动)复合剂阿片类药物的代表。对中度以上的疼痛是一种有效的止痛药。一般舌下含化，每次0.2～0.4mg，超过此剂量可引起烦躁不安。丁丙诺啡不能与其他阿片类药物合用，两者有拮抗作用。

4．辅助药物　为提高肿瘤疼痛治疗疗效，可以配合三阶梯药物使用的辅助性药物称为辅助药物。可作为辅助性药物的标准：增强止痛药的镇痛作用(辅助镇痛治疗)；减少止痛药的毒性反应；改善患者的其他症状。

(1)抗焦虑药：苯二氮䓬类如地西泮、阿普唑仑，可减轻焦虑，帮助睡眠。酚噻嗪类有镇静、缓解疼痛及止吐作用。

(2)抗抑郁药：三环类抗抑郁药，如阿米替林和丙米嗪对神经性疼痛有效。抗抑郁药在镇痛的同时产生抗抑郁作用，能在一定程度上改善部分患者的情绪。

(3)抗惊厥药：抗惊厥药可治疗神经病理性肿瘤疼痛综合征，包括肿瘤侵犯神经、放射治疗所致纤维化，可减少神经的异常放电。新一代抗惊厥药加巴喷丁通过GABA途径起作用，与其他抗惊厥药相比，副作用少，安全性高，可长期使用。

(4)皮质类固醇：改善心情，抗炎活性，镇痛，增加食欲，减轻脑、脊髓水肿，对臂丛、腰骶丛疼痛与阿片类合用效果良好。对肝转移及内脏转移的牵拉痛，头颈、腹部、盆腔肿瘤的浸润性酸痛及脉管阻塞的胀痛亦有效。与非甾体类抗炎药合用要注意不良反应的叠加问题。

5．阿片类药物使用中的问题　阿片类药物是迄今为止治疗疼痛最有效的药物。对于中度及重度的癌症疼痛病人，阿片类止痛药具有无可取代的地位。阿片类止痛药治疗肿瘤疼痛具有诸多优点，如镇痛作用强、长期用药无器官毒性作用、镇痛作用无极限。让病人了解阿片类药具有无封顶效应，可以解除病人对肿瘤病情恶化疼痛加重时无药可用的顾虑。

疼痛病人产生精神依赖极为罕见：吗啡的用量体现一个国家的发达程度，体现一个国家的止痛水平。然而在推动WHO三阶梯肿瘤疼痛治疗方案工作中，对用吗啡治疗疼痛会产生成瘾的畏惧感已成为普遍的社会现象。每提到使用吗啡，广大公众，部分医务人员、药物供应及麻醉药品管理人员甚至药剂人员对阿片类药物的作用存在戒心，甚至恐惧。“成瘾恐惧症”妨碍了合理使用阿片类镇痛药，是肿瘤疼痛治疗的主要障碍。

正确区分阿片类药物用于肿瘤疼痛治疗的几个药理学现象：①耐受性。对阿片类产生耐受性，临床不但表现为随着用阿片类止痛药时间延长，可能需要在一定程度上增加阿片类药物的用量，同时对药物的不良反应产生耐受，对药物产生耐受性在肿瘤疼痛治疗中普遍存在，不影响肿瘤疼痛病人继续使用阿片类止痛药。②躯体依赖性。对阿片类药物的依赖性表现为连续使用一段时间后，突然停药时将出现戒断症状。③精神依赖性。亦即所谓“成瘾”。精神依赖是一种反映心理异常的行为表现，其特点是单纯以追求精神享受为用药目的，不择手段和不自主地渴望得到药物；用药后可以获得一种特殊的心满意足的“欣快感”，从而在心理上形成对阿片类镇痛药的依赖。医师和患者常因过分担心“成瘾”而不敢用足所需止痛剂量。躯体依赖性和精神依赖性在肿瘤疼痛治疗中是相互独立出现的，癌症疼痛病人因止痛治疗需要，对阿片类药物产生躯体依赖性不影响继续合理使用阿片类止痛药。

6. 肿瘤疼痛的其他治疗方法 85%～95%的肿瘤患者可以通过止痛药物的使用使疼痛得到控制和缓解。但其他方法也可以结合药理学方法帮助患者改善疼痛症状。这些方法包括放疗和化疗、心理学方法、针灸、理疗、神经电刺激和神经外科手术。

四、骨与软组织肿瘤的疼痛治疗

(一)骨与软组织肿瘤的疼痛特点

骨痛是骨肿瘤的一个症状，休息后不能缓解，夜间疼痛加剧，尤其是恶性肿瘤夜间痛，静止痛更加明显，是与创伤及炎症疾病造成疼痛的主要区别。骨痛的原因可归结为：①肿瘤对疼痛敏感的骨膜的侵犯或膨胀；②破骨活动产生的自体有效物质使骨组织中的神经发生痛觉过敏。另外，病理性骨折也是癌症病人明显疼痛的原因。通常病理性骨折造成疼痛的原因包括：骨不稳定对骨膜的损伤；附着肌肉的紧张和痉挛；对外周神经的压迫或造成对脊髓的压迫。对这些病人来说，肿瘤切除和脊柱或负重骨的稳定性重建术是首选的、最有效镇痛方法。近年来出现的经皮椎体成形术(PVP)对脊柱溶骨性肿瘤有增加脊椎强度和稳定性，预防病椎塌陷、改善患者活动状况等作用能起到立即止痛。良性软组织肿瘤很少出现严重的疼痛，多数恶性软组织肿瘤的早期也无明显疼痛。软组织肿瘤疼痛与发生部位组织来源等方面有关。

(二)骨肿瘤的镇痛

对原发性骨肿瘤或其他器官恶性肿瘤骨转移早期轻度的骨性痛，各种非甾体类抗炎药抑制环氧化酶，减少前列腺素的合成，减轻肿瘤局部的无菌性炎症，镇痛效果显著。是骨与软组织肿瘤的基础镇痛药物，但要注意长期使用的副作用。对于单发或局限性的骨肿瘤或转移瘤所致的疼痛，在无法进行手术切除治疗的情况下，放疗是首选、有效的镇痛方法。除了杀灭肿瘤细胞，减少肿瘤浸润和破坏外，对破骨细胞的抑制也是其有效镇痛的原因。但要注意放疗本身所致的疼痛。如上所述，破骨细胞在骨性疼痛中起到重要的作用。因此，对于无论是原发的恶性骨肿瘤还是恶性肿瘤的骨转移所致的骨痛，抑制破骨细胞的药物都有显著的作用，是肿瘤骨痛治疗的基础用药。主要有双膦酸盐。

双膦酸盐是高效骨吸收抑制药。双膦酸盐主要作用于破骨细胞。一方面双膦酸盐能牢固黏附在骨小梁的表面，形成一层保护膜，选择性阻止破骨细胞的骨溶解作用；另一方面能抑制破骨细胞的分化与成熟，产生直接的凋亡效应。与细胞毒类药物化疗及放射治疗相比较，双膦酸盐是在不产生骨髓造血细胞抑制的情况下，有效抑制破骨细胞活性，减少骨质破坏，减少骨转移相关事件，提高骨转移患者的生活质量。双膦酸盐作为破骨细胞活动的强效抑制药，使用历史长。其毒性反应可致骨钙化不良、骨软化症及胃肠道并发症如包括恶心、呕吐、腹泻和便秘，但程度通常十分轻微。随着新一代药物如帕米膦酸钠、阿仑膦酸钠、唑来膦酸钠的出现，其疗效加强，副作用明显减轻。如帕米膦酸钠每个月 60～90mg 静脉滴注一次可获得较长时间的疗效。双膦酸盐类药长期使用安全性好。晚期骨与软组织肿瘤的疼痛更加复杂和剧烈，此时疼痛的治疗与其他所有的晚期肿瘤的疼痛一样需要进行综合分析和治疗。

（张　清　牛晓辉）

参考文献

[1] Bacci, G., M. Mercuri, A. Longhi, et al., Grade of chemotherapy-induced necrosis as a predictor of local and systemic control in 881 patients with non-metastatic osteosarcoma of the extremities treated with neoadjuvant chemotherapy in a single institution. Eur J Cancer, 2005;41(14): 2079-2085

[2] Huvos, A. Pathologic assesment of preoperative (neoadjuvant) chemotherapy. In: Bone tumors: diagnosis, treatment and prognosis. 2nd edition. W. B. Saunders, Philadelphia. 1991: 122-128

[3] Kaya, M., T. Wada, T. Akatsuka, et al., Vascular endothelial growth factor expression in untreated osteosarcoma is predictive of pulmonary metastasis and poor prognosis. Clin Cancer Res, 2000;6(2): 572-57

[4] Meyers, P. A., C. L. Schwartz, M. D. Krailo, et al. Osteosarcoma: The addition of muramyl tripeptide to chemotherapy improves overall survival - A report from the Children's Oncology Group. Journal of Clinical Oncology, 2008;26(4): 633-638

[5] Norman Jaffe, M. R. D. P. R., Recent advances in the chemotherapy of metastatic osteogenic sarcoma. Cancer, 1972;30(6): 1627-1631

[6] Picci, P., T. Bohling, G. Bacci, et al., Chemotherapy-induced tumor necrosis as a prognostic factor in localized Ewing's sarcoma of the extremities. J Clin Oncol, 1997; 15(4): 1553-1559

[7] Rosen, G., R. C. Marcove, B. Caparros, et al., Primary osteogenic sarcoma: the rationale for preoperative chemotherapy and delayed surgery. Cancer, 1979;43(6): 2163-2177

[8] Winkler, K., S. S. Bielack, G. Delling, et al., Treatment of osteosarcoma: experience of the Cooperative Osteosarcoma Study Group (COSS). Cancer Treat Res, 1993;62: 269-277

[9] Batsakis JG. Surgical excision margins: a pathologist's perspective. Adv Anat Pathol. 1999 May;6(3):140-148

[10] Damron TA, Pritchard DJ. Current combined treatment of high-grade osteosarcomas. Oncology. 1995 Apr; 9(4): 327-343; discussion 343-344, 347-350

[11] Virkus WW, Marshall D, Enneking WF, Scarborough MT. The effect of contaminated surgical margins revisited. Clin Orthop Relat Res. 2002 Apr;(397):89-94

[12] Enneking WF, Spanier SS, Goodman MA. A system for the surgical staging of musculoskeletal sarcoma. 1980. Clin Orthop Relat Res. 2003 Oct;(415):4-18

[13] Matsumoto S, Kawaguchi N, Manabe J, et al. Surgical treatment for bone and soft tissue sarcoma. Gan To Kagaku Ryoho. 2004 Sep;31(9): 1314-1318

[14] Kawaguchi N, Ahmed AR, Matsumoto S, etal. The concept of curative margin in surgery for bone and soft tissue sarcoma. Clin Orthop Relat Res. 2004 Feb,(419):165-172

[15] Wolf RE, Enneking WF. T he staging and surgery of musculoskeletal neoplasms. Orthop Clin North Am. 1996 Jul;27(3):473-481

[16] 牛晓辉.恶性骨肿瘤外科治疗的术前计划及术后评估.中华外科杂志, 2007;45(10): 699-701

[17] 牛晓辉,蔡槱伯,郝林,等.冷冻异体骨移植治疗肢体骨巨细胞瘤骨缺损77例临床报告.中华外科杂志, 2005;(16):677-680

[18] 牛晓辉,蔡槱伯,张清,等.ⅡB期肢体骨肉瘤189例综合治疗临床分析.中华外科杂志, 2005(24):1576-1579

[19] 郝林,蔡槱伯,牛晓辉.异体松质骨移植治疗骨肿瘤切除后骨缺损.中华外科杂志, 2002;(09):665-668

[20] 黄承达.骨肿瘤及肿瘤样病变38959例统计分析.中华骨科杂志, 1990;(增刊):27

第20章

骨肿瘤各论

第一节　骨形成肿瘤

一、骨　　瘤

【概述】 骨瘤是一种良性病损，生长缓慢，含有分化良好的成熟骨组织和板层结构。多发性骨瘤称 Gardner 综合征，同时有肠息肉和软组织病损。骨瘤的发病年龄 10～70 岁不等，以成年人多见，男女比例约 2∶1，病变几乎都发生在颅骨和下颌骨。

【病因与病理】 大体检查为结节性或圆形致密的骨皮质，有骨膜覆盖。

病理组织学由致密的板层骨组成，伴有或没有哈佛管，通常没有骨髓成分。

【临床表现】 肿瘤多在儿童时期出现，随生长发育逐渐缓慢生长，无明显疼痛，常在无意触摸中发现。肿瘤坚硬如骨，不能活动，无压痛，表面皮肤正常。近 2/3 病灶发生在额窦或筛窦内，由于引流障碍出现炎症，或颌面骨骼出现畸形而被发现。颅腔内骨瘤因向颅内发生长，可有眩晕、头痛，甚至出现癫痫等症状。

影像学改变：X 线表现为圆形或椭圆形致密高密度肿物，边缘光滑整齐，无骨膜反应。多为单发，偶见多发。CT 扫描显示骨外侧面半圆形均匀骨质密度肿物，界清。

【诊断与鉴别诊断】 成年人颅骨或颌面骨突出肿块或畸形，无明显症状，X 线表现为局限性圆形或椭圆形高密度肿物，界限清楚，诊断本病不困难，但仍需与下列疾病作鉴别诊断。

1. 骨软骨瘤　偶发生在颅面骨的骨软骨瘤，向骨外生长形成骨性肿块，或某些骨软骨瘤的软骨帽退化消失，有时在 X 线平片上难以与骨瘤鉴别。

2. 外伤后骨质肥厚　颅骨因外伤或其他原因形成骨膜下血肿，血肿吸收后钙化、骨化，形成局限性骨质肥厚，需与本病鉴别。

【治疗】 骨瘤的生长可随人体的发育而逐渐增大，发育停止后肿瘤多停止生长。因此，对无症状的骨瘤可随诊观察不予处理；若肿瘤生长很快或在成年后继续生长，或压迫邻近组织产生症状者，宜行手术切除。切除应包括底部少量正常骨质，术后很少复发。

二、骨样骨瘤

【概述】 骨样骨瘤是一种良性成骨性肿瘤。特点是体积小，有自限性生长倾向和不相称的疼痛。好发于儿童和青春期少年，5 岁以前小孩少见，偶见于成年人。男性较多见，男女发病比例报道范围 1.6～4∶1。可发生于身体的任何骨骼，最好发于股骨近端及胫骨，其次为脊柱，但胸骨发病者尚未见报告。

【病因与病理】 病因不明确。

1. 大体检查　骨样骨瘤是位于骨皮质内的圆形或椭圆状病变，直径很少超过 1cm，呈红色、棕红色沙砾样或肉芽状，其硬度决定于肿瘤的钙化程度，周围为白色硬化骨所包绕，界限清楚。

2. 组织病理学　骨样骨瘤的基本结构是在富于血管的结缔组织中，含有分化的骨母细胞，产生骨样组织或骨组织。在病变中央部分，亦即瘤巢，有成熟的活跃骨母细胞，成排的黏附于骨或骨样组织的周边，此外尚有少量活动的破骨细胞。骨样组织呈细微的小梁矩阵，或为沉积为片状的融合结构。骨母细胞没有异型性和核的分裂象及多形性。

骨样骨瘤的疼痛是由瘤巢内大量的无髓神经轴索传导的，但目前研究资料中并未观察到神经纤维。肿瘤的周围为血管增生的反应性硬化骨所包绕，硬化骨是由不同成熟程度的致密骨构成，边缘完整，界限十分清楚，为良性生物学行为的典型表现。如果肿瘤部位愈靠近骨表面，骨质的增生硬化反应愈显著，反之则不明显。

【临床表现】 主要表现为患处疼痛，早期较轻，呈间歇性，夜间明显，之后逐渐加重，严重时可影响睡眠。发生于长骨末端者，可出现相邻关节肿胀、积液，引起反应性或炎症性关节炎，最终继发骨性关节炎或导致异位骨化；发生于脊柱者，常累及椎弓，引起脊柱椎旁肌痉挛，导致疼痛性脊柱侧弯，其凹面朝向病变侧，平卧时加重。最常见于腰段，其余依次为颈、胸段，骶尾部罕见；若病变位于趾、指部，可出现持续软组织肿胀和局部骨膜反应，造成功能障碍。

此外，骨样骨瘤具有特征性的表现，即口服水杨酸盐制剂和非甾体类消炎镇痛药如阿司匹林，疼痛可明显缓解，该表现有诊断意义。

根据肿瘤的位置，骨样骨瘤可分为皮质型、髓质型、骨膜下型。还可进一步分为关节内型和关节外型。

影像学改变：X线平片，表现为长骨皮质的大量硬化骨，包绕着透X线的瘤巢，偶尔可显示出一个中心钙化区。有时骨硬化非常显著，从而掩盖了瘤巢的透亮区。髓质型骨样骨瘤因周围反应性硬化骨不明显，所以X线平片下不易被发现。而骨膜下型骨样骨瘤则容易被发现，可有或无反应性骨硬化。CT骨窗位的薄层扫描是检查骨样骨瘤最有效的影像学手段，可以清楚地显示硬化骨中央的瘤巢以及内部靶状致密区，可伴有成熟的层状或葱皮样骨膜反应，有助于鉴别诊断，在中轴骨尤其脊椎的骨样骨瘤方面更具诊断价值。但常规的CT检查很可能遗漏小的病灶。MRI检查不能确认瘤巢，只能是X线、CT检查的补充，但可以显示骨样骨瘤周围的水肿以及髓腔、关节周围的病灶。瘤巢在T_1加权像上呈低到中等信号，在T_2像上呈低中或高信号，增强后多数瘤巢强化明显，尤其是骨样组织为主、血管丰富的病灶。放射性同位素骨扫描表现为病变区的放射性浓聚，阳性率比X线平片高。

【诊断与鉴别诊断】 儿童青少年发病，患处疼痛，夜间明显，口服水杨酸盐及非甾体类消炎镇痛药可缓解症状，放射学可见长骨偏心性梭形硬化骨中央透光性瘤巢，结合术后病理检查，即使未观察到肿瘤与周围反应硬化骨的交界处，也仍可明确诊断。

需要与本病作鉴别的病变有。

1. *慢性硬化性骨髓炎或Brodie脓肿* 放射学上亦可有骨皮质的增厚，但因骨髓炎为骨的低毒性炎症性病变，故骨膜反应的范围更加广泛，可绕骨干一周，骨皮质增厚不规则，可能伴有骨干的变形，骨松质部位可有明显的骨硬化。Brodie脓肿常可见脓腔有蛇形透亮线(小的窦道)向外延伸；很少见到骨破坏及骨质疏松。

2. *骨皮质脓肿* 亦表现为长骨偏心性骨皮质硬化，甚至其中央也可见透亮病灶。但骨皮质脓肿的骨膜反应较骨样骨瘤少些，形态更不规则，薄层骨窗位CT扫描，可见中央透亮区与周围硬化骨边界不清楚。CT增强扫描显示骨样骨瘤富于血管，而骨皮质脓肿则为无血管区。

3. *骨瘤* 骨瘤临床上无症状，影像学上特征性的具有毛刷状或羽毛状边缘，与周围的骨小梁一起形成“放射状骨刺”，无中央透亮区，放射性同位素核扫描没有成骨活性增加，容易鉴别。

4. *应力性骨折* 一般有反复运动损伤史，如长途行军或体育锻炼，好发于胫骨及足部短管状骨。X线平片上，局部骨膜反应为非偏心性，中央部位多可观察到细微骨折线，且多与骨干皮质方向垂直，此为鉴别要点。

5. *皮质内骨肉瘤* 这是一种很罕见的恶性肿瘤。有十分类似于骨样骨瘤的放射学表现，鉴别主要依靠病理组织学，皮质内骨肉瘤具有丰富的骨样基质编织骨，并有所谓的胞核正常化所致的轻度间变；在肿瘤内残存有宿主骨的正常板层骨，是恶性肿瘤的表现。

6. *骨母细胞瘤* 骨母细胞瘤与骨样骨瘤在病理学上非常相似，鉴别主要依靠临床及影像学表现。骨母细胞瘤不具有骨样骨瘤特征性的疼痛，放射学上肿瘤直径<1cm者为骨样骨瘤，>2cm者多为骨母细胞瘤。骨样骨瘤不显示密度大的软组织肿块，而骨母细胞瘤则无中央透亮区，很少引起反应性骨皮质增厚，生长较快，有进行性发展的趋势。病理组织学上，骨母细胞瘤骨样组织较骨样骨瘤更丰富，在整个病灶中的成熟程度较一致。

【治疗】 手术治疗效果良好。术后患者可感觉到术前疼痛症状即刻缓解。

骨样骨瘤的标准治疗是完整切除瘤巢，因骨样骨瘤的瘤巢较小，骨皮质表面又无特征性改变可供参考，故术中定位肿瘤较为困难，而术前计划则显得十分重要。除 X 线平片外，可利用 CT 扫描及放射性同位素骨扫描、血管造影等资料，先确定瘤巢周边的骨性标志，测量瘤巢中央距离各骨性标志的长度，以便于术中依据骨性标志还原肿瘤的实际位置。由于瘤巢与四环素亲和，术前给予四环素，术中用紫外线照射术野，瘤巢即能发出荧光。另外术前静脉注射^{99m}Tc，也可用以确定小的瘤巢。术中确定瘤巢后，可采取刮除或整块切除的方法彻底清除全部瘤巢，并扩大清除周边的 2～5mm 硬化骨质，如果骨缺损较大，可考虑植骨。

已有学者在 CT 定位下，局部穿刺射频消融治疗，取得良好的疗效，但长期效果尚待观察。

三、骨　肉　瘤

【概述】　骨肉瘤又称成骨肉瘤，经典骨肉瘤、成骨型肉瘤等，是一种原发于髓内的高级别恶性肿瘤，它的肿瘤性细胞直接产生骨样基质。骨肉瘤是最常见的原发性骨的恶性肿瘤，年发病率 4～5 例/(100 万・人)，好发于青少年，最常见于 10～20 岁，约 30% 发生于 40 岁以上患者，男女发病比例约 1.5:1。

骨肉瘤好发于四肢长骨的干骺端，如股骨的远端，胫骨、肱骨的近端，非长骨区(如脊柱、颅骨、骨盆)的发病率，随年龄增长而增加，手足部发病者罕见。多为单发，但亦可见跳跃性病灶或多中心发病的病例。骨旁骨肉瘤特征性地位于股骨远端的后面。

【病因与病理】　骨肉瘤的病因尚不清楚，少数与骨的 Paget 病、骨梗死、纤维结构不良、电离辐射等有关，称之为继发性骨肉瘤。原发性骨肉瘤可分为普通型、毛细血管扩张型、小细胞型、低度恶性中央型、继发型、骨旁型、骨膜型和表面高度恶性型骨肉瘤。其中普通型最为常见，又称髓质型骨肉瘤，约占所有骨肉瘤的 85%。

骨肉瘤最基本的病理学特点为肉瘤细胞直接产生类骨组织或骨组织。根据其细胞成分的多少、细胞的异型性和核分裂活动来分级，按照 Broder 体系，可以用数字 1～4 来表示，1 级是分化程度最高、恶性程度最低的肿瘤，比如分化好的普通型骨肉瘤和骨旁骨肉瘤；4 级是分化程度最低、恶性程度最高的肿瘤，如骨 Paget 病发展而来或多中心发病的骨肉瘤。

大体检查，肿瘤体积一般较大，直径多超过 5cm。切面呈灰白色鱼肉样，可见黄白色或矿质样骨化、钙化灶，有沙砾感，有的含淡蓝色软骨或白色纤维组织，可以观察到暗红色的出血软化灶，呈多彩、多样化的外观，与骨肉瘤的成分较复杂的特点相一致。毛细血管扩张型骨肉瘤表现为髓腔内的囊状结构，其中不完全地充以凝血块，没有肉质亦无硬化的瘤骨，偶可见广泛骨质浸润或软组织包块。骨旁骨肉瘤表现为一个黏附于皮质表面的质硬、分叶状肿块，可侵犯骨骼肌和骨髓腔，切面可见软骨样结节。其他类型的骨肉瘤与普通型的肉眼观察差别不大。

病理组织学

(1)普通型骨肉瘤：镜下检查常见高度多型性、梭形和多角形的肿瘤细胞，核分裂象常见，细胞形态可以是：上皮样、浆细胞样、纺锤形、椭圆形、小圆细胞、透明细胞、单核或多核巨细胞或梭形细胞，多数病例中混合有两种形态以上的瘤细胞，偶可见恶性巨细胞。瘤细胞可以产生不同形式的类骨组织，表现为致密、粉染、无规则形的细胞间物质，呈弯曲线状、有小块状、分支和不完整的小窝，厚度差别极大，薄的被称为“丝带状”，有时与非骨性胶原难以鉴别。骨性基质多沉积在原有正常的骨小梁表面上，如果骨性基质大量形成时，会包裹固缩、非典型性很小的、小的瘤细胞，称之为“正常化”。普通型骨肉瘤可以产生不等量的软骨或纤维组织，根据其中占主要成分的基质，进一步分为 3 个亚型：成骨型(50%)、成软骨型(25%)、成纤维型(25%)。研究表明，不同亚型之间的预后有一定的差异。有些病例肿瘤细胞的分化程度过低，以致于组织学上难以确定来源，有时将其归为另一种类型，即上皮样骨肉瘤。

成骨型骨肉瘤中主要的基质是骨性和(或)骨样基质，后者可表现为纤细、树枝状或致密、压实样。

成软骨型骨肉瘤中，有明显的软骨样基质，与非软骨成分密切、无序地混合。

成纤维型骨肉瘤的标志是高级别的梭形细胞恶性肿瘤，含有很少的骨样基质，软骨成分可有可无，形态学上与纤维肉瘤或恶性纤维组织细胞瘤相似。

(2)毛细血管扩张型骨肉瘤：是一种侵袭性很强的少见骨肉瘤类型，镜下表现类似于动脉瘤样骨囊肿，肿瘤组织中见空的或充满血的囊腔，有薄的间隔，病变边缘组织显示肿瘤细胞在先前存在的正常的骨小梁之间浸润。囊壁没有内皮细胞衬附，而是貌似正常的巨细胞，间隔内细胞丰富，可见很多外观似良性的多核巨细胞，容易被误诊为骨巨细胞瘤，甚至恶性骨巨细胞瘤。有高度异型性的不典型单核瘤细胞。瘤细胞染色质增多，多形性、核分裂明显。骨样基质不定，通常是纤细的，有时难以确定。

(3)小细胞骨肉瘤：由小细胞及其产生的骨样基质构成。根据细胞类型，可进一步分为圆细胞型及短梭形细胞型。圆细胞核的直径大小不一，小者如 Ewing 肉瘤的细胞，大者与大细胞淋巴瘤细胞相似，细胞核圆形或椭圆形，染色质粗细不等，可见核分裂象。梭形细胞型少见，胞核为卵圆形或短梭形，染色质呈颗粒状，核仁不明显。瘤细胞产生的骨样基质较纤细，为“彩带状”。

(4)低级别中心性骨肉瘤：又称高分化髓内骨肉瘤，比普通型者发病年龄大。含少量到中等量细胞的纤维性间质，伴有数量不等的骨样基质。梭形瘤细胞交织排列，浸润周围正常骨小梁和骨髓，瘤细胞有一定程度的不典型性，常有核增大和染色质增多，可见少数核分裂象。肿瘤基质中可观察到多种成骨现象，类似于纤维结构不良中的编织骨，但较粗大，有些为中等到多量的层状骨，偶见散在小灶不典型软骨。

(5)继发性骨肉瘤：多继发于 Paget 病和放射治疗后，为高级别骨肉瘤，大部分为成骨型或成纤维型骨肉瘤，有时见大量破骨细胞样巨细胞；放疗后骨肉瘤中可见放射性骨炎的组织学改变。

(6)骨旁骨肉瘤：特点是组织结构高度分化，由不同成熟阶段的编织骨到板层骨构成，大部分区域为形态良好的骨小梁，被梭形细胞组成的分化良好的纤维间质所隔开，梭形细胞有轻微异型性和多形性，很少有核分裂活动，有时较难确定其是否为恶性。

(7)骨膜骨肉瘤：组织学上表现为中等分化的成软骨型骨肉瘤。常见骨化的肿块从皮质长出，与皮质紧密相贴。镜下见大量已钙化的或软骨内骨化的软骨基质，同时还有小量的“花边状”骨样基质包绕着恶性肉瘤细胞。

(8)高级别表面骨肉瘤：具有与普通型骨肉瘤相似的形态学变化。

【临床表现】　主要临床症状是渐进性的肢体疼痛，发病前有外伤史的病例并不少见。病程初期时，疼痛为间歇性隐痛，于负重活动时明显，休息后减轻，这个时期的症状不易用一般的疾病解释，也容易被误诊。随着病情发展迅速，疼痛呈持续性，夜间尤为明显，严重时影响睡眠，邻近关节的活动可受限，晚期可出现肺部转移的症状和恶液质。

1. 体征上　局部肿胀，边界不清，浅表静脉充盈或怒张，皮肤轻度发红，皮温多有升高，局部压痛，患者往往对触摸有恐惧感；有时肿物突然增大，可能是肿瘤内出血等继发性改变所致；局部听诊可闻及血管杂音，是肿瘤血液供应丰富的表现。5％～10％的患者可合并病理性骨折。

2. 实验室检查　ESR 增快，碱性磷酸酶升高，后者与肿瘤的活动性相关，可作为衡量治疗效果的一个指标，血清乳酸脱氢酶有时也升高，往往是预后不良的一个征象。

3. 影像学改变　X 线表现变异很大，但基本征象是溶骨性破坏与成骨性改变。大部分病例为成骨一溶骨混合性改变，伴有骨皮质的破坏和软组织侵犯，不同程度的骨膜反应。X 线平片上观察，骨骺线对肿瘤似乎有一定的阻挡作用，如果骺线已闭合，则肿瘤可以直接侵犯骨端，少数病例可见到肿瘤的不连续性生长，或跨过邻近关节，是为“跳跃性转移”。骨破坏依肿瘤的侵袭性程度，可为地图状、虫噬状，边界不清楚，由于骨肉瘤存在髓腔内扩展，所以 X 线平片所显示的肿瘤范围与实际情况差距较大。病损内有不同程度的斑片状高密度影，可直接延伸到骨外软组织肿块内，反应了瘤骨、基质钙化和类骨组织的成分。侵袭性的骨膜反应在大部分病例均可见到，多位于软组织肿块的边缘，中央部分大都不连续，为“Codman”三角；一些生长较快的骨肉瘤，骨膜被肿瘤广泛掀起，骨膜下成骨呈细针样，又称“日光放射”现象。CT 扫描能更加精确地显示骨质的破坏和软组织的侵犯范围，但对髓腔内的肿瘤范围仍不理想。MRI 检查具有多参数成像及多平面扫描等特点，并且可以对软组织进行成像，所以在显示骨肉瘤髓腔内侵犯范围、跳跃病灶，软组织肿块以及判断肿瘤与周围组织器官的关系方面，有着无可比拟的优势。肿瘤在 T_1 加权像上，呈中低信号，在 T_2 加权像上呈中高信号，病变内的钙化区为低信号或无信号，出血区为高信号，所以肿瘤表现为高信号为主的混杂信号。骨的长轴方向 T_1 加权像上，肿瘤为低信号，而正常髓腔内为富含脂肪的黄骨髓，所以能很准确地显示肿瘤在髓腔内的边缘，与病理学显示的肿瘤边缘有相当高的一致性。T_2 加权像上，肿瘤呈高信号，而周围软组织呈中低信号，所以在显示骨外软组织肿瘤方面，T_2 加权像更具有价值。由于部分骨肉瘤周边存在较明显的水肿区，亦表现为高信号，因此常规扫描难以进行肿瘤与水肿区的分辨。近年来开展的 MRI 动态增强扫描，能通过不同时相的增强斜率，来区分肿瘤抑或水肿区，从而能更精确地判断肿瘤边缘。动脉造影可显示肿瘤有明显的造影剂染色、瘤性动静脉瘘及肿瘤血管湖形成等，提示肿瘤血供丰富。放射性同位素骨扫描可以显示骨内转移病灶和跳跃性病灶。

毛细血管扩张型骨肉瘤，在 X 线片上表现为纯溶骨性破坏，几乎无骨硬化改变，但多有软组织肿块以及侵袭性骨膜反应，反映了该肿瘤的恶性生物学行为。MRI 检查可显示肿瘤内出血灶以及液一液平面，类似与动脉瘤样骨囊肿。

骨旁骨肉瘤，X 线片上肿瘤呈致密的椭圆形或圆形肿块，分叶状，附着于骨皮质表面，与周围软组织分界清楚，与其下方骨皮质之间往往有一不完整的透亮线存在，如果病程较长，可能逐渐侵犯骨髓腔，并有横向包围受累骨的发展倾向。CT 或 MRI 检查能更明确显示肿瘤与宿主骨的关系。

骨膜骨肉瘤，表现为不均质的，垂直于骨皮质的针状钙化沉积，类似“日光放射现象”，骨膜反应常见，由于产生的基质重度钙化，常见骨皮质外表面增厚，骨内膜面无异常，肿瘤可扩展至软组织中。

【诊断与鉴别诊断】

1. *对临床表现疑似骨肉瘤的病例*　首先应该摄 X 线平片初步排除其他疾病，如果放射学检查显示具有骨肉瘤的特点，在行局部活检以明确诊断的同时，进一步完善有关检查，如局部 CT、MRI 检查，摄肺部平片或 CT 扫描，放射性同位素全身骨显像以了解病变的范围，与周围主要神经血管的关系，是否存在远处转移，并对肿瘤进行外科分期，从而决定治疗方案。

X 线检查对骨肉瘤的定性较之 CT 和 MRI 更有诊断价值，但在评估肿瘤的范围、肿瘤与周围组织器官的关系以及肿瘤对化疗的反应方面，后者则有前者无可比拟的优势。

2. *诊断骨肉瘤时必须与下列疾病进行鉴别*

(1)Ewing 肉瘤：发病年龄较骨肉瘤稍低，除局部疼痛外，可能伴有发热等全身症状，好发于长骨的骨干以及骨盆等中轴骨，为溶骨性破坏，呈虫蚀样改变，边界不清，伴葱皮样骨膜反应，偶为日光放射状，软组织侵犯明显，但肿瘤及软组织肿块内均无成骨或钙化现象。病理组织学上主要与小细胞型骨肉瘤鉴别，骨肉瘤中可观察到肿瘤性骨样基质和瘤骨，可与之鉴别。

(2)软骨肉瘤：发病年龄较大，首先好发于骨盆等扁骨，其次才是四肢长骨的近端。发病隐袭，病程较长，疼痛不如骨肉瘤严重，与肿块之大不相称。放射学上软骨肉瘤表现为髓腔的纺锤形膨胀、骨皮质增厚，病变区可见特征性的环状、棉絮状钙化，骨膜反应及软组织肿块少见，CT 及 MRI 检查呈分叶状形态。病理组织学检查见肿瘤内为软骨内骨化或钙化，与骨肉瘤的由恶性瘤细胞直接产生骨样基质不同，可与之鉴别。

(3)纤维肉瘤：主要与毛细血管扩张型骨肉瘤鉴别，一般发生于长骨的骨端，亦为囊状溶骨性破坏、无骨硬化。但 MRI 检查显示肿瘤为实质性，而毛细血管扩张型骨肉瘤为含血的囊腔，可见液一液平面，可与鉴别。

(4)恶性纤维组织细胞瘤：多发生于中年以上人群，更易发生病理性骨折。放射学上的骨质破坏为纯溶骨性，骨膜反应少见而且轻微。病理组织学上，表现为梭形肿瘤细胞呈车辐状排列，其中散在单核及多核巨细胞，常见与坏死无关的炎性细胞浸润，而骨肉瘤中总可见到肿瘤性骨样基质或瘤骨，甚至软骨成分。

(5)骨巨细胞瘤：发病年龄较大，常发生于长骨的骺端，为偏心性溶骨性破坏，很少有骨膜反应和软组织肿块。组织学上或许能见到残存的骨嵴，但并非由肿瘤细胞直接形成，较容易鉴别。

(6)动脉瘤样骨囊肿：在影像学上与毛细血管扩张型骨肉瘤十分相似，但动脉瘤样骨囊肿为肿瘤样病变，与正常骨或软组织之间边界清楚。病理组织学上，骨肉瘤中血窦的腔隙边缘并无内皮细胞衬附。

(7)骨化性肌炎：要与骨膜骨肉瘤和骨旁骨肉瘤鉴别。一般发病前 3～6 个月有创伤史，发病部位为大腿或上肢肌肉内。X 线平片上，骨化性肌炎具有特征性的“带状征”，即骨化的病变区与骨干皮质之间有清楚的透光界线。病理学上骨化性肌炎表现为外周成骨，即中央带为细胞丰富区，中间带为含活性骨母细胞的大量骨样组织，外周带为成熟的板层骨或形成骨壳，无软骨成分，与骨肉瘤的中央成骨不同。

(8)骨软骨瘤：有时会与骨膜骨肉瘤混淆，骨软骨瘤的主要特征是其骨质与宿主骨皮质是相连的，两者之间的髓腔亦是相通的，与骨膜骨肉瘤为骨表面的肿瘤不同。

【治疗】 骨肉瘤的治疗是以手术为主的综合治疗。方案包括术前新辅助化疗，肿瘤广泛或根治性切除，术后辅助化疗。

约80%的骨肉瘤患者在确诊时，已经发生了肺部的微小转移。尽管现有的各种临床检查手段未发现肺部转移灶，但在局部手术治疗后1～2年，仍有相当比例的患者出现肺部转移，而肺部转移是骨肉瘤的重要致死原因。因此，对于骨肉瘤，一开始就应该把它作为一种全身性疾病来治疗。1970年以前骨肉瘤的主要治疗方法是高位截肢或关节离断，但5年存活率仍低于20%。20世纪80年代初Rosen和Jaffe提出了骨肉瘤的大剂量新辅助化疗，从此骨肉瘤的治疗进入了一个新的时代，目前在新辅助化疗和正确的手术方案治疗下，患者5年存活率最高已接近80%，平均为60%～73%。

新辅助化疗亦指肿瘤的术前化疗，具有如下优点：①可以早期进行全身治疗，消灭潜在的微小转移灶；②通过检查肿瘤坏死率，评估术前化疗的效果，指导术后化疗；③化疗后，肿瘤体积缩小，血液供应减少，肿瘤的解剖边界更加清晰，有利于提高保肢治疗的成功率；④允许有充分时间设计保肢方案；⑤早期识别高危病例。多项研究表明，新辅助化疗对无转移生存率和整体生存率的影响相对于仅行术后化疗者并无改善，但比较确定的优点是有利于提高保肢手术的存活率。

骨肉瘤的化疗方案是以大剂量甲氨蝶呤（HT-MTX）、四氢叶酸钙解救为基础，联合阿霉素（ADM）、顺铂（CDDP）、异环磷酰胺（IFO）等药物。目前常用的方案有Rosen的T方案、Coss的研究方案、Jeffe的TIOS方案、Rizzoli研究所的化疗方案及美国的CCG方案等。在应用大剂量和更高强度的化疗方案时，需要应用辅助、支持性药物以降低化疗的毒副作用，如粒细胞集落刺激因子、促红细胞生成素、美司钠、四氢叶酸钙、各种止吐药等。

骨肉瘤化疗的主要目的之一就是消灭体内存在的微小转移灶，所以化疗应以全身化疗为主，即经静脉给药。亦有学者尝试经动脉给药以及动脉隔离灌注化疗，取得了比较高的肿瘤坏死率，提高了肿瘤的局部控制率，但对长期存活率的影响尚待进一步的观察。

评估肿瘤对化疗的有效性，最重要、最敏感、最客观的方法是骨肉瘤切除标本的肿瘤坏死率，可分为4级：1级，几乎没有肿瘤坏死；2级，化疗轻度有效，肿瘤坏死率＞60%；3级，化疗有效，肿瘤坏死率90%，尚存极少数活的肿瘤细胞；4级，肿瘤细胞全部坏死，未见活的肿瘤细胞。对化疗反应为3、4级的，术后延用术前化疗方案，其5年存活率较之反应为1、2级者差别有显著意义，而化疗反应为1、2级者则有必要更改化疗方案，或缩短化疗间隔，或使用作用更强的药物。

临床上骨肉瘤对化疗有效的表现有：①疼痛症状减轻，患者夜间能安静入睡，肢体功能改善。②肢体肿块变小、界限清楚，可以定期测量肢体周径，动态观察肿胀情况。但如果骨化明显的骨肉瘤，即使化疗有效，瘤体变小的可能性也不大。③肿块表面的皮肤红肿、压痛、皮肤温度升高有所缓解。④血清生化检查，碱性磷酸酶降低。⑤影像学检查可见肿瘤骨化、钙化明显，病理性骨折愈合，肿瘤边界变清楚。⑥血管造影、MRI检查、MRI动态增强扫描，通过对肿瘤血运情况及肿瘤信号改变的评估，也可以较准确地判断化疗的效果。⑦放射性同位素骨扫描检查，病变的放射性浓聚程度和范围也是观察化疗有效性的重要指标。部分对化疗无反应者，需要改变化疗方案或立即行手术治疗。低级别中心性骨肉瘤和骨旁骨肉瘤为分化较好的骨肉瘤，不需辅助化疗。

在有效的新辅助化疗支持下，目前大约80%的肢体骨肉瘤患者能进行保肢手术。保肢手术的前提是对肿瘤的局部控制以及预计术后肢体功能不低于安装假肢者。适应证有：①Enneking外科分期Ⅰ期、Ⅱa期及对化疗反应良好的Ⅱb期患者；②预计在术中能够达到广泛或根治性切除者；③肢体主要神经、血管束未受肿瘤侵袭者；④全身及局部条件良好，术后能够顺利愈合并保留足够肢体功能；⑤综合考虑患者意愿、经济能力、精神状态，并保证能够坚持接受化疗。肺转移，病理性骨折并不作为保肢手术的绝对禁忌证，关键是严格遵循术前大剂量联合辅助化疗和把握手术切除边缘。

保肢手术包括两个方面：肿瘤的广泛切除和肢体功能的重建。肿瘤切除的平面，骨骼为肿瘤边缘外5cm，软组织为反应区外约2cm，即在肿瘤边缘保留一层完整正常组织。功能重建包括骨关节的重建和软组织重建。骨重建的方式：肿瘤瘤骨灭活再植、人工假体置换、异体关节移植术、带血管蒂游离骨瓣移植术、复合人工假体移植、关节融合术及旋转成形术。软组织重建主要是对假体的充分覆盖、消灭无效腔、肌肉动力重建和创口的闭合。对于足踝部的骨肉瘤，因为该部位的软组织较少，很难达到广泛切除的要求，且小腿义肢的功能极佳，所以宜选择行截肢术。

影响骨肉瘤预后的因素有：肿瘤的部位和大小、肿瘤的病理类型、是否有转移、病理性骨折、对化疗的敏感程度、手术切除的彻底程度等。

（林建华）

第二节　软骨形成肿瘤

一、骨软骨瘤

【概述】　骨软骨瘤为骨表面外生的有软骨帽的良性骨肿瘤。是最为常见的良性骨肿瘤，占良性骨肿瘤的1/3。好发于10～20岁青少年。常见于长骨的干骺端，亦可发生于骨盆、肩胛骨和脊柱附件上。具有约1%的恶变率。

【病因与病理】　病因尚不明确，目前有几种假说，包括骺板发生损坏、旋转角度、畸变生长或疝状突入干骺部。

特征性的病理表现具有以下几层结构，从外到内依次为：①纤维性软骨膜，与周围正常的骨膜相延续。②软骨帽，是由类似于生长板的透明软骨组成，有临时钙化带，相当于蒂的骨-软骨结合部的钙化，软骨帽内可能存在软骨内化骨。软骨帽的厚度很少超过2cm，随着年龄的增长而逐渐变薄甚至消失，较厚的软骨帽提示有恶变的可能。③骨皮质及骨松质，与宿主骨相连续，组织学上为成熟的板层骨，为主要的肿瘤构成部分。

【临床表现】　大多数骨软骨瘤仅仅表现为肢体局部的无痛性硬块，被偶然发现；部分肿瘤表面因长期摩擦可因发生滑囊炎而出现疼痛；少数发生于特殊部位的骨软骨瘤，如肘部、腘窝、椎管内，可压迫神经、血管束而出现相应症状；还可导致骨骼畸形。如果骨骼成熟后仍然出现肿块生长，伴或不伴局部疼痛，应该警惕肿瘤恶变的可能性。

影像学改变：X线平片，为近干骺端部位的骨性突起，基底部可窄可宽，典型的骨软骨瘤呈梨形，蒂部与骨干相连，彼此髓腔相通；可能因受肌腱、肌内的牵拉，肿瘤的生长方向一般从干骺端向骨干的一侧。通常其表面覆盖的软骨帽不显影，故肿瘤的实际大小可能比X线平片上表现的要大，部分病例可见软骨帽内骨化灶。CT或MRI检查可以明确地显示骨软骨瘤的髓腔与宿主骨的髓腔相通，某些特殊部位如骨盆、肩胛骨和脊柱的骨软骨瘤，须依靠CT或MRI平扫检查，所见基本与X线平片相似，但能够更清楚显示软骨帽的范围以及与周围软组织的关系。MRI扫描能直接显示软骨帽，呈与关节透明软骨相似的信号，即T_1加权像上低信号，脂肪抑制T_2加权像上为高信号，动态增强扫描可显示骨软骨瘤病灶内弓形强化，但较之软骨肉瘤出现时间迟。

【诊断与鉴别诊断】　根据典型的发病年龄、肿瘤生长部位及影像学表面，诊断不难，不易与其他疾病混淆。

1. 遗传性多发性骨软骨瘤　是一种常染色体显性遗传性疾病，有阳性家族史，全身多发，更易合并骨骼畸形和肿瘤恶变。

2. 骨膜软骨瘤　有时与无蒂的骨软骨瘤很难鉴别，但骨软骨瘤的骨皮质与骨干是相延续的，且骨髓腔间相通，而骨膜软骨瘤与骨干髓腔间则有骨皮质横过。

3. 周围型软骨肉瘤　多表现为骨骼成熟后的肿瘤继续生长。放射学上可见其软骨帽厚，在成人超过1cm，在儿童超过3cm，软骨部分不规则钙化，钙化灶边界不清楚，存在明显的软组织包块，包块内亦有不规则钙化，侵蚀破坏周围骨质；放射性核素骨扫描可显示软骨肉瘤较之良性骨软骨瘤更高的吸收浓度，特别在骺板已经闭合后。

【治疗】　大部分无症状肿瘤不需行手术治疗，只要进行动态观察。

1. 手术指征　肿瘤引起疼痛、肢体功能障碍、肿瘤自身骨折，表面滑囊反复感染，压迫神经血管或病变活跃有恶变可能者。

2. 手术切除范围　骨软骨瘤表面骨膜、软骨帽、骨质及基底部周围部分正常骨质。

二、遗传性多发性骨软骨瘤

【概述】　也称为多发性骨软骨瘤、骨干性续连症，遗传性软骨发育不良。男女发病比例约2∶1。特征是：①遗传性；②骨骼畸形及骨短缩；③较之单发的骨软骨瘤更高的恶变率，文献报道在5%～25%。

【病因与病理】　已经证实，该病与基因突变有关，并已经定位于至少2个基因位点，分别是EXT1、EXT2，因此产生了缺失或无效的蛋白。组织学上与单发的骨软骨瘤无本质差异。

【临床表现】 主要表现是全身多发的骨性包块，分布广泛且相对对称，可以发生于任何存在软骨的骨骼，在长骨为干骺端，躯干骨主要发生在近端次级骨化中心或骨突的中心。由于骨骺发育受限及不平衡，故多伴有骨骼短缩和畸形，如身材较矮小，膝、踝、肘、腕关节的内外翻畸形。最典型的畸形发生在前臂和腕部：由于尺桡骨发育不平衡，桡骨向桡、背侧弯曲或尺偏畸形伴桡骨小头脱位。随着骨骼发育成熟，肿瘤亦停止生长。

影像学表现与单发的骨软骨瘤基本相同，只是数量上的差异以及骨骼的畸形。

【诊断与鉴别诊断】 根据病史、体征及影像学检查，本病诊断明确，不易误诊。但多发性内生软骨瘤病(Ollier病)生长在骨表面时，可能与本病发生混淆，但Ollier病无家族遗传史，根据其典型放射学特征，仍容易鉴别。

更重要的是与恶变的骨软骨瘤鉴别，要点基本同单发性骨软骨瘤者。

【治疗】 由于肿瘤多发，故难以依靠外科手段全部切除。其手术指征为：①各种原因导致的疼痛；②影响关节功能；③压迫神经血管；④肿瘤巨大，影响外观；⑤明显的骨骼畸形，切除肿瘤同时矫正畸形；⑥肿瘤生长活跃，有恶变倾向者。手术方法及切除范围同单发性骨软骨瘤。骨骼畸形的处理，尽量等到骨骼成熟后进行。

三、软　骨　瘤

【概述】 软骨瘤是一种以成熟透明软骨为主要病变的良性骨肿瘤。单发或多发，多见于青少年或成年人，性别发病率无明显差别。肿瘤位于骨髓腔内的称内生软骨瘤，好发于手足的短管状骨，也可发生于四肢长骨。来自骨膜向外生长者为骨膜软骨瘤，大多数发生在肱骨和手的短管状骨。

【病因与病理】 病因不明确。Virchow认为来源于骨骺软骨板胚胎残余细胞；Jaffe的观点是在正常骨常见异位性软骨残余，并由此残余发生。

大体检查，内生软骨瘤大都＜3cm，呈结节性结构，结节之间有骨髓分隔，可以发生融合，切面为灰白色或乳白色，散在沙砾样的黄色或红色部分为钙化或骨化灶，肿瘤边界清楚。

组织病理学，内生软骨瘤由含大量多样的软骨细胞的成熟透明软骨组成；软骨细胞圆形或椭圆形，胞浆丰富透明，核圆或椭圆形，深染；常见基质钙化或软骨内成骨，少部分基质可出现黏液样变；软骨瘤的结构为结节状或融合状，结节间为细的纤维间隔或薄的板层骨，可见正常骨髓组织；发生于短管状骨的软骨瘤细胞的不典型性相对较明显，但肿瘤边界清楚，不侵犯哈佛骨管系统。骨膜软骨瘤的组织学表现类似于内生软骨瘤，但由更多的细胞组成，并表现轻度的异型性。

【临床表现】 内生软骨瘤患者多无症状，尤其位于长骨者，可于体检时偶然发现。发生于短小管状骨者，可能因骨膨胀出现局部肿大，有时合并病理性骨折引起局部疼痛。如果在病变部位出现进展性疼痛，则必须警惕肿瘤恶变。骨膜软骨瘤表现为可触及的肿物，常伴有疼痛。

影像学表现：

1. *内生软骨瘤* X线平片：干骺端中心或偏心性圆形、椭圆形溶骨性破坏，呈云雾状或烟雾状，可有硬化边缘；病变区可有钙化，尤其在长管状骨内较为明显，表现为絮状、小点状、环状、弧形钙化灶，骨皮质呈对称性、梭形膨胀、变薄。CT平扫检查可更清楚地显示病变的细节，特别对发生在扁平骨者，CT检查更具诊断意义。如果肿瘤位于骨小梁稀疏的长骨干内，而钙化灶又不明显时，MRI检查方可显示肿瘤的确切部位和边界，病变区在T_1加权像上为中低信号，T_2加权像上为高信号，注射Gd-DTPA增强后可呈环状或不规则的强化。钙化区则均为无信号。

2. *骨膜软骨瘤* X线平片：病灶位于骨表面，蝶形侵蚀其下方骨皮质，骨表面粗糙不平，有硬化边缘，病变区可有钙化。CT检查可清楚显示扇贝样花边状的病变边缘和软骨钙化灶。

【诊断与鉴别诊断】 根据典型发病部位、症状及影像学表现，诊断并不难，但要与以下疾病鉴别。

1. *骨囊肿* 一般多发于儿童的长骨干骺端，尤其肱骨近端，表现为纯溶骨性改变，无病变的钙化灶。

2. *表皮样囊肿* 可有手指的外伤史，好发于指骨，且更多见于远节指骨，病变内无钙化灶，而内生性软骨瘤则好发于近节指骨。

3. *骨髓梗死* 需要与发生于长骨干骺端的内生软骨瘤鉴别。可有酗酒、滥用激素、胰腺炎病史或潜水职业史，多有患骨疼痛史，放射学上骨髓梗死之梗死区与正常骨髓之间存在连续清晰的钙化边，钙化是从外围向中央延伸，患骨无膨胀及皮质变薄。MRI 检查：T_1 加权像含有脂肪的高信号，T_2 加权像则缺少软骨的高信号。

4. *低度恶性软骨肉瘤* 生长缓慢的低度恶性软骨肉瘤与大的单发的内生软骨瘤鉴别十分困难。在早期阶段，很重要的一点是骨皮质的增厚；长于4cm 的病灶，更倾向于软骨肉瘤；晚期阶段，可见骨皮质破坏和软组织肿块形成。

5. *骨化性肌炎* 需要与骨膜软骨瘤鉴别。一般可有局部外伤或手术史，放射学上骨化性肌炎具有特征性的“带状现象”，即病变中心透光，越向周围则骨化越明显，有一透亮线将其与相邻骨皮质分开。病理组织学鉴别要点见软骨肉瘤部分。

【治疗】 治疗方法为手术刮除肿瘤加植骨，如存在骨骼不稳定，可预防性内固定处理。手术范围要根据软骨瘤的生物侵袭性来决定。位于四肢短管状骨的软骨瘤极少发生恶变，局部处理的效果良好。而发生的部位在近心端，如股骨或骨盆，软骨瘤的恶变可能性则相对较高，故该处软骨瘤的处理包括肿瘤的切刮、骨壁的灭活和对骨缺损的修复重建，如果肿瘤存在恶变倾向，必要时可行瘤段的大段切除和重建。

四、内生软骨瘤病

【概述】 又称多发软骨瘤病、非遗传性多发内生软骨瘤病、软骨结构不良，是一种罕见病，大部分于 20 岁以前发病，男女发病率无差异，约 25％的内生软骨瘤患者会恶变为软骨肉瘤。一般包含两种疾病即 Ollier 病和 Maffucci 综合征。Ollier 病是正常软骨内化骨障碍导致的一种发育异常，进而导致长骨干骺端及邻近骨干区域和扁骨产生软骨性包块，即内生软骨瘤，并伴有不同程度的骨畸形。大多累及单侧。多发的内生软骨瘤出现于儿童，累及骨的范围很广泛。Maffucci 综合征是由 Ollier 病和软组织的血管瘤两种表现构成。

【病因与病理】 病因为正常软骨内化骨障碍，被认为是一种发育性疾病。病理组织学表现单发的内生软骨瘤基本一致，但具有更多的细胞成分和细胞的不典型性。

【临床表现】 症状取决于肿瘤发生的范围，个体间差异很大，主要为病变局部的包块，骨骼畸形常见，包括肢体不等长、身材矮小、弓形畸形，在严重的病例中常见病理性骨折。可以是全身广泛病变，也可能是单个骨的多中心受累。最常见的部位是手，其他部位包括足、股骨、肱骨、尺桡骨或扁骨。病变常局限于身体的一侧，如果双侧肢体均有病变，亦表现为一侧较严重。如果观察到患者症状的变化如疼痛加重以及软组织肿块，往往为肿瘤恶化的一个前期表现。

影像学表现，X 线平片上主要表现为受累骨的透光性病变区及钙化，骨骼膨胀及畸形十分常见。最常见肿瘤发生于长骨干骺端，可见透光的病变区呈柱状向骨干方向延伸。Maffucci 综合征患者，有血管瘤内静脉石形成，影像学上可见软组织钙化。

【诊断与鉴别诊断】 该病罕见，症状多较典型，不容易误诊，但要注意鉴别是否发生恶变(详见软骨肉瘤章节)。

【治疗】 内生软骨瘤病的治疗重点是矫正骨骼畸形，最常用的治疗方法是截骨术。由于该病的高恶变率，患者需要接受终身的动态随访观察的监护。

五、软骨母细胞瘤

【概述】 也称成软骨细胞瘤、Codman 瘤。相对少见，是由软骨母细胞样细胞，少量软骨样基质及散在多核巨细胞组成。常发生于长骨的骺端。大多数发生在骨骺闭合前、10～20 岁的患者，男女发病比例各家报道不一。

【病因与病理】 病因不明确。Lichtenstein 提出在青春期因性激素或未知因素刺激使异常或副骨骺软骨增生。

1. *大体检查* 肿瘤刮出物为棕褐色，部分区域为白色，质脆，有沙砾状钙化及坏死区。

2. *病理组织学* 软骨母细胞瘤由相当成熟的软骨基质结节构成，被大量的圆形或多角形成软骨样细胞包绕，细胞有显著的单一性，胞浆透明或轻度嗜酸性，核呈圆形或卵圆形，常有一纵向核沟，含有数个小的或不明显的核仁；在分化区域的边缘可见破骨细胞型或破软骨细胞型巨细胞；细胞间常有纤细的、格子状的基质钙化灶，周围为并列的成软骨细胞。大的肿瘤可以突破骺板进入干骺端或骨皮质。少数软骨母细胞瘤可发生肺部转移，但即使转移病灶内亦未见恶性肿瘤的组织学依据。约 1/3 的病例可观察到类似动脉瘤样骨囊肿的改变。

3. *免疫表型* 软骨母细胞一般表达 S100 蛋白和 Vimentin，亦可表达细胞角蛋白。

【临床表现】 软骨母细胞瘤最常见于股骨两端、肱骨及胫骨近端，下肢较上肢多见，手足骨上发病者约占10%，常见于距骨和跟骨，在颅骨以颞骨最为常见。因为肿瘤距关节很近，所以相应关节滑膜炎较为常见。症状可以很显著但无特征性，如严重的肩部或膝关节疼痛，伴关节活动受限。一般非甾体类解热镇痛药及物理治疗都难以缓解症状。颞骨病变可致听力下降、耳鸣或眩晕。

影像学表现：放射学上，软骨母细胞瘤常位于骺端的中心，可以是小的、透光的、边界清楚的病灶，也可以突破骺板延及干骺端，甚至穿破骨皮质，形成软组织肿块，伴有骨膜反应，为侵袭性破坏表现。早期阶段肿瘤基质可无钙化，后期出现点状、环状钙化影。部分软骨母细胞瘤表现为动脉瘤样膨胀性生长。CT检查可以更清楚显示肿瘤的位置、范围及钙化灶。MRI检查，T_1加权像上为低信号，T_2加权像上依肿瘤成分而不同为混杂信号，如软骨样基质为中高信号，钙化灶为低信号，出血囊性变则为明显高信号。MRI检查还能显示关节腔滑膜炎症性的改变。

【诊断与鉴别诊断】　典型的病变，可通过临床、影像学表现做出诊断，局部活检进一步确诊，需要鉴别诊断的病变有。

1. *骨巨细胞瘤*　发病年龄较大，大多在骺板闭合以后。病灶呈偏心性，横向膨胀明显，病变内部无钙化，无硬化边。病理组织学上两者均具有巨细胞，但软骨母细胞瘤存在软骨样的基质；S-100蛋白的免疫染色仅存在于软骨细胞瘤的胞质中，也可作为鉴别手段。

2. *股骨头无菌性坏死*　一般有典型的放射学改变，如新月征以及病灶内信号均匀，且病灶多位于关节负重区；MRI平扫检查可见典型双线征等，可资区别。

3. *骨内腱鞘囊肿*　也是关节面附近局限性的溶骨性病变，但基本上仅见于成年人，病灶位置恒定，呈偏心位，边缘清楚，多有硬化带。

【治疗】　治疗主要为手术彻底刮除病灶、局部辅助治疗、植骨。有些软骨母细胞瘤表现为侵袭性，复发率较高，必须行肿瘤的广泛切除，切除后须行骨与软组织重建。对于肺部转移的软骨母细胞瘤，应积极切除肺部病变，病人仍可长期存活。化疗及放射治疗对本病均不敏感。

六、软骨黏液样纤维瘤

【概述】　软骨黏液样纤维瘤是一种较少见的良性软骨肿瘤，约占原发性骨肿瘤的1.06%，以包含大量黏液基质或软骨成分的梭形细胞或星形细胞组成的分叶状区域，由富含大量多核的梭形细胞或圆形细胞组成的条带相分隔为特点。发病年龄多在10～30岁，男性多见。

【病因与病理】　病因不明确。大体检查：软骨黏液样纤维瘤为蓝灰色或蓝白色的、半透明的黏、软肿物，断面可见多个小囊腔或黏液区，与周围骨组织分界清楚。

病理组织学：组织学特点正如其名称所描述那样，多样性是其特点。由梭形细胞或星形细胞构成较大的分叶状区域，散布在具有丰富的疏松黏液样及致密软骨样基质内，被细胞更加丰富的带状间隔分隔，间隔中含有数量不等的巨细胞；细胞核可表面轻微的异型性；基质成分中软骨样基质为嗜碱染色，未发现真正的透明软骨，黏液样基质在结构上占优势，为嗜酸性染色。约10%的病例可见动脉瘤样骨囊肿的表现。免疫表型：可表达S-100蛋白，小叶周边部可有SMA、CD34、Muscle actin表达。

【临床表现】　可发生于任何骨，长骨多见，胫骨近端和股骨远端最为常见。疼痛为最常见症状，一般程度较轻。手足部的肿瘤尚可有局部肿胀。

影像学表现：长骨干骺端，偏心性、溶骨性病灶，圆形或椭圆形分叶状，常呈大小不等的分房状改变，纵轴与骨的长轴一致，大小1～10cm，平均3cm，边界清楚，可有扇贝花边样硬化边或小梁状骨峭，少数病例可有局灶性的钙化灶。CT平扫可显示肿瘤常穿破骨皮质并侵入软组织，一般没有骨膜反应。MRI检查，T_1加权像上呈低中信号强度，T_2加权像上信号取决于构成成分，如软骨、黏液、陈旧性出血为高信号，而纤维组织为低信号，通常为混杂信号，Gd-DTPA增强后病灶可全部的明显强化。MRI能更有效地显示软骨黏液样纤维瘤在软组织内的侵犯。

【诊断与鉴别诊断】　本病很少见，诊断上首先要与其他骨肿瘤及瘤样病变相鉴别。

1. *非骨化性纤维瘤*　一般是由一侧皮质的病变逐渐发展而来，病灶内无钙化，骨小梁纤细，没有骨质破坏和皮质膨胀，亦不侵入软组织。

2. *纤维结构不良*　好发于股骨上段，可出现骨骼的弯曲畸形，病变为中心性，呈磨砂玻璃样改变，罕有间隔，不破坏骨皮质，无软组织肿块形成。

3. *动脉瘤样骨囊肿*　一般好发于青少年。病变起源于骨膜，偏心性发展，呈吹气球样改变，多囊性，致密的骨膜反应。MRI检查可见病灶内充满液体以及液-液平面。

4. 骨纤维结构不良　高发年龄在 10 岁以内，病变局限在胫骨前方皮质内，胫骨常向前弓，比软骨黏液样纤维瘤硬化更明显，不引起骨膜反应。

5. 骨巨细胞瘤　当软骨黏液样纤维瘤突破骺板进入骨端时，应与骨巨细胞瘤鉴别。骨巨细胞瘤发病年龄较大，无硬化边，无病灶内的钙化灶。

【治疗】　本病一旦诊断明确，必须行外科手术切除。病灶切刮、局部辅助治疗、植骨为主要治疗方法。对于复发或表现为局部侵袭性软骨黏液样纤维瘤，应行肿瘤的大块切除和重建。放、化疗对本病不敏感，个别报告有肺转移，应积极手术处理，预后较好。

七、软骨肉瘤

【概述】　软骨肉瘤是一种以肿瘤细胞形成软骨为特征的恶性肿瘤。临床上较常见，发病率在所有恶性骨肿瘤中排第二位，男女发病比例约 2∶1，好发于中老年人，若发生于年轻人，肿瘤部位常比较少见，且恶性度高，预后差。因为软骨肉瘤亚型较多，不同亚型间的差异很大，是公认的诊断和治疗最为棘手的恶性骨肿瘤。软骨肉瘤按发生可分为原发性和继发性；按发病部位可分为中心型、周围型和骨膜型；按细胞组织学特点可分为普通型、间叶型、去分化型、透明细胞型和黏液型。

【病因与病理】　软骨肉瘤的组织学特点是肿瘤细胞产生软骨。由于软骨肉瘤的生物学行为与组织学表现不完全一致，所以在肿瘤的恶性程度分级时不能仅仅依靠病理学，要充分结合肿瘤的临床表现和影像学资料进行综合评判。病理学上对软骨肉瘤恶性程度的分级标准为：结构特点（细胞数量和基质表现），细胞学形态（细胞大小、多形性和细胞核的情况），复制活动（双核、多核或奇异核分裂象）。

（一）原发性软骨肉瘤

1. 中心型软骨肉瘤　大体检查肿瘤被纤维组织分割成许多小叶，切面呈灰蓝色或白色半透明状，部分区域含黏液样物质，散在黄-白色矿石样钙化灶。镜下见肿瘤性软骨细胞产生丰富的蓝灰色软骨基质，被纤维性条索分隔为大小不等、形状不规则的小叶，常见黏液样变或软骨样基质液化。肿瘤细胞数量丰富、大小不一、形态各异，核大浓染，呈轻到中度不典型，可见核分裂象。肿瘤渗透骨皮质或骨松质是软骨肉瘤的重要特征。

病理学分级在判定组织学行为和预后方面很有价值。1 级：为低度恶性。细胞密度中等，细胞核大小一致，轻度增大、深染；少量双核细胞；细胞学形态非常类似内生软骨瘤，基质黏液样改变，可有或无。2 级：为中度恶性。细胞数量增多，细胞核体积和形状变化中度增加，细胞核中度深染；有大量的双核、三核细胞；基质黏液样改变呈局灶性存在。3 级：为高度恶性。细胞成分显著增加，细胞核明显增大和不规则，核明显深染；有大量的双核、多核细胞；基质黏液样改变常见；软骨细胞小叶周围有梭形细胞小灶。

2. 去分化型软骨肉瘤　含有两种截然不同的组织成分，一种是分化良好的软骨肿瘤即内生软骨瘤或低度恶性的软骨肉瘤，另一种是包围在其周围的高度间变去分化肉瘤区，去分化成分包括骨肉瘤、纤维肉瘤、恶性纤维组织细胞瘤、横纹肌肉瘤、血管肉瘤等，这两种成分相互毗邻，有清楚的界线。该肿瘤常发生在 1 级软骨肉瘤的部位，为自发出现或发生在外科手术后，或在软骨肉瘤复发时出现。细胞遗传学及免疫组织化学研究认为，这两种组织成分来自于不同的肿瘤细胞克隆。

3. 透明细胞型软骨肉瘤　是一种少见的软骨肉瘤。大体标本上为不典型的软骨样，呈浅灰色、质软，位于骨髓内，大小不一，常有许多小灶性囊性变。镜下见肿瘤呈分叶状，具有大量的软骨基质区和细胞界线清楚的软骨细胞群，细胞体形较大，胞质丰富，透明或嗜酸染色；核有明显或较多的异型性，核分裂罕见；分叶的周围可见良性的多核巨细胞和反应性骨形成灶，组织学分级多为 1～2 级。

4. 间叶型软骨肉瘤　也是一种少见病。大体检查肿瘤大小不一，呈结节或分叶状，切面灰白或灰红色，内见散在小灶性软骨成分。组织学上，间充质软骨肉瘤由两种成分构成：①小圆形、大小一致的间充质组织细胞，具有圆形或卵圆形的细胞核，偶尔混有梭形细胞。②典型的软骨基质，含有钙化灶和少量的软骨内成骨的骨性小梁，这也是病理学上鉴别的特征性结构。这两种成分在镜下明显不同，容易区分。

5. 骨膜型软骨肉瘤　是发生在骨表面的透明软骨恶性肿瘤，呈分叶状，牢固的附着于骨表面。切面蓝灰色，常有软骨内骨化和黄白色钙化灶。组织学表现与中心性软骨肉瘤相似，肿瘤结节侵入周围软组织。病理分级多为 1～2 级。

（二）继发性软骨肉瘤

1. 外周型软骨肉瘤　继发于孤立的骨软骨瘤或遗传性多发性骨软骨瘤。大体检查继发于骨软骨瘤的外周性软骨肉瘤具有一个增厚的分叶状软骨帽，厚度往往>2cm，软骨中常有囊腔形成，病灶内散在不规则钙化。镜下见外周性软骨肉瘤多呈现低级别软骨肉瘤特点，可侵蚀破坏周围骨质，并浸润到周围软组织，边界不甚清楚。

2. 中心型软骨肉瘤　继发于单发的内生软骨瘤、内生软骨瘤病、Paget 病、纤维结构不良或放射线治疗后的软骨恶变。大体检查可见继发于内生软骨瘤病的软骨肉瘤，基质的黏液样变很常见和显著，与软骨瘤中灰蓝色实质性软骨区域形成对比。与良性的软骨瘤相比，镜下肿瘤细胞的数量的增加及细胞的不典型性较为明显。但低度恶性软骨肉瘤与内生软骨瘤在细胞学鉴别上相当困难，很重要的一点是软骨肉瘤对骨质的浸润和破坏（详见鉴别诊断部分）。

【临床表现】　软骨肉瘤好发于扁骨、肢带骨和四肢长管状骨的近端。原发性软骨肉瘤多为中心性，好发于扁骨，所以症状不明显，往往先有患处隐痛，后期才出现肿块；继发性的周围型软骨肉瘤，则先有大的肿块存在，但可以无局部疼痛，所以如果肿瘤位于盆腔等有潜在空间的部位，到肿瘤发展到较大时，才可能被发现。

不同类型软骨肉瘤之间的生物学行为表现差异很大，可为发展缓慢的、相对良性的，也可为进展迅速高度恶性的，并可能出现肿瘤转移，但大部分是低度恶性、无痛的，转移少见，更易于局部复发。由于多发生于躯干、盆腔、腹部，肿瘤反复复发常危及生命。

影像学表现：X 线平片可以显示软骨肉瘤骨质破坏的特殊形态，骨内扇贝样的花边，基质钙化和骨膜反应这些最具有诊断价值的信息，仍为首选的重要检查手段。MRI 和 CT 扫描能更准确地观察肿瘤的髓内外侵犯范围和与周围组织的关系。

（一）原发性软骨肉瘤

1. 中心型软骨肉瘤　最为常见，约占软骨肉瘤的 80%，发病高峰为 40～70 岁，最常见于骨盆，其次是股骨、肱骨近端、股骨远端和肋骨。主要症状为局部疼痛。

影像学表现：①X 线平片表现为特征性的骨干一端或干骺端纺锤形膨胀、可伴有骨皮质破坏或由于骨皮质反应性骨化而增厚、骨内扇贝样花边状改变，病变区爆米花样，环状、逗点样钙化灶，伴或不伴骨膜反应，部分病例有软组织肿块。②CT 平扫表现为骨质膨胀或溶骨性破坏，发生于扁骨者多可见软组织肿块，于骨质破坏区或软组织肿块内可见散在高密度钙化灶；CT 增强扫描可见周边或分隔强化。③MRI 平扫，软骨肉瘤在 T_1 加权像上为中低信号，T_2 加权像上为高信号，抑脂 T_2 序列上可以清楚显示肿瘤的分叶状外观。T_1 加权像冠状位或矢状位扫描对于评估髓腔内软骨肉瘤的侵犯范围具有很高的参考价值，而 T_2 加权像横断面平扫则对分析骨外软组织肿块与周围神经血管等结构的关系更为有效。Gd-DTPA 增强的 MRI 扫描，可见肿瘤扇贝样花边状边缘强化和弧形、环状、曲线样的间隔强化；未强化的区域为透明软骨、囊样黏液组织和坏死组织。如果行动态增强扫描，软骨肉瘤均为早期即动脉期出现的进行性强化。④放射性核素骨扫描可显示病变区域的放射性浓聚，但其范围比实际要大。

2. 去分化型软骨肉瘤约占软骨肉瘤的 10%，好发年龄及部位与普通型相同。在长期轻微症状基础上突然出现局部肿胀和疼痛，迅速加重。与组织学表现的结果一致，反映了低度恶性软骨肿瘤中出现了高度恶性肿瘤。因为骨质破坏明显，所以常见病理性骨折、软组织包块和远处转移。确诊去分化型软骨肉瘤后，患者存活时间多不超过 2 年。

影像学表现：X 线平片，显示为病变骨的塑形性膨胀，分叶状钙化病灶，为长时间低度恶性软骨肿瘤的表现；此外尚有虫噬样、浸润状的进展性溶骨性破坏，伴有软组织肿块，这两部分的表现截然不同。

3. 透明细胞型软骨肉瘤　在很多方面与软骨母细胞瘤相似，所以曾经称之为“恶性成软骨细胞瘤”。多发生在骺端或骨端，常见股骨、肱骨近端。X 线平片上，表现为骺端膨胀性溶骨性破坏，边界清楚，病变周围有硬化缘，可有钙化灶。若肿瘤继续发展，可出现明显的侵袭性。

4. 间叶型软骨肉瘤　好发于 10～30 岁患者，常见于扁平骨，如髂骨下颌骨、肋骨。典型的症状为长期的疼痛、肿胀和软组织肿块。X 线平片上表现为受累骨的溶骨性病灶以及病灶内钙化，可有浸润性穿透样恶性征象，显示出该肿瘤的恶性生物学特征，但并无特异性影像学表现。

5. 骨膜型软骨肉瘤　发病率低。好发于长骨干骺部，特别是股骨远端。症状为患处轻微疼痛，伴或不伴局部肿胀，生长缓慢。X线平片显示溶骨性病变，内含点状钙化影，表面被抬高的骨膜覆盖，对基底部骨质有不同程度的侵蚀和破坏。

（二）继发性软骨肉瘤

是一种软骨肉瘤，发生在一个先前存在的良性病变内，骨软骨瘤或内生软骨瘤。主要症状为患者先前存在病变的临床症状的改变，最常见是突发疼痛或肿胀加重，尤其是骨骼发育已经结束的患者。

1. 外周型　继发于骨软骨瘤、畸形性骨炎、骨的纤维结构不良、软骨黏液样纤维瘤等。影像学表现，X线平片上软骨肉瘤仍与正常皮质骨相延续，软骨帽增厚；并存在特征性的钙化，即不规则的“爆米花”样钙化，其中环形钙化具有定性诊断的价值；可能合并周围骨质的破坏及软组织肿块。CT可以更清楚地显示骨质破坏和软骨内钙化。MRI检查对显示增厚的软骨帽及软组织肿块有明显优势，软骨帽一般＞2cm。Gd-DTPA增强后软骨帽内出现弯曲的线状强化分隔，此为骨软骨瘤恶变的一个征象。

2. 中心型　单发、孤立的内生软骨瘤恶变为软骨肉瘤者很少见，但在内生软骨瘤病患者，这种可能性则高达25％～30％。主要症状：在无骨折的情况下，出现病变部位的疼痛或肿胀。影像学表现，X线平片上最明显的恶变征象有皮质增厚、破坏、骨膜反应和软组织肿块的出现。

【诊断与鉴别诊断】　软骨肉瘤各个亚型间的差异较大，肿瘤的生物学行为特点与病理组织学表现不一定呈正相关，所以在诊断软骨肉瘤时一定要结合患者年龄、临床表现、影像学特点综合考虑。不同部位的软骨性肿瘤，诊断标准亦有不同。

1. 内生软骨瘤　单发性内生软骨瘤与低度恶性软骨肉瘤的鉴别十分困难，很大程度上不是取决于细胞学和组织学的不典型性，而要结合临床和影像学表现。

发生于手足短管状骨及骨膜、滑膜等外周的软骨瘤，镜下常可见一些恶性软骨肉瘤的征象，如细胞密度高，双核细胞、核深染，浓染、基质黏液样变，但这些部位的肿瘤极少为恶性，除非有明确的影像学资料表明骨皮质浸润性破坏或局部软组织侵犯，否则单凭这些细胞学的不典型性是不足以诊断为软骨肉瘤的；相反位于长骨和扁骨的软骨瘤，恶性肿瘤的比例高，但细胞学上的不典型性可能并不显著，这时候肿瘤的浸润是较之更为重要的鉴别依据。在内生软骨瘤的边缘，常见到一些透明软骨岛游离于瘤体而散在分布于髓腔骨松质的骨小梁间，质地致密，有硬化倾向，这和软骨肉瘤对骨质的浸润是不同的；软骨肉瘤的浸润是瘤体的延伸，逐渐向四周扩展，取代正常骨髓组织，并包围骨小梁，骨小梁边缘有被肿瘤压迫、破坏的表现；软骨基质有广泛的黏液样变；在没有病理性骨折的情况下，短管状骨内可见骨皮质的完整性破坏，肿瘤突破皮质向周围组织浸润，而长骨内常见骨皮质内层的扇形缺损和哈佛管内肿瘤填塞。

2. 骨软骨瘤　骨软骨瘤一般为局部静止的或生长缓慢的骨性包块，多无疼痛。如果停止生长的包块突然加速生长，局部疼痛，肿块边界不清，则是肿瘤恶变的一个重要征象。影像学可见软骨帽明显增厚或消失，基底部及骨干皮质呈溶骨性破坏，可伴随骨膜反应，并向软组织侵犯，肿瘤内可见不规则钙化。

【治疗】　由于软骨肉瘤对化疗及放疗无效，所以手术成为唯一的治疗手段，并可能获得治愈。

对于低度恶性软骨肉瘤的治疗尚有争议，过去提倡的广泛切除、功能重建，导致很多并发症和功能缺陷。由于四肢低度恶性软骨肉瘤术后复发率相对较低，所以目前治疗倾向于肿瘤局部刮除、局部辅助治疗，可以采用液氮冷冻、苯酚烧灼、过氧化氢溶液、无水乙醇浸泡骨水泥填充等进行局部处理。该方法治疗后局部复发率与广泛切除术者无明显差别，却能获得明显优于后者的肢体功能，并减少各种并发症的发生。对于Enneking外科分期处于IB或Ⅱ期以上的病例中，术前必须利用各种影像学资料充分了解肿瘤侵犯的范围，进行准确的外科分级，制定详细的手术计划，力求能做到肿瘤的广泛切除以及骨与软组织的重建，方能取得较好治疗效果。

非手术治疗方面，有学者尝试放疗增敏剂运用于无法进行手术治疗的软骨肉瘤患者，取得一定效果。

（林建华）

第三节　纤维组织来源肿瘤

一、成纤维性纤维瘤

【概述】　是所有原发性骨肿瘤中较少见的一种肿瘤，又称为硬纤维瘤、韧带样纤维瘤，由包含正常的成纤维细胞和成肌纤维细胞的胶原样基质组成，与软组织的硬纤维瘤具有相同的病理学表现。尽管2002年WHO在软组织与骨肿瘤分类中，认为这是一种良性肿瘤，但它仍有局部侵袭性。

【病因与病理】　病因不明确，部分学者认为可能与手术或外伤有关，尽管在软组织韧带样纤维瘤中存在雌孕激素受体，但目前尚没有发现骨的成纤维性纤维瘤有相应的研究结果。

大体检查：肿瘤局部骨皮质变薄甚至不完整，肿瘤呈致密灰白色、实性，质地坚韧有橡皮样弹性，无沙砾感，切面呈纤维性编织样、漩涡样外观，偶有囊性变，内含淡黄棕色液体。肿瘤边缘圆钝，容易被剔除，但仍留有白色纤维于骨壳，部分肿瘤与正常骨组织之间无明显分界，肿瘤组织穿插于骨小梁间不易刮除，突破骨质进入软组织的肿块边缘可有假包膜形成。

镜下表现：肿瘤由大量胶原纤维组织和散在分布的纤维细胞或成纤维细胞构成，胶原纤维密集粗大，交织呈波纹或束状，或形成致密透明样团块；纤维细胞为长梭形，方向与胶原纤维长轴一致，细胞核小而规则，无异形性，无核分裂象。病变内残存大量骨嵴，呈粗树枝状；肿瘤中心区由疏松呈波纹状的成纤维细胞及肌纤维母细胞排列而成，周边区沿骨小梁间隙或哈佛管向外扩展，呈侵袭性生长，破坏骨皮质。免疫表型：可表达Desmin、Smactin、Vimentin。

【临床表现】　可发生于任何年龄，以20～40岁多见，男性发病略多于女性，最好发于下颌骨，其次是长骨的干骺端及骨盆。大部分患者无症状，主要为间歇性隐痛，负重时加重；局部无痛性肿块，生长缓慢，边界不清楚，约10%的患者可并发病理性骨折，以上表现并无特异性。当肿瘤邻近关节时，可影响关节活动。

影像学表现：X线平片，肿瘤常见于长骨干骺端及骺端，可分为中心型和边缘型，以中心型为多，此型又具有两种表现形式：①囊状溶骨性，表现为长骨干骺端的溶骨性病变，形态不规则，边界清晰，一般有不同程度的硬化缘，皮质膨胀、菲薄，无骨膜反应，病变内有大量粗树根状的骨嵴，使病变呈多房状。②广泛性不规则溶骨性，侵犯长骨骨端及骨干皮质，骨的轮廓可因肿瘤破坏而消失，肿瘤侵入软组织形成包块，病变呈斑片状，边界不清，甚至可见日光放射状骨膜反应，与恶性肿瘤表现相似。边缘型多位于股骨下端内侧皮质，为局限性压迫性骨质缺损。CT平扫可以更准确地显示肿瘤对骨质的侵袭和破坏。MRI检查对成纤维性纤维瘤的定性诊断作用不大，但有助于了解肿瘤在髓腔内以及软组织内的侵犯范围；T_1加权像为中低信号强度，T_2加权像为以低信号为主的混杂信号强度。

【诊断与鉴别诊断】　骨的成纤维性纤维瘤是一种较罕见的肿瘤，临床及影像学表现不具特异性，容易被误诊，最终诊断需要依靠病理组织学检查。

鉴别诊断：

1. 骨巨细胞瘤　多发生在于中年人，好发于长骨的骨端。X线表现为长骨骨端的横向膨胀性溶骨性病变，偏心性，无硬化边，常有骨皮质的破坏，病灶内骨嵴细小，呈肥皂泡样改变。

2. 低度恶性纤维肉瘤　主要在病理组织学上鉴别。一般而言，纤维肉瘤的细胞性成分较丰富，纤维排列更加混乱，表现为细胞核的轻度异样性，有核分裂象。

3. 单纯性骨囊肿　大部分发生于10岁以下儿童。X线平片上病变为中心性，靠近干骺端，骨质梭形均匀膨胀，为纯溶骨性改变，边界清楚，多有硬化边。部分患者合并病理性骨折时，可有“落叶征”，可与鉴别。

4. 动脉瘤样骨囊肿　一般好发于青少年。病变起源于骨膜，偏心性发展，呈吹气球样改变，多囊性，骨嵴较细小，病灶边缘有硬化带，MRI检查可见病灶内囊肿为液体信号并有液-液平面。

5. 软骨黏液样纤维瘤　是一种少见的良性软骨性肿瘤，在X线平片上鉴别困难，但病变区内可见局灶性软骨内钙化；MRI检查，T_2加权像上呈高信号强度，与成纤维性纤维瘤的低信号为主的混杂信号可以鉴别。

6. 非骨化性纤维瘤　为纤维性皮质缺损发展进入髓腔后的阶段，初始发生于骨膜，X线平片上病灶为偏心性，有硬化边缘。组织学上，非骨化性纤维瘤具更多的细胞成分，包括特征性的多核巨细胞、充满脂质的组织细胞和含铁血黄素沉着的巨噬细胞，纤维组织结构呈典型的轮辐状或席纹状。

7. *纤维结构不良*　X 线平片上，纤维结构不良位于骨髓腔中心，骨骼不同程度膨胀，但骨皮质始终保持完整，可因负重发生变形，病变区表现为磨砂玻璃样改变。组织学上，纤维结构不良病灶内的骨嵴为典型字母样的编织骨小梁，而成纤维性纤维瘤为成熟的板层骨。

【治疗】　成纤维性纤维瘤是一种良性肿瘤，但具有较强的侵袭性，单纯局部刮除及瘤内切除复发率很高。边界清楚的病例，术中可运用高速磨钻彻底清除骨嵴及骨壁残余肿瘤，局部辅助治疗，如液氮冷冻、苯酚、无水乙醇、高温烧灼等处理后，可以获得更为理想的局部控制。对于影像学上表现为恶性溶骨性破坏的病例，建议进行边缘性或广泛性切除，肿瘤切除后的骨缺损可采用骨水泥填塞、骨移植或人工假体进行重建。对于反复复发的肿瘤，可能需要行截肢治疗。目前尚没有证据认为放疗、化疗或激素治疗对肿瘤的控制有益。一般而言，骨的成纤维性纤维瘤在手术 3 年后的复发率明显降低，所以对本病的随访至少要到达这个期限。

二、非骨化性纤维瘤

【概述】　好发于儿童，是一种瘤样病变，多见于长管状骨干骺端。非骨化性纤维瘤与纤维皮质缺损实际上是同一病变的不同病程状态，当病变仅位于皮质内时称为纤维皮质缺损，若病变进一步发展侵入髓腔后，即称之为非骨化性纤维瘤。也有学者把两者合称为纤维黄色瘤、组织细胞性黄色肉芽肿。

【病因与病理】　病因不明确。

大体检查：肿瘤切面为黄色或棕色，依其中的类脂质含量不同而异，质地坚韧而致密，边界清楚，边缘骨多有硬化。

病理组织学：肿瘤由梭形细胞、组织细胞、多核巨细胞及泡沫细胞组成，大量形态一致的梭形细胞呈漩涡状排列，数量不等的炎性细胞尤其是淋巴细胞和浆细胞散布其中；也可见少量含有脂质的黄色瘤细胞和充满含铁血黄素的组织细胞存在。病灶内胶原不定，无钙化或骨化现象。多核巨细胞分布广泛，可以形成小巢，但与骨巨细胞瘤大量、弥漫性的存在有所不同。

【临床表现】　多发生于儿童和青少年，男性较常见。大部分患者无症状，多为体检时偶然发现，较大的病灶可出现病理性骨折。少数病例可多中心发生。

影像学表现：X 线平片表现为皮质的椭圆形、偏心性、纯溶骨性破坏，类似于葡萄串，内有分隔，边缘清楚，可有纤细的硬化边，肿瘤长轴与骨髓腔一致。较大的病灶常呈扇贝花边样边缘。病变距骺板的距离随年龄的增长而变远。大部分病灶同时有愈合的过程，表现为病灶的硬化。放射学上可以对纤维皮质缺损的进展及退化进行形态分期。A 期：病灶靠近骺板，圆形或椭圆形，有纤细的硬化边；B 期：病灶移入干骺端，有明显的硬化边，呈葡萄串样；C 期：表现为逐渐增加的病灶内钙化，特征性的从病灶的骨干侧开始，向骺板方向推进，代表愈合过程的开始；D 期：代表完全愈合，病变呈硬化灶。CT 扫描能精确显示骨皮质的变薄及病灶在骨皮质或髓腔内的具体位置以及早期的病理性骨折。MRI 扫描检查，病灶在 T_1 和 T_2 加权像上均呈低信号，反映了内部成熟的纤维组织，Gd-DTPA 增强下可见病变恒定地表现为边缘高信号和病灶强化。

【诊断与鉴别诊断】　本病具有较特殊的放射学特征，依靠普通 X 线平片一般可诊断。因为大部分患者无症状，有自愈倾向，不需要外科治疗，所以诊断时主要与需要外科手术干预的一些病变鉴别。

1. *骨化性纤维瘤*　特征性地累及幼儿或儿童的胫骨中下段前面的皮质，伴有胫骨的弯曲畸形，病灶内部呈磨砂玻璃样密度。病理组织学上，在纤维性基质中，存在不规则的骨化灶，容易鉴别。

2. *纤维结构不良*　好发于长骨干骺端，病灶内部呈磨砂玻璃样改变。病理组织学上，亦有骨化现象，可以鉴别。

3. *良性纤维组织细胞瘤*　在病理组织学上与非骨化性纤维瘤十分相似，鉴别主要依靠临床及影像学表现：良性纤维组织细胞瘤好发于年长者，疼痛较多见，一般位于骨干或骺端中央，不累及干骺端，缺乏非骨化性纤维瘤清楚的泡状硬化边缘。

4. *骨囊肿*　发病年龄相似，但更常见于肱骨近端，X 线平片表现为密度更低的中心性病灶，边界光滑，伴有骨皮质膨胀，无非骨化性纤维瘤的自愈亦即钙化过程。MRI 平扫上呈典型的液体信号。

5. *动脉瘤样骨囊肿*　病变亦起源于骨膜，呈偏心性发展，但膨胀更加显著，呈吹气球样改变，大都有密致的骨膜反应。MRI 检查可见病灶内囊肿充满液体以及液-液平面。

【治疗】 纤维性皮质缺损及非骨化性纤维瘤是一种非常良性的病变，大部分患者有自愈倾向，不需要特殊治疗；对于有持续性的疼痛或合并病理性骨折的病例，可行外科手术治疗。手术方式为肿瘤病灶切刮、植骨术，必要时可使用内固定。局部复发非常少见。

三、骨化性纤维瘤

【概述】 又称 kempson-campanacci 病变。按照 2002 年 WHO 软组织与骨肿瘤病理学分型，称为骨性纤维结构不良。是一种骨的良性自限性纤维-骨性病变，特征性地累及婴儿和儿童的胫骨中下段前面的皮质。多见于 20 岁以前的男性，之后的发病率明显下降。

【病因与病理】 病因不明确，可能与釉质瘤之间存在一定的关系。

1. 大体检查　骨化性纤维瘤为实性病变，切面呈灰白、浅黄或淡红色，肉质样，质地软或呈沙砾样。肿瘤表现骨膜完整，骨皮质可变薄或消失，病变与髓腔之间有硬化性边缘分隔。

2. 组织学检查　肿瘤由纤维基质和分布其中的骨小梁构成。骨小梁的主要成分为编织骨，边缘衬附着成熟的板层骨，骨小梁的边缘有轮廓清楚的骨母细胞包绕，板层骨由骨母细胞所产生。纤维基质由温和的梭形细胞及其产生的胶原纤维构成，基质从黏液性到中度纤维化不等，其中分布少量破骨细胞。核分裂象罕见，透明变性、出血、黄瘤样变、囊性变和灶性巨细胞瘤等改变很少见。

3. 免疫表型　可表达 Vimentin，有时 S-100 和 Leu7 阳性。当见到角蛋白染色阳性的上皮细胞时，应诊断为骨化性纤维瘤样釉质瘤。

【临床表现】 累及长骨的病例均为儿童，特征性地发生于胫骨的近、中 1/3 段的前面，尚可见于腓骨的远侧 1/3、尺桡骨，多为单发，表现为局部肿胀，伴胫骨的弯曲畸形，有或无疼痛。

影像学表现：X 线平片上，骨化性纤维瘤特征性地位于皮质中央，亦可扩展至髓腔，呈偏心性生长；病变边界清楚，骨皮质变薄、膨胀甚至消失，在靠近髓腔的一侧常有一硬化缘；病变区的密度高于周围软组织，呈磨砂玻璃样；多腔溶骨性病变有时可以很显著，呈分散或融合的卵圆形、锯齿状或小泡状；部分病例表现为明显的侵袭性，可累及骨的整段，导致严重的弯曲畸形。CT 扫描：显示病变位于皮质骨内，没有突破进入软组织，与髓腔间有硬化带分界。MRI 扫描，T_1 加权像上为高低混杂信号，T_2 加权像为高信号。

【诊断与鉴别诊断】 骨化性纤维瘤的临床表现及影像学表现具有特征性，根据患者的发病年龄、病变部位及典型的 X 线表现，诊断不难。但要与以下疾病鉴别。

1. 纤维结构不良　发病年龄较大，可能为多骨性，病变多位于骨的中心，皮质变薄，位于股骨上段病变常呈“牧羊人拐杖”样变形，病变区为磨砂玻璃状改变，没有骨化性纤维瘤的小泡样改变。组织学上，纤维结构不良的纤维背景中，骨小梁由不成熟的编织骨构成，分布相当的杂乱无序，表面缺乏成骨细胞。

2. 非骨化性纤维瘤　发生于年龄较大的儿童或青少年，多见于股骨下段的后侧，如果病变侵及髓腔，有硬化边缘，病变区的密度更低，则考虑为非骨化性纤维瘤的可能性大。

3. 成釉细胞瘤　该病的发病年龄较大，表现更加广泛，更具侵袭性。组织病理学上，在纤维性-骨性基质中有单个或多个小的上皮细胞巢存在，是与本病的不同之处。

【治疗】 骨化性纤维瘤的自然病程是 10 岁前逐渐生长，15 岁以后逐渐消退并康复，所以尽量在 10 岁以后再行手术治疗，否则局部刮除术后的肿瘤复发率很高。要根据不同的年龄采取不同的治疗方法。不满 10 岁的患者在局部病变活检检查确诊之后，尽可能采取保守治疗，如佩戴支具，防止畸形或骨折。超过 15 岁的病例，肿瘤的侵袭性已开始逐渐降低，可以采取手术治疗，主要方式有病灶刮除、瘤腔骨壁灭活、肿瘤骨段切除、植骨重建等，可以取得良好的效果。放、化疗对本病无效。

四、纤维肉瘤

【概述】 骨纤维肉瘤是一种骨原发性恶性梭形细胞肿瘤，瘤细胞典型地成簇排列或称“鲱鱼骨”状，肿瘤细胞产生交织成束的胶原纤维，无骨和软骨形成。

【病因与病理】 大部分的纤维肉瘤病因不明确，部分继发于原有的一些病变，如放射治疗、畸形性骨炎、巨细胞瘤、纤维结构不良、骨梗死、成釉质细胞纤维瘤和慢性骨髓炎窦道等，约占所有病例的 30%。

1. 大体检查　高分化纤维肉瘤质地坚韧，切面呈白色，结构致密，可见束状或漩涡状的纤维，有散在出血及黏液变性的区域，边界清楚。低分化纤维肉瘤质地软，呈粉红色或鱼肉样，或可形成囊腔，可见广泛灶性坏死及血窦，颜色不一，边界不清。

2. 病理组织学　纤维肉瘤由单一的梭形细胞组成，瘤细胞排列成束、成簇状或“鲱鱼骨”状，这些细胞束常以直角的方式排列，所以在一张切片中，可以同时观察到纵行及横行的走向；瘤细胞产生的胶原相互交织，呈束状或漩涡状，无类骨组织及骨组织产生。肿瘤中常见黏液或透明变性，可见含铁血黄素、吞噬细胞及破骨细胞型巨细胞。

根据细胞成分的多少和核异型性，可将纤维肉瘤分为 3 级或 4 级。分化较好的肿瘤细胞呈长梭形，核呈卵圆形或长杆形，形态大小较一，分裂象少见，间质胶原纤维的成分多。分化不良者呈高度间变，细胞呈圆形、椭圆形，核深染，大小及形态不一，核分裂象常见，细胞排列密集，间质纤维成分少，偶尔仅由网状纤维组成。

【临床表现】　纤维肉瘤可发生在 10～60 岁的患者，各年龄段发病率相对一致，无性别差异。好发于长骨干骺端，常见于股骨远端、股骨近端、肱骨远端、胫骨近端和骨盆。主要的症状为局部的疼痛和肿胀，肿块的硬度依分化程度不同差别很大，近 1/3 的患者可发生病理性骨折。部分浅表巨大肿瘤甚至可发生溃烂。

影像学表现：X 线平片上，按肿瘤的发生部位可分为两型。

1. 中央型纤维肉瘤　病变位于骨端，偏心性，为囊状溶骨性破坏，边界不清，与正常骨质之间有较宽的过渡带，为斑片状、虫噬样、筛状或渗透状破坏，很少或无硬化边缘，无骨膜反应，常突破骨皮质形成软组织肿块。病理性骨折常见。

2. 骨膜型纤维肉瘤　表现为骨旁软组织肿块，表面骨皮质压迫、侵蚀缺损。分化好的纤维肉瘤呈球形或分叶状，生长缓慢，边界清楚。分化差的纤维肉瘤边界不清，向软组织内弥漫性侵入生长，骨膜反应少见而轻微，偶可有瘤骨和软骨钙化。

CT 扫描和 MRI 检查，可以更精确地显示骨质的破坏和肿瘤在髓腔内及软组织内的侵犯范围。CT 检查纤维肉瘤的密度和周围正常肌肉组织类似，部分低密度区反映了肿瘤内坏死灶。MRI 扫描，肿瘤信号与其他溶骨性肿瘤相似，但随着瘤内坏死和出血程度的不同，信号强度可随之变化。放射性核素骨扫描见肿瘤特别是周边区域放射性浓聚。

【诊断与鉴别诊断】　本病并非罕见，发病率居原发性骨恶性肿瘤的第三位，但其发病年龄、部位及临床症状并无特异性，所以当 X 线平片检查显示长骨骨端溶骨性破坏，边界不清、无硬化边缘、常合并病理性骨折、无骨膜反应者，应考虑纤维肉瘤的可能性。鉴别诊断上亦要与有上述特征的疾病相鉴别。

1. 骨的成纤维性纤维瘤　低度恶性的纤维肉瘤与成纤维性纤维瘤在影像学及病理组织学上都不容易区分。后者的细胞成分少于前者，纤维排列更加规则，没有细胞形态学上的不典型性，无核分裂象。

2. 骨巨细胞瘤　骨巨细胞瘤总是发生在长骨的骨端，偏心性，横向的膨胀性生长十分明显，病灶内有肥皂泡样的骨嵴，较少突破骨皮质，软组织肿块较少见。但有时侵袭性强的骨巨细胞瘤在影像学与纤维肉瘤鉴别十分困难，最终需依靠病理学检查。

3. 骨髓瘤　多发生于老年人，为多中心发病，好发于颅骨、脊柱及骨盆，早期即有疼痛症状，X 线平片，骨髓瘤为圆形或卵圆形的边界清楚的溶骨性病变，体积较小，多发且大小不一，呈“筛孔样”。尿液可检出本周蛋白，多伴有血尿酸浓度异常升高，血清蛋白电泳可显示特殊的 M 蛋白。

4. 骨转移性肿瘤　主要从其他临床资料进行鉴别。多发生于中老年人，部分患者有恶性肿瘤病史，更多见于中轴骨，多发，长骨的疼痛往往只是全身症状的一部分，呈进行性加重。从影像学上鉴别较困难，如果病变中残留有小的死骨样骨皮质和骨松质小梁片段，则几乎可能确定是纤维肉瘤。此外，转移性肿瘤灶直径多较小，在 2cm 左右，而原发的骨纤维肉瘤则较大。

5. 成纤维细胞型骨肉瘤　部分纤维肉瘤病变区，可残留少许骨嵴，可能与骨肉瘤混淆，最重要的区别点在于：骨肉瘤的骨样基质是一种不成熟骨组织，由恶性肿瘤细胞直接产生，与纤维肉瘤中残余骨嵴的成熟板层骨成分不同。

【治疗】　纤维肉瘤主要的治疗方法为手术。对于分化较好，侵袭性低，范围比较局限，侵犯软组织少的病例，可以采取瘤段骨切除、人工假体或同种异体骨重建的手术方式。对于侵袭性强，软组织侵犯范围大，重要神经血管受累，估计难以达到广泛切除的病例，宜行截肢术。

纤维肉瘤对放、化疗不敏感，但也有研究认为术前新辅助化疗能够降低手术后局部复发率，提高保肢手术成功率。主要化疗药物有达卡巴嗪(DTIC)、依托泊苷(VP-16)、异环磷酰胺(IFO)等。

纤维肉瘤除容易发生肺转移外，常转移到局部淋巴结及内脏。其预后主要与病理学分级、中轴骨受累及发病年龄有关。

五、恶性纤维组织细胞瘤

【概述】 恶性纤维组织细胞瘤是一种来源于间充质细胞的恶性肿瘤，包含纤维母细胞和组织细胞两种成分，在成人恶性软组织肿瘤中最为常见。骨的恶性纤维组织细胞瘤在组织形态学上与软组织来源者一致，其临床生物学特性与骨肉瘤很接近。本病又称为恶性纤维黄色瘤、纤维组织细胞肉瘤、恶性组织细胞瘤、黄肉瘤等。

【病因与病理】 恶性纤维组织细胞瘤的组织学起源目前仍有争议，有专家认为其可能起源于原始间充质细胞，也有认为其起源于具备成纤维细胞分化的非造血组织细胞。恶性纤维组织细胞瘤可以是原发，也可以继发于原有的疾病基础上，如畸形性骨炎、骨梗死、慢性骨髓炎、纤维结构不良等，经过放射治疗的骨也可发生。继发性恶性纤维组织细胞瘤约占所有恶性纤维组织细胞瘤的约28%。

1. 大体检查　外观呈结节状，直径一般为5～10cm，切面色泽不一，从红棕色到灰白色；质地可软可坚韧，呈鱼肉样；常见灶性坏死、出血或黏液样变性；边界不清，边缘不规则，常见骨皮质破坏和软组织浸润。由于宿主骨被破坏后形成残存细小的骨粒，使肿瘤出现特征性沙砾感。

2. 组织病理学　镜下见肿瘤细胞多样化，主要由纤维母细胞样肿瘤细胞、组织细胞样细胞、破骨细胞样多核巨细胞及泡沫细胞等混杂组成，伴有慢性炎症细胞的浸润，较之纤维肉瘤中的单纯成纤维细胞成分，具有更明显的多形性。瘤细胞的核不典型性可以很明显，尤其是恶性巨细胞，有典型和不典型的核分裂象。瘤细胞的排列比较混乱，但在成纤维的区域，可以观察到梭形的成纤维母细胞样瘤细胞，排列成一种特征性的席纹样(storiform)或玩具风车样(pinwheel)结构。

根据瘤体中肿瘤细胞的主要成分，可以将恶性纤维组织细胞瘤分为不同的组织学亚型：多形性型、黏液样型、巨细胞型、组织细胞型、炎症性型与血管瘤样型。

免疫组织化学方法可以显示恶性纤维组织细胞瘤瘤细胞内Vimentin强阳性染色，SMA呈局灶性染色，CD68偶呈阳性，但这些均非组织细胞的特异性标志，对诊断的价值有限，主要用于鉴别一些与之相似的恶性肿瘤。

【临床表现】 可以发生在任何年龄组，40岁以上患者较多见，20岁以下很少发病，男女比例约为1.5∶1。好发于下肢长骨的干骺端，常见于股骨、胫骨和肱骨，也可发生于骨盆和脊柱。绝大部分为孤立性发病，偶有异时性多中心发病者。主要症状为局部疼痛及肿胀，持续时间从数周至数月不等。约20%患者以病理性骨折为首发症状，容易发生肺部转移。

影像学表现：随肿瘤成分的不同而有所变化，但都没有特异性。

X线平片，表现为长骨干骺端偏心性溶骨性破坏，边缘不清，呈虫噬样、地图状破坏；骨皮质膨胀变薄，程度不一，范围与骨破坏一致，有时呈单一或多发的囊性改变；伴有软组织侵犯，范围往往明显超过骨破坏区，严重者可出现病理性骨折；骨膜反应少见而且轻微。

CT平扫可以准确地显示骨质的浸润性破坏，有时可见轻微边缘骨硬化，但不完整，少数肿瘤内存在钙化和骨化，可能与放疗骨梗死骨坏死或肿瘤胶原化生有关。

MRI对评估位于中轴骨的肿瘤及肿瘤在髓腔、骨外的侵犯范围更具参考价值；T_1加权像上为中、低信号，T_2加权像上为稍高信号，如果肿瘤内出血，则为斑片状高T_1及T_2信号，增强扫描表现为不规则强化，若肿瘤发生囊性变，可于相应区域显示液性信号。

骨放射性核素扫描显示肿瘤区放射性浓聚，主要分布为周边区。在继发性恶性纤维组织细胞瘤中还可见到同时存在的良性病变影像学表现。

【诊断与鉴别诊断】 中年患者，病变位于长骨干骺端或骨盆，局部疼痛和肿胀，常合并病理性骨折，放射学上表现为干骺端偏心性溶骨性破坏，无硬化边缘和骨膜反应，若无其他低度恶性原发性骨肿瘤的依据时，就应该考虑恶性纤维组织细胞瘤。但因为本病的临床及影像学表现并无特异性，所以主要仍然依靠病理学诊断。

1. 病理组织学的诊断标准　①双相生长，即同时有肿瘤性成纤维细胞和组织细胞成分存在；②梭形细胞呈特殊的风车样或席纹状排列；③存在典型和不典型的破骨细胞型巨细胞；④比较明显的炎性细胞浸润，主要为淋巴细胞。免疫组织化学方法对诊断的帮助不大，主要用于排除其他相似的恶性肿瘤。

如果诊断继发性恶性纤维组织细胞瘤，必须要有相应的原发病的影像学和病理组织学依据。

2. 必须与下列病变进行鉴别诊断

(1)骨肉瘤：发病年龄较低，大部分为儿童青少年，相对更好发于膝关节周围；实验室检查：血碱性磷酸酶升高；影像学上表现为溶骨性破坏和成骨现象并存，多有明显的骨膜反应，而病理性骨折相对较少。病理学上可以观察到由恶性肿瘤细胞直接形成的骨样组织。

(2)纤维肉瘤：无论从临床表现还是影像学上，两者的鉴别都很困难。病理组织学上，纤维肉瘤的肿瘤细胞排列成“鲱鱼骨”样，而恶性纤维组织细胞瘤则排列成“席纹状”或“轮辐状”，且含较多的恶性巨细胞。

(3)骨巨细胞瘤：亦为溶骨性破坏，但多发生于骨端，呈横向膨胀性生长，X线平片上，病变区内有残余骨嵴使之呈肥皂泡样外观。病理学上，肿瘤由基质细胞和多核巨细胞构成，巨细胞可含多达数百个细胞核，细胞无“轮辐状”排列特点。

(4)骨髓瘤：好发生于老年人，多发，好发于颅骨、脊柱及骨盆，早期即有疼痛症状，常见贫血和肺及泌尿系统感染。X线平片上，骨髓瘤为圆形或卵圆形的边界清楚的穿凿样溶骨性病变，体积较小，多发且大小不一，呈“筛孔样”。尿液可检出本周蛋白，血清球蛋白增高。

(5)纤维结构不良恶变为骨肉瘤：发病年龄较轻，有原发病的表现为其基础，常有放射状或锯齿状的骨膜反应，骨皮质膨胀和溶骨破坏均较轻。

(6)骨转移性肿瘤：从影像学上鉴别较困难，主要从临床上进行鉴别，如多发生于中老年人，部分患者有原发恶性肿瘤病史，更多见于中轴骨，多发，呈进行性加重。此外，转移性肿瘤体积多较小。

【治疗】　作为一种高度恶性骨肿瘤，预后较差，主要采取以手术治疗为主的综合治疗。

1. 手术治疗　恶性纤维组织细胞瘤的Enneking外科分期属ⅡA或ⅡB期，采用根治性局部切除术方能降低复发率。如果术前化疗有较好的反应，行广泛性局部切除，同样可以得到比较低的复发率。根据切除后肢体骨与软组织缺损的情况，可应用人工假体或同种异体骨进行重建，并采用各种皮瓣、肌皮瓣和带血管蒂的自由皮瓣进行骨骼及重要神经血管肌腱的覆盖，消除肿瘤切除之后的无效腔。对于重要神经血管束被肿瘤侵犯，肿瘤化疗效果欠佳，估计无法达到广泛切除边缘的病例，或勉强行保肢手术后，生存率及肢体功能不能比行截肢术者更好的情况下，应考虑行截肢术。

2. 化疗　恶性纤维组织细胞瘤对化疗有效，方案类似骨肉瘤。新辅助化疗能够消灭体内的微小转移灶，提高患者生存率，同时可以使肿瘤变小，边界清楚，肿瘤血液供应降低，有利于保肢手术的进行和肿瘤的局部控制。化疗方案以高剂量甲氨蝶呤(HT-MTX)为基础，联合其他药物如阿霉素、顺铂、大剂量异环磷酰胺。化疗过程中，如果患者的疼痛症状迅速减轻，肿瘤变小、变硬，影像学见肿瘤出现骨化、钙化，肿瘤体积变小、边界变清楚、血供降低，往往提示化疗反应良好。手术后可以对肿瘤标本进行肿瘤坏死率的评估，如果坏死率在90%以上为良好，术后继续原方案化疗；当坏死率低于90%时，术后应调整化疗方案，如改用VP-16、DTIC等。

3. 放疗　放疗对恶性纤维组织细胞瘤的效果尚不肯定，主要用于部分边缘切除或术野肿瘤污染的病例，可能有助于降低肿瘤局部复发率；对无法行手术治疗的患者，放射治疗可以减轻局部症状。

对于发生肺部转移的病例，尤其是单发转移者，行受累的肺段切除，仍有可能治愈，至少可以部分延长生存时间。

（林建华）

第四节　骨巨细胞瘤

(一)定义

骨巨细胞瘤是一种良性的、有局部侵袭性的肿瘤，瘤组织由大片瘤样的卵圆形的单核细胞组成，中间点缀着均匀一致的类似破骨细胞样的大巨细胞。

(二)流行病学

骨巨细胞瘤占骨的所有原发性肿瘤4%～5%，骨的良性肿瘤的20%。骨巨细胞瘤发生在已经骨骼发育成熟的病人中，20～40 岁为高发(61%)，高峰出现在 20 岁阶段。尽管有 10%～15%的病例发生于 20 岁以内，但是未成年极少患骨巨细胞瘤。女性患者稍微占优势。种族差异不明显，但可能存在地域差异。在中国、日本等亚裔国家中，骨巨细胞瘤发病率较高，占骨的原发性肿瘤 10%左右。

(三)发病部位

骨巨细胞瘤多侵犯长骨末端，以股骨下端，胫骨上端，桡骨远端，肱骨近端为最多。大约 5%的骨巨细胞瘤发生于扁骨，以骨盆为最多见。椎骨之中最常发生于骶骨，其他脊椎骨较少累及。不到 5%的骨巨细胞瘤累及到手足的管状骨。多中心性骨巨细胞瘤非常罕见。

(四)临床表现

认为骨巨细胞瘤是一种良性肿瘤的观点存在争议。因为涉及组织分化、临床诊断及治疗的许多最重要的问题仍值得考虑。在 20%～40%的病人中，他们有持续进展的潜在恶性，在 5%～10%的病人要经历肉瘤恶变，甚至在外观上还没有恶变就已发生转移。多发性骨巨细胞瘤罕见，有时候很难明确一个多发性骨巨细胞瘤的原发灶与转移灶，或还是甲状旁腺功能亢进的“棕色瘤”。

骨巨细胞瘤患者典型的临床表现有疼痛，肿胀，经常性的关节活动受限；5%～10%的患者可以出现病理性骨折。持续加重的剧痛为最常发生的也是首发的症状，并伴随局部肿胀和压痛。许多病人表现为邻近关节运动功能受限，最常发生在膝关节。病理性骨折很少发生，但偶尔也会作为首发症状。

(五)影像学表现

长骨病损处的 X 线平片通常显示膨胀的偏心状的溶骨性破坏。损伤通常累及到骨端；常常向上延伸到软骨下板，有时甚至侵犯到关节。肿瘤很少局限于干骺端，青少年患者通常在肿瘤发生处与开放性的生长板有关，但偶尔也见于老年患者。骨干的损伤少见。Enneking 等根据病灶边缘的不同，确立骨巨细胞瘤在放射线学上分级/分期系统。1 型：“静止性”，损伤灶边界清晰，四围环绕硬化带，几乎没有骨皮质的累及。2 型：“活动性”，肿瘤有明显的边界，没有骨硬化，骨皮质瘦削、膨胀。3 型：“侵袭性”，肿瘤边界不清，经常有骨皮质的破坏和软组织的侵袭。该分级系统未与肿瘤在组织学上的表现很好的关联。偶尔骨巨细胞瘤具有小梁的“肥皂泡样”外观。发生于手、足管状骨的骨巨细胞瘤，其 X 线的特征与发生于长骨的骨巨细胞瘤 X 线特征类似。发生于骶骨和骨盆的骨巨细胞瘤也是溶骨性的，通常累及到邻近的软组织，甚至侵袭到骶髂关节和髋关节。尽管以目前的知识，根据临床和影像学特征，还不足以正确地预测骨巨细胞瘤的临床行为，但是可以将它分为三类：Campanacci 分级Ⅰ，Ⅱ和Ⅲ级，这符合 Enneking 关于静止性，活跃性和侵袭性的骨巨细胞瘤分级，比起组织学分级更有助于判断预后和治疗。Campanacci 的病例中 20%属于Ⅰ级；60%属于Ⅱ级；其余的 20%属于Ⅲ 级。

骨巨细胞瘤几乎没有大量的反应性的骨膜新骨形成。通常是长期损伤的前提下，瘤组织偶尔才能产生在放射学上明显可见的基质。CT 扫描比 X 线平片能更准确地评估骨皮质的变薄和透过。MRI 在评价骨内的转移的程度，定出受累软组织的边界和受累关节方面比 X 线和 CT 更具有优势。典型的骨巨细胞瘤在 MRI 的 T_1 加权像上显示由低到中等的信号强度，而在 T_2 加权像上由中到高的信号强度。T_1、T_2 低信号区域均显示有大量的含铁血黄素。

(六)组织病理学

骨巨细胞瘤的边界经常被薄的不完整地反应性骨包壳所界定。尽管肿瘤经常侵蚀软骨下骨到达关节软骨的深表层，肿瘤却很少能穿透它。肿瘤组织通常柔软呈微红褐色外观，但也有与黄瘤相关的微黄色区域，较白坚硬的区域表明发生了纤维化。有时可见充血的囊状区，当广泛性充血时，容易与动脉瘤样骨囊肿所混淆。

肿瘤中存在薄的骨隔，肿瘤周围往往有穿越邻近正常骨组织表面产生的骨壳，看起来好像是膨胀生长。骨皮质并没有因为骨壳的存在而扩张变薄。确切地说是，这是由于骨内膜表面反复地溶骨吸收及新骨沉积而形成新的替代的骨皮质。

由于在有扩张倾向的肿瘤中，出血十分丰富，因而往往存在小的鲜红或是棕色的囊腔。一些病例中，部分肿瘤被充血的大的囊腔替代，并有薄的骨隔横穿其中，这和动脉瘤形态相近。然而尽管囊腔可以扩大，但也并不会占据大部分肿瘤。经常可以见到灰黄色的坏死组织或是黄瘤的成分，尤其是在肿瘤扩张生长的部分。

一个骨巨细胞瘤，即使是生长较旺盛的部分，也很少穿破关节软骨。而那些侵犯关节腔的肿瘤，是较常在新生的薄的骨皮质破坏后通过滑膜组织入侵的。(影像学侵袭型)薄的膨胀的骨皮质经常发生穿孔或是部分破坏,但这并不代表肿瘤是恶性的。由于肿瘤的边缘和干骺端的骨松质没有明显的界限,也没有纤维界限或是骨膜,就导致骨巨细胞瘤在肿瘤刮除术后经常复发。

组织病理学的外观特点是具有圆形或多角状卵圆形或拉长了的单核细胞均匀的充斥于无数的带有 50～100 个胞核的非常大的破骨样的巨细胞中间。基质细胞的胞核在染色性状方面非常类似于破骨细胞的胞核,染色质呈稀疏状,有 1～2 个小核仁。胞浆不明显,细胞之间几乎没有胶原。核分裂象总是存在,每 10 个高倍镜下有 2～20 个不等。然而非典型核分裂象不见,它们的存在应该考虑到富含巨细胞的骨肉瘤的诊断。偶尔可见含有双核和三核的骨巨细胞。

现在广泛认可的是典型的大的骨巨细胞不是肿瘤性的。有着肿瘤样成分的单核细胞,被认为是起源于原始的间充质基质细胞。他们表达 RANKL,RANKL 能刺激骨巨细胞从其前体发育成熟{1814.2342}。这些骨巨细胞的集合构成了从属的,小的,单核细胞的组分。这些骨巨细胞的标准形态之间有变异。某些情况下,骨巨细胞有着更多的梭状外形,以席纹状生长方式排列。通常情况下,可见少量的泡沫细胞。可能有发生纤维化的区域,10%左右继发于动脉瘤样骨囊肿的改变。肿瘤内部可形成小骨块,多见于病理性骨折和活检之后。当肿瘤侵袭到软组织时,或转移到肺脏时,这些部位肿瘤的组织学特点与原发性肿瘤引起的损害相同,四周经常有反应骨包壳。大的瘤组织内,坏死区很常见。如果同时伴随有病灶细胞核的不典型性,则暗示细胞发生了恶变。

(七)免疫表型

组织化学研究表明骨巨细胞有着同正常破骨细胞相同的免疫表型,都能够表达组织细胞的标志物。骨巨细胞瘤多核巨细胞的组化行为与正常的破骨细胞和软骨破骨细胞的组化行为相一致,这种发现预示了这些细胞生物学行为的密切相关性与相似性。在多核巨细胞中酸性磷酸酶升高而碱性磷酸酶无变化,在间质细胞中这两种酶都无明显变化。组化研究也预示了在含有 β-葡萄糖苷酸酶、琥珀酸脱氢酶和非糖原糖类的巨细胞的所有形式中,主要存在酸性黏多糖并缺乏合成脂质。多核巨细胞的代谢和酶作用与多种成分消化、溶解和排泄功能有关,并且存在吞噬行为。骨巨细胞瘤的间质细胞除了非特异性酯酶外,大多都没有酶反应,重要成分中也没有糖原、黏多糖或是糖酯。

体外细胞培养可以从形态学特点、特异性表面抗原和激素受体的存在和细胞生成物等方面鉴别三种主要的细胞类型(Goldring 等 1986)。一类细胞由表达单核巨噬细胞标记的单核细胞组成。这些细胞缺乏骨激素受体,不能持续培养。一类为可增殖培养的单核细胞,最可能呈现肿瘤的瘤成分。这些细胞类似于间质细胞的连接组织,就是说它们不表达巨噬细胞表面抗原,但生成糖原(Ⅰ型和Ⅲ型)。它们也含有甲状旁腺素受体。第三类肿瘤细胞由多核巨细胞组成,这些细胞缺乏单核细胞一巨噬细胞表面抗原但含有降钙素受体和破骨细胞的表型标志物。Goldring 等(1986)也证实了早期培养的多核巨细胞在一个周期后不能持续培养,认为这些细胞的形成是通过单核细胞的溶解,并可能丢失了它们独特的抗原标记。

(八)预后因素

骨巨细胞瘤具有局部侵袭性,偶然能发生远端转移。组织学上的特点并不能预示其局部侵袭性的程度。通过刮除术,植骨法,粘固法,冷冻疗法,或苯酚滴注法的治疗,局部复发率大约有 25%。通常 2 年之内可见复发。2%的骨巨细胞瘤的患者可出现肺转移,平均在原发瘤诊断后的 3～4 年发生。转移瘤可以是单灶性的或多灶性的。这些转移瘤某些生长非常缓慢(良性转移性肿瘤),甚至有些能自发消退。一小部分肿瘤是进展性的,可以导致患者的死亡。组织学上的分级并没有显露在预测骨巨细胞瘤的转移方面有价值,假如富含巨细胞的骨肉瘤已被排除在外。真正的恶性转移罕见,经常于放射治疗后。

附:骨巨细胞瘤中的恶性肿瘤

(一)定义

骨巨细胞瘤中的恶性肿瘤是指在骨巨细胞瘤中出现了高外科级别的肉瘤(原发性)或在以前骨巨细胞瘤的发生过的部位出现高级别的肉瘤(继发性)。

大多数的肉瘤是纤维肉瘤,少数为骨肉瘤。大体上,放疗后肉瘤的发生率大约为 10%。

从放疗开始到发生肉瘤需要 5～8 年。Schajowicz 等报告可从 3～18 年,甚至更长。对肿瘤细胞进行放射线照射是否为后来恶变的原因,还要归结于确切的间质细胞的生物学变化及细胞学变化,或是放射线是否对肿瘤附近正常的组织有影响，这仍是亟待解决的问题和学术上的关注所在。纤维肉瘤旁组织呈现典型的骨巨细胞瘤的组织学形态的发现，提出了倾向于早先就存在并显然为良性骨巨细胞瘤的肉瘤化恶变的观点。

作为“原发性”恶性骨巨细胞瘤报道的病例，有作者认为大多数都为富含破骨细胞性多核巨细胞的毛细血管扩张性骨肉瘤、富含巨细胞的骨肉瘤、纤维肉瘤或是恶性纤维组织细胞瘤。其恶性骨巨细胞瘤。

(二)临床表现/影像学特点

源于骨巨细胞瘤的恶性肿瘤，可发生于骨巨细胞瘤治疗之后，通常如放射治疗，或发生于骨巨细胞瘤的再次治疗之后。大多数的肉瘤源于放射治疗之后。原发性恶性骨巨细胞瘤极其少见。总的来说，不到1%的骨巨细胞瘤可出现恶性转化。通常病程10年以上的骨巨细胞瘤患者恶性转化率较高。

骨巨细胞瘤治疗后多年又出现疼痛和肿胀则暗示可能有恶性转化。原发性的恶性骨巨细胞瘤其症状是非特异性的。继发性的恶性骨巨细胞瘤X线平片显示通常在长骨末端曾确诊过骨巨细胞瘤的部位处出现破坏性的骨性突起，其边缘模糊。矿物质可见。原发性的恶性骨巨细胞瘤，肿瘤常有溶骨性的骨性突起，并侵袭到长骨的末端。X线片极少能显示骨巨细胞瘤的典型特征，及毗邻它的硬化性，破坏性肿瘤。

(三)组织病理学

继发性的骨巨细胞瘤的瘤体是由高分级的梭状肉瘤细胞构成，可产生或不能产生骨样组织。通常没有残余的骨巨细胞瘤可见。在原发性的恶性骨巨细胞瘤内，可见具有圆形或卵圆形的单核细胞样增殖和多核巨细胞特征的常规的骨巨细胞瘤细胞。可见有向梭状细胞瘤急剧转变的改变并有明显的细胞学的不典型性。多核样的骨巨细胞可见或不见。

(四)预后因素

继发性恶性骨巨细胞瘤的预后与高级别的梭状骨肉瘤类似。原发性恶性骨巨细胞瘤的预后已有报道证实情况较好，8位患者中只有1位死于该病。

(郭　卫)

第五节　小圆细胞肿瘤

在骨的恶性小圆细胞肉瘤中，尤因肉瘤、恶性淋巴瘤、转移性神经母细胞瘤和小细胞腺癌的鉴别诊断最为困难，尽管有些病例可以通过影像学检查和临床表现作出诊断，但大多数病例最终诊断还要依靠组织病理学结果。

一、骨的原始神经外胚瘤

WHO定义：一种非常少见的高度恶性肿瘤，形态与软组织神经上皮瘤类似，在常规光学显微镜下，与尤因肉瘤很难鉴别。

1984年，Jaffe等人首次报道了4例发生于儿童骨骼的小圆细胞肉瘤，并命名为骨的原始神经外胚瘤，他们的共同特点是肿瘤在形态上与软组织外周神经上皮瘤类似。尽管上述病例的组织切片中很少发现糖原成分，但4例病人最初的临床、影像和病理诊断均为尤因肉瘤，然而光镜下可以在标本切片中见到小叶样和玫瑰花环样结构，标本NSE染色也为阳性，长时间肿瘤细胞培养等结果同样证实最终病理诊断应该为骨的原始神经外胚瘤，在所有标本中，只有1例表达儿茶酚氨，同时在超微结构中可以见到典型神经内分泌颗粒。

如上所述，后来一些学者指出，基于免疫组化、组织培养和电子显微镜等研究，尤因肉瘤在某种程度上，和原始神经外胚瘤一样，也是一种神经来源肿瘤。

1988年，Llombart-Bosch等人报道了14例骨的原始神经外胚瘤，并提出如下临床病理诊断标准。

原始神经外胚瘤的发病年龄和性别比例同尤因肉瘤非常相似，中位发病年龄为14.4岁，男性明显多于女性(11∶3)。骨的原始神经外胚瘤恶性程度非常高，这一点与软组织神经上皮瘤类似。

组织学上与尤因肉瘤的鉴别要点：①可以在标本切片中见到玫瑰花环样或假花环样结构；②细胞和细胞核形态差别较大，不均一性比尤因肉瘤明显，半数以上标本中可以见到糖原沉积(9/14)；③肿瘤中有明显的小叶结构，小叶之间可见纤维组织分隔。

在电子显微镜下观察，在细胞质中可以见到神经内分泌颗粒、中间丝和神经小管样结构。但与转移性神经母细胞瘤不同，在原始神经外胚瘤细胞中儿茶酚氨的分泌水平是正常的。这有助于上述两种疾病的鉴别(表5-20-1)。

表 5-20-1　尤因肉瘤和神经肿瘤的鉴别诊断

	尤因肉瘤	原始神经外胚瘤	转移性神经母细胞瘤
年龄	5～20 岁	中位年龄 11 岁	5 岁以下
糖原沉积	+	50%	—
超微结构	非特异性原始细胞	神经内分泌颗粒	神经内分泌颗粒
NSE	—	+	+
儿茶酚氨	正常	正常	上升
染色体易位	存在	存在	无

尤因肉瘤/原始神经外胚瘤和其他小圆细胞肉瘤的鉴别诊断主要依赖于 NSE 和其他一些神经标志物(HNK-1、HBA-7/1 等)的免疫组化染色，这些神经标志物不但在原始神经外胚瘤组织中呈阳性，在一部分尤因肉瘤组织中也出现阳性表达。此外，两种肿瘤中同样存在 11 和 22 号染色体易位，这也说明他们之间存在密切的组织学关联。

如上所述，对形态不典型而且有明显神经分化倾向的尤因肉瘤应该进行光镜、电镜和免疫组化相结合的认真分析，从而做出原始神经外胚瘤的诊断。

二、尤因肉瘤

(一)概述

尤因肉瘤 Ewing Sarcoma 是骨内小圆细胞增生的恶性肿瘤。对这类细胞的确切来源有许多争论。Ewing 以关注这一疾病而知名，他更倾向于称此病为“骨的内皮瘤”。其他学者认为此病从骨间质分化而来。现在仍有学者推测此病可能是转移的神经母细胞瘤。最近细胞分子遗传学研究表明尤因肉瘤是下列一族肿瘤之一，包括原发神经外胚层肿瘤(PNET)，外周神经上皮瘤，胸壁的 Askin 瘤和骨外的尤因肉瘤。这些肿瘤更倾向于来自神经外胚层而非间质组织，但缺乏确切的证据。

在美国尤因肉瘤大概居于常见骨的肉瘤的第三位。然而，在<15 岁的患者中，尤因肉瘤几乎是最常见骨的肉瘤。年轻患者尤因肉瘤的发病率 30 年中一直居首位，远高于其他骨的肉瘤。细胞分子遗传学诊断方法的发展可检测到更多的过去被认为分化差的圆细胞肿瘤的年长病例。此病常见于高加索人，在黑种人和东方人中少见。男女发病比例大致为 3∶2。好发部位在骨盆和股骨，但也可侵及其他骨，包括肱骨、胫骨和腓骨。最初受累的软组织多见于椎旁肌。

病因与染色体易位有关。90%以上的病例中 11∶22 染色体易位互换，导致 EWS 基因整合到 Fli1 基因上。约 5%的病例中 21∶22 染色体易位，而使 EWS 基因整合到 ERG 基因上，极少病例中的 EWS 基因可整合到其他基因上，如 E1A 基因。这些易位而产生的嵌合蛋白质将行使错误的转录因子的功能。目前已明确这些嵌合的蛋白质通过激活和(或)抑制一系列基因从而导致细胞向肿瘤转化，但确切的靶细胞仍需考证。

(二)临床表现

许多患者主诉疼痛和受累部位肿胀。肿瘤生长迅速，几周至几个月即可出现典型的并发症。许多病例出现了实性坚硬的肿块，并且肿块突然增大才引起患者注意。并伴随有发热、不适和嗜睡。病理性骨折也常发生。

(三)诊断

尤因肉瘤放射学表现多样，可能被其他疾病掩盖。最具知名的发现——葱皮样改变，并非经常存在，更进一步说，这并非唯一表现且许多疾病也可产生这一表现，包括骨髓炎，嗜酸性肉芽肿和骨肉瘤。反应性骨膜反应的一种表现是葱皮样改变。其他表现包括日光征(hair-on-end 骨)和 Condman 三角。所有这些改变中，新生骨并非由肿瘤产生而由骨膜产生，这些骨膜被快速生长的肿块顶离骨皮质。Condman 三角中肿块从葱皮样分层的中心部分侵出，仅离开三角的底边。日光征中的中心部分由针状新骨充填并垂直向骨干放射。

尤因肉瘤通常表现为髓腔内溶骨性破坏，使骨呈现鼠蚀样改变。然而，大约 10%病例中肿瘤以成骨为主要表现，导致大量反应骨形成。这一表现可与骨肉瘤鉴别。

推侧为尤因肉瘤的最重要的线索是存在大的与骨相连的软组织肿块。这一表现很细微并且 X 线平片不易发现，但 CT 及 MRI 扫描可以发现。一些特殊的骨如骨盆其骨膜反应常无放射学证据，软组织肿块在诊断中变得更为重要。

化验室检查显示白细胞左移，血沉增加。这些发现结合病史，体检和放射学表现可以较易使临床医师想到骨髓炎的诊断。LDH 与疾病发展有关，并且能指导预后

(四)组织学

肿瘤由片状具有浓聚染色体核的小圆蓝细胞组成。这是由于胞质和细胞外基质缺乏造成。细胞糖原染色阳性。核标志物包括神经特异性烯醇酶(neuron-specific enolase)、CD57、神经纤维、S100蛋白和 Homer-Wright 玫瑰花环。

尤因肉瘤和其他小圆细胞肿瘤在形态学上有区别，如骨淋巴瘤和转移性神经母细胞瘤。近年来分子克隆抗体 HBA71 和 O13 用于尤因瘤与这些疾病区别。这些抗体识别 P30/32MIC2 蛋白，这一蛋白为 T 淋巴细胞表面标志物。MIC2 蛋白的功能仍未完全了解，但在 T 细胞内此蛋白与细胞粘连有关。许多尤因肉瘤病例中 O13 抗体的免疫组化反应为阳性。在 244 例的大宗病例研究中此抗体的敏感性为 91%。然而此抗体并非 100%特异，它与淋巴瘤和其他肿瘤有交叉反应。许多淋巴母细胞淋巴瘤和 T 细胞急性淋巴细胞性白血病中 MIC2 蛋白被其他抗体(12E7)检测出已不奇怪。结合 O13 含量少的肿瘤。包括星状细胞瘤、神经外胚层肿瘤、间质软骨肉瘤、胚胎性横纹肌肉瘤和癌。神经母细胞瘤未发现与 O13 有反应。

反转录酶-聚合酶链式反应(RT-PCR)可检测特异的染色体易位而用于诊断尤因肉瘤。RT-PCR 是一种权威的实验，一项研究表明在诊断 11:22 染色体易位上具有 100%的敏感性和特异性。然而，除尤因肉瘤以外的其他的肿瘤也存在同样的易位，一项研究发现这种易位存在于 2 个多型肿瘤和 2 个混合性横纹肌肉瘤中。因此，仍不能完全依赖 RT-PCR 作出诊断，更重要地考虑所有组织学和临床资料。

(五)分期

尤因肉瘤的分期系统与许多骨的肉瘤的分期系统不同。由于尤因瘤的组织起源可能为非间质来源，并且，临床表现与其他许多肉瘤不同，所以这样分期更准确。Enneking 建议分为Ⅳ期：Ⅰ期：实性骨内肿瘤；Ⅱ期：实性肿瘤合并骨外扩散；Ⅲ期：多发中心的骨受累；Ⅳ期：远隔转移。

这一分期系统反映了尤因瘤早期即有扩散且范围广的特点。通常的转移部位为肺和其他骨。尤因肉瘤的一个鲜明的特点是肿瘤更倾向于侵及骨髓，这一特点在其他肉瘤中不常见。这一发现提示尤因肉瘤具有不良预后，Meyers 等发现侵及骨髓因文瘤的患者没有幸存的。骨髓活检是尤因肉瘤标准分期研究的一部分。

(六)治疗

治疗原发肿瘤的方法包括放疗、手术或联合治疗。放疗所产生的局部控制率为 60%～90%。CT 和 MRI 的发展可以更准确地描绘肿物和选择放射野。尽管放疗还有所发展，最近一些报告已连续显示了其不乐观的结果。POG 研究发现，局部控制达 3 年的仅 76%。CESS 研究报道局部控制达 5 年的仅 77%。这些研究清楚地说明放疗不能完全消灭许多肿瘤。放疗后局部复发与许多因素有关。肿瘤的大小很重要。大肿瘤(数量＞100ml)比小肿瘤更有可能存在耐照射的细胞群。肿瘤的发生部位也很重要。中心骨和骨盆肿瘤比四肢肿瘤有更高的局部复发率。这也反映了在重要器官周围获得适宜放射剂量是困难的。

对化疗的反应也影响局部复发，首先接受化疗的患者的总体局部复发率低于不接受化疗的患者。Arai 紧接着发现对化疗反应好的患者局部控制明显优于对化疗反应差的患者。在这项研究中，对化疗有阳性反应的并且肿瘤＜8cm 的患者局部控制率可达 90%。尽管这些患者仅接受了小剂量放疗(30Gy)，对化疗有阳性反应且肿瘤＞8cm 的患者接受了大剂量放疗(50～60Gy)，但这些患者的局部控制率仅 52%。最后，对化疗反应差且接受大剂量放疗(50～60Gy)的患者仅有 17%的局部控制率。

关于手术的最有说服力的讨论认为手术可去除大肿瘤内存在的耐放疗及化疗的细胞群。另一权威的讨论认为经过放疗的患者有发生继发肿瘤的危险，特别是骨肉瘤。累积的危险随时间增加，并且估计 20 年后为 8.6%，平均潜伏期为 7.6 年。接受 60Gy 或更大剂量放疗的患者危险性越大。

许多临床医师反对手术是基于手术是有创的，破坏性的。因为放疗无创且保肢，所以他们更倾向于放疗。在过去这些观点还有些价值，但已不完全实用。手术重建器械已有显著发展，保肢手术后肢体功能已明显好于过去。手术已不再被认为是高代价的，重建的观点适用于所有解剖部位。放疗产生了对正常组织相当大的损害，可以产生潜在的一系列功能障碍，放疗并发症包括皮肤萎缩和脱落，肌肉纤维化，关节挛缩，脉管炎，神经病变，生长平台停滞，肢体增长不足，骨坏死和病理性骨折。

虽然比较放疗与手术对功能的影响很重要，但讨论主要集中在肿瘤学的结果上。目前已发表的文献倾向于手术，但也没有完全定论，一些研究已显示手术具有较高的局部控制率。Bacci 等发现单纯行放疗的局部复发率为 36%，而单纯手术或手术加放疗的局部复发率仅 8%。Ozaki 报道单纯放疗的局部复发率为 15%，单纯手术的为 4%，手术加放疗的为 4%。这些研究和其他研究的不足在于这些均非随机试验，手术切除的病例多倾向于较小的和远端的肿瘤。

目前只有有限资料关于大的中心部位肿瘤，这类肿瘤预后差。由于这些部位难以划定手术部位且并发症发生率高，故建议行放疗。然而由于与重要器官毗邻行中心部位放疗困难，且放疗后这些肿瘤易复发。

对于手术是否对骨盆肿瘤有正性影响还有争论。Scaully 等发现放疗和手术对于治疗骨盆肿瘤在生存率上无区别。Rizzoli 研究所进行了类似的研究，手术与放疗相比不能提高存活率。与这些发现相反，从 Memorial Sloan-kettering 的研究来看，12 例骨盆肿瘤中 9 例接受手术治疗的患者没有局部复发率。在 UCLA，Yang 等报道接受手术切除的患者 5 年存活率为 51%，而未接受手术的为 18%。

许多学者认为手术加放疗的联合治疗可提高局部控制率。由于病例选择有偏因性，所以这方面的资料是有限的，并且易混淆。这些常为复发危险性高的患者和那些大肿瘤有明确边界的患者。这可能就是一些研究者没有发现手术与放疗合用的优点的原因。在 Memorial Sloan-kettarang 的 Wunder 等发现了更令人鼓舞的结果。接受完全的整块切除的患者中未接受放疗的局部复发率的危险为接受放疗的 3.9 倍。

没有单一的治疗方法可适于所有患者。理论上手术可增加局部控制的机会，但应认真选择患者，并且病变必须有可切除的明确的边界。对于局部复发危险高的患者应手术和放疗合用，但这样也可增加伤口并发症，对于无法手术切除的患者，放疗可能为唯一选择，但经过放疗和诱导化疗后，病变可能退化而能切除。

（七）辅助治疗

尤因肉瘤的化疗开始于 20 世纪 60 年代，在已有转移的患者中行Ⅱ期实验应用环磷酰胺，放线菌素 D，长春新碱和其他药物。1968 年 Hustu 报道了无转移的患者成功接受辅助化疗的情况，他用长春新碱和环磷酰胺治疗了 5 例患者。这远不仅是适于神经母细胞瘤的化疗，有神经毒性的长春新碱也可应用。

第一个成组的尤因肉瘤研究（IESS-1）开始于 1973 年。化疗基于长春新碱、放线菌素 D 和环磷酰胺（VAC），患者被分为三组，仅用 VAC 组，VAC 加阿霉素组和 VAC 加全肺辐射组。放疗用于治疗原发肿瘤。IESS-1 研究确立了有效的辅助化疗。接受 VAC 加阿霉素治疗的患者 5 年无复发生存率为 60%，此结果优于任何继往的对照研究结果。只接受 VAC 的患者存活率仅 28%，这一些说明了阿霉素的有效性。接受 VAC 加全肺照射的患者其存活率介于两者之间，为 53%，优于仅行 VAC 治疗的患者，但效果低于 VAC 加阿霉素联合治疗。

在随后进行的 IESS-2 试验中，间断大剂量化疗优于持续中等量化疗。剂量强度，特别是阿霉素是重要的一个因素。间断大剂量化疗组 5 年无病存活率为 68%，但出现了较严重的心脏毒性。

此后的试验证实了 IESS-1 的发现，肯定了 VAC 加阿霉素合用的有效性。CESS81 研究表明 69 个月无病存活率为 55%。Rizzoli 组发现 5 年无病存活率为 54%。Hayes 等将这 4 种药用于略有不同病例，报道肿瘤＜8cm 的 3 年无病生存率为 82%，＞8cm 的为 64%。在 Memorial Sloan-kettering 的 Rosen 报道了从 1970－1980 年 10 年间治疗 67 名患者的经验。这一时期相关的记录从 T2 到 T6 到 T9。T2 记录包括 VAC 加阿霉素，T6 和 T9 记录应用阿霉素，环磷酸胺，大剂量甲氨蝶呤，BCD（见骨肉瘤）和 BCNU（T6）的情况。虽然 5 年无病存活率为 79%，但由于所用药物和记录不同，而使此项研究的解释变得复杂。许多早期患者接受了最大剂量的阿霉素，为 700～900mg/m^2，这一剂量大于近来记录所允许的剂量。对在同一研究所中接受 T9 和 T11 化疗的患者随访中 Meyers 发现 5 年无病生存活率为 53%。然而这项研究包括了有转移和扩散的患者。

近年来更多的兴趣集中于应用异环磷酰胺和 VP16，在Ⅱ期试验中显示两药有效，然而这些药物与传统的 4 种药物：阿霉素，长春新碱、放线菌素 D 和环磷酰胺相比仅有存活率的少许增加。来自 Rizzoli 研究所的大型研究发现无病生存率仅增加了 4%，结果无统计学意义，最近一项大型随机的包括 398 名患者的 CCG/POG 研究早期资料显示了更令人鼓舞的结果，5年无病存活率由52%增加至69%。

近年来试图将患者分为高风险和标准风险两类。高风险定义是变化的，但通常包括转移到肺、骨和(或)骨髓的病例，扩散的病例和不良部位的原发肿瘤。后一类包括中轴骨或骨盆肿瘤，但许多研究者建议还应包括在肱骨和股骨的近端骨肿瘤。大肿瘤也包含在高风险分类中，大肿瘤也包含在高风险分类中，大肿瘤诊断标准为最大直径>8cm或数量>100ml。

看起来好像上述所有肿瘤都可称为高风险，只有比率很小的一部分称为标准风险。并非所有高风险的病例确实为高风险。中轴骨或骨盆肿瘤的预后就比肱骨或股骨的差。同样，化疗无效而出现扩散的患者其预后与已存在转移的患者预后相比就差一些。Cangir等报道了IESS的试验，发现已有转移的患者(在接受治疗时无扩散)5年存活率为30%，但Meyers发现已有骨髓受侵或化疗时转移发展的患者没有生存的。

骨髓移植和干细胞移植已被用于有扩散和高风险病人的治疗。这一方法看来特别适用于骨髓转移的病人，对于已被全身放疗和大剂量化疗分离的骨髓有反应。

(郭　卫)

第六节　脉管来源的肿瘤

脉管组织包括血管和淋巴管，两者均系间充质分化而来，在机体内分布广泛，因而脉管性肿瘤和瘤样病变可出现在身体各处，以皮肤和皮下组织最常见。骨的脉管性病变是病理范围较广的一组疾病，从良性肿瘤(先天性血管畸形、血管瘤)直到高度恶性的肿瘤。良性脉管性病变可起自内皮细胞或外皮细胞，包括血管瘤、淋巴管瘤、血管球瘤等。骨的恶性或局部侵袭性脉管性病变复杂，命名混乱，容易引起混淆，WHO将这类病变分为中间型或不确定型(包括血管内皮细胞瘤和血管外皮细胞瘤)和恶性的血管肉瘤，但对这类肿瘤明确的区分有时也很困难。

一、血　管　瘤

【概述】　血管瘤是由新生血管构成的一种良性病变，虽然其名称是肿瘤，但不少血管瘤是一种血管畸形。根据血管瘤发生的部位，可分为骨内血管瘤、皮质内血管瘤、骨膜血管瘤、关节内(滑膜)血管瘤、肌内血管瘤、皮下血管瘤、皮肤血管瘤等。根据其血管成分(血管的性质和大小以及病变中以何种成分为主)，又可分为毛细血管性血管瘤、海绵状血管瘤、静脉血管瘤、动静脉血管瘤及混合型血管瘤。毛细血管性血管瘤是由小的血管组成，仅有扁平的内皮，周围是基膜，此瘤在骨骼中最常见于脊柱的椎体。海绵状血管瘤是由扩张的充满血液的腔隙组成，同样是以扁平的内皮和基膜组成，骨内的海绵状血管瘤最常侵犯颅骨。静脉性血管瘤由厚壁血管组成，具有肌层，常含静脉石。动静脉血管瘤的特点是在动脉和静脉之间有异常交通，在骨内极少见，几乎均发生于软组织内。目前根据血管内皮细胞生物学特点、病理组织学特点和临床表现，将血管病变分为血管瘤和血管畸形两大类，并逐渐被广泛接受，已成为国际血管性疾病研究协会的正式分类方法。临床上的毛细血管瘤和混合型血管瘤属于真性血管瘤，而蔓状血管瘤和海绵状血管瘤属于血管畸形。

骨的血管瘤是骨的良性病变，约占原发性骨肿瘤的1%，约75%发生于脊椎和头颅，15%～20%发生在肩胛骨、肋骨、锁骨和骨盆，侵犯四肢者少见。但骨血管瘤的实际发生率远远高于临床，大量尸检发现脊椎血管瘤的发生率约11%。

【病理】　血管瘤可见于椎体、髓腔或骨膜内，肉眼所见没有包膜，边界清楚，呈紫红或棕红色，柔软并富含血液，易出血，外观为海绵状或蜂窝状。病变中骨小梁较正常骨少，可见粗糙而硬化的不规则骨小梁，位于椎体者，骨小梁呈垂直排列，也可呈网状结构或不规则斑点状，位于颅骨的血管瘤则可见放射样针的新生骨，这些结构是X线表现呈特殊征象的原因。由于肿瘤的压迫，骨皮质梭形膨胀变薄或缺如，骨膜一般无反应性新骨形成。

镜下可见骨小梁相对较粗，细胞成分稀少，血管成分可为毛细血管、海绵状血管或静脉血管。毛细血管瘤的特征为分叶状毛细血管腔，其内皮细胞小，扁平，均匀一致且难以见到。海绵状血管瘤由腔大、壁薄、膨胀的充满血液的血管腔组成，内衬扁平内皮细胞。静脉型血管瘤为小的厚壁静脉，内衬小的均匀一致的内皮细胞。增生的血管与骨小梁直接相邻或被一条纤维结缔组织带隔开，血管间为疏松结缔组织或脂肪性骨髓组织，可伴有水肿和黏液样变性。

上皮样血管瘤是一类较特殊的病变，其组织学特点为：瘤组织由小的血管腔隙组成，腔壁衬以上皮样内皮细胞，该细胞呈立方形，胞浆丰富，嗜酸性或呈空泡状，核大，卵圆形，核仁明显，嗜酸性。偶尔可见少数上皮样内皮细胞呈巢状生长，无管腔形成。部分上皮样内皮细胞胞质空泡中可见红细胞，瘤组织中核分裂象罕见。肿瘤周围间质中含有淋巴细胞、浆细胞和嗜酸性粒细胞的炎性浸润。

【临床表现】　骨血管瘤发生率随年龄增长而增多，临床上有症状的血管瘤 30～60 岁最多见，女性发病率略高于男性，可多发。全身骨骼均可发生血管瘤，脊柱，尤为胸椎下段及腰椎上段是最常见部位，病变多累及椎体，但可扩展至椎弓，也可同时累及多个节段。脊柱外的病变相对少见，可见于颅面骨、四肢长骨骨端及手足骨，长骨以下肢的胫骨和股骨最常见。骨表面的血管瘤非常少见，起自骨膜或骨皮质，下肢多于上肢，一般表现为区域性骨皮质变薄和骨膜炎，常伴有骨皮质外缘杯状或蝶形压迹。

绝大部分骨血管瘤是没有症状的，常被偶然发现。临床症状与肿瘤的部位和生长速度有关，脊椎椎体血管瘤可表现为局部酸胀疼痛，脊椎僵直，神经根、脊髓、马尾受压可出现相应的神经症状，脊髓受压通常发生于椎管较窄的胸椎中段，发生压迫的原因可能有肿瘤侵入椎管、受累椎体膨大或压缩骨折、肿瘤出血等。椎体破坏可出现压缩骨折，产生脊柱后凸或侧凸畸形。神经症状主要有感觉异常、肢体无力、大小便障碍甚至截瘫等。发生于长骨者 90％以上可出现症状，可有隐痛，逐渐发展为刺痛，呈持续性，病变进展疼痛加重，侵入软组织可有局部肿胀，病理性骨折并不少见。位于颅骨者，可出现头痛、局部压迫感，有时可扪及肿块，上下颌骨的血管瘤可侵及牙齿和牙周，如行拔牙或牙齿松动，可能导致弥漫性大出血，危及生命。

【影像学表现】　脊椎血管瘤主要侵犯椎体，并可逐渐侵入椎板、椎弓根、横突及棘突，其 X 线表现根据侵犯的部位，可分为椎体型、椎弓型和混合型。椎体型：病变椎体略膨胀，可见不同程度的压缩或扁平，有典型栅栏状或网眼状影像，密度减低的阴影中有许多致密而清晰的垂直粗糙的骨小梁。在肿瘤的发展过程中，早期形成的骨小梁粗大，晚期形成者则较细。椎弓型：X 线片显示椎弓根或椎板呈溶骨性改变，其影像模糊或消失，也可以膨胀变大，但是椎体及椎间隙正常。混合型：指病变侵及椎体及椎弓者，兼有以上两者的 X 线表现。椎间隙通常保持正常，部分病例可出现椎旁软组织肿块。

长骨血管瘤通常发生于干骺端，病变部皮质膨胀隆起，病灶内可有多个大小不等的囊样骨质破坏区，伴有粗大或细小的骨小梁，呈蜂窝状或泡沫状改变。颅骨血管瘤常呈卵圆形骨质破坏、膨胀，周边轻度骨质硬化，破坏区内有自中央向周围的放射状骨针，切线位骨针与颅骨垂直。

CT 在诊断椎体血管瘤具有高度特异性，平扫可见病椎骨松质呈粗大网眼状改变，残留增粗的骨小梁横断面呈稀疏排列的高密度点，表现为斑点花纹状，三维重建图像呈栅栏状改变。长骨血管瘤 CT 检查显示为边缘清楚的溶骨性病变，内可有增粗的骨小梁影。典型骨内血管瘤 MRI 在 T_1、T_2 加权像均呈高信号，T_1 加权像上的高信号区为瘤内脂肪所致，T_2 加权像上高信号为瘤体本身，因此瘤内少脂肪的血管瘤在 T_1 加权像为低信号、T_2 加权像为高信号，部分血管瘤内脂肪分布不均匀则为高低混杂信号，增厚的骨小梁均表现为低信号。应用造影剂后肿瘤可被明显强化。放射性核素骨扫描骨血管瘤表现为放射性稀少到中度增加。对于骨血管瘤的诊断几乎不需要血管造影。

【诊断与鉴别诊断】　骨血管瘤大都有较典型的 X 线表现，特别是脊椎血管瘤，凭借其特殊的影像学表现即可诊断。位于其他部位的骨血管瘤有时诊断较困难。活组织检查时要考虑到出现难以控制的大出血的危险。

需要鉴别的病变有。

1. *骨髓瘤和转移瘤*　两者均可在椎体上表现为溶骨性破坏，但并不出现垂直性条纹，若血管瘤出现单纯溶骨性破坏时，鉴别较难，但其边界较清楚锐利，不像骨髓瘤和转移瘤骨质破坏的边界模糊不清，完全呈浸润性破坏的表现。

2. *嗜酸性肉芽肿*　通常在椎体上表现为椎体的压缩，即扁平椎，而椎体的血管瘤仅偶尔可表现为病理性骨折，一般压缩的程度较轻。

3. *骨质疏松*　在严重的骨质疏松时椎体上也会出现垂直的条纹，类似椎体血管瘤的表现，但一般并不限于单个椎体，全身骨骼尤其是脊柱的各部位都有普遍性骨质疏松的表现。

4. *骨巨细胞瘤*　此瘤位于长骨的骨端，而长骨血管瘤大多位于干骺部或骨干，位于靠近关节的骨端的血管瘤极为罕见。骨巨细胞瘤膨胀明显，且大多向横径扩展，内部分隔较大而粗，呈多房状，血管瘤一般仅有轻度膨胀，并常沿骨的纵轴扩展，内部是较细的呈垂直排列的骨梁，两者形态各异。

5. 动脉瘤样骨囊肿　起源于髓腔内的动脉瘤样骨囊肿大都有显著膨胀现象，骨皮质菲薄，其内偶有分隔，但很少有骨小梁形成。

6. 骨纤维结构不良　该病变主要发生于骨干，起自髓腔，若局限于干骺端，可类似于骨血管瘤的表现。但骨纤维结构边缘硬化明显，骨皮质菲薄，病变内常常可见条索状骨纹及斑点状钙化，或呈较均匀一致无骨纹结构的磨砂玻璃样外观，骨变形增粗较为常见。病变部位和生长方式以及瘤内结构与骨血管瘤不同，容易鉴别。

【治疗与预后】　骨血管瘤根据其部位和有无症状决定治疗方法。无症状的骨血管瘤可不予治疗，但需要观察。有症状者应予以治疗，位于四肢长骨或骨盆等部位的血管瘤可以手术切除或截除，单纯刮除术中出血多，术后容易复发。脊椎血管瘤的切除手术难度大，出血多，难以彻底切除，对于出现病理骨折、截瘫等神经症状者，可在血管栓塞和放疗的辅助下行手术治疗，椎板切除解除对脊髓的压迫，对于椎体及椎弓均受累者，有经验的术者可行全脊椎切除术，彻底切除病椎，重建脊柱稳定性。

放疗对于血管瘤是有效的，可以单独应用，也可作为手术前后的辅助治疗，放疗区应包括受累的椎体及邻近椎体的一半，推荐剂量为3 000～4 000cGy。动脉栓塞可应用于术前以减少术中出血，也可以作为独立的治疗，减轻临床症状，控制病灶发展。

经皮椎体成形术（PVP）是一种近年发展起来的新技术，通过经皮穿刺，经椎弓根将骨水泥注入椎体内，达到止痛，增加脊椎强度和稳定性的作用，可以用来治疗椎体血管瘤、骨质疏松性压缩骨折、转移癌等。经皮后凸成形术通过加用球囊扩张恢复压缩椎体的高度，减少并发症发生。主要并发症是骨水泥外漏引起压迫及其热损害，选择合适的病人及术者的熟练操作可以避免并发症的发生。

骨血管瘤预后很好，局部复发率低，恶变为血管肉瘤者很罕见。

二、血管球瘤

【概述】　血管球瘤是由血管球分化而来的一种特殊的血管性良性肿瘤，有两种变型：球状血管瘤和球状血管肌瘤，它的来源是一种异曲盘绕的动静脉吻合支，含丰富的血管球细胞，并有平滑肌纤维和神经纤维的血管球。骨的原发性血管球瘤极为罕见，较为常见的是骨组织为起源于软组织的血管球瘤所侵蚀，常部位为末节指（趾）骨，多发生于成年人，主要症状为尖锐的针刺样疼痛，并可向外放射。

【病因与病理】　血管球是位于皮肤中的一种小动、静脉间的短路，有丰富的神经末梢，多分布于指（趾）末节，如何转变为肿瘤尚不清楚，一般认为与外伤有关，也可能因长期慢性挤压、摩擦、温度经常变化等刺激下导致血管球细胞异常增生而形成的痛性肿块。

肉眼所见病变较小，通常为直径＜1cm 的圆形肿物，无明显包膜，但边界清楚，易于周围组织分离，色深红或暗紫，质松软，似肉芽组织。镜下可见肿瘤由大小不等的血管球构成，多层增生的血管球细胞呈袖套状围绕在血管周围，细胞大小一致，圆形或立方形，胞质透亮，核圆形或卵圆形，间质为少量纤维组织，并有丰富的无髓鞘神经纤维。在球状血管瘤中，较大的血管更加明显，在其壁内有小灶性的瘤细胞排列。在球状血管肌瘤内，有数量不等的类似平滑肌细胞的梭形细胞存在。免疫组化显示瘤细胞 Vimentin、HHF35、actin 均阳性，desmin 部分阳性，S-100 常阳性，但内皮细胞（FⅧ）及上皮细胞（Cytokeratin）标记阴性。电镜下可见瘤细胞内 actin 样肌丝。

【临床表现】　本病罕见，WHO 统计占原发性骨肿瘤的0.04%，占良性骨肿瘤的1%。成年人多见，女性多于男性，多单发，好发于指尖部，位于远节指骨内，其他常见部位为指（趾）甲下，有时也可发生在肌、阴茎及躯干和内脏等处，女性病例易发于甲下。特有三大症状是间歇性疼痛、触痛和冷敏感。肿瘤生长缓慢，病程较长，疼痛常为最常出现的症状，并向肢体近端放射，并可有阵发性剧痛，病变处及周围有明显压痛，遇冷或轻微外伤时疼痛加重，温暖时疼痛缓解。患处皮肤增厚变为蓝色或暗红色，局部轻度肿胀，位于甲下者可见甲下或皮下蓝、紫色粟粒状斑点改变，指（趾）甲可有增厚、变形。

【影像学表现】　X 线平片上血管球瘤表现为一细小的溶骨性缺损，具有清楚锐利的边缘，通常位于手指远端的背侧。若病变起自如组织引起继发性骨侵蚀，则附近可见软组织肿块，且可见轻度硬化性边缘。骨缺损区内无骨质结构或钙化，一般均表现为密度减低的透亮区。病变也可位于末节指骨的腹侧或中央部。一般单发，偶可多发。

CT 检查可显示甲下肿块，CT 值与其他软组织病变相近，并可见低密度骨质缺损区，并无特征性。MRI 在 T_2 加权像上表现为均匀一致的高信号。

【诊断与鉴别诊断】 症状典型者容易诊断，大头针按压实验可诱发典型的疼痛。X 线平片上有时很像内生软骨瘤，此瘤发生于指骨者以多发性常见，单发者少见，可发生在指骨远端，但很少位于指尖部，在指骨髓腔内生长，具有不同程度的膨胀现象，其内常有骨纹或不规则钙化，而血管球瘤骨破坏区内呈均匀一致的透亮区。其他需要鉴别的病变还有表皮样囊肿、转移性肿瘤、动脉瘤样骨囊肿、甲下黑素瘤、血管外皮瘤、结节病等鉴别，除特有的疼痛症状外，组织学检查可见类似平滑肌细胞的血管球细胞和无髓鞘神经纤维可以确定诊断。

【治疗】 彻底手术切除肿瘤是本病最有效的治疗方法。术前应准确定位，做好标记。手术在止血带下进行，位于甲下先拔甲或将瘤体周围的指甲开"窗"，有骨破坏者同时做刮除术。只要瘤体切除完整，一般不复发，未见恶变。

三、血管内皮细胞瘤

【概述】 血管内皮细胞瘤过去曾用来表示血管内皮细胞起源的良性及十分恶性的血管肿瘤，缺乏特异性。近年来，此名称专用来表示起源于血管内皮细胞，但生物学行为及临床经过介于血管瘤和血管肉瘤即良、恶性之间的一种中间性或交界性肿瘤，是局部弥漫浸润生长但不转移的低度恶性肿瘤。该瘤十分罕见，据 WHO 统计，其占原发性骨肿瘤的 0.28%，占恶性骨肿瘤的 0.52%。

【病理】 肉眼可见肿物无包膜，但边界清楚，紫红或棕红色，质软，呈血凝块或海绵橡胶样。肿瘤向邻近骨皮质浸润，骨质反应性增生不明显。

镜下见肿瘤主要为毛细血管内皮细胞的显著增生，可见到毛细血管自实体细胞团演化为具有管腔的各个阶段。血管内皮细胞可增生成数层，使毛细血管腔变小，或充满管腔呈实心巢，内皮细胞亦可弥漫增生，或呈条索样，无管腔形成。肿瘤性内皮细胞常较大，呈卵圆形或短梭形，胞质丰富，嗜酸性，核略大，无明显异型性或呈轻度异型性，可见少数核分裂。有的单个内皮细胞可形成小腔，腔内含单个红细胞。典型的间质为黏液样变等，并可呈现出明显的透明样变。间质内可见少量白细胞浸润，由比例不等的嗜酸性粒细胞、淋巴细胞和浆细胞组成，多以嗜酸性粒细胞为主。肿瘤内可有细小的灶性出血或坏死。嗜银纤维染色，见内皮细胞巢外有嗜银纤维包绕。

电镜下可见瘤细胞周围为厚薄不一的基底膜，瘤细胞内可见多量吞饮小泡，核周有波浪状中间丝，并可见特征性的 Weibel-Palade 小体。免疫组化显示瘤细胞对 FⅧ、UEA-1、CD31、CD34 及 Vimentin 均呈阳性反应。

Weiss 等将血管内皮细胞瘤分为四种主要表现，常常是过渡区域的特征：①细胞丰满、多角形或长杆状，有大的空泡，似印戒细胞；②上述细胞聚集排列成条索状或簇状；③形成相互连接的血管腔，可含有红细胞；④实性或梭形细胞区，有时有细胞巢。前三种类型常有黏液样或软骨黏液样基质，有时称为黏液样成血管细胞瘤。

血管内皮细胞瘤有两种少见的亚型，当肿瘤性内皮细胞呈上皮样表现时，这些血管内皮细胞瘤被归为上皮样（组织细胞样）细胞型血管内皮瘤，该瘤是交界性或低度恶性肿瘤，内皮细胞有明显的呈现上皮样表现的胞质，肿瘤间质少，但表现出黏液样特点。梭形细胞型血管内皮瘤首先由 Weiss 和 Enzinger 于 1986 年报道，其具有海绵状血管瘤的特点同时伴有灶性梭形细胞增生，是一种低度恶性血管肿瘤。肉眼呈境界清楚的暗红色结节状，镜下见多量壁薄的血管，似海绵状血管瘤改变，扩张的血管腔内可见血栓，血管之间为增生的梭形细胞。免疫组化显示细胞质丰富的上皮样细胞 FⅧ阳性，而梭形细胞仅 Vimentin 阳性，内皮细胞标记阴性。电镜显示梭形细胞为纤维母细胞的超微结构。

【临床表现】 骨血管内皮细胞瘤可发生于 10～75 岁，但主要见于中青年，男性发病多于女性，可单发或多发，多发性的患者平均年龄比单发者小 10 岁。该肿瘤可发生于全身各处骨骼，以下肢长骨、椎体、骨盆、颅骨、上肢骨多见。本病起病缓慢，早期症状轻微，主要为局部钝痛、压痛和肿胀，并逐渐加重，邻近关节的病变可致关节活动受限。脊柱部位的肿瘤，还可以引起神经症状及瘫痪。病变进展，穿破骨皮质，可形成软组织肿块，皮温增高，少数合并病理性骨折。

【影像学表现】 典型血管内皮细胞瘤在 X 线平片上显示为单发或多发的溶骨性破坏，边界清楚锐利，亦可有一较宽的移行区，骨松质、骨皮质均可累及，大多数呈纯溶骨性，部分有不同程度的边缘性硬化。骨破坏区内可见残余骨小梁，呈皂泡状改变。骨膜反应、软组织蔓延均少见。脊椎病变常侵犯一个或几个椎体及椎弓，受累椎体破坏压缩骨折出现楔形变。形成的软组织肿块内无骨化与钙化影。

CT 特别有助于显示位于解剖较复杂部位的病变，如头颅、骨盆、脊柱和肋骨等，CT 表现多无特征性改变。MRI 在 T_1 加权像表现为信号不均匀的肿块，为低到中等信号的混合性肿块，T_2 加权像表现为不均匀的高信号强度。动脉造影可清晰显示病灶轮廓，大部分骨破坏区及肿瘤软组织均有密度增高的异常血管影。位于远端部位者多表现骨破坏和异常血管，而位于近端者只表现色浅的轻度血管异常，骨破坏轻，病变血管分布广泛。放射性核素检查可见病灶处摄取增加，全身骨扫描有助于发现多发性病灶，对病变的分期和制定治疗计划十分重要。

【诊断与鉴别诊断】　根据起病缓慢，病程长，早期症状为局部钝痛和压痛、缓慢加重，出现肿胀，活动受限，脊椎病变出现神经症状和瘫痪，并可出现软组织肿块。X 线片发现干骺端有片状、泡沫状或不规则的溶骨型破坏，软组织肿块内无钙化与骨化影。临床上除外溶骨型骨肉瘤、转移癌、恶性淋巴瘤和骨髓瘤后，就应考虑骨血管内皮细胞瘤的可能性。有硬化边缘者要与骨囊肿、内生软骨瘤、骨内腱鞘囊肿等鉴别，长骨关节端的病变要与骨巨细胞瘤鉴别。组织学上最常见与动脉瘤样骨囊肿鉴别，动脉瘤样骨囊肿因血管增生侵及骨质，基质间无肿瘤细胞。其他还需与上皮样肉瘤和黏液样软骨肉瘤相鉴别。

【治疗】　血管内皮细胞瘤属于低度恶性或潜在恶性，包膜内或边缘切除复发率高，应积极采用广泛或根治性手术切除，肿瘤段切除，使用假体、异体骨或游离骨移植重建修复骨缺损。位于椎体的病变，可行病变椎体切除、脊髓减压、椎间植骨或人工椎体置换，配合前路或后路内固定。

该瘤对放疗敏感，对于多发或不能彻底切除的病例可控制肿瘤生长，降低复发率。化疗对该瘤的疗效还不确定。选择性动脉造影栓塞或介入化疗可使肿瘤缺血坏死、缩小，可作为术前的准备，也可作为治疗手段，减轻症状。血管内皮细胞瘤的组织学分级在估计患者预后方面有重要意义，多发性病例预后要好于单发者。

四、血管外皮细胞瘤

【概述】　血管外皮细胞瘤是一种由血管 Zimmerman 外皮细胞发生的肿瘤，可发生于任何具有毛细血管的部位，但 50% 发生在软组织，尤其在横纹肌多见，原发于骨的更少见。其生物学行为可以为良性或恶性，但良恶性之间在细胞学上无明确界线，1993 年 WHO 将其分为中间型血管外皮细胞瘤和恶性血管外皮细胞瘤两类。该瘤极其罕见，骨血管外皮细胞瘤仅占原发性骨肿瘤的 0.08%，比内皮细胞瘤更少见。

【病理】　肉眼可见肿瘤呈浸润性生长，无包膜，有或无明显界线，质地软或硬。切面鱼肉状，灰红色，有出血及坏死灶。镜下特征为增生的肿瘤性血管外皮细胞密集于薄壁毛细血管或裂隙状血窦周围，血管常呈不规则分支状似“鹿角”样外观，血管内皮细胞一般正常。增生的瘤细胞排列呈实心片状，无明显束状或车辐状排列，细胞呈梭形或椭圆形，境界不清，有较多的嗜酸性胞质，胞核圆形或椭圆形，大小不一。有的区域瘤细胞排列密集，血管结构不明显。在网状纤维染色时，可见网状纤维环绕在毛细血管内皮的周围，而肿瘤细胞则在网状纤维环的周围。网状纤维染色对此肿瘤的诊断有相当价值。电镜下多数瘤细胞与外皮细胞相似，部分瘤细胞为外皮细胞与平滑肌细胞间的过渡形态。在明显恶性的浸润中，外皮细胞明显增生，胞核异形，核有丝分裂象多见，细胞间无或极少网状纤维。

免疫组化显示瘤细胞 Vimentin、CD34 阳性，FⅧ、UEA-1、CytoKeratin、EMA 等阴性。

【临床表现】　该肿瘤发生于 12～90 岁，多见于 30～50 岁，男女发病率无明显差异，发生于软组织者首先多位于下肢，其次为腹膜后和骨盆，再次为上肢、躯干、头部和颈部，绝大多数是在深层肌肉内或肌肉间。肿瘤生长缓慢，通常不引起疼痛，局部可有皮温增高、区域性静脉扩张，有时肿瘤呈搏动性并可闻及杂音，少数病例可见低血糖或骨软化，当肿瘤切除后可以恢复。骨血管外皮细胞瘤好发于骨盆及股骨，也有见于椎骨、肋骨、锁骨的报道。临床表现缺乏特征性，主要表现为肿胀、疼痛和压痛。大部分患者以无痛肿块为首发症状，逐渐加重，活动受限。少数疼痛明显，夜间为甚，局部皮温增高，静脉怒张，另有患者是在发生病理性骨折后发现的。发生于脊椎者可出现脊髓压迫症状。血管外皮细胞瘤与骨软化或佝偻病有明显关系。

【影像学表现】 血管外皮细胞瘤的影像学表现无特征性，大约 70%的这类肿瘤表现为纯溶骨性，约 30%具有不同程度的硬化。病变大多位于干骺端或骨干，肿瘤呈浸润性生长，表现为虫蚀状、斑片状、泡沫状或大片溶骨性破坏，边缘不清，破坏区内有大小不一的残留骨嵴。肿瘤侵及骨皮质使其变薄和轻度扩张，亦可穿破骨皮质侵入软组织，形成软组织肿块。皮质中断和软组织包块是恶性血管外皮细胞瘤的表现。成骨现象少见，偶有病理性骨折。

CT 对显示血管外皮细胞瘤的内部细微结构优于 X 线平片，特别是病变位于脊柱、骨盆和胸壁肋骨复杂部位更具有优越性。血管造影可见该瘤具有特征性的呈放射状或蜘蛛状的分支血管的影像。骨血管外皮细胞瘤的 MRI 表现极少报道，多数肿瘤边缘清楚锐利，在 T_1 加权像上病变信号强度自低信号至等信号，T_2 加权像呈略高信号。

【诊断与鉴别诊断】 血管外皮细胞瘤罕见，早期诊断较困难，多为术后病理诊断。干骺端或骨干有疼痛、肿胀或肿块，逐渐加重，活动受限，局部皮温增高，静脉怒张，压痛，影像学显示患骨虫蚀状或斑点状或泡沫状溶骨性破坏，有残留骨嵴，边界不清，临床上除外溶骨性骨肉瘤、恶性淋巴瘤、软骨肉瘤、滑膜肉瘤、转移癌和恶性纤维组织细胞瘤等后，应考虑脉管性肿瘤的诊断。间叶性软骨肉瘤有成片的小梭形细胞，与血管外皮细胞瘤相似，但前者有不同分化程度的软骨岛或软骨肉瘤成分，可以鉴别。滑膜肉瘤有双向分化，有上皮样瘤细胞，免疫组化 Cytokeratin 阳性；没有血管外皮细胞瘤中的不规则、“鹿角”样血管网。恶性纤维组织细胞瘤有明显的车辐状排列，有组织细胞样瘤细胞，免疫组化：AAT、ACT、Lysozyme、Mac_{387}、CD68 等阳性，有不同程度的淋巴细胞、浆细胞等炎症细胞浸润，可以鉴别。

【治疗与预后】 治疗应手术切除为主，同时辅助放疗、化疗。恶性血管外皮细胞瘤应尽早行肿瘤广泛切除或截肢。有远处转移，若发生病理骨折或截瘫者，仍需要手术内固定和脊髓减压术。放疗对此瘤有一定敏感性，对手术难以切除的部位、不能彻底切除、手术禁忌或不能耐受手术者，可行放疗控制肿瘤，缓解症状。化疗对血管外皮细胞瘤的疗效还不确定。

骨血管外皮细胞瘤的生物学行为难以预测，主要在于形态上分化良好属一级的也可发生转移。一般而言，组织学上属一级的患者较少发生转移，二级的约有一半可发生转移，而三级的则至少有 2/3 会发生转移，故其预后与组织学分级有一定的关系。有学者提出血管外皮细胞瘤生物学行为呈恶性的几个特点：①肿瘤＞5cm；②组织学明显异型性；③核分裂增多(5 个以上/10HPF)。该瘤局部复发常见，但预后较血管肉瘤要好。

五、血管肉瘤

【概述】 血管肉瘤是起源于血管内皮细胞或其前体细胞的高度恶性肿瘤，又称为恶性血管瘤、恶性血管内皮细胞瘤，早期可转移到肺，预后极差。最常发生于皮肤和软组织内，发生于骨内者仅占 6%，好发于四肢长骨、骨盆，脊柱少见。据 WHO 统计，该瘤占原发骨肿瘤的 0.23%，占恶性骨肿瘤的 0.43%。

【病理】 肿瘤肉眼所见是由出血性海绵样组织构成，呈紫红色或暗褐色，质地脆而柔软，有时呈鱼肉样，伴有新生而杂乱的小血管，无包膜，界线不清。

镜下可见肿瘤由无数相互吻合的血管腔隙组成，腔壁为明显异型性的单层或多层内皮细胞，较正常内皮细胞肥大，圆形或椭圆形，染色质增多，核仁明显，胞质丰富，浅染或呈细颗粒状。分化较差的细胞呈梭形，间变明显，核分裂多，细胞排列紧密，呈巢状，没有腔隙或仅见小腔隙。嗜银染色可显示血管壁的轮廓，并见嗜银纤维包绕瘤细胞形成小团，说明瘤细胞在血管壁的嗜银纤维内增生，这是内皮细胞肉瘤的特点。此外，部分病例瘤细胞呈上皮样、呈巢状、片样生长或偶尔形成假腺样或腺泡样结构，扩张的吻合的血管腔隙内衬以上述内皮细胞，该细胞质内可见有空泡，其内有时可有红细胞，提示瘤细胞向内皮细胞分化，瘤细胞异型性明显，即所谓“上皮样血管肉瘤”。

电镜下瘤细胞内可见特征性的 Weibel-Palade 小体，免疫组化显示瘤细胞 Vimentin 阳性，内皮细胞标记 Factor-Ⅷ、CD31、CD34、UEA-Ⅰ阳性，其中以 CD31 敏感性最高，上皮样血管肉瘤瘤细胞 Cytokeratin 亦阳性。

【临床表现】 骨血管肉瘤在各年龄均可发病，常发生于 30 岁后的成人，男性多于女性，部位以骨盆、胫骨、股骨、颅骨、椎体、肩胛骨等，单发或多发。临床症状轻微，进展缓慢，一旦出现症状则进展较快。主要表现为局部疼痛与肿胀，有时可触到血管搏动和听到血管杂音，邻近关节运动障碍。肿瘤进展穿破骨皮质形成软组织包块，皮温增高，可伴有病理骨折。脊柱病变可出现椎体压缩骨折，压迫或侵犯脊髓和神经根，引起截瘫或神经麻痹，大小便困难。约66%的病例可发生转移，主要通过血行转移到肺，也可发生淋巴结转移。

【影像学表现】　骨血管肉瘤的影像学表现无特征性，单发病变多位于长骨干骺端，多发病变可侵犯多骨或单骨的不同部分，可侵犯一个椎体或间隔的几个椎体。主要表现为溶骨性破坏，有时可表现为蜂窝状或“洞中洞”征象，与血管瘤的表现类似，还可出现骨质膨胀、皮质侵蚀和伴发软组织肿块等。典型X线平片呈不规则不整齐的斑片状、泡沫状和大片状的溶骨性破坏，边缘模糊。有些病变表现为溶骨与硬化的混合型，纯粹硬化的病变少见。骨膜的侵蚀、骨皮质破坏和肿瘤向骨外伸延均较常见，而病理骨折、骨膜反应少见。血管造影可见大量不规则而纡曲的肿瘤血管、动静脉瘘、静脉早期显影、新生杂乱血管丛等恶性肿瘤的征象。

放射性核素骨扫描用于发现骨内的多发病灶较为敏感，表现为放射摄取增加。CT和MRI的表现并无特征性，但可更清楚地显示骨内多发性细小病灶和病变向软组织内伸延的范围。CT增强检查病变可有不同程度的强化。MRI可见病灶中瘤样扩张的血管存在。

【诊断与鉴别诊断】　根据临床症状和局部肿块血运极为丰富，可触到血管搏动或听到血管杂音，压痛明显，影像学表现为不规则的斑片状或泡沫状溶骨性破坏，软组织肿块，血管造影出现大量杂乱新生血管丛或池，临床应考虑骨血管肉瘤的诊断。确诊需要术后病理检查，镜下见无数相互吻合的血管腔隙，腔壁衬以增生的异型性内皮细胞，嗜银染色显示血管壁的轮廓及嗜银纤维。

低分化的以梭形细胞为主的血管肉瘤需要与低分化癌和纤维肉瘤鉴别。内皮细胞标记阳性，电镜检查可见特征性的Weibel-Palade小体均支持血管肉瘤，多种上皮性抗原阴性可排除低分化癌的诊断。与骨转移性癌的鉴别主要在于血管肉瘤Vimentin阳性，内皮标记阳性，而转移性癌均阴性。其他应注意与骨巨细胞瘤、毛细血管扩张性骨肉瘤、恶性淋巴瘤、尤因肉瘤及骨髓瘤等相鉴别。

【治疗与预后】　血管肉瘤是一种罕见的高度恶性肿瘤，易发生早期肺转移，预后不良。治疗以根治性手术切除或截肢术为主，发生于脊椎并出现压迫症状者可行姑息性减压手术。该瘤对放疗有一定敏感性，对已远处转移、病变广泛难以切除或切除不彻底者可辅助放疗。化疗对本病疗效不肯定，对已全身转移而失去手术或放疗时机的病人，仍可行姑息性化疗。

骨血管肉瘤预后很差，瘤细胞具有局部浸润性生长及易于远处转移的特性，多数患者于诊断后一年内因肿瘤向肺等处转移而死亡。

六、骨内淋巴管瘤

【概述】　淋巴管瘤是一种由新生的淋巴管组成的良性肿瘤，通常表现为囊状扩张的腔隙样外观，与血管瘤相似，根据淋巴管的大小及形态又分为毛细淋巴管型、海绵状、囊性或混合性，其中以囊状淋巴管瘤最常见。发生在骨内者极其罕见，约占原发骨肿瘤的0.03%，占良性骨肿瘤的0.06%。

【病因与病理】　骨内淋巴管瘤的发病原因可能与先天性发育异常、炎症、肿瘤和淋巴回流受阻有关。目前多认为是先天性或其他原因导致淋巴管引流梗阻，骨内淋巴管异常扩张，形成囊状腔隙并向邻近骨质侵袭破坏。

肉眼观察肿瘤呈浸润性生长，无完整包膜，切面呈海绵状，为内皮细胞形成的扩张管腔，腔内充满淡黄色液体，无血液，周围骨组织有压迫性萎缩。镜下所见肿瘤由许多内皮细胞形成的扩张淋巴管组成，淋巴管大小不等，管腔不规则，腔内为淋巴液，内有少量淋巴细胞，偶尔也可见淋巴管内有血细胞存在，间质为疏松纤维组织，可有淋巴细胞聚集，有时有骨小梁。手术时间有清凉淡黄色的淋巴液溢出，有助于与血管瘤的鉴别。

【临床表现】　绝大多数淋巴管瘤是软组织病变，大多发生于婴幼儿，不少为先天性，但无遗传倾向，男女发病率相等。骨内淋巴管瘤极罕见，常多发（淋巴管瘤病），也有单发，多在出生时发现（50%～65%），或至少在2岁以内被发现（90%）。病变部位常见于长管状骨、颅骨、脊柱、骨盆等。一般无临床症状，少数起病缓慢，出现轻微疼痛，逐渐加重，患肢活动受限，骨破坏严重可出现病理性骨折。受累肢体可出现淋巴水肿，肢体肥大，皮肤多无红热和静脉怒张，脊柱受累者可出现脊髓神经受压的症状。

【影像学表现】　病变呈不同程度的溶骨性多囊状破坏，骨皮质膨胀变薄，边缘清晰，呈肥皂泡样外观，少数病例边缘可模糊不清或成虫蚀状。一般均无钙化和骨化，病变广泛时骨干可轻度弯曲、粗细不等等畸形，可合并病理骨折或软组织肿块。患肢皮下组织内可出现粗大的网状结构，患肢弥漫性水肿、增粗。位于骨膜的淋巴管瘤可引起局部骨质的压迫性凹陷，进一步可侵蚀骨皮质。淋巴造影可显示患肢淋巴回流时间延长，并可见侧支循环和部分性淋巴管堵塞。造影后 24～48h，可见骨内囊状腔隙中有造影剂充盈，造影剂可长期停留于囊腔内达数月之久，并可见病变区域内扩大的淋巴管。淋巴造影可明确病变是淋巴管还是血管起源。

CT 平扫淋巴管瘤呈密度均匀的多囊性病灶，典型表现为均匀一致的水样密度，不同程度的骨破坏，无死骨形成。增强扫描时病灶本身无增强，伴海绵状血管瘤时可出现强化。MRI 上该病表现为骨内腔隙，T_1 加权像呈低信号，T_2 加权像呈高信号，这表明病灶内充满液体，注射造影剂后病变区域内并无强化。病灶内信号的高低取决于其内容物的性质，偶尔因数量不等的出血或蛋白含量不同而信号表现不一。对于明确病灶的范围 MRI 较 CT 优越。

【诊断与鉴别诊断】 对于患肢疼痛伴有肢体增粗，弥漫性水肿，X 线片发现病变呈溶骨性多囊状破坏，皮质膨胀变薄，边界清楚。临床应考虑骨淋巴管瘤的诊断。囊腔穿刺抽出浅黄色液体，化验为淋巴液，即可除外骨囊肿，确诊为骨淋巴管瘤，淋巴造影对本病也有确诊意义。

单发病例需要鉴别的疾病有淋巴瘤、浆细胞瘤和纤维肉瘤，多发病变应与转移瘤、血管瘤病、嗜酸性肉芽肿、多发性骨纤维结构不良、先天性纤维瘤不病等鉴别。单发孤立病灶鉴别的要点是病变进展缓慢，成人时可停止生长，有些病灶还可消退，边缘光滑锐利。多发性病变鉴别要点是，绝大多数发生于婴幼儿，呈细小的囊性溶骨性破坏，弥漫性分布而缺乏成骨反应。常合并软组织异常，如淋巴水肿等可资鉴别。

【治疗】 对于无临床症状及骨折倾向者可无需外科治疗。病变进展，骨破坏加重，造成病理骨折或骨骼畸形者可行手术治疗，多采用病灶内刮除植骨术。放疗或局部注射硬化剂可控制病变发展。

（李建民）

第七节　神经来源的肿瘤

神经来源的肿瘤以神经纤维瘤、神经纤维瘤病、神经鞘瘤及恶性神经鞘瘤较为常见，主要发生于各周围神经。骨骼具有丰富的神经支配，故亦可发生骨组织的神经组织性肿瘤。

一、神经纤维瘤及神经纤维瘤病

【概述】 神经纤维瘤是由周围神经纤维成分局限或弥漫性增生所形成的瘤样肿块，大多发生于软组织内，原发于骨内者罕见。肿瘤由雪旺细胞、神经束衣细胞和纤维母细胞组成。有些学者认为在病理形态上神经纤维瘤与神经鞘瘤不能明确区分，但从实际经验来看两者还是有区别的。多发性神经纤维瘤又称为神经纤维瘤病或 von Recklinghause 病，为神经外胚层和中胚层一起发生的肿瘤，是常染色体显性遗传的先天性疾病，半数病人有家族史，近年来发现内胚层亦受累。根据发生部位可分为周围型和中枢型，最常累积皮肤、软组织、神经系统和骨组织，骨病变的发生率为 7%～39%。肿瘤可从骨髓内发生或从骨膜附近蔓延而来，位于长骨髓腔内的神经纤维瘤病的瘤结节可引起弥漫性的骨质破坏，囊性变者较少，而位于骨皮质的瘤结节可侵蚀骨皮质，在骨皮质下形成泡状病变，周围可有硬化带。此外，12%的神经纤维瘤病的骨内病变并非由神经纤维瘤而是由间叶细胞发育障碍引起的。据 WHO 统计，骨神经纤维瘤占原发骨肿瘤的 0.19%，占良性骨肿瘤的 0.42%。

【病理】 肉眼可见神经纤维瘤为圆形或卵圆形实体肿瘤，无完整包膜，通常分界不清，质地较韧，切面灰白，变性、囊变和出血少见。

镜下可见神经纤维瘤结构较疏松，由增生的神经鞘膜细胞和纤维母细胞构成，略呈纵横交叉的条索状或漩涡状，间质中有较多的胶原纤维和黏液样基质及稀少的网状纤维，爱辛蓝染色呈阳性。部分肿瘤内可见有髓或无髓神经纤维。神经纤维瘤病的瘤结节大体及镜下表现与单发神经纤维瘤相似，难以鉴别。

电镜下可见神经纤维瘤主要有雪旺细胞、纤维母细胞和神经束衣细胞，雪旺细胞呈梭形，多见微绒毛样突起，但极少见细胞连接，细胞内褶较多，细胞内核糖体多见，其余细胞器稀少，细胞外有完整的基膜包裹；纤维母细胞呈长梭形，有细的胞质突起向胞体两端延伸，细胞核不规则，细胞质内见大量线粒体及扩张的粗面内质网，细胞周围无基底膜围绕；神经束衣细胞呈梭形，突起较少，多为双极和三极突起，内褶不多，基底膜不连续，微吞饮泡十分丰富。该瘤突出特征为细胞外间隙极为宽阔，间质内可见增生重叠的基膜襻以及无定形物质、胶原纤维、轴突等。免疫组化染色瘤细胞 Vimentin 和中丝 S-100 阳性。

【临床表现】　神经纤维瘤可发生于任何年龄，以 20～30 岁多见，可发生于全身各处的神经干和神经末梢，多见于皮肤、皮下，后纵隔、腹膜后及四肢等。发生于骨的神经纤维瘤多见于青年，无明显性别差异，也有报道称男性居多，好发部位为胫骨、股骨、骶骨、颌骨等。该瘤生长缓慢，一般没有特别明显的临床症状，少数伴有局部疼痛或向周围放散性疼痛及麻木感，肿瘤生长可触及包块，轻度压痛。

神经纤维瘤病多发于成人，无明显性别差异，表现为皮肤、神经系统、内脏、骨及软组织的病变，典型表现为皮下多发性周围神经纤维瘤和皮肤色素沉着。皮肤瘤结节呈串珠样或孤立性生长，大小不一，以躯干和下肢多见，数量常达数十个、数百个，甚至数千个，肿瘤可带蒂，悬垂于皮肤表面。90％以上的病例同时伴有多发性皮肤色素沉着，为范围大小不等的暗棕色皮斑，所谓牛奶咖啡斑，其不高于皮面。30％左右的患者可出现骨骼改变，如骨质缺损、骨膜下骨囊肿、骨骼发育障碍(脊柱侧凸、后凸、弓形腿、胫腓假关节形成)等，有的患者伴发脑膜瘤、星形细胞瘤、听神经瘤、神经胶质细胞瘤等中枢神经肿瘤。10％～15％的神经纤维瘤病可发生恶变。

【影像学表现】　骨外累及骨骼的神经纤维瘤 X 线可见偏心性骨侵蚀，骨内神经纤维瘤罕见，可位于长骨的骨端，表现为大小不等的溶骨性破坏，呈单囊或多囊状，边界不清，骨皮质膨胀，椎管内的肿瘤可出现椎间孔扩大和椎弓根的侵蚀。CT 可见边缘光滑整齐的溶骨性破坏，一般无向外侵蚀破坏的表现，密度均匀一致，部分病例在注射造影剂后可见中央强化。MRI 可显示病变的范围和光滑的边缘，T_1WI 为等信号，T_2WI 示周围有高信号环，而中央信号偏低，即所谓“靶征”。

神经纤维瘤病影像学表现复杂，由于其为三个胚层的先天性遗传性疾病，骨骼和软组织的变化，有些是无特征的发育障碍，并不经常存在或与此病无关，如上部肋骨缺损、腓骨缺如、脊柱裂、外生骨疣等。神经纤维瘤病直接引起的骨骼改变有：部位萎缩和生长延迟；部分肥大和生长增速；压迫性骨侵蚀；长骨和脊柱的骨质疏松或软化等。全身骨骼均可受累，以颅骨变化最为常见，特征性表现为颅骨和颅缝缺损、眼眶或视神经孔扩大等。大约 7％的神经纤维瘤病伴有脊柱变化，包括骨质疏松、畸形、椎间孔扩大等。四肢长骨可出现生长延迟或过度生长，压迫性骨侵蚀，单个或多个骨囊性改变，骨质软化畸形，假关节形成和假性骨折等。

【诊断与鉴别诊断】　单发神经纤维瘤易与神经鞘瘤相混淆，两者临床及影像学表现有许多相似之处，但病理上后者有包膜，边界清楚，可伴有出血及囊性变，瘤细胞为雪旺细胞，核呈栅栏样排列。

神经纤维瘤病具有典型的多发皮下神经纤维瘤和皮肤牛奶咖啡斑及继发的骨骼改变容易作出诊断。美国国家卫生研究会(NIH)根据致病基因于染色体位置的不同，将神经纤维瘤病分为Ⅰ型和Ⅱ型，其中Ⅰ型最为常见，约占所有神经纤维瘤病的 90％，其诊断标准为符合下列两条或两条以上即可诊断为Ⅰ型：①6 个或 6 个以上，直径＞5cm 的皮肤牛奶咖啡斑；②2 个或 2 个以上任何类型的神经纤维瘤或 1 个丛状神经纤维瘤；③腋窝或腹股沟区雀斑；④视神经胶质瘤或其他脑实质胶质瘤；⑤2 个或 2 个以上虹膜错构瘤；⑥特征性的骨性病变，包括蝶骨大翼发育不良，假关节或长骨骨皮质变薄等；⑦直系一级亲属中有家族史。有以下任何一种异常表现的即可诊断为Ⅱ型：①CT 或 MRI 显示双侧听神经瘤；②有家族史伴单侧听神经瘤，或任何下列 2 个病变：神经纤维瘤；脑膜瘤；胶质瘤；神经鞘瘤；青少年晶状体后包膜下混浊。

头颅的神经纤维瘤病可仅表现为弥散性类圆形骨质缺损，而无其他表现，应与常见的多发性骨髓瘤和转移性肿瘤相鉴别。骨髓瘤所致的颅骨缺损，多呈穿凿状，边界清楚，无硬化边缘。转移瘤的骨质破坏边缘多呈虫蚀状，除板障外，内外板多同时或分别受累，且在病灶周边看不到硬化缘。脊柱侧弯后凸有时可以是神经纤维瘤病的唯一 X 线表现，必须与先天性发育性脊柱侧弯或其他原因引起的脊柱侧弯相鉴别。在神经纤维瘤病中，脊柱可发生中度侧弯，失去正常的脊柱弧度，侧弯最常见于下胸段和上腰段，通常形成锐角，常伴有后突，特别在颈段，易发生截瘫。脊柱畸形常伴有由肿瘤压力性侵蚀引起的显著骨质改变，产生脊椎的扇形压迹和侵蚀性椎间孔增宽。而先天性或发育性脊柱侧弯后凸，一般并不伴有骨质变形或缺损等改变。

一些全身性神经纤维瘤病的骨骼变化类似多发性骨纤维结构不良。多发性骨纤维结构不良有单侧发病的倾向，也常伴有皮肤色素沉着，但病变仅限于骨内，无肌肉和软组织的特殊变化。而神经纤维瘤病多有多发软组织包块和肌肉的萎缩等。

【治疗与预后】　神经纤维瘤需要行广泛或边缘性切除，囊内切除因其无包膜、界线不清容易复发。累及大神经干者，选择囊内分离切除，保留神经功能或整块切除，修复神经功能。

神经纤维瘤病难以根治，但其生长缓慢，有自行停止生长之趋向，治疗目的主要是保护功能、防止畸形的发展及对症治疗，若肿瘤出现疼痛、迅速增大、出血、影响功能或恶变时可考虑手术切除病灶。

神经纤维瘤完全切除后预后良好，但有复发可能。神经纤维瘤病有恶变倾向，一旦恶变，即使广泛截肢，5 年生存率仅有 20%左右。

二、神经鞘瘤

【概述】　神经鞘瘤亦称为施万细胞瘤，是周围神经性肿瘤中最常见的良性肿瘤，其起源于周围神经髓鞘细胞，可发生于各周围神经，但主要长于大神经干。发生于骨内的神经鞘瘤罕见，约占原发性骨肿瘤的 0.2%，最常见的部位为颌骨和骶骨，可能与两骨内的神经走行有关。神经鞘瘤生长缓慢，大多无神经功能障碍，预后良好。

【病理】　大体可见神经鞘瘤有完整的包膜，大小不一，呈圆形或结节状，常压迫邻近组织，但不发生浸润而与其所发生的神经粘连在一起，但一般无神经轴锁从瘤中通过。切面灰白色或灰黄色，略透明，有时呈胶胨样富于黏液，可伴有出血和囊性变。发生于骨内者刮除组织肉眼见多为灰黄色或红色，整块切除者可见薄的包膜以及周围硬化骨组织。

镜下所见肿瘤有两种组织形态，一种为束状型(Antoni A 型)，细胞细长梭形，境界不清，核长椭圆形，互相紧密平行排列呈栅栏状或不完全的漩涡状，称 Verocay 小体。另一型为网状型(Antoni B 型)，细胞稀少，排列成稀疏的网状结构，细胞间有较多的液体，常有小囊腔形成。以上两种结构往往同时存在于同一肿瘤内，其间有过渡形式，但多数以其中一型为主。约 10%病程较长的肿瘤，表现为细胞减少，胶原纤维增多，形成纤维瘢痕，并发生磨砂玻璃样变，只在部分区域见少量典型的神经鞘瘤的结构。

电镜下观察可见瘤细胞具有明暗相间的横纹的长带胶原(Luse 小体)，一般呈纺锤形或带状，是神经鞘瘤的重要诊断指标。梭形细胞内胞质丰富，有基底层粘连蛋白的条带环绕，有的瘤细胞间存在桥粒样的细胞连接。免疫组化检查显示瘤细胞 Vimentin(波形蛋白)和 S-100 蛋白阳性，此外 Leu-7、NF 和髓鞘碱性蛋白也可用于瘤细胞的免疫组化染色。

【临床表现】　患者以 20～50 岁多见，无明显性别差异。软组织发生部位以四肢、颈部、躯干多见，四肢屈侧大神经干周围多发，如肘、腋窝及腕部等部位。受累神经支配区麻木、疼痛、乏力或局部肿块是主要症状，肿块表面光滑，触之可引起放射性麻痛或触电感。发生于骨内者多>40 岁，部位以颌骨和骶骨多见，也可见于股骨、肱骨、肋骨、指和趾骨等，肿瘤生长缓慢，可出现受累部位疼痛、肿胀，偶可发生病理骨折。骶骨的肿瘤可形成肿块突向盆腔，压迫膀胱、直肠引起阻塞症状，还可伴有背痛及坐骨神经痛。

【影像学表现】　骨内神经鞘瘤的 X 线表现为均匀的溶骨性骨质破坏，边缘清晰并可见一薄层硬化骨，大的肿瘤可呈分叶或多房性，骨皮质膨胀，少数穿破骨皮质形成软组织包块。病灶内无骨化钙化。发生于骨膜者显示为圆形或椭圆形软组织肿块影，可压迫侵蚀邻近的骨皮质形成自骨外向骨内的压迹，甚至穿破骨质。位于脊椎的病变主要沿后部神经根末节分布，可形成哑铃状肿瘤并侵蚀椎体、椎间孔、椎弓根、椎板等出现相应的改变。神经鞘瘤好发于下颌骨内，表现为单房性溶骨性破坏，边缘光滑整齐，具有薄层硬化缘，附近齿根可移位。神经鞘瘤的 X 线表现可归纳为：①边缘清晰的溶骨性病变具有很薄的硬化缘；②分叶状或小梁状外观；③皮质膨胀和侵蚀；④其内无钙化。

CT 检查可明确骨内病变的范围和骨皮质是否受侵犯以及骨外软组织的情况。CT 上表现为低密度病变，较肌肉密度更低，边缘光滑，密度均匀或不均匀，强化扫描部分病例可出现中央性强化，表示肿瘤中央的细胞成分较多，而边缘部分细胞成分较少。MRI 检查 T_1 加权像为中等强度信号并有轻微的信号不均匀，T_2 加权像为高信号，质子加权像为中等高信号，并有不同程度的信号不均匀。在不均匀的信号强度中，较低的信号代表细胞成分较多的区域，而高信号强度表明是黏液区。增强扫描可显示细胞密集的结节部分强化，而细胞输送的区域并不强化。肿瘤范围以质子加权像显示最好，边缘光滑整齐。MRI 可明确肿瘤与附近神经血管结构和肌肉的关系，有利于手术治疗。

【诊断与鉴别诊断】 根据临床、影像学表现及病理，诊断骨内神经鞘瘤并不困难。需要与之相鉴别的病变有。

1. *神经纤维瘤*　肉眼观肿瘤无包膜，境界也不清楚。瘤细胞除了神经鞘细胞外，还有神经束衣细胞和纤维母细胞，没有神经鞘瘤中栅栏样的排列结构。

2. *平滑肌瘤*　肿瘤细胞核呈杆状，胞质较宽大，强嗜酸性，VG 染色为淡黄色，而神经鞘瘤呈橘黄色。Masson 三色染色平滑肌瘤纤维呈砖红色，神经鞘瘤呈浅蓝色。免疫组化平滑肌瘤 HHF35 或 Desmin 阳性，而神经鞘瘤 S-100 阳性。

3. *硬化性纤维瘤*　此瘤境界不清，质地较韧，切面灰白呈编织状结构。镜下细胞较少，有大量胶原纤维。

4. *骨囊肿*　常发生于长骨，形成单房性溶骨性破坏，膨胀较神经鞘瘤明显，容易出现病理骨折。单纯性骨囊肿腔内大多为液体，密度较低且均匀一致。X 线平片难以鉴别，CT 和 MRI 检查容易诊断。

5. *骨巨细胞瘤*　多房性的神经鞘瘤有时表现类似骨巨细胞瘤，尤其是当出现“肥皂泡状”现象时更应注意鉴别。骨巨细胞瘤发生于长骨的关节端并呈偏心性生长，膨胀明显且无边缘硬化。

【治疗】 神经鞘瘤是良性肿瘤，完整的外科手术切除是首选的治疗方法，骨内病灶刮除后可行腔壁的灭活处理（无水乙醇、液氮、烧灼等）。手术切除彻底，术后很少复发，恶变者十分罕见。

三、恶性神经鞘瘤

【概述】 恶性神经鞘瘤亦称神经纤维肉瘤，是由神经鞘膜细胞、神经束膜和神经内膜细胞组成的恶性肿瘤，74%为单发性，可原初即为恶行，少数为良性神经鞘瘤恶变而来；26%伴发于神经纤维瘤病。临床少见。

【病理】 大体所见肿瘤大小不等，多>5cm，为结节状、分叶状或不规则状，常有不完整的假包膜，边界清楚。切面暗红、灰白、鱼肉或黏液液体样，常见坏死、出血和囊变。

镜下见肿瘤富含细胞，一般为梭形，略呈纵横交错的索状排列，异型性明显，核肥硕，分裂象常见，细胞间的基质内常有胶原纤维及黏液，可见坏死区。电镜下梭形细胞的突起粗大宽阔，胞质丰富，常有明显的线粒体、核糖体、微丝等，核较不规则，有凹陷，常染色质突出，核仁突出。基板在分化差的肿瘤中较少或反常出现，长间距胶原仍是诊断指征之一。

【临床表现】 恶性神经鞘瘤 10～60 岁均可发病，无明显性别差异。此瘤发生于四肢和脊柱旁的大神经干近侧，以大腿、臀部、锁骨上区较多发，肿块为常见症状，多表现为无痛性，其生长迅速。少数表现为疼痛性肿块或远端肢体麻木感及放射痛。部分病例可有区域性淋巴结转移。发生于骨的恶性神经鞘瘤极少见，可见于四肢长骨。

【影像学表现】 X 线表现主要是溶骨性破坏，可穿破骨皮质形成软组织包块，病灶内无成骨和钙化，很少有骨膜反应，易发生病理性骨折。CT 检查可以显示边缘光滑的软组织肿块及在骨内形成的溶骨性破坏，少数病例可显示向周围侵袭的毛糙边缘，强化扫描可出现均匀一致或不均匀的强化，但无中央性强化。

MRI 是显示此肿瘤的最好办法，有助于明确肿瘤的起源及其与附近结构的关系，尤其是明确显示侵犯附近的神经血管组织对手术的影响很大。大多数病变在 T_1 加权像表现为中等信号强度，T_2 加权像为高信号强度，质子加权像为中等信号强度，信号多不均匀，一般情况下，质子密度像和 T_2 加权像在发现病变和明确病变范围方面均优于 T_1 加权像。

【诊断及鉴别诊断】 对于出现疼痛性肿块或肿块压迫出现远处肢体麻木感或放射性疼痛，肿块生长较快时，应怀疑恶性神经鞘瘤的诊断，但影像学表现无特异性。

与神经鞘瘤的鉴别，临床症状有明确的价值。良性肿瘤在休息时疼痛者少见，而恶性者始终出现疼痛。当病人在神经主干分布的区域内具有严重疼痛时，即应考虑恶性神经鞘瘤的可能性。神经方面的症状如感觉缺失等在良性神经鞘瘤中亦少见，仅有 6%的病人出现轻度运动性软弱，而几乎所有恶性神经鞘瘤均具有神经方面的症状，大多数出现肌肉软弱。其他需要鉴别的病变有纤维肉瘤、滑膜肉瘤、平滑肌肉瘤等，确诊需要病理检查。

【治疗与预后】 骨内的恶性神经鞘瘤应实行根治手术，行瘤段骨整块切除或截肢手术。该瘤对放疗常不敏感，化疗疗效尚不肯定，仅对部分病例有效。该瘤具有高度侵袭性，常常局部浸润骨质，且会发生远处转移，常见的部位有肝脏和肺脏，但局部淋巴结转移较少见。与神经纤维瘤病相关的恶性神经鞘瘤要比散发性的恶性神经鞘瘤具有更强的侵袭转移能力，更容易复发，预后不佳。据统计单发的恶性神经鞘瘤 5 年生存率为 40%～50%，而与神经纤维瘤病相关的恶性神经鞘瘤的 5 年生存率仅为 20%左右。

（李建民）

第八节　脂肪组织肿瘤

脂肪细胞的前身为成脂肪细胞，与成纤维细胞、成骨细胞、成平滑肌细胞等同为间充质细胞分化而来。成人体内的成脂肪细胞主要来自小血管周围的间充质细胞，而间充质细胞有高度可塑性。故脂肪瘤内可含有间充质来源的其他组织成分，如结缔组织、血管、骨、软骨、平滑肌等，也容易理解脂肪瘤可发生在原来不含脂肪组织的部位。

一、骨脂肪瘤

【概述】 脂肪瘤是临床常见的软组织肿瘤，少数脂肪瘤可累及骨组织，有三种方式：①起源于软组织内的脂肪瘤可压迫或直接损害骨组织；②起源于骨膜下的脂肪瘤通过间接骨膜反应、压迫等方式使骨骼出现畸形或直接收到侵蚀；③起源于骨髓内脂肪组织形成骨内脂肪瘤，膨胀性生长，干扰和损害骨的正常结构。

【病因与病理】 骨内脂肪瘤的确切病因尚不清楚，部分患者可有骨折及外伤史，有的患者在骨折愈合部位出现骨内脂肪瘤。有学者认为骨愈合过程中髓腔内骨髓的脂肪变性是脂肪瘤发生的重要原因，也可能与骨梗死或骨营养障碍有关。也有学者认为所谓的骨内脂肪瘤是单纯的脂肪组织增生，而不是真正的肿瘤。

大体可见肿瘤大小不等，为黄白色脂肪样组织，分叶状，常有菲薄的包膜，界限清楚，切面黄色，质软，有光泽，内可见坏死囊变区和少量骨小梁或钙化。光镜下可见肿瘤组织由大量成熟的脂肪细胞所构成，血管稀少。瘤细胞较正常脂肪细胞大，呈椭圆形或多角形，薄膜界限清楚，胞质透明，细胞核小而深染，位于细胞中央，核分裂象少见。脂肪组织之间残留有萎缩的骨小梁，周围有反应性成骨现象，脂肪细胞坏死后可出现黏液样变、囊性变、钙化。Milgram(1988 年根据退化的程度将骨内脂肪瘤进行分级：Ⅰ级肿瘤内主要含具有活力的脂肪细胞；Ⅱ级病变内包含具有活力的脂肪细胞、脂肪坏死和钙化；Ⅲ级退化程度最为严重，表现为不同程度的囊肿形成、黏液样变性和反应性编织骨形成。

免疫组化肿瘤细胞 Vimentin 和 S-100 阳性。

【临床表现】 骨的脂肪瘤比较少见，据 WHO 统计，骨内脂肪瘤占原发骨肿瘤的 0.16%，占良性骨肿瘤的 0.36%，可发生于任何年龄，男女发病无明显差异，一般均为单发，少数多发者可见于某些高脂血症患者。发病部位多为长管状骨干骺端，下肢多于上肢，以股骨近端粗隆间和粗隆下区最多见，其次为跟骨、髂骨、胫骨近端和骶骨等。骨内脂肪瘤常隐匿发病，大多无临床症状，常在行 X 线检查时偶然发现。肿瘤生长常引起局部轻微胀痛不适或肿胀，活动后症状多可加重，休息后症状可减轻或缓解，临床检查可见患处局部肿胀，轻度压痛，皮肤张力增加，但皮温不高，浅静脉无异常充盈，关节活动不受限。

【影像学表现】 根据肿瘤所在的部位分为骨内型和骨旁型，以前者多见。骨内脂肪瘤 X 线表现为骨髓腔内圆形的溶骨性病变，单囊或多囊，轻度骨质膨胀，边缘清楚锐利，无侵袭性，硬化边缘可有可无，其内可见灶性钙化和残存的骨小梁，一般无骨膜反应。骨旁脂肪瘤直接起源于骨的表面或深部软组织而累及骨膜，表现为骨皮质外方与骨质紧密相连的低密度软组织肿块，边界清楚，常呈圆形或椭圆形、分叶状。肿块下面的骨质常有变形、弯曲，约 40%的病例可有骨突形成，位于骨干并伸向肿瘤内，宽基底与骨相连，类似外生骨疣。皮质内脂肪瘤是骨内脂肪瘤罕见的一种类型，X 线平片可见骨皮质内出现低密度区域，稍有膨胀，不伴有骨膜反应和软组织肿块。

CT 和 MRI 能显示脂肪瘤的位置、形态、范围内的特征及其附近骨质的变化。CT 检查对骨脂肪瘤的诊断有很大帮助，可以显示骨内或骨旁的低密度病灶，边界清晰，CT 值一般低于－80，增强扫描脂肪均不强化。MRI 检查 T_1 加权像和 T_2 加权像均显示为高信号，增强扫描后无强化。

【诊断与鉴别诊断】 临床症状轻，病程较长，主要症状为局部轻度疼痛，位置表浅时可见骨质膨胀隆起，X线平片见骨髓腔内单囊或多囊性溶骨性缺损，轻度骨质膨胀、扩张及骨质破坏，边缘锐利，境界清晰，四周骨质硬化可有可无，一般无骨膜反应，可以诊断为骨内脂肪瘤。骨旁脂肪瘤表现为骨皮质外方出现一密度减低的透亮区，多呈长圆形或梭形，与骨质相连。CT扫锚、CT值测定和MRI检查有助于确诊，术后的大体标本检查即可作出脂肪瘤的诊断。

发生在长骨的圆形溶骨性改变可类似骨囊肿，骨内脂肪瘤一般无明显的膨胀现象，发病部位和年龄也与骨囊肿不同，CT检查骨囊肿为水样密度，内无钙化，而骨内脂肪瘤为脂肪样密度，一般低于－80并可伴有钙化。部分多囊性的骨内脂肪瘤应与骨巨细胞瘤鉴别，除以上鉴别点外，骨巨细胞瘤可有典型的皂泡样改变，多具有侵袭性，破坏骨皮质形成软组织包块。位于长骨的非骨化性纤维瘤常表现为纯溶骨性病变，但大多偏心性生长，边缘具有较厚的硬化带。其他需要鉴别的病变有动脉瘤样骨囊肿、软骨肉瘤、脂肪肉瘤、骨转移癌等。骨旁脂肪瘤如果有骨性突起，需要与骨软骨瘤相鉴别，其发生于青少年的干骺端，有蒂与骨相连，肿瘤顶部有钙化的软骨帽，软组织内并无肿块。皮质内脂肪瘤需要与骨样骨瘤鉴别，骨样骨瘤在X线平片上可有类似表现，但其低密度病灶周围一般均有显著的骨质增生和骨膜增殖，骨样骨瘤中骨样组织显示的密度较脂肪组织高，其中常有钙化。

【治疗】　较小的骨内脂肪瘤多不需要手术治疗，定期X线检查随诊观察。肿瘤较大且有临床症状者，可行肿瘤刮除、植骨术，看情况选用内固定或外固定，预防发生病理骨折。骨脂肪瘤为良性肿瘤，发生恶变者极为罕见，切除后预后良好。

二、骨脂肪肉瘤

【概述】　脂肪肉瘤是一发病原因不明的间充质肿瘤，是软组织肉瘤中较为常见者。骨内脂肪肉瘤系原发于骨髓内脂肪组织的恶性肿瘤，极为罕见，据WHO统计，骨内脂肪肉瘤占原发骨肿瘤的0.04％，占恶性骨肿瘤的0.08％。综合国内59例，骨内脂肪瘤占原发性骨肿瘤的0.31％，占恶性骨肿瘤的0.68％。

【病理】　肉眼观察肿瘤多无薄膜，呈浸润性生长，瘤旁可有若干卫星灶，切面常呈黏液样或苍白实质性，鱼肉状，分化较好者可有包膜，成淡黄色，体积较大者常伴有继发性出血、坏死、囊性变。

光镜下与软组织脂肪肉瘤相似，富于新生丛状毛细血管，并可见纤维肉瘤成分。分化较好的脂肪肉瘤由较成熟的脂肪细胞和含有成脂细胞的黏液样组织混合而成。成脂细胞呈星状或梭形，核分裂象不明显，胞质内有含脂肪的小空泡，如泡沫样。而分化不良的脂肪肉瘤几乎不含成熟脂肪细胞，成脂细胞非常丰富。有一些可形成多核巨细胞，而黏液样组织则数量不等。组织学上脂肪肉瘤可分为3型：①脂肪瘤型，由片状分布的具有成熟脂肪细胞外观的瘤细胞构成，其间散在一些核深染的大细胞，其中一部分为成脂细胞，具有圆形透亮的胞质空泡和有凹迹的核。②黏液瘤型，由中度分化的星形状和梭形细胞构成，黏液样的间质中有纤细分支的丛状血管树，散在的成脂细胞遍布肿瘤。③多形性脂肪肉瘤，有大的多形性细胞片状分布，胞质可为嗜酸性，也可出现圆形透明空泡，核分裂象多见。

电镜下可见肿瘤细胞与原始的间充质细胞相似，分化程度相差悬殊，胞质内有大小不一的有界膜包绕的脂滴，可见扩张的粗面内质网和散在的线粒体。免疫组化肿瘤细胞S-100阳性。

【临床表现】　骨脂肪肉瘤在各年龄段均可发生，以成人多见，男性较女性稍多见。好发部位为长管状骨干骺端，也可发生于骨干，股骨、胫骨、肱骨、腓骨等。主要症状为局部疼痛，由于肿瘤生长快，疼痛逐渐加重呈持续性剧痛，夜间尤甚，患肢有沉重感。肿瘤侵入软组织后，出现软组织肿块，边缘不清，有时肿块很大，触之坚硬如骨，凹凸不平，有或无压痛。晚期则影响患肢功能，出现恶液质等。碱性磷酸酶可增高，血沉增快。分化不良者易发生肺及骨内的转移。

【影像学表现】　X线表现因肿瘤分化不同而表现不一致，常见的表现为干骺部偏心性溶骨性破坏，肿瘤浸润扩展，呈圆形或不规则形，大小不一，边缘模糊。周围可有骨质硬化。肿瘤密度一致性减低，与邻近肌肉组织相似或更低。瘤内有散在的钙化斑点及残存的骨小梁。骨破坏可呈多发小斑片状、斑点状及筛孔样、大片状或囊状，境界模糊不清，少数病例伴有骨膜反应和Codman三角。骨皮质破坏可在骨外形成境界不清的软组织肿块影，一般局限并间有密度减低区，这有一定的诊断意义。

CT检查除显示病变确切位置范围外，还可显示病变内所含的脂肪成分和钙化。与骨内脂肪瘤的以成熟脂肪为主的低密度区不同，脂肪肉瘤是含有不同组织的复合成分。CT 扫描呈骨内不均匀的低密度灶，高分化者 CT 值接近脂肪，低分化者 CT 值接近软组织，其内可见斑点状钙化，软组织内可有包块，内有脂肪低密度区。

脂肪肉瘤 MRI 具有相对特征，早年研究认为脂肪性肿瘤在 MRI 上的特征是在 T_1 和 T_2 加权像都呈高信号强度，并与皮下脂肪的信号强度相似。但以后的观察证明并非完全如此。脂肪肉瘤的 MRI 表现与肿瘤的组织学类型有关，脂肪瘤型脂肪肉瘤分化良好，瘤内主要为脂肪，因此在 T_1 和 T_2 加权像都呈高信号强度，可见散在的分隔和结节，注射造影剂后缺少强化或不强化。黏液瘤型脂肪肉瘤含有三种主要成分：成脂肪细胞的增殖、纤细的丛状毛细血管和黏液样基质，在 T_1 加权像其内部结构表现为与肌肉相似的较为均匀一致的等信号强度，T_2 加权像表现为均匀一致的高信号，并为线状的分隔分开成为分叶状肿块。造影剂增强后显示肿瘤信号不均匀，其中伴有不增强的区域。在组织学检查时，不增强的区域相当于黏液聚集的部分，并无网状毛细血管可见，而增强的部分细胞成分较多。多形性脂肪肉瘤是最具有侵袭性的高度恶性的肿瘤，有转移倾向，细胞高度多形性，出现奇异的瘤巨细胞，伴出血和坏死。MRI 上表现为信号不均匀，T_1 加权像大多为低信号，T_2 加权像为高信号，增强后显示不均匀强化，表示肿瘤内有丰富的血管，病变内的坏死区无强化。

【诊断与鉴别诊断】　根据临床表现、影像学检查、病理学特点即可诊断，但由于骨脂肪肉瘤极为罕见，在诊断前必须排除其他常见的骨肿瘤。骨脂肪肉瘤表现为干骺端大片状溶骨性表现时，应注意与骨肉瘤、软骨肉瘤、纤维肉瘤或恶性纤维组织细胞瘤相鉴别。上述这些恶性骨肿瘤很少呈纯溶骨性破坏，多有不同程度和不同形态的骨膜反应，而骨脂肪肉瘤一般很少有骨膜反应，如有也较轻微和局限。骨肉瘤的瘤骨和软骨肉瘤的瘤软骨更应注意与脂肪肉瘤中的钙化相鉴别，瘤骨可呈象牙质状密度很高，棉絮状密度不高但边缘模糊，瘤软骨大多表现为环状钙化，颇具特征，而脂肪肉瘤中的钙化常是粗大而无定形，可呈树枝状钙化，与瘤骨表现不同。恶性淋巴瘤可与脂肪肉瘤边缘模糊的虫蚀状或穿凿状骨质破坏相似，但其临床表现不同，常伴有淋巴结肿大、发热和骨内病变处的疼痛。脂肪肉瘤较少有全身症状。

脂肪肉瘤还必须与脂肪瘤相鉴别，尤其是当骨内病变侵及软组织或同时伴有软组织内肿块时。除上述不同类型的脂肪肉瘤在 MRI 上的表现与一般良性脂肪瘤有所不同外，增强扫描后脂肪肉瘤的间隔样结构厚而强化显著，脂肪瘤内的间隔样结构薄而仅有轻度强化。病理上脂肪肉瘤内的间隔样结构含有肌肉纤维，而脂肪瘤内的间隔是纤维性包膜。根据间隔样结构在 MRI 上的不同表现，有助于脂肪肉瘤与脂肪瘤的鉴别。

【治疗与预后】　骨内脂肪肉瘤的治疗按照Ⅰ A($G_1T_2M_0$)或Ⅱ A($G_2T_2M_0$)的原则采取根治性切除或截肢手术。分化较好的脂肪肉瘤如切除不彻底容易复发，分化较差的常发生血性转移致肺、骨骼和脑。手术结合放疗可改善该瘤的预后，化疗对该瘤的疗效不确定。50%的病人术后 2 年内死于血行转移。

（李建民　杨　强）

第九节　脊　索　瘤

【概述】　脊索瘤起源于脊索组织的残留物或迷走的脊索。脊索在人类胚胎发育第 3 周形成，第 2 个月后脊索被限制在椎间形成椎间盘的髓核，部分可残留于脊柱的两端即斜坡和骶尾部，极少数可残留于椎体周围或迷走于其他部位。脊索瘤是一种低度恶性肿瘤，由分叶状排列的含有空泡的囊泡性细胞和黏液样细胞所组成。脊索瘤占原发恶性骨肿瘤的 1%～4%，绝大多数发生于中轴骨，如骶尾部和颅底蝶枕区，但从不发生在椎间盘。

【病理】　肉眼可见脊索瘤在骨内膨胀性生长，常为分叶状，灰色或蓝白色，大小不一，境界较清，常有假包膜，但瘤组织常侵犯到假包膜外，切面呈黏液样或胶胨状，常伴有出血、坏死及囊性变。

镜下可见典型的分叶状外观，间隔有纤维性条带，瘤细胞排列成条索状、梁状、片状或散在分布，主要有星形细胞、液滴状细胞。星形细胞一般在小叶边缘，较小，呈星形、梭形，细胞中无明显液泡，胞质嗜酸性，细胞核一般为圆形，细胞周围有突起。液滴状细胞靠近小叶中心，呈圆形，细胞中有多量液泡，有时液泡将细胞核积压在边缘，形似印戒细胞，有的细胞胞质完全由空泡替代，形成所谓的透明细胞。肿瘤分化差时其瘤细胞有明显异型性，细胞大、多形性、细胞核染色深、双核或异形核，并可见较多病理核分裂象。多数脊索瘤可见出血、坏死，间质充满黏液样物质，有时有淋巴细胞和浆细胞浸润。少数脊索瘤细胞核呈梭形或细长且有异型，形成所谓的肉瘤样改变；部分脊索瘤表现为向软骨分化，肿瘤内含有软骨成分，称之为软骨样脊索瘤。

电镜下可见脊索瘤由特征性星形细胞、液滴细胞及两者之间各种移行细胞组成。星形细胞胞质内以有大量线粒体、内质网复合结构为特征，并有粗大的糖原颗粒，细胞电子密度高。液滴细胞体积大，内有液泡，有的液泡充满细胞以致细胞器不可见，部分可见少量线粒体及溶酶体，偶见高尔基复合体。细胞外基质主要由细颗粒状低电子密度物质构成。

免疫组化染色脊索瘤表达 S-100 和上皮标记(CK、EMA)，也可表达神经原纤维(NF)和癌胚抗原(CEA)，胞质含可被淀粉酶消化的 PAS 物质。细胞遗传学研究表明，脊索瘤有 21 号染色体异常，包括 21q22 丢失和结构重排，也可显示多个染色体的缺失及出现额外热染色体。

【临床表现】　脊索瘤可发生于任何年龄，最常发生于 50～60 岁，30 岁以下少见，男性多于女性，最好发部位为脊椎两端，即颅底蝶枕部和骶尾部，前者约占 35%，后者约占 55%，其次为颈椎、腰椎，胸椎少见，极少数发生在中轴骨之外，多位于肢端软组织，偶有多发性脊索瘤的报道。

脊索瘤生长缓慢，是局部侵袭性病变，很少发生转移，晚期可转移至局部淋巴结、肝、肺和腹部器官。临床症状决定于肿瘤发生的部位，通常出现的症状是疼痛，可发生在下肢或颈部，骶尾部等。颅底蝶枕部肿瘤可引起头痛、脑神经受压症状(视神经多见)，或由于侵犯垂体引起内分泌功能不全，斜坡脊索瘤可首先表现为呼吸、吞咽或说话困难，晚期出现颅内压增高征象；向侧方或下方生长突出者可在鼻咽部形成肿块堵塞鼻腔，出现脓血性分泌物。骶尾部肿瘤压迫症状出现较晚，典型症状是慢性腰腿痛，持续性并夜间加重。缓慢生长的包块多向前方膨胀生长，临床不易发现，只有在晚期肿瘤向后破入臀肌、骶棘肌或皮下才被发现，下腹部也可触及包块。肿瘤挤压脏器，产生机械性梗阻，引起小便障碍和大便秘结，部分可出现直肠刺激症状；骶神经根很少受破坏因此大小便控制和足踝运动障碍少见。肛门指诊是早期发现骶骨肿瘤的常规检查，临床诊治中往往被忽视，怀疑骶骨肿瘤时，肛门指诊尤为重要。

【影像学表现】　脊索瘤的 X 线表现为显著破坏的膨胀性溶骨性破坏，具有不规则的扇形边缘，有时可见基质钙化，可能由于肿瘤内广泛性坏死所引起。边缘可见明显硬化，常伴有软组织包块。骶尾部的脊索瘤开始时可表现为骨内病变，同时侵及骶骨的内外缘，由于其生长缓慢，开始时受侵犯的区域膨胀并略呈囊状改变，看不到骨外的延伸。在前后位片位于骶骨中央，侧位片在前方，偏心位生长者少见。肿块向前推移盆腔脏器，压迫直肠和膀胱；向两侧扩展延伸可侵犯骶髂关节，向上侵犯腰椎不多见。斜坡的脊索瘤早期完全位于骨内，突破骨皮质后病变可以广泛的突入中颅凹和后颅凹以及小脑桥脑角，后期破坏颅底并延伸至蝶窦破坏垂体窝。腰椎的脊索瘤较为少见，最初椎体尚保持完整，后期表现为椎体溶骨性破坏，中央局限性的溶骨性破坏，可侵入椎管，最后破坏脊椎和椎间盘发生骨质塌陷。另一些腰部脊索瘤可延伸到腹腔形成肿块，并与腹腔脏器粘连。也可发生成骨性反应，肿瘤可穿破椎间盘侵及邻近脊椎。

CT 和 MRI 检查对显示软组织侵犯是更重要的方法，脊髓造影也可显示肿瘤向椎管内的蔓延情况。CT 可显示骨质破坏的范围，软组织肿块的大小，向椎管内生长的情况以及向附近结构的侵犯范围。有时在 X 线正、侧位片上均很难看到骨质破坏的明确征象，CT 平扫即清楚显示骨质破坏和突出的软组织肿块。绝大多数表现为溶骨性破坏，不伴有反应性骨硬化，肿瘤内有钙化点，增强扫描中肿瘤呈轻度至重度强化，可观察肿瘤与周围组织的分界和关系。脊索瘤的 MRI 表现，在 T_1 加权像为与脑实质等信号或低信号，T_2 加权像为高信号，肿瘤内信号强度常不均一，在 T_1 加权像小灶高信号代表肿瘤内陈旧性出血或含高蛋白的黏液；在 T_2 加权像低信号可能代表含铁血黄素及铁蛋白、死骨、纤维间隔、钙化灶。对颅内肿瘤边界的显示和颅内血管移位和狭窄的评价，MRI 优于 CT。

放射性核素骨扫描脊索瘤的周边出现摄取增加，在肿瘤完全代替骨组织的区域内出现骨活动度减低而缺乏核素摄取，出现密度减低区或冷区。

【诊断与鉴别诊断】　脊索瘤的诊断并不困难，50～60 岁的男性病人，慢性腰腿痛，持续性并夜间加重，病史较长，肛门指诊常在骶骨前方触及肿块，X 线平片为溶骨性破坏，位于骶骨中央和骶骨前部。

需要与脊索瘤鉴别的肿瘤有。

1. *骨巨细胞瘤*　发生于骶尾部的骨巨细胞瘤呈中心性膨胀性生长，可类似脊索瘤的表现。但骨巨细胞瘤在 20～40 岁的青壮年常见，多发生于骶骨上部，呈偏心性，破坏区可见粗大骨间隔或呈皂泡状，很少钙化。脊索瘤骨质破坏靠下部近中线。

2. *骶骨的神经源性肿瘤*　发生于骶骨内的神经鞘瘤或神经纤维瘤少，大多位于硬脊膜内，位于硬膜外病变可出现附近骨质的侵蚀性变化。X 线表现为偏心性轻度膨胀的囊性透亮区，边缘清楚，有硬化缘，神经孔常扩大。但神经源性肿瘤一般无钙化，偏心性囊状透亮区是特征性表现之一，对鉴别很有帮助。若哑铃状生长更具特征性。

3. *骶尾部畸胎瘤*　发生在骶尾部的畸胎瘤一般起源于尾骨尖端或前缘，X 线主要表现为尾骨尖端或前缘，X 线主要特点是软组织肿块，含不规则的钙化、牙齿或骨组织。常引起骶骨明显破坏变形而类似脊索瘤的改变。大多数畸胎瘤无明显的膨胀现象，可具有良好的包膜，但有侵犯周围组织的倾向。

4. *软骨肉瘤*　软骨肉瘤发生于骶尾部者可表现为具有膨胀性的不规则溶骨性破坏而类似于脊索瘤的表现。软骨肉瘤在骶尾部的表现特点为具有大量新骨和钙化性软骨的巨大肿块，附近骨质通常有不规则的骨浸润和破坏，很少有清楚的硬化缘。免疫组化软骨肉瘤 S-100 阳性而上皮标记阴性。

5. *动脉瘤样骨囊肿*　动脉瘤样骨囊肿发生年龄轻，生长速度快可发生在骶骨出现膨胀性溶骨破坏，有类似脊索瘤的表现。但动脉瘤样骨囊肿大多为偏心性改变，溶骨破坏的边缘可有增生硬化，能穿破椎间盘侵犯邻近椎体。

【治疗与预后】　按照 Enneking 外科分期系统，脊索瘤多数属于ⅠB 期，完整的外科手术切除是首选的治疗方法，不能完整切除者术后加辅助放疗。骶骨脊索瘤血运极丰富，外科切除因手术大、显露难、出血多、危险性大、并发症多、死亡率高，过去常被视为手术禁区。近年来在不断探索中认识到骶骨肿瘤全切术必须有充分准备才能进行。术前准备主要在于减少术中出血，除了大量备血外，术前行髂内动脉或肿瘤供血管栓塞可以减少肿瘤血运，术中通过腹主动脉球囊临时堵塞腹主动脉血流，可以更有效地减少术中出血，使手术的安全性大大提高。

肿瘤常常累及骶神经，为保证肿瘤切除的彻底，有时可能需要牺牲部分骶神经根。保留 S_1、S_2 神经，有 50％的病人出现大小便失禁，保留 S_1、S_2、S_3 神经，有 90％以上的病人获得正常大小便功能和双下肢功能。S_4、S_5 神经丧失会引起会阴部暂时性感觉障碍，部分男性病人有暂时的性功能障碍。一侧有 S_1、S_2、S_3 神经损伤，术后出现的大小便功能障碍在 2～4 个月后恢复。累及 S_1、S_2 的脊索瘤切除后需要腰骶椎稳定性重建，重建方法有：自体骨或异体骨移植、Calveston 技术与植骨、骶骨螺钉与髂骨螺钉或棒、髂骨移植与钢板固定、骶骨假体置换等。

脊索瘤对放疗敏感性低，但放疗对减少神经系统症状和控制疼痛有一定效果，常应用于无法外科切除、切除不彻底、大范围复发后疼痛的病例，可取得明显效果。化疗对脊索瘤的疗效尚不确定。近年来靶向治疗已成为研究热点，许多常见肿瘤如乳腺癌、肺癌、淋巴瘤、结肠癌等均已出现靶向治疗药物。c-kit 原癌基因的产物、酪氨酸激酶受体 CD117 的表达为胃肠间质瘤发病的重要机制，酪氨酸激酶抑制药伊马替尼（格列卫）通过抑制其活性发挥抗肿瘤作用，目前被广泛应用并取得良好临床效果。近期亦有报道伊马替尼在脊索瘤的治疗中取得良好效果。

脊索瘤常常局部浸润，骶骨脊索瘤完全切除困难，易于局部复发，晚期可发生远处转移，术后 5 年生存率为 86％，10 年生存率为 49％；5 年无瘤生存率为 58％，10 年减少到 22％；5 年带瘤生存率为 60％，10 年减少到 43％。绝大多数病人死于局部治疗失败的并发症。

（李建民）

第十节　长骨造釉细胞瘤

【概述】　长骨造釉细胞瘤是骨的原发低度恶性肿瘤，1913 年由 Fischer 首次报道，其形态与牙源性造釉细胞瘤相似，但没有证据表明两者有共同的组织起源。该瘤非常少见，影像学形态表现多样，类似各种原发和转移性骨肿瘤，某些部分类似骨纤维结构不良的改变。对于其组织来源存在不同的看法，有些学者认为是来源于内皮细胞，而有些认为来源于上皮细胞，近年来通过电子显微镜和免疫组织化学研究，有充分证据支持此病变是来源于上皮细胞。长骨造釉细胞瘤好发于长骨的骨干和干骺端，特别好发于胫骨，是继骨的神经和脂肪源性肿瘤之后的少见肿瘤。国外报道占原发骨肿瘤的0.3%，国内报道的46例，占原发骨肿瘤的0.24%，占原发恶性骨肿瘤的0.53%。

根据临床、放射学、组织学改变，长骨造釉细胞瘤分为两种，一种为经典型造釉细胞瘤，其特点为组织学上瘤细胞丰富，影像学上有破坏性生长的改变；另一种为分化型造釉细胞瘤，其特点为组织学上以骨纤维结构不良样的改变为主，而上皮性肿瘤成分少或不明显，影像学上，分化型造釉细胞瘤位于骨皮质，呈多中心性。

【病理】　经典型造釉细胞瘤的大体可见长骨骨干皮质内、境界清楚的分叶状肿物，周围皮质增生硬化，剖面为灰白色，质韧或骨性，结节样，可见从软的鱼肉样区向硬的纤维组织区的逐渐过度，常有囊性变及出血，较大的肿瘤可见髓内扩展和皮质突破，侵及软组织。分化型造釉细胞瘤常累及胫骨前外侧皮质，大体表现为多灶性纤维样组织，骨皮质向髓腔及向前膨胀，周围有一硬化的骨皮质分隔，不出现骨皮质的完全破坏、骨髓腔及周围软组织的累及等情况，常见胫骨弯曲畸形。

镜下肿瘤组织学表现各不相同，在同一标本的不同部位也可不一样，经典特征为上皮性和骨纤维性两种成分以不同的比例和形式相互交织分布。总的来说造釉细胞瘤分为四种基本形态：①基底细胞型，肿瘤主要由成巢状或成片的基底细胞样瘤细胞组成，周围细胞呈立方或柱状，核呈梭形，呈栅栏状排列，中心部位细胞呈梭形。网织纤维包绕细胞野，巢内细胞间网织纤维梢，组织结构类似上皮。②梭形细胞型，与基底细胞型相似，只是周围没有栅栏状的细胞排列，梭形细胞型结构与间叶源性梭形细胞肿瘤如纤维肉瘤类似。③管状或腺样结构型，由小的、扁平或立方形瘤细胞覆盖在不同大小的腔隙表面，有些区域似腺腔样结构，有时小管壁披覆一层或数层立方或扁平细胞，并埋于纤维间质中，类似于不同大小的血管腔或腺样结构。④鳞状细胞型，可见多数具有鳞状上皮分化的细胞，细胞圆形或多边形，胞质嗜酸性，核深染，有角化颗粒。鳞状分化细胞处于非鳞状分化细胞巢之中或边缘，也可埋于周围基质中。上述四种细胞结构都围绕纤维基质，在同一病变中多为集中类型混合存在，而以一种为主，其中以基底细胞型最常见，其次为梭形细胞型及腺样结构型，鳞状细胞型少见。此外，几乎在所有造釉细胞瘤中可找到灶性的骨纤维结构不良样的改变，骨纤维结构不良样造釉细胞瘤的瘤细胞似梭形的纤维母细胞样，常呈束状或车辐状，结构疏松，可见由骨母细胞围绕的骨小梁，在灶性骨纤维结构不良样结构中有小簇状分布的上皮细胞是与骨性纤维结构不良鉴别的唯一特征。

经典型造釉细胞瘤瘤细胞丰富，常常几种组织形态混合，骨纤维结构不良样改变仅局灶病变，不占主要部分。骨纤维结构不良型造釉细胞瘤最明显的特征就是与骨纤维结构不良的形态相似，纤维母细胞增生，呈束状或漩涡状排列，其中分布骨小梁，小梁边缘有骨母细胞。与骨纤维结构不良不同的是造釉细胞瘤中有小巢或单个上皮样肿瘤分布于纤维间质中。

电镜检查可证实造釉细胞瘤的上皮性质，表现为胞质中有半桥粒、张力原纤维和微丝，在不同的组织学亚型中，上皮细胞间均有桥粒连接，细胞巢周围有基底膜包绕。免疫组织化学染色，细胞角蛋白在基底样细胞、梭形细胞、鳞状细胞及小管结构均为强阳性，纤维间质和骨纤维结构不良样区域为阴性，Vimentin在各型肿瘤细胞及纤维母细胞样间质为强阳性，S-100和血管Ⅷ因子均阴性，Actin多数阴性，但在纤维母细胞样间质细胞可弱阳性。细胞遗传学研究显示造釉细胞瘤均有染色体数目的异常，主要是染色体7、8、12和19的扩增。

【临床表现】　长骨造釉细胞瘤少见，男性比女性略多见，最常发生在胫骨骨干，约占90%，偶尔同时发生在胫骨和同侧腓骨，尺骨、股骨、桡骨、肱骨均有报道。经典型造釉细胞瘤发病年龄常在20岁以下，偶见于20岁以上，主要发生于胫骨，偶见于腓骨，或两者同时发生，发生在其他部位者罕见。分化型造釉细胞瘤主要发生于20岁以下的病人，病变常同时累及胫骨和腓骨，最常见于胫骨干中段前外侧皮质。肿瘤大多单发，偶见多发，生长缓慢，约2/3的病例有外伤史，主要表现为轻微的疼痛和局部进行性肿胀，肿物很少生长为大的肿块，病变破坏可引起病理骨折。检查时可触及坚硬压痛的肿块，固定于其下的骨质，表面不平，可有肌肉萎缩及关节功能障碍，受累胫骨可向前弯曲。

【影像学表现】　长骨造釉细胞瘤的 X 线表现为单囊或多囊、边界清楚的溶骨性缺损，一般偏心、膨胀性，周围有骨质硬化，在约 80%的病例可见到锯齿状骨皮质破坏，是此肿瘤特征性改变。多数病例在同一骨上有卫星灶，有时整个骨骼被许多卫星病灶所侵犯。肿瘤看似局限于皮质内，沿骨的长轴扩展，常侵犯髓腔，少数侵犯软组织形成软组织包块，一般无骨膜反应。病程较长者肿瘤破坏广泛可使骨骼变粗、弯曲畸形。少数可表现为硬化性磨砂玻璃样外观，与骨纤维结构不良的表现相似。

经典型造釉细胞瘤的影像学是特别而具有诊断意义的，根据其影像学表现可分为两大类，一种为皮质内型，另一种具有广泛的皮质破坏并累及骨髓腔和邻近软组织，70%发生在骨干中部，30%发生在骨端，在胫骨多发生在前外侧，并出现中度至重度弯曲畸形。X 线表现为溶骨性病灶，溶骨区和硬化区相间，溶骨区境界清楚，有时溶骨区位于相邻两骨(胫骨和腓骨)的邻近部位，但较少见。发生在腓骨的肿瘤很少是偏心性的，多数位于中央，溶骨性病灶清楚，周围有硬化区，没有弯曲畸形。

分化型造釉细胞瘤在影像学上很难与常规骨纤维结构不良鉴别，表现为多个透亮区，也有硬化灶，或两者同事出现，病变位于胫骨前外侧皮质内，导致皮质表层向外膨胀，胫骨向前弯曲，尽管皮质明显膨胀但每一病灶周围都有一完整的环行骨皮质包绕。骨皮质无破坏，骨髓腔及周围软组织不受累及。

CT 有助于显示较小的病变及其内部结构，病灶内为软组织低密度区，边界清楚呈锯齿样，病变周围很少有骨膜反应。增强扫描后病灶轻度强化。MRI 的作用不是用来诊断此肿瘤，而主要是用来明确肿瘤在骨内和骨外的确切范围，在 T_1 加权像表现为骨内异常低信号区，T_2 加权像表现为高于脊髓的高信号。放射性核素骨扫描可有不同程度的摄取增加。

【诊断与鉴别诊断】　由于比较少见，在组织学上有多种成分，临床诊断较困难。需要鉴别的病变有。

1. *纤维结构不良*　该病未成年人多见，边界不如造釉细胞瘤那样清楚，较大的纤维结构不良可破坏骨皮质并侵及髓腔。而造釉细胞瘤除个别病例外均发生在骨骺融合以后的成人。

2. *骨髓炎*　位于胫骨的骨髓炎有时很难与造釉细胞瘤区别。但骨髓炎一般均有不同程度的骨膜反应和软组织肿胀，这是在造釉细胞瘤很少出现的。若有死骨出现，更可诊断为骨髓炎。

3. *非骨化性纤维瘤*　这是一种分界清楚的分叶状病变，并具有硬化边缘，一般并无骨皮质侵蚀。若纤维性骨皮质缺损发生在干骺端，可类似造釉细胞瘤的细小病灶。

4. *硬纤维瘤*　常表现为一侵袭性病变，其内常有骨性分隔或出现分房现象。

其他需要鉴别的病变有纤维肉瘤、血管内皮细胞瘤、转移癌等，除了病理组织学外，免疫组织化学检查也很有帮助。

【治疗与预后】　长骨造釉细胞瘤是低度恶性肿瘤，对放疗、化疗均不敏感，局部刮除或边缘切除后易复发，因此广泛切除后应用自体骨、异体骨、人工材料进行重建是常用的手术方法。对于肿瘤破坏广泛、局部广泛复发的病例有必要行截肢术。该瘤可发生肺或局部淋巴结的转移，较一般肉瘤晚，因肿瘤生长缓慢，发生转移后积极治疗可获得较好预后。

本病生长缓慢，转移发生通常较晚，如果治疗及时充分，大多数病例预后是乐观的。如果肿瘤得不到彻底切除，将是复发和转移的根源，复发率可高达 90%，转移率在 12%～29%。

（李建民）

第十一节　类肿瘤疾患

一、骨　囊　肿

【概述】　骨囊肿(Bone Cyst)现多称为单房性骨囊肿(Unicameral Bone Cyst，UBC)，单纯性骨囊肿(Simple Bone Cyst)，也有称之为孤立性骨囊肿(Solitary Bone Cyst)等，是一种常见的骨的良性病变，由 Virchow 于 1876 年首次报道，常见于青少年及儿童，男性发病率高于女性，多见于四肢的长管状骨，而在短管状骨很少见到，扁平骨更少，通常的发病部位在长管状骨的干骺端或靠近生长板处，并且逐渐向骨干移行，大多呈单房性改变，但也有多房者，该病具有自限性和自愈性。Jaffe 和 Lichtenstein 等将骨囊肿分为两期：①潜伏期，囊肿离开骨骺板，移向骨干，说明病变稳定，有重建机制；②活动期，囊肿紧邻骨骺板，说明病变有活动性，具有潜在生长能力。囊肿由骨骺板向骨干移动的程度取决于正常骨的生长能力，病变在肱骨近端的移动大于肱骨远端；相反，在股骨近端的则小于股骨远端。

【病因】 对骨囊肿的研究已有一个世纪，但其病因尚不清楚。Jaffe 和 Lichtenstein 等在 1942 年认为骨骺板创伤后的血肿内软骨化骨缺陷是囊肿形成的原因；1960 年 Cohen 等提出了静脉梗阻导致骨内压力增高的假说；而在最近 Kuboyama 和 Chigira 等报道了通过在囊肿的皮质上钻孔，降低囊肿内的压力治愈骨囊肿的结果，与 Cohen 的观点相同；1982 年 Malauer 等进行了囊内测压，结果活动型的为 160mmH_2O，水柱有波动，且与脉搏一致；潜伏期的囊内压力为 6～100mmH_2O，低于静脉压。Komiya 等在 1993 年更进一步报道了骨囊肿内液体的生化学研究，表明骨吸收因子(前列腺素，白介素-1B，胶原酶等)在骨囊肿形成中有协同作用，他们将囊内液体注射入鼠骨内而导致了骨吸收的结果。

【临床表现】 临床上一般无任何症状，有的病例局部有隐痛，酸痛或轻压痛，局部包块或骨增粗，或因病理骨折而就诊。临床上将骨囊肿分为两型：

1. 活动型(活动期)　患者年龄在 10 岁以下，囊肿与骨骺板接近，距离＜5mm。说明病变正处在不断发展，膨胀的过程中，任何方法治疗，都易复发。

2. 潜伏型(静止期)　患者年龄在 10 岁以上，囊肿距骨骺板较远，距离＞5mm。表明病变稳定，很少有进展趋向。囊肿多为单房，有时为多房。此期治疗后的复发率较低。

X 线表现　骨囊肿的 X 线表现是一纯溶骨性的病变，皮质变薄，膨胀，周围没有任何骨膜反应，偶可观察到的骨膜反应多是由应力骨折造成的，最重要的特点是病变从不穿透骨皮质，也不进入软组织中。(图 5-20-1)典型的活动性骨囊肿具有下列 X 线征：①囊肿为邻近骨骺板的干骺部中心性病变，但不超越骨骺板，股骨上端病变可邻近大粗隆骨骺；②其长轴与骨干方向一致，显示为基底在骨骺板侧的截头圆锥体；③其横径往往不大于骺板。

潜伏型的骨囊肿常表现为骨干部单房性卵圆形透亮区，囊肿邻近的皮质因受压迫而变薄，严重者薄如蛋壳但仍很完整。骨干皮质越接近囊肿中心越菲薄。病变部膨胀程度可达骨干宽度的 1.5～2 倍。但正常皮质与病变皮质厚薄的程度不同并有明显分界，而不是逐渐移行的，有的因囊肿壁上形成骨嵴，X 线片上则显示为多房性影像。

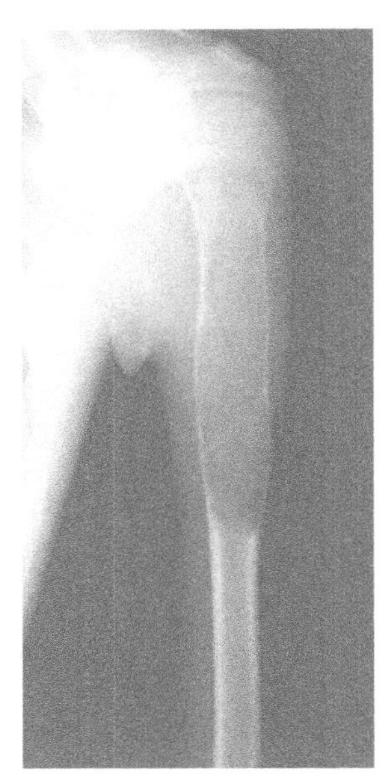

图 5-20-1　肱骨中上段囊状中心性破坏，膨胀，边界清，骨皮质菲薄，可见骨折缝

病理骨折为最常见的合并症，可显示为细裂纹或完全骨折，偶有移位。骨折后局部产生骨膜反应，囊腔内可出现不规则骨化阴影。骨折愈合后囊腔内出现不规则骨嵴，骨折可致游离骨片落入囊内，即 McGlynn 提出"碎片陷落征"(fallen fragment sign)，也称"落叶征"。有时骨片不能从皮质上完全游离而出现"悬片或折叶征"(hinged fragment sign)。

【病理特征】 骨囊肿内是由疏松的网状及细纤维状结缔组织构成许多囊状部分，又逐渐合并成一个大的囊腔。囊腔壁被一单层间皮细胞所覆盖着。在囊腔中充有澄清或半透明的黄色略带血红的液体。当合并有病理骨折时，囊内的液体则为血性。囊肿周围为光滑的骨壁，在骨壁上有高低不同的骨嵴，但很少见到完整的骨性间隔。

在显微镜下，无特殊的组织学表现。壁的骨质为正常骨结构，囊肿的覆盖膜可为疏松结缔组织，或为粗厚而富于血管的结缔组织。有时，在覆盖膜上可看到散在的骨样组织或成熟骨。部分囊肿壁由新生骨所构成，此种骨壁不如正常皮质骨坚硬。

房隔间隙可充满血管，并发骨折时可看到骨膜新骨形成。于外伤部位可看到成骨性活动。由于伴有巨细胞的过多修复灶的出现，可被误认为囊性巨细胞瘤或动脉瘤样骨囊肿。新骨形成伴有囊壁的纤维化，有时可误诊为骨纤维异常增殖症。大多数单房性骨囊肿含有肉芽组织灶，陈旧性出血，纤维素，钙盐沉着，胆固醇，吞噬细胞及少数炎症细胞。复发性囊肿内多含有残留的植骨碎片，活动性和潜伏性骨囊肿在组织学上是相似的。

【鉴别诊断】

1. 动脉瘤样骨囊肿　动脉瘤样骨囊肿的发病部位与骨囊肿相似，但前者在扁平骨如椎体，骨盆及肩胛骨发病的机会更多一些。也可在长骨干骺端发病。且多为偏心性，可穿透骨皮质包壳。动脉瘤样骨囊肿含有软组织的细胞间质，其中可见化生的软骨及骨样组织。X 线片上，可见斑片状或点状钙化，这种所见在单纯性骨囊肿是不会出现的，动脉瘤样骨囊肿可有中等度侵蚀性，其边缘轮廓模糊不清呈虫蛀状，其骨皮质常膨胀如气球状，亦不同于单纯性骨囊肿。

2. 骨巨细胞瘤　骨巨细胞瘤多见于 20 岁以上的成年患者，病变多位于骨端呈偏心、多房或泡沫状，可完全穿透骨皮质，肿瘤有明显膨胀性。骨巨细胞瘤最常见的部位为股骨远端及胫骨近端，而这是单纯性骨囊肿相对少见的部位。

3. 非骨化性纤维瘤　非骨化性纤维瘤为偏心性发病，多位于距骨骺板一定距离处，病变通常较小，位于皮质部分但可延伸至髓腔骨松质内。大的非骨化性纤维瘤可占据整个骨髓腔，此时，不易与潜伏性单纯性骨囊肿区别。

4. 单发的纤维结构不良　两者有时在临床及 X 线表现上极相似，特别是纤维异样增殖又无毛玻璃状表现或只呈囊状膨胀改变时，很难鉴别，只是纤维结构不良病变范围较广泛，不一定呈中心性生长。除骨端外，常侵及干骺端及骨干。

【治疗】　治疗的目的在于彻底清除病灶，消灭囊腔，防止病理骨折及畸形的发生，恢复骨的坚固性，外科手术是过去常采用的方法，然而低龄儿童，病变靠近骺生长板，其手术后复发率接近 50%，并且可以损伤骺生长板。近年来许多学者认为该病具有自限性和自愈性。因而，非手术疗法也具有重要的作用。保守治疗包括囊内注射皮质类固醇类药物如：醋酸泼尼松龙等；经皮环形钻孔；用石膏托或管型固定，定期摄片观察等。Campanacci(1986)报道多次注射类固醇药物，有 50% 的病例完全愈合，25% 不完全愈合。

根据患者的年龄、发病部位，病变为活动期还是静止期以及是否合并病理性骨折等来决定采用保守治疗或手术治疗。Makley 和 Joyce 提出的治疗步骤如下。

1. 放射学检查为活动型骨囊肿(4～8 岁，无病理骨折)

(1)穿刺测压及造影，以明确诊断，观察囊内动力学特征，以判断病变为活动型或是潜伏型。

(2)注射类固醇(醋酸泼尼松龙)120mg。

(3)隔月摄 X 线片，以确定囊肿是否被吸收。

(4)如果没有愈合迹象，6 个月重复治疗一次。

2. 放射学检查为活动型骨囊肿(4～8 岁，有病理骨折)

(1)复位和制动。

(2)观察自身愈合情况。

(3)2～4 个月后，如果囊肿仍存在或复发，应及早应用第一种疗法。

3. 放射学检查为潜伏型(8～13 岁，无病理骨折)

(1)视发病部位，及时采用第一种疗法。

(2)估计是否有骨折的危险性，根据发病部位和该部位的活动情况，如需手术则采用刮除和植骨，否则进行观察。

4. 放射学检查为潜伏型骨囊肿(8～13 岁，有病理骨折)

(1)如果诊断明确，则用石膏托或管型固定，等待愈合。如果囊肿仍存在，则采用第一种疗法。

(2)估计骨折是否有危险。如果有，根据病变的部位及活跃程度衡量是否有必要手术切开，刮除植骨。否则观察。手术主要采用病灶刮除植骨术，充分显露后，开足够大的骨窗，一般应与病灶的长短相一致，以使骨囊腔内各个角落均在直视之下，彻底刮除病灶特别是近骨窗的周围及骨嵴间的凹陷处以及囊壁包膜，用 95% 乙醇处理骨壁后充分植骨。年龄大的患者也可用骨水泥填充。对于股骨上端病变，尤其是靠近股骨颈的病变，刮除病灶后应使用金属内固定物以防止病理骨折。

综上所述，手术是成年骨囊肿的首选治疗方法，复发率低，对于儿童、特别是 X 线证实为活动期的，则应采用保守治疗；合并病理骨折的，可待骨折愈合后再做进一步治疗。

二、动脉瘤样骨囊肿

【概述】　动脉瘤样骨囊肿(aneurysmal bone cyst)既可以是原发的病变，也可以是其他疾病的反应过程的一部分，如包含在骨巨细胞瘤和骨肉瘤等病变内。原发的病变多数在10～20岁时发病，女性多于男性(2∶1)，病变呈膨胀性、多房性、充血性，可发生于几乎所有骨骼，但长管状骨的干骺端和脊柱为其好发部位，在长管状骨，下肢是其多发部位；而在脊柱，病变常侵及椎体或后弓，或两者同时受侵。1942年Jaffe和Lichtenstein将本病命名为动脉瘤样骨囊肿(Aneurysmal Bone Cyst，ABC)。近年来，多数学者认为动脉瘤样骨囊肿是因骨内某种原发病变形成动静脉瘘，引起骨内的血流动力学变化所致的继发性骨的病变。

【病因】　本病的发病原因不清楚，也不能确定其是代表一个肿瘤的过程，或是某病的继发现象。Lichtenstein(1950)认为此病的发生原因是一个局部的异常循环，是由于静脉栓塞或动静脉瘘，或是因骨内、骨膜下出血的反应性增生的过程。Jaffe和Lichtenstein(1962)又提出是原有的病变出血形成动脉瘤样骨囊肿。在许多病例中，动脉瘤样骨囊肿是组成单纯性骨囊肿或其他疾病的一部分，如骨巨细胞瘤、骨母细胞瘤、软骨母细胞瘤、血管内皮瘤、甚至骨肉瘤。这种病变应当认为是继发性动脉瘤样骨囊肿还是只是原始病变囊内出血的表现，直到现在仍在争论。有作者认为，原始病变很可能因为动脉瘤样骨囊肿的迅速发展被取代，所以原始病变没有被发现。

【临床表现】　动脉瘤样骨囊肿的病人几乎都在30岁以下，最易发病的年龄组为10～20岁。女性发病率约是男性的2倍。

动脉瘤样骨囊肿可发生于任何骨，但最常见的部位为长管状骨占50%，有20%～30%病变发生于脊柱，可侵及椎体或后弓，也可两者同时受累，邻近椎体也可受侵。常见发病部位排序如下：下肢长管状骨、脊柱、上肢长管状骨、锁骨、手足短管状骨、距骨及颜面骨。在长管状骨中病变多位于干骺端，多数偏于一侧，只有少数病变位于骨中央，动脉瘤样骨囊肿的生长一般也不越过骺生长板，但骨成熟后，病变可发展至骨端。若发生在骨盆的动脉瘤样骨囊肿常常是巨大的。

动脉瘤样骨囊肿主要临床特征为进行性局部疼痛和肿胀。脊柱发生病变时疼痛症状明显，椎体和附件的破坏，压缩而发生脊柱畸形，可出现脊髓压迫症状，压迫症状可逐渐加重甚至发生截瘫。在出现椎体病理性压缩骨折或病变急性出血时压迫症状会突然出现。少数病例的症状出现与创伤有关，尽管两者之间并无因果联系，病理骨折较少见是因为这种偏心性的病变很少使骨质变得严重缺损。病变附近的关节可因肿胀、疼痛出现活动受限，若膨胀性病变累及关节软骨时，则关节活动受限明显，关节腔积液。在一些病例中，症状的出现和发展与妊娠有明显的关系。

【放射学表现】　病变呈纯溶骨性破坏及膨胀是动脉瘤样骨囊肿X线片的特点，边界清楚(图5-20-2)，可有突出到病变内的骨性间隔构成多房腔的壁。病变早期呈类圆形，轻度膨胀，边缘多较清楚，可在短期内进行性发展，可有轻度骨膜反应。进展期呈进行性扩大的骨质破坏，骨壳可部分中断，病灶内可见纤细条纹状或弓形骨隔，密度不均。稳定期或成熟期骨壳较厚且不规整，骨的反应性增生明显，骨间隔粗细不均，出现多房腔性改变。愈合期或钙化骨化期呈进行性的钙化骨化，病变缩小，病灶内形成结构紊乱的致密骨块。有些时候，特别是当病变位于长管状骨的干骺端，或在短骨或扁平骨时，囊肿显示为偏心性溶骨性破坏，并向骨松质延伸，直到整个骨受侵，病变内可为透光性的或可出现小梁样的骨嵴。

脊柱的动脉瘤样骨囊肿既可侵犯后弓，也可累及椎体，可导致病理性骨折，在少数病例里，病变可侵及邻近椎体。CT扫描对确定病变性质是有帮助的，有时可显示出病变内的液体平面，MRI有时可

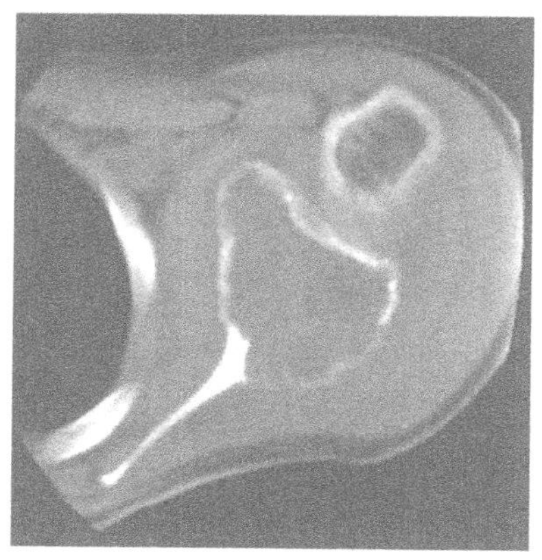

图5-20-2　肩胛骨动脉瘤样骨囊肿，肩盂膨胀性溶骨性破坏，边界清楚

以显示出动脉瘤样骨囊肿特有的海绵样外观，也可对其中的液体提供进一步信息，可反映其富于血管的特性。

在血管造影中，病变染色强烈，造影剂保留时间较长，可发现异常扭曲血管或窦状或静脉瘘形成，但并无输入或输出性的血管显影。

动脉瘤样骨囊肿的同位素骨扫描可见到一个中心性的放射性稀疏区，周围被放射性浓聚区域所包围。

影像学不同的方法对动脉瘤样骨囊肿的诊断价值：X线能提供基本和重要信息；CT能清楚显示病变范围、结构、密度、骨皮质和骨壳的情况，也可显示病变内液一液平面和钙化骨化及软组织肿块；MRI可作三维成像，更清楚显示病变情况。

病理特征：对大体标本的检查可以明白动脉瘤样骨囊肿这个名称的来由，这个名称很清楚地表达了受侵骨膨胀，整个病变是一个巨大的充血的囊腔，在手术显露病变时，外科医生常将病变描述为"出血的洞"，只有渗血但并不喷血，囊腔内的血不凝结，表明病变的血流动力学很活跃。有完整骨膜附于病变骨上，其囊壁可以为薄骨壳，也可以仅由一层骨膜构成。动脉瘤样骨囊肿与正常骨的边界是非常清楚的。

在病变内插入探针可测量其压力为动脉类型的压力梯度。在解剖及血管造影中均未发现有骨内或骨外大的血管直接供应病变，因而认为囊腔内的血液是由囊壁膜上的毛细血管直接供给的。有时病变内含有大量与骨囊肿类似的血浆性液体，而囊腔内组织较少为纤维性，而且无明显出血。

在光学显微镜下，应当区分病变为原发的或继发性的，如果除了动脉瘤样骨囊肿的区域之外，还有其他骨的病变，无论是良性或恶性的，应当诊断继发性的动脉瘤样骨囊肿。在低倍镜下可见到典型海绵状结构。其腔隙可大可小，其中除血液外，还可有血浆、细胞及骨质碎片，无血管及内皮组织相衬。

真正的动脉瘤样骨囊肿组织是构成血腔壁及间隙的组织，为纤维性组织，富有小毛细血管及多核巨细胞，其中亦可散在红细胞及白细胞。有些部位可有骨样小梁存在。从整体上看，其组织为反应性及修复性组织，有趋于成熟倾向。在壁及间隙中的原始细胞变为致密的纤维胶原或纤维透明蛋白，有极少数纤维母细胞及纤维细胞。这些结构在腔隙表现呈内皮样排列，但实际上无内皮覆盖。巨细胞少见，有大量含铁血黄素存在。

可与动脉瘤样骨囊肿并存的良性或恶性病变有软骨母细胞瘤、软骨黏液纤维瘤、骨巨细胞瘤、骨母细胞瘤、纤维结构不良、血管瘤甚至成骨肉瘤，但很少与骨的转移癌并存。在原发病复发时，动脉瘤样骨囊肿也可能复发。

【鉴别诊断】 动脉瘤样骨囊肿的诊断要靠病史、体征、放射影像、术中所见和病理综合考虑才能确立。组织学诊断需要大块组织标本，因为其诊断依靠病变的全面观，方可与其他疾患的囊性出血相鉴别，此外还应除外恶性病变的存在。

需与动脉瘤样骨囊肿相鉴别的病变有：单纯性骨囊肿、骨母细胞瘤、软骨黏液样纤维瘤、骨巨细胞瘤、甲状旁腺功能亢进性黄色瘤、纤维结构不良、软骨母细胞瘤、血管内皮瘤、出血性骨肉瘤及其他溶骨性恶性肿瘤。当然也应注意到原始骨病变同时存在的可能。

【治疗】 动脉瘤样骨囊肿的发展过程是多种多样的。有时表现为侵袭性的生长，而有些病例，病变生长缓慢并且逐渐成熟直到自然消失。

1. *手术切除* 病变在腓骨、肋骨、桡骨远端，趾骨以及手、足骨等时手术切除治疗常可取得较好的效果。在其他的部位，病灶内刮除、自体骨移植也是常用的治疗方法。在刮除的过程中，可大量出血。因此肢体手术时，尽量使用止血带。单纯的切刮术后的复发率很高，因而刮除病灶时，应开足够大的骨窗，可使用苯酚、无水乙醇等来灭活囊壁，也可以骨水泥来填充残腔以降低复发率。

2. *放射治疗* 对于较大的病变，外科手术非常困难并有大出血的可能时（病变位于椎体或骨盆等），可采用放射治疗。放疗可使动脉瘤样骨囊肿停止生长，瘢痕形成，剂量为30～40GY的放疗证明对诱导囊肿骨化有效。然而，放疗的方法只在病变巨大，而且部位特殊，外科手术相对困难时才应考虑，因为出现放疗合并症的比率是非常高的，而且有诱导恶变、损伤儿童生长板的可能性，也可损伤骺软骨造成肢体畸形，在脊柱、骨盆还可损伤神经或器官。

3. *冷冻疗法* 刮除局部病变后，用液氮倾入骨腔内，使局部迅速降温，冷冻深度可达1～2mm，灭活残存的组织，然后再植骨可减少复发率。

4. *介入治疗* 在最近，一种新的方法已被引入来治疗外科手术相对困难部位的动脉瘤样骨囊肿（椎体、骨盆等）——选择性的栓塞囊肿的营养血管，证明可能促进其成熟及骨化。这种方法既可以与外科方法联合使用,也可以做为一种单独的疗法。

三、纤维结构不良

【概述】 纤维结构不良(fibrous dysplasia)是发生于形成骨的间充质的发育畸形,属骨内纤维组织增殖的病变,骨的发育停止在未成熟的编织骨阶段,而不能形成正常的骨小梁,病变可单发或多发,多发型的纤维结构不良偶可有内分泌和皮肤异常,并伴有骨骼生长停滞者,称为 Albright 综合征,这表明本病更可能是一种发育异常而非肿瘤。1942 年 Lichtenstein 和 Jaffe 将本病命名为纤维结构不良。

【病因】 关于本病发病原因,有以下说法。

1. 先天性骨发育异常　认为是发生在胚胎的组织错构,骨小梁发育异常为纤维组织代替。

2. 骨形成障碍　骨小梁停留在编织骨阶段,而不能形成正常的骨小梁。

3. 内分泌异常。

【临床表现】 纤维结构不良多是生长骨的病变。但临床上出现症状的年龄差异很大,而多骨病变者都是年轻患者。在一个 57 例病人的临床报告中,单骨病变的平均发病年龄是 14 岁,多骨病变不合并有内分泌障碍的平均发病年龄是 11 岁,多骨病变合并有内分泌障碍的平均年龄是 8 岁。

大多数病例是孤立的、单骨的病变,少数是多骨病变,多骨病变合并有内分泌紊乱的仅占约 3%。单骨病变和多骨病变的性别分布相同,而多骨病变合并有内分泌障碍(Albright 综合征)的明显多发于女性。

多数病人的主要症状是轻微的疼痛、肿胀以及局部的压痛,病理骨折是常见的并发症。许多潜伏性的纤维结构不良的病人因病理骨折而发现本病,由于受累骨的坚固性受到明显影响,肢体可出现弯曲畸形。颅骨及颌面骨受累的病人可出现视力下降或听力受损,有时会出现面部畸形。本病症状较轻,病程较长,可长达数年或数十年之久,故有时在青年或老年时出现症状而被发现此病。

临床上将纤维结构不良分为三型,单发型、多发型和 Albright 综合征(内分泌紊乱型),其表现各有不同,但肿块、畸形、病理骨折是其主要症状。病变骨的膨胀变形,在浅表骨表现明显,并可产生轻的疼痛。病变使骨质强度减弱,可出现各种弯曲畸形,下肢常因负重而发生髋内翻,膝外翻或膝内翻等畸形,约有 2/3 的病人发生病理性骨折,有时仅为骨皮质的裂纹骨折,有时是完全性骨折。经治疗后骨折可愈合,不愈合者极少。

1. 单发型纤维结构不良　它的病变过程一般是非常良性的,单发于某一骨内,是三型中最多见的。长管状骨多见于股骨近端,其次为胫骨,病变常侵犯干骺端。扁平骨常见于肋骨,颅面骨。肋骨常局限于一段。按其骨质破坏范围又可分为局限性及广泛性两种,前者病变局限,后者病变广泛可破坏骨的大部分。局限性者比广泛性者多见。临床症状轻。常觉某局部有不适感,酸胀、轻微疼痛,往往因局部肿胀或发生病理骨折而就诊。

2. 多发型纤维结构不良　症状发生早,发生早晚与严重程度和病变范围相关。病变侵犯全身多数骨骼,常偏于一侧肢体,双侧受累时并不对称,并产生各种畸形。发生在股骨,因多次病理骨折产生畸形如髋内翻或成角,短肢畸形,严重的呈牧羊杖畸形,产生跛行。发生在胫骨出现膝外翻或膝内翻,胫骨前凸,小腿过长等畸形。若发生在颅骨,可出现眼球突出并向外下方移位,额部突出的特殊“狮面”面容。偶可发生在脊柱,多为腰椎,颈胸椎受累则更少见,可产生后凸,侧弯畸形。多发型病变范围较大。85%的病例发生病理性骨折。可在同一部位发生多次病理性骨折,如股骨近端。多发型有时也可见到皮肤色素沉着。

3. Albright 综合征　绝大部分为女性,偶可见于男性,比多发型更少见,有三大特点。

(1)皮肤色素沉着斑:呈棕色或棕黄色,或呈典型的牛奶咖啡斑,是因皮肤基底细胞出现异常增多的色素而形成。边缘不规则,界线欠清楚,大小不等,不隆起,有的出生后皮肤色素沉着斑很明显,有的范围小,色素沉着斑较浅,检查时方可发现。色素斑的部位常位于背部。臀部及大腿等处,偏患侧常以中线为界。

(2)性早熟:多见于女性,婴幼儿时期即出现阴道不规则出血,但不是月经,第二性征提前出现,性器官提早发育,男性主要表现为生殖器增大。

(3)多发型纤维结构不良的骨质改变:本病对骨骼发育有影响,在儿童期由于内分泌的改变,骨骺发育比正常儿童快,故身材略为高大,但因骨骺闭合比正常者稍早,于是成年后身高则比正常人略显矮小,再加脊柱有弯曲畸形和下肢畸形,则更显矮小。偶有智力减低,合并其他内分泌症状者很少。极少数病例可合并多发肌肉或软组织黏液瘤,甲状腺功能亢进，糖尿病，肾脏及心血管畸形。

病程的发展在成熟前较快，成年后即变慢而且趋于稳定状态。妊娠期，病变又可趋向活跃，值得重视。

化验检查：血及尿常规，血清钙及无机磷均在正常范围。偶有镰状细胞贫血。多发型和 Albright 综合征约有 1/3 的病例碱性磷酸酶增高。Albright 综合征者尿中女性促性腺激素，卵胞刺激素均无异常现象。

【X 线表现】　单发型纤维结构不良病变部位在髓腔内，长管状骨的干骺端或骨干，中心位或偏心位，病变的 X 线表现为模糊的髓腔内放射透明(低密度)区，常被形容为"磨砂玻璃状"。其中可见不规则的骨纹理，骨质有不同程度的扩张，骨皮质变薄，病变区与正常骨质间界线明显，可看到反应性硬化缘带，不产生骨膜反应。病变部位在股骨颈或股骨上端可发生镰刀状变形，形容为"牧羊杖"畸形。脊柱的病变界线亦清楚，膨胀，X 线有低密度区，其内部呈分隔状或条纹状，可因病理性骨折而塌陷。局限性病变仅发生在干骺端，如股骨近端干骺端，广泛性病变常侵犯长骨的一端与大部分骨干，骨皮质薄厚不均，或向一侧弯曲变形。发生病理性骨折后骨膜产生新生骨，使骨皮质增厚硬化。病变很少侵犯骨骺软骨，仅在骺线闭合后，才侵入骨端。

多发型纤维结构不良病变常累及数骨，并有侵犯邻近骨的现象，如同侧的髂骨、股骨、胫骨及腓骨同时受累。四肢长骨的病变常累及骨的全部，髓腔宽窄不均，其增宽处骨皮质变薄并扩张，髓腔内纹理消失，呈磨砂玻璃状，有的部位高度膨胀，其中有囊状表现，常发生病理性骨折(图 5-20-3)。颅骨病变中，颅底骨质致密，枕、颞骨变形，呈致密与疏松相混的阴影。

手骨也很少单独侵及，常在弥漫整个上肢时，波及手骨。X 线片可见掌骨和指骨弥漫性膨胀(有时是长度增长)，这种改变可以波及掌骨骨骺和腕骨。

纤维结构不良恶变的 X 线表现在某种程度上取决于病变的组织学类型。在病变内溶骨范围的界限不清，骨皮质缺损及邻近的软组织块等都提示有恶性。

【病理】　纤维结构不良大体标本骨膜没有改变，皮质变薄，有时可用手术刀切开，剖面为苍白致密组织，有一定的弹性的沙砾感，沙砾感主要由于

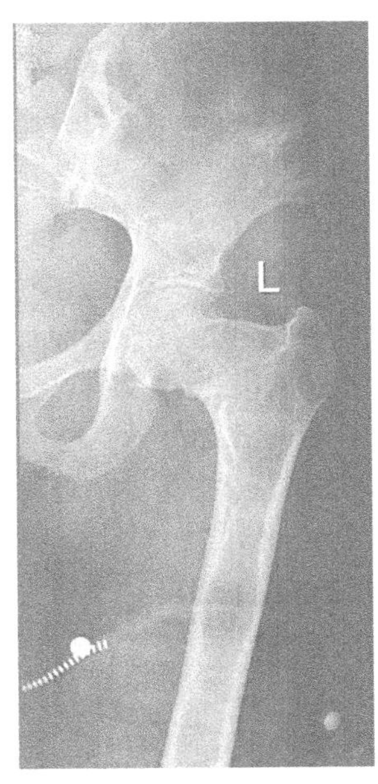

图 5-20-3　股骨段和髂骨纤维结构不良，病变膨胀，呈多囊状，伴髋内翻畸形

纤维组织内有软脆的骨样组织的骨小梁成分，随小梁数量及成熟程度而异。这种组织不富于血管，然而特别在骨松质(髂骨翼，肋骨，骨盆，干骺端)，可见许多血管截面。有时可见囊腔，水肿或出血性组织内有血性液体。有时，尤其是单骨受累者，整个溶骨区内含有液性成分，可与骨囊肿相混淆。在光学显微镜下，纤维结构不良的组织病理特点为在细小的骨小梁结构间有成束的组织即成纤维组织，而骨小梁周边无骨母细胞排列。

在纤细的胶原纤维网中，富含组织纤维母细胞，分裂象相对少见，有时排列成轮辐状，有时含多核巨细胞，主要在血管丰富或出血区域(尤其见于富含血管的骨松质，如肋骨)。

骨样组织和骨小梁一般比较稀疏，很少粗大，周边无骨母细胞排列，纤维结构不良的骨小梁一般呈编织结构，不能形成板层骨。有时，在结构不良的纤维骨组织之间可见软骨组织区域，软骨呈小的局限性结节。有正常的透明软骨结构，这些软骨区的组织特点与孤立的或多发软骨瘤的不同，与生长的骺板或修复性骨痂的增生软骨相似。

【鉴别诊断】

1. *软骨瘤*　鉴别该肿瘤，有时因其溶骨性病灶常含有一些不透 X 线的薄翼样的影像表现，而且在其软骨样组织中有与纤维结构不良相近的组织学表现，纤维结构不良的影像上比软骨瘤皮质更纤细，病灶弥漫，组织学上有不同的表现，在纤维结构

不良的软骨岛周边有典型的纤维骨化组织。

2. 骨囊肿　对于肱骨近端，肱骨干，股骨近端，髂骨翼的溶骨明显的病灶应与骨囊肿相鉴别。手术中如果纤维组织少，囊腔含液体时，可进一步确定为骨囊肿；组织学上，表现为有松散的水肿或黏液样纤维组织，并有囊性结构和少量骨小梁。这种情况多见于成年人，常常很难确定是静止的囊性纤维结构不良还是成熟的骨囊肿，尤其是充满修复的骨化纤维性组织的骨囊肿。

3. 骨母细胞瘤　如果溶骨病灶边界清楚，并有边界不清的致密区，组织学上，含有新形成的骨小梁的富含细胞的结缔组织时，应鉴别骨母细胞瘤。两者的鉴别，组织学不同是关键，成骨细胞瘤没有纤维性基质，有丰富的新形成的不成熟骨，周围分布大量成骨细胞，组织内富含血管。

多发型需要与甲状旁腺功能亢进产生的多发性纤维囊性骨炎鉴别。多发性纤维囊性骨炎，多见于成年人或老年人，疼痛较重，血钙高，血磷低，碱性磷酸酶高，多发型还需与多发性软骨瘤相鉴别。

Albright 综合征者应与神经纤维瘤病鉴别。后者往往有家族史，亦有色素沉着斑，还可有增生性疣、皮下结节，广泛的软组织增生。各种骨骼畸形表现但骨质囊样变少见，无性早熟现象。

【治疗与预后】　本病目前尚无特殊治疗方法，大多数单发型纤维结构不良无症状者多不需要治疗，只需要观察，预防病理性骨折的发生。外科治疗适应证取决于三个因素，即症状和临床影像表现、年龄和结构不良的范围。

1. 症状与体征　如果无症状，无潜在骨折危险，不需要手术。

2. 年龄　年龄与刮除和植骨能否成功之间有明显的联系。儿童期外科手术后，病变易复发，植入骨腔的骨大部分吸收；青少年时期，成功与失败概率基本相同；而成人期的治疗容易成功。

3. 结构不良范围　复发的可能性不一定取决于结构不良的范围。

因此，刮除和骨移植仅仅且主要适于成人局限性和有症状的纤维结构不良。儿童最好行有限的治疗，对畸形行截骨矫正和内固定。

单发型手术治疗方法有刮除，刮除植骨，刮除后采用冷冻外科治疗，刮除植骨并用内固定，刮除病变后用骨骼代用品——骨水泥填充。单纯刮除或刮除植骨容易复发，主要是因病变清除不彻底而致。局部病灶大块切除，用腓骨或胫骨植骨效果较好。Marcove 应用冷冻方法治疗 7 例，均无复发。Stephenson 报道，下肢病变治疗结果与年龄有关。18 岁以上的病人采用手术或保守治疗的方法，88% 结果满意。相反，18 岁以下的病人结果常不满意。采用刮除病变植骨内固定治疗者，86% 效果好，内固定虽不能改变病变过程，但可给受累骨骼提供机械支持。Enneking 和 Gearen 用自体骨移植（多为腓骨）治疗 15 例股骨颈部的病变，不论年龄大小，都取得了较好结果。

多发型纤维结构不良者不宜施行手术，应保护患肢，预防畸形发展，防止病理性骨折的发生。青春期并不能停止病变的发展，在成年人以后病变趋向稳定。

多发型对有症状的部位，畸形严重者，影响肢体功能者，可采用手术治疗。可行刮除植骨内固定或截骨矫形时同时采用刮除植骨内固定。病理性骨折时，可先治疗骨折，待骨折愈合后再行手术治疗。亦可骨折与病变同时治疗。

总之，治疗成人与儿童有症状的纤维结构不良，采用病灶清除加内固定比单纯刮除、自体骨松质移植效果为好。对病灶大块切除，或采用冷冻外科可取得较好结果。

放射治疗对纤维结构不良无效，反可引起恶变，可恶变为纤维肉瘤或骨肉瘤，软骨肉瘤比较罕见。纤维结构不良不经放射治疗也可发生恶变，多发型明显高于单发型，预后很差，恶变率为 2% 左右。

Albright 综合征者，可因其他系统并发症于早年死亡。

四、近关节骨囊肿

【概述】　近关节骨囊肿（juxta-articular bone cyst）又称为骨内性腱鞘囊肿（intraosseous ganglion），是一种原因不明的原发性骨疾患，其病理标本与常见的软组织的腱鞘囊肿相同。本病由 Johnson 于 1965 年首先报告，本病在文献上曾使用过的其他名称有：滑膜囊肿（synovial cyst），黏液囊肿（bursal cyst）及退行性囊肿（degenerative cyst）等。大多数近关节骨囊肿发生在青年，但其他年龄也有发病者，男性稍多于女性，下肢好发。

【病因】　根据近年的研究，多数学者认为本病为一种原发性骨疾患，是由于非特异性间胚叶细胞化生为成纤维细胞引起的。成纤维细胞有产生黏蛋白的能力，由于黏蛋白的大量集聚，就造成压迫性骨萎缩和囊肿形成。

此外，还有些学者认为本病可能是滑液的异常。由于病变邻近关节，在囊肿的壁内可发现滑液样细胞，及患者有活动后疼痛等特点，都表示本病为一关节内异常。也有人认为异位的滑膜组织为其病因。

【临床表现】　主要症状为关节钝痛，活动后加重，病史由数月数年不等。查体可以完全阴性，或发现患部有限局性肿胀，伴压痛。实验室检查可以完全正常。

【X 线表现】　近关节骨囊肿好发于下肢骨，以股骨头及颈最为多见，约占 37%，其次为胫骨下端，再次为胫骨上端。约有 23%的病例发生在上肢，多累及尺骨及腕骨(图 5-20-4)。近关节骨囊肿多位于骨骺，但亦可发生于干骺端。表现为圆形或卵圆形透亮区，多偏心性发病，大小不等。囊肿为一种纯溶骨性、无侵蚀性病变，多有一硬化边缘，邻近的关节造影偶能证实囊肿与关节相通。

【病理】　近关节骨囊肿的组织学变化，与皮肤黏液样囊肿完全一样，肉眼观察为一表面光滑、蓝色的圆形或卵圆形囊肿，可为单房或多房。囊肿内含黏稠胶样物质，其中富于透明质酸及其他黏多糖。

在显微镜下，囊肿的壁主要为成纤维细胞，间有滑膜型细胞及间质性黏多糖分泌现象。在胞浆、胞膜及细胞外间隙，可发现透明质酸的存在。此种物质可能是囊肿增大的原因。

【鉴别诊断】　与本病鉴别上最为困难者是退行性关节病所致的软骨下囊肿，骨关节病性囊肿几乎均可看到关节间隙狭窄、软骨骨质硬化及边缘性骨赘等骨关节病的改变；而近关节骨囊肿之相应关节一般正常，当然，晚期也可产生继发性增生性改变。临床上，如患者较年轻，首先应考虑为近关节骨囊肿，如年龄较大，则可能为退行性骨关节病，X 线诊断的依据包括：①近关节骨囊肿一般较骨关节病性囊肿为大；②退行性骨关节病之软骨下囊肿好发生于负重最大的部位，如髋臼的髂前下棘处，而近关节囊肿则位于内侧；③退行性骨关节病的囊肿为多发性，可对称的发生在两侧关节；而腱鞘囊肿不论发生在髋臼或股骨头，通常为单侧性；④退行性骨关节病的囊肿多发生在晚期，这时多半已有关节间隙狭窄，骨赘形成，股骨头扁平等征象。

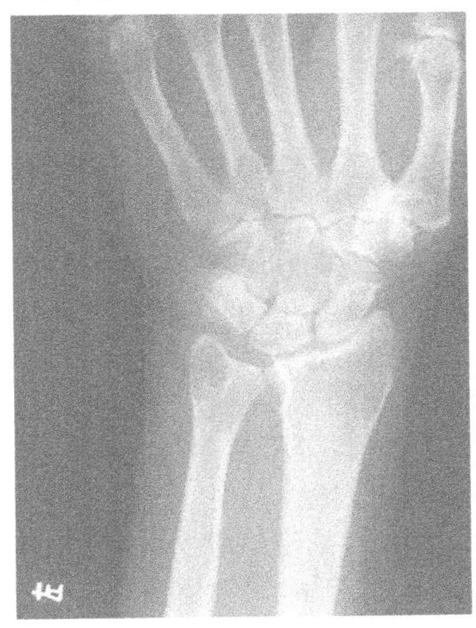

图 5-20-4　尺骨茎突囊性破坏，囊性变紧邻关节下，边界硬化

色素绒毛结节性滑膜炎：也可形成两侧关节的多发性糜烂，及关节内软组织肿块。其密度由于含铁血黄素沉积的缘故而显示致密。此种现象在近关节骨囊肿是见不到的。

软骨黏液样纤维瘤：在骺板未融合前，软骨黏液样纤维瘤的 X 线表现与近关节骨囊肿相似，但 50%以上有钙斑。

骨巨细胞瘤：多发生在 30～40 岁以上的患者，为偏心性骨骺病灶，膨胀性大，很少有硬化缘。

【治疗】　常用的方法为病灶刮除后植骨，疗效较好，偶有复发的病例报道。

五、纤维性皮质缺损及非骨化性纤维瘤

【概述】　纤维性皮质缺损是在儿童中常见的类肿瘤疾病，最先由 Sontag 和 Pyles 在 1914 年描述，1951 年 Kimmestiel 和 Rapp 称此病为骨膜硬纤维瘤，可单发或多发，最常见于股骨下端的后内侧皮质中，也可在胫骨上端、腓骨、股骨上端、肱骨上端，肋骨等处发病。在 30 岁以上的人群中，几乎无发病报道。纤维皮质缺损的病人通常无明显症状，也很少有病理性骨折，常偶然发现。

非骨化性纤维瘤最早由 Jaffe 首先提出，是在组织学上与纤维性皮质缺损完全相同的病变，但其病变范围较大，直径通常在几厘米以上，常见于10～20 岁的病人，非骨化性纤维瘤最常见的发病部位是长管状骨干骺端，如股骨下端，胫骨及腓骨两端，也可见肋骨及扁平骨中，偶发生于椎骨上，早期一般无症状，多在外伤或合并病理骨折后行 X 线检查时偶尔发现。有些病例临床上有轻度疼痛、压痛及局部肿胀，有时可放射至关节。在年龄大一些的病人中，同

样的病变可被认为是良性纤维组织细胞瘤。

【X线表现】 X线片上，纤维性皮质缺损常表现为位于干骺端的病变，为圆形或卵圆形的透明区，范围通常在2cm以内，有时有边缘硬化，少数可见骨膜反应。

非骨化性纤维瘤的X线表现为轻度膨胀的透明区，多为圆形、卵圆形或多囊性骨质缺损区，内有分隔，偏心性生长，边缘锐利，周围有一薄的硬化带，病变沿受侵骨纵轴生长。肿瘤外的骨皮质可因肿瘤的膨胀而变薄，有时仅为一蛋壳样外皮。除非发生病理骨折，否则没有骨膜反应。

【病理表现】 非骨化性纤维瘤在骨内被一硬化的骨壳所包围，病变本身由坚韧而致密的纤维组织所构成，切面柔韧，可呈黄色或棕色，视其中类脂质的含量而定。

显微镜下病变由梭形组织细胞，多核巨细胞及泡沫细胞组成。在病灶内看不到骨组织的形成，只有肿瘤附近的骨组织才有反应性增生，为本病的特点。由于有多核巨细胞，有时被误认为巨细胞瘤，但此种巨细胞分布广泛，可形成小巢，不像真性巨细胞瘤那样大量、弥漫性的存在。

【治疗】 纤维性皮质缺损是非常良性及常见的疾患，多数人认为是发育过程中的一种状态而非真正的肿瘤，可自行痊愈。与纤维性皮质缺损一样，非骨化性纤维瘤也可自愈。在成年人的X线检查中，发现无临床症状的且已自行骨化痊愈的陈旧病变并不罕见，对多数病例而言，除非有持续性的疼痛或合并有反复性的病理骨折，外科治疗并不是必需的。最有效的外科治疗是局部切刮植骨术，必要时可使用内固定。局部复发非常少，也并不需要其他辅助治疗，非骨化性纤维瘤几乎无恶变报道。

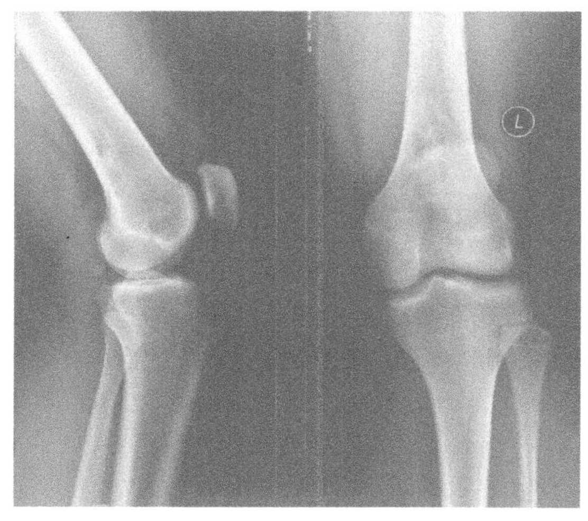

图5-20-5　股骨下段外后侧皮质溶骨性破坏，可见薄的硬化带

六、骨的嗜酸性肉芽肿

【概述】 郎汉细胞组织细胞增多症是一组罕见的有着广泛临床表现形式的疾患，尽管近年来免疫组化，放射诊断技术以及分子生物学的进展为理解这组复杂多变的疾患提供了新的工具，但许多问题仍未解决。过去由于这种病的发病率较低，加之对疾病进展分期的缺乏以及缺少设计合理的临床试验等，也限制了对这种疾病的研究，1987年成立的组织细胞学会(The histiocyte Society)，是一个由临床医生、病理学专家和其他科学家组成的国际性组织，已经提出了对组织细胞增多症的新的分类方法，并设计出了多中心临床试验，目的在于提高对于这种疾病的发病原因、发病机制以及不可预知的临床进程的理解。

1865年，Paul Langerhans描述了一种新的表皮上未着色的树突状细胞。现在这种细胞被称为郎汉细胞(Langerhans′ cell)，并被认为来源于骨髓前体(单核/巨噬细胞系)，进行免疫系统的外周活动，起到迟发超敏反应的作用。1893年Alfred Hard发表了一个3岁男孩的病例，因尿崩，眼球突出和肝脾大诊断为结核病。1921年Hand注意到Arhtur Schuller发表于1915年和Henry Christian发表于1920年的与此相似的病例。Hand开始怀疑结核的诊断。现在这种尿崩，眼球突出和骨膜缺损综合征已被称为韩-薛-柯综合征(Hand-schuller-Christian disease)。1924年，Erich Litterer描述了一种相似但更全身化的疾病后来在1933年被Sture Siwe提到，勒-雪综合征(Letterer-Siwe disease)的名称被用来称呼这种有多系统损害的疾病。在较小的儿童，这种病进展很快，预后不良。1940年，开始使用嗜伊红肉芽肿(eosinophilic granuloma)这一词汇来描述由大的巨噬细胞造成的孤立的骨质破坏并有明显的嗜伊红细胞的聚集。1953年，Lichtenstein提出了组织细胞增多症-X的统一概念，使得嗜伊红肉芽肿，韩-薛-柯病以及勒-雪病的临床病理病种得到统一。因为这些病种是由于吞噬性组织或类郎汉细胞的增生和播散造成的，1973年，Nezelof提出用郎汉细胞组织细胞增多症(Langerhans′ cell histiocytosis)这一词汇来替代组织细胞增多症-X，可简称为LCH。

【流行病学】 LCH可在任何年龄发病，从出生到年老，发病高峰在 1～3 岁。儿童的发病率估计为 3～4/100 万，男孩是女孩的 2 倍。在发病率上不存在人种的差异。LCH 很少报告可能是因为骨的病变常常是无临床症状的，或被误认为创伤或因皮肤受侵而被误认为脂溢性皮炎等。

LCH 的临床表现很多样，相应预后也很不同。独立的单发或多发的骨病变是指嗜伊红肉芽肿。当肉芽肿播散更广泛产生骨质损害，尿崩（侵犯垂体腺），眼球突出（眼球后肉芽肿），这时称为韩-雪-柯病，LCH 的播散型称为勒-雪病，这一型在 2 岁以下的婴儿和儿童中更常见。它的典型改变为：消瘦、肝脾大，全身淋巴结病变、贫血，有时全血细胞减少。较轻的 LCH 一般见于较大的儿童，较少见于成年人。

两种被认为影响预后的因素是：① 确诊的年龄；②器官侵犯情况。2 岁以下的儿童的病死率较高；如肝脏或骨髓等受侵，常提示预后不良。可受累器官包括：

骨　　　　　　内皮
皮肤　　　　　内分泌系统
淋巴结和胸腺　胃肠道
耳　　　　　　中枢神经系统
肝和脾　　　　肺

【临床表现】　骨的嗜伊红肉芽肿可为骨内单发或多发，无皮肤，肺和其他骨外损害，男孩较女孩多见，发病率之比为 2∶1，5～10 岁为发病高峰，常表现为疼痛和肿胀，是 LCH 最常见的临床表现。最常累及的是颅骨，其次是长管状骨（股骨、胫骨），扁平骨（肩胛骨、肋骨、下颌骨）以及脊柱。手、足的短管状骨很少受累，而长管状骨的骨干经常受累，轻微的破坏很像尤因肉瘤和感染时的表现。长管状骨的病变见于骨髓，部位多在骨干，其次为干骺端，而在骨骺的罕见。另外，发病部位与年龄有关，20 岁以上多不发生在长管状骨，扁平骨发病的病人大都超过 20 岁。发生在脊柱的损害因为存在脊髓压迫或损伤的危险而较为特殊，最常受累的是颈椎（图 5-20-6，图 5-20-7），其次为胸椎和腰椎，继发于病变播散到硬膜外腔而引起的脊髓压迫可造成永久性的瘫痪，是较少见的并发症。承重的长管状骨可能会发生病理性骨折。然而，这也可能会加速病变的愈合。

【影像学表现】　放射线片上，骨的嗜伊红肉芽肿表现为界线清晰的溶骨性破坏或穿凿状的破坏，有时可有骨膜反应且极像恶性病变，在颅骨上的破坏形态不一，称为地图颅，为本病所特有。发生在扁平骨上的病变多无骨膜反应；发生在脊柱上病变常表现为扁平椎，病变的最初只是溶骨性改变并无塌陷，随后发生压缩性骨折，可部分塌陷或完全塌陷，因椎弓根多正常故椎体向后方突出者较少见。

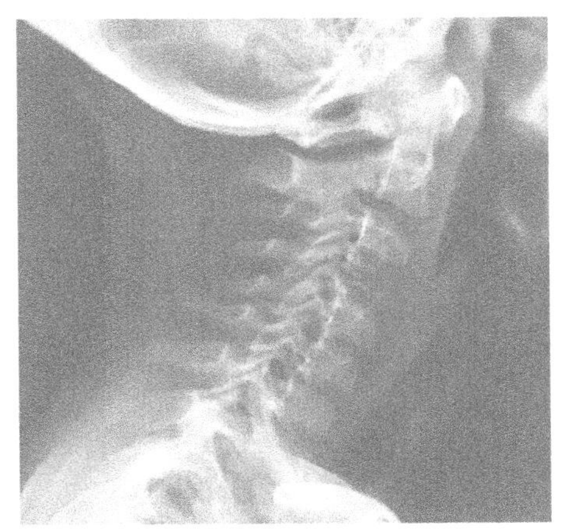

图 5-20-6　颈椎侧位 X 线片

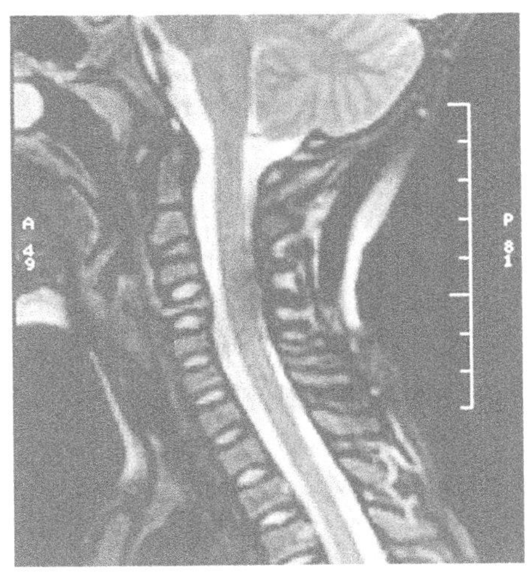

图 5-20-7　颈椎 MRI-T_2 像

注：骨嗜酸性肉芽肿，椎体破坏，变扁明显

骨的放射线片较同位素扫描更好地发现骨损害，因为损害处很少吸收同位素。近来认为核磁成像有助于嗜伊红肉芽肿的诊断，但其成像上的改变，特别是在疾病早期也是非特异性的，故用诊断仍常靠骨的活检。

【诊断】　在出现一种或多种上述的临床体征时应能想到 LCH，诊断依据应包括：病史，物理检查，全血细胞计数，电解质分析，尿和血清的渗透压，肝功能以及放射线检查。皮肤、骨、骨髓及肝脏等的活检常常是有确诊意义的。

【治疗】 对 LCH 患者的治疗一直争论不休。由于其非常多变的临床表现，自行缓解的可能性，使得建立一特定的治疗方案非常困难。近年来，保守治疗已经成为常用的方法。

1. *局限性或单发性疾病* 局限性或单发性 LCH 的患者的临床过程，通常为骨、淋巴结或皮肤。一般来说是良性的。患者很有可能在几个月至几年时间自发缓解而预后良好。单发性的骨损害除了活检来确诊以及在进行活检时行刮骨术并不需要其他治疗。进一步的局部治疗建议在以下几种情况进行：椎体或有疼痛的病灶，有自发性骨折危险的承重骨，以及由病变导致的严重的功能障碍或畸形的。1980 年 Cohen 首先报道了经皮向骨病变内注射激素——甲泼尼松龙丁二酸钠的方法，常用的剂量是 125～150mg，6 个月后可重复，本方法被认为是一种有效的和安全的治疗方法。当疾病威胁到重要器官的功能时，如视神经周围或脊髓的病变，局部注射激素以及外科手术不能进行时，可考虑以低剂量（6～10GY）放射治疗。孤立的淋巴结浸润或结节性病损可用外科切除和进一步密切观察直到好转出现。

2. *多系统疾病* 与局部的单发性疾病的相对良性病损对照，播散型 LCH 通常有更高的发病率，更慢性的病程，以及较高的死亡率。通常在有发热、疼痛、皮肤严重受累、发育停顿或重要器官功能障碍时进行化疗。泼尼松龙和长春新碱联合应用是化疗的传统一线用药，结合使用 VP-16 已证明有明显的疗效，近年来 VP-16 已被当做治疗 LCH 的一线化疗用药。

七、骨纤维性结构不良（骨化性纤维瘤）

【概述】 1921 年由 Frangenheim 首先执行报道这种病变并称这之为先天性纤维性骨炎，Montgmery 描述了称为“骨化性纤维瘤”（Ossifying Fibromm）的下颌骨病变，1966 年 Kempson 报道 2 例发生在幼儿胫骨的“长骨的骨化性纤维瘤”（图 5-20-8）。另外还有少量报道，试图确定骨化性纤维瘤为一种儿童独立的疾病，与纤维结构不良，先天性胫骨假关节区分，最近 Campanacci 和 Laus 报道 35 例病人具有相似或相同的病变，是累及胫骨，腓骨或两者均受累，这些作者们提议用骨纤维性结构不良（Osteofibrous Dysplasia）代替骨化性纤维瘤的命名。

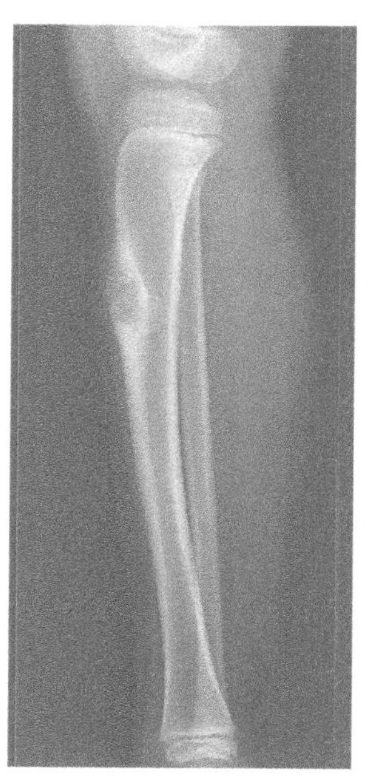

图 5-20-8　胫骨中上段骨皮质囊状破坏，可见分隔，边缘硬化

【临床表现】 骨纤维性结构不良好发于下颌骨，且成年人多见，边界清楚，刮除术后很少复发，长骨的骨纤维结构不良常侵犯幼儿或儿童的胫骨或腓骨，许多病人出现肿胀，有或无疼痛，这种病变常单发，但同一肢体的胫、腓骨均可受累。一些患有 Von Recklinghausen's 神经纤维瘤病的儿童中，类似或相同的病变可与先天性胫骨假关节同时存在。

【X 线表现】 溶骨性病变偏心性的位于骨干或干骺端，骨皮质可膨胀，特别是胫骨，也可有前后位弯曲变形，溶骨性破坏区有时连合成片，呈毛玻璃样或空泡样，周围有反应骨。根据 X 线表现需要鉴别的有纤维结构不良、非骨化性纤维瘤，与纤维结构不良区别点是病变位于骨皮质内。

【病理】 在纤维基质中的编织骨小梁有骨母细胞包绕，病变范围内再现的骨小梁比纤维结构不良更具定向性，但两者的组织学区别常有困难，结合 X 线表现来鉴别是有帮助的。

【治疗】 病人到 15 岁时多数病变停止生长。根据这些观察结果，Enneking 建议采取保守治疗，在儿童生长期可用适当的支具来预防畸形。他建议手术越晚做越好，如果生长期的儿童必须进行手术治疗，为了防止复发，广泛切除是必要的。在成人中边缘切除甚至病灶内切除亦不复发，放疗和化疗对骨化性纤维瘤无效。

八、骨化性肌炎

【概述】 骨化性肌炎，也称为异位性骨化，是一种骨外的非肿瘤性的、骨或软骨的形成物，在其急性期，很容易与成骨肉瘤相混淆。它可能是软组织机械性损伤的结果，也可能是因为从前的损伤尚未清除。

骨化性肌炎最常发生在一次急性创伤或慢性反复性创伤之后，创伤造成一个有机的血肿，或者受伤的骨膜种植于邻近的骨骼肌而使成骨细胞进入肌肉内。

【临床表现】 骨化性肌炎最常发生在 10 多岁的孩子和青年人中，男性病人占绝大多数。创伤后 3～6 周出现急剧的膨胀性包块及严重的疼痛是主要的症状。自从 1894 年，一个骑马者大腿内侧的骨化性肌炎被首次报道以来，在各种运动员中，如足球、网球以及其他一些容易出现软组织损伤的职业中常常被记录。在许多病例中，并无明确的外伤史。

常见的发病部位是上肢和大腿，其次是手。包块最初界限不清楚，然后周边逐渐清晰，其直径变化可能很大，可以大到 15cm，病变是自限性的，逐渐成熟为一个硬的包块，也可以完全自行消失。

骨化性肌炎也可见于腹部外科手术的瘢痕，注射部位，或在全髋置换术之后。

【放射学表现】 软组织的放射线检查在发病最初的 2 周后并无异常表现。在 2～4 周的时间内钙化逐渐变得明显，完全成熟的病变可以在大约 14 周后看到，在创伤后大约 5 个月，骨化的过程完全停止。骨的沉积从外周向中心进展（图 5-20-9，图图 5-20-10）。

【病理】 软组织或肌肉内硬性肿物，卵圆形或梭形，切开见中心部灰白或灰红色，质软，周边有沙砾感或硬化，晚期形成骨壳或大部分骨化。

在显微镜下，可见外伤后组织早期局部出血，水肿，肌肉组织变性坏死，3 周后肉芽机化，形成新生骨组织。Ackerman 首先描述了骨化性肌炎典型病变的特征性分带结构：中央带为细胞丰富区，梭形或肥硕纤维母细胞增生活跃，核大深染，有核分裂，易误认为肉瘤；中间带大量骨母细胞生成排列有序或连结成网的骨样组织，有时可见到软骨；肿物外周为成熟的板层骨，骨小梁之间为稀疏的纤维组织，或形成骨壳。

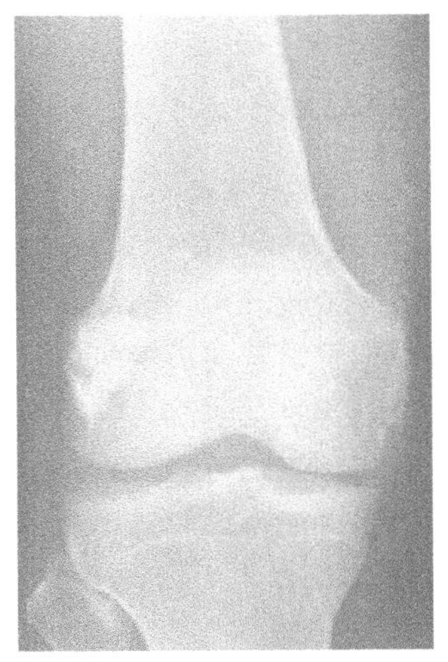

图 5-20-9　膝关节正位

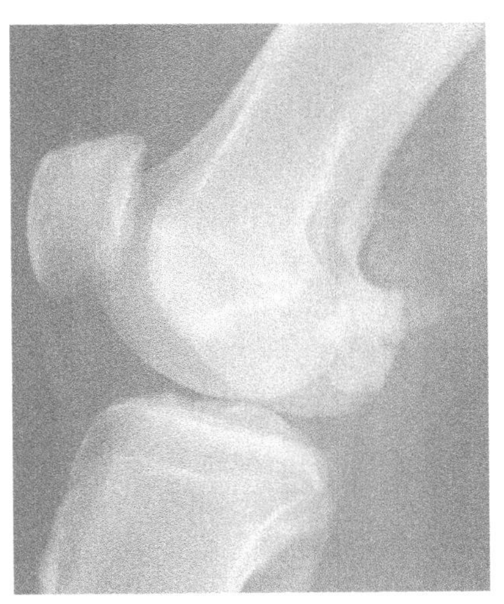

图 5-20-10　膝关节侧位

注：股骨下端外伤后肿胀，半年后仍有肿胀，局部质硬，摄片示股骨外侧髁软组织钙化，界限清

【鉴别诊断】

1. *骨旁骨肉瘤或骨外软组织骨肉瘤*　一般中心成骨，周边为细胞丰富区，缺乏分带现象，骨样组织排列紊乱。

2. *纤维肉瘤*　骨化性肌炎取材仅限于中心带时很容易与纤维肉瘤相混淆，应注意病史，外伤后 3～6 周出现肿块，分带结构，而纤维肉瘤细胞单一，间变明显，可见病理核分裂。

【治疗】 骨化性肌炎属良性病变，有自限性，有的病例未经治疗病灶自行消失或完全骨化，因而早期不宜手术，活检也可增加创伤，不利于肿物成熟。1～2 年后肿物致密骨化可手术切除。骨化性肌炎的恶性变非常少见。

九、甲状旁腺功能亢进的棕色瘤

【概述】 甲状旁腺是内分泌器官，位于甲状腺旁，上下各一对，每个腺体的大小约为 2mm×4mm×6mm，上对较下对略大些，呈黄红色而不同于甲状腺，有时埋藏于甲状腺表面的下方。甲状旁腺分泌甲状旁腺激素，其生理作用有：①刺激破骨细胞活动，增加骨吸收；②抑制肾小管对磷的回收，促进磷盐由尿排出；③增加肠道对钙的吸收。甲状旁腺的腺瘤、恶性肿瘤或肥大，皆可引起甲状旁腺激素分泌过剩，而发生甲状旁腺功能亢进的棕色瘤，其发病机制一方面是可能因甲状旁腺激素增多，促进破骨细胞活动，增加骨吸收；另一方面，抑制肾小管对钙磷的吸收，自尿中丢失大量磷，致血磷降低，因之血钙升高，继而尿钙增多。所以，骨吸收加速而钙磷大量丢失，是形成骨骼改变的原因。

【临床表现】 甲状旁腺功能亢进常见于中年人，女性发病率约为男性的 3 倍。临床症状主要表现在三个方面。第一为因血钙增高引起的症状；第二为因骨骼脱钙引起的症状；第三为因钙盐沉积于软组织而引起的症状。

在运动系统中最常见的症状是骨痛，常出现于背部及四肢。易发生病理性骨折、畸形及肢体短缩。泌尿系统中有多尿、蛋白尿、排尿困难、血尿及泌尿系结石。软组织的转移性钙化可表现为动脉壁钙化、支气管结石、肺结石等。

实验室检查对本病的诊断有重要意义，可出现血清钙增高，血清磷降低及碱性磷酸酶增高，尿钙增多，尿磷增多。

【X 线表现】 主要表现有：①弥漫性广泛性骨密度减低，骨松质被吸收，代之以纤维组织；②骨干部的纤维囊肿（图 5-20-11～13）；③骨骺和干骺端及扁骨内的棕色瘤；④骨膜下骨吸收；⑤佝偻病样或软骨病样表现。

甲状旁腺功能亢进的棕色瘤的特征性骨骼改变常出现在颅骨及指骨。颅骨增厚，内外板显像不清，甚而不能识别，散在着透亮的囊状区或颗粒状骨病变。由于囊状区膨胀也可造成明显变形，因骨质明显脱钙，而照片对比不佳，甚者不能清楚显出蝶鞍或其他骨骼的解剖构像。颌骨的牙硬板消失系骨吸收的一种表现，虽为甲状旁腺功能亢进的重要 X 线征，但它还可出现于各种原因的骨质疏松，故非为特征性表现。

原发性甲状旁腺功能亢进的骨吸收性破坏，可表现为骨内性的、皮质性的、小梁性的、软骨下的或骨膜下的，其中以骨膜下骨吸收最有诊断意义。指骨的骨膜下骨吸收为本病的特征性表现。皮质外缘模糊呈刺状，由于骨膜下骨吸收，而使中节或末节指骨的桡侧面变细，有时骨吸收出现在股骨近侧及胫骨近侧的内侧面，坐骨结节，肋骨上缘以及尺、桡骨。利用断层摄影或利用微焦点管球拍摄 5～7 倍的放大摄影，有利于发现骨膜下吸收及骨皮质侵蚀破坏。

必须指出，仅有约 1/3 的甲状旁腺功能亢进的病人具明显的骨骼变化，可依 X 线表现来确诊。还有多数病人，常常是因检查泌尿系结石而偶然发现的，在此之前却没有发现周身性骨骼变化。

【病理】 甲状旁腺功能亢进棕色瘤可累及任何骨骼。早期病变常出现在骨形成及骨破坏皆较快的部位。小儿明显的变化将出现在邻近长骨生长板的附近，以骨吸收为主要病理改变，表现为普遍性局限性骨破坏吸收伴骨内性纤维组织增生，囊肿形成，破骨细胞增多及骨髓纤维化。囊肿内含有棕色液体者称为棕色瘤。受累骨可变形或发生病理骨折。无论成人或小儿的早期病变皆常出现在骨皮质的骨膜面即骨膜下吸收，尤易见韧带及肌腱的附着处，将导致皮质边缘不规则，骨吸收区纤维组织所代替。指骨骨膜下骨吸收为本病的特征表现。

完整的病理组织像显示破骨细胞的骨吸收伴

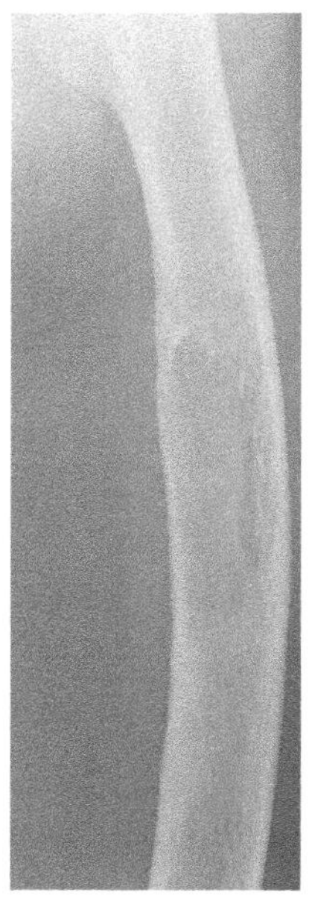

图 5-20-11　股骨干骨纤维囊肿

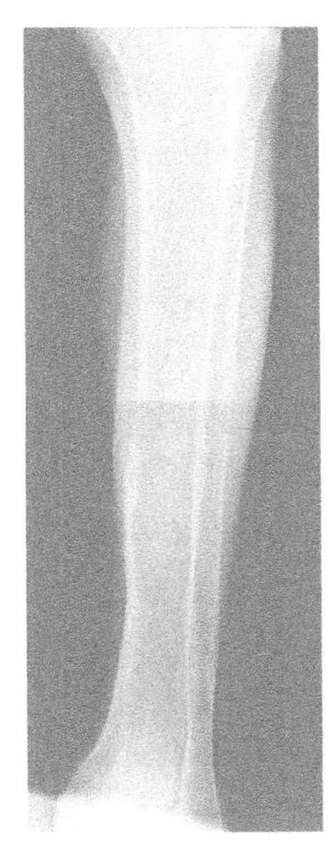

图 5-20-12　胫骨干骨纤维囊肿

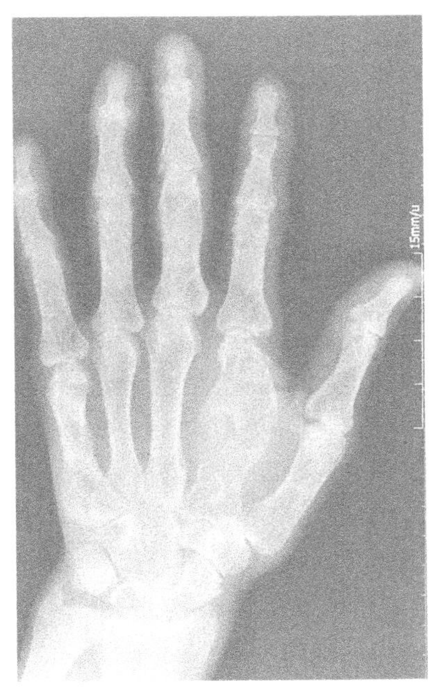

图 5-20-13　手部管状骨纤维囊肿

有纤维组织及钙化不全的不成熟的新骨。

【鉴别诊断】 骨转移瘤，多发性骨髓瘤，骨软化症，肾性骨病及骨纤维异常增殖症等均须与原发性甲状旁腺功能亢进相鉴别。个别情况还必须与类风湿关节炎及其他少见的关节病相区分。

甲状旁腺功能亢进者血清钙增高，血清磷增高，尿钙及尿磷量都增加，X 线显示为多骨受累，以弥漫性骨密度减低及纤维囊肿形成为主要变化。指骨等处的骨膜下骨吸收为特征性表现。颅骨结构不清，颗粒状骨疏松，颌骨牙硬板消失，关节周围软组织钙化，泌尿系结石等在诊断上都有参考价值。

【治疗】 以治疗原发性疾病为主，切除肥大或恶变的甲状旁腺、腺瘤，有时甲状旁腺可位于气管的深方，甚至在纵隔内。甲状旁腺腺瘤切除后，骨的继发病变会自发的逐步改善。骨科治疗的目的在于保护已软化的骨骼。对病理骨折可行内固定术。对棕色瘤一般不需要手术。

十、大量骨质溶解症

【概述】 大量骨质溶解症（massive osteolysis, MOL）又称“鬼怪骨”、大块骨质溶解症、消失骨病、急性自发性骨吸收、戈勒姆骨消失综合征（Gorham’s sygndrome）、特发性骨质溶解症等，是一种罕见的特异性骨吸收性疾患。Jackson 于 1838 年首次报道，1958 年 Johnson 和 McClure 将本病命名为大量骨质溶解症，现已被广泛采用。

【病因和病理】 大量骨质溶解症是极为罕见的特异性骨吸收性疾病，至今其病因和发病机制还不清楚。可能该病是血管瘤样改变、先天性血管发育畸形等，与外伤、感染等有关，但未得到认可。本病好发于儿童及青少年，男性略多于女性，无明显遗传倾向。一般是慢性进展病程，且可在某一阶段自限和静止。本病可侵犯单个或多个骨骼，随病情发展逐渐扩大直至同一部位的骨骼全部溶解消失为止，也具有髋关节发展的倾向。本病组织病理学表现无特异性，可见骨组织被溶解、吸收、骨小梁萎缩消失，未见骨母细胞及破骨细胞，无恶性细胞，无骨组织增生。骨吸收区被毛细血管及窦状血管组成的脉管组织所取代，邻近肌肉可出现不同程度的萎缩。

【诊断和鉴别诊断】 骨质溶解与炎症、恶性骨肿瘤引起的溶骨性骨质破坏存在本质区别。X 线检查是本病的主要检查方法，特点为大量骨质溶解、消失，但无骨质增生硬化、无骨膜反应、无软组织肿块、无瘤骨形成。

【治疗】 在治疗上尚无理想方法，常用的有植骨术、放射治疗等，但疗效不确切。本病预后尚可，多数患者仅在功能方面受到不同程度的影响，治疗后痊愈或改善，仅有极少数病例因病变侵及重要器官引起严重并发症而死亡。

（燕太强　郭　卫）

第十二节　骨转移性肿瘤

【定义】　是指原发生于其他器官的恶性肿瘤通过血液系统、淋巴系统转移到骨而产生的继发性肿瘤。这些恶性肿瘤主要是上皮来源的癌，少数是肉瘤，如乳腺癌、肺癌、骨肉瘤、恶性黑色素瘤等。转移是恶性肿瘤的重要特点之一，也是肿瘤晚期表现的特征。理论上，所有恶性肿瘤都可以形成骨转移。但肺癌、乳腺癌、前列腺癌发生率最高。骨是肿瘤最易发生转移的部位之一。根据文献报道，大约有50%的癌症病人均存在骨转移。以乳腺癌为例，骨转移的发生率高达60%以上。但并非所有骨转移病人均出现症状，很多在没有出现症状前患者就已经死于其他原因。骨转移瘤早期症状不明显，但转移肿瘤在骨内生长到一定程度会对骨造成明显破坏，疼痛及病理骨折导致的疼痛为主要临床表现。骨痛可能是由于肿瘤浸润导致骨内循环障碍或骨内压增高或微骨折引起。积极治疗骨转移瘤，可以抑制肿瘤在骨内浸润情况，降低病理骨折发生危险，恢复骨正常强度。使骨转移瘤患者的生存质量得到大幅度提高。在恶性肿瘤原发病灶找不到时，对转移瘤的治疗有治愈肿瘤可能。不同肿瘤发生骨转移的可能性不同，转移后的生存期也不同(表5-20-2)。

【转移机制】　骨转移瘤发生的机制十分复杂，也是近年来肿瘤生物行为研究的重要领域。肿瘤发生有两个重要环节：①正常细胞分裂的调控障碍，使肿瘤细胞不受限制的生长；②瘤细胞有足够的生存环境条件和自身运转能力。分为以下三种情况：当瘤细胞的生长不能浸润正常组织就形成良性无侵袭性肿瘤；当瘤细胞侵犯正常组织但不发生扩散及远隔转移，也形成良性肿瘤，但是具有侵袭性；当肿瘤细胞既能在发生部位持续生长，也能脱离原始生长部位，在转移途中存活而不被机体自身免疫掉，在远部组织器官存活并形成转移灶，就成为恶性肿瘤。

肿瘤转移是一个复杂的过程，只有很少的肿瘤细胞形成转移灶。有研究表明只有0.01%的脱离原发瘤的肿瘤细胞能形成转移并建立转移灶。其过程大致为：①首先是原发瘤细胞能够实现脱离；②产生相关酶，如胶原酶、水解酶、组织蛋白酶等以降解胶原并使血管或淋巴管壁产生缺陷；③肿瘤细胞入侵血管和(或)淋巴管；④在远隔组织器官的终末血管处停留并侵袭管壁从而进入远隔器官或在组织器官中形成瘤栓；⑤在局部按照原发肿瘤的特点异常生长并对侵犯组织造成破坏，形成转移灶。

转移瘤如何定向，如何导向目前尚不清楚，可能存在电或化学信号。但是人体的以细胞免疫为主的自身免疫系统对于体内出现的恶性肿瘤细胞实施实时监控，多数瘤细胞会在血液内被免疫监控细胞杀死。只有少量细胞通过免疫逃逸和机械遮挡等方式得以生存。在血管末梢停留或通过管壁进入组织的细胞在适宜的生存环境下和细胞生物环境引导下着床并生长形成转移瘤。转移瘤的特异的组织亲和性可能与细胞因子和瘤细胞本身特点有关。如肺癌约70%会出现骨转移，亲骨转移肿瘤常见有肺癌、乳腺癌、前列腺癌、肾癌、甲状腺癌等。疏骨转移肿瘤很少出现骨转移，如肝癌、胃癌、结肠癌等。这些肿瘤细胞分泌血管生成因子(tumor angiogenesis factor，TAF)、血管发生素(angiogenin)等诱导血管长入使肿瘤得到血供是转移瘤得以生长的重要环节。

表5-20-2　实体肿瘤病人骨转移瘤发生率

肿瘤类型	5年发生率(1 000×)	晚期肿瘤转移骨转移发生率(%)	骨转移瘤诊断后生存中值(月)
乳腺癌	3 860	65～75	19～25
前列腺癌	1 555	65～75	12～53
肺癌	1 394	30～40	6～7
膀胱癌	1 000	40	6～9
肾细胞癌	480	20～25	12
甲状腺癌	475	60	48
黑色素瘤	533	14～45	6

【临床表现】　早期骨转移瘤临床症状不明显，转移部位疼痛是最常见临床症状。病理骨折也是常见表现，特别是由于肿瘤浸润导致骨强度下降出现微骨折是疼痛的重要原因之一。大约有 10%的病人出现病理骨折，主要发生在下肢，肱骨也是常见部位。在下肢，股骨占 60%以上，而粗隆部占股骨的 80%。骨转移瘤好发于 40～60 岁患者，一般在原发肿瘤出现后 1 年内均可表现出肿瘤转移，包括淋巴结转移及骨外脏器转移。有时原发肿瘤不能发现，骨转移瘤成为唯一的肿瘤表现，对于这样的病人转移灶治愈后一定坚持复查，发现原发灶及严密监控有利于生存率的提高。在骨转移瘤易于发生的部位也常与该部位常见疾病引起的疼痛相混淆，如肩胛带周围的转移导致的疼痛常与肩周炎混淆；骨盆转移瘤常应与腰椎间盘突出症等相鉴别；膝髋关节周围转移瘤常应与髋膝关节炎相鉴别。但是这些部位的转移瘤常与这些常见疾病有不一样的异常表现，如疼痛性质、持续时间、叩压痛等均不同，结合年龄特点，症状发生发展过程进行相关检查如 X 线片、CT、MRI 等均可及时发现这些转移瘤病变。对于较晚期患者会有咳嗽、血尿、体重减少、食欲减退等原发肿瘤常见症状。

【影像表现】　影像学检查在转移瘤的诊断中占有重要地位，常用的影像诊断手段有 X 线片、CT、MRI、ECT、DSA 等。

X 线片对于转移瘤诊断是最根本的影像检查方法，具有简单、直观且具整体性。可呈现成骨、溶骨及混合性骨转移。溶骨性病灶少有骨膜反应，呈大片状、虫蚀样或穿凿样等。可单发，更多为多发，可与骨盆、脊柱等多发病灶并存(图 5-20-14)。成骨转移表现为较明显骨膜反应，骨增生，密度增高明显，在骨内形成高密度边界不清影像，可呈斑点样或斑片样成骨，甚至表现为象牙骨及骨膜反应(图 5-20-15)。占据原骨髓内正常结构，成骨性转移的骨强度仍然会大幅度下降，因为缺乏正常骨的应力形成的结构，也会出现病理骨折，但是这类病理骨折发生较少，可愈合。混合转移灶表现为成骨背景中存在溶骨区或溶骨背景中含有成骨区域。也有些肿瘤即可表现为溶骨转移，也可形成成骨或混合转移，如乳腺癌等。对于某些肿瘤的转移还存在部位特异性，如手内短管状骨的溶骨性转移病灶多为肺癌。

如转移瘤发生在骨盆、肩胛带等重叠部位，单纯 X 线片不能很好地被发现，CT 对于转移病灶可以更加清楚显示，特别是对于胸腹部原发病灶的发现极有价值。特别是近年出现的 CT 二维、三维重建及 CTA 技术等均在诊断骨转移瘤中有重要价值。CTA 的强化成像有利于确定肿瘤含血量的多少，边缘强化与中央强化特点不同对于肿瘤特点、性质的判定也有帮助，甚至还可以成为很好的鉴别手段。CT 在骨转移瘤中的作用不如 MRI，但是对于骨的破坏、骨侵蚀的确定及范围有很好帮助，且具价格优势。

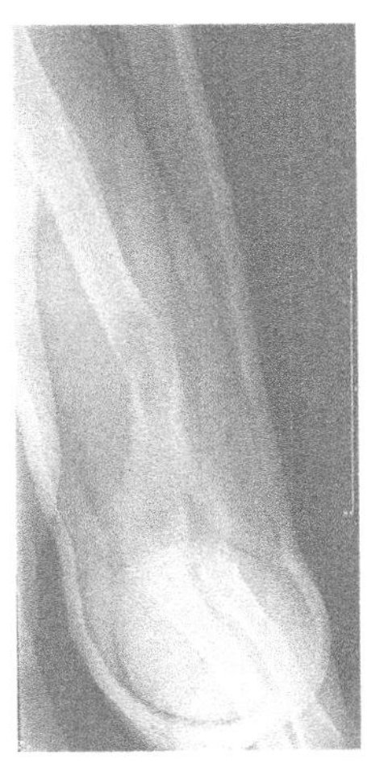
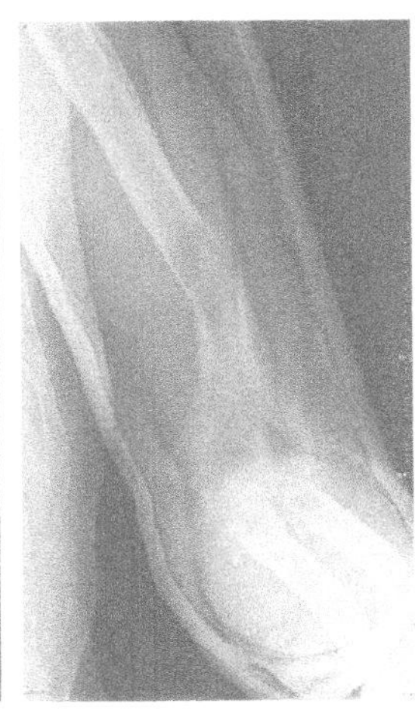

图 5-20-14　肱骨远端肺癌

注：骨转移瘤导致病理骨折，男性，66 岁，呈溶骨性骨破坏，缺乏骨膜反应，边缘无硬化

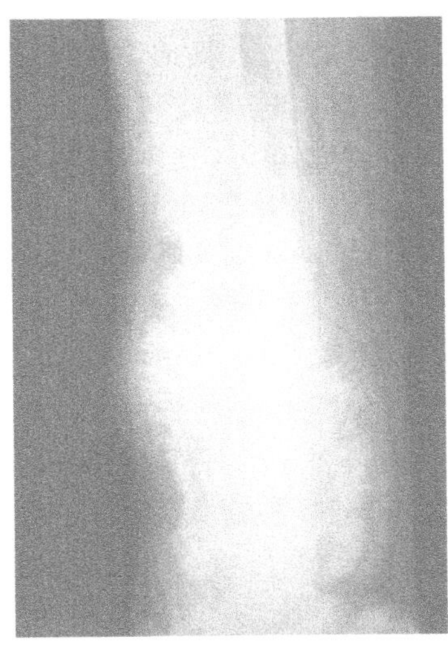

图 5-20-15　患者，男性，76 岁。前列腺癌右胫腓骨成骨性转移，大量骨膜反应性成骨，大量放射性骨针形成

MRI 由于良好的软组织成像特点及肿瘤病变影像的特殊性，对于诊断骨转移瘤及其侵犯特点，周围组织的反应情况均有很高价值，对于鉴别如脊

柱骨折、脊柱骨质疏松性骨折、小细胞骨髓肿瘤和骨转移瘤等有很好的应用价值。结合 MRI 的弥散增强、造影剂增强技术及 MRA 血管成像等新技术，MRI 在骨转移瘤的诊断和鉴别中已经成为不可替代的必要检查手段。

ECT 对于骨转移特别是成骨转移有非常好的显像，早期可以发现 X 线片不能发现的微小病灶。但是 ECT 常会出现假阳性，假阳性的放射性浓聚多见于脊柱及肋骨。对于像骨髓瘤一类纯溶骨性病变，ECT 可呈假阴性，应该加以注意。另外，及时全面的发现全身转移灶情况对于判断患者预后，提高治疗的合理性十分重要。

PET 扫描在骨转移瘤的诊断评估中占有重要地位，正电子发射断层扫描(PET)的机制基于恶性肿瘤细胞葡萄糖代谢增加而选择性吸收 18-氟脱氧葡萄糖(^{18}FDG)。因此，PET 通过量化代谢活性来直接检测肿瘤的存在。PET 扫描在检测肺癌骨转移瘤方面优于骨扫描。有报道 PET 诊断非小细胞肺癌的敏感度、特异度、阳性和阴性预测值分别为 92%、99%、92% 和 99%，而骨扫描相应分别为 50%、92%、50%和 92%。PET 在探测溶骨性转移瘤方面也具有优势。对于乳腺癌转移瘤，其敏感度和特异度分别为 95%、94%，而骨扫描的敏感度和特异度分别为 93%、78%。PET 还可以早期诊断骨转移瘤，可以显示传统检查方法不能探测的部位。另外，PET 可以显示骨外的转移灶。

【实验室检查】　肿瘤标志物检查对于发现原发肿瘤的线索起到十分重要作用，如前列腺癌的 PSA 检查并检测变化规律对于肿瘤的发展及治疗转归均有重要意义。很多转移瘤并没有肿瘤标志物的阳性结果，但考虑有转移瘤存在时仍然是常规需要进行的重要参考检查项目。常规的血尿粪常规、血生化结果及骨代谢指标检测对于了解病人全身情况及预后判断都有重要意义。

【诊断】　正确认识、准确诊断骨转移瘤，防止漏诊及误诊，不能主观判定诊断，这对预后有极重要意义。多数情况下结合病史影像及相关实验室结果均可作出诊断。但是，诊断不单是考虑转移瘤，在没有明确转移灶情况下进行病理活检得到组织形态对于判断肿瘤来源及细胞学诊断结果对于指导治疗、预后判断均十分重要。常用的活检方式包括穿刺针吸活检、切开活检，对于较小病灶也可采取整块切除活检，但较少使用。活检应该遵循以下原则：①选择浅表部位，减少创伤及对周围组织的污染；②选择病变明确部位，提高活检诊断的阳性发现率；③穿刺活检与切开活检选择的同时考虑是否能够保证阳性活检结果；④首先进行全身的全面检查，发现所有转移病灶，以便合理选择活检部位及方式；⑤即使得到病理诊断，也要考虑假阳性与假阴性可能。

【鉴别诊断】　主要应该同髓内小细胞恶性肿瘤鉴别，这类肿瘤多数情况是溶骨表现，且多是多发病灶，如骨髓瘤、淋巴瘤等。如能发现原发转移部位，则鉴别并不困难。在不能明确鉴别时，病理活检是重要的鉴别手段之一。

【治疗】　对于肢体转移的恶性肿瘤治疗应该综合考虑，既要考虑针对原发肿瘤的治疗，也要考虑转移骨强度的恢复与重建。而后者是骨肿瘤医生治疗的主要内容。

1. *药物治疗*　临床试验显示二膦酸盐药物对骨转移瘤有效，除了缓解骨痛外，二膦酸盐还能诱导溶骨病灶产生钙化，从而减少骨骼并发症的发生。对转移瘤的生长也具有一定的抑制作用。可起到辅助治疗作用。二膦酸盐类药物可抑制破骨细胞活性。应用二膦酸盐药物后，二膦酸盐和骨基质的羟基磷灰石晶体紧密结合，在吸收陷窝内达到很高的局部浓度并被破骨细胞吞入，从而导致凋亡。尽管和促进凋亡有关的分子靶点还不清楚，但最近的研究显示二膦酸盐抑制甲羟戊酸途径的酶，最终影响 GTP 结合蛋白(如 Ras)的翻译和修饰。抑制酶可阻断蛋白的异戊烯化，导致和破骨细胞功能有关的下游信号的缺失。一些癌症如前列腺癌、乳腺癌等肿瘤相关药物治疗也会对骨转移瘤有所帮助。

2. *放射治疗*　放射治疗在转移瘤的治疗中也有重要地位，可采用的方式有普通放射、适形放射及调强适形放射等不同方式。骨转移瘤的放疗指征包括：疼痛、病理骨折风险以及脊髓压迫导致神经并发症。对于治疗疼痛的骨转移瘤有很多种分次外线束放疗模式。所有前瞻性随机研究表明单次放疗(主要是 8Gy)和分次放疗效果大致相同。单次放疗的另一优势是对于病人和医院都更加方便。最近的一项大宗病例分析显示单次 8Gy 放疗和 20Gy 分 5 次放疗的效果大致相当。据报道，经皮 X 线引导射频消融(RFA)治疗骨转移瘤疼痛可有效。95%的病人疼痛缓解，可持续 6 个月。RFA 的作用机制可能是防止肿瘤细胞释放细胞因子并减少肿瘤向骨膜生长。

3. 手术治疗　肢体骨转移瘤多见于股骨，而股骨近端又占据股骨转移瘤发生率的 80%，其治疗也具代表性，因此仅以股骨近端骨转移瘤为例阐述手术治疗方法及特点。

股骨近端骨转移患者首先应考虑短期预后，手术只限于术后恢复快，或具有潜在骨折风险的病例。预防性内固定的应用：无论是成骨转移还是溶骨性转移，均造成骨破坏，骨强度下降，当发生广泛骨浸润或在低于正常的应力作用下，特别是扭转和剪力作用下，发生病理骨折可能性大幅度增加。高病理骨折风险是手术的指征。可选用解剖形钉板系统或短重建钉固定，对于骨破坏可用骨水泥填充增强固定效果。特殊情况下可截除股骨近端，选择股骨近端肿瘤型人工髋关节假体置换。建议行 CT 扫描以增加诊断准确性。髓内钉的目的是缓解疼痛和恢复功能。预防性内固定通常在放疗后进行，以抑制肿瘤进一步生长和骨丢失。预防内固定应该有严格的手术指征，包括：①X 线片可见＞50%的骨皮质破坏；②股骨近端病变范围＞2.5cm；③股骨小粗隆有病理性撕脱骨折；④放射治疗后仍然有应力性持续性疼痛；⑤预计患者生存期应＞3 个月。

股骨近端病理骨折发生后，骨周围软组织被广泛浸润，大量出血并有较多肿瘤细胞散落血肿中，造成转移瘤播散，使患者生活质量大幅度下降，特别是老年患者，因病理骨折卧床会导致全身并发症而使生存期缩短。在手术前既要考虑原发肿瘤恶性程度及全身瘤负荷大小，是否存在恶液质等，还要考虑肿瘤患者的全身情况，对于原发瘤应该有有效的放化疗作为保障，如此才能够进一步提高这种稳定性固定手术的相对较长时间的疗效，否则，肿瘤术后在局部迅速复发并播散，致使手术意义及疗效大打折扣。

手术适应证的选择，见表 5-20-3。

【预后】　预后的判断对于治疗方式的选择有重要的指导作用。骨转移瘤病人的生存值在乳腺癌是 2～3 年，前列腺癌是 2～4 年，肺癌少于 1 年。见表 5-20-2。组织学 3 级和骨以外其他器官出现转移是预后不良因素。骨骼并发症包括病理骨折、脊髓压迫和高钙血症。这类病人大多数需要姑息性放疗。所有骨转移瘤病人中有 10%～30%会发生病理骨折，长骨的近端是最常见的部位，股骨占所有病例的一半以上。实体肿瘤中发生病理骨折多数是乳腺癌病人(60%)，肺癌病人只有 10%。

骨标志物是否具有判断预后价值尚不清楚。近期一项研究调查了 203 例前列腺癌病人，238 例 NSCLC 病人及其他实体瘤病人尿中骨吸收标志物 N-端肽和血清成骨标志物骨特异性碱性磷酸酶(ALP)的水平。所有骨标记物水平升高都代表预后不良。而 N-端肽比骨特异性碱性磷酸酶具有更强的预后不良的意义。

表 5-20-3　Mirels 长骨病理性骨折评分系统

参数	1 分	2 分	3 分
病灶部位	上肢	下肢	转子周围
疼痛程度	轻度	中等	严重
损害类型	成骨性	混合性	溶骨性
病灶大小	＜骨直径的 1/3	骨直径的 1/3～2/3	＞骨直径的 2/3

说明：≥9 分需要接受手术治疗。

（孙天胜）

第十三节　滑膜肿瘤

一、色素沉着绒毛结节性滑膜炎

【定义】　色素沉着绒毛结节性滑膜炎(pigmented villonodular synovitis)是指在关节、腱鞘、滑膜囊中的滑膜被覆上皮以及滑膜结缔组织间质弥漫性增生，形成大量黄棕色绒毛结节。棕褐色由病变组织内不等量的含铁血黄素和脂肪沉着所致。本症于 1941 年由 Jaffe 命名，曾被称为良性滑膜瘤。色素沉着绒毛结节性滑膜炎有弥漫性与局灶性之分，局灶性色素沉着绒毛结节性滑膜炎指在关节滑膜内有一个带蒂或无蒂的棕黄色增生结节，或较多分叶状团块聚集成的病变。弥漫性色素沉着绒毛结节滑膜炎指整个关节滑膜均受患的病变。

【病因】　对本病的病因尚无统一认识，一般认为可能的成因有下列几种：

1. 炎症　有报道50%的色素沉着绒毛结节性滑膜炎患者都有外伤史。关节损伤、积血、机化致滑膜组织炎性增生、不愈，慢性转化而成。

2. 肿瘤　有些学者将形成的滑膜结节认为是良性滑膜瘤或良性纤维组织细胞瘤。

3. 瘤样病损　认为是一种滑膜瘤样病损，而非真正肿瘤。还有学者认为与内分泌、感染和免疫反应有关。

【病理】

1. 大体所见

(1)局灶性色素沉着绒毛结节性滑膜炎：病变呈单个结节状，多位于膝关节的半月板与关节囊交接处的滑膜上或髁间窝。结节可1cm至数厘米大小不等，圆形或盘状，有细长的蒂，可脱落或为关节内游离体。色呈棕黄色，质硬而有弹性，滑膜呈绒毛状，结节切面呈分叶状有裂隙。

(2)弥漫性色素沉着绒毛结节性滑膜炎：绒毛性滑膜呈均匀红棕色，夹杂着棕黄色。绒毛细而长，聚集在一起，故滑膜表面犹如杂乱无章的绒须。打开滑膜，其形态犹如粗网眼的海绵，若绒毛和结节混杂在一起，滑膜则呈棕色，夹杂着一丛大小不等的结节，结节多数有柄。由于结节的压迫可导致邻近骨质的缺损。

2. 镜下所见　局灶性色素沉着绒毛结节性滑膜炎结节外层覆有一至数层滑膜细胞，细胞内充满含铁血黄素颗粒。在有些病灶内可见丰富的含有含铁血黄素滑膜细胞，呈弥散或聚集在病灶组织内，这些细胞之间混有胞质内含有脂肪的泡沫细胞。如结节内看到胶质化及很少细胞时，表明病变处于静止状态。偶然可见到结节坏死，这是由于局部受压血循环受阻所致。

【临床表现】　色素沉着绒毛结节性滑膜炎多数为中青年患病，67%在10～49岁，平均发病年龄为41岁。男性较多见，也有报道男女发病率无明显差异。本症好发于膝关节，其次为髋、肘、踝、肩等关节，亦可见于手足小关节。多数为单关节发病，极少多关节受累。

临床表现为关节肿胀和疼痛，早期症状轻微和隐匿。病变可持续数年，甚至几十年。关节活动可受限，活动时可有滑膜摩擦音或交锁现象。因滑膜充血，有些患病处可见略有静脉扩张。局部压痛可有可无。偶有跛行。关节液为血性液体，量较多，抽吸后症状可有缓解。

【影像学表现】　早期X线表现不明显，关节软组织肿胀，内有密度稍高于周围软组织的结节状或分叶状阴影。由于滑膜绒毛结节的占位，使关节内外脂肪被推开、变形或消失。这在膝与踝关节更为显著。部分病人可见关节面边缘有骨质缺损或破坏，边缘清晰，有线状硬化缘。病变附近可见轻度骨质疏松。关节内空气造影显示关节腔增大，滑膜增厚，边缘不整齐，有结节状或分叶状软组织阴影突入关节腔，或邻近肿块内也有空气阴影。

CT扫描可显示关节面毛糙，甚至伴骨质缺损。关节囊肿胀，关节周围可见软组织密度的肿块。

MRI表现：由于此病含有多量含铁血黄素沉着，被吞噬细胞吞噬后，在细胞内产生 T_2 弛豫时间增强效应，含量较高时，在 T_1 和 T_2 加权图像上均为低信号，这是本病在MRI上的特征性表现。

【鉴别诊断】

1. 类风湿性关节炎　起病较缓慢，女性多见(1:16以上)，疼痛较轻，发作持续时间常有数月或数年。病变关节常有“晨僵”症状，类风湿因子阳性，X线表现为局部骨质疏松，关节间隙狭窄。

3. 关节结核　多为单关节受累，以骨质破坏为主，缺乏骨质增生，结核菌素试验阳性。身体其他部位如肺、淋巴结、肠等有结核病灶。人瘦弱，贫血，血沉增快。X线表现为骨质疏松，破坏，死骨形成。关节间隙狭窄，强直等。

3. 退行性关节炎　多为50岁左右发病，受累往往为多个关节，以活动量最大的膝、髋、踝、肘、指间关节为主，脊柱以颈、腰椎为主。开始关节疼痛不重，随活动量增加而加剧。X线示关节间隙狭窄，软骨下骨骨致密，关节边缘唇样骨增生，晚期可见关节畸形和关节半脱位。

【治疗】　彻底切除病变关节滑膜，刮除骨病灶并可行骨移植。术后关节活动多数受影响。此病易复发，复发率在40%～50%，复发可再次手术切除病灶，对无法彻底切除者，可辅以大剂量放疗。骨质破坏严重者可考虑行关节成形术。个别病例可能恶变。

二、滑膜软骨瘤病

【定义】　滑膜软骨瘤病(synocial chondromatosis)是一种不常见的起源于关节滑膜的软骨性病损，并非真正肿瘤。文献中仅有少量报道，软骨常有骨化，故称之滑膜软骨瘤病。

【病因】　本病病因尚不清楚。大多数认为本病系起源于关节滑膜，是滑膜下结缔组织化生的结果。也有人认为是滑膜长期受慢性创伤或炎症刺激，反应性增生所致。近来认为本症是间充质细胞在分化成滑膜或软骨过程中，一部分细胞受阻，日后发育成本病有关。

【病理】

1. 大体所见　肉眼见滑膜有不同程度增厚、充血，在薄的被覆层下有很多大小不等的软骨结节，软骨的多少和分布不一，因此形态也各异，有的为分离的扁平软骨结节分散在滑膜表面，有的为成丝的软骨性结节。这些软骨的质地较坚实，属透明软骨。切面呈白色有沙捻感，不少软骨结节有蒂与滑膜相连，部分成熟的软骨结节可自滑膜脱落后进入关节腔，形成游离体，数量可多达上百个，体积大约为直径 1～2cm。Miloram 根据病理将本病分为三期：①活动性滑膜病变；②过渡性滑膜病变合并滑膜软骨瘤及游离体；③滑膜病变静止形成多数游离体。

2. 镜下所见　镜下见滑膜结缔组织有软骨化生，有时可见成片的成纤维细胞肿大向软骨细胞过渡，开始形成软骨。生长的软骨结节周围有纤维囊包裹。软骨结节均由成熟的透明软骨为主要成分。有的软骨结节内细胞束内软骨细胞呈双核，核较肥硕，这表示细胞生长活跃，一般无钙化和骨化，有的软骨结节内细胞少而有较多的钙盐沉积，以后因骨母细胞长入，代替钙化软骨，并在骨化病灶内部逐渐生长脂性骨髓。

【临床表现】　本病以男性较多见，中年多发，偶见老年，很少见于儿童。病变部位以膝关节最多，约占 50%。其次是髋、肘、肩、踝等。双膝或不对称的两个大关节可同时发病，很少见于小关节。

病程较长，以间隙性疼痛为主，可伴功能障碍。常有关节交锁，打软腿现象。关节轻度肿胀，可有少量积液，偶可扪及肿块，游离体。关节镜检查见病变关节内出现较多不同成熟度的软骨性结节，但不合并有其他骨关节病变时即可确诊。

血沉、CRP、AKP 等实验室检查无特殊异常。

【影像学表现】　X 线片可见关节内有较多数目不等的软骨瘤体，且有钙化、骨化、瘤体大小较均匀，一般直径不超过 2cm。CT 检查关节囊内呈高密度钙化体，比 X 线片敏感。MRI 检查 T_1 加权像和 T_2 加权图像上均显示低信号的钙化或骨化的游离体。

【鉴别诊断】

1. 退行性骨关节病　多发生于 50 岁以上，形成的游离体大小形态不一，数目少。常伴有骨赘，关节间隙狭窄，可有关节力线改变等现象。

2. 神经性关节炎　也称 Charcot 关节炎，关节显著肥大、畸形但无明显疼痛。关节活动可轻度或中度受限，常可发现脊髓病变，脊髓痨为其最常见病因。X 线片有明显骨质破坏性病变，关节边缘骨质增生明显或伴骨质破坏，可有大量大小不一的碎骨块或游离体。

【治疗】　治疗以关节镜手术为主。关节镜下先明确诊断，然后彻底切除病变滑膜，清除关节内游离软骨体。偶见滑膜软骨瘤病恶变为软骨肉瘤者。

三、滑膜肉瘤

【定义】　滑膜肉瘤（synocial sarcoma）又名恶性滑膜瘤。1934 年 Sabrages 最先命名。这是恶性程度比较高的软组织肿瘤，是一种有向滑膜组织分化倾向的恶性肿瘤。因此除关节，腱鞘，滑车等处的滑膜组织外，在无滑膜的部位，也可由未分化的间质细胞通过滑膜化生而成。

【病因】　确切原因尚不明。目前认为滑膜肉瘤系起源于间充质向滑膜分化的组织，肿瘤组织与正常滑膜的镜下组织形态相似。以往还有人认为与外伤有关，因较多患者有外伤史。

【病理】

1. 大体所见　肿瘤呈结节状或分叶状，与周围组织分界较清楚，无完整包膜，但可有假包膜。肿瘤大小不一，多为鸡蛋大。切面灰白，鱼肉样，质软，可伴出血，坏死，有时瘤内可见少量钙化。

2. 镜下所见　瘤组织结构复杂，变化多端。肿瘤以梭形细胞为主的分化常较好。也有以上皮样细胞为主，但分化较低。故根据这些细胞成分含量的多少，可分为三型：①上皮细胞型；②梭形细胞型；③混合型。这种分型不能反映肿瘤细胞的恶性程度，恶性主要与肿瘤细胞的分化程度有关，分化程度高则恶性程度低，分化差则恶性程度高。

【临床表现】　滑膜肉瘤是一种较少见的软组织肉瘤，发病率约 2.75/10 万，在软组织肉瘤中居第 4 位。Mayo Clinic 报告1 400例软组织肉瘤，滑膜肉瘤占 10%。男女之比约 2.5∶1。各年龄组均可发病，以 20～40 岁居多，占全部的 50%，50 岁以上少见。Normon 报告最小仅 8 个月，最大为 72 岁，一般在 40 岁以下。

1. 发病部位　好发部位大多位于四肢大关节附近，70%发生在下肢，以大腿最多。上肢者多见于远心端，如手腕及前臂，这与下肢相反。其次为肘部关节附近，尤以后侧为多。上肢约占 24%，足与踝关节也不少见。也可见于头颈、躯干、腹膜后、臀部、咽侧壁等处。

2. 症状与体征　滑膜肉瘤的病程长短不一，无典型的临床表现。有的可患病数十年，而症状轻微，或处于静止期，以后突然发展。有时可表现为进行性增大，很快发生转移。临床可以局部疼痛或肿块为主要表现，病人从出现症状到就医，平均时间为 2～6 年。肿瘤早期疼痛往往为其唯一症状，严重的可影响睡眠，随着疼痛加重，肿块也随之出现，并逐渐增大。但半数以上在关节附近有一无痛性肿块，1/4 可触到疼痛肿块。局部皮肤静脉怒张，皮温增高。滑膜肉瘤的淋巴结转移率较其他肉瘤为高，局部淋巴结转移率为 23%，如发生在脊椎者，还可发生下肢瘫痪。

3. 实验室检查　部分病人会有血沉增快、贫血等。同位素骨扫描可较早发现骨转移者。B 超检查肿瘤境界尚清，似有包膜回声，内部回声较低，分布不均匀，若肿瘤伴出血、坏死、钙化，常有不规则的无回声区及较强回声，也可确定肿瘤与血管的关系。

【影像学表现】　X 线可显示软组织阴影的肿块，少数病例如可呈弥漫性肿胀。瘤体内有钙化，则呈不规则斑点状，也可呈囊性变，约占 30%。10%有骨质改变，呈不规则浸润或囊性骨质破坏，周围骨小梁杂乱无章，粗糙，硬化，偶有轻度骨膜反应和骨质增生。动脉造影显示新生血管增多，肿瘤性血管分布较为清晰。

CT 显示肿块境界较平片清楚，可显示平片不能显示的钙化。不同部位 CT 均可清楚显示肿瘤与间隔区周围情况，增强 CT 可显示肿瘤与血管关系，以确定血管内有无瘤栓。

MRI 检查无特殊性，T_1 加权像中等信号，T_2 加权像中等或高信号强度，信号不均匀，肿瘤内出血坏死也可出现液平面

【鉴别诊断】　纤维肉瘤：病程较长，发展缓慢；症状较轻，以软组织肿块为主。镜检主要为成纤维细胞和胶原纤维构成，无肯定的双相分化。

【治疗】　以手术治疗为主，手术方式包括截肢和局部广泛切除，伴区域淋巴结转移者还需行区域性淋巴结清除。放疗对上皮细胞为主的滑膜肉瘤较敏感。环磷酰胺、阿霉素、氨甲蝶呤等化疗对某些低分化的滑漠肉瘤有一定效果。局部切除术与辅助放疗结合可能会提高疗效，特别是术后放疗，可减少肿瘤局部复发。根治性切除可按 Enneking 外科分期原则行肿瘤的广泛切除，甚至包括整块肌肉或整个肌肉群。由于滑膜肉瘤大多位于大关节附近，局部的根治性手术往往难以达到彻底干净切除肿瘤的目的，因而截肢的可能相对较多。对于肿瘤局部复发者，也宜施行截肢术。是否应进行预防性淋巴结清扫目前尚存在不同意见。术后约 60%复发。5 年生存率 25.2%～62.5%，10 年生存率 11.2%～30%。多数病人在术后数月至 1 年内复发。75%患者 2 年内死亡。65%死于肺转移。一般认为组织分化较差的肿瘤预后也差，肿瘤内有钙化或骨化者则生存较长。

（张伟滨）

第十四节　软组织肿瘤

一、硬纤维瘤

【定义】　硬纤维瘤，又名成弹力纤维瘤(desmoplastic fibroma)，是一种少见的良性纤维组织来源的肿瘤，属纤维瘤病(fibromatosis)范畴，具有丰富的胶原形成。临床表现为侵袭性生长，易复发。肿瘤组织中细胞稀少，含卵圆形或纺锤形细胞核。细胞缺乏多形性，和有丝分裂活动减弱的病理表现，可以将之与纤维肉瘤相区别。

1938 年 Mueller 首先提出“韧带样瘤”(desmoid tumor)的名称。他提出这种病变组织具有韧带样致密度。这一名称现在还在文献中广泛使用。此后，另一个较少使用的名称为“非转移性纤维肉瘤”(nonmetastasizing fibrosarcoma)。而另一曾使用过的名称Ⅰ级纤维肉瘤(grade Ⅰ fibrosarcoma)现在不主张使用，因其具有误解此病的生物学表现的可能。

此肿瘤大多发生于软组织，可起源于筋膜、肌腱，浸润骨骼肌，约占软组织肿瘤的 0.03%。1958 年 Jaffe 发现骨内也可发生硬纤维瘤。他指出在纤维组织病变范畴内有一组极罕见的纤维组织病变，既有别于一些良性病变如非骨化性纤维瘤或软骨

黏液样纤维瘤，又不同于恶性病变如纤维肉瘤。1935 年，Cappel 曾描述过一种非骨髓腔中央的纤维病变，他命名为骨内生纤维瘤，现在认识到这实际是骨硬纤维瘤，这也可能是文献中最早的一例骨硬纤维瘤报道。另一种被称为"骨膜韧带样病变"(periosteal desmoids)的肿瘤，是发生于骨膜的纤维瘤病，1951 年起即为认识。这种疾病在组织学表现上与骨硬化纤维瘤基本一致，只是发生部位不同而可将其称为两种病变。

【病因】　一般认为此肿瘤的发生与外伤或内分泌因素有关。Musgrove 和 Hunt 分别报道 41%和 31%的病例与外伤有关。某些女性患者，肿瘤的大小和月经周期有一定的关系。Lipschiitz 曾采用雌激素在豚鼠身上诱发出硬纤维瘤，但如同时给予黄体酮、睾丸素等处理，可抑制其发生。McDougall 也曾发现在硬纤维瘤细胞质与细胞核中雌激素受体较丰富。近来发现遗传因素亦与本病关系密切，在家族性腺瘤性息肉病中其发生率可高达 8%～38%，较一般人群高 852 倍。

除此之外，该肿瘤和遗传也可能有一定关系。部分骨内纤维瘤患者发病可与骨纤维结构不良有关。

【病理】

1. 大体所见　肿瘤表面光滑无包膜，常呈圆形或纺锤形。边界不清，其纤维束与肌纤维束方向常一致。早期尚有一定的活动度，随病变进展，因肿瘤浸润性生长，外形变得高低不平而呈假性分叶状，活动度越来越小。肿瘤质地韧如橡皮，硬度随胶原纤维含量多少而不同，胶原纤维成分越多，肿瘤硬度就越大。肿瘤切面呈白色或灰白色，切割时呈沙砾感。

2. 镜下所见　肿瘤由增生的纤维细胞，成纤维细胞和成熟的胶原纤维构成。胶原纤维呈波纹样编制排列，纤维束似筋膜结构，明显玻璃样变。瘤细胞数量极少或中等，形态大小一致，胞核浅染，无明显间变，基本无或极少核分裂。肿瘤细胞亦可较为幼稚，可呈玻璃样变性。细胞和纤维比例因人和同一肿瘤的不同区域而有很大不同。镜下可见典型的肿瘤组织侵袭性，常侵及附近肌肉或脂肪组织，肌纤维被分隔成节段，而受浸润之肌肉则呈退变萎缩。瘤组织间可见残存的横纹肌细胞，间质还有黏液样变性，可出现核固缩或多核的肌肉巨细胞(假瘤巨细胞)，但无典型深染细胞或巨细胞。瘤组织内血管较少，有时肿瘤边缘可见淋巴细胞浸润。

【临床表现】　相对于骨内发病，本病更常发生在软组织。发生于骨的硬纤维瘤十分罕见，综合文献，仅报道过 80～100 例。

任何年龄均可发病，文献报道最小 20 个月，最高 71 岁。以 30～50 岁发病率最高。女性发病率稍高于男性。

本病常见于腹壁(腹壁韧带瘤 abdominal desmoid 或腹部纤维瘤病 abdominal fibromatosis)、臀部、大腿上部、肩胛带，偶尔见于腹壁后、阔筋膜、乳腺、髂窝、肠系膜(腹外韧带瘤 extraabdominal desmoid 或腹外纤维瘤病 extraabdominal fibromatosis)等。临床表现轻微，起病隐匿，早期常无明显症状。肿块常是主要表现，质地很硬且生长缓慢。发展到后期，约 50%患者局部有钝痛。一般肿瘤无压痛。肿瘤大小不一，小者如鸽蛋，大者可达整个腰背部及肩胛部。肿瘤常无明显边界，活动度较差，一般循肌间隙、血管神经鞘生长，因而可引起神经压迫症状，表现为受压神经支配区域刺痛或放射痛，感觉减退，麻木，肌肉萎缩，压迫腓总神经可致足下垂等。邻近关节肿瘤，常可伴有该关节活动障碍，关节肿胀，甚至有报道可导致肩关节脱位。发生于骨骼的硬纤维瘤可导致病理性骨折。

发生于腹壁的硬纤维瘤与腹外硬纤维瘤在肿瘤的大体和镜下形态无明显区别，临床上均呈侵袭性生长。其不同之处在于发生部位具特征性且趋向发生于育龄或怀孕后妇女。一般发生于腹壁的肌筋膜，尤其是腹直肌和腹内斜肌及其表面的筋膜。发生在盆腔壁的硬纤维瘤现已被称为骨盆纤维瘤病或腹内韧带瘤(pelvic fibromatosis or intrabdomingal desmoid)。

本病在临床上常表现出侵袭性生长，手术后复发率很高，因此再手术率也较高，邻近骨骼的软组织内的硬纤维瘤可侵犯骨骼而产生继发性的病变，有时会与原发性的骨的硬纤维瘤相混淆，由于显微镜下组织病理表现基本相似，因此主要还是依靠病史和影像学改变来区别。

【影像学表现】　软组织的硬纤维瘤在 X 线平片上一般无明显特征，在软组织内可见一个界限不清的肿块，与邻近软组织层次不清。MRI 上呈高信号软组织肿块影，边界不清，常无明显包膜。肿块可侵及邻近骨组织，形成骨皮质压迹和侵蚀，有时可刺激骨膜产生一种特殊的"棕榈叶"样骨膜反应，呈放射状进入软组织肿块内。80%的纤维瘤病患者还可能在许多不同的部位多发轻微的骨骼异常，如骨皮质增厚,外生骨疣,致密的骨岛及脊柱变异(胸12椎体腰化和腰5椎体骶化)等。

骨内硬纤维瘤在X线片上呈膨胀性溶骨性表现,边界较清,起源于骨髓腔中央,骨皮质变薄,但无骨膜反应。常发生于长管状骨的干骺端,偶尔亦见于骨骺和骨干。病灶边缘不规则并有轻度硬化。骨结构破坏严重时,可误诊为恶性骨肿瘤。

CT和MRI有助于诊断和术前判断肿瘤边界。但有时也难于将其与其他间充质来源肿瘤相区别。

【鉴别诊断】

1. *纤维肉瘤*　本病肿瘤生长较快,常有假性包膜。质地较软,常有坏死灶,甚至形成液化囊腔。瘤细胞丰富,排列致密,核分裂明显,细胞异型显著。而硬纤维瘤不同于纤维肉瘤之处在于生长类型一致,肿瘤细胞分化成熟,有丝分裂相缺乏,具显著的侵袭性生长表现。

2. *反应性纤维化(reactive fibrosis)*　损伤、轻微肌肉断裂、肌内注射等创伤后局部过度的成纤维细胞增殖,除生长类型变化多端和局部出血与硬纤维瘤不一致外,其表现有时很接近硬纤维瘤。较陈旧病损出血的依据可为巨噬细胞内有含铁血黄素沉积,这些含铁血黄素沉积物常沿血管结构分布。若与硬纤维瘤难以鉴别时,可行细胞铁染色以明确是否有含铁血黄素的存在。

【治疗】　由于显微镜下的组织形态学表现不能可靠地反映肿瘤的生长潜能,因此,手术前需有明确诊断,防止因误诊为恶性肿瘤而采取过度措施。治疗以手术为主。软组织硬纤维瘤的治疗取决于肿瘤的范围及其周围结构的组织关系。由于硬纤维瘤复发率很高,尤其是那些缺乏明确肿瘤边界而仅予局部切除的患者,术后复发率更高。所以,除非肿瘤很小、边界明确、肿瘤受筋膜或肌腱鞘限制或老年体弱患者外,根治性切除范围除包括肿瘤本身外,还应切除肿瘤周围肉眼所见尚未为肿瘤浸润的组织,

硬纤维瘤患者的预后良好,肿瘤边缘切除对大多数硬纤维瘤患者不够恰当。截肢等致残性手术宜慎重考虑,这类手术仅适用于反复多次复发并手术、对辅助性放疗或内分泌治疗无效、肿瘤巨大并侵犯重要血管、神经而难以切除及伴严重并发症危及生命等患者。

肿瘤未完全切除、复发或难以根治性切除但无显著功能丧失或生命危险的患者,可尝试术后放射治疗。Sherman和McCollough等采用50Gy放疗,局部控制率分别达75%和83%。但单纯采用放疗虽也可使肿瘤缩小,但需时较长,且与肿瘤大小有很大关系,疗效并不很确切。

抗雌激素治疗,尤其是三苯氧胺和非甾体类抗炎药抑制前列腺素的疗效还不肯定,但大量报道显示,这种治疗不仅对稳定和缩小复发的硬纤维瘤的生长有一定抑制作用,且对未手术的原发硬纤维瘤亦有一定效果。此外,采用黄体酮也可完全或部分使此肿瘤缩小甚至消退,但亦有报道认为这种方法没有效果,因此还存在争论。对40岁以上女性,多次复发而不能切除或截肢者,可尝试使用睾丸素或人工闭经。近来还有尝试伊马替尼(格列卫)治疗硬纤维瘤的临床研究,结果尚不肯定。

瘤段切除和彻底刮除植骨术是骨硬纤维瘤最常用的治疗手段。刮除术不易将骨内肿瘤组织彻底刮净,因而常难以达到彻底根治。术后局部复发率约20%。一般对骨内硬纤维瘤尽量不考虑截肢或放疗。

二、纤维肉瘤

根据2002年WHO软组织肿瘤分类,纤维肉瘤(fibrosarcoma)属于纤维母细胞性肿瘤,可分为婴儿型纤维肉瘤、成人型纤维肉瘤、黏液纤维肉瘤、低度恶性纤维黏液样肉瘤、硬化性上皮样纤维肉瘤。

(一)婴儿型纤维肉瘤

【定义】　发生于婴儿和年幼儿童的纤维肉瘤(infantile fibrosarcoma),亦名为“先天性纤维肉瘤、幼年性纤维肉瘤、先天性纤维肉瘤样纤维瘤病”等。该肿瘤占婴幼儿软组织恶性病变的12%左右,绝大部分为先天性发生,一般在1岁内发病。

【病因】　发病原因不详,未发现明显的易感因素。最为常见的发病部位为四肢表浅和深部软组织,四肢末端约占61%,其次为躯干(19%)和头颈部(16%)。

【病理】

1. *大体表现*　肿瘤呈分叶状,边界不清,浸润并压迫周围组织形成假包膜。切面质软或硬,鱼肉样,呈灰褐色,伴有黏液样、黏液变、囊性变、出血坏死。

2. *镜下表现*　椭圆形或梭形的肿瘤细胞幼稚而丰富,成束状排列,细胞核分裂象多见。酶标显示波纹蛋白100%阳性,其他标志物表达不一致。手术是主要的治疗手段,文献报道化疗也有效。一

般来说预后较好，死亡率在 4%～25%，复发率文献报道 5%～50%，转移罕见。

【临床表现】 临床表现为孤立的、逐渐增大的无痛性软组织肿块，生长较迅速。肿块可显相对巨大，直径达 30cm。随肿瘤发展可出现疼痛或胀痛感觉，常不严重，肿瘤表面可呈皮肤张力增高、巨大肿瘤皮肤发亮、发红，后期肿瘤表面可有破溃、感染。

【影像学表现】 X 线片、CT 或 MRI 均可见软组织肿块影，密度不均匀，肿瘤邻近骨组织可伴有骨的侵蚀破坏。

【治疗】 手术切除。

（二）成人型纤维肉瘤

【定义】 成人型纤维肉瘤（adult fibrosarcoma）约占成人肉瘤的 1%～3%，多见于青壮年人，以 30～55 岁为多，平均 45 岁，30 岁和 55 岁为两个高峰。一般累及肢体、躯干、头颈部的深部软组织，也可发生于内脏器官。

【病因】 至今尚未发现明确的病因，但曾经进行过放射治疗的部位可有此肿瘤的发生，因此放疗可能是诱因之一。

【病理】

1. 大体所见　典型纤维肉瘤表现为边界清楚的肿块，质硬，有时可以看到出血和坏死。

2. 镜下所见　肿瘤由梭形细胞构成，排列成特征性的连绵束状结构，细胞束排列成角，类似鲭鱼骨。肿瘤细胞核深染，胞质少，可见不同程度的分裂象。间质含有数量不等的胶原成分。免疫组化显示波纹蛋白阳性。

【临床表现】 单发肿块为主，瘤体大小不等，最小直径 1cm，最大可达 20～30cm。早期可无明显疼痛，肿瘤生长缓慢。若肿瘤累及或压迫周围神经可出现疼痛症状。

【影像学表现】 X 线片、CT 或 MRI 均可见软组织肿块影，密度不均匀，肿瘤邻近骨组织可伴有骨的侵蚀破坏。

【治疗及预后】 手术切除纤维肉瘤是第一选择，复发率在 12%～79%，9%～63%的患者会发生转移，5 年生存率在 39%～54%。

（三）黏液样纤维肉瘤

【定义】 黏液纤维肉瘤（myxofibrosarcoma）亦被称为“黏液样恶性纤维组织细胞瘤”，主要累及老年人，发病年龄在 50～80 岁，男性多见。一般都发生在肢体，包括肢带部位（下肢＞上肢），罕见发生于躯干、头颈部和腹腔及腹膜后。

【病因】 至今尚未发现明确的病因。

【病理】

1. 大体所见　位置表浅的肿瘤一般为多发性、不同程度胶胨状或质硬结节，深部位置的常形成孤立性肿块，边缘浸润性生长。

2. 镜下所见　有独特的形态特征，即不完全纤维间隔的多结节性生长，和由透明质酸构成的黏液样间质。低度恶性肿瘤细胞成分少，只含有少数梭形或星形细胞，胞质界限不清，核有异型性，特征性表现为存在显著的长形、曲线形、薄壁血管，血管周围分布有密集的肿瘤细胞、炎症细胞。高度恶性肿瘤含有大量梭形和多形性肿瘤细胞实性巢片和束状结构，伴有大量非典型性的分裂象、出血和坏死区，同样也伴有显著的黏液样间质和大量长形血管。免疫组化显示波纹蛋白阳性。

【临床表现】 为缓慢生长的无痛性肿块。

【影像学表现】 X 线片、CT 或 MRI 均可见软组织肿块影，密度不均匀，肿瘤邻近骨组织可伴有骨的侵蚀破坏。

【治疗及预后】 手术切除。手术的局部复发率在 50%～60%，常多次复发。转移率和死亡率与肿瘤分级相关，低度恶性一般不转移，中高度恶性的 20%～35%发生转移。总体 5 年生存率60%～70%。

（四）低度恶性纤维黏液样肉瘤

【定义】 低度恶性纤维黏液样肉瘤（low grade fibromyxoid sarcoma）：也被称为“纤维黏液样型纤维肉瘤”或者“伴有巨大菊形团的玻璃样变梭形细胞肿瘤”。该疾病非常罕见，报道病例数甚少，一般累及年轻人，中位年龄 34 岁，女性多见。

【病因】 至今尚未发现明确的病因。

【病理】 组织病理学上，典型的低度恶性纤维黏液样肉瘤由两种区域混合构成，一种区域明显胶原化、细胞稀少，另一种区域为细胞较丰富的黏液样结节，可见短束状和特征性旋涡结构。血管有弓形小血管和小动脉性血管，伴周围硬化。细胞分裂象非常少见；约 40%的肉瘤伴有局灶性形成不良的胶原菊形团结构，菊形团核心是玻璃样变的胶原，周围围绕上皮样纤维母细胞。免疫组化方面，低度恶性纤维黏液样肉瘤只表达波纹蛋白。

【临床表现】 典型病例发生于四肢近端或躯干，绝大部分位于筋膜下，表现为无痛性深部软组织肿块，病程一般较长。

【治疗及预后】 手术切除。该病预后良好，复发率、转移率和病死率在9%、6%、2%左右。

（五）硬化性上皮样纤维肉瘤

【定义】 硬化性上皮样纤维肉瘤（sclerosing epithelioid fibrosarcoma）是一种非常罕见的纤维肉瘤，平均发病年龄45岁，男性多见。多发生于下肢和肢带部分，其次为躯干、上肢和头颈部，位置较深。

【病因】 至今尚未发现明确的病因。

【病理】

1. 大体所见 肿块平均7～10cm大小，边界清晰，分叶状或多结节状，切面质硬、白色，可见黏液样、囊性变和钙化区域，坏死少见。

2. 镜下所见 硬化性上皮样纤维肉瘤含有小的上皮样细胞构成的巢状、条索状和腺泡状结构，胞质稀少，胞核异型性不明显。肿瘤有丰富的胶原性间质，有明显的嗜酸性，排列成粗大的纤维条带或纤维性玻璃样条带。免疫组化显示波纹蛋白阳性。

【临床表现】 表现为病程不等的肿块，1/3的病例肿块增大显著且伴有疼痛。

【治疗及预后】 手术切除。该肿瘤预后欠佳，>50%的患者发生一次或多次局部复发，平均出现时间5年；>40%患者出现转移，平均出现时间8年。转移部位为肺、胸膜和骨组织。

纤维肉瘤的治疗 手术切除纤维肉瘤是第一选择，尤其强调首次手术的正确性、合理性和彻底性。纤维肉瘤易复发，多次手术与复发可导致肿瘤恶性程度的提高。纤维肉瘤的手术原则是三维切除、无瘤操作。恶性程度高的肿瘤生长快，压迫周围致组织水肿及血管增生性反应形成假包膜，肿瘤细胞可透过包膜形成卫星病灶，手术后卫星病灶的残余是复发的主要原因，所以手术时解剖分离要在正常组织内进行，一般距肿瘤边缘3～5cm，不打开包膜，将肿瘤整块切除，有条件可将术野边缘和基底组织行术中冷冻指导手术切除范围。体表纤维肉瘤切除后，如缺损大可行皮瓣转移或根据情况植皮覆盖创面。放疗对纤维肉瘤的疗效尚有争议，但大多数人同意放疗作为纤维肉瘤的辅助治疗。其术后放疗的指征：①局部切除后，不准备做进一步的手术；②手术范围小；③广泛切除后估计还有残余病变；④多次手术后复发；⑤广泛切除后配合放疗代替截肢或半骨盆切除术。对于较大的肿瘤可于术前放疗，减少原发肿瘤的体积，便于手术。对于有或可能发生远处转移的患者化疗作为辅助治疗。

三、脂肪细胞肿瘤

脂肪细胞肿瘤（adipocytic tumours）是最常见的软组织肿瘤，其中脂肪瘤和血管脂肪瘤最为常见。而脂肪肉瘤是软组织肉瘤里发病率最高的一个类型。它的基本组织学亚型（高分化，黏液性和多形性脂肪肉瘤）是完全不同的类型。它们的组织形态，遗传学和自然发展史完全不同。绝大多数类型的脂肪肿瘤有其特异的核型畸变，因而有助于鉴别诊断。

近年来，对脂肪细胞肿瘤的认识主要有以下几点改变：

1. 非典型性脂肪瘤和高分化脂肪肉瘤本质上同源，而发病部位的区别只和手术能否切除有关。

2. 增加了两个新的类型即肌脂瘤（myolipoma）和软骨样脂肪瘤（chondroid lipoma）。

3. 重新命名神经纤维脂肪错构瘤（fibrolipomatous hamartoma）为神经脂肪瘤病（lipomatosis of nerve）。

（一）脂肪瘤

【定义】 脂肪瘤Lipoma是由成熟脂肪细胞构成的良性肿瘤，是成人最常见的软组织间叶肿瘤。可以发生在各个年龄段，但多见于40～60岁患者，尤其是肥胖者，儿童少见。5%的患者为多发性。

【病因】 至今尚未发现明确的病因。脂肪瘤在肥胖者中多见。

【病理】

1. 大体所见 肿瘤边界清楚，切面黄色油脂样。不同类型大体基本相似。骨脂肪瘤中可见骨结构而软骨脂肪瘤中可见灰色光泽的软骨样结节。肌间脂肪瘤和肌内脂肪瘤在大体上没有特异表现，仅在肿瘤周围可见骨骼肌附着。树脂状脂肪瘤，整个滑膜呈乳头样结节状，切面呈亮黄色。

2. 镜下所见 脂肪瘤由多叶的成熟脂肪细胞构成。除了大小和形态稍有差别外，肿瘤细胞与周围脂肪细胞基本相同。偶尔的脂肪瘤中可见骨组织（骨脂肪瘤），软骨组织（软骨脂肪瘤），大量纤维组织（纤维脂肪瘤），或大量黏液样变（黏液样脂肪瘤）。肌间脂肪瘤可以和周围骨骼肌有清楚的边界，但更多的是成熟的脂肪细胞在肌纤维间浸润性生长。树脂状脂肪瘤成熟脂肪细胞在滑膜下结缔组织浸润生长，常有少量炎性细胞散在分布。可见胞饮小泡和细胞周围层状结构。

【临床表现】 脂肪瘤通常表现为无痛性软组织肿块，较大者可以压迫外周神经产生疼痛。浅表脂肪瘤通常较小＜5cm，深部脂肪瘤常＞5cm。脂肪瘤可以发生于皮下组织（浅表脂肪瘤），深部软组织（深部脂肪瘤），骨表面（骨旁脂肪瘤）。深部脂肪瘤发生于骨骼肌旁或骨骼肌内分别叫作肌间脂肪瘤或肌内脂肪瘤。肌间脂肪瘤发生于中老年患者，可发生在全身各处骨骼肌包括头颈部、躯干、四肢。肌内脂肪瘤最多见于前腹壁、中老年。所谓的树脂状脂肪瘤（滑膜绒毛状脂肪瘤样增殖）其特征表现为滑膜下组织脂肪浸润，可能是反应性增生。树脂状脂肪瘤常见于成年男性，主诉受累关节肿胀。

【影像学表现】 X 线片、CT 均可见软组织肿块影，MRI 示皮下软组织密度不同的充满脂肪的均质软组织肿块。可以有少量纤维组织但并不像非典型性脂肪瘤那么明显。肌间脂肪瘤的边界往往不那么明显，而树脂状脂肪瘤表现为弥散的滑膜脂肪浸润。

【治疗及预后】 手术局部切除。不同亚型的脂肪瘤在预后上没有明显差异，但肌间脂肪瘤具有较高的局部复发率。受累肌肉的完整切除或间室切除可以降低脂肪瘤的局部复发率。

（二）脂肪肉瘤 Liposarcoma

去分化脂肪肉瘤（dedifferentiated liposarcoma）

【定义】 恶性脂肪细胞肿瘤，表现为从非典型性脂肪瘤/高分化脂肪肉瘤到各级非脂肪源性肉瘤各种成分的转化，通常直径在几个厘米以上。

各种类型的高分化脂肪肉瘤中最多可有 10%变为去分化脂肪肉瘤。深部的肿瘤（尤其是腹膜后）更易转变，而四肢则相对较少。肿瘤发生可能更多地和肿瘤存在时间有关。好发人群和高分化脂肪肉瘤相同，没有性别差异。90% 表现为初发，10%出现在复发病例。

腹膜后腔是最好发部位。和四肢发生比率至少 3∶1。其他部位如精索也可发生。头、颈部和躯干少见，皮下组织极其少见。

【病因】 至今尚未发现明确的病因。

【病理】

1. 肉眼所见　去分化脂肪肉瘤大体为多结节黄色团块，其间散在灰黄色非脂肪固体成分区域。去分化区域常可见坏死。脂肪组织和去分化区域间有时表现为逐步转化。

2. 镜下所见　去分化脂肪肉瘤的组织学特征是从各型非典型性脂肪瘤/高分化脂肪肉瘤转变为各级非脂肪源性肉瘤，绝大多数为高等级的肉瘤。去分化的范围不等，但绝大多数肉眼可辨。显微镜下去分化病灶对预后的意义不确定。转化常常突然出现，但在一些病例有时表现为逐步转化，偶尔低分化和高分化区互相混合。去分化区的组织学形态各异，多类似于 MFH，像多形性肉瘤或中高度黏液纤维肉瘤。尽管去分化一词最初用来描述高度的异型，但近来低度去分化的概念逐渐被认识。主要特征为存在完全相同的轻度核异型的成纤维梭形细胞，常组成簇状。低度去分化脂肪肉瘤易和高分化梭形细胞脂肪肉瘤混淆。脂肪肉瘤是脂肪细胞形成缺陷（比如它包含不典型脂肪细胞或脂肪母细胞），但是去分化区，不论高度还是低度都不具备成脂肪性。

【临床表现】 去分化脂肪肉瘤通常表现为偶然发现（尤其在后腹膜）的巨大无痛性肿块。在肢体，常表现为长期存在的肿块近期明显增大。5%～10%去分化脂肪肉瘤可出现异分化，但临床表现并无不同。和其他高等级多形性肉瘤相比，去分化脂肪肉瘤的临床生物学行为更温和。由于分化良好的部分容易被忽视，所以广泛而细致的取样是必需的，尤其是巨大后腹膜肿块。必须指出的是，去分化脂肪肉瘤局部复发后可以是完全分化良好的脂肪细胞肿瘤。

【影像学表现】 X 线片、CT 均可见软组织肿块影，MRI 示后腹膜含有脂肪和非脂肪成分的实质性肿块可能为低分化脂肪肉瘤。

【治疗及预后】 以手术为主，广泛或根治性切除。放射治疗可以降低局部复发率。化疗常无明显疗效。去分化脂肪肉瘤的局部复发率往往＞40%。如果随访期足够长（10～20 年），几乎所有腹膜后去分化脂肪肉瘤都会局部复发。15%～20%病例出现远处转移，其 5 年随访总体死亡率 28%～30%。预后相关因素中，解剖部位最重要，腹膜后去分化脂肪肉瘤预后最差。肿瘤内去分化范围的大小和预后无关。相对于其他高等级的多形性肉瘤，去分化脂肪肉瘤的临床生物学行为较温和。但这一现象的基础尚不明了，没有复杂的染色体偏差并且绝大多数病例中 TP53 基因完整（和大多数高等级多形性肉瘤不同）也许可以部分解释这种差异。

（三）黏液性脂肪肉瘤（myxoid liposarcoma，MLS）

【定义】 恶性肿瘤，由形态相同的圆形、卵圆形幼稚非成脂性间叶细胞和黏液基质中数量不等的小印戒成脂细胞构成。可见特征性的分支状血管成分。这一类型包括了以前所谓的圆细胞脂肪肉瘤。

黏液样脂肪肉瘤是脂肪肉瘤中第二多的亚型，约占脂肪肉瘤的1/3和所有成人软组织肉瘤的10%。好发于肢体深部软组织，2/3以上发生在大腿肌群，少见于腹膜后腔和皮下组织。

【病因】　至今尚未发现明确的病因。超过90%的黏液样和圆细胞脂肪肉瘤存在染色体组变异t(12;16)(q13;p11)。少数存在t(12;22)(q13;q12)变异。

【病理】

1. 肉眼所见　大体为边界清楚的多结节的肌间肿瘤。切面在低等级肿瘤部分呈棕黄色胶胨样，在高等级部分(园细胞构成区域)呈白色果肉样。大体上的肿瘤坏死并不常见。

2. 镜下所见　由形态相同的圆形、卵圆形幼稚非脂源性间叶细胞和黏液基质中数量不等的小印戒脂肪母细胞构成。富含纤细同心圆排列“鸡笼网”样的毛细血管。大量的细胞外黏液常汇合成巨大的黏液湖，形成淋巴血管瘤样或所谓的肺水肿形态。常见间隙内出血。特征性的、黏液性脂肪肉瘤缺乏巨大肿瘤细胞，异常核分裂，异型细胞核等。MLS的一个亚型，组织学表现为多细胞或圆细胞形态，预后较差。圆细胞区域的特征表现为成片的背靠背原始圆细胞，这些圆细胞核质比高，可见多个核仁，细胞间没有黏液样基质。从黏液样到多细胞/圆细胞的逐步变化在MLS中十分常见。强烈提示，它们可能是MLS不同发展形态。只是黏液样脂肪肉瘤分化较好而圆细胞脂肪肉瘤分化较差。两者常常有着相同的遗传学改变。

尽管绝大多数MLS不需要免疫组化分析来确立诊断，但它可以帮助诊断完全表现为圆细胞形态的MLS。绝大多数MLS S100蛋白呈弥散染色。

【临床表现】　典型的黏液样脂肪肉瘤表现为肢体深部软组织巨大无痛性肿块。多见于40～50岁人群，平均年龄比其他亚型的脂肪肉瘤患者小10岁左右。是<20岁的脂肪肉瘤患者中最多见的类型。无性别差异。易局部复发，约1/3出现远处转移。转移复发和组织学分级有关。和其他脂肪肉瘤或黏液样肉瘤不同的是，黏液样脂肪肉瘤在肺转移前，更易出现其他部位软组织(如后腹膜，对侧肢体，腋窝等)和骨(尤其是脊柱)转移。

【治疗及预后】　治疗以手术根治性切除为主。放射治疗可以降低局部复发率。化疗效果不明确。黏液样脂肪肉瘤的预后和组织学分级密切相关。肿瘤TP53过度表达提示预后不佳。多灶性MLS，尽管组织学表现常常较为温和，分级较低，但预后极差。

(四)多形性脂肪肉瘤(pleomorphic liposarcoma)

【定义】　多形性脂肪肉瘤为多形态，高等级肉瘤，包含数量不等的多形性成脂细胞。不含有非典型性脂肪细胞肿瘤(高分化脂肪肉瘤)或其他分化方向(恶性间叶瘤)的肿瘤成分。

多形性脂肪肉瘤是脂肪肉瘤中最少见的类型，仅占约5%。占多形性肉瘤的20%。多见于50岁以上人群。无性别差异。

好发于四肢，下肢多于上肢。躯干和腹膜后腔少见。极少也发生于纵隔，睾丸旁，头皮，腹腔，盆腔和眼眶。尽管绝大多数来自深部软组织，但也有皮下组织和极罕见的真皮质多形性脂肪肉瘤的报道。

【病因】　至今尚未发现明确的病因及特征性细胞遗传学或分子遗传学改变。

【病理】

1. 肉眼所见　肿瘤往往较大，最大径可以超过10cm，质硬，多结节，切面呈白色至黄色。可见黏液和坏死区域。

2. 镜下所见　在高组织学等级的肉瘤背景中，散在数量不等的多形性成脂细胞。多数肿瘤包含多形性梭形肿瘤细胞，成簇的梭形细胞、圆形细胞、多核巨细胞(类似于所谓的恶性纤维组织细胞瘤)以及富含虑泡、扇形浓染胞核的异形成脂细胞。某些病例中，仅见散在多形性成脂细胞，而另一些中则可见成片的多形成脂细胞。经常可见细胞内、细胞外嗜依红染色玻璃小体、小球。少数可见炎性细胞浸润。

肿瘤细胞弹性蛋白染色阳性。S100蛋白染色仅不到一半阳性。

【临床表现】　和其他深部软组织肉瘤一样，患者常主诉发现坚硬，持续增大的肿块。一般而言，多形性脂肪肉瘤是一种侵袭性间叶肿瘤，转移率30%～50%，最多见于肺。病死亡率40%～50%。大多数患者短期内死亡。

【治疗及预后】　手术根治性切除。放射治疗可降低局部复发率。化疗常无明显疗效。没有单一的形态学因素可以准确判断预后，预后可能和肿瘤部位，大小有关。如果存在肿瘤坏死或 10 个高倍镜野中存在 20 个以上的有丝分裂象，提示预后更差。

(五)混合型脂肪肉瘤

【定义】 兼有黏液/圆细胞脂肪肉瘤和非典型脂肪细胞肿瘤(高分化脂肪肉瘤)/去分化脂肪肉瘤或者兼有黏液/圆细胞脂肪肉瘤和多形性脂肪肉瘤特征的脂肪肉瘤。

真正的混合型脂肪肉瘤极其罕见，多见于老年患者。肿瘤多见于腹膜后或腹腔内。也有少量报道发生在纵隔和肢体深部软组织。

【病因】 至今尚未发现明确的病因。

【病理】

1. 肉眼所见　肿瘤往往较大，多结节，囊实性混杂，切面灰黄。

2. 镜下所见　非典型性脂肪细胞肿瘤(高分化脂肪肉瘤)/去分化脂肪肉瘤混合型的肉瘤中的黏液样区域十分易于辨认，尤其是腹膜后腔和腹腔内的脂肪肉瘤。但这种病理表现更多的是非典型性脂肪细胞肿瘤(高分化脂肪肉瘤)的黏液样变或去分化脂肪肉瘤的黏液纤维肉瘤样去分化，而不是真正的混合型脂肪肉瘤。少数混合型脂肪肉瘤表现为兼有黏液/圆细胞脂肪肉瘤特征(小的未分化的间叶细胞，成脂细胞，黏液样基质中的圆细胞，网状血管结构)，多形性脂肪肉瘤特征(多形性肉瘤背景下数量不等的异型多形性成脂细胞)和(或)非典型性脂肪细胞肿瘤(高分化脂肪肉瘤)特征(大小，形态变异，核不典型的脂肪细胞)的脂肪肉瘤。

【临床表现】 常表现为偶然发现的巨大无痛性肿块。

【治疗及预后】 手术根治性切除。放射治疗可降低局部复发率。化疗效果不确定。预后与肿瘤部位，大小，组织学分型分级相关。

四、平滑肌肉瘤

【定义】 软组织的平滑肌肉瘤 leiomyosarcoma 是一个恶性肿瘤。由表现出平滑肌特性的恶性肿瘤细胞组成。主要来源于静脉。多位于后腹膜内，亦可见于四肢。

软组织的平滑肌肉瘤相对少见。年轻人少见，多见于中老年人。年轻病人的发病可能与免疫缺陷有关，如 HIV。

平滑肌肉瘤多位于后腹膜(包括盆腔内)，也是后腹膜最多见恶性肿瘤。除此之外的其余部位，平滑肌肉瘤相对少见，多见于下肢，肌肉内和皮下的发病率基本相同，也可见于皮肤。软组织的平滑肌肉瘤主要来源于大血管，如下腔静脉和下肢大的静脉，也可发生于小的或中等大小的无名静脉。来源于动脉的非常少见。起于肺动脉和其他大动脉的肉瘤一般不表现平滑肌特性而归类于血管内膜肉瘤。平滑肌肉瘤在不同的部位，性别分布有所不同。位于腹膜后及下腔静脉的平滑肌肉瘤，女性多见。而在其余部位，发病率无明显的性别差异。

【病因】 软组织平滑肌肉瘤的病因不明。后腹膜和下腔静脉的平滑肌肉瘤在女性多见提示肿瘤的发生是否和性激素有关，尚不明了。软组织平滑肌细胞的遗传学染色体组型很复杂，并没有一致的畸变。与 13 号染色体缺失有关的染色体 RB1 基因，可能与平滑肌肉瘤有关。

【病理】

1. 大体所见　软组织平滑肌肉瘤边界较为清楚。剖面显示为颜色从灰到白，及棕色不等的肉样组织。大的肿瘤内可见出血、坏死和囊腔变。

2. 镜下所见　平滑肌肉瘤的肿瘤细胞呈纺锤形。细胞交织排列。其细胞核呈多形性，深染，较长，核的末端变钝，呈锯齿状。核分裂象多见。细胞质可呈嗜伊红染色。在细胞的横截面上，常可见空泡状。在大的平滑肌肉瘤中可见黏液样变及坏死区。有时候，可见有非典型的，分化差的多形性变化。被认为是“去分化的平滑肌肉瘤”。“去分化的平滑肌肉瘤”还未被广泛认可。

绝大多数软组织的平滑肌肉瘤中 SMA，结蛋白(desmin)和 h-caldesmon(钙调蛋白结蛋白)可呈阳性。然而，这些都不是平滑肌的绝对特征。软组织平滑肌肉瘤的诊断不能单独依靠免疫染色，必须结合形态学分析。但如果整个肿瘤的 SMA 和 desmin 都呈阴性，就应该怀疑是否是平滑肌肉瘤的诊断。

【临床表现】 软组织的平滑肌肉瘤表现为占位性的瘤性病变。临床上没有特异性。临床症状取决于肿瘤的大小、生长速度和肿瘤所处的位置。后腹膜的平滑肌肉瘤由于位置深，一般难以察觉肿块。起先可以没有症状，肿瘤较大或肿瘤生长较快时可以产生不同程度的疼痛。来源于下腔静脉的平滑肌肉瘤的症状取决于肿瘤所处的部位。如果肿瘤位于上部，可以阻塞肝静脉而产生 Budd-Chiari 综合征，haepatomegaly，黄疸和腹水。如果肿瘤位于中部，可以阻塞肾静脉而产生肾功能不全症状。位于下部的肿瘤，阻塞了静脉回流可以引起下肢水肿。起源于下肢大静脉的平滑肌肉瘤也可引起下肢水肿。

【影像学表现】 影像学检查显示的软组织肿块无特异性。X线很难显示软组织肿块。可以通过CT和MRI发现并了解肿瘤与周围组织之间的关系。对于软组织肿瘤来说，MRI更能体现其优越性。

【鉴别诊断】 软组织的平滑肌肉瘤有时需与其他的软组织肿瘤鉴别。但在临床上通过临床表现和体征难以鉴别。在病理学检查中，需要鉴别的有具有恶性倾向的平滑肌瘤，恶性纤维组织细胞瘤，去分化的脂肪肉瘤，消化道间质瘤，肠系膜纤维瘤病，血管平滑肌脂肪瘤等。平滑肌肉瘤是恶性肿瘤，镜下分裂象多见。如果在50HPF下，可见分裂象在1～4，没有其他的不典型特征，倾向于侵袭性平滑肌瘤诊断。在50HPF下，可见分裂象<1，没有肿瘤细胞坏死，则倾向于良性的平滑肌瘤诊断。恶性纤维组织细胞瘤，细胞呈未分化的多形性，免疫组化与平滑肌肉瘤不同，结蛋白(desmin)和钙调蛋白结合蛋白(caldesmon)多呈阴性(平滑肌肉瘤呈阳性)，而肌动蛋白(actin)可呈阳性(平滑肌肉瘤呈阴性)。虽然在去分化的脂肪肉瘤内可见局灶性的平滑肌细胞。但在平滑肌肉瘤内没有脂肪样肿瘤细胞。KIT (CD117)呈阴性，借此可以与胃肠道的间质瘤相鉴别。

【治疗及预后】 软组织的平滑肌肉瘤具有局部复发和远处转移的能力，区域淋巴结转移少见。其治疗原则是早期发现，早期治疗。治疗手段主要是手术治疗。手术切除原则上扩大切除肿瘤，做到手术后无瘤边缘。在临床上，影响预后最为重要的因素是肿瘤的生长部位和体积。如后腹膜的平滑肌肉瘤和上腔静脉上部的肿瘤，手术时难以做到无瘤的切除边缘而易于局部复发和远处转移，降低了患者的生存率。后腹膜的平滑肌肉瘤大多超过10cm，预后较差。而非后腹膜的平滑肌肉瘤通常比后腹膜的肿瘤体积较小，易于局部控制。小的肿瘤(1～2cm)发生转移的机会较小。一些研究发现，深部的平滑肌肉瘤比表浅的平滑肌肉瘤容易转移。组织学分级也是影响预后的因素之一。平滑肌肉瘤的局部复发和远处转移，在发病的起初几年内发生率较高。位于后腹膜的平滑肌肉瘤，最常见的转移部位是肺和肝。非后腹膜的平滑肌肉瘤，最常见的转移部位是肺。

五、横纹肌肉瘤

横纹肌肉瘤是骨骼肌的恶性肿瘤，是儿童和青少年软组织肿瘤中最多见的类型。根据2002年WHO软组织肿瘤分类，包括胚胎性横纹肌肉瘤、腺泡状横纹肌肉瘤、多形性横纹肌肉瘤。

(一)胚胎性横纹肌肉瘤(embryonal rhabdomyosarcoma)

【定义】 一种具有胚胎性骨骼肌表型和生物学特征的原始的软组织恶性肉瘤，分为梭形细胞横纹肌肉瘤、葡萄状横纹肌肉瘤和间变性横纹肌肉瘤三种亚型。

【流行病学】 发病率在3～4/100万，男女比例约1.2∶1。多发于头颈部(47%)，其次是泌尿生殖系统(28%)，四肢骨骼肌发生率不到9%。梭形细胞横纹肌肉瘤最常见于阴囊软组织，葡萄状横纹肌肉瘤见于膀胱、胆道、咽部等。

【病因学】 可能为散发性或遗传性基因突变所致。

【临床表现】 由于肿瘤多发生于深部，且发病部位多样性，因此可产生多种临床症状，主要是因肿块和梗阻所致，如突眼、复视、单侧耳聋、阴囊肿物、尿潴留等。肿瘤生长迅速，具有较大的侵袭性和破坏性。影像学表现无典型特征，为膨胀性生长的软组织肿块，不同信号强度反映血管、黏液样间质和坏死情况。

【病理学】 大体病理上该肿瘤表现为边界欠清的鱼肉样肿块，直接侵袭到周围组织。梭形细胞亚型的特点是切面呈漩涡状的质硬的纤维样肿瘤；葡萄状亚型的特点是息肉样，簇状结节样形态。

组织病理上胚胎性横纹肌肉瘤由不同发育阶段的成肌性原始间叶细胞即横纹肌母细胞组成，类似胚胎性肌肉，在疏松的黏液样中胚层组织中有肌母细胞聚集，且紧密排列的梭形细胞组成的致密区域和散在分布横纹肌母细胞的疏松黏液组织交替分布。葡萄状胚胎性横纹肌肉瘤含有紧邻上皮表面的线性排列的肿瘤细胞，是该肿瘤的典型结构，称为“生发层”，并含有数量不等的息肉样结节；梭形细胞横纹肌肉瘤紧密排列成漩涡状或者束状结构；间变性横纹肌肉瘤则有大的核深染的异型细胞，间变结构呈局灶性或弥漫性表现。

免疫组化上表现为骨骼肌分化标志物阳性，如结蛋白、肌动蛋白。抗MyoD1和myogenin抗体对于横纹肌肉瘤有高度特异性和敏感性，目前作为诊断的标准抗体。

(二)腺泡状横纹肌肉瘤(alveolar rhabdomyosarcoma)

【定义】 一种原始的、恶性、细胞学类似于淋巴瘤的圆形细胞肿瘤，并有部分骨骼肌分化特点。

【流行病学】 发病以青少年和年轻人多见，男女比例无差别。该肿瘤常发生于四肢，其次多见于脊柱旁、肛周和鼻旁窦。

【临床表现】 迅速生长的四肢肿块，并伴有附近组织的压迫症状。MRI 显示浸润性膨胀性生长的软组织肿物。

【病理学】 大体病理上其表现为膨胀性快速生长的软组织肿块，鱼肉样，棕灰色，含有纤维组织。

组织病理学上腺泡状横纹肌肉瘤有三个亚型，即典型性、实性型、胚胎性/腺泡性混合型。该横纹肌肉瘤均由圆形细胞组成，虽然与淋巴瘤很相似，但是具有原始肌母细胞性分化。典型性的含有纤维血管间隔，肿瘤被分隔成巢状结构，中心部位的细胞呈簇状，外周细胞黏附性差，沿间隔排列的细胞形成尖篱笆样结构；实性型缺乏纤维血管间质，细胞呈片状结构，并伴有横纹肌母细胞性分化；胚胎性/腺泡性混合型除含有腺泡状结构外还有黏液样间质和梭形细胞肌母细胞，一般都具有纤维间隔的巢状结构。

免疫组化表现为肌蛋白抗体阳性。

(三)多形性横纹肌肉瘤(pleomorphic rhabdomyosarcoma)

【定义】 一种由具有骨骼肌分化的多形性、圆形和梭形细胞组成的高度恶性肉瘤，不存在胚胎性或腺泡性横纹肌肉瘤成分。

【流行病学】 发病只见于成年人，男性多见，平均年龄 50～60 岁。

【临床表现】 该肿瘤一般只发生于下肢的深部软组织，表现为快速发展的疼痛性肿胀。

【病理学】 大体检查为边界清晰的肿块，5～15cm 大小，常有假包膜。切面一般白色，质硬，伴有坏死和出血。

组织病理上显示该肿瘤由未分化的圆形至梭形细胞以及细胞质明显嗜酸性的梭形、巨细胞、蝌蚪样、球拍样等多样性细胞混合组成。

免疫组化该肿瘤表达 myogenin、MyoD1、结蛋白等骨骼肌特异性标志物。

横纹肌肉瘤的鉴别诊断　横纹肌肉瘤需要和一些小圆细胞肿瘤相鉴别，例如 EWING 肉瘤、神经母细胞瘤、恶性淋巴瘤、恶性黑色素瘤、某些小细胞癌等。和横纹肌肉瘤相比，淋巴瘤等有些缺乏糖原，缺乏嗜酸性，有的具有丰富的网状结构。多形性横纹肌肉瘤还需要和恶性纤维组织细胞瘤鉴别，后者细胞内糖原稀少，胶原丰富。

横纹肌肉瘤的治疗和预后　明确诊断后可以做适当的术前化疗，手术切除尽可能广泛，最好同时切除区域的淋巴结组织。术后可以根据 IRS—Ⅳ分期来判断预后情况，除一期外均需配合放射治疗。所有病例均应该周期性综合化疗。

根据 IRS—Ⅳ分期统计预后情况看来，胚胎性横纹肌肉瘤 5 年生存率约 68%，其中葡萄样和梭形细胞样亚型预后最好，达 89%；腺泡样和多形性横纹肌肉瘤预后较差。仅 52%～55%。

六、腺泡状肉瘤

【定义】 腺泡状肉瘤(alveolar sarcoma)是一种组织来源不明、好发于软组织的恶性肿瘤。曾经以“器官样肌母细胞瘤”和“肌母细胞瘤”等名称出现于文献中。Christopherson 于 1952 年在观察了较多发生于肢体肌肉的病例后，根据形态学描述将其命名为腺泡状软组织肉瘤(alveolar soft part sarcoma，ASPS)。虽然该病以软组织发病多见，但也有罕见的原发于骨骼中的病变，因而将其称为腺泡状肉瘤更为合适。

腺泡状肉瘤是一种少见的疾病，其发病率占软组织肿瘤的 0.5%～1.0%，可发生于任何年龄，但多见于青少年和年轻的成人，最常见的发病年龄在 15～35 岁，5 岁前和 50 岁以后少见。女性发病多于男性，特别多见于 25 岁以下的女性患者，男女比约 1∶2。肿瘤最常发生的部位为下肢深部软组织，特别是大腿，也可发生在头颈部的眼眶、口腔、咽部、舌及腹膜后、纵隔、子宫、阴道及胃等处。

【病因】 腺泡状肉瘤的组织起源至今存在争议，在 2002 年的 WHO 软组织肿瘤分类中，仍然将其划归为来源不明恶性软组织肿瘤组中。腺泡状肉瘤的组织起源先后有上皮源性、神经源性和肌源性等观点。由于肿瘤不表达上皮相关标志物，故上皮源性的观点已被否定。Ackernan(1946)和 Smetana(1951)认为此瘤的组织结构与副神经节瘤相似，称之为“恶性非嗜铬性副神经节瘤”，Welsh 等通过电镜研究认为此瘤与颈动脉体的副神经节瘤相似，但神经源性的观点因缺乏更多可靠的证据而得不到支持。目前，大多数学者支持腺泡状肉瘤肌源性的观点。电镜下，在肿瘤细胞胞质内可以见到具有诊断意义的细颗粒和杆状结晶体。该结晶体在结构上与肌动蛋白丝相似，也可见于健康人的肌梭中。免疫组化研究显示肌动蛋白(actin)、结蛋白(desmin)、波形蛋白(vimentin)等相关标记在腺泡状肉瘤中均有表达，而肌调节蛋白(myoDl)的表达则从蛋白水平支持肌源性学说。尽管如此，免疫组化显示肌相关标记在腺泡状肉瘤中的表达差异很大，且目前还无充分证据说它是一种独立类型的肌源性肿瘤。

自1995年以来，细胞遗传学研究显示腺泡状肉瘤存在特异的染色体易位，即一个染色体易位到17号染色体侧位且X染色体短臂1区1带与17号染色体长臂2区5带的易位[der(17)t(x;17)(p11;q25)]。这种染色体易位导致了TFE3基因与17号染色体长臂2区5带上的一个新基因ASPL的融合。TFE3基因位于X染色体1区1带2亚带上，编码三基序家族的一个成员。三基序家族成员与多种细胞功能，例如发育和肿瘤发生有关。X染色体与17号染色体之间的易位，提示在腺泡状肉瘤发病过程中存在转录失调。这也意味着ASPL基因可以作为腺泡状肉瘤的一种合理的、特异的标志物。有学者认为腺泡状肉瘤女性患者较多是因为融合基因不受制于X染色体的失活。因此，带有一个额外染色体的女性发生腺泡状肉瘤的可能性比正常女性高1倍。目前，已经研制出一种结合TFE3碳末端的抗体，它在腺泡状肉瘤中显示强烈的核着色，能够用于诊断。

【病理】

1. 大体所见　肿瘤切面为灰褐色柔软的肉芽组织，组织结构基本一致，瘤细胞排列成实性巢状或腺泡状结构，但大小、形状可有较大变化。腺泡的大小悬殊，组成腺泡的细胞少者十几个，多者可达上百个。

2. 镜下所见　细胞巢中央可出现变性或坏死，细胞松散，形成常见的假腺泡模式，这正是"腺泡状"命名的由来，腺泡内缘不整齐。巢与巢之间为互相连通的、管腔呈裂隙状或扩大成窦状的毛细胞血管网，瘤细胞紧靠血管似副节瘤或内分泌肿瘤排列，网织纤维染色可明显勾画出巢样或腺泡样排列的瘤细胞团及清晰的窦样血管腔。偶尔肿瘤组织呈索状，巢状结构不明显或完全缺如，由大颗粒细胞巢组成，血管腔隙不明显，这种类型的腺泡状软组织肉瘤常见于儿童，且预后较好。瘤细胞形态、大小比较一致，细胞较大，卵圆形或多角形，界限清楚，呈上皮样，细胞含有丰富的嗜酸性胞质，细颗粒状。瘤细胞核常偏位，大小差异不大，圆形或卵圆形，空泡状，含有1～2个明显的核仁，核分裂象少见。核异型不明显，除单个核细胞外，偶见双核、多核和深染多形性核的瘤细胞。细胞内常含有杆状或棒状结晶体在HE染色的组织切片中可能不明显，但经淀粉酶消化后用PAS染色可显示，这些结晶体的数量在不同病例中变化很大，在某些病例中每个肿瘤细胞均可见到，而在其他病例中这些结晶体极少甚至没有。除结晶体外，还可见到不同数量的糖原和淀粉酶颗粒，它们可能是结晶体的前体。肿瘤边缘常见扩张的静脉，许多肿瘤组织内明显可见血管浸润，表明肿瘤早期即可发生转移。

【临床表现】　腺泡状肉瘤生长较缓慢，病程最长者可达20年。肿块大多位于深部软组织中，压痛不明显，与骨骼肌关系密切，大者也可达皮下，境界多清楚，部分有包膜。疼痛症状不明显，甚至无痛，只有肿瘤增大到一定程度后才会出现肢体肿痛或关节活动障碍等症状。局部皮温正常或稍高，无静脉怒张，全身状况较好，无恶液质表现。因临床症状不明显，不易早期发现，有些病例转移后才作为主要表现被发现，多数转移至肺和脑。

【影像学表现】　X线表现为局部软组织肿胀或肿块，侵犯骨骼时呈偏心性或中心性溶骨性骨破坏，边界不清，局部无骨质增生及骨膜反应，可出现病理骨折。

CT平扫可显示较肌肉密度低的软组织块影及其侵犯范围与毗邻关系，增强扫描肿瘤明显强化，富血管性，可提前出现静脉引流。

MRI可见肿瘤边界较清，呈长T_2、中等T_1混杂信号，在T_1WI和T_2WI都可见到肿瘤内扩大弯曲的流空血管影。血管造影显示肿瘤区大量新生、纡曲、扩张的肿瘤血管、肿瘤湖和肿瘤染色，动静脉短路。

核素扫描显示肿瘤区有放射性浓聚，可提示有无转移，是否多发，但无特异性。

【鉴别诊断】

1. 副神经节瘤　两者均由多形细胞组成巢状结构，巢间为富于毛细血管的间质。但腺泡状肉瘤多见于年轻女性，好发于下肢深部软组织，腺泡结构大小悬殊，细胞较大，胞质嗜酸性，PAS染色可找到阳性结晶体。而副神经节瘤常发生于中老年人，位于头颈部、纵隔及腹膜后等有化学感受器的部位，瘤细胞较小，颗粒较细，PAS 染色不见阳性结晶体，免疫组化染色 NSE、CgA、5-HT、SYN 等呈阳性反应。

2. *颗粒细胞肌母细胞瘤*　两者共同点是瘤细胞胞质富于颗粒，排列较紧密。但本瘤体积较小，直径超过 3cm 者少见，无毛细血管网的间质结构，腺泡结构不典型、不规则，瘤细胞核深染，小而圆，无异型性，胞质内无 PAS 阳性的棒状或针状结晶。现在已基本明确本瘤起源于雪旺细胞，瘤组织免疫组化染色 NSE，NF，S-100 等阳性。

3. *腺泡状横纹肌肉瘤*　两者皆可位于横纹肌内，均有腺泡状结构，但本瘤瘤细胞较小，核染色深，常呈粗颗粒或块状而较似淋巴母细胞，并可找到一些散在的胞质深红染色或呈带状的横纹肌母细胞，腺泡之间缺乏窦状血管网，免疫组化染色 desmin，actin，myogenin 均为阳性。

4. *恶性黑色素瘤*　此瘤形态多样，假腺泡型中瘤细胞多型性和异型性突出，大小差异悬殊，瘤细胞胞质丰富，HMB45 和 S-100 阳性可确诊。

5. *血窦丰富的癌*　腺泡状肉瘤瘤细胞呈腺泡状排列，胞质丰富，呈上皮样，可误诊为转移性腺癌，尤其易与肝、肾上腺、肾发生的转移性腺癌相混淆。但腺泡状肉瘤的腺泡内缘不整齐，细胞较松散，不是真正的腺腔，另外腺癌极少转移在肌肉内形成大的瘤块。EMA，CK 等上皮性标志物的应用容易进行鉴别。肝细胞性肝癌癌细胞可排列成腺泡样，其间有丰富的血窦样腔隙，某些窦状腔隙由瘤细胞衬附。AFP、CEA 阳性可资鉴别。原发和转移的肾透明细胞癌癌细胞可呈腺泡状、乳头状及管状结构排列，间质有丰富的毛细血管，但胞质透明，核小，圆形或卵圆形。CK 和 VM 同时阳性。

【治疗及预后】　腺泡状肉瘤的治疗仍以手术切除为主。根据肿瘤的部位、大小、是否侵及重要血管神经来制定手术方案，包括广泛切除术和根治术。放疗或化疗在治疗软组织肉瘤中的实际效果始终存在争议，多数学者认为放、化疗对软组织肉瘤无效。但也有学者认为对于那些无法完整切除的肿瘤采取局部放射治疗或化疗可以减少复发或转移，有助于延长患者的生存时间。目前认为早期发现以及广泛切除是降低肿瘤术后局部复发、转移的关键因素。

腺泡状肉瘤虽然生长缓慢，但大多数早期已有血液转移，常见转移部位为肺或脑。手术切除肿瘤后易局部复发，几乎都危及生命，预后欠佳。

（张伟滨）

第十五节　骨　肉　瘤

骨肉瘤（osteosarcoma）是源于间叶组织的恶性肿瘤，以能产生骨样组织的梭形基质细胞为特征。虽然在肿瘤中也可以见到纤维或软骨组织，或两种都有，但只要见到肉瘤基质细胞直接产生的骨样组织，无论数量多少，就决定了肿瘤的性质为骨肉瘤（表 5-20-4）。

骨肉瘤表现为多相性的影像所见、解剖部位、组织学类型、细胞学分级和生物学行为。按照其生物学行为准确的分类，对诊断治疗有重要的关系。骨肉瘤分为原发与继发。原发骨肉瘤是指没有先前的病损直接发生者；继发骨肉瘤是有先前的病损或放射治疗后出现者。好发年龄有两个高峰，第一个高峰是青春期，75%病例在 10～30 岁发病。第二个高峰是老年人，为继发性骨肉瘤。儿童和青少年的骨肉瘤约 93%是原发的；与此对应，60 岁以上的骨肉瘤，1/4 的患者为继发的。

表 5-20-4　骨肉瘤的分类

1. 原发
    - (1)髓内型(95%)
        - ①高度恶性(传统性骨肉瘤，占 90%)
            - 骨母细胞型(占 50%)
            - 软骨母细胞型
            - 纤维母细胞型
            - 毛细血管扩张型
            - 小圆细胞型
            - 多中心型
        - ②低度恶性(占 10%)
    - (2)表面型(5%)
        - 骨旁骨肉瘤(占 90%)
        - 骨膜骨肉瘤(占 1%)
        - 高度恶性表面骨肉瘤(占 9%)
2. 继发
    - 畸形性骨炎
    - 放射源性
    - 继发于其他肿瘤

一、髓内高恶骨肉瘤

(一)流行病学

骨肉瘤是最常见的原发恶性骨肿瘤，是严重影响青壮年身心健康的恶性肿瘤。骨肉瘤占原发骨肿瘤的10%，占原发恶性骨肿瘤的20%，每年发病率为1～3/100万人。发病率与人种和种族无重要关联。传统骨肉瘤最常发生在10～20岁阶段，60%发生在25岁以下(图5-20-16)。尽管有30%的病人发病年龄在40岁以上，但还是优先要考虑倾向于常见的老年人的骨肿瘤疾病(如骨Paget病，放射后肉瘤或继发于纤维结构不良)。男性好发传统骨肉瘤，与女性的发病率的比值为3:2。

(二)发病部位

传统骨肉瘤好发在四肢长骨上，尤其是股骨远端、胫骨近端和肱骨近端(图5-20-17)。这种肿瘤好发于干骺端(91%)或是骨干(9%)。骺端原发肿瘤很少见。尽管长骨是原发传统骨肉瘤最常见的发病部位，但是非长骨(如下颚骨，盆骨，脊柱和颅骨等)的病变随年龄的增长发病率可能增长，很少见发生在骨远端腕部和踝部的病变。在所有部位骨肉瘤病例中颅面骨受累病例约占7%。大多数颅面骨骨肉瘤患者的年龄要大于其他部位骨肉瘤患者。发生于脊柱的骨肉瘤少见。

骨肉瘤绝大多数为单发，极少数为单肢体或多肢体2个病灶以上。骨干骨肉瘤需要与尤因肉瘤鉴别。脊柱和骨盆骨肉瘤，尤其是儿童，但有时与骨母细胞瘤鉴别是有困难的，骨母细胞瘤多发生于椎体后部附件，向椎体延伸，而骨肉瘤多发生于椎体，向后方侵入附件(图5-20-18～图5-20-23)。

(三)临床特点

症状基本上持续超过几周或几个月。骨肉瘤

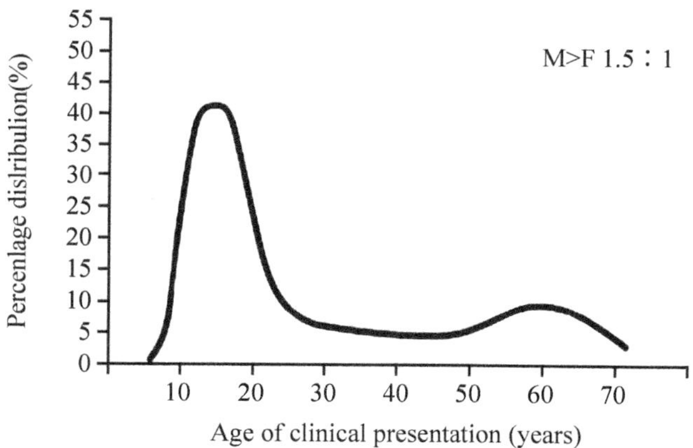

图5-20-16　骨肉瘤年龄分布

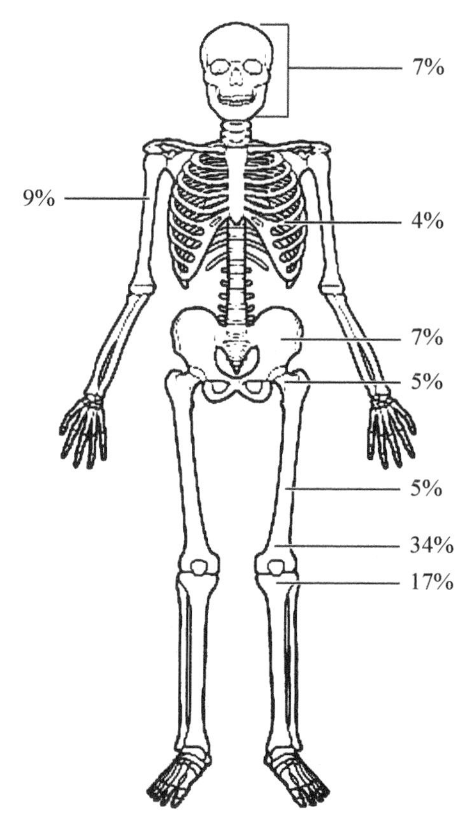

图5-20-17　骨肉瘤部位分布

最常见的临床表现是疼痛和肿块。疼痛可放射至邻近关节，初期疼痛多为间断性隐痛，随病情发展疼痛逐渐加重，多发展为持续性疼痛，休息、制动或者一般止痛药无法缓解。疼痛部位可以触及肿块，可伴有关节活动受限，但关节积液并不常见，后者多出现在累及干骺端的巨细胞瘤或软骨母细胞瘤病例。体格检查发现可能局限肿块，有疼痛和压痛。运动受限，局部发热和毛细血管扩张及听诊上的血管杂音。在病情进展期，常见到局部炎症表现和静脉曲张。病理性骨折发生在5%～10%的病人中，多见于以溶骨性病变为主的骨肉瘤。肿瘤突然的增大要怀疑继发的改变，如囊内出血。骨骺虽是骨肉瘤进入骺端的屏障，但极少数病例中，肿瘤侵及或穿透骨骺，出现关节积液，有些病例可经骨骺穿入关节。肿瘤晚期可有局部淋巴结肿大，一般为吸收所致的淋巴结炎，个别见于淋巴结转移或受侵。早期一般状态较好，消瘦、精神萎靡及贫血常在出现肺转移以后发生。

另一个重要的临床表现是血浆碱性磷酸酶(AKP)、乳酸脱氢酶(LDH)中度至大幅度的升高，

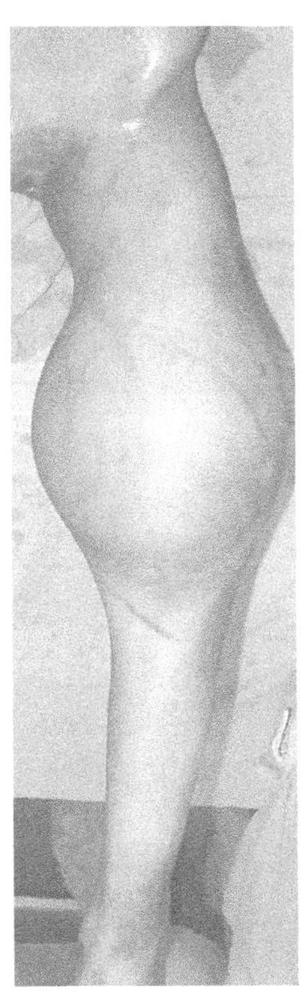

图 5-20-18　股骨下段骨肉瘤体位像

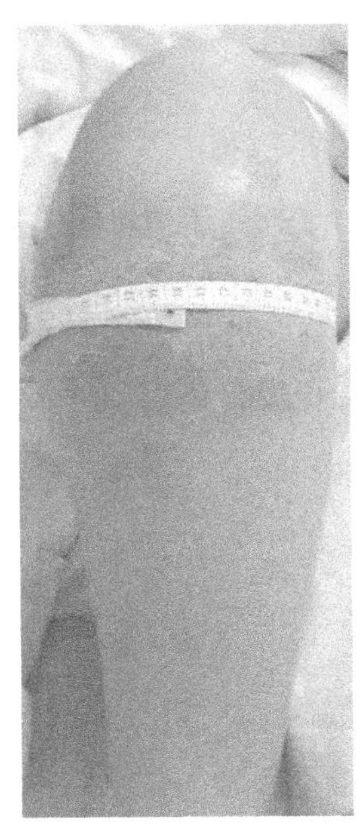

图 5-20-19　胫骨上段骨肉瘤体位像

大多数病例可以观察到碱磷酶的升高，且与肿瘤细胞的成骨活动有关，但是肿瘤组织中 AKP 水平和血浆中 AKP 水平没有确切的数量关系。较 AKP 的诊断价值更为重要的是该指标对于预后的意义，如果手术完整切除肿瘤后，AKP 可以下降至正常水平；如果术后该指标没有下降到正常水平，或仍处于较高水平则多提示存在肿瘤转移或肿瘤有残留。

（四）影像学表现

相对于表面（周围型）骨肉瘤，传统的（经典）骨肉瘤病变多起源于髓质，随病变发展破坏骨皮质，而后侵入骨旁软组织。肿瘤内大多数细胞的分化方向决定了骨肉瘤的影像学表现，有骨样、软骨样、成纤维样或者纤维组织样增殖，伴有不同程度的反应骨形成。影像学上一些骨肉瘤成骨明显（成骨型）；另一些则以溶骨性破坏为主，可见呈蜂窝状，退行性变或呈毛细血管扩张样改变的肿瘤，影像学表现为边界不清的筛孔样或虫蚀样透亮度增高区（溶骨型）。这种多样的影像学表现可类似于非成骨性恶性肿瘤，如巨细胞瘤或纤维肉瘤，也可类似于良性病变，如动脉瘤样骨囊肿。但骨肉瘤大多数病例影像学表现为成骨及溶骨混合样改变。

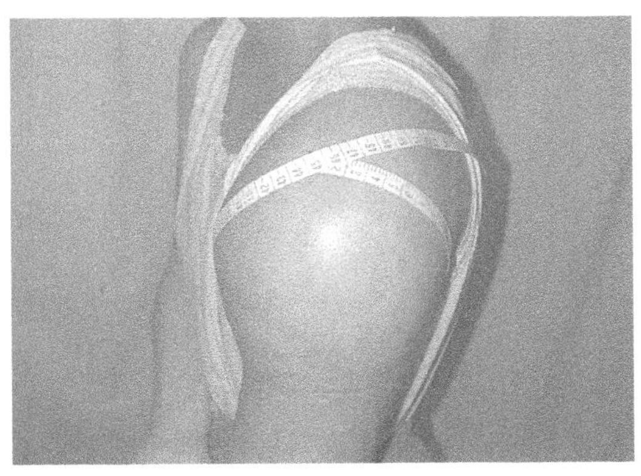

图 5-20-20　肱骨上段骨肉瘤体位像

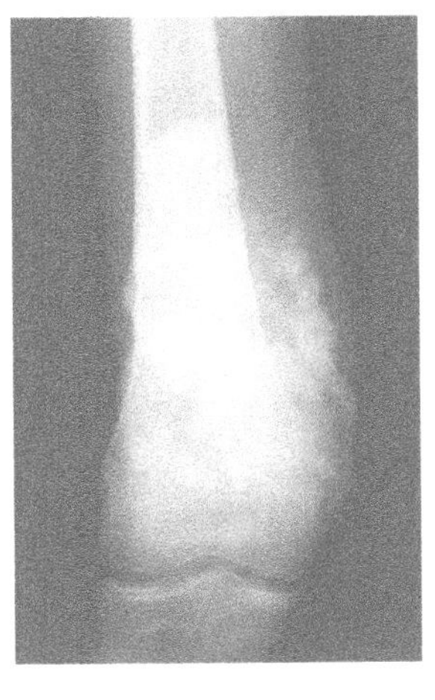

图 5-20-21　股骨下段骨肉瘤 X 线平片表现

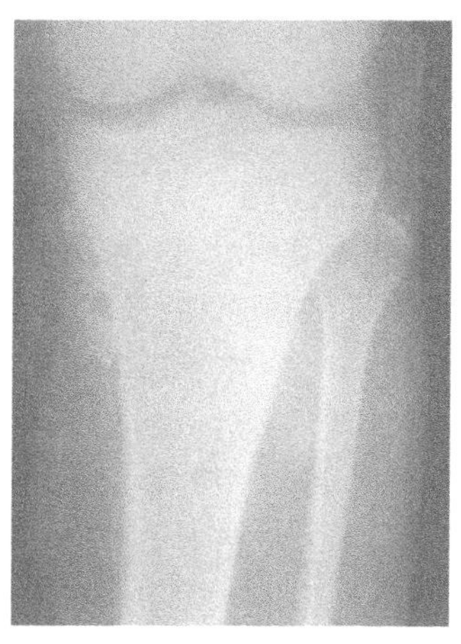

图 5-20-22　胫骨上段骨肉瘤 X 线平片表现

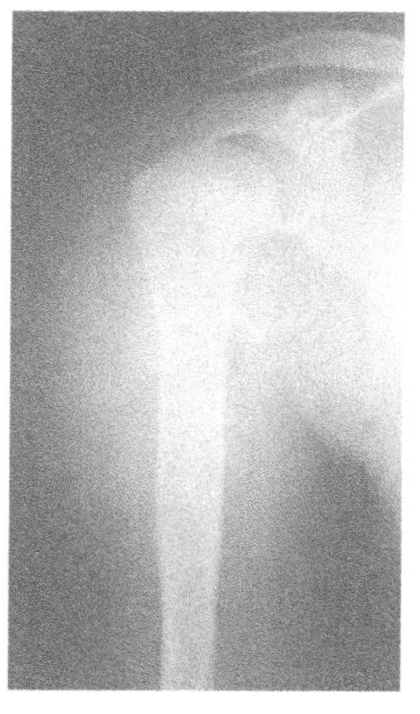

图 5-20-23　肱骨上段骨肉瘤 X 线平片表现

当肿瘤穿破皮质，侵入到软组织内形成最具特征的影像学改变，即特征性骨膜反应。

1. 垂直于骨膜呈放射样平行排列的针状骨膜反应　即怒发冲冠征，或排列成由骨膜上一点向外放射，即日光放射征。针状骨膜反应并非骨肉瘤的特征性表现，它可以出现在某些良性病变[如血管瘤、脑（脊）膜瘤]，或恶性病变（如尤因肉瘤）。骨肉瘤 X 线检查偶尔可见到呈层状的骨膜反应。

2. Codman 三角　此种骨膜反应是由反应骨形成，后者位于被穿破皮质肿瘤组织所顶起的正常骨外膜和肿瘤向骨外浸润部位周围移行带骨皮质之间。尽管 Codman 三角很有特点，但并不是骨肉瘤所特有的影像学表现，它可见于任何侵袭性肿瘤性病变（如尤因肉瘤），甚至一些良性病变，如骨髓炎，当有骨外软组织浸润后可有类似的影像学表现。CT 扫描可以更清晰地显示肿瘤骨的病变范围，软组织侵袭情况及肿瘤与主要血管的关系，是外科手术界限制定的重要依据之一（图 5-20-24）。

MRI 在观察骨肉瘤软组织侵袭范围方面，起到积极的作用，还是显示髓腔内浸润范围的最好方法。在保肢手术中，对瘤骨扩大切除长度定位有关键的指导作用（图 5-20-25）。

骨肉瘤在同位素骨扫描上表现为放射性浓聚，浓聚范围往往大于实际病变。在骨肉瘤的定性或定位诊断方面，只起到一定的参考作用。对肿瘤有无其他骨的转移，是否多发病变以及有无跳跃灶的判断很有帮助（图 5-20-26）。

血管造影在骨肉瘤诊断上的意义为：①可以了解肿瘤的血管丰富程度，观察肿瘤的软组织浸润范围；②判断肿瘤的血管来源，是动脉插管化疗必需的检查；③由于肿瘤内部的血管分布与肿瘤坏死程

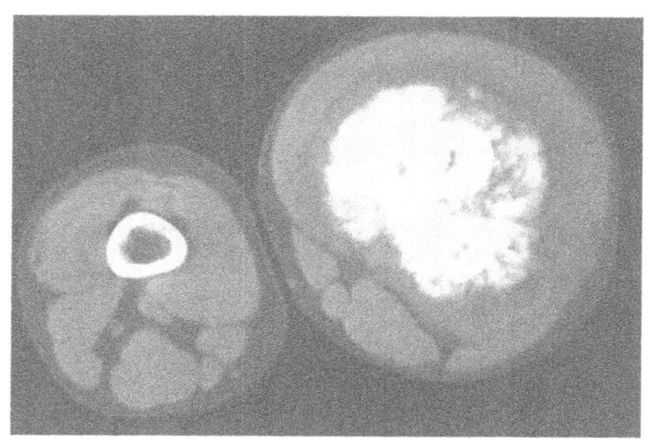

图 5-20-24　骨肉瘤 CT 表现

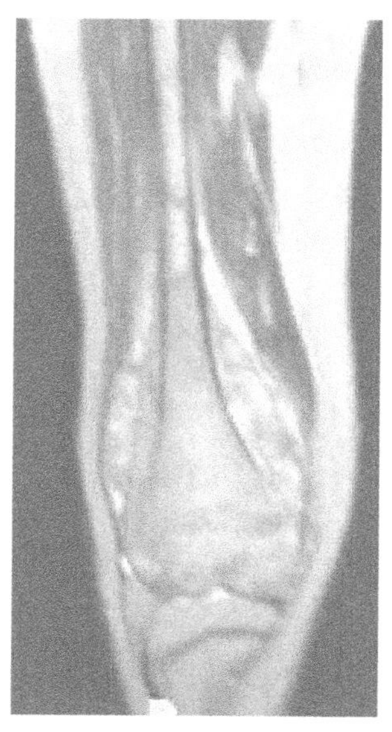

图 5-20-25　MRI 骨肉瘤

度直接相关，化疗前后血管造影的对比可以作为评价化疗效果的重要指标；④血管是否被肿瘤推压移位或被肿瘤包绕；⑤切除肿瘤时是否需要切除血管并做修复的准备(图 5-20-27)。

(五)病因学

传统骨肉瘤准确的病因还是未知的。尽管认为创伤史不是肿瘤的病因，但仍能对引起病人发现肿瘤的方面起到作用。

成骨肉瘤的病因复杂。与尤因肉瘤不同，成骨肉瘤没有明确的染色体异位。目前已知高度恶性的经典骨肉瘤存在明显的多倍体改变及多发染色体异常。至今已发现几个重要的基因改变与成骨肉瘤的发生有关。RB 基因的改变是视神经母细胞瘤发生的原因。患视网膜母细胞瘤的儿童，如果能存活，发生骨肉瘤(第二原发恶性肿瘤)的危险是高的，约占视网膜母细胞病人的 38%，如有家庭史，可高达 40%，这与 RB 基因变异有关。有 60%～75%的成骨肉瘤存在 RB 基因的异常。丢失一个 RB 等位基因的骨肉瘤比带有正常 RB 基因的骨肉瘤更具恶性。患有 Li－Fraumeni 综合征(乳腺癌合并软组织肉瘤)女性生育的儿童，骨肉瘤发生的机会也增高，这与遗传性 P53 基因突变有关。P53 基因的突变约发生于 50%的成骨肉瘤中。其他基因的改变，进一步促成了成骨肉瘤的发生，如 C-myc 及 C-fos 基因的扩增及高表达。MDM2 是一个 P53 基因的调节蛋白。MDM2 基因的扩增可抑制 P53 基因的活性，使细胞丧失 P53 基因调节的生长控制，从而导致肿瘤的发生。然而 Rb 基因和 P53 基因不能完全解释成骨肉瘤的病因，其他肿瘤表达基因，如 P16、P21、ras、met、sis 和 myc 等。

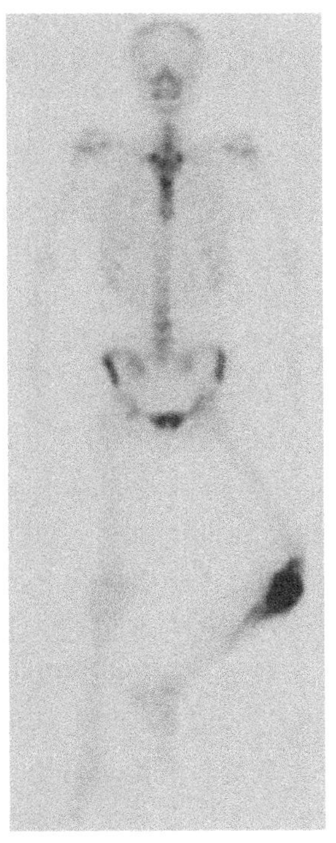

图 5-20-26　骨扫描表现

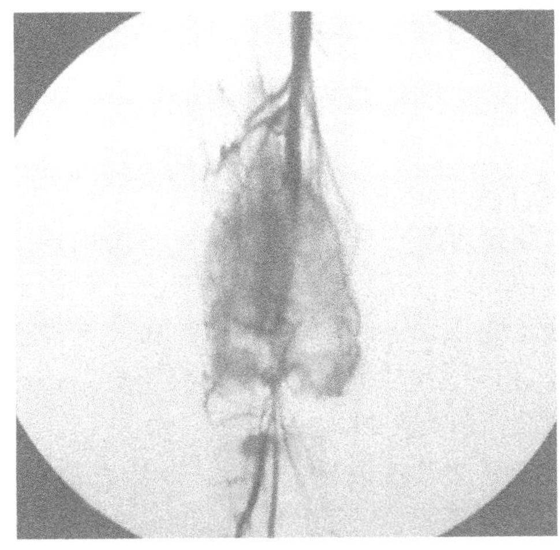

图 5-20-27　股骨下段骨肉瘤血管造影

(六)分期

前述的骨骼肌肿瘤协会分期最为常用。Ⅰ期指低度恶性肿瘤，分化及预后比Ⅱ期好。然而低度恶性肿瘤相对少见，大多数病例属于Ⅱb 期。

目前的分期系统中有很多影响预后的因素。肿瘤部位很重要，躯干骨和骨盆肿瘤的预后比四肢差，这与肿瘤边缘切除不净有关。AKP 及 LDH 超过 400 都与预后不好有关。一项研究中显示人种差异也很重要，美国黑人预后差。继发性成骨肉瘤，尤其是继发于放疗或 Paget 病的预后差。有经病变的病理性骨折者生存率下降。有跳跃性转移的预后差，但跳跃灶发生率低于 5%。

分期时应参考胸片及 CT，因为肺转移最常见。骨扫描可显示骨转移，骨转移是第二常见的转移部位。铊扫描可检测病变活动性，反应化疗效果及远处转移。实验室检查中最重要的是 AKP 及 LDH 水平。

(七)病理学特征

骨肉瘤的大体标本，肿瘤组织致密，较硬，呈灰白色或玫瑰色。中心坏死区有陈旧性血，呈黄褐色，多囊状，在软骨成分较多的区域，呈白色半透明状或黏液状，硬化区坚硬如象牙，呈乳白色，少见血管。

显微镜下，成骨肉瘤的组织学特征是由恶性梭形细胞产生的骨样基质，梭形细胞需紧邻骨样基质，正常的成骨细胞排列在骨样基质周围。肿瘤组织细胞多种多样，肿瘤细胞呈梭形或不规则形，细胞体积较大，核深染，核浆比例增加，核分裂，特点是肿瘤细胞的异型性。病理学诊断的关键有赖于肿瘤基质细胞产生的骨样基质（嗜酸性透明物质）的存在（图 5-20-28）。原发高度恶性成骨肉瘤的亚型（成骨型、成软骨型、成纤维型、毛细血管扩张型和小圆细胞型）依占优势的组织而定。不同亚型的预后是否不同还未确定，各亚型间的生存率也无明显差别。

低度恶性成骨肉瘤的特征是细胞多形性及有丝分裂象少，骨样基质中主要是分化好的骨组织，与异位骨化（骨化性肌炎）鉴别困难，尤其是肿瘤生长在近皮质区。诊断的关键是区分病灶是否为恶性肿瘤细胞。异位骨化是一种区域性现象，在外围有成熟的骨化基质。肿瘤的外围是不成熟的骨化基质。

成骨肉瘤的组织学诊断比较困难。骨折后的骨痂，特别是纤维性肿瘤的病理性骨折后容易误认为成骨肉瘤。有些成骨肉瘤几乎没有骨样基质产生，即便是有，因为骨样基质不易染色，也很难发现。此外，毛细血管扩张型成骨肉瘤容易与骨囊性动脉瘤混淆；小圆细胞型与尤因肉瘤等圆细胞型肿瘤容易混淆；成软骨型与软骨肉瘤容易混淆。希望在将来成骨肉瘤能有更精确的分子学检查方法。

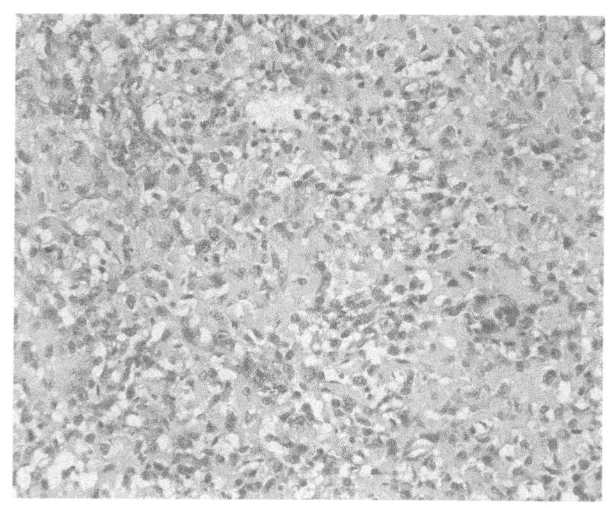

图 5-20-28　骨肉瘤病理表现，梭形细胞肉瘤，骨样基质明显

（八）鉴别诊断

1. *慢性骨髓炎*　慢性骨髓炎发病隐匿，病人主诉为轻至中度骨痛，无全身症状，很少有功能障碍。实验室检查很少有阳性发现，大部分病人血沉轻度增快，血培养很少阳性。X 线表现为干骺端髓腔内斑片状、虫蚀样骨破坏和层状葱皮样的骨膜反应。骨髓炎的骨破坏同时有骨质增生，骨破坏与修复性、反应性增生同时存在。当骨破坏广泛后则多有死骨出现，死骨是诊断骨髓炎的特殊征象。骨髓炎的破坏有向骨骺蔓延的倾向。骨髓炎的病程进展后软组织肿胀可逐渐消退，无软组织包块出现。活检有助于诊断。

2. *尤因肉瘤*　尤因肉瘤是儿童第二位常见的原发恶性骨肿瘤，常发生于长骨和骨盆，经常侵犯骨干。骨膜反应可呈葱皮样改变，但增生的骨膜中多可见到不规则的骨破坏，邻近软组织也往往有瘤组织侵入，CT 和 MRI 可清楚显示。临床上多疼痛剧烈，伴有发热、白细胞轻度升高。

3. *骨巨细胞瘤*　好发年龄为 20～40 岁，常见于长骨骨端，偏心的圆形或椭圆形溶骨性破坏，逐渐向四周膨胀性发展，但以横向发展更明显。肿瘤膨胀改变明显后受侵骨皮质变薄，骨外膜在皮质外有新生骨形成，形成薄的骨包壳。包壳可呈分页状、多房状，则 X 线平片表现为多房样，包绕溶骨性破坏密度减低区，其内不见钙化或骨化致密影。

4. *疲劳骨折*　多见于新兵和各种运动员，发病部位以跖趾骨多见，其次为胫骨。主要表现为局部隐痛或钝痛，负重行走后加重，休息后好转。查体见局部压痛，有时有局部软组织肿胀，少数病人可触及硬块。X 线表现为局限性大量平行骨膜反应、骨痂及大量骨髓内生骨痂，MRI 可发现骨折缝。

（九）治疗

对于低度恶性成骨肉瘤，无论是髓内或近皮质的，都可单独用广泛切除。随访至少 5 年的病例表明总的治愈率在 90％以上。这类病人无需进行辅助化疗，但需要定期随访。病灶内切除及边缘切除都不充分，局部复发率在 50％～100％。

对于高度恶性成骨肉瘤，1970 年以前，主要的治疗方法是截肢，5 年生存率低于 20％。进入 20 世纪 70 年代，Rosen 和 Jaffe 的化疗为骨肉瘤的治疗翻开了新的一页，主要治疗方法是手术＋术后化疗，使 5 年无病生存率（Disease free survival-DFS）

高达 50%。1978 年以后开始术前化疗。现在在新辅助化疗和正确的手术方案的基础上，目前 5 年 DSF 为 60%～80%。手术的方案应根据术前化疗的效果及肿瘤的外科分期而定。此外，还要参考病人、家庭的意愿，病人的年龄、心理状态，肿瘤的部位、大小，软组织、神经血管束的情况，可预见的术后功能等。

在保肢成为肢体肿瘤外科治疗的主流的今天，患者的生存率并未下降，局部复发也未上升。保肢治疗具有安全性，局部复发率为 5%～10%，与截肢治疗的生存率，局部复发率相同。保肢手术的适应证和禁忌证包括：①四肢和部分中轴骨的肿瘤，软组织内的侵犯中等程度。②主要神经血管束未被侵犯，肿瘤能获得最佳边界切除。③无转移病灶或转移灶可以治愈。④病人一般情况良好，无感染征象，能积极配合治疗。⑤瘤体巨大、分化极差、软组织条件不好的复发瘤，或者肿瘤周围的主要神经血管受到肿瘤的侵犯以截肢为宜。保肢手术的重建方法包括瘤骨骨壳灭活再植术、异体骨半关节移植术、人工假体置换术和关节融合术等。

影响预后的因素如：①肿瘤病变的范围包括有无区域淋巴系统的扩散和纵隔肺、骨转移，有无跳跃灶或多发灶。②肿瘤的恶性度：低度恶性肿瘤 5 年 DSF 可达 75%～90%。③肿瘤的大小：总体看，体积大的预后差。④解剖部位：肢体远端的优于近端，肢体优于躯干。⑤病理骨折：预后差。⑥化疗，手术（或放疗）结合的综合治疗，优于单一的。⑦术前化疗后肿瘤坏死情况：坏死＞90%者，5 年存活率达 80%～85%。⑧原发优于继发。

手术切除转移灶对某些患者是有益的。有转移灶的患者预后差，5 年生存率仅 11%。然而，进行积极治疗，包括手术切除肺转移灶及加强化疗对于改善预后可能有帮助。Bacci 等人报道 10/23 的持续无病生存期平均为 30 个月，Tabone 等人报道 3 年内达到无病生存的有 27%。彻底切除复发灶是改善预后的主要因素。

尽管放疗比化疗的应用要早，但已不属于原发骨肉瘤的常规治疗之一。由于单纯保肢手术的局部复发率较低，已没有理由使用辅助放疗。成骨肉瘤放疗所需的有效剂量很高，约 6 000cGy，有关意见并不统一，7 000～8 000cGy 的剂量效果更好，但对周围正常组织的损伤也大。即便联用高剂量放疗和化疗，也能发现存活的肿瘤组织，因此，放疗不能单独作为大多数骨肉瘤的首要选择。在某些特殊的病变区，如头面部或脊柱，无法进行广泛切除，放疗可作为手术的辅助治疗。放疗对保肢手术也有影响。

（十）辅助治疗

大多数高度恶性成骨肉瘤患者在确诊时已有显微镜下的转移，根除这些转移需要全身性辅助化疗。尽管化疗已有很大进展，但还不能替代外科手术，单独化疗的生存率仅 25%。从历史来看，全肺照射不是治疗肺微小转移的有效方法。

Jaffe 于 1972 年发现高浓度的甲氨蝶呤（HD-MTX）和亚叶酸钙对肺转移有疗效。说明 HD-MTX 能提高Ⅱ期肿瘤切除术后患者的生存率。在现有的成骨肉瘤化疗记录中，HDMTX 是最常用的，在目前的联合化疗中也是主要药物。继 HD-MTX 之后的一些化疗药物也被相继发现，常见的有顺铂及阿霉素。

Ⅱ期试验中单药化疗的反应率仅 0%～33%，联合化疗效果比单因子化疗好。Rosenberg 等人报道单用 HDMTX 的 2 年生存率仅 38%，Cortes 等人报道单用阿霉素的生存率仅 39%。而联合化疗的 5 年无病生存率为 55%～76%。

理论上，对术前化疗反应不好的患者可以在术后进行联合化疗。化疗坏死率（Huvos 分级）Ⅰ级及Ⅱ级化疗反应效果的患者的生存率也比单纯手术治疗的好。在Ⅱ级和Ⅲ级化疗效果的患者之间有明显的差异。所以，即便达不到Ⅲ级和Ⅳ级的化疗效果，也应进行化疗。相反，Ⅰ级和Ⅱ级的患者恰恰是需要大剂量化疗的人。不坚持术后化疗的患者生存率会下降。

1. 联合化疗　因为肿瘤细胞对单药化疗容易产生耐药性，因此不同药物的联合化疗比单一用药更为有效。联合化疗的原则是应用被证明对肿瘤具有治疗作用的药物，获得相加或协同作用，不增加细胞毒性，克服抗药性产生。如果阿霉素和大剂量 MTX 联合应用，可以期望使无瘤生存率增加到 60%。实际的连续性研究表明，联合应用大剂量 MTX 甲酰四氢叶酸解救和阿霉素可达到 59%的 5 年无瘤生存率。如果联合应用大剂量 MTX 甲酰四氢叶酸解救、阿霉素、顺铂、博来霉素、环磷酰胺、放线菌素 D 化疗，无瘤生存率可达 76%。

2. 新辅助化疗　骨肉瘤的术前化疗始于 1973 年，当时人工假体制作需要很长的时间（长达 3 个月)，Memorial Sloan-Kettering 肿瘤中心的 Rosen 及 Marcove 医生对部分适合肿瘤大块切除，及人工假体置换手术的病人进行术前化疗，防止在等待人工关节制作期间肿瘤继续发展。回顾性研究发现，该组病人的生存率较同期只进行术后辅助化疗的病例组明显提高。1979 年 Rosen 等正式提出新辅助化疗的概念。在术后辅助化疗的基础上，大多数新的化疗方案增加了术前化疗。肿瘤对化疗的组织学反应是影响长期预后的最重要因素，在新辅助化疗中发现反应不良者，在术后换用其他细胞毒性药物(挽救性化疗)。

术前化疗一般有两种途径，即静脉化疗和动脉化疗。目前常用的化疗药为甲氨蝶呤(MTX)、阿霉素(ADM)、顺铂(CDDP)和长春新碱(VCR)。一般只有顺铂采取动脉化疗的方式。新辅助化疗的优点：①可以早期进行全身治疗，消灭潜在的微小转移灶；②通过评估术前化疗效果，指导术后化疗；③缩小肿瘤及肿瘤周围的反应带，提高保肢手术率；④允许有充分时间设计保肢方案，制作假体；⑤减少手术中肿瘤播散的机会；⑥早期识别高危病例组。

3. 骨肉瘤的常用化疗方案(以 Rosen 的 T 方案为代表)　1973 年 Rosen 采用术前 VCR，HD-MTX-CF 及 ADM 的联合化疗(T5 方案)，术后根据肿瘤组织的坏死程度确定术后化疗方案。对Ⅲ～Ⅳ级反应的病例，术后继续使用 T5 方案，对Ⅰ～Ⅱ级反应的病人，术后改用 T4 方案，即加用 CTX，这是新辅助化疗的最早应用。随后 Rosen 又基于 BCD 联合应用对骨肉瘤有效，将 BCD 加入 T 方案，形成 T7 方案。T7 方案的特点是增加了用药数量及延长了用药时间。随访结果显示，T7 方案所致Ⅲ～Ⅳ级化疗反应的比率是 54%，5 年生存率为 74%，优于 T5 方案。1978 年 Rosen 设计了 T10 方案，主要是把顺铂加入到术前化疗反应为Ⅰ～Ⅱ级的病人，特别对于那些有肺转移的病人。Rosen 的研究结果 T10 方案优于 T7 方案，但 CCSG(Children′s Cancer Study Group)及 COSS-82 对 T10 方案重新进行临床研究，其结果显示 T10 方案并不能改善术前化疗效果差的病人的生存率。Rizzoli 研究中心的研究结果也显示 T10 方案并不能改善病人的生存率，经过长时间随访认为，T10 方案和 T7 方案的生存率没有明显不同。Rosen 通过对 T7、T10 化疗方案的疗效观察新辅助化疗评估组织学坏死率 100%的患者几乎全部存活，认为术前化疗可有效防止转移，患者术前接受了充分化疗，术后无需再给予高剂量的化疗，以减少不必要的化疗副作用而设计了 T12 方案。T12 方案的特点：对术前化疗效果好的病人，术后只给一次 BCD、二次 HD-MTX 的化疗，减少术后用药量。另外，术前化疗中减掉了有心脏毒性作用的 ADM，结果显示与 T10 方案的结果无明显差异。T12 方案随访结果显示其 5 年生存率为 80%左右。1991 年 Miser 等报告了 Mayo Clinic 应用 IFO(异环磷酰胺)治疗骨肉瘤的研究。他们采用 IFO，HD-MTX 及 ADM 联合用药，结果显示Ⅲ～Ⅳ级的组织学反应为 85%。这是至今为止骨肉瘤化疗所取得的最好结果。

二、低度恶性髓内骨肉瘤

低度恶性髓内骨肉瘤较少见，常被误诊为良性肿瘤，因此常有多次手术多次复发史，复发使肿瘤更具侵袭性，增加转移的潜能性。

70%的患者在 18～40 岁，最常见部位为股骨远端、胫骨近端和远端的干骺端，典型 X 线片为界限不清的慢性病损，侵犯至软骨下常见，可使皮质膨胀或侵蚀皮质，导致皮质不规则的骨小梁结构，但这种不规则骨小梁结构并不仅仅出现在此型骨肉瘤中，其他肿瘤也有。X 线片的鉴别诊断包括纤维异常增殖、骨巨细胞瘤、侵袭性纤维瘤病和低度恶性纤维肉瘤。低度恶性骨肉瘤可以有与纤维异常增殖、硬纤维瘤、皮质旁骨肉瘤相似的组织学特征。偶有与非骨化性纤维瘤、骨母细胞瘤、软骨黏液样纤维瘤近似的病理所见。鉴于低度恶性髓内骨肉瘤的低转移潜能，可单独行外科切除，不需辅助化疗。

三、毛细血管扩张性骨肉瘤

是高恶性骨肉瘤的变型，一段时间被认为比传统的骨肉瘤的预后还要坏。Huvos(1991)认为可能是缺少诊断的标准而导致延误或错误的治疗。现在认为诊治正确的生存率基本上一样，治疗和传统骨肉瘤相同。

诊断标准如下：①X 线表现为病损以溶骨性为主；②肉眼检查时肿瘤呈动脉瘤或血袋结构，包括有隔膜隔开的血管腔；③组织学是充满着血或肿瘤细胞，它们被恶性梭形细胞形成的隔膜分隔开，骨样产物很少。

临床上，发病年龄、分布部位和传统骨肉瘤相似，干骺端的部位伴有骨骺侵犯较常见，但也可在骨干。X线片上，肿瘤较大，界限不清，可有骨皮质、骺内骨破坏及软组织肿块，应与动脉瘤样骨囊肿和骨巨细胞瘤进行鉴别，因为形成骨缺损，病理性骨折常见，约占患者的25%。

四、小圆细胞型骨肉瘤

是少见的高度恶性骨肉瘤的一种变异，以小圆细胞为特征，和尤因瘤或其他恶性圆细胞肉瘤相似，常更具有多形性，鉴别更困难，需免疫组化或电镜来作诊断。如果圆形细胞肿物以基质显示明显矿化，则应想到此瘤。尽管此病很少，但化疗效果却较其他型骨肉瘤好。

五、骨表面(近皮质)骨肉瘤

源于骨表面外层，有三个亚型：骨旁骨肉瘤、骨膜骨肉瘤、高度恶性表面骨肉瘤。

骨旁骨肉瘤占所有骨肉瘤的5%，是骨表面骨肉瘤中最常见的，大多数(70%)的患者＜30岁。最常见的部位是股骨远端干骺端后方(占65%)，其他包括肱骨、胫骨、股骨上端。常无痛或有模糊的疼痛。肿瘤慢性发展，可触及肿块，关节活动受限是患者就医的原因。肿瘤特点为大的骨性肿块，有宽的皮质基底，易和软骨瘤混淆。当肿瘤沿着骨表面生长时，能环绕骨面。介于骨皮质和肿瘤之间的骨膜和纤维组织可构成透X线的区域，平片上难以看到，CT上可见。骨膜透亮区在诊断上有意义，但并不是所有的骨旁骨肉瘤都有，有些可有与骨软骨瘤相似的软骨帽。

肿瘤可侵入骨髓腔。关于侵入髓内是否还能看作是低度恶性肿瘤有些争论。侵犯髓内的有1/3为低度恶性瘤的组织学表现，更多见的是中间型及高恶型。转移与组织学高度恶性、肿瘤生长时间长、肿瘤侵犯髓腔有关。

组织学上，细胞表现低度恶性，有成纤维细胞的基质，其中包含较多不同成熟程度的骨小梁，如编织骨和板层骨。贴附于骨小梁的梭形细胞有不同程度的不典型性。肿瘤可有软骨灶，特别是外周。

低度恶性骨旁骨肉瘤的治疗是广泛切除，包括明确邻近的神经血管的移位、皮质和髓内受侵的程度。一般无需化疗，5年DSF75%～90%，术后复发率约5%，转移的危险在5%～10%。低度恶性可以去分化为高恶性。

高恶性骨旁骨肉瘤的治疗策略、转移危险及预后与骨内高恶瘤相似，外科切除对于既往手术过的或局部复发的病例，手术将更加困难，邻近组织也会有沾染。

六、骨膜骨肉瘤

源于骨干的表面，最常见于胫骨、股骨。垂直于骨干形成骨针和成软骨基质是其特点，皮质侵犯常见，有典型的日光照射表现，低恶性瘤很少侵犯骨髓腔，但在高恶性或复发的常见。

低恶性骨肉瘤(骨旁或骨膜)应行广泛切除，尽管与传统骨肉瘤相比转移的危险性小得多，这些有局部侵袭性的恶性肿瘤，如不广泛切除，将导致复发。局部反复的复发可使它们更具有侵袭性、高恶性。

七、高恶性表面骨肉瘤

它们是骨肉瘤少见的变型，最常见于20～30岁和股骨，表现同骨旁骨肉瘤，但组织学上高恶性，高恶性表面骨肉瘤常有软组织包块，由能产生骨样组织的恶性梭形细胞组成。

治疗同高恶性髓内骨肉瘤。

八、继发骨肉瘤

Paget骨肉瘤，在西方国家是骨肉瘤的第2个发病高峰期(50～70岁)的主要原因。Paget病(Paget′s disease)，又被称为畸形性骨炎(osteitis deformans)是一种原因不明的慢性进行性骨病，骨的吸收和骨的生成都增加，尿中的羟脯氨酸和血清的碱性磷酸酶水平都上升。Paget病的病程虽较缓慢，但可累及大部骨骼系统。虽然是一种良性病，但通常被认为是癌前状态。

Paget病几乎都见于白种人，男性比女性的发病率略高。Paget病发生恶变的比率为1%～2%，以头颅、骨盆及长骨病变发生恶变者多见，恶变为骨肉瘤者最常见，也有少数恶变为纤维肉瘤、网状细胞肉瘤、软骨肉瘤等。邻近软组织内出现肿物是恶变的一个征象，恶变为骨肉瘤时碱性磷酸酶明显增高。长管状骨的Paget骨肉瘤的X线检查表现为界限不清的、形状模糊的阴影，以溶骨性破坏为主，软组织肿块常见。

Paget骨肉瘤的治疗包括外科切除。对不能接受手术的病人，放射治疗是首选的方法。化疗是无效的。Paget 骨肉瘤的预后明显不如原发的骨肉瘤。

九、放射诱发骨肉瘤

最常见的部位是股骨和肱骨，骨盆和肩胛带骨，颅面部骨也可发病。患者多为成年人。放射剂量与放射后肉瘤的相关性目前尚无一明确的结论，从接受放疗至恶变时间从几年到数十年，平均时间为 10 年左右。放射后骨肉瘤的影像学检查可呈现各种各样的骨的破坏，常见的是混合型或纯溶骨性的破坏，周围有明显的硬化骨，骨膜反应少见。

对发生在四肢的放射后骨肉瘤，大部分的病人需要进行外科手术，术后可行放疗。放射后骨肉瘤的预后较差，病人的 5 年生存率为不足 20%

十、多发性骨肉瘤

原发多发性骨肉瘤很少见。病损同时(或 6 个月以内)发生的称同时性(synchronous)多发性骨肉瘤，相隔 6 个月以上至几年的称异时性(metachronoces)多发性骨肉瘤。因为化疗可以延长存活而增加骨转移的发生率，所以鉴别骨转移和异时性多发骨肉瘤很困难，但预后两者都一样差。

(燕太强　郭　卫)

第十六节　骨肿瘤的手术治疗原则和方法

一、骨肿瘤的外科分期

手术切除是治疗恶性骨与软组织肿瘤的主要方法。目前手术种类较多，需要一个外科分期系统以指导治疗，并进行治疗结果的比较。

(一)肌肉骨骼肿瘤外科分期系统(Enneking 分期)

这一系统是 Enneking 等 1980 年正式发表(表 5-20-5)，基于外科等级(grade，G)、肿瘤局部范围(tumor，T)和有无局部或远隔转移(metastasis，M)。外科等级可分为低级(G1)和高级(G2)；肿瘤范围分为间室内(T1)和间室外(T2)。良性肿瘤分期用阿拉伯数字 1，2，3 表示：1 期(静止)病变，临床上无症状，放射学及组织学所见良性(G0)，位于完好的囊内(T0)可以在间室内或间室外，没有转移(M0)；2 期(活动)病变，组织学上也是良性(G0)，位于囊内 (T0)没有转移 (M0)；3 期(侵袭)病变，组织学良性(G0)，超出包囊外(T0)，有时扩展到间室外(T1)，一般无转移(M0)，偶尔可发生转移(M1)。恶性肿瘤分期用罗马数字Ⅰ、Ⅱ、Ⅲ表示，每一期又分为 A (间室内)和 B(间室外)两组，以区分位于自然屏障之内或外。该系统综合了骨与软组织肿瘤病人的临床发展、影像特征；明确了肿瘤发展阶段，按局部复发及远隔转移的危险性分出层次级别，为外科治疗提供依据；将肿瘤分期与手术指征、辅助治疗联系起来；为肿瘤的手术或非手术疗法效果比较提供相同医学参数的。

表 5-20-5　肌肉骨骼肿瘤的 Enneking 分期

良性	1. 静止性 2. 活动性 3. 侵袭性
恶性	Ⅰ. 低度恶性无转移 A. 间室内　B. 间室外 Ⅱ. 高度恶性无转移 A. 间室内　B. 间室外 Ⅲ. 低度或高度恶性有转移 A. 间室内　B. 间室外

1. 外科等级　反应肿瘤生物学行为及侵袭性程度，包括卫星灶形成、区域性转移和远隔转移。这些危险性反应在手术后的局部复发和转移。外科等级决定于肿瘤的组织学形态、放射线表现和临床病程等。根据这些情况，病变可分成良性(G0)，低度恶性(G1)和高度恶性(G2)。

良性病变是分化好的，没有细胞异形性，没有核分裂象、位于囊内、周围没有反应带，增长中有钝性的压力，很少破坏自然屏障。虽然一些侵袭性稍大的病变，可穿透包囊并侵入囊外的组织，但是没有卫星灶和区域性跳跃转移或远隔血源或淋巴转移；其病程自然退化愈合或增长导致局部破坏(表 5-20-6)。低度恶性病变相当于 Broder's Ⅰ、Ⅱ级，它们分化相对良好，细胞/基质比例低，有几个分裂象和中度的细胞异形性；不完全的被假性囊包裹，并有中度的反应带；瘤体生长缓慢，局部侵犯可导致死亡，但短期内转移发生率较低。高度恶性病变相当于 BrodersⅢ、Ⅳ级，镜下分化不良，细胞/基质比例高，分裂象多，常有坏死和微血管的侵入；它们突破了假囊壁，周围有厚的反应带，新生血管和炎症浸润明显，容易穿过自然屏障延伸，转移的危险性大（表 5-20-7）。

外科分级不是单纯的组织学分级，它结合了年龄、部位、增长速度、症状和（或）放射线表现等特征。虽然有外科分级，但是每一个肿瘤都要依据其自身的临床和病理特性来分析。例如骨肉瘤并非全部是高度恶性肿瘤，软骨肉瘤也不都是低度恶性肿瘤（表 5-20-8）。

2. *肿瘤局部范围*　肿瘤局部范围或外科解剖部位（T）是指病变是否限制在一个解剖的间室内，即在限制肿瘤扩展的自然屏障内。恶性肿瘤位于在解剖间室内还是间室外，对预后是重要的因素。自然的结缔组织屏障包括骨皮质、关节软骨、关节囊、腱鞘囊等。而间室外的筋膜空隙和平面，都是蜂窝组织，不能限制肿瘤扩展。由于所有的主要血管神经位于间室外空隙内，侵犯它们的病变，容易快速且不受限的扩展。间室内的定位是“骨内、关节内、皮下、骨旁和筋膜内”，骨旁的“间隙”的界限一边是骨膜，另一边是包纳肌肉的筋膜，不侵犯骨质或肌肉的骨旁病变属于间室内，起源于间室外组织或从间室内病变扩展到间室外的属于间室外病变，例如：起源于髂窝的滑膜肉瘤，侵入股四头肌的股骨骨肉瘤，或者是侵犯胫骨的小腿纤维肉瘤，都属于间室外病变，切除不完全常导致复发（表 5-20-9）。

表 5-20-6　肌肉骨骼良性肿瘤分级

	1	2	3
分级	G0	G0	G0
部位	T0	T0	T0-1
转移	M0	M0	M0-1
临床经过	静止自愈	进行性生长，限于骨与筋膜内	进行性生长，破坏骨与筋膜
X 线分级	IA	IB	IC
核素扫描	均匀吸收	病区吸收量增加	吸收量增加超过病区
血管造影	无新生血管反应	少量新生血管	中量新生血管
CT	清楚完整的边缘，密度均匀	边缘清楚囊壁薄，扩张密度均匀	边缘不清、扩至囊外、间室外密度不均匀

表 5-20-7　肌肉骨骼恶性肿瘤的分期

	ⅠA	ⅠB	ⅡA	ⅡB	ⅢA	ⅢB
分级	G1	G1	G2	G2	G1～2	G1～2
部位	T1	T2	T1	T2	T1	T2
转移	M0	M0	M0	M0	M1	M1
临床经过	有症状、生长慢	有症状、生长慢	有症状、生长快	有症状、生长快、可有病理骨折	全身症状及肺转移	全身症状及肺转移
X 线分级	Ⅱ	Ⅱ	Ⅲ	Ⅲ	Ⅲ	Ⅲ
核素扫描	吸收量增加	吸收量增加	吸收量增加，超过 X 线范围	吸收量增加，超过 X 线范围	吸收量增加	吸收量增加
血管造影	轻度新生血管反应	轻度新生血管反应	新生血管显著增多，侵及神经血管束	血管增生增多，累及神经血管束	血管增生	血管增生
CT	边缘不规则，间室内侵犯	间室外侵犯	假包膜破裂，累及间室内	假包膜破裂，累及间室外	间室内侵犯	间室外侵犯

表 5-20-8　外科等级

低度(G1)	高度(G2)
骨旁骨肉瘤	典型骨肉瘤
	放射后肉瘤、畸形性骨炎继发性肉瘤
Ⅰ～Ⅱ级软骨肉瘤	Ⅲ～Ⅳ级软骨肉瘤
硬纤维瘤	恶性纤维组织细胞瘤、未分化原发性肉瘤
骨巨细胞瘤	巨细胞肉瘤
血管内皮瘤	血管肉瘤
血管外皮瘤	血管外皮肉瘤
黏液样脂肪肉瘤	多形性脂肪肉瘤、神经纤维肉瘤
腱鞘透明细胞肉瘤	横纹肌肉瘤
上皮样肉瘤	滑膜肉瘤
脊索瘤	
成釉细胞瘤	

表 5-20-9　外科部位(T)

间室内(T1)	间室外(T2)
骨内	向软组织侵犯
关节内	向软组织侵犯
深筋膜之间	向深筋膜侵犯
骨旁	骨髓内或筋膜外平面
筋膜内间室	筋膜间间室
手指足趾	足中部和后部
小腿后侧	腘窝
小腿前外侧	腹股沟-股三角
大腿前侧	骨盆内
大腿内侧	手中部
大腿后侧	肘窝
臀部	腋窝
前臂背部	锁骨周围
前臂被侧	脊柱旁
上臂前侧	头颈部
上臂后侧	
肩胛骨周围	

3. *转移*　第3个主要因素是有无转移，它与预后和手术的计划有关。肉瘤转移的主要部位是肺脏，局部淋巴转移少见。转移提示病变失控，预后极差。

4. *外科手术方式*　外科分期是为了更好地选择手术方式，过去只把手术分为局部切除与截肢两类，显然是不够的，局部切除可能做到根治，截肢也可能是不彻底的手术，治疗的关键在于选择适当的手术边界。肿瘤的手术边界按切除平面及组织学所见分为4种(表5-20-10)，每种手术又可分为保留肢体切除和截肢，即切除和截肢都可能采用上述4种手术边界，故肿瘤手术方式分为8种(表5-20-11)。

表 5-20-10　手术边界

种类	切除平面	组织学所见
囊内切除	肿瘤内手术	边界有肿瘤组织
边缘切除	在反应区内囊外	反应组织可有显微卫星肿瘤
广泛切除	超越反应区正常组	正常组织可有跳跃
根治性切除	正常组织间室外	正常组织

表 5-20-11　肌肉骨骼肿瘤手术

种类	保留肢体	截肢
囊内切除	囊内刮除	囊内截肢
边缘切除	边缘整块切除	边缘截肢
广泛切除	广泛整体切除	广泛性截肢
根治性切除	根治性局部切除	根治性关节离断

(1)囊内切除：在伤口的边缘遗留下肉眼和镜下的肿瘤组织，沾染了暴露的组织平面。囊内手术最常用于诊断性切开活检、肿瘤刮除、减瘤手术等，但常因肿瘤微小残留，导致不良结果。

(2)边缘切除：经过反应区做囊外整块切除，可残留卫星结节或跳跃的病灶，主要发生在G1及G2病变中，作为局部手术常被称为切除活检或“剥壳”(shell-out)手术，边缘截肢为姑息性手术，常因解剖部位难达到广泛切除而被迫进行边缘切除。

(3)广泛切除：经反应区之外(2cm以上)，将病变、假囊、反应区和包括正常组织整块切除，剥离完全在间室内的正常组织中进行，不切除有关肌肉的全长(即起点到止点)或者从一个关节到另一个关节的全部骨骼。这种切除不留任何卫星灶，但有潜在的可能留下G2病变的跳跃灶。在间室的正常组织内，广泛的间室内截肢是包括在病变以上的正常组织带而整块切除，但是不切除整根骨头或肌肉，例如股骨远端的病变，在大腿中部截肢。

(4)根治性切除：是在自然屏障之外把病变所在整个间室切除，包括病变、假囊、反应区、整个肌肉和骨与关节。纵向看，剥离的平面超过受累骨骼的上下各一个关节，或者是超过一条肌肉的起止点；横向看，剥离超过包含病变的筋膜间室或者是包含骨内病变的骨骼的骨膜。根治的间室外手术，去除原发灶，反应区的卫星灶和受累间室中正常组织的跳跃灶，理论上说，不留任何病变。根治性的截肢是在受累骨骼以上的超关节切除，或者是超过受累肌肉的起止点。例如胫骨上端的病变，作了大腿的中部截肢，或是股骨远端的病变进行髋关节离断。

外科的分期对手术的设计有很大帮助，现在分别加以介绍。良性 1 期病变病程是静止的，囊内切除无复发。良性 2～3 期病变病程活动，囊内手术或边缘囊外手术后有一定复发风险，需要辅助治疗，广泛切除能大幅度降低复发率（表 5-20-12）。ⅠA 期低度恶性间室内肉瘤有症状，生长慢，间室内切除有较高复发率（表 5-20-13）。ⅠB 期低度恶性间室外病变，广泛切除复发率低，但较 1A 病变易发生间室外的微小扩展。Ⅱ期肿瘤在没有辅助治疗的帮助下，常需要根治性间室外切除才获得较低复发率。Ⅲ期肿瘤则不论间室内外，可行根治或姑息性手术。

（二）AJCC 分期

另一种分期方法是美国关节学会软组织肉瘤分期，与原发性骨肿瘤的 G，T，N，M 分期系统极为相似。淋巴结转移属于Ⅳ期远隔转移。前述四期中，1 期和 2 期（相对分化好及中等分化）分为一组。3 期和 4 期（相对分化较差及未分化）分为一组（表 5-20-14，表 5-20-15）。

表 5-20-12　良性肿瘤分期与手术种类

分期	分级	部位	转移	能控制的手术
1	G0	T0	M0	囊内切除
2	G0	T0	M0	边缘切除或囊内切除加有效辅助治疗
3	G1	T1～2	M0～1	广泛切除或边缘切除加有效辅助治疗

表 5-20-13　恶性肿瘤分期与手术种类

分期	分级	部位	转移	能控制的手术
ⅠA	G1	T1	M0	广泛性切除
ⅠB	G1	T2	M0	广泛切除或截肢(累及关节或神经血管时
ⅡA	G2	T1	M0	根治性切除或广泛切除加有效辅助治疗
ⅡB	G2	T2	M0	根治性切除
ⅢA	C1～2	T1	M1	根治性切除原发手术处理转移灶或姑息
ⅢB	C1～2	T2	M1	根治性切除原发手术处理转移灶或姑息

表 5-20-14　美国关节学会软组织肉瘤分期标准（AJCC）

分期	分级（G）	原发肿瘤（T）	淋巴结侵犯（N）	转移（M）
ⅠA	1	1	0	0
ⅠB	1	2	0	0
ⅡA	2	1	0	0
ⅡB	2	2	0	0
ⅢA	3～4	1	0	0
ⅢB	3～4	2	0	0
ⅣA	1～4	1～2	1	0
ⅣB	1～4	1～2	0～1	1

表 5-20-15　AJCC 分期特征

组织学分级(G)
G1 分化良好
G2 中等分化
G3～4 分化差;未分化
原发肿瘤(T)
T1 肿瘤最大直径≤5cm
T2 肿瘤最大直径＞5cm
淋巴结侵犯(N)
N0 无淋巴结侵犯
N1 有淋巴结侵犯
远处转移(M)
M0 无远处转移
M1 有远处转移

二、骨与软组织肿瘤的活检

为了明确诊断,制定治疗方案,术前病理活检非常重要。套管骨穿刺针取材活检方法简便易行,大部分病人能明确诊断。一般认为,穿刺活检可以降低肿瘤污染和出血等并发症。穿刺不但可以用于软组织肿瘤活检,还可以用于骨肿瘤的活检。骨肿瘤穿刺活检的准确率可以达到 90%以上。穿刺活检失败时可改用切开活检。选择活检切口必须十分慎重,应注意切口和以后正式手术的切口一致,以便于在最终的手术中切除穿刺针道或活检切口。

1. *穿刺活检*　穿刺(核心)活检相对安全、简单、省时,损伤相对较小,污染机会小,但缺点是标本过少,容易导致病理诊断的困难,对于较致密的质硬肿瘤常无法取到标本。穿刺点应选择在手术切口上,术中应予切除。穿刺入路最好远离重要的神经血管,必要时可在 CT 引导下穿刺。

2. *切开活检*　活检的金标准是传统的开放式活检,但对髋臼骨内病变和坐骨病变进行切开活检往往十分困难。操作时应十分仔细,肉瘤可以在结缔组织,包括脂肪、肌肉、肌腱及骨组织中种植转移,所以技术失误会影响今后的保肢手术和治疗。活检最好在手术室麻醉下操作,保证在无菌条件下取出足够的标本。切开活检的切口应该选用纵切口且位于广泛切除手术的切口上。术中强调无瘤操作以避免肿瘤污染,在肢端操作时要避免骨折。如果需在骨皮质上钻洞,洞应圆滑无棱角,以减少术后骨折的机会。活检只能通过一个肌间隙,尽量避免暴露肌间隙的筋膜和神经血管结构,以免被肿瘤污染。肿瘤附近不要使用深部拉钩,以免肿瘤细胞扩散。术中出血应该用电刀完全控制,骨皮质渗血应该用骨水泥填塞。肿瘤表面的肌肉和支持带必须仔细缝合。活检术后出血应采取引流而不是用弹性绷带包扎。

与骨软组织肿瘤病理学家的合作对组织学的诊断十分重要。外科医生应该提供典型的肿瘤组织标本,标本应该有一定的数量,不应该用钳夹,保持清洁,迅速固定。如果病灶内有软骨成分,标本一定要含有骨皮质成分,在低度恶性软骨肉瘤病例中,诊断恶性肿瘤的唯一依据就是肿瘤组织沿小管渗透并侵犯皮质,这一特点不能根据少量肿瘤组织而发现。

三、良性骨肿瘤的外科治疗

对良性骨肿瘤除分析临床经过,X 线特点和病理性质外,还应根据骨肿瘤的外科分期,通过同位素扫描,血管造影和 CT 检查,对肿瘤的生长速度、侵袭性进行了解,以确定肿瘤处于静止期、活动期抑或是侵袭期。从而选择合适的手术方法,以减少复发,提高治愈率。因此 Enneking 外科分期和手术选择使良性骨肿瘤的治疗更具科学性。

1. *刮除植骨术与骨水泥填充*　刮除植骨术是一种传统的治疗良性骨肿瘤的方法。通过这种手术,许多良性骨肿瘤和瘤样病变得到治疗。但是传统的刮除植骨术具有两个问题。其一,肿瘤的切除是进入病灶完成的,刮除后的空腔壁遗留肿瘤组织,手术的不彻底性使部分病人术后出现局部复发,依病种和生物学特性不同而复发率甚至可高达 20%～50%。其二,许多病变刮除后骨壳不坚固,植骨后要有长时间的外固定,去除固定后关节功能锻炼不好者将遗留有功能障碍。这些问题的原因主要是由于手术显露不充分,病灶清除不彻底,骨修复不全所致。术中病灶所开骨窗要充分,要显露出病灶的上下极,骨窗纵向长度应与病灶的长短相一致,便于在直视下刮除病灶各个角落,尤其是对于内壁有较多骨嵴凹陷的病变,应彻底清除骨嵴和硬化骨质,否则是复发和影响新生骨与宿主骨完全愈合的重要因素。多数报道认为,采用苯酚、无水乙醇等辅助药物可有效降低良性肿瘤的局部复发率。操作时应将开窗外的正常组织用盐水纱布严格保护后,将刮除腔口向上,腔内注入灭活药物,浸泡 15min。然后吸干，用生理盐水反复冲洗 3～5 次。

填充材料中以自体骨最好，可获得较好的生物学修复，但取材量有限；异体骨松质骨的优点是取材量大，也可达到生物学修复，但有时可出现排斥反应，其效果不如自体骨。当病变体积＜60ml 时，异体骨可以达到较好的愈合。但当病变较大时使用异体骨，有 1/3 的病例可能出现不佳。两者的共同缺点是都需要较长时间的愈合和功能练习，因而疗程长。使用人工材料填充已有百余年历史。应用聚甲基丙烯酸甲酯（简称骨水泥）治疗骨肿瘤始于 1969 年，由 Vidal 首先报道，随后又有许多医生用骨水泥填充治疗良性骨肿瘤和瘤样病变获得成功，并使复发率明显下降。骨水泥填充骨肿瘤刮除后的空腔，目前在国内外已普遍使用，它可获得较好的关节功能并降低复发率（10％～15％）。这是因为：①骨水泥聚合散热和单体的毒性有杀灭肿瘤细胞的作用，虽然是囊内切除，但可获得临界切除的效果。②骨水泥能很快与骨腔壁牢固结合并即刻有一定的强度，病人可以早期开始关节活动，早期负重，缩短疗程，获得较好的关节功能。③多年经验证明，骨水泥填充骨空腔没有增加感染、恶变和松动的出现。需要注意的是在负重肢体骨内填充骨水泥，为防止骨与骨水泥界面处发生骨折，应做适当的金属内固定。另一种常用的填充材料是“人工骨”或骨替代物，包括以往常用的羟基磷灰石以及近年来使用的硫酸钙、生物活性玻璃等人工替代品。它们与冻干异体骨一样起到骨传导作用，但没有传播疾病的危险。

对良性骨肿瘤进行刮除手术时应注意：儿童期的孤立性骨囊肿刮除后极易复发，应行保守治疗，部分病人可治愈，对 13 岁以后保守治疗无效者再做刮除术；纤维异样增殖症的外科治疗比较复杂，单纯刮除植骨术效果不好，尤其对少年儿童的下肢病变，采用髓内针内固定或骨皮质（腓骨）置入效果较好；对骨巨细胞瘤应进行彻底刮除及辅助治疗降低复发率。

2. 肿瘤边缘性切除　有时对于一些良性骨肿瘤也采用边缘切除。例如骨软骨瘤、骨样骨瘤等，由于肿瘤位于骨表面或需要切除周围部分反应骨，所以可进行边缘性切除。对于骨化性纤维瘤等刮除后极易复发的良性肿瘤也应进行边缘切除。

四、恶性骨肿瘤的外科治疗

恶性骨肿瘤的手术治疗应尽量遵守 Enneking 外科分期的手术边界。虽然化疗等辅助治疗方法的不断发展，以及先进的影像学诊断及外科技术的进步为保肢治疗提供了条件，但骨肿瘤医生应认识到，截肢有时仍是病人必须接受的治疗方式。

保肢治疗

对恶性骨肿瘤病人进行保肢治疗是外科手术的主要发展方向。意大利 Rizzoli 研究所在 1986－1988 年治疗了 125 例肢体骨肉瘤，截肢率仅为 8％，保肢率高达 92％。文献回顾表明，对适当的病例进行保肢治疗并不会导致局部复发率的上升及生存率的下降，其局部复发率为 5％～10％，与截肢治疗的生存率、局部复发率相同。

1. 保肢手术的适应证和禁忌证　恶性骨肿瘤的保肢治疗具有一定的适应证：①具有较好的软组织条件，可以满足肿瘤学广泛切除的要求，肿瘤切除后保留下来的软组织结构能稳定重建的关节，能较好地恢复肢体主动活动功能；②主要神经血管束未被侵犯，肿瘤能获得最佳切除边界，由于化疗可以缩小肿瘤的外科边界，临床证明在此基础上对肿瘤实施广泛切除，也可达到局部根治的目的；③全身情况良好，无广泛转移或严重感染；④病人积极要求进行保肢治疗。对于瘤体巨大、恶性程度高、软组织条件不好、主要神经血管受侵犯、反复复发的肿瘤应考虑截肢治疗。

2. 保肢手术的重建方法　有多种恶性骨肿瘤的保肢重建方法应用于临床，需要根据病人的年龄、部位、功能要求等条件进行综合选择。下面仅介绍几种主要的重建方式。

（1）瘤骨灭活再植：切除的肿瘤骨经过灭活处理后可以进行回植，重建骨缺损。常用的灭活方法包括高温高压灭活，反复液氮冷冻，射线辐照，巴氏灭活以及化学灭活等。其优点是经济、排异反应低、可恢复原有骨性结构等，但存在局部复发、感染、骨折、骨不愈合、关节退变等缺点。国内以前常用的无水乙醇灭活，由于灭活不彻底，局部复发率较高，已经较少应用。

（2）同种异体骨移植：异体骨移植也是重建骨肿瘤切除后骨缺损的常用方法，其优势是可以为软组织提供附着点。骨免疫学研究表明，新鲜异体骨移植可造成较大的排异反应，而冷冻可降低这种排异，干冻则可明显降低移植骨的免疫原性。试验证明冷冻骨比干冻骨有更好的生物力学功能，在挤压的情况下，冷冻和干冻均有可取的生物力学性能。异体骨与宿主骨愈合通常在4～6个月即可有坚固外骨痂，少数要半年以上。异体骨移植的并发症主要包括排异感染、异体骨骨折、延迟愈合与不愈合等。异体半关节移植晚期会出现关节退变，最终仍需进行关节假体置换。

(3)人工假体置换术：现在较多使用的是人工假体置换重建骨缺损。早在1940年Moore和Bohlman用人工假体成功地代替截除股骨上端骨巨细胞瘤的骨缺损。目前关节假体多用钛合金或钴铬钼合金制成，一般分为定制型假体和组配型假体。也有使用人工假体与异体骨复合移植进行重建的报道，它既能修复骨缺损，又能重建主要肌肉的附着点，从而获得较好的功能。人工假体重建的优势是可以为患者提供即刻的关节稳定，无需等待骨愈合，早期功能良好，但仍存在感染、远期机械性失败等并发症，需要进行关节翻修。总体上，肿瘤型假体的10年生存率在40%～60%。对于儿童患者，还可以采用可延长假体置换，以解决瘤段切除后的肢体不等长问题。现在已有多种有创或无创可延长假体用于儿童保肢治疗。

(4)关节融合术：关节融合术也是肢体恶性骨肿瘤切除后为保留肢体进行重建的一种方法。主要是用于股骨下端或胫骨上端的肿瘤切除后的膝关节融合，或肩关节、骨盆等部位。适用于肿瘤切除的同时，维持关节稳定和运动的肌肉也被切除，其他功能重建已不适合，以及需要从事体力劳动的青壮年患者。

3. 骨与软组织肿瘤术后功能重建的评估　骨肿瘤保肢治疗的技术在不断的发展，其主要目标是使患者保留一个功能较好的肢体，所以功能评估有着十分重要的意义，它是对病人进行术后整体评估的重要组成部分，同时是整个治疗过程中不可缺少的部分，因为它可以指导保肢技术的发展，评价重建方法的优缺点，发现重建方法存在的问题，改善患者生活质量等，在多方面起着积极的作用。较为完善的评价系统应该具有实用性，可操作性和较高的可比性。目前国际最为通用的是国际保肢大会通过、AAOS推荐的美国骨与软组织肿瘤学会(musculoskeletal tumor society，MSTS)的评分系统。

该评估系统最早由十分具体的每个部位的功能情况逐步演化为将患者作为整体进行整体的功能评价，如疼痛、功能活动及心理接受程度等全身因素及分析上肢(手的位置、手部活动及抬举能力)或下肢(是否需用外部支持、行走能力及步态)的局部因素而建立的。六种因素的每一种基于建立好的评分标准，分为0，1，2，3，4，5分六个级别。对每一因素来说0，1，3或5分的确定是基于术后功能重建的程度，而2或者4分的确定是当术后功能重建的程度介于已定义的分数之间时基于检查者的判断。虽然该系统最初是为保肢手术而建立，然而截肢手术的功能评定也可应用该系统。建立该系统的目的是为了建立一套对全球任何骨肿瘤中心都适应的术后功能重建的评估方法，以便于不同重建手术的方法的相互比较(表5-20-16，表5-20-17)。

表5-20-16　骨与软组织肿瘤术后功能重建评估表-下肢

	评分	疼痛	功能	心理承受	支持物	行走	步态
下肢	5	无	不受限	喜欢	无	不受限	正常
	4	介于两者之间	介于两者之间	介于两者之间	介于两者之间	介于两者之间	介于两者之间
	3	轻微	轻度受限	满意	支架	受限	轻度异常
	2	介于两者之间	介于两者之间	介于两者之间	介于两者之间	介于两者之间	介于两者之间
	1	较重	部分失用	接受	单拐	无户外活动	重度异常
	0	严重	完全失用	不喜欢	双拐	完全不能独立	严重残废

表 5-20-17 骨与软组织肿瘤术后功能重建评估表-上肢

	评分	疼痛	功能	心理承受	手部位置	手部活动	抬举能力
下肢	5	无	不受限	喜欢	不受限无(180°)	正常	正常
	4	介于两者之间	介于两者之间	介于两者之间	介于两者之间	介于两者之间	介于两者之间
	3	轻微	轻度受限	满意	不能高于肩部或内外旋(90°)	丧失精细运动	受限
	2	介于两者之间	介于两者之间	介于两者之间	介于两者之间	介于两者之间	介于两者之间
	1	较重	部分失用	接受	不能高于腰部(30°)	不能捏	需要帮助
	0	严重	完全失用	不喜欢	连枷(0°)	不能握拳	不能

(1)适于各部位的标准

疼痛:其分值由疼痛对患者功能的影响程度和量决定。要求记录的资料指患者缓解疼痛所用的药物或当前所用的测试手段。

分值	描述	资料
5	无痛	不用药
3	轻/不影响功能	用非麻醉止痛药
1	中/间断影响功能	间断用麻醉药
0	重/持续影响功能	持续用麻醉药

功能:其分值由患者活动受限及其影响程度来定,其资料指治疗前的职业及由活动受限使职业功能丧失的程度。

接受情绪:其分值由患者的情绪反应或对功能结果的直觉来决定。

分值	描述	资料
5	热情接受	向他人建议
3	满意	可再选择
1	接受	勉强再选择
0	不喜欢	不能再选择

(2)适于下肢的特殊标准

支持物:其分值是由患者为维持站立、行走时的不稳定或力弱而使用的外支持物类型来决定的。其资料指支持物类型和使用频度(如:无、偶用、经常、持续等)。对于截肢后使用义肢的患者,义肢的类型和使用频度同外支持物的类型和使用一样记录。另外,如需要可填入其不稳定度和强度。

分值	描述	资料
5	无	不用
4		偶用
3	支具	常用支具
2		偶用拐杖
1	单拐	常用拐杖
0	双拐	持续用拐杖

行走能力:其分值是由手术引起的行走受限程度决定的。如果是其他因素(心、肺、神经)引起的受限不计在内,其资料指行走的最大距离和受限的形式(户内/户外、坡路、楼梯等)。另外,现行的与行走能力相关的资料(如耗氧量),如需要也可记录。

分值	描述	资料
5	无受限	同术前
3	受限	较少行走
1	仅户内活动	户外不能行走
0	无助不能行走	有助或轮椅帮助

步态:其分值是由步态改变的外观和它对受限活动或功能的影响决定的。其资料指非正常步态类型和行走障碍及畸形的表现结果。现行的步态、关节活动分析、关节活动及畸形的资料,如需要也可记录。

分值	描述	资料
5	正常	无变化
3	轻度外观变化	轻度外观改变
1	轻度外观变化	轻度功能障碍
0	重度障碍	重度功能障碍

(3)适用于上肢的特殊标准

手的位置:其分值反映了肢体功能重建后,为达到主动功能,患者手的主动活动能力。被动或求助的活动不记在内。其资料指手在正面上举的程度和俯面/仰面(旋前/旋后)受限的程度。另外,现行资料中受累关节活动范围、稳定性及畸形如需要也可记录。

分值	描述	资料
5	无受限	上举 180°
3	不能上举过肩	上举 90°
1	不能过腰	上举 30°
0	活动障碍	上举 0°

手的灵活性:其分值由患者用手能完成逐渐增加的复杂动作的能力决定。捏和抓可用任何方式完成。精细运动指扣纽扣、书写、吃等动作,其资料指灵活性受限和(或)手的感觉丧失程度。

分值	描述	资料
5	无受限	灵活性和感觉正常
3	丧失精细运动	不能扣钮扣,轻度感觉丧失
1	不能捏	重度感觉丧失
0	不能抓	手麻木

上举能力:其分值指患者主动、无助情况下举物放置的能力。正常指相当于对侧肢体举物能力(或达到在肢体缺失或修复时预期的能力);受限指非独立上举受限的情况;有助指患者不能独立上举,但有助于对侧肢体的活动。其资料指肢体的强度,以国际上的肌力分级(0-5)描述。

分值	描述	资料
5	正常负荷	无变化
4		稍低于正常
3	受限	轻度负荷
2		仅抗地心引力
1	仅有助	不能克服地心引力
0	不能举	不能动

(汤小东　郭　卫)

第十七节　骨肿瘤的综合治疗方法和进展

骨肿瘤的治疗较为复杂,手术只是其中一种方法,很多病例,特别是恶性骨与软组织肿瘤或转移瘤,需要采用多种治疗方法进行综合治疗才能取得好的疗效。这其中化疗、放疗以及免疫治疗都起到了一定的作用。

一、恶性骨与软组织肿瘤的化学治疗

骨与软组织肿瘤的化疗在近二三十年取得了很大的进展。以骨肉瘤、尤因肉瘤为代表的恶性骨肿瘤,在开展化疗之前其生存率不足20%,且多数病人需要接受截肢治疗。直到化疗的出现,其预后才有了实质性的提高。肿瘤化疗方案的制定主要依据肿瘤的组织类型、分级和分期。很少出现远处转移的肿瘤一般不需要进行全身性化疗。肿瘤的组织学情况决定了肿瘤对化疗药物的敏感性。例如,软骨肉瘤通常对化疗不敏感,即使出现明显转移时,是否进行化疗仍存在争议。而另一些肿瘤,如尤因肉瘤则对化疗敏感,因此,化疗是治疗期的标准方案之一。化疗不但能够提高患者的生存率,也有利于保肢手术的进行。

(一)常用化疗药物及联合化疗

经常用于恶性骨与软组织肿瘤化疗的主要药物有阿霉素(Doxorubicin,ADM),顺铂(Cisplatin,CDP),大剂量甲氨蝶呤(HD-MTX),长春新碱(VCR),博来霉素(Bleomicyn),环磷酰胺(Cyclophosphamide,CTX),放线菌素D(Dactinomycin),异环磷酰胺(Ifosfamide,IFO),依托泊苷(VP-16),达卡巴嗪(DTIC)等。大剂量甲氨蝶呤是骨肉瘤化疗的主要药物之一,疗效依赖于剂量的大小,提高剂量可明显增加有效率。阿霉素的效果同样存在剂量依赖性问题,与达卡巴嗪(DTIC)合用对肺转移病人可产生30%～40%的反应。阿霉素可致心脏毒性,总量不得超过550mg/m^2。顺铂也是目前被认为对骨肉瘤有效的药物。顺铂可以动静脉双途径给药,通过动脉给药可以增加局部药物浓度,改变局部细胞的通透性,增加局部肿瘤细胞坏死,其疗效明显高于静脉给药,但不能减少肿瘤转移的发生率,不能提高治愈率。异环磷酰胺是环磷酰胺的同类药,其反应明显高于CTX,但IFO可产生一种代谢产物——丙烯醛,这种产物可引起出血性膀胱炎,为防止这种并发症,此药应与美司钠合用,后者可通过释放游离硫醇与丙烯醛结合防止出血性膀胱炎的发生,还可以通过充分水化尿液,频繁排空膀胱进一步来预防。美司钠仅在尿中有活性,且不干扰异环磷酰胺的抗肿瘤作用。

因为肿瘤细胞对单药化疗容易产生耐药性,因此不同药物的联合化疗比单一用药更为有效。联合化疗的原则是应用被证明对肿瘤具有治疗作用的药物,获得相加或协同作用,不增加细胞毒性,克服抗药性产生。如果阿霉素和大剂量MTX单独应用,每一种药物可以提高20%的无瘤生存率(从20%～40%),联合应用这两种药物,可以期望使骨肉瘤无瘤生存率增加到60%。

(二)新辅助化疗

新辅助化疗又称为诱导化疗,是指在活检证实肿瘤之后,肿瘤切除之前进行的化疗。1973年Memorial Sloan-Kettering肿瘤中心的Rosen及Marcove医生对部分适应于肿瘤大块切除,及人工假体

置换手术的骨肉瘤病人进行术前化疗，防止在等待人工关节制作期间肿瘤继续发展。回顾性研究发现，该组病人的生存率较同期只进行术后辅助化疗的病例组明显提高。从而开始了骨肉瘤的新辅助化疗，并在近来推广至尤因肉瘤及部分软组织肉瘤。新辅助化疗的优势在于：①可以早期进行全身治疗，消灭潜在的微小转移灶；②通过评估术前化疗效果，指导术后化疗；③缩小肿瘤及肿瘤周围的反应带，提高保肢手术率；④允许有充分时间设计保肢方案，制作假体；⑤减少手术中肿瘤播散的机会；⑥早期识别高危病例。

新辅助化疗强调术前化疗 6～10 周，然后行肿瘤切除，根据肿瘤组织坏死程度，制定术后化疗方案。如果肿瘤坏死率＞90%，术后继续原化疗方案，5 年生存率可达 80%～90%；而坏死率＜90% 者，5 年生存率低于 60%，应调整术后化疗方案。

（三）化疗效果评估

新辅助化疗的引入，为科学评估肿瘤对药物的敏感性提供依据。具体可通过临床、影像学、实验室检查以及术前化疗、术后肿瘤细胞坏死的组织学分级进行评估。

临床评估主要内容是疼痛和一般情况变化，肿瘤体积和邻近关节活动度变化。影像学方面，化疗前后 X 线平片对比，肿瘤的钙化、骨化是否增加，软组织肿块影的界限是否清楚，肿块的大小是否缩小、与正常骨之间的界限是否清楚（图 5-20-29）。增强 CT 及血管造影检查显示肿瘤新生血管是否减少或消失是观察疗效的客观指标。MRI 检查可显示肿瘤软组织是否缩小、与周围组织的边界及坏死情况（图 5-20-30）。在骨肉瘤实验室检查中，碱性磷酸酶、乳酸脱氢酶是否下降也是观察疗效的指标之一。

更重要的评估标准是肿瘤对化疗药物的组织学反应，即 Huvos 等制定的肿瘤对化疗反应的组织学分级。它分为 4 级，Ⅰ级几乎没有肿瘤细胞坏死；Ⅱ级化疗轻度有效，肿瘤细胞数减少，坏死率＞60%，部分区域尚存肿瘤活细胞；Ⅲ级为化疗有效，肿瘤细胞坏死率＞90%，尚存极少肿瘤活细胞；Ⅳ级：肿瘤细胞全部坏死，未见活的肿瘤细胞。

（四）骨肉瘤的化疗

1973 年 Rosen 采用术前 VCR，HD-MTX-CF 及 ADM 的联合化疗（T5 方案），术后根据肿瘤组织的坏死程度确定术后化疗方案。对Ⅲ～Ⅳ级反应的病例，术后继续使用 T5 方案，对Ⅰ～Ⅱ级反应的病人，术后加用 CTX，这是新辅助化疗的最早应用。随后 Rosen 将 BCD 加入 T 方案，形成 T7 方案。T7 方案的特点是增加了用药数量及延长了用药时间。随访结果显示，T7 方案中Ⅲ～Ⅳ级化疗反应的比率是 54%，5 年生存率为 74%，优于 T5 方案。1978 年 Rosen 设计了 T10 方案，主要是把顺铂加入到术前化疗反应为Ⅰ～Ⅱ级的病人，特别是对于那些有肺转移的病人，经术后加用 CDP 可提高其生存率。Rosen 的研究结果显示，T10 方案优于 T7 方案，但 CCSG（Children's Cancer Study Group）及 COSS-82 对 T10 方案重新进行临床研究，其结果显示 T10 方案并不能改善术前化疗效果差的病人的生存率。Rizzoli 研究中心的研究结果也显示 T10 方案并不能改善病人的生存率，经过长时间随访认为，T10 方案和 T7 方案的生存率没有明显不同。1991 年 Miser 等报告了 Mayo Clinic 应用 IFO（异环磷酰胺）治疗骨肉瘤的研究。他们采用 IFO，HD-MTX 及 ADM 联合用药，结果显示Ⅲ～Ⅳ级的组织学反应率为 85%。这是至今为止骨肉瘤化疗所取得的最好结果。Jeffe 采用经动脉给药比较 MTX 和 CDP 术前化疗疗效的研究。经研究认为 CDP 经动脉给药的术前化疗，效果明显好于 MTX；疗效与疗程数及 CDP 累积量有关；术后强化化疗可提高术前化疗反应差的病人的生存率；化疗疗效的提高可增加保肢率，未来化疗的发展是识别疗效差的患者，给予相应的剂量强度的化疗，提高生存率。

（五）尤因肉瘤的化疗

全身性化疗是尤因肉瘤的标准治疗方案中的组成部分。和骨肉瘤一样，尤因肉瘤患者如果只进行手术，绝大多数患者会出现转移。很多化疗药物对尤因肉瘤都很有效，且尤因肉瘤对放疗也很敏感。最初的尤因肉瘤化疗方案（IESS-1）基于长春新碱、放线菌素 D 和环磷酰胺（VAC），并增加了阿霉素及全肺照射。其结果显示接受 VAC 加阿霉素治疗的患者 5 年无复发生存率为 60%，只接受 VAC 的患者存活率仅 28%，这些说明了阿霉素的有效性。接受 VAC 加全肺照射的患者其存活率介于两者之间，为 53%。Hayes 等应用该方案，报道肿瘤＜8cm 的 3 年无病生存率为 82%，＞8cm 的为 64%。近年来更多的研究集中于应用异环磷酰胺和 VP-16 上。还有研究将尤因肉瘤预后分为高风险和标准风险两类。高风险患者包括转移病例[肺、骨和（或）骨髓]、以及位于中轴骨或骨盆的肿瘤、最大直径＞8cm或体积＞100ml的肿瘤。骨髓

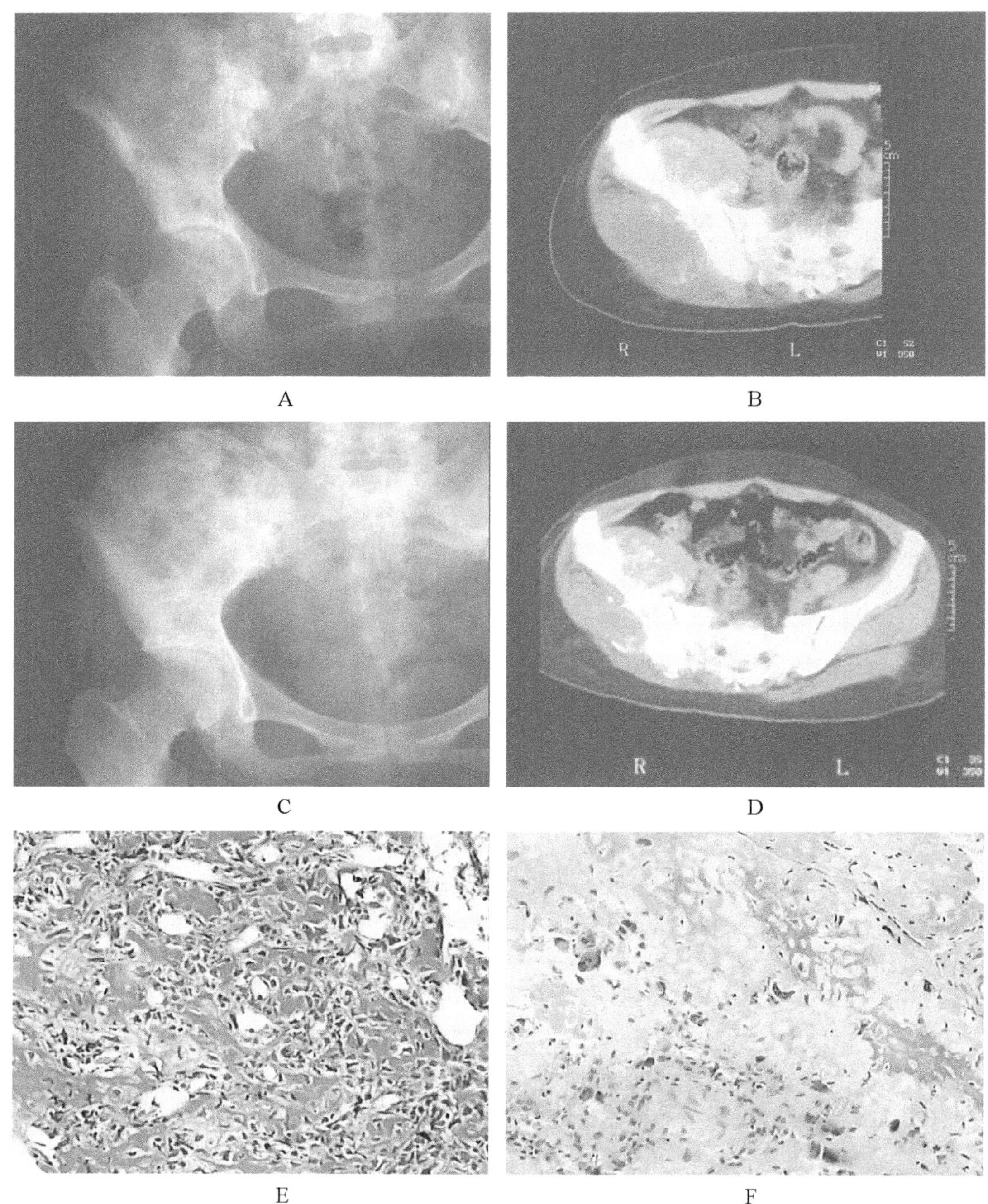

A　B　C　D　E　F

图 5-20-29　右骨盆骨肉瘤

注：女性，30 岁，A、B. 显示化疗前右侧髂骨溶骨及成骨破坏，伴巨大软组织包块；C、D. 显示经术前化疗 2 个疗程，化疗效果明显，X 线平片显示肿瘤骨化增加，CT 软组织窗显示肿瘤软组织包块明显缩小，其中骨化增多，边界清楚；E. 化疗前病理切片，(100×)骨肉瘤骨母细胞为主型；F. 骨肉瘤化疗后改变，(100×)残存瘤细胞异形性明显，可见散在深染的怪细胞以及坏死的不规则骨小梁影像

移植和干细胞移植已被用于有扩散和高风险病人的治疗。这一方法看来特别适用于骨髓转移的病人。尤因肉瘤的局部控制也受到化疗影响，术前接受化疗的患者的总体局部复发率低于不接受化疗的患者，化疗反应好的患者局部控制明显优于对化疗反应差的患者。

(六)软组织肉瘤的化疗

全身性化疗也是横纹肌肉瘤的标准治疗方案

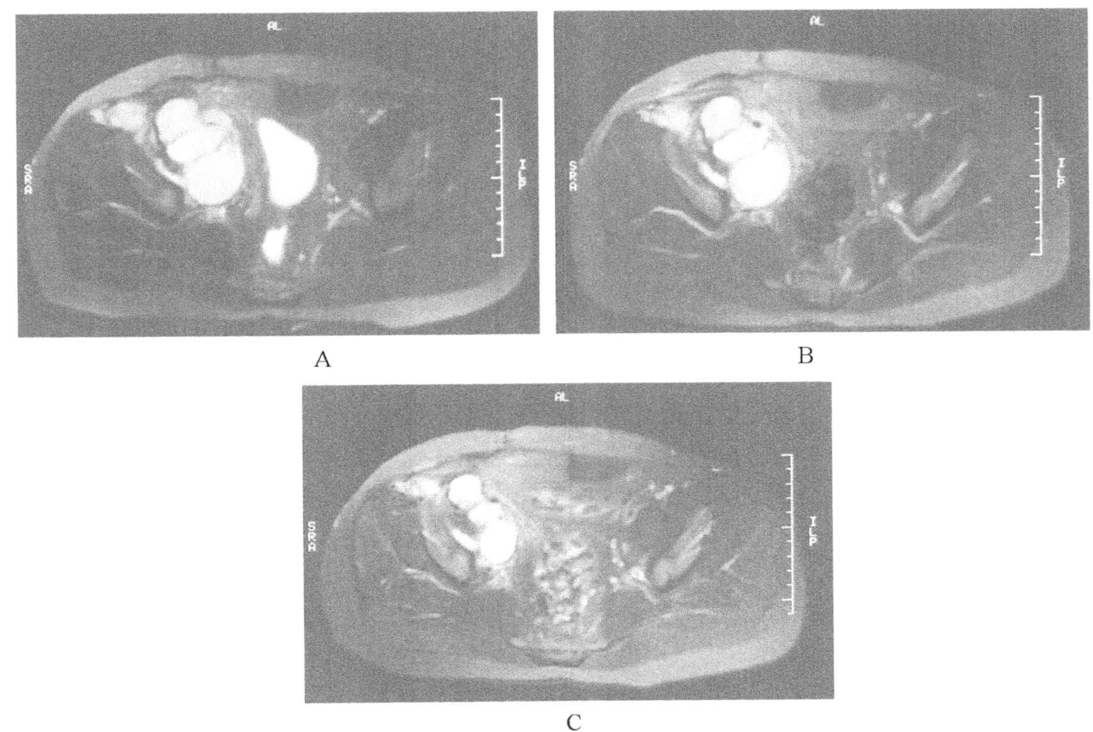

图 5-20-30　右骨盆恶性神经鞘瘤

注：患者男性，20 岁，A. 显示化疗前 MRI T_2 加权像肿瘤较大，位于右侧髋臼内上方，挤压膀胱、直肠；B. 显示给予 MAID 方案化疗 2 个疗程后，肿瘤略有缩小，部分区域出现液化囊性变，T_2 像成高信号；C. 显示化疗 4 个疗程后，肿瘤明显缩小，大部分液化，化疗效果明显

之一。横纹肌肉瘤对放化疗均敏感，常用的药物包括 VCR、放线菌素、CTX，以及 ADM、VP-16、IFO 等。对于其他软组织肉瘤的化疗研究结果不一，其有效性尚无定论，这可能是由于软组织肉瘤发病率低且种类繁多造成。化疗方案通常是以阿霉素为主，例如常用的包括 ADM、IFO、美司钠、达卡巴嗪在内的 MAID 方案。总体上说，MFH 和滑膜肉瘤对化疗有一定敏感性，而腺泡状软组织肉瘤等反应较差。

（七）化疗进展

近年来化疗的进展主要集中使用加强辅助治疗、使用新型化疗药物及对抗肿瘤耐药方面。如使用粒细胞集落刺激因子（GCSF）和粒巨噬细胞集落刺激因子（GMCSF）治疗化疗导致的骨髓抑制；使用心脏保护剂以增加阿霉素的用量；紫杉醇、三氧化二砷、靶向药物等在骨肿瘤上的尝试性应用；以及对化疗耐药机制研究（多种药物的拮抗基因、P-糖蛋白、二氢叶酸还原酶基因等均参与耐药过程）。

二、骨与软组织肿瘤的放射治疗

放疗在骨与软组织肿瘤中的应用比较广泛。骨科医师要对放疗有基本的了解，以制定手术方案，并和放疗科医师合作治疗肿瘤。放疗对肿瘤进行的是局部治疗而不是全身治疗。最常用的放疗方式为直线加速器产生的高能射线，还有通过其他方式产生的射线治疗不同深度的肿瘤，包括深部 X 线、^{60}钴治疗机产生的 γ 线、高能电子线、快中子等。近年来，随着计算机技术的发展，三维适形放疗及调强适形放疗也广泛用于临床，为放射治疗提供了更好的治疗效果。进行放疗时要根据患者的情况和肿瘤的性质进行选择。放疗的剂量单位是 Gray（Gy）。Gray 指单位重量吸收的射线量（1Gy＝1J/kg）。以往放疗的剂量通常使用 rad（100rad＝1Gy）。外照射一般为小剂量多次放疗。这样做的优点是肿瘤可以吸收较多的射线，减少对周围组织造成的伤害。放疗的急性期副作用除了和总剂量有关外，还和放疗的疗程长短有关。晚期的副作用和每次的射线量有关。长疗程的放疗中期并发症较少。减少每次的射线量可以减少远期并发症。

常用放疗方式除了体外照射外，还有近距离放射治疗。近距离治疗时把放射源置入中空脏器的腔内(腔内放疗)或直接插植在肿瘤组织内(组织间插植放疗)进行照射。它的特点是治疗距离短，在5mm至5cm，放射线剂量主要集中在肿瘤组织及其周围的小部分正常组织内。近距离治疗时肿瘤组织可得到高剂量照射而周围正常组织可得到很好的保护。近年来国外文献报道应用后装组织间插植治疗肢体软组织肉瘤取得了较好的疗效。

(一)放疗的机制

放射线引起细胞死亡的机制是通过其直接作用和间接作用细胞内形成高活性的自由基，造成DNA的损伤，进而引起细胞死亡。不同类型的细胞或组织对放射线的敏感性是不同的。人体内对放射线最敏感的细胞有造血干细胞、小肠隐窝和胃腺体中的分裂细胞、精原细胞及表皮的基底生发层细胞等；对放射线不敏感的细胞有肝、肾的实质上皮细胞等；内皮细胞、纤维母细胞和间质细胞的放射敏感性介于上述两类细胞间。肿瘤的放射敏感性与其起源的细胞类型有关。起源于放射敏感组织的肿瘤对放射线也敏感，反之亦然。在常见的骨和软组织肿瘤中，除了尤因肉瘤及骨原发性非霍奇金淋巴瘤外均为放射不敏感的肿瘤。细胞或组织的增殖能力与分化程度、细胞周期、氧效应、肿瘤体积及大体形态均影响放射敏感性。

(二)放射线对骨和软组织的作用

放射线对儿童骨骼生长有一定影响。实验动物研究发现骨骺部软骨在照射一定剂量后，软骨母细胞发生变性、破坏，数量逐渐减少。软骨盘变扁平、狭窄，骨化增加。干骺端骨小梁变短、变宽，由于骨小梁上骨堆积结果使髓腔闭锁，在骺软骨周围形成一个水平的骨化板。骺骨过早地骨化使骨生长停止。放射线对生长中骨组织的作用与照射时机体的年龄和总剂量有关。肌体受照射时年龄越小，放射的总剂量越高，放射线对骨生长的影响也越大。而放射线对成人骨及软骨的影响较小。成人骨受照射后的基本改变为骨细胞死亡，然后出现血管改变，使骨组织防御机制受到损伤。在遭受外伤及感染后容易产生放射性骨坏死，也可产生病理性骨折。骨折后愈合过程也受到明显的抑制。成人软骨缺乏血管，有大量惰性间质，细胞代谢活性低，对放射线不敏感。放疗后软骨功能的损伤用一般组织学检查方法难以发现，只有在遭受外伤或感染后才能促使这种改变显现出来；表现为修复不完全，缺损由软骨膜结缔组织来修补。另外正常骨和软组织受照射后可产生放疗后肉瘤，Phillipe等报道其发生率为0.03%，一般发生在接受放疗后数年，甚至更长时间。临床上有时见到骨或软组织肉瘤患者接受放疗后数年，在放疗区域出现新的不同类型肉瘤，通常为放射后肉瘤。放射线对肌肉和周围神经的作用主要表现为肌肉神经坏死、萎缩和纤维化，通常还伴有血管病变。放射线引起周围神经损伤可分为两个阶段：第一阶段以放射线直接作用为主，涉及电生理及组织化学方面的改变。第二阶段可能是由于神经周围的纤维化及供应周围神经的血管损伤引起。肌肉和周围神经是放射抗拒的组织，在常规的放射治疗中，它们的损伤少见。

(三)骨肿瘤的放疗

由于骨组织对放疗不敏感，因此放疗在骨肿瘤方面的应用较为局限，成骨性肿瘤一般不进行放疗。少数情况下，骨肉瘤可进行大剂量放疗(>69Gy)。特别是对于多发转移病灶，无手术必要时可进行放疗以控制症状。

尤因肉瘤对放疗很敏感，因此放疗是尤因肉瘤局部标准治疗方案之一。手术切除可以用于不会引起明显功能障碍的情况，而放射治疗由于可以起到与手术相似的效果，因此常用于手术切除困难的部位，如中轴骨。如果切除范围足够，则不需要进行局部放疗，术后放疗只用于切缘有肿瘤残留的病例。放疗时要包括病骨的全部骨髓腔及软组织病变，照射剂量为45Gy，然后缩野至病变两端外5 cm和1 cm处各照射一次5 Gy，使原发病灶区总量达55Gy。如原发病变在肢体长骨一端，属偏心病变，则另一端的骨骺板可不包括在照射野内，以减少放疗的后遗症。肢体病变做放疗时应使部分软组织不受照射，避免放疗后产生因淋巴回流受阻而引起严重水肿，影响肢体正常功能。近年来随着尤因肉瘤疗效的提高，病人生存期明显延长的结果，放疗的一些缺点也逐渐地显露出来。这主要有：①儿童病人在高量照射后骨生长受到抑制引起畸形，功能受到一定的影响；②在病人生存期延长后局部复发率增高；③放射线有诱发骨肉瘤的危险。文献报告尤因肉瘤单独放疗局部控制率在50%～73%。放疗后局部复发与许多因素有关，体积>100ml的肿瘤，位于脊柱和骨盆的肿瘤局部复发率较高。

其他可能接受放射治疗的骨肿瘤还有非霍奇金淋巴瘤、血管瘤、骨巨细胞瘤、脊索瘤等。其中除淋巴瘤对放疗敏感，可以获得良好的局部控制外，其他肿瘤均只有部分有效，且有诱发放射后肉瘤的可能，因此只应用于反复复发或转移病例。

（四）软组织肿瘤的放射治疗

软组织肿瘤包含多种肿瘤，治疗以外科手术切除为主。其中恶性肿瘤由于没有真正的包膜，在假包膜周围的正常组织中，甚至在远隔部位也可有显微瘤灶存在，因此容易在切除术后发生复发，单独手术的局部复发率高达 48%～77%，局部广泛切除术后复发率仍达到 30%。虽然软组织肉瘤对放疗并不非常敏感，单独放疗的局部控制率仅 29%～33%，但为了达到最佳局部控制率，现在肢体高度恶性软组织肉瘤的标准治疗方法是保肢手术结合放射治疗。研究表明这种联合治疗的局部控制率与截肢手术相似。但放疗在低度恶性软组织肿瘤中的作用仍存在争议。很多研究表明单纯的广泛切除已经足够，没有必要进行放疗。但是，在下列情况下要考虑放疗：外科治疗边界不够广泛，肿瘤直径＞5cm，广泛切除后肿瘤复发或肿瘤复发后不能广泛切除，以及切除后会造成严重的功能损失。文献报道软组织肉瘤综合治疗的 5 年局部控制率为 77.3%～94%，5 年生存率 52%～75%，90%左右的病人保存了良好的肢体功能。

常用的软组织肉瘤放射治疗方式有术后放疗、术前放疗及后装近距离放疗三种。术后放疗的优点是在放疗前对肿瘤病理类型、恶性程度、侵犯范围及手术情况等均有确切的了解，为制定放疗方案提供充分的依据；且放疗集中在一段时间内进行，中间无间断。其缺点是照射范围大，除了要充分包括瘤床外还应包括手术操作所涉及的部位；照射部位的血供受手术影响增加了肿瘤细胞的乏氧程度，降低放疗敏感性；有时因伤口延迟愈合而延误放疗的时机。术前放疗特别适用于较大的原发肿瘤，其优点包括术前放疗后瘤细胞活力减弱或消失，可降低因手术操作引起种植或远处扩散的危险性；术前放疗时只需包括肿瘤及其附近有可能侵犯区域，不必包括手术操作过程中涉及的区域，因而照射范围明显缩小。术前放疗的缺点有：①手术伤口的愈合受到一定的影响；②放疗过程间断，疗效受影响。第三种是后装近距离放疗：亦即组织间插植放疗，是在肿瘤切除术中，由外科医生和放疗医生共同确定照射的范围，按 1～2cm 间隔在靶区组织中插入中空细塑料管，术后 3～7d 开始做后装近距离放疗。近距离治疗的优点包括治疗时间短；辅助性化疗的时间提前，一般在术后 2～3 周开始；靶区范围比体外照射时更精确，容积也明显缩小，周围正常组织的损伤小。其缺点有局部复发率偏高；伤口并发症发生率较高。

三、分子靶向治疗进展

常规的手术、化疗、放疗是恶性肿瘤的主要治疗方法。虽然骨肿瘤的治疗效果有了较大的提高，但仍然有一部分病人死于肿瘤转移复发。随着生物技术的发展，越来越多的靶向制剂、生物治疗、基因治疗方法用于肿瘤治疗。其中分子靶向治疗进展较快，已有多种制剂被批准用于各种恶性肿瘤的晚期治疗。在恶性骨与软组织肿瘤的研究和治疗方面也有相关报道。

在分子靶向治疗中酪氨酸激酶抑制药——伊马替尼（STI571，Glivec，格列卫）是第一个成功大规模用于临床治疗的药物，已成功用于胃肠道间质瘤的治疗。伊马替尼作用靶点是 c-kit，PDGFR 和 BCR-ABL，CD117 是 KIT 蛋白的抗原决定簇，因此伊马替尼理论上对于 CD117 阳性的肿瘤都应有效。但其对于骨肿瘤中 CD117 阳性肿瘤的治疗效果尚不能确定。

另一种已应用于临床的分子靶向制剂是索拉菲尼，被用于晚期肾癌的治疗。该药物具有多种作用途径抑制肿瘤生长，其中主要是阻断 RAF/MEK/ERK 细胞信号传导通路抑制肿瘤增殖，同时还可以作用于 VEGFR，抑制肿瘤新生血管的生成。索拉菲尼现正进行有关治疗实体肿瘤（包括骨与软组织肿瘤肉瘤）的临床试验。

至今为止，最成功的分子靶向制剂是抗 CD20 抗体美罗华（IDEC-C2B8，Rituximab，Rituxan）。美国食品药物管理局（FDA）于 1997 年 11 月 26 日批准美罗华用于 CD20 阳性的复发性或难治性低度恶性或滤泡性 B 细胞非霍奇金淋巴瘤，成为首个批准用于肿瘤治疗的单克隆抗体。由于 CD20 表达于几乎所有的正常 B 细胞和恶性 B 细胞，却不表达于干细胞。美罗华是人-鼠嵌合性抗 CD20 单克隆抗体，不在人体内引发人抗鼠抗体（HAMA）。其抗肿瘤机制：抗体依赖性的细胞杀伤作用（ADCC）、补体依赖性的细胞杀伤作用（CDC）、诱导肿瘤细胞凋亡和化疗增敏作用。一项多中心Ⅱ期临床研究观察了美罗华对 166 例复发性、难治性滤泡性或转化型非霍奇金淋巴瘤患者的临床疗效。结果总缓解率(OR)为48%，其中完全缓解率达6%，中位肿瘤进展时间为12个月。对于初次治疗有效然后进展的患者，再次接受美罗华治疗的缓解率仍可达40%，中位肿瘤进展时间为17个月。

四、骨转移瘤的综合治疗

骨转移瘤是最常见的骨肿瘤，其发病率远远高于原发骨肿瘤。治疗骨转移瘤的目的是减轻症状，延长生命，提高生存质量，因此治疗方法应结合手术、外放射、放射性同位素、内分泌治疗、化学治疗以及二膦酸盐类药物等手段进行综合治疗。

(一)全身系统治疗

对骨转移瘤患者采取的第一步治疗措施就是实施最为有效可行的系统抗癌方案。化疗、内分泌治疗和亲骨的放射性同位素都有直接的抗肿瘤作用，一般而言，骨转移瘤的系统治疗措施与原发灶差不多，其中，乳腺癌和前列腺癌尤其应该多加注意：①因为系统治疗非常有效可行，这两种肿瘤一般属于激素依赖型；②这两种肿瘤占骨转移瘤的绝大部分。在肿瘤对抗癌药物产生耐受的病例中，应当积极治疗由转移瘤引起的骨痛，或用适当的止痛剂，或用其他辅助性措施。

(二)放射性同位素治疗

甲状腺滤泡状癌常常转移到骨，可以采用^{131}I放射性同位素治疗甲状腺骨转移瘤，通过中到高能量β射线的破坏作用，可以产生有效的抗肿瘤作用，且不对正常组织产生伤害。据报道，如果患者的骨转移瘤对^{131}I有很好的摄取，长期症状缓解的可能性非常大，10年和15年生存率分别为25%和10%；相反，转移瘤对^{131}I摄取不好的患者，10年生存率不足8%，15年生存率几乎为零。治疗通常具有较好的耐受性，一些患者可能会发生唾液腺放射性反应。此外，更重要并发症是放射线诱导白血病。

(三)放射线的外照射

放射治疗除了用于原发肿瘤，更多情况是用于骨转移瘤的治疗。通过尸检发现，放射线使骨转移灶发生如下改变：最初肿瘤细胞发生变性和坏死，随后发生胶原的增殖，接着一个血供丰富的纤维基质形成，在里面有极其活跃的成骨细胞形成编织骨，这些编织骨逐渐被板层骨取代，并且有骨髓组织重新长入。放射学上，溶骨区的再钙化在放疗后3～6周就可以看到，2～3个月可以达到最大程度。

一般来说，对骨转移瘤实行的姑息性治疗采用单一或平行相对的照射野，这样简单的治疗方案已经足够。然而，对预期寿命很长的患者多照射野和预备封固的复杂方案是有必要的，这可以防止正常组织的晚期毒性反应。

治疗技术和治疗剂量在不同的医疗单位差别很大，没有一个方案在疼痛缓解方面显得更加高级。一个对1 000多名骨转移瘤骨痛患者的前瞻性随机研究结果报道：使用不同的照射次数和剂量，从5次照射15Gy到15次照射40.5Gy，总反应率是85%，其中50%的患者疼痛完全缓解，另35%的患者部分缓解，疼痛缓解的中位持续时间12～15周。15次照射40.5Gy后完全缓解率为35%，而5次照射25Gy后完全缓解率仅为28%(P=0.000 3)。另外两个前瞻性随机研究结果则表明，单次短程放疗与在2～3周分次放疗的反应率没有显著性差异。

在临床实践当中，短程放射多被人们接受，如1周照射20Gy分5次完成，或者2周照射30Gy分10次完成。对于多发转移瘤患者，这种方案非常的适用，因为它可以很好地被耐受，不浪费患者的时间，且与长时程的方案效果相当。50%的患者在1～2周就有明显的疼痛缓解。如果疼痛在6周或更长时间里还没有缓解，治疗基本上就是失败了。较大病变放疗过程中或放疗后，对其实施内固定以预防骨折是很有必要的。

再次治疗通常不如初始治疗成功，但是仍然可能明显缓解疼痛。仔细回顾以前治疗的范围、剂量和分次情况是必要的，这可以保证一些正常组织的耐受性，特别是脊髓。如果进一步的体外放射治疗对身体有害，可以考虑使用放射性同位素靶向治疗。

(四)二膦酸盐类药物

二膦酸盐类药物已成功应用于临床多年，用于治疗高钙血症和骨转移引起的骨骼并发症。在二膦酸盐应用的早期，人们认为其作用机制只是抑制了破骨细胞的功能，但是最近的研究显示，二膦酸盐可能也有一定的抗肿瘤功能，在体外可以诱导骨髓瘤细胞、乳腺癌、前列腺癌细胞凋亡。在许多二膦酸盐的Ⅲ期临床试验中，二膦酸盐可缓解转移性乳腺癌、前列腺癌、多发性骨髓瘤患者的骨痛，减少骨折等骨相关事件的发生，并延长患者生存期。

骨转移瘤对骨骼的破坏作用，在很大程度上依赖破骨细胞，因此抑制破骨细胞可以减轻骨转移瘤的骨破坏作用。二膦酸盐能牢固结合于矿物质烃基磷灰石间，这类化合物特异地结合于矿物质沉积组织，特别是骨组织。当破骨细胞摄入大量二膦酸盐后可以出现凋亡。二膦酸盐还可抑制破骨细胞的功能。离体培养和动物体内的破骨细胞在二膦酸盐的作用下发生与细胞功能相关的细胞骨架和细胞形态改变，具有破骨能力的皱褶缘消失。一定条件下，二膦酸盐可进入细胞，特别是巨噬细胞；放射标记的阿仑膦酸钠加入培养液 12h，破骨细胞中可检测到放射活性。二膦酸盐也可抑制离体破骨细胞分化。当成骨细胞与骨髓细胞共同培养时，二膦酸盐可抑制破骨细胞形成。阿仑膦酸钠能充分抑制单核破骨细胞前体形成多核破骨细胞，抑制巨噬细胞的增生。二膦酸盐的这些作用可能是间接，因为给予二膦酸盐后，骨表面的多核破骨细胞数量通常先增加，但破骨细胞似乎无活性，经过一段时间后，破骨细胞的数量才下降。目前普遍认为在生理及病理情况下，成骨细胞控制破骨细胞的形成和功能。

目前已有三代二膦酸盐类药物用于临床，其中效果最强而不良反应较小的是唑来膦酸，其抑制破骨的效果是一代二膦酸盐的 1 万倍以上，且对其他二膦酸盐类药物治疗失败的骨转移癌患者有效。

（汤小东　郭　卫）

参考文献

[1] (美)雷斯尼克(Resnick)著. 骨及骨关节疾病诊断学. 第 4 卷. 北京：人民卫生出版社，2002

[2] 骨关节肿瘤和肿瘤样病变的鉴别诊断/(美)格林斯潘(Greenspan，A，)，(美)雷马根(Remagen，W.)著. 司建荣等译. 北京：中国医药科技出版社，2004：1

[3] 骨科新进展：骨与软组织肿瘤诊断与治疗/(美)梅内德兹(Menendez. L. R.)等著；郭卫，等，译. 天津：天津科技翻译出版公司，2007：1

[4] 徐万鹏，冯传汉. 骨科肿瘤学. 北京：人民军医出版社，2001：4

[5] 周际昌. 实用肿瘤内科学. 第 2 版. 北京：人民卫生出版社，2003：3

[6] 江浩. 骨与关节 MRI. 上海：上海科学技术出版社，1999：9

[7] 骨放射学 - 正常与早期病理表现的界定：第 5 版/(德)弗雷施米特(Freyschmidet，J.)等编著. 徐文坚，刘若华，肖德贵主译. 济南：山东科学技术出版社，2005：5

[8] 武忠弼，杨光华. 中华外科病理学(上、中、下卷). 北京：人民卫生出版社，2002：8

[9] 程虹，等，译. 软组织与骨肿瘤病理学和遗传学. 北京：人民卫生出版社，2006：7

[10] Orthopaedic Pathology：Second Edition / Vincent J. Vigorita.— Wolters Kluwer Lippincott Williams & Wilkins，2007

[11] Fletcher CDM，Unni KK，and Mertens F. World health organization classification of tumours. Pathology and genetics of tumours of soft tissue and bone. IARC Press：Lyon，2002

[12] Schajowicz F. Tumors and tumorlike lesions of bone. 2nd ed. Springer-Verlag：New York，1996

[13] Campanacci M. Bone and Soft Tissue Tumors. Springer-Verlag：New York，1990

[14] Unni KK. Dahlin′s bone tumors. 5th ed. Lippincott-Raven：Philadelphia，1996

[15] 丘钜世，黄兆民，韩士英. 骨关节肿瘤学 - 病理与临床影像三结合. 北京：科学技术文献出版社，2006：209-261

[16] 段承祥，王晨光，李健丁. 骨肿瘤影像学. 北京：科学出版社，2004：357-484

[17] 段承祥，王晨光，李健丁. 骨肿瘤影像学. 北京：科学出版社，2004：357-484

[18] Fletcher CDM，Unni KK，Mertens F. World health organization classification of tumours. Pathology and genetics of tumours of soft tissue and bone [M]. IARC Press Lyon. France，2002：373-393

[19] 段承祥，王晨光，李健丁. 骨肿瘤影像学. 北京：科学出版社，2004：357-484

[20] Greenspan A，Remagen W. Differential diagnosis of tumors and tumor-like lesions of bone and joints. Lippincott Williams & Wilkins，America，1998：289-366

[21] 徐万鹏，冯传汉. 骨科肿瘤学. 北京：人民军医出版社，2001：267-309

[22] Deshpande V，Rosenberg AE，O'Connell JX，et al. Epithelioid angiosarcoma of the bone：a series of 10 cases. Am. J. Surg. Path，2003，27：709-716

[23] Darwish BS，Balakrishnan V，Maitra R. Intramedullary ancient schwannoma of the cervical spinal cord：case report and review of literature. J Clin Neurosci，2002，9(3)：321-323

[24] 徐万鹏，冯传汉. 骨科肿瘤学. 北京：人民军医出版社，2001. 314-344

[25] Lawrence R. Menendez 主编(郭卫主译). 骨与软组织肿瘤诊断和治疗. 天津：天津科技翻译出版公司，2007：121-130

[26] 燕太强，郭卫，沈丹华. 畸形性骨炎. 中华骨科杂志，2002，22：100-102

[27] 燕太强，郭卫. 原发性甲状旁腺机能亢进症引起的多发性骨吸收. 中华骨科杂志，2002，22：419-422

[28] 辛林伟，辛桂桐，唐际存. 骨与关节肿瘤及瘤样病变 2317 例统计分析. 中国骨肿瘤骨病，2008，7(4)：198-203

[29] George B，Abudu A，Grimer RJ，et al. The treatment of benign lesions of the proximal femur with non-vascularised autologous fibular strut grafts. J Bone Joint Surg(Br)，2008，90(5)：648-651

[30] Wight JG，Yandow S，Donaldson S，et al. A randomized clinical trial comparing intralesional bone marrow and steroid injections for simple bone cysts. J Bone Joint Surg(Am)，2008，90(4)：722-730

[31] Lin PP, Brown C, Raymond AK, et al. Aneurysmal bone cysts recur at juxtaphyseal locations in skeletally immature patients. Clin Orthop, 2008, 466(3): 722-728

[32] Murray DJ, Edwards G, Mainprize JG, et al. Advanced technology in the management of fibrous dysplasia. J Plast Reconstr Aesthet Surg, 2008, 61(8): 906-916

[33] Chapurlat RD, Orcel P. Fibrous dysplasia of bone and McCune-Albright syndrome. Best Pract Res Clin Rheumatol, 2008, 22(1): 55-69

[34] Papp DF, Khanna AJ, McCarthy EF, et al. Magnetic resonance imaging of soft-tissue tumors: determinate and indeterminate lesions. J Bone Joint Surg(Am), 2007, 89 Suppl 3: 103-115

[35] Crundwell N, O'Donnell P, Saifuddin A. Non-neoplastic conditions presenting as soft-tissue tumors. Clin Radiol, 2007, 62(1): 18-27

[36] Armfield DR, Kim DH, Towers JD, et al. Sports-related muscle injury in the lower extremity. Clin Sports Med, 2006, 25(4): 803-842

[37] Denaro L, Longo UG, Papalia R, et al. Eosinophilic granuloma of the pediatric cervical spine. Spine, 2008, 33(24): E936-E941

[38] Alyas F, Tirabosco R, Cannon S, et al. "Fallen fragment sign" in Langerhans' cell histiocytosis. Clin Radiol, 2008, 63(1): 92-96

[39] Hoover KB, Rosenthal DI, Mankin H. Langerhans cell histiocytosis. Skeletal Radiol, 2007, 36(2): 95-104

[40] Giovanni Selvaggi, Giorgio V. Scagliotti. Management of bone metastases in cancer. A review. Critical Reviews in Oncology/Hematology, 2005, 56(3): 365-378

[41] 徐万鹏,等. 骨科肿瘤学. 北京:人民卫生出版社,2001

[42] Kayton ML, Meyers P, Wexler LH, et al.: Clinical presentation, treatment, and outcome of alveolar soft part sarcoma in children, adolescents, and young adults. J. Pediatr Surg, 2006, 41(1):187-193

[43] Marchac A, Picard A, Landman-Parker J, et al.: A pediatric case of alveolar soft part sarcoma. Rev Stomatol Chir Maxillofac, 2007, 108(6):547-550

[44] Fletcher CD.: Soft tissue tumours. In: Diagnostic Histopathology of Tumors, Fletcher CD, ed. 2nd ed. Churchill Livingstone: London, 2000

[45] Weiss SW, Goldblum JR.: Enzinger and Weiss's Soft Tissue Tumors. 4th ed. Mosby: St. Louis; 2001

[46] Oda Y, Miyajima K, Kawaguchi K, Tamiya S, Oshiro Y, Hachitanda Y, Oya M, Iwamoto Y, Tsuneyoshi M (2001). Pleomorphic leiomyosarcoma: clinicopathologic and immunohistochemical study with special emphasis on its distinction from ordinary leiomyosarcoma and malignant fibrous histiocytoma. Am J Surg Pathol 25: 1030-1038

[47] 郭卫,燕太强. 恶性骨肿瘤的化疗进展. 中华肿瘤杂志, 2002, 24: 516-518

[48] 牛晓辉,徐海荣,张清. 骨肉瘤的综合治疗. 中国骨肿瘤骨病, 2008, 7: 36-39

[49] 郭卫,李大森,沈丹华,等. 多中心成骨肉瘤的治疗. 中华骨科杂志, 2006, 26(6): 376-380

[50] 郭卫,杨荣利,汤小东,等. 成骨肉瘤新辅助化学药物治疗的疗效分析. 中华医学杂志, 2004, 84(14): 1186-1190

[51] Clark JCM, Dass CR, Choong PF. A review of clinical and molecular prognostic factors in osteosarcoma. J Cancer Res Clin Oncol, 2008, 134: 281-297

[52] Slater O, Shipley J. Clinical relevance of molecular genetics to paediatric sarcomas. J Clin Pathol, 2007, 60: 1187-1194

[53] Carrle D, Bielack SS. Current strategies of chemotherapy in osteosarcoma. Int Orthop, 2006, 30: 445-451

[54] Wunder JS, Nielsen TO, Maki RG, et al. Opportunities for improving the therapeutic ratio for patients with sarcoma. Lancet Oncol, 2007, 8: 513-524

[55] Bacci G, Ferrari S, Lari S, et al. Osteosarcoma of the limb. Amputation or limb salvage in patients treated by neoadjuvant chemotherapy. J Bone Joint Surg(Br), 2002, 84: 88-92

[56] Bacci G, Longhi A, Bertoni F, et al. Primary high-grade osteosarcoma, comparison between preadolescent and older patients. J pediatr Hematol Oncol, 2005, 27: 129-134

[57] Goorin AM, Schwartzentruber DJ, Devidas M, et al. Presurgical chemotherapy compared with immediate surgery and adjuvant chemotherapy for nonmetastatic osteosarcoma: pediatric oncology group study POG-8651. J Clin Oncol, 2003, 21: 1574-1580

[58] Hawkins DS, Arndt CA. Pattern of disease recurrence and prognostic factors in patients with osteosarcoma treated with contemporary chemotherapy. Cancer, 2003, 98: 2447-2456

[59] 徐万鹏,冯传汉. 骨科肿瘤学. 北京:人民军医出版社,2001:179-189

[60] Lawrence R. Menendez(郭卫主译). 骨与软组织肿瘤诊断和治疗. 天津:天津科技翻译出版公司, 2007:167-177

[61] Enneking WF, et al. A system for surgical staging of musculoskeletal sarcoma. Clin. Orthop, 1980, 153:106

[62] Hease TC, Enneking WF: Bone tumor staging and biopsy. Orthop Clin N Am. 1989, July Number. R1

[63] Capanna R et al. Indication to vascularized fibula transplantion in limb salvage surgery. Transactions 9th International symposium ISOLS, 1997: p. 123

[64] Tsuchiya H, et al. Treatment of bone and soft tissue tumor using external fixator. Proceedings 7th International symposium ISOLS, 1993: p. 137

[65] Sheweell PJ, et al. The influence of the gsatrocremius flap on proximal tibial endoprosthetic function and extensor mechanism repair. Proceedings 7th International symposium ISOLS 1993: p. 327

[66] Delpine G: Transactions 9th International symposium ISOLS 1997: p. 29

[67] Mario Campanacci: Bone and Soft

Tissue Tumors. PP40-80, 1990, Springer-Verlag

[68] Robert E. Wolf and William F. Enneking. The staging and surgery of Musculoskeletal Neoplasms. Orthop Clin North, 1996, AM, 1996, 27(3): 473

[69] Dempsey springfield: Autogroft Reconstructions. Orthop Clin North Am, 1996, 27(3):483

[70] Michael A. Simon: Surgery for Bone and Soft-Tissue Tumors. Lippincott. raven, 1997

[71] 郭卫. 骨与软组织肿瘤术后功能重建的评估标准. 中华骨科杂志, 2001, 21(10):635

[72] Paulussen M, Frohlich B, Jurgens H. Ewing tumour: incidence, prognosis and treatment options. Paediatr Drugs, 2001, 3:899-913

[73] Uchida A, Myoui A, Araki N, et al. Neoadjuvant Chemotherapy for Pediatric Osteosarcoma Patients. Cancer. 1997, 79(2):411-415

[74] 郭卫, 杨荣利, 汤小东, 等. 成骨肉瘤的新辅助化疗的疗效分析. 中华医学杂志, 2004, 84(14):1186-1190

[75] Wunder JS, Bull SB, Aneliunas V, et al. MDR1 gene expression and outcome in osteosarcoma: a prospective, multicenter study. J Clin Oncol, 2000, 18(14):2685-2694

[76] Tsuchiya H, Tomita K, Mori Y, et al. Marginal excision for osteosarcoma with caffeine assisted chemotherapy. Clin Orthop Relat Res, 1999, 358:27-35

[77] Guo W, Healey JH, Meyers PA, et al. Mechanisms of methotrexate resistance in osteosarcoma. Clin Cancer Res, 1999, 5(3):621-627

[78] Meyers PA, Gorlick R, Heller G, et al. Intensification of preoperative chemotherapy for osteogenic sarcoma: Results of the Memorial Sloan-Kettering (T12) protocol, 1998, J Clin Oncol. 16(7):2452-2458

[79] Robertson JF, Howell A, Buzdar A, et al. Static disease on anastrozole provides similar benefit as objective response in patients with advanced breast cancer. Breast Cancer Res Treat, 1999, 58:157-162

[80] Plunkett TA, Smith P, Rubens RD. Risk of complications from bone metastases in breast cancer: i mplications for management. Eur J Cancer, 2000, 36(4):476-482

第六篇 手足外科

第21章

手 外 科

第一节 臂丛神经及周围神经损伤

一、臂丛神经损伤的诊治

【概述】 臂丛神经损伤常见于交通事故、工伤、切割伤及枪弹伤等，臂丛神经节后损伤与一般周围神经损伤相同，按病理改变的不同可做粘连松解，直接缝合或神经移植术；臂丛神经节前损伤，常采用神经移位术。

【病因】 臂丛神经损伤多可由直接暴力所致，如压砸、切割、枪弹、手术误伤等；也可由间接暴力所致，如车祸时，高速运动中的头部或肩部被撞击。

【临床表现】

1.臂丛神经根损伤 为了叙述方便，将臂丛神经根分为上臂丛和下臂丛。上臂丛包括颈5～颈7神经根，下臂丛包括颈8神经根和胸1神经根。

(1)上臂丛神经损伤：上臂丛神经损伤时，腋神经、肌皮神经、肩胛上神经、肩胛下神经、肩胛背神经麻痹，桡神经和正中神经部分麻痹，因此，三角肌、肱二头肌、肱肌、肩胛下肌、大圆肌、冈上肌、冈下肌、胸大肌锁骨头、桡侧腕屈肌、旋前圆肌、肱桡肌及旋后肌瘫痪，背阔肌及指总伸肌部分瘫痪。

临床表现为肩关节不能外展和上举，肘关节不能屈曲而能伸，腕关节虽能屈曲但肌力减弱。上肢外侧感觉大部缺失，拇指感觉减退，第2～5指、手部及前臂内侧感觉正常。肩部肌肉萎缩以三角肌明显，上臂肌肉萎缩以肱二头肌为主。前臂旋转受限，手指活动正常。

(2)下臂丛神经根损伤：表现为手的功能丧失或严重障碍，肩、肘、腕功能尚好，根性撕脱时，患侧常出现Horner's征。检查可发现手内在肌全部萎缩，其中以骨间肌为主，有爪形手及扁平手畸形，手指不能屈曲或有严重障碍，但掌指关节存在伸直动作，拇指不能掌侧外展。前臂内侧及手部尺侧皮肤感觉丧失。

2.臂丛神经干损伤

(1)臂丛神经上干损伤：临床症状和体征和上臂丛损伤相似，但背阔肌及指伸总肌无麻痹。

(2)臂丛神经中干损伤：临床少见，除短期(一般为2周)伸肌群肌力有影响外，无明显临床症状和体征。

(3)臂丛神经下干损伤：临床症状和体征和下臂丛损伤类同。

3.臂丛神经束损伤

(1)臂丛神经外侧束损伤：主要表现为肘关节不能屈曲，或能屈但肱二头肌麻痹；前臂能旋转但旋前圆肌麻痹；腕关节能屈但桡侧腕屈肌麻痹。前臂桡侧缘感觉丧失。肩关节和手部的活动正常。

(2)臂丛神经内侧束损伤：主要表现为手指不能屈伸(掌指关节能伸直)，拇指不能掌侧外展，不能对掌、对指。感觉丧失主要限于前臂内侧及手部尺侧。检查时可发现手内在肌和前臂屈肌明显萎缩，手呈扁平手或爪形手畸形。肩、肘关节功能正常。

(3)臂丛神经后束损伤：主要表现为肩关节不能外展；上臂不能旋内；肘与腕关节不能背伸；掌指关节不能伸直；拇指不能伸直与桡侧外展。肩外侧、前臂背面和手背桡侧半的感觉障碍或丧失。检查时可发现三角肌、背阔肌、肱三头肌及前臂伸肌群萎缩，其他关节活动正常。

4.全臂丛根性损伤　全臂丛神经损伤，早期时，整个上肢麻痹，各关节不能主动运动，但被动运动正常。耸肩运动存在。上肢感觉除臂内侧尚有部分区域存在外，其余全部丧失。上肢腱反射全部消失，温度略低，肢体远端肿胀，根性撕脱时常出现Horner's征。晚期，上肢肌肉显著萎缩，各关节常因关节囊挛缩而致被动运动受限，尤以肩关节和指关节严重。

【诊断与鉴别诊断】

1.临床诊断

(1)有无臂丛神经损伤：有下列情况之一，应考虑臂丛神经损伤的存在。①上肢五大神经(腋神经、肌皮神经、桡神经、正中神经及尺神经)中任何两组的联合损伤(非同一平面的切割伤)。②手部三大神经(正中神经、桡神经、尺神经)中，任何一根合并肩关节或肘关节功能障碍(被动活动正常)。③手部三大神经(正中神经、桡神经、尺神经)中，任何一根合并前臂内侧皮神经损伤(非切割伤)。

(2)确定臂丛损伤的部位：胸大肌锁骨部代表颈5、颈6神经根，胸肋部代表颈8胸1神经根，背阔肌代表颈7神经根的功能。

当胸大肌锁骨部正常，臂丛神经损伤的部位应在锁骨下部；当胸大肌胸肋部正常，臂丛神经损伤的部位应在锁骨下部；当背阔肌正常，臂丛神经损伤的部位应在锁骨下部。

(3)臂丛神经根干束支的定位诊断

1)腋神经损伤：单纯腋神经损伤其损伤平面在支以下；腋神经合并桡神经损伤，其损伤平面在后侧束；腋神经合并肌皮神经损伤，其损伤平面在上干；腋神经合并正中神经损伤，其损伤平面以颈5神经根为主。

2)肌皮神经损伤：单纯肌皮神经损伤其损伤平面在支以下；肌皮神经合并正中神经损伤，其损伤平面在外侧束；肌皮神经合并腋神经损伤，其损伤平面在上干；肌皮神经合并桡神经损伤，其损伤平面以颈6神经根为主。

3)桡神经损伤：单纯桡神经损伤其损伤平面在支以下；桡神经合并腋神经损伤，其损伤平面在后侧束；桡神经合并肌皮神经损伤，其损伤平面以颈6神经根为主；桡神经合并正中神经损伤，其损伤平面以颈6、7、8神经根为主。

4)正中神经损伤：单纯正中神经损伤其损伤平面在支以下；正中神经合并肌皮神经损伤，其损伤平面在外侧束；正中神经合并尺神经损伤，其损伤平面在下干或颈8神经根；正中神经合并桡神经损伤，其损伤平面以颈6、7、8神经根为主。

5)尺神经损伤：单纯尺神经损伤其损伤平面在支以下；尺神经合并正中神经损伤，其损伤平面以内侧束、下干或颈8、胸1神经根为主；尺神经合并桡神经损伤，其损伤平面以颈8、胸1神经根为主。

(4)臂丛神经根部损伤时节前和节后损伤的鉴别诊断：臂丛神经根损伤主要分为两大类，椎孔内节前损伤和椎孔外节后损伤，其鉴别详见表6-21-1。

表6-21-1　臂丛神经根损伤时节前和节后损伤的鉴别

鉴别要点	损伤部位	
	节前损伤	节后损伤
体格检查	斜方肌萎缩明显，耸肩受限 Horner's征阳性 常见血管损伤	斜方肌萎缩不明显 Horner's征阴性 偶见血管损伤
肌电图检查	感觉神经动作电位正常，体感诱发电位消失	感觉神经动作电位消失或减少，体感诱发电位消失
影像学检查	椎管碘造影：造影剂溢出椎间孔呈圆形小束 CT：神经根鞘束呈一充满造影剂的高密度影 MRI：病变区呈水样信号，神经根周围软组织结构紊乱	无异常发现

（续　表）

鉴别要点	损伤部位	
	节前损伤	节后损伤
特殊检查	1%磷酸组胺注入失神经支配皮内呈阳性反应；遇冷血管扩张，温度升高；划痕试验阳性	均为阴性
手术所见	锁骨上有巨大神经瘤 斜角肌间隙空虚 神经根在椎孔处可见神经节或鞘膜束	锁骨上神经增粗或断裂 斜角肌间隙内可见损伤或正常神经根 神经根在椎孔处增粗或鞘膜增厚

2. 电生理诊断

（1）肢体和肩胛带肌群的肌电图及神经传导速度检查：所检测的失神经支配肌电提示神经损伤的存在，神经传导速度的测定对损伤程度的判定有重要的参考价值。

（2）颈部椎旁肌群的肌电检查：这些肌群的检查一旦出现异常常提示为椎孔内节前损伤。但由于检测困难，临床应用受到限制。

（3）感觉神经动作电位和体感诱发电位：对鉴别节前损伤和节后损伤有重要的参考价值。

【治疗】

1. 非手术治疗　对于臂丛神经节后损伤，早期可以作非手术治疗。方法有：神经营养药物，辅以理疗和康复治疗，配合针灸、按摩。

2. 手术治疗

（1）指征

1）开放性损伤。

2）明确臂丛神经节前损伤。

3）下述情况下节后损伤可考虑手术：①节后损伤保守治疗 3 个月无效者；②呈跳跃式功能恢复者；③在功能恢复过程中，中断 3 个月无任何进展者。

（2）手术方法

1）臂丛神经探查术

①锁骨上臂丛神经探查术：可探查臂丛神经根、干部，同时可探查膈神经及副神经。

②锁骨下臂丛神经探查术：可探查臂丛神经束部，上肢神经的近端，以及锁骨下腋部血管。

③锁骨部臂丛神经探查术：可探查臂丛神经的束支部。

2）处理原则

①臂丛神经连续性存在：应去除神经周围粘连压迫因素，做神经松解术。

②臂丛神经断裂或巨大神经瘤形成：切除两断端瘢痕或神经瘤后直接缝合或做神经移植。

③椎孔部神经根断裂或节前损伤：做神经移位术，分丛内移位如同侧 C_7、尺神经、正中神经、桡神经、肌皮神经部分束支移位；丛外移位如膈神经、副神经、颈丛运动支、肋间神经及健侧 C_7 神经根。

④病程＞2 年，肌肉呈纤维化或患者年迈神经再生困难时，可选用肌肉、肌腱移位或移植的功能重建术。

3. 术后处理

（1）固定：松解术后上肢固定 3d，神经缝合后根据其张力情况固定 3～6 周。

（2）神经营养药物。

（3）锻炼及理疗：去固定后功能锻炼，神经电刺激治疗。

（4）肌电图：每 3 个月 1 次。

二、周围神经损伤的诊治

【概述】　周围神经损伤的致伤原因众多，其中有解剖性原因和损伤性原因。解剖性原因见于各种解剖异常引起的周围神经的卡压性损伤。损伤性原因有机械性神经损伤如切割伤、挤压伤；物理性神经损伤如冻伤、烫伤、电击伤；缺血性神经损伤如血管栓塞；医源性神经损伤如注射药物损伤、手术损伤；其他如肿瘤，代谢性等。本章主要介绍常见的周围神经损伤如切割伤、骨、关节脱位引起的神经损伤及复合性神经损伤。

【病因】

1. 切割伤　较常见，多由锐器利刃直接切割所致，可以是部分或者完全断裂，断面整齐，伤口污染较轻，往往位于身体的体表浅部，应一期修复，如由于自残引起的周围神经损伤多位于手腕部，往往累积正中神经和尺神经；其他原因的锐器伤可在肢体的任何部位，累及神经临近的重要组织如知名血管、肌肉、肌腱、甚至骨骼。这种类型的周围神经损伤往往需要在病人全身情况允许的情况下急诊手术修复。

2. 骨折、关节脱位引起的神经损伤　骨折引起的神经损伤在早期可以是骨折端刺破神经，也可以是复位、固定时的牵拉伤，或者是石膏、体位的压迫伤，后期可能是骨痂的压迫卡压伤。关节脱位引起的损伤则以牵拉伤为主。骨折、脱位还可能引发迟发性的神经炎如肘管综合征。

3. 复合性神经损伤　复合性的神经损伤是和高能量的创伤联系在一起的，神经损伤的程度因暴力的性质不同。原因可能是压砸伤、滚筒伤、牵拉伤等。往往合并有其他重要组织的损伤。常见于穿透性火器伤、肢体的完全或者不完全的离断伤、大关节如肩、肘、膝的骨折或脱位、严重的烧伤等。

【病理生理】　周围神经损伤常见的是周围神经纤维的断裂伤，是一个完整的神经细胞的损伤。神经纤维连续性的中断导致神经元和其支配的靶器官的冲动和物质交换的中断，影响到神经元的生存和功能维持。所以周围神经损伤后将不可避免导致整个神经元的损伤反应。由于神经元的轴突与胞体发生离断后，其远端和近端部分的轴突及其所属的髓鞘发生断裂、崩解和细胞吞噬的改变的过程称为瓦勒变性（Wallerian degeneration）。

周围神经对损伤的反应因损伤的程度而不同。由于损伤的原因、程度不同，周围神经系统对于损伤的反应完全不同。周围神经损伤包括周围神经纤维损伤与周围神经结缔组织、支持结构的损伤二部分。周围神经纤维本身的损伤反应在病理学伤分为二个主要类型①神经损伤部位无轴突的连续性丧失，仅有短暂的神经的传导阻滞，病理上表现为轻微损伤所致的节段性脱髓鞘与再髓鞘化。②轴突断裂，同时伴有不同程度的神经内部结构损伤，导致损伤轴突的连续性中断，损伤平面及其以下、损伤平面以上一定范围内轴突变性。在病理上表现为较严重损伤所致的瓦勒变性与继发的轴突再生。周围神经结缔组织及支持结构的损伤反应涉及神经内膜、神经束膜、神经外膜以及周围结缔组织的损伤、断裂、破坏、增生和神经内血管系统的病理变化，尤其是血-神经屏障的破坏，导致周围神经纤维内环境稳定的解剖结构的破坏，直接或间接影响周围神经的损伤反应和再生反应。

（一）腋神经损伤

【临床表现】　三角肌萎缩出现方肩畸形，触诊发现三角肌无收缩或收缩减弱。患者主动肩外展受限，但由于冈上、下肌的代偿，仍能完成一定的肩外展功能。若主动肩外展完全丧失，则提示合并肩胛上神经损伤或肩袖撕裂；肩外侧可出现感觉障碍，有时不明显。

【诊断与鉴别诊断】

1. 肩部外伤史。

2. 肩外展功能受限，三角肌收缩障碍且有方肩畸形。

3. 神经—肌电图检查　根据损伤程度不同，可出现各种异常的肌电图及神经电生理表现。

【治疗】

1. 牵拉或撞击等闭合性腋神经损伤多能自行恢复。在观察期间，用外展支架固定患肢，并定期作适当的主、被动活动。同时服用神经营养药。如保守治疗3个月内无恢复，则应做手术探查。

2. 手术适应证

(1)闭合性腋神经损伤，保守治疗3个月内无恢复者。

(2)腋部枪弹伤、切割伤、手术误伤等。

3. 术后处理

(1)单纯腋神经松解减压术：术后患侧肢体贴胸位绷带固定3d，术后24～48h拔除引流条。应用神经营养药物。术后早期进行功能锻炼。

(2)腋神经缝合或神经移位术后：患侧肢体贴胸位石膏固定4～6周。应用神经营养药物。拆除石膏后，患肢进行功能锻炼。伤口缝合处进行理疗，防治神经缝合处瘢痕粘连压迫，并应用神经电刺激疗法刺激神经再生。每3个月进行肌电图检查，以了解神经再生情况。

（二）肌皮神经损伤

【临床表现】　肌皮神经损伤后患者肱二头肌及肱肌萎缩，屈肘功能障碍，但由于肱桡肌的代偿，患者仍能完成屈肘，此时应注意触诊肱二头肌肌腹有无收缩，以作鉴别；因前臂外侧皮神经的分布区域有交叉支配，故肌皮神经损伤的感觉障碍不明显。

【诊断与鉴别诊断】

1. 肩部外伤史。

2. 屈肘功能障碍　检查发现肱二头肌萎缩，前臂处于旋后位时，屈肘功能障碍。

3. 神经—肌电图检查　根据损伤程度不同，可出现各种异常的肌电图及神经电生理表现。

【治疗】

1. 非手术治疗　包括理疗、康复训练、中医中药及给予神经营养药等治疗方法。

2. 手术适应证

(1)开放性损伤:受伤时间在 8h 以内、污染轻的肌皮神经损伤,可以在清创的同时探查肌皮神经。对严重污染的开放性损伤,禁忌在伤口愈合前做神经修复手术,待伤口愈合 3～4 周后,如肌皮神经仍无恢复征象,应争取尽早行探查手术。

(2)闭合性损伤:在闭合性损伤中,肌皮神经很少单独受损伤,是否手术常需要结合观察同时受损伤的其他臂丛分支的功能恢复情况而定,但神经恢复的观察时间最好不超过 3 个月。或在最初 3 个月内神经功能无恢复,或神经功能恢复过程小,最近 1 个月无进展,即应考虑行神经探查手术。

3. 术后处理　肌皮神经松解术后患肢固定 3d. 神经移植术后固定 3 周. 神经直接缝合术应视缝合口的张力大小固定 3～6 周。拆除石膏或支架后,患肢应进行功能锻炼,防止关节挛缩,同时辅以神经营养药和神经电刺激疗法促进神经再生。

(三)正中神经损伤

【临床表现】

1. 感觉障碍　正中神经在腕部损伤时,桡侧 3 个半手指掌面及它们近侧指间关节远方背面出现感觉障碍,示指远端的感觉功能不会被邻近神经代偿,为正中神经的绝对支配区;在前臂远侧 1/3 以上损伤时,因掌皮支累及而致手掌桡侧感觉障碍。

2. 运动障碍　拇对掌受限,拇指处于手掌桡侧,不能掌侧外展以完成对掌及对指并存在大鱼际肌萎缩,称为“猿掌”。某些正中神经完全断伤者,拇指掌侧外展不完全消失甚至正常,为尺神经的变异支配(Riche-Cannieu 变异);若正中神经在肘以上受伤,除上述症状外,指浅屈肌、屈拇长肌及示指指深屈肌萎缩,致使拇示指主动屈曲障碍。此外尚有旋前圆肌、旋前方肌、桡侧屈腕肌、掌长肌的麻痹。前臂旋前功能出现障碍。

【诊断与鉴别诊断】

1. 上肢外伤史。

2. 桡侧 3 个半手指感觉障碍。

3. 拇对掌功能障碍　若同时出现拇示指屈曲障碍,则表明损伤在前骨间神经分支平面以上。

4. 神经—肌电图检查　根据损伤程度不同,可出现各种异常的肌电图及神经电生理表现。

【治疗】

1. 非手术治疗　包括理疗、康复训练、中医中药及给予神经营养药等治疗方法。

2. 手术适应证

(1)各种原因所引起的正中神经开放性断裂。

(2)牵拉、挤压引起正中神经损伤经非手术治疗,观察 3 个月未见恢复征象。

3. 术后处理

(1)术后常规引流 48h,10～14d 拆线。

(2)石膏妥善固定,保持神经松弛位 4 周。

(3)给予预防性抗生素,给予大剂量维生素 B_1、维生素 B_6、地巴唑等药。

(4)术后 4 周拆除石膏后给予康复治疗。

(四)尺神经损伤

【临床表现】

1. 感觉障碍　尺神经在腕部损伤时,尺侧手掌及 1 个半手指掌面感觉消失或减退;在前臂远侧 1/3 以上损伤时,因手背支累及而致尺侧手背及 1 个半手指背面感觉障碍;小指的感觉功能不会被邻近神经代偿,为尺神经绝对支配区。

2. 运动障碍　除拇短展肌、拇指对掌肌、拇短屈肌浅头及 1、2 蚓状肌外的所有手内肌均萎缩,环小指外观呈爪状(掌指关节过伸指间关节屈曲),此二指的指关节在掌指关节平伸时不能主动伸直。患者握力减弱、持物不稳、精细动作明显受损,手指夹力减弱或消失。偶尔这个部位尺神经损伤时,手内肌功能无明显受限,是为正中神经在前臂进入尺神经的交通支支配手内肌的缘故;尺神经在肘上发出尺侧腕屈肌及环小指屈指深肌肌支平面以上损伤时,还伴有尺侧腕屈肌及环小指屈指深肌的麻痹,由于无环小指屈指深肌的牵拉,爪形手反而不明显。

3. 特殊体征

(1)Froment 征:正常拇、示指用力相捏时,由于手内肌的协同作用,拇指指间关节及掌指关节均呈微屈曲位。尺神经损伤后,拇短屈肌深头及拇收肌萎缩致拇指掌指关节屈曲减弱,故拇示指用力相捏时,拇指呈掌指关节过伸、指间关节过屈,此即为 Froment 征阳性。

(2)Wartenberg 征:小指不能内收即为阳性。

(3)Fowler 征:在爪形手畸形时,用手指压住近节指骨背侧使掌指关节平伸,若此时爪形手消失即为阳性,这说明伸指肌在掌指关节屈曲时可伸直指间关节,是行静止性手内肌功能重建术(Zancolli 手术)的依据。

【诊断与鉴别诊断】

1. 上肢外伤史。

2. 尺侧手部及1个半手指感觉障碍。

3. 环小指爪形畸形，肘部损伤时尚有环小指屈指深肌及尺侧腕屈肌麻痹。

4. Froment征、Wartenberg征、及Fowler征阳性。

5. 神经—肌电图检查　根据损伤程度不同，可出现各种异常的肌电图及神经电生理表现。

【治疗】

1. 非手术治疗　包括理疗、康复训练、中医中药及给予神经营养药等治疗方法。

2. 手术适应证　各种原因引起的尺神经断裂、部分损伤或尺神经炎。

3. 术后处理

(1)术后48h内拔除皮片引流条。臂部术后7d拆线.前臂及腕部术后10d拆线。

(2)给予维生素B_1、维生素B_6、地巴唑等神经营养药物治疗。

(3)神经缝合或神经移植修复后应予石膏托外固定4～6周。

(4)肘部尺神经手术后，患肢给予石膏肘关节屈时110°、旋前及腕关节微屈位外固定。固定时间依神经修复及各种不同尺神经前置类型而定。

(5)腕部尺神经手术后，患肢给予屈腕位石膏托外同定。若是单纯松解术，外固定2d，若做神经移植或直接缝合术，则固定时间为4～6周。

(五)桡神经损伤

【临床表现】

1. 桡神经深支在前臂上1/3部损伤，拇指掌指和指间关节以及其他四指的掌指关节不能主动伸直，拇指桡侧外展障碍。

2. 桡神经在肱骨中下段损伤者，尚有垂腕、肱桡肌瘫痪和手背桡侧感觉障碍。

3. 桡神经在肱骨桡神经沟以上损伤时，还因肱三头肌麻痹而致伸肘障碍，并在上臂和前臂出现部分感觉障碍。

【诊断与鉴别诊断】

1. 上肢外伤、异常体位压迫或手术史。

2. 垂腕、垂拇、垂指畸形，高位损伤时尚有肱三头肌麻痹。

3. 桡神经的绝对感觉支配区通常为虎口背侧的一小块区域，有时在拇指背侧区域，其诊断意义不大。

4. 神经—肌电图检查　根据损伤程度不同，可出现各种异常的肌电图及神经电生理表现。

【治疗】

1. 非手术治疗　包括理疗、康复训练、中医中药及给予神经营养药等治疗方法。

2. 手术适应证　上肢有外伤史，伸肘、腕下垂、指下垂症状观察1个月无电生理恢复迹象，观察2～3个月无临床进一步恢复迹象、局部皮肤条件许可，可行手术探查。

3. 术后处理　如做神经缝合或神经移植，术后应用石膏托固定神经为松弛位。如做神经移植，石膏固定3～4周；如做神经直接缝合，固定应适当延长至4～6周。固定期间应充分主动和被动活动不需要固定的关节。术后早期可短期适当选用抗生素。术后即开始用神经营养药物，如维生素B_1、维生素B_6、地巴唑等。

三、周围神经卡压

【概述】 周围神经卡压综合征是指神经根出椎间孔后的行径中受到正常或异常的解剖结构压迫而产生的慢性周围神经损伤，常可能和闭合性外伤、不良的姿势和职业要求的肢体重复活动有关。主要表现为受压神经所支配的肌肉无力、萎缩，所支配的皮肤感觉障碍。依靠临床仔细的体格检查，辅以神经电生理检测可以作出诊断。治疗包括非手术治疗和手术治疗。非手术治疗有给予神经营养药物及肌肉松弛剂、局封、制动和物理治疗等。手术治疗主要是解除压迫神经的因素，包括使用内镜等新技术。

(一)腕管综合征

【病因】

1. 腕管内容物体积增大　肿瘤、腱鞘囊肿、滑膜炎、异常肌腹进入腕管。

2. 腕管管道容量减少　月骨脱位、腕部骨折、腕关节。

【临床表现】

1. 40～60岁，女性好发，优势手。

2. 手部麻木，以桡侧三指为主．有夜间麻醒史，甩手后缓解。

3. 晚期可有大鱼际肌萎缩，拇对掌功能受限。

【诊断与鉴别诊断】

1. 手部桡侧三指麻木，有夜间麻醒史。

2. 手桡侧三指半感觉障碍。

3. 晚期大鱼际肌萎缩，拇对掌功能障碍。

4. 特殊试验可呈阳性(Phalen征、反Phalen征、止血带试验、腕部正中Tinel征)。

5. EMG 示腕部正中神经受压。

【治疗】

1. 非手术治疗 病程短，症状轻，阳性体征不显著者给予休息、制动、局封或理疗。给予神经营养药物：维生素 B_1、维生素 B_6、地巴唑、维生素 B_{12} 等。

2. 手术适应证

(1)手麻痛，夜间麻醒，影响工作、生活者。

(2)桡侧 3 个半手指针刺痛觉减退，或有手指感觉完全丧失者。

(3)大鱼际肌有萎缩，拇对掌肌力减弱或不能者。

(4)电生理提示正中神经腕部卡压者。

(5)保守治疗无效，患者坚决要求手术者。

(二)旋前圆肌综合征

【病因】

1. 旋前圆肌肥大。

2. 正中神经在旋前圆肌的两个头的背侧经过。

3. 肱二头肌腱膜增厚。

4. 指浅屈肌弓增厚。

5. 起自尺骨的桡侧腕屈肌的一个腱性组织造成压迫。

6. 旋前圆肌至指浅屈肌弓的异常纤维束带压迫。

【临床表现】

1. 前臂近侧掌侧疼痛，手桡侧三指半麻木。

2. 正中神经支配的手内在肌无力或瘫痪(包括大鱼际肌中拇短展肌、拇对掌肌、拇短屈肌及第 1、2 蚓状肌)。

3. 拇、示指屈曲无力。

【诊断与鉴别诊断】

1. 前臂近侧疼痛、抗阻力旋前时疼痛加剧。

2. 手掌桡侧和桡侧三指半感觉异常，反复旋前动作可诱发麻痛。前臂近端 Tinle 征阳性。

3. 大鱼际肌轻度萎缩，拇指对掌、拇示指屈曲力量减弱。

4. EMG 示正中神经前臂段感觉和运动传导速度减慢。

【治疗】

1. 非手术治疗 早期病例可用消炎、制动、理疗和给予神经营养药物治疗。

2. 手术治疗 症状重、保守治疗无效应及早手术探查，松解压迫的束带及解除病因。

(三)臂丛神经血管受压综合征

臂丛神经及锁骨下动静脉在颈肩部胸廓出口区域受到各种先天或后天继发因素压迫所致的手及上肢酸痛、麻木、乏力、肌萎缩及锁骨下动静脉受压症状等一系列临床综合症候群通称为胸廓出口综合征(TOS)，又称臂丛神经血管受压综合征。通常临床上将其分为：下干型、上干型、全臂丛型及血管受压型，以下干型最多见，又称典型臂丛神经血管受压征。

【病因】

1. 颈肋。

2. 颈 7 横突过长。

3. 斜角肌解剖异常。

4. 第一肋抬高、肋锁间隙变窄。

5. 异常束带。

6. 锁骨下动脉抬高。

A 下干型臂丛神经血管受压征

【临床表现】

1. 好发于 20～40 岁的女性。

2. 患肢酸痛不适、无力、怕冷、麻木。

3. 手尺侧及前臂内侧感觉障碍，手指分开合拢无力，精细动作受限，手内肌萎缩。

【诊断与鉴别诊断】

1. 颈肩、臂及手不明原因的麻痛、无力。

2. 手及前臂内侧皮肤麻木。

3. 手部精细动作受限、手内肌肉萎缩、肌力减退，夹纸力减弱。

4. 手尺侧及前臂内侧刺痛觉改变。

5. 特殊试验可呈阳性(Adson 征、Eden 征、Wright 征、Root 征、肋锁挤压试验等)。

6. 辅助检查

(1)X 线片示颈 7 横突过长颈肋等骨性异常，亦可正常。

(2)EMG 示锁骨上下神经传导速度异常，尺神经 NCV＜50ms、F 反应异常等。

7. 手内肌萎缩要与肘管综合征、腕尺管综合征等鉴别。

【治疗】

1. 非手术治疗 对于症状较轻者，可采用非手术治疗，包括适当地休息、局部理疗、颈椎牵引、局封治疗及给予神经营养药物、肌肉松等。

2. 手术适应证

(1)症状明显，病因明确，如颈肋、颈椎横突过长、颈部可触及软组织硬结或索条者。

(2)症状明显,病因不明确,经保守治疗无效,严重影响工作与生活,有手术愿望者。

手术方法包括锁骨上前、中、小斜角肌及异常束带切断术;经锁骨上颈肋或第7颈椎横突切除术;经锁骨上下联合切口第一肋切除术;经腋路第一肋切除术等。

B 上干型臂丛神经血管受压征

【临床表现】

1. 好发于40～60岁的中老人。

2. 颈肩部酸痛不适,患侧肢体无力、麻痛。

3. 肩外侧、前臂及手桡侧感觉障碍。

【诊断与鉴别诊断】

1. 颈肩、臂及手麻痛、无力。

2. 肩外侧、前臂及手桡侧针刺痛觉改变。

3. 肩外展、外旋及屈肘肌力下降。

4. 肩部外侧、胸锁乳突肌后缘中点局封后症状体征减轻或消失。

5. 辅助检查 EMG示臂丛神经上干神经卡压。颈椎X线片可能正常,亦可能有颈椎增生性改变。

6. 鉴别诊断 该病往往合并颈椎病,应注意鉴别。

【治疗】

1. 非手术治疗 对于症状较轻者,可采用非手术治疗,包括适当地休息、局部理疗、颈椎牵引、局封治疗及给予神经营养药物、肌肉松弛剂等。

2. 手术适应证 对于症状体征严重,肩及上臂肌肉萎缩,感觉严重障碍,保守治疗无效的患者可考虑手术治疗。手术时要注意斜角肌起始部分腱性组织的处理。

C 全臂丛神经血管受压征

上干型臂丛神经血管受压征+下干型臂丛神经血管受压征即为全臂丛神经血管受压征。

D 血管受压型臂丛神经血管受压征

【临床表现】 单纯血管受压型臂丛神经血管受压征比较少见,往往同时合并有神经受压征。血管受压型分为动脉受压型和静脉受压型,动脉受压型临床表现为患肢怕冷、无力、脉搏细弱,甚至可以看到患肢较健肢细小,患侧手掌苍白。静脉受压型表现为肢体充血,上肢下垂时患肢明显充血,呈紫红色。

【诊断与鉴别诊断】

1. 上肢怕冷,显著无力,可能有患肢较健肢细小。

2. 患肢脉搏细弱、无力。

3. 肩、肘、手部肌力明显下降。

4. 可同时有肢体感觉减退。

5. 特殊试验可呈阳性(Adson征、Eden征、Wright征、Root征、肋锁挤压试验等)。

6. 如系锁骨下静脉受压,则表现为患肢充血,甚至呈紫红色。

7. 辅助检查:EMG可表现为正常或上肢神经传导速度减慢。颈椎X线片同下干型臂丛神经血管受压征。血管造影可见锁骨下动脉在第一肋处狭窄,或呈动脉瘤样改变。锁骨下静脉在第一肋处狭窄。

【治疗】

1. 非手术治疗 症状较轻或不愿手术者,可试做体位治疗,即耸肩、双上肢交叉握于胸前。

2. 手术治疗 同下干型臂丛神经血管受压征。必要时切除第一肋。

(四)肘管综合征

【病因】

1. 肘部外伤 骨折,骨痂异常增生,肘部外翻畸形。

2. 肘部关节病变 退行变,类风湿关节炎与风湿性关节炎,结核。

3. 尺神经滑脱 反复滑脱、摩擦、挤压等创伤反应。

4. 腱性压迫 尺侧腕屈肌两头,纤维束带,Struthers弓。

5. 其他 肿瘤,血肿等。

【临床表现】

1. 手尺侧及尺侧一指半感觉异常 麻木不适,麻痛感或蚁走感。

2. 体检 尺神经支配区感觉障碍,尺神经支配手内肌萎缩,爪形手畸形。亦可有尺侧屈腕肌、尺侧指深屈肌萎缩、肌力减弱。

3. 特殊试验可呈阳性(Froment征、Waternburg征、屈肘试验、肘部Tinel征等)。

【诊断与鉴别诊断】

1. 手尺侧及尺侧1指半感觉减退或异常,前臂内侧感觉正常。

2. 拇收肌萎缩、骨间肌萎缩,爪形手畸形。

3. 肘部陈旧性骨折。

4. 肘部尺神经滑脱、增粗或压痛。

5. 特殊试验可呈阳性(Froment征、Waternburg征、屈肘试验、肘部Tinel征等)。

6. EMG 示，尺神经在肘部卡压。

【治疗】

1. 非手术治疗　对于病程短、症状轻、不愿手术者可给予制动、理疗及药物治疗等。

2. 手术适应证

(1)环小指及手掌手背尺侧麻痛、感觉异常。

(2)手内在肌萎缩或爪形手畸形。

(3)电生理提示尺神经肘管段受压。

(4)保守治疗无效。

(五)腕尺管综合征

【病因】

1. 创伤　反复腕关节创伤史、腕掌部骨折或脱位。

2. 腱鞘囊肿。

3. 纤维束带、腱弓压迫。

4. 肿瘤　脂肪瘤、血管瘤。

5. 其他　尺动脉栓塞、类风湿关节炎。

【临床表现】

1. 环小指麻木，感觉减退或消失。

2. 手指无力，尤以对捏功能及精细动作差。

3. 尺神经腕背支支配手背尺侧感觉正常，而环指尺侧小指掌侧感觉异常，小鱼际肌、骨间肌萎缩，环小指呈爪形手畸形伴手指分开、合拢受限。

【诊断与鉴别诊断】

1. 手尺侧 1 指半感觉减退，手背尺侧感觉正常。

2. 小鱼际肌、骨间肌萎缩，环小指爪形手畸形伴手指分开、合拢受限。

3. 特殊试验可呈阳性(Froment 征、夹纸试验、Tinels 征等)。

4. EMG 示，尺神经在腕部卡压。

【治疗】

1. 非手术治疗

(1)适应证：①早期病例(只有感觉障碍者)。②不愿进行手术治疗或伴有其他疾病不宜手术者。

(2)给予神经营养药、制动、局封、物理治疗。

2. 手术适应证

(1)手尺侧麻痛，环指尺侧半及小指针刺痛觉减退或丧失者。

(2)骨间肌、小鱼际肌萎缩，爪形手形成者。

(3)电生理提示尺神经腕部卡压者。

(4)保守治疗无效，或患者坚决要求手术者。

(六)骨间背神经卡压综合征

【病因】

1. Froshe 弓压迫。

2. 桡侧返动脉压迫。

3. 纤维束压迫。

4. 桡侧腕短伸肌内腱性缘压迫。

5. 其他　肿瘤、炎症、创伤等。

【临床表现】

1. 肘外侧疼痛、酸胀、沉重不适感，夜间加剧。上可放射至肩，下至前臂下段、向手腕背放射。

2. 伸指伸拇无力，前臂旋后无力，逐渐至障碍。

3. 肱骨外上髁下 3～4cm 处有一显著压痛点，有时可扪及条索样肿块，有明显压痛。

【诊断与鉴别诊断】

1. 肘外侧有一显著压痛点。虎口区无感觉障碍。

2. 伸指伸拇不能。

3. 抗阻力旋后诱发疼痛，中指试验阳性。

4. EMG 示，桡神经深支卡压。

【治疗】

1. 非手术治疗　早期、症状轻可行局封，部位于肘外侧、肱骨外上髁下方压痛点。

2. 手术适应证

(1)保守治疗无效。

(2)伸拇及 2～5 指不能或肌力下降者。

(3)EMG 示骨间背侧神经卡压者。

(七)肩胛背神经卡压综合征

【病因】　肩胛背神经从颈 5 神经根发出后穿过中斜角肌的起始部纤维腱性组织，在此处受压而产生肩胛背神经卡压综合征。

【临床表现】

1. 常见于中年女性。

2. 肩背部不适、酸痛，亦可伴有上前胸壁、侧胸壁或腋下不适，上肢无力等典型体征。

3. 胸 3、4 棘突旁 2～3cm 处或胸锁乳突肌后缘中点有明显压痛点。

【诊断与鉴别诊断】

1. 沿肩胛背神经走行有压痛，胸锁乳突肌后缘中点及胸 3、4 棘突旁 2～3cm 处压痛最明显。按压该痛点可感同侧手发麻。

2. 可合并有胸廓出口综合征。

3. 颈部痛点局封，症状可消失。

【治疗】

1. 非手术治疗　早期、症状轻可用局封和理疗治疗。

2. 手术适应证

(1)保守治疗无效。

(2)症状重可考虑手术减压。

(八)肩胛上神经卡压综合征

【病因】 肩胛上神经卡压综合征是由于肩胛上神经在肩胛切迹处受压而产生。

【临床表现】

1.曾有患侧上肢外伤史,包括跌倒患侧手撑地,以后逐渐出现背部不适。

2.肩外展无力。

3.肩外旋无力或受限,特别是开始30°外展时无力。

4.冈上肌、冈下肌萎缩。

5.肩胛切迹处压痛明显。

【诊断与鉴别诊断】

1.颈肩部酸痛,冈上肌、冈下肌萎缩。

2.肩外展无力,上臂交叉试验阳性。

3.肩胛切迹处压痛明显。

4.EMG示,肩胛上神经传导速度减慢。

5.肩胛切迹处局封后症状缓解,肩外展肌力恢复。

【治疗】

1.非手术治疗 早期、症状轻可用局封和理疗治疗。

2.手术适应证

(1)保守治疗无效。

(2)冈上肌、冈下肌萎缩。

(3)肩胛上神经传导速度减慢。

(劳 杰)

第二节 四肢血管损伤及肢(指)体离断伤

四肢血管损伤及肢(指)体离断伤均为较严重的创伤,由于伤情各异,若处置不当,轻者可造成创面长期不愈,肢体功能障碍,重者可导致肢体坏死并危及生命。及时明确诊断、恰当选择适应证、及时纠正休克与正确处理合并伤、尽早修复血管与恢复肢体血供、及时预防与正确处理手术并发症是保证四肢血管损伤及肢(指)体离断伤伤员安全顺利地度过危险期、防止肢体坏死、恢复良好功能的重要原则与措施。

一、四肢血管损伤

【概论】 四肢血管损伤在平、战时均较常见,战时以火器伤为主要原因,在两次世界大战中四肢血管损伤均占1%左右,美军在越战中达3%;平时四肢血管损伤则以交通事故与工伤为常见原因,近年来有关四肢血管损伤的报道有所增加,其发生率约为3%。

【分类】

1.根据有无伤口分类

(1)开放性血管损伤:多数是由于致伤物刺入造成血管损伤,可伴有皮肤、肌肉甚至骨关节损伤,少数病例是由骨折端向外刺伤造成开放性损伤。

(2)闭合性血管损伤:多因钝性损伤等所致,也可因骨折端刺伤,导致血管痉挛、挫伤或断裂。闭合性损伤较少见,因无伤口,容易漏诊,不可忽视。

2.根据血管壁受损程度与病理解剖特点分类

(1)完全断裂:四肢主要动脉血管完全性断裂可引起喷射状大出血,常伴有休克,还可导致肢体缺血。如血管断端回缩、管腔闭塞或血栓形成时,出血可自行停止。

(2)部分断裂:由于血管壁尚有部分相连,多数四肢主要动脉部分断裂的裂口常不能自行闭合,因此,出血量常较完全性裂伤为多且不易自止,即使暂时停止,还有再度出血的危险。动脉部分断裂后,少数可形成假性动脉瘤或动静脉瘘。

(3)血管壁挫伤:血管壁的连续性仍存在,没有明显破口,但血管壁各层组织造成不同程度的损伤,随后此段血管可发生血管痉挛、血栓形成,亦易继发外伤性动脉瘤及血栓脱落造成远端末梢血管受阻。

(4)血管痉挛:主要发生于动脉,多由于损伤、骨折端刺激或较长时间的暴露与手术牵拉造成。长时间血管痉挛可导致血管栓塞,血流中断,甚至造成肢体坏死,其后果与动脉完全断裂相同。

(5)外伤性假性动脉瘤及动静脉瘘:为血管损伤的并发症或后遗症。

【临床表现与诊断】

1.出血 肢体主要血管断裂或破裂都有较大量出血,开放性血管损伤时出血呈续流状或喷射状。闭合性血管损伤时肢体常因内出血而显著肿胀,有时形成张力性或搏动性大血肿。

2.肢体远端血供障碍 主要表现为由于肢体主要动脉血管断裂造成肢体远端缺血的"5P"体征(pain 疼痛、pallor 苍白、paresthesia 感觉异常,

pulselessness 动脉搏动消失、paralysIs 瘫痪)，以及肢体皮温下降，毛细血管回充盈时间延长等。

3. 感觉障碍 随着缺血时间的延长，肢体由疼痛转为感觉减退、麻木，最后感觉可完全丧失。但感觉障碍也可能是神经损伤的结果。

4. 运动障碍 肌肉对缺血很敏感，缺血时间稍长，肌肉运动力即减退以至完全丧失。运动障碍也可能是运动神经缺血、损伤所致。

5. 肢体远端皮肤切开无活跃性出血或出血较慢。

【辅助检查】

1. 超声多普勒检查 是一种临床上常用的无损伤检查方法，利用彩色超声血管成像技术，能显示血管纵断面和横断面，测定血流速度、血流量及其他血流动力学参数，对血管损伤的部位、范围、程度、侧支循环情况的判定均能提供精确的信息。

2. 血管造影术 主要用于对血管病理状态的判定。急诊血管损伤如诊断和定位明确，可不必做造影血管。晚期动脉伤、外伤性假性动脉瘤及动静脉瘘，均应做动脉造影，以明确损伤部位、范围和侧支循环情况。

【急救处理】

1. 手压止血法 是现场急救最简捷的应急止血措施。可用手指或手掌压迫动脉干近端(静脉干则压迫于远端)，将血管压向深部骨骼，以争取时间采取其他止血措施。

2. 加压包扎法 四肢血管损伤大多采用加压包扎法止血。用无菌纱布、敷料填充覆盖伤口，外用绷带加压包扎，加压的力量以能止血为度，肢体远侧仍保持有循环。

3. 止血带法 其适应证主要是四肢动脉干损伤及出血、又不能用其他临时止血法控制者。使用恰当可挽救一些大出血伤员的生命，使用不当则可带来严重并发症，以致引起肢体坏死、肾衰竭，甚至死亡。

4. 钳夹止血法 一般需在术中或有手术条件的前沿医疗救治机构进行，将止血钳或血管钳一起包扎在伤口内，迅速后送。

5. 缝线结扎法 无修复条件或无需修复的四肢血管损伤如需要长途运送，可结扎血管断端，加压包扎伤口，迅速运送。

【手术治疗】

1. 治疗原则 四肢血管损伤的救治应遵循先整体后局部的原则，分清缓急，在保证生命安全的情况下，尽早恢复肢体的血供，防止肌肉等组织发生因缺血而致的不可逆性损害。

(1)及时止血，减少失血量。

(2)及时输血、输液，补充血容量，纠正休克。

(3)并发头颅、胸腹合并伤者，应首先处理。

(4)彻底清创，并同时探查血管损伤情况，及早进行血管修复。

(5)大血管可在肉眼下吻合，中、小血管应在手术显微镜下吻合，保证吻合质量，提高成功率。

(6)血管缺损者，不可勉强在张力下吻合，可采用血管移植术。

(7)伴有骨关节损伤的四肢血管损伤，在修复血管之前应妥善进行整复和固定，以免血管出现继发性损伤。

2. 手术时机与适应证 四肢血管损伤尤其是动脉损伤的处理时间与病死率、截肢率、感染率和肢体缺血性挛缩发生率均有密切关系。肢体组织对缺血的耐受性随其组成细胞对缺氧的敏感程度不同而不同，骨骼肌和周围神经对缺血的耐受性较皮肤和皮下组织为低。通常认为常温下 6～8h 恢复肢体供血较为安全，肢体缺血超过 8h，则修复的疗效锐减。但临床上部分侧支循环尚好的四肢动脉损伤，由于伤肢肌肉尚未达到不可逆的变性和坏死程度，即使超过此时限也应争取修复血管。因此，对四肢动脉损伤，除考虑时间因素外，还应考虑损伤部位、伤情、气温和急救等因素，如高位动脉伤(如锁骨下动脉、腋动脉、股动脉、腘动脉)、钝性挤压伤、严重骨折与软组织伤、天气炎热和使用止血带等，均易加重肌肉坏死程度。

3. 清创术 及时、彻底的清创术是预防感染和成功修复组织的前提，术者应对伤口进行严格的清洗、消毒，在充气止血带下进行清创，术中清除一切挫伤失活的组织，通过清创术，使伤口成为外科切口样创面。清创的步骤要由浅及深，切除挫伤及失去活力的皮肤、皮下组织、肌肉，清除游离碎骨片、血肿及异物，保护重要组织。对损伤血管的清创尤为重要，是取得血管修复成功的重要环节。大血管可在肉眼下清创，中、小血管应在手术显微镜下清创。在清除血管外周组织的同时，应认真观察血管损伤程度，如血管挫伤严重或已有栓塞，应切除伤段直至正常血管组织。

4. 血管痉挛的处理 由于损伤、骨折端刺激或受压引起的动脉痉挛处理不及时可导致骨筋膜间隙综合征及缺血性肌肉挛缩，尤其是闭合性损伤所致的血管痉挛容易漏诊，应引起重视。血管痉挛也可发生在初次手术探查或血管吻合术后，无论何种原因造成的血管痉挛，在确认无血管栓塞后，局部敷以罂粟碱并外用温盐水湿热敷 5～10min，然后在放大镜或手术显微镜下采用血管外膜剥离、血管壁对抗牵拉的方法解除痉挛，一般血管痉挛即可解除。如果血管痉挛仍未缓解，可采用局部液压扩张法，直至血管痉挛解除。

5. 血管吻合术

(1)血管吻合术的一般原则。

①血管显露要清楚，以便于进行血管吻合。

②吻合的血管断端为正常结构。

③吻合的血管口径应大致相同。

④血管吻合处的张力适中。

⑤血管吻合处的针距、边距均匀，针数适当，进针与打结准确。

⑥补针及血管冲洗。缝合血管结束并开放血管夹后虽经压迫止血，有时仍可见缝线间出现喷血，此时应暂时阻断血流，在漏血处予全层缝补止血。另外，在吻接血管过程中，应合理地进行肝素生理盐水冲洗，以防血管吻合后形成栓塞。

⑦平整良好的血管床及皮肤覆盖。

(2)血管吻合方法

①对端吻合法，为最常用的吻合方法。血管对端吻合的缝合方法包括连续缝合法(或定点连续缝合法)与间断缝合法。连续缝合法适用于大血管和中血管，可在肉眼下进行。间断缝合法适用于小血管，需在手术显微镜下进行。

②端侧吻合法，适用于血管一端不宜切断或两断端口径相差过大的血管。端侧吻合的角度，以45°为宜；角度不可过小，以免影响血流。

③套叠吻合法，适用于两断端口径不同的血管，尤其是近心端动脉或远心端静脉的管径较细时，按血流方向，将其套入另一血管端的管腔内，进行套叠吻合。血管直径＜0.5mm 或＞3mm 时，套叠缝合法的通畅率不如对端吻合法高。

6. 血管移植术　吻合血管时，如有缺损或对端吻合处存在明显张力，应采用血管移植术，而不应勉强缝合。目前常用的移植材料有自体静脉、自体动脉，以及人工血管。对四肢血管缺损，目前公认自体静脉移植术是最常用和最有效的方法。自体动脉移植只在偶然情况下才有机会施行，如一侧创伤性截肢不宜再植，可利用其动脉修复另一肢体血管伤。人造血管移植的通常率不如自体静脉移植，只有在不适于用自体静脉移植时，才考虑用人造血管修复。

7. 深筋膜切开术　无论直接或间接原因造成的四肢血管损伤，若肢体的肌肉组织缺血、缺氧时间过长，重建血液循环后毛细血管通透性增加，肌肉组织水肿及组织间渗液明显增多，可使骨筋膜间隙内压力增高而出现骨筋膜间隙综合征。深筋膜切开术是处理四肢动脉损伤中常用的辅助手术，切开深筋膜可解除血管、神经和肌肉受压，减少肢体和肌肉坏死的机会。深筋膜切口要足够大，一般需切到肌腱与肌腹交界处，务必使肌肉受压彻底解除。深筋膜切开术后 7～10d 待肢体消肿后行游离皮片移植闭合伤口。

8. 术后处理

(1)妥善固定：石膏托固定关节于半屈曲位 4～5 周，以减少缝合张力。

(2)体位：为了防止静脉回流不畅，保持伤肢平行或稍高于心脏平面。

(3)全身情况观察：注意体温、脉搏.呼吸、血压、尿量等变化，防止发生血容量不足或低血容量性休克以及急性肾衰竭。

(4)肢体血液循环观察：主要密切以下指标，①末梢肢体温度；②脉搏；③颜色；④毛细血管回充盈试验；⑤肢体远端皮肤切开出血情况。及时发现血管危象，一旦怀疑血管栓塞，应立刻手术探查。

(5)抗生素应用与防凝解痉药物治疗：术后常规应用广谱抗生素。防凝治疗：临床常用低分子右旋糖酐、阿司匹林等药物。解痉治疗：临床常用罂粟碱、烟酸等药物。

二、断肢(指)再植

【分类】

1. 完全离断　离断肢(指)体的远侧部分完全性断离，无任何组织与近端相连，称为完全性离断。此外，肢(指)体断离时即使有少量失活组织相连，但在断端清创时需切除，此类损伤亦称为完全性离断。

2. 不完全离断　肢(指)体离断时，伤肢(指)(指)局部组织大部分断离，并有骨折或脱位，供应肢(指)体远端的主要血管发生离断或栓塞，肢(指)(指)体远侧无血运或严重缺血，若不经血管修复将导致远端肢(指)体坏死，称为不完全离断。

【适应证】

1. 断肢再植的适应证

(1)全身情况：当伤员全身情况差，伴有失血性休克、颅脑或胸腹合并伤时，应首先进行抗休克治疗抢救生命，积极处理危及生命的颅脑创伤或胸腹部重要脏器损伤，肢体可暂时冷藏保存，待全身情况允许时再决定是否施行再植手术。

(2)肢体离断的伤情：离断肢体的局部伤情是决定能否进行再植的重要因素之一。如果离断肢体的远、近断端损伤严重，如伴有多发骨折或关节损伤以及软组织严重撕脱，则不适合再植。如勉强进行再植，再植手术难度较大，手术时间长，风险大，术后极易发生各种并发症。即使再植肢体成活，也难以获得良好的功能恢复。为了能够准确判断离断肢体的局部伤情，术者须认真仔细检查远、近断端情况，包括骨与关节检查，皮肤撕脱情况，血管条件，肌肉损伤情况以及神经损伤情况等。

(3)离断肢体的缺血时间与离断部位：离断肢体缺血时间的长短将直接影响肢体的成活，一般认为离断肢体缺血超过 8h，则不能进行再植。不同组织耐受缺血的时间长短不同，其中肌肉的耐缺血能力最差，一般认为肌肉在常温下缺血超过 6h 即开始变性，超过 12h 即出现不可逆改变。此外，再植肢体的成活还与肢体离断的平面、肌肉组织含量及肢体所处的环境温度密切相关。肢体高位离断，如肩部、股部离断，肌肉组织发达且丰富，若环境温度较高，缺血时间过长，再植后一旦肌肉缺血坏死，可导致急性肾衰竭而危及生命。因此，再植手术的适应证要严格把握。一般来说，离断肢体位置越高，断肢肌肉组织越丰富，再植的风险越大，术后功能恢复越差，对于臂丛神经撕脱性损伤的患者，不宜行再植术。

2. 断指再植的适应证　手指离断伤者的全身情况多数较轻，参考上述断肢再植的适应证，手术适应证不难掌握。因手指组织耐受缺血的时间长，指体离断后只要恰当保存，再植时限可较断肢再植的时限明显延长。因此，对手指离断，只要全身情况好，指体结构完整，远近两端无明显挫伤及多发骨折，凡要求者均适应再植。

【禁忌证】

1. 伤者有多发伤或重要脏器损伤，全身情况差，不能耐受长时间的断肢(指)再植手术时，应全力抢救生命，放弃再植。

2. 伤者年龄过高，身体条件差，有心肺等重要器官疾病，不能耐受手术，或病员有出血倾向者，放弃再植。

3. 离断肢(指)体毁损严重，软组织挫伤广泛，血管床破坏，不能再植。

4. 断肢节段性毁损过长，清创后短缩明显，尤其下肢再植后功能不良，不宜再植。

5. 离断肢(指)体缺血时间长，断肢离断部位高，保存不完善，尤其在高温天气，断肢(指)未经冷藏处理，不能再植。

6. 估计预后功能差，或主要血管、神经撕脱无法修复，也不宜再植。

7. 精神不正常，本人无再植要求者。

【手术步骤】

1. 断肢再植的手术步骤

(1)清创术：为争取时间，应分两组分别对断肢远近端同时进行清创，术中要彻底清除所有失活的组织，适当短缩骨骼，以便神经、血管与肌腱在无张力的情况下缝合。

(2)骨关节固定：固定骨支架时，应尽量减少骨膜的剥离，以选择简便易行、损伤小的方法为原则。无论选用何种材料，其基本要求是既要保证骨折端的稳定，又缩短固定时间，为再植肢体成活创造条件。

(3)血管修复：完成骨关节固定后，应迅速吻接一条静脉和动脉，尽早恢复肢体的血供，然后进行其他软组织的修复。在肌肉、神经，肌腱等软组织的修复结束后，再吻接其他的静脉和动脉。血管修复的原则和方法同四肢血管损伤的手术修复。

(4)肌肉与肌腱修复：准确完善的缝合相对应的肌肉和肌腱有利于早期功能锻炼，防止粘连与关节挛缩，有助于骨折愈合，加速肢体功能的恢复。

(5)神经修复：一期缝合所有的神经，不宜留待二期修复。神经修复应在正常神经束缝合；在没有张力情况下采用外膜缝合法；为了克服神经缺损，可适当游离神经的远、近段，或屈曲关节，必要时适当缩短骨骼，尽量不做神经移植；修复的神经应用健康的肌肉覆盖，以促进神经再生和功能恢复。

(6)软组织覆盖：断肢再植伤口应一期闭合，避免张力下缝合皮肤，必要时采用游离植皮覆盖创面缺损，或行邻近皮瓣、肌皮瓣转移覆盖。

(7)肢体筋膜切开减压：高位肢体离断再植如上臂或股部离断，尤其是再植手术时间较晚、肢体缺血时间较长者，在完成再植术恢复血供后，远端肢体可能很快发生肿胀，应立即做前臂或小腿深筋膜切开减压，以防发生筋膜间隙综合征、以及急性肾衰竭等并发症。

2. 断指再植的手术步骤　断指再植术的手术操作步骤分为顺行法再植和逆行法再植，多数情况下采用顺行法再植，操作程序大致如下：远、近端清创—骨与关节内固定—修复指伸、屈肌腱—吻合指背静脉—缝合指背皮肤—缝合两侧指神经—吻合指动脉—缝合掌侧皮肤。

逆行法再植顺序与顺行法相反，其再植手术操作按以下顺序进行：断指清创后在再植前先将断指远端贯穿好克氏针，然后缝合掌侧皮肤—吻合两侧指动脉—缝合指神经—缝合指屈肌腱—骨内固定—缝合指伸肌腱—吻合指背静脉—缝合指背皮肤。

【术后处理】

1. 病房条件　病房温度应保持在20～25℃。使用40～60W侧罩灯局部照射以便于观察再植肢(指)体色泽，尤其在冬季，病房内必须备有保温设施。

2. 严格禁烟　尼古丁可以引起血管痉挛，因此，断肢(指)再植患者及所在病区内均应禁止吸烟。

3. 全身情况观察　密切观察全身情况，注意体温、脉搏.呼吸、血压、尿量等变化，如观察每小时尿量，检查血常规，以及其他必要的血生化指标，以判断患者是否血容量不足。注意及时补充血容量，保证水、电解质与酸碱平衡，保护肾功能，防止术后发生休克、以及急性肾衰竭。

4. 病人体位　断肢(指)再植患者术后至少应严格卧床1周。同时应将患肢略微抬高，既有利于血液循环，也可减轻术后肿胀。个别患者因卧床常致排尿或排便困难，应及时对症处理。

5. 肢体血运观察　断肢(指)再植术后因各种原因导致的再植肢体血液循环障碍称为血管危象。为了早期发现与早期诊断血管危象，术后应严密观察以下指标：①远端肢体色泽与指(趾)腹张力；②再植肢(指)体温度；③毛细血管回充盈试验；④脉搏；⑤针刺与切开放血。以上五种观察指标都有其临床诊断意义，应综合加以分析，分别对动脉痉挛、动脉栓塞及静脉危象做出正确诊断与鉴别诊断，从而采取及时、有效的措施以挽救再植肢体。

6. 镇静止痛　断肢(指)再植术后可适当服用止痛药物。个别患者精神紧张与情绪低落以及小儿患者哭闹时，可给予镇静剂。

7. 防凝解痉治疗与应用抗生素。

三、拇、手指再造

手是人类的劳动器官，也是人体的功能和感觉器官。手还是人体的美容器官，手的完整与美观有助于人们相互间的情感和思想表达。手与拇手指缺损不仅导致功能的丧失，还会影响到病人的心理与生活质量，因此，手与拇手指再造具有十分重要的意义。

【拇指缺损的分度与手术方案设计】　拇指缺损的临床分度对指导治疗与制定手术方案具有重要意义，拇指缺损如何分度至今尚无统一的分类标准，目前多采用六度分类法，Ⅰ度：指甲根部；Ⅱ度：远侧指间关节水平缺损；Ⅲ度：近节指骨部缺损；Ⅳ度：掌指关节水平缺损；Ⅴ度：掌骨干或根部缺损；Ⅵ度：腕掌关节处缺损。另外，又将Ⅰ度和Ⅲ度进一步细分为Ⅰ$_1$和Ⅰ$_2$以及Ⅲ$_1$和Ⅲ$_2$，将Ⅴ度缺损进一步细分为Ⅴ$_1$、Ⅴ$_2$、Ⅴ$_3$。现将拇指缺损分度与手术方案制定叙述如下(图6-21-1)。

Ⅰ～Ⅱ度缺损：尚保留拇指功能长度，如病人已适应工作生活要求，认为功能满足需要，则不必再造；如部分患者有特殊的心理、美观、职业及社交需求，要求再造的心情迫切，可采用吻合趾—指动静脉的𧿹趾末节部分移植再造。

Ⅲ度缺损：分为Ⅲ1度及Ⅲ2度缺损。Ⅲ1度缺损，宜选用𧿹甲皮瓣移植再造；Ⅲ2度缺损，宜选用第2足趾移植再造。

Ⅳ度缺损：为拇指再造的绝对适应证，宜采用带跖趾关节的第2趾移植再造，缺损病人多数保留拇短展肌，应予以修复对掌功能。

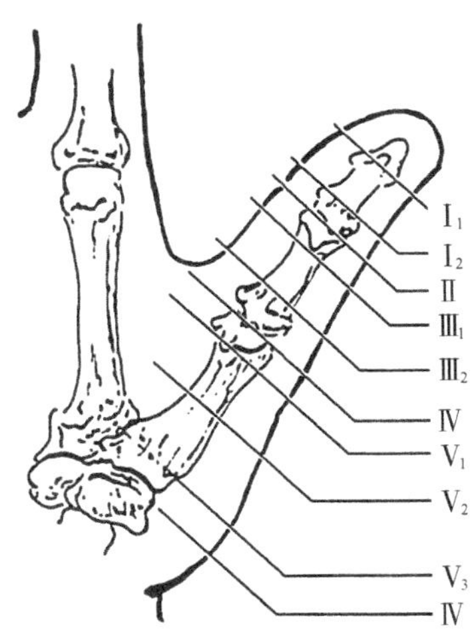

图6-21-1　拇指缺损分度

Ⅴ度缺损：宜采用带菱形足背皮瓣及跖趾关节的第2足趾移植再造。对第1掌骨远段缺损且拇短展肌完好者，可直接将拇短展肌腱性部分与桡侧骨间肌止点缝合修复对掌功能；对第1掌骨近段缺损且拇短展肌缺损者，需行肌腱转位拇对掌功能重建，首选环指指浅屈肌，也可选用废弃指的指浅屈肌或其他动力肌加游离肌腱移植。

Ⅵ度缺损：宜采用带菱形皮瓣及跖趾关节的第2趾移植再造，因腕掌关节及部分腕骨缺损，可将第2跖骨与大多角骨、舟状骨或第2掌骨做骨性对掌位固定，无须行对掌功能重建。

【手指缺损的分度与手术方案设计】　手指缺损的分度尚无定论，为了与拇指缺损的分度方法取得一致，由于手指指骨数量比拇指多一节，因此，将手指缺损的分度采用八度分类法（图6-21-2）。手指缺损因缺损指数、指别及程度多种多样，因此，足趾移植再造的手术方案设计应具体问题具体分析，并结合病人的要求及供区的情况决定。

Ⅰ～Ⅱ度缺损：该类缺损基本保留该手指的功能长度，原则上无需再造。为了美观，并且病人有强烈的再造要求，可根据正常手指外形及足趾外形选用第2、第3或第4趾移植。

Ⅲ度缺损：对单一手指或中、环指同时Ⅲ度缺损，因造成明显的外形缺陷，凡有再造要求者，可选用第2趾、第3趾或第4趾移植。若示、中、环指或示、中、环、小四指同时缺损，只要病人能使用伤手并已代偿适应，不宜施行再造。

Ⅳ度缺损：若造成中、环指同时缺损而示、小指完好，明显造成外形缺陷，再造十分必要。若造成示、中、环、小指于同一平面的Ⅳ度缺损，应根据病人对伤手适应及代偿能力而定，无再造要求，可不予再造；对有强烈再造要求的病人，以再造示、中指或中、环指为宜，没有必要对4个缺损的手指均施行再造。

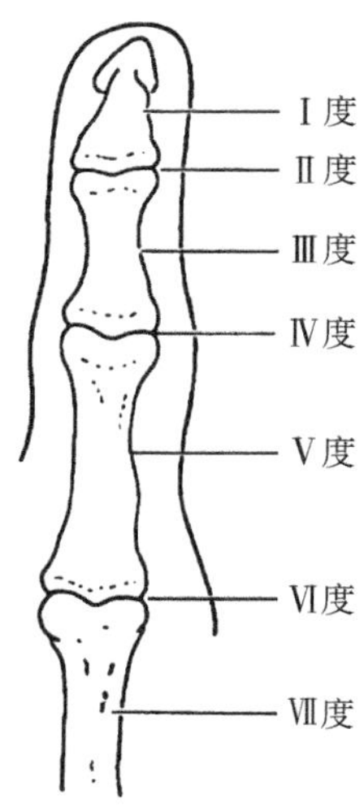

图6-21-2　手指缺损分度

Ⅴ度缺损：单一示指Ⅴ度缺损，若足趾较长，残存示指近节指骨较长，可予以再造。单一中、环指Ⅴ度缺损，若两相邻指均为正常长度，为改善外形增进功能，可选第2趾移植长指再造。若小指正常，示、中、环三指同时Ⅴ度缺损，根据病人意愿及第2趾长短仅选择再造环指或再造中、环指。若示、中、环、小指同时Ⅴ度缺损，则以再造示、中指或中、环指为原则，不宜再造更多的手指。

Ⅵ～Ⅶ度缺损：单一示、中、环、小指Ⅵ～Ⅶ度缺损不宜再造。若环、小指或示、中指2指同时Ⅵ～Ⅶ度缺损，而另外2个残存指功能正常，可不予以再造。若示、中、环、小指同时Ⅵ～Ⅶ度缺损，则以选带跖趾关节的双侧第2趾移植再造示、中指或中、环指，不宜从一足切取2个带跖趾关节的第2、第3趾同时移植再造，否则将破坏足弓，而影响行走功能。

【足趾切取步骤】　足趾组织移植再造拇指的供区为第2趾或踇趾，除了Ⅰ度、Ⅱ度、甚至个别Ⅲ度拇指缺损选用踇趾为供区外，大多数Ⅲ度拇指缺损及Ⅳ～Ⅵ度拇指缺损以第2足趾为供区。第2足趾也是手指再造的主要供区，只要掌握了第2趾的切取步骤与方法，也就能够切取其他足趾，因此，本文仅介绍切取第2趾的手术方法。

1. *静脉切取*　切开皮肤，由远向近解剖游离静脉，保留第2趾趾背静脉、跖背静脉、足背静脉弓及大隐静脉的连续性，切断结扎与第2趾静脉回流无关的分支，游离静脉血管蒂主干，直至踝前，保证第2趾有完整的静脉回流系统。

2. *动脉切取*　动脉的切取方法一般由近向远端解剖游离，先分离足背动脉与伴行静脉，沿途分别切断结扎其他分支，完全游离起足背动脉主干。然后，继续向远端解剖游离第1跖背动脉及第2趾胫侧趾动脉，将足背动脉及其足底深支与第1跖背动脉充分游离，尽量深处切断结扎足底深支。此时，仅保留第2足趾除足背动脉及大隐静脉相连外，其余组织均已离断。

3. *趾底神经切取*　在第2趾两侧找到趾底神经，根据受区需要切断第2趾两侧趾底神经并标记。

4. 伸、屈趾肌腱及骨、关节的切取 高位切断趾长和趾短伸肌腱。凡需带跖趾关节者，根据再造指长度的需要用线锯锯断跖骨；不带跖趾关节者，于跖趾关节间离断。然后，切开屈趾肌腱鞘管，尽量高位切断趾长、趾短屈肌腱。

5. 供区的处理 供区除趾蹼间皮肤用垂直褥式缝合外，其他皮肤做直接缝合。凡切取带足背皮瓣第2趾时，创面宜用中厚皮片采用褥式缝合加压包扎以利成活。

【再造手术方法】 以拇指再造为例介绍手术步骤与方法

1. 受区准备 分别解剖、标记出供吻合的动脉、静脉，以及神经和伸屈肌腱，游离指（掌）骨断端并适当咬除残端硬化骨，最后贯通血管蒂走行的皮下隧道。

2. 骨与关节的固定 无论选用哪一种内固定材料与方法，应以不贯穿关节，利于术中肌腱张力的调节及术后功能练习为原则。常用的内固定方法为克氏针内固定和钢丝十字交叉内固定。

3. 伸、屈指肌腱的修复 肌腱修复的顺序先修复伸指肌腱，后修复屈指肌腱，肌腱张力调整于休息位。

4. 神经修复 神经应在无张力下缝合，如果指神经缺损较长，可采用神经移植修复。

5. 血液循环重建 血管吻合均宜采用端端吻合法，为了方便血管作直接吻合，应尽可能使供、受区血管口径相匹配，防止血流动力学的改变，保证再造指的血液循环。

6. 缝合皮肤与重塑再造指外形。

【急症与亚急症再造】

1. 手术适应证 对无再植条件的拇、手指离断伤，只要患者全身条件允许，无颅脑、胸腹复合伤，手与前臂无多发性骨折及严重的神经、血管、肌腱逆行撕脱，无脚癣、足部感染及其他器质性疾病，患者要求再造者，均可急症施行足趾组织移植拇、手指再造与修复。尤其对以下无再植条件的拇、手指离断伤，应积极采用急症或亚急症足趾移植再造。

(1)无再植条件的拇指近节基底部离断，如果行清创截指时需要切除原来完好的掌指关节，应采用对侧第2趾游离移植再造。

(2)无再植条件的2～5指的末节、中节、近节基底部离断，如果行急症再造可保留患指的远侧指间关节、近侧指间关节或掌指关节，可采用第2、第3或第4趾游离移植再造。

(3)拇、手指皮肤套状撕脱伤，骨与关节、肌腱保留完好，宜采用踇甲瓣或第2趾趾甲皮瓣游离移植修复与再造。

(4)全手皮肤套状撕脱伤伴有或不伴有拇、手指缺损时，可采用带足背皮瓣的踇甲瓣或第2足趾与游离皮瓣组合移植同时进行拇、手指再造与手部创面修复。

2. 手术注意事项

(1)再造手术时机：通常情况下，手指离断或毁损伤若无再植条件，在进行必要的术前准备后应争取在伤后12h或24h内施行急症再造较为适宜。如果因各种原因无法施行急症再造，可对伤手或伤指进行简单的清创与包扎，并应用有效的抗生素，待条件许可时施行亚急症再造。

(2)急症拇指再造与急症手指再造的手术方案设计及手术方法与择期再造类同；拇指皮肤套状撕脱及手指皮肤套状撕脱分别首选踇甲瓣移植或第2趾趾甲皮瓣移植修复。

(3)急症或亚急症拇、手指再造术的一个重要手术步骤是严格地清创与扩创，术中必须经过严格而正规的清创及扩创使创面变成一个新鲜、干净的外科切口样创面，才能接受足趾组织及其他复合组织的移植完成再造与修复。

【术后处理】 同断指再植的术后治疗。

（侯书健）

第三节 手部骨与关节损伤

【概述】 手部骨与关节损伤是手外伤中最为常见的损伤类型之一，常合并关节韧带、肌腱，甚至皮及皮下组织损伤。其总的治疗原则与其他部位的骨与关节损伤基本相似，但对手功能恢复的要求更高一些。治疗结果的优劣不但取决于骨折或脱位是否解剖复位，固定方式、伴发的软组织损伤程度、手术后制动时间、早期功能锻炼或理疗康复等因素均与治疗效果有着密切的关系。多数情况下，骨折闭合复位后通过合理的外固定、及时的功能活动，最终均可取得满意的结果。但有些时候，则需采用闭合复位或切开复位加内固定来治疗，如关节内骨折、肌腱或韧带的撕脱骨折、伴有肌腱或关节囊韧带嵌入的骨折、多发骨折、开放性骨折等。手部关节脱位，多数手法复位较为容易，有些甚至在就治前即已经“自行”复位，经过外固定及功能锻炼可取得良好的效果。但同时应仔细评估关节韧带及肌腱的损伤情况，如上述组织伴有严重损伤，则需进行切开修复，否则，虽然关节位置良好，仍可能残留严重的手功能障碍。以下情况时关节脱位需手术切开复位，不稳定的腕掌关节脱位、伴有侧副韧带断裂的拇指掌指关节脱位(尤其是尺侧侧副韧带断裂)、软组织嵌入(如关节囊、肌腱、侧副韧带、籽骨等)、伴有其他严重的软组织损伤、陈旧性关节脱位等。

一、指骨骨折

指骨骨折是最为常见的手部骨折，多合并周围组织损伤，直接暴力如打击、压砸、挤压等为主要伤因，撕脱伤则可能导致撕脱骨折。多发或开放指骨骨折临床上也不少见。

(一)远节指骨骨折

远节手指是手与外界接触最为频繁的部位，因此远节指骨的损伤概率相对也较高。其远端粗糙膨大，称为甲粗隆；中间部分稍细、光滑，称为骨干；近端宽大，与中节指骨头成关节，称指骨基底。按解剖部位，远节指骨骨折可分甲粗隆、指骨干和基底骨折三类。

1. 甲粗隆骨折　挤压或压砸伤为主要伤因，多为粉碎骨折(图 6-21-3)。

闭合性甲粗隆骨折，无明显移位或移位不明显者，仅用局部支具或指托固定数周即可。局部创伤反应减退后，患指即可开始活动。掌、背侧移位呈台阶状者，则需闭合复位经皮穿针固定，以免影响甲床生长，造成指甲外观畸形。有时，骨折合并

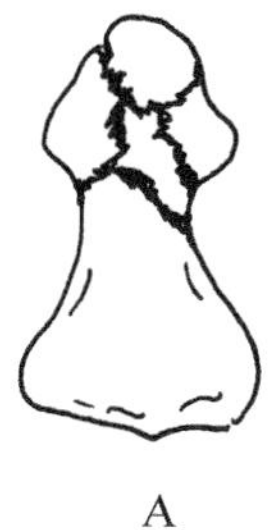

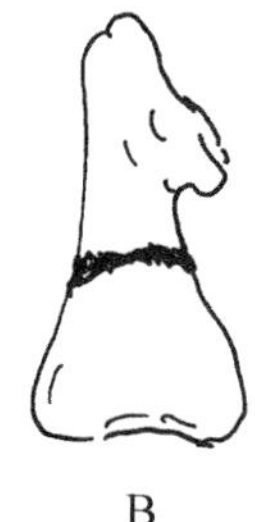

图 6-21-3　甲粗隆骨折
注：A. 粉碎骨折；B. 横行骨折

甲板下方的甲床严重裂伤，则需拔甲，同时修复甲床。

开放性甲粗隆骨折，软组织损伤较重，多移位明显。清创时，可适当清除一些移位的碎折块，同时仔细修复软组织。术后，用指托固定 3 周左右，然后开始功能锻炼。

甲粗隆骨折不愈合率较高，但对手指功能无大的影响，一般可不予处理。

2. 骨干骨折　损伤原因与甲粗隆骨折相同，可分为横形、纵形和粉碎骨折。由于缺少肌腱附着，又有甲板支托，一般无明显移位。

闭合性骨折无移位者，可用支具或指托制动 6 周左右，骨折愈合便开始功能练习。有移位者，先手法闭合复位，然后用指托或经皮穿针固定，注意固定针不穿过远侧指间关节。闭合复位、外固定不成功者，可行切开复位克氏针内固定，同时用支具或指托制动 6 周左右。

开放性骨折，清创后，可根据软组织损伤情况来决定是否应用内固定，软组织损伤重、不能维持骨折稳定者，需要做内固定。

3. 基底骨折　基底关节外骨折常由压砸和挤压等直接暴力所致，关节内骨折则多为间接暴力。

(1)关节外基底骨折：多为横形骨折。远侧折块，常因指深屈肌腱牵拉而掌屈，致骨折背向成角移位(图 6-21-4)。手法复位背伸远侧折块可矫正移位，然后指托固定即可。依靠外固定及甲板保护，复位大多稳定，无需内固定。6～8 周骨折愈合开始功能活动。

骨折移位复发者，仍可尝试闭合复位，然后经皮交叉穿针内固定，固定针应穿过远侧指间关节，以保持稳定；也可切开复位克氏针内固定。

(2)关节内基底骨折：多由间接暴力引起，常伴有远侧指间关节脱位或半脱位；分背侧、掌侧、侧方和粉碎骨折。

1)背侧骨折：最为多见。其损伤机制有：①远节指骨背伸时遭遇掌屈暴力，指伸肌腱的背伸力与外来的掌屈力相互拮抗，致指伸肌腱断裂或基底背

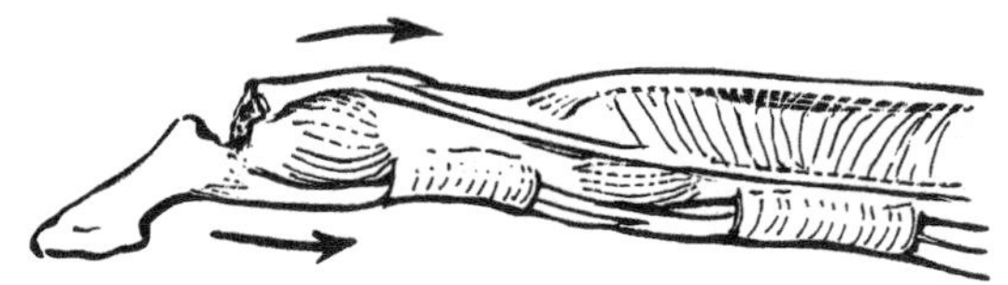

图 6-21-4　远节指骨基底关节外骨折，常有背向成角移位

侧撕脱骨折。②手指远端承受纵向暴力，凹陷的远节指骨基底与隆凸的中节指骨头撞击，致基底粉碎或基底背侧骨折，可并发远侧指间关节掌侧脱位或半脱位。

骨折块移位不明显或小于关节面1/3，可采用闭合复位，用指托固定远指间关节于伸直或稍过伸位(图6-21-5)。约6周后，开始功能活动。

移位明显或大于基底关节面1/3者，伴有关节脱位/半脱位者，应切开复位内固定。根据骨折块大小来选择内固定方式，如细克氏针(图6-21-6)、钢丝或缝线，术后用指托外固定6～8周，开始功能活动。骨折折块太小时，可以将其切除，然后行肌腱止点重建。

关节损伤严重，尤其是中节指骨头也有骨折者，或陈旧性骨折，可行远侧指间关节融合。

2)掌侧骨折：多是指深屈肌腱或掌板拮抗背伸暴力所致撕脱骨折，并常伴有关节背侧脱位或半脱位。骨折块较小或内固定不成功者，可切除之，然后行指深屈肌腱止点重建。骨折块较大，应行切开复位钢丝内固定，术后固定6周，抽出钢丝开始功能活动。骨折愈合后，由于指屈肌腱以及掌板粘连可能导致手指各关节明显的运动功能障碍，需要二次手术松解和长期康复治疗才能恢复或部分恢复。因此，对于年迈体弱等特殊情况，可直接行远侧指间关节融合。

3)侧方骨折：为侧副韧带牵拉所引起的撕脱骨折。骨折块较小时，可采用伸直位指托固定，3～4周开始功能活动。如果骨折块较大且移位明显，可行切开复位内固定。

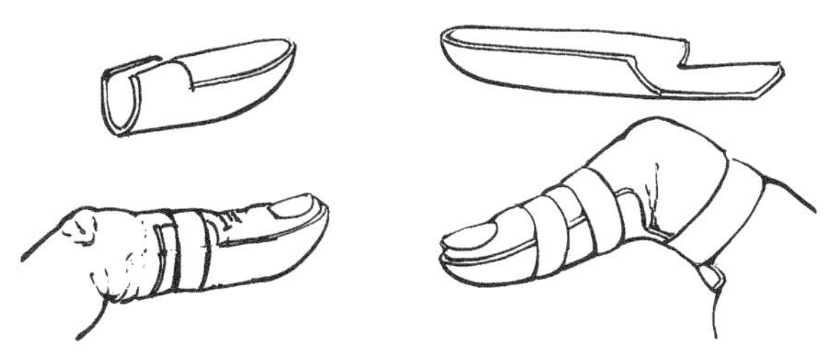

图6-21-5 用指托固定远节指骨基底背侧骨折

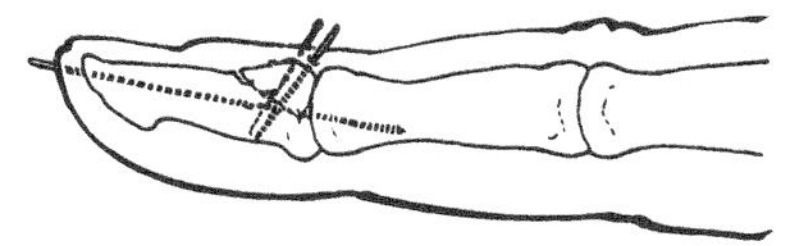

图6-21-6 用克氏针固定远节指骨基底背侧骨折

4)粉碎骨折：多为压砸伤或作用于指端的高能量纵向暴力所致。骨折块通常很小，无法使用内固定。如果移位不大，可先闭合复位外固定，3～4周后开始功能活动，利用中节指骨头完好的关节面重塑基底关节面。移位明显，可在外固定架牵引下闭合复位，并依靠外固定架的牵引保持复位，也可行关节融合术。

(二)中节指骨骨折

1. 指骨头骨折　多为体育竞技等高能量暴力所致，分撕脱、单髁和双髁骨折三型(图6-21-7)。

(1)撕脱骨折：侧副韧带撕脱骨折，骨折块多较小，位于指骨头侧方。如发生关节侧方不稳定，可采用伸直位指托外固定，4周开始功能活动，或切除骨折块，同时修复韧带。

(2)单髁骨折：即指骨头一侧髁突骨折，骨折线自指骨颈或指骨干斜向指骨头关节面中部，多呈三角形。纵向暴力为主要伤因，为一种不稳定骨折。闭合复位经皮穿针内固定为首选治疗方法。闭合复位失败者，可做切开复位克氏针或螺钉内固定，后者可以早期功能锻炼。

(3)双髁骨折：即指骨头两侧髁突骨折，折线呈"Y"形，多有明显的短缩和侧方移位，常伴有韧带及肌腱损伤。多是纵向暴力所致，切开复位克氏针或螺钉内固定为首要治疗方法。

术后制动4～6周，然后开始功能活动。如采用AO螺丝钉等固定，可早期开始主动运动。对于骨折块较小，内固定不可靠时，可辅以微型外固定架维持复位。在维持复位的同时还可以使关节早期活动。

如有较大的骨缺损且关节面无法复原者，可行

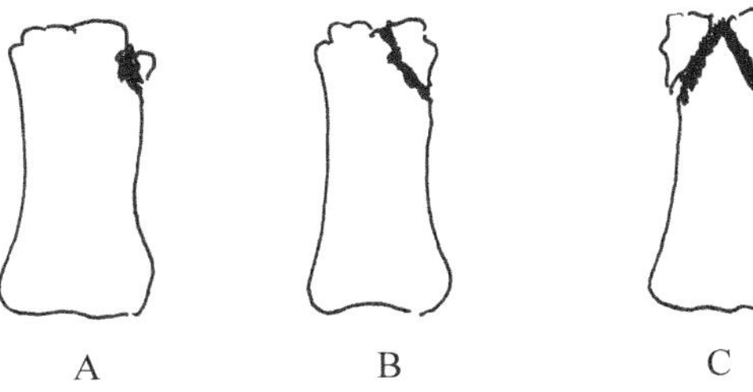

图6-21-7 指骨头骨折

注：A. 撕脱骨折；B. 单髁骨折；C. 双髁骨折

关节融合术。

2. 指骨颈骨折 多为短斜形或横形骨折(图6-21-8),常有短缩和掌向成角移位。闭合复位经皮穿针内固定失败者,可切开复位克氏针内固定。

3. 指骨干骨折 多由压砸和挤压等直接暴力引起,分为横形、斜形、螺旋和粉碎骨折。

(1)横形骨折:由于外力作用以及屈、伸肌力失衡等原因常造成骨折成角或侧方移位。骨折位于指浅屈肌腱止点远侧,远侧折块因指伸肌腱终腱影响常背伸,近侧折块由指浅屈肌腱牵拉常掌屈,呈现掌向成角移位。但有些时候,远侧折块不背伸而是背移,骨折仅呈现背侧移位,无成角移位。骨折若位于指浅屈肌腱止点近侧,远侧折块受指浅屈肌腱牵拉多掌屈,近侧折块受指伸肌腱中央腱作用多背伸,呈现的是背向成角移位(图6-21-9)。

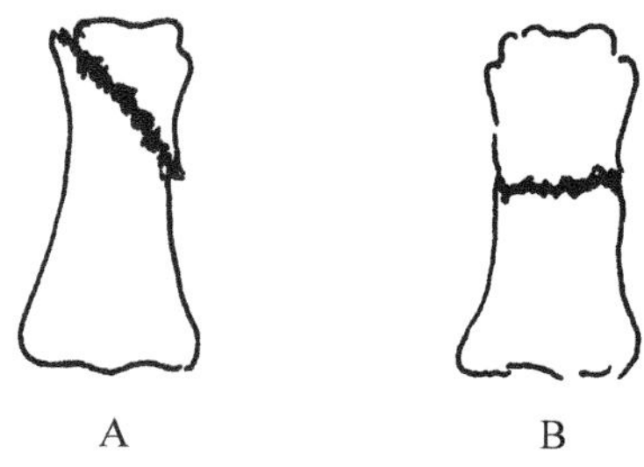

图 6-21-8 指骨颈骨折

注:A. 斜形骨折;B. 横形骨折

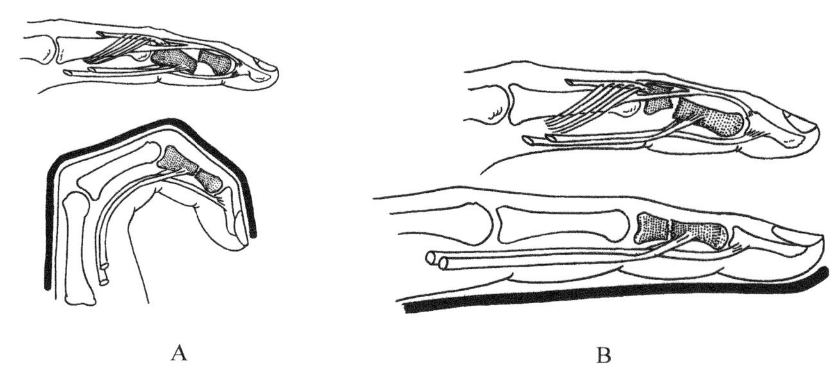

图 6-21-9 指骨干骨折

注:A. 骨折位于指浅屈肌腱止点远侧;B. 骨折位于指浅屈肌腱止点近侧

闭合复位外固定为首选治疗方法。掌向成角或背侧移位者,予以远侧折块纵向和掌向外力多可复位,然后外固定手指于功能位;背向成角,则给予纵向和背向外力做复位,然后伸直位固定。固定约6周,开始功能活动。对于骨折不稳定或反复手法复位不成功者,可闭合复位或切开复位克氏针内固定,也可做切开复位钢板螺钉内固定。

(2)斜形骨折:常有短缩、成角和旋转移位,幅度与软组织及骨膜损伤程度成正比。

(3)螺旋骨折:多为旋转外力所致,常有明显的旋转和成角移位。

上述两种骨折多数需切开复位内固定,可选用的内固定方式有克氏针、钢板螺丝钉或单纯螺丝钉。移位不大及复位稳定者,也可闭合复位外固定或经皮穿针内固定。

(4)粉碎骨折:治疗多选闭合复位外固定,遗留的骨骼畸形可在骨折愈合及运动功能恢复之后再做修整。

4. 指骨基底骨折 多为关节内骨折,表现为掌侧、背侧、侧方和粉碎骨折。以掌侧骨折多见。

(1)掌侧骨折:为背伸暴力或由指端传导的纵向暴力所致,可伴有近侧指间关节脱位或半脱位,骨折极不稳定。

无移位者,可采用闭合复位加外固定(图6-21-10)。

骨折移位较大者,应行切开复位克氏针内固定,也可选用细钢丝或丝线作为内固定材料。切开复位有限内固定加微型外固定架也是一种可靠的方法。

(2)背侧骨折:常伴有中节指骨基底掌侧和近侧脱位。骨折块移位＜2mm或无法内固定者,行闭合复位外固定,6周后开始功能活动;闭合复位失

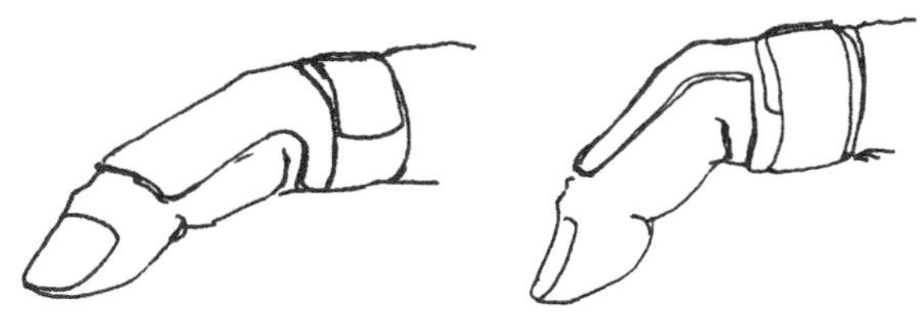

图 6-21-10　用背侧指托固定中节指骨基底掌侧骨折

败者，行切开复位螺丝钉或丝线内固定。

(3)侧方骨折：较少见。治疗与指间关节侧副韧带损伤相似。

(4)粉碎骨折：沿指骨纵向传导的暴力所致。常累及大部分或整个关节面受累，有骨质缺损，骨折非常不稳定，又称 Pilon 骨折。移位较小者，可闭合复位外固定。移位大者，可先用带单向运动轴的固定架牵引，然后再闭合复位：于中节和近节指骨侧方穿入固定针，连接固定杆，旋转连杆上的螺母，予手指以一定的牵引力，然后闭合复位，使骨折块相互聚拢，然后旋紧螺母，依靠外固定架的牵引作用保持复位。关节面复位不佳者，可切开复位克氏针固定，也可同时使用外固定架，以牵引缓解骨折受到的应力，维持骨折复位的位置。

固定 4 周，于外固定架保护下主动屈伸近侧指间关节。

(三)近节指骨骨折

近节指骨的形状、骨化中心愈合时间同中节指骨，不同的只是长度增加明显，基底关节面为卵圆形凹面，与掌骨头组成的掌指关节是一个多运动轴的椭圆关节。近节指骨近侧 2/3，四周均有肌腱包被，伤后较中、远节指骨更容易出现肌腱粘连和运动功能障碍。根据部位，分头、颈、干和基底骨折。

1. 指骨头骨折

(1)侧方撕脱骨折：较少见。骨折块如在关节内，可予以切除，侧副韧带损伤者可同时修复。

(2)单髁与双髁骨折：表现及治疗方法与中节指骨相同。

2. 指骨颈骨折　斜形，或横形骨折，常有掌向成角和短缩移位——指骨头及中节指骨受指伸肌腱中央腱牵拉，背伸并向近侧移位。近侧折块远端凸向远侧，抵止在指骨头掌侧，可妨碍近侧指间关节屈曲。

切开复位克氏针内固定为主要治疗方法。

3. 指骨干骨折　致伤原因、骨折分型与中节指骨相同。

(1)横形、短斜形骨折：常有掌向成角移位，主要原因为近侧骨折块受骨间肌及蚓状肌牵拉而掌屈，远侧骨折块因指伸肌腱中央腱牵引而背伸，骨折端凸向掌侧(图 6-21-11)。骨折旋转移位也时有发生。

骨折无明显移位者，用指托外固定 3～4 周，然后开始保护下功能活动。有移位者，闭合复位后行外固定：牵引手指，掌屈远侧骨折块、矫正成角及旋转移位，将外固定物绑缚在手的背侧——远到指端，近到腕，并包括两侧手指，掌指关节屈曲 70°～90°，近侧指间关节屈曲 25°～30°。也可用绷带和绷带卷做固定：闭合复位后将一个绷带卷置放在手掌，然后屈曲手指握住；透视检查见复位良好，缠绕绷带，将手与绷带卷绑缚在一起。再次透视检查，以确保固定无误。以后，每周透视复查一次，以防绷带松动，固定失效。放置在手掌的绷带卷，应卷紧，粗细以近侧指间关节及掌指关节屈曲＞45°为宜(图 6-21-12)。

闭合复位不稳定者，可经皮穿针内固定或切开复位内固定。

(2)长斜形和螺旋骨折：常有短缩及旋转移位，骨折不稳定。闭合复位经皮穿针内固定，或切开复位克氏针/螺丝钉内固定。

(3)粉碎性骨折：可闭合复位外固定，待骨折愈

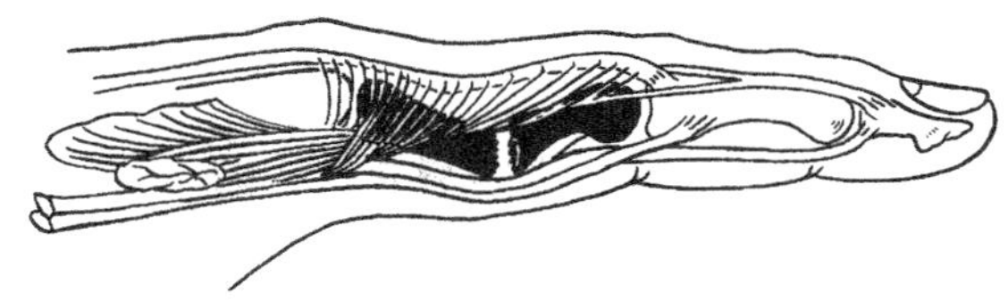

图 6-21-11　近节指骨干骨折，多有掌向成角移位

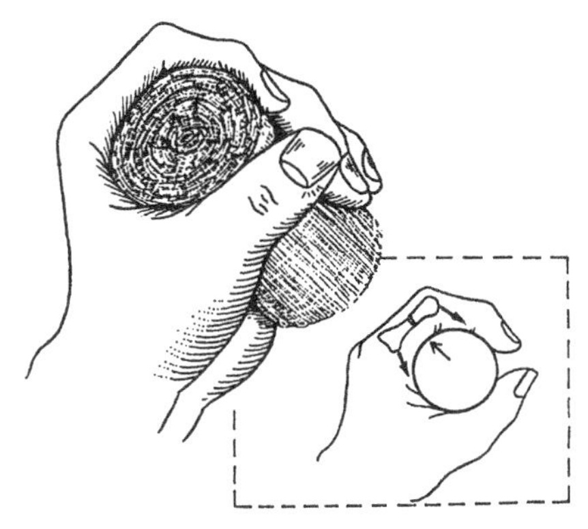

图 6-21-12　用绷带卷固定近节指骨干骨折

合再矫正遗留的畸形。或切开复位，纠正骨折移位后，用克氏针或外固定架固定并维持骨折复位的位置。有时，粉碎的骨折块也可用细钢丝或缝线固定。

4. 指骨基底骨折　常为高能量暴力损伤所致，分关节外与关节内骨折 2 种。

(1)关节外骨折：多为横形骨折，常有掌侧、侧方成角、旋前移位或短缩移位。闭合复位外固定成功率较低，如闭合复位成功可经皮穿针固定骨折。如闭合复位难于成功，可行切开复位克氏针内固定，或克氏针内固定加微型外固定架，但骨折达到解剖复位较为困难。

(2)关节内骨折：多为粉碎性或边缘部骨折，较少并发掌指关节脱位或半脱位。

前者如骨折块较大，可行切开复位克氏针内固定；如骨折块较小，可行外固定架牵引或内固定加外固定架联合应用。后者多为撕脱骨折，一般移位较明显。如没有明显移位，石膏托外固定即可，最好包括相邻手指；有移位且骨折块大于关节面 25% 者，切开复位钢丝/缝线/螺丝钉内固定；骨折块较小，也可不对其做特殊处理，仅外固定 3～4 周即可。

近节指骨外固定，也常使用指托，但与中节不同，必须包括掌指关节和手掌。

二、掌骨骨折

掌骨骨折分为头、颈、干和基底骨折四种。掌骨颈、掌骨干骨折为最多见的两种。

(一)掌骨头骨折

直接暴力为主要致伤原因，如握拳时掌骨头与物体的直接撞击。其他伤因有挤压伤、切割伤和扭转暴力等。第 2、5 掌骨头骨折的发生率远远高于第 3、4 掌骨。

掌骨头骨折，为关节内骨折。如骨折移位不明显、关节面尚平整，可用手背侧石膏托将掌指关节固定于屈曲位。4 周去除固定开始功能活动。移位明显者或关节面不平整，可在透视机引导下试行闭合复位，背侧石膏托固定掌指关节于屈曲位，或经皮穿针内固定，4 周后开始功能活动；如闭合复位不成功，则需行切开复位克氏针/螺丝钉内固定，后者有可能早期功能活动。也可选用髁钢板内固定，也可早期功能活动，但操作过程较为复杂。

粉碎骨折常无法做内固定，可先用石膏托暂时固定，待肿胀消退、疼痛缓解，4 周开始功能活动，利用近节指骨基底关节面和韧带的张力重新塑造掌骨头关节面，使其达到可接受程度；或在远节指骨远端穿针做骨牵引或用固定架做牵引固定。

掌骨头撕脱骨折，多为侧副韧带牵拉所致。撕脱骨折块较小又无明显移位，将掌指关节屈曲位固定 2 周即可。但第 2 掌骨头桡侧撕脱骨折需固定 6 周，待骨折愈合后开始关节功能活动。骨折移位明显而骨折块较小，可切除骨折块，然后修复掌指关节侧副韧带；如骨折块较大，则需行切开复位克氏针/钢丝内固定。

(二)掌骨颈骨折

多发生在第 5 掌骨，其次是第 2 掌骨，多为作用于掌骨头的纵向暴力所致。又称为拳击手骨折(boxer's fracture)或斗士骨折(fighter's fracture)，常有背向成角移位，握拳时由掌骨头形成的背侧隆凸消失。

如果骨折稳定而移位不大时，用腕关节功能位，掌指关节屈曲 50°～60°，指间关节功能位石膏托外固定即可；6 周后，去除外固定，开始功能活动；移位较大时，采用闭合复位石膏托外固定，即背侧石膏托固定腕关节于功能位、掌指关节及近侧指间关节 90°屈曲位(图 6-21-13)。6 周后去除外固定，开始功能活动。也可在闭合复位后用克氏针内固定。骨质缺损较多或多发的颈部骨折，闭合复位后可用外固定架做固定。

(三)掌骨干骨折

第 3、4 掌骨骨折常见，有横形、斜形、螺旋和粉碎骨折。

1. 横形骨折　多为直接暴力所致。由于骨间肌作用，常表现背向成角移位。

骨折无移位或移位较小时，闭合复位后用掌侧或背侧石膏托或支具外固定。石膏托从指端到前臂远侧 1/3，包括相邻手指；手指各关节屈曲过半，以便有效地防止旋转移位。6～8 周后去除外固定，开始功能活动。

骨折移位较大时，可闭合复位经皮穿针内固定或外固定架固定。

闭合复位不成功、开放性骨折，可行切开复位克氏针、钉板内固定或固定架外固定。

2. 斜形、螺旋形骨折　多为扭转暴力所致。短缩、旋转与成角移位共同存在。第 2、5 掌骨旋转移位更为明显。

无旋转和成角移位，短缩移位＜5mm，可采用闭合复位石膏托外固定；畸形严重时可闭合复位经

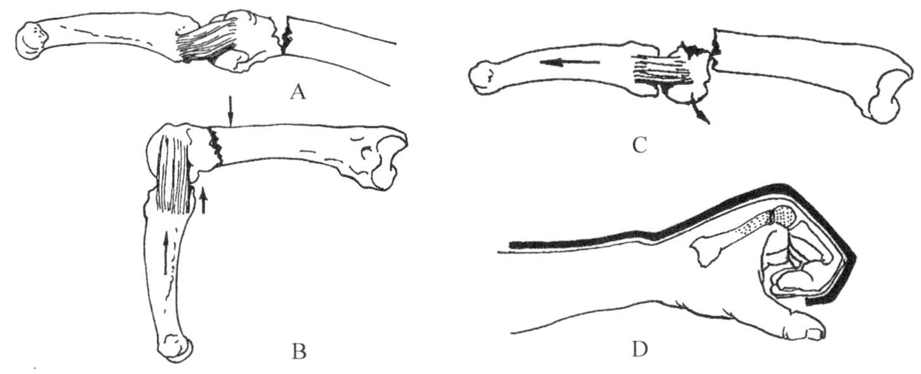

图 6-21-13 掌骨颈骨折及双关节90°屈曲固定法

注:A. 骨折背向成角移位;B. 屈曲掌指关节90°,向手背侧推挤指骨,矫正移位;C. 纵向牵拉手指,掌骨头会以侧副韧带起点为轴掌屈,增大成角移位;D. 复位后,掌指、近侧指间关节各屈曲90°固定

皮穿针内固定或切开复位克氏针/螺丝钉/钢板螺丝钉内固定。

3. 粉碎性骨折 多见于挤压伤或贯通伤,软组织损伤也较重。闭合复位外固定架固定是一种可取的治疗方法。

(四)掌骨基底骨折

分为关节内骨折、关节外骨折两类。

1. 关节外骨折 多为短斜形骨折,位于基底部。旋转移位较明显,导致手指屈曲时指端偏转显著,与邻近手指叠落,影响外观及功能,应予以及时矫正。如无旋转移位,闭合复位石膏托外固定即可;如有旋转移位,闭合复位经皮穿针内固定或切开复位克氏针/钢板螺丝钉内固定。

2. 关节内骨折 第5掌骨基底骨折最为多见。除了旋转移位,也可合并短缩和侧向成角移位,第4、5掌骨基底骨折,常并发关节脱位和钩骨骨折。

可采用闭合复位经皮穿针内固定。闭合复位不成功者,需要切开复位克氏针内固定。

三、指间关节脱位、骨折—脱位及韧带损伤

(一)远侧指间关节脱位、骨折—脱位及韧带损伤

1. 脱位 较少见,多由体育竞技暴力,如球体撞击所致。以背侧脱位居多(图6-21-14),也可是开放性的。

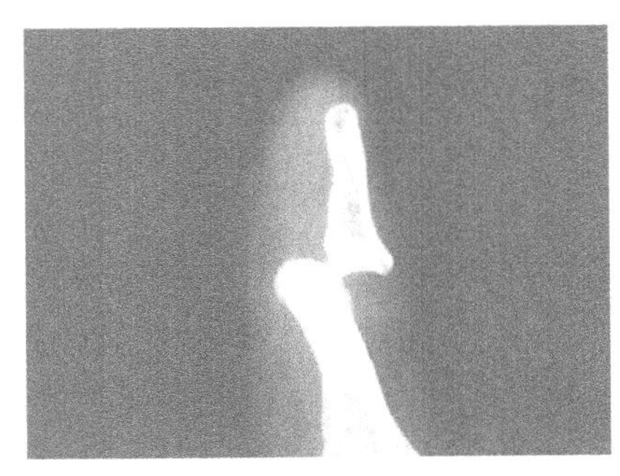

图 6-21-14 远侧指间关节背侧脱位

急性脱位,闭合复位塑料托外固定,3周开始功能活动。复位不稳定者,经皮穿针内固定;失败者,切开复位,术后固定同闭合复位。开放性脱位,复位后应修复所有受损的结构。

脱位超过10~14d,闭合复位常难以成功,应行切开复位内固定,术中发现关节软骨破坏严重者,可行关节融合。

2. 骨折—脱位 通常表现为远节指骨基底背侧骨折—掌侧脱位、远节指骨基底掌侧骨折—背侧脱位,常需手术切开复位内固定。

3. 侧副韧带损伤 极其少见,可采用伸直位外固定,4周后功能活动。慢性损伤或关节极为不稳定者,应行韧带修复或重建。

(二)近侧指间关节脱位、骨折—脱位及韧带损伤

1. 脱位 分为背侧、掌侧和掌侧旋转脱位。背侧脱位,多为掌板和侧副韧带损伤;掌侧脱位,除了掌板,还有侧副韧带及指伸肌腱中央腱损伤;旋转脱位,多有伸肌腱帽及侧副韧带损伤。

闭合复位多较容易,可能脱位在就诊前就已为伤员本人或他人复位,容易误诊为掌板或韧带损伤。当闭合复位困难、复位后关节面不平行或关节主动伸直运动受限>30°时,应考虑到关节周围软

组织嵌塞在关节内，此时应避免反复闭合复位，立即行切开复位内固定，对损伤的软组织同时予以修复。

(1)背侧脱位：多由背伸暴力所致，侧副韧带及掌板撕裂，中节指骨脱向背侧，有时可带有撕脱的骨片。

急性脱位，闭合复位外固定（图 6-21-15），外固定托放在手指背侧，近端绑缚在近节手指，近侧指间关节背伸最多只能到 20°，屈曲不受限。4 周去除外固定，继续功能活动。侧副韧带损伤，有侧方偏斜活动者，需屈曲 20°固定，4 周再开始功能活动。小骨片可不予处理。

慢性脱位、掌板愈合不良等可导致近侧指间关节过伸持续存在，或习惯性脱位，可做掌板前移固定或肌腱固定。

(2)掌侧脱位：伴有指伸肌腱中央腱、掌板及侧副韧带损伤。已自行复位者，需仔细询问病史及查找有意义的体征，与背侧脱位鉴别，以免固定体位有误。

治疗，近侧指间关节可主动背伸者，闭合复位外固定，近侧指间关节取伸直位，远侧指间关节自由活动，6 周后去除外固定开始功能活动；主动背伸困难、闭合复位失败者，可行切开复位肌腱韧带缝合修复。

(3)掌侧旋转脱位：分为半脱位和完全脱位。多由复合暴力所致，如旋转与屈曲、侧偏暴力组合。

1)掌侧旋转半脱位：中节指骨基底向桡掌侧或尺掌侧脱位，同时伴有自身旋转和屈曲，指伸肌腱中央腱与一侧侧腱的连接断裂，近节指骨头一侧髁突由此凸出。X 线侧位平片检查，可见中、近节指骨影像不一致：一个为侧位轮廓，一个为斜位影像。除了指伸肌腱之外，侧副韧带也常有损伤。

近节指骨头一侧髁突凸出，侧腱滑向其掌侧，与之羁绊，闭合复位常较为困难。可行切开复位，并修复损伤肌腱，固定手指于伸直位，4 周开始功能活动。

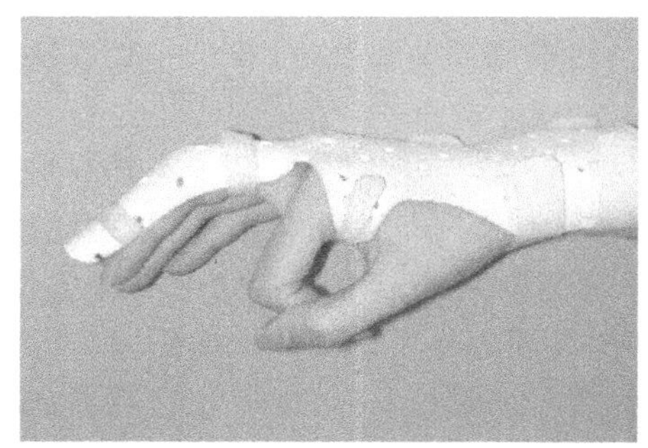

图 6-21-15　近侧指间关节背侧脱位塑料托固定

2)掌侧旋转脱位：表现同上，但损伤更重，近侧指间关节屈曲几近 90°，指骨头由中央腱侧方裂口凸出，与中节指骨基底失去接触关系，中央腱及关节其他结构滑到指骨头掌侧，侧副韧带断裂（图 6-21-16）。

因近节指骨颈两侧均有肌腱羁绊，闭合复位极其困难，应切开复位，同时修复指伸肌腱帽及侧副韧带。

2. 近侧指间关节骨折—脱位　多为中节指骨基底掌、背侧骨折—脱位。

3. 侧副韧带损伤　多由侧偏暴力所致，也可并发指骨头、基底撕脱骨折。向健侧偏斜手指，伤侧疼痛加剧。侧偏近侧指间关节，如 X 线平片上关节面倾斜＞20°，为完全性断裂，反之，为不全性断裂。慢性侧副韧带损伤表现为关节不稳定和梭形肿胀，疼痛相对较轻。时间较长者，可导致创伤性关节炎发生。

急性不全性断裂，关节无侧方不稳和异常过伸，用弹力束带或尼龙搭扣将伤指与两邻侧健指束缚在一起，控制其侧偏运动，而允许适当的掌屈背伸，4 周后去除外固定，逐渐恢复正常活动，但至少 1 个月内不可承受侧偏负荷。此种损伤，患者常常残留关节梭形胖大或不同程度的疼痛，数月甚至数年都不消退。

急性完全性断裂，侧偏或过伸幅度大，关节严重不稳定，应采取手术修复，术后处理，同不完全性断裂。

慢性完全性断裂，急性损伤迁延、不愈合或愈合不良，导致韧带长度增加，张力下降，关节不稳

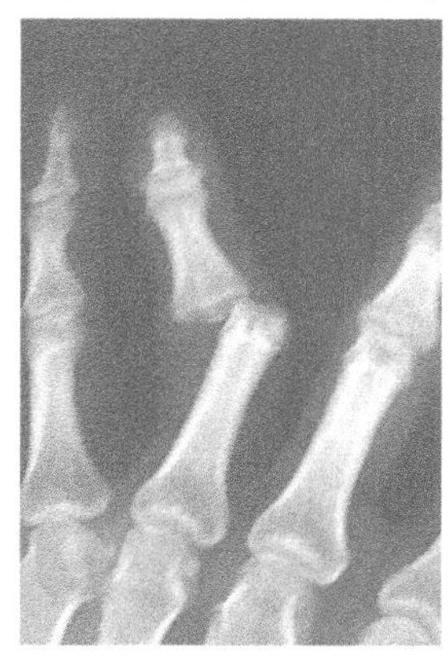

图 6-21-16　近侧指间关节掌侧旋转脱位

定，侧偏幅度加大，手术修复是理想的治疗方法。发生创伤性关节炎者，可行关节融合或人工关节置换。

四、掌指关节脱位、骨折—脱位及韧带损伤

(一)脱位

背侧脱位多见，掌侧脱位罕见。

1. 背侧脱位 过伸暴力所致。掌板近端从掌骨颈撕裂，随近节指骨基底一起脱向掌骨头的远侧或背侧。根据损伤程度，分为简单性及复杂性脱位。

(1)简单性脱位：或称半脱位、可复位性脱位。指骨基底与掌骨头背侧接触，掌板近侧缘撕裂位于掌骨头掌、远侧，掌指关节明显过伸，屈曲功能严重障碍。首先考虑行闭合复位，复位成功后，用背侧石膏托或支具外固定，控制掌指关节只能背伸至50°～70°。4周左右去除外固定，开始功能活动。

(2)复杂性脱位：或称不可复位性脱位，多发生于示指和拇指。近节指骨基底与掌板均在掌骨头背方，关节面不相对。伤指偏向一侧，掌指关节过伸畸形相对较轻，近侧指间关节轻度屈曲，掌指关节掌侧皮肤，可有橘皮样凹陷(图6-21-17)。正位平片可见掌指关节间隙消失或不对称，斜位片关节间隙明显加宽，有时侧位片可见掌骨头背侧撕脱的骨折块。

闭合复位成功率较低，如试行后不成功，应尽快手术，千万勿反复尝试手法复位，否则会造成更严重的损伤，使病情复杂化。手术切开时经常发现，关节周围软组织，如肌腱、韧带、掌板等，嵌入关节内或卡压在掌骨头或掌骨颈(图6-21-18)，应将其予以复回方可复位关节，并酌情予以修复。术后处理同简单性脱位。

陈旧性脱位需手术切开复位，但术后运动功能恢复多不满意。

2. 掌侧脱位 极少见。因掌板和侧副韧带联合损伤，复位后关节稳定性较差，需手术切开复位修复韧带和掌板。

(二)骨折—脱位

多为背侧脱位合并掌骨头背侧骨折，系指骨基底掌侧缘剪切应力作用所致。治疗以切开复位为主，内固定可选用克氏针或螺丝钉。

(三)侧副韧带损伤

掌指关节屈曲位时受到侧偏暴力作用引起。桡侧副韧带损伤多于尺侧韧带，小指多于其他手指。单纯侧副韧带断裂，如果内在肌及屈、伸肌腱功能尚好，关节不稳定的程度相对较轻。X线平片可见掌骨头或指骨基底小撕脱骨折片，关节造影或MRI检查，可见韧带损伤。

急性单纯性韧带损伤，石膏或支具固定掌指关节于伸直位3周，然后开始功能活动。由于示指功能的特殊性，其桡侧侧副韧带损伤，一般应行手术修复韧带。骨折块小，且无明显移位，掌指关节屈曲位固定2周即可。第2掌骨头桡侧撕脱骨折例外，应固定6周，待骨折愈合后再开始活动为好。移位明显的小骨折块，可予以切除，然后修复韧带。骨折块大时，或移位2～3mm者，应切开复位缝合修复韧带，用克氏针、细钢丝或缝线固定或重建韧带附着。

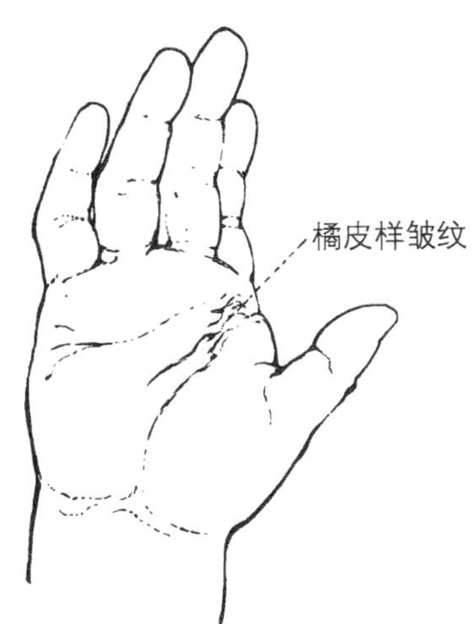

图6-21-17 示指掌指关节背侧脱位，皮肤有橘皮样凹陷

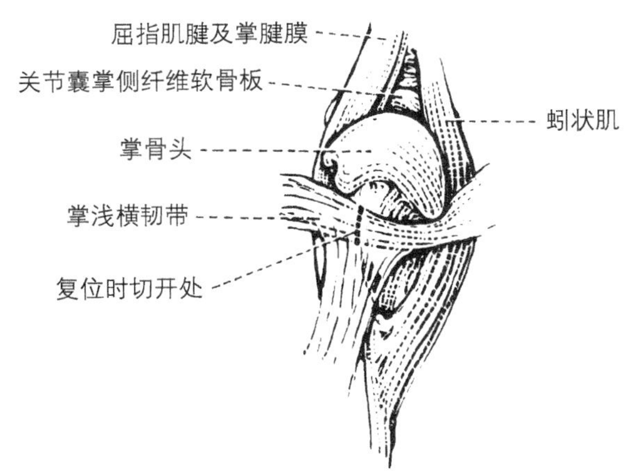

图6-21-18 示指掌指关节背侧脱位，围绕掌骨头颈结构

五、腕掌关节脱位及骨折—脱位

(一)脱位

损伤原因可以是直接暴力，如挤压等，同时可发生周围软组织损伤；也可由沿掌骨传导的间接暴力所致。常伴发有关节内/外骨折。掌侧及背侧脱位均可发生，第5腕掌关节多为背侧脱位，可并发尺神经深支损伤，其他关节多表现为联合脱位。X线正位平片可见腕掌关节间隙不对等，掌骨有偏斜或近侧移位；斜位及侧位片，可见到掌骨基底向背侧或掌侧脱位。

单纯性脱位可闭合复位，经皮穿入克氏针，固定损伤掌骨与邻近掌骨或腕骨在一起，石膏托外固定6周左右，拔除克氏针，开始功能活动。

软组织肿胀严重、关节内有腕伸肌腱或骨折块嵌入者，应行切开复位克氏针内固定。

临床症状及体征较轻的慢性腕掌关节脱位，可不做特殊处理；反之，应行切开复位克氏针内固定。软组织挛缩严重者，切开复位前，可先用外固定架做延长牵引，每日延长1mm，直至掌骨基底被拉回到远排腕骨远端水平，以减少手术松解的范围及复位的难度。关节软骨破坏者，应做关节融合。

(二)骨折—脱位

较单纯脱位多见，骨折多发生在掌骨基底或远排腕骨。以第5腕掌关节骨折—背侧脱位及第4、5腕掌关节骨折—背侧脱位最常见(图6-21-19)。

主要致伤原因为沿掌骨传导的间接暴力，如握拳击打硬物。第5腕掌关节骨折—背侧脱位，基底桡掌侧折块小，有腕掌骨间韧带附着，移位不大，与头、钩骨关系一般都正常，基底背侧与骨干相连，一起向背侧、尺侧和近端移位。

第4、5腕掌关节骨折—背侧脱位可分三型：Ⅰa型，第4掌骨骨折＋第5掌骨基底脱位或半脱位；Ⅰb型，Ⅰa＋钩骨背侧撕脱骨折；Ⅱ型，Ⅰa＋钩骨背侧粉碎性骨折；Ⅲ型，Ⅰa＋钩骨冠状面劈裂骨折。

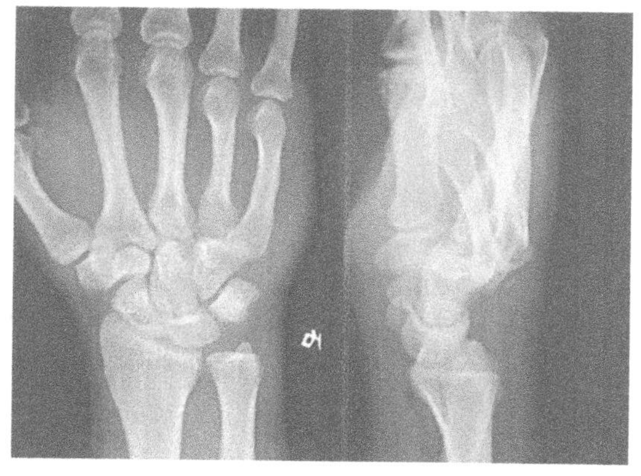

图6-21-19　第4、5腕掌关节骨折—背侧脱位

闭合复位经皮穿针内固定，骨折不一定都能解剖复位。骨折复位不良者，切开复位克氏针/螺丝钉内固定。第4、5腕掌关节骨折—背侧脱位，治疗以切开复位为主，尽量达到骨折解剖复位。

六、拇指骨、关节损伤

拇指骨、关节在解剖、生理功能及生物力学等方面与其他手指有着较大的差异，虽然损伤类型与手指相近，但治疗方法及要求却有着明显的不同。

(一)指骨骨折

治疗原则基本与其他手指相近，多数情况下，骨折引起的畸形对拇指功能影响不如其他手指那样明显，不必都要解剖复位。但旋后畸形，将严重妨碍拇指与手指对指，造成手功能的障碍，应予以矫正。

1. 远节指骨骨折　同样分甲粗隆、骨干和基底骨折三类。致伤原因和治疗原则基本相同，但拇指骨体积较大，切开复位内固定操作更容易些。

2. 近节指骨骨折

(1)指骨头骨折：多为压砸伤所致，常并发有严重的周围软组织损伤。侧方撕脱骨折，闭合复位外固定或手术切除。单髁和双髁骨折，稳定者，闭合复位塑料托外固定；反之，切开复位克氏针/螺丝钉内固定，或者切开复位钢板螺丝钉内固定。

(2)指骨干骨折：多为横形骨折。近侧折块，受拇短屈肌牵拉，常屈曲；远侧折块，受拇长伸肌腱影响，常背伸。闭合复位经皮穿针内固定或钢板螺丝钉内固定。

(3)指骨基底骨折：关节外基底骨折及粉碎性骨折，治疗同手指。基底侧方骨折多为尺侧撕脱骨折，因拇指过度桡偏暴力引起。骨折无移位或较小移位时，用石膏托或支具外固定6周，然后开始功能活动。有移位但骨折块小于基底关节面10%～15%，可切除骨折块，然后重建韧带止点；骨折块较大时，可行切开复位克氏针/螺丝钉/钢丝内固定。6周后开始功能活动。

(二)掌骨骨折

绝大多数发生在掌骨基底，基底骨折，分关节外与关节内骨折二种，后者包括Bennett骨折和Rolando骨折。

1. 关节外骨折　骨折常为横形或斜形，骨折块远段向掌尺侧倾斜，近侧骨折块向桡背侧倾斜（图 6-21-20）。

横形骨折多可手法复位，然后用前臂拇指人字管形石膏外固定或经皮穿针内固定加石膏外固定，6～8 周骨折愈合后开始功能活动。复位失败者，应行切开复位克氏针/钢板螺丝钉内固定。

斜形骨折手法闭合复位后骨折较不稳定，需经皮穿针内固定，也可行切开复位克氏针/钢板螺丝钉内固定。

2. 关节内骨折

(1)Bennett 骨折：多由于拇指受到纵向暴力引起（图 6-21-21），

X 线平片检查，可见第 1 掌骨基底掌侧部骨折，基底关节面不平整，呈台阶状，腕掌关节向桡背侧脱位或半脱位（图 6-21-22）。

常用的治疗方法有如下几种。

1)闭合复位石膏托或支具外固定。无脱位者，前臂拇指人字管形石膏固定。有脱位者，术者一手牵引、外展第 1 掌骨，另一手握持腕关节，用拇指向掌侧按压掌骨基底，即可复位。可一放松牵引及按压，又会再次脱位，使外固定难以为继。因此，复位

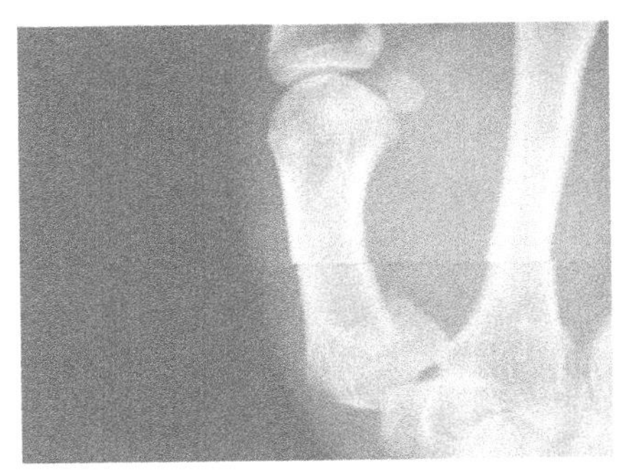

图 6-21-20　第 1 掌骨基底关节外骨折

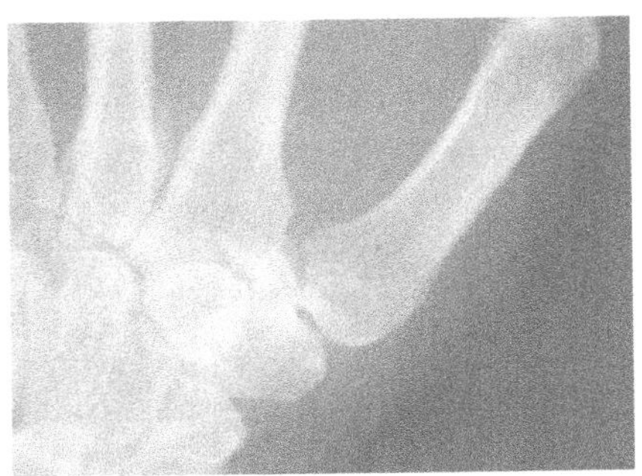

图 6-21-21　Bennett 骨折

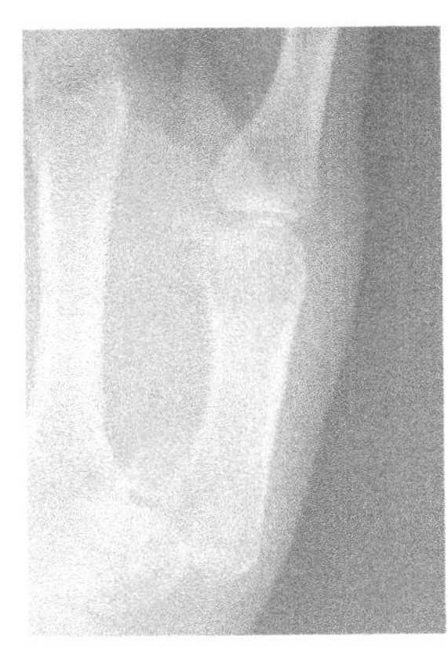

图 6-21-22　Bennett 骨折—背侧脱位

之前得先于拇指铺覆好棉垫，然后泡石膏，按前臂拇指人字管形石膏缠绕石膏绷带，然后再牵引拇指，按压腕掌关节复位，与此同时塑形石膏，使其与拇指、腕关节及前臂远端均匀接触，直至石膏硬化。拇指可固定于对掌位或休息位，腕关节功能位，掌指关节 15°～25°屈曲位，指间关节 15°～60°屈曲位。6～8 周，待骨折愈合，拆除外固定，开始功能活动。

Bennett 骨折—背侧脱位虽然闭合复位容易，但复位后非常不稳定。管形石膏外固定需需要注意：①拇指腕掌关节桡背侧的石膏压力要稍大一些，以保能阻挡掌骨基底移向桡背侧；②关节桡背侧的棉垫要厚一些，以免出现压力性溃疡；③石膏远端要过指间关节，以便维持指间及掌指关节屈曲，阻止手指回缩，减轻掌骨基底脱位趋势；④固定头三周，应每周复查一次，如发生移位，可及时改行切开复位。

2)闭合复位经皮穿针内固定：是受到推崇的一个治疗方法，穿针内固定之后，前臂拇指人字管形石膏外固定，6～8 周后拔针，开始功能活动。

经皮穿针内固定，操作较石膏外固定要简单得多，效果也肯定，应用价值更高。其复位标准，同石膏外固定。

3)闭合复位固定架外固定：将固定钉经皮锚固在大多角骨和第 1 掌骨干，连接固定杆，调整万向节或运动轴，闭合复位，满意，即旋紧螺栓，固定万向节或运动轴，维持复位。此法，操作较经皮穿针内固定稍复杂，但固定牢固，无需再用石膏外固定，周围关节可自由活动，减少了关节僵直的风险。闭合复位失败，可切开复位内固定，然后仍用固定架外固定。

4)切开复位克氏针/螺丝钉内固定：适用于闭

合复位失败者。螺钉加压固定者,手术后 24～48h 即可主动活动,但需保护性外固定,直至骨折愈合。克氏针固定,还需用前臂拇指人字管形石膏保护,6～8 周拔针,开始主动活动。

5)切开复位固定架外固定:方法及效果,见闭合复位固定架外固定。

(2)Rolando 骨折:Rolando 骨折被认为是粉碎型的 Bennett 骨折,基底与骨干断裂开来,骨折近段碎裂为多块,第 1 腕掌关节少有脱位(图 6-21-23)。

可根据骨折块碎裂程度及移位幅度选择治疗方法,尽可能恢复关节面原有弧度。骨折块较大,可采用切开复位克氏针/螺丝钉/钢板螺丝钉内固定。骨折块严重碎裂无法内固定者,行闭合复位固定架外固定,4～6 周开始功能活动。

(三)指间关节脱位和韧带损伤

1. 脱位　背侧脱位多见,急性脱位,闭合复位石膏托或支具外固定。慢性脱位,可行切开复位,同时修复缝合侧副韧带。

2. 侧副韧带损伤　罕见。伸直位固定,4 周开始功能活动。慢性损伤,需要做韧带缝合或重建。

(四)掌指关节脱位和韧带损伤

1. 脱位　发生率远多于其他手指掌指关节脱位,以背侧脱位更多见。

(1)背侧脱位:拇指过伸暴力引起,掌板从近端撕下,移向掌骨头的远侧,可合并侧副韧带断裂。

1)简单性脱位:又称半脱位。掌指关节过伸 40°～90°不等,主、被动屈曲受限。X 线侧位平片可见近节指骨基底坐落在掌骨头远背侧,掌侧间隙稍有增宽。掌板近侧缘撕裂,位于掌骨头的远侧。

闭合复位成功率高,但切忌操作粗暴,将简单脱位变为复杂性脱位。复位后,用背侧石膏托或支具外固定,掌指关节背伸限制到 50°～70°,屈曲不限。4 周后去除外固定,开始功能活动。固定前,应仔细检查有无侧副韧带损伤,如有断裂,应同时予以处理(请参阅侧副韧带损伤)。

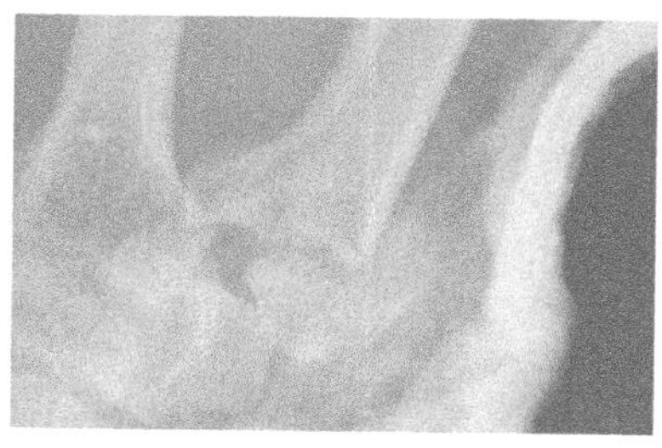

图 6-21-23　Rolando 骨折

手法闭合复位不成功可行切开复位。

2)复杂性脱位:掌指关节轻度过伸,主、被动屈曲受限。鱼际远端掌侧皮肤,可有凹陷,系关节背侧脱位,牵拉掌腱膜及皮肤所致。X 线侧位平片检查,见近节指骨、掌骨近乎平行,基底位于掌骨头的背侧,关节面无接触(图 6-21-24),关节间隙明显增宽,内有籽骨影。掌板近侧缘,位于掌骨头的背侧,这是闭合复位难以成功的重要原因。

多数情况下,闭合复位难以成功,应选择切开复位,拇指桡侧纵形切口,在掌板与副侧副韧带结合部纵行切开,把掌板撬拨到掌骨头掌侧,关节即可复位。术后处理同简单脱位。

(2)掌侧脱位:极其少见,多伴有侧副韧带损伤。治疗上可切开复位,同时修复侧副韧带。

2. 骨折—脱位　罕见。治疗,同背侧脱位。

3. 侧副韧带损伤

(1)尺侧副韧带损伤:尺侧侧副韧带损伤多见,由桡偏和背伸暴力所致,可伴有掌板损伤。韧带完全断裂时,可伴有小的撕脱骨片,内收肌腱膜常嵌塞在韧带断端与指骨基底之间,造成闭合复位困难。

将掌指关节桡偏时,疼痛加重,拇指外展角度增大,如大于健侧拇指 15°,视为韧带完全断裂,小于 15°者,为不全断裂,麻醉下或掌指关节于 0°位、屈曲 30°位时各检查一次更为准确。X 线平片阳性表现少见,可有指骨基底尺侧撕脱骨折。MRI 检查对尺侧韧带断裂诊断有一定帮助。

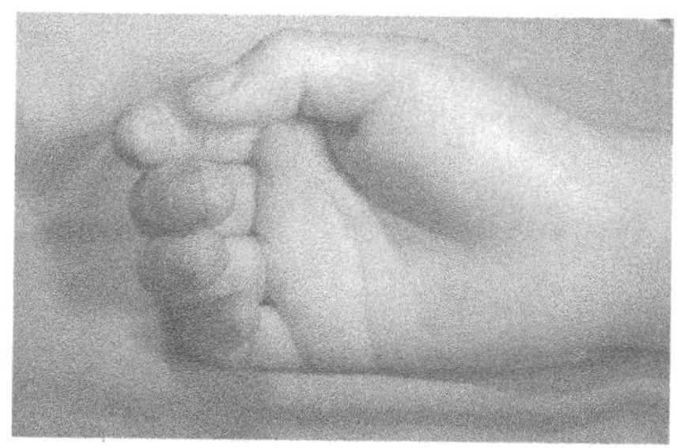

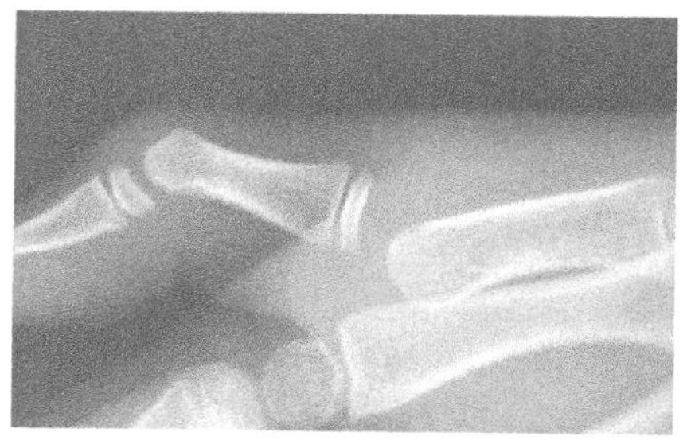

图 6-21-24　拇指掌指关节复杂性背侧脱位

1)不完全断裂:用前臂拇指人字管形石膏固定,掌指关节稍屈曲,4～6周拆除外固定,开始功能活动。

2)完全断裂:由于拇指功能的特殊性,需手术切开修复缝合韧带或重建韧带止点,以免将来拇指捏、握功能障碍。缝线、细钢丝或骨锚等均可用来行韧带止点修复或重建。撕脱骨折块大时,可用克氏针/细钢丝/缝线固定。前臂拇指人字管形石膏固定5～6周后,开始功能活动。

3)慢性不完全断裂:没有不稳定时,石膏制动4周,行功能活动和康复训练。如关节不稳定,应行手术重建韧带。

4)慢性完全断裂:关节运动好,无创伤性关节炎,行侧副韧带重建。有创伤性关节炎者,以关节融合为宜。

(2)桡侧副韧带损伤:较少见。多由尺偏和旋转暴力所致。急性损伤治疗同尺侧副韧带损伤。慢性损伤应行手术重建韧带。

七、腕掌关节脱位、骨折一脱位及韧带损伤

(一)脱位少见

多为背侧半脱位,由纵向间接暴力所致,机制与Bennett骨折一背侧脱位相同。X线平片检查,可见关节背侧脱位或半脱位(图6-21-25)。有时,可并发基底掌侧撕脱骨折。

闭合复位经皮穿入克氏针,固定关节于功能位,再用前臂拇指人字管形石膏做外固定。6周后去除石膏、拔针,开始功能活动,继续配戴保护性石膏4～6周。也可切开复位缝合修复韧带。复发者,需做切开复位韧带重建。

慢性半脱位,需切开复位韧带重建。并发关节炎者,做关节成形或融合术。

(二)骨折一脱位

较脱位更多见,Bennett骨折一背侧脱位为其代表(请参阅Bennett骨折)。

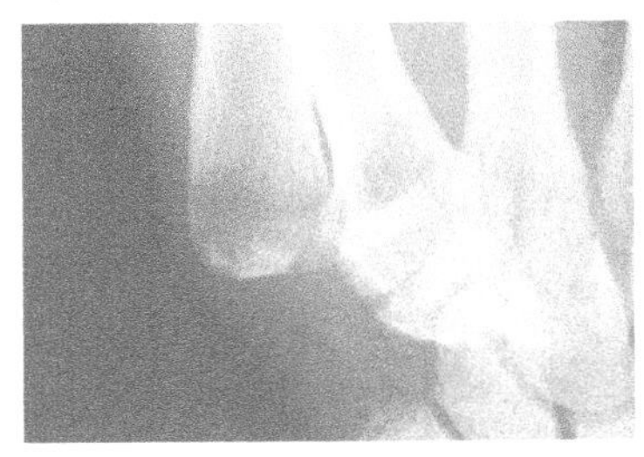

图6-21-25 拇指腕掌关节背侧脱位

(三)韧带损伤

单纯韧带损伤,而无脱位者,临床上罕见。

八、腕舟骨骨折

【病因及损伤机制】 最常见的腕骨骨折。其主要受伤机制是腕关节背伸、桡偏及旋前的暴力作用所致。损伤时桡偏的程度越大,骨折越靠近舟骨的近极,而结节部骨折则常与腕关节尺偏和直接暴力作用有关,而严重的粉碎骨折常由于直接暴力引起。近年来,随着腕关节镜在舟骨骨折治疗的应用,发现舟骨近极骨折往往伴发有舟月骨间韧带损伤,如韧带部分撕裂、完全撕裂或撕脱,除表明其损伤暴力较大外,详细的损伤机制和生物力学原理尚需进一步地研究和临床观察去证实。

【分类】

1. *新鲜与陈旧骨折* 损伤时间<4周为新鲜骨折,4周到6个月之间为陈旧骨折。

2. *稳定与不稳定骨折* 无移位或侧方移位幅度<1mm的横行骨折或结节部骨折为稳定骨折,侧方移位超过1mm、舟骨近1/3骨折、粉碎性骨折、骨折有背侧成角移位、竖直斜行骨折、伴发DISI或腕骨脱位的骨折为不稳定骨折。舟骨不稳定骨折具有较高的不愈合和骨坏死发生率。

3. *按骨折走行方向* 分为水平斜行和竖直斜行骨折、横行骨折、撕脱骨折、粉碎骨折,前三种多发生于腰部,后两种多发于结节部。严重的直接暴力损伤也可引起舟骨体的粉碎骨折。

4. *按骨折所在部位* 分为结节骨折、腰部骨折、近1/3骨折、远1/3骨折。

5. *完全骨折和不完全骨折* 舟骨骨组织解剖连续性完全丧失为完全骨折,否则为不完全骨折。

【临床表现和诊断】

1. 青壮年多见,多数具有腕关节强力背伸的外伤史,也可为其他形式的损伤形式,如直接暴力。

2. 腕关节桡侧肿痛,解剖鼻咽窝饱满,关节活动受限。舟骨结节或解剖鼻烟窝有压痛,拇指纵向挤压试验可诱发骨折部位的疼痛。

3. 放射影像学检查

(1)常规X线片包括腕关节正位、舟骨位、侧位、前后斜位和后前斜位,可见到舟骨解剖连续性中断或部分中断。

(2)常规X线片无异常发现,而临床高度怀疑时,可选用CT、MRI等进一步明确诊断。或先予以石膏管形、石膏托等外固定2～4周,再行相关检

查(如X线片、CT等),如确有骨折,骨折间隙因断端脱钙而加宽,影像学检查可获得良好显示,此时可继续治疗;如为阴性结果可结束治疗。

(3)CT、磁共振等检查可协助诊断X线可疑诊断者,判断骨折移位程度。腕关节镜检查可协助诊断舟月骨间韧带损伤情况。

【治疗原则】

1. 新鲜稳定骨折　仅以拇指人字管形石膏固定即可。固定范围:远端位于拇指掌指关节远侧和手指掌指关节近侧。近端可位于肘关节下(短臂管形石膏),或肘关节上方(长臂管形石膏)。一般可固定于拇指对掌、腕关节中立位或伴轻度桡偏位。舟骨结节或远极骨折一般需固定4～8周,其他部位骨折则需固定10～12周或更长时间。

在具备一定技术和设备条件的情况下,即使是稳定的舟骨骨折,也可行切开复位,同时应用坚强的内固定,如ASIF空心钉、Herbert钉等,其优点是可以早期开始功能锻炼,减少因长期制动引起的腕关节运动功能障碍。

2. 新鲜不稳定骨折　可根据病情选用以下方法:

(1)闭合复位长臂石膏管形外固定,但一般手法复位到解剖位置较为困难。

(2)闭合复位经皮克氏针内固定加石膏管形外固定。

上述两种治疗如果在腕关节镜辅助下进行,复位会更准确。

(3)切开复位内固定,常用的内固定物有:克氏针、螺丝钉(如ASIF空心钉、Herbert钉等),可根据具体技术水平和所具备的设施条件来选择。

3. 陈旧的稳定骨折　如骨折断端硬化和骨质吸收不明显,可用石膏管形外固定,数月后如仍不愈合,可考虑手术治疗,但也可首选手术治疗。多数需要植骨,同时行内固定。

4. 陈旧不稳定骨折　宜行手术治疗,复位后植骨、内固定,同时可切除桡骨茎突,以避免创伤性关节炎的发生。

【并发症及其处理】

1. 近侧骨折段坏死　多发生于舟骨近侧1/3骨折,手术后也有发生者。X线片可见近侧骨折段密度明显高于远侧骨折段及其他腕骨。同位素显像、CT、MRI等可协助诊断。无创伤性关节炎时,可行骨折切开复位植骨(或带血管蒂骨瓣移植或肌骨瓣移植)内固定;如发生创伤性关节炎,可行近排腕骨切除、关节融合术等。

2. 骨折不愈合　主要依靠影像学检查来确诊。X线片可见骨折间隙加大、断端边缘萎缩和硬化、附近骨质内可见囊性变、骨折背向成角移位及DISI等。

治疗方法较多,可根据具体情况选择。

(1)无关节炎的骨折不愈合:①长臂管形石膏外固定,但是固定时间较长,可长达1年。②微量直流电刺激或脉冲电磁场,可与外固定同时进行。③切开复位植骨及克氏针内固定,可同时行桡骨茎突切除。④远侧骨折段切除,残留空间可用硅胶假体或肌腱团块充填。

(2)并发关节炎的不愈合:①关节炎局限于桡骨茎突时,行切开复位植骨、内固定和桡骨茎突切除。②局限性腕关节融合,当创伤性关节炎由桡舟关节扩大至舟头、头月骨间关节时,应行桡骨茎突切除,同时行舟头、头月骨间关节融合。③近排腕骨切除,适用于关节炎较为广泛以及不能耐受长期固定者,但桡骨远端关节面及头骨头关节软骨应完整。④当上述治疗失败或发生全腕关节炎时,应行全腕关节融合。

九、月骨缺血性坏死

【病因及损伤机制】　本病是一种以月骨碎裂和进行性塌陷为主要临床表现的腕关节疾患,又称为Kienböck病。其确切的发病机制及病因比较复杂,目前尚无一种学说或理论能够系统、完整地解释月骨缺血坏死的发生和发展过程。目前认为主要与以下因素有关。

1. 血管因素

(1)月骨外动脉损伤:月骨掌侧和背侧滋养动脉损伤或缺如导致骨坏死,如骨折或脱位时。

(2)月骨内动脉损伤:月骨掌侧和背侧滋养动脉在月骨体内的动脉吻合网损伤(如骨折),导致血液循环中断,引起骨缺血坏死发生。月骨体内动脉血管吻合网变异或缺如,也与月骨缺血坏死有关。

(3)月骨静脉栓塞:某些原因导致静脉回流受阻,骨内压力增高,导致动脉血液供应减少或中断。

2. 腕关节解剖变异

(1)尺骨负向变异:此种变异导致与尺骨相对的月骨所受应力不均匀,发生疲劳性压缩骨折,进一步使血管网破坏,发生骨坏死。也有学者认为尺骨负向变异是月骨血液供应系统不健全的标志。

(2)月骨形态：有学说认为，尺骨负向变异时月骨解剖形态改变，导致其对压力的耐受性差，易出现疲劳性骨折和缺血性坏死。

3. 其他因素 有报道认为，月骨缺血性坏死可能与酒精中毒、腕骨联合、痛风或某些类型的血液病有一定关系。

【临床表现和诊断】

1. 青壮年男性多发，约为女性的2倍。多数患者没有明确外伤史，起病过程缓慢，发病初始阶段症状轻微。就诊时，往往疾病已经为晚期。

2. 临床症状没有特异性的诊断意义。腕关节疼痛为常见的表现，但较轻，严重者可有腕关节肿胀、活动受限、握力减弱及局部扣击痛、反应性滑膜炎等症状。

3. 根据坏死的演变过程及X线表现将其分为四期。Ⅰ期：腕关节可有症状，如疼痛、力弱、肿胀、活动受限等。X线检查为阴性，CT或磁共振检查可发现月骨有骨折，同位素扫描也可发现阳性表现。Ⅱ期：月骨密度增高，可以有碎裂，但解剖外形、体积及与相邻腕骨及桡骨的解剖关系无明显变化。Ⅲ期：在Ⅱ期的基础上，月骨出现塌陷，侧位片月骨前后径加大，头骨可向近侧移位。Ⅲa：舟骨与周围腕骨的解剖关系尚正常；Ⅲb：舟月骨间关节间隙狭窄，舟骨掌屈度加大，三角骨尺侧偏移。Ⅳ期：除Ⅲ期的表现外，出现骨性关节炎的改变，关节间隙狭窄、关节面不规则、骨赘及硬化骨、囊性变形成。甚至全腕关节关节炎发生。

4. CT扫描、磁共振检查、同位素显像对早期诊断均有一定意义，前两者同时可较为准确地判断月骨骨折及塌陷的程度。

【治疗原则】 目前主要根据月骨缺血坏死的分期来选择治疗方法。

1. Ⅰ期 如能早期发现，可采用石膏或支具固定腕关节。非固定期，患者应尽量减少腕关节的负重活动。

2. Ⅱ期 以减少月骨压力、延缓或防止塌陷出现，最终恢复或改善月骨血液循环为主要目的。

(1)制动：一般固定2～4个月，根据制动效果决定进一步的治疗。

(2)血管再生术：将腕背侧动-静脉直接植入坏死的月骨或采用旋前方肌为蒂的骨瓣植入月骨。

(3)对于尺骨负向变异者：桡骨短缩或尺骨延长是可选择的方法。

(4)局限性腕关节融合术：如舟大小多角骨间关节融合(STTF)、舟头骨间关节融合术(SCF)等。

3. Ⅲ期 Ⅲa期可采用桡骨短缩或尺骨延长或局限性腕关节融合术(STTF、SCF)。其他可选择的手术方法有，单纯月骨切除、月骨切除肌腱填塞或豌豆骨移位、月骨切除假体置换术等。

4. Ⅳ期 近排腕骨切除术，适用于桡骨远端关节面和头骨关节面软骨尚正常者。腕关节融合术虽能缓解关节疼痛，但术后关节运动功能丧失。骨间背侧神经切断可缓解关节疼痛，但有可能导致关节炎进展加快。

(田 文 田光磊)

第四节 手部肌腱损伤与疾患

手部肌腱损伤临床常见，常见表现是关节主动活动丧失，被动活动不受影响。熟悉解剖，仔细体检，诊断多不困难。无创缝合，对肌腱局部血供影响小，利于愈合，从而有利于早期功能锻炼，即使需二期松解肌腱，再断裂率也低，因此务须遵守。

一、肌腱的基本结构与愈合机制

肌腱是肌肉的延续部分，由大量平行排列的胶原纤维组成，其间有少量的肌腱细胞。肌腱是一种致密组织，其中胶原占70%，其他为弹力纤维和糖聚合物。肌腱结构的最小单位是胶原分子。胶原是成纤维细胞产生的原胶原形成。肌腱外周围结缔组织或滑膜脏层包绕肌腱表面形成腱外膜，其部分纤维延伸至肌腱内层，包绕肌腱束构成腱内膜。屈肌鞘管内的滑膜组织主要是为血供较差的指屈肌腱提供营养并起到润滑作用。鞘管以近的肌腱由腱周组织营养，血供较好。鞘管区的肌腱血供主要来自长腱纽和短腱纽。腱纽来自滑膜鞘的壁层滑膜，以及来自肌腱末端的脏层相连续形成。呈半透明状，其中有血管，淋巴管和神经，供给肌腱营养。

腱纤维之间，肌腱与周围组织之间均存在着肌腱赖以生存的环境，任何损伤都可导致肌腱表面结构及内部组织的破坏，使肌腱失去活性，影响肌腱营养及愈合质量。

肌腱损伤后，其愈合机制有两种，即内愈合和外愈合。外愈合主要是通过外部长入的毛细血管和纤维母细胞来修复损伤处，其直接的后果就是在损伤处形成粘连。内愈合是由腱细胞自己完成的。屈肌腱损伤后，修复和术后护理的目的是在促进内愈合和外愈合的同时，防止形成肌腱粘连。肌腱粘连形成以后，将限制肌腱的滑动，从而影响手指的活动。

二、伸肌腱损伤

【解剖】 在腕关节背侧，外在伸肌腱走行于六个不同的纤维骨性鞘管之内（图 6-21-26）。第一个（最桡侧）鞘管内走行的是拇长展和拇短伸肌腱。拇长展肌腱止于第一掌骨基底，其作用是使拇指向桡侧外展。拇短伸肌腱止于拇指近节指骨近端背侧，其功能是主动伸直拇指掌指关节。第二个鞘管内走行的是桡侧腕长、短伸肌腱。

桡侧腕长伸肌腱止于第二掌骨基底背侧，其作用是背伸和桡偏腕关节。桡侧伸腕短肌腱止于第三掌骨基底背侧，功能是背伸腕关节。拇长伸肌腱走行于第三鞘管内，在前臂远端背侧呈纵向走行，绕过桡骨远端 Lister 结节后突然偏向桡侧。由于其支点位于末节指骨，所以可强力伸直拇指指间关节。同时，由于其走向为斜行，因此，也是使拇指内收的一个主要组成部分。第四伸肌鞘管内走行的是示指固有伸肌腱和指总伸肌腱。第五伸肌鞘管内走行的是小指固有伸肌腱。这三块肌肉都可伸直手指的掌指关节、近指间关节和远指间关节。外在伸肌的主要骨性止点位于中节指骨近端背侧。

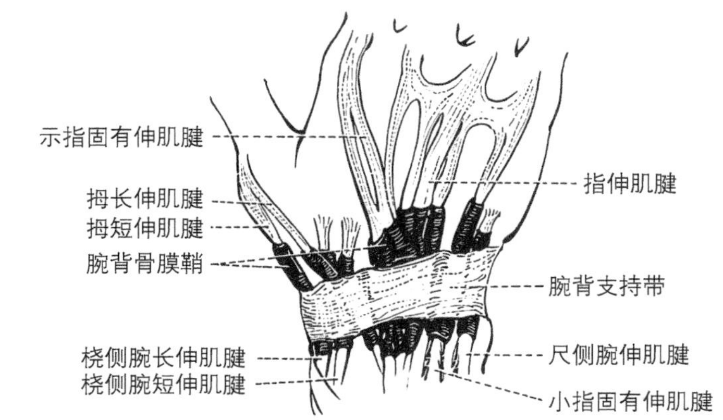

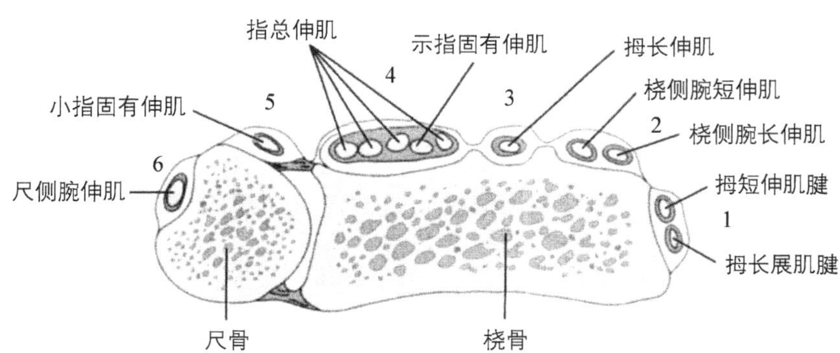

图 6-21-26　腕背支持带下方有六个伸肌鞘管，从桡侧起第一个伸肌鞘管内为拇长展和拇短伸肌腱；第二鞘管内为桡侧腕长/短伸肌腱；第三鞘管内为伸拇长肌腱；第四伸肌鞘管内为伸指总肌腱和示指固有伸肌腱；第五伸肌鞘管内为小指固有伸肌腱；第六伸肌鞘管内走行的是尺侧腕伸肌腱

掌指关节的伸直是由外在伸肌通过矢状束发挥的作用。外在肌腱和内在肌腱组成中央腱束，作用是伸直指间关节。示指固有伸肌腱的止点位于示指指总伸肌腱的尺侧。指总伸肌腱止于示指、中指和环指，有时也止于小指。小指固有伸肌腱的止点位于小指指总伸肌腱的尺侧。尺侧腕伸肌腱穿过第六鞘管后止于第五掌骨基底，其作用是使腕关节背伸和尺偏。中、环、小指的指总伸肌腱有腱间联合相连。示指固有伸肌腱的肌腹较低，有时可达腕关节水平，因此，易于辨认。

指伸肌腱由两侧的矢状束固定于掌指关节背侧中央。矢状束止于近节指骨基底掌侧和掌板的外侧缘。指伸肌腱在近节指骨处并无腱性止点，其伸直掌指关节的作用是通过矢状束来完成的。矢状束断裂或损伤松弛后，指伸肌腱将滑脱至掌骨头尺侧。矢状束将指伸肌腱固定在掌骨头背侧中央突起处，使其远离掌指关节的旋转中心，因此，可使其最有效地发挥伸指功能。

【背侧腱帽结构】 背侧腱帽结构通常称作伸肌装置，由内在肌和外在伸肌的腱性部分在掌指关节背侧汇合而成。指伸肌腱通过其在腱帽上的止点可伸直掌指关节，内在肌可弯曲掌指关节，而内在肌和外在伸肌一起，伸直近侧和远侧指间关节。

外在伸肌伸直掌指关节的作用是通过矢状束的悬吊作用实现的。而掌指关节的弯曲一方面是内在肌通过其在近节指骨上的腱性止点完成的，另一方面，内在肌发出斜行纤维，参与腱帽组成，在中央束处汇聚后，形成悬吊结构，从而弯曲掌指关节。另外，指浅、深屈肌腱也起到弯曲掌指关节的作用。外在伸肌的终末部分为中央腱束，止于中节指骨基底背侧，作用是伸直近指间关节。另外，内在肌的侧腱束部分发出内侧束参与组成中央腱束，从而也起到伸直指间关节的作用(图 6-21-27)。

远指间关节的伸直是内在肌和外在肌的共同作用。两者通过两侧的侧腱束发挥功能。内在肌和外在肌都参与组成侧腱束，但其方式不同。内在肌的终末部分即组成侧腱束，而外在肌是由中央腱束在近节中段水平发出外侧束参与组成侧腱束。两侧侧腱束汇聚后组成联合侧腱束，止于末节指骨基底背侧。

【损伤分区】 (表 6-21-2，图 6-21-28)。

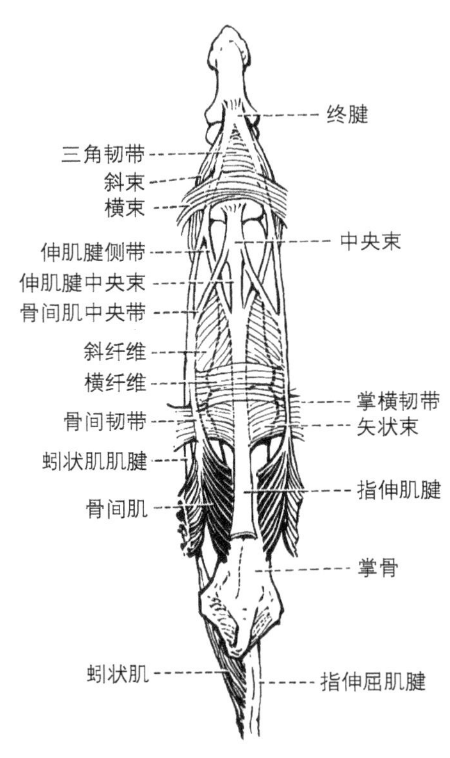

图 6-21-27 伸指肌腱指背腱膜解剖

摘自：王澍寰主编. 手外科学，第 2 版，429 页

表 6-21-2 Klienert 和 Verdan 伸肌腱损伤分区

分区	手指	拇指
Ⅰ	远指间关节	指间关节
Ⅱ	中节指骨	近节指骨
Ⅲ	近节指间关节	掌指关节
Ⅳ	近节指骨	掌骨
Ⅴ	掌指关节	腕掌关节/桡骨茎突
Ⅵ	掌骨	
Ⅶ	伸肌支持带	
Ⅷ	前臂远端	

分区不同，临床表现和治疗方法也有所不同。通常，Ⅰ、Ⅲ、Ⅴ区损伤因位于关节背侧，解剖结构复杂，治疗结果要差于其他区域的损伤。

Ⅰ区损伤

槌状指(Mallet finger)

【临床表现】 槌状指畸形的成因是由于伸肌腱止点损伤后，作用力不能传导至远节指骨，指深屈肌失去了拮抗的力量，在其作用下，末节处于屈曲位。通常是由于手指在主动伸直时，突然受到弯曲的暴力引起的。肌腱止点处的断裂即可能是单纯的腱性损伤，也可能是末节指骨基底关节背侧唇

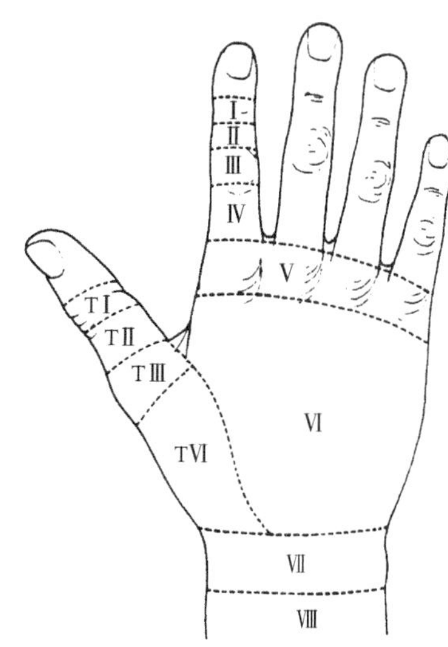

图 6-21-28　指伸肌腱损伤分区体表投影

的撕脱骨折，后者又称为槌状骨折。

由于撕脱的骨折表面是肌腱的附着点，因此，其损伤后的表现与单纯肌腱损伤基本相同，即远指间关节处于屈曲位，可被动伸直，但不能主动伸直。

【治疗】　首先要阅读侧位 X 线片以了解是否存在撕脱骨折，尤其要注意是否存在半脱位。如果没有半脱位，即使在关节面内存在一个小的骨折间隙，也可选择支具制动。通常要求将远指间关节固定于伸直位 8 周，之后进行检查，如仍有伸直受限，则继续固定 2～4 周。

如果骨折块较大，存在半脱位，推荐手术治疗，主要方法有二：

1. *石黑法*　弯曲末节，将骨块复回原位，然后将一枚 1mm 克氏针沿肌腱边缘、骨块背侧缘打入中节指骨；然后轻度过伸远指间关节，再用一枚 1mm 克氏针斜向固定远指间关节。操作过程要在微型 C 型臂监视下进行。术后 1 个月拔除克氏针，继续佩戴支具 2～4 周。

2. *切开复位法*　如果不能闭合复位，则选择切开的方法。显露骨折并复位后，用一枚克氏针纵向贯穿远节指骨、骨折块和近节指骨即可。

Ⅲ区损伤

纽孔畸形(Boutonnière Deformity)

【临床表现】　当因切割、闭合性损伤或继发于近指间关节滑膜炎等原因而造成伸肌腱中央腱束断裂以后，伸肌腱就不能通过其在中节指骨上的骨性止点来伸直近指间关节。如果侧腱束的内侧束部分也同时受伤，患者就不能主动伸直近指间关节。抵抗力量消失以后，在指深屈肌腱作用下，近指间关节处于屈曲位。随病情发展，侧腱束逐渐滑向近指间关节侧方，甚至掌侧，其结果是不但不能伸直近指间关节，反而起到弯曲近指间关节的作用。

中央腱束损伤以后，作用于中节指骨处的外在伸肌和内在肌的力量将绕过近指间关节，集中作用于远指间关节，因而使远指间关节伸直力量增大，使之呈过伸位。这种情况下，指深屈肌腱的作用主要是弯曲近指间关节。只有将手指固定于最大伸直位时，指深屈肌腱的主要作用才能发挥在远指间关节处。因此，中央腱束损伤以后，手指很快就出现纽孔畸形，即近节弯曲、远节过伸畸形。

【治疗】　近指间关节是内在和外在力量复杂平衡的中心，因而伤后的治疗，特别是恢复恰当的平衡，是一个比较困难的问题。对于急性损伤而言，如果是切割伤造成的断裂，应直接修复，并用克氏针将近指间关节固定于完全伸直位 3～6 周。如果是闭合性损伤，需用支具将近指间关节固定于完全伸直位 6 周。

对于已形成固定畸形的晚期闭合性损伤，手术时要松解关节掌侧挛缩的组织，同时要重建并加强关节背侧伸直关节的结构。比较好的方案是首先使用弹性支具，减轻近指间关节挛缩的程度。除了应用支具之外，还可以使用环形石膏来矫正手指的畸形，但要求每隔几天更换一次石膏，将近指间关节逐渐矫正至伸直位。无论选择哪一种矫形方法，非常重要的一点就是鼓励病人进行主动弯曲远指间关节练习。因此，要求在制动时，不要固定远指间关节。在把近指间关节矫正至伸直位以后，应继续制动 6～12 周。按上述方法处理以后，一些患者可以恢复中央腱束应有的紧张度，从而充分伸直近指间关节。

如果经过长时间的固定，患者仍不能主动伸直近指间关节，则要考虑进行手术治疗。手术方法有多种，常用的有 Fowler 手术，具体方法是在伸肌腱末节止点的近端，将其斜行切断，这样即可减轻远指间关节的过伸畸形，又可以使内在肌和外在肌的肌力重新集中在伸直近指间关节上。

其他手术方法还有缩短中央腱束或将一侧或两侧侧腱束移位，目的都是加强近指间关节伸直的力量。不过，尽管这些方法可以增加关节主动伸直的活动度，但缺点是常常会造成一定程度的屈曲活动丧失。

Ⅴ区损伤

矢状束断裂

【临床表现】 矢状束纤维起着传导外在伸肌腱力量的作用，当因滑膜炎等原因，使其变薄、强度下降时，或因切割等直接损伤原因，均可造成矢状束断裂。当腱帽两侧的矢状束纤维变薄、强度下降以后，其对伸肌腱的固定作用会有所减弱，甚至使伸肌腱伴脱位，滑向掌骨头之间的“山谷”内。指伸肌腱滑脱以后，其伸直掌指关节的效能降低，结果可能就是掌指关节不能完全伸直。此种情况多见于类风湿关节炎，也可见于直接暴力，如中指被棒球击中以后造成矢状束撕裂引起。

【治疗】 急性矢状束损伤可采用保守治疗的方法，如石膏或支具制动。如保守治疗无效，要考虑手术修复。慢性损伤应选择手术治疗。常用的方法是松解尺侧矢状束，将伸肌装置重新置于掌骨头背侧中央，然后，劈开一束伸肌腱，将其缝合固定于桡侧副韧带处。

三、屈肌腱损伤

【解剖】 手指的外在屈肌由指浅屈肌和指深屈肌两部分组成。指深屈肌起自尺骨近端和骨间膜。其肌腹分成两部分，桡侧肌腹的作用是弯曲示指，尺侧肌腹的作用是弯曲中、环、小指。指深屈肌和拇长屈肌组成前臂掌侧的深层筋膜室，两者的腱性部分均走行于腕管内，位于腕管的底层。

拇长屈肌腱的鞘管与桡侧滑囊相连，小指的鞘管与尺侧滑囊相连。有些时候，桡侧和尺侧滑囊是相通的。这种情况下，如果拇指和小指之中有一个手指的鞘管感染，那么，炎症将会沿着滑囊蔓延至另一侧，形成所谓的马靴样脓肿（Horseshoe abscess）。

在手掌处，蚓状肌起自示、中、环、小指指深屈肌腱桡侧。指深屈肌腱穿过指浅屈肌腱分叉以后止于远节指骨基底掌侧。示、中指指深屈肌的神经支配源自正中神经的骨间掌侧神经支，环、小指指深屈肌的神经支配源自尺神经。指深屈肌的作用是弯曲近节和远节指间关节。

指浅屈肌肌腹有两个起点，桡侧起点起自桡骨近端和肱骨尺侧，尺侧起点位于肱骨内上髁和尺骨冠状突。每个手指都相应有一个独立的指浅屈肌。在穿过腕管时，与示、小指相比，中、环指的指浅屈肌更趋于浅层和中央处。在手指近端，指浅屈肌腱分成两束，于A2滑车入口处包绕指深屈肌腱。指浅屈肌腱的两束在Camper's交叉远端重新汇合后，两束中各有一半纤维交叉进入对侧，而另一半仍走行于侧方。指浅屈肌的桡侧和尺侧束止于中节指骨近端掌侧。指浅屈肌均由正中神经支配，其主要功能是弯曲近指间关节。

拇长屈肌有两个起点：桡侧部分起自桡骨近端和骨间膜，尺侧部分起自尺骨冠状突和肱骨内上髁。在手掌处，拇长屈肌腱穿过拇短展和拇短屈肌之间。其止点位于远节指骨基底掌侧，主要作用是屈曲拇指指间关节和掌指关节。拇长屈肌的神经支配为正中神经的骨间掌侧神经支。

在掌骨颈远端，指屈肌腱走行于纤维骨性管道（屈肌鞘管）内。纤维骨性管道远端边界为末节指骨近端。鞘管由环形滑车和交叉滑车两部分组成，前者起到稳定作用，后者的功能是使手指可以弯曲。第一、三和第五环形滑车（A1，A3，A5）分别位于掌指关节、近指间关节和远指间关节处。第二、四环形滑车（A2和A4）位于近节和中节指骨中段。A2和A4滑车对于发挥屈肌腱的力学效能最为重要（图6-21-29）。

屈肌鞘管内的滑膜组织主要是为血供较差的指屈肌腱提供营养并起到润滑作用。鞘管以近的肌腱由腱周组织营养，血供较好。鞘管区的肌腱血供主要来自长腱纽和短腱纽。

【临床表现】 搜集病史时，要记录受伤的时间和受伤的机制（锐性开放伤或闭合性撕脱损伤）。

1. 手指正常的体位序列 体检者应注意观察手指在休息状态下的体位。在手指放松的情况下，由示指到小指弯曲的幅度是逐渐增大的。如果在休息位时，手指不是处于这种正常的序列状态，就要考虑是否存在肌腱断裂。

2. 正常的腱固定现象 肌腱的完整性可通过手指正常的腱固定效应来检测。具体方法是被动活动腕关节，然后观察手指的活动情况。当腕关节背伸时，伸肌腱放松。屈肌腱张力增加，手指按正常序列进一步弯曲。正常情况下，当用力挤压前臂肌肉时，手指可不自觉地弯曲。

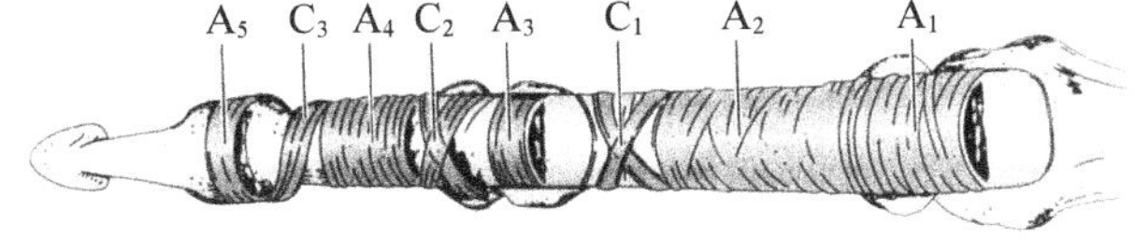

图6-21-29 手指屈肌腱纤维鞘管分区：A——环状滑车；C——交叉滑车

3.每一条肌腱的检查　为了判断每一条肌腱的完整性，要求对每一条肌腱都要单独进行检查。值得注意的是，在通过弯曲近指间关节来检查小指指浅屈肌的功能时，由于该肌腱先天性缺如或者是与环指指浅屈肌腱连为一体等原因，小指常常不能主动弯曲，而是和环指同时弯曲。

如果病人虽可弯曲手指，但因疼痛等原因不能充分对抗阻力，就要怀疑有屈肌腱部分损伤可能。

【治疗】　为了显露肌腱的两个断端，通常情况下，需要将伤口适当延长。在将肌腱断端自鞘管内导出时，操作要轻柔，以免伤及鞘管，形成比较严重的瘢痕。注意不要使用手术钳钳夹肌腱。术中应当保护 A2 和 A4 滑车。肌腱清创的范围尽量不要超过 1cm，以免修复后张力较大，影响手指伸直。轴心缝合线通常选择 3-0 或 4-0 编织合成材料，保证肌腱断端对合整齐。对屈肌腱修复来讲，2 股缝合方法强度是不够的，所以通常选择 4 股或 6 股轴心缝合方法。为了进一步增加修复强度，通常还要使用 6-0 尼龙线进行周边环形缝合。鞘管是否修复，目前尚存争议。

屈肌腱修复后的结果与损伤的水平有关。通常，我们将屈肌腱损伤分为五区(图 6-21-30)。Ⅰ区位于指深屈肌腱止点(末节)和指浅屈肌腱止点(中节)之间。此区域内的肌腱损伤，根据远断端长度不同，可选择直接修复或行止点重建手术。但要注意的是，肌腱前移的范围不要超过 1cm。

Ⅱ区位于 A1 滑车近侧缘和指浅屈肌腱止点之间。在这个相对缺血的区域内，包含有指深屈肌腱和指浅屈肌腱。在此区域内进行手术，一定要注意

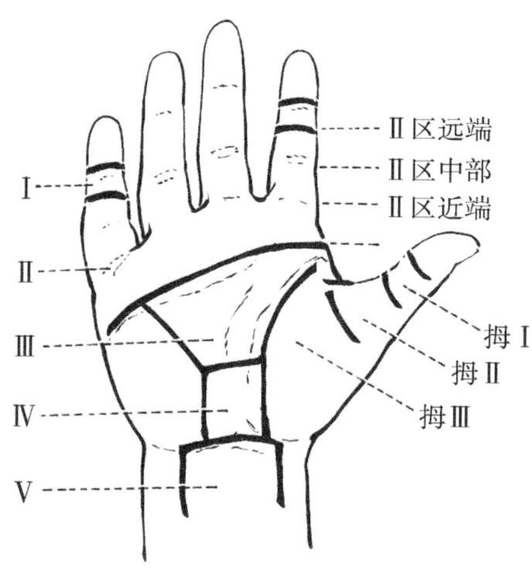

图 6-21-30　指屈肌腱损伤分区体表投影

摘自：王澍寰主编：手外科学，第 2 版，445 页

保护腱纽的血供。如果指深屈肌腱和指浅屈肌腱同时断裂，原则上二者都要修复。这样做不仅可减少在康复期间发生肌腱断裂的可能性，而且增加了手指单独弯曲的能力，还有一个好处是可防止近指间关节出现过伸畸形。

Ⅲ区位于 A1 滑车近侧缘和腕横韧带远侧缘之间。

Ⅳ区指的是腕横韧带下方的区域。为了防止修复后屈肌腱出现弓弦现象，在此区域内进行手术时，应将腕横韧带做台阶状切开，并予以修复。

拇指Ⅰ区和Ⅱ区损伤的处理与手指相应区域损伤的处理方法相同。Ⅲ区是大鱼际区，此区域内肌腱损伤，直接在大鱼际间隙内进行修复非常困难。这种情况下，一般有两种选择，一种是Ⅰ期行肌腱移植术，另一种是将前臂处的拇长屈肌腱作台阶状延长，以使修复的部位转移至大鱼际远端。

近年来，随着术后康复治疗的发展，屈肌腱手术的治疗结果有了一定程度的改善。修复肌腱以后，将手指长时间的制动仅用于年龄很小的患者或不合作的病人。制动体位是腕关节屈曲 30°，掌指关节屈曲 45°，指间关节屈曲 0°～15°。为了减少修复处粘连形成，并促进肌腱的内愈合机制，术后早期即可开始被动练习，练习时要使用一个带有橡皮带的支具，橡皮带的作用是被动弯曲手指。4～6 周以后，去掉支具，开始主动屈伸练习。6～8 周以后，开始被动伸直练习。8 周以后，开始有阻力情况下弯曲手指。

如果使用的是 4 股或 6 股缝合方法，在术后 2 周内即可开始主动功能锻炼。此时，要求患者伸直腕关节，使手指被动弯曲，然后再要求患者主动弯曲手指，并维持于这个体位一段时间。

4 股和 6 股缝合方法比 2 股缝合方法更为安全，可以更早期进行主动活动。对于心情迫切而且比较合作的患者，1 周内即可开始进行主动维持练习，方法是理疗医生将患手置于屈曲位，然后嘱患者维持在这个位置。随访结果显示，这样的康复方案效果较好。

【屈肌腱撕脱性损伤】　如果在主动屈指的同时，突遇暴力被动伸指，即可造成屈肌腱止点撕脱断裂。指深屈肌腱撕脱损伤 75% 发生于环指。此种损伤多见于足球或橄榄球运动中。损伤机制是当一方运动员想用力抓住对手的球衣，而对手用力挣脱时，该运动员将不自觉地强力伸直手指，从而造成指深屈肌腱止点损伤。

根据指深屈肌腱回缩水平不同，可将指深屈肌腱止点损伤进行分类。Ⅰ型损伤指的是肌腱自鞘管内回缩至手掌处。这型损伤应在10d内进行修复。如果超过10d，往往因肌肉挛缩而丧失直接修复的机会。Ⅱ型损伤，肌腱回缩至近指间关节水平，侧位X线片上有时会看到一个小的撕脱骨片，此种损伤，在伤后6周内，均可能直接修复。Ⅲ型损伤指的是撕脱骨片较大，使指深屈肌腱不能回缩至A4滑车近侧。这类损伤，6周以内，仍可能直接修复。如果早期没有及时诊断，后期往往需要分期手术，重建屈肌腱，也可行远指间关节融合术或腱固定术等。

【屈肌腱重建】 如果存在屈肌腱缺损、或是因伤后时间较长，已出现肌肉挛缩、或软组织缺损等情况，直接修复肌腱是不可能的。如果指深屈肌腱缺损，但指浅屈肌腱连续性存在，近指间关节有充分的主动活动，可供选择的治疗方法是末节融合术或腱固定术。如果患者要求保留远指间关节的活动，则需要选择肌腱移植术。如果指浅、深屈肌腱都有缺损的话，则要选择肌腱移植的方法。

如果皮肤软组织条件较好，掌指关节和指间关节被动活动充分，环形滑车完整，鞘管瘢痕较少，手指血液循环良好，至少有一根指神经是完整的，就可以考虑Ⅰ期进行肌腱移植手术。可供选择的供体肌腱有掌长肌腱，跖肌腱，或趾伸肌腱等。对于极少数的病人而言，可能会有掌长肌腱和跖肌腱缺如。

【手术方法】 首先将移植肌腱固定在末节指骨，移植肌腱近端与指深屈肌腱近断端吻合，可用编织缝合，也可使用端端缝合。缝合后保持适当的张力是非常关键的，如果张力不足，会出现蚓状肌阳性畸形，原因是蚓状肌起点向近侧移位。这种情况下，如果指深屈肌收缩，带动其腱性部分向近端滑移时，蚓状肌产生较大的张力，并传到至背侧腱帽结构，从而伸直指间关节。结果是当病人准备屈曲手指时产生的却是指间关节伸直的动作。如果移植肌腱后张力较大，手指会出现不同程度的伸直受限。在相似的条件下，Ⅰ期修复的结果要优于肌腱移植的结果。

如果鞘管区瘢痕广泛或者重要的滑车缺如，不宜Ⅰ期修复肌腱。这种情况下，需要分期手术，重建肌腱，才能有效地恢复屈指功能。在Ⅰ期手术中，需要切除残留肌腱，松解挛缩的关节，然后使用残留的屈肌腱或一束伸肌支持带重建A2和A4滑车。再把一个与所需移植肌腱大小相仿的一根硅胶棒置于滑车之内，其远端固定在末节指骨处。早期被动练习可刺激硅胶棒周围形成假鞘。

第二期手术要在3个月后进行，但前提是软组织平衡好，指间关节被动活动充分。术中用移植肌腱替代硅胶棒，肌腱移植的方法与Ⅰ期肌腱移植的方法相同。

【并发症】

1. 粘连 肌腱手术以后最常见的并发症就是肌腱粘连。即使经过恰当的理疗，肌腱粘连仍很难避免。如果主动屈指受限，但被动活动正常，应考虑进行肌腱松解术，但其前提是患者愿望强烈，且局部条件允许（在肌腱修复术后，至少3个月后方可进行松解手术）。

肌腱松解最好在局麻并辅以静脉镇静的前提下进行，术中要充分显露鞘管区。使用局麻的优点是可以在术中嘱患者主动弯曲手指，从而判断松解是否彻底。如果选择区域阻滞麻醉或全麻，必须在粘连区近端牵拉松解肌腱，通过手指的活动范围来判断松解是否彻底。

术后24h即开始主动功能锻炼。电刺激近端肌腹，有助于早期活动。

2. 肌腱断裂 修复处断裂也是术后主要的并发症，发生率仅次于肌腱粘连。如果发现及时，应当手术修复，通常结果都比较满意。但如没有及时诊断，术中需切除断裂后的肌腱残端，然后进行游离肌腱移植或分期手术，重建肌腱。

3. 分期重建失败 如果分期手术失败的话，特别是损伤了指神经血管束，就要考虑进行关节融合术或截指术。

四、内 在 肌

【解剖】 内在肌包括背侧和掌侧骨间肌、蚓状肌和小鱼际肌，作用是控制手指体位。主要功能是使掌指关节屈曲、内收和外展，以及伸直近指间关节和远指间关节。

第一背侧骨间肌和第一掌侧骨间肌的作用分别是外展和内收第二掌骨。中指桡偏和尺偏分别是由第二背侧骨间肌和第三背侧骨间肌完成的。环指内收是第二掌侧骨间肌的作用，环指外展是第四背侧骨间肌的作用。小指内收是第三掌侧骨间肌的作用，小指外展是小指外展肌的作用。

第一、第二和第四背侧骨间肌都由浅、深两层肌腹组成，浅层肌腹的腱性止点位于近节指骨结节上。深层肌腹止于掌指关节背侧腱帽上，因此可以弯曲掌指关节和伸直近、远指间关节。第三骨间背侧肌只有一个肌腹，止于背侧腱帽装置。掌侧骨间肌也止于腱帽装置。

所有骨间肌均走行于掌指关节活动轴的掌侧、掌骨间横韧带的背侧。它们的腱性部分组成侧腱束，走行于近、远指间关节活动轴的背侧。当掌指关节弯曲时骨间肌伸直指间关节的作用比掌指关节伸直或轻度弯曲时要小一些。

四个蚓状肌的止点均位于相应手指背侧腱帽结构的桡侧。蚓状肌起自指深屈肌腱上，走行于骨间肌掌侧，掌骨间横韧带浅层。其作用是调节屈、伸肌腱的张力，对本体感觉可能也有一定的作用。指深屈肌收缩时，其腱性部分和蚓状肌被牵向近端，使伸直近、远指间关节的背侧腱帽纤维张力增加。蚓状肌收缩时，将近端指深屈肌腱牵向远端，使指深屈肌腱弯曲远指间关节的张力降低，因而，有助于伸直远指间关节。

和第一、第二和第四骨间肌相同，小指外展肌有两个腱性止点。一个直接止于小指近节指骨尺侧的外展肌结节，另一个止于背侧腱帽。小指短屈肌也止于近节指骨尺侧结节，但并不止于腱帽，其主要功能是弯曲掌指关节。

内在肌阳性/阴性位

骨间肌和蚓状肌的共同作用是弯曲掌指关节，伸直近侧和远侧指间关节。因此，掌指关节弯曲、指间关节伸直的体位称为内在肌阳性位。这是固定手的理想体位，因为这种情况(下，掌指关节和指间关节的侧副韧带充分伸展至最大长度，所以有效地避免了侧副韧带挛缩的发生。这种体位也被称为安全位和优势位。

正常情况下，内在肌有足够的滑程，使得在被动伸直掌指关节的同时，可以弯曲指间关节。这种体位即称为内在肌阴性位，需要内在肌完全放松才可以实现。当内在肌麻痹时，手也呈同样体位(爪形手)。尽管外在伸肌也有纤维参与伸直近侧和远侧指间关节，但其主要滑程都消耗在伸直掌指关节方面。因此，在内在肌肌力丧失以后，只有将掌指关节置于屈曲位时，外在伸肌才能主动伸直近侧和远侧指间关节。

【治疗】　内在肌阴性手的治疗方法有纠正掌指关节的过伸畸形或重建掌指关节的弯曲功能两种。手术方法包括在掌指关节掌侧行腱固定术或关节囊固定术，或者是肌腱移位动态重建术。一旦恢复了对掌指关节的控制，外在伸肌常常即可充分伸直指间关节。如果在弯曲掌指关节以后，伸肌腱不能伸直指间关节，则需要将移位肌腱的止点固定在侧腱束上，其目的是在弯曲掌指关节的同时，加强了近指间关节伸直的力量。

内在肌紧张

【临床表现】　当骨间肌和蚓状肌因挛缩和过度紧张等原因使其滑程缩短以后，在伸直掌指关节时，不能充分弯曲指间关节。内在肌紧张度试验由Finochiett和Bunnel先后报道。具体方法是首先在放松内在肌的前提下，检测掌指关节和指间关节的被动活动度。如果被动活动度充分的话，可进行下一步检查。将掌指关节置于被动伸直位，然后弯曲患者的近节和远节指间关节。如不能充分弯曲指间关节，则说明内在肌紧张。

造成内在肌紧张的原因有类风湿关节炎，脑外伤和手部碾压伤等多种情况。

【治疗】　内在肌紧张的手术治疗可与掌指关节重建术同期进行，也可单独进行。手术方法包括内在肌切断术和一侧或两侧侧腱束三角部分切除术等。术中，可通过内在肌紧张度测试以判断侧腱束松解是否彻底。

鹅颈畸形(swan-neck deformity)

【临床表现】　鹅颈畸形的特点是近指间关节过伸和远指间关节弯曲畸形。我们知道掌板的作用是限制指间关节过伸，当掌板结构因原发性或继发性原因受到牵拉或断裂以后，即可出现鹅颈畸形。近指间关节发生类风湿关节炎以后，关节腔膨大，使得限制近指间关节过伸的掌板力量相对降低是其中一个原因。内在肌挛缩以后(见于内在肌阳性畸形)，中央腱束力量增强，使近指间关节处于过伸位，造成背侧腱帽结构伸直远指间关节的效能降低，使远指间关节处于屈曲位。

鹅颈畸形的后果有两种，一种是近指间关节僵直或挛缩于伸直位；另一种是虽然在休息位时近指间关节处于过伸位，但关节柔软，可被动弯曲。

【治疗】　继发于内在肌紧张的鹅颈畸形的治疗目的是减小内在肌的力量，常用的方法是切除侧腱束近端和背侧腱帽的三角部分，同时，还要重建限制近指间关节伸直的制约装置，方法有两种，一种是利用指浅屈肌腱止点的一束进行腱固定术，另一种就是将一侧的侧腱束移位至近指间关节旋转中心的掌侧，在矢状面上重建斜形支持韧带。

五、腱 鞘 炎

腱鞘是指包绕肌腱的双层套管样密闭滑膜管，其内层附于肌腱表面，外层衬于腱纤维鞘里面，具有固定、保护和润滑肌腱，使其免受摩擦或压迫的作用。

当手部固定在一定位置做重复、过度活动时，使肌腱和腱鞘之间经常发生摩擦，以致水肿、纤维性变，鞘管壁增生变厚，引起内腔狭窄。由于肌腱在腱鞘内活动时，通过的径道狭窄，从而出现疼痛和运动障碍，这就是腱鞘炎，又称为狭窄性腱鞘炎。

临床上，狭窄性腱鞘炎好发于桡骨茎突处第一伸肌鞘管及手指屈肌纤维腱鞘起始部。

桡骨茎突狭窄性腱鞘炎(dequervain's tenosynovitis)

【临床表现】 拇长展和拇短伸肌腱在桡骨茎突区域的支持带滑车下方可能会出现炎症。拇指内收和屈曲位时将手尺偏可诱发疼痛。其他一些日常动作，如给血压计充气，或从摇篮中抱起婴儿，或在端起比较重的蒸锅时都可能诱发腕关节桡侧疼痛。

Finkelstein 试验有助于本病的诊断(图 6-21-31)。

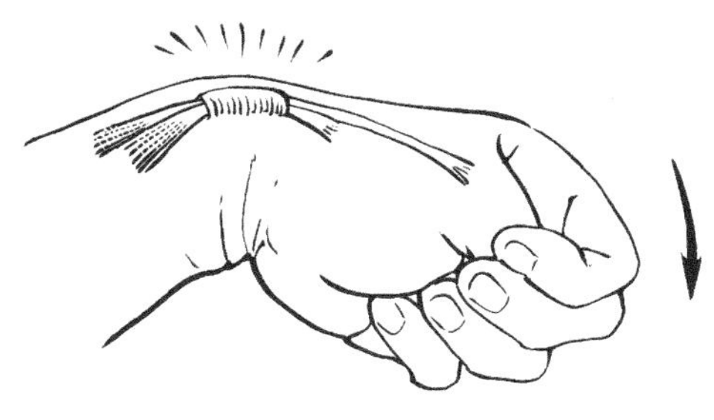

图 6-21-31 Finkelstein 检查法

摘自：王澍寰主编. 手外科学，第 2 版，p472 页

【治疗】 早期的处理方法包括拇人字支具或石膏制动，目的是防止腕关节侧方活动，控制腕掌关节和掌指关节，但允许指间关节活动。向第一伸肌鞘管内注射激素可减轻肿胀和疼痛。

如果保守治疗效果欠佳，要选择手术治疗。松解表面的支持带，对于大多数有症状的患者来讲，拇长展肌腱都不止一条，因此手术的要点是分辨拇短伸肌腱，并进行减压。有时会发现，第一鞘管内有两个管道，中间为一间隔组织。遇到这种情况，一定要将两个鞘管都彻底松解。

手术的主要并发症是桡神经浅支损伤，其所造成的症状有时比术前更为严重。因此，在切开皮肤和皮下组织时，一定要保护好桡神经浅支。

屈肌腱腱鞘炎(扳机指或扳机拇)

【临床表现】 屈肌腱腱鞘炎的特点是在手掌处 A1 滑车近侧缘疼痛和压痛。在用力握拳时，患者常常会发现受累手指或拇指被卡在屈曲位。有时，必须在对侧手的帮助下，才能被动伸直手指。有些严重的病例，手指锁定在屈曲位，腱鞘炎的症状常常是早晨更为明显。对于糖尿病患者来讲，狭窄性腱鞘炎特别常见，如果是多个手指受累，更应该考虑并发糖尿病的可能性。

【治疗】 对于大多数扳机指来讲，向鞘管内注入长效的激素，效果比较满意。针头插入点选择示指近端掌横纹和中环小指近端掌横纹处。将针头插入屈肌腱内，并在针管插处施以适当的压力，这时会感到一定的阻力。然后将针头缓缓退出至肌腱和鞘管壁之间，这时阻力会突然消失。然后向内注入 1ml 长效麻药和激素的混合溶液。如果缓解一段时间后，症状复发，可重复注射几次。

如果激素注射效果不好，可考虑手术治疗，松解 A1 滑车。切开皮肤皮下，显露滑车以后，纵行切断横行走向的纤维。为了使手指仍可充分弯曲，一定要保留 A2 滑车。中环指腱鞘炎也可选择经皮小针刀松解滑车的方法。如果病人并发类风湿关节炎，手术时应保留所有的滑车，以避免手指进一步尺偏。对这类病人，手术方法是腱滑膜切除术，并切除一束指浅屈肌腱。

(陈山林)

参考文献

[1] 王澍寰. 手外科学. 第二版. 北京：人民卫生出版社，1999;209-355

[2] 于胜吉. 腕关节外科. 北京：人民卫生出版社，2002，269-334

[3] Cooney WP, Lincheid RL, Donbyns. The wrist. The 1th edition. Missouri, 1998. 236-632

[4] 贡小英，荣国威，等. Colles 骨折合并桡腕关节半脱位的临床诊断标准的探讨. 创伤骨科学报，1997，1;3-5

[5] 田光磊，王澍寰，韦加宁，等. 尺桡骨远端解剖变异与月骨缺血坏死关系

的调查. 中华手外科杂志, 1997, 13: 150-153

[6] 胡臻. 腕关节镜在手外科的应用. 中华骨科杂志, 1994, 14:47-49

[7] Wolf SW, Neu C, Crisco JJ. In vivo scaphoid, lunate, and capitate kinematics in flexion and in extension. J Hand Surg(AM), 2000, 25:860-864

[8] Viegas SF, Yamaguchi S, Boyd NL, et al. The dorsal ligament of the wrist: anatomy, mechanical properties, and function. J Hand Surg(AM), 1999, 24: 456-460

[9] Lehfeldt M, Ray E, Sherman R. MOC-PS(SM) CME article: treatment of flexor tendon laceration. Plast Reconstr Surg, 2008, 121(4 Suppl): 1-12

[10] Freilich AM, Chhabra AB. Secondary flexor tendon reconstruction, a review. J Hand Surg [Am], 2007, 32 (9): 1436-42

[11] Baskies MA, Tuckman DV, Paksima N. Management of flexor tendon injuries following surgical repair. Bull NYU Hosp Jt Dis, 2008, 66(1): 35-40

[12] Hanz KR, Saint-Cyr M, Semmler MJ, Rohrich RJ. Extensor tendon injuries: acute management and secondary reconstruction. Plast Reconstr Surg, 2008, 121(3): 109-120

[13] Ryzewicz M, Wolf JM. Trigger digits: principles, management, and complications. J Hand Surg [Am], 2006, 31 (1): 135-46

第22章

足　外　科

第一节　足部的功能解剖

一、足部骨及关节的构成

足部由趾骨(除跗趾为二节外,其余四趾均为三节)、跖骨(5块)及附骨(7块)所构成。并由跗跖关节和跗中关节将足分为前、中、后三部:前部有跖骨和趾骨;后部有跟骨和距骨;中部则包括其他5块跗骨。

如自足内缘中点至外缘中点画一线,此斜线即相当于跗跖关节的位置,在此线的前部为足前部,在此线的后部为足的中部和后部。也有人将足部骨骼分为三组,前组(前足)为跖骨和趾骨;中组(中足)为足舟骨、骰骨、第1、2、3楔骨;后组(后足)为跟骨和距骨。第1、2跖骨间有一定角度,其轴线之间的夹角称为IMA(Inter Metatarsal Angle)角,正常为6°～11°,也有报道为6°～10°;IMA＞11°应诊断为跗外翻。跗趾跖骨与趾骨之间也有一定的角度,其轴线之间夹角称为HVA(Hallusx Valgus Angle)角,正常为15°～20°;若＞20°应诊断为跗外翻。

舟骨与第1、2、3楔骨有3个关节面相接。骰骨与第3楔骨及跟骨之间各有一个关节面相接。第1跖骨最短最粗,第2跖骨较长,其基底嵌于第1、2、3楔骨之间,第3跖骨基底与第3楔骨相接,第4、5跖骨与骰骨相接。

足部跗骨对支持身体的重力及稳定体位均较重要,并且由跟骨、距骨、舟骨和骰骨所组成的跟距、距舟及跟骰3个关节,使足具有较灵活的运动功能。这3个关节虽然在解剖构造上是分开的,但在功能上是统一的。跟距、距舟两个关节,统称为距骨下关节或称跟距舟关节,主要使足做内、外翻运动;距舟及跟骰两个关节合称为跗中关节,其主要功能是使足做内收与外展运动,同时也参与足内翻、外翻运动。三关节融合术就是将这三个关节做适当地切除,然后再融合在一起,以矫正足部的畸形,并增强足部的稳定性。

跖骨头与相应的趾骨基底构成跖趾关节。在跖趾关节中以第1跖趾关节的活动度最大,结构也最复杂。正常人的第1跖趾关节活动范围为跖屈35°,伸直时为中立位的0°,可有很少度数的背伸;一般背伸范围20°～30°。跗趾有一定的外翻倾斜度,一般为15°～20°。另外尽管跗趾有外展和内收肌,但正常情况下跖趾关节没有侧方的活动。

趾间关节如同手的指间关节,由近侧趾骨的滑车与远侧趾骨的底构成。趾间关节属于屈戌关节,跗趾的趾间关节活动度最大,可跖屈60°左右。

二、足　背

足背的肌腱和肌肉可分为两层。浅层自内向外有胫骨前肌腱、伸跗长伸肌腱、伸趾长肌腱和第三腓骨肌腱;深层有趾短伸肌和跗短伸肌,此两肌起始于跟骨背侧面,分别止于跗趾及2～4趾,有伸趾作用。

足背动脉在伸跗长肌腱和伸趾长肌腱之间走向第一跖骨间隙,在足背形成血管弓,并向前分出跖背动脉及趾背动脉。足背动脉还发出足底深支,自第一跖骨间隙进入足底,并且与足底外侧动脉形成足底动脉弓。

三、足　底

(一)跖腱膜与足底筋膜间隙

1. *跖腱膜*　足底筋膜分为深浅两层,浅层称跖腱膜,深层称骨间跖侧筋膜。跖筋膜起自跟骨结节,在足底前部大约相当于跖骨颈部,分为深浅二层，深层厚而强大，又分为五束，沿跖骨行走，在跖骨头处分为两支，其间有屈肌腱走过，外侧四束止于跖趾关节囊下方增厚而形成的跖板的内外侧；内侧束的两分支则分别止于第1跖骨头下的两颗籽骨，后者又有强大的韧带连于近节趾骨基底及第1跖骨颈。相邻的跖筋膜及跖筋膜与跖骨头处的跖深横韧带相互交织，组成强大的筋膜韧带系统，维持足弓的三维形态。

2. *足底筋膜间隙*　跖腱膜向足部深处发出两个筋膜隔，分别止于骨间跖侧筋膜。将足底分为3个筋膜室，即内侧室、外侧室及中间室。内侧室有足底内侧动脉及神经通过，在足底内侧沟前行；外侧室有足底外侧动脉及神经通过。神经血管的近段及远段越入中间室，中间室内有趾短屈肌、趾长屈肌、蚓状肌、跖方肌和踇收肌以及在各趾的屈肌腱之间通过的神经血管等。

3. *骨间跖侧筋膜*　足底的骨间跖侧筋膜覆盖于骨间肌的跖侧面，与跖骨跖侧面骨膜愈合，与骨间背筋膜及相邻两侧的跖骨共同构成4个跖骨间隙，各间隙内含有神经血管。所以在行足部手术时一般主张从背侧进入，而尽量不选择跖侧切口。

总之，足底的跖腱膜、骨间跖侧筋膜之间共形成了3个肌间隙，各间隙的内外侧均有紧密的筋膜所限制，如足底某一间隙的感染可向深部或浅部蔓延，细菌或脓液可穿过跖腱膜至皮下或趾蹼。中间室鞘内的疏松结缔组织与小腿后肌群的深筋膜相续，故中间室的感染可向小腿蔓延。另外，足底跟部存在弹性脂肪组织，形成弹性纤维组成的致密间隔，一旦细菌进入，极易繁殖，且抗生素难以到达这些小间隔内，感染不易控制。所以临床对足底的外伤处理、皮瓣的选择、清创操作等方面都应非常慎重。

（二）足底肌肉

足底的肌肉分为两类，一类是短小的内在肌，在负重时有稳定足的作用，这些肌肉多呈纵行以加强足的纵弓，只有少数呈横行，以支持足的横弓；另一类是起源于小腿的长肌，在运动中负担大部分体重，并能使足做跖屈、外翻、外展或内翻、内收运动。足底肌肉覆盖于跖腱膜之下，共分为四层。

第一层：由内向外有踇展肌、屈趾短肌及小趾展肌。

第二层：有屈趾长肌腱、屈踇长肌腱、跖方肌及蚓状肌。

第三层：有屈踇短肌、踇收肌及屈小趾短肌。

第四层：有骨间肌、胫骨后肌腱及腓骨长肌腱。足部肌肉起止点及其作用，见表6-22-1。

表6-22-1　足部肌肉起止点及其作用表

肌肉			起始	抵止	作用	神经及脊髓节段
足背肌		踇短伸肌	跟骨上外面	各趾第1节趾骨底	协助伸趾	腓深神经 L_4～S_1
		短段伸肌				
足底肌	内侧群	踇展肌	跟骨、舟骨、跖长韧带诸结构	踇趾第1节趾骨底	外展、内收及屈踇趾	L_2～S_1
		踇短屈肌				足底内侧神经 L_5～S_2
		踇收肌				S_1、S_2
	外侧群	小趾展肌	跟骨、跖长韧带诸结构	小趾第1节趾骨底及第5跖骨	外展、内收及屈小趾	足底外侧神经 S_1、S_2
		小趾短屈肌				
		小趾对跖肌				
	中间群	趾短屈肌	跟结节及跖腱膜	2～5趾第2节趾骨底	屈趾	足底内侧神经 L_5～S_1
		跖方肌	跟骨	趾长屈肌腱	协助屈趾	足底外侧神经 S_1、S_2
		蚓状肌	起于趾长屈肌腱	第1节趾骨趾背腱膜	屈跖趾关节、伸趾关节	足底内外侧神经
		骨间跖侧肌	起于跖骨、止于第1节趾骨，以第2节为中心并拢和散开			腓深神经 S_1、S_2
		骨间背侧肌				足底外侧神经 S_1、S_2

(三)足底血管与神经

足底内、外侧动脉是胫后动脉的两个分支。足底外侧动脉走行于屈趾短肌与跖方肌之间，再沿外侧肌间隔至第5跖骨基底，然后转向内侧，在第1跖骨间隙与足背动脉的足底深支形成足底动脉弓。自此弓向远侧发出数支跖骨底动脉，再发出趾底动脉以供应各趾的血液。足底内侧动脉，于屈趾短肌和蹈展肌之间走行，供应邻近肌肉，发出深支与第1跖骨底动脉吻合。

足底内、外侧神经均为混合神经，是胫后神经的延续，并与同名动脉伴行，支配足底内、外侧的皮肤。此外，内侧神经发出肌支，支配蹈展肌、屈趾短肌、屈蹈短肌和第1、第2蚓状肌；外侧神经发出肌支，支配小趾展肌、跖方肌、蹈收肌、外侧二个蚓状肌和骨间肌。

四、足　　弓

足纵弓分为内、外两侧弓。内侧纵弓较高，由跟骨、距骨、舟骨、三个楔状骨和内侧三个跖骨所构成，距骨头和舟骨位于弓的顶部。第1跖骨和楔骨以及其他跖骨和楔骨韧带的联系比较薄弱，在重力压迫下容易移位。内侧纵弓主要由胫骨后肌、趾长屈肌、蹈长屈肌、足底的小肌、跖腱膜及跟舟跖侧韧带维持，此弓曲度大、弹性强，故有缓冲震荡的作用。

外侧纵弓较低，由跟骨，骰骨和第4、5跖骨所构成，骰骨位于弓的顶点，骨与骨间的韧带联系较强，此弓较稳定。外侧纵弓曲度小、弹性弱，主要与维持身体的直立有关。站立时外侧纵弓几乎全着地、内侧纵弓并不着地，故临床上可作足印检查。

足横弓由跗骨及跖骨构成，以中间和外侧楔骨以及2～4跖骨为主。由5个跖骨基底及跗骨的前部构成，全体作拱桥，其背侧面较跖侧面大，上宽下窄，在足的跖面形成一个很深的凹，全体作为横弓。主要由腓骨长肌及蹈收肌的横头等维持结构。纵弓的改变可引起横弓的变化。

足弓的功能：足弓是人类直立行走后的产物，是进化的结果。人的内外侧纵弓和横弓在人体的足部形成了一个力学性能非常合理的拱形弹力结构系统，能够使足底应力分布均匀，足弓和维持足弓的韧带、肌肉共同能够完成吸收能量、缓解震荡，保护足部以上的关节，防止内脏损伤的作用。

(王正义)

第二节　足　外　伤

一、足部开放性损伤的诊断和治疗

足部开放性损伤在临床中并不少见，多数涉及足部皮肤、软组织及骨骼的损伤。开放性骨折最常发生在高能量损伤之后，大约占所有肢体骨折的3%，并有上升趋势。由直接暴力引起的开放性骨折，软组织碾挫严重，肢体血运差，且发生感染的概率较大。间接暴力引起的开放性骨折，多由骨折端由内向外刺破软组织和皮肤，故损伤较轻。

【开放性骨折的分型】 正确的分析伴有软组织损伤的开放性骨折的分型，有助于指导医生采取最合适的治疗方案。最常用的分型是Gustilo-Anderson分型，Ⅰ型：皮肤开放伤口小于或等于1cm，清洁，多为骨折块由内向外损伤所致，软组织损伤轻，骨折为简单横形或短斜形。Ⅱ型：伤口撕裂超过1cm，广泛软组织损伤，皮瓣形成或撕脱，骨折为简单横形或短斜形，但有小骨折块。Ⅲ型：广泛软组织损伤，包括皮肤、肌肉和神经血管结构，多为高能损伤，伴严重挤压。ⅢA型：广泛软组织撕裂伤，但骨表面有软组织覆盖，节段性骨折。ⅢB型：广泛软组织损伤，伴骨膜剥离和骨质外露。通常有严重污染。ⅢC型：伴有血管神经损伤需要修补。

【诊断】 在急诊室，注意力首先集中在生命功能的复苏，并立即处理可能危及生命的损伤。询问病史重点在于年龄和职业、创伤发生经过、致伤器械、伤后时间等。局部检查的重点在于确定受伤的种类和范围，创口大小、深度、周围皮肤状况、远端肢体的血运、感觉及运动。初步评价血管、神经和肌腱的受伤情况。然后，暂用无菌巾、夹板固定后行X线检查，必要时补充CT或MR检查。

【治疗】 开放性骨折的治疗可分为四个阶段：挽救生命、保全肢体、防止感染、保存功能。首先做好抗休克治疗，要做细菌培养及药敏试验，早期应用抗生素可降低感染的发生。污染的创口经过正确的清创也可减少感染的发生，故要掌握好清创的时限，伤后6～8h为清创的黄金时间，绝大多数创口可以一期缝合，并进行重要组织的修复和骨折固定；伤后8～12h如污染较轻，损伤不重，根据创口感染可能性的大小，骨折固定可以选用外固定架或钢板固定，清创缝合或部分创口缝合；伤后12～

24h酌情是否清创，骨折可选择骨牵引或外固定架，创口缝或不缝。遇骨外露时，选择合适时机，尽早采用皮瓣移植消灭创口。清创术包括清理和修复两部分。清理包括：①伤肢的清洗；②创口边缘及皮下脂肪组织的清创；③肌肉、肌腱、筋膜、血管、神经的处理；④骨外膜及骨折端的清理；⑤异物及组织碎片的清除等。修复包括：①开放性骨折的固定：直视下复位后，根据稳定情况选用石膏托、骨牵引或外固定架固定；②血管的修复：重要的动脉或静脉断裂，应立即进行吻合，使伤肢尽快恢复血液循环；③神经的修复：在条件允许时，应争取缝合。缝合前先将两断端用锋利刀片切成平整的新创面，再做神经外膜或束膜的缝合。若部分神经缺失，可将临近关节屈曲后凑近两端缝合。若条件不允许，先将神经两断端用黑丝线缝合固定于附近软组织，作为标记，利于二期修复；④肌腱的修复：断裂的肌腱如断端平整，无挫伤，可予一期缝合，常用“双十字”或Kessler缝合法；⑤创口的闭合：6～8h的一、二度开放性骨折的创口清创后可一期闭合，缝合时无张力可直接缝合，并放硅胶管引流24～48h。对于皮肤缺损较多的创口，应用减张缝合或植皮术。对于三度开放性骨折的创口难以闭合时，可延迟闭合创口。

二、跟骨骨折

跟骨骨折是最常见的跗骨骨折，占跗骨骨折的60%，占全身骨折的2%，多见于30～50岁的年轻工作人群，男女比例约为5∶1。约7%为双侧骨折，98%为闭合性骨折。在成年人，约75%为关节内骨折；在儿童和青少年，仅约25%为关节内骨折。

【病因与损伤机制】　跟骨骨折的病因多样，约75%为高处坠落伤，为足跟着地后遭受撞击所致，其他如交通伤、挤压伤、运动伤等，其骨折的机制相应也比较复杂。

关节外骨折最常见类型是累及前结节和结节。前结节骨折可进一步分为撕脱性骨折和压缩性骨折。前结节骨折是足跖屈和内收的结果。结节骨折分为鸟嘴样骨折和撕脱性骨折，产生结节骨折的机制是跟腱的强力牵拉作用。关节内骨折多是由距骨在跟骨上的直接垂直暴力造成，少部分可能由于扭转力造成。低能量损伤导致无或轻微移位的骨折，高能量损伤导致粉碎性骨折。

【分型】　由于跟骨骨折的损伤机制和病理解剖不同理解产生了多种骨折分型，应用较多的是Essex-Lopresti及Sanders等提出的跟骨骨折分型。

1. Essex-lopresti分型　Essex-lopresti将跟骨骨折分为两组：Ⅰ型未波及距下关节面骨折：A结节骨折（鸟嘴样骨折、撕脱性骨折、垂直骨折、水平骨折）；B累及跟骰关节的骨折（Parrot-nose骨折、多形态的骨折）。Ⅱ型波及距下关节面骨折：A无移位骨折；B移位骨折（舌形骨折、外侧关节面塌陷骨折、载距突骨折、较严重的舌形和关节压缩骨折、距下关节面前后分离移位骨折）

2. Sanders分型　Sanders将跟骨骨折分为关节外骨折和关节内骨折两大类。其中针对波及后距下关节面骨折，他依据冠状位CT扫描图像进行分类。首先选择距骨后距下关节面最宽的断面为标准，定出通过后距下关节面的A、B两线，此两线大致将距骨划分为相等的三个柱，在跟骨后距下关节面上则亦形成三个潜在骨块，C线则于距骨后距下关节面的内侧缘平齐，于是载距突成为跟骨潜在的第四个骨折块，其按上述骨折线的不同，划分为四型，Ⅰ型、所有的未移位的骨折，不管骨折线位于何处和多少，该类型骨折以保守治疗为主；Ⅱ型、劈裂后距下关节的二部分骨折，在基于骨折线通过的位置划分为ⅡA、ⅡB、ⅡC型，该类型骨折选择切开复位内固定术治疗为主；Ⅲ型、三部分骨折，同样依据骨折线的组合分为ⅢAB、ⅢBC、ⅢAC三种类型，该类型骨折在选择切开复位内固定术同时应进行植骨术为佳；Ⅳ型、四部分骨折，即粉碎型，通常不止4个骨块，该类型骨折手术效果不佳。

【临床表现】　患者多有明确的外伤史，最多见为高处坠落伤，足跟着地后遭受强烈撞击，其他如交通伤、挤压伤、运动伤等也不少见。

1. 症状　后跟疼痛、肿胀，活动受限，不能着地，着地时疼痛加剧，伴有脊柱骨折时则存在胸腰部疼痛，活动受限，应予注意。

2. 体征　足跟部肿，皮下瘀斑，足底扁平，足跟增宽，呈外翻畸形，跟骨压痛，扣痛，足踝部主动活动受限。当合并肌腱断裂、神经损伤及足骨筋膜室综合征时，可出现足部运动障碍、感觉缺失和肿胀、张力异常增高等体征。

3. 辅助检查　X线片：常规拍摄双侧跟骨前后位片、侧位片和轴位片，观察跟骨骨折的类型、骨折块位置和数量、关节面的塌陷情况等，测量跟骨的高度、宽度、后跟内外翻的角度、Böhler角和Gissane角等。对关节内跟骨骨折，应拍摄双侧跟骨的

Broden位片。对合并伤患者还应拍摄相应部位的X线片。CT及三维重建：应常规作跟骨CT扫描，包括横轴面及冠状面扫描，明确跟骨骨折的部位、类型、移位和碎裂程度，特别后关节面的骨折情况，并根据CT扫描及三维重建对跟骨骨折进行分型，为制定合理的治疗方案提供依据。

【诊断】　根据患者的外伤病史、症状、体征、X线片和CT检查结果不难作出诊断，但全面的诊断还应包括骨折的分型和病情的评估。病情评估主要包括以下三个方面的内容：①跟骨骨折本身：关节内外骨折的类型、跟骨长、宽和高度的变化，跟骨丘部高度的变化、骨折块的数目、部位和移位程度，Gissane角和Böhler角，关节面骨折的部位、骨折块数量、塌陷深度和骨折台阶的高度，跟骨负重轴线的改变，足弓的高度变化，跟骰关节的损伤程度等。②后足和全身情况：评价跟骨周围软组织损伤的程度和范围，确定是否为开放性损伤，是否存在发生骨筋膜室综合征的倾向，是否存在局部皮肤的坏死和感染；确定有无影响手术治疗的全身性疾病如全身性的感染、肝肾衰竭及糖尿病等。③合并伤：确定有无休克、脊柱骨折、骨盆骨折及四肢其他部位的骨折与内脏损伤学。

【治疗】

1. *保守治疗*　主要适用于部分关节外跟骨骨折；年迈不能行走或截瘫患者，关节重建无必要或无意义；无移位的关节内骨折；有手术禁忌证者如伴有严重复合伤、严重心血管、糖尿病等；手术治疗前的临时处理。保守治疗方法包括：早期功能疗法、闭合复位石膏、支具或其他外固定器固定等。

2. *手术治疗*　手术指征包括：关节内骨折台阶≥1mm，跟骨明显短缩或增宽，Böhler角缩小≥15°，Gissane角缩小≥90°或增大≥130°，跟骰关节骨折块的分离或移位≥1mm等，关节外骨折严重的压缩、移位、短缩和增宽等也需要手术治疗。手术治疗方法较多，主要是切开复位内固定和撬拨复位螺钉内固定术。切开复位内固定术目前已成为治疗有移位跟骨骨折的最常用和有效的方法，既可达到骨折解剖复位，又能可靠地固定复位的骨折块，允许早期功能锻炼，可获得显著优良的临床疗效。

3. *切开复位内固定*　一般在伤后7～10d手术，最常用“L”型扩大外侧入路，将外侧壁全层皮瓣掀起，暴露出距下关节，依次对骨折复位后以钢板或螺钉固定，对特别粉碎或骨质疏松者可选择最新的跟骨锁定钢板。内侧入路主要用于以跟骨内侧为主的关节外骨折、载距突骨折、简单的关节内骨折和部分内侧壁膨出者，载距突入路适用于单纯载距突骨折的复位和内固定，两者均可作为外侧入路的辅助方法。＞2cm^{3}的严重骨缺损和当固定后关节面到载距突的长螺钉难以维持后关节面骨折复位时，多主张植骨。植骨方式有多种，多主张用髂骨植骨，也可根据情况使用异体骨或骨替代物。

三、距骨骨折

距骨是全身骨骼中唯一没有肌肉起止的骨块，表面的70％为关节软骨覆盖，仅在距骨颈关节囊附着处有血管进入供应其血运。由于是传导足部应力至下肢的联系，当踝关节遭受暴力时，易造成距骨的骨折。若治疗失误，固定不可靠，极易引起距骨骨折不愈、坏死以及胫距关节、距下关节的创伤性关节炎。

【病因与损伤机制】　距骨骨折多数为高处坠落或交通事故产生的暴力直接冲击所致。距骨骨折按解剖部位可分为距骨头、颈、体部骨折。距骨体骨折按照骨折是否横跨体的主要部分，或骨折是否累及距骨颈、侧突或后突再进一步细分。距骨头骨折由足部跖屈下轴向暴力所致，或足极度背屈时距骨头与胫骨前方相撞引起。距骨颈损伤最常见为足部受跖屈暴力而使距骨颈与胫骨下端前缘撞击致骨折，也可以是踝关节跖屈旋转的剪力或踝关节的旋后暴力致距骨与内踝相撞击导致骨折。距骨体与距骨颈骨折的机制相类似，也是足、踝各位置的连锁暴力作用所致。当足部强烈跖屈，距骨后突被跟骨冲击而折断，或与胫骨后缘冲击可形成距骨后突骨折。

【分型】　由于距骨的血供及解剖结构的特殊性，距骨骨折的病理解剖也较为复杂。距骨骨折的损伤机制和病理解剖不同，产生了多种骨折分型，距骨骨折按解剖部位可分为距骨头、颈、体部骨折。现在被大家广泛认可并接受的分型是Hawkins分型，它有助于判断距骨损伤的严重程度，并可预测距骨缺血性坏死的发生率。Ⅰ型：无移位的距骨颈骨折，骨坏死发生率约10％；Ⅱ型：移位的距骨颈骨折合并距下关节的脱位或半脱位，骨坏死发生率约40％；Ⅲ型：移位的距骨颈骨折合并踝关节和距下关节的脱位，骨坏死发生率约90％。Canale和Kelly在此基础上提出了距骨颈骨折的Ⅳ型：除了距骨颈骨折移位，距骨体从踝关节和距下关节中脱出外，还伴随距舟关节的半脱位，其骨坏死的发生率几乎100%。Sneppen等根据距骨体部的骨折部位和骨折线的走行将距骨体骨折分为6型，Ⅰ型：距骨体上关节面压缩骨折；Ⅱ型：距骨体冠状面剪切骨折；Ⅲ型：距骨体矢状面剪切骨折；Ⅳ型：距骨后结节骨折；Ⅴ型：距骨外侧突骨折；Ⅵ型：距骨上关节面压砸粉碎骨折。

【临床表现】　患者有明确的损伤史，如从高处坠落足部着地，或为交通事故，足部受到猛烈撞击。

1. 症状　患足出现疼痛、肿胀、瘀斑，软组织挫伤严重。

2. 体征　查体可发现踝关节局部或广泛压痛，踝关节活动明显受限。距骨脱位者可有畸形，严重者撞击皮肤造成软组织坏死。注意检查足趾自主运动、皮肤感觉等神经系统症状以及毛细血管充盈、皮肤温度情况，以确定是否存在血管神经压迫。

3. 辅助检查　X线摄片是最基础有效的检查，常规包括踝关节正侧位、踝穴正位，根据不同的图像可确定不同类型的骨折以及严重程度。CT和MR可以发现X线片漏诊的隐匿性距骨骨折，用来分辨距骨冠状面和矢状面骨折情况以及那些容易漏诊的骨折类型。其对于评估骨折移位情况和选择手术方案具有重要意义。MR对于诊断距骨周围韧带、肌腱等软组织，关节软骨以及评估距骨坏死等具有重要作用。

【诊断】　根据体格检查应该高度怀疑距骨骨折，X线检查有助于明确诊断，必要时行断层摄影及CT检查以明确骨折情况。诊断标准：①患者外伤后足部疼痛、肿胀、瘀斑、踝关节活动受限。②X线或CT可发现透亮骨折线、或胫距关节、距下关节对合错乱等相应表现。

【治疗】

1. 保守治疗　保守治疗适用于距骨后突的小块骨折，无移位距骨颈、距骨体、距骨头骨折。有学者认为若移位<5mm及内翻未超过5°，可采取麻醉下闭合性复位，石膏固定3～4个月。疼痛严重可服用非甾体类消炎药，活血化瘀的中成药等。无论何种治疗方式，部分患者会出现后期的创伤性关节炎或缺血性坏死，往往需要行关节融合或置换术。

2. 手术治疗　手术指征为明显移位的距骨颈、距骨体骨折。距骨头骨折的手术指征是碎骨片移位，并与距舟关节不匹配，或碎骨块比较大。有学者指出距骨颈或距骨体骨折移位超过2mm就能明显改变距下关节的接触负荷，影响后足的活动，现主张切开复位内固定。HawkinsⅡ～Ⅳ型的骨折最好通过两个切口显露。若距骨体未完全显露，内侧切口需联合外侧弧形切口或前外侧纵形切口。必要时行内踝截骨术（骨折线延伸至距骨外侧突或距骨体）。粉碎性骨折导致距骨塌陷或分离的，复位后的间隙必须通过骨松质植骨加以填充。然后根据骨折的严重程度采用钢板或单纯螺钉固定。由于距骨体骨折多为直接暴力所致，骨折往往较为严重，因此对于直视下有严重的距下关节面损伤者可采取距下关节融合术，以改善距骨血运。距骨头骨折的手术入路也采用经典的前内侧切口。根据骨折块大小选择合适的骨皮质螺钉。体积太小不能复位的骨折块应予切除。严重压缩的骨折需植骨，以防塌陷和内固定后关节面不匹配。对于移位明显的距骨前突后突骨折块较大者，都建议切开复位内固定，术后石膏固定8～12周。

四、舟骨骨折

舟骨是足内侧纵弓的关键组成部分。它同后方的距骨组成了重要的距舟关节。远侧它同内侧、中间和外侧楔骨相关节。因此，舟骨的对位对线对维持足内侧柱的长度以确保各组成之间的关系至关重要。

【病因与损伤机制】　急性损伤多发生于高能轴向损伤，严重足部挤压伤或跌落时足尖着地足前部受力，使距骨和楔骨前后挤压足舟骨，以致足舟骨发生压迫性骨折或骨折脱位。也可发生于较少见的外翻张力，经胫前肌腱和距舟关节周围的关节囊韧带传递所致。

【分型】　单纯足舟骨骨折较少见，根据发生的部位和损伤机制可分为体部骨折和撕脱骨折。这两种骨折的发生率基本相当。舟骨体骨折一半是中段的垂直型骨折，另一半是舟骨结节骨折。

【临床表现】　足舟骨局部疼痛、肿胀明显、触痛及皮下淤血。应注意舟骨结节骨折可能是中跗关节损伤的一部分，足背外侧疼痛、肿胀，使得舟骨骨折容易被忽视。对于撕脱骨折X线可显示舟骨撕脱的骨折块，诊断多无困难。CT检查可以发现X线不能诊断的骨折，并有利于对关节内骨折进行确诊。

【诊断】　根据患者的外伤病史、症状、体征、X线片和CT检查结果不难作出诊断，但全面的诊断还应包括骨折的分型和病情的评估，这对评估骨折的具体情况、指导治疗和评价预后有重要的作用。

【治疗】

1. 保守治疗 适用于较小的撕脱骨折，不管是否累及关节；无移位的体部骨折也可保守治疗。非负重短腿石膏固定6～8周，足置于中立位，轻度内翻跖屈，足弓应良好塑形。固定之前可抬高肢体，弹力绷带包扎24～72h，消除肿胀，拆除石膏后需穿有足弓垫的健身鞋，以防纵弓下陷。

2. 手术治疗 手术指征为累及关节面20%以上的撕脱骨折和明显移位的大块稳定骨折，移位的舟骨体骨折，保守治疗失败的撕脱骨折如发生骨不愈合或舟骨背侧面出现不规则骨性凸起并引起症状，可切除不愈合的碎骨片或骨突。对于较大的撕脱骨折可切开复位内固定，准确复位骨折，用克氏针或小螺钉固定，以恢复距舟关节关节面的完整性。移位舟骨体骨折需切开复位内固定。保证胫后肌腱的正常功能和跟骰关节的运动功能，防止发生胫后肌腱功能不全、中足部疼痛和足运动功能障碍。术后非负重短腿石膏制动，注意足弓塑形，直至出现明显的骨性愈合为止，一般在8周左右。8～12周拆除石膏，开始活动锻炼，并用支撑足弓的足弓垫保护3个月。骨折手术后，移位的背内侧骨折块可发生无菌性缺血坏死，创伤后关节炎和功能障碍，应注意随访，可行相应的理疗，必要时手术处理。

五、跖跗关节脱位

跖跗关节（lisfranc关节）是中足的复杂结构，在步行时完成重力由中足向前足的传导，并在步态各期支持人的自身负荷。跖跗关节损伤或不稳定可造成患者足底疼痛、足弓塌陷及正常步态周期的失调。该损伤较少见，发生率约1/55 000每年，临床上常易漏诊。

【病因与损伤机制】 直接或间接暴力均可导致跖跗关节骨折脱位。在低能损伤中，直接暴力打击跖跗关节或跖骨负重轴，外旋力导致前足外展，跖跗关节脱位。在高能损伤中，暴力方式较多，损伤形式也较多，常见的有坠落伤引起的软组织损伤，中足的骨筋膜室综合征、楔骨不稳定、跖骨骨折、骰骨骨折等。上述损伤联合作用，可造成中足的不稳定，在足部负重时出现疼痛。跖跗关节的骨折脱位如果不及时治疗可导致中足畸形及足弓塌陷。

【分型】 现临床较常使用的分类方法是由QuenuKuss首先提出，后由Hardcastle以及Myerson改良的方法。此分类方法较好地包括了常见的损伤类型，对治疗的选择有一定的指导意义。但未考虑软组织损伤，另外对判断预后意义不大。A型：同向型脱位。即所有5个跖骨同时向一个方向脱位。通常向背外侧脱位。常伴有第2跖骨基底或骰骨骨折。B型：单纯型脱位。仅有1个或几个跖骨脱位，常为前足旋转应力引起。可再分为两亚型，B1型：单纯第一跖骨脱位。B2型：外侧数个跖骨脱位并常向背外侧脱位。C型：分离型脱位：第一跖骨与其他四个跖骨向相反方向移位。根据波及外侧跖骨多少，可再分为C1型：只波及部分跖骨。C2型：波及全部跖骨。

【临床表现】 Lisfranc损伤临床上较明显的特征包括：①中足足底的出血斑；②在触诊、运动、负重时，TMT关节的疼痛；③中足的不稳定性。X线检查对明显的骨折脱位，诊断较明确。跖跗关节损伤最典型的特征是第1、第2跖骨基底之间或第1、第2楔骨之间的距离增宽，常合并第2跖骨基底或第1楔骨的薄片骨折。跖跗关节不稳定在X线片上有时不明显，需要在一定的麻醉下对足施以旋前、外展并同时摄应力位X线片来确认。CT检查可发现微小的跖跗关节损伤及较小的半脱位。骨扫描对慢性跖跗关节损伤诊断价值较大。

【诊断】 根据患者的外伤病史、症状、体征、X线片和CT检查结果不难做出诊断，但全面的诊断还应包括骨折的分型和病情的评估，这对评估骨折的具体情况、指导治疗和评价预后有重要的作用。

【治疗】

1. 保守治疗 保守治疗的原则即建立中足解剖学上的稳定性，适应证通常是低能量的扭伤。初始治疗可采用短腿管形石膏非负重位固定6周，且保守治疗的患者均需2周的密切随访，如从负重位的X线片来确保Lisfranc关节解剖上的对线。6周后，在管形石膏的支撑下可逐渐开始负重，负荷量以患者舒适，不觉得疼痛为基准。当全足负重后，患者仍未觉疼痛，即可除去石膏，进行康复锻炼。此外，还可加用足弓支持矫形器，以预防创伤性平足形成。

2. 手术治疗 手术治疗目的在于恢复Lisfranc损伤中所有关节的解剖对线。其中楔骨和骰骨有无合并骨折是判定Lisfranc损伤是否稳定的重要标志。临床上首推的手术方式为切开复位不稳定区域及 3.5mm 螺钉坚强内固定，同时也可选用克氏针，但克氏针维持关节稳定的力量较螺纹钉弱。现在达成的共识是内侧三个跖跗关节用螺钉固定，外侧两个用克氏针固定。

手术复位时，切口应根据骨折和脱位类型决定。单纯脱位，足背侧纵形切口，长 7～8cm，且在第 3 趾的趾长伸肌旁并超过跖跗关节面，使近、远端均显露；如有多个关节脱位可采用几个切口，分离软组织显露脱位的关节面，纵向牵引达到整复。若整复后不稳定，内侧脱位的三个关节用 3.5mm 骨皮质螺钉固定；外侧的 2 个可用 1.6mm 克氏针固定，如应用克氏针作内固定应有足够长度穿出皮肤，以便于后期拔除。

六、跖骨骨折

跖骨骨折约占全身骨折的 1%，约占足部骨折的 35%，以第 5 跖骨骨折发生率最高，其余依次为第 3、第 2、第 1 和第 4 跖骨。

【病因与损伤机制】　直接暴力：如重物砸伤，车轮碾压等。间接暴力：如高处坠落伤，前足着地时极度内翻，可引起跖骨基底部骨折，以第 3、4、5 跖骨常见。肌腱拉力：如第 5 跖骨基底部骨折，常因前足跖屈内翻、腓骨短肌腱的牵拉导致。

【分型】　根据骨折发生的部位可以分为①跖骨头骨折：多因直接暴力所致，常伴有关节面受损，临床较少见；②跖骨颈骨折：骨折后易发生跖骨头向跖侧移位，需复位治疗；③跖骨干骨折：多因外力打击或挤压所致，常发生多根骨折移位，单根骨折较少移位；④跖骨基底部骨折：较多见，单根基底部骨折多见于第 5 跖骨。按照 AO/ASIF 分型：跖骨骨折归为第 81 组，第 1 跖骨(T)，第 2 跖骨(N)，第 3 跖骨(M)，第 4 跖骨(R)，第 5 跖骨(L)；根据骨折的复杂程度分为 A、B、C 三个亚级：关节外骨折或简单的干部骨折为 A，部分关节内骨折或干部的楔形骨折为 B，复杂的粉碎性关节内骨折或干部骨折为 C；再根据骨折的部位分为 1、2、3 三个亚组：近端骨折为 1，干部骨折为 2，远端骨折为 3；最后一级数字根据骨折的模式设定且随第一级数字亚组的不同而变化。

【临床表现与诊断】　外伤史多较明显。伤后局部疼痛、肿胀及淤血，患足负重障碍。跖骨表浅，故局部压痛明显。X 线检查一般可确诊，双侧对照具有一定的临床意义。但隐匿性骨折和关节内骨折，如跖骨基底部骨折特别是裂隙骨折，可因投照角度不当而较难发现，可行 CT 加以诊断。故根据明确的外伤史、临床表现与影像学检查，跖骨骨折诊断一般无困难。

【治疗】

1. *保守治疗*　适用于无移位及手法复位满意的骨折，对于第 2、3、4 跖骨水平面上的移位，若没有长度的丢失也可行保守治疗。对于上述骨折建议非负重下固定 4～6 周。待骨折完全愈合后再充分负重。

2. *手术治疗*　虽然大多数跖骨骨折都可通过有效的保守治疗获得满意效果，但如有严重移位、粉碎骨折、关节内骨折、开放性损伤等常需手术治疗。有人指出当跖骨骨折矢状面移位＞2～4mm 或成角＞10°时应手术治疗。另外，有人认为对于第 1、5 跖骨骨折，任何平面上的移位都应手术治疗，以免引起足趾的内外翻。手术治疗可以使骨折端获得解剖复位，即刻稳定及术后早期功能锻炼，从而有利于足部形态、功能的恢复。涉及跖跗关节并预计将影响足功能者，应按 Lisfranc 损伤治疗，可行跖跗关节固定术或融合术。

内固定可采用克氏针、螺钉、钢板和外固定器。第 1、5 跖骨骨折多采用钢板固定，对于第 5 跖骨基底部骨折可采用髓内螺钉固定。克氏针髓内固定适用于中间跖骨简单的横行骨折，术后需用石膏固定 4～6 周。螺钉及钢板固定适用于较复杂的横形及斜形或螺旋形骨折。外固定器适用于开放性或病理性骨折伴发感染、骨质缺损或软组织条件差的骨折。

七、趾骨骨折

由于趾骨的解剖位置，其损伤在临床中并不少见。趾骨在行走中可以吸附地面，防止滑跌，其次还可以辅助足的推进与弹跳。因此，在趾骨骨折治疗中，应尽量恢复上述功能。

【病因与损伤机制】　发生在矢状面上的骨折多数源自直接暴力、过度跖屈和背伸是趾骨骨折最常见的病因。趾骨的挤压损伤通常由重物从高处落下或是被抛掷引起，也可由工业或交通事故所导致。外展内收暴力也是趾骨骨折的常见原因，一般引起近端趾骨的横形或是短斜形骨折。此外，额状面上的旋转或内外翻应力也是趾骨的损伤原因之一，趾骨常发生螺旋形骨折时。

【临床表现与诊断】　趾骨骨折后数小时内可出现疼痛、局部肿胀、瘀斑、负重困难及穿鞋时被挤压的不适感,部分患者因骨折端移位可伴趾骨局部畸形,少数病人骨折脱位处可自行复位,局部畸形也因此消失。X线检查可以确诊趾骨骨折,双侧对照摄片具有一定的临床价值。CT或MRI检查可发现隐匿性骨折、关节内骨折以及软组织的损伤情况。故根据明确的外伤史、临床表现与影像学检查,跖骨骨折诊断一般无困难。

【治疗】 趾骨骨折的治疗可分为足趾保护、骨折碎片切除术及切开复位内固定术。具体方案的选择与以下因素相关:①骨折端是否对线良好;②若对线欠佳,闭合复位成功率大小;③闭合复位恢复对线后能否有效地维持。骨折的理想复位和维持可预防骨折断端产生短缩、成角和螺旋畸形。患趾保护措施主要是通过局部制动来维持损伤部位的稳定,常用器械包括夹板、绷带、棉布、硅胶支具等,固定方法常用邻趾夹板固定法,多数在4～8周内去除外固定。

骨折端对线欠佳时,首先需行手法复位。手法复位的步骤包括先顺畸形牵拉,再分离牵拉,最后复位,复位后X线检查评估骨折断端对线情况。若复位后仍不稳定可选择经皮穿刺克氏针辅助闭合复位,克氏针的进针和复位可在X线透视引导下进行。而部分不稳定型骨折则需行切开复位内固定术,如复位困难、关节内骨折、伴血管神经损伤的骨折或蹬趾趾间关节骨折等。

八、跟腱断裂

跟腱断裂是在运动创伤中较为常见。国外文献报道多发年龄为30～39岁,国内报道是20～29岁。病例资料中运动员占的比例较大,但在普通人群中也时有发生。

【病因与损伤机制】 直接暴力造成的跟腱断裂较为少见。常为锐器所伤,呈开放性,肉眼可见断裂的跟腱。间接外伤主要指踝关节极度背伸时再突然蹬地发力,使跟腱强力牵拉所致。多数学者认为当跟腱本身患有疾病或外伤的基础上遭受间接外力时才发生跟腱断裂。如淋病、梅毒、痛风、伤寒或局部注射类固醇的患者易发生跟腱断裂。另外,跟腱周围的血运障碍、继发跟腱营养不良、退行性变等都是跟腱断裂的重要诱因。

【临床表现与诊断】 直接外伤所致的开放性跟腱断裂,伤口内有时可见肌腱组织。若经验不足可能漏诊。检查可发现跟腱紧张时腱的外形消失,可触及凹陷及退缩的跟腱残端。

间接外力所致的跟腱断裂,多数患者可听到"啪"的响声,随即跟腱处疼痛,足踝运动失灵。跟腱可见裂隙,足抗跖屈力量减弱,触之有凹陷,压痛敏锐。捏小腿三头肌试验阳性(Thompson试验)。X线片、超声或MR的软组织影均提示跟腱缺乏连续性。根据患者的外伤史、症状、体征不难做出诊断,但对于闭合性断裂者,易于漏诊。难以确诊时应行MRI检查。

【治疗】 跟腱断裂提倡早期治疗,若早期能获得正确的处理,及时地治疗多会取得满意效果。

1. *保守治疗* 尤其适用于年老体弱或麻醉风险高的患者。用长腿石膏将踝关节固定于自然跖屈位8周,去除石膏,垫高后跟走路4周的方法来治疗闭合性跟腱断裂。但对于运动员、演员等对功能恢复要求高的患者来说采用保守治疗应该慎重。且保守治疗者跟腱再断裂的发生率较高。

2. *手术治疗* 对于开放性损伤,治疗延误1周或以上者及对术后功能恢复要求高的患者应采取手术治疗。取中线内侧2cm的纵形切口显露跟腱,足跖屈后将跟腱断端靠拢,维持该体位缝合。缝合时注意跟腱的松紧度。将踝关节跖屈30°左右将跟腱断端缝合。然后捏小腿三头肌试验,两侧相同为松紧合适。若跟腱缺损严重,不能直接缝合,应行跟腱筋膜修复术。多取腓肠肌筋膜瓣来修复。术后注意合理地康复训练并配合理疗,一般均可愈合。

九、足再造和功能重建的原则

创伤的后遗症是引起足部各种症状的主要原因。严重的创伤会导致足部皮肤、软组织甚至骨骼的缺损。普遍认为,累及软组织或骨骼的损伤会在足部本身导致明显的病变,因此需要行手术进行重建。在足再造和修复重建中一条重要的原则是明确致病原因。治疗的目的是在挽救患者生命的前提下,不仅让肢体成活,还要使成活的肢体尽可能地恢复功能,发挥应有的作用。

足之所以具有负重、行走、缓冲震荡等多种功能,是因为其独特的解剖学特点。足部皮肤、软组织和骨骼缺损的再造和重建必须符合足部功能的要求。故足再造和功能重建的原则是:①足底皮肤软组织的修复应有足够的厚度、抗磨耐压,还必须有感觉;②骨骼应有足够的强度,负重时不能被压缩变形;③骨骼与皮肤之间要有足够厚的软组织填充,以分散压力,缓冲震荡;④皮肤、软组织、骨骼应同期修复,力争恢复足部解剖结构的完整,以缩短疗程,提高疗效;⑤骨骼固定时要注意足弓的位置,应在解剖位置上进行固定,切取骨块时要略大于缺损处,便于移植后的紧密接触,利于骨愈合;⑥所有移植组织必须有良好的血供,尽量同属一条动脉供应,便于整体移植;⑦一些不重要的关节(如舟楔关节、楔骨间关节及第1、2、3跖跗关节)的关节内骨折,恢复其解剖结构后,关节融合术可提供满意的疗效;⑧术后用石膏将患肢固定于功能位。

十、足部损伤术后的功能康复

康复是一种治疗程序,用以减少足部疾患治疗后的病废,其目的是恢复功能。康复是在治疗的基础上,强调预防挛缩,应用训练方法锻炼肌肉力量及关节活动度等,刺激潜在能力,以恢复或代偿已丧失的功能。

足部损伤术后的功能康复中要动静结合,并注重发挥足踝在基本运动功能中的生理作用。主要的康复原则是①动静结合是针对足踝骨骼的运动支架作用,骨折固定与关节连接要稳定牢固,保证足踝屈伸训练中骨骼的稳定支架作用。②注重功能是指足踝外科术后的基本运动功能的保存,如直立平衡、行走运动和跳跃运动等。③要充分认识人体下肢足踝与上肢手腕在生物力学上的根本差别。确保术后的安全、稳定、牢固,保障康复训练的有效进行。④康复应尽早开始,在病情及治疗措施允许的情况下,越早开始,功能恢复越快。⑤尽量减少因创伤或疾患所致的病废,使功能获得最大限度的恢复,避免并发症的发生,一旦发生应积极治疗。⑥康复训练方法是积极的、引起兴趣的、循序渐进的,患者要积极主动,才能达到康复效果。⑦足趾的屈伸训练应先主动,后被动;主动运动以伸为主,屈曲为辅;被动运动先以屈曲为主,伸直为辅;运动强度由小渐大,避免暴力。⑧足踝部关节功能位保持与手法矫正点到为止。早期避免按摩与揉搓。操作时注意足部血液循环及局部皮肤温度。

(俞光荣)

第三节　足部先天性疾患

一、先天性下肢肥大症

先天性下肢肥大症即巨肢症,多一侧发病,两侧同时发病者少见。在下肢可单发于足、踝。此种先天性下肢肥大症较因肿瘤(如淋巴管瘤、神经纤维瘤或血管瘤)、循环障碍(如动静脉瘘)、或感染性疾患等因素所致的继发性肢体肥大症为少见。

多认为与内分泌疾患、先天性梅毒、血管损害、淋巴系统畸形、自主神经损害、遗传及胚胎变异等因素有关。有学者认为肾上腺及脑垂体的功能异常是本病原因,但在X线及尸检上尚未能得到证明。由于肥大的肢体少数有似水肿样改变,故有认为系淋巴系统的紊乱所造成。

【病理】　患部各种组织,均有过度增生改变。脂肪组织增生,有的肌束增大,但多数有功能的肌肉,由于失用萎缩。血管壁的内层和中层亦有过度增生现象。骨骼肥大,关节变形,早期便出现骨关节炎。周围神经间质中的结缔组织也同样发生增生现象。

【临床表现】　临床上15%~20%病人有智力缺陷。肢体肥大,皮肤增厚粗糙,有毛细血管扩张、瘢痕疙瘩和斑痣存在,毛发亦常粗大。50%患者合并有其他先天性畸形如牙齿早萌、汗脂腺分泌过多、畸形足、尿道下裂、隐睾症、先天性心脏病或并趾(指)等。临床上要与Milroy慢性遗传性水肿鉴别。

【治疗】　以恢复功能为主,然后才可考虑到形态美观。多数病例肥大部分的骨与软骨可以切除。对能查明原因的肥大,如多发性神经纤维瘤,一个极广泛的淋巴管瘤或动静脉瘘,要予以手术处理。肢体过长者,若骺板尚未融合,可手术抑制其生长。已融合者,可行肢体缩短术。如有必要,亦可行截骨术矫正力线,或将关节固定于功能位。

二、先天性腓骨缺如

先天性腓骨缺如(congenital absence of the fibula)的发生率3倍于股骨缺如,Freund对先天性腓骨缺如的分类如

Ⅰ型为单侧部分缺如,治疗宜以垫高鞋垫,或患肢延长,解除二下肢不等长。

Ⅱ型为单侧腓骨完全缺如,胫骨向前弯曲,马蹄外翻足,股骨缩短。可行胫骨切骨矫形术,外踝用骨骺钉阻滞术。如骨骺已闭合,则宜行Wilse手术和LangenskiÖld手术,于足踝负重力线形成后,再行肢体延长术,使两下肢等长。

Ⅲ型为单侧或双侧畸形,伴其他严重畸形,如

股骨畸形。

腓骨完全缺如最多，文献中报道在腓骨缺如中2/3为完全缺如。此种病人患肢严重短缩，胫骨中下1/3交界处呈向前凸弯畸形。在腓骨缺如处有紧张的纤维束带或纤维软骨组织束带，自胫骨近端外侧缘开始，向下延伸到跟骨后外侧，似弓弦使足下垂、外翻及胫骨向前弯曲成弓形。因此可早期手术切除束带，并松解足后侧全部紧张的组织，必要时进行跟腱及腓骨长短肌腱延长术。幼儿行此手术，胫骨前凸可逐渐减少，甚至消失，5岁后方行手术，胫骨弯曲自然矫正的机会甚少，需采用截骨术。

三、先天性胫骨缺如

先天性胫骨缺如(congenital absence of the tibia)有完全缺如和不完全缺如两类。同侧肢体常合并其他畸形，如髋关节发育不良、股骨短缩、腓骨缺如、一个或多个足骨缺如等。最常见的体征是小腿向前弯曲，有时也向内，致其短缩皮肤变厚，弯曲处多在中下1/3交界处，在弯曲的顶部常有一瘢痕或一凹陷，此处骨硬化可影响整个胫骨。在胫骨弯曲时，跟腱挛缩，致足下垂。此腱紧张，较畸形足难治。有时该处并无跟腱，只是一团坚硬的纤维组织.甚难手术延长，术后畸形易复发，故术后要较长期置于过伸位。

(一)完全性胫骨缺如

施行重建手术时，首要的是把腓骨、股骨及足置于正常力线上。幼儿在手法下完成，任何难以用手法矫正者，用石膏多次楔形切除矫正。小儿6个月前不宜手术，6个月后要尽早将腓骨置于股骨下端，越早效果越好。把腓骨融合至股骨及距骨(如无距骨则融合至跟骨)之间，要等待小儿骨骼发育成熟时方可进行。至于腓骨弯曲要在腓骨一端或两端牢固融合后，方可手术矫正。若畸形严重，幼儿可早期自膝关节解脱，其结果常优于小腿任何重建手术。

根据不同类型采用不同治疗手段。

Ⅰ型：胫骨完全缺如。若膝关节屈曲挛缩，行膝关节离断后装配假肢，或行Brown膝重建手术。

Ⅱ型：胫骨近端或远端发育不全。以胫腓骨融合为主，稳定膝关节，采用Putti手术。若踝足部关节软组织行松解术后，仍不能达到对位时，施行改良Boyd截肢术，将腓骨植入跟骨内。

Ⅲ型：胫骨远端发育不良，胫腓下联合分离。行跟骨—腓骨融合术。

(二)不完全性胫骨缺如

不完全性胫骨缺如即胫骨部分缺损，股骨多短缩，若有近端胫骨或近端腓骨，要保留，使与远端股骨融合，建成一较长的残端，便于穿戴假肢。若近端胫骨缺如，则足踝内翻，近端腓骨向外移位，可将腓骨上端融合至股骨远端，再在踝部做Syme截肢术，可得到一良好负重的残端，易装配假肢.若胫骨远端缺如，融合膝关节，膝下截肢，切除整个腓骨，防止再生。若要保留足，首先将腓骨移靠胫骨干，并在近端融合，以后再手术将腓骨融合至跗骨，如Putti二期手术。

四、先天性踝足发育不全

先天性踝足发育不全可分为两类，①横断性缺少一节或一段肢体；②纵列缺少或纵轴中缺少某一骨或某一个或数个趾。这类患者常合并有其他器官异常，有的可影响患者生命。先天性肢体发育不全的类型多种多样，不能制定统一的治疗方案，仅提出以下原则，供临床治疗时参考。

(1)肢体发育不全，不影响患儿生命，故出生后首先注意对生命有影响的器官，若有异常，首先处理。

(2)发育不全的肢体，其功能活动或畸形的出现，有的生下即明显可见，如横断性无下肢或病儿的足生在髋部等，有些则出现晚，发展也慢，故要以同龄正常儿童的肢体发育和功能对比研究考虑。

(3)出生时，缺一节或一段肢体和缺少某骨，今后均不可能再长出。

(4)治疗的目的，要求能站立和迈步为主。便于装配假肢，训练使用假肢而不是单纯地改变其外形。

先天性踝足、小腿缺如者，早期就要安装小腿套筒式假肢，使幼儿能在5～6个月时扶其前臂站立活动。所需施行手术，亦是为了便于安装功能良好之假肢的修改手术。

五、先天性多发性关节挛缩症

先天性多发性关节挛缩症是一种少见的、出生后即存在的四肢畸形。可侵犯四肢部分关节，也可波及所有关节。较少侵犯脊椎骨，若有罹病亦属晚期发病，非出生后即有，关节挛缩僵硬后，往往只留一个很小的活动范围。

【病因】 本病病因不明确。有的学者认为是遗传关系，Lebenthal报道一阿拉伯家族中有23人患病，提出了隐性染色体遗传学说。Swinyard 报道一家族中三代有 8 人发病，显示正染色体遗传。但更多的报道否认这种遗传观点，很多报道中都无家族史。亦有学者认为这种先天性畸形是胎儿在子宫内，肌组织和关节遭受病毒感染所致。某些有毒物质如麦角氰化物，可使牛产下患多发性关节挛缩症的小牛。若有宫内环境异常，如胎儿期羊水过多或过少，亦可能导致这种畸形。

【病理】

1. 肌肉组织　呈现为一团纤维脂肪组织，中间凌乱的散布着一些脂肪或纤维变性的肌肉纤维，这种纤维的横径减小。此改变与小儿肌营养不良症相似，因此也称为胎儿性肌营养不良症。

2. 神经组织　中枢神经系统的改变是前角细胞变性，细胞缩小和其数量的减少。脊髓后角细胞变性者也有报道。椎体束和运动神经根脱髓鞘，周围神经的轴突数量也有所减少。

3. 关节组织　关节囊纤维化，变厚。关节软骨退变，骨骼变细变形。

现多数学者支持原发病变在肌肉的说法。

根据挛缩的情况，可以分为下述三类：

(1)伸直性挛缩：可波及四肢全部或一部分关节。上肢的畸形为肩内收，肘伸直，前臂旋前和腕屈曲。下肢则为髋伸直、外展和外旋，膝反屈畸形. 此外可伴有马蹄内翻足、髋脱位或髌骨缺如等畸形。

(2)屈曲性挛缩：任何关节均可呈对称性挛缩，髋关节外展，外旋屈曲畸形。膝严重屈曲挛缩，严重患者足跟可以抵住臀部。

(3)混合性挛缩：最常见，肘屈曲，腕屈曲畸形，髋屈曲而膝呈伸直畸形。

【治疗】　早期以非手术疗法为主。若畸形严重，肌肉已有变性，预后不佳。治疗的目的只能期望关节能有些活动，达到生活自理。只在晚期患者或非手术方法治疗失败者，才可试用手术治疗。

非手术治疗，有牵引、夹板及石膏等法矫正关节畸形。同时配合理疗、按摩和医疗体育等治疗，采用的方法，随不同关节挛缩的情况而异。

六、先天性肢体环形束带狭窄畸形

本病病因不明，现多认为系因胎儿在宫内发育中，肢体与羊膜粘连，因而被羊膜索带所缠绕，或被脐带缠绕所致。羊膜索带或脐带缠绕肢体，多为完整一圈，亦有大半圈者，肢体上形成一绞窄性皮沟。缠绕甚紧者，除皮肤外，皮下组织、肌腱，神经及血管，甚至骨骼，皆可被束带绞窄成压迹，状如藕节。重者绞窄远端肢体可完全缺如，形成先天性截肢。随着病儿发育，肢体周径增大，狭窄环绞勒更深，远端淋巴及血循环受阻，影响婴儿远端肢体发育。故多赞成早期手术，使肌腱，神经及血管得到松解，恢复功能，使肢体得到正常发育，减少畸形。

本畸形可以发生在一个或多个肢体的任何水平部位，且往往为多发性改变，尤以小腿、前臂及趾(指)等处最常见。

【治疗】　皮肤上的浅环，对肢体发育无碍，可以任其自然。深部环形束带，特别远端有明显的受压症状者，要及早彻底切除瘢痕组织，包括深筋膜在内，务使受压的神经、血管及肌腱得到充分松解。增生、肥厚的组织也要切除，切口做一个或多个“Z”形皮瓣缝合。如皮肤缺损过大亦可行植皮术。对索带深而宽，同时有肢体末端血运不良者，为了防止术后肢体发生坏死的可能，可分期手术，第一期松解半周，恢复后再行其余半周的手术。

七、先天性马蹄内翻足

先天性马蹄内翻足畸形，有的出生后就很显著，但亦有出生时外形正常，日后方逐渐出现畸形。此畸形可以是一侧的，但以两侧同时发病者多见，男略多于女。有些可并发有身体其他部位的畸形，如并趾(指)、多趾(指)、脊柱裂等。它可能是先天性多发性关节挛缩的一部分，亦可能是脊柱裂引起的足马蹄内翻畸形。

【治疗】　目前对先天性马蹄内翻足的治疗，多按下述治疗计划进行：

1. 1 岁内非僵硬型患者，在不用麻醉下进行手法矫正。可在医师指导下进行。

2. 在 1 岁以上除少数较轻的非僵硬型患者，或患儿体质差不能胜任手术矫正者，仍可试用在麻醉下进行手法矫正，加用皮下跟腱切断术和跖腱膜切断术外，以采用软组织松解术为主。内翻足采用内侧软组织松解术，高弓足切断跖腱膜，马蹄畸形则采用延长跟腱合并踝关节后关节囊切开松解术。现赞成联合应用上述各方法，一次彻底手术，完全矫正。某些只用软组织手术尚不能矫正的严重畸形，尚可采用补充矫正手术或加用骨关节手术，如跟骨楔形截骨术，骰骨骨松质挖出术等。

3. 10 岁以后，足骨发育及骨化大部分完成，故可采用三关节固定术。有些过去手术矫正不完全或畸形复发者，可同时加用软组织手术。

八、先天性副舟骨

副舟骨的存在，是结构上的一种缺陷，影响足的稳定。从病理解剖学来分析，可发生下列影响：①Kidner 指出由于存在副舟骨，胫后肌走行的方向与正常人不同。正常情况下，胫后肌腱是经过舟状骨内端的下面，止于第 2、3 两个内侧楔骨底面与第 2、3 两跖骨底面。有副舟骨时，胫后肌腱走行于副舟骨的内面的上面，且比较牢固地止于副舟骨上。这一走行方向及止点的改变，就破坏了胫后肌固有的提起足纵弓及使足内翻的作用，结果极易引起平足，并因劳损而引起症状。②足内翻时，副舟骨易和内踝接触，有碍内翻。为避免这种撞击，足外展肌反射性收缩，时久也促使发生足外翻，纵弓下塌。③胫后肌止点改变，肌腱伸延，又有角度形成，故拉力减弱，对内纵弓的牵引力亦减弱，因此易形成平足症。④长久行走摩擦，该处发生滑囊炎，胫后肌也可发生腱鞘炎，产生肿胀、疼痛症状。

【临床表现和诊断】 一般多双侧发病，久站久走感足底或足内侧疼痛。舟骨内侧隆起并有触痛，偶有滑囊炎。抗阻力足内翻检查，足内侧疼痛加剧。有的病例沿胫后肌腱有触痛。运动员多因急性踝关节扭伤后发病，易误诊为外侧副韧带损伤。

X 线显示舟骨内后方有边缘整齐的小骨块，其密度和舟骨同。有的在与舟骨结合处不规则，间或有囊性变，或结合部两侧骨质硬化。有的副舟骨有散在的点状影，有时骨密度增加，呈缺血性坏死征象。隐蔽而小的副舟骨，不会对足跗跖骨骨正常排列和形态造成影响。

【治疗】 症状轻微的小儿，减少活动量并穿矫正鞋，有的采用行走石膏而使症状减轻。若有滑囊炎或胫后肌腱鞘炎，用泼尼松龙局部封闭。症状严重，非手术治疗无效，方可考虑手术治疗。常用手术方法为 Kidner 手术。隐蔽的或小的无症状副舟骨不要进行特别处理。

九、先天性垂直距骨

先天性垂直距骨(congenital vertical talus)确切病因不明，一般认为系多种因素所致。

【临床表现】 先天性垂直距骨表现为一僵硬性扁平足畸形。足内侧缘及跖侧由于距骨头在此突出显得非常明显，足底中央圆形隆起成舟状。站立时足跟不能触地。踝关节跖屈受限，行走步态笨拙。在踝关节前方，有一条较深的从内踝到外踝的皮肤横行皱褶。关节僵硬，活动受限。

【X 线表现】 ①距骨头向足底和中央旋转，距骨的纵轴与胫骨的纵轴在同一轴线上。距骨颈狭窄。②跟骨跖屈外翻，发育小。跟骰关节分离，关节间隙增宽。③舟状骨向外移位和变形。它位于距骨颈的背侧，并与距骨颈上缘形成异常关节、距舟关节完全脱位。④跗骨跖屈，正常足弓消失变平，足底中央软组织增厚隆起。前足外翻、外展和仰趾。

【治疗】 先天性垂直距骨，要早发现，先用手法矫正，若失败便及早手术矫正，不可消极等待丧失治疗时机。

十、跗 骨 桥

跗骨桥是一种先天性畸形，以跟距骨桥最为多见。跟距骨桥绝大多数发生于跟距骨内侧，系由跟骨的载距突向后上方增大，多在 10 岁以后，青春期前后，身长与体重增加，活动量加大，足在行走、跑跳或久站后疼痛、僵直及运动受限等症状出现，方始就医被发现。再者跗骨桥在出生时即存在，当初是以纤维性或软骨性为主，X 线不能显示，亦存在一定的活动度，故不易识别。在青春期前后，跗骨间的纤维性或软骨性的连接逐渐变成骨性，活动受限更为明显。距舟骨桥骨化最早，见于 3～5 岁，跟距为 12～16 岁骨化，跟舟骨桥常在 8～12 岁骨化。这些都是在成人期出现症状的原因。

跗骨桥患者，因距下关节系微动关节，形成骨桥后，骨块融合在一起，无前后滑动和内外旋转活动，失去其多个关节为一整体活动的协调作用，故易受伤。随着骨化程度的增加，跗骨间活动受限，足外翻有酸痛感，在崎岖道路上或长途行走后症状加重。疼痛以足背外侧，跗骨窦周围为主，休息后好转。常触及如弓弦状的腓骨肌痉挛，强使足外翻，产生临床上痉挛性平足症的症状。临床检查部分病人在内踝下有隆起的骨性硬块，并有压痛。足内外翻受限，足弓扁平，僵直。

【治疗】 诊断明确后，年龄小、病史短和初发病例都应先采用非手术方法治疗，如按摩、理疗、局部封闭、温水浸泡等，待痉挛肌肉缓解至足外翻消失后，再用纵弓垫或鞋跟内侧垫高治疗，也可穿健身鞋。因外伤或劳损，致腓骨肌痉挛急性发作者，除采用上述治疗外，亦可在腰麻下，按摩腓骨肌，然后用短腿石膏固定于内翻位 4～6 周。有 25%～

30%的患者经非手术治疗得到症状缓解。若非手术疗法无效，方可考虑采用手术治疗。手术方法有跟舟骨桥切除术，距舟关节固定术及三关节融合术。

十一、高弓足

高弓足又名爪形足，系足部常见畸形。有先天性发病者，但多因出生后患神经系统疾患所致。常在3岁后发病，典型的畸形表现：①足纵弓较高，足长度变短。②足底跖骨头明显突出，产生疼痛的胼胝。③足趾跖趾关节背伸，趾间关节跖屈。④足无弹性，背伸限制。⑤足底接触地面的范围减少。⑥畸形轻者，站立负重时畸形减轻，甚至消失，足呈正常形态。严重者，站立负重亦不减轻畸形。

高弓足发病原因仍不明，有些病例前足下垂是原发畸形，有时先发生爪形趾，偶有并发足内翻者。故对每个患者，要按下列各项研究检查，以期了解发病原因：①询问家庭成员有无类似病史（包括父母、兄弟、姐妹），详细进行神经系统及足的检查。②检查肌肉，排除瘫痪。③脊柱检查，包括X线摄片和CT扫描等。④神经传导及肌电图检查。⑤腰穿检查或脊髓造影。

【临床表现和诊断】 由于畸形程度的不同，故症状亦有轻重差别。多不能久站久走，足易疲劳，足底跖骨头部皮肤有胼胝形成，甚至坏死。

站立时摄足的X线侧位片，高弓足畸形的表现最为典型，正常足的第一楔骨的前后两端的关节面，几乎平行，高弓足时，前足下垂的顶点多半在第一楔骨，故该骨上宽下窄，前后端关节面失去平行关系，向跖面成角。较少情况下，前足下垂顶点位舟状骨，此时足背面常有一硬的骨性隆起。其次正常足距骨与第1跖骨的纵轴线是在一条线上，在高弓足则两者成角。测量高弓足的顶点角度有两法。①Hibbs法：测量跟骨与第1跖骨中心纵轴所成之夹角；②Meary法：测量距骨与第1跖骨中心纵轴所成之角。

【治疗】 治疗的目的在于减轻症状，矫正畸形及防止复发。应按每个患者的情况，设计不同的手术方案。

轻度畸形：畸形轻，足仍具弹性，站立负重时畸形消失，可穿着低跟矫形鞋。有胼胝者用跖垫。

中度及重度畸形：要采用手术方法治疗，常用三关节融合矫正等手术方法结合肌腱移位术及延长术，此外，跖腱膜切断术，跗中关节楔形截骨术或三关节融合术等。对于爪形趾和多发性肌挛缩的主要治疗引起高弓原因。

十二、先天性胫骨假关节

先天性胫骨假关节的致病原因，多数学者认为是发育上缺陷所致，在原始软骨基质上没有正常的骨质形成现象。有不少患者皮肤有咖啡色色素斑或合并有神经纤维瘤病。

【临床表现】 少数婴儿出生时即有胫骨假关节症状。但多数出生时并无明显畸形，或只有胫骨向前弯曲畸形、而无假关节，随后由于轻微损伤发生骨折，虽经适当地治疗，仍不愈合，形成假关节。这些患儿发病时年龄多在3岁以下，在胫骨中下1/3交界处，有向前成角畸形，小儿越大畸形越剧，患侧小腿与足均短小，行走困难，有的患者局部有疼痛。可触及骨端，有假关节活动存在。有不少病儿皮肤有咖啡色色素斑。在胫骨弯曲的顶点，皮肤可能存在一凹陷痕迹。

X线显示胫骨细小、硬化，弯曲向前，顶点皆在胫骨中下1/3交界处，髓腔全部或部分被硬化骨闭塞。在弯曲顶端周围可见有散在的囊性改变。若已有假关节形成，该处有骨缺损，近侧骨端的骨质增厚，有时成杯状，远侧断端呈尖形，有的两端均成尖形，两者互不相连。同侧腓骨亦常弯曲、细小，有骨质稀疏现象，亦有形成假关节者。CT扫描可见断端骨密度增高，肥大及软组织嵌塞骨间。

【治疗】 先天性胫骨假关节，治疗困难，即使在X线片上已见骨性愈合，病变也可复发，再次出现骨折或弯曲畸形。故骨科医生对此病要有足够的认识，在未形成假关节前或有囊肿样改变时，即予以治疗，要注意以下各点：

(1)婴幼儿若骨折后，经适当治疗，久不愈合，特别位于胫骨中下1/3交界处时，要考虑此病之存在。

(2)患儿皮肤有咖啡色色素斑，同时有轻微外力所致的胫骨中下1/3处的骨折史，固定要合适、时间要加长。

(3)小儿胫骨中下1/3交界处发生囊性改变或纤维结构不良，尚未发生骨折者，要住院手术刮除囊肿，充填自体骨松质，确切固定，直至囊肿消失，骨性愈合，方可拆除石膏换用支架，至胫骨横径恢复，髓腔通畅才能去除支架。若囊肿再出现，要再刮除植骨，此种病人常要观察到青春期。

(4)小儿胫骨中下1/3处的弯曲畸形，要想到有先天性胫骨假关节之可能，按上述治疗胫骨囊肿方法处理。

先天性胫骨假关节的手术治疗

(1)彻底切除病变组织,包括假关节上下两端硬化或囊性变的骨质,达到髓腔畅通;周围肥厚的脂膜及有病变的纤维组织,要切除干净。

(2)植骨材料以自体骨最佳,父母骨次之,异体骨较差。

(3)内固定要牢固可靠,在采用带血管的游离腓骨移植时,不宜用髓内针内固定术。

(4)采用胫骨上端切开牵伸延长,假关节切除加压融合术,已有众多报道取得良好成效。

(毛宾尧)

第四节 䟠 外 翻

䟠外翻是指䟠趾向外偏斜超过正常生理角度的一种足部畸形,是前足最常见的病变之一。一般认为䟠趾向外偏斜超过15°就是䟠外翻畸形。但一部分人䟠趾外翻超过此角度而没有症状,而另一部分人䟠趾外翻角度虽然不到15°,却有䟠囊部位的疼痛。䟠趾外翻后,第1跖骨头内侧骨赘形成,和鞋面摩擦,形成滑囊炎,称为䟠囊炎。

【病因与病理】 引起䟠外翻的确切原因还不太清楚,现在认为䟠外翻的发生和多种因素相关。如遗传因素、穿鞋、足部生物力学的结构的改变、关节的炎症、神经肌肉病变后的肌力不平衡、关节的创伤等对䟠外翻的发生都有着影响。但对于一些病因来说,仍然还有着不同的意见。在临床中发现䟠外翻的发生有两个高峰年龄:青少年发病,多和遗传因素有关;中老年发病,多和退行性改变有关。

䟠外翻时,除了䟠趾的向外偏斜,还可以有很多其他的病理改变。如:

1. 第1跖趾关节内外侧软组织的不平衡。内侧关节囊拉长、增厚。同时造成第1跖骨头内侧骨质增生,形成骨赘。第1跖骨头内侧的突出使皮肤和鞋面摩擦,皮下形成滑囊炎,引起局部红肿热痛。䟠内侧皮神经在压力和摩擦下,发生神经炎。跖趾关节外侧关节囊挛缩,䟠收肌挛缩。

2. 第1跖骨内翻,导致1、2跖骨间夹角(IMA)增大(正常<9°)。跖趾关节发生半脱位、脱位。长期䟠外翻使跖骨头关节面发生倾斜,跖骨远端关节面固有角(DMAA)增大(正常<7.5°)。

3. 近节趾骨远、近端关节面不平行,近节趾骨关节面固有角(DASA)增大。

4. 䟠趾除了外翻,还常常发生旋转。

5. 长期的外翻畸形,使跖趾关节处于异常位置,损伤了跖趾关节关节面,导致跖趾关节骨性关节炎的发生。

6. 䟠外翻后,第1跖骨头下的负重减少,外侧跖骨头负重增加,第2和(或)第3跖骨头下出现疼痛性胼胝。对于较严重䟠外翻,对第2趾的挤压,可引起第2趾的锤状趾,背伸的跖趾关节对跖骨头进一步形成挤压,跖骨头跖屈,更加重了第2跖骨头的负重。久而久之,可引起跖骨头软骨损伤和坏死,最后,形成第2跖趾关节的骨性关节炎。

7. 其他 内侧跖楔关节不稳定;第2跖骨内翻等。

【临床表现】 䟠外翻多发于女性,患者常常是以䟠趾的疼痛和䟠趾外翻畸形就诊。疼痛多位于䟠囊,如有骨关节炎,第1跖趾关节可有疼痛。由于疼痛不能穿正常鞋,甚至影响行走。出现䟠囊炎时,局部红肿热痛,少数患者䟠囊破裂,可合并化脓感染。

检查可见第1跖趾关节部位䟠趾向外偏斜,跖骨头内侧或背内侧肿物突出,表面皮肤可有胼胝。骨性关节炎时,第1跖趾关节常有肿胀,活动受限,关节间隙压痛。部分患者可表现出内侧跖楔关节在矢状面和水平面活动度增大,此时称为内侧跖楔关节不稳定。较严重的䟠外翻,还常伴有䟠趾的向外旋转。第1跖骨头跖内侧皮肤和䟠趾趾间关节跖侧可有胼胝形成。

轻度䟠趾外翻一般对第2趾没有影响或影响较小,较严重的畸形可能推挤第2趾而引起移位。如果其他趾随着䟠趾均向外偏斜,称为“外侧趾风吹样畸形”。而另一些患者䟠趾外翻,第2趾内翻,两趾形成交叉。䟠趾可位于第2趾上方,但多位于第2趾的下方,形成第2趾骑跨并合并有锤状趾畸形。此时,䟠趾的负重能力减弱,负重外移。引起第2跖趾关节应力增加,第2跖骨头出现软骨损伤,甚至跖趾关节骨性关节炎。第2跖骨头下出现疼痛性胼胝。部分患者还可以合并有外侧足趾间的跖间神经瘤。由于䟠外翻后引起的外侧足趾跖骨头下的疼痛,称为转移性跖骨痛。有些患者前足明显增宽,形成扇形足。第5跖骨头外侧的挤压,可产生小趾滑囊炎。根据䟠外翻症状和程度,可将䟠外翻分为轻、中、重度(表6-22-2)。

表 6-22-2　踇外翻的轻、中、重度

程度	症状	X线表现
轻度	第 1 跖骨头内侧突出并有疼痛	HAA<30° IMA 通常<13° 胫侧籽骨一般位于正常位置或有轻度移位
中度	踇指外偏挤压第 2 趾 踇趾一般有旋前畸形 第 2 跖骨头下可有疼痛性胼胝	HAA30°～40° IMA 通常 13°～16° 胫侧籽骨有明显脱位
重度	踇指外偏挤压第 2 趾形成骑跨趾 踇趾有中、重度的旋前畸形 第 2 跖趾关节可有半脱位、脱位	HAA>40° IMA 通常>16° 胫侧籽骨脱位于跖骨头腓侧缘外

注：HAA 踇外翻角，IMA 第 1、2 跖骨间夹角

【足 X 线测量】　足的 X 线测量对于进一步了解踇外翻的病理及设计手术方案非常重要。负重是足的基本功能，很多足的畸形在负重状态下可以表现得更为明显。所以手术前应拍摄负重位足正侧位 X 线片。

1. 前后位观察和测量　应观察第 1 跖骨头颈部的宽度，判断是否适合在此处做截骨以及截骨后可以移位的量。观察第 1 跖趾关节间隙有无狭窄，跖骨头有无囊性变，关节边缘有无骨赘形成以及骨质疏松的程度。同时应做以下一些测量。

(1)踇外翻角：踇趾跖骨中轴线与近节趾骨中轴线之夹角。正常<15°～20°。

(2)第 1、2 跖骨间夹角：第 1、2 跖骨中轴线之夹角正常<9°。踇外翻时此角通常大于正常。

(3)近端关节面固有角：第 1 跖骨远端关节面内、外两点引一连线，跖骨中轴线与上述连线有一交点，经此交点做关节面连线的垂线，该垂线与跖骨中轴线的夹角为 PASA。正常人一般<7.5°。

(4)远端关节面固有角(DASA)：通过近端趾骨中线与趾骨近端关节面连线交点引关节面连线的垂线，该垂线与近端趾骨中线之夹角为 DASA。正常人一般<7.5°。当踇趾有旋转时，此角的准确测量可能受到影响。

(5)踇趾间外翻角(HAIA)：踇趾远、近节趾骨中轴线交角为 HAIA。正常一般<10°。此角异常增大时，可能反映远节趾骨基底和近节趾骨头的异常。

(6)跖骨内翻角(MAA)：跖楔关节和舟楔关节内侧缘连线中点与第 5 跖骨、骰骨关节和跟骰关节外缘连线中点相连，通过该线与第 2 跖骨中线交点做一垂线，此垂线与第 2 跖骨中线夹角为 MAA。正常人一般<15°。此角反映了跖骨相对于中足部的关系，并对第 1、2 跖骨夹角(IMA)有影响。有些患者踇外翻畸形从外观看很严重，但测量 IMA 并不大。

(7)胫侧籽骨位置(TSP)：观察胫侧籽骨相对于第 1 跖骨中轴线的关系，将籽骨从跖骨头颈部的胫侧缘向腓侧缘划分为七个部位，位置 7 并不表示胫侧籽骨位于跖骨基底部，而是表示其位于跖骨腓侧缘。籽骨位于 1～3 位置为正常，位于 4 以上的位置为异常。另一种评价籽骨位置的方法是拍摄籽骨轴位。

2. 侧位片的观察与测量　应观察跖骨头形态，踇僵硬时，可见跖骨头背侧肥大增生。内侧跖楔关节不稳定时可见跖楔关节跖侧间隙大于背侧间隙。

【治疗】

1. 非手术治疗　踇外翻的非手术治疗分为四部分。①减轻局部压力，穿宽松的鞋。②消肿止痛，对于已形成踇囊炎的患者，可理疗，局部使用消炎止痛药物，减轻症状。③使用矫形支具，如顺趾垫和夜间夹板。但非手术治疗只能缓解症状，延缓病情发展，不能矫正较严重畸形。

2. 手术治疗

(1)手术治疗的目的：手术治疗总的目的是解除疼痛，纠正畸形，尽可能地恢复足的正常功能。

(2)手术治疗：手术是治疗较严重踇外翻的主要方法。在踇外翻手术的选择中，首先应该了解患者的各种病理改变，选择合适的手术方式纠正其病理变化；其次应熟悉各种手术方式的适应证，合理选择。其他还需要考虑患者的年龄和要求、术者的

经验和条件等。因人而异地制定出最适合患者的手术方案，才能获得最佳的治疗效果。和踇外翻手术选择明显有关的主要病理改变及相应手术有：①踇外翻角增大。通过平衡第1跖趾关节内外侧软组织予以纠正，如踇收肌切断，内侧关节囊紧缩。但单纯使用软组织手术只适用于较轻度畸形。②1、2跖骨间夹角（IMA）增大。是踇外翻手术首先需要解决的问题。当IMA＜15°时，一般选用跖骨颈部截骨，如Chevron、Michell等，也可使用软组织手术。而IMA＞15°时，一般选用Scarf、Ludloff和Juvara截骨等。③跖骨远端关节面固角（DMAA）增大。Reverdin或Akin手术。④近节趾骨关节面固角（DASA）增大。Akin手术。⑤第1跖楔关节不稳定。明显的不稳定，应行内侧跖楔关节融合。⑥跖趾关节骨性关节炎。较年轻患者，活动较多，可行第1跖趾关节融合术。老年患者可行Keller手术或人工跖趾关节置换术。

【手术并发症】

1. *畸形纠正不足和畸形复发*　引起的原因①不了解踇外翻病理改变，如没有注意DMAA异常，内侧跖楔关节不稳定；②手术方式选择不当，如IMA纠正不足；③技术操作失误，固定不牢靠；④未重视术后护理；⑤患者不配合。

对于畸形复发的病例，如无症状，可以观察。有症状的患者，应该仔细分析第1次手术失败的原因，根据检查的情况，采取相应的手术方法。否则有可能再次手术失败。如PASA增大，可以使用Reverdin手术予以纠正。

2. *踇内翻*　引起的原因①跖趾关节周围的软组织失去平衡所致，如内侧关节囊的过度紧缩缝合，腓侧籽骨的切除损伤了屈踇短肌腱的外侧部分。②过多的骨赘切除使窄小的跖骨头卡住趾骨基底。③跖骨截骨后外移过多，IMA成为负角度。

对于软组织失衡引起的踇内翻，如果关节活动较好，可以松解内侧关节囊和踇展肌腱，采用伸肌腱或踇展肌腱移位重建跖趾关节外侧韧带。仍不能达到稳定者，需要关节融合。对于远端截骨后过度外移的病例，可采用反Chevron手术纠正。对于已有骨性关节炎的病例，老年患者可能需要行Keller手术，活动较多、较年青的患者可以行跖趾关节融合术。

3. *跖骨畸形愈合*　跖骨畸形愈合主要有两个方面，第1跖骨过度短缩和跖骨头背伸。两者都将使踇趾负重能力减弱，引起转移性跖骨痛。

如果患者出现外侧足趾的跖骨痛，可先使用足垫减少局部压力。非手术治疗无效时，可考虑手术治疗。

4. *跖骨截骨后迟缓愈合和不愈合*　发生原因有局部因素有感染，骨断端接触不良，过度剥离骨膜，固定不牢靠，患者过早负重等。全身性因素有使用激素，糖尿病，放射治疗等。

延迟愈合应延长免负重时间，不愈合需要重新固定或植骨。

5. *第1跖骨头缺血性坏死*　医源性第1跖骨头缺血性坏死最常发生于跖骨远端截骨术后，过多的软组织剥离影响了跖骨头的血运。

在发生跖骨头缺血坏死后，很多患者无症状，可以非手术治疗。对于有症状的患者，坏死程度不重的可以采用切除关节滑膜，清理破碎的软骨及软骨下骨钻孔。也可采用Keller手术使跖骨头得到减压。手术时应避免广泛的软组织剥离，尽可能保留跖骨头的血运。对于跖趾关节已有破坏的患者，需要融合该关节，如有踇趾短缩，需要植骨以保持踇趾长度。

（张建中）

第五节　平　足　症

平足症的特征是内侧纵弓变平，伴或不伴前足部外展、足跟部外翻或跟腱过紧。按照不同的分类标准可以分为僵硬性与柔软性；症状性与无症状性；先天性与获得性。在儿童或青少年中僵硬型畸形提示有腓骨肌痉挛，这在成人少见。内侧纵弓减小可见于10%～20%的人口，如果跟腱不紧张、后足柔软，这不是异常。近来的证据提示有些患者的是由无症状的柔软型平足发展而来。

足弓是由跗骨与跖骨借韧带、关节及辅助结构连结而成的穹隆结构，有2条纵弓和3条横弓，内侧纵弓由跟骨、距骨、舟骨、3块楔骨和前3个跖骨构成，外侧纵弓由跟骨、骰骨和第4、5跖骨构成，内侧足弓较外侧足弓高且更富于弹性。骨与关节、筋膜、关节囊、韧带等构成了足弓的静态维持因素，胫后肌腱、足内在肌等构成了动态维持因素，其稳定因素又可分为软组织和骨性因素2个方面。

一、先天性扁平足

【病因】 先天性扁平足往往由以下先天性疾病引起

1. *跗骨联合* 部分患者可以没有临床症状，但是多数患者可见不同程度的内侧纵弓塌陷、固定性跟骨外翻和腓骨肌痉挛等症状。常见的跗骨联合：

(1)跟距联合。发生于内侧居多，但也发生于后侧或前侧。双侧者占50%。跟距骨桥一般到12～16岁发生完全性或不完全性骨化，比跟舟骨桥骨化要晚。患者主诉足部疲劳感，增加活动后足部疼痛，常伴有腓骨肌痉挛。主要体征：距下关节活动明显减少或消失，这是与跟舟骨桥最大的区别。跗骨窦、距舟关节、沿腓骨肌腱特别在载距突内侧可以有压痛；不同程度的足纵弓丧失。X线可见跟距骨桥，有时见清晰的关节缘消失，提示是软骨联接或纤维联接。CT提供更加清晰的显像。

(2)跟舟联合：可能新生儿时期就已经存在，但是直到8～12岁跟舟联合的骨桥才会发生骨化。如果是纤维联接或软骨联接，则比较容易产生症状。主诉：患足背外侧疼痛，主要集中在跗骨窦。在高低不平的地面上行走困难，易于产生疲劳感，偶尔因疲劳产生跛行。查体可见不同程度的距下关节活动度减小或消失，足内侧纵弓消失。跗骨窦沿骨桥部位有疼痛、后足外翻、腓骨肌痉挛等。X线检查对于诊断极为重要。

2. *副舟骨* 一般双侧发病。临床表现为足部疼痛，足内侧通常有一骨性突起和随之而出现的滑囊，可以出现红肿和触痛。X线可以确诊。

3. *先天性垂直距骨* 患儿出生后即可出现的因为距骨头的位置异常而引起的足底内侧圆形隆起，呈现足下垂畸形，足跟上翘外翻。站立时足跟不能着地，使足底呈凸形。随年龄的增加，软组织明显挛缩，踝关节活动范围减小以至于僵硬，走路步态笨拙。X线可见距骨垂直、跟骨下垂、足前部背屈并向外侧倾斜，足底呈凸形。侧位片可见距骨垂直几乎与胫骨纵轴平行。距骨处于跖屈位置，前足在跗中关节明显背伸。

【治疗】 先天性平足症多为僵硬性平足，如果症状明显保守无效应当手术治疗。手术禁忌证：无感觉的足和无活动的足；高运动性关节如Marfan综合征等；成人的无症状性扁平足。手术时机：骨与关节出现不可逆性代偿改变之前的2～3年。

1. *跟距联合* 明确诊断后，年龄小、病史短的患者先采用非手术治疗：理疗、纵弓垫或鞋跟内侧垫高等治疗。或者矫形鞋垫、短腿石膏等。保守治疗无效者行跟距骨桥切除术或三关节融合术。

2. *跟舟联合* 通常在8～12岁儿童出现症状。此时减少活动或石膏制动4～6周，可以造成一定时间的缓解。非手术治疗无效则行手术切除跟舟骨桥或三关节融合术。

3. *副舟骨* 经常是偶然发现的，多数患者没有症状。初期处理包括将鞋子增宽，避免刺激它的活动。症状严重、保守治疗无效的患者进行Kinder手术治疗，包括副舟骨或舟骨内侧异常突起的切除，胫后肌腱移位到舟状骨下面的沟内。

4. *先天性垂直距骨* 治疗越早越好，出生后既能明确诊断者，可以采用多次按摩、手法整复的保守治疗，但是成功率极低，手术是唯一可靠的治疗手段。多数学者认为3～9个月手术是最理想的时期，3～5岁手术效果仍属满意，超过5岁效果不佳，只能实行矫形或稳定性手术。三种基本术式：①单纯切开复位，适用于3～12个月龄的婴儿；②切开复位及舟状骨切除术。1～3岁患儿使距骨与内侧楔骨成关节，到成年时仍保持接近正常的外形与功能。被公认目前最主要的手术方式。③稳定手术，如三关节固定术。Eyre-Brook手术可以防止距骨再形成垂直位，是其他术式不能具备的。

二、青少年平足症的治疗

【病因】 青少年平足症除外先天性因素，多数表现为可屈性平足，即患足在不负重时，纵弓仍存在；一旦负重，纵弓即消失。在负重时病人也能主动地抬高足弓至正常位置。因足的弹力消失，负重时压迫足底的血管神经，足容易感疲劳。检查时足可向所有方向活动，但跟腱有时短缩。

【临床表现】 起病隐匿，早期行走时疲乏无力，随着病情进展可发现足弓外形塌陷早期出现踝中部和中足于负重后疼痛和肿胀，可发散到小腿下部。可有跛行、弓高丧失、前足逐渐外展、后足逐渐外翻，表现出明显平足畸形，当其跟骨外翻和前足外展明显时，可出现跟骨和外踝之间的撞击而疼痛，不能正常穿鞋等。影像学检查有的可发现存在如先天性平足症的足跗骨异常，多数患儿并无骨骼发育异常。前后位X线片可以显示距骨和第1跖骨正常力线的丧失，舟骨向外侧半脱位而距骨头未被覆盖；侧位片也可以证明距骨和第1跖骨间正常力线的丧失，合并距舟关节半脱位，舟楔关节半脱位或两个关节半脱位。

【治疗】

1. 保守治疗 方法较多如休息、抗炎药物、石膏固定、足弓垫、矫形鞋、支具、减轻体重、跟腱拉长、对病变关节和韧带的局部治疗等。对于3周岁以内的可屈曲性扁平足，一般采用保守治疗。3～9岁如果有症状，可以穿带有Thomas鞋跟和金属支撑杆的皮革鞋，鞋内放置足弓托。严重患者需要特制的矫形鞋。10～14岁的无症状的扁平足不需要特殊处理。如果有症状，伴有副舟骨或跗骨间联合可以手术治疗。

2. 手术治疗 应该解决所有的固定和动力性畸形。常用的手术方式：胫前肌腱移位，Miller术式、Cobb术式、跟骨内移截骨、改良的Hoke-Miller术式、Lowman术式、三关节融合术等。

三、成人获得性扁平足

目前认为胫后肌腱功能不全是导致成人获得性扁平足的主要原因。各种原因导致的胫后肌腱急性、慢性腱鞘炎，腱病、肌腱撕裂或断裂，均可以使胫后肌腱不能发挥其正常的功能。内踝远端1.5～2.5 cm是胫后肌腱相对缺血区域而容易发生退变与断裂。加速退变的因素有马蹄足、体重增加、韧带松弛、第1跖骨过短、第1跖骨过度活动、胫骨内翻、股骨前倾、外侧柱过短、内踝急性外翻扭伤等等。Mosier发现退变的胫后肌腱中的黏蛋白含量增加，成纤维细胞增多，软骨样化生，缺血导致的肌腱中纵形纤维断裂。

Goncalves-Neto发现退变的肌腱中，Ⅰ型胶原减少超过40%，Ⅲ与Ⅴ型胶原增加超过50%、25%，后两者不适于肌腱的正常功能。

1983年，Johnson最早描述了胫后肌腱功能不全的症状与体征，后足外翻、前足外展导致平足畸形。1989年，Johnson与Strom将胫后肌腱功能不全进行了分级：Ⅰ期，胫后肌腱炎或腱鞘炎，沿肌腱疼痛，由于肌腱的长度正常，未见临床畸形。患者单足站立后跟可以抬起，轻度平足畸形，距下关节可屈曲。以保守治疗为主。如果保守失败，进行肌腱清创或腱鞘切除。Ⅱ期，介于Ⅰ期与Ⅲ期之间。由于肌腱退变或撕裂，不能完成单足后跟抬高，后足外翻，前足外展，平足更加明显。Ⅲ期，后足固定性外翻畸形，跟距关节半脱位伴骨关节炎，前足旋后外展，伴或不伴跟腱延长，治疗方法为距下关节或3关节融合。1996年，Myerson定义Ⅳ级病变：所有以上畸形，合并胫距关节距骨外翻畸形。现多认为平足畸形是复合性的，存在于水平面、矢状面和冠状面3个平面。因此，平足畸形是一种复杂的病理状态，可包括前足、中足和后足的变化。

【临床症状】 胫后肌腱功能不全一般发生于中年女性，尤其是长期从事站立工作者。另一类好发人群是青壮年喜欢运动者，一般有急性踝关节扭伤史，胫后肌腱挫伤或断裂。患者常主诉行走后踝关节周围疼痛，可见足弓扁平，严重者不能穿正常的鞋子。病史可以为数月或数年。

1. 查体 可见踝关节周围肿胀，内侧纵弓扁平或塌陷，负重后更加明显。舟骨结节突出，跟骨外翻，前足外展。跗骨窦、沿胫后肌腱自舟骨结节至内踝压痛明显。有时可能不能触及肌腱或感觉肌腱间有间隙、肌腱增粗。常见体征如多趾征、第1跖骨抬起征、提踵试验阳性等。

平足症常常伴有跟腱或腓肠肌挛缩，区别二者对于手术方案的选择非常重要。患者放松肢体，分别在膝关节伸直与屈曲状态下，被动背伸踝关节。如果膝关节伸直状态下，踝关节背伸$<10°$，说明腓肠肌可能痉挛影响足的正常功能；如果膝关节伸直，踝关节背伸受限，而膝关节屈曲时踝关节背伸角度增加，说明腓肠肌痉挛；如果无论伸膝还是屈膝，踝关节背伸均受限，说明跟腱挛缩。

2. X线检查 不是必需的，但是对于判断畸形严重程度与选择治疗方法很重要。应当包括双足和双踝前后位与侧位的非负重与负重位X线片。

3. CT 对骨性异常有更好地显示，可以排除关节炎、跗骨间连接、骨折畸形等。

4. 超声 具有价格低廉、方便，检查时间短，不受金属置入物影响、没有辐射等优点。可以观察肌腱的静态与动态变化。PremKumar比较了超声与MRI对胫后肌腱病变的敏感度与特异性，前者分别为：80%和90%，后者为90%和80%。

5. MRI 可以对胫后肌腱与相邻结构进行全面的评价，显示胫后肌腱的撕裂、退变及断裂等。Feighan认为MRI检查对于制定手术方案有重要的指导意义。

【治疗】

1. 保守治疗 Ⅱ度以内的胫后肌腱功能不全，应当首先进行保守治疗：休息、冰敷、消炎止痛药物、制动，不推荐应用类固醇局部注射。制动时间一般为6～8周，必要时可以重复。一旦急性炎症缓解，应用内翻后足与支撑纵弓、前足的支具，如

UCBL(University of California Biomechanics Laboratory Orthosis)。腓肠肌牵拉锻炼。畸形进展后应用内侧足弓支具难以控制疾患，踝足支具(AFO)可以缓解疼痛。

2. 手术治疗

(1)Ⅰ期患者：目前很少进行手术治疗，主要针对腱鞘炎、腱周炎的患者，可以切除炎性腱鞘与周围组织。此手术目前同样很少单独应用。当肌腱炎不得不切除退变病变的肌腱时，可以直接缝合或应用趾长屈肌腱加强。

(2)Ⅱ期患者：Ⅱ期患者的治疗目前有争议。主要应用的手术方法简单介绍如下。①趾长屈肌腱转移术　趾长屈肌腱转移术是将趾长屈肌腱固定于舟骨或内侧楔骨上。②跟骨内移截骨术　该手术方法已广泛用于治疗扁平足。它是将跟骨后1/3横断截骨，截骨处于腓骨肌腱后约1cm，截骨平面与足底成45°并与跟骨垂直，将截下的跟骨结节部内移1cm并用螺钉固定。然而离体试验和临床试验均证实，该手术并不能解决距舟半脱位或中足下沉，不能改变内侧跖筋膜所承受的总力量，且可使足在背屈时的内旋内翻力线和活动度发生改变，造成踝关节炎过早发生。③外侧柱延长术　外侧柱延长术主要有2种方法：一种是在跟骨前部截骨并撑开延长；另一种是将跟骰关节撑开延长并融合。④跟骨内移截骨术＋外侧柱延长术的联合手术　可以解决扁平足的所有畸形成分，外侧柱延长术可恢复内侧纵弓高度，跟骨内移截骨术纠正跟骨外翻，恢复正常距舟距离，还减少了距舟和距下关节内侧韧带的张力。这种联合手术可将足部的生物力学恢复到正常，允许转移的肌腱更好地发挥胫后肌腱的作用，且通过跟腱止点的内移，跟腱通过外侧柱的杠杆力臂减少，同时跟腱的外翻力量减少，外侧柱压力降低。

(3)Ⅲ期病变：Ⅲ期病变足的畸形已经固定，需要距下关节融合或结合距舟关节融合甚至三关节融合，以纠正畸形，稳定关节。

(4)Ⅳ期病变：一般需要三关节融合术、四关节融合术或人工踝关节置换加距下关节融合。关节固定术包括距下、距舟等单关节固定，双关节(跟骰＋距舟)固定，三关节融合等，它们可纠正距舟和距下关节半脱位、中后足外展外翻等畸形，恢复中后足之间的结构功能关系，使这些关节得以持久稳定；但后足活动是上述关节复合运动的结果，融合手术不可避免会导致中后足活动功能的丧失。单纯距舟融合对后足活动保留很少，可明显限制足旋前旋后、背屈跖屈和内外翻运动，使距下关节活动减少80%～91%，跟骰关节活动几乎完全丧失，并可发生踝关节炎、跟骰关节炎、舟楔关节炎，有人认为它对后足运动的影响类似于三关节融合术；单纯距下关节融合可使后足活动减少20%，限制跟骰关节活动到原来的56%或很少，限制距舟关节活动到原来的26%，也有报道限制距舟关节跖屈背屈的56%和旋前旋后的70%；与距舟或距下融合相比，跟骰融合对后足关节活动的影响最小，可保留距舟活动的67%和距下活动的92%；双关节固定仅可保留距下正常活动的30%。为此，一些学者对融合手术持谨慎态度，关心融合造成后足关节活动受限和生物力学的改变，现多主张对畸形固定的Ⅲ期平足尽量选择性地保留中后足的部分活动功能。

3. 同时进行的软组织手术　对于跖屈外翻足，要进行跟腱延长。切开或皮下切断均可，跳跃韧带的增加、胫前肌腱悬吊等。Miller与Fraser认为这是非常关键并重要的部分，但是Justin Greisberg应用坚强内固定后认为骨性手术同样可以获得良好的手术效果。

(顾湘杰)

第六节　足部其他疾病

一、前跖痛

(一)跖间神经瘤

跖间神经瘤是趾总神经因长期慢性损伤导致的神经病变疼痛症候群。病理改变：病变神经瘤样增生，神经水肿、纤维化，毛细血管变性，神经轴突脱髓鞘。常见病因：穿鞋不当，身体超重，足部畸形，急慢性损伤，继发于周围炎性病变压迫或刺激。

【诊断】　病变部位多为第3趾总神经，第2趾总神经次之。局部疼痛，行走时加重，为烧灼样或刀割样疼痛放射至相邻足趾，逐渐出现足趾感觉减退。病变部位压痛并向足趾放散，横向挤压跖骨头或被动背伸足趾可诱发疼痛。压痛点封闭症状消失是诊断依据之一。

【治疗】 首先采取保守治疗,穿鞋要舒适,适当应用足部支撑垫。口服或外用非甾体类消炎药,物理治疗,局部封闭治疗。经保守治疗3个月以上无效考虑手术治疗。

趾间神经瘤切除可采用足底入路和足背入路。足底入路显露清楚,切除彻底,但可能出现足底负重面瘢痕。足背入路不形成足底瘢痕,但手术显露有困难,有时神经瘤切除不彻底。

关节镜下神经瘤切除术能达到很好的治疗目的,且损伤小,不损害跖骨间韧带,恢复快。

(二)跖骨头下塌

多种病变可造成跖骨头下塌(跖骨头下沉),产生跖痛症状。其本质是前足横弓的生物力学异常:第1跖骨发育异常;其他跖骨发育过长或跖骨头过大;先天性平足或松弛足;前足骨骼或软组织外伤;神经损伤导致足部肌肉失衡;神经肌肉病变;涉及前足的炎性病变。

【诊断】 表现为第2～4跖骨头跖侧疼痛,症状逐渐加重,甚至影响行走。体检可见前足横弓塌陷,病变跖骨头下沉,其下可见压迫性胼胝。X线摄片显示跖骨头下塌,跖骨头过长或增大。CT扫描能确定跖骨头下塌状况。足部力学分析可了解跖骨头负重情况。

【治疗】 保守治疗:应用各种衬垫或足弓垫,足内在肌锻炼。部分病人需要手术治疗。

可供选择的手术包括:跖骨颈截断术,跖骨颈背伸楔形截骨术,跖骨基底背伸楔形截骨术,跖骨短缩术,跖骨头跖侧髁部分切除术。

(三)跖骨头缺血性坏死

跖骨头缺血性坏死多发生在第2跖骨,好发年龄14～18岁。较为公认的病因是累积损伤导致跖骨头供血障碍产生缺血性骨坏死,随病变进展跖骨头逐渐碎裂、变形,关节功能障碍。

【诊断】 第2跖趾关节处疼痛、压痛,关节肿胀、活动受限。X线摄片显示跖骨头变形,骨硬化或囊性改变,关节间隙早期增宽、晚期狭窄。

【治疗】 非手术治疗包括减少负重,穿矫形鞋,物理治疗。封闭治疗可以缓解症状,但可能加重软骨损害。晚期病例采取手术治疗。

跖骨颈截断术可以使跖骨头背向移位,减轻跖侧压力,缓解症状。跖骨颈背伸楔形截骨术可以使跖骨头向背侧旋转,利用跖骨头较完好的跖侧部分替代病变的远端部分,截骨后的再血管化可以增加跖骨头供血,跖骨头向背侧旋转也减轻了跖侧压力。

跖骨头严重破坏时可实施跖骨头切除术。跖趾关节两侧关节面均有破坏时实施跖趾关节切除。跖趾关节切除后采取人工跖趾关节置换术已有许多成功经验。

(四)跖骨疲劳性骨折

前足过度使用,长期应力积累可导致跖骨远端发生疲劳骨折。好发部位是第2、3跖骨颈及跖骨干远段。病因:长途行走,长跑;先天性第1跖骨过短;足肌力弱,足部韧带薄弱。

【诊断】 发病隐匿,无明显外伤史。开始时感觉跖骨远段疼痛、肿胀、压痛,活动时疼痛加重,休息时缓解,X线摄片多正常。2～3周后病变处可触及硬性包块,X线摄片显示跖骨颈周围骨痂生长并可见骨折线。

【治疗】 患足休息,减少活动,穿矫形鞋。定期X线摄片复查,了解骨折愈合情况,骨折愈合后逐渐负重行走。跖骨疲劳性骨折不需要手术治疗。

二、跟 痛 症

跟痛症是由多种疾病导致的足跟部疼痛症候群,按部位分为跟跖侧疼痛和跟后部疼痛。

(一)跖侧跟痛症

跖侧跟痛症涉及近端跖腱膜炎,跟脂肪垫炎,足底外侧神经支卡压症,跟骨骨刺,跟骨骨膜炎;跟骨内高压也是一种可能的病因。在一个病例经常可以数种病变同时存在。

【诊断】 共同表现是跟骨跖侧疼痛。跖腱膜炎开始行走时疼痛明显,活动后缓解,足跟内侧肿胀,跖内侧压痛点。跟脂肪垫炎脂肪层变薄,失去弹性,不能穿硬底鞋,跟跖侧中央压痛,有时可触及跟骨结节。足底外侧神经支卡压症活动后疼痛加重,足跟内侧拇展肌起点处压痛点。X线摄片显示跟骨跖侧骨赘。

【治疗】 多数病例保守治疗有效,穿舒适的鞋,应用跟骨垫及足弓支撑垫;炎症发作时患足制动,应用消炎药、理疗或封闭治疗。应注意跟脂肪垫炎不宜封闭治疗,以免加重脂肪垫萎缩。

手术治疗适用于长时间保守治疗无效的病例,包括:跖腱膜部分切断术,跖腱膜部分切断术结合跟骨骨赘凿除术,关节镜下跟骨骨赘切除术,足底外侧神经支松解术。

(二)非止点性跟腱炎

跟腱距止点2～6cm是相对缺血区,过度应力和累积损伤可导致非止点性跟腱炎，涉及腱周组织及跟腱本身。早期为腱周炎，中期腱周组织及跟腱均有退变，晚期肌腱纤维断裂。

【诊断】 跟腱止点上方疼痛，早期为活动痛，随病情加重，出现休息痛，跟腱僵硬，跛行。跟腱处肿胀，增粗及结节样改变，压痛，踝关节背伸受限，被动伸踝时疼痛加重。X线摄片显示软组织肿胀，MRI可显示跟腱退变及其范围。

【治疗】 患足制动，冰敷，理疗，佩戴支具，非甾体类消炎药。禁忌封闭治疗。

手术治疗：腱周组织及跟腱清创术，跟腱缝合术，跟腱修复术

（三）止点性跟腱炎、Haglund畸形与跟腱滑囊炎

跟腱止于跟骨后侧结节，其前方滑囊为跟腱囊、后方为皮下囊。反复应力和退行性变可引起止点性跟腱炎及跟腱微小撕裂，进而产生滑囊炎症和跟骨后上结节增生-Haglund畸形。

【诊断】 跟腱止点处疼痛，局部肿大，压痛，踝关节主动跖屈可诱发疼痛。滑囊炎为突发肿胀、疼痛，肿块有波动感。X线摄片显示跟腱附着处骨赘，跟骨后上结节增生肥大。

【治疗】 患足制动，冰敷，理疗，非甾体类消炎药。穿鞋要求鞋帮柔软，鞋跟抬高减少跟腱拉力。手术治疗包括：跟腱清理术，滑囊切除术，跟骨后上结节增生凿除术。

三、足趾其他畸形

（一）𧿹僵直（硬）

𧿹僵直是一种较常见的𧿹趾病变，多见于中、老年人。表现为第1跖趾关节疼痛，𧿹趾背伸受限，关节背侧骨质增生，关节退行性改变。病因包括：①生物力学异常。第1跖骨固定，第1跖骨过长，第1跖骨抬高。②第1跖趾关节急、慢性创伤因素。③继发于各种关节炎。④继发于其他关节畸形，如𧿹外翻。⑤骨软骨炎。

【诊断】 第1跖趾关节疼痛，背伸活动受限，严重者行走困难，步态异常；关节背侧肿大，触诊骨性硬度，压痛，足趾跖侧压迫性胼胝。X线摄片显示关节间隙狭窄，关节背侧骨增生，软骨下骨硬化或囊性变，背侧病变较跖侧严重。

【治疗】 保守治疗：热敷，理疗，消炎药，穿矫形鞋。保守治疗无效时实施手术治疗。

第1跖骨头背侧骨唇切除术适用于背侧骨赘妨碍关节背伸，而关节退变较轻的病例；或作为其他截骨手术的附属手术。手术要点是切骨要充分，术中关节背伸应达到60°～70°。

近侧趾骨背伸截骨术是将部分跖屈活动转变为背伸活动，而增加关节活动度。适用于青少年，无关节炎改变的病人，与第1跖骨头背侧骨唇切除术结合使用可明显提高疗效。

近节趾骨近端切除成形术（Keller手术）适用于老年、活动较少的病例。第1跖趾关节严重骨关节炎可实施关节融合术。活动量较少的病例可慎重选择人工跖趾关节置换术。

（二）𧿹内翻

后天性𧿹内翻常见于𧿹外翻矫形术后，其他原因有创伤，关节炎症，神经肌肉病。

【诊断】 轻度𧿹内翻可以没有症状，也不影响穿鞋、行走。严重𧿹内翻，畸形呈固定性，常伴有趾间关节屈曲挛缩，穿鞋、行走困难，疼痛，病程较长时关节有退行性改变。

【治疗】 𧿹内翻的手术治疗包括软组织手术，跖骨截骨术，关节成形术及关节融合术。𧿹展肌腱及内侧关节囊松解术适用于轻度畸形，或作为其他矫形手术的前期步骤。

𧿹长伸肌腱外侧半移位术及𧿹短伸肌腱移位术可以重建第1跖趾关节周围肌力平衡，用于治疗年龄较轻、活动较多、无关节退行性改变的中轻度𧿹内翻畸形病例。

对于固定性畸形和有关节退行性改变的病例，可以采用第1跖趾关节成形术或关节融合术。

（三）锤状趾

锤状趾畸形多累及单个足趾，常见于第2趾，其次为第3趾。表现为近侧趾间关节屈曲，远侧趾间关节屈曲、背伸或正常，病情较长继发跖趾关节背伸畸形、跖骨头下沉。病因包括：①穿鞋不当。②第2跖趾序列过长。③𧿹指外翻畸形。④创伤因素。⑤结缔组织疾病。⑥先天性锤状趾。

【诊断】 患病足趾近侧趾间关节屈曲畸形，其背侧面皮肤压迫性胼胝；跖趾关节背伸畸形导致跖骨头下沉，跖骨头下胼胝。畸形部位有疼痛及压痛，畸形可以是僵硬、不能被动矫正的，或是柔韧、可被动矫正的。有些锤状趾继发于𧿹外翻畸形。

【治疗】 锤状趾保守治疗可采用多种衬垫或固定带矫正畸形，这些方法只能缓解症状、暂时减轻畸形、不能根治畸形。对于保守治疗无效的病例，应当采取手术方法矫正畸形。

伸趾肌腱切断及关节囊切开术适用于跖趾关

节半脱位、畸形关节有一定柔韧性的病人，或不能耐受广泛重建手术的老年病人。手术是在跖趾关节水平切断伸趾肌腱，并切开跖趾关节背、内、外侧壁，通过充分的软组织松解达到关节复位，矫正畸形。

屈趾肌腱移位术适用于柔韧性畸形，是将趾长屈肌腱向背侧移位至近节趾骨背侧面伸肌腱扩张部，替代足内在肌功能不全，恢复跖趾关节的正常对位。

较严重的僵硬性畸形需要实施关节成形术，包括近侧趾间关节成形术，跖趾关节成形术，跖骨头成形术或它们的组合，根据畸形部位和畸形程度决定手术部位和截骨量。

(四)爪形趾

在临床上，爪形趾与锤状趾经常相互混称。两者区别在于：①爪形趾畸形严重，累及多个足趾，甚至踇趾，症状及功能障碍更明显。②爪形趾包含近侧趾间关节屈曲畸形及跖趾关节背伸畸形。③爪形趾畸形经常与足弓畸形及神经肌肉病变有关联，如脊髓前角灰质炎、进行性肌萎缩、马尾神经疾患、高弓足畸形等，类风湿关节炎也可导致严重爪形趾畸形。

【诊断】 爪形趾为多足趾畸形，近侧趾间关节屈曲，跖趾关节背伸，跖骨头下沉。骨突出部位皮肤胼胝，甚至溃疡，局部疼痛，行走困难。严重畸形病例很难买到合适的鞋。

【治疗】 手术是治疗严重爪形趾畸形的唯一方法，主要是通过关节成形术矫正跖趾关节畸形，可采取跖趾关节切除、跖骨头切除或近节趾骨近端切除。为达到挛缩软组织的放松和关节复位，切骨要充分。切骨后用克氏针贯穿关节维持对位，术后3～4周拔除钢针。有时需要做趾间关节成形矫正趾间关节畸形。关节成形术的缺点是足趾短缩，前足力学功能异常。

矫正畸形后，实施人工跖趾关节置换术可保持足趾的有效长度和跖趾关节的活动功能。

(五)槌状趾

槌状趾的特征性表现是远侧趾间关节屈曲畸形，可以与锤状趾、爪形趾并存或单独出现，常见于第2趾。早期畸形是可复性，逐渐伸肌力削弱，趾长屈肌挛缩而形成固定性畸形。

【诊断】 远侧趾间关节屈曲畸形，足趾尖端及远侧趾间关节背侧胼胝。

【治疗】 症状明显，影响行走者需要手术治疗。屈趾肌腱末端切断术适用于可复性槌状趾畸形，为放松挛缩软组织也可同时实施远侧趾间关节成形术。其他可供选择的手术包括：远侧趾间关节融合术，经远节趾骨截骨术。

(六)小趾内翻、小趾囊炎与第5跖骨外翻

小趾囊炎表现为第5跖趾关节外侧肿大及疼痛，其病理解剖包括：①第5跖趾关节外侧软组织肿大；②第5跖骨头外侧骨性肿大；③第5跖骨外翻；④小趾内翻。

【诊断】 第5跖趾关节外侧肿大，疼痛，压痛。可触到第5跖骨头外侧凸出，皮肤胼胝，红肿或囊肿。第5趾内翻，趾间关节或趾尖压迫性胼胝。负重位X线摄片可显示第5跖趾关节脱位或半脱位，第5跖骨头外侧骨赘，第2、5跖骨及(或)第4、5跖骨间角增大。

【治疗】 使用衬垫或固定带可以缓解症状，推迟手术时间。保守治疗无效，采取手术矫正，手术选择是根据畸形程度和畸形成分。

第5跖骨头外侧髁部分切除术适用于第5跖骨头外侧髁增大或骨赘形成，跖趾关节半脱位，第4、5跖骨间角正常的病例；需要同时实施内侧关节囊松解及外侧关节囊紧缩缝合以纠正关节半脱位。

第5跖骨截骨术适用于第5跖骨外展或跖骨干向外弯曲的病例。第5跖骨干中、远段向外弯曲实施跖骨头、颈截骨术，第5跖骨外展选择基底截骨术。术中及愈合期注意避免跖骨远段抬高，以预防术后转移性跖骨痛。

(鲁 英)

参考文献

[1] 邱贵兴. 骨科手术学. 第3版. 北京：人民卫生出版社，2007：225-231

[2] 王正义. 足踝外科学. 北京：人民卫生出版社，2006，679-680

[3] 王学谦主译. 创伤骨科学. 天津：天津科技翻译出版公司，2007，2368-2371

[4] 朱盛修. 现代骨科手术学. 北京：科学出版社，1997

[5] Easley ME, Trnka HJ. Current concepts review: hallux valgus part 1: pathomechanics, clinical assessment, and nonoperative management. Foot Ankle Int, 2007, 28(5): 654-659

[6] Vincent J Hetherington. Hallux valgus and forefoot surgery. Churchill Livingstone, 1994

[7] Alan S. Banks. McGlamry's Comprehensive Textbook of Foot and Ankle

Surgery. 3e Lippincot, Williams & Wilkins, 2001

[8] Robert S. Adelaar. Disorders of the great toe. American Academy of Othropaedics Surgeons, 1997

[9] Ian J. Alexander. The foot examination and diagnosis. Churchill Livingstone, 1990

[10] Lowell D. Lutter. Atlas of adult foot and ankle surgery. Mosby, 1997

[11] David B. Thordarson. Foot and ankle. Lippincot Williams & Wilkins, 2004

[12] O. A. Mercado. An atlas of foot surgery. Carolando Press, 1979

[13] Mark Myerson. Reconstructive foot and ankle surgery. Elsevier, 2005

[14] Michal J. Shereff. Atlas of foot and ankle surgery. W. B. Saunders, 1993

[15] Michael J. Coughlin, Roger A. Mann. Surgery of the foot and ankle 8e. Mosby-Elsevier, 2007

[16] Mark S. Myerson. Foot and ankle disorders. W. B. Saunders, 2000

[17] Desmond EA, Chou LB. Current concepts review: Lisfranc injuries. Foot Ankle Int, 2006, 27: 653-660

[18] Horst F, Gilbert BJ, Nunley JA. Avascular necrosis of the talus: current treatment options. Foot Ankle Clin, 2004, 9: 757-773

[19] Hatch RL, Alsobrook JA, Clugston JR. Diagnosis and management of metatarsal fractures. Am Fam Physician, 2007, 76:817-826

[20] Mandracchia VJ, Mandi DM, Toney PA, et al. Fracture of the forefoot. Clin Podiatr Med Surg, 2006, 23: 283-301

[21] Rammelt S, Heineck J, Zwipp H. Metatarsal fractures. Injury, 2004, 35: 77-86

学习培训及学分申请办法

一、《国家级继续医学教育项目教材》经国家卫生和计划生育委员会（现更名为国家卫生健康委员会）科教司、全国继续医学教育委员会批准，由全国继续医学教育委员会、中华医学会联合主办，中华医学电子音像出版社编辑出版，面向全国医学领域不同学科、不同专业的临床医生，专门用于继续医学教育培训。

二、学员学习教材后，在规定时间（自出版日期起1年）内可向本教材编委会申请继续医学教育Ⅱ类学分证书，具体办法如下：

方法一：PC激活

1. 访问“中华医学教育在线”网站 cmeonline. cma-cmc. com. cn，注册、登录。

2. 点击首页右侧“图书答题”按钮，或个人中心“线下图书”按钮。

3. 刮开本书封底防伪标涂层，输入序号激活图书。

4. 在个人中心“我的课程”栏目下，找到本书，按步骤进行考核，成绩必须合格才能申请证书。

5. 在“我的课程”－“已经完成”，或“申请证书”栏目下，申请证书。

方法二：手机激活

1. 微信扫描二维码 关注“中华医学教育在线”官方微信并注册。

2. 点开个人中心“图书激活”，刮开本书封底防伪标涂层，输入序号激活图书。

3. 在个人中心“我的课程”栏目下，找到本书，按步骤进行考核，成绩必须合格才能申请证书。

4. 登录PC端网站，在“我的课程”－“已经完成”，或“申请证书”栏目下，申请证书。

三、证书查询

在PC端首页右上方帮助中心“查询证书”中输入姓名和课程名称进行查询。

《国家级继续医学教育项目教材》编委会